Histotechnik

Gudrun Lang

Histotechnik

Praxislehrbuch für die Biomedizinische Analytik

3. Auflage

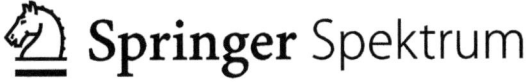

Gudrun Lang
Linz, Österreich

ISBN 978-3-662-71092-0   ISBN 978-3-662-71093-7   (eBook)
https://doi.org/10.1007/978-3-662-71093-7

Die Deutsche Nationalbibliothek verzeichnet diese Publikation in der Deutschen Nationalbibliografie; detaillierte bibliografische Daten sind im Internet über ▶ http://dnb.d-nb.de abrufbar.

© Der/die Herausgeber bzw. der/die Autor(en), exklusiv lizenziert an Springer-Verlag GmbH, DE, ein Teil von Springer Nature 2006, 2013, 2025

Das Werk einschließlich aller seiner Teile ist urheberrechtlich geschützt. Jede Verwertung, die nicht ausdrücklich vom Urheberrechtsgesetz zugelassen ist, bedarf der vorherigen Zustimmung des Verlags. Das gilt insbesondere für Vervielfältigungen, Bearbeitungen, Übersetzungen, Mikroverfilmungen und die Einspeicherung und Verarbeitung in elektronischen Systemen.
Die Wiedergabe von allgemein beschreibenden Bezeichnungen, Marken, Unternehmensnamen etc. in diesem Werk bedeutet nicht, dass diese frei durch jede Person benutzt werden dürfen. Die Berechtigung zur Benutzung unterliegt, auch ohne gesonderten Hinweis hierzu, den Regeln des Markenrechts. Die Rechte des/der jeweiligen Zeicheninhaber*in sind zu beachten.
Der Verlag, die Autor*innen und die Herausgeber*innen gehen davon aus, dass die Angaben und Informationen in diesem Werk zum Zeitpunkt der Veröffentlichung vollständig und korrekt sind. Weder der Verlag noch die Autor*innen oder die Herausgeber*innen übernehmen, ausdrücklich oder implizit, Gewähr für den Inhalt des Werkes, etwaige Fehler oder Äußerungen. Der Verlag bleibt im Hinblick auf geografische Zuordnungen und Gebietsbezeichnungen in veröffentlichten Karten und Institutionsadressen neutral.

Springer Spektrum ist ein Imprint der eingetragenen Gesellschaft Springer-Verlag GmbH, DE und ist ein Teil von Springer Nature.
Die Anschrift der Gesellschaft ist: Heidelberger Platz 3, 14197 Berlin, Germany

Vorwort

Seit der ersten Auflage dieses Buchs ist nun schon eine geraume Zeit vergangen, die auch an der Entwicklung der Histotechnik nicht spurlos vorübergegangen ist. Auf den ersten Blick erscheint dies vielleicht nicht offensichtlich. Das Grundprinzip der Gewebebearbeitung im Histodiagnostiklabor ist dasselbe, wie es schon vor über 100 Jahren von den Vorreitern dieser Domäne entwickelt wurde, und hat sich auch in den letzten 20 Jahren nicht gewandelt. Und trotzdem gibt es merkliche Veränderungen, die in erster Linie auf das Aufkommen der Molekularpathologie, der digitalen Pathologie aber auch auf den Einfluss der Qualitätssicherung zurückzuführen sind. Neue Verfahren aus der Forschung warten schon darauf, ihren Weg in die klinische Pathologie zu finden.

In meinem Buch hat sich dies u. a. als neues Kapitel über die Molekularpathologie niedergeschlagen, in dem ich auf den Einfluss der histotechnischen Verarbeitung auf die molekularpathologischen Analysen eingehe und einen Überblick über die gängigen Verfahren der Mutationsanalyse gebe.

Auch das Thema „Automatisierung und digitale Pathologie" hat ein eigenes Kapitel bekommen. Das Funktionsprinzip von Whole-Slide-Scannern wird erklärt und Überlegungen zum digitalen Workflow werden angestellt. Schließlich habe ich mich bemüht, die Begriffe *„computational pathology"* und „künstliche Intelligenz" und ihren Einsatz in der Histopathologie für HistotechnikerInnen greifbar zu machen.

Das Kapitel über die Qualitätssicherung wurde überarbeitet und um einen Überblick über IVD-Regulierung und Akkreditierung im Histolabor ergänzt. Der Einfluss der Qualitätssicherung im Bereich Immunhistochemie wurde in einem neuen, ausführlichen Abschnitt umgesetzt.

Auch in der dritten Auflage habe ich mich bemüht, über den Tellerrand der Routinehistologie hinauszublicken. Deshalb werden Techniken wie die Multiplex-Immunhistochemie, Multiplex-in-situ-Hybridisierung, Massenspektroskopie für die Protein- bzw. Nukleinsäureanalyse sowie die optische Gewebeklärung vorgestellt. Darunter fällt auch die Erweiterung der Mikroskopieverfahren mit modernen Techniken wie der Multiphotonen- und Lichtblattmikroskopie.

Das Kapitel über die Arbeitssicherheit wurde selbstverständlich auch überarbeitet und aktualisiert. Den Abschluss im Buch macht wieder das Kapitel über die Geschichte der Histotechnik. Ich hoffe, interessierten LeserInnen durch die detaillierteren Beschreibungen und Daten dieses Thema schmackhaft zu machen.

Um für all die angeführten Neuerungen Platz zu schaffen, habe ich auf das Kapitel „Zellkultur" verzichtet. Der Umfang des Buchs hat sich aber trotzdem merklich vergrößert, nicht zuletzt, weil ich in dieser Edition am Ende jedes Kapitels die entsprechenden Literaturverweise angeführt habe und somit einen wissenschaftlicheren Zugang ermögliche. Weiters habe ich viele Abbildungen erneuert, die in der E-Book-Version zur Gänze, im gedruckten Buch teilweise auch in Farbe verfügbar sind.

Die Intention dieses Praxislehrbuchs hat sich nicht verändert. Es soll immer noch für Studierende der Biomedizinischen Analytik, aber auch für bereits tätige HistotechnikerInnen einen einfachen Zugang zu histotechnischem Wissen möglich machen. Es soll als Werkzeug dafür dienen, unsere tägliche, praktische Arbeit auf eine fundierte, theoretische Grundlage zu stellen. Die Histotechnologie geht dabei über oberflächliche Informationen hinaus und stellt Laborprozeduren in den histochemischen und zellbiologischen Kontext. Ich denke, dass auch KollegInnen mit Ambitionen zu leitenden Tätigkeiten, in den Kapiteln über Qualitätssicherung und Arbeitssicherheit Anregungen finden. Und natürlich sind auch alle anderen an Histotechnik Interessierten eingeladen, in dieses – für mich nach über drei Jahrzehnten immer noch spannende – Thema einzutauchen.

Ein wichtiges Anliegen ist mir der Dank an alle meine KollegInnen, die mich bei der Ausarbeitung der einzelnen Themen mit ihrer Expertise unterstützt haben. Mein Dank gilt auch wieder meiner Familie, die mir den Freiraum für die Umsetzung dieses doch recht zeitraubenden Projekts gegeben hat.

Gudrun Lang
Linz
August 2025

Interessenkonflikt Der/die Autor*in hat keine für den Inhalt dieses Manuskripts relevanten Interessenkonflikte.

Inhaltsverzeichnis

1	**Einleitung**.	1
1.1	Einsatzgebiete der histologischen Technik	2
1.2	Histotechnischer Ablauf im Überblick	3
2	**Biochemie**	9
2.1	**Aufbau der Zelle**	11
2.1.1	Zellmembran	11
2.1.2	Cytoskelett	12
2.1.3	Zellkern	13
2.1.4	Ribosomen	13
2.1.5	Endoplasmatisches Reticulum	13
2.1.6	Golgi-Apparat	14
2.1.7	Mitochondrien	14
2.1.8	Lysosomen	14
2.1.9	Peroxisomen	14
2.1.10	Mikrovilli	15
2.2	**Gewebebausteine**	15
2.2.1	Wasser	15
2.2.2	Salze	16
2.2.3	Proteine	17
2.2.3.1	Aminosäuren	18
2.2.3.2	Proteinstruktur	18
2.2.3.3	Hydratisierung	19
2.2.3.4	Denaturierung	20
2.2.4	Kohlenhydrate	20
2.2.4.1	Niedrigmolekulare Zucker	20
2.2.4.2	Mehrfachzucker	21
2.2.4.3	Glykogen	21
2.2.4.4	Glykokonjugate	21
2.2.5	Lipide	25
2.2.5.1	Triglyceride	25
2.2.5.2	Lipoide	26
2.2.6	Nukleinsäuren	27
2.3	**Bindegewebsaufbau**	28
2.3.1	Kollagen	29
2.3.2	Elastische Fasern	30
2.3.3	Retikulinfasern	30
2.3.4	Basalmembran	31
2.3.5	Knorpel	31
2.3.6	Knochen	31
2.3.7	Fettzellen	32
2.3.8	Fibrin	32

2.4	**Muskelgewebe**	33
2.5	**Amyloid**	33
2.6	**Resümee**	34
	Literatur	35
3	**Untersuchungsmaterial**	37
3.1	**Einleitung**	38
3.2	**Gewinnungsart**	38
3.3	**Präanalytik – Faktoren der Vorbehandlung**	40
3.3.1	Einsenderichtlinien (Präanalytik-Handbuch)	40
3.3.2	Gewünschte Vorbehandlung durch den Chirurgen	42
3.3.3	Art des Fixiermittels	42
3.3.4	Menge des Fixiermittels – Wahl der Einsendegefäße	42
3.3.5	Identifikation und klinische Beschreibung der Probe	43
3.3.6	Probentransport	43
3.4	**Fixierungszustand**	44
3.4.1	Fixiertes Gewebe	44
3.4.2	Natives, unfixiertes Material	45
3.4.2.1	Intraoperative Schnellschnittuntersuchung	45
3.4.2.2	Natives Material zur direkten mikroskopischen Untersuchung	46
3.4.2.3	Zellsuspensionen	47
3.5	**Vitalzustand**	48
3.5.1	Tote Zellen und Gewebe	48
3.5.2	Lebende Zellen	48
3.6	**Sonstiges Probenmaterial**	48
3.6.1	Probenmaterial von Obduktionen	48
3.6.2	Probenmaterial von Tieren	49
3.6.3	Probenmaterial von Pflanzen	49
	Literatur	49
4	**Fixierung**	51
4.1	**Einleitung**	52
4.2	**Faktoren der Fixierung**	53
4.3	**Fixierungsartefakte**	55
4.4	**Fixierung der Gewebebausteine**	56
4.4.1	Proteine	56
4.4.2	Lipide	58
4.4.3	Kohlenhydrate	58
4.4.4	Nukleinsäuren	58
4.5	**Fixiermittel**	59
4.5.1	Formaldehyd	60
4.5.1.1	Eigenschaften	60
4.5.1.2	Wirkungsweise	61
4.5.1.3	Eindringgeschwindigkeit und Fixierdauer	63
4.5.1.4	Konzentrationsangaben	65
4.5.1.5	Rezepte	65
4.5.1.6	Praktische Hinweise zur Anwendung	66
4.5.1.7	Formaldehydfixierung und histologische Techniken	67

Inhaltsverzeichnis

4.5.1.8	Verwendung von Formaldehyd in Fixiergemischen	69
4.5.1.9	Gefahren durch Formaldehyd	72
4.5.1.10	Formalinersatz	74
4.5.2	Andere gebräuchliche Fixative	75
4.5.2.1	Glutaraldehyd (Glutardialdehyd, 1,5-Pentandial)	76
4.5.2.2	Osmiumtetroxid	77
4.5.2.3	Sublimat (Quecksilberchlorid)	79
4.5.2.4	Chromverbindungen	79
4.5.2.5	Ethanol, Isopropanol, Methanol, Aceton	80
4.5.2.6	Essigsäure	80
4.5.2.7	Fixiergemische	80
4.5.3	Eigenschaften der einzelnen Fixative – Übersicht	81
4.6	**Andere Formen der Fixierung**	84
4.6.1	Trocknen	84
4.6.2	Gefrieren	84
4.6.3	Gefriertrocknen	87
4.6.4	Gefriersubstitution	87
4.6.5	Kritischer-Punkt-Trocknung	88
4.6.6	Fixierung durch Bedampfen	88
4.6.7	Fixierung mit Phasentrennung	88
	Literatur	88
5	**Verarbeitung von hartem Gewebe**	93
5.1	**Einleitung**	95
5.2	**Entkalkung**	96
5.2.1	Entkalkung durch Säure	96
5.2.2	Entkalkung durch Chelatbildung	98
5.2.3	Prüfung der Entkalkung	99
5.2.4	Vor- und Nachbehandlung der Entkalkung	100
5.2.5	Beschleunigung der Entkalkung	100
5.2.6	Erweichen von Knorpel und Horn (Nägel, Haare)	101
5.2.7	Einbettung von entkalktem Gewebe	101
5.2.8	Schneiden von entkalktem Gewebe	101
5.2.9	Oberflächenentkalken	102
5.2.10	Färbung von entkalktem Gewebe	103
5.2.11	Einfluss der Entkalkung auf nachfolgende Analysen	103
5.2.12	Kalkhartes Untersuchungsmaterial im Histodiagnostiklabor	104
5.2.12.1	Beckenkammstanzen	104
5.2.12.2	Operationspräparate von Knochen	106
5.2.12.3	Verkalkte Operationspräparate	106
5.2.12.4	Zahn	106
5.3	**Mazeration**	106
5.4	**Hartschnitttechnik – Hartschlifftechnik**	107
5.4.1	Geräte zur Präparatherstellung	107
5.4.2	Beispiele für die Knochenverarbeitung	108
5.4.3	Gefrierschnitte von nichtentkalkten Präparaten	109
5.4.4	Färbungen an nichtentkalkten Schliffpräparaten	110
5.4.4.1	Toluidinblau-Färbung	110

5.4.4.2	Sanderson's Rapid-Bone-Stain (RBS)	110
5.4.4.3	Masson-Goldner-Trichromfärbung	110
5.4.4.4	Von-Kossa-Färbung	111
5.4.4.5	Färbung nach Giemsa	111
5.4.4.6	Hämatoxylin-Eosin-Färbung	111
5.4.5	Färbungen an Methacrylatschnitten von nichtentkalkten Knochenbiopsien	111
5.4.6	Fluoreszenzmarkierung in Knochen	111
5.4.7	Kontaktradiografie und Autoradiografie	112
5.4.8	Histomorphometrische Methoden am nichtentkalkten Knochen	112
5.4.9	Knochenimaging – Bildgebung ohne histotechnische Aufarbeitung	113
	Literatur	114
6	**Makroskopische Begutachtung, Zuschnitt und Biopsienpicken**	**117**
6.1	**Einleitung**	118
6.2	**Makroskopische Begutachtung und Zuschnitt**	119
6.2.1	Hautzuschnitt	122
6.3	**Biopsienpicken**	125
6.4	**Ausstattung**	127
6.5	**Protokollführung**	129
6.6	**Nächster Workflowschritt**	129
6.7	**Arbeitssicherheit**	129
6.8	**Asservierung der Probenreste**	130
	Literatur	130
7	**Einbettungsprozess**	**133**
7.1	**Einleitung**	135
7.2	**Paraffinwachs-Einbettung**	136
7.2.1	Prozessschritte	137
7.2.1.1	Nachbehandlung nach Formalinfixierung	137
7.2.1.2	Vervollständigen der Fixierung	137
7.2.1.3	Entwässerung (Dehydratisierung)	138
7.2.1.4	Gewebeklärung (Clearing)	139
7.2.1.5	Paraffininfiltration	140
7.2.2	Diffusionsrate	141
7.2.3	Schrumpfungsartefakte	143
7.2.4	Über- und Unterprocessing	143
7.2.5	Reprocessing	145
7.2.6	Automatisierung	145
7.2.6.1	Gewebe-Transfer-Prozessor	146
7.2.6.2	Reagens-Transfer-Prozessor	146
7.2.7	Beschleunigte Einbettung	147
7.2.7.1	Mikrowellentechnik	147
7.2.7.2	Ultraschalltechnik	149
7.2.8	Ausgießen	150
7.2.8.1	Geräte	150
7.2.8.2	Ausgießanleitung	151
7.2.8.3	Fehlermöglichkeiten beim Ausgießen	153
7.2.9	Multigewebeblock	153

7.3	**Gelatine-Einbettung**	155
7.4	**Agar-Einbettung**	156
7.5	**Celloidin-Einbettung (Nitrocellulose)**	157
7.6	**Polyethylenglycol-Einbettung (PEG)**	159
7.7	**Polyesterwachs-Einbettung**	160
7.8	**Kunststoff-Einbettung**	161
7.8.1	Einbettungsprozess	161
7.8.2	Methacrylate	163
7.8.2.1	Methylmethacrylat und Butylmethacrylat	164
7.8.2.2	Glycolmethacrylat	165
7.8.2.3	Hydroxypropylmethacrylat	165
7.8.2.4	Beispiele für Einbettungskits von Acrylaten	165
7.8.3	Epoxidharze	168
7.8.3.1	Araldit® (wasserunlöslich)	169
7.8.3.2	Epon und EMbed (wasserunlöslich)	170
7.8.3.3	Spurr Low Viscosity Resin	171
7.8.3.4	Durcupan™ (Fa. Fluka)	171
7.9	**Präparation für die Elektronenmikroskopie**	172
7.9.1	Präparation für die Rasterelektronenmikroskopie	173
7.9.2	EM-Kryofixierung	173
7.10	**Übersicht – Processingreagenzien**	176
7.10.1	Nachbehandlung bei Fixierung mit anderen Fixanzien außer neutral gepuffertem Formalin	176
7.10.2	Entwässerungsreagenzien	177
7.10.3	Clearingreagenzien	177
7.10.4	Reagenzien für kombiniertes Entwässern und Klären – universelle Lösungsmittel	177
7.10.5	Einbettungsmedien	178
	Literatur	179
8	**Mikrotomie**	181
8.1	**Einleitung**	183
8.2	**Einbettungsmedien – Schnittdicken**	183
8.3	**Mikrotom**	183
8.3.1	Schlittenmikrotom	185
8.3.2	Rotationsmikrotom	186
8.3.3	Kryostat	187
8.3.4	Ultramikrotom	188
8.3.5	Gefriermikrotom	189
8.3.6	Schaukelmikrotom (Rockingmikrotom)	189
8.3.7	Sägemikrotom	189
8.3.8	Vibratom	190
8.3.9	Lasermikrotom	191
8.4	**Mikrotommesser**	192
8.4.1	Stahlmesser	192
8.4.1.1	Messergeometrie	192
8.4.1.2	Messerschleifen	193
8.4.2	Einmalklingen	194

8.4.3	Wolframcarbidmesser	195
8.4.4	Glasmesser	195
8.4.5	Diamantmesser	196
8.4.6	Saphirmesser	196
8.5	**Schneidetechnik**	197
8.5.1	Messerneigung – Inklination	197
8.5.2	Messerschrägstellung – Deklination	198
8.5.3	Herstellen von Paraffinschnitten am Schlittenmikrotom	198
8.5.4	Herstellen von Paraffinschnitten am Rotationsmikrotom	203
8.5.5	Schneideartefakte und Schneidetipps beim Paraffinschneiden	205
8.5.6	Herstellen von Gefrierschnitten	208
8.5.7	Schneideartefakte und Schneidetipps beim Gefrierschneiden	211
8.5.8	Schneiden am Ultramikrotom	214
8.5.8.1	Trimmen	214
8.5.8.2	Anleitung	215
8.5.8.3	Schneideartefakte und Schneidetipps beim Ultradünnschneiden	217
8.5.9	Herstellen von Sägepräparaten	217
8.6	**Anhaften der Schnitte am Objektträger**	219
8.6.1	Adhäsive	220
8.6.1.1	Mayer's Albumin, Eiweißglycerin	220
8.6.1.2	Gelatine	221
8.6.1.3	Chromgelatine	221
8.6.1.4	Glyceringelatine	221
8.6.1.5	Silanisierte Objektträger	221
8.6.1.6	Poly-L-Lysin	222
8.6.1.7	Objektträger mit positiver Ladung	222
8.6.1.8	Celloidinhäutchen	223
8.7	**Schneideautomat für Paraffinblöcke**	223
8.8	**Lasermikrodissektion**	224
	Literatur	225
9	**Histologische Färbung**	227
9.1	**Einleitung**	230
9.2	**Geschichtliches**	230
9.3	**Farbstoffe**	231
9.3.1	Chemische Struktur	231
9.3.2	Numerische Deskriptoren von Farbstoffen	234
9.3.3	Elektrische Ladung und Säure-Base-Verhalten von Farbstoffen	237
9.3.4	Kernfarbstoffe	237
9.3.5	Cytoplasmafarbstoffe	238
9.4	**Färbetheorie**	240
9.4.1	Faktoren der Färbereaktion	240
9.4.1.1	Massenwirkungsgesetz	240
9.4.1.2	pH-Wert	240
9.4.1.3	Salze	242
9.4.1.4	Fixierung	242
9.4.1.5	Einbettungsprozess	242
9.4.1.6	Physikalische Faktoren	243

9.4.1.7	Polarität des Lösungsmittels	244
9.4.1.8	Löslichkeit der Farbstoffe	245
9.4.1.9	Differenzierung	246
9.4.1.10	Trapping-Reagenzien	246
9.4.1.11	Metachromasie	246
9.4.2	Bindungstypen der Färbereaktion	248
9.4.2.1	Ionenbindung – Elektroadsorption	248
9.4.2.2	Kovalente Bindung, Komplexbindung – indirekte Färbung (Beizenfarbstoffe)	251
9.4.2.3	Hydrophobe Wechselwirkung - makromolekulares Verhalten in der histologischen Färbung	252
9.4.2.4	Wasserstoffbrückenbindung	253
9.4.2.5	Unpolare Bindung – lysochrome Färbung	254
9.5	**Färbeprotokolle**	254
9.5.1	Qualitätssicherung	254
9.5.2	Begriffe der Färbetechnik	256
9.5.3	Behandlung der Schnitte vor der Färbung	257
9.5.3.1	Formalinfixiertes, paraffineingebettetes Gewebe	257
9.5.3.2	Andere Fixanzien und Einbettungsmedien	258
9.5.4	Hinweise für die Praxis	258
9.6	**Alphabetische Aufstellung der Spezialfärbungen nach Färbesubstrat**	259
9.7	**Hämatoxylin-Eosin-Färbung**	262
9.7.1	Hämatoxylin	262
9.7.1.1	Hämalaune	263
9.7.1.2	Eisenhämatoxylin	267
9.7.1.3	Phosphorwolframsäure-Hämatoxylin	268
9.7.2	Eosin	269
9.7.3	Protokoll und Färbeergebnis HE-Färbung	270
9.8	**Trichromfärbung**	271
9.8.1	Geschichtliches	272
9.8.2	Färbesubstrat	272
9.8.3	Farbstoffe der Trichromfärbung	274
9.8.4	Färbetheorien	274
9.8.4.1	Theorie nach Puchtler und Isler (1958)	276
9.8.4.2	Theorie nach Baker (1958)	276
9.8.4.3	Theorie nach Prentø (2001, 2009)	276
9.8.4.4	Praktische Auswirkungen	277
9.8.5	Masson-Trichromfärbung	278
9.8.6	van Gieson-Färbung	279
9.8.7	CAB-Färbung nach Gömöri	280
9.8.8	MSB-Färbung nach Lendrum	280
9.8.9	SFOG-Färbung nach Cason	280
9.9	**Silberimprägnation**	281
9.9.1	Prinzip	282
9.9.2	Silberimprägnation nach Gömöri – Gitterfaserfärbung	284
9.9.3	Perjodsäure-Silbermethenamin-Imprägnation nach Jones	285
9.10	**Darstellung der elastischen Fasern**	286
9.10.1	Resorcin-Fuchsin-Färbung nach Weigert	286
9.10.2	Verhoeff-Färbung	287

9.11	**Lipid-Darstellung**	287
9.11.1	Sudan-III-Färbung	288
9.12	**Kohlenhydrat-Darstellung**	289
9.12.1	Perjodsäure-Schiff-Reaktion nach McMannus (PAS)	289
9.12.2	Best's Karminfärbung	292
9.12.3	Alcianblau-Färbung	292
9.12.4	Müller-Mowry-Färbung (kolloidales Eisen, Hale-Färbung)	293
9.12.5	Azur-A-Färbung und Toluidinblau-Färbung	294
9.12.6	Kohlenhydrat-Darstellung mit Lektinen	294
9.13	**Romanowsky-Giemsa-Färbung**	295
9.14	**Kongorot-Färbung nach Highman – Amyloidfärbung**	297
9.15	**Pigment-Darstellung**	298
9.15.1	Berliner-Blau-Reaktion – Eisenfärbung	299
9.15.2	Silberimprägnation nach Fontana-Masson – Melaninfärbung	301
9.15.3	Schmorl-Reaktion – Lipofuszinfärbung	301
9.15.4	Hall-Färbung (Fouchet) – Bilirubinfärbung	302
9.15.5	Von-Kossa-Silberimprägnation – Calciumnachweis	302
9.15.6	Alizarinrot-S-Färbung – Calciumfärbung	303
9.15.7	Rhodanin-Färbung – Kupferfärbung	303
9.16	**Mikroorganismen-Darstellung**	303
9.16.1	Gramfärbung	304
9.16.2	Ziehl-Neelsen-Färbung – säurefeste Stäbchen	305
9.16.3	Silberimprägnation nach Grocott-Gömöri (GMS) – Pilze	305
9.16.4	Silberimprägnation nach Warthin-Starry – Spirochäten	307
9.16.5	Modifizierte Giemsa-Färbung für *Helicobacter pylori*	307
9.17	**Darstellung neurologischer Strukturen**	308
9.17.1	Kresylechtviolett-Färbung – Nissl-Substanz-Färbung	310
9.17.2	Silberimprägnation nach Bielschowsky – Axonfärbung	310
9.17.3	LFB-Färbung nach Klüver-Barrera – Myelinscheidenfärbung	311
9.17.4	PTAH-Färbung nach Mallory – Astrozytenfärbung	312
9.18	**Nukleinsäuren-Darstellung**	312
9.18.1	Feulgen-Reaktion – DNA-Färbung	313
9.18.2	Methylgrün-Pyronin-Y-Färbung – Darstellung von DNA und RNA	314
9.19	**Nachbehandlung und Eindecken der Schnitte**	314
9.20	**Färbeautomaten**	318
9.20.1	Zitadellenfärber	319
9.20.2	Linearfärber	319
9.20.3	Robotfärber	320
9.20.4	Tellerfärber	320
9.20.5	Vollautomatische HE-Färber und Eindecker	321
9.21	**Färbung in der Elektronenmikroskopie**	321
9.22	**Abbildungen**	323
	Literatur	328
10	**Enzymhistochemie**	**337**
10.1	**Einleitung**	339
10.2	**Enzyme**	339
10.3	**Indikationen**	341

10.4	**Fixierung für die Enzymhistochemie**	342
10.5	**Nachweisprinzip**	343
10.5.1	Diazoreaktion	344
10.5.2	Tetrazoliumreaktion	345
10.5.3	Metallpräzipitationsreaktion	347
10.5.4	Indoxylreaktion	348
10.5.5	Thiocholinreaktion	348
10.5.6	Farbige Substrate	349
10.6	**Praxis-Tipps**	349
10.7	**Phosphatasen**	350
10.7.1	Alkalische Phosphatase	350
10.7.2	Saure Phosphatase	351
10.7.3	Glucose-6-phosphatase	352
10.8	**Carboxylesterhydrolasen**	352
10.8.1	Unspezifische Esterasen	353
10.8.2	Lipasen	353
10.8.3	Acetylcholinesterase	353
10.8.4	Cholinesterase	354
10.8.5	Naphthol-AS-D-Chloracetatesterase	354
10.9	**Peptidasen und Proteinasen**	355
10.10	**Oxidoreduktasen**	355
10.10.1	Succinatdehydrogenase (Bernsteinsäuredehydrogenase)	357
10.10.2	Coenzymabhängige Dehydrogenasen	358
10.10.3	Diaphorasen (Tetrazoliumreduktasen)	359
10.10.4	Peroxidasen	359
10.10.4.1	Peroxidasedarstellung mit Diaminobenzidin	360
10.10.4.2	Peroxidasedarstellung mit Aminoethylcarbazol	361
10.10.5	Cytochromoxidase	361
10.10.6	Tyrosinase (DOPA-Oxidase)	362
10.10.7	Aminooxidase (Monoaminooxidase, MAO)	362
	Literatur	363
11	**Immunhistochemie**	365
11.1	**Einleitung**	368
11.2	**Prinzip der Immunhistochemie**	368
11.3	**Diagnostische Anwendung der Immunhistochemie**	369
11.4	**Diagnostische Antikörper**	371
11.4.1	Antikörperproduktion	371
11.4.2	Monoklonal vs. polyklonal	373
11.4.3	Spezifität des Antikörpers	374
11.4.4	Affinität und Avidität	375
11.4.5	Reaktionstemperatur und Inkubationszeit	376
11.5	**Marker**	377
11.5.1	Enzyme	377
11.5.2	Fluorochrome	377
11.5.3	Biotin	378
11.5.4	Haptene	379
11.5.5	Enzymkonjugierte Polymere und Enzympolymere	379

11.5.6	Radioisotope	379
11.5.7	Kolloidale Metalle	380
11.5.8	Quantum Dots	380
11.5.9	Lanthanoide	380
11.5.10	Oligonukleotide	380
11.6	**Verarbeitung von FFPE-Gewebe für die Immunhistologie**	381
11.6.1	Fixierung	382
11.6.2	Zuschnitt und Einbettungsprozess	383
11.6.3	Mikrotomie	383
11.6.4	Antrocknen	384
11.6.5	Entparaffinieren	385
11.6.6	Entkalkung für die Immunhistochemie	385
11.6.7	Lagerung von Paraffinschnitten und Paraffinblöcken	386
11.6.8	IHC-Analyse auf bereits gefärbten Schnitten	386
11.7	**Gefrierschnitte**	386
11.8	**Cytologisches Material**	388
11.9	**Antigendemaskierung, Epitopretrieval**	389
11.9.1	Andauung durch proteolytische Enzyme	389
11.9.2	Hitzeinduziertes Epitopretrieval	390
11.9.2.1	Druckkochtopf	393
11.9.2.2	Mikrowelle	393
11.9.2.3	Wasserbad	394
11.9.2.4	Dampfgarer	394
11.9.2.5	Autoklav	394
11.9.3	Kombination von Hitze und Enzymandauung	394
11.9.4	Detergenzien und Denaturierung	394
11.10	**Testkomponenten**	395
11.10.1	Antigen	395
11.10.2	Primärer Antikörper	396
11.10.3	Sekundärer Antikörper und Brückenantikörper	399
11.10.4	Enzymkomplexe und -konjugate	399
11.10.5	Chromogene	399
11.10.6	Gegenfärbung	401
11.10.7	Pufferlösungen	402
11.11	**Methoden**	403
11.11.1	Direkte Methode (Einschrittmethode)	403
11.11.2	Indirekte Methode (Zweischrittmethode)	405
11.11.3	Dreischritt-Methode	406
11.11.4	Unkonjugierte-Antikörper-Methode (PAP, APAAP)	407
11.11.5	ABC-Methode (Avidin-Biotin-Komplex)	408
11.11.6	LAB/LSAB-Methode (Labelled-[Strept-]Avidin-Biotin)	409
11.11.7	Zweischritt-Polymermethode	410
11.11.8	IHC-Doppelfärbungen	412
11.12	**Amplifikationsmethoden**	416
11.12.1	Amplifikation durch Mehrschritttechnik	416
11.12.2	Amplifikation durch Imidazol	416

11.12.3	Tyramidbasierte Amplifikation	417
11.12.4	Chinonmethidbasierte Amplifikation	417
11.12.5	Amplifikation durch HRP-Polymere	417
11.12.6	Amplifikation durch Silberpräzipitation bei Goldlabelingmethoden	418
11.12.7	DNA-basierte Amplifikation	418
11.13	**Hintergrundfärbung**	419
11.13.1	Hydrophobe und elektrostatische Wechselwirkungen	419
11.13.2	Endogene Enzymaktivität	420
11.13.2.1	Peroxidase	420
11.13.2.2	Alkalische Phosphatase	421
11.13.3	Endogenes Biotin	422
11.13.4	Spezifische Hintergrundfärbung	422
11.13.5	Autofluoreszenz	423
11.13.6	Sonstige Ursachen für Hintergrundfärbung	423
11.14	**Qualitätssicherung in der Immunhistologie**	424
11.14.1	Eigenschaften der diagnostischen IHC-Analyse	426
11.14.2	Validierung und Verifizierung von IHC-Analysen	428
11.14.2.1	Umfang der Validierung	429
11.14.2.2	Validierungsgewebe	432
11.14.2.3	Optimierung bzw. Kalibrierung der IHC-Analyse	435
11.14.2.4	Validierung	436
11.14.2.5	Revalidierung	437
11.14.2.6	Verifizierung	438
11.14.2.7	Resümee für die Praxis	438
11.14.3	Kontrollen	438
11.14.3.1	Positivkontrollen	439
11.14.3.2	Negativkontrollen	442
11.14.3.3	Einsatz der Kontrollen	443
11.14.4	Ringversuche und Benchmarking	444
11.14.5	Reagenzienverwaltung	445
11.14.6	Fehlerbehebung	446
11.14.6.1	Falsch-negative Ergebnisse	447
11.14.6.2	Schwache Färbung	447
11.14.6.3	Falsch-positive Ergebnisse	448
11.14.6.4	Zerstörte Morphologie	448
11.14.6.5	Fleckige, ungleichmäßige Anfärbung	449
11.15	**Automatisierung**	449
11.16	**Multiplex-Immunhistologie**	453
11.16.1	Multiplex-Immunfluoreszenz	455
11.16.2	Chromogene Multiplex-IHC	458
11.16.3	DNA-basierte Multiplex-IHC	461
11.16.4	Bildgebende Massenspektrometrie (IMS)	463
11.16.5	Bildgebende Infrarot- und Raman-Spektroskopie	466
11.17	**Immuncytochemie in der Elektronenmikroskopie**	469
11.18	**Optische Gewebeklärung und Immunfluoreszenz**	470
11.19	**Entwicklung der Immunhistochemie**	475
	Literatur	477

12	**In-situ-Hybridisierung**	485
12.1	**Einleitung**	487
12.2	**Anwendungen**	488
12.3	**Prinzip und Methoden**	490
12.4	**Sondentypen**	492
12.5	**Interphasen-ISH auf FFPE-Gewebe**	495
12.5.1	Gewebevorbehandlung	495
12.5.2	Denaturierung	500
12.5.3	Hybridisierung	501
12.5.4	Stringentes Waschen	502
12.5.5	Detektion	503
12.5.5.1	Direkte Methoden	503
12.5.5.2	Indirekte Methoden	504
12.5.6	Gegenfärbung	505
12.5.7	Protokollbeispiel für DNA-ISH	505
12.5.8	Kontrollen	506
12.5.9	Auswertung der Interphasen-ISH	507
12.5.10	Fehlerbehebung	509
12.5.11	Automatisierung	511
12.6	**Doppel- und Mehrfachfärbungen**	512
12.7	**ISH auf Kunststoffschnitten und Gefrierschnitten**	513
12.8	**Amplifikation**	513
12.8.1	*Branched*-DNA-ISH	514
12.8.2	Tandemsonden (Doppel-Z-Sonden)	514
12.8.3	SABER (*signal amplification by exchange reaction*)	515
12.8.4	*Hybridisierungskettenreaktion (HCR)*	516
12.8.5	Amplifikation mit Padlocksonden	516
12.8.6	ClampFISH (*click amplifying*-FISH)	517
12.8.7	Amplifikation mit *loop*-RNA-Sonden	518
12.8.8	PRINS (*primed in situ labeling*)	518
12.8.9	In-situ-PCR	518
12.8.10	In-situ-LAMP (*loop-mediated isothermal amplification*)	519
12.9	**Multiplex-ISH**	520
12.9.1	Multiplexing mit TSA-Methode	521
12.9.2	Multiplexing mit smFISH	521
12.9.3	Multiplexing mit Tandemsonden und *branched*-DNA-ISH	522
12.9.4	Multiplexing mit HCR	522
12.9.5	Multiplexing mit MERFISH	522
12.9.6	Multiplexing mit seqFISH	524
12.9.7	Multiplexing mit Padlocksonden	525
12.9.8	Multiplex-ISH mit Massenspektrometrie	525
12.10	**Co-Detektion von Nukleinsäuren und Protein**	526
	Literatur	528
13	**Molekularpathologie**	533
13.1	**Einleitung**	535
13.2	**Extraktion von Nukleinsäuren aus FFPE-Gewebe**	536
13.2.1	Einfluss der Formaldehydfixierung	536

13.2.2	Materialgewinnung und Entparaffinierung	539
13.2.3	Enzymatischer Aufschluss	541
13.2.4	Phenolextraktion	542
13.2.5	Ethanolpräzipitation	542
13.2.6	Festphasenisolierung	542
13.2.7	RNA-Extraktion	544
13.2.8	Konzentrationsbestimmung	545
13.2.9	Qualitätsprüfung	545
13.3	**Enzymatische Werkzeuge der Molekularbiologie**	547
13.3.1	Restriktionsenzyme	547
13.3.2	DNA-Polymerasen	547
13.3.3	Reverse Transkriptasen	548
13.3.4	DNA-Ligasen	548
13.3.5	Nukleasen	548
13.4	**Elektrophorese**	548
13.4.1	Gelelektrophorese	548
13.4.2	Kapillarelektrophorese	549
13.5	**Polymerasekettenreaktion**	550
13.5.1	Prinzip	550
13.5.2	PCR-Varianten	551
13.5.2.1	Digitale PCR	552
13.5.2.2	Reverse-Transkriptase-PCR	552
13.6	**Isotherme Amplifikation**	553
13.6.1	LAMP	553
13.6.2	SDA	555
13.6.3	NASBA	555
13.6.4	HDA	556
13.7	**Mutationsanalyse**	556
13.7.1	Real-Time-PCR	556
13.7.2	Digitale PCR	558
13.7.3	LAMP	559
13.7.4	Ligationsassays	560
13.7.5	Schmelzkurvenanalyse	562
13.7.6	Sanger-Sequenzierung	563
13.7.7	Pyrosequenzierung	564
13.7.8	Next-Generation-Sequencing	565
13.7.8.1	DNA-Bibliothek für NGS	566
13.7.8.2	Klonale Amplifikation	567
13.7.8.3	Pyroseqenzierungs-NGS mit Lichtdetektion	569
13.7.8.4	Ion Torrent™-NGS	569
13.7.8.5	Solexa™-NGS	569
13.7.8.6	Nanoball-NGS	570
13.7.8.7	SBB-Sequencing	570
13.7.8.8	SOLiD™-NGS	570
13.7.8.9	Datenauswertung	571
13.7.9	Third-Generation-Sequencing	574
13.7.10	Massenspektrometrie	576
13.7.11	DNA-Microarray-Assay	577

13.7.12	Mutationsanalysen mit Festphasenhybridisierung	580
13.8	**Methylierungsassays**	580
	Literatur	581

14	**Mikrowellenhistotechnik**	585
14.1	**Einleitung**	586
14.2	**Mikrowellenphysik**	586
14.3	**Mikrowellengeräte**	589
14.3.1	Leistungsregelung	590
14.3.2	Mikrowellenprozessor	591
14.4	**Praktisches Arbeiten mit Mikrowellen**	591
14.5	**Anwendungen**	593
14.5.1	Stabilisierung von unfixiertem Gewebe durch Mikrowellen	594
14.5.2	Mikrowellenunterstützte Fixierung mit Fixativen	594
14.5.3	Mikrowellenunterstützte Gewebeeinbettung mit Paraffin	596
14.5.4	Mikrowellenunterstützte Entkalkung	600
14.5.5	Mikrowellenunterstützte Färbung	600
	Literatur	601

15	**Mikroskopie**	603
15.1	**Einleitung**	605
15.2	**Hellfeldmikroskop**	606
15.3	**Dunkelfeldmikroskop**	608
15.4	**Polarisationsmikroskop**	608
15.5	**Phasenkontrastmikroskop**	608
15.6	**Interferenzkontrastmikroskop**	609
15.7	**Fluoreszenzmikroskop**	610
15.8	**Konfokales Laserscanningmikroskop**	611
15.9	**Konfokales Spinning-Disk-Mikroskop**	612
15.10	**Multiphotonen-Fluoreszenzmikroskop**	613
15.11	**Lichtblattmikroskop**	614
15.12	**Dekonvolutionsmikroskopie**	615
15.13	**Stereomikroskop**	616
15.14	**Elektronenmikroskop**	616
15.14.1	Transmissionselektronenmikroskop	617
15.14.2	Rasterelektronenmikroskop	619
15.14.3	Rastertransmissionselektronenmikroskop	620
15.14.4	*Environmental scanning electron microscope*	620
15.15	**Rastersondenmikroskop**	620
15.15.1	Rasterkraftmikroskop	621
15.15.2	Optisches Rasternahfeldmikroskop	621
15.15.3	Rastertunnelmikroskop	621
	Literatur	622

16	**Automatisierung und Digitalisierung im histologischen Labor**	623
16.1	**Einleitung**	624
16.2	**Histotechnischer Workflow**	626
16.3	**Digitale Bildgebung**	631

16.3.1	Erstellung eines Digitalbilds	632
16.3.1.1	CCD-Sensoren	633
16.3.1.2	CMOS-Sensoren	635
16.3.1.3	Photomultiplier	635
16.3.2	Filter und Alignment	636
16.4	**Digitale Pathologie**	637
16.4.1	Whole-Slide-Scanner	637
16.4.2	Befundungsarbeitsplatz	640
16.4.3	Digitaler Workflow im Histolabor	642
16.4.4	Validierung	647
16.4.5	Fehler bei der Digitalisierung	648
16.4.6	Akzeptanz der digitalen Pathologie	649
16.5	**Computational Pathology**	650
16.5.1	Digitale Morphometrie	650
16.5.2	Werkzeuge für die rechnergestützte Diagnose (CAD)	652
16.5.3	Künstliche Intelligenz in der CoPath	654
16.5.4	Zukunftsaussichten	664
	Literatur	666
17	**Qualitätssicherung im Labor**	669
17.1	**Einleitung**	670
17.2	**Qualitätsmanagementsystem**	671
17.3	**ISO-9000-Familie**	674
17.4	**Zertifizierung und Audit**	677
17.5	**Prozessmanagement**	679
17.5.1	Kennzahlen	680
17.5.2	Prozessdarstellung	681
17.5.3	Externe und interne Schnittstellen	681
17.6	**Dokumentation**	684
17.6.1	Arbeitsanweisungen	686
17.7	**Fehlermanagement**	686
17.8	**Risikomanagement**	688
17.9	**Prüfung der Produktqualität**	689
17.10	**Faktor Mensch**	692
17.10.1	Kompetenz, Wissen, Bewusstsein und Kommunikation	692
17.10.2	Arbeitsplatzgestaltung und Prozessumgebung	695
17.11	**Akkreditierung im histologischen Labor**	695
	Literatur	700
18	**Arbeitssicherheit im histologischen Labor**	703
18.1	**Einleitung**	704
18.2	**Chemische Arbeitsstoffe**	705
18.2.1	Der Begriff „Gift"	706
18.2.2	Aufnahme in den Körper, Metabolisierung und Ausscheidung	708
18.2.3	Beurteilung der Gefährlichkeit durch den Hersteller	708
18.2.4	Kennzeichnung gefährlicher Stoffe	709
18.2.5	Sicherheitsdatenblatt	710
18.2.6	Grenzwerte	711

18.2.6.1	MAK-Wert		712
18.2.6.2	TRK-Wert		713
18.2.7	Entsorgung von Gefahrstoffen		713
18.3	**Biologische Arbeitsstoffe**		714
18.4	**Gefahrenverhütung durch den Arbeitgeber**		716
18.5	**Evaluierung**		718
18.6	**Gesundheitsüberwachung**		719
18.7	**Mutterschutz und Arbeitssicherheit**		720
18.8	**Gefahrenverhütung in der Praxis**		721
18.9	**Wohlfühlfaktor am Arbeitsplatz**		723
18.10	**ISO 15189 und Arbeitssicherheit**		726
	Literatur		727
19	**Geschichte der histologischen Technik**		**729**
19.1	**Einleitung**		730
19.2	**Mikroskopische Technik im 18. und 19. Jahrhundert**		730
19.3	**Mikroskopische Technik in der Pathologie ab 1900**		734
19.4	**Histologische Technik von 1950 bis heute**		740
19.5	**Zeittabelle**		743
19.5.1	17. und 18. Jahrhundert		743
19.5.2	19. Jahrhundert (1800–1875)		744
19.5.3	19. Jahrhundert (1876–1899)		745
19.5.4	20. Jahrhundert (1900–1930)		747
19.5.5	20. Jahrhundert (1931–1965)		748
19.5.6	20. Jahrhundert (1966–1999)		750
19.6	**Persönlichkeiten der historischen Histopathologie**		751
19.6.1	Namen A–F		752
19.6.2	Namen G–K		753
19.6.3	Namen L–O		754
19.6.4	Namen P–T		755
19.6.5	Namen U–Z		756
	Literatur		756

Serviceteil

Anhang 760
Stichwortverzeichnis 763

Einleitung

Inhaltsverzeichnis

1.1 Einsatzgebiete der histologischen Technik – 2

1.2 Histotechnischer Ablauf im Überblick – 3

© Der/die Autor(en), exklusiv lizenziert an Springer-Verlag GmbH, DE,
ein Teil von Springer Nature 2025
G. Lang, *Histotechnik*,
https://doi.org/10.1007/978-3-662-71093-7_1

1.1 Einsatzgebiete der histologischen Technik

Die histologische Technik ist ein Teilgebiet der mikroskopischen Technik und umfasst Präparationsmethoden zur Herstellung mikroskopierbarer Präparate aus menschlichen, tierischen oder auch pflanzlichen Geweben (Medizin, Biologie, Zoologie, Botanik). Im Speziellen wird die Histotechnik genutzt, um in der klinischen Pathologie histopathologische Befunde von Gewebeproben erstellen zu können. Die mikrometerdünnen Präparate sind aber auch oft die Basis für Forschungstätigkeiten in vielen Disziplinen.

Die Histopathologie ist eine relativ junge Domäne der Medizin, die im 19. Jahrhundert mit Persönlichkeiten wie Carl Rokitansky und Rudolf Virchow ihren Aufschwung nahm. Die Forscher nutzten das im 17. Jahrhundert erfundene und später weiterentwickelte Mikroskop zur Ergründung der normalen und pathologischen Anatomie. Dazu musste man auch die entsprechenden Präparationstechniken entwickeln (s. ▶ Abschn. 19.2). Tatsächlich waren mit Ende des 19. Jahrhunderts die wesentlichen Methoden der „Routinehistologie" von heute bereits entdeckt und die darstellbaren Strukturen wurden immer minutiöser. Der Aufstieg der klinischen Pathologie als unentbehrlicher Partner für die Diagnostik und die Therapiewahl fand in der zweiten Hälfte des 20. Jahrhunderts statt und gewann durch die Entwicklung der Immunhistochemie (1990er-Jahre) und der Molekularpathologie (2000er-Jahre) stark an Dynamik.

Im Laufe der Entwicklung der Pathologie wurde der Schritt von der Makroskopie in die Mikroskopie gemacht. Zellverbände und einzelne Zellen wurden sichtbar, was die Korrelation von zellulärer Morphologie[1] und klinischem Erscheinungsbild ermöglichte. Die Elektronenmikroskopie brachte uns in die Zelle hinein und erlaubte damit die Erforschung der Zellkompartimente und deren Funktion. Immunhistochemie und Molekularpathologie zeigen uns durch die Analyse von Proteinen und Nukleinsäure Krankheitsursachen und Therapiemöglichkeiten auf molekularer Ebene.

> **Anmerkung:** Aus Gründen der leichteren Lesbarkeit wird in diesem Buch entweder die männliche oder weibliche Personenbezeichnung verwendet. Dies schließt aber immer alle Geschlechter gleichermaßen mit ein.

Der **Pathologe** ist jener Mediziner, der die krankhaften Veränderungen im menschlichen Organismus untersucht. Er möchte herausfinden, wie diese Veränderungen aussehen und wodurch sie ausgelöst werden. Je nachdem, wie sich die Veränderung darstellt, wird er sie einer Erkrankung zuordnen können. Er liefert dem Kliniker Informationen, die für die Diagnose, Therapie und Prognose der Patientin ausschlaggebend sind.

Als Untersuchungsmaterialien dienen dem Pathologen einerseits gewonnene Zellen (Cytologie) oder Gewebe (Histologie). Früher lag die Hauptaufgabe des Pathologen in der Leichenbeschau (Obduktion) zur Feststellung der Todesursache und Erforschung des Krankheitsverlaufs. Dieser Teil wird heutzutage zugunsten der morphologisch-mikroskopischen Untersuchung von bioptischem Material lebender Patientinnen stark zurückgedrängt.

Als weitere Gebiete in der Pathodiagnostik neben der Histo- und Cytopathologie kommen die Techniken der Zell- und Gewebekultur, Immunologie, Serologie, Molekularbiologie und Genetik dazu. In vielen Instituten ist auch eine mikrobiologische Abteilung vertreten.

---

[1] Morphologie. Die Lehre von der Form, Gestalt und Struktur.

1.2 Histotechnischer Ablauf im Überblick

- **Aufgaben der morphologischen Untersuchungen**
- Instrument der Vorsorgeuntersuchung (z. B. Portioabstrich, Magenspiegelung)
- Frühdiagnostik von Tumoren (z. B. an Magenbiopsien)
- Sicherung der klinischen Diagnose
- Diagnostik und Differenzierung von gut- und bösartigen Tumoren (Klassifizierung, Grading und Staging nach internationalen Standards)
- Erkennen von Stoffwechselerkrankungen
- Erkennen von parasitären, bakteriellen und entzündlichen Erkrankungen
- Nachweis von immunpathologischen Vorgängen
- Erkenntnisse zur Therapiewahl
- Erkenntnisse zur Prognose
- Intraoperatives Instrument zur Diagnosesicherung, Metastasensuche und Resektionsrandanalyse (Schnellschnittuntersuchung)
- Falldokumentation, Aufbewahrung von Präparaten
- Forschung, Aus- und Weiterbildung

- **Aufgaben der molekularpathologischen Methoden in der Histotechnik**
- Allgemein: Analyse von Genen (DNA-Nachweis) und ihrer Expression (mRNA-Nachweis)
- Nachweis von Genmutationen in der Tumordiagnostik
- Nachweis des Expressionsstatus von Genen in der Tumordiagnostik
- Nachweis des Aktivierungszustands von Genen in der Tumordiagnostik (Methylierung, Epigenetik)
- Erkenntnisse zur Therapiewahl
- Analyse von viralen, bakteriellen und mykotischen Erregern
- Forensik
- Forschung

- **Aufgaben der elektronenmikroskopischen Technik**
- Allgemein: Darstellung von Ultrastrukturen
- Nachweis von Viren
- Bioptische Diagnostik von Niere, Leber und Muskel
- Forschung

- **Aufgaben der Obduktion**
- Aussagen über Entstehung und Verlauf von Krankheiten
- Abklärung der Folgezustände von Krankheiten
- Erfassung der Todesursachen
- Überprüfung der klinischen Diagnose und der Therapieeffekte
- Erfassung von Befunden, die nicht durch die Klinik erkannt wurden
- Grundlagen für Statistiken über Krankheiten und Todesursachen
- Erkennung von Erbkrankheiten (Familienplanung)
- Ausbildung von Medizinern
- Überprüfung der Folgen von Operationen oder medizinischen Behandlungen („Kunstfehler")
- Gerichtsmedizinische Fragestellungen
- Forschung

Die unmittelbare Aufgabe der Histotechnik umfasst also alle Prozeduren, die notwendig sind, um aus Gewebe **mikroskopierbare Präparate** zu fertigen. Im weiteren Sinne umfasst die Histotechnik auch die modernen Prozeduren, wo Gewebe in irgendeiner Form aufgearbeitet wird, um daraus relevante Informationen zu gewinnen. Mit der Histotechnik verwandte Methoden findet man auch in der Botanik und in der Werkstoffanalyse.

1.2 Histotechnischer Ablauf im Überblick

In diesem Buch werden anhand des Verarbeitungsprozesses in einem histodiagnostischen Labor die grundlegenden Prozeduren der Histotechnik beschrieben. Im Weiteren werden noch Spezialtechniken bzw. Spezialgebiete behandelt.

Zur Veranschaulichung des Prozesses verfolgen wir den Standardweg einer Appendix

1. Ein Patient hat seit mehreren Tagen heftige Unterbauchschmerzen. Er beschließt, sich in der chirurgischen Ambulanz untersuchen zu lassen und erfährt die Diagnose „Appendizitis". Die Operation wird gleich angesetzt.
2. Während der Operation wird dem Patienten im endoskopischen Verfahren die Appendix entfernt. Wir erhalten ein **Operationspräparat**.
3. Um die Appendix möglichst gut zu erhalten, wird sie sofort in die **Fixierlösung** gebracht. Das Gewebe wird in einem mit Formalin gefüllten Probengefäß, das mit dem Datenetikett des Patienten beklebt ist, untergetaucht und „fixiert" (Abb. 1.1).
4. Der Chirurg füllt einen Begleitschein aus. Darauf findet man die Daten des Patienten und die **klinischen Angaben** zur Operation.
5. Die Gewebeprobe (Appendix) und der Begleitschein werden ins Labor gebracht.
6. Im pathologischen Institut wird die Probe entgegengenommen. Dabei werden die Angaben auf dem Gefäß und dem Begleitschein überprüft. Die Gewebeprobe bekommt eine Einlaufnummer zur Identifikation. Die zugehörigen Daten werden im EDV-System (LIS, Laborinformationssystem) erfasst.
7. Die nächsten Schritte sind die **makroskopische Begutachtung** und der **Zuschnitt** der Appendix. Der Pathologe beschreibt Aussehen, Form, Größe und Besonderheiten an der Gewebeprobe. Ist die Appendix schon gut durchfixiert, wird sie zurechtgeschnitten. Die aussagekräftigen Teile der Appendix kommen in eine Kunststoffkassette, die mit der Identifikationsnummer beschriftet ist (Abb. 1.2).

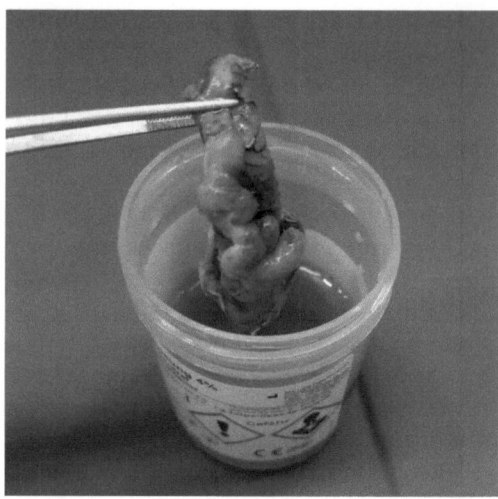

Abb. 1.1 Die frisch entnommene Appendix wird in 4 % phosphatgepuffertem Formaldehyd fixiert

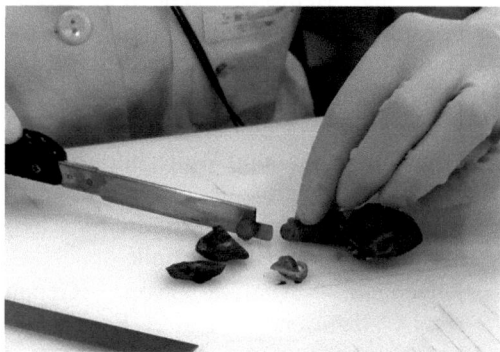

Abb. 1.2 Zuschnitt und makroskopische Beschreibung der Appendix

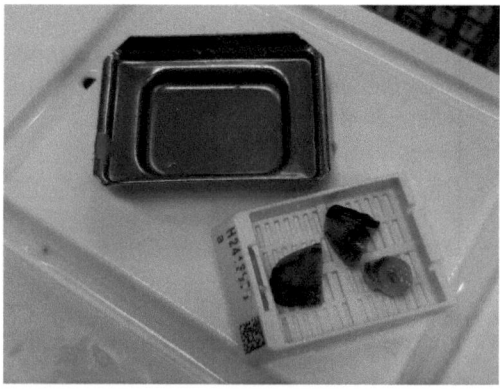

Abb. 1.3 Appendixteile in Kassette vor dem Ausgießen im Metallschälchen

1.2 · Histotechnischer Ablauf im Überblick

8. Gemeinsam mit vielen anderen Kassetten wird die Appendix über Nacht in einem **Einbettungsautomat** entwässert und dabei von der Fixierflüssigkeit in ein warmes Paraffinbad übergeführt (◘ Abb. 1.3).
9. Am nächsten Morgen werden die Gewebestückchen in einen Paraffinblock ausgegossen **(eingeblockt)**. Man hat nun einen kleinen Paraffinquader, in dem man die Gewebeteile erkennen kann. Dieser Quader ist fest verbunden mit dem gekennzeichneten Unterteil der Kunststoffkassette (◘ Abb. 1.4).
10. Der gekühlte Block kann nun in ein Mikrotom eingespannt werden. Mit diesem Gerät **schneidet** die BMA mikrometerdünne Schnitte von der Appendix, die sie auf Glasobjektträger aufbringt (◘ Abb. 1.5).
11. Diese Schnittpräparate werden mit der üblichen **Übersichtsfärbung** (Hämatoxylin-Eosin-Färbung) angefärbt (◘ Abb. 1.6).
12. Schließlich hat man ein fertiges histologisches Präparat, das zur **mikroskopischen Befundung** einem Pathologen vorgelegt wird (◘ Abb. 1.7).
13. Der Pathologe erstellt einen histologischen Befund. In diesem Fall passt die Morphologie des Präparats mit der **Diagnose** „akute Appendizitis" zusammen.
14. Der Befund wird im LIS erfasst und an die Einsenderabteilung geschickt. Der Chirurg kann nun seinem Patienten die Bestätigung seiner klinischen Diagnose vorlegen. In ein paar Tagen wird dieser das Krankenhaus wieder verlassen können.
15. In der Pathologie werden alle Präparate über viele Jahre im Archiv aufgehoben. Der Befund ist Teil der Patientengeschichte. Der Rest der Appendix wird nach Fertigstellung des Befunds entsorgt (◘ Abb. 1.8).

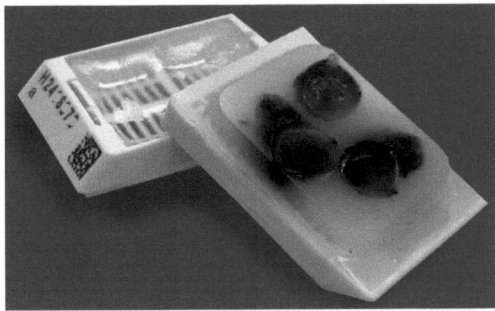

◘ **Abb. 1.4** Appendixteile, in Paraffinblock ausgegossen

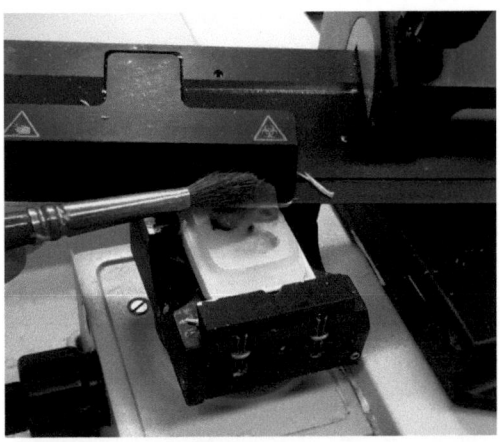

◘ **Abb. 1.5** Paraffinblock mit Appendixteilen, zur Schnittgewinnung im Mikrotom eingespannt

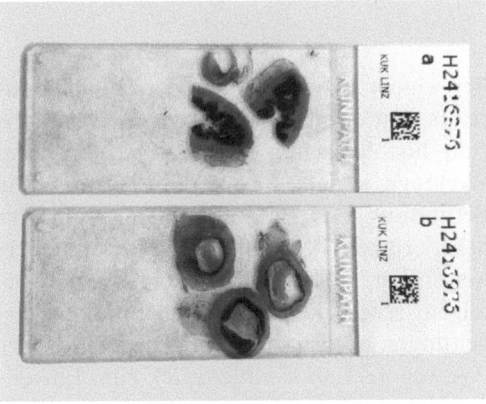

◘ **Abb. 1.6** Appendixschnitte mit HE-Färbung

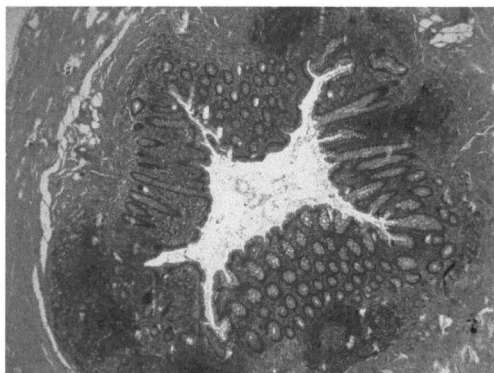

☐ Abb. 1.7 Appendix mit Hämatoxylin-Eosin-Färbung

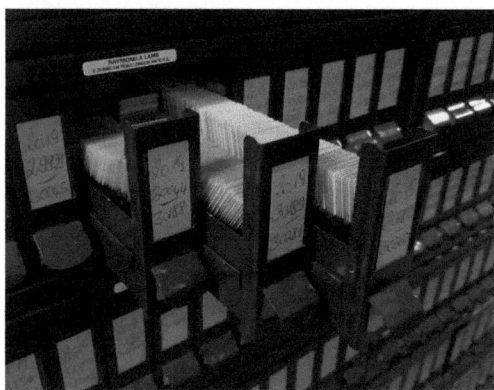

☐ Abb. 1.8 Objektträgerarchiv

Bei einem komplikationslosen Fall dauert es von der Entnahme des Gewebes bis zum histologischen Präparat ein bis zwei Werktage, je nach Größe des Gewebes. Die Befundung des Präparats hängt von der Schwierigkeit des Falls ab, sollte üblicherweise aber auch innerhalb eines Tages erfolgen, sofern keine weiteren Spezialverarbeitungen notwendig sind. (Hier wurde der Postweg ins Labor und zurück zum Einsender nicht berücksichtigt.)

- **Aus der kleinen Geschichte kann man vier Prozeduren der Histotechnik ableiten.**
  1. Fixierung (▶ Kap. 4)
  2. Einbettung (Processing) und Ausblocken (▶ Kap. 7)
  3. Schneidetechnik (Mikrotomie) (▶ Kap. 8)
  4. Histologische Färbung (▶ Kap. 9)

Außerdem kann man erkennen, dass die Qualität der Untersuchung nicht nur vom Labor allein abhängt. Auch die **Probengewinnung und -behandlung** vor dem Eintreffen im Labor ist ausschlaggebend und sollte mittels Einsenderichtlinien festgelegt werden. Im Allgemeinen sollte die **Qualitätssicherung** im Labor großgeschrieben werden und im Rahmen eines Qualitätsmanagementsystems betrieben werden (▶ Kap. 17). Die Verwendung von teilweise gefährlichen Arbeitsstoffen für die Histoprozeduren verlangt nach der Einhaltung der Arbeitsschutzbestimmungen, um die Sicherheit im Labor zu gewährleisten (▶ Kap. 18).

Das Standardverfahren im Histodiagnostiklabor ist die Fixierung mit 4–8 % gepuffertem Formaldehyd (s. ▶ Abschn. 4.5.1) und die sog. Paraffineinbettung (s. ▶ Abschn. 7.2). Man erhält dadurch formalinfixierte, paraffineingebettete Präparate (**FFPE**). Die routinemäßige Übersichtsfärbung ist die **Hämatoxylin-Eosin-Färbung** (HE, s. ▶ Abschn. 9.7). Zu den Spezialverfahren der histologischen Technik zählen Spezialfärbungen (▶ Kap. 9), Enzymhistochemie (▶ Kap. 10), Immunhistochemie (▶ Kap. 11), In-situ-Hybridisierung (▶ Kap. 12) und molekularpathologische Analysen (▶ Kap. 13). Diese werden in Abhängigkeit vom jeweiligen Fall vom befundenden Pathologen angefordert. Die morphologische Befundung erfolgt am Mikroskop (▶ Kap. 15) oder auch am digitalisierten Histoschnitt (▶ Kap. 16).

1.2 · Histotechnischer Ablauf im Überblick

Im modernen Histolabor spielen die **elektronische Datenverarbeitung,** die **Digitalisierung** und die **Automatisierung** eine immer größer werdende Rolle (▶ Kap. 16). Sie können in der Textverarbeitung und Dokumentation, in der Datenverwaltung, zur Statistik- und Befundauswertung oder Probenverfolgung eingesetzt werden. Das nächste Level der elektronischen Nutzung von histologischen Daten findet man in der digitalen Pathologie, wo digitale Bilder von Gewebeschnitten erstellt und elektronisch ausgewertet werden.

Da wir im Histolabor **bleibende Präparate** herstellen, die man als Patientendokument ansehen kann, werden sie entsprechend den gesetzlichen Vorschriften jahrelang im **Archiv** aufbewahrt. Die Histoarchive stellen einen Schatz an Informationen für Forschungstätigkeiten dar und bieten auch die Möglichkeit, neue Techniken an alten Fällen anzuwenden.

In den folgenden Kapiteln wird auf die praktische Durchführung der histotechnischen Prozeduren, aber auch auf ihren theoretischen Hintergrund eingegangen.

Biochemie

Inhaltsverzeichnis

2.1 Aufbau der Zelle – 11
2.1.1 Zellmembran – 11
2.1.2 Cytoskelett – 12
2.1.3 Zellkern – 13
2.1.4 Ribosomen – 13
2.1.5 Endoplasmatisches Reticulum – 13
2.1.6 Golgi-Apparat – 14
2.1.7 Mitochondrien – 14
2.1.8 Lysosomen – 14
2.1.9 Peroxisomen – 14
2.1.10 Mikrovilli – 15

2.2 Gewebebausteine – 15
2.2.1 Wasser – 15
2.2.2 Salze – 16
2.2.3 Proteine – 17
2.2.4 Kohlenhydrate – 20
2.2.5 Lipide – 25
2.2.6 Nukleinsäuren – 27

2.3 Bindegewebsaufbau – 28
2.3.1 Kollagen – 29
2.3.2 Elastische Fasern – 30
2.3.3 Retikulinfasern – 30
2.3.4 Basalmembran – 31
2.3.5 Knorpel – 31
2.3.6 Knochen – 31
2.3.7 Fettzellen – 32
2.3.8 Fibrin – 32

© Der/die Autor(en), exklusiv lizenziert an Springer-Verlag GmbH, DE, ein Teil von Springer Nature 2025
G. Lang, *Histotechnik*,
https://doi.org/10.1007/978-3-662-71093-7_2

2.4 Muskelgewebe – 33

2.5 Amyloid – 33

2.6 Resümee – 34

Literatur – 35

2.1 · Aufbau der Zelle

Um die Vorgänge bei der Fixierung und anderen histotechnischen Prozessen zu verstehen, sollte man über die Bestandteile von Geweben bzw. Zellen und deren biochemische Eigenschaften Bescheid wissen. Für umfangreichere und detailliertere Erklärungen verweise ich auf die Lehrbücher von Cytologie, Histologie und Biochemie (s. Literatur z. B. Baynes & Dominiczak 2018, Karp 2005, Kierzenbaum & Tres 2019, Leonhard 1985, Löffler 2005, Lyon et al. 1991, Wink 2004).

2.1 Aufbau der Zelle

Die Eukaryotenzelle besteht aus dem membranumschlossenen Cytoplasma mit den eingelagerten Organellen und dem Zellkern. Mehrere Zellen sind zu Geweben mit unterschiedlichen Funktionen organisiert, wo sie mit der extrazellulären Matrix und den Körperflüssigkeiten (Blut, Lymphe) in Verbindung stehen (◘ Abb. 2.1).

Im Cytoplasma der Zelle findet man die Zellorganellen und die strukturgebenden zelltypischen Neuro-, Tono- und Myofibrillen, die eingebettet sind in der cytoplasmatischen Matrix. Hier findet der gesamte Zellstoffwechsel statt, z. B. die Glykolyse und die Proteinbiosynthese. Zur Erfüllung der Zellfunktionen enthält das Cytoplasma sehr viele Proteine, aber auch Speicherstoffe (z. B. Fetttropfen, Glykogengranula, Pigmente) und Abbauprodukte bzw. „Abfallstoffe" (z. B. Lipofuszin). Diese granulären Einschlüsse fasst man als **Paraplasma** zusammen. Im flüssigen Anteil des Cytoplasmas, dem Cytosol, sind die niedrigmolekularen Substanzen (z. B. Salze) gelöst. Es ist auch zusammen mit der Zellmembran an der Bildung von Pseudopodien, Mikrovilli usw. beteiligt.

2.1.1 Zellmembran

Die Zellmembran umgibt jede tierische Zelle und hält deren inneres Milieu aufrecht. Sie ist elastisch verformbar und lichtmikroskopisch nicht erfassbar (◘ Abb. 2.2).

- **Bestandteile**
- Lipide, v. a. Phosphatide (Phosphoglyceride), Cholesterin und Glykolipide, bilden eine 6–9 nm dicke **Doppellipidschicht** aus. Ihre polaren, hydrophilen Enden ragen intra- und extrazellulär in

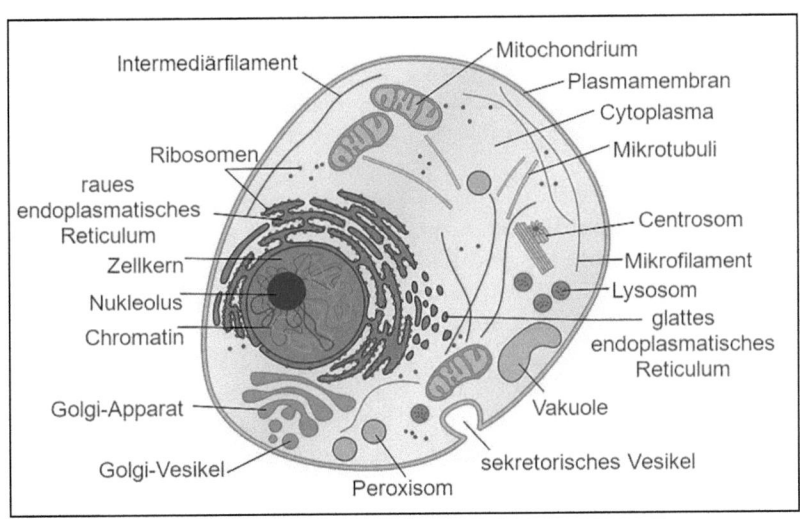

◘ Abb. 2.1 Schema einer Eukaryotenzelle

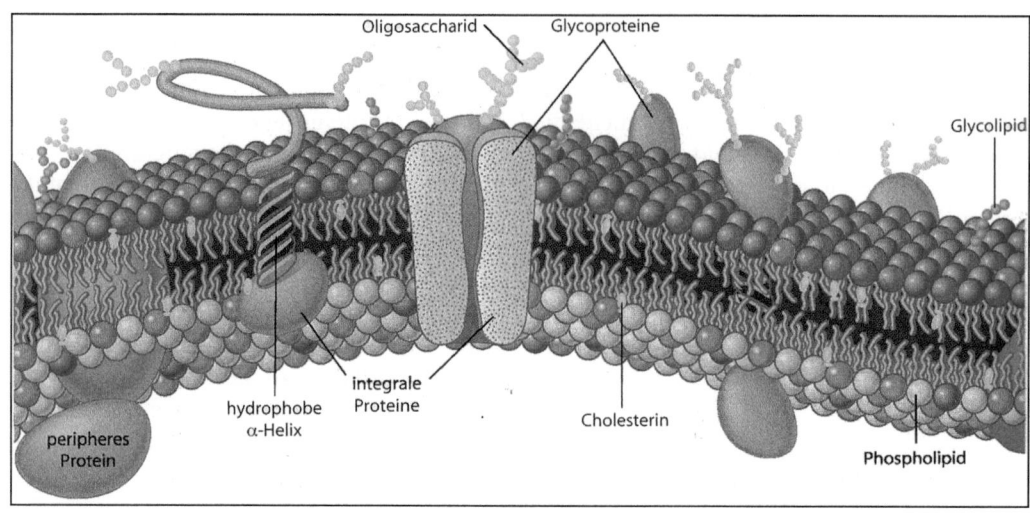

Abb. 2.2 Zellmembran. In die Doppellipidschicht sind Proteine und Glykoproteine eingelagert. (Karp 2005, S. 160, Springer Nature)

die wässrige Phase, während die apolaren, hydrophoben Enden sich nach innen orientieren.
- **Proteine** tauchen in den Lipidfilm ein und sind darin entlang der Membranebene beweglich.
- Sie sind teilweise mehr zur Innen- bzw. Außenfläche hin gelagert oder durchdringen die Lipidschicht völlig (Tunnelproteine) und stehen durch ihre hydrophoben Bezirke mit den Lipiden in Wechselwirkung.
- Sie verfestigen als Strukturproteine die Membran und sind teilweise kontraktil (z. B. Spectrine, Aktin und Glykophorin der Erythrozytenmembran).
- Glykoproteine ragen gegen die äußere Oberfläche vor und bilden die sog. **Glykokalix** der Zelle (*cell coat*). Sie sind Ladungsträger und wirken als Antigene (z. B. als Blutgruppen-, Transplantationsantigene).
- Sie agieren z. B. als Rezeptoren, Transportproteine oder Enzymproteine.

Besondere Membrangebilde sind z. B. Cilien, Mikrovilli, pseudopodienartige Fortsätze bzw. Membraneinstülpungen (für Phago- und Pinocytose) und Zellkontaktgebilde (z. B. Desmosomen).

2.1.2 Cytoskelett

Im Cytoplasma liegen die struktur- und morphologiegebenden Faserproteine, die das Cytoskelett ausbilden. Sie haben auch eine Funktion für den intrazellulären Stofftransport und die Zellbewegung. Zu diesen Faserproteinen gehören **Tubuline**, **Aktine** und **Keratine**. Tubuline bilden in Form von **Mikrotubuli** sozusagen die „Straßen", auf denen die Motorproteine (z. B. Dynein) andere Substanzen transportieren. Aktine findet man u. a. als freies, globuläres und filamentöses Protein z. B. in Muskelzellen, wo es mit Myosin kooperiert. Keratin gehört zu den **Intermediärfilamenten**, deren Durchmessergröße zwischen Mikrotubuli und Aktinbündeln liegt. Keratine sind typisch für Epithelzellen. Andere Intermediärfilamente sind Neurofilamente (Neuronen), Desmin (Muskel) und Vimentin (mesenchymale Zellen). Dieses Unterscheidungsmerkmal wird in der Immunhistochemie genutzt (s. ▶ Abschn. 11.3).

Das **Centriol** ist ein für die Zellteilung wichtiges, aus Mikrotubuli bestehendes, röhrenförmiges Organell. Während der Interphase verdoppelt es sich und bildet den Spindelapparat aus, an dem sich die Chromosomen für die Zellteilung anordnen.

2.1.3 Zellkern

Der Zellkern (Nukleus) ist das größte und zentrale Organell und enthält das Chromatin. Dieses besteht aus Desoxyribonukleinsäure (DNA), basischen Histonen und anderen Kernproteinen. Der Nukleus enthält die Erbinformation, ist der Ort der Gentranskription und Produktion der Botenribonukleinsäuren (mRNA[1]). Das mit Karyoplasma gefüllte Organell ist durch die Kernmembran gegen das Cytoplasma abgegrenzt. Die Kernmembran ist eine den Stoffaustausch ermöglichende Doppelmembran, durchbrochen von Kernporen. Bei der Zellteilung wird das Chromatin als **Chromosomen** erkennbar. Im Kern befindet sich auch das **Kernkörperchen** (Nukleolus) (s. ▶ Abschn. 2.2.6 und 9.7.1).

Der Nukleolus beschreibt einen scharf begrenzten, homogenen Raum im Zellkern, der RNA und basische bzw. azidophile[2] Proteine enthält. Im Nukleolus werden mRNA, ribosomale RNA (rRNA) und Ribosomen gebildet und angehäuft.

2.1.4 Ribosomen

Ribosomen sind bei allen Organismen reichlich vorhandene, rundliche bis ellipsoide Zellpartikel (15–25 nm), in denen die Biosynthese der Polypeptide stattfindet. Es kommt hier zur Anlagerung von Transfer-RNA (tRNA) an die Codons[3] der mRNA und zur Verknüpfung der aktivierten Aminosäuren zu Polypeptiden.

Die Ribosomen sind entweder den Membranen des endoplasmatischen Reticulums angelagert (raues ER) und bilden dort v. a. Sekretproteine wie Verdauungsenzyme bzw. Immunglobuline. Oder sie befinden sich frei im Cytoplasma. Sie enthalten etwa gleiche Mengen an basischen Proteinen und RNA. Zellen mit einer sehr aktiven Proteinbiosynthese beinhalten eine große Anzahl an Ribosomen und tRNA.

2.1.5 Endoplasmatisches Reticulum

Das endoplasmatische Reticulum (ER) ist ein System aus kommunizierenden, bläschen- oder schlauchförmigen Hohlräumen und aus konzentrischen Doppelmembranen. Über die Kernporen steht es mit dem intranukleären Raum in Verbindung. Über den Golgi-Apparat ist es mit dem Extrazellularraum verbunden. Das ER ist v. a. in proliferierenden Zellen sowie in Drüsen-, Nerven- und Embryonalzellen reichlich ausgeprägt. Man findet es nicht in reifen Erythrozyten und in Thrombozyten. Ein anderer Begriff dafür ist **Reticuloplasma**.

Die Wände bestehen aus Phospholipiden und Proteinen. Sie sind teilweise mit Ribosomen besetzt (**raues endoplasmatisches Reticulum**) und teilweise ohne Ribosomenbesatz (**glattes endoplasmatisches Reticulum**).

Das raue ER sieht man gelegentlich als basophile Region mit dicht gelagerten, parallelen Zisternen (**Ergastoplasma**). Es enthält von den Ribosomen gebildete Polypeptide in Form von Granula, welche anschlie-

---

1 mRNA. *messenger ribonucleic acid.*
2 Azidophil. „säureliebend"; beschreibt das Färbeverhalten gegenüber anionischen Farbstoffen.
3 Codon. Drei aufeinanderfolgende Basen bzw. Nukleotide der Nukleinsäure, die eine Aminosäure codieren.

ßend im Golgi-Apparat zur Endform der Proteine heranreifen. Das glatte ER wird durch Knospung aus der Rauform gebildet und ist u. a. aktiv bei der Lipidsynthese und Kohlenhydratspeicherung.

Funktionen Polypeptidtransport, Synthese von Glykogen, Potenzialverteilung in der Zelle (Calciumspeicherung), Entgiftung von Endo- und Exotoxinen

2.1.6 Golgi-Apparat

Der Golgi-Apparat bildet einen membranumschlossenen Reaktionsraum innerhalb der Zelle. Die Membranen bilden flache Hohlräume (Zisternen), die zu Stapeln angeordnet sind. Der Golgi-Apparat liegt meist in Kernnähe, im sog. Golgi-Feld, und wird unterteilt in Cis-Golgi-Netzwerk und Trans-Golgi-Netzwerk.

Der Golgi-Apparat ist u. a. Sitz von Enzymen, die überwiegend an der Synthese und Modifikation von Oligo- und Polysacchariden beteiligt sind. Er spielt eine zentrale Rolle im Zellstoffwechsel (Modifikation von ER-Produkten, Speicherung, Transport). Er bildet und speichert sekretorische Vesikel und bildet primäre Lysosomen.

2.1.7 Mitochondrien

Mitochondrien sind bekannt als „Kraftwerke der Zelle" und kommen zahlreich in eukaryotischen Zellen vor, wo sie u. a. energiereiches ATP[4] produzieren. Ihre Form ist zylinder- bis kugelförmig. Sie bestehen aus zwei Membranen, die feingranuläres Cytoplasma einschließen. Je nach Ausformung unterscheidet man den Cristae-, Tubulus- bzw. Sacculustyp. Die Mitochondrien sind halbautonom und besitzen eine mitochondriale DNA. Sie bilden einige ihrer Bauproteine selbst und sind zur Reduplikation befähigt.

In den Mitochondrien sind die Multienzymsysteme für den **Citratzyklus,** den **oxidativen Fettsäureabbau** und für die **Atmungskette** lokalisiert (s. ▶ Abschn. 10.10).

2.1.8 Lysosomen

Die Lysosomen werden im Golgi-Apparat gebildet und sind von einer einfachen Membran aus Lipoproteinen umgeben. Sie sind reich an **Hydrolasen** (aktiv bei saurem pH; z. B. Glucosidasen, Lipasen, Proteinasen) und stellen den Ort der intrazellulären Verdauung von Nukleinsäuren, Glykogen, Proteinen, Glykosaminoglykanen und Lipiden dar. Das Leitenzym dieses Organells ist die saure Phosphatase (s. ▶ Abschn. 10.7.2). Bei der Freisetzung dieser Enzyme (z. B. bei Zelltod) kommt es zur Autolyse, also Selbstverdauung, der Zelle. Primäre Lysosomen fusionieren mit den **Endosomen.** Das sind Zellmembran-Abschnürungen mit phagocytierten oder pinocytierten Inhaltsstoffen. Mit ihnen bilden sie **sekundäre Lysosomen,** in denen die Substanzen zerlegt werden. Sekundäre Lysosomen, die nicht mehr enzymatisch aktiv sind, enthalten oft unverwertbare Reststoffe wie Lipofuszin (*residual bodies*).

2.1.9 Peroxisomen

Das sind ca. 0,5 µm große Zellorganellen, die vom glatten ER abgeschnürt werden. Sie enthalten Katalase sowie Peroxidase (s. ▶ Abschn. 10.10.4) und sind auf die Entfernung von Wasserstoffperoxid spezialisiert. Sie sind u. a. beim Abbau von Purinbasen und am Lipidstoffwechsel beteiligt.

---

4 ATP. Adenosintriphosphat.

2.1.10 Mikrovilli

Mikrovilli sind fingerförmige, meist unverzweigte Ausstülpungen der Zellmembran am Resorptionspol bestimmter Epithelzellen (100–800 nm hoch; 50–100 nm dick). Man findet sie z. B. bei den Enterozyten der Darmwand, in Nierentubuli und am Plexus choroidei. Sie bilden den sog. Bürstensaum dieser Epithelien und sind von einer Filamentschicht bedeckt. Mikrovilli besitzen Verdauungsenzyme, Transporterproteine und im Inneren Längs- und Querfilamente. Ein typisches Enzym für den Bürstensaum ist die alkalische Phosphatase (s. ▶ Abschn. 10.7.1).

2.2 Gewebebausteine

Der Begriff „Gewebe" ist folgendermaßen definiert: ein durch spezifische Leistungen gekennzeichneter Verband gleichartig entwickelter (**differenzierter**) Zellen samt deren Interzellularsubstanz. Man unterscheidet Epithel-, Binde-, Stütz-, Muskel- und Nervengewebe bzw. Blut.

Unter **Interzellularsubstanz** versteht man die von Körperzellen gebildeten und in den Interzellularraum ausgeschiedenen Stoffe. Diese dienen einerseits dem Gewebeaufbau, indem sie sich zu retikulären, kollagenen und elastischen Fasern zusammenfügen (**geformte Interzellularsubstanz**). Andererseits können sie auch strukturlos bleiben und als Grund- oder Kittsubstanz (**ungeformte Interzellularsubstanz**) das Binde- bzw. Einschlussmittel für die Fasern bilden. Geformte und ungeformte Interzellularsubstanz treten stets gemeinsam auf, am reichlichsten im Knorpel- und Knochengewebe. Diese Substanzen bilden gemeinsam die **extrazelluläre Matrix** (ECM). Wichtige Proteine der ECM sind Kollagen, Fibronectin und Laminin. Daneben finden sich große Mengen an Proteoglykanen (z. B. Hyaluronsäure). Zwischen den Zellen und der ECM kommt es mittels spezieller Rezeptoren zu Bindungen und Wechselwirkungen (z. B. über Integrine).

Der Organismus bzw. das Gewebe ist aus anorganischen und organischen Stoffen aufgebaut. Ein Mensch besteht zu 70 % aus Wasser, zu 15 % aus Protein, zu 10 % aus Fett und zu 5 % aus Mineralien. Anorganische Stoffe liegen mit Ausnahme von Wasser überwiegend in Form von Salzen vor. Gelöst im Wasser sind die Ionen für das Milieu verantwortlich, das für die biologischen Reaktionen notwendig ist (pH-Wert, osmotischer Druck, enzymatische Cofaktoren).

2.2.1 Wasser

Wasser hat eine sehr große Bedeutung im Organismus. Alle Stoffe werden darin transportiert, alle Reaktionen laufen im wässrigen Milieu ab. Wasser bindet sich als Hydratationswasser an Kolloide wie Protein und Glykogen. Es steht hier in enger räumlicher Verbindung zu den Strukturen und bewahrt sich gleichzeitig die Eigenschaft als Lösungsmittel für Salze.

Die verschiedenen Gewebetypen bzw. Organe haben einen unterschiedlich hohen Wassergehalt. Zahnschmelz enthält z. B. nur 0,2 % Wasser, während Bindegewebe zu 80 % aus Wasser besteht (◘ Tab. 2.1). Innerhalb des Gewebes verteilt sich das Wasser auf den intrazellulären Raum und die interstitielle Flüssigkeit. Zwischen diesen Räumen kommt es zu ständigen Wasserumlagerungen (◘ Abb. 2.3). Bei der histologischen Standardverarbeitung, wo für die Paraffineinbettung eine Entwässerung des Gewebes stattfindet, muss man bedenken, dass wasserreiches Gewebe sich hier in Bezug auf Schrumpfung und Härtung empfindlicher verhält als wasserarmes Gewebe wie Knochen.

Die histologische Darstellung von Wasser gelingt im eigentlichen Sinne nicht. Wasser ist in den verwendeten Fixierreagenzien löslich und wird dann bei der Entfernung dieser Reagenzien herausgespült. Optisch leere Hohlräume innerhalb von Zellen

● Tab 2.1 Wassergehalt der Gewebetypen (entnommen aus Burck 1982, S. 3, © Thieme)

Gewebetyp	Wassergehalt	Gewebetyp	Wassergehalt
Zahnschmelz	0,2 %	Lunge	79 %
Zahnbein	10 %	Herz	79 %
Knochen	22 %	Niere	80 %
Fettgewebe	30 %	Bindegewebe	80 %
Knorpel	55 %	Blut	80 %
Gehirn (Mark)	70 %	Gehirn (Rinde)	86 %
Leber	71 %	Lymphe	96 %
Haut	72 %	Tränen	98 %
Muskel	78 %	Schweiß	99,5 %
Pankreas	78 %	Speichel	99,5 %

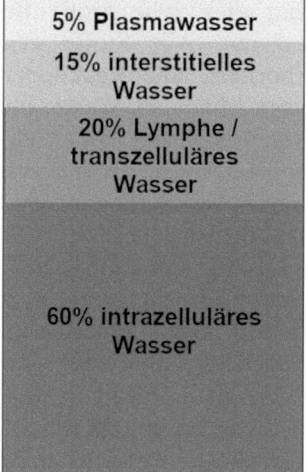

● Abb. 2.3 Wasserverteilung im Körper

gelten, wenn sie kein Fett enthalten, als intrazelluläre Wasseransammlungen (Vakuolen). Bei der Infiltrationseinbettung mit Paraffin werden alle wässrigen Räume letztlich mit Paraffin aufgefüllt.

2.2.2 Salze

Die gelösten Salze befinden sich in Form von geladenen Teilchen (Ionen) in unterschiedlicher Konzentration im intra- bzw. extrazellulären Raum. Am meisten vertreten sind hier Natrium-, Kalium- und Calciumionen als Kationen. Natrium kommt fast ausschließlich extrazellulär vor, Kalium dagegen hauptsächlich intrazellulär. Den anionischen Teil der Salze bilden Chloride, Phosphate und Carbonate.

Um das osmotische Gleichgewicht zu erhalten, muss die Zelle ständig Ionen hinaus- bzw. hineintransportieren. Bei einer relativen Erhöhung des inneren osmotischen Drucks kommt es zur Zellschwellung durch Wasseraufnahme. Im Gegensatz dazu kommt es zur Zellschrumpfung bei relativer Abnahme des inneren osmotischen Drucks.

Osmose: ist die einseitige Diffusion einer Flüssigkeit durch eine semipermeable Membran mit der Tendenz, die Konzentrationsunterschiede gelöster Teilchen auf beiden Seiten auszugleichen. Durch die semipermeable Membran ungehindert hindurchtretende Wassermoleküle verdünnen die einseitig höhere Konzentration größerer Teilchen (● Abb. 2.4). Der dabei wirksame osmotische Druck entspricht dem, den die gleiche Menge gelöster Substanz bei gleicher Temperatur und gleichem Volumen im Gaszustand auf die einschließenden Raumwände ausüben würde.

2.2 · Gewebebausteine

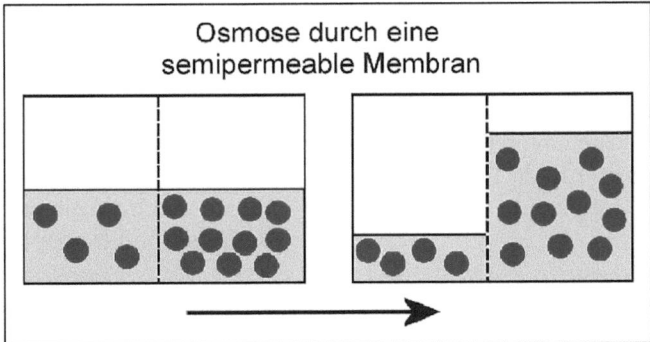

Abb. 2.4 Osmose

Für die histologische Verarbeitung ist der osmotische Druckunterschied zwischen intra- und extrazellulärem Raum bedeutsam. Der osmotische Druck in den Zellen und Körperflüssigkeiten beträgt 0,3 osm. Zellen in einer hypoosmolaren Umgebung quellen durch Wasseraufnahme auf bzw. können sogar platzen. Zellen in einer hyperosmolaren Umgebung schrumpfen durch Wasserentzug. Deshalb ist es nachteilig, unfixierte Zellen (frisches Gewebe) nach der Entnahme z. B. in destilliertes Wasser oder in eine mikrobiologische Bouillon zu legen. Physiologische Kochsalzlösung hat zwar keinen nachteiligen osmotischen Effekt, bewirkt aber keine Konservierung oder Fixierung und ist daher für eine längere Aufbewahrung von Gewebe ungeeignet. Formaldehydfixierte Zellen reagieren hingegen nicht mehr empfindlich auf osmotische Schwankungen.

2.2.3 Proteine

Proteine sind ubiquitäre Makromoleküle mit vielerlei Funktionen im Organismus. Sie sind aus Aminosäuren zusammengesetzt, die durch Peptidbindungen (**Abb. 2.6**) miteinander verbunden sind. Die Peptidbindungen bilden das Rückgrat des Proteins, an dem die jeweiligen Aminosäurereste (Residuen) hängen. Proteine bilden charakteristische Ketten- und Raumstrukturen und bestehen durchschnittlich aus 50 % Kohlenstoff, 7 % Wasserstoff, 16 % Stickstoff, 20 % Sauerstoff und 2 % Schwefel.

- **Unterscheidung nach Größe bzw. Molekülmasse**
- Oligopeptide (mit weniger als zehn Aminosäureresten)
- Polypeptide (mit zehn bis 100 Aminosäureresten)
- Proteine (Makropeptide mit mehr als 100 Aminosäureresten)

- **Unterscheidung nach ihrer Gestalt**
- langgestreckte (fibrilläre) Proteine, die als Stütz- und Struktursubstanzen dienen (z. B. Keratin, Kollagen, Elastin, Myosin)
- kugelige (globuläre) Proteine, die vielfältige intra- und extrazelluläre Funktionen erfüllen (z. B. Plasmaproteine, Immunglobuline, Hormone, Enzyme, Hämoglobin)

- **Unterscheidung von Proteinen, die mit Stoffen ohne Eiweißcharakter zusammengesetzt sind**
- Glykoproteine (Glykokonjugate, s. ▶ Abschn. 2.2.4.4)

- Nukleoproteine (z. B. Histon)
- Phosphoproteine (z. B. Casein)
- Chromoproteine (z. B. Hämoglobin)
- Metalloproteine (z. B. Ferritin)
- Lipoproteine (dienen dem Transport der wasserunlöslichen Lipide im Blut; v. a. Cholesterin, Triglyceride, Phospholipide)

2.2.3.1 Aminosäuren

Aminosäuren sind mit einer Aminogruppe substituierte, aliphatische oder aromatische Carbonsäuren. Die natürlichen Aminosäuren tragen die Aminogruppe allgemein an dem der endständigen Carboxylgruppe nächsten C-Atom, dem α-C-Atom, sind also α-Aminocarbonsäuren oder kurz α-Aminosäuren (◯ Abb. 2.5). Seltener findet man sie an einer weiter entfernten Position, z. B. bei β-Alanin oder γ-Aminobuttersäure. Die α-Aminosäuren stellen insgesamt als Peptid- und Proteinbausteine eine für den Gewebeaufbau, aber auch für den Intermediärstoffwechsel, wichtige Stoffgruppe dar. Sie werden unterschieden nach verschiedenen Kriterien.

- **Unterscheidung nach dem isoelektrischen Punkt im physiologischen Milieu**
- neutrale Aminosäuren
- saure Aminosäuren
- basische Aminosäuren
- amphotere Aminosäuren mit je einer NH_2- und COOH-Gruppe; Sie liegen in neutralen Lösungen als Zwitterionen, in saurem Milieu als Kationen, im alkalischen als Anionen vor.

- **Unterscheidung nach der Polarität der Seitenketten als Aminosäure mit**
- neutraler und hydrophober (unpolarer) Seitenkette
- neutraler und hydrophiler (polarer) Seitenkette
- saurer und hydrophiler Seitenkette
- basischer und hydrophiler Seitenkette

- **Unterscheidung nach Stoffwechselbesonderheiten**
- ketoplastische (ketonkörperbildend)
- aketoplastische
- glucoplastische, d. h. in Zucker umwandelbare (metabolisierbare)
- aglucoplastische

- **Unterscheidung nach Biosyntheseaspekten**
- nichtessenzielle Aminosäuren
- essenzielle Aminosäuren (in der Nahrung unentbehrlich, da nicht durch körpereigene Biosynthese ersetzbar)

Folgende α-Aminosäuren bilden die Bausteine der Proteine: Alanin, Leucin, Arginin, Lysin, Asparagin, Methionin, Aspartat, Phenylalanin, Cystein, Prolin, Glutamin, Serin, Glutamat, Threonin, Glycin, Tryptophan, Histidin, Tyrosin, Isoleucin, Valin.

Aminosäuren haben die Fähigkeit, sich durch **Peptidbindungen** miteinander zu verketten. Dabei wird die OH-Gruppe einer Aminosäure durch eine NH_2-Gruppe substituiert. Es entsteht ein Säureamid. Wird nun ein H-Atom daraus durch einen Aminosäurerest ersetzt, kommt man zur Peptidbindung. Durch Wiederholung entsteht ein Polypeptid (◯ Abb. 2.6).

2.2.3.2 Proteinstruktur

Als **Primärstruktur** bezeichnet man die während der Eiweißbiosynthese festgelegte Reihenfolge und Anzahl der Aminosäuren (Aminosäuresequenz). Sie enthält bereits die Information für die Ausbildung der Sekundärstruktur.

◯ Abb. 2.5 Valin

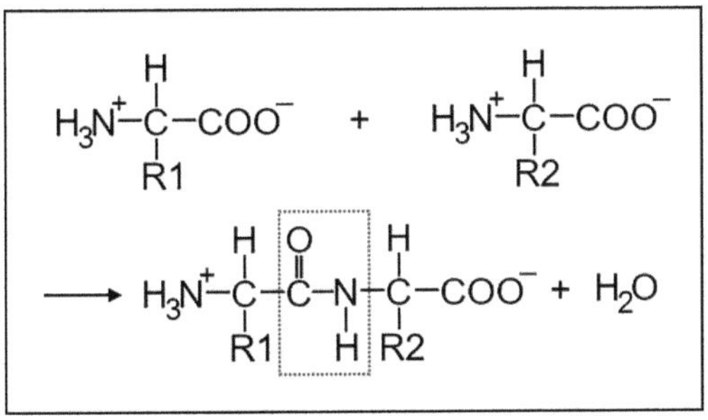

2.2 · Gewebebausteine

Abb. 2.6 Zwei Aminosäuren verbinden sich über die Peptidbindung zum Dipeptid mit den Aminosäureresten R1 und R2.

Als **Sekundärstruktur** bezeichnet man die räumliche Anordnung der Moleküle, z. B. schraubenförmig gewunden **(Helix)** oder regelmäßig abgewinkelt **(Faltblattstruktur)**. Die α-Helix ist aus energetischer Sicht die günstigste Sekundärstruktur, weil sie ein Maximum an intramolekularen Wasserstoffbrücken aufweist. Viele Arten von Aminosäureresten unterstützen die Helixbildung. Die Aminosäurereste bedecken und schützen die Wasserstoffbrücken des Helixrückgrats vor Kontakt mit Wassermolekülen. Dabei kommt es zur hydrophoben Wechselwirkung zwischen unpolaren Anteilen unter Ausschluss der Wassermoleküle. Andere Aminosäuresequenzen führen bevorzugt zum β-Faltblatt. Die Wasserstoffbrücken liegen in einer Ebene mit dem Blatt, während die Aminosäurereste rechtwinkelig davon abstehen. Manche Aminosäuren fungieren als sog. **Strukturbrecher**, sie verhindern die Bildung von Helices oder Faltblättern. Dazu gehören Prolin und Glycin. Proteine mit einem hohen Anteil daran bilden ausgedehnte Faserproteine, teilweise mit zufälligen Schraubenstrukturen (*coils*). Eine größere Ansammlung von Strukturbrechern führt in Polypeptidketten zu Schleifen (*loops*) oder Wendungen (*tight turns*). Man kann aus der Aminosäuresequenz die wahrscheinliche Sekundär- bzw. Tertiärstruktur in Form von 3D-Modellen vorhersagen und daraus die Funktion ableiten.

Als **Tertiärstruktur** bezeichnet man die räumliche, über die Sekundärstruktur hinausgehende, Anordnung der Polypeptidketten, z. B. in Form von Knäueln (globuläre Struktur), die über längere Strecken durch Wasserstoffbindungen, Disulfidbindungen, Ionenbeziehungen und Fremdmoleküle stabilisiert werden. Ferner kommt es bedingt durch das umgebende, wässrige Milieu zur Einstülpung hydrophober Gruppen in das Innere der Struktur.

Als **Quartärstruktur** bezeichnet man die räumliche Anordnung mehrerer Untereinheiten (Polypeptidketten) zu einem funktionsfähigen Proteinmolekül, z. B. beim Hämoglobin.

Für die Struktur- und Funktionsbeschreibung von Proteinen wird oft der Begriff **„Domäne"** verwendet. Man beschreibt damit eine Unterregion von Proteinen, die sich meist in ihrer Sekundärstruktur von anderen Proteinregionen unterscheidet, aus 50–150 Residuen aufgebaut ist und eine bestimmte Funktion erfüllt (z. B. als Bindungsort für Reaktionspartner).

Die verschiedenen Methoden der Proteinanalyse, wie z. B. molekularbiologische, sequenzierende, chromatografische, massenspektrometrische und immunologische Analysen, sind z. B. bei Kurrek et al. (2022) detailliert beschrieben.

2.2.3.3 Hydratisierung

Darunter versteht man in wässrigen Lösungen die Anlagerung von Wassermolekülen durch Nebenvalenzen an Ionen oder Moleküle (z. B. Proteine, Kolloide).

Die Wassermoleküle werden in die Eiweißstruktur räumlich eingelagert und umgeben das Protein mit einer Hydratationshülle, wodurch das Protein „in Schwebe" gehalten wird. Die Ursache hierfür liegt in der Dipoleigenschaft von Wasser.

Werden Makromoleküle (Proteine, Nukleinsäuren, Glykokonjugate) in eine wässrige Lösung gebracht, bildet sich ein Kolloid. Kolloide Lösungen beeinflussen den Siedepunkt oder Gefrierpunkt nicht, sind aber osmotisch wirksam. Hohe Salzkonzentrationen führen zur Präzipitation des Makromoleküls (Ausfällen).

2.2.3.4 Denaturierung

Als Denaturierung bezeichnet man jede, den ursprünglichen Zustand (zer-)störende Strukturveränderung von Proteinen durch Fällung, Lösung von Peptidbindungen, Einwirkung verdünnter Säuren oder Alkalien, Erhitzen oder Bestrahlung. Bei der Denaturierung kommt es zum Übergang von einer höheren Struktur zu einem wahrscheinlicheren, ungeordneten Zustand. Man kann leichte und starke Denaturierung unterscheiden. Leichte Denaturierung, z. B. durch Entfernen der Hydratationshülle, kann reversibel sein. Bei starker Denaturierung werden Peptidbindungen aufgebrochen und die ursprüngliche Struktur kann nicht mehr regeneriert werden.

Bei der histologischen Fixierung kann man durch eine möglichst geringe Denaturierung den Erhalt der biologischen Reaktivität der Proteine erreichen, was beim Nachweis von Enzymen oder antigenen Strukturen wichtig ist. Die eingesetzten Fixiermittel haben eine unterschiedlich starke denaturierende Wirkung auf die Gewebeproteine. Eine gewisse Denaturierung bei der Fixierung ist unumgänglich, um die für die Präparation notwendige Gewebekonsistenz und Haltbarkeit zu erreichen.

2.2.4 Kohlenhydrate

Unter Kohlenhydraten (Sacchariden) versteht man die im Allgemeinen aus Kohlenstoff, Wasserstoff und Sauerstoff zusammengesetzten Zucker sowie deren Derivate und monomeren Bausteine (Monosaccharide). Chemisch gehören sie zu den Ketonen oder Aldehydderivaten von Alkoholen und zeichnen sich durch viele hydrophile OH-Gruppen aus. Man kann sie unterteilen in Mono-, Oligo- und Polysaccharide, nach Anzahl der Zuckereinheiten. Als Polysaccharide sind sie wenig löslich und relativ stabil, als Mono- und Oligosaccharide sind sie gut löslich und von süßem Geschmack.

- **Einteilung der Kohlenhydrate:**
- einfache Kohlenhydrate (Monosaccharide)
- zusammengesetzte Kohlenhydrate (Disaccharide, Oligosaccharide, Polysaccharide)
- konjugierte Verbindungen:
  - Glykolipide (Cerebroside, Ganglioside)
  - Glykokonjugate (Glykoproteine, Proteoglykane, Mucine)

2.2.4.1 Niedrigmolekulare Zucker

Monosaccharide sind einfache, hydrolytisch nicht weiter aufspaltbare Zucker der allgemeinen Formel $[CH_2O]_n$. Tragen sie eine Aldehydgruppe, werden sie als **Aldosen** bezeichnet. Tragen sie eine Ketogruppe, werden sie als **Ketosen** bezeichnet. Je nach Zahl der enthaltenen Kohlenstoffatome werden sie in Di- bis Nonosen (zwei bis neun C-Atome) unterteilt. Mono- bis Oligosaccharide können wegen ihrer Wasserlöslichkeit im Histoschnitt nicht dargestellt werden.
- Beispiele für Sechserzucker: Glucose (◻ Abb. 2.7), Galactose, Fructose
- Beispiele für Fünferzucker: Ribose, Desoxyribose

Disaccharide sind aus zwei Monosaccharid-Molekülen bestehende Zucker, teilweise mit halbacetalischer OH-Gruppe und reduzierenden Eigenschaften. Die Verbindung der Zuckermoleküle ist entweder **O-glykosidisch** oder **N-glykosidisch**.

Beispiele: Maltose (zwei Glucose), Lactose (Galactose und Glucose), Sucrose (Glucose und Fructose)

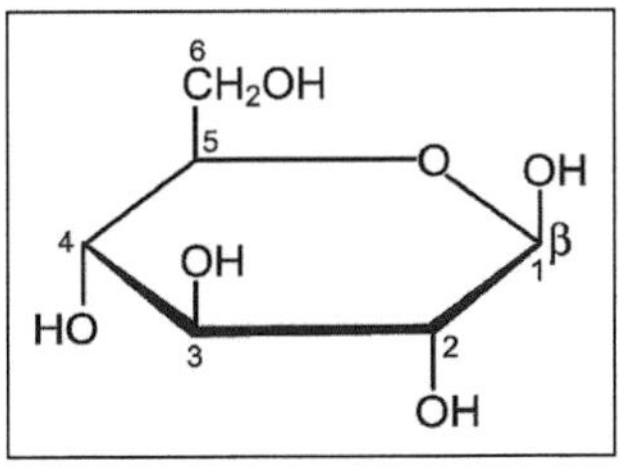

2.2 · Gewebebausteine

Abb. 2.7 Glucose

2.2.4.2 Mehrfachzucker

Polysaccharide (Glykane) sind hochmolekulare Kohlenhydrate aus mehr als zehn glykosidisch verknüpften Monosacchariden. Sie werden unterteilt in:
- Homopolysaccharide (Homoglykane) aus nur einem Kohlenhydrattyp als Baustein
- Heteropolysaccharide (Heteroglykane) aus verschiedenen Kohlenhydratbausteinen

2.2.4.3 Glykogen

Glykogen $(C_6H_{10}O_5)_n$ ist ein Homopolysaccharid mit zweigartiger Struktur (◘ Abb. 2.8). Es besteht aus einer linearen Kette mit α-1,4-glykosidischen Bindungen und Verzweigungsstellen nach jeweils acht bis zwölf Glucoseeinheiten durch α-1,6-glykosidische Bindungen. Glykogen hat eine Molekülmasse von 10^6–10^7. Es ist optisch aktiv und gibt mit Jod eine Braun- bis Violettfärbung. Es zeigt sich in der Fehling-Probe nicht als Reduktionsmittel, enthält also keine Aldehydgruppen. Glykogen ist gegen Alkalien stabil, wird jedoch durch Säuren hydrolytisch zu Glucose gespalten. Enzymatisch wird es von Amylase zu Maltose gespalten. Glykogen stellt die **Kohlenhydratspeicherform** beim Menschen dar. Es wird v. a. in der Leber und der Muskulatur gespeichert. Die Darstellung von Glykogen im histologischen Schnitt erfolgt üblicherweise mit der PAS-Reaktion (s. ▶ Abschn. 9.12.1). Glykogen bildet infolge der hohen Molekülmasse eine kolloidale Lösung und muss deshalb in der histologischen Technik wie wasserlösliche Stoffe behandelt werden. Es kann aber bei rascher Fixierung dargestellt werden, weil es im Proteinnetz sozusagen gefangen wird.

2.2.4.4 Glykokonjugate

Der Überbegriff „Glykokonjugate" ist eine relativ neue Benennung für die Kombinationen aus Proteinen und Kohlenhydraten. Aufgrund der laufend neuen Erkenntnisse ist die Terminologie und Klassifizierung der Kohlenhydratderivate recht unübersichtlich. Es gibt Nomenklaturen, denen die histochemischen Eigenschaften wie die Anfärbbarkeit zugrunde liegen, und solche, die auf dem biochemischen Aufbau basieren (Spicer et al. 1965). Aufgrund der heutzutage genutzten Techniken, zu denen auch die Immunhistochemie gehört, werden Glykokonjugate spezifisch identifiziert und bezeichnet. Biochemische Kohlenhydratanalysen sind beispielsweise bei Kurrek et al. (2022) beschrieben. Die derzeit wichtigsten histologischen Färbungen wurden in der Mitte des 20. Jahrhunderts entdeckt. Dazu gehören die Perjodsäure-Schiff-Reaktion (PAS) und die Alcianblaufärbung (s. ▶ Abschn. 9.12).

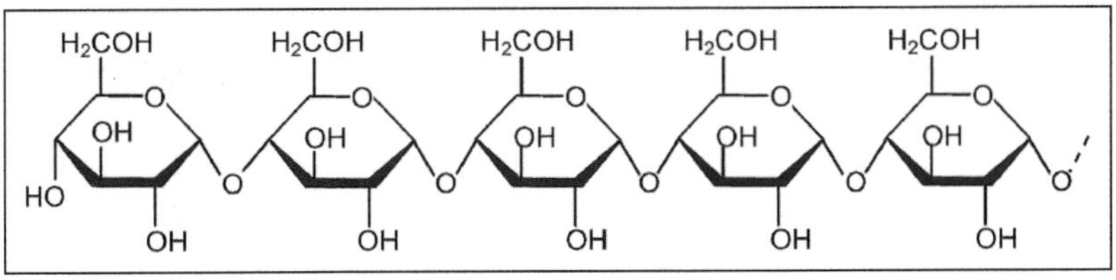

Abb. 2.8 Glykogen

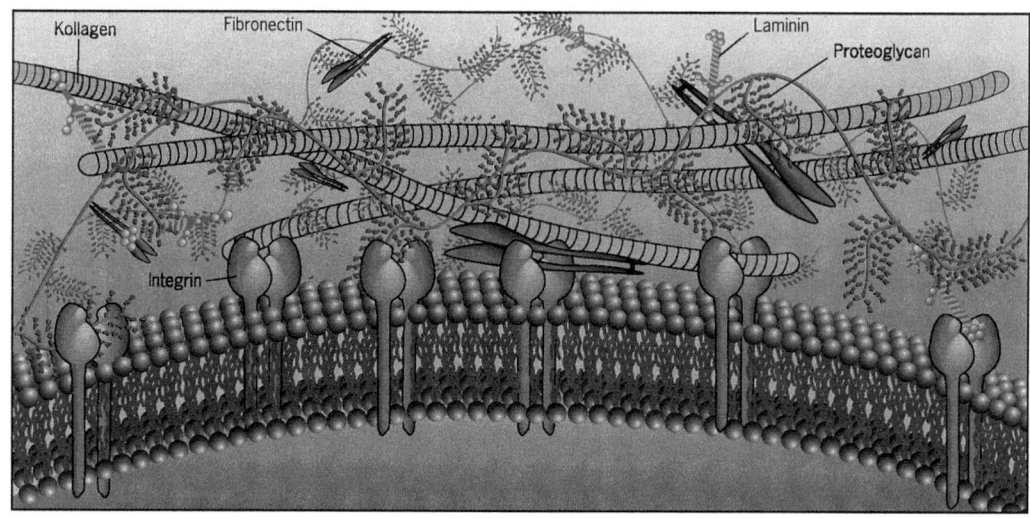

Abb. 2.9 Extrazelluläre Matrix. (Karp 2005, S. 313, Springer Nature)

Glykokonjugate werden nach ihrem relativen Gehalt an Protein bzw. Sacchariden und deren Struktur unterteilt in Proteoglykane, Glykoproteine und Mucine.

- **Proteoglykane**

Proteoglykane bestehen aus einem Trägerprotein (Core- oder Kernprotein), an das unverzweigte Kohlenhydratseitenketten gebunden sind. Diese Seitenketten bezeichnet man als Glykosaminoglykane (GAGs, früher Mucopolysaccharide). Sie bestehen aus wiederholten Einheiten aus zwei oder mehr verschiedenen Monosacchariden (Abb. 2.9 und 2.10). Diese Einheiten beinhalten immer einen stickstoffhaltigen Zucker (Hexosamin, Aminozucker, z. B. Glucosamin, Galactosamin) und eine Zuckersäure. Zu den Zuckersäuren gehören Uronsäure und Sulfatester einer Hexose. (Beispiele für GAG: Hyaluronsäure, Chondroitinsulfat, Dermatansulfat, Keratansulfat, Heparin). Sie bestimmen aufgrund der negativ geladenen Sulfat- bzw. Carboxylatgruppen die Affinität zu kationischen Farbstoffen (basophile[5] Anfärbung, positiv für **Alcianblau** und Toluidinblau). Oligosaccharide ähnlich den Glykoproteinen (5–15 Einheiten) sind ebenso an das Trägerprotein gebunden. Die GAGs haben eine typische Länge von 50–200 nm, das Coreprotein eine Länge von ca. 300 nm. Im Proteoglykankomplex vom Knorpeltyp werden mehrere Proteoglykane über sog. Linkerproteine an einen langen Strang Hyaluronsäure gebunden, das selbst zu den nichtsulfatierten Glykosaminoglykanen gehört (Kiernan 1999).

Dieses dreidimensionale Geflecht ist Teil der **extrazellulären Matrix** (Abb. 2.9), die so den Raum zwischen den Kollagenfasern ausfüllt. Proteoglykane stellen die Hauptkomponente im Bindegewebe neben Kollagen dar. Die Zusammensetzung

---

[5] Basophil. „baseliebend"; beschreibt die Affinität der Substanz zu kationischen Farbstoffen.

2.2 · Gewebebausteine

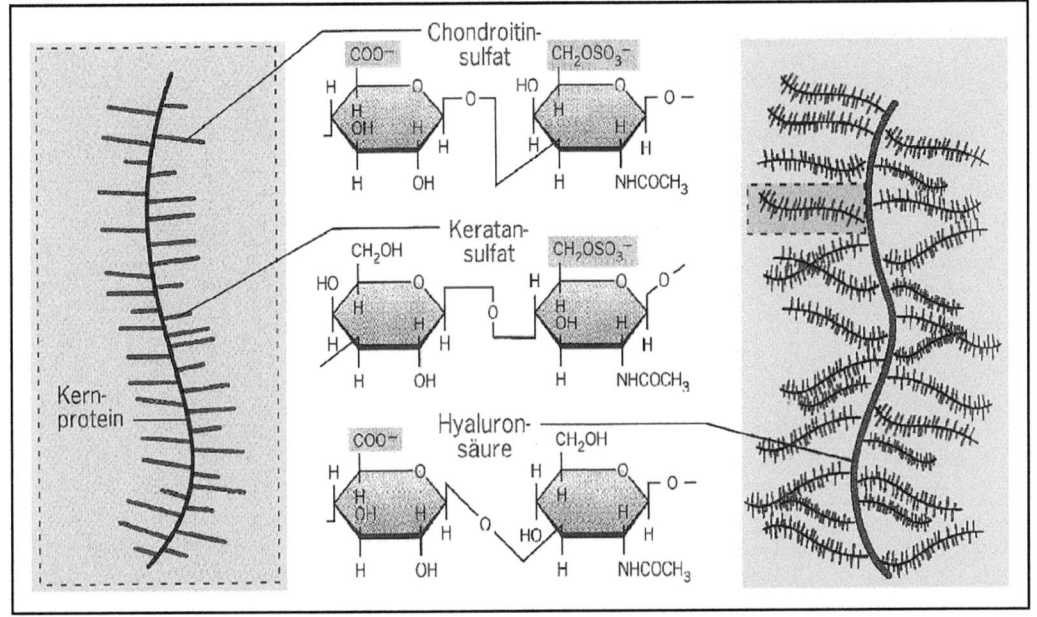

Abb. 2.10 Proteoglykankomplex vom Knorpeltyp. (Karp 2005, S. 316, Springer Nature)

der Komponenten variiert in den Gewebetypen. GAGs sind immer stark polar und hydrophil und können so große Mengen an Wasser binden. Je nach Aufbau der GAGs spricht man traditionell von sauren Mucopolysacchariden, die Zuckersäuren mit Phosphat-, Sulfat- bzw. Carboxylatgruppen enthalten (alcianblaupositiv), oder von neutralen Mucopolysacchariden, die sog. neutrale Zucker enthalten (Glucosyl-, Galactosyl-, Mannosyl- und Fucosylreste). Neutrale Zucker sind typischerweise PAS-positiv. Beispiele für Proteoglykane findet man in **Tab. 2.2**.

- **Glykoproteine**

Glykoproteine bestehen größtenteils aus Protein, das kovalent mit einer kleineren Kohlenhydrateinheit verknüpft ist (glykosylierte Proteine). Im Unterschied zu den GAGs sind diese Kohlenhydratseitenketten verzweigt und bauen sich aus zwei bis zwölf Monosaccharideinheiten auf. Glykoproteine sind in größerer Zahl und Variationen vorhanden als Proteoglykane. Oft findet man als Zucker Galactose, Mannose, Glucosamin, Galactosamin, Fucose (neutrale Zucker) und Sialinsäure. Die Kohlenhydrate sind über N- oder O-glykosidische Bindungen an das Polypeptid geknüpft (häufig an Serinreste, Asparaginreste) (**Abb. 2.11**).

Am häufigsten findet man Glykoproteine in Form von Serumproteinen (Hormone, Enzyme, Immunglobuline). Sie kommen an Zelloberflächen als Teil der **Glykokalix** (Rezeptoren, Zellerkennung) und als Komponenten der **Basalmembran** vor. Kollagen ist ein glykosyliertes Protein und gehört zu den **Grundsubstanzen des Bindegewebes** wie auch noch weitere Glykoproteine (z. B. Laminin, Fibronectin). Auch **Amyloidablagerungen** bestehen aus Glykoproteinen mit Sialinsäuren, sulfatierten Zuckern und neutralen Monosaccharidresten (s. ▶ Abschn. 2.5).

Der Nachweis der Glykoproteine erfolgte in der „Vor-Immunhistochemie-Zeit" über histochemische Färbemethoden, die sich an den Kohlenhydrateigenschaften orientierten (s. ▶ Abschn. 9.12). Heutzutage

■ Tab 2.2 Proteoglykane

Proteoglykan	Seitenketten (Zahl der Ketten pro Molekül)		Gewebe, Zellen	Subzelluläre Lokalisation
Aggrecan	Chondroitinsulfat	ca. 100	Knorpel (50 mg/cm^3)	Komplex mit Hyaluronsäure u. Kollagen Typ-II-Fasern
	Keratansulfat	ca. 30		
Fibromodulin	Keratansulfat	4	kollagenes Bindegewebe	bindet Kollagenfibrillen
Decorin	Chondroitinsulfat	1	kollagenes Bindegewebe	bindet Kollagenfibrillen
Biglykan	Keratansulfat	2	kollagenes Bindegewebe	perizelluläre Matrix
Versican	Chondroitinsulfat	20–25	Wand von Blutgefäßen	bindet Hyaluronsäure u. Kollagenfibrillen
Perlecan	Heparansulfat	3	Basallamina	bindet Laminin u. Kollagen Typ IV
Basalmembran-Proteoglykan hoher Dichte	Heparansulfat	4	Basallamina (u. a. der Nierenglomeruli)	bindet Laminin
Syndecan	Heparansulfat	3	Plasmamembran von Epithelzellen	basal im einfachen Epithel, cirkumferentiell im mehrschichtigen Plattenepithel
	Keratansulfat	1		
	Dermatansulfat	1		
Serglycin	Heparin	ca. 12	Mastzellen	Mastzellgranula

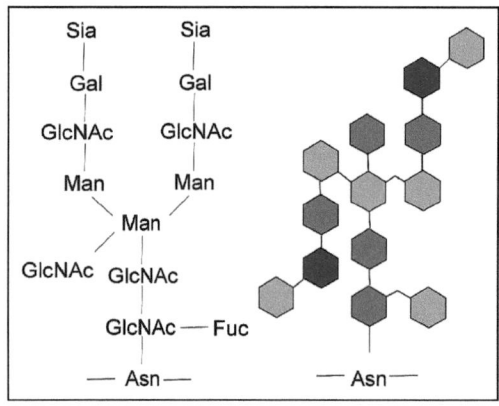

■ Abb. 2.11 Glykoproteine. (Gal = Galactose, GlcNAc = N-Acetylglucosamin, Man = Mannose, Sia = Sialinsäure, Asn = Asparagin, Fuc = Fucose)

wird eine sehr große Menge an Glykoproteinen über ihren Proteinanteil durch die Immunhistochemie identifiziert (s. ▶ Kap. 11).

- **Mucine**

Mucine bestehen aus einem großen Anteil an Kohlenhydraten ähnlich wie die Proteoglykane, allerdings sind diese Kohlenhydrate verzweigt, ähnlich wie bei den Glykoproteinen. Man unterteilt sie in **sekretorische** und **membrangebundene Mucine.** Der hohe Anteil an Polysachariden bewirkt die schleimige Konsistenz. Mucine tragen oft Sulfatgruppen und Sialinsäure, was sie basophil und positiv für Alcianblau macht. Ihr Proteinanteil ist allerdings reich an basischen Aminosäuren (Serin, Prolin, Threonin). Die komplexen Glykane sind typischerweise O-glykosidisch an Serin oder Threonin gebunden. Man findet sie als Schutz gegen chemische und mechanische Einwirkungen (Augen, Bronchien, Mund, Nase, Magen, Darm). Die schleimigen **Sekrete** der Drüsen von Verdauungs-, Bronchial- und Genitaltrakt sind großteils PAS-positiv. (Alcianblau- und PAS-Positivität schließen sich nicht aus.)

Mucine sind immunhistochemisch differenzierbar durch ihre typischen Tandem-Repeat-Sequenzen der Peptide (im Unterschied zu mucinähnlichen Glykoproteinen) und sind verschiedenen Organen zuordenbar (MUC1 auf den meisten epithelialen Zellen, MUC3 vorwiegend im Kolon, MUC2 vorwiegend im Dünndarm, MUC5 und MUC6 im Magen). Das gibt ihnen eine Bedeutung in der Tumordiagnostik (z. B. MUC1 für das Mammakarzinom) und macht sie zum Forschungsgegenstand. Man schreibt ihnen neben den mechanischen Aufgaben auch regulierende Funktionen beim Stofftransport und bei der Signalweitergabe zwischen interstitiellem Raum und anliegenden Zellen zu (Perez-Vilar und Hill 1999; Rakha et al. 2005).

2.2.5 Lipide

Der Begriff „Lipide" ist die Sammelbezeichnung für Fette und fettähnliche Stoffe (Lipoide) mit unterschiedlicher, chemischer Struktur. Gemeinsam ist ihnen die schlechte Löslichkeit in Wasser und gute Löslichkeit in organischen Lösungsmitteln, was auch die besonderen physikalisch-chemischen und biochemischen Eigenschaften der Lipide bestimmt. Beispielsweise erfolgt der Transport im Blut durch Vereinigung mit Eiweißstoffen (Lipoproteine, Transportproteine für Steroidhormone, Albumin u. a. m.), in Fetttröpfchen und an Zellmembranen von Blutzellen.

Die Darstellung der Lipide hat im Routinelabor einen eher untergeordneten Stellenwert. Der Großteil der Lipide wird nämlich durch die Einwirkung von organischen Lösungsmitteln beim Paraffin-Einbettungsprozess herausgelöst und entzieht sich damit der Darstellung. Deshalb lassen sich diese Fettstoffe nur am Gefrierschnitt mittels spezieller Fettfärbung darstellen (Sudan III, Ölrot O; s. ▶ Abschn. 9.11.1). Andere Lipide wie Phospholipide, Lipofuszine und Leukozytengranula binden an andere Gewebekomponenten und widerstehen der Paraffineinbettung. Lipoide können beim Fixiervorgang durch die umgebenden, vernetzten Proteine „eingefangen" werden (◘ Tab. 2.3).

2.2.5.1 Triglyceride

Eine Lipidunterklasse sind Triglyceride (Neutralfette), bei denen ein Glycerinmolekül mit drei Molekülen gleicher oder verschiedener Fettsäuren verestert ist. Diese Säuren sind v. a. Öl-, Linol-, Linolen-, Palmitin- und Stearinsäure (◘ Abb. 2.12).

Abhängig vom Gehalt an ungesättigten Fettsäuren sind sie flüssig bis fest, unlöslich in Wasser (hydrophob), löslich in organischen (lipophilen) Lösungsmitteln und empfindlich gegenüber Sauerstoff, Mikroorganismen, Enzymen, Wärme und hydrolytischen Stoffen.

Gesättigte Fettsäuren sind aliphatische Monocarbonsäuren der allgemeinen Formel C_nH_{2n+1}–COOH. (z. B. Essig-, Butter-, Palmitin-, Stearinsäure).

Ungesättigte Fettsäuren haben die allgemeinen Formel $C_nH_{2n-1,3,5}$–COOH. Sie werden unterschieden in einfach, doppelt oder dreifach bis mehrfach ungesättigte Fettsäuren (z. B. Ölsäure bzw. Linolsäure bzw. Linolensäure bzw. Arachidonsäure). Einige der ungesättigten Fettsäuren sind **essenzielle Fettsäuren** (Linolsäure, Arachidonsäure). Diese werden vom Säugetierorganismus nicht synthetisiert und ihr Fehlen in der Nahrung hat Mangelerscheinungen zur Folge. Sie sind Bestandteil

Tab 2.3 Lipidgehalt der Gewebetypen (entnommen aus Burck 1982, S. 10, © Thieme)

Gewebetyp	Fettgehalt	Gewebetyp	Fettgehalt
Knochenmark	65,0 %	Skelett	10,0 %
Leber	21,3 %	Herz	8,3 %
Haut	15,0 %	Muskulatur	7,5 %
Gehirn	12,6 %	Nieren	5,2 %
Pankreas	10,5 %	Milz	3,0 %

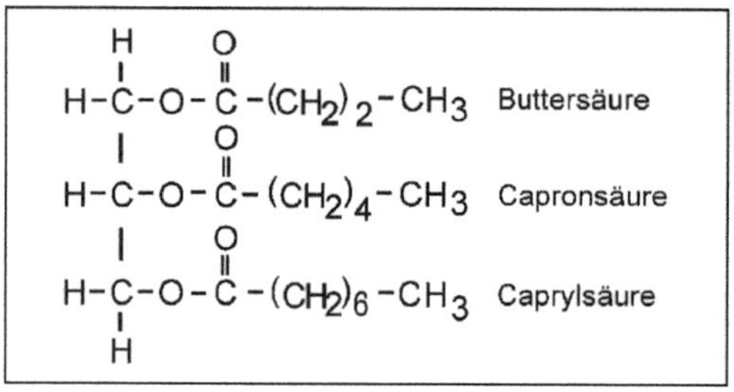

Abb. 2.12 Triglycerid

von Phospholipiden und Prostaglandinvorstufen und stellen Substanzen der Zellmembran dar. Essenzielle Fettsäuren sind auch für den Mitochondrienstoffwechsel notwendig.

2.2.5.2 Lipoide

Das sind zu den Lipiden gehörende, fettähnliche Stoffklassen wie Phosphatide, Ganglioside, Cerebroside, Sphingolipide, Wachse, Steroide und fettlösliche Naturstoffe (z. B. Carotinoide). Lipoide haben z. B. eine wichtige Funktion als Teil der Lipiddoppelschicht in der Zellmembran.

- **Phosphoglyceride**

Diese Lipoide sind stark in Zellmembranen vertreten und gehören zu den amphipathischen Lipoiden mit einem hydrophoben und einem hydrophilen Anteil. Es sind Diglyceride, wo nur zwei Hydroxylgruppen des Glycerins mit Fettsäuren verestert sind. Die dritte Hydroxylgruppe ist mit einer hydrophilen Phosphatgruppe verestert. Dieses Molekül wird als Phosphatidsäure bezeichnet. Je nachdem, welche weiteren Komponenten das Molekül enthält, können diverse Untergruppen unterschieden werden (z. B. Phosphatidylcholin enthält Cholin). (**Abb. 2.13**)

- **Sphingolipide**

Diese Klasse der Lipoide besteht aus Sphingosin und einer langkettigen Fettsäure, daran gebunden unterschiedliche Reste, wodurch verschiedene Untergruppen definiert sind (Ceramide, Sphingomyeline, Sphingoglykolipide). Sie stellen wichtige Zellmembranbestandteile dar und sind amphipathisch.

- **Ganglioside**

Ganglioside gehören auch zu den Sphingoglykolipiden und enthalten ein komplexes Oligosaccharid, eine langkettige Fettsäure und das Sphingosingrundgerüst. Sie stellen aufgrund der enthaltenen Sialinsäure saure Glykolipide dar. Ganglioside findet man

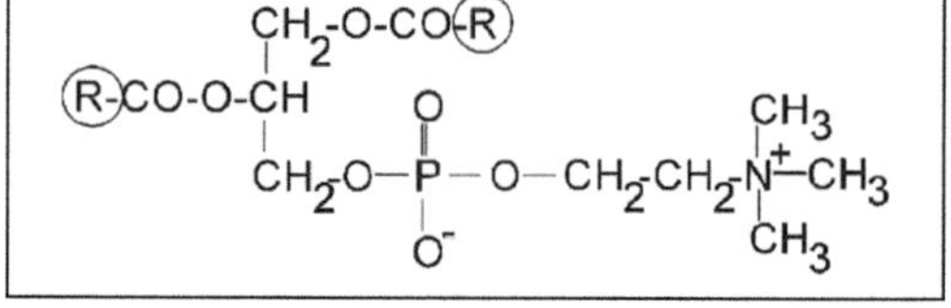

Abb. 2.13 α-Phosphatidylcholin (α-Lecithin). (R = Rest)

2.2 · Gewebebausteine

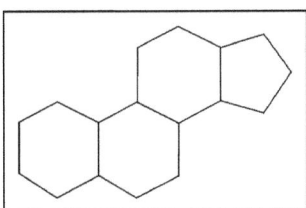

◘ Abb. 2.14 Steranstruktur

besonders in den Zellmembranen des Nervensystems.

Steroide

Für diese Stoffklasse typisch ist das Grundgerüst des Sterans (◘ Abb. 2.14). Zu den Steroiden gehören u. a. Cholesterin, Östradiol, Progesteron, Testosteron und Cortisol. Steroide haben im Körper wichtige Funktionen als Hormone und sind auch Teil der Zellmembran.

2.2.6 Nukleinsäuren

In der Zelle gibt es verschiedene Untergruppen der Nukleinsäuren, denen unterschiedliche Aufgaben zugeordnet sind. Im Zellkern findet man als Träger der Erbsubstanz die Desoxyribonukleinsäure (DNA). Die DNA fungiert als Vorlage für die mRNA, die eine Kopie des Hauptstrangs darstellt und die Informationen für die Proteinbiosynthese weitergibt (Transkription). Die mRNA verlässt den Zellkern und wird noch „nachbearbeitet" (Splicing), bevor sie an die Ribosomen ankoppelt. Ribosomen enthalten rRNA. Die tRNA liest die einzelnen Codons der mRNA (Translation) und ist das Adaptermolekül für die Verknüpfung der Aminosäuren entsprechend der vorgegebenen Sequenz.

Die **DNA** hat die allgemeine Zusammensetzung (Base-[2-Desoxyribose]-Phosphorsäure)$_n$. Sie ist ein Polynukleotid aus zahlreichen Mononukleotiden, die jeweils durch 3',5'-Desoxyribosephosphorsäurediesterbrücken miteinander verbunden sind (◘ Abb. 2.15). Es enthält die Basen **Adenin, Thymin, Guanin** und **Cytosin** und kommt in allen chromosomenhaltigen Zellen vor. Sie befindet sich zumeist in enger Verbindung mit Proteinen (**Desoxyribonukleoproteid**).

Ribonukleinsäure (RNA) enthält anstelle von Thymin die Base Uracil, anstelle von Desoxyribose Ribose und liegt hauptsächlich einsträngig vor. Zelluläre RNA setzt sich zu 80–85 % aus rRNA und zu 5 % aus mRNA zusammen. Die rRNA ist zur Hälfte als Doppelhelix strukturiert. Dazwischen sind Einzelstränge verteilt. Sie wird stabilisiert durch basische Proteine.

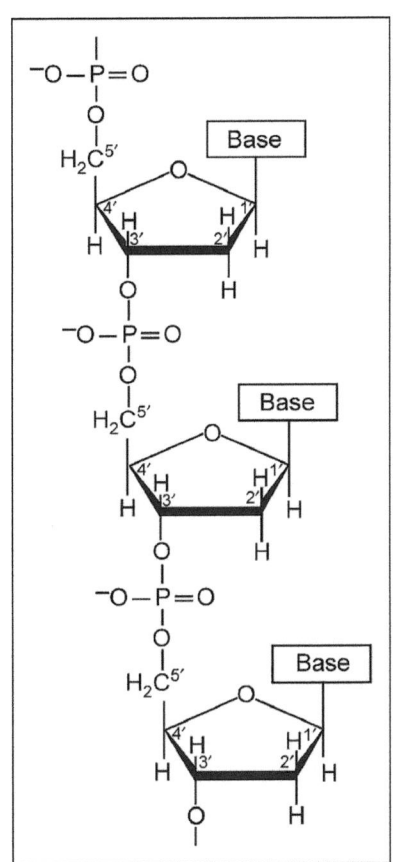

◘ Abb. 2.15 DNA-Aufbau

DNA besteht aus zwei komplementären, zu einer **Doppelhelix** verdrillten Polynukleotidsträngen, wobei die Basenfolge (Sequenz) des einen Strangs die Basensequenz des anderen Strangs bestimmt. Adenin steht dabei Thymin gegenüber (A-T) und Guanin steht Cytosin gegenüber (G-C). Die Bindung und Erkennung erfolgt über die Ausbildung von Wasserstoffbrücken. Die Sequenz ist wirksam als **genetischer Code** für die Proteinbiosynthese und damit funktionell für die Erbmerkmale. Die zu Genen zusammengefassten Einheiten enthalten auch Bereiche der Regulation (Promotor, Silencer, Enhancer).

Hydrophobe Wechselwirkung zwingt die benachbarten, unpolaren Basen in engen Kontakt, sodass der Doppelstrang verkürzt und verdrillt wird. Das hydrophile Rückgrat der Doppelhelix bestehend aus Zucker und Phosphatresten ist hydratisiert. Die DNA ist auf basische Nukleoproteine (Histone) gewickelt, die eine kompakte Struktur ermöglichen. Gemeinsam bilden sie die **Nukleosomen** (◘ Abb. 2.16). Zum spezifisch anfärbbaren Material des Zellkerns, dem **Chromatin,** gehören weiters internukleosomale DNA, kleinere Mengen RNA und nichtbasische Proteine (Hertone).

Die Arbeitsform des Chromatins ist im Zellkern dekondensiert und ausgebreitet **(Euchromatin),** wobei inaktive Regionen verdichtet bleiben **(Heterochromatin).** In Vorbereitung zur Zellteilung kondensiert das Chromatin zur kompakten Transportform, d. h. zu den mikroskopisch erkennbaren **Chromosomen** (s. ▶ Abschn. 2.2.6).

Die zelleigenen Nukleasen (DNasen, RNasen) bauen Nukleinsäuren enzymatisch ab. Dies passiert physiologisch u. a. bei der Zellapoptose, beim mRNA-Abbau und bei der DNA-Reparatur. In Gewebeproben kommt es durch die freigesetzten Nukleasen ebenso zu einer Degradierung und somit zum Verlust von darstellbaren Nukleinsäuren, der durch eine schnelle Fixierung verhindert werden soll.

Für die histologische Technik spielt die Darstellung des Chromatins eine große Rolle. Man spricht von „lockerem" oder „verdichtetem" Kernchromatin und beschreibt damit auch indirekt den Aktivitätszustand des Zellkerns bzw. der Zelle (s. ▶ Abschn. 9.3.4). Die färberische **Darstellung** von Nukleinsäuren erfolgt in Kombination mit den umgebenden Proteinen (s. ▶ Abschn. 9.7 und 9.18.2). Das Chromatin erscheint aufgrund seines Phosphorsäuregehalts **basophil** und affin zu kationischen Farbstoffen. Eine weitere Methode der Nukleinsäureanfärbung ist die Verwendung von **interkalierenden Farbstoffen,** die sich zwischen den Basen einlagern (z. B. Ethidiumbromid). Zu beachten ist hierbei, dass bei einem pH-Wert unter 3 die Wasserstoffbrücken zwischen den Basen zerstört und die Aminogruppen stark ionisiert werden. Dadurch wird die Doppelhelix geöffnet und die Interkalation von Farbstoffen ist nicht möglich. RNA ist in den einzelsträngigen Regionen des Moleküls resistent gegen Interkalation. Die Feulgen-Reaktion (s. ▶ Abschn. 9.18.1) nutzt den Zuckergehalt der DNA zur Anfärbung aus, indem sie ihn nach hydrolytischer Aufspaltung mithilfe der PAS-Reaktion sichtbar macht. Molekularmorphologische Techniken zur Identifikation von Nukleinsäuresequenzen beruhen v. a. auf der spontanen Anlagerung von markierten, komplementären Einzelsträngen – der **Hybridisierung** von „Sonden" (s. ▶ Kap. 12). Die Analysemethoden für isolierte Nukleinsäuren werden in ▶ Kap. 13 beschrieben.

2.3 Bindegewebsaufbau

Das **Bindegewebe** ist mesenchymalen Ursprungs und hat Teil am Aufbau aller Organe, indem es Stroma, Kapseln und weitere Strukturen bildet. Bindegewebe besteht einerseits aus Zellen, andererseits aus zwischenzelligen Substanzen. Die Mengenverteilung und

2.3 · Bindegewebsaufbau

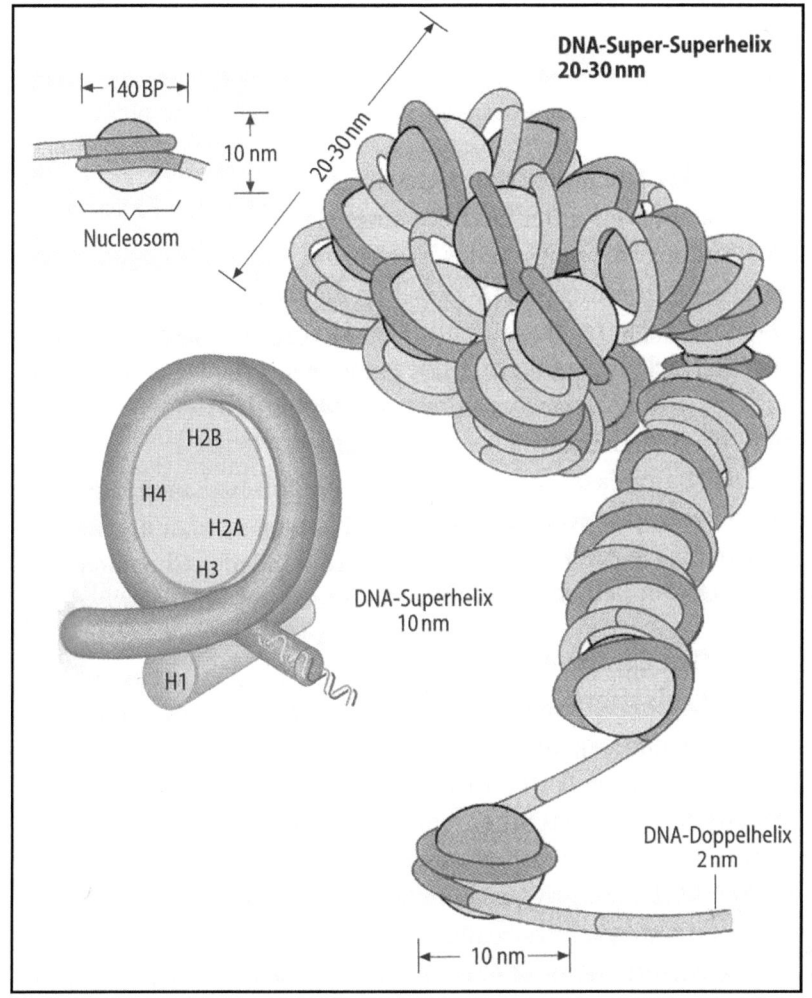

Abb. 2.16 Chromatin. (H = Histon; Löffler 2005)

Ausformung ist stark an die Funktion des jeweiligen Bindegewebes gebunden.

Die Bindegewebszellen kann man in fixe (Fibroblasten, Fibrozyten) und freie (Abwehrzellen, Blutzellen) unterscheiden. Bei der Zwischensubstanz unterteilt man Grundsubstanz und eigentliches Bindegewebe (Fasern). Die **Grundsubstanz** (oder Kittsubstanz) besteht hauptsächlich aus interstitieller Flüssigkeit, Proteoglykanen mit sauren Glykosaminoglykanen und Glykoproteinen mit neutralen Zuckern.

2.3.1 Kollagen

Kollagen ist eines der häufigsten Proteine im menschlichen Körper. **Kollagenfasern** sind Bestandteil von Sehnen und Muskelfaszien. Sie befinden sich u. a. in der Lederhaut, im gefäßführenden Bindegewebe sowie in Knorpel und Knochen.

Kollagen ist ein **polymeres Makromolekül,** das aus zu Fibrillen verdrillten Polypeptidketten aufgebaut ist. Die Hauptbausteine der Peptidkette sind Glycin, Prolin,

Hydroxylysin und Hydroxyprolin, wobei jede dritte Aminosäure Glycin ist. Prolin hat eine spezielle Bedeutung, weil es „sperrig" ist und eine effektive Faltung des Proteins verhindert. Glycin ist eine kleine Aminosäure und kann aufgrund der geringen Größe den Zugang von Bindungspartnern zu seiner eigenen und zu benachbarten Peptidbindungen nicht behindern. Damit unterstützt es die Ausbildung von Wasserstoffbrücken (auch zu entsprechenden Farbstoffen bei der histologischen Färbung).

Drei verdrillte Polypeptidketten bilden das **Tropokollagen**, das sich wiederum zu Fibrillen und diese sich zu Fasern zusammenlagern. In den Peptidketten wechseln sich Gruppen von polaren und unpolaren Aminosäureresten ab. Beim Reifen des Kollagens im Golgi-Apparat erfolgt die Hydroxylierung und Glykosylierung vieler Aminosäurereste, weiters eine Quervernetzung der Fasern über Aldehydbrückenbildung und die Ausbildung von Wasserstoffbrücken. Die Quervernetzung läuft über die Oxidation von Lysinresten durch die Lysyloxidase zu Halbacetalen als reagible Gruppen. Kollagen ist damit ein **basisches Glykoprotein**, das je nach Aufbau verschiedenen Typen zugeordnet wird (mind. 18 Typen). Typ I ist ein fibrilläres Kollagen, das man in Sehnen findet. Typ IV ist ein nichtfibrilläres Kollagen, das z. B. in der Basalmembran enthalten ist. Die Fasern können einen Durchmesser von 1–20 µm haben, abhängig von der Anzahl an **Kollagenfibrillen**, aus denen sie zusammengesetzt sind.

Kollagenfibrillen sind PAS-positiv, argyrophil und polarisierend. Sie erscheinen in der Versilberung braun (nicht schwarz wie Retikulinfasern). Typische Bindegewebefärbungen sind sog. Trichromfärbungen in vielen Varianten (s. ▶ Abschn. 9.8). Die jeweilige Anfärbung der kollagenen Fasern bei den Trichromfärbungen unterliegt dabei bestimmten Gesetzmäßigkeiten. Die Kollagenstruktur wird durch die Fixierung bei der Gewebepräparation kaum beeinflusst.

Die Entwässerung und Wärmeeinwirkung beim Gewebeprocessing führt zu einer Härtung bzw. Schrumpfung von kollagenreichem Bindegewebe.

2.3.2 Elastische Fasern

Elastische Fasern kommen nur in Form von Netzen vor. Sie befinden sich als Begleitstrukturen der Kollagenfasern im interstitiellen Bindegewebe, in Organkapseln und in großen Mengen in der Lunge. In der Wand herznaher Arterien bilden sie gefensterte Membranen. Nahezu rein elastische Strukturen sind selten und beim Menschen nur im Ligamentum flavum zu finden. Elastische Fasern sind azidophil, kongophil, lichtbrechend und zeigen Autofluoreszenz. Nach Oxidation erscheinen sie ziemlich basophil aufgrund der Bildung von Sulfatgruppen. Junge elastische Fasern zeigen sich PAS-positiv. Untergruppen der elastischen Fasern sind Oxytalanfasern und Elauninfasern. In Elastin ist die Anzahl an geladenen bzw. polaren funktionellen Gruppen relativ niedrig. Entsprechend ist die Menge an unpolaren Aminosäureresten wie Prolin, Alanin, Leucin und Valin hoch. Die Peptidketten zeigen intra- und intermolekulare Wasserstoffbrücken und kovalente Quervernetzungen zur Stabilisierung. Die Querverbindungen findet man zwischen Lysinresten. Die daraus hervorgehenden Aminosäuren sind die für Elastin typischen Aminosäuren Desmosin und Isodesmosin, jeweils mit einem zentralen Pyridinring. Elastin ist in den elastischen Fasern mit einem cysteincystinhaltigem Glykoprotein assoziiert (s. ▶ Abschn. 9.10).

2.3.3 Retikulinfasern

Retikulinfasern bilden feine, gitterartige Strukturen. Die einzelnen Fäserchen ziehen über die Oberfläche mehrerer Zellen hinweg. Sie bestehen aus Kollagen Typ I und

III (30–35 nm) und lassen sich durch Versilberung darstellen (s. ▶ Abschn. 9.9.2). Das **retikuläre Bindegewebe** bildet das Grundgerüst der lymphatischen Organe (Milz, Lymphknoten). Sie kommen auch sonst im lockeren Bindegewebe und in Eingeweideorganen vor (Leber, Niere, Nebenniere, Schleimhaut des Magen-Darm-Trakts). Retikulinfasern sind PAS-positiv, färben sich schwarz bei argyrophiler Versilberung und gelb mit Pikrofuchsin.

2.3.4 Basalmembran

Die Basalmembran ist das Produkt einer extrazellulären Kondensation von **Glykoproteinen, Glykosaminoglykanen** und **Proteinen** unterhalb der basalen Oberfläche zumeist von Epithelien und hat vorwiegend mechanische Aufgaben.

Sie besteht aus der **Lamina fibroreticularis** und der **Lamina basalis**. Erstere ist dem Bindegewebe zugekehrt, wird von Fibroblasten gebildet, besteht aus Kollagenfasern vom Typ III (Retikulinfasern) und aus Grundsubstanz (Interzellularsubstanz des Bindegewebes). Die Lamina basalis ist dem benachbarten Gewebe zugewandt und ist 50–100 nm dick. Sie wird von denjenigen Zellen gebildet, denen sie unmittelbar anliegt, enthält Kollagen Typ IV und für die Zellhaftung wichtige Strukturglykoproteine (Laminin, Fibronectin). Die einzelnen Schichten sind nur elektronenmikroskopisch erkennbar. Die Lamina basalis kann auch allein als Grenzmembran auftreten (z. B. an Muskel- und Endothelzellen, Nervenfasern, Alveolaren und Nierenglomeruli). Die Basalmembran des Trachealepithels enthält elastische Fasernetze. Die Basalmembran ist PAS-positiv und lässt sich durch Versilberung darstellen (s. ▶ Abschn. 9.9.3).

Die Dicke der Basalmembran variiert. In den Nierenglomeruli als Abgrenzung der Kapillaren ist sie relativ stark mit ca. 350 nm und kann hier infolge von Erkrankungen (Diabetes, membranöse Nephropathie) merkbar verdickt sein.

2.3.5 Knorpel

Im Knorpel findet man knorpelbildende Zellen (Chondrozyten). Sie produzieren Knorpelgrundsubstanz bestehend aus Proteoglykanen und Glykoproteinen. Zur Verfestigung enthalten sie kollagene Fasern. Je nach Fasergehalt spricht man von hyalinem Knorpel, elastischem Knorpel und Faserknorpel. Knorpel ist aufgrund des Kollagengehalts PAS-positiv und aufgrund des Gehalts an sulfatierten und carboxylierten Glykosaminoglykanen alcianblaupositiv.

2.3.6 Knochen

Knochengewebe ist zusammengesetzt aus organischen und anorganischen Komponenten. Den größten Anteil des **organischen Materials** stellt das Kollagen dar. Weiters findet man andere Proteine, die von den Osteoblasten synthetisiert werden (Osteocalcin, Osteonectin). Der zelluläre Anteil wird von den Osteoblasten (Knochenaufbau), den Osteoklasten (Knochenabbau) und den Osteozyten (versorgen den umgebenden Knochenbezirk) gebildet.

Der Hauptanteil an **anorganischer Substanz** wird von **Hydroxyapatit** mit der Formel $Ca_{10}(PO_4)_6(OH)_2$ ausgemacht. Kleine Mengen von Magnesium, Fluor, Kalium, Carbonaten und Citraten finden sich ebenfalls.

Anatomisch unterteilt man Knochengewebe in kompakten Kortikalknochen (sehr dichte Struktur) und spongiösen Knochen

(Wirbelkörper, Epiphyse der langen Knochen). Im spongiösen Knochen findet man das eingelagerte hämopoetische Knochenmark mit den blutbildenden Zellen. Der spongiöse Knochen entsteht durch Umbau und Abbau mithilfe der Osteoklasten und -blasten. In Abhängigkeit von Zug- und Druckkräften bei der mechanischen Belastung bildet sich eine typische Trabekelverteilung (◘ Abb. 2.17). Knochen ist in Lamellen aufgebaut, die von parallel angeordneten, mineralisierten Kollagenfasern gebildet werden (◘ Abb. 2.18). Bei der Neubildung von Knochen entsteht zuerst ein Saum von nichtmineralisierten Kollagenfasern, das sog. Osteoid. Die nötige Vorbehandlung für knochenhartes Gewebe wird im Abschnitt „Entkalkung" beschrieben (s. ▶ Abschn. 5.2).

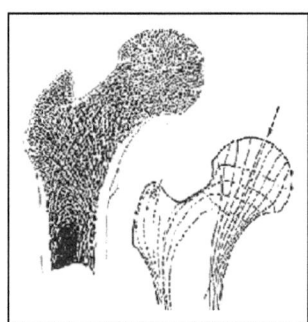

◘ Abb. 2.17 Trabekelverteilung

2.3.7 Fettzellen

Fettzellen gehören auch zu den Bindegewebszellen und haben eine Speicherfunktion. Ihre Größe ist abhängig vom Gehalt an gespeichertem Fett, das als kleine Tropfen oder eine große Vakuole zu sehen sein kann. Neutralfett wird während der üblichen Behandlung des Gewebes in der Histotechnik durch organische Lösungsmittel entfernt. Deshalb ist hier der Nachweis nur an Gefrierschnitten möglich (s. ▶ Abschn. 9.11).

2.3.8 Fibrin

Ein Pseudo-Bindegewebsbestandteil, der unter pathologischen Zuständen zu finden ist, sind Fibrinablagerungen. Fibrin findet man meist bei Vorgängen, die der Gewebezerstörung als akute Entzündungsreaktion folgen. Im HE-Paraffinschnitt erscheint Fibrin stark eosinophil.[6] Mithilfe von Trichromfärbungen lässt sich das Alter des Fibrins (bzw. der Entzündung) bestimmen. Unter **Fibrinoid** versteht man Ablagerungen von Fibrin in Verbindung mit anderen Proteinen. Man findet es z. B. bei akuten, gefäßzerstörenden Vorgängen (Vaskulitis). Das **Fibrinmonomer** entsteht durch Abspaltung aus Fibrinogen durch die Wirkung von Thrombin. Es ist reich an den ba-

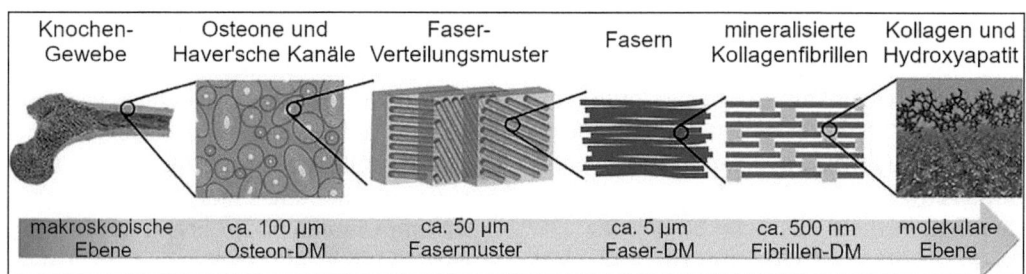

◘ Abb. 2.18 Knochenaufbau. Entnommen und übersetzt aus Jeong et al. (2019)

---

6 Eosinophil. „eosinliebend"; die Substanz hat eine Affinität zum anionischen Farbstoff Eosin.

sischen **Aminosäuren** Glycin, Histidin und Arginin und bildet im Gewebe Polymere.

2.4 Muskelgewebe

Muskelgewebe wird gegliedert in glatte Muskulatur, quergestreifte Skelett- und quergestreifte Herzmuskulatur. Es ist aus spindelförmigen Zellen aufgebaut, die zu Bündeln (Muskelfasern) zusammengefasst sind. Aufgrund ihres Gehalts an kontraktilen Proteinen haben sie die Fähigkeit, sich zusammenzuziehen. **Muskelzellen** enthalten hauptsächlich Aktin, Myosin, Tropomyosin und Troponine als Teile der Motilitätseinheiten. Um die Muskelzellen mit Energie versorgen zu können, sind sie reich an **Myoglobin** zur Sauerstoffübertragung auf die Mitochondrien. Myoglobin ist ein basisches Protein mit einem isoelektrischen Punkt bei pH 7,2 und ist für die gute Anfärbbarkeit durch anionische Farbstoffe verantwortlich. Die Muskelzellen sind umgeben von einer Basallamina und sind zusammengefasst zu Bündeln. Intrazellulär und zwischen den Bündeln findet man wiederum kollagene und retikuläre Fasern. Die histotechnische Darstellung erfolgt üblicherweise mit Trichromfärbungen (s. ▶ Abschn. 9.8). Pathologische Veränderungen werden durch neuropathologische Analysen (Enzymhistochemie s. ▶ Abschn. 10.3) am Gefrierschnitt untersucht.

2.5 Amyloid

Im 19. Jahrhundert wurden bei Obduktionen des Öfteren degenerative Organveränderungen mit wachsähnlicher Textur beschrieben, deren Ursprung lange nicht geklärt werden konnte. 1853 wurde ihr stärkeähnliches Verhalten gegenüber der Jodreaktion entdeckt, was zur Namensgebung „Amyloid" führte (griech. *amylo* = Stärke). 1922 wurde Kongorot als Amyloidfarbstoff von Bennhold entdeckt (Fernandez-Flores 2011). Nach dem Einsatz von Röntgenstrahlung und Elektronenmikroskopie zur Aufklärung wurden 1971 die Eigenschaften von Amyloid so festgelegt:
- Amyloid ist ein hauptsächlich extrazelluläres, üblicherweise amorphes, eosinophiles Material.
- Es gibt nach Anfärbung mit Kongorot eine **apfelgrüne Doppelbrechung** mit polarisiertem Licht.
- Es zeigt eine charakteristische, fibrilläre Struktur.
- Es ist hauptsächlich zusammengesetzt aus Protein in einer β-Faltblatt-Formation.

Mit modernen Techniken konnte man weitere Erkenntnisse über den Aufbau von Amyloid erhalten. Amyloiddeposits bestehen immer bis zu 15 % aus **nichtfibrillärem Glykoprotein**. Daran binden bestimmte **Glykosaminoglykane,** die stets zu finden sind (Heparansulfat, Chondroitinsulfat, Dermatansulfat). Das Glykoprotein ist wahrscheinlich für das Färbeverhalten gegenüber der Jodlösung verantwortlich. Man kann mittlerweile 20 verschiedene Amyloide nachweisen, die von verschiedenen **Proteinvorläufern** gebildet werden.

Die kleinste Einheit ist das Protofilament, das wie eine Wendeltreppe aus Strängen in β-Faltblatt-Formation entlang einer Glykoproteinachse gebaut ist („Stufen"). Die β-Faltblätter neigen zu einer dichten Anlagerung (β-Stacking). Mehrere solcher Protofilamente bilden eine Fibrille in Helixstruktur (◘ Abb. 2.19). Die Fibrillen sind parallel aneinandergelagert und lassen dabei Spalten in definierter Breite frei. An diese parallelen Strukturen binden wahrscheinlich die Farbstoffe durch hydrophobe Wechselwirkung in ebenso geordneter Weise, worauf die Fähigkeit zur Doppelbrechung hinweist. Wird die geordnete Struktur zerstört, verliert gefärbtes Amyloid diese Eigenschaft. In der Ablagerung liegen die Fasern zusammengefasst in kleineren, parallelen Paketen wirr durcheinander.

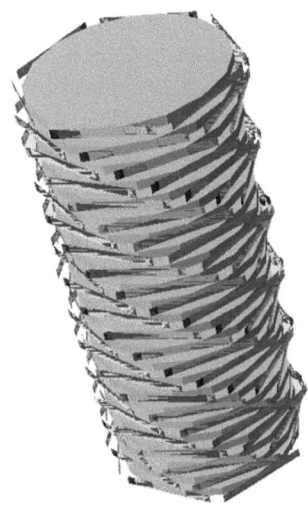

Abb. 2.19 Amyloidfibrillenstruktur

Der übliche Nachweis von Amyloid ist die Anfärbung mit Kongorot in verschiedenen Varianten (s. ▶ Abschn. 9.14). Die Schwierigkeit bei der Darstellung liegt beim Auffinden von kleinen Deposits aufgrund der schlechteren Anfärbbarkeit nach langer Fixierdauer oder bei Alterung. Hilfreich ist hier die Doppelbrechung in apfelgrüner Farbe auf dunklem Hintergrund im polarisierten Licht. Kongorot färbt als anionischer Farbstoff mehrere Gewebekomponenten an. Das wird durch Verwendung von Kongorot in alkalischem Milieu unterdrückt. Andere Farbstoffe zeigen auch eine gewisse Affinität (z. B. Siriusrot), aber keine Doppelbrechung. Amyloid besitzt auch eine Affinität zu fluoreszierenden Farbstoffen wie Thioflavin. Die Thioflavinmethode zeichnet sich durch eine höhere Sensitivität, jedoch bei Verlust von Spezifität aus.

Amyloidose ist keine einzelne Erkrankung, sondern eher eine Gruppe diverser, krankmachender Prozesse, charakterisiert durch extrazelluläre Ablagerungen in einem oder vielen Organen. Man unterteilt in primäre und sekundäre Amyloidose. Bei Letzterer ist eine meist chronische infektiöse Erkrankung vorangegangen. Für die Diagnostik bestimmter degenerativer Erkrankungen ist die exakte Identifikation der enthaltenen Proteinbausteine sehr vorteilhaft. Immunhistologische Nachweismethoden haben sich hier bewährt. Um die dicht verpackten Polypeptide den diagnostischen Antikörpern der Immunhistochemie zugänglich zu machen, sind allerdings spezielle Vorbehandlungsprozeduren beispielsweise mit Ameisensäure oder Guanidinthiocyanid notwendig (s. ▶ Kap. 11).

2.6 Resümee

Bei der histotechnischen Aufarbeitung von Gewebe muss man berücksichtigen, mit welchen Grundbausteinen und Eigenschaften man es zu tun hat. Gewebe kann parenchymreich, wasserhaltig-schwammig, faserreich-derb, verkalkt, knochenhart, fettreich usw. sein. Eine optimierte Probenverarbeitung würde auf diese Unterschiede speziell Rücksicht nehmen. Im Histodiagnostiklabor werden jedoch die meisten Proben mit einer Standardmethode (FFPE) gleich behandelt. Der Vorteil liegt im zeitsparenden Arbeitsablauf und in der Vergleichbarkeit der Ergebnisse. Die Aufarbeitungsmethode ist so gewählt, dass die Qualität für die routinemäßige Befundung der Proben für praktisch alle Präparate gut ist. Hat man im Labor eine umfangreiche, instrumentelle Ausstattung, die es erlaubt, auf die Gewebeeigenschaften besser einzugehen, wirkt sich das vorteilhaft auf die Qualität der histologischen Schnitte aus. So kann man für fettreiches Gewebe (z. B. Brustdrüsengewebe, Lipome, Gehirn) oder sehr kleine Gewebeproben adaptierte Einbettungsprotokolle verwenden (s. ▶ Kap. 7).

Aus dem molekularen Aufbau der Gewebekomponenten lässt sich ihre Reaktionsfreudigkeit mit verschiedenen Farbstoffen herleiten. So spielen Begriffe wie „polar", „unpolar", „hydrophob", „hydrophil", „positiv bzw. negativ geladen" bei der histologischen Färbung eine große Rolle. Die wissenschaftliche Histochemie hat hier im letzten Jahrhundert die meisten Färbemechanismen aufklären können bzw. Färbetheorien dazu entwickelt.

Generell muss man bei der Gewebebehandlung bedenken, welche Substanzen man nachweisen will und welchen Einfluss die gewählte Verarbeitungsmethode auf sie hat. Wasserlösliche bzw. niedrigmolekulare Stoffe wie Glykogen, Harnsäure, Salze oder Einfachzucker werden durch wässrige Behandlung ausgeschwemmt. Fettsubstanzen werden durch die Behandlung mit organischen Lösungsmitteln entfernt. Enzyme werden durch die denaturierende Wirkung von Fixiermitteln und Wärme beeinflusst bzw. inaktiviert. Die Denaturierung durch den Verarbeitungsprozess beeinflusst die Antigenizität von Proteinen im Vergleich zum nativen Zustand. Die Hydrolyse von Nukleinsäuren durch saure Reagenzien bzw. die Modifikationen durch Fixanzien beeinträchtigen deren Nachweis. In den nachfolgenden Kapiteln wird auf diesen Einfluss eingegangen.

Literatur

Bancroft JD, Gamble M (2002) Theory and practice of histological techniques, 5. Aufl. Churchill Livingstone

Baynes JW, Dominiczak MH (2018) Medical biochemistry e-book (5th edn). Elsevier eBooks+

Burck H-C (1982) Histologische Technik. Thieme-Verlag Stuttgart-New York

Fernandez-Flores A (2011) A review of amyloid staining: methods and artifacts. Biotech Histochem 86(5):293–301

Jeong J, Kim JH, Shim JH et al. (2019) Bioactive calcium phosphate materials and applications in bone regeneration. Biomater Res 23(4) ▶ http://creativecommons.org/licenses/by/4.0/

Karp G (2005) Molekulare Zellbiologie. Springer

Kiernan JA (1999) Histological and histochemical methods; Theory and Practice, 3rd edn. Arnold-Verlag

Kierszenbaum AL, Tres LL (2019) Histology and cell biology: an introduction to pathology, 5th edn. Elsevier eBooks+

Kurrek J, Engels JW, Lottspeich F (Hrsg) (2022) Bioanalytik, 4. Auflage. Springer

Leonhardt H (1985) Histologie; Zytologie und Mikroanatomie des Menschen, 7. überarbeitete Auflage. Georg Thieme Verlag

Löffler G (2005) Basiswissen Biochemie, 6. Auflage. Springer

Lyon H, van Deurs B, Prentø P, Hasselager E, Schulte E (1991) The structural and chemical basis for histochemistry. In: Lyon H (Hrsg) Theory and Strategy in Histochemistry. Springer, S 7–31

Perez-Vilar J, Hill RL (1999) The structure and assembly of secreted mucins. J Biol Chem 274(45):31751–31754

Rakha E, Boyce R, Abd El-Rehim D et al (2005) Expression of mucins (MUC1, MUC2, MUC3, MUC4, MUC5AC and MUC6) and their prognostic significance in human breast cancer. Mod Pathol 18:1295–1304

Spicer SS, Leppi TJ, Stoward PJ (1965) Suggestions for a histochemical terminology of carbohydrate-rich tissue components. J Histochem Cytochem 13(7):599–603

Wink M (2004) Molekulare Biotechnologie. Wiley-VCH, Konzepte und Methoden

Untersuchungsmaterial

Inhaltsverzeichnis

3.1 Einleitung – 38

3.2 Gewinnungsart – 38

3.3 Präanalytik – Faktoren der Vorbehandlung – 40
3.3.1 Einsenderichtlinien (Präanalytik-Handbuch) – 40
3.3.2 Gewünschte Vorbehandlung durch den Chirurgen – 42
3.3.3 Art des Fixiermittels – 42
3.3.4 Menge des Fixiermittels – Wahl der Einsendegefäße – 42
3.3.5 Identifikation und klinische Beschreibung der Probe – 43
3.3.6 Probentransport – 43

3.4 Fixierungszustand – 44
3.4.1 Fixiertes Gewebe – 44
3.4.2 Natives, unfixiertes Material – 45

3.5 Vitalzustand – 48
3.5.1 Tote Zellen und Gewebe – 48
3.5.2 Lebende Zellen – 48

3.6 Sonstiges Probenmaterial – 48
3.6.1 Probenmaterial von Obduktionen – 48
3.6.2 Probenmaterial von Tieren – 49
3.6.3 Probenmaterial von Pflanzen – 49

Literatur – 49

© Der/die Autor(en), exklusiv lizenziert an Springer-Verlag GmbH, DE, ein Teil von Springer Nature 2025
G. Lang, *Histotechnik*,
https://doi.org/10.1007/978-3-662-71093-7_3

3.1 Einleitung

Die Palette an Untersuchungsmaterial in einem Labor einer Klinik ist hauptsächlich bedingt durch die in der Gesundheitseinrichtung angebotenen Leistungen und weiters durch die Einsendungen der niedergelassenen Ärzte oder Ambulatorien. Gewebeentnahmen werden auch von Allgemeinmedizinern, Zahnärzten, Gynäkologen, Dermatologen, Chirurgen usw. in ihren Ordinationen durchgeführt.

In einem Schwerpunktkrankenhaus ist das Histolabor mit Gewebe vom „Kopf bis zu den Zehen" konfrontiert. In Spezialkliniken ist das Material mehr auf ein Gebiet beschränkt und spezialisiert (z. B. neurologische Klinik – Neuropathologie, orthopädische Klinik – Knochenpathologie, dermatologische Klinik – Hautpathologie).

In diese Spezialhistologien werden auch Proben zur Diagnose eingesandt, die von den Allgemeinpathologen nicht zweifelsfrei befundet werden konnten bzw. noch einer Befundbestätigung bedürfen. Die Speziallabors verfügen unter Umständen über eine Ausstattung für molekularpathologische oder elektronenmikroskopische Untersuchungen zur detaillierten Diagnose.

Je nach Art des Krankenhauses wird auch eine Obduktionsabteilung vorhanden sein, die in das pathologische Institut integriert ist. Obduktionen waren früher (19. bis Anfang 20. Jahrhundert) die Hauptquelle von histologischem Material. Heutzutage stellen Proben von Obduktionen nur mehr einen sehr kleinen Teil dar.

Die Menge an histologischen Untersuchungen ist in den letzten Jahrzehnten ständig angestiegen, bedingt durch die neuen, bioptischen Möglichkeiten aber auch durch Gesetze, die die Untersuchung von allen bei Operationen entnommenen Gewebeproben vorschreiben. Die Technik im histologischen Labor musste sich diesen Erfordernissen anpassen. Es wurden Standards für die Routine und eine möglichst automatisierte Verarbeitung entwickelt (s. ► Kap. 16).

Das histologische Untersuchungsmaterial unterscheidet sich in einem wichtigen Punkt von anderen Laborproben wie Vollblut, Serum oder Urin. Entnommene **Gewebeproben sind Unikate.** Es gibt sie kein zweites Mal. Wird das Material inadäquat behandelt, kann es für die histodiagnostische Untersuchung unwiederbringlich verloren sein.

3.2 Gewinnungsart

Das Probengut im histologischen Labor stammt hauptsächlich von lebenden Patientinnen. Definitionsgemäß spricht man dabei von **Biopsien:** (griech. *bios* = Leben, *opsis* = Aussehen)

- Eine Biopsie ist die v. a. mikroskopische (histologische und cytologische) **Untersuchung** einer Gewebeprobe, die dem lebenden Organismus mittels eines Instruments entnommen wurde.
- Im weiteren Sinne versteht man unter Biopsie auch die zu diesem Zweck vorgenommene, gezielte oder ohne vorherige Darstellung des Entnahmeorts als „Blindbiopsie" vorgenommene **Gewebeentnahme.**
- Im histologischen Labor bezeichnet man als Biopsie das **Gewebe,** das gewonnen wurde. Es wird entsprechend der Entnahmetechnik bzw. nach dem Organ benannt (Nadel-, Saug-, Stanz-, Exzisions-, Feinnadelbiopsie, Kürettage usw. bzw. Knochen-, Leber-, Lungenbiopsie).

- **In der histologischen Umgangssprache unterteilt man das zu untersuchende Gewebe in**
- **Biopsien:** kleine Gewebeproben, die nicht weiter zurechtgeschnitten werden müssen, ehe sie in den Einbettungsprozess gelangen (1–3 mm groß: Magen-, Darm-Zangenbiopsien; 1–2 mm dick

3.2 · Gewinnungsart

und bis 25 mm lang: Nieren-, Mamma-, Leber-Nadelbiopsien)
- **Probeexzisionen (PE):** nächstgrößere Gewebeproben, müssen vor dem Einbettungsprozess nach bestimmten Kriterien zurechtgeschnitten werden (Haut-PEs)
- **Operationspräparate:** bei Operationen entnommene Organe bzw. Organteile (Nephrektomie – Niere, Kolektomie – Dickdarm, Appendektomie – Wurmfortsatz, Hysterektomie – Gebärmutter), die ebenfalls erst nach bestimmten Kriterien präpariert bzw. zurechtgeschnitten werden müssen

In den letzten Jahrzehnten kam es zu einer mengenmäßigen Umverteilung in Richtung der Biopsien und Probeexzisionen. Die Weiterentwicklung der Technik ermöglicht nun die Entnahme und Diagnose sehr kleiner Gewebestücke. So können schon kleine Läsionen erkannt und behandelt werden, was sich sehr günstig auf die Prognose auswirkt. Im Rahmen von Vorsorgeuntersuchungen werden suspekte Befunde durch Biopsieentnahme bestätigt oder widerlegt (GI-Biopsien, Mammabiopsien, Haut-PE).

Operationspräparate sind oft das Ergebnis solcher Biopsiebefunde, wenn die Organentnahme durch die Diagnose indiziert ist (z. B. Magen-OP nach Karzinomdiagnose an der Biopsie). Bei der histologischen Untersuchung wird dann der Erstbefund bestätigt bzw. die klinische Diagnose, die zur Operation führte, soll bestätigt werden (z. B. klinisch: Appendizitis – Appendektomie – histologisch: Appendizitis).

Die winzige Größe mancher Biopsien stellt für das moderne Histolabor allerdings auch eine Herausforderung dar, weil das Untersuchungsmaterial für alle relevanten Analysen, von Übersichtsfärbung bis Molekularpathologie, ausreichen muss.

Nadelbiopsie, Feinnadelbiopsie Punktion, Feinnadelaspiration; Gewebe- bzw. Zellgewinnung mittels spezieller Hohlnadel; z. B. Lunge, Mamma, Schilddrüse, Leber; evtl. unter sonografischer Kontrolle

Hochgeschwindigkeitsstanzbiopsie Mittels „Einschussapparat"; Eindringtiefen bei 15–22 mm; ca. 2 mm Durchmesser; eine solide Nadel mit seitlicher Aussparung wird eingeschossen. Gewebe legt sich in die Aussparung. Anschließend wird eine scharfe Hohlnadel darüber geführt, die das Gewebe abtrennt z. B. Mamma-Stanzbiopsie; Die Entnahmetechniken für Mammabiopsien sind z. B. bei Klimberg und Rivere (2016) beschrieben.

Vakuumbiopsie Eine gefensterte Nadel wird in das Gewebe (Brustdrüsengewebe) eingebracht. Die Probe wird in die Nadel mittels Vakuum angesaugt, mittels schneidender Außenkanüle abgetrennt und geborgen. Das Fenster bzw. die Nadel ist über 360° drehbar und kann aus einem Herd mehrfach Stanzen entnehmen bzw. den ganzen Herd entnehmen. Der Biopsiedurchmesser liegt bei 3–4 mm.

Stanzbiopsie Materialgewinnung mittels Stanzgerät, das an der Spitze einen scharfen Metallzylinder mit 2–8 mm Durchmesser trägt und drehend in die Oberfläche gedrückt wird („Punchbiopsie"); z. B. Mamma, Haut (◘ Abb. 3.1)

Saugbiopsie Materialentnahme durch eine Sonde, Kanüle usw.; durch Soganwendung (Aspiration, z. B. mittels Spritze) wird Schleimhaut in eine Aussparung gezogen und mittels scharfer Klinge abgetrennt; blind, unter Röntgenkontrolle oder mithilfe eines Endoskops, z. B. Magen-Darm-Schleimhaut

Zangenbiopsie Die Materialentnahme erfolgt mittels Endoskop und eingebauter Miniaturzange. Zur Schleimhautentnahme wird die Zange geöffnet, auf die Entnahmestelle aufgedrückt und wieder geschlossen. Die Probe wird „abgezupft" und geborgen.

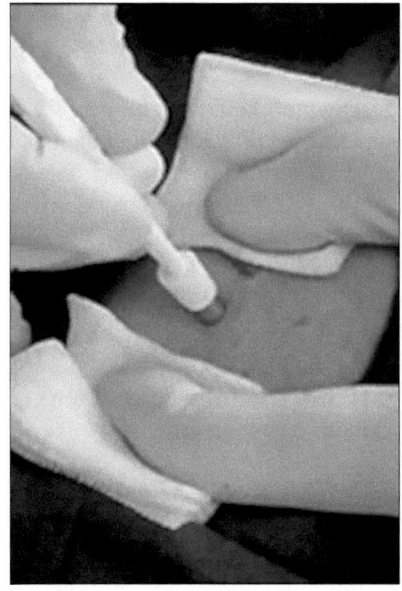

◘ Abb. 3.1 Haut-Stanzbiopsie

die getrennte Entnahme aus dem Zervikalkanal und der Gebärmutterhöhle.

Exstirpation Die Entfernung eines umschriebenen Gewebeteils.

Totalexstirpation bzw. Ektomie Dies beschreibt das „Herausschneiden" bzw. die vollständige operative Entfernung eines Organs evtl. unter Einbeziehung von Nachbarstrukturen (z. B. Appendektomie).

Resektion Operative Teilentfernung eines Organs (z. B. Darmresektion).

Elektroresektion Entfernung von Weichteilen mit elektrochirurgischen Mitteln (z. B. Prostata: schrittweise Zerkleinerung und Entfernung der Prostata durch die Harnröhre).

Elektroschlingenbiopsie Die Materialentnahme erfolgt mittels Endoskop und stromführender, erhitzter Schlinge, z. B. Polypenabtragung.

Exzisionsbiopsie, Probeexzision Darunter versteht man das „Herausschneiden" bzw. die Entfernung eines Gewebe- oder Organteils (Exzisat) mit einem scharfen Instrument (Skalpell, Schneideelektrode, scharfer Löffel), z. B. Haut.

Kürettage (Curettage) Damit bezeichnet man die Gewinnung bzw. Entfernung eines biologischen Substrats von der Innenfläche eines Hohlorgans oder einer krankheitsbedingten Höhle mittels **Kürette** (stumpfer oder scharfer, voller oder gefensterter, chirurgischer Löffel). Im engeren Sinne kennt man sie als Uteruskürettage zu Diagnosezwecken oder als therapeutische Maßnahme (z. B. Entfernung von Abortresten). Unter **fraktionierter Kürettage** versteht man

3.3 Präanalytik – Faktoren der Vorbehandlung

Aus der Ablaufbeschreibung im ersten Kapitel ist ersichtlich, dass die Qualität des Endprodukts nicht nur vom Labor, sondern auch von der Probenentnahme und -asservierung im großen Maße abhängt.

Unterwirft sich das Labor der Akkreditierungsnorm ISO 15189 (s. ► Abschn. 17.11), liegt die Verantwortlichkeit für die präanalytische Behandlung der Proben inklusive deren Transport beim histologischen Labor. Zu den entsprechenden Maßnahmen gehört u. a. die Erstellung von Einsenderichtlinien.

3.3.1 Einsenderichtlinien (Präanalytik-Handbuch)

Im Sinne der Qualitätssicherung hat das histologische Labor dafür zu sorgen, dass

3.3 · Präanalytik – Faktoren der Vorbehandlung

die Einsender über die optimale Vorbehandlung des Gewebes informiert sind. Anders als in anderen medizinischen Laboratorien können histologische Proben nicht zurückgewiesen und ein Ersatz verlangt werden. Histologische Proben sind Unikate und müssen daher auch bei mangelhaften Einsendekriterien nach besten Möglichkeiten verarbeitet werden. Allerdings muss man den Einsender darauf hinweisen, dass das Ergebnis durch eine unsachgemäße Vorbehandlung beeinträchtigt wurde bzw. werden könnte oder auch, dass bestimmte Untersuchungen unter Umständen nicht mehr möglich sind. Laut der unten stehenden Normforderung ist das histologische Labor auch für Informationen bzgl. der angemessenen Dauer zwischen Entnahme und Eintreffen im Labor und den Transportmodalitäten verantwortlich. Ziel ist die Minimierung der kalten Ischämiezeit[1] und eine Optimierung der Fixierdauer. Diese präanalytischen Faktoren sollten möglichst standardisiert sein, um nachfolgende Analysen optimal ausführen zu können.

Die Akkreditierungsnorm ISO 15189: 2022 verlangt in ihrem Unterkapitel zu **Laborinformationen für Patienten und Nutzer** (Einsender): „Das Laboratorium muss entsprechende Informationen für seine Nutzer und Patienten bereithalten. Die Informationen müssen ausreichend detailliert sein, um den Labornutzern ein umfassendes Verständnis des Tätigkeitsbereichs und der Anforderungen des Laboratoriums zu vermitteln. Die Informationen müssen, wenn zutreffend, Folgendes umfassen: (...) b) die Verfahren für die Anforderung und Entnahme von Proben; c) den Umfang der Laboraktivitäten und den voraussichtlichen Zeitpunkt der Verfügbarkeit der Ergebnisse; (...)" Im Unterkapitel **Probentransport** verlangt sie: „a) Um den rechtzeitigen und sicheren Transport der Proben sicherzustellen, muss das Laboratorium Anweisungen für Folgendes bereitstellen: 1) Verpackung der Proben für den Transport; 2) Sicherstellung, dass die Zeit zwischen der Entnahme und dem Eingang im Labor für die angeforderten Untersuchungen angemessen ist; 3) Einhaltung des für die Probenahme und -handhabung festgelegten Temperaturbereichs; 4) jegliche spezifischen Anforderungen zur Sicherstellung der Integrität der Proben, z. B. Verwendung der vorgesehenen Konservierungsmittel. (...)"

Als Medium für die Einsenderichtlinien bietet sich die IT an. In einer Gesundheitseinrichtung ist ein vernetztes IT-System bereits Standard. Man kann auf diesem Weg den Einsendern immer eine aktuelle Version der Einsenderichtlinien anbieten. Im Internet findet man auf vielen Webseiten von pathologischen Instituten sehr gute Beispiele dafür. Die Vorschriften werden entsprechend den Vorlieben, Erfordernissen und Leistungsangeboten der einzelnen Institute variieren.

Manche Untersuchungen benötigen eine **besondere Vorbehandlung.** Diese sollte der Einsender bei einem **Ansprechpartner** erfragen können, sofern die Information nicht über die Einsenderichtlinien abgedeckt wird. Um zeitaufwendige Untersuchungen im Arbeitsablauf unterzubringen, ist unter Umständen eine Anmeldung im Labor notwendig. Dies ist ebenso bei Einsendungen außerhalb der offiziellen Einlaufzeiten sinnvoll, damit das Probenmaterial keinen Schaden nimmt. Über die Erfordernisse für eine adäquate Probenbehandlung sollte sich der Chirurg vor der Probenentnahme im Klaren sein bzw. sich die Information über die Einsenderichtlinien besorgen.

---

1 Kalte Ischämiezeit. Zeit von der Probenentnahme aus dem Organismus bis zur Fixierung. Die warme Ischämiezeit beschreibt die Dauer, wo die Probe von der Blutversorgung abgeschnitten, aber dem Organismus noch nicht entnommen ist.

3.3.2 Gewünschte Vorbehandlung durch den Chirurgen

Werden Großpräparate bereits fixiert eingeschickt, muss man sie entsprechend präparieren, um Gewebeschäden zu vermeiden. Besser ist es allerdings, unfixierte Organe in die Pathologie zu bringen, da der Pathologe die Unversehrtheit der Organkapsel und die Tumorausmaße prüft. Es könnten ansonsten wichtige Informationen verloren gehen.
- Hohlorgane sollen vor der Fixierung eröffnet und vom Inhalt befreit werden (Gallenblase, Darm).
- Cysten sollen nach dem Abmessen eröffnet werden und mit passendem Material (z. B. Papierhandtüchern) gefüllt werden.
- Organe mit Bindegewebskapseln sollen nach Vorschrift eingeschnitten werden.

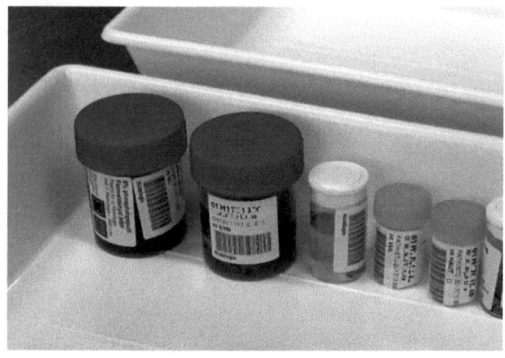

Abb. 3.2 Formalingefüllte Probengefäße

3.3.3 Art des Fixiermittels

Für die Wahl des Fixiermittels verweise ich auf das Kapitel „Fixierung" (s. ▶ Kap. 4). Prinzipiell ist sie abhängig vom Gewebetyp und von der gewünschten Untersuchung. Das am meisten eingesetzte Fixans ist 4–8 % neutral gepuffertes Formaldehyd.

Um die Fixierung in **adäquaten Fixanzien und Gefäßen** zu gewährleisten, ist es am besten, wenn das pathologische Institut diese den Einsendern zur Verfügung stellt. Ansonsten muss dafür gesorgt werden, dass die Einsender die entsprechenden Informationen erhalten (◘ Abb. 3.2).

3.3.4 Menge des Fixiermittels – Wahl der Einsendegefäße

Wie bereits erwähnt ist es günstig, den Einsendern passende Probengefäße mit dem gewünschten Fixiermittel anzubieten. Dies soll Verlegenheitsgefäße wie Medizinfläschchen mit engem Hals oder das Einlegen in physiologischer Kochsalzlösung verhindern. Bei der Wahl des Probengefäßes sollte man folgende Kriterien bedenken:
- Das Volumenverhältnis von Gewebe zu Fixiermittel sollte mindestens 1:10 sein. Formalin wird bei der Fixierung verbraucht und eine zu geringe Menge verursacht eine unzureichende Fixierung (s. Box).
- Falls dieses Mengenverhältnis nicht erreicht werden kann und wenn die Probe innerhalb von ein bis zwei Tagen im histologischen Labor eintrifft, ist die Mindestanforderung, dass das Gewebe mit Fixiermittel bedeckt und nicht der Luft ausgesetzt ist.
- Die Einsendegefäße sollen natürlich der Größe des Gewebes angepasst sein. Eine Minibiopsie in einem Halblitergefäß ist nicht sinnvoll, ebenso wenig wie eine mittelgroße Gallenblase in einem 100-ml-Gefäß. Das Material darf nicht hineingequetscht und dadurch beschädigt werden.
- Die Einsendegefäße sollen aus einem durchsichtigen Material sein (vorzugsweise Kunststoff). Ob man wiederverwendbare, waschbare Gefäße oder Einmalartikel wählt, liegt bei der Leitung des pathologischen Instituts. Im Handel werden vorbefüllte und ordnungsgemäß gekennzeichnete Gefäße in diver-

sen Größen angeboten. Sie tragen die entsprechenden Gefahrstoffetiketten.
- Das Gefäß soll flüssigkeitsdicht verschließbar sein.
- Die Form des Gefäßes soll zylindrisch oder leicht konisch sein.
- Die Öffnung soll groß genug sein, um das Präparat leicht herausheben zu können. Man bedenke dabei, dass es durch die Fixierung zu einer Härtung des Gewebes kommt. Material, das unter Umständen gerade noch ins Gefäß hineingedrückt werden konnte, kann oft nur mehr durch Zerstören des Gefäßes wieder entnommen werden.
- Es soll leicht mit einem Patientenetikett und weiteren Kennzeichnungen versehen werden können.
- Für große (unfixierte) Operationspräparate bieten sich wiederverwendbare und verschließbare Kunststoffeimer an.

Buesa und Peshkov (2012) haben sich mit dem Mythos des idealen Verhältnisses zwischen Gewebe- und Formalinvolumen beschäftigt, das in vielen alten und neuen Quellen mit 1:10, 1:20 und größer angegeben wird. Ihren Versuchen zufolge ist ein Verhältnis von 1:2 (48 h, 20 °C) ausreichend für eine adäquate Fixierung.

3.3.5 Identifikation und klinische Beschreibung der Probe

Ein ganz besonderes Augenmerk muss der Identifikation der Probe geschenkt werden, um Verwechslungen zu verhindern. Dazu ist eine Kennzeichnung der Probe notwendig mit folgenden Informationen:
- Name der Patientin
- Geburtsdatum der Patientin
- nähere Gewebebezeichnung, Lokalisation bzw. Durchnummerierung, wenn von einer Patientin mehrere Proben eingeschickt werden
- evtl. Aufnahmenummer, Fallnummer usw.

Anmerkung: Die Etikettierung auf dem Deckel des Probengefäßes ist unzulässig. Deckel können abgenommen und vertauscht werden.

Gleichzeitig mit der Gewebeprobe soll ein **Einsendeschein** im Labor eintreffen. Auf diesem Schein soll vermerkt sein:
- Name und Geburtsdatum der Patientin
- evtl. Aufnahmenummer, Fallnummer usw.
- Einsender bzw. Chirurg (auch Telefonnummer zur Kontaktaufnahme)
- Angaben zur klinischen Diagnose
- Entnahmeort des Gewebes
- Entnahmezeitpunkt bzw. Start der Fixierung
- Orientierung des Gewebes (Zeichnung, Foto, Erklärung von Markierungen am Präparat)
- weitere probenrelevante Informationen (z. B. Therapie, Hormonzyklus, Vorbefunde)
- Fragestellung (z. B. Nachweis von Malignität, Resektionsrandbeurteilungen)

Einsendescheinformulare sollten diese Angaben abfragen. Dieses muss in einer allgemein verständlichen Sprache und leserlich ausgefüllt sein. Intern verwendete Abkürzungen können evtl. missverstanden werden. Unleserliche Angaben sind gleichbedeutend mit fehlenden Informationen.

Heutzutage erfolgt die Anforderung der histologischen Begutachtung oft auf elektronischem Weg, wodurch auch die Informationsübermittlung erleichtert wird.

3.3.6 Probentransport

Um eine qualitativ hochwertige Histomorphologie zu bewahren, sind folgende

Punkte in Bezug auf den Probentransport empfehlenswert:
- Bei einer Gewebeentnahme innerhalb der Krankenanstalt sollten die Präparate innerhalb eines Tages ins Labor gebracht werden. Genutzt werden dabei Transportdienst, Spontantransportanlage oder Rohrpostanlage. Bei der Nutzung derartiger automatischer Transportmittel sollte man immer bedenken, dass die Gefäße die Belastungen aushalten und dicht bleiben müssen.
- Gewebe, das sich in reichlich Fixiermittel befindet, kann mehrere Tage bei Raumtemperatur gelagert werden, bevor es ins Labor gelangt, ohne Schaden zu nehmen (manche Einsender sammeln ihre Proben über eine Woche lang). Zu beachten sind hier besondere Anforderungen an die Fixierdauer für die Untersuchung von therapierelevanten Parametern wie z. B. Her2/neu beim Mammakarzinom.
- Kann unfixiertes Material nicht am selben Tag ins Labor gebracht werden, soll es über Nacht in einem Kühlschrank bei 2–8 °C aufbewahrt, aber keinesfalls eingefroren werden. Die Kälte vermindert Autolyse, Fäulnis und Nukleinsäuredegradierung. Von Vorteil hat sich auch eine Aufbewahrung unter Luftabschluss in speziellen vakuumierten Kunststoffbeuteln gezeigt.
- Die Einsendungen von niedergelassenen Ärzten erfolgen entweder auf dem Postweg oder über Botendienste. Bei Versand mit der Post müssen die bestehenden Richtlinien für den Versand von biologischem Material berücksichtigt werden. Auf jeden Fall muss das Gefäß so gut verschlossen und verpackt sein, dass es nicht zerbrechen und die Flüssigkeit nicht auslaufen kann (Übergefäße). Eine ausgetrocknete, unbrauchbare Gewebeprobe und die Gefährdung von Personen wären sonst die Folgen. Die Gefährdung besteht hier durch das Formaldehyd. Eine fixierte Probe birgt kein Infektionsrisiko.
- Prinzipiell ist auf die äußere Sauberkeit der Gefäße zu achten.
- Bei Einsendungen von nativem Gewebe über längere Distanzen muss die Kühlung gewährleistet sein. Man verwendet dazu Styroporbehälter, die mit Kohlensäureschnee gefüllt sind. Dahinein stellt man die Gefäße. Solche Behälter bewahren die tiefe Temperatur mindestens einen Tag (24-Std.-Botenschnelldienst). Über kurze Distanzen reicht eine Kühlung mittels Eiswürfeln oder Kühlelementen. Das Gewebe soll dabei nicht direkt mit den Kühlmedien in Kontakt treten und einfrieren, sondern in „feuchten Kammern" vor dem Austrocknen bewahrt werden (z. B. Kunststoffröhrchen mit NaCl-feuchtem Tupfer am Boden).

3.4 Fixierungszustand

Im histologischen Labor hat man es in der Regel entweder mit bereits fixierten bzw. „anfixierten" Proben oder mit nativem Gewebe ohne jegliche Vorbehandlung zu tun. Natives Material sollte immer auf dem schnellstmöglichen Weg ins Labor gelangen.

3.4.1 Fixiertes Gewebe

Die meisten Gewebeproben kommen bereits fixiert ins histologische Labor. Das bedeutet, dass sie gleich nach der Entnahme in ein geeignetes Gefäß mit Fixierflüssigkeit (z. B. Formalin) gegeben wurden. Der Vorgang der Fixierung setzt sofort ein, die nachteiligen Veränderungen durch den Zelltod werden gestoppt und das Gewebe bleibt in gutem Zustand erhalten. Den Zeitraum zwischen Probenentnahme aus dem Organismus und der Fixierung nennt man kalte Ischämiezeit und sollte möglichst kurz gehalten werden. Details zur Fixierung sind in ▶ Kap. 4 angeführt.

3.4.2 Natives, unfixiertes Material

Einige wenige Ausnahmen verlangen eine Einsendung des nativen Materials (ohne Fixierung, roh). Dabei steht hier weniger die native Begutachtung im Vordergrund, sondern die Möglichkeit für bestimmte Weiterverarbeitungen.

- **Eine Fixierung ist nicht erwünscht, wenn**
— an dem Gewebe formalinempfindliche Enzyme untersucht werden,
— an dem Gewebe formalinempfindliche, antigene Eigenschaften untersucht werden,
— das Gewebe als Quelle für Zellkulturen dienen soll,
— vom Gewebe ein Gefrierschnitt zur Schnellschnittuntersuchung hergestellt wird,
— am Gewebe eine makroskopische Begutachtung ohne Einfluss der Fixierung durchgeführt werden soll,
— Nukleinsäuren ohne Einfluss der Fixierung gewonnen werden sollen,
— vom Gewebe Abklatschpräparate hergestellt werden,
— ein Teil der Einsendung zum Tieffrieren asserviert wird,
— das Gewebe möglichst optimal präpariert und fixiert werden soll (z. B. für empfindliche, immunhistologische Untersuchungen).

Bei der Einsendung von empfindlichem, nativem Gewebe ist meist eine Kühlung erforderlich. Es ist auch darauf zu achten, dass es nicht austrocknet und möglichst rasch ins Labor gelangt. Das Austrocknen verhindert man, indem man kleine Proben in feuchten Kammern und größere Proben zwischen NaCl-feuchten Tupfern transportiert.

Unfixiert werden auch Operationspräparate ins Labor gebracht, die einfach zu groß sind für eine fachgerechte Fixierung im Operationssaal. Eine vorherige Fixierung wäre auch nachteilig für die makroskopische Begutachtung und die **fachgerechte Präparation** durch den Pathologen.

- **Beispiele für schlechte Auswirkungen einer unsachgemäßen Fixierung**
— Uneröffneter Darm wird nur von außen fixiert, an der Schleimhaut kommt es durch den Darminhalt und die Darmbakterien zur Fäulnis.
— Magenschleimhaut verzieht sich oder zieht sich zusammen, was das Auffinden von Läsionen erschwert.
— Bei Organen mit Bindegewebskapsel kommt es zu Parenchymquetschungen durch die stärkere Schrumpfung des äußeren Bindegewebes.
— Fixierung ohne Einschneiden von großen Präparaten (z. B. Mamma, Uterus) führt zu ungleichmäßiger Fixierung und Unterfixierung bzw. Autolyse in nichterreichten Arealen.

Natives Material soll möglichst rasch zur weiteren Bearbeitung ins Labor gebracht werden, um Autolyse, Fäulnis aber auch Nukleinsäuredegradierung zu vermeiden. Ist das am selben Tag nicht möglich, soll es wenigstens im Kühlschrank gelagert werden.

3.4.2.1 Intraoperative Schnellschnittuntersuchung

Eine Besonderheit unter diesen nativen Proben stellen jene zur **intraoperativen Schnellschnittuntersuchung** dar. Dabei wird, während die Patientin noch in Narkose liegt, die exzidierte Probe auf schnellstem Weg ins Labor gebracht und dort ein Gefrierschnittpräparat hergestellt (s. ▶ Abschn. 4.6.2,

8.3.3 und 8.5.6). An diesem wird ein vorläufiger Befund erstellt, der die weitere Vorgehensweise des Chirurgen bestimmt.

Grundsätzlich kann man damit feststellen, ob es sich um malignes oder benignes Gewebe handelt und ob ein Tumor bis über die Resektionsgrenzen hinausgeht oder im Gesunden entfernt wurde. Man muss aber auch bedenken, dass diese Technik aufgrund der schlechteren, morphologischen Darstellung des Gewebes ihre Grenzen hat und das Gewebe für nachfolgende Spezialuntersuchungen eventuell verloren geht. Der vorläufige Befund muss im Paraffinschnitt (Standardmethode) bestätigt werden. Die Indikation für einen Schnellschnitt sollte deshalb immer eine tatsächliche operative Konsequenz darstellen. Da heute oftmals eine minimalinvasive bioptische Abklärung im Vorfeld einer Operation erfolgt, sind Schnellschnitte zum Malignitätsnachweis zurückgegangen.

Die Dauer vom Eintreffen des Gewebes bis zur Befundübermittlung sollte im Idealfall bei 20 min liegen.

- **Beispiel:** Bei einer Brustkrebsoperation werden die sog. Wächterlymphknoten[2] (Sentinellymphknoten) entnommen. In der Schnellschnittuntersuchung wird festgestellt, ob die Lymphknoten befallen sind (Metastasennachweis). Das Ausmaß des Befalls ist mitentscheidend über eine durchzuführende axilläre Lymphknotenentfernung.
- **Beispiel:** Ein Hautstück mit Frage auf Basaliom wird zur Schnellschnittuntersuchung eingesandt. Es werden die Resektionsränder beurteilt. Geht der Tumor über den Rand hinaus, muss nachoperiert werden.

Unfixiertes Material wird ebenfalls für eine moderne Variante der intraoperativen Lymphknotenmetastasen-Diagnostik benötigt. Hierbei handelt es sich nicht um eine morphologische, sondern eine molekularpathologische Untersuchung, bei der die mRNA für bestimmte tumortypische Proteine nachgewiesen wird (s. ▶ Abschn. 13.7.3).

3.4.2.2 Natives Material zur direkten mikroskopischen Untersuchung

Man versteht unter **Nativpräparaten** ungefärbte Zell- oder Gewebepräparate von lebenden Zellen oder frisch entnommenen Gewebeproben zur mikroskopischen Begutachtung. Nativpräparate werden meist direkt bei der Zellentnahme hergestellt. Dabei werden Zellen mittels Tupfer oder Spachtel gewonnen, auf einem Objektträger verteilt und mit einem Tropfen **physiologischer Kochsalzlösung** benetzt. Darauf kommt ein Deckgläschen. Eine andere Methode stellt der „hängende Tropfen" dar. Hier wird ein Tropfen Zellsuspension auf ein Deckgläschen gegeben. Dieses wird dann mit dem Tropfen nach unten auf einen Objektträger mit einer Vertiefung in der Mitte gelegt, sodass der Tropfen in seiner Form erhalten bleibt und mikroskopiert werden kann. Eine besondere Form nativer bzw. in diesem Fall lebender Zellen findet man in der **Zellkultur**. Sie kann man als Suspension oder Zellrasen direkt in ihrem Kulturgefäß mikroskopisch beobachten.

Beispiele: Nativpräparat vom Vaginalsekret bei der gynäkologischen Untersuchung (Flagellatennachweis, Mykosenachweis) oder von Hautschüppchen nach Kalilaugenbehandlung (Mykosenachweis) beim Dermatologen.

Da die Zellen, sobald sie dem Organismus entnommen sind, im Absterben begriffen sind, kommt es dabei zu Supravitalbeobachtungen. Lebende Zellen aus Zellkulturen in ihrem Kulturmedium liefern

---

[2] Sentinel- oder Wächterlymphknoten. Die ersten Lymphknoten nach einem Tumor, die die abfließende Lymphe erreicht und die deshalb einen potenziellen Absiedlungsort darstellen.

(Intra-)Vitalbeobachtungen. Ist eine Zelle bereits abgestorben, erscheint aber noch in ihrem natürlichen Zustand, nennt man das **Postvitaldarstellung.**

Für Nativpräparate von Gewebeproben darf eine gewisse Dicke nicht überschritten werden, um sie mikroskopieren zu können. Man legt das Stückchen in die Vertiefung eines speziell geschliffenen Objektträgers und bedeckt es mit physiologischer Kochsalzlösung und einem Deckglas (z. B. Begutachtung von nativen Nierenbiopsien direkt bei der Entnahme mit der Fragestellung, ob Glomeruli mitbiopsiert wurden). Die mikroskopische Untersuchung von Nativpräparaten ist allerdings im histodiagnostischen Labor eher selten und mehr in Speziallaboratorien vertreten.

Eine moderne Methode der Forschung zur Herstellung von 10–1000 μm dicken Gewebeschnitten ohne Vorbehandlung mittels Fixierung oder Einfrieren ist das Schneiden von nativem Gewebe mit dem **Vibratom** (s. ▶ Abschn. 8.3.8). Diese Schnitte können zur Darstellung von Strukturen genutzt werden, die durch die übliche Behandlung verloren gehen würden. Außerdem dienen sie als Vergleichsmaterial zur fixierten Probe.

Natives Material ist sehr kontrastarm. Man kann den Kontrast durch den Einsatz von Farbstoffen als **Vitalfärbung** steigern. Die Anfärbung basiert darauf, dass die lebenden Zellen oder die Zellbestandteile Farbstoffe aufnehmen. Letztlich wirken die Farbstoffe auf die Zellen toxisch. Die Vitalfärbung ist z. B. eine Technik der Zellkultivierung.

Als Vitalfärbung bezeichnet man auch Färbemethoden, die am **lebenden Tier** vorgenommen werden. Der Farbstoff wird bei der Vitalfärbung meist durch Injektion oder durch Verfüttern appliziert. Bei der **Supravitalfärbung** werden überlebend gehaltene Organe oder Zellen in Farbstofflösungen eingelegt oder mit Farbstofflösungen perfundiert. Diese Techniken wurden in den letzten Jahren sehr verfeinert. Besonders durch den Einsatz von Fluorochromen und von hochauflösenden Fluoreszenzmikroskopen können Zellkomponenten mit Spezialtechniken dargestellt werden (Mitochondrien – Mitotracker, Lysosomen – Lysotracker, endoplasmatisches Reticulum – ER-Tracker). Interessant ist hier auch die Nahinfrarot-, Multiphotonen- und Lichtblatt-Fluoreszenzmikroskopie, die Zelldarstellungen auch in kleinen, lebenden Versuchstieren zulassen (s. ▶ Abschn. 15.10 und 15.11). Zusammengefasst als **Living-Cell-Imaging** werden im Romeis (Mulisch und Welsch 2010) diese Forschungstechniken beschrieben.

> Beispiele für die Verwendung von Vitalfärbungen direkt am **Menschen** sind die Anfärbung der Hornhaut mit Lissamingrün zum Auffinden von geschädigten Epithelzellen oder mit Methylenblau bzw. Lugol in der Chromoendoskopie zum Auffinden von Schleimhautläsionen, weiters die Darstellung der Sentinellymphknoten durch Einbringen des Farbstoffs in die Lymphbahn.

3.4.2.3 Zellsuspensionen

Zur Zelldarstellung aus Punktionsmaterial werden Ausstriche bzw. Cytospin®-Präparate angefertigt. Cytospin® ist der Handelsname für eine spezielle Zentrifuge, mit der Zellen angereichert und gleichzeitig auf einen Objektträger aufgebracht werden können. Für die Verarbeitung von Punktionen von Körperflüssigkeiten und Sputa ist primär das zytologische Labor die Anlaufstelle.

Aus angereicherten Zellsuspensionen können auch Zellblockpräparate hergestellt werden. Hier werden die Zellen in einem flüssigen Einbettungsmedium (z. B. Agar, Histogel®, zur Gerinnung gebrachtes Blutplasma) suspendiert und dann verfestigt. Der gelierte Block wird in der Histologie in üblicher Weise zu einem Paraffinblock weiterverarbeitet.

Im mikrobiologischen Labor werden ebenso Ausstriche z. B. aus bewachsenen Nährmedien hergestellt, die mitunter im histologischen Färbelabor verarbeitet werden (Mikroorganismenfärbungen). Die nachfolgenden Techniken erfordern meist die Fixierung der Zellen am Objektträger entweder durch Lufttrocknen oder chemisch.

3.5 Vitalzustand

Ein Idealzustand der histomorphologischen Analyse wäre erreicht, wenn man alle notwendigen Untersuchungen an lebenden, unveränderten Geweben ohne Beeinflussung durch diverse Reagenzien und Präparationsmethoden durchführen könnte. Leider ist dies in der Histotechnikrealität nicht möglich.

3.5.1 Tote Zellen und Gewebe

Im histodiagnostischen Labor besteht die Mehrheit der Proben aus bereits abgestorbenem Gewebe. Durch die Fixierung wird die Zelle sofort abgetötet, der lebensähnliche Zustand aber möglichst erhalten.

Unfixiertes Gewebe wird in den meisten Fällen ebenfalls aus mehrheitlich abgestorbenen bzw. absterbenden Zellen bestehen. Durch die Entnahme wird die Sauerstoffzufuhr unterbrochen und der Zelltod setzt ein (s. ▶ Abschn. 4.1).

3.5.2 Lebende Zellen

Um menschliche, lebende Zellen zu gewinnen und lebensfähig zu erhalten, muss man ihre Versorgung mit entsprechenden Nährstoffen gewährleisten. Dabei muss das Gewebe unmittelbar in ein passendes, spezialisiertes Nährmedium überbracht werden, das die Zellen versorgt und Abfallprodukte neutralisiert. In solchen Transportmedien können die Proben wenige Stunden bei 4 °C verbleiben, bis sie für eine Kultivierung weiterverarbeitet werden. Die Proben sollten dabei nur wenige Millimeter groß sein, um das Diffundieren der Nährstoffe ins Innere zu ermöglichen.

Beispiele für die Kultivierung menschlicher Zellen sind Kulturen von durch Amniozentese gewonnenen Zellen (pränatale Diagnostik), von embryonalen Zellen (In-vitro-Fertilisation), von hämatopoetischen Stammzellen (Leukämietherapie), von Lymphozyten (Hämatoonkologie) und von Endothelzellen (Hauttransplantate). Die Kultivierung von menschlichen Tumorzellen bietet die Möglichkeit für die Erforschung von Ursache und Behandlung der Krebserkrankung, ist allerdings anspruchsvoll.

Für permanente Zellkulturen in Speziallabors verwendet man bestimmte Zelltypen, deren Eigenschaften und Erfordernisse bekannt sind und die meist einen tierischen Ursprung haben (z. B. Epithelzellen von Hamster, Labormaus). Man untersucht ihre Reaktionen in cytotoxischen Tests für Medikamente, verwendet sie u. a. als Nährboden für Virennachweise oder in der Produktion von monoklonalen Antikörpern.

3.6 Sonstiges Probenmaterial

3.6.1 Probenmaterial von Obduktionen

Das Gewebe, das bei Obduktionen gewonnen wurde, wird prinzipiell gleich wie ein Operationspräparat behandelt. Man muss aber bedenken, dass es einem bereits toten Organismus entnommen wurde und somit die nekrotischen bzw. autolytischen Vorgänge je nach Dauer schon fortgeschritten sind.

Im histologischen Labor steht hier der Nachweis oder die Bestätigung der vermuteten Todesursache im Vordergrund. In Instituten, in denen die Ausbildung von Studierenden betrieben wird, stellen Obduktionen die Quelle von Studienpräparaten dar.

3.6.2 Probenmaterial von Tieren

Gewebeproben von Tieren gewinnt man einerseits zur Diagnosefindung bei erkrankten Tieren und andererseits zu Forschungszwecken bei Versuchstieren.

Für Forschungszwecke muss man eine optimale Gewebebehandlung gewährleisten. Dazu gehört z. B. die Perfusionsfixierung von kleinen, narkotisierten Versuchstieren, um der lebendigen Darstellung möglichst nahe zu kommen. Tierisches Forschungsmaterial wird oft für spezielle mikroskopische Techniken aufbereitet (Elektronenmikroskopie, Fluoreszenzmikroskopie) oder molekularbiologisch verarbeitet. Tiere dienen auch als Quelle für Zell- und Gewebekulturen.

Beim Umgang mit Tieren sind immer die herrschenden Rechtsvorschriften zu beachten.

3.6.3 Probenmaterial von Pflanzen

Histologische Techniken sind auch auf die Untersuchung von Pflanzen in der Botanik anzuwenden. Tatsächlich waren ja Pflanzen die ersten histologisch untersuchten Proben. Als Anekdote kann man hier anführen, dass auch im Histodiagnostiklabor mancher Darminhalt auf pflanzlichen Ursprung zurückzuführen ist und den Speiseplan der Patientin widerspiegelt (z. B. Karottenscheiben, Sesamkörner).

Einen Auszug der histotechnischen Bearbeitung von Pflanzenmaterial findet man im Romeis (Mulisch und Welsch 2010) und eine Aufstellung vieler botanischer Färbungen auf Armin Eisners Webseite (Weblink s. Literatur).

Literatur

Austrian Standards International. ÖNORM EN ISO 15189:2022, Medizinische Laboratorien – Anforderungen an die Qualität und Kompetenz. Wien: Austrian Standards International, 2022. (Nutzung der ISO 15189 – Norminhalte mit freundlicher Genehmigung von Austrian Standards plus GmbH als Tochtergesellschaft des ISO-Mitglieds Austrian Standards International, Wien.)

Buesa RJ, Peshkov MV (2012) How much formalin is enough to fix tissues? Ann Diagn Pathol 16(3):202–209

Eisner Armin. (2000) Mikroskopische Färbemethoden, Farbstoffdaten, Fixiermittel, Rezepturen ▶ http://www.aeisner.de/. Zugegriffen: Juni 2024

Klimberg VS, Rivere A (2016) Ultrasound image-guided core biopsy of the breast. Chin Clin Oncol 5(3):33

Mulisch M, Welsch U (Hrsg) (2010) Romeis Mikroskopische Technik, 18. Spektrum Akademischer Verlag, Auflage

Fixierung

Inhaltsverzeichnis

4.1 Einleitung – 52

4.2 Faktoren der Fixierung – 53

4.3 Fixierungsartefakte – 55

4.4 Fixierung der Gewebebausteine – 56
4.4.1 Proteine – 56
4.4.2 Lipide – 58
4.4.3 Kohlenhydrate – 58
4.4.4 Nukleinsäuren – 58

4.5 Fixiermittel – 59
4.5.1 Formaldehyd – 60
4.5.2 Andere gebräuchliche Fixative – 75
4.5.3 Eigenschaften der einzelnen Fixative – Übersicht – 81

4.6 Andere Formen der Fixierung – 84
4.6.1 Trocknen – 84
4.6.2 Gefrieren – 84
4.6.3 Gefriertrocknen – 87
4.6.4 Gefriersubstitution – 87
4.6.5 Kritischer-Punkt-Trocknung – 88
4.6.6 Fixierung durch Bedampfen – 88
4.6.7 Fixierung mit Phasentrennung – 88

Literatur – 88

© Der/die Autor(en), exklusiv lizenziert an Springer-Verlag GmbH, DE,
ein Teil von Springer Nature 2025
G. Lang, *Histotechnik*,
https://doi.org/10.1007/978-3-662-71093-7_4

4.1 Einleitung

Ziel der Histotechnik ist es, ein möglichst getreues Bild von der lebendigen Zelle und ihren Stoffwechselvorgängen zu erhalten. Jedoch wird bei der Entnahme von Gewebe die Versorgung mit Sauerstoff unterbrochen und der **Zelltod** (Nekrose) und die damit verbundenen, zerstörerischen Vorgänge setzen unmittelbar ein. Auch wenn man diese vorerst morphologisch noch nicht erkennen kann, kommt es auf molekularer Ebene bereits zu Beeinträchtigungen und Degradierungen (z. B. Abbau von Phosphoproteinen als wichtige Moleküle der zellulären Signalwege, Abbau von mRNA als Teil des Transkriptoms[1]). Durch die **zelluläre Ischämie** ist die oxidative Phosphorylierung innerhalb einer Stunde nicht mehr funktionsfähig und in der Zelle tritt eine Übersäuerung ein. Weiters bewirkt der Zelltod auch elektronenoptisch erkennbare morphologische Veränderungen wie das Anschwellen von Zellkern und Mitochondrien, das Zerfallen von Ribosomen und die Fragmentierung der Zellorganell- und Zellmembranen (Hopwood 1972). Durch die Instabilität der Lysosomen werden die zelleigenen Verdauungsenzyme freigesetzt und die zellulären enzymatischen Substrate abgebaut. Lichtmikroskopisch beobachtet man zuerst ein Anschwellen der Zellen.

Bei der Nekrose kommt es zu Auswirkungen auf die Zellproteine einerseits in Form von Denaturierung durch zelluläre Azidose (Koagulation) und andererseits in Form von Autolyse (Selbstverdauung). Bei der **koagulierenden Nekrose** wird das Cytoplasma zunehmend azidophil,[2] eosinophil in der HE-Färbung und homogen. Später erkennt man eine amorphe, granuläre Trümmerzone und Zellkernveränderungen. Dazu gehören eine gesteigerte Anfärbbarkeit der Kernwand (Hyperchromasie), die Chromatinverdichtung und Zellkernschrumpfung (Pyknose), der Zerfall des Chromatins in Fragmente (Karyorrhexis) und die Auflösung des Zellkerns (Karyolyse). Durch die Denaturierung der zelleigenen, autolysierenden Enzyme bleibt die Struktur der kernlos erscheinenden Zellen vorerst erhalten.

In besonders fettreichem Gewebe führt die Autolyse der Strukturproteine zur Verflüssigung des Gewebes **(Kolliquation)**. Mikroskopisch stellt sich eine strukturlose Masse dar.

Unter **Autolyse** versteht man die Selbstverdauung durch zelleigene Enzyme (Hydrolasen). Diese werden beim Abbau der Zellorganellmembranen freigesetzt. Das Ausmaß der Autolyse ist abhängig vom Enzymreichtum des Gewebetyps. Zu den enzymreichen Geweben zählen Leber, Pankreas, Gehirn und Niere. Das Ausmaß der Autolyse ist weiters von der Temperatur und der Dauer abhängig. Kühlung wirkt der Autolyse entgegen. Je mehr Zeit zwischen Entnahme und Fixierung vergeht, umso größer sind die Schäden an den Zellen.

Sind am enzymatischen Abbau auch anaerobe Bakterien beteiligt, kommt es zur Fäulnis. Diese Bakterien halten sich im lebenden Organismus als Saprophyten auf und breiten sich nach dem Tod im Gewebe aus (z. B. Darm). Typisch ist der Fäulnisgeruch, der beim Eiweißabbau entsteht.

Von Verwesung spricht man bei der im Anschluss an die Fäulnis einsetzenden, oxidativ-bakteriellen Zersetzung organischer, v. a. stickstoffhaltiger Stoffe zu anorganischen Endprodukten (Ammoniak, CO_2, Wasser, Nitrate, Sulfate).

In der Histomorphologie wird der Begriff „Nekrose" auf Gewebebezirke bezogen, die durch verschiedene Noxen von massivem Zelluntergang betroffen sind und wo

---

[1] Transkriptom. Gesamtheit aller mRNA-Moleküle in der Zelle, repräsentiert alle zu diesem Zeitpunkt aktiven bzw. transkribierten Gene.
[2] Azidophil. Bezeichnet die große Affinität zu sauren bzw. anionischen Farbstoffen.

> man dessen diverse Folgeerscheinungen erkennen kann (z. B. Herzinfarkt). Im lebenden Organismus kommt es zu bestimmten Reaktionen auf die Nekrose, z. B. eine Entzündung oder ein bindegewebiger Umbau (Narbenbildung).

Um diesen Schäden entgegenzuwirken und das Gewebe für die weitere Verarbeitung vorzubereiten, verwendet die Histotechnik die Fixierung (lat. *fixus* = unveränderlich, fest).

Allgemein kann man eine Stabilisierung von Geweben, Organen oder Mikroorganismen durch Behandlung mit **Fixierlösungen,** aber auch durch **Erhitzen** (Kochen) oder **Trocknen** (Dehydratisierung) erreichen. Beim **Einfrieren des Gewebes** kommt es zum Stillstand der Stoffwechselprozesse und zu einer sog. physikalischen Fixierung.

Es gibt durch die historische Entwicklung viele verschiedene Varianten an Fixiermitteln und Fixiertechniken. Die tatsächliche Anwendung beschränkt sich aber heutzutage auf eine überschaubare Anzahl. Die Wahl der Fixierart wird durch den Probentyp und das angestrebte Ziel bestimmt. Dazu gehört beispielsweise die Bewahrung von bestimmten Substanzen (z. B. Glykogen, Nukleinsäuren), der Enzymaktivität oder die Darstellung von speziellen Strukturen (z. B. Chromosomen). Im histodiagnostischen Labor achtet man auf die generelle Eignung für Übersichts- und Spezialfärbungen sowie für die Anwendung der relevanten, weiterführenden Analysen.

4.2 Faktoren der Fixierung

Die wichtigsten Fixierungsfaktoren sind Zeit, Temperatur und natürlich die Eigenschaften des Fixiermittels und der Gewebeprobe. Je weniger **Zeit** zwischen Gewebeentnahme und vollständiger Fixierung verstreicht, umso besser ist das Ergebnis. Wichtig ist dabei auch die Minimierung der **kalten Ischämiezeit**.

Die **Temperatur** hat Einfluss auf die Reaktionsgeschwindigkeit. Eine niedrige Temperatur (4 °C) verlangsamt die Autolyse bzw. Stoffwechselvorgänge und stellt die schonendste Fixierung dar. Je höher die Temperatur, umso schneller läuft die Fixierung ab, jedoch werden auch die enzymatischen Prozesse beschleunigt. Temperaturen über 50 °C führen sofort zur Gewebestabilisierung. Dabei erhöht sich allerdings das Risiko von Morphologieschäden. Vor dem Einzug von Kryostaten zur Gefrierschnittgewinnung wurden beispielsweise Proben zur Schnellfixierung bei der Schnellschnittuntersuchung in Formalin gekocht. Üblicherweise findet die Fixierung im Routinebetrieb bei Raumtemperatur statt.

Die **Größe der Gewebeprobe** beeinflusst die Qualität der Fixierung. Die Präparate sollten in Relation zur Eindringgeschwindigkeit des Fixiermittels zurechtgeschnitten werden. In Bereichen, die noch nicht vom Fixiermedium erreicht sind, laufen die autolytischen und degradierenden Vorgänge weiter ab. Bei zu großen Stücken bleibt das Zentrum lange unfixiert und wird geschädigt. Das bloße Einlegen der Gewebeprobe in das Fixiermittel bedeutet noch lange nicht, dass es tatsächlich fixiert ist.

Bei manchen Fixiermitteln ist die Zeit, die sie für das **Durchdringen** des Gewebes brauchen, nicht gleichzusetzen mit der **Fixierzeit**. Formaldehyd z. B. dringt schnell ein und bindet primär schnell an die Proteine. Es braucht aber entschieden länger, um die vernetzenden Querverbindungen herzustellen. Je länger es dann auf die Zellstrukturen einwirkt, umso mehr Vernetzungen entstehen. Bei zu kurzer Fixierung ist keine ausreichende Vernetzung im Gewebe gegeben und die nachfolgenden Reagenzien, meist Alkohole, wirken in ihrer typischen Weise darauf ein (Fixierung durch Wasserentzug, **Sekundärfixierung**).

Bei der Fixierung entsteht durch mehr oder weniger stark vernetzende Fixiermittel ein „**Maschenwerk**", in das die Zellstrukturen bzw. Zellinhaltsstoffe eingebunden sind.

Ein möglichst feinmaschiges Netz mit vielen Bindungen an das Fixierreagens hat den Vorteil, dass viele Zellinhaltsstoffe bewahrt bleiben. Auf der anderen Seite, werden dadurch Bindungsstellen blockiert, die man eventuell für den färberischen oder immunhistologischen Nachweis benötigt. Weiters muss man die Wahl des nachfolgenden Einbettungsmediums auf die „Maschengröße" abstimmen. Stark vernetzende Fixiermittel wie Glutaraldehyd verlangen ein niedrigmolekulares Einbettungsmedium, das leichter in das Maschenwerk eindringen kann (Kunststoffeinbettung für die Elektronenmikroskopie s. ▶ Abschn. 7.8).

Die Funktionsfähigkeit der Fixierlösungen ist eng mit ihrem **pH-Wert** verbunden. Für Aldehyde sollte er im physiologischen Bereich bei 7,2–7,6 gehalten werden. Dazu dient die Zugabe von Puffern wie Phosphat-, Tris-, Veronal- oder Acetatpuffer (Elektronenmikroskopie: z. B. Cacodylatpuffer). Der gewählte Puffer sollte dabei nicht mit dem Fixiermedium reagieren, ansonsten würden die Funktionen von Puffer und Fixierung eingeschränkt. Weiters sollte der Puffer keine Enzymreaktionen hemmen oder mit Inkubationslösungen von histochemischen Untersuchungen reagieren.

Manche Fixiermittel sind selbst Säuren oder als Säuren Bestandteil von Fixiergemischen. Ein relativ niedriger pH kann hier zur betonten Darstellung von Kernchromatin dienen. Eine Pufferung würde in diesem Fall dem gewünschten Effekt entgegenwirken. Bei der Verwendung von sauren Fixanzien muss man u. a. ihre Auswirkung auf Nukleinsäuren, die antigenen Eigenschaften von Proteinen oder auch ihre entkalkende Wirkung und die Extraktion von Eisenablagerungen mitbedenken.

Das Einlegen des Gewebes in die Fixierlösung nennt man **Immersionsfixierung**. Bringt man das Fixiermittel über Blutgefäße in ein Organ ein, stellt das eine **Perfusionsfixierung** dar (z. B. bei noch lebenden, narkotisierten Versuchstieren; zu Forschungszwecken). Dazu wird das Blutgefäßsystem vorher mit physiologischer Lösung (Ringer oder Tyrode) von Blutzellen freigespült. Den auf das Gewebe ausgeübten Druck reguliert man über die Aufhängehöhe der Infusionsflasche, die mit Spülflüssigkeit und anschließend mit Fixans gefüllt wird. Einfacher ist die Verwendung einer Perfusionspumpe.

Manche Fixiermedien eignen sich auch zur **Konservierung** (z. B. Formalin), d. h., man kann das Gewebe darin für lange Zeit ohne Schädigung aufbewahren. Der durch Fixierung erreichte Zustand bleibt erhalten. Andere Fixiermedien verursachen auf Dauer z. B. Mazeration, Schrumpfung oder Entkalkung des Gewebes und müssen durch Konservierungsmittel ersetzt werden. Für die modernen Techniken (Immunhistochemie, In-situ-Hybridisierung, Molekularpathologie) stellen solche überlangen, eventuell Jahre dauernden Fixierzeiten wie bei Museumsmaterial eine besondere Herausforderung dar.

- **Anforderungen an das Fixiermittel**
- Es soll das Gewebe möglichst schnell durchdringen und fixieren.
- Es soll dabei auch bis zu einem gewissen Grad härten.
- Es soll Autolyse und Fäulnis stoppen (biozide Wirkung).
- Es soll den räumlichen Aufbau bewahren.
- Es soll Strukturen und Zellkomponenten erhalten.
- Es soll die Nachweisbarkeit von Strukturen und Zellinhaltsstoffen erhalten.
- Die Ergebnisse sollen reproduzierbar sein.

- **Weitere Anforderungen an das Fixiermittel im Histodiagnostiklabor**
- Das Fixativ muss für die Herstellung von Präparaten zur morphologischen Diagnostik mit den üblichen Methoden geeignet sein (Paraffineinbettung, Übersichtsfärbung).

- Das Fixativ muss für nachfolgende Spezialanalysen geeignet sein (Immunhistochemie, Molekularpathologie).
- Eine gewisse Unempfindlichkeit bei der unterschiedlichen Behandlung des Probenguts ist von Vorteil (unterschiedliche Fixierungszeiten, Temperatur, Menge usw.).
- Das Fixativ soll für die Mehrzahl der zu untersuchenden Proben geeignet sein.
- Für die Vergleichbarkeit der Ergebnisse zwischen verschiedenen histologischen Labors und für die Nutzung von IVD[3]-Produkten ist es günstig, ein allgemein verwendetes Fixiermittel einzusetzen.
- Da man im Routinelabor eine große Menge an Fixiermittel benötigt, sollte es auch kostengünstig und leicht herzustellen sein.
- Für den Umgang mit Fixiermitteln im Routinelabor wäre ein für die Gesundheit unbedenkliches Reagens wünschenswert.
- Die Entsorgung sollte problemlos sein.

4.3 Fixierungsartefakte

Durch die Behandlung des Gewebes in der histologischen Verarbeitung wird das tatsächliche, naturgetreue Bild stets beeinflusst. Man erhält ein künstliches Abbild, das **Äquivalentbild**. Ein Äquivalentbild stellt die reproduzierbare und erfahrungsgemäß mit gesetzmäßiger Gleichheit auftretende, histologische Erscheinung dar (Nissl 1910). Man kann also davon ausgehen, dass sich die gleiche Struktur in allen Präparaten färberisch gleich darstellt, sofern die Vorbehandlung die gleiche war. Durch die elektronenmikroskopischen Untersuchungen können Relationen zwischen den Ultrastrukturen und ihrer Darstellung im Äquivalentbild hergestellt werden. Dieses Wissen erlaubt ein zuverlässiges Arbeiten in der diagnostischen Morphologie. Das Äquivalentbild stellt sich **abhängig von der Fixierung** dar.

Obwohl man im engeren Sinne das Äquivalentbild als Artefakt an sich, also Kunstprodukt, verstehen kann, bezeichnet man in unserer Fachsprache als **Artefakt** eine Struktur, die vom Äquivalentbild abweicht (Fixier-, Schneide-, Färbeartefakte).

Schrumpfung und **Quellung** des Gewebes bzw. der Zellen sind durch osmotische Effekte bedingt, denen man durch gepufferte Fixanzien entgegenwirkt. Isotonische Lösungen weisen einen **osmotischen Druck** von 340 mosm auf. Nach vollständiger Fixierung sollte das Gewebe für osmotische Einflüsse nicht mehr empfindlich sein.

Die sich meist an die Fixierung anschließende Entwässerung bzw. Entfettung verursacht eine weitere Schrumpfung. Je nach Wassergehalt der Gewebearten und der einzelnen Strukturen verhalten sich diese unterschiedlich empfindlich. Das kann zu **Zerreißungen** und **Spaltenbildungen** im Gewebe führen.

Die **Rindenbildung** tritt v. a. bei stark entwässernden Fixanzien wie Alkohol oder Aceton auf. Dabei verhindert diese Verhärtung der äußeren Regionen ein weiteres, schnelles Vordringen des Fixiermittels. Dies macht sich durch eine gehärtete Außenzone und ein unfixiertes Zentrum bemerkbar.

Ein Phänomen, das beim Diffundieren der Fixierlösung durch das Gewebe auftritt, ist die sog. **Substanzflucht** (◘ Abb. 4.1). Darunter versteht man die Konzentrationsverschiebung von üblicherweise gelösten Substanzen zu der zur Eindringrichtung entgegenliegenden Zellmembran. Am bekanntesten ist hier die „Flucht" von Glykogen vor alkoholhaltigen Fixanzien. Dabei werden die Proteine im bereits durchtränkten Zellbereich ausgefällt und vernetzt. Die löslichen Substanzen reichern sich im verbleibenden, flüssigen Plasmabereich an

---

3 IVD. In-vitro-Diagnostika; Medizinprodukte zur medizinischen Laboruntersuchung von aus dem menschlichen Körper stammenden Proben.

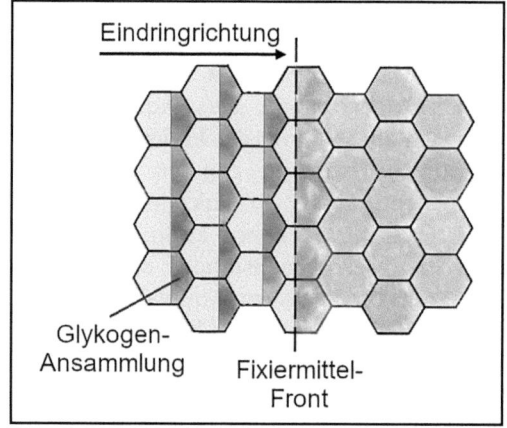

◘ Abb. 4.1 Substanzflucht von Glykogen

und werden schlussendlich im Proteinnetz eingefangen. Bei der färberischen Darstellung des Glykogens sieht man ein typisches Streifenmuster.

Einige Fixiermittel hinterlassen während der Fixierung, aber auch bei unsachgemäßer Folgebehandlung, **Niederschläge** im Gewebe (z. B. Formalinpigment bei ungepufferter Lösung, Sublimatniederschlag) oder verändern die **Anfärbbarkeit** (Horobin und Bancroft 1998). Man muss dabei bedenken, dass durch die jeweiligen Fixiermittel auch falsch-positive histochemische Reaktionen entstehen können. Beispielsweise verursacht die Anlagerung von Glutaraldehyd an die Proteine eine positive Reaktion mit dem Schiff'schen Reagens (s. ▶ Abschn. 9.12.1). Mit Calciumacetat gepuffertes Formalin kann einen falsch-positiven Calciumnachweis verursachen (Pseudokalzifizierung). Andererseits können Zellinhaltsstoffe, die durch das Fixiermittel nicht gebunden wurden bzw. darin löslich sind, bei der nachfolgenden Behandlung verloren gehen und nicht mehr nachgewiesen werden (z. B. Gichtkristalle, Urate nach wässrigem Fixans). Dies gilt auch für Substanzen, die durch die Säureeinwirkung von sauren Fixiermitteln verloren gehen (z. B. Kalk-, Eisenablagerungen) (Jones 2007).

4.4 Fixierung der Gewebebausteine

Aufgrund ihres unterschiedlichen biochemischen Aufbaus verhalten sich die Gewebebausteine in typischer Weise bei der Fixierung.

4.4.1 Proteine

Das Haltbarmachen von Gewebeproben bedeutet im Wesentlichen, die native Form der Bausteine so zu verändern, dass sie von ihren angreifenden Reaktionspartnern (z. B. Proteasen) nicht mehr erkannt und zerlegt werden bzw. dass ihre eigene Funktion oder Löslichkeit aufgrund der Konformationsänderung nicht mehr gegeben ist. Bei der Fixierung steht man in einem gewissen Dilemma, die Probe einerseits möglichst naturgetreu zu bewahren und sie andererseits haltbar und schneidbar zu machen.

Die Proteinkonformation ist abhängig vom umgebenden Milieu, also von der Wasserstoffionenkonzentration (pH-Wert), der Salzkonzentration, der Temperatur und ob es sich um ein wässriges oder wasserfreies Medium handelt. In der natürlichen Umgebung bewahrt ein ausgeklügeltes und komplexes System jenen relativ schmalen Milieubereich, der den physiologischen Zustand gewährleistet, und garantiert damit die Funktionsfähigkeit der Proteine. Die komplexe Struktur der Proteine (Sekundär- und Tertiärstruktur), die mit ihrer **biologischen Aktivität** eng verbunden ist, wird durch eine Vielzahl chemischer Bindungen zwischen den Untereinheiten eines Proteinmoleküls aufrechterhalten (Wasserstoffbrückenbindung, Van-der-Waals-Kräfte, hydrophobe Wechselwirkung, kovalente Bindung, elek-

4.4 · Fixierung der Gewebebausteine

trostatische Kräfte). Darüber hinaus ist das Protein reichlich hydratisiert und wird so in kolloidaler Lösung gehalten. Jede Veränderung der nativen Proteinkonformation bedeutet ihre **Denaturierung** (Dapson 2007). Je nach Ausmaß der Veränderung kann sie reversibel oder irreversibel sein.

Die Wirkung der Fixiermittel auf Proteine basiert einerseits auf Koagulation und andererseits auf Vernetzung. Bei der **Koagulation** wird die Hydratationshülle entfernt. Als Folge reicht die elektrostatische Abstoßung nicht mehr aus. Das Protein, vorher in Lösung, fällt aus und aus dem hydrophilen Kolloid (Sol) wird ein hydrophobes Kolloid (Gel). Bei anhaltender Einwirkung der denaturierenden Mittel wird die Veränderung irreversibel. Es kommt zu einer physikalisch-chemischen Veränderung der Molekülstruktur ohne eine Änderung der prozentualen Anteile der Bausteine. Durch den Umbau der globulären Proteine in Fasermoleküle werden reagible Gruppen freigelegt, die die Vernetzung der Fasern über neue Bindungen ermöglichen und auch die färberischen Eigenschaften der Proteine verändern. Den Abschluss der Fixierung stellt die Vernetzung dar, die schließlich zu einem stabilen, **dreidimensionalen Maschenwerk** mit flüssigkeitsgefüllten Innenräumen führt.

Die Koagulation kann ausgelöst werden durch Hitze (Temperaturen über 50 °C, Kochen), Aussalzen (Zugabe von Harnstoff, Guanidin), durch Wasserentzug (konzentrierte Alkohole, Trocknen) oder Ansäuern. Zu den koagulierenden Fixanzien zählen alle wasserentziehenden Mittel (z. B. Aceton, Ethanol, Isopropanol, Methanol), Säuren (z. B. Trichloressigsäure, Essigsäure, Pikrinsäure) sowie Dichromate.

Bei der **primär vernetzenden** Fixierung wird durch Anbindung der Fixiermittelmoleküle die Brückenbildung zwischen den Polypeptiden und damit ebenfalls eine gewisse Denaturierung und Stabilisierung erreicht. Die wichtigsten Reagenzien der vernetzenden Gruppe sind Formaldehyd und Glutaraldehyd. Bei einer unzureichenden Vernetzung kommt es durch die nachfolgend einwirkenden, entwässernden Reagenzien im Einbettungsprozess zu einer teilweisen Koagulation (Sekundär- bzw. Mischfixierung) und zu einer Aggregation der Proteine (Fowler et al. 2011).

Die Frage, welche Art der Fixierung (koagulierend oder vernetzend) hier weniger Schaden anrichtet, ist kontroversiell, auch weil sie oft im Zusammenhang mit der Immunhistochemie (s. ▶ Kap. 11) betrachtet wird und die Nachweisbarkeit der Epitope[4] als Maß für die Denaturierung angesehen wird. Eine Antigen-Antikörper-Reaktion bedeutet das Erkennen von ganz bestimmten dreidimensionalen Strukturen für das Andocken des Paratops[5] an das Epitop. Das Epitop ist je nach Aminosäurezusammensetzung unterschiedlich durch die Fixierung beeinflussbar. Verändert es sich zu stark, ist es für seinen Bindungspartner nicht mehr erkennbar, also maskiert. Um dies zu umgehen, war die Immunhistochemie anfänglich auf Gefrierschnitte bzw. unfixiertes Material beschränkt. Dann fand man heraus, dass alkoholfixierte Proben größere Antigenizität bewahren als formalinfixierte. Heutzutage ist es aber so, dass sehr viele Epitope nach einer bestimmten Vorbehandlung auch auf formalinfixiertem Gewebe nachgewiesen werden können und die Nachweisbarkeit auf alkoholfixierten Proben von Epitop zu Epitop unterschiedlich gut bzw. schlecht geht. In Studien wurde festgestellt, dass die Sekundärstruktur und die Tertiärstruktur von Proteinen durch Formaldehydfixierung nur in geringem Maße beeinflusst wird (Mason und O'Leary 1991; Fowler et al. 2011). α-Helix- und β-Faltblatt-Strukturen

---

4 Epitop. Auch antigene Determinante, Molekülbereich des Antigens, an den der Antikörper bindet.

5 Paratop. Molekülbereich des Antikörpers, der an das Epitop bindet.

sollten die Gewebepräparation ziemlich unbeschadet überstehen bzw. sich reorganisieren, was die spätere Anfärbbarkeit entscheidend beeinflusst.

4.4.2 Lipide

Durch Fixierung der Proteine rund um Fetteinlagerungen sowie durch die Fixierung des Proteinanteils von Lipoproteinen lassen sich Lipide räumlich stabilisieren. Sie werden im Netz der Proteinfasern festgehalten. Bei der üblicherweise folgenden histologischen Verarbeitung mit organischen Lösungsmitteln werden die Fette aber herausgelöst und es bleiben nur die typischen Vakuolen.

Für spezielle Lipiduntersuchungen wird die Fixierung in gepuffertem Formol-Calcium empfohlen (4 % Formaldehyd mit 1 % Calciumzusatz). Durch Formaldehyd kommt es bei manchen Lipidgruppen zu chemischen Veränderungen, die es leichter wasserlöslich machen. Sie können dadurch ausgespült werden. Eine tatsächliche Lipidfixierung im Sinne einer Vernetzung ungesättigter Lipide gelingt nur mit Osmiumtetroxid und Chromsäure. Mit der gleichzeitigen Kontrastierung durch Osmiumtetroxid werden Zellmembranen als Doppellipidschicht in der Elektronenmikroskopie dargestellt.

Eine **physikalische Fixierung** durch Kälte nutzt man bei der Darstellung von Triglyceriden im Gefrierschnitt (s. ▶ Abschn. 9.11).

4.4.3 Kohlenhydrate

Die Fixierung niedermolekularer Kohlenhydrate ist mit Fixierlösungen praktisch nicht möglich. Eine Verarbeitungsalternative wäre die Gefriertrocknung und Fixierung mit Formaldehyddampf. Höhermolekulare Kohlenhydrate (z. B. Glykogen) bleiben durch Einfangen im Proteinfasernetz ausreichend erhalten. Um einen starken Verlust von wasserlöslichem Glykogen zu verhindern, wird als Fixiermittel 96 % Ethanol bzw. alkoholisches Formalin empfohlen. Glykokonjugate werden prinzipiell über ihren Proteinanteil fixiert. In allen wässrigen Medien der histologischen Verarbeitung besteht aber die Gefahr des Verlusts der stark wasserlöslichen Mucine. Dem kann man mit einem sog. Celloidinhäutchen über dem Gewebeschnitt am Objektträger entgegenwirken (s. ▶ Abschn. 8.6.1).

In der histochemischen Literatur (Pearse 1968) findet man für Kohlenhydratstudien u. a. folgende Fixanzien: Alkoholische Bleinitrate für Mucosubstanzen (nach Lillie oder Mota), Cetylpyridinchlorid für saure Mucopolysaccharide. Bei Zusatz von kationischen Farbstoffen (Toluidinblau, Safranin O, Acridinorange) kommt es zu einer elektrostatischen Anziehung zwischen dem kationischen Farbstoff und dem vielfach anionischen Mucopolysaccharidanteil und damit zur Fixierung durch Salzbildung.

4.4.4 Nukleinsäuren

Die Fixierung der Nukleinsäuren ist in den letzten Jahren wieder in den Fokus des Interesses gerückt. Grund dafür sind die molekularpathologischen Techniken, für die eine möglichst gut erhaltene und nichtdegradierte DNA und RNA notwendig ist. Für die färberische Darstellung der Nukleinsäuren (besser gesagt des Chromatins) sind Fixanzien vorteilhaft, die Bindungsstellen für die Farbstoffe freilegen, indem sie Bindungen zwischen den Nukleoproteinen und der DNA öffnen. Dazu gehören präzipitierende Fixanzien wie Alkohol, Essigsäure oder Carnoy's Lösung. Formalin ist in diesem Sinne nicht wirklich ein gutes Fixiermittel für Nukleinsäuren, weil es durch die Proteinvernetzung eine große Anzahl an reaktiven Gruppen, die man für die spätere Färbung benötigen würde, blockiert (10–35 % weniger Anfärbbarkeit von DNA und RNA). Das kann verbessert werden durch den Zusatz von Quecksilber- oder Chromsalzen, wobei aber diese Reagenzien als Problemabfall im modernen Histodiagnostiklabor vermieden werden.

Säurehaltige Fixanzien führen bei einer überlangen Fixierung zur Extraktion von RNA und DNA (schlechte Anfärbbarkeit von in Säure entkalkten Proben, s. ▶ Abschn. 5.2; ungeeignet für die Molekularpathologie). Vernetzende und präzipitierende Fixanzien führen zu einem unterschiedlichen Ausmaß an Hydrolyse und Fragmentierung der DNA. Durch vernetzende Fixanzien kommt es zu Querverbindungen zwischen den Nukleinsäuren und anderen Biomolekülen. Formalin verursacht in zufälliger Häufigkeit chemische Modifikationen der Nukleotide (Desaminierung). Diese Veränderungen wirken sich auf die molekularpathologischen Analysen aus (s. ▶ Abschn. 4.5.1.7, 12.5 und 13.2.1).

Die Chromosomen während der Zellteilung werden durch koagulierende Fixanzien sehr gut dargestellt (s. ▶ Abschn. 4.5.1.7). Die mitotischen Chromosomen erscheinen kürzer und dicker als bei Formalinfixierung.

4.5 Fixiermittel

Der Charakter des histologischen Labors hat einen Wandel durchgemacht. Anfang des 20. Jahrhunderts wurden nur wenige klinische Proben mit entsprechendem Aufwand und unter Einsatz der damals gebräuchlichen Fixiermittel verarbeitet. Die mikroskopische Technik wurde generell mehr zur Erforschung der Anatomie betrieben (Dhom 2001). Besonders in der Blütezeit der Histochemie (ab den 1930er-Jahren) suchte man nach Fixiermethoden, die den jeweiligen Forschungsgegenstand in der Gewebeprobe möglichst unbeeinflusst lassen und ihn nicht herauslösen (s. Pearse 1960, 1968, 1980; Lillie & Fullmer 1976; Burck 1966; Böck 1989). In diese Zeit fielen auch die Entwicklung der Elektronenmikroskopie und die Suche nach einem Fixiermittel, das die Proben möglichst widerstandsfähig gegen Elektronenbeschuss machte. So findet man in der Literatur zahlreiche Fixiermittel bzw. -rezepte, die uns heute kaum mehr geläufig sind (z. B. Sannomiya oder Cajal für Neurofibrillen, Gendre für Glykogen, Maximow für die Hämatologie, Orth für Nierengewebe).

Neben der wissenschaftlichen Histopathologie kam es ab der Mitte des 20. Jahrhunderts auch zu einem Aufschwung der klinischen Histopathologie. Dies ging einher mit ansteigenden Probenzahlen und beginnender Automatisierung. Ein modernes Histodiagnostiklabor bearbeitet nun einen großen Probendurchlauf von Operationspräparaten und Biopsien zur morphologischen Diagnostik, wo sich die Behandlungen der einzelnen Gewebestücke nicht stark unterscheiden und möglichst automatisiert werden. Dies soll u. a. auch einer verbesserten Standardisierung dienen. Es besteht auch der Anspruch, das Labor von Gefahrstoffen und Problemabfällen möglichst zu befreien. In einer überwiegenden Mehrzahl der weltweiten histodiagnostischen Labors gibt es daher nur mehr ein einziges Standardfixans, und zwar die neutral gepufferte Formaldehydlösung (Dapson 2001).

Unter diesem Gesichtspunkt werden zur Darstellung spezieller Inhaltsstoffe oder Strukturen bzw. Ultrastrukturen ausgesuchte Fixiermittel und -gemische überwiegend nur mehr in der Forschung eingesetzt. Da es kein universelles Fixiermittel gibt, das als einziges alle Anforderungen erfüllt und den Nachweis aller Zellstrukturen erlaubt, wird ihre jeweilige nachteilige Wirkung auf andere Zellbestandteile in Kauf genommen.

4.5.1 Formaldehyd

Formaldehyd wurde **1893** von **Ferdinand Blum** in die Histotechnik eingeführt (s. ▶ Abschn. 19.3) und ist seit den 1920er-Jahren das am weitesten verbreitete Fixiermittel im histodiagnostischen Labor. Am meisten wird die **4–8 % neutral gepufferte, wässrige Formaldehydlösung** (*neutral buffered formaldehyde*, NBF) verwendet. Dieses Fixativ ist unter Umständen auch für elektronenmikroskopische Untersuchungen einsetzbar.

4.5.1.1 Eigenschaften

Formaldehyd ist ein stechend riechendes Gas und unter –20 °C flüssig. Die kleinen Moleküle (HCHO) lösen sich schnell in Wasser. Formaldehyd ist maximal zu **37–40 %** in Wasser löslich (**pH 2,8–4,0**). Die wässrige Lösung nennt man **Formalin**. Durch Anlagerung von Wassermolekülen kommt es zur Bildung von **Dihydroxymethan** (Methylenglykol, HO–CH$_2$OH; ◘ Abb. 4.2).Die für die Fixierung aktive Komponente ist Formaldehyd. In der wässrigen Lösung besteht ein Reaktionsgleichgewicht zwischen Formaldehyd und Dihydroxymethan, das sehr stark aufseiten von Dihydroxymethan liegt. Wird beim Fixiervorgang dem Gleichgewicht Formaldehyd entzogen, wird es durch Umbildung wieder rekonstituiert (Kiernan 1999, Kiernan 2000).

Die Dihydroxymethanmoleküle neigen zur Polymerisation (◘ Abb. 4.3), was besonders durch organische Substanzen und Sonnenlicht gefördert wird (**Polyoxymethylen**). Bis zu einer Kettenlänge von acht bis zehn sind die Polymere noch wasserlöslich. Längere Polymere fallen als weißlicher Niederschlag aus. Diesen findet man häufig bei lange aufbewahrten Präparaten als Bodensatz. Die getrockneten Polymerisate sind als **Paraformaldehyd** im Handel. Der Anteil an Oligo- bzw. Polymeren in der Lösung ist temperaturabhängig. Eine gut wirksame Formaldehydlösung muss möglichst viele Monomere enthalten.

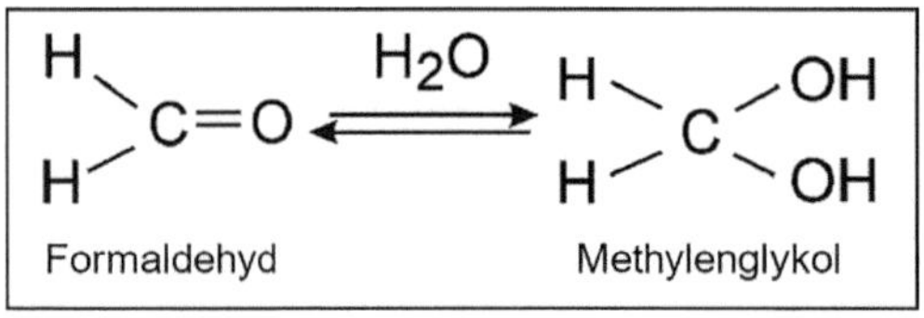

Eine v. a. durch Sonnenlicht spontan hervorgerufene Reaktion zweier Formaldehydmoleküle beschreibt die Reduktion des einen zu Methanol und die Oxidation des anderen zu Ameisensäure (**Cannizzaro-Reaktion**).Der pH-Wert wird deshalb mit der Zeit weiter in den sauren Bereich verschoben. Um einen neutralen pH-Wert zu erreichen bzw. zu bewahren, gab man früher Calciumcarbonat (Marmorstückchen) in die Flasche. Weiters wirken dunkle Aufbewahrungsflaschen der Cannizzaro-Reaktion entgegen. Heute verwendet man Puffer zur pH-Wert-Stabilisierung. Die Zugabe von Puffer soll auch die Aufspaltung in Monomere unterstützen. Um die Polymerisation und die Cannizzaro-Reaktion zu unterdrücken, wird bei käuflichen Lösungen üblicherweise Methanol zugesetzt.

Für histochemische und elektronenoptische Zwecke, wo methanol- und säurefreie Formaldehydlösungen benötigt werden, muss man die Lösung aus Paraformaldehyd herstellen. Dazu wird das Pulver in Wasser auf 60 °C erhitzt und die entsprechenden Salze zur Pufferung zugesetzt.

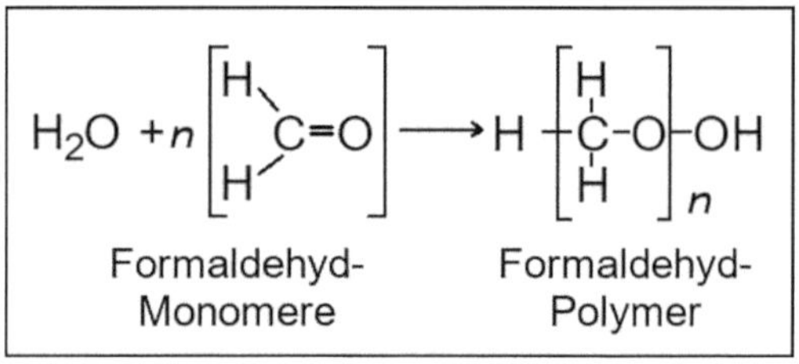

◘ Abb. 4.3 Polymerisation von Formaldehyd zu Polyoxymethylen bzw. Paraformaldehyd (n > 8)

◘ Abb. 4.2 Das Reaktionsgleichgewicht liegt in wässriger Lösung fast zur Gänze aufseiten von Methylenglykol (Dihydroxymethan)

4.5 · Fixiermittel

Durch trockenes Erhitzen von Paraformaldehyd erhält man gasförmiges Formaldehyd, das z. B. für die Catecholaminfixierung verwendet wird.

4.5.1.2 Wirkungsweise

Formaldehyd ist ein **additives und quervernetzendes** Fixativ. Es wirkt wenig denaturierend und erhält größtenteils die Sekundärstruktur der Proteine, sodass auch teilweise Enzymaktivitäten und Antigenstrukturen erhalten bleiben.

Formaldehyd ist ein kleines, aber sehr reaktives Molekül, das mit einer Vielzahl an funktionellen Gruppen der zellulären und extrazellulären Makromoleküle in Reaktion treten kann, u. a. mit Aminogruppen, Hydroxylgruppen (Acetale), mit Sulfhydrylgruppen (Sulfhydrylacetalanaloga) und mit aromatischen Ringen. Die Gewebefixierung erfolgt im Wesentlichen über die Reaktion von Proteinen mit Formaldehyd. Die Proteine sind bekannterweise aus Aminosäuren zusammengesetzt, die unterschiedliche funktionelle Gruppen und davon hergeleitete Eigenschaften aufweisen – polar, unpolar, geladen, ungeladen, basisch, sauer. In frühen Proteinstudien (z. B. Fränkel-Conrat, Singer, Levy, Silberman, Theis 1937–1949, French und Edsall 1945) wurden ihre Reaktionsfähigkeit und Reaktionsprodukte mit Formaldehyd untersucht. Man stellte dabei unterschiedliche Reaktionsgeschwindigkeiten bzw. Reaktionsoptima bei pH-Wert und Temperatur fest, auch dass die Anbindung von Formaldehyd für viele Reaktionen **reversibel** ist und durch einfaches Waschen bis zum Auskochen der Proben wieder rückgeführt werden kann.

Ungeladene Aminogruppen sind die beliebtesten Bindungspartner von Formaldehyd. Bei dem gebräuchlichen pH-Wert der Formaldehydlösung (pH 7–7,8) kommen Lysin und Arginin in die Nähe ihres isoelektrischen Punkts, ihre ε-Aminogruppen sind schwächer ionisiert und damit erste Anlaufstelle von Formaldehyd.

Weitere reagible Aminosäuren sind Cystein, Histidin, Tryptophan, Tyrosin, Serin, Asparagin und Glutamin. Bei alkalischem Milieu reagieren viele funktionelle Gruppen nicht, deshalb soll der pH-Wert pH 8 nicht überschreiten. Ungepuffertes Formalin hat einen pH-Wert von ca. pH 4, wo viele Aminogruppen protoniert und nicht mit Formaldehyd reagibel sind.

Durch die Reaktion mit Formaldehyd werden **Methylolgruppen** (–C–OH) angehängt bzw. es entstehen sog. Imine (Schiff'sche Basen, $-N=CH_2$) durch Abspalten von H_2O. Bei diesen Addukten handelt es sich um reagible Gruppen, die in der Nähe von passenden funktionellen Gruppen anderer Proteine fähig sind, Brücken zu diesen zu schlagen. Typischerweise kommt es zur Brückenbildung zwischen den ε-Aminogruppen und dem Stickstoff der Peptidverbindung. Eine weitere Form der Brückenbildung läuft über sekundäre Amine und Carbonylgruppen (Mannich-Reaktion). Die Bildung von Methylolgruppen und Schiff'schen Basen ist reversibel, die **Methylenbrückenbildung** ist stabil (◘ Abb. 4.4). Die Reaktionsrate der Quervernetzung ist temperatur- und pH-abhängig, wird bei 4 °C stark verlangsamt und hat ein Maximum bei pH 4–5,5 (Puchtler

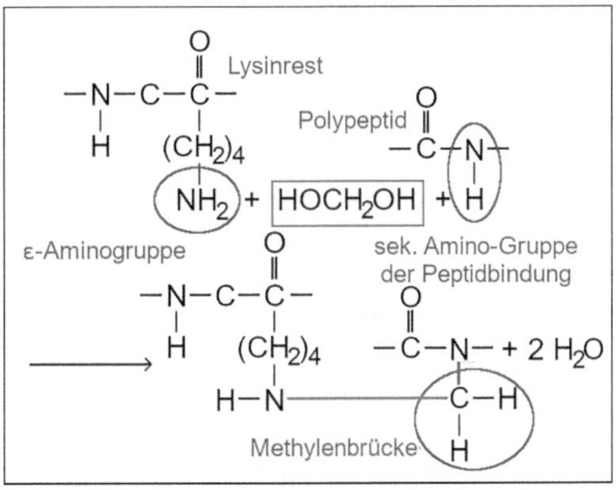

◘ **Abb. 4.4** Additive Quervernetzung. Methylenbrückenbildung zwischen der ε-Aminogruppe eines Lysinrests und der sekundären Aminogruppe einer Peptidbindung via Methylenglykol unter Wasserabspaltung

und Meloan 1985). Formaldehyd ist somit ein additives und quervernetzendes Fixativ, dessen Vernetzungsreaktion immer in **zwei Schritten** erfolgt.

Bezogen auf die Konformation der Proteine, ihre Funktionalität und immunologischen „Wiedererkennungswert" verursacht das Anhängen von neuen funktionellen Gruppen und das Zusammenziehen von verschiedenen extra- und intramolekularen Peptidketten wenig vorhersagbare Variationen. Diese entstehen abhängig von Reaktionsrate, Position, lokaler Umgebung, pH-Wert, Temperatur, Reaktionspartner und Konzentration. Diese Stabilisierung ist aber notwendig, um die Sekundärstrukturen relativ schadlos durch das nachfolgende Gewebeprocessing zu bringen. Zur Verdeutlichung: Polypeptide verstecken in wässriger Lösung üblicherweise ihre unpolaren, hydrophoben Molekülbereiche im Inneren ihrer Konformation, damit sie von der wässrigen Umgebung abgeschirmt sind. Gelangen diese Polypeptide nun in eine unpolare, wasserfreie Umgebung (Clearingreagens, Xylol, s. ▶ Abschn. 7.2.1.4), dreht sich die Konformation von innen nach außen und erfährt damit eine drastische, unerwünschte Denaturierung. Diese Denaturierung kann nur verhindert werden, wenn das Protein vorher durch ausreichende Vernetzung in seiner Konformation stabilisiert wurde. Eine weitere, positive Auswirkung der Vernetzung ist, dass kleinere lösliche Proteine und andere Substanzen (z. B. Glykogen) gefangen werden und darstellbar bleiben. Dieses Proteinnetz verleiht dem Gewebe genügend Festigkeit, um die nachfolgenden Einbettungsprozesse zu überstehen. Das Fixativ wird dabei „verbraucht".

> An Protein gebundenes Formaldehyd kann durch Waschen in Wasser entfernt werden (über mehrere Wochen). Sehr langes Aufbewahren in Formalin verursacht eine Härtung des Gewebes und einen Verlust der Anfärbbarkeit der Kerne. Die Härtung des Gewebes kann durch Behandlung mit 10 % Zitronensäure rückgängig gemacht werden. Bei Austrocknen des Gewebes gibt man es in Dimethylsulfoxyd (DMSO) mit 5 % Wasser zum Erweichen. Fixierung mit ungepuffertem Formalin führt zur Ablagerung von braunem Formalinpigment, das vom Hämoglobinabbau herstammt. Es kann durch alkoholische Pikrinsäurelösung entfernt werden. Formalinpigment kommt bei neutral gepuffertem Formalin nicht vor. (Anmerkung: Bei diesen tradierten Rezepten muss man heutzutage immer ihre Auswirkung auf die modernen Spezialmethoden mit einbeziehen.)

- **Wirkung auf diverse Gewebebestandteile**
- Enzyme: Empfindlich verhalten sich Dehydrogenasen, Transferasen, Lyasen, Cytochromoxidasen. Relativ stabil sind Hydrolasen, viele Peroxidasen, Tetrazoliumreduktasen (s. ▶ Abschn. 10.4).
- Niedrig molekulare Kohlenhydrate werden herausgelöst.
- Hochmolekulare Kohlenhydrate wie Glykogen werden teilweise im Proteinnetz eingefangen, bei der wässrigen Verarbeitung gehen aber große Mengen verloren.
- Glyko- bzw. Lipoproteine werden mittels ihres Proteinanteils vernetzt.
- Schleimsubstanzen gehen teilweise verloren. Ein besseres Ergebnis erhält man durch Zusatz von Bleinitrat (Lillie und Fullmer 1976).
- Lipide werden nur gering herausgelöst. Ein besseres Ergebnis erhält man durch Zusatz von Calciumchlorid (Baker 1958). Die weitere Behandlung mit organischen Lösungsmitteln beim Einbettungsprozess löst Fette heraus.

4.5 · Fixiermittel

- Harnsäurekristalle werden herausgelöst (Fixierung in 96 % Ethanol wird für den Gichtnachweis empfohlen).
- Für Kernchromatin ist Formaldehyd nicht optimal, Zusätze verbessern die Anfärbbarkeit.
- Nukleinsäuren werden in das Proteinnetz eingebunden und modifiziert (s. ▶ Abschn. 4.5.1.7 und 13.2.1).

Wegen des niedrigen Molekulargewichts von Formaldehyd ist die Fixierlösung hyperton. Trotzdem kommt es bei den üblicherweise verwendeten Verdünnungen eher zu geringen Schrumpfungen. Burck (1982) beschreibt ca. 10 % Größenverlust nach Formalinfixierung **und** Paraffineinbettung. Fox et al. (1985) beschreibt eine Schrumpfung erst bei einer Formaldehydkonzentration von 36 % und vermutet die Ursache im Methanolanteil.

An Formaldehydfixierungen kann man fast alle anderen Fixierflüssigkeiten zur Nachfixierung anschließen (z. B. Osmiumtetroxid für die Elektronenmikroskopie).

Makroskopisch erkennt man die Fixierung an der Verfärbung des Gewebes von eventuell blutig Rot zu Graubraun und an der Veränderung der Konsistenz von weich (evtl. zerfallend, matschig) zu druckelastisch, fest. Das ausreichende Ausmaß der Vernetzung kann man an der Verfärbung allerdings nicht abschätzen.

4.5.1.3 Eindringgeschwindigkeit und Fixierdauer

Als Faustregel gilt eine Eindringgeschwindigkeit von **ca. 1 mm/h**. Sie ist abhängig von Konzentration, Temperatur und Gewebekonsistenz. Dabei nimmt die Geschwindigkeit aufgrund der Wechselwirkung mit dem verfestigten Gewebe mit der zurückgelegten Strecke ab. Man versuchte die Eindringtiefe mithilfe einer Gleichung zu definieren ($d = k\sqrt{t}$; t in h, d in mm), wobei die Konstante (k) empirisch ermittelt wurde. Man erkannte, dass k je nach untersuchtem Gewebe variierte. Bei $k = 0{,}78$ gilt $d = 3{,}9$ mm in 25 h; bei $k = 3{,}6$ gilt $d = 18$ mm in 25 h. Es lässt sich also keine universelle Regel definieren.

Obwohl Formalin (bzw. Methylenglykol) relativ schnell ins Gewebe eindringt und sich an die Proteinstrukturen bindet, läuft die **Vernetzungsreaktion sehr langsam** ab. Erst nach 24 h sollte eine adäquate Fixierung erreicht sein. Eine komplette Fixierung benötigt ein bis zwei Wochen bei Raumtemperatur. Diese vollständige Vernetzung ist aber gar nicht erwünscht, weil dadurch funktionelle Gruppen, die für die Anfärbbarkeit oder für immunhistologische Nachweise wichtig sind, blockiert werden. Zusätzlich kommt es zu einer Härtung. Trotzdem gilt generell: **Unterfixierung ist schlimmer als Überfixierung.**

- **Hier einige gesammelte Daten zur notwendigen Fixierdauer**
- In einer Studie von Cecil Fox et al. wurde die Bindungsrate von Formaldehyd an einen Gefrierschnitt (16 µm dick) mittels Radiografie ermittelt. Die Eindringgeschwindigkeit wurde aufgrund der geringen Schnittdicke vernachlässigt. Das Gewebe erreichte die maximale Anbindung nach 24 h bei Raumtemperatur bzw. 18 h bei 37 °C (Fox et al. 1985).
- Eine ähnliche Untersuchung von Helander ergab eine maximale Anbindung ebenfalls nach 24 h (Helander 1994).
- In einer Studie von Goldstein et al. wurde die Empfindlichkeit des Östrogenrezeptornachweises auf Unterfixierung dargestellt und eine Mindestfixierzeit von 6–8 h gefordert (Goldstein et al. 2003).
- Nach Burck (1982) und Böck (1989) wird Lebergewebe innerhalb von 16 h bis zu 4 mm tief fixiert.
- Für eine gute Morphologie sollte die Fixierdauer mindestens 24 h und für eine optimale Morphologie mindestens 48 h bei Raumtemperatur sein.

- Für die Darstellung empfindlicher, neurologischer Strukturen soll mindestens eine bis mehrere Wochen fixiert werden (kann durch Mikrowellentechnik verkürzt werden, s. ▶ Abschn. 14.5.2).

- **Eindringen ist nicht gleich Vernetzen**
- Formaldehyd dringt rasch in Gewebe ein, aber vernetzt langsam.
- Über die Linearität der Eindringgeschwindigkeit gibt es widersprüchliche Aussagen.
- Die Vernetzungsreaktionsgeschwindigkeit verhält sich unabhängig von der Gewebegröße oder der Formaldehydkonzentration (Fox et al. 1985, Goldstein et al. 2003).
- Die Formaldehydkonzentration hat über einen großen Bereich keine Auswirkungen auf die Reaktionsgeschwindigkeit und die Gewebeschrumpfung (Fox et al. 1985).
- Eine 3 mm dicke Gewebescheibe ist nach 2 h in Formalin zwar durchtränkt, aber noch lange nicht fixiert. Eine 6 mm dicke Gewebescheibe ist nach 2 h im Zentrum weder durchtränkt noch fixiert und eine 30 mm dicke Gewebescheibe ist selbst nach 10 h im Zentrum weder durchtränkt noch fixiert.

Die **Folgen zu kurzer Fixierung** sind eine suboptimale Morphologie und Empfindlichkeit der Proben beim Processing. Dies zeigt sich als Sekundärfixierung durch die Alkohole, die auch in der Übersichtsfärbung als geändertes Äquivalentbild erkennbar ist (stärkere Eosinophilie, granuläres Chromatin). Weiters sieht man die unterschiedliche Beeinträchtigung von Epitopen und die Empfindlichkeit des Gewebes bei der Vorbehandlung für die Immunhistochemie (s. ▶ Abschn. 11.9) oder die In-situ-Hybridisierung (s. ▶ Abschn. 12.5.1). Hier werden die Schnitte intensiver Hitze bzw. enzymatischer Andauung ausgesetzt.

Im Histodiagnostiklabor lässt man kleine Biopsien über wenige Stunden und größere Präparate bis zu 24 h bei Raumtemperatur fixieren. Hier besteht offensichtlich eine Diskrepanz zwischen Theorie und Praxis, weil die Dauer der Fixierung zugunsten der schnellen Verarbeitung immer mehr gekürzt wird.

Die modernen **Einbettungsautomaten** arbeiten diesem Effekt etwas entgegen. Hier nutzt man Formalinbäder mit erhöhter Temperatur (37–40 °C) zur Beschleunigung der Fixierung (s. ▶ Abschn. 7.2.1.2). Bei erhöhter Temperatur verschiebt sich das Reaktionsgleichgewicht in der Formaldehydlösung von Methylenglykol zu Formaldehyd, wodurch mehr reagible Moleküle zur Verfügung stehen. Weiters wird die Vernetzungsgeschwindigkeit erhöht. Es zeigt sich allerdings, dass frisches Gewebe, das direkt in warme Formaldehydlösung gelegt wird, nur einen schmalen Rand mit guter Fixierung aufweist und das Zentrum inadäquat fixiert bleibt, dass es morphologisch stark leidet und nachfolgende Analysen schlecht funktionieren. Die gute Vernetzung erfolgt auf Kosten einer mangelhaften Diffusion. Daher liegt die Mindestanforderung bei einer **kompletten Durchtränkung** der zugeschnittenen Gewebeblöcke **vor** der Übergabe in den Einbettungsprozess.

Chafin et al. (2013) haben festgestellt, dass bei einer Temperatur von 4 °C die Rate der Quervernetzungen abnimmt und das Eindringen gleichmäßig erfolgt. Sie haben in einem Versuchsaufbau gezeigt, dass die Kombination von 2 h Formalineinwirkung bei 4 °C, gefolgt von 2 h Fixierung bei 45 °C insgesamt eine beschleunigte und ausreichende Fixierung ergibt (vergleichbar mit einer Raumtemperatur von 24 h), wobei auf eine Gewebedicke von max. 4 mm geachtet wurde.

Lerch et al. (2017) untersuchten mithilfe einer selbst entwickelten Ultraschall

4.5 · Fixiermittel

TOF[6]-Methode die Diffusionsrate einer definierten Formaldehydlösung bei 6 °C bei einer größeren Anzahl unterschiedlicher Gewebetypen und sahen auch hier unterschiedliche Ergebnisse, die rein auf die Gewebeeigenschaften zurückzuführen waren. Sie empfehlen diese Methode der **Echtzeitbeobachtung** der Formaldehyddiffusion, um die komplette Durchtränkung der Gewebeprobe objektiv zu erkennen. Daran schließen sie eine einstündige Fixierung bei 45 °C an. In einer Folgestudie zeigten Bauer et al. (2021), dass in 6 mm dicken Tonsillenstücken die **„dynamische Fixierung"** mit 6 h in der Kälte für die Durchdringung und 1 h in der Wärme für die Vernetzung einen Fixierungseffekt wie 24 h bei Raumtemperatur hat und dass die Immunhistochemie von zwei getesteten Antigenen gleich gut funktioniert. Bauer und Chafin (2023) stellten eine Methode basierend auf den MID-IR-Spektren[7] von fixiertem Gewebe vor und konnten den Fixierungszustand bzw. die Fixierdauer von FFPE-Schnitten auf ca. 1,5 h genau einschätzen. Möglicherweise lassen sich durch solche Techniken künftig die Fixierungsmodalitäten genauer definieren und morphologische bzw. molekulare Analysen auf eine stabilere Basis stellen.

Chu et al. (2005) untersuchten die Wirkung von hochfrequentem Ultraschall auf die Diffusionsgeschwindigkeit von Formaldehydlösungen. Sie sahen eine starke Beschleunigung bei vergleichbarer Morphologie und verbesserter Präservation von Makromolekülen. Hochfrequenter Ultraschall verursachte keine Gewebeschäden, die man bei niedrigfrequentem Ultraschall beobachtete. Die Proben verblieben mehrere Stunden nach der Fixierung in 75 % Ethanol und der nachfolgende Einbettungsprozess wurde nicht im Detail beschrieben. Chu et al. (2006) beschrieben die komplette Fixierung von den meisten Geweben innerhalb von 5–10 min bei einer Beschallung von 8–10 W/cm^2.

Bei der Methode der **mikrowellenunterstützten Fixierung** lässt man das Formalin zuerst ins Gewebe eindringen und verkürzt anschließend die Vernetzungsphase durch Anregung und Erwärmung mit der elektromagnetischen Strahlung (Boon et al. 1988, s. ▶ Abschn. 14.5.2).

4.5.1.4 Konzentrationsangaben

Eine gewisse Nomenklaturverwirrung herrscht aufgrund der Tatsache, dass 35–40 % Formaldehyd als konzentriertes oder 100 % Formalin angesehen wird. So enthält 10 % Formalin ca. 4 % Formaldehyd. Für eine eindeutige Angabe soll man die Prozentangabe des Formaldehyds wählen.

In Verwendung sind hauptsächlich 4–8 % Formaldehydlösungen. Wobei die 4 % Lösung am meisten verbreitet ist. Dies ist zurückzuführen auf den Entdecker des Formaldehyds als „Härtungsmittel" für die Histologie, Ferdinand Blum, der 1893 das Reagens als Antiseptikum austestete und dann auch in dieser Konzentration für die Histologie empfahl (Blum 1893).

4.5.1.5 Rezepte

Neutral gepuffertes 4 % Formaldehyd nach Lillie (1954)	
4,0 g	Natrium-Phosphat, monobasisch (NaH$_2$PO4.H$_2$O)
6,5 g	Natrium-Phosphat, dibasisch (Na$_2$HPO4)
750 ml	dest. Wasser
100 ml	37–40 % Formaldehyd
auf 1000 ml mit dest. Wasser auffüllen	
pH 7,2–7,4; mehrere Monate haltbar, ergibt einen 0,075 M Phosphatpuffer, Gesamtosmolarität ca. 1,4 osm	

---

6 TOF. *Time of flight;* abgeleitet aus der Massenspektroskopie.
7 MID-IR. Mittlerer Infrarotbereich.

Neutral gepuffertes 4 % Formaldehyd nach Carson et al. (1973)	
100 ml	37–40 % Formaldehyd
900 ml	dest. Wasser
18,6 g	Natrium-Phosphat, monobasisch ($NaH_2PO_4 \cdot H_2O$)
4,2 g	Natriumhydroxid (NaOH)
pH 7,2–7,4; mehrere Monate haltbar, Ohne Formaldehyd gerechnet, entspricht die Osmolarität jener der extrazellulären Flüssigkeit (0,37 osm). Gesamtosmolarität 1,57 osm; Nach Kiernan (1999) ist für den osmotischen Druck das Fixierungsreagens nicht ausschlaggebend, weil es bei Kontakt bereits die osmotischen Eigenschaften verändert.	

Neutral gepuffertes 4 % Formaldehyd mit 0,1 M Phosphatpuffer	
900 ml	0,1 M Natrium-Phosphat-Puffer (pH 7,2–7,4)
100 ml	37–40 % Formaldehyd
wenn nötig auf pH 7,2–7,4 einstellen; mehrere Monate haltbar	

4.5.1.6 Praktische Hinweise zur Anwendung

Die übliche Anwendung von neutral gepuffertem Formalin ist die **Immersionsfixierung**, also das Einlegen des Gewebes in die Flüssigkeit. Das Durchdringen des Gewebes mit Fixiermittel sollte möglichst schnell und gleichmäßig erfolgen.

- Das **Mengenverhältnis** zwischen Probe und Fixiermedium muss ausreichend und das Probengefäß dementsprechend groß sein (optimal **1:20**, mindestens 1:10); für den Transport von großen Präparaten ins Labor sollte das Präparat zumindest mit Fixierlösung bedeckt sein. Anmerkung: Das hohe Mengenverhältnis ist eine tradierte Information. Buesa und Peshkov (2012) fanden ein Verhältnis von 1:2, ausgetestet auf 3 mm dicken Gewebescheiben, bei einer Dauer von 48 h für ausreichend.
- Das Fixativ soll **von allen Seiten** an das Gewebe herantreten können. Die Probe darf nicht am Boden des Gefäßes kleben. Das verhindert man durch Papiertücher oder Kunststoffgitter unter dem Gewebe oder durch Einbringen des Gewebes in ein Gazesäckchen, mit dem man es im Gefäß aufhängen kann.
- **Schwimmende** (fettreiche, lufthaltige) Gewebe werden von oben mittels durchtränkten Papiertüchern benetzt oder mit Kunststoffgittern beschwert. Lungengewebe wird durch Einspritzen infiltriert.
- Die **Gewebegröße** soll an die Eindringgeschwindigkeit des Fixiermittels angepasst sein. 3–5 mm dicke Scheiben ermöglichen die Durchdringung in ca. 3 h.
- Größere Präparate (Organe, Tumore) sollen deshalb in **Scheiben** geschnitten bzw. eingeschnitten werden. Eventuell legt man zwischen die Scheiben wiederum Papier.
- Barrieren in Form von **Organkapseln** sollen eingeschnitten werden (Organkapseln schrumpfen und verhärten stärker als Parenchym und quetschen es dadurch).
- **Hohlorgane** werden aufgeschnitten (Darm, Cysten). Cysten werden entleert.
- Manche Gewebe wie Magenschleimhaut neigen zum **Verziehen** und können mit Nadeln an Korkbrettchen gepinnt in Form gehalten werden.
- Das Anpinnen von zugeschnittenen Gewebescheiben an Korkbrettchen dient auch dazu, die Reihenfolge der Scheiben nicht zu verlieren (z. B. Mammapräparation).
- Vor der Weiterverarbeitung soll das gute **Fixierergebnis** anhand der Farb- und Konsistenzveränderung begutachtet werden.

4.5 · Fixiermittel

- Da Formalin bei der Fixierung **verbraucht** wird, soll die Flüssigkeit bei unvollständiger Fixierung gewechselt werden. Aus demselben Grund sollen blutige Lösungen ausgewechselt werden.
- Beim Zurechtschneiden von formalindurchtränkten, großen Präparaten soll man die unangenehme und gesundheitsschädliche Wirkung (beißender Geruch, Reizung der Schleimhäute, kanzerogene Wirkung) durch vorheriges **Wässern** der Präparate in Leitungswasser vermindern. (Auf die Gefahren durch Formaldehyd wird in ▶ Abschn. 4.5.1.9 eingegangen.)

4.5.1.7 Formaldehydfixierung und histologische Techniken

Der Einfluss der Fixierung auf die anschließenden, histologischen Techniken ist offensichtlich. Die hier aufgeführten Methoden finden Sie weiter hinten im Buch in den entsprechenden Kapiteln im Detail beschrieben. So könnten manche der hier verwendeten Begriffe sich erst in der Rückschau erklären.

▪ Anfärbung (▶ Kap. 9)

Formaldehyd bindet vorzugsweise an dieselben Bindungspartner, nämlich Aminogruppen, die auch von anionischen Farbstoffen (z. B. Eosin) als Reaktionspartner ausgesucht werden. Das Färbeergebnis ist trotzdem gut und kann für bestimmte Färbungen (Trichromfärbung) durch „Umfixierung" in Bouins Fixiergemisch noch verbessert werden. Die Abnahme der Azidophilie mit Fortdauer der Fixierung ist wohl dieser Besetzung der funktionellen Gruppen und der Weiteroxidation von unverbrückten Methylolgruppen zu Säureresten zuzuordnen. Es gibt aber auch eine Abnahme der Kernfärbbarkeit nach langjähriger Fixierung. Hier liegt der Grund wahrscheinlich in der DNA-Degradierung und dem Absinken des pH-Werts. Bei der üblichen Fixierdauer der Routinepräparate hat das keine Auswirkungen.

▪ Enzymhistochemie (▶ Kap. 10)

Die meisten Enzyme werden durch Formaldehydwirkung denaturiert und können so durch ihre Aktivität nicht mehr nachgewiesen werden. Für Enzymnachweise auf Gefrierschnitten beinhaltet das Protokoll oft eine kurze Fixierung in gekühltem 4 % Formaldehyd in 0,9 % NaCl.

Ein Enzym, das die Fixierung übersteht, ist beispielsweise die Naphthol-AS-D-Chloracetatesterase. Auch die sog. endogene Peroxidase, die die Immunhistologen beschäftigt, bleibt erhalten.

▪ Immunhistochemie (▶ Kap. 11)

Das Aufkommen der Immunhistochemie hat die Diskussionen um das perfekte Fixans erst wieder in Schwung gebracht. In den 1980er-Jahren entstanden viele Publikationen, die sich mit der Empfindlichkeit einzelner Epitope bzw. Antigene gegenüber der Formaldehydfixierung befassten. Man erkannte, dass die Dauer der Fixierung hier maßgeblichen Einfluss nimmt. In der Folge bezeichnete man Fixierung, die länger als einen Tag dauerte, als Überfixierung und propagierte möglichst kurze Fixierzeiten. Zu Beginn der 1990er-Jahre kam das Zeitalter des Antigenretrievals (s. ▶ Abschn. 11.9) durch feuchte Hitze mit allen möglichen Hitzequellen (Mikrowelle, Druckkochtopf) und Retrievallösungen (Shi et al. 1997). Das hatte unter anderem zur Folge, dass zu kurz fixiertes Gewebe dieser schroffen Behandlung nicht standhielt. Auch sah man, dass einzelne Epitope aufgrund der Unterfixierung erst recht nicht nachgewiesen werden konnten, was wohl auf ihre Empfindlichkeit beim Processing zurückzuführen ist. Die Befunder bemerkten auch inkonsistente Ergebnisse in Abhängigkeit von der Fixierung und Randeffekte. Ein Umdenken trat und tritt ein. Beispielsweise wird nun für den Östrogenrezeptornachweis eine Mindestfixierung von 6–8 h empfohlen, die Dauer der Fixierung bis zu mehreren Wochen wird nicht mehr als kritisch angesehen (ASCO 2007; Goldstein et al. 2003; Oyama et al. 2007). So lautet die Parole heute: Nicht die Überfixierung, sondern die Unterfixierung ist problematisch. Dem sollte man noch anschließen, dass eine Standardisierung unbedingt anzustreben ist.

Antigenretrieval (Vorbehandlung von FFPET[8] für die Immunhistochemie): In Anbetracht der Reversibilität vieler Bindungsreaktionen des Formaldehyds an die verschiedenen Aminosäuren, liegt die Vermutung nahe, dass eben dieses Ablösen der Methylolgruppen und Imingruppen durch veränderte Milieubedingungen, die maskierten Epitope wieder in den nativen Zustand bringt. Es gibt allerdings diverse Theorien zur Retrievalwirkung (s. ▶ Abschn. 11.9.2). Die trotzdem vorhandene Stabilität des Gewebes ist in den Methylenbrücken zu suchen. Die primäre Empfindlichkeit von Epitopen hängt wahrscheinlich mit dem jeweiligen Reichtum an reaktionsfreudigen funktionellen Gruppen zusammen (Lysinreste, Cysteinreste, Argininreste) (Dapson 2007).

Immunfluoreszenz als spezielle Methode der Immunhistochemie wird ungern an formalinfixiertem Gewebe durchgeführt. Der Grund liegt in der Autofluoreszenz des Gewebes nach Fixierung. Diese fluorochromen Eigenschaften ergeben sich durch die Kondensation von Formaldehyd an Ringstrukturen. Das Reaktionsprodukt wirkt als fluorophore Gruppe (Bryan und O'Donnell 1988). Es gibt Methoden, die Autofluoreszenz zu unterdrücken, z. B. durch Behandlung mit Sudan Black B (Baschong et al. 2001).

- **In-situ-Hybridisierung und Molekularpathologie (Kap. 12 und 13)**

Die Formaldehydfixierung des Chromatins erfolgt in erster Linie über die Histone, es bindet aber auch an die Nukleinsäuren und hier vorzugsweise an die Basen **Adenin** und **Cytosin**. Diese weisen tertiäre Aminogruppen auf, an die **Methylolgruppen** angehängt werden (Masuda et al. 1999). Über diese Methylolgruppen erfolgt in einem zweiten Schritt die Quervernetzung der Nukleinsäuren durch Methylenbrücken mit sich selbst oder anderen Biomolekülen. Diese Addukte an den Nukleinsäuren beeinträchtigen die Amplifizierbarkeit von DNA bei der Polymerasekettenreaktion (PCR) sowie der RNA bei der Reverse-Transkriptase-PCR bzw. die Länge der amplifizierbaren Fragmente.

Weitere Reaktionen von Formaldehyd mit den Nukleinsäuren sind die **Desaminierung** von Cytosin, wodurch es in Uracil verwandelt wird, und die Desaminierung von methyliertem Cytosin in CpG-Dinukleotiden, wodurch es in Thymin umgewandelt wird. Diese durch Formaldehyd eingeführten, künstlichen Mutationen wirken sich bei molekularpathologischen Analysen aus (Sequenzierung, sequenzspezifische Techniken).

Die dichte Verpackung von doppelsträngiger DNA im Chromatin macht sie für DNasen relativ unzugänglich. Im Gegensatz dazu ist die einzelsträngige RNA den RNasen stark ausgesetzt. Ein positiver Effekt der Fixierung ist hier die Inaktivierung der **Nukleasen**. Eine verzögerte Fixierung durch eine zu lange kalte Ischämiezeit oder aufgrund zu dicker Gewebestücke begünstigen den Abbau der Nukleinsäuren in unfixierten Arealen.

---

8 FFPET. *Formalin fixed paraffin embedded tissue;* formalinfixiertes paraffineingebettetes Gewebe; histotechnische Standardverarbeitung.

4.5 · Fixiermittel

Die Fixierung in Formalin führt zu einer Degradierung von Nukleinsäuren, wobei noch fraglich ist, ob das Formaldehyd selbst die Ursache der Hydrolyse ist. Es entstehen DNA-Bruchstücke bis zu einer maximalen Länge von 300–400 bp.[9] Die RNA-Fragment-Länge liegt bei 50–300 nt[10] (mehrheitlich bei 100–150 nt). Dieser Effekt ist temperatur-, pH- und zeitabhängig (Srinivasan et al. 2002; Chung et al. 2008).

Die Auswirkung von verschiedenen Fixanzien auf die Nukleinsäuren wurde von Greer et al. (1991) überprüft, indem man die maximalen Längen der bei einer PCR amplifizierbaren Fragmente bestimmte. Ein Vergleich mit anderen mehr oder weniger gebräuchlichen Fixanzien zeigte, dass NBF oder auch Aceton längere PCR-Produkte (Amplicons) in der PCR zulässt als säure- und alkoholhaltige Gemische wie Zamboni, Clarke oder Methacarn. Und besonders in sehr sauren Fixanzien wie Bouin, Carnoy oder Zenker war die DNA zu stark beeinträchtigt. Die Fragmentierung bzw. die Nicht-Amplifizierbarkeit langer Fragmente steigerte sich mit der Dauer der Fixierung.

Eine verlängerte Fixierung in Formaldehyd bewirkt also eine verstärkte Degradierung, mehr chemische Modifikationen und Vernetzungen. Die chemischen Modifikationen und Vernetzungen können bei der Extraktion der Nukleinsäuren zum Teil durch eine Hitzevorbehandlung analog zum Antigenretrieval der IHC und durch Proteaseverdau rückgeführt werden, was die Ausbeute an extrahierbaren und verwertbaren Nukleinsäuren steigert.

Der morphologische Nachweis von DNA oder RNA direkt am Gewebeschnitt erfolgt über die **In-situ-Hybridisierung**. Für die In-situ-Hybridisierung wird eine ziemlich rigide Vorbehandlung mit Erhitzen in chaotroper Salzlösung oder Citratpuffer zur Permeabilisierung sowie eine Andauung mit Protease zur Histonlösung durchgeführt. Eine zu kurze Fixierdauer macht sich hier durch eine zerstörte Morphologie und im Weiteren durch eine erfolglose Hybridisierung bemerkbar. Auch hier gilt: Unterfixierung ist schlimmer als Überfixierung. Standardprotokolle der ISH benötigen keine Modifikation für alle Proben, die zwischen einem und sieben Tagen fixiert wurden (Selvarajan et al. 2002; Willmore et al. 2007).

4.5.1.8 Verwendung von Formaldehyd in Fixiergemischen

In Fixiergemischen werden häufig koagulierende und vernetzende Fixanzien kombiniert, um daraus Vorteile bei der Gewebebehandlung zu ziehen. Mögliche Zusätze sind Puffer oder Gegenspieler zur schrumpfenden Wirkung des Hauptfixativs (z. B. Eisessig).

- **Glutaraldehyd-Formaldehyd-Gemisch nach Karnovsky**

Dieses Gemisch kombiniert das gute Penetrationsvermögens des Formaldehyds mit der hoch stabilisierenden Wirkung des Glutaraldehyds (s. ▶ Abschn. 4.5.2.1). Damit wird es für die Herstellung von Präparaten für die Elektronenmikroskopie und die Semidünnschnitttechnik ideal. Es enthält 4 % Formaldehyd (aus Paraformaldehyd) und 5 % Glutaraldehyd, die mit Cacodylatpuffer vermischt werden. Basierend auf diesem Originalrezept wird häufig eine Kombination aus Formaldehyd und Glutaraldehyd in geringerer Konzentration verwendet.

---

9 bp. Basenpaare.
10 nt. Nukleotide.

Glutaraldehyd-Formaldehyd-Gemisch nach Karnovsky (1965)

2,0 g	Paraformaldehydpulver
25 ml	Dest. Wasser
Unter dem Abzug wird in einem Becherglas das Wasser erhitzt, Paraformaldehyd eingerührt und der Aufschlämmung unter ständigem Rühren tropfenweise NaOH zugesetzt. Sobald der Neutralpunkt erreicht ist, löst sich das Paraformaldehyd schlagartig. abkühlen lassen.	
10 ml	25 % Glutaraldehyd
15 ml	0,2 M Cacodylatpuffer (pH 7,4)

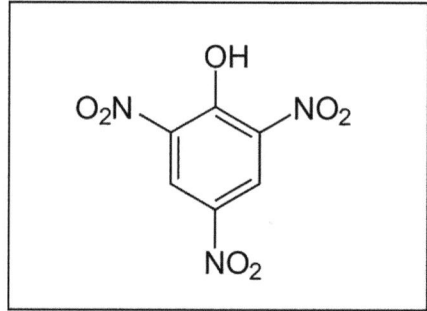

Abb. 4.5 Pikrinsäure (Trinitrophenol)

- **Fixiergemisch nach Bouin**

Dieses Gemisch gehörte zu den am häufigsten verwendeten Fixierflüssigkeiten. Es eignet sich für Übersichtspräparate, besonders zur Darstellung von Zellkernen und von Bindegewebe. Cytoplasmatische Organellen werden nur schwach, Lipide werden nicht erhalten und Nukleinsäuren werden extrahiert. Die Schrumpfung in der Fixierlösung beträgt nur 2,5 %. Man fixiert üblicherweise für 24 h. Monatelanges Aufbewahren in der Lösung ist für die Morphologie nicht nachteilig, es kommt aber unter Umständen zu einer leichten Entkalkung. Aufgrund des niedrigen pH-Werts ist es nicht für die Molekularpathologie geeignet (Greer et al. 1991) und wird auch nicht für die Immunhistochemie empfohlen (Ananthanarayanan et al. 2005).

Der Fixiermechanismus beruht auf der Fällung der Proteine durch Pikrinsäure (Trinitrophenol, ◘ Abb. 4.5). Die gelben Proteinpikrate entstehen durch Salzbildung mit den basischen Gruppen der Proteine. Die Präzipitation tritt in neutralen Lösungen nicht auf und Neutralisation löst die Pikrate wieder auf. Pikrinsäure wird immer in Gemischen verwendet. Zur Herstellung geht man von einer gesättigten, wässrigen oder alkoholischen Lösung aus. Pikrinsäure alleine wirkt stark schrumpfend. Eisessig wirkt dem entgegen. Durch die Säurewirkung kommt es zu einer guten Darstellung von Kernchromatin (Verwendung z. B. zur Darstellung von Mitosen bei der Fixierung von Hodenbiopsien bei Fertilitätsprüfung). Die Wirkung von Formaldehyd in der Lösung ist fraglich, da die Formaldehydanbindung durch den niedrigen pH-Wert von 1–2 eigentlich unterdrückt wird. Für Bouins Gemisch gibt es einige Modifikationen, die die Darstellung von Glykogen oder Lipiden verbessern sollen.

In Pikrinsäuremischungen fixiertes Gewebe wird gleich in 70 %igen Alkohol übergeführt, um die Pikratlösung im Wasserbad zu vermeiden. Man kann jedoch annehmen, dass in pikrinsäure- und formalinhaltigen Fixiergemischen die Proteine bereits stabilisiert sind. Weiterbehandlung mit neutral gepuffertem Formalin würde die Pikratbildung wieder umkehren.

In der Färbetechnik findet es Anwendung als „Umfixierung" nach Formalinfixierung zur besseren Anfärbbarkeit des Bindegewebes bei Trichromfärbungen (s. ▶ Abschn. 9.8). Die Pikrate werden dabei z. B. durch eine Lithiumcarbonatlösung oder durch warmes Leitungswasser vor der Färbung ausgewaschen und der Gewebeschnitt entfärbt. Gewebe-Blöcke werden mittels 70 % Alkohol ausgewaschen.

4.5 · Fixiermittel

Bouin'sches Fixiergemisch (1897)	
15 ml	heiß-gesättigte, wässrige Pikrinsäurelösung
5 ml	37–40 % Formaldehyd
1 ml	Eisessig

Für die heiß-gesättigte Pikrinsäure (ca. 1–2 %) wird in einem 1 Liter Kolben der Boden mit Pikrinsäure-Aufschlämmung bedeckt und auf 1000 ml mit dest. Wasser aufgefüllt. Der Kolben wird unter Rühren und unter Abzug auf einer Herdplatte erwärmt, bis sich die Pikrinsäure löst. Über Nacht abkühlen lassen. Es bilden sich Pikrinsäurekristalle aus. Den Überstand verwenden. Die restliche nasse Pikrinsäure wieder in die Dose zurückleeren.

Trockene Pikrate sind hoch-explosiv! Pikrinsäuregebinde enthalten daher immer eine Aufschlämmung und man muss das Austrocknen tunlichst vermeiden. Wegen der Gefährlichkeit wird die Eigenherstellung von pikrinsäure-hältigen Fixiergemischen im Histolabor möglichst vermieden.

- **Schaffers Fixiergemisch**

Diese Mischung aus Formaldehyd und Alkohol wurde wegen des besonders guten Eindringens ins Gewebe für die Fixierung von Knochen empfohlen. Für immunhistochemische Nachweise ist sie allerdings nachteilig. Nach der Fixierung (ein bis zwei Tage) bringt man das Gewebe in 80 % Alkohol, wo es auch aufbewahrt werden kann.

Schaffer'sches Fixiergemisch (1918)	
1 Teil	37–40 % Formaldehyd
2–3 Teile	80–100 % Ethanol (bei 80 % Ethanol bleibt das Gewebe elastischer)

Neutral gepuffertes Schaffer'sches Fixiergemisch	
166,67 g	37 % Formaldehyd p.a.
320,00 g	Methanol abs.
13,33 g	Glucose-Phosphat-Puffer (pH 7,4)

- **Saline Formalinlösung**

Das ist ein einfaches, wässriges Formaldehydfixativ. Es beinhaltet keine neutralisierenden Bestandteile. Der Säuregehalt steigt während der Lagerung.

Die Lösung sollte mindestens einen Tag vor Gebrauch hergestellt werden, um die Depolymerisation stattfinden zu lassen. Dann ist es mehrere Monate haltbar.

Saline Formalin-Lösung	
100 ml	37–40 % Formaldehyd
9 g	Natriumchlorid (NaCl)
auf 1000 ml mit dest. Wasser auffüllen	

- **Heidenhains SUSA-Fixiergemisch**

Der Name SUSA kommt von „Sublimat" und „Säure". Kernfarbstoffe, Farbstoffe für Cytoplasma und Bindegewebe kommen klar zur Wirkung. Die Fixierung ist auch für manche histochemische Darstellungen von Kohlenhydraten geeignet.

Die Wirkungsweise beruht auf dem Quecksilberchlorid. Es fixiert durch Salzbildung. Das Gemisch dringt rasch ein und eignet sich besonders für dünnes Material. Es wirkt entkalkend und lysiert Erythrozyten. Die Quecksilberniederschläge müssen vor der Färbung entfernt werden (Behandlung mit Jod-Ethanol-Lösung).

Heidenhain'sches SUSA-Fixiergemisch (1917)	
45 g	Quecksilberchlorid ($HgCl_2$, Sublimat)
5 g	Natriumchlorid (NaCl)
20 g	Trichloressigsäure
40 ml	Eisessig
200 ml	37–40 % Formaldehyd
auf 1000 ml mit dest. Wasser auffüllen	

4.5.1.9 Gefahren durch Formaldehyd

Formaldehyd gehört zu den gefährlichen Arbeitsstoffen (s. ▶ Abschn. 18.2). In Sicherheitsdatenblättern findet man folgende Gefahrenhinweise für 37 % Formaldehyd, das üblicherweise mit ca. 15 % Methanol stabilisiert ist:
- Flüssigkeit und Dampf entzündbar
- giftig bei Verschlucken oder Hautkontakt
- verursacht schwere Verätzungen der Haut und schwere Augenschäden
- kann allergische Hautreaktionen verursachen
- Lebensgefahr bei Einatmen
- kann die Atemwege reizen
- kann vermutlich genetische Defekte verursachen
- kann Krebs erzeugen
- schädigt die Organe (Augen, Zentralnervensystem)

■ **Sicherheitsmaßnahmen im Umgang mit Formalin**

Auch bei der verdünnten Fixierlösung kann man von derselben Wirkung ausgehen. Deshalb ist es wichtig, dass bei Formalinnutzung Vorsichtsmaßnahmen eingehalten werden:
- Arbeiten nur unter Abzug und in gut belüfteten Räumen, wobei die Abluft nach außen über Filter geleitet werden muss. Ein ausreichender Luftstrom muss gewährleistet sein.
- Abzüge benötigen einen Luftstrom, der nach unten abzieht. Formaldehyddampf ist schwerer als Luft.
- Handhabung nur mit Nitrilhandschuhen, Augenschutz und Schutzkleidung; bei größeren Manipulationen auch mit Atemschutz.
- Bei Haut- und besonders Augenkontakt sofort mit viel Wasser spülen! (Augenduschen müssen vorhanden sein.)
- Bei Verschütten von Formaldehydlösungen sofort mit ausreichendem, saugendem Material (Zellstoff) aufnehmen und gut lüften!
- Für schwangere Labormitarbeiterinnen bestehen Beschäftigungsbeschränkungen für den Umgang mit Formaldehyd (s. ▶ Abschn. 18.2.7).
- Prinzipiell soll der Umgang mit Formaldehyd minimiert werden, z. B. durch Verwendung von käuflichen, vorbefüllten Probengefäßen.
- Für das Entnehmen von Formalin aus größeren Gebinden sollen elektrische Pumpen oder Dosierpumpen verwendet werden, um die Luftbelastung zu vermindern.
- Bei der Entsorgung soll das Entleeren von Formalingefäßen vermieden und die Gefäße gefüllt und verschlossen dem Sondermüll zugeführt werden.
- Alle größeren Manipulationen mit Formaldehyd (z. B. Entsorgung von formalindurchtränktem Gewebe) sollten möglichst in einem dafür vorgesehenen Raum durchgeführt werden, der zusätzlich zu einem Entsorgungstisch mit Abzug auch mit geeigneter Raumabluft ausgestattet ist.

Im Jahr 2016 wurde Formaldehyd als kanzerogen eingestuft. Formaldehyd gehört laut der Deutschen Forschungsgemeinschaft (DFG) in die Kategorie 4 der krebserzeugenden Stoffe und in die Kategorie 5 der keimzellmutagenen Stoffe. Das sind Stoffe, die wegen möglicher erbgutverändernder Wirkung beim Menschen Anlass zur Besorgnis geben. Der MAK-Wert,[11] also der Empfehlungswert der DFG für die maximal zulässige Konzentration von Formaldehyd in der Luft an gewerblichen Arbeitsplätzen, beträgt 0,3 ppm (Deutsche Forschungsgemeinschaft DFG 2022).

Die MAK- und BAT-Wert-Liste der DFG erklärt bzgl. Formaldehyd, dass es zu den Stoffen zu zählen ist, „die bei Tier oder Mensch Krebs erzeugen oder als krebserzeugend für den Menschen anzusehen sind und für die ein MAK-Wert abgeleitet wer-

---

11 MAK. Maximale Arbeitsplatzkonzentration.

4.5 · Fixiermittel

den kann. Im Vordergrund steht ein nichtgenotoxischer Wirkungsmechanismus, und genotoxische Effekte spielen bei Einhaltung des MAK- und BAT-Wertes keine oder nur eine untergeordnete Rolle. Unter diesen Bedingungen ist kein Beitrag zum Krebsrisiko für den Menschen zu erwarten. Die Einstufung wird insbesondere durch Befunde zum Wirkungsmechanismus gestützt, die beispielsweise darauf hinweisen, dass eine Steigerung der Zellproliferation, Hemmung der Apoptose oder Störung der Differenzierung im Vordergrund stehen. Einstufung und MAK- und BAT-Wert[12] berücksichtigen die vielfältigen Mechanismen, die zur Kanzerogenese beitragen können, sowie ihre charakteristischen Dosis-Zeit-Wirkungsbeziehungen" (Weblink s. Literatur).

Formaldehyd wird der „Schwangerschaftsgruppe C" zugeordnet. Das bedeutet, dass eine fruchtschädigende Wirkung bei Einhaltung des MAK- und BAT-Werts nicht anzunehmen ist. Trotzdem wird in vielen histologischen Labors davon Abstand genommen, Schwangere an Arbeitsplätzen einzusetzen, wo man mit Formaldehyd in Kontakt kommt (s. ▶ Abschn. 18.2.7). Meist überschneiden sich diese Arbeitsplätze mit jenen, wo mit frischem, potenziell infektiösem Material gearbeitet wird.

Eine Studie von Kellner et al. (2003) beschäftigte sich mit den Risikopunkten in der Pathologie und beschrieb Tätigkeiten, bei denen die erlaubte Menge in der Luft überschritten wurde. Es zeigte sich, dass bei Anwendung der Schutzmaßnahmen keine Grenzüberschreitungen erreicht wurden, wobei die MAK bis 2015 bei 0,5 ppm lag. Momentane Spitzenkonzentrationen traten aber bei den in ◘ Tab. 4.1 aufgeführten Situationen auf. Wegscheider et al. (2020) erzielten in ihrer Studie zur Formaldehydexposition in Pathologien von 2016–2019 ähnliche Ergebnisse und wiesen auf die notwendigen Schutzmaßnahmen hin.

- **Entsorgung von Formaldehyd**

In der Umwelt baut sich Formaldehyd sehr schnell ab (biologische Abbaubarkeit 97,4 %/5 Tage). Es ist giftig für Wasserorganismen und auch in Verdünnung noch ätzend. Es hat eine desinfizierende Wirkung. Es besteht Gefahr für Trinkwasser beim Eindringen von großen Mengen ins Erdreich und/oder Gewässer. Formaldehyd darf nicht in die Abwasserleitung entsorgt werden, sondern muss befugten Abfallentsorgern übergeben werden (österr. Abwasserverordnung AEV für den Medizinischen Bereich, s. ▶ Abschn. 18.2.7).

In der österreichischen MAK- und TRK-Werte[13]-Liste findet man für Formaldehyd (CAS 50-00-0) folgende Einträge (GKV Anhang I 2021): MAK-Tagesmittelwert = 0,3 ppm bzw. 0,37 mg/m^3, MAK-Kurzzeitwert = 0,6 ppm bzw. 0,74 mg/m^3, gemessen als Momentanwert; es besteht die Gefahr der Hautsensibilisierung; Einstufung in Kategorie III A2 der krebserregenden Stoffe; kein Eintrag bei der Fortpflanzungsgefährdung (Weblink s. Literatur).

◘ **Tab. 4.1** Risikopunkte für eine starke Formaldehydbelastung in der Pathologie

Offene Formalingefäße beim Zuschnitt bzw. bei der makroskopischen Begutachtung.
Spülen der Präparate in Leitungswasser ohne Abzug.
Entsorgen der Präparate: Abgießen des NBF in Sieb, Gewebeüberführung in Tonnen.
Herstellung von Formalin: Hantieren von 37 % Formaldehyd.
Befüllen des Entwässerungsautomaten.
Vor allem Laborassistenten sind bei diesen Tätigkeiten durch Grenzwertüberschreitungen gefährdet.

---

12 BAT. Biologischer Arbeitsstofftoleranzwert.
13 TRK. Technische Richtwertkonzentration.

In den verschiedenen Staaten gelten unterschiedliche Bestimmungen für die Entsorgung. In manchen ist vor dem Abgießen in den Kanal die vorherige Neutralisation mittels anderer Reagenzien vorgeschrieben.

4.5.1.10 Formalinersatz

Die gesundheitsgefährdenden, mittlerweile als kanzerogen eingestuften und auch die im Umgang unangenehmen Eigenschaften einerseits, andererseits die fixiertechnischen Nachteile von Formalin bewogen immer wieder zur Erfindung von Fixativen, die das allgemein gebräuchliche Formalin ersetzen sollen. Mittlerweile findet man auf dem Markt eine Reihe von Produkten, die als NBF-Substitut in der Routinehistologie eingesetzt werden könnten. Der aktive Inhaltsstoff ist dabei meist **Glyoxal** (Ethandial, ◘ Abb. 4.6), ebenfalls ein Aldehyd, mit zwei Kohlenstoffatomen, das auch eine Vernetzungsreaktion bewirkt. Eine andere Gruppe von Formalinersatzmitteln enthält **Alkohole** bzw. Polyethylenglycol (PEG). Bei diesen Gemischen mit unterschiedlicher Zusammensetzung fungiert Ethanol als koagulierende Komponente und die weiteren Inhaltsstoffe (z. B. niedrigmolekulares PEG, Essigsäure) sollen die übermäßige Härtung und Rindenbildung durch den Alkohol verhindern. Die niedrigmolekularen Verbindungen ermöglichen ein schnelles Eindringen ins Gewebe. Koagulierende, alkoholbasierte Fixanzien erreichen nach mehreren Stunden den maximalen Fixierungseffekt (Denaturierung), der anschließend stabil bleibt. Dies unterscheidet koagulierende von quervernetzenden Fixanzien, wo mit der Dauer die Vernetzung immer dichter wird. Die Entwickler dieser Fixiermittel sehen das als großen Vorteil für die Standardisierbarkeit der Fixierung und sie betonen auch die bessere Kompatibilität mit immunhistochemischen und molekularpathologischen Analysen. Die erreichte Qualität in Bezug auf Morphologie, Antigenizität und Nukleinsäureerhalt wird unterschiedlich diskutiert (Giannella 1997, Dapson et al. 2006, Titford und Horenstein 2005; Prentø und Lyon 1997; Cox et al. 2006, Boon und Kok 2008; Howat und Wilson 2014).

- **Beispiele**
- **HOPE®** (*HEPES-glutamic acid buffer mediated Organic solvent Protection Effect*): Es Das Reagens soll eine optimale Fixierung mit besonderem Augenmerk auf molekularbiologische Interessen (Nukleinsäuren, Antigenstrukturen) erreichen und eine Paraffineinbettung möglich machen. HEPES ist ein Puffer, der gerne in der Elektronenmikroskopie eingesetzt wird (4-[2-Hydroxyethyl]piperazin-1-ethansulfonsäure). (Vollmer et al. 2006)
- **Prefer-Fixativ™** (Anatech): Inhaltsstoffe sind Glyoxal, Ethanol und Puffer. Es soll weniger gesundheitsschädlich sein als Formalin, wobei man noch nicht auf lange Beobachtungszeiten zugreifen kann.
- **GAF® fixative** (*Glyoxal acid-free fixative*, Addax Biosciences): Bei der Entwicklung dieses Ersatzstoffs für NBF stand dessen gesundheitsschädigender Aspekt im Vordergrund und es wurde versucht, die Säurewirkung von

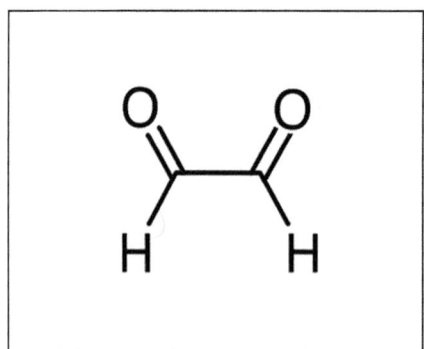

◘ Abb. 4.6 Glyoxal (Ethandial)

Glyoxal zu verhindern. Der pH-Wert einer 2 % Glyoxallösung wird über einen Phosphatpuffer auf 7,1–7,8 eingestellt. Mit Phenolrot als Indikator wird der neutrale pH sichtbar gemacht. Es enthält auch Ethanol. GAFF soll im Vergleich zu Formaldehyd eine viel geringere Luftbelastung bewirken, hat aber bei Raumtemperatur eine relativ kurze Haltbarkeit von ca. einem Monat.

- **UMFIX®** (*universal molecular fixative*, Sakura Finetek): Inhaltsstoffe sind Propanol, Aceton, Polyethylenglycol, DMSO, Essigsäure. Es soll Nukleinsäuren für molekularpathologische Analysen inklusive Next-Generation-Sequencing besser erhalten als NBF (Parker et al. 2019). UMFIX wirkt nicht quervernetzend, sondern koagulierend. Es führt bei der HE-Färbung zu einer stärkeren Eosinophilie, aber ähnlichen anderen Spezialfärbungen im Vergleich zu Formalin. Die IHC-Ergebnisse sind eventuell intensiviert. Das Nachfolgeprodukt ist Tissue-Tek Xpress® *molecular fixative* mit firmengeheimer, aber vermutlich ähnlicher Zusammensetzung.
- **KINFix** (offen zugängliches Rezept): Stefanits et al. (2016) stellten dieses koagulierende Fixans vor. Die Inhaltsstoffe sind Ethanol, Trehalose[14] und Essigsäure. Es soll auch als Gefriermedium für die Probenlagerung bei −20 °C geeignet sein.

Der große Nachteil beim Weggang vom allgemein gebräuchlichen Fixiermittel ist, dass z. B. Ergebnisse von Studien mit formalinfixiertem Gewebe nicht übertragen werden können. Auch werden die von Firmen angebotenen Gerätschaften, Reagenzien, empfohlenen Verdünnungen usw. auf formalinfixiertes Material abgestimmt, sodass sich ein Vorreiter der neuen Technik erst seine eigenen Standards und Protokolle erarbeiten muss. Die Basis der histologischen Diagnostik ist die Morphologie und die typische Anfärbbarkeit der Gewebeschnitte (Äquivalentbild). Veränderungen im „Erkennungsmuster" müssen erst neu erlernt und validiert werden. Bei der Einführung eines neuen Fixiermittels sollte es für alle Proben verwendbar und leicht in die Routine zu integrieren sein. Ansonsten ergibt sich ein großer organisatorischer Aufwand, um für jede Probe die entsprechende Verarbeitungsweise und Analysenabweichungen zu dokumentieren. Es besteht die Herausforderung, dass einerseits laut EU-Gesetzgebung ein Wechsel zu nichtkanzerogenen Fixiermitteln und andererseits die Verwendung von IVD-geprüften Verfahren gefordert wird, wobei diese Verfahren zum heutigen Zeitpunkt auf formalinfixierten Proben beruhen.

4.5.2 Andere gebräuchliche Fixative

Im Laufe der letzten eineinhalb Jahrhunderte wurden viele verschiedene Fixiermittel und Modifikationen davon entwickelt. Manche davon waren weit verbreitet, wurden aber wegen der Giftigkeit der Bestandteile oder wegen umständlicher Handhabung in der routinemäßigen Verarbeitung durch Formalin verdrängt.

Man versucht, die Fixanzien nach ihrer Wirkungsweise auf Proteine einzuteilen. Bei der Zuordnung zu den einzelnen Kategorien kam es im Laufe der Zeit je nach Wissensstand zu Veränderungen. Die Wirkungsweise wird kategorisiert in Proteinvernetzung, Koagulation, Salzbildung und Quellung. Die wenigsten Fixanzien sind jedoch bis ins Detail erforscht und viele Mechanismen sind noch unbekannt. So findet man auch in den Quelltexten je nach Alter verschiedene Aussagen.

---

14 Trehalose. Natürlich vorkommendes Disaccharid.

4.5.2.1 Glutaraldehyd (Glutardialdehyd, 1,5-Pentandial)

Glutaraldehyd ($C_5H_8O_2$) ist das am meisten verwendete bifunktionale Aldehyd in der Fixierung und wurde 1963 von Sebatini, Busch und Barrnett eingeführt. Es polymerisiert in der wässrigen Lösung durch Aldolkondensation (Abb. 4.7). Dimere und Trimere sind die am reichlichsten vorhandenen Verbindungen in der Lösung. Das gleichzeitige Vorhandensein unterschiedlich langer Moleküle ist wahrscheinlich mitverantwortlich für den guten Fixierungseffekt. Andererseits können die kleineren Monomere schneller und leichter ins Gewebe eindringen. Die Länge der Polymere nimmt mit der Alterung der Lösung zu, gleichzeitig steigt der pH-Wert. Feste Polymere präzipitieren in alkalischen Lösungen. Eine Temperatursteigerung auf 40 °C bewirkt die Umwandlung der Polymere in Monomere.

Man erhält Glutaraldehyd als 25 oder 8 % wässrige Lösung mit pH 3. Sie wird im Kühlschrank bei 2–8 °C aufbewahrt. Sobald die Lösung zu viele langkettige Polymere enthält, ist sie für die Fixierung nicht mehr zu gebrauchen, weil die großen Moleküle nur schwer ins Gewebe eindringen können. Überprüfen kann man das im Spektralphotometer. Die Neutralpufferzugabe verringert die Haltbarkeit.

Man findet die funktionellen Aldehydgruppen an den Enden und in der Mitte der Polymere. Die endständigen Aldehydgruppen können sich mit Aminogruppen der Proteine zu Iminen verbinden, die jedoch nicht sehr stabil sind. Den größeren Anteil an der Vernetzung tragen die mittelständigen Aldehydgruppen, die die stabilere Form der Imine bilden.

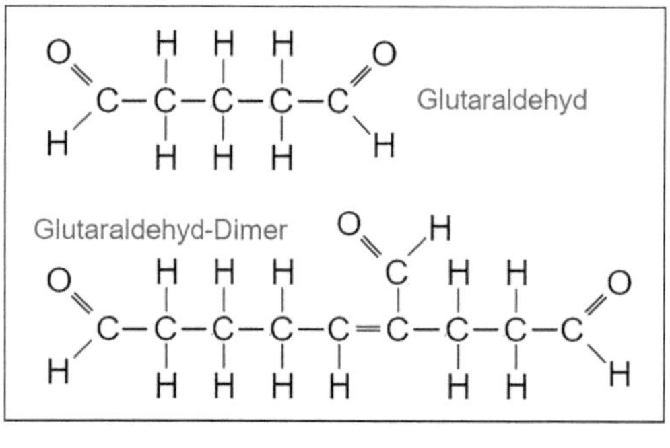

Bei der Fixierung mit Glutaraldehyd muss man bedenken, dass sehr viele Aldehydgruppen nicht abgesättigt werden und somit als Reaktionspartner für nachfolgende histochemische Reagenzien bereitstehen (PAS-Reaktion, Feulgen-Reaktion, Immunhistochemie, Lectinhistochemie). Außerdem wirken sie reduzierend, was bei autoradiografischen Untersuchungen und Versilberungen falsch-positive Ergebnisse bringen kann. Für diese Tests muss man passende Blockierschritte vorschalten. Üblicherweise wird dies mit Zugabe von 50 mM Glycin oder Lysin im Waschpuffer nach der Fixierung erreicht (Kiernan 1999).

Glutaraldehyd dringt sehr langsam ins Gewebe ein und führt zu starker Härtung (0,5 mm in 4 h; Johannessen 1978). Deshalb ist die Immersionsfixierung nur für wenige Kubikmillimeter große Gewebsstücke sinnvoll (bei 4 °C, 1–12 h). Die Diffusionsstrecke sollte für eine optimale Fixierung ohne Zonierungserscheinungen nicht mehr als 1 mm betragen. Alternativ dazu wird für die Fixierung von Versuchstieren die Perfusionsfixierung angewendet, um eine lebensnahe Darstellung der Ultrastrukturen zu erreichen. Nach vollständiger Durchdringung ist die Vernetzung aller Bindungsstellen innerhalb von wenigen Stunden abgeschlossen. Glutaraldehyd bewirkt eine feinmaschige Vernetzung. Es eignet sich deshalb weniger zur Paraffineinbettung mit seinen langkettigen Molekülen als zur Kunststoffeinbettung.

Diese Eigenschaften machen es zum Fixativ der Wahl für die Elektronenmikroskopie (EM). Die Zellorganellen bleiben gut erhalten. Die am häufigsten verwendete Fixierlösung ist 2,5 % Glutaraldehyd in 0,1 M Phosphat- oder Cacodylatpuffer

Abb. 4.7 Dimerisierung von Glutaraldehyd

pH 7,2–7,4. Glutaraldehyd ist jedoch auch in stark verdünnten Lösungen noch sehr wirksam (bis 0,25 %). Die Wahl des Puffers spielt eine Rolle für die elektronenmikroskopische Darstellungsqualität. Phosphatpuffer bewirkt eine dichtere Strukturumgebung im Cytoplasma, kann aber zu unspezifischen Niederschlägen mit Schwermetallen führen (Hunter 1993). Cacodylatpuffer wirkt extrahierend auf Lipide, dies wird verhindert durch Zugabe von 25 mg/50 ml $CaCl_2$. Im Anschluss an die Aldehydfixierung muss für die elektronenoptische Kontrastierung noch mit Osmiumtetroxid, welches die lipidhaltigen Membranen stabilisiert, nachfixiert oder mit Schwermetallsalzen gefärbt werden (s. ▶ Abschn. 9.21).

Enzymaktivitäten bleiben nach kurzer Glutaraldehydfixierung teilweise erhalten, werden aber stärker gehemmt als bei der Formaldehydfixierung (Sabatini et al. 1963). Man nimmt aber an, dass die rein monomere Lösung für die Darstellung von Enzymen vorteilhafter ist. Die Enzymaktivität nimmt mit der Fixierdauer ab. Durch die weitreichenden Proteinmodifikationen werden Antigene für die Immunhistochemie stark maskiert. Im Gemisch mit Formaldehyd tritt dies noch stärker auf (Kiernan 1999). Dem kann jedoch durch spezielle Antigenretrievalmethoden für die EM-Immuncytochemie entgegengewirkt werden (Yamashita 2020).

Im Überschuss vorhandene biogenene Amine können durch Glutaraldehyd präzipitiert werden (EM-Nachweis von adrenalin- bzw. noradrenalinhaltigen Zellen).

2,5 % Glutaraldehyd in 0,1 M Cacodylatpuffer (Hunter 1993).	
6,4 ml	0,5 M Cacodylatpuffer.
10,0 ml	8 % Glutaraldehyd.
32,0 ml	dest. Wasser

pH 7,2–7,4 überprüfen; Die Osmolarität liegt bei 430 mosm; im Kühlschrank bei 2–8 °C lagern, ein Monat haltbar (versch. Hersteller geben die Haltbarkeit mit 14 Tagen an.) Der Cacodylatpuffer wird vorportioniert und eingefroren.

4.5.2.2 Osmiumtetroxid

Osmiumtetroxidlösungen wurden schon 1864 von Max Schultze in die Mikrotechnik eingeführt. Die gelben Kristalle der bereits bei Raumtemperatur flüchtigen Substanz sind wasserlöslich, aber noch löslicher in unpolaren Lösungsmitteln. Dabei entsteht durch die organischen Substanzen schwarzes Osmiumdioxid. Dieser Effekt tritt nicht bei Formaldehyd, Glutaraldehyd und Aceton auf, vorausgesetzt die Lösungen sind rein.

OsO_4 gehört in die Gruppe der Platinmetalle, hat einen Schmelzpunkt von 41 °C und einen Siedepunkt von 121 °C. Dadurch erklärt sich der hohe Dampfdruck. Die Dämpfe aus dem Feststoff, aber auch von wässrigen Lösungen sind stark irritierend für die Schleimhäute von Mund, Rachen und Augen. Die Hinweise in den mitgelieferten Sicherheitsdatenblättern sind unbedingt zu beachten! Außerdem ist für den Bezug von OsO_4 eine Giftbezugslizenz erforderlich. Zur Sicherheit werden bestimmte Osmiumtetroxidmengen in Ampullen eingeschmolzen, die zum Ansetzen von Stammlösungen (2 %) direkt im Lösungsmittel zerschlagen werden, aber es werden auch 4 % wässrige Lösungen angeboten.

Osmiumtetroxid ist sehr **giftig,** wird aber in der Umwelt rasch abgebaut (zu metallischen Osmium reduziert). Es gibt Methoden zum Recycling gebrauchter Lösungen, um das Entsorgen des teuren Stoffs zu umgehen.

Osmiumtetroxid extrahiert eine größere Menge von Proteinen und Kohlenhydraten, verursacht aber auch eine gewisse Quervernetzung der Proteine zu einem Gel. Unter anderem spaltet es Polypeptide bei Tryptophanresten und oxidiert Methionin zu Methioninsulfon bzw. Cystein zu Cysteinsäure (Deetz und Behrman 1981). Die genauen Vorgänge sind noch nicht exakt geklärt. Osmierte Präparate sind durch den oxidativen Effekt von OsO_4 bis auf wenige Ausnahmen für die Immuncytochemie bzw. Enzymhistochemie nicht brauchbar. Sicher ist die fixierende Wirkung von Osmiumtetroxid durch Anbindung an die ungesättigten Bindungen von Lipiden. Dabei bildet sich ein zyklischer Ester (◘ Abb. 4.8a).

Es tritt eine Elektronenwanderung von der C=C-Doppelbindung zu Osmium auf, wodurch es sechswertig wird. Stehen zwei ungesättigte Bindungen passend zueinander, kann es zur Quervernetzung kommen (◘ Abb. 4.8b). Es entsteht ein Diester mit dem Nebenprodukt OsO_3. Dieses Oxid ist instabil und wird in **unlösliches, schwarzes Osmiumdioxid** und Osmiumtetroxid umgewandelt ($2\ OsO_3 \rightarrow OsO_2(s) + OsO_4$). So kommt es gleichzeitig zur Stabilisierung und Anfärbung durch den Osmiumdioxidniederschlag, was durch Überführen in Alkohol noch verstärkt wird (Kiernan 1999).

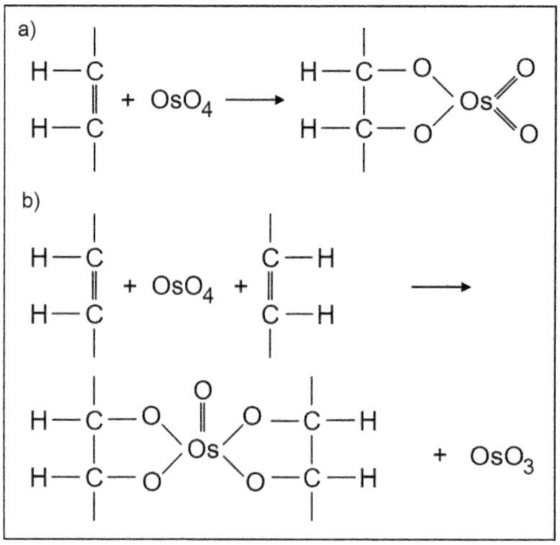

Besonders die regelmäßig angeordneten **Lipidmoleküle** von biologischen Membranen lassen sich durch Osmiumtetroxid sehr wirkungsvoll fixieren, schwarz anfärben und für die Elektronenmikroskopie elektronendicht machen. Das Erscheinungsbild der Plasmamembran entsteht durch Ausdiffundieren des Osmiumreaktionsprodukts in die hydrophile Region, denn eigentlich sollte die elektronendichte Membran innen liegen. Diese trilaminare Erscheinung wird durch anschließende Uranyl- und Bleikontrastierung noch verstärkt.

Im Gewebe kommt es zu keiner Reaktion von Nukleinsäuren mit OsO_4. Es können allerdings isolierte DNA- und RNA-Stränge dargestellt werden.

Es wird hauptsächlich zum Nachfixieren nach Formaldehyd- und/oder Glutaraldehydfixierung für die **Elektronenmikroskopie** verwendet, wo oft weiters noch eine Uranylacetatkontrastierung angeschlossen wird.

Für die Lichtmikroskopie ist die Verwendung dieses Fixativs vorteilhaft für die Darstellung von Mitochondrien und Myelinscheiden von Nervenfasern. Es dringt aber nur 0,5–1,0 mm ins Gewebe ein, was die Anwendung auf sehr kleine Stücke beschränkt. Es lässt sich auch auf Gefrierschnitten zur Lipiddarstellung nutzen, wo sich der Inhalt von Fettzellen mit unpolaren Osmiumtetroxidlösungen anfärbt.

Osmiumtetroxid hat einen Effekt auf die Anfärbbarkeit von Proteinen mit anionischen Farbstoffen (Lichtmikroskopie). Normalerweise azidophile Proteine werden durch kationische Farbstoffe angefärbt und erscheinen basophil. Man nimmt einen Re-

◘ Abb. 4.8 a Osmiumtetroxidbindung an ungesättigte Bindungen. b Quervernetzung. (Nach Kiernan 1999)

aktionsverlauf zwischen Osmiumtetroxid und Protein an, bei dem durch Oxidation und Hydrolyse lösliches Osmat oder Osmiamat entsteht (kein schwarzer Niederschlag).

4.5.2.3 Sublimat (Quecksilberchlorid)

Sublimat ($HgCl_2$) wurde schon 1846 von Blanchard in die Mikrotechnik eingeführt. Nach Burck (1966) ist Sublimat den Salzbildnern (Schwermetallsalze), nach Hopwood (1972) den koagulierenden und nach Kiernan (1999) eher den vernetzenden Fixativen zuzuordnen. Die Wirkungsweise ist noch nicht wirklich aufgeklärt. Bei der Zugabe von Natriumchlorid in die Fixierlösung entstehen Quecksilberchloridanionen, die an die Proteine anbinden und eine Quervernetzung hervorrufen (Cl-Hg-Cl). Diese Bindungen sind aber in Anwesenheit von Halogenen, Säuren oder Thiosulfat instabil. Man nimmt auch die stabilere Brückenbildung zu der schwefeligen Gruppe von Cystein an. Lipide und Mucine werden nicht fixiert, aber Quecksilber bindet an ungesättigte Fettsäuren und Nukleinsäuren.

Sublimatfixierungen erfolgen immer in Mischungen (z. B. SUSA, Zenker, Helly), die meist einen mittel bis stark sauren pH aufweisen. Zusammen mit Chromsalzen, Essigsäure, Formalin oder Trichloressigsäure zählte es früher zu den häufig verwendeten Fixanzien. Für sich allein angewandt, ruft es starke Cytoplasmaschrumpfungen und Rindenbildung hervor. Sublimat wirkt hemmend auf die Enzymaktivitäten.

Sublimatfixierungen zeigen eine sehr klare Anfärbbarkeit mit Farbstoffen. Nachteilig sind die hohe Giftigkeit des weißen Pulvers und die notwendige Nachbehandlung. Während der Fixierung mit Sublimatmischungen entsteht ein kristalliner oder amorpher Niederschlag von unbekannter Zusammensetzung, wahrscheinlich hauptsächlich Hg_2Cl_2. Dieser Niederschlag wird durch Jod-Jodkali-Lösung oder Jod-Ethanol-Lösung entfernt. Danach wird die Jodverfärbung mittels Natriumthiosulfat entfernt. Auch diese Nachbehandlung führt zu Modifikationen diverser Aminosäurereste.

Aufgrund der Toxizität und teuren Entsorgung von Quecksilberchlorid wird die Sublimatfixierung kaum mehr verwendet. Durch den sauren pH und die Proteinmodifikationen ist es für Immunhistochemie und Molekularpathologie nicht geeignet.

4.5.2.4 Chromverbindungen

Chromverbindungen, die in der Fixierung verwendet werden, sind Chromtrioxid (CrO_3) und **Kaliumdichromat** (KCr_2O_7). Sie beinhalten das Metallion in seiner höchsten Oxidationsstufe (+6). Chromtrioxid in Wasser gelöst ist die **rotorange-farbene Chromsäure**. Im niedrigen pH-Bereich liegen mehr $HCrO_4$-Ionen vor, die diese rötliche Farbe bewirken. Im höheren pH-Bereich liegen mehr Cr_2O_7-Ionen vor. Die Farbe verschiebt sich ins Gelbe. Zur Fixierung eignen sich nur saure Lösungen (unter pH 3,5). Sie können Proteine und Chromatin koagulieren. Es entsteht eine netzartige Textur im Cytoplasma und die Chromosomen von Teilungszellen werden gut dargestellt. Die DNA wird teilweise hydrolysiert und reagiert positiv auf histochemische Aldehydnachweise (Feulgen-Reaktion, PAS-Reaktion, Silberimprägnationen). In weniger sauren Lösungen werden Proteine verfestigt, aber nicht koaguliert. Sie fixieren die Nukleinsäuren nicht.

Der Fixiermechanismus ist nicht geklärt. Man nimmt an, dass sich Makromoleküle rund um das sechswertige Chrom bilden. Chromsäure wird beim Gerben verwendet, wo es Kollagen in Leder umwandelt. Dieser Vorgang ist mit der Fixierung vergleichbar. Die größte Anzahl an Bindungen wird zwischen Chromatomen und den Carboxylgruppen der Aminosäuren gebildet.

Chromsäure und Chromate haben nicht dieselbe Wirkungsweise. Der Zusatz von Chromaten zu formalinhaltigen Fixiermischungen verbessert ihre fixierenden Eigenschaften. Anscheinend bewirken sie eine primäre Stabilisierung der Proteine, die dann durch die folgende Formaldehydvernetzung verfestigt wird. In den Fixiergemischen von Zenker (pH 2,5) und Helly (ca. pH 4) wird Kaliumdichromat verwendet.

In Chromaten fixiertes Gewebe muss 12–48 h in Leitungswasser ausgewaschen werden. Chromionen, die mit Alkohol in Kontakt kommen, ergeben einen unlöslichen grünen Niederschlag.

Chromaffine Reaktion: Adrenalin und Noradrenalin ergeben mit Dichromaten bei der Fixierung eine Braunfärbung durch Oxidation zu farbigen Chinonen (Kiernan 1999).

4.5.2.5 Ethanol, Isopropanol, Methanol, Aceton

Diese Reagenzien entfernen die Wasserhülle von Proteinen. Es kommt zur Koagulation durch Wasserentzug, wobei Wasserstoffbrücken aufgebrochen werden und die Tertiärstruktur zerstört wird (Denaturierung). Die chemische Zusammensetzung, auch die Aminosäuresequenz, bleibt aber aufrecht. Für die Fixierung verwendet man hochkonzentrierte Alkohole (96 oder 100 %). Niedrigkonzentrierte Alkohole führen bei unfixiertem Gewebe zu Mazeration. Formalinfixiertes Gewebe kann in 70 % Ethanol für längere Zeit aufbewahrt werden.

Lösliche Cytoplasmaproteine werden koaguliert und die Zellorganellen zerstört. Nukleinsäuren werden nicht präzipitiert und bleiben wasserlöslich. Bei niedrigen Temperaturen (unter 5 °C) präzipitiert Ethanol viele Proteine ohne Denaturierung, wodurch die biologische Aktivität von Enzymen erhalten bleibt.

Alkohole und Aceton extrahieren sehr viele Fette aus dem Gewebe. Kohlenhydrate bleiben meist unbeeinflusst.

Ethanol bewahrt die Integrität von Nukleinsäuren besser als quervernetzende Fixanzien. Der Abbau von Nukleinsäuren durch DNasen und RNasen wird durch die Denaturierung der Enzyme gestoppt. Nach einer ausreichenden Proteindenaturierung (Biopsien 4 h in Ethanol) soll die hydrolytische Fragmentierung von DNA gestoppt sein und bei weiterer Aufbewahrung in Ethanol nicht mehr auftreten (Boon und Kok 2008).

Wasserentziehende Fixiermittel sind primär schlecht für Gewebeblöcke geeignet, weil sie zwar rasch eindringen, aber gleichzeitig eine starke Rindenbildung und Schrumpfung bewirken. Das Gewebe wird schnell spröde und schlecht schneidbar. Deshalb werden sie vorzugsweise in Fixiermischungen verwendet, wo die anderen Komponenten der Härtung entgegenwirken (z. B. Davidsons Clearingfixativ ein Formaldehyd-Ethanol-Essigsäure-Gemisch für fettreiches Gewebe und Lymphknotensuche). In der Mikrowellentechnik werden ethanol- und PEG[15]-haltige Fixanzien für eine schnelle, koagulierende Fixierung und gleichzeitige Entwässerung empfohlen (s. ▶ Abschn. 14.5.2). In reiner Form eignen sie sich gut für Ausstriche (Hauptfixativ der Cytodiagnostik) und Gewebeabklatsche, weiters für Gefrierschnitte zum Enzymnachweis (Fixierung in eisgekühltem Aceton).

Alkoholfixierung wird empfohlen für den Nachweis von Harnsäurekristallen und Glykogen, wobei die Substanzflucht besonders deutlich wird. Dabei muss man bei der weiteren Behandlung die bleibende Wasserlöslichkeit bedenken. Heutzutage wird auf diese spezielle Fixierung oft verzichtet, weil formalinfixierte Proben die Substanzen ausreichend bewahren und die Schneidbarkeit besser ist.

4.5.2.6 Essigsäure

Essigsäure fixiert Proteine zwar nicht, koaguliert jedoch die Nukleinsäuren. Der Wirkungsmechanismus ist nicht bekannt. Essigsäure dringt rasch ins Gewebe ein und verursacht Schwellung. Sie wird in Gemischen eingesetzt, um die Zellkerne gut darzustellen und der schrumpfenden Wirkung anderer Reagenzien entgegenzuwirken. 97–100 % Essigsäure nennt man Eisessig.

4.5.2.7 Fixiergemische

Die oben vorgestellten Fixierreagenzien werden meist in Gemischen nach diversen

---

15 PEG. Polyethylenglycol.

Rezepten eingesetzt. Die vorgestellten Fixiergemische stellen eine Auswahl dar.

- **Carnoy's Fixativ**

Die Carnoy'sche Lösung dringt rasch ein, koaguliert Proteine und Nukleinsäuren und extrahiert Lipide. Kohlenhydrate bleiben erhalten. Erythrozyten werden lysiert. Bis 5 mm dicke Gewebeblöcke sind innerhalb von 6–8 h fixiert und werden dann in 96 oder 100 % Alkohol weiterbehandelt. Bei Fixierung über 18 h kann es zur Hydrolyse der Nukleinsäuren und deren Verlust kommen. Dies kann durch Zugabe der halben Menge an Eisessig vermindert werden. Carnoy's Fixativ ist nützlich für RNA-Färbungen (z. B. Methylgrün-Pyronin) und für die Präservation von Glykogen. Laut Burck (1966) ist es für die Fixierung von Hodengewebe passend. Es wird als geeignet für die Molekularpathologie angesehen (Howat und Wilson 2014). Dies steht im Gegensatz zur Erkenntnis von Greer et al. (1991), die Carnoy's Fixativ hierfür für zu sauer halten. Die Zugabe von Chloroform (Trichlormethan) und Eisessig soll der Schrumpfung entgegenwirken. Chloroform gehört zu den gefährlichen Arbeitsstoffen und ist verdächtig, krebserregend zu sein.

Carnoy's Fixativ (1897)	
60 ml	Alkohol abs.
30 ml	Chloroform (Trichlormethan)
10 ml/5 ml	Eisessig

- **Zenker's und Helly's Fixativ**

Diese Lösungen beinhalten Quecksilberchlorid und Kaliumdichromat. Sie bringen ein hervorragendes morphologisches Ergebnis, sind aber mit vielen histochemischen Techniken nicht verwendbar. Vor der Weiterverarbeitung muss das Gewebe von allen Quecksilber- und Dichromatspuren durch Wässern und Jodieren befreit werden. Diese Fixiermischungen sollen für hämatologische Proben, auch für Knorpel und Knochen und für die Darstellung von Mitochondrien und Plasmastrukturen, geeignet sein. Quecksilberchlorid ist ein sehr toxisches Reagens.

Zenker's Stammlösung (1894)	
50 g	Quecksilberchlorid (HgCl$_2$)
25 g	Kaliumdichromat (K$_2$Cr$_2$O$_7$)
10 g	Natriumsulfat (Na$_2$SO$_4$.10H$_2$O)
auf 1000 ml mit dest. Wasser auffüllen	
ewig haltbar	

Zenker's Gebrauchslösung	
100 ml	Stammlösung
5 ml	Eisessig
pH 2,5, Kernmorphologie wird gut dargestellt	

Helly's Gebrauchslösung (1904)	
100 ml	Stammlösung.
5 ml	37–40 % Formaldehyd
pH ca. 4, Cytoplasmabestandteile (Mitochondrien, sekretorische Granula) werden gut dargestellt.	

- **Flemming's Fixativ**

Die Gewebestückchen dürfen nur bis zu 1 mm dick sein; 6–18 h Fixierung in sehr reinen Glasgefäßen. Es soll für die Darstellung von Mitochondrien und Zellteilungen geeignet sein (Burck 1966).

Flemming's Fixativ (1895)	
2,0 ml	2 % Osmiumtetroxid
1,5 ml	5 % Chromsäure
0,5 ml	Eisessig
auf 10 ml mit dest. Wasser auffüllen	
für einige Tage haltbar	

4.5.3 Eigenschaften der einzelnen Fixative – Übersicht

Die folgenden Tabellen geben einen Überblick in Bezug auf die Eigenschaften der einzelnen Fixative (s. ◘ Tab. 4.2 und 4.3).

● Tab. 4.2 Entnommen aus Kiernan (1999), mit Erlaubnis von Elsevier abgedruckt

	Ethanol	Essigsäure	Trichloressigsäure	Pikrinsäure	Formaldehyd
gewöhnliche Konzentration	70–100 %	5–35 %	2–5 %	0,5–5 %	2–10 %
Eindringen	schnell	schnell	schnell	langsam	ziemlich schnell
Schwellung	+++	+++	++		keine
Schrumpfung	+++			+	keine
Härtung	+++	keine	keine (?)	+	++
Effekt auf Proteine	bindet nicht an, koagulierend	etwas Extraktion	bindet nicht an, koagulierend	bindet an, koagulierend	bindet an, nicht koagulierend
Effekt auf Nukleinsäuren	kein	Präzipitation	etwas Extraktion	tellw. Hydrolyse	leichte Extraktion
Effekt auf Kohlenhydrate	kein	kein	kein	kein	kein
Effekt auf Fette	starke Extraktion	kein	kein	kein	langsame chem. Veränderungen
Effekt auf Enzymaktivität	manche werden bei Fix. in Kälte erhalten	Hemmung(?)	Hemmung	Hemmung	manche werden bei kurzer Fixierung in Kälte erhalten
Effekt auf Organellen	zerstörend	zerstörend	erhaltend	verzerrend	erhaltend
Färbung mit anionischen Farbstoffen	zufriedenstellend	dürftig	zufriedenstellend	gut	ziemlich dürftig
Färbung mit kationischen Farbstoffen	zufriedenstellend	gut	gut	zufriedenstellend	gut
allein einsetzbar	nur für Abstriche, Schnitte oder kleine Blöcke	nein	ziemlich gut, aber nicht in Verwendung	dürftig, nie allein in Verwendung	verwendbar

4.5 · Fixiermittel

Tab. 4.3 Entnommen aus Kiernan (1999), mit Erlaubnis von Elsevier abgedruckt

	Glutaraldehyd	Quecksilberchlorid	Dichromation pH < 3,5	Dichromation pH > 3,5	Osmiumtetroxid
gewöhnliche Konzentration	0,25–4 %	3–6 %	0,2–0,8 %	1–5 %	0,5–2 %
Eindringen	langsam	ziemlich schnell	langsam	ziemlich schnell	langsam
Schwellung	keine			keine	keine
Schrumpfung	keine	+	+	keine	keine
Härtung	++	++	++	+	+
Effekt auf Proteine	bindet an, nicht koagulierend	bindet an, koagulierend	bindet an, koagulierend	bindet an, koagulierend	bindet an, etwas Extraktion
Effekt auf Nukleinsäuren	leichte Extraktion	Koagulation	Koagulation, teilw. Hydrolyse	etwas Extraktion	leichte Extraktion
Effekt auf Kohlenhydrate	kein (?)	kein	Oxidation	kein	etwas Oxidation (?)
Effekt auf Fette	wie Formaldehyd	Plasmatische Reaktion	Oxidation von Doppelbindungen	langsam unlöslich machend	bindet an, Oxidation von Doppelbindungen
Effekt auf Enzymaktivität	die meisten werden gehemmt	Hemmung	Hemmung	Hemmung	Hemmung
Effekt auf Organellen	gut erhaltend	erhaltend	wahrscheinlich verzerrend	sehr wenig Verzerrung	gut erhaltend
Färbung mit anionischen Farbstoffen	ziemlich dürftig	gut	zufriedenstellend	gut	Azidophilie wechselt zu Basophilie
Färbung mit kationischen Farbstoffen	zufriedenstellend	gut	zufriedenstellend	zufriedenstellend	zufriedenstellend
allein einsetzbar	kaum allein in Verwendung	dürftig	dürftig	dürftig	spezieller Einsatz

4.6 Andere Formen der Fixierung

4.6.1 Trocknen

Das Entfernen von Wasser hat eine stabilisierende Wirkung auf das Gewebe, da es eine Denaturierung und Koagulation der Proteine bewirkt. Prinzipiell geschieht bei der Einwirkung von konzentriertem Alkohol oder Aceton dasselbe wie beim Lufttrocknen, jedoch ohne das Herauslösen von alkohollöslichen Substanzen. Lufttrocknen ist nur für dünne Präparate (Abklatsch, Abstrich, Ausstrich, Gefrierschnitt) geeignet, weil der Wasserentzug hier schnell genug und durchgehend abläuft. Es kommt dabei zur Aggregation der Strukturen. Dickere Gewebestücke würden nur äußerlich vertrocknen.

Anwendung findet das z. B. bei der Herstellung von Gefrierschnitten für enzymhistochemische Untersuchungen oder Immunfluoreszenzuntersuchungen. Die Schnitte werden stabilisiert und gleichzeitig haften sie an der Glasunterlage. Gewebeabklatsche (*imprints*) werden hergestellt, indem man angeschnittene Proben sanft auf einen Glasobjektträger drückt. Die übertragenen und anhaftenden Zellen werden luftgetrocknet. Öfters haben die nachfolgenden Färbelösungen auch eine fixierende Wirkung (z. B. alkoholische Färbelösung).

4.6.2 Gefrieren

Beim Einfrieren von Gewebe werden die biologischen Vorgänge gestoppt und das Gewebe wird verfestigt. Die wässrige intra- und extrazelluläre Flüssigkeit wird zu Eis. Durch diese Stabilisierung wird die Probe schneidbar und es wird die Herstellung von ausreichend dünnen, mikroskopierbaren Präparaten ermöglicht. Mit dem Einfrieren umgeht man üblicherweise die chemische (Formaldehyd-)Fixierung sowie den (Paraffin-)Einbettungsprozess mit der Einwirkung von Alkoholen und organischen Lösungsmitteln.

Neben dem offensichtlichen Zeitgewinn ermöglicht diese Behandlung den Nachweis von fixierungsempfindlichen Substanzen im Gewebe. Dazu gehören Enzyme (würden inaktiviert), bestimmte Antigene (würden denaturiert) oder Nukleinsäuren (würden degradiert und modifiziert). Außerdem werden dadurch die Migration von Gewebebestandteilen und ihr natürlicher Abbau verhindert. Da das Gewebe beim Einfrieren organischen Lösungsmitteln nicht ausgesetzt wird, bleiben auch Lipide erhalten, die man so nachweisen kann. Unfixierte Proben zeigen keine formaldehydbedingte Autofluoreszenz und werden deshalb für Analysen, die mit Fluorochromen bzw. Fluoreszenzmikroskopie arbeiten, bevorzugt. Nachteilig sind das benötigte spezielle Equipment und auftretende Morphologieschäden durch die Kristallbildung beim Gefrieren.

Eiskristalle zerstören die Zellstrukturen und wachsen umso größer, je langsamer das Einfrieren vor sich geht. Optimal wäre ein Einfrieren bei der **idealen Einfrierrate** von mindestens 100.000 °C/s. Dies führt zur Bildung einer homogenen, glasartigen Eismasse (Vitrifikation) und die Kristallbildung bleibt günstigerweise aus. Dem möchte man sich im Histolabor durch **Schockgefrieren** (*snap-freezing*) für spezielle Anwendungen annähern. Grundsätzlich wird dazu die Gewebeprobe durch Einbringen in Gefriermittel möglichst schnell eingefroren (s. ◘ Tab. 4.4, s. EM-Kryopräparation in ▶ Abschn. 7.9). Beim Schockgefrieren in flüssigem Stickstoff auf −196 °C besteht die Gefahr des sog. **Leidenfrost-Phänomens**. Darunter versteht man die Bildung eines Gasmantels rund um das Gewebe beim Aufeinandertreffen des warmen Gewebes und der Kühlflüssigkeit. Der Gasmantel führt zu einer gewissen Isolierung gegenüber der Kältewirkung und einer Verzögerung der Einfrierrate. Auch soll der „Kälteschock" tatsächlich zu groß sein

4.6 · Andere Formen der Fixierung

Tab. 4.4 Gefriermittel

Stickstoff	Kohlendioxid	Isopentan
Farb-, geruch- und geschmacklos	Farblos mit schwach säuerlichem Geschmack und Geruch	Farblose Flüssigkeit mit charakteristischem Geruch
Leichter als Luft (ab Temp. > 5 °C)	Schwerer als Luft	Schwerer als Luft
Flüssig bei −210 bis −196 °C	Sublimationspunkt bei −80 °C	Flüssig bei −160 bis 28 °C
Inert (unbrennbar und reaktionsträge)	Inert (unbrennbar und sehr beständig)	Gemische mit Luft sind explosibel
Extrem trocken und wenig wasserlöslich	Höhere Wasserlöslichkeit als Stickstoff	Nicht in Wasser löslich

für die Zellen und Schädigungen bewirken. Experten empfehlen deshalb das Gefrieren in der Gasphase von flüssigem Stickstoff (−170 °C), wobei sich das Gewebe innerhalb eines dichtschließenden Kryoröhrchens umgeben von Gefriermedium (Kryogel, z. B. OCT®) befindet. Ein Kühlmittel, wo der Leidenfrost-Effekt nicht auftritt, ist z. B. Isopentan. Es wird mit flüssigem Stickstoff auf −160 °C gekühlt. In das noch halb flüssige Isopentan („Eismatsch") wird das Proberöhrchen versenkt.

Zur langfristigen **Lagerung** von tiefgefrorenem Gewebe verwendet man Tiefkühlbehälter für flüssigen Stickstoff, in die man die Proben versenken kann, bzw. Tiefkühlgeräte bei −80 °C. Eine langfristige Lagerung bei −20 °C ist für Spezialuntersuchungen (z. B. RNA-Nachweis) nicht zu empfehlen.

Tiefgefrorene Proben werden **transportiert,** indem man die Gefäße in isolierende Kühlbehälter, die mit Kohlensäureschnee (−80 °C) gefüllt sind, stellt. So soll die Kälte mindestens einen Tag erhalten bleiben.

Da häufig vom gefrorenen Gewebe in der Folge Gefrierschnitte hergestellt werden sollen, ist es in diesen Fällen günstig, die Probe in Kryogel einzulegen und einen Kryoblock zu produzieren. Eine einfache Methode zum Schnelleinfrieren und gleichzeitigen Herstellen von Gefrierblöcken stammt von Callis et al. (1991):

In einem Styroporbehälter wird auf einen soliden Block aus Kohlensäureschnee (−80 °C) ein Ausgießschälchen aus Kunststoff (z. B. Tissue-Tek®) gelegt. Dahinein gießt man Kryogel (OCT®) und platziert das einzufrierende Gewebe in der fester werdenden Masse. Das Kryogel wird vorher durch vorsichtiges Umrühren von Luftblasen befreit. Das gefrierende Medium umschließt das Gewebe, verfügt über eine ausreichende Festigkeit und Elastizität und liefert damit den nötigen Support für die Schnittgewinnung bei −20 bis −25 °C. Beim Gefrieren wird es weiß und undurchsichtig. Die fertigen Blöcke werden in Alufolie eingewickelt und bei −80 °C luftdicht gelagert. Für die Gefrierschnittherstellung muss der Block mithilfe von Kryogel auf einen Gewebehalter „geklebt" werden. Bei der Verwendung von flüssigem Stickstoff als Kühlmittel würde das Kryogel brüchig und die Handhabung schwieriger. Es gibt aber auch technische Hilfsmittel für die Blockherstellung in der Stickstoffgasphase.

Es werden Instrumente angeboten, die die beschleunigte Herstellung von Gefrierblöcken unterstützen. Dabei wird z. B. ein Gefriermittel wie Isopentan ständig auf einer einstellbaren Temperatur gehalten. In dieses kann man die Probe versenken. Ein anderes Gerät enthält Tiefkühlplätze in Form von Mulden, in die man die Proben orientiert legen und mit Kryogel bedecken kann. In das noch flüssige Kryogel wird der Gewebehalter des Gefriermikrotoms gedrückt und von oben mit einem Temperaturadsorber[16] gekühlt. Die in kürzester Zeit gefrorenen Kryogelblöcke werden wieder entnommen. Das Gewebe kommt schön mit der Schnittfläche an der planen Oberseite zu liegen. In einer anderen Gerätevariante werden die Gewebehalter in Kühlplätze eingesetzt und darauf wird die Probe platziert und mit Kryogel umgeben.

Beispiele für die Kryofixierung im histodiagnostischen Labor sind die Herstellung von **Gefrierschnitten zur intraoperativen Schnelluntersuchung** (kurz: Schnellschnitt) oder für Immunfluoreszenz-Analysen. Auch das Kryoasservieren von nativen Gewebeproben für spätere Untersuchungen ist eine häufige Nutzung. Die Anforderungen an den Gefriervorgang sind dabei unterschiedlich.

Für den Schnellschnitt ist das relativ langsame Einfrieren der 3–30 mm großen Proben bei −20 bis −25 °C ausreichend. Es kommt dabei zwar zur Eiskristallbildung, die morphologischen Schäden beeinflussen aber die histopathologische Begutachtung glücklicherweise nicht übermäßig. Das Einfrieren von Gewebeproben für eine Schnellschnittuntersuchung erfolgt in der Regel direkt im Kryostat auf entsprechenden Kühlplätzen. Die Probe wird auf einen vorgekühlten und mit Kryogel bedeckten Gewebehalter orientiert aufgelegt und mit Kryogel bedeckt. Mit einem vorgekühlten Temperaturadsorber (kleiner Metallzylinder), den man auf das Gewebe auflegt, kann das Einfrieren beschleunigt werden und dauert üblicherweise 1–2 min (◘ Abb. 4.9). So hat das Gewebe bereits die richtige Schneidetemperatur. Bei Einfriermethoden mit Isopentan oder

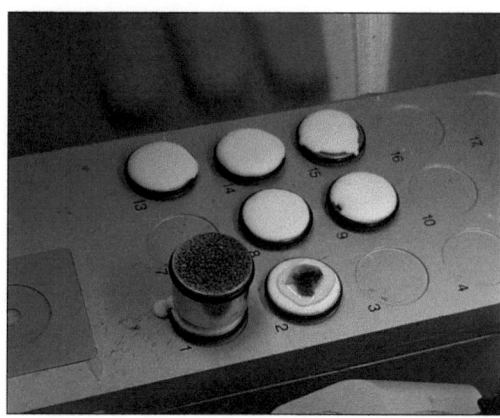

◘ **Abb. 4.9** Einfrieren von Gewebeproben im Kryostat

Kohlensäureschnee, die schneller ablaufen und tiefere Temperaturen erreichen, muss das Gewebe erst langsam wieder auf die richtige Schneidetemperatur erwärmt werden, was länger dauert und somit für eine Schnellanalyse nicht geeignet ist (s. ▶ Abschn. 8.5.6).

▪ **Kryopräparation von fixiertem Gewebe**
Unter Umständen ist es notwendig, Gefrierschnitte von bereits fixiertem Gewebe herzustellen. Dieses befindet sich im wässrigen Fixiermittel, das beim Einfrieren entsprechende Eiskristalle ausbilden und das Gewebe zerreißen würde. Fixiertes Gewebe wird daher in Puffer ausgespült und in Sucroselösung bei 4 °C über Nacht eingelegt (z. B. 15 % Sucrose in 1×PBS[17]). Die vollständige Durchtränkung erkennt man am Absinken der Probe. Der Vorgang wird mit höher konzentrierter Sucroselösung wiederholt (z. B. 30 % Sucrose in 1×PBS). Sucrose wirkt dehydratisierend und friert kristallfrei ein (Vitrifikation). Die Probe wird im Weiteren äußerlich möglichst von der Sucroselösung befreit und mit Kryogel in einem Kunststoffausgießschälchen überschichtet bzw. eingebettet. So vorbereitet, lässt sich wieder mit der oben beschriebenen Schnell-

---

16 Temperaturadsorber. Metallisches, gekühltes Bauteil, das die höhere Temperatur der Probe aufnimmt und dadurch die schnellere Kühlung der Probe bewirkt.

17 PBS. *Phosphate buffered saline.*

methode ein Kryoblock herstellen. Diese Methode wird eingesetzt, um den Paraffineinbettungsprozess zu umgehen. Beachten muss man, dass methanol-, aceton- oder ethanoldurchtränktes Gewebe nicht gefrierfähig und das Gewebe für die Gefrierschnittmethode nicht mehr geeignet ist.

- **Kryokonservierung**

Eine verwandte und trotzdem ganz andere Aufgabenstellung ist die Kryokonservierung von lebenden Zellen und Geweben. Hier werden die Zellen zuerst mit Gefrierschutzmittel durchtränkt und dann langsam eingefroren. Geeignete Mittel sind u. a. DMSO, Glycerin, Polyethylenglycol, Polyvinylpyrrolidon (PVP) oder Sucrose nach bestimmten Rezepturen. Die Kryoprotektiva sind vollständig mit Wasser mischbar und interferieren mit der Eiskristallbildung. Weiters senken sie den Gefrierpunkt. Ein Einfrieren ohne Schutzmittel würde sofort zum Zelltod führen. Für das kontrollierte Einfrieren gibt es Instrumente, die die Temperatur beispielsweise um 1 °C/min senken, bis −80 oder −196 °C erreicht sind. Kryokonservierte Proben können langfristig bei tiefen Temperaturen gelagert werden, ohne dass die Stoffwechselvorgänge weiter ablaufen. Wieder aufgetaute Zellen können je nach Experiment in Kulturmedium revitalisiert werden. Beispiele dafür sind die Kryokonservierung von menschlichen Eizellen und Spermien. Die Kryokonservierung und Revitalisierung von Gewebeproben ist komplexer.

4.6.3 Gefriertrocknen

Bei der Gefriertrocknung kommt es nach dem Schockgefrieren zum Absublimieren des Gewebewassers. Dazu wird das tiefgefrorene Gewebe langsam unter Vakuum auf 40 °C erwärmt. Das Eis geht dabei gleich von der festen in die gasförmige Phase über (Sublimation). Der Wasserdampf wird in einem Kondensator aufgefangen. Das Gewebe kann im Weiteren unter Vakuum mit Paraffin oder Kunststoffmonomer (auch bei niedrigen Temperaturen) durchtränkt und auf dem üblichen Weg geschnitten werden (Murray 1992).

Die Gefriertechnik für die **Elektronenmikroskopie** erfordert besondere Methoden. Wird ein Gewebestück zur Gefriertrocknung oder Gefriersubstitution vorbereitet, soll es nicht dicker als 0,2 mm sein. Das Einfrieren kann bei Normaldruck oder Hochdruck (mehrere Kilobar) geschehen. Der hohe Druck wirkt der Eiskristallbildung bzw. ihrer Ausdehnung entgegen und führt zu Vitrifikation (s. ▶ Abschn. 7.9).

- **Vorteile und Anwendungen dieser Technik**
— Bewahrung der enzymatischen Aktivität
— Bewahrung von antigenen Strukturen
— Bewahrung von niedermolekularen, wasserlöslichen Substanzen
— Momentaufnahme von Zellvorgängen durch Schockgefrieren im Millisekundenbereich
— Bewahrung von Ultrastrukturen, Zellorganellen, Membrandarstellungen (EM)

4.6.4 Gefriersubstitution

Bei der Gefriersubstitution erfolgt die Entfernung des Gewebewassers durch Einbringen der gefrorenen Stücke in wasserentziehende, tiefgekühlte Reagenzien wie Ethanol oder Aceton unter −49 °C für ein bis zwei Wochen.

Das organische Lösungsmittel löst bei dieser Temperatur das Eis, aber koaguliert die Proteine nicht. Sobald die Dehydratierung abgeschlossen ist, wird die Temperatur für wenige Stunden auf 4 °C erhöht, um die Koagulation zu ermöglichen. Anschließend erfolgt die Einbettung in Paraffin oder Kunststoff über ein Zwischenmedium.

4.6.5 Kritischer-Punkt-Trocknung

Außerhalb des kritischen Punkts (CP) eines Stoffs, definiert durch Druck, Temperatur und Dichte, kann man den flüssigen und gasförmigen Aggregatzustand nicht mehr unterscheiden. Dadurch treten keine Oberflächenspannungen und Kapillarkräfte an Grenzflächen auf.

Diese Methode ist die gebräuchlichste Technik zur Trocknung biologischer Proben für die Rasterelektronenmikroskopie. Man kann damit Artefakte, die bei einer üblichen Trocknung entstehen würden, z. B. Membranverschiebungen, vermeiden. Ein weiterer Vorteil besteht in der möglichen Fixierung der Probe vor dem Trocknen. Die Probe wird dazu nach der Entwässerung über eine aufsteigende Alkoholreihe und eventuell über ein Intermedium mit flüssigem Kohlendioxid durchtränkt. In einer Probenkammer werden die Reaktionsbedingungen über den CP (31 °C, 74 bar) hinausgeführt und anschließend soll das Kohlendioxid langsam entweichen. Dabei wird der Druck bei gleichbleibender Temperatur verringert, was zur Umgehung der Phasengrenze außerhalb des kritischen Punkts führt. Das Endergebnis ist eine möglichst artefaktfreie, getrocknete Probe, die nach einer Metallbeschichtung (*coating*) im Vakuum des Elektronenmikroskops untersucht werden kann. Der Vorgang kann automatisiert durchgeführt werden (◘ Abb. 4.10).

4.6.6 Fixierung durch Bedampfen

Sehr kleine oder dünne Präparate können auch durch Bedampfen mit Osmiumtetroxid oder Formaldehyd fixiert werden (2–24 h, feuchte Kammer). Diese Methode wird aber äußerst selten angewandt (z. B. für Studien von Monoaminen).

4.6.7 Fixierung mit Phasentrennung

Dabei wird das Präparat in eine Flüssigkeit gebracht, die sich nicht mit Wasser mischt, z. B. eine Glutaraldehyd- oder Formaldehydlösung in Heptan. Das Fixativ diffundiert von der Lösungsmittelphase in die wässrige Phase der Zell- bzw. Gewebeflüssigkeit, ohne die Ionenverteilung zu beeinflussen und osmotische Effekte auszulösen. Das Lösungsmittel extrahiert weniger Proteine und freie Aminosäuren als bei einer üblichen Immersionsfixierung (Nettleton und McAuliffe 1986).

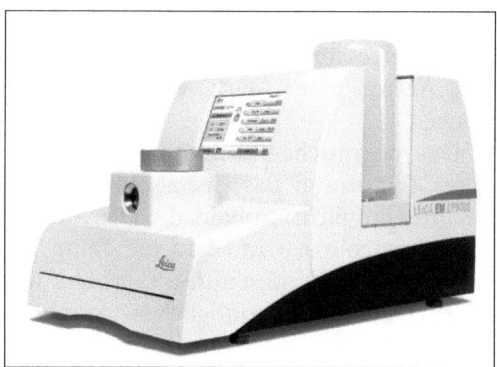

◘ **Abb. 4.10** Automatisierter Kritischer-Punkt-Trockner Leica EM CPD300. (©Leica Microsystems)

Literatur

Ananthanarayanan V, Pins MR, Meyer RE, Gann PH (2005) Immunohistochemical assays in prostatic biopsies processed in Bouin's fixative. J Clin Pathol 58(3):322–324

ASCO, American Society of Clinical Oncology/College of American Pathologists (2007) Guideline recommendations for human epidermal growth factor receptor 2 testing in breast cancer. J Clin Oncol 25(1):2007

Baker JR (1958) Principles of biological microtechnique; a study of fixation and dyeing. Methuen, London

Barrnett RJ, Roth WD (1958) Effects of fixation on protein histochemistry. J. of Histochemistry and Cytochemistry 6(6):406–415

Baschong W, Suetterlin R, Laeng RH (2001) Control of autofluorescence of archival formaldehyde-fixed, paraffin-embedded tissue in confocal laser scanning microscopy (CLSM). J Histochem Cytochem 49:1565–1572

Bauer DR, Chafin DR (2023) Assessing tissue fixation time and quality with label-free mid infrared spectroscopy and machine learning. Biopreserv Biobank 21(2):208–216

Bauer DR, Leibold T, Chafin DR (2021) Making a science out of preanalytics: An analytical method to determine optimal tissue fixation in real-time. PLoS ONE 16(10):e0258495

Blum F (1893) Der Formaldehyd als Härtungsmittel. Vorläufige Mittheilung. Z. Wiss. Mikrosk. 10:314

Böck P (ed)(1989) Romeis Mikroskopische Technik, 17. neubearbeitete Auflage, Urban und Schwarzenberg

Boon ME, Gerrits PO, Moorlag HE, Nieuwenhuis P, Kok LP (1988) Formaldehyde fixation and microwave irradiation. Histochem J 20(6–7):313–322

Boon ME, Kok LP (2008) Theory and practice of combining coagulant fixation and microwave histoprocessing. Biotech Histochem 83(6):261–277

Bryan LJ, O'Donnell SR (1988Jun) (1988) Demonstration of catecholamine and resorcinolamine derivatives as formaldehyde-induced fluorescence in protein models. J Histochem Cytochem 36(6):615–620

Buesa RJ, Peshkov MV (2012) How much formalin is enough to fix tissues? Ann Diagn Pathol 16(3):202–209

Burck H-C (1966) Histologische Technik; Leitfaden für die Herstellung mikroskopischer Präparate in Unterricht und Praxis, Georg Thieme Verlag

Burck H-C (1982) Histologische Technik; Leitfaden für die Herstellung mikroskopischer Präparate in Unterricht und Praxis, 5. unveränderte Auflage. Georg Thieme Verlag

Callis GM, Jutila M, Kurk S (1991) Snap freezing tissue using dry ice and cryomolds. Histologic 36(1):1–4

Callis GM (2004) Preparation and snap freezing of murine tissue for research immunohistochemistry and routine hematoxylin & eosin staining. Histologic 17(1):4–7

Carson FL, Lynn JA, Martin JH (1973) Formalin fixation for electron microscopy: a re-evaluation. Am J Clin Pathol 59:365–373

Chafin D, Theiss A, Roberts E, Borlee G, Otter M, Baird GS (2013) Rapid two-temperature formalin fixation. PLoS One 8(1)

Chu WS, Furusato B, Wong K, Sesterhenn IA, Mostofi FK, Wei MQ, Zhu Z, Abbondanzo SL, Liang Q (2005 Jun) Ultrasound-accelerated formalin fixation of tissue improves morphology, antigen and mRNA preservation. Mod Pathol 18(6):850–863

Chu WS, Liang Q, Tang Y, King R, Wong K, Gong M, Wei M, Liu J, Feng SH, Lo SC, Andriko JA, Orr M (2006) Ultrasound-accelerated tissue fixation/processing achieves superior morphology and macromolecule integrity with storage stability. J Histochem Cytochem 54(5):503–513

Chung JY, Braunschweig T, Williams R, Guerrero N, Hoffmann KM, Kwon M, Song YK, Libutti SK, Hewitt SM (2008) Factors in tissue handling and processing that impact RNA obtained from formalin-fixed, paraffin-embedded tissue. J Histochem Cytochem 56(11):1033–1042

Cox ML, Schray CL, Luster CN, Stewart ZS, Korytko PJ, Khan M, KN, Paulauskis JD, Dunstan RW, (2006) Assessment of fixatives, fixation, and tissue processing on morphology and RNA integrity. Exp Mol Pathol 80(2):183–191

Dapson RW (2001) Formaldeyhde: Past, Present and Future, Histologic 34(1):5–8

Dapson RW (2007) Macromolecular changes caused by formalin fixation and antigen. Biotech Histochem 82(3):133–140

Dapson RW, Feldman AF, Wolfe D (2006) Glyoxal fixation and its relationship to immunohistochemistry. J Histotechnol 29:65–76

Deetz JS, Behrman EJ (1981) Reaction of osmium reagents with amino acids and proteins. Reactivity of amino acid residues and peptide bond cleavage. Int J Pept Protein Res 17(4):495–500

Deutsche Forschungsgemeinschaft (2022) MAK- und BAT-Werte-Liste 2022 Ständige Senatskommission zur Prüfung gesundheitsschädlicher Arbeitsstoffe Mitteilung. 58

Dhom G (2001) Geschichte der Histopathologie. Springer

Fowler CB, Evers DL, O'Leary TJ, Mason JT (2011) Antigen retrieval causes protein unfolding: evidence for a linear epitope model of recovered immunoreactivity. J Histochem Cytochem 59(4):366–381

Fox CH, Johnson FB, Whiting J, Roller PP (1985) Formaldehyde fixation. J Histochem Cytochem 33:845–853

French D, Edsall JT (1945) The reactions of formaldehyde with amino acids and proteins. Adv. Prot. Chem. 2:277–335

Giannella C et al-(1997) Comparison of formalin, ethanol and histochoice fixation on the PCR amplification from paraffin-embedded breast cancer tissue. Eur J. Clin. chem. Clin. Biochem. 35(8):633–5

Goldstein NS, Ferkowicz M, Odish E, Mani A, Hastah F (2003) Minimum formalin fixation time for consistent estrogen receptor immunohistochemical staining of invasive breast carcinoma. Am J Clin Pathol 120(1):86–92

Greer CE, Lund JK, Manos MM (1991) PCR amplification from paraffin-embedded tissues: recommendations on fixatives for long-term storage and prospective studies. PCR Methods Appl 1(1):46–50

Grizzle WE, Fredenburgh JL, Myers RB (2008) Fixation of tissue. in: Bancroft JD, Gamble M (eds.) Theory and Practice of Histological Techniques, 6th edn. Churchill Livingstone, 53–74

Helander KG (1994) Kinetic studies of formaldehyde binding in tissue. Biotech Histochem 69(3):177–179

Hopwood D (1972) Tissue fixation with mercury sompounds. Progress in Histochemistry and Cytochemistry. 4(3): III-30

Horobin RW, Bancroft JD (1998) Troubleshooting histology stains. Churchill Livingstone, UK

Howat WJ, Wilson BA (2014) Tissue fixation and the effect of molecular fixatives on downstream staining procedures. Methods 70(1):12–19

Hunter E (1993) Practical electron microscopy – a beginner's illustrated guide, 2. Aufl. Cambridge University Press

Johannessen JV (1978) Electron microscopy in human medicine, Bd 2. McGraw-Hill, New York

Jones ML (2007) How formalin affects the outcome of routine and special stains. Biotech Histochem 82(3):155–159

Kellner R, Thullner I, Funk D, Hallek B, Franke U, Radtke R, Neumann H-D, Overmann T (2003) Formaldehydexpositionen in Pathologien und Anatomien. Gefahrstoffe – Reinhaltung der Luft 63(7/8):299–308

Kiernan JA (1999) Histological and histochemical methods; Theory and Practice, 3rd edn. Arnold-Verlag

Kiernan JA (2000) Formaldehyde, formalin, paraformaldehyde and glutaraldehyde: What they are and what they do. Microscopy Today 8(1):8–13

Layton C, Bancroft JD, Suvarna SK (2018) Fixation of tissues. In: Suvarna KS, Layton C, Bancroft JD (Hrsg) Bancroft's theory and practice of histological techniques (8th Edition). Elsevier, S 40–63

Leong, A. S-Y. (1994). Fixation and fixatives. In Woods AE and Ellis RC eds. Laboratory histopathology. New York: Churchill Livingstone

Lerch ML, Bauer DR, Chafin D, Theiss A, Otter M, Baird GS (2017) Precision medicine starts with preanalytics: real-time assessment of tissue fixation quality by ultrasound time-of-flight analysis. Appl Immunohistochem Mol Morphol 25(3):160–167

Lillie RD, Fullmer HM (1976) Histopathologic technic and practical histochemistry, 4. Aufl. McGraw-Hill, New-York

Mason JT, O'Leary TJ (1991) Effects of formaldehyde fixation on protein secondary structure: a calorimetric and infrared spectroscopic investigation. J Histochem Cytochem 39:225–229

Masuda N, Ohnishi T, Kawamoto S, Monden M, Okubo K (1999) Analysis of chemical modification of RNA from formalin-fixed samples and optimization of molecular biology applications for such samples. Nucleic Acids Res 27(22):4436–4443

Mulisch M, Welsch U (Hrsg) (2010) Romeis Mikroskopische Technik, 18. Spektrum Akademischer Verlag, Auflage

Murray GI (1992) Enzyme histochemistry and immunohistochemistry with freeze-dried or freeze-substituted resin-embedded tissue. Histochem J 24(7):399–408

Nettleton GS, McAuliffe WG (1986) A histological comparison of phase-partition fixation with fixation in aqueous solutions. J Histochem Cytochem 34(6):795–800

Nissl F (1910) Nervensystem. Enzyklopädie der mikroskopischen Technik. Urban and Schwarzenberg, Wien

Oyama T, Ishikawa Y, Hayashi M, Arihiro K, Horiguchi J (2007) The effects of fixation, processing and evaluation criteria on immunohistochemical detection of hormone receptors in breast cancer. Breast Cancer 14(2):182–188

Parker JDK et al (2019) Fixation effects on variant calling in a clinical resequencing panel. J Mol Diagn 21(4):705–717

Pearse AG (1960) Histochemistry, theoretical and applied. Churchill, London

Pearse AG (1968) Histochemistry, Theoretical and Applied, Bd 1, 3. Aufl. Little Brown & Co., Boston, MA, S 70–73

Pearse AGE (1980) Histochemistry, Theoretical and Applied, Kap. Chemistry and Practice of Fixation, Churchill Livingstone, 1980

Prentø P, Lyon H (1997) Commercial formalin substitutes for histopathology. Biotech Histochem 72(5):273–282

Puchtler H, Meloan SN (1985) On the chemistry of formaldehyde fixation and its effects on immunohistochemical reactions. Histochemistry 82:201–204

Selvarajan S, Bay BH, Choo A, Chuah KL, Sivaswaren CR, Tien SL, Wong CY, Tan PH (2002) Effect of fixation period on HER2/neu gene amplification detected by fluorescence in situ hybridization in invasive breast carcinoma. J Histochem Cytochem 50(12):1693–1696

Shi SR, Cote RJ, Taylor CR (1997) Antigen retrieval immunohistochemistry: past, present, and future. J Histochem Cytochem 45:327–343

Srinivasan M, Sedmak D, Jewell S (2002) Effect of fixatives and tissue processing on the content and integrity of nucleic acids. Am J Pathol 161:1961–1971

Stefanits H et al (2016) KINFix–A formalin-free non-commercial fixative optimized for histological, immunohistochemical and molecular analyses of neurosurgical tissue specimens. Clin Neuropathol 35(1):3–12

Titford ME, Horenstein MG (2005Apr) Histomorphologic assessment of formalin substitute fixatives for diagnostic surgical pathology. Arch Pathol Lab Med 129(4):502–506

Vollmer E, Galle J, Lang DS, Loeschke S, Schultz H, Goldmann T (2006) The HOPE technique opens up a multitude of new possibilities in pathology. Rom J Morphol Embryol 47(1):15–19

Wegscheider W, Brohmann P, Koppisch D, Naujoks G, Niemann H, Eickmann U (2020) Expositionsermittlungen in Pathologien von 2016 bis 2019 – Schwerpunkt Formaldehyd. Gefahrstoffe Reinhalt Luft 80(9):349–360

Willmore-Payne C, Metzger K, Layfield LJ (2007) Effects of fixative and fixation protocols on assessment of Her-2/neu oncogene amplification status by fluorescence in situ hybridization. Appl Immunohistochem Mol Morphol 15(1):84–87

Yamashita S (2020) Antigen Retrieval for Light and Electron Microscopy. in Streckfus CF. (Ed.). (2020). Immunohistochemistry – The Ageless Biotechnology. IntechOpen, Available at: ▶ https://doi.org/10.5772/intechopen.80837

Originalpublikation von Fixiermitteln

Bouin P (1897) Etudes sur l'evolution normale et l'involution du tube seminifere. Arch d'Anat Micr. 1:225–339

Carnoy JB (1887) Appendice Les Globule Polaires de L'Ascaris Clavata. La Cellule Recueil de cytologie et d'histologie generale 3:276

Flemming W (1895) Über die Wirkung von Chromosmium-Essigsäure auf Zellkerne. Arch mikr. Anat 45:162–166

Heidenhain M (1917) Über neue Sublimatgemische. Z wiss Mikr 33:232–234

Helly K (1904) Eine Modifikation der Zenker'schen Fixierungsflüssigkeit. Z wiss Mikr 20:413–415

Karnovsky MJ (1965) A formaldehyde-glutaraldehyde fixative of high osmolarity for use in electron microscopy. J Cell Biol 27:137a

Lillie RD (1954) Histopathological technic and practical histochemistry. The Blakiston Company. New York, Toronto

Schaffer J (1918) Veränderung an Gewebselementen durch einseitige Wirkung der Fixierungsflüssigkeit und Allgemeines über Fixierung. Anat Anz 51:353–398

Sabatini DD, Bensch K, Barrnett RJ (1963). Cytochemistry and electron microscopy. The preservation of cellular ultrastructure and enzymatic activity by aldehyde fixation. J Cell Biol. 17(1):19–58

Zenker K (1894) Chromkali-Sublimat-Eisessig als Fixierungsmittel. Münch med Wschr 41:532–534

Informative Webseiten

Deutsche Forschungsgemeinschaft. MAK- und BAT-Werte-Liste 2023: ▶ https://series.publisso.de/sites/default/files/documents/series/mak/lmbv/Vol2023/Iss1/Doc001/mbwl_2023_deu.pdf

Rechtsinformationssystem Österreich. Grenzwerteverordnung (GKV), Stoffliste (MAK- und TRK-Werte) Anhang I/2020: ▶ https://www.ris.bka.gv.at/Dokumente/Bundesnormen/NOR40226249/II_382_2020_Anhang_I.pdf

Leica Biosystems Knowledge Pathway: ▶ https://www.leicabiosystems.com/de-at/knowledge-pathway/

Verarbeitung von hartem Gewebe

Inhaltsverzeichnis

5.1 Einleitung – 95

5.2 Entkalkung – 96
5.2.1 Entkalkung durch Säure – 96
5.2.2 Entkalkung durch Chelatbildung – 98
5.2.3 Prüfung der Entkalkung – 99
5.2.4 Vor- und Nachbehandlung der Entkalkung – 100
5.2.5 Beschleunigung der Entkalkung – 100
5.2.6 Erweichen von Knorpel und Horn (Nägel, Haare) – 101
5.2.7 Einbettung von entkalktem Gewebe – 101
5.2.8 Schneiden von entkalktem Gewebe – 101
5.2.9 Oberflächenentkalken – 102
5.2.10 Färbung von entkalktem Gewebe – 103
5.2.11 Einfluss der Entkalkung auf nachfolgende Analysen – 103
5.2.12 Kalkhartes Untersuchungsmaterial im Histodiagnostiklabor – 104

5.3 Mazeration – 106

5.4 Hartschnitttechnik – Hartschlifftechnik – 107
5.4.1 Geräte zur Präparatherstellung – 107
5.4.2 Beispiele für die Knochenverarbeitung – 108
5.4.3 Gefrierschnitte von nichtentkalkten Präparaten – 109
5.4.4 Färbungen an nichtentkalkten Schliffpräparaten – 110
5.4.5 Färbungen an Methacrylatschnitten von nichtentkalkten Knochenbiopsien – 111
5.4.6 Fluoreszenzmarkierung in Knochen – 111
5.4.7 Kontaktradiografie und Autoradiografie – 112

© Der/die Autor(en), exklusiv lizenziert an Springer-Verlag GmbH, DE, ein Teil von Springer Nature 2025
G. Lang, *Histotechnik*,
https://doi.org/10.1007/978-3-662-71093-7_5

5.4.8　Histomorphometrische Methoden am nichtentkalkten Knochen – 112

5.4.9　Knochenimaging – Bildgebung ohne histotechnische Aufarbeitung – 113

Literatur – 114

5.1 Einleitung

Die Geräte und Techniken der Routinehistologie sind auf ein gewisses Maß an **Gewebehärte** eingestellt. Von den meisten Gewebetypen können Paraffinschnitte mit den üblichen Mikrotomen hergestellt werden. Gewebe, das aus diesem Rahmen fällt, ist Knochengewebe bzw. kalkhartes, verkalktes Gewebe.

Knochen ist zusammengesetzt aus organischen (30 %) und anorganischen (70 %) Komponenten. Den größten Anteil des **organischen Materials** stellt das Kollagen dar. Weiters findet man andere Proteine, die von den Osteoblasten synthetisiert werden (Osteocalcin, Osteonectin). Der zelluläre Anteil wird von den Osteoblasten, Osteoklasten und den Osteozyten gebildet. Die Funktion der Osteoblasten ist der Knochenaufbau, die Funktion der Osteroklasten ist der Knochenabbau und die Osteozyten versorgen den umgebenden Knochenbezirk. Der Hauptanteil an **anorganischer Substanz** wird von **Hydroxyapatit** mit der Formel $Ca_{10}(PO_4)_6(OH)_2$ ausgemacht. Kleine Mengen von Magnesium, Fluor, Kalium, Carbonaten und Citraten finden sich ebenfalls (s. ▶ Abschn. 2.3.6) (Leonhardt 1985).

> **Beispiele von Knochenproben im histodiagnostischen Labor:** Extremitäten bei Amputationen, Hüftkopf, Kieferknochen, Beckenkammstanze (Knochenmarkbiopsie)
> **Mögliche Zuweisungsdiagnosen:** Osteomyelitis, Arthritis, traumatische Fraktur, nekrotische Veränderungen, Osteomalazie, Osteoporose, Malignome

In verkalkten Strukturen kommt es zur Anlagerung oder Einlagerung von Calciumsalzen. Dies kann bei pathologischen Vorgängen alle Weichteilgewebe betreffen und ist üblicherweise eine Begleiterscheinung. Die Verkalkungen werden mittels Röntgen- und Ultraschalluntersuchung aufgedeckt. **Beispiele:** verkalkte Herzklappen und Gefäße, Mikroverkalkungen im Brustgewebe.

Auch bei knöchernen bzw. verkalkten Proben beginnt die histotechnische Verarbeitung mit der Fixierung. Die ausreichend gute **Fixierung** ist äußerst wichtig für die morphologieerhaltende Knochenverarbeitung. Ohne diese Stabilisierung kommt es durch die notwendigen Prozeduren zu starken Gewebeschäden. Das Routinefixans ist auch für diese Proben die 4–8 % neutral gepufferte Formaldehydlösung. Es werden aber gerade für die Knochenpathologie gerne alkoholhaltige Fixanzien empfohlen, die schneller in das harte Gewebe eindringen sollen (z. B. Schaffer'sches Fixans). Das Mengenverhältnis zwischen Gewebe und Fixierflüssigkeit sollte mindestens 1:20 betragen bzw. sollte das Fixans regelmäßig gewechselt werden. Die Fixierzeit sollte mindestens 12 h betragen. Bei größeren Präparaten sollte die Dauer auf mindestens 48 h angepasst werden. Da die Kompaktheit dieser Gewebeart die Durchdringung mit Fixierflüssigkeit behindert, ist es günstig, größere Stücke mittels Diamantbandsäge in 5 mm dicke Scheiben zu schneiden, um den Zugang der Reagenzien zu verbessern. Skinner et al. (1997) empfehlen für 5 mm dicke Scheiben von Hüftkopfpräparaten, Knochentumoren oder Kniepräparaten sogar eine Fixierdauer von 4–7 Tagen.

Liegt das Hauptaugenmerk bei der Diagnosefindung nicht auf dem mineralisierten, sondern auf dem organischen und zellulären Anteil des Knochengewebes, müssen zur optimalen Darstellung die anorganischen Substanzen herausgelöst werden. Das Knochengewebe wird dadurch erweicht und mit den üblichen histologischen Routinemethoden schneidbar gemacht. Den Vorgang nennt man Dekalzifizierung oder Entkalkung.

5.2 Entkalkung

Der Hauptbestandteil von Knochengewebe, Hydroxyapatit, liegt im nassen Zustand im Gleichgewicht mit seiner gesättigten Lösung vor. Die gesättigte Lösung enthält sehr wenige Ionen dieses schwerlöslichen Salzes.

$$Ca_{10}(PO_4)_6(OH)_2 \leftrightarrow 10\,Ca^{2+} + 6\,PO_4^{3-} + 2\,OH^-$$

Wenn die Calcium-, Phosphat- oder Hydroxidionen kontinuierlich von der rechten Seite der Gleichung entfernt werden, wird das Reaktionsgleichgewicht nicht erreicht. Die Reaktion wird solange von links nach rechts ablaufen, bis der Apatit aufgelöst ist (Kiernan 1999).

5.2.1 Entkalkung durch Säure

Besteht in der umgebenden Flüssigkeit eine hohe Konzentration an Wasserstoffionen, wird die Reaktion

$$H^+ + OH^- \leftrightarrow H_2O$$

mit den Hydroxidionen des gelösten Apatits ablaufen und sie damit der oberen Reaktion entziehen. Als Quelle für Wasserstoffionen benötigt man eine starke Säure. Am gebräuchlichsten sind Ameisensäure (HCOOH), Salpetersäure (HNO_3) und Salzsäure (HCl):

$$Ca_{10}(PO_4)_6(OH)_2 + 20\,H^+ + 20Cl \leftrightarrow$$
$$10Ca^{2+} + 20Cl + 6H_3PO_4 + 2H_2O$$
$$Ca_{10}(PO_4)_6(OH)_2 + 20H^+ + 20NO_3 \leftrightarrow$$
$$10Ca^2 + 20NO_3 + 6H_3PO_4 + 2H_2O$$
$$Ca_{10}(PO_4)_6(OH)_2 + 20HCOOH \leftrightarrow$$
$$10Ca^2 + 20HCOO + 6H_3PO_4 + 2H_2O$$

Das Calcium aus dem Knochengewebe findet sich wieder als gelöste Calciumionen in der Entkalkungsflüssigkeit. Die Entkalkungsflüssigkeit soll regelmäßig gewechselt werden, um den Kontakt der Probe mit frischer Säure bzw. H^+-Ionen zu gewährleisten. Erhöht sich während der Entkalkung der pH-Wert, verlangsamt sich die Diffusion der gelösten Ionen (Skinner et al. 1997). Ist die Entkalkung abgeschlossen, darf man in der letzten Portion keine Calciumionen mehr nachweisen können (s. ▶ Abschn. 5.2.3).

Die Säure wirkt nicht nur auf den Apatit, sondern allgemein auf das Gewebe. Es kommt in Relation zur Säurestärke zur **Hydrolyse** der **Nukleinsäuren** und einer daraus resultierenden schlechteren Anfärbbarkeit mit Hämatoxylin. Überentkalkung ist typischerweise an fehlender Kernfärbung erkennbar. Auch für molekularpathologische Analysen ist säureentkalktes Gewebe generell ungeeignet (In-situ-Hybridisierung, PCR, Mutationsanalysen). Weiters hemmt die Säure die Wirkung der meisten **Enzyme**.

Bei der Einwirkung von Säure auf Carbonate entsteht Kohlendioxid, das in winzigen Bläschen aus dem Gewebe diffundiert. Ob sich dies schädlich auf die Morphologie auswirkt, ist umstritten.

Sofern die Probe gut fixiert und dadurch gegen osmotische Einflüsse unempfindlich gemacht wurde, kommt es zu keiner starken morphologischen Veränderung. Voraussetzung ist die Kontrolle des Entkalkungsvorgangs, um eine zu lange Einwirkung der Säure zu vermeiden. Die Säurewirkung wird durch Wärme beschleunigt und kann durch tiefere Temperaturen (4 °C) verlangsamt werden, um Überentkalkung zu vermeiden. Man kann die Entkalkung durch Spülen in Wasser und erneutes Einlegen in Fixiermittel unterbrechen, um sie zu einem späteren Zeitpunkt fortzusetzen (z. B. wenn die Entkalkung über Nacht zu einer Überentkalkung führen würde). Häufig anzutreffende Säuren als Entkalkerflüssigkeiten sind in ◘ Tab. 5.1 aufgeführt.

5.2 · Entkalkung

Tab. 5.1 Säuren als Entkalkerflüssigkeiten. Sortierung nach abnehmender Säurestärke

Säure	Gebrauchskonzentration	Säurekonstante pKs[1]
Salzsäure	5–10 % wässrig, pH < 1	–6
Salpetersäure	5–10 % wässrig, pH < 1	–1,32
Pikrinsäure	Bestandteil von Fixierlösungen (z. B. ca. 1 % in Bouin pH < 2)	0,29
Trichloressigsäure	5 % wässrig, pH < 2	0,65
Zitronensäure	5–10 % wässrig, pH < 2	3,13
Ameisensäure	5–10 % wässrig, pH < 2	3,75
Milchsäure	5–10 % wässrig, pH < 4	3,86
Essigsäure	Bestandteil von Fixierlösungen (z. B. ca. 5 % in Bouin pH < 2)	4,75

- **Eigenschaften der Säureentkalkung**
- Prinzipiell soll eine Entkalkung nur an gut fixiertem Gewebe durchgeführt werden.
- 5 % Salpetersäure soll keine Gewebequellung verursachen. Die Formalinfixierung wirkt der Quellung bei der Entkalkung entgegen.
- Stärker konzentrierte Salpetersäure entkalkt nur unwesentlich schneller, erhöht aber das Risiko einer Gewebeschädigung.
- Alkoholische Lösungen mit Salpetersäure entkalken langsamer und es können starke und ungleichmäßige Schrumpfungen auftreten.
- Trichloressigsäure bewirkt eine stärkere Schrumpfung.
- Ameisensäure allein wirkt stark quellend und verlangt sehr gut fixiertes Material. Verdünnte Ameisensäure quillt stärker als konzentrierte Säure. Besser sind hier Gemische aus Ameisensäure und Formaldehyd.
- Salpetersäure entkalkt schneller als Ameisensäure, verursacht dadurch aber auch schneller die Hydrolyse der Nukleinsäuren und sollte nicht länger als 48 h einwirken.
- Die Flüssigkeit sollte täglich gewechselt werden.
- Das Mengenverhältnis von Gewebe zu Entkalker sollte mindestens 1:20 betragen.
- Die Reaktionstemperatur ist üblicherweise Raumtemperatur. Erhöhte Temperaturen sollten 45 °C nicht überschreiten.
- Kieferknochen von Ratten (ca. 25×3 × 15 mm) benötigen ca. 4–13 h in 5 % Salpetersäure bzw. bis ca. sechs Tage in 10 % Ameisensäure (Savi et al. 2017).

Einige Entkalkerlösungen enthalten Alkohol oder Formaldehyd, um einerseits bei mangelhafter Fixierung dies während der Entkalkung auszugleichen und andererseits eine gewisse Zeitersparnis zu erreichen. Ein Vergleich von Gewebeproben, die vorher ausreichend fixiert und anschließend entkalkt wurden, mit Proben, die zur Zeitersparnis direkt in einen Kombinationsentkalker gegeben wurden, zeigte, dass die Morphologie im Kombinationsentkalker nicht so gut erhalten bleibt.

---

1 Säurekonstante. Ein Maß für die Stärke der Säure und dafür, wie leicht eine Säure H^+-Ionen abgibt. Je kleiner der Wert ist, umso stärker ist die Säure.

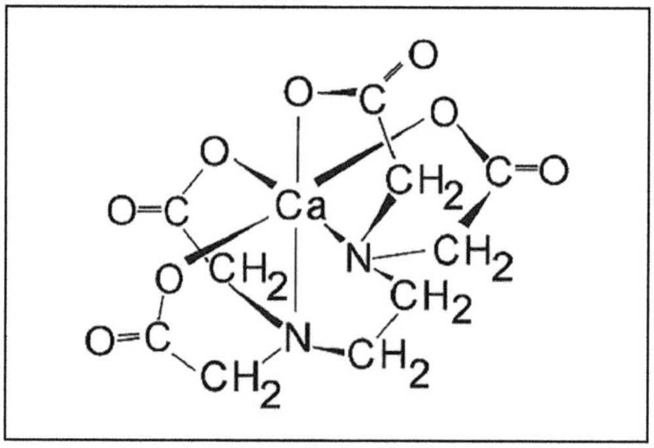

Abb. 5.1 EDTA-Chelatbildung

Es werden solche Entkalkungslösungen und Schnellentkalker auch im Handel mit unterschiedlicher Zusammensetzung angeboten.

- **Rezepte**

Dekalzifizierlösung nach Clark (1954)	
250 ml	Ameisensäure (90 %)
750 ml	dest. Wasser
34 g	Natriumformiat (HCOONa)
pH 2,0; minimiert die Verschlechterung der Kernanfärbbarkeit; extrahiert wenig Proteoglykane vom Knorpel bei diesem pH. Natriumformiat wird zur Pufferung zugegeben.	

Dekalzifizierlösung nach Gooding und Stewart (1932)	
100–250 ml	Ameisensäure (90 %)
100 ml	Formaldehyd (36–40 %)
auf 1000 ml mit dest. Wasser auffüllen	

5.2.2 Entkalkung durch Chelatbildung

Ein Chelatbildner ist eine organische Verbindung, die fähig ist, sich mit einem Metallion zu einem Metallchelat zu verbinden. Im Chelat ist das Metallatom kovalent innerhalb eines Fünfer- oder Sechserrings gebunden. Chelate sind stabile Moleküle, die das Metallion nicht leicht wieder abgeben. Ist nun das chelatbildende Reagens im Überschuss vorhanden, wird es in einer Lösung, die Metallionen enthält, diese binden.

Ethylendiamintetraessigsäure (EDTA) bildet mit Natrium und den anderen Alkalimetallen normale Salze. In Kontakt mit allen anderen Metallen wie auch mit Calcium entstehen aber stabile, trotzdem lösliche Chelatverbindungen (● Abb. 5.1). Befindet sich ein Knochenstück in EDTA-Lösung, werden die freien Calciumionen durch EDTA gebunden. Um das Reaktionsgleichgewicht zwischen ungelöstem und gelöstem Apatit wiederherzustellen, werden Calciumionen aus dem Knochen ständig freigegeben, bis der Apatit gänzlich aufgelöst ist.

Wasserstoffionen spielen bei dieser Reaktion keine Rolle. Das Reaktionsoptimum befindet sich im schwach alkalischen Bereich (pH 7–8). So werden auch Nukleinsäuren und Enzyme nicht beeinflusst. Ein allzu hoher pH-Wert wäre wegen der Extraktion von Proteoglykanen nicht vorteilhaft. Unter pH 3 wird durch EDTA kein Calcium gebunden.

EDTA entkalkt um ein Vielfaches langsamer, aber viel schonender als Säuren. Spongiöse Knochenbiopsien benötigen ca. drei bis vier Tage zur Entkalkung bei Raumtemperatur, kortikale Knochenproben benötigen ca. sechs bis acht Wochen.

Chelatbildende Entkalkerflüssigkeiten sind auch im Handel erhältlich.

- **Rezepte**

Dinatrium-EDTA-Lösung	
5 oder 10 g	Dinatrium Ethylendiamintetraacetat (Salz)
100 ml	dest. Wasser
4 % NaOH Lösung zugeben bis zu einem pH zwischen 7 und 8	

5.2 · Entkalkung

Ammonium-EDTA-Lösung (Sanderson et al. 1995)

14 g	EDTA (Säureform)
9 ml	Ammoniumhydroxid-lösung 28–30 %
76 ml	dest. Wasser
Mischen bis zur Lösung; Ammoniumhydroxid zugeben bis zu einem pH von 7,1	

- **Eigenschaften EDTA-Entkalkung**
- Es besteht eine pH-Abhängigkeit bei der Wirkung. EDTA-Lösungen bei pH 10,3 sind wirksamer als neutrale EDTA-Lösungen (Callis und Sterchi 1998).
- Kieferknochen von Ratten (ca. 25×3 × 15 mm) benötigen ca. 8–9 Tage in 10 % EDTA bei Raumtemperatur und 3–4 Tage bei 37 °C, wobei die Qualität der Morphologie abnimmt. (Savi et al. 2017).
- Die Entkalkung eines Zahns benötigt in EDTA ca. 90 Tage (Sanjal et al. 2012).
- Die Geschwindigkeit der Entkalkung nimmt mit der Calciumsättigung der EDTA-Lösung ab (Savi et al. 2017).
- Die EDTA-Lösung soll täglich gewechselt werden (Callis und Sterchi 1998).
- Die Calciumionen sinken in der Entkalkerflüssigkeit zu Boden. Deshalb ist eine Agitation mittels Magnetrührer oder Luftblasen von Vorteil.
- Das Mengenverhältnis von Gewebe zu Entkalker soll 1:20 betragen.
- EDTA-Salze präzipitieren in alkoholischen Lösungen. Deshalb soll nach dem Entkalken eine Wässerung angeschlossen werden (Callis und Sterchi 1998).
- Reaktionstemperatur ist üblicherweise Raumtemperatur. Erhöhte Temperaturen sollen 45 °C nicht überschreiten.
- Für mehrere kleine Proben erscheint es günstig, diese in beschrifteten Kunststoffkassetten in die Entkalkerlösung zu bringen und die Durchmischung mit Magnetrührer vorzunehmen.

5.2.3 Prüfung der Entkalkung

Die Prüfung der Entkalkung ist notwendig, um die negativen Auswirkungen auf das Gewebe möglichst gering zu halten und die Entkalkung zum frühest möglichen Zeitpunkt zu beenden. Die gebräuchlichste Methode besteht darin, dass Gewebe abzutasten und zu biegen, um so verbleibende Verkalkungen zu spüren. Dies ist natürlich nicht sonderlich schonend und verleitet zu einer überlangen Entkalkung (Mawhinney et al. 1984).

- Bei größeren Gewebeproben kann man die Schneidbarkeit an einer unwichtigen Stelle prüfen.
- An einem gleich großen Vergleichsstück kann man die Entkalkung durch Einschneiden prüfen. Man nimmt an, dass das Probenstück ebenso entkalkt ist wie die Kontrolle.
- Mit einem zur Verfügung stehenden Röntgengerät kann man die Gewebedichte prüfen.
- **Ammoniumoxalattest:** Bei kontinuierlichem Wechsel der Entkalkungsflüssigkeit dürften in der vermeintlich letzten Portion keine Calciumionen mehr zu finden sein. Ammoniumoxalat bildet in einer alkalischen Lösung mit Calcium ein unlösliches Salz. Diese Eigenschaft nutzt man zur Prüfung aus. Der Test ist sowohl für säureentkalkte als auch EDTA-entkalkte Stücke geeignet (Rosen 1981).

- **Ammoniumoxalattest (Clayden 1952)**
1. Man entnimmt 5 ml der gebrauchten Entkalkerlösung und gibt tropfenweise Ammoniumhydroxid zu bis zu einem pH > 7.
2. 5 ml einer wässrigen, gesättigten Ammoniumoxalatlösung (ca. 3 %) zugeben.
3. 30 min stehen lassen. Tritt eine Trübung durch Calciumoxalat auf, sind noch Calciumionen vorhanden. Die Entkalkung muss fortgesetzt werden. ◄

5.2.4 Vor- und Nachbehandlung der Entkalkung

Je nach verwendeter Fixier- und Entkalkerlösung muss man folgende Punkte bedenken:
- Phosphatpuffer von neutral gepuffertem Formalin wirkt der Säurewirkung entgegen.
- Dichromationen werden durch Ameisensäure reduziert.
- Quecksilber- und Zinkionen bilden Chelatverbindungen mit EDTA.

Um das zu vermeiden, soll vor der Entkalkung ausgiebig gewässert werden.

Im Anschluss an die Entkalkung soll man folgende Punkte bedenken:
- EDTA bildet in alkoholischen Lösungen unlösliche Präzipitate.
- Entkalkerflüssigkeiten, die Salzsäure oder Salpetersäure enthalten, können mit Formaldehyd giftige Dämpfe entwickeln.

Um das zu vermeiden, soll nach dem Entkalken ausgiebig gewässert werden.

Um ein Quellen der Kollagenfasern während des Wässerns zu verhindern, sollte der Knochen vorher in eine 5%ige Natrium- oder Lithiumsulfatlösung gebracht werden.

In der Routinehistologie ist der Anteil an zu entkalkenden Präparaten üblicherweise gering. Diese werden meist ca. 12–24 h in Formalin fixiert und dann für 6–48 h z. B. mit 5% Salpetersäure bzw. für mehrere Tage bis Wochen in 10–20% EDTA entkalkt. Anschließend werden sie in einen Einbettungsautomaten (beginnend mit Formalin) überführt. Unter diesen Bedingungen bringen die langen Wässerungen keine signifikanten Vorteile.

5.2.5 Beschleunigung der Entkalkung

Nachdem die Entkalkung einen Hemmschuh in der schnellen Verarbeitung darstellt, ist man bemüht, Techniken zur Beschleunigung zu finden. Wenn man allerdings die Geschwindigkeit überbewertet, kann dies auf Kosten der guten Anfärbbarkeit und der Validität von nachfolgenden Analysen gehen (s. ▶ Abschn. 5.2.11).

Eine Erhöhung der **Konzentration** des Entkalkers führt zur schnelleren Entkalkung, aber auch zu einer vermehrten Gewebeschädigung.

Eine Möglichkeit besteht darin, das Gewebe zu **erwärmen,** wobei auch hier die Gefahr einer Gewebeschädigung besteht. Man kann die Proben z. B. in einem Wärmeschrank bei 40–45 °C entkalken. Im Speziellen werden **mikrowellenunterstützte** Prozeduren angeboten, die die Geschwindigkeit der Dekalzifizierung verzehnfachen sollen. Boon und Kok (1989) raten, die Temperatur dabei bei 37 °C zu halten (s. ▶ Abschn. 14.5.4). Es gibt aber auch Mikrowellenprotokolle für 50 °C. Zu beachten ist, dass Säureentkalkung bei 60 °C und höher unmittelbar zur Mazeration des Gewebes führt (Sterchi 2018).

Eine weitere Möglichkeit besteht darin, die Reaktion durch **Ultraschall** zu beschleunigen. Durch die Ultraschalltechnik werden schnell und zielgerichtet kristalline Strukturen der Knochensalze zertrümmert. Dadurch soll eine rasche und zellschonende Entkalkung mit geeigneten Lösungen durchgeführt werden. Verkürzungen der Entkalkungszeit um bis zu 75% sollen erreicht werden (◘ Abb. 5.2). Beim Vergleich einer EDTA-Entkalkung von kortikalem Knochen bei 37–45 °C mit und ohne Ultraschall konnte eine sechsmal schnellere Entkalkung erzielt werden (Chow et al. 2018).

5.2 · Entkalkung

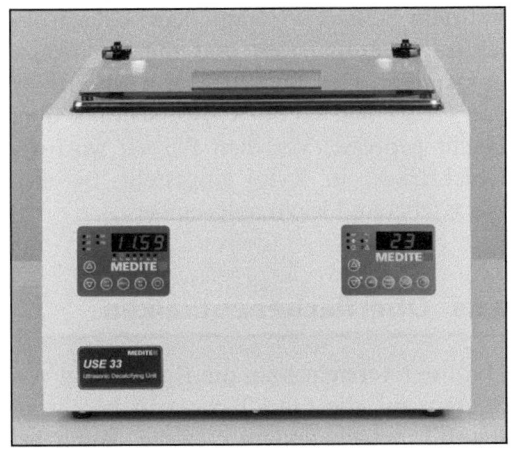

◘ Abb. 5.2 Ultraschallentkalker USE 33 von Medite Medical GmbH

(Sharma et al. 2020). Chapman und Dimenstein (2016) empfehlen 5 % Tween 85 in 4 % Formaldehyd mit ca. 24 h Einwirkzeit.

5.2.7 Einbettung von entkalktem Gewebe

Entkalkte Proben der Routinehistologie werden in derselben Weise wie alle anderen Materialien dehydriert und mit Paraffin infiltriert (s. ► Kap. 7). Größere kompakte Knochenstücke erfordern für eine adäquate Einbettung verlängerte Zeiten, die man einerseits über eigene Programme der Automaten, andererseits durch händische Einbettung erreicht (Speziallabors). Unvollständige Einbettung macht sich durch kreidiges, matschiges und bröckeliges Verhalten beim Schneiden bemerkbar. Hartes Gewebe soll beim Ausgießen im Block so orientiert sein, dass die Längsseite parallel zur Schneiderichtung liegt.

Narotzky et al. (2020) untersuchten die Beschleunigung der EDTA-Entkalkung mithilfe eines Kationenaustauschharzes, eingebracht in einen engporigen Dialyseschlauch in die EDTA-Lösung. Die an EDTA gebundenen Calciumionen wurden an das Harz wieder abgegeben und das EDTA somit regeneriert, was im Vergleich zu EDTA allein einen Vorteil brachte.

Eine aus der Mode gekommene Methode ist die **Elektrolyse** unter Anlegen von Spannung in der Entkalkerflüssigkeit. Fragliche Mittel zur Beschleunigung: Durchmischen der Entkalkerflüssigkeit (Magnetrührer, Luftblasen), Vakuumbehandlung.

5.2.8 Schneiden von entkalktem Gewebe

Trotz Entkalkung kann sich das Schneiden schwierig gestalten. Von Vorteil sind hier stabile, moderne Mikrotome, ausgestattet mit Messern bzw. Einmalklingen für hartes Gewebe (*high-profile*). Gut gekühlte Blöcke unterstützen durch das festere Paraffin die Schnittgewinnung. Die Schnittdicke entspricht der von Weichgewebe.

Die Kollagenfasern im Knochen werden durch die Entkalkung und die lange Liegezeit in wässriger Umgebung empfindlich für die alkoholische Entwässerung und Xyloleinwirkung während der Einbettung. Dies macht sich letztlich durch sehr derbes und hartes Gewebe im Paraffinblock unangenehm bemerkbar. Eine Abhilfe stellt das oberflächliche Benetzen des angeschnittenen Blocks mit Wasser dar bzw. man kann den angeschnittenen Block im Wasserbad

5.2.6 Erweichen von Knorpel und Horn (Nägel, Haare)

Diese Materialien sind bis zu einem gewissen Grad auch durch Entkalkerflüssigkeiten zu erweichen. Knorpel ist weitgehend aus makromolekularen Kohlenhydraten aufgebaut, aber enthält auch öfters unlösliche Calciumsalze.

Mögliche Lösungen zum Erweichen von Fingernägeln: alkalische Hypochloritlösung, 10–30 % Kalilauge, 5 % Phenollösung für 1–5 min schwimmen lassen. Die Fasern nehmen wieder Wasser auf und schwellen an (erkennbar an einer weißlichen Verfärbung). Nachfolgend ist die oberste Schicht weich genug zum Schneiden – sofern ausreichend entkalkt wurde. Achten muss man darauf, dass die Rehydratierung nicht zu lange erfolgt. Dies würde zu einem Herausquellen des Gewebes führen.

Oft werden auch erst beim Schneiden kleine verkalkte Einschlüsse bemerkt, die typischerweise streifige Scharten am Schnitt hinterlassen. Manche winzige Kalkpigmente sind überhaupt erst am gefärbten Schnitt erkennbar und stellen sich im HE-gefärbten Schnitt blau dar. Solche Mikroverkalkungen sind beispielsweise in der Mammadiagnostik ein Hinweisgeber für pathologische Vorgänge. Stellen die Kalkeinschlüsse ein zu großes Hindernis beim Schneiden dar, kann man sich mit Oberflächenentkalken (s. unten) behelfen.

Entkalktes Gewebe neigt leider zum Abschwimmen von den Objektträgern. Mit Adhäsiv[2] beschichtete Objektträger sind hier vorteilhaft (s. ▶ Abschn. 8.6.1). Kommt es zum Aufrollen des Schnitts am Objektträger, ist ein Antrocknen über Nacht bei 37 °C in waagrechter Lage, eventuell beschwert mit einem Gewicht, anzuraten.

Sterchi (2018) empfiehlt ihre Methode des Tapetransfers für schwer schneidbares Material, um einen vollständigen Schnitt zu erhalten. Dazu benötigt man ein klares Klebeband (z. B. von Scotch), eine kleine Druckwalze und Adhäsivobjektträger. Das Klebeband wird auf den angeschnittenen Block mithilfe der Druckwalze fest aufgeklebt. Beim Schneiden wird der Schnitt klebend auf dem Band abgenommen und mit dem Schnitt nach unten auf ein warmes Wasserbad zum Strecken gelegt. Das Band mit dem Schnitt wird auf dem Adhäsivobjektträger aufgezogen und mit der Walze aufgepresst. Der Objektträger wird mithilfe von Gewichten im 60-°C-Brutschrank über Nacht gepresst. Vor dem Färben wird der Objektträger in Xylol eingestellt, bis sich das Klebeband leicht ablösen lässt.

5.2.9 Oberflächenentkalken

Darunter versteht man die Einwirkung von Säuren auf die Oberfläche von bereits in Paraffin eingeblocktem Gewebe. Wenn bei der Herstellung der Paraffinschnitte Probleme auftreten, weil man auf versteckte Kalkeinschlüsse trifft oder die Entkalkung einfach zu kurz war, kann man sich mit Oberflächenentkalken behelfen.

Die oberflächliche Paraffinschicht wird beim Anschneiden entfernt. Günstig ist es auch, das Paraffin durch eine Pinzette vorsichtig abzukratzen. Nun kann man das Gewebe für kurze Zeit (ca. 15 min) z. B. mit konzentrierter Ameisensäure bedecken oder den Block mit der Oberfläche nach unten in die Säure legen. Das genügt, um die oberste Schicht zu entkalken und einen Schnitt zu gewinnen. Die Qualität wird dabei aber nicht überragend sein. Durch die Aufnahme von Wasser im Block kann es zu einer Quellung der Oberfläche kommen, deshalb soll man die Einwirkung der Säure gut überwachen. Bei der Verwendung von Stahlmessern ist zu bedenken, dass die Säure die Schneide zerstört und deshalb sorgfältig abgewaschen werden soll.

Ping et al. (2023) untersuchten die Auswirkung von einer einstündigen Oberflächenentkalkung mit 5 % Salzsäure auf die Qualität von Immunhistomarkern für die Mammadiagnostik. Sie fanden eine Beeinträchtigung der Färbung, hielten diese aber für tolerabel.

---

2 Adhäsiv. Substanz, die auf den Glasobjektträger aufgetragen wird, um seine „Klebrigkeit" zu erhöhen bzw. um die Adhäsionskraft des Schnitts am Glas zu steigern.

5.2.10 Färbung von entkalktem Gewebe

Als Übersichtsfärbung wird, wie für alle histologischen Präparate, eine Hämatoxylin-Eosin-Färbung durchgeführt, die die Beurteilung der morphologischen Veränderungen durch Degeneration, Entzündung, Tumorinfiltration und Ähnliches zulässt. In der Routine wird meist kein Unterschied bei der Färbung von entkalkten und nichtentkalkten Proben gemacht, obwohl die Säureeinwirkung auf das Gewebe längere Kernfärbungen (doppelte Dauer) erfordern würde. Durch Behandlung mit 4–5 % Natriumbicarbonatlösung für 10 min bis 2 h könnte man die Kernfärbbarkeit wieder restaurieren (Callis 2008).

Die meisten Färbeprotokolle für Weichgewebe sind ohne Modifikation auf entkalktes Gewebe anzuwenden. Kollagenfasern werden mithilfe von Bindegewebefärbungen (Trichromfärbungen), Knorpelgewebe und Proteoglykane durch die modifizierte Alcianblau- oder Methylenblaufärbung, Glykokonjugate durch die PAS-Färbung und retikuläre Fasern durch Versilberung dargestellt (s. ▶ Kap. 9). Zu den speziellen Knochenfärbungen gehört die Holmes Silberimprägnation oder die Pikrothioninmethode nach Schmorl zur Darstellung der Kanälchen und Hohlräume.

Im Histodiagnostiklabor werden keine Unterschiede zwischen entkalktem und „normalem" Gewebe bezüglich der Spezialfärbungen gemacht. Die Säureeinwirkung kann aber das Ergebnis beeinflussen (z. B. falsch negative Berliner-Blau-Färbung aufgrund der Lösung von Eisenablagerungen und falsch negative Feulgen-Färbung durch Nukleinsäurehydrolyse, schlechte Kernanfärbbarkeit).

5.2.11 Einfluss der Entkalkung auf nachfolgende Analysen

Enzymhistochemie wird durch die Säurewirkung üblicherweise verhindert, weil die Enzymaktivität zerstört wird. Hier ist die Entkalkung mit neutralem EDTA erforderlich. EDTA inaktiviert allerdings die alkalische Phosphatase (Callis und Sterchi 1998). Ein Beispiel aus der Praxis bezieht sich auf säureentkalkte Knochenmarkbiopsien, an denen der Nachweis der Naphthol-AS-D-Chloracetat-Esterase zur Darstellung von myeloischen Zellen nicht mehr möglich ist.

Immunhistochemie (IHC) auf entkalkten Proben wird meist nach den üblichen Protokollen für Paraffinschnitte durchgeführt. Wichtig ist hier die vollständige Fixierung vor der Einwirkung der Entkalkungsreagenzien, um die Antigene möglichst gut zu erhalten. Die Morphologie wird bei der IHC-Vorbehandlung (s. ▶ Abschn. 11.9) stärker beeinträchtigt. Die Vielzahl der analysierbaren Antigene verhält sich unterschiedlich empfindlich. Bei der Verwendung von starken Säuren sind falsch negative IHC-Ergebnisse (v. a. nukleäre Antigene) sehr wahrscheinlich. Daher ist das Austesten der Darstellbarkeit der jeweiligen Antigene nach diversen Entkalkungsprotokollen anzuraten (IHC-Validierung s. ▶ Abschn. 11.14). Generell wird für die IHC die EDTA-Entkalkung empfohlen (Miquelestorena-Standley 2020).

Auch für die Gewinnung von Nukleinsäuren für die **Molekularpathologie,** im Besonderen für das Next-Generation-Sequencing, sollte die EDTA-Entkalkung gewählt werden (Miquelestorena-Standley 2020, Singh et al. 2013). Die Verwendung von starken Säuren führt bei der **In-situ-Hybridisierung** sehr wahrscheinlich zu falsch negativen Ergebnissen. Bei der Entkalkung mit der schwächeren Ameisensäure erkennt man eine Abhängigkeit von der Einwirkdauer, wobei die Zuverlässigkeit der Analysen nach wenigen Stunden Einwirkdauer abnimmt. Schrijver et al. (2016) empfehlen die EDTA-Entkalkung für die In-situ-Hybridisierung und die Nukleinsäurenextraktion, da Säuren schon nach kurzer Einwirkung (1–5 h) eine verstärkte Fragmentierung hervorrufen. Wickham et al. (2000) empfehlen EDTA für die Entkalkung von Knochenmarkbiopsien für eine erfolgreiche **PCR-Amplifikation** von ausreichend gut erhaltener DNA. Alers et al. (1999) empfehlen eine EDTA-Entkalkung für Gewebe, aus dem DNA für die komparative genomische Hybridisierung (**CGH**) gewonnen wird. Der Verlust von mRNA ist bei Einwirkung von Säuren wesentlich höher als bei Verwendung von EDTA (Walsh et al. 1993).

Zusammenfassend kommt man zum Schluss, dass bei jeglicher histologischen Probe, wo möglicherweise immunhistologische oder molekularpathologische Analysen zur Diagnosefindung notwendig werden, die Entkalkung mit EDTA zu wählen ist.

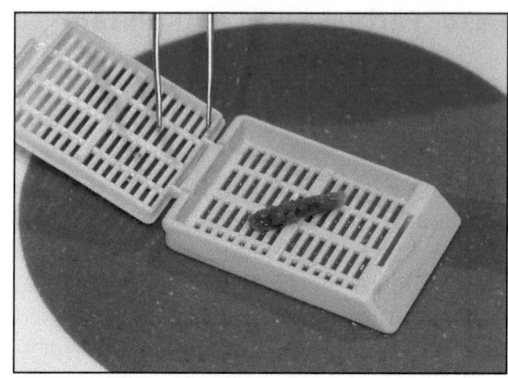

◘ **Abb. 5.3** Knochenmarkbiopsie

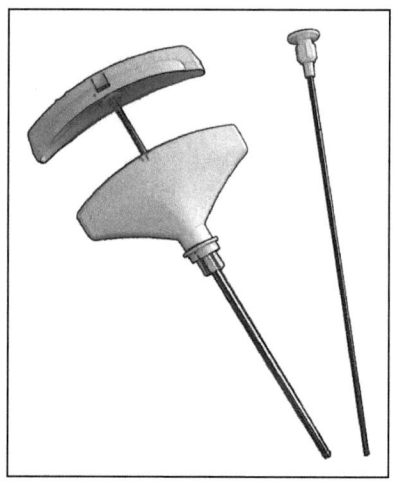

◘ **Abb. 5.4** Jamshidi-Punktionsnadel

5.2.12 Kalkhartes Untersuchungsmaterial im Histodiagnostiklabor

5.2.12.1 Beckenkammstanzen

Bei Verdacht auf eine Erkrankung des blutbildenden Systems muss unter Umständen eine Knochenmarkbiopsie zur Diagnosesicherung herangezogen werden (◘ Abb. 5.3). Der Pathologe erhält damit Auskunft über die allgemeine Zellzahl, über das quantitative Verhältnis und die lokale Verteilung der Blutbildungsreihen bzw. über Reifungsstörungen.

Entnahme Bei der Entnahme am hinteren Beckenkamm gewinnt man einen Knochenmarkzylinder (2–3 mm dick, 20–30 mm lang) mithilfe der Jamshidi-Nadel (◘ Abb. 5.4). Wird der Markraum nicht optimal getroffen, kann die Stanze mehrheitlich aus kompaktem Knochen bestehen und nur wenig zellulären Anteil enthalten. Abhängig von der vorgesehenen Weiterverarbeitung erfolgt dann die Fixierung der Biopsie (z. B. 4–8 % NBF). Unmittelbar nach der Biopsiegewinnung wird die Aspiration des Knochenmarks zur Her-

5.2 · Entkalkung

stellung der hämatologischen Ausstriche vorgenommen.

Verarbeitung Man kann bei der Verarbeitung von Beckenkammstanzen zwischen Paraffin- bzw. Kunststoffeinbettung wählen. Für die Paraffineinbettung muss der Knochenmarkzylinder nach ausreichender Fixierung (mindestens 12–24 h) entkalkt werden. Dies kann schonend mit **10–20 % EDTA** (pH 7–7,4) über drei bis vier Tage bei Raumtemperatur erfolgen. Oder man wählt eine schnellere Methode mittels **5–10 % Ameisensäure** für 6–10 h. Beschleunigt man die Entkalkung durch Wärme, sollte man 45 °C nicht überschreiten. Durch die Wärme kann man die Entkalkungszeit mit EDTA auf zwei Tage verkürzen. Weiters kann die Biopsie in derselben Weise wie die anderen Biopsien den Einbettungsprozess durchlaufen und in Paraffin ausgegossen werden. Entkalkte Beckenkammstanzen können an den üblicherweise für die Routine verwendeten Mikrotomen geschnitten werden. Die dichten, zellreichen Strukturen im hämopoetischen Mark erfordern sehr dünne Schnitte von 1–2 μm Dicke.

Die Entkalkung mittels Ameisensäure soll Vorteile für immunhistochemische Darstellungen bringen (Naresh et al. 2006). Der aussagekräftige Nachweis von Enzymen (Naphthol-AS-D-Chloracetatesterase) ist dann allerdings nicht möglich. Ebenso stellt die saure Entkalkung für molekularpathologische Untersuchungen eine Herausforderung dar. In-situ-Hybridisierung von mRNA in ausreichender Konzentration ist beispielsweise möglich (Lang 2010), genlocusspezifische In-situ-Hybridisierung und DNA-Gewinnung werden durch die Säurebehandlung stark beeinträchtigt. Dieses Thema bietet immer noch Grund für Diskussionen und spaltet die Untersucher in zwei Lager: das der „neutralen Entkalker" und der „sauren Entkalker" (Choi et al. 2015).

Für die Kunststoffeinbettung ist keine Entkalkung notwendig. Die Härte des umgebenden Materials unterstützt die Gewinnung von dünnen Gewebeschnitten, an denen auch enzymhistochemische Tests durchgeführt werden können. Man bedient sich am besten eines Einbettungskits (z. B. Technovit® von Kulzer). Dabei wird das Gewebe mit monomerem Glycolmethacrylat durchtränkt und anschließend die Polymerisation mittels Aktivator in Gang gesetzt (s. ▶ Abschn. 7.8.2). Die ausgehärteten Blöcke werden an stabilen Mikrotomen geschnitten. Die Schwierigkeiten, die sich bei kunststoffeingebettetem Material für die IHC und die Molekularpathologie ergeben, haben diese Art der Verarbeitung wieder stark zurückgedrängt.

Knochenmarkbiopsien können auch unfixiert und nichtentkalkt im Gefrierschnitt aufgearbeitet werden (s. ▶ Abschn. 5.4.3).

Färbungen Als Übersichtsfärbung wird eine Hämatoxylin-Eosin-Färbung durchgeführt (◘ Abb. 5.5). Um die gewünschten Informationen über die blutbildenden Zellen und die umgebenden Strukturen zu erhalten, benötigt man verschiedene Spezialfärbungen.

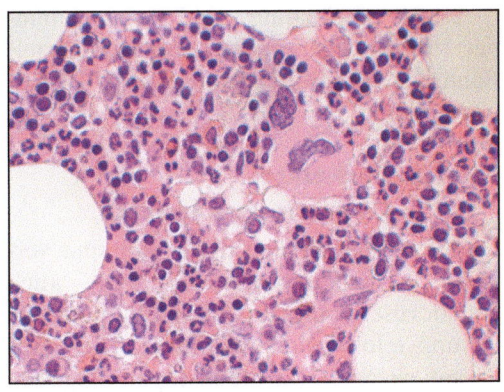

◘ **Abb. 5.5** Knochenmarkbiopsie. HE-Färbung

Dazu gehören: Giemsa-Färbung (Blutbildung), Berliner-Blau-Reaktion (Eisennachweis), Gitterfaserfärbung (Retikulinfärbung), PAS-Reaktion, Naphthol-AS-D-Chloracetatesterase (myeloische Reihe), saure Phosphatase (Osteoklasten). Die genauen Färbeprinzipien kann man im Kapitel „Histologische Färbung" (▶ Kap. 9) bzw. „Enzymhistochemie" (▶ Kap. 10) nachlesen.

Immunhistochemische Färbungen zur Zellidentifikation und Molekularpathologie nehmen auch in der Knochenmarkhistologie einen zunehmend wichtigen Teil der Diagnostik ein.

5.2.12.2 Operationspräparate von Knochen

Amputierte Extremitäten werden je nach Größe fixiert oder unfixiert in die Pathologie gebracht. Aus den Läsionen werden Proben entnommen und der Großteil des restlichen Amputats nach der makroskopischen Begutachtung verworfen. Zur Gewinnung von Knochenproben muss ein entsprechendes Stück herausgesägt werden. Mit einer Diamantbandsäge wird der Knochen in 5 mm dicke Scheiben geschnitten, um den Zugang der Reagenzien optimal zu ermöglichen. Nach ausreichend langer Fixierung erfolgt die Entkalkung, bis der Knochen schneidbar wird.

Hüftkopfpräparate sind relativ häufige Proben. Hier werden ebenfalls mittels Bandsäge Scheiben herausgesägt, fixiert und entkalkt.

5.2.12.3 Verkalkte Operationspräparate

Die häufigsten Proben dieser Art sind verkalkte Herzklappenanteile und auch Schilddrüsenpräparate. Nach adäquater Fixierung erfolgt die Entkalkung. Hier wird darauf geachtet, für die histopathologische Untersuchung wenn möglich kalkfreies Gewebe zu gewinnen, das der Entkalkung nicht ausgesetzt werden muss.

5.2.12.4 Zahn

Zahnschmelz besteht fast zur Gänze aus Calciumsalzen mit einem dünnen Netzwerk von Proteinen, das normalerweise nach der Entkalkung zusammenfällt. Die Fixierflüssigkeit sollte deshalb stark vernetzend wirken. Burck (1982) empfiehlt zur Entkalkung konzentrierte Ameisensäure 1:1 mit 70 % Alkohol gemischt. Der Zahnschmelz und Dentin gehören zu den härtesten Substanzen im Körper und benötigen daher eine stark verlängerte Entkalkung im Vergleich zu Knochengewebe. Oft werden im histodiagnostischen Labor bei Zahnfleisch- oder Kieferproben mit anhängenden, unauffälligen Zähnen, diese nur makroskopisch beschrieben und auf eine Entkalkung verzichtet.

Wenn das Labor über die Technik zur MMA-Kunststoffeinbettung verfügt, ist dies zur Untersuchung von Zahnschmelz und Zähnen mit Umgehung der Entkalkung vorzuziehen. Insbesondere Proben mit Amalgamfüllungen bzw. Implantaten sind nur auf diese Weise zu bearbeiten.

5.3 Mazeration

Um nur den anorganischen Bestandteil des Knochens zu bewahren und den organischen Teil zu entfernen, fertigt man ein Mazerationspräparat an. Dies geschieht entweder durch Aufkochen des Knochens in einer Sodalösung, durch Einlegen in Hypochloritlösung (bei 60 °C) oder durch Einwirkung von proteinlösenden Enzymen (Savitri et al. 2023). Das verbleibende Trabekelgerüst (◘ Abb. 5.6) wird mittels Dünnschlifftechnik mikroskopierbar dünn geschliffen. Mazeration findet man auch als Teil der makroskopischen Knochenpräparation für Studienzwecke oder auch für forensische Analysen.

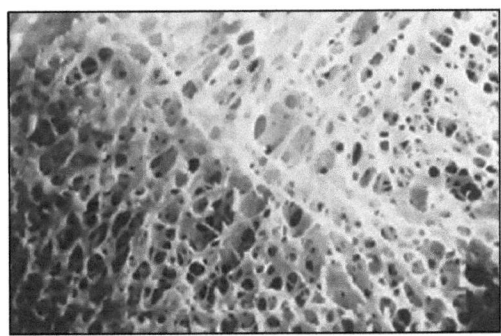

◘ Abb. 5.6 Anorganische Knochensubstanz

5.4 Hartschnitttechnik – Hartschlifftechnik

Will man beide Komponenten des Knochengewebes, die organische und anorganische, erhalten, muss man sich einer aufwendigeren Technik bedienen. Anwendungsbeispiele sind die Untersuchung von Knochenimplantaten und ihrer Wirkung auf das Knochengewebe, die Untersuchung von Zähnen oder die Präparatherstellung für die Mikroautoradiografie. Mögliche Fragestellungen sind renale Knochendystrophie, Osteoporose und Osteomalazie.

Meist wird das Gewebe auch hier nach der Fixierung in ein Medium eingebettet. Paraffin wäre viel zu weich für die Herstellung dieser Präparate. Kunststoffe (Methacrylate) bieten die benötigte Konsistenz und ähnliche Härte wie das Knochengewebe selbst. Dabei erfolgt zuerst eine Durchdringung des Gewebes mit der monomeren Flüssigkeit und dann eine Anregung zur Polymerisation mittels Initiator (s. ▶ Abschn. 7.8). Am gebräuchlichsten sind Methylmethacrylate (MMA) aber auch die etwas weicheren Glycolmethacrylate (GMA). Werden bei der Einbettung kaltpolymerisierende Kunststoffe gewählt, können Enzymaktivitäten und Antigenizität erhalten bleiben und dabei die nachteilige Wirkung der Entkalkung umgangen werden. Mit angepassten Protokollen ist auch eine Nukleinsäureextraktion möglich.

Manche Proben können auch direkt ohne Vorbehandlung bis zu einer gewissen Dicke gesägt oder geschliffen werden (z. B. Zähne). Eine weitere Alternative ohne Entkalkung bietet die Herstellung von **Gefrierschnitten** von Trephin- oder Stanzbiopsien von Knochengewebe.

5.4.1 Geräte zur Präparatherstellung

Die Härte des Gewebes erfordert besonderes Equipment
- **Sägemikrotom:** Diamantbeschichtetes, horizontal rotierendes Lochsägeblatt (280 μm dick, 600 rpm), das Präparat wird in einer einstellbaren, langsamen Geschwindigkeit unter Wasserkühlung darauf zu bewegt; Schnittdicke bis 30 μm (s. ▶ Abschn. 8.3.7).
- **Diamantbandsäge:** Diamantbeschichtetes Sägeblatt, bis 500 μm Schnittdicke meist als Vorbereitung für nachfolgende Geräte.
- **Hartschnittmikrotom, Hochleistungsmikrotom:** Schlittenmikrotom, 20–30 μm Schnittdicke, mit und ohne Motor, vibrationsfrei, Stahlmesser, für spongiösen Knochen (s. ▶ Abschn. 8.3.1).
- **Dünnschliffgerät:** Auch für kompakte Knochen und Implantate, für hartes und weiches Gewebe innerhalb eines Blocks, bis ca. 50 μm Schnittdicke; das befestigte Präparat wird mit einem rotierenden Schleifteller mit Schleifpapier unterschiedlicher Körnung bearbeitet, abschließend wird das Präparat noch poliert bis zu einer minimalen Kerbtiefe von 0,1 μm (◘ Abb. 5.7 und 5.8).
- **Ultrafräse:** In mehreren Arbeitsschritten wird das harte Präparat zuerst grob und dann fein überfräst (z. B. Frästiefe von 10–1 μm), bis eine glatte Oberfläche entsteht; die Fräse beschreibt dabei eine Rotationsbewegung über dem Präparat und dieses wird gleichzeitig entlang

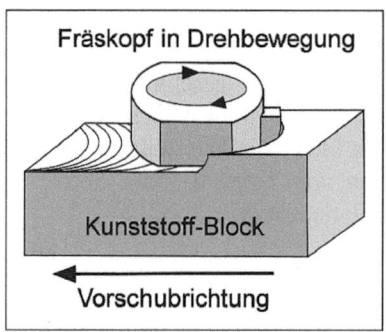

◘ Abb. 5.7 Fräsenprinzip

der Fräsebene nach vor verschoben; erreichbare Schnittdicke bei 15–20 μm (◘ Abb. 5.7).
— **Lasermikrotom:** Mithilfe eines Femtosekundenlasers im nahen Infrarotbereich (NIR) können Schnitte zwischen 10–100 μm von nichtentkalktem Knochen und anderen Implantatmaterialien in Verbindung mit Gewebe hergestellt werden (s. ▶ Abschn. 8.3.9).

5.4.2 Beispiele für die Knochenverarbeitung

▪ **Oberschenkelpräparat**
Der Einfluss eines Oberschenkelhalsimplantats auf das Knochengewebe soll untersucht werden. Um von allen Regionen Schnitte zu erhalten, wird der ganze Knochen in Methacrylat schrittweise eingebettet. Von diesem großen Kunststoffblock werden 700 μm dicke Scheiben in definierten Abständen mit der Diamantbandsäge hergestellt. Die Scheiben werden mit einer Vakuumpresse auf Plexiglasobjektträger plan aufgeklebt. Die Objektträger werden

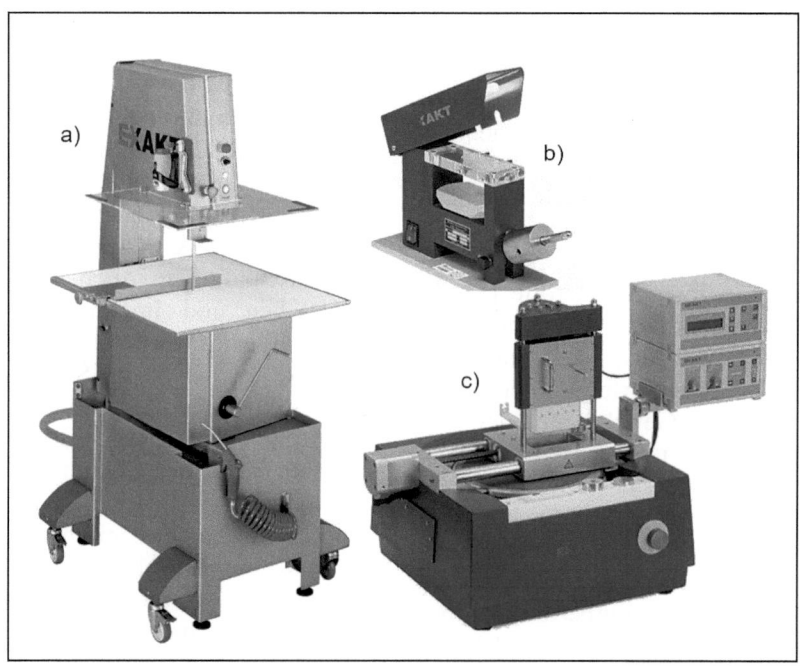

◘ Abb. 5.8 a Diamantbandsäge 312. b Klebepresse 402. c Mikroschleifgerät 400 CS. (Alle von EXAKT Advanced Technologies)

in das Rotationsschleifgerät eingespannt und bis zu einer definierten Dicke geschliffen. Zuerst werden gröbere, dann feinere Schleifpapiere verwendet, schließlich wird noch die Oberfläche poliert. Die Präparate sind ca. 50 µm dick, können gefärbt und mikroskopiert werden.

- **Zahnpräparat in Trenndünnschlifftechnik**

Der Zahn wird in Methacrylat eingebettet. Es entsteht ein Kunststoffblock, der mit der Vakuumpresse auf beiden Flächen mit je einem Plexiglasobjektträger beklebt wird. Diese Objektträger werden in das Trennschleifsystem eingespannt und ein 100–200 µm dicker Schnitt abgetrennt. Dieser Schnitt wird wiederum in das Mikroschleifsystem eingespannt, angeschliffen, feingeschliffen und poliert bis zu ca. 50 µm Dicke. Ist der Donatorblock groß genug, kann ein weiterer Objektträger aufgeklebt werden und eine weitere Schicht abgesägt und geschliffen werden.

- **Zahnpräparat ohne Vorbehandlung**

Zähne, die fest genug und nicht brüchig sind, können direkt in das Sägemikrotom eingespannt werden. Für einen planen Anschnitt wird ein Teil des Zahns entfernt. Unter Wasserkühlung werden 70–100 µm dicke Sägeschnitte hergestellt. Beim Entnehmen der empfindlichen Schnitte kann man sich durch Aufkleben mittels Sekundenklebers auf ein Deckglas behelfen.

- **Präparate von nichtentkalkten Beckenkammstanzen**

Die fixierten Knochenstanzen werden in kleinen Förmchen in Glycolmethacrylat ausgegossen. Darauf klebt man eine Halterung, die in den Präparathalter eines Mikrotoms eingespannt werden kann. Je nach Härte des Knochens stellt man an Rotationsmikrotomen oder an Hartschnittmikrotomen 1–3 µm dicke Schnitte her, die an üblichen Glasobjektträgern haften und gefärbt werden können. Zur leichteren Schnittgewinnung kann man sich eines Schnitttransfersystems bedienen.

5.4.3 Gefrierschnitte von nichtentkalkten Präparaten

Die Gefrierschnitttechnik wurde für spongiösen Knochen (Knochenmarkbiopsien) eingesetzt, um enzymhistochemische bzw. immunhistochemische Untersuchungen möglich zu machen. Dies bezieht sich auf eine Zeit, wo solche Untersuchungen auf unfixiertes Material beschränkt waren (s. ▶ Kap. 11). Heute wird diese Verarbeitungsmethode dort eingesetzt, wo natives Material zur optimalen Nukleinsäuregewinnung benötigt wird. Ein Vorteil liegt auch in der Geschwindigkeit der Diagnosestellung. Die Schwierigkeit bei der Schnittgewinnung liegt in der Kombination von relativ harten Knochenbälkchen mit den relativ weichen zellulären Anteilen. Deshalb sind für rein morphologische Beurteilungen andere Einbettverfahren vorzuziehen.

Für das Schockgefrieren ist es gut, die Probe vorher in einer 4 % wässrigen Polyvinylalkohollösung (PVA, MW 124.000) einzulegen und mithilfe von Isopentan auf Trockeneis auf −70 °C zu kühlen. Unterstützend für die Schnittgewinnung ist die Verwendung von Wolframcarbidmessern (D-Profil) und Schneidetemperaturen zwischen −20 und −30 °C (s. ▶ Kap. 8).

Formalinfixierte Knochenbiopsien werden gespült und in 5–10 % Sucrose für 1–8 h bei 4 °C eingelegt. Dadurch wird das wässrige Fixans vor dem Einfrieren durch die Kryoprotektionslösung ersetzt (Sterchi 2018) (s. ▶ Abschn. 4.6.2).

Auch im Rahmen der intraoperativen Schnellschnittuntersuchungen werden Knochengefrierschnitte durchgeführt, wobei dies ein eher seltenes Ereignis darstellt. Die Fragestellungen betreffen hier die Eindringtiefe von Tumoren und von Infektionen (Lang und Windhager 2012).

5.4.4 Färbungen an nichtentkalkten Schliffpräparaten

Bei 20–200 µm dicken Schliffpräparaten wird eine Oberflächenfärbung durchgeführt. Färbeprotokolle für Paraffinschnitte müssen hier modifiziert werden, indem man die Färbezeiten verlängert und/oder die Oberfläche entplastet oder anätzt.

Vorbereitung Das Schliffpräparat wird mit einem Alkohol-Aceton-Gemisch entfettet und anschließend in Wasserstoffperoxid (30 % H_2O_2) gegeben. Die H_2O_2-Lösung mazeriert (erweicht) die Präparatoberfläche, wodurch die Anfärbbarkeit verbessert wird.

5.4.4.1 Toluidinblau-Färbung

Diese Färbung zeichnet sich durch Einfachheit und gute Standardisierung aus. Sie bietet Differenzierungsmöglichkeiten durch metachromatische Farbeffekte. Mineralisierte Hartgewebe bleiben ungefärbt bis blassblau. Zellen, Zellkerne, Osteoidsäume, Kittlinien, Kollagenfasern sind blau, Mastzellgranula, Knorpelmatrix, frühe Wundheilungsareale sind metachromatisch rotviolett gefärbt.

Technikbeispiel Nach Spülen mit dest. Wasser werden die Objektträger während 15–30 min in Toluidinblau-Lösung eingetaucht und anschließend erneut gespült.

5.4.4.2 Sanderson's Rapid-Bone-Stain (RBS)

Diese Färbung ist wegen ihrer Einfachheit und guter Einsatzfähigkeit für die Beurteilung von mineralisiertem und nichtmineralisiertem Gewebe beliebt. Je nach Gegenfärbung erhält man mit Säurefuchsin blaues Osteoid, blaue Markzellen, blaues Weichgewebe und rosaroten mineralisierten Knochen, mit van Gieson blaugrünes Osteoid, blaue Markzellen, blaugrünes Weichgewebe und gelborangefarbenen mineralisierten Knochen (Sanderson und Bachus 1997).

Technikbeispiel Die RBS-Lösung wird auf 55–60 °C erwärmt. Das Präparat wird für 0,5–2 min gefärbt, dann in warmem Leitungswasser gespült und getrocknet. Dann folgt die Gegenfärbung in angesäuertem Säurefuchsin für 10–15 sek oder van Gieson für 2 min. Zum Schluss wird gespült und getrocknet. Bei fluorochrommarkiertem Material soll man mit Säurefuchsin gegenfärben.

5.4.4.3 Masson-Goldner-Trichromfärbung

Diese ist eine der vielen Trichromfärbungen und gilt heute als Standardfärbung für die Zahn- und Knochenmorphometrie, da neben guter Zellfärbung mineralisierte und nichtmineralisierte Knochenmatrix farblich klar unterschieden werden können. Mineralisierte Hartgewebematrix und Kollagen werden leuchtend grün, Osteoid bzw. Wurzelzement rot, Zellkerne blauschwarz, Cytoplasma rötlich braun, Erythrozyten orange und Knorpel violett angefärbt.

Technikbeispiel Das Präparat wird 30 min in Weigerts Eisenhämatoxylin gefärbt. Der Objektträger wird mit Wasser gespült und anschließend für 7 min in Masson-Lösung (Goldner I, Ponceau-Fuchsin-Azophloxin) gefärbt. Zwischen den folgenden Färbungen wird das Präparat jeweils mit 2 % Essigsäure abgespült. Anschließend folgt die Gegenfärbung mit Phosphormolybdänsäure, Orange G und Lichtgrün bei 60 °C im Brutschrank bei Färbezeiten von 5 bzw. 15 min. Zum Abschluss erfolgt die Spülung mit dest. Wasser.

5.4.4.4 Von-Kossa-Färbung

Es handelt sich dabei um eine indirekte Methode, die Calciumionen sichtbar zu machen. Die in der Silbernitratlösung angebotenen Silberionen reagieren mit den Carbonat- und Phosphationen des Kalks und verdrängen die Calciumionen. Diese Silberionen werden durch starke Lichteinwirkung zu metallischem Silber reduziert. Mineralisierter Knochen wird schwarz.

Technikbeispiel Der Dünnschliff wird für 60–90 min in 5 % Silbernitratlösung dem Tageslicht ausgesetzt. Die Färbedauer wird individuell der Färbeintensität angepasst. Das Knochengewebe sollte eine dunkelbraune bis schwarze Farbe annehmen. Das Präparat wird mit dest. Wasser abgespült, für 1–2 min in Soda-Formol-Lösung entwickelt und nach dem Wässern für weitere 5 min in Natriumthiosulfat-Lösung fixiert. Die Gegenfärbung kann mit Masson-Lösung und Phosphormolybdänsäure-Orange durchgeführt werden.

5.4.4.5 Färbung nach Giemsa

Diese Färbung liefert einen guten Farbkontrast zwischen Zellen und der Interzellularsubstanz der Weich- und Hartgewebe. Außerdem lässt sie zusätzlich an nichtentkalkten Schliffpräparaten, ähnlich wie bei der Toluidinblaufärbung, Veränderungen der Zahnhartsubstanzen erkennen. Mineralisierte Hartgewebematrix wird rosa bis zartrosa, Kollagen und Osteoid blassblau, Zellen und Zellkerne unterschiedlich blau, eosinophile Granula rot, Mastzellgranula und Knorpelmatrix rotviolett dargestellt.

5.4.4.6 Hämatoxylin-Eosin-Färbung

Diese rasche und einfache Färbung ist die Standardfärbung für die Routine des histologischen Labors. Sie zeigt Zellkerne, basophile Substanzen und grampositive Bakterien blau, alles Übrige in den verschiedenen Rottönen, Osteoid rosa. Böck (1989) empfiehlt Mayers Hämalaun zur Färbung, es kann aber jede andere Hämatoxylinfärbung zur Anwendung kommen.

5.4.5 Färbungen an Methacrylatschnitten von nichtentkalkten Knochenbiopsien

Methacrylate werden vor dem Färben aus dem Schnitt durch Xylol und gegebenenfalls mit 2-Methoxyethylacetat herausgelöst (entplastet). Je nach verwendetem Kunststoff und der Polymerisationstemperatur können die klassischen Färbungen, aber auch Enzymhistochemie, Immunhistochemie und In-situ-Hybridisierung durchgeführt werden. Im Interesse stehen die Darstellung der Mineralisierung des Knochens (Von-Kossa-Färbung), der Aktivität der knochenresorbierenden Zellen (tartratresistente saure Phosphatase), der Aktivität von Osteoblasten und Chondroblasten (alkalische Phosphatase), die Darstellung von Aluminium in Bezug auf bestimmte Krankheiten (Irwin-Färbung) und der Gewebearchitektur (Trichromfärbung, Hämatoxylin-Eosin, Giemsa). Beispiele für Färbungen nach Einbettung in Technovit 9100® sieht man z. B. bei Willbold und Witte (2010). Sie schalten vor die immunhistochemische Analyse, vor die In-situ-Hybridisierung und teilweise vor die enzymhistochemische Analyse einen Entkalkungsschritt mit 60 min EDTA bei 37 °C.

5.4.6 Fluoreszenzmarkierung in Knochen

Aktiv mineralisierender Knochen baut Tetracycline ein und zeigt diskrete, fluoreszierende Banden im Schnitt (Chavassieux und Chapurlat 2022). Je nach verwendetem Fluorochrom erscheint der mineralisierte Knochen in verschiedenen Farbnuancen.

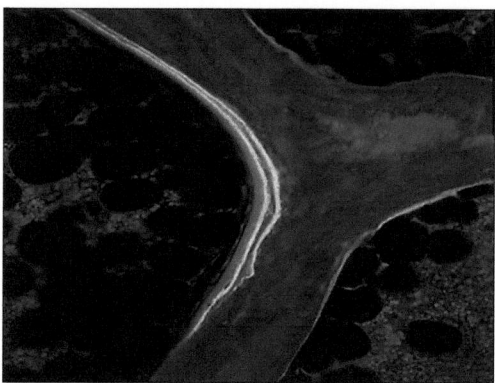

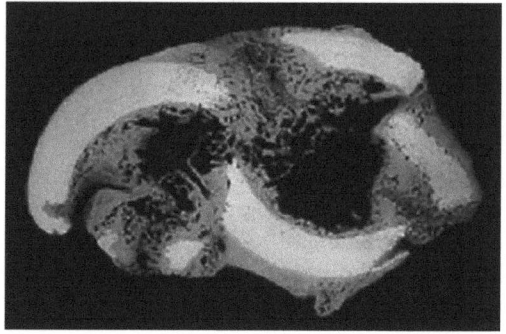

Abb. 5.10 Kontaktradiografie. (Aus Buhl 2001)

Abb. 5.9 Fluoreszenzmarkierung. (© Chavassieux und Chapurlat 2022)

Man verabreicht der Patientin zwei definierte Dosen von fluoreszierender Substanz mit mindestens zehn Tagen Zeitabstand dazwischen. Frühestens drei Tage nach der zweiten Gabe kann eine Knochenbiopsie entnommen werden, von der MMA-Schnitte hergestellt werden. Am ungefärbten Schnitt erscheinen zwei Banden in einem messbaren Abstand entsprechend der Pause zwischen den Gaben. So lässt sich die Geschwindigkeit und das Ausmaß der Mineralisierung bestimmen (Abb. 5.9).

5.4.7 Kontaktradiografie und Autoradiografie

Die Kontaktradiografie stellt ein Röntgenbild des Dünnschliffs her, das zur quantitativen Analyse verwendet werden kann. Dichtere, stärker mineralisierte Bezirke erscheinen beinahe weiß, da nur wenige Röntgenstrahlen hier durchdringen. Das Präparat muss von hoher Qualität und zwischen 70–130 µm dick sein. Heutzutage erfolgt die Bildgebung digital (Abb. 5.10).

Ähnlich wie bei der Fluoreszenzmarkierung werden bei der Autoradiografie der Patientin radioaktiv strahlende Marker verabreicht, die im Knochen eingebaut werden. Die Bildgebung erfolgt durch Übertragung der Strahlung auf einen empfindlichen Film.

5.4.8 Histomorphometrische Methoden am nichtentkalkten Knochen

Für den Osteopathologen sind besonders die Knochenaufbau- und Knochenabbauvorgänge von Interesse (z. B. Osteoporoseverlauf), die mithilfe der Histomorphometrie untersucht werden. Dabei werden definierte Gewebestrukturen im mikroskopischen Bild abgemessen (s. ▶ Abschn. 16.5.1). Die meisten Analysen werden durchgeführt zur Bestimmung der relativen Menge von mineralisiertem Knochen und Osteoid, ebenso wie der Aktivität der knochenabbauenden und -aufbauenden Zellen. Eine wichtige Größe bei der Knochenmorphometrie ist die mittlere Osteoidsaumdicke als Maß einer gestörten Mineralisierung. Die gewonnenen Daten können mit Referenzwerten verglichen werden. Wichtig dabei ist, dass standardisierte Präparationen und Vergrößerungen genutzt werden.

Histomorphometrische Analysen von Knochen erfordern, dass sich die separaten Komponenten des Gewebes differenziert anfärben, sodass sie einfach erkannt und unterschieden werden können. Die kombinierte Von-Kossa-/Hämatoxylin-Eosin-Färbung ist geeignet für einige dieser Messungen, da die Silberfärbung den mineralisierten Anteil des Knochens darstellt und die HE-Färbung die Zellen und das nichtmineralisierte Osteoid anfärbt. Das Ausmaß der osteoklastischen Knochenresorption wird sichtbar gemacht durch den Nachweis von tartratresistenter saurer Phosphatase. Das Ausmaß der osteoblastischen Aktivität erkennt man an Fluoreszenzmarkierungen am ungefärbten Schnitt. Chavassieux und Chapurlat (2022) geben eine Übersicht über alte und neue Methoden der Knochenmorphometrie und über die zu ermittelnden Parameter.

Die **manuelle Histometrie** führt man mithilfe eines Zählrasters im Mikroskop durch. Um die tatsächlichen Werte errechnen zu können, werden den Rasterabständen Millimeter- bzw. Mikrometermaße zugeordnet (◘ Abb. 5.11). Die Abschnitte des Rasters, die sich mit dem Merkmal decken, werden gezählt.

Es stehen computerunterstützte Methoden zur **automatisierten Morphometrie** an digitalen Gewebebildern zur Verfügung. Bei der Auswahl der Färbungen ist hier zu bedenken, dass möglichst ein Schwarz-Weiß-Effekt zwischen mineralisiertem und nichtmineralisiertem Gewebe entsteht. Die untersuchten Schnitte sollen einwandfrei sein, da das Tool Artefakte nicht als solche erkennen kann. Das Computerprogramm wird auf die darzustellenden Strukturen geeicht (bestimmter Grauwert, Farbe). Fehlinterpretationen des Programms werden durch den Anwender korrigiert. Es wird ein virtuelles 2D-Bild aufgebaut, an dem das Programm die notwendigen Abmessungen und Berechnungen vornimmt (van't Hof et al. 2017).

Die moderne Weiterentwicklung in der Morphometrie ist der Einsatz von künstlicher Intelligenz (KI) für solche Auswerteprozesse. Von Objektträgern werden digitalisierte, mikroskopische Aufnahmen erstellt (Whole-Slide-Images). Dem KI-Programm wird beigebracht, welche Strukturen von Interesse sind (s. ▶ Abschn. 16.5.3). Auf dieser Basis erkennt es automatisch an weiteren Präparaten die zu untersuchende Struktur (z. B. Osteoklasten, Osteoid, mineralisierter Knochen) und kann die Daten zur morphometrischen Auswertung nutzen. Der Erfolg des Lernens hängt von der Qualität der Präparate, der Anzahl an „Lernpräparaten" und der Qualität der „Schulung" ab. Ein gut funktionierender KI-Algorithmus kann automatisiert viele Präparate auswerten, was natürlich eine große Zeitersparnis im Vergleich zu manuellen oder semiautomatischen Auswertungen darstellt (Emmanuel et al. 2021).

5.4.9 Knochenimaging – Bildgebung ohne histotechnische Aufarbeitung

Eine Alternative zur histologischen Aufarbeitung stellt die **Mikrocomputertomografie** (µCT) dar, die besonders in der Osteoporoseforschung ihre Bedeutung hat. Die Proben werden fixiert und während der Untersuchung in 70 % Ethanol belassen. Dabei werden die Knochenbiopsien radiologisch vermessen und 3D-Bilder durch Computerberechnungen erzeugt (◘ Abb. 5.12). Für eine 5–8 mm lange und 8 mm dicke Knochenbiopsie werden zwischen 250 und 400 Tomografieschnitte erstellt. Es können in der µCT auch morphometrische Parameter errechnet werden. Dazu gehören u. a. das Verhältnis von Knochenvolumen zum Gesamtvolumen, die Trabekeldicke, die Trabekelanzahl, die Trabekelabstände oder die Dichte des mineralisierten Knochens (Osterhoff et al. 2012).

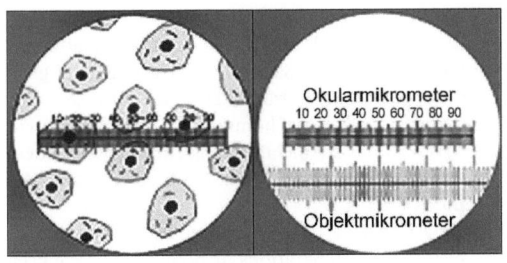

◘ **Abb. 5.11** Mikrometerabgleich

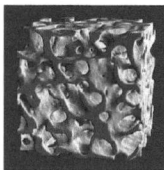

Abb. 5.12 3D-Bild der Trabekelstruktur

Die Methode des **optischen Klärens** (*optical clearing*; s. ▶ Abschn. 11.16) ist eine neue Technik, die es erlaubt, an relativ dicken Präparaten ohne Entkalkung mikroskopische 3D-Bilder zu erzeugen. Sie basiert darauf, dass fixiertes und entwässertes Gewebe mit einem optischen Clearingreagens durchdrungen wird, das einen ähnlichen Brechungsindex wie das Gewebe aufweist. Dieses Reagens hat einen Brechungsindex > 1,5 und zeigt eine gute Penetration ins Gewebe. Bei guter Imprägnation des Gewebes gleicht es die Brechungsindizes der zellulären Strukturen an und vermindert die optische Streuung. Dadurch kann ein ballistischer[3] Lichtstrahl tief ins Gewebe eindringen. Unter diesen Voraussetzungen kann man mithilfe eines konfokalen Laser-Scanning-Mikroskops (s. ▶ Abschn. 15.8) von einzelnen optischen Ebenen Bilder erzeugen, die von einem Rechner zu einem 3D-Bild rekonstruiert werden. Durch Fluoreszenzmarkierung können bestimmte Strukturelemente hervorgehoben werden (z. B. Gefäßverteilung, Immunzellen). Hong et al. (2019) haben auf diese Weise komplette Mauszähne visualisiert.

Literatur

Alers JC, Krijtenburg PJ, Vissers KJ, van Dekken H (1999) Effect of bone decalcification procedures on DNA in situ hybridization and comparative genomic hybridization: EDTA is highly preferable to a routinely used acid decalcifier. J Histochem Cytochem 47(5):703–709

Böck P (ed)(1989) Romeis Mikroskopische Technik, 17. neubearbeitete Auflage, Urban und Schwarzenberg

Boon M, Kok LP (1989) Mikrowellen-Kochbuch der Pathologie, die Kunst der mikroskopischen Darstellung. Coulomb Press Leiden

Buhl M (2001) Dissertation. Histologische Studie zum zeitlichen Heilungsablauf der subtrochantären Mehrfragmentfraktur des Schaffemurs mit Hilfe der polychromen Sequenzmarkierung. Universität Marburg

Burck H-C (1982) Histologische Technik; Leitfaden für die Herstellung mikroskopischer Präparate in Unterricht und Praxis, 5. unveränderte Auflage. Georg Thieme Verlag

Callis GM, Sterchi D (1998) Decalcification of Bone: Literature Review and Practical Study of Various Decalcifying Agents. Methods, and Their Effects on Bone Histology. Journal of Histotechnology 21(1):49–58

Callis MG (2008) Bone. In: Bancroft JD, Gamble M, editors. Theory and practice of histological techniques. 6th ed. Philadelphia: Churchill Livingstone; 2008. S. 333–63

Chapman CM, Dimenstein IB (2016) Dermatopathology Laboratory Techniques, CreatSpace

Chavassieux P, Chapurlat R (2022) Interest of bone histomorphometry in bone pathophysiology investigation: foundation, present, and future. Front Endocrinol (Lausanne) 13:907914

Choi SE, Hong SW, Yoon SO (2015 May) Proposal of an appropriate decalcification method of bone marrow biopsy specimens in the era of expanding genetic molecular study. J Pathol Transl Med. 49(3):236–242

Chow DH, Zheng L, Tian L, Ho KS, Qin L, Guo X (2018) Application of ultrasound accelerates the decalcification process of bone matrix without affecting histological and immunohistochemical analysis. J Orthop Translat. 17:112–120

Clark PG (1954) A comparison of decalcifying methods. Am J Clin Pathol 24:1113–1116

Clayden EC (1952) A discussion on the preparation of bone sections by the paraffin wax method with special reference to the control of decalcification. Journal of Medical Laboratory Technology 10:103

Donath K, Breuner G (1982) A method for the study of undecalcified bones and teeth with attached soft tissues. The Säge-Schliff (sawing and grinding) technique. J Oral Pathol. 11(4):318–26

Emmanuel T, Brüel A, Thomsen JS, Steiniche T, Brent MB (2021) Artificial intelligence-assisted identification and quantification of osteoclasts. MethodsX 8:101272

Gooding H, Stewart D (1932) A comparative study of histological preparations of bone which have been treated with different combinations of fixatives and decalcifying fluids. Laboratory Journal 7:55

---

3 Ballistisches Licht. Photonen, die ein streuendes Medium in einer geraden Linie durchwandern.

Hong S, Lee J, Kim JM, Kim SY, Kim HR, Kim S (2019) 3D cellular visualization of intact mouse tooth using optical clearing without decalcification Int J Oral Sci. 11(3):25

Kiernan JA (1999) Histological and histochemical methods; Theory and Practice, 3rd edn. Arnold-Verlag

Lang G (2010) Demonstration of kappa and lambda light chains by dual chromogenic in situ hybridization of formalin-fixed. Acid-Decalcified, and Paraffin-Embedded Bone Marrow Trephine Biopsies, Journal of Histotechnology 33(1):9–13

Lang S, Windhager R (2012) Schnellschnittdiagnostik in der Osteopathologie. Pathologe 33(5):450–452

Leonhardt H (1985) Histologie; Zytologie und Mikroanatomie des Menschen, 7. überarbeitete Auflage. Georg Thieme Verlag

Maglio M, Salamanna F, Brogini S, Borsari V, Pagani S, Nicoli Aldini N, Giavaresi G, Fini M (2020) Histological, histomorphometrical, and biomechanical studies of bone-implanted medical devices: hard resin embedding. Biomed Res Int 2020:1804630

Mawhinney WH, Richardson E, Malcom AJ (1984) Control of rapid nitric acid decalcification. J. Clin. Pathology 37:1409–1415

Miquelestorena-Standley E (2020) Effect of decalcification protocols on immunohistochemistry and molecular analyses of bone samples. 33(8):1505–1517

Moore RJ (1994) Bone. In Woods AE and Ellis RC (eds). Laboratory histopathology. A Complete Reference NewYork. Churchill Livingstone 7:2–10

Mulisch M, Welsch U (Hrsg) (2010) Romeis Mikroskopische Technik, 18 Aufl. Spektrum Akademischer Verlag

Naresh KN, Lampert I, Hasserjian R, Lykidis D, Elderfield K, Horncastle D, Smith N, Murray-Brown W, Stamp GW (2006) Optimal processing of bone marrow trephine biopsy: the Hammersmith Protocol. J Clin Pathol 59(9):903–911

Narotzky E, Jerome ME, Horner JR, Rashid DJ (2020) An Ion-exchange Bone Demineralization Method for Improved Time, Expense, and Tissue Preservation. J Histochem Cytochem 68(9):607–620

Osterhoff G, Diederichs G, Tami A, Theopold J, Josten C, Hepp P (2012) Influence of trabecular microstructure and cortical index on the complexity of proximal humeral fractures. Arch Orthop Trauma Surg 132(4):509–515

Ping WM, Xin R, Li Z, Yupeng C, Fangling S, Caihong R, Shun H, Sheng Z (2023) Effect of surface decalcification with hydrochloric acid on the determination of estrogen receptor, progesterone receptor, Ki67, and human epidermal growth factor receptor 2 expressions in invasive breast carcinoma based on immunohistochemistry and fluorescence in situ hybridization. Appl Immunohistochem Mol Morphol 31(4):232–238

Rohrer MD, Schubert CC (1992) The cutting-grinding technique for histologic preparation of undecalcified bone and bone-anchored implants: Improvements in instrumentation and procedures. Oral Surgery, Oral Medicine, Oral Pathology 74(1):73–78

Rosen AD (1981) End-point determination in EDTA decalcification using ammonium oxalate. Stain Technol 56:48–49

Sanderson C, Bachus KN (1997) Staining Technique to Differentiate Mineralized and Demineralized Bone in Ground Sections. J Histotechnol 20(2):119–122

Sanderson C, Radley K, Mayton L (1995) Ethylendiamintetraacid in ammonium hydroxide for reducing decalcification time. Biotechnic Histochem 70:18

Sanjai K, Kumarswamy J, Patil A, Papaiah L, Jayaram S, Krishnan L (2012) Evaluation and comparison of decalcification agents on the human teeth. J Oral Maxillofac Pathol. 16(2):222–227

Savi FM, Brierly GI, Baldwin J, Theodoropoulos C, Woodruff MA (2017) Comparison of different decalcification methods using rat mandibles as a model. J Histochem Cytochem 65(12):705–722

Savitri YRC, Matapathi N, Talawar V (2023) A review of bone preparation techniques for anatomical studies. Journal of Ayurveda and Integrated Medical Sciences 8(10):112–117

Schrijver WA, van der Groep P, Hoefnagel LD, Ter Hoeve ND, Peeters T, Moelans CB, van Diest PJ (2016) Influence of decalcification procedures on immunohistochemistry and molecular pathology in breast cancer. Mod Pathol 29(12):1460–1470

Sharma P, Sharma S, Kaul Murthy S, Singal A, Grover C (2020) Comparison of four softening agents used on formalin-fixed paraffin-embedded nail biopsies with inflammatory disease. J Histotechnol 43(1):3–10

Singh VM, Salunga RC, Huang VJ, Tran Y, Erlander M, Plumlee P, Peterson MR (2013) Analysis of the effect of various decalcification agents on the quantity and quality of nucleic acid (DNA and RNA) recovered from bone biopsies. Ann Diagn Pathol 17(4):322–326

Skinner RA, Hickmon SG, Lumpkin CK, Aronson J, Nicholas RW (1997) Decalcified Bone: Twenty Years of Successful Specimen Management. J Histotechnol 20(3):267–277

Sterchi DL (2018) Bone. In: Suvarna SK, Layton C, Bancroft JD (Hrsg) Bancroft's Theory and Practice of Histological Techniques (8th Edition). Elsevier, S 280–305

van't Hof RJ, Rose L, Bassonga E, Daroszewska A, (2017) Open source software for semi-automated histomorphometry of bone resorption and formation parameters. Bone 99:69–79

Walsh L, Freemont AJ, Hoyland JA (1993) The effect of tissue decalcification on mRNA retention within bone for in situ hybridization studies. Int J Exp Pathol 74(3):237–241

Wickham CL, Boyce M, Joyner MV, Sarsfield P, Wilkins BS, Jones DB, Ellard S (2000) Amplification of PCR products in excess of 600 base pairs using DNA extracted from decalcified, paraffin wax embedded bone marrow trephine biopsies. Mol Pathol 53(1):19–23

Willbold E, Witte F (2010) Histology and research at the hard tissue-implant interface using Technovit 9100 New embedding technique. Acta Biomater 6(11):4447–4455

Makroskopische Begutachtung, Zuschnitt und Biopsienpicken

Inhaltsverzeichnis

6.1 Einleitung – 118

6.2 Makroskopische Begutachtung und Zuschnitt – 119
6.2.1 Hautzuschnitt – 122

6.3 Biopsienpicken – 125

6.4 Ausstattung – 127

6.5 Protokollführung – 129

6.6 Nächster Workflowschritt – 129

6.7 Arbeitssicherheit – 129

6.8 Asservierung der Probenreste – 130

Literatur – 130

© Der/die Autor(en), exklusiv lizenziert an Springer-Verlag GmbH, DE, ein Teil von Springer Nature 2025
G. Lang, *Histotechnik*,
https://doi.org/10.1007/978-3-662-71093-7_6

6.1 Einleitung

Im histodiagnostischen Labor treffen laufend Gewebeproben mit dem Auftrag zur histologischen Verarbeitung ein (s. ▶ Kap. 3). Entsprechend den Qualitätssicherungsvorgaben muss die Probe eindeutig identifizierbar sein und die vom Labor festgelegten Kriterien für die Annehmbarkeit erfüllen. Sind die Kriterien in irgendeiner Weise nicht erfüllt, bedarf es einer standardisierten Vorgehensweise z. B. zur Kontaktaufnahme, koordinierten Rücksendung und Dokumentation. Der Zeitpunkt des Probeneingangs sollte festgehalten werden und besondere Erfordernisse wie die Dringlichkeit oder besondere Lagerungstemperatur sollten beachtet werden. Durch die Annahme einer Probe geht das Labor mit dem Einsender eine Vereinbarung ein. Es ist für den sorgsamen Umgang mit der Probe verantwortlich.

Bei der Eingangsprüfung wird darauf geachtet, dass die Probe ordnungsgemäß vom Einsender beschriftet ist und der Einsendeschein die notwendigen Informationen enthält. Danach werden die Patientendaten und alle relevanten Informationen mittels IT-System (Laborinformationssystem, LIS) erfasst. Den Proben werden **Identifikationsnummern** zugeordnet. Die Proben erhalten Etiketten mit ID-Nummer, Patienten- und Probeninformation sowie Barcode. Die Codierung unterstützt den Histoprozess dabei, Informationen auf einfachem Wege von einem Arbeitsplatz zum nächsten zu übertragen (s. ▶ Abschn. 16.2). Die **Qualitätssicherung** zur Vermeidung von Probenverwechslungen ist beim Probeneingang und der makroskopischen Begutachtung (kurz „Makro") ein sehr wichtiges Thema. Sobald das Gewebe dem beschrifteten Einsendegefäß entnommen wird, läuft die Identifikation nur mehr über eine Nummer. Deshalb ist der Vergleich von Patientendaten und der Identifikationsnummer auf Einsendegefäß und Einsendeschein essenziell.

> **Anmerkung**
> Aus Gründen der leichteren Lesbarkeit wird in diesem Buch entweder die männliche oder weibliche Personenbezeichnung verwendet. Dies schließt aber immer alle Geschlechter gleichermaßen mit ein.

Im Ablauf der histotechnischen Verarbeitung kommen nach dem Schritt der Fixierung die makroskopische Begutachtung und das Zuschneiden der Gewebeprobe, wobei diese Reihenfolge in Abhängigkeit von der Größe und des Fixierungszustands des Präparats variieren kann. Die „Makro" bzw. der „Zuschnitt" wird vom Pathologen durchgeführt. Bioptische Proben, die nicht zugeschnitten werden müssen, werden in der Regel von Biomedizinischen Analytikerinnen (BMA) verarbeitet („gepickt[1]"). Diese Arbeitsteilung ist nicht mehr so stringent wie in den früheren Jahren. In vielen Pathologien übernehmen Biomedizinische Analytikerinnen den Zuschnitt von bestimmten Proben wie z. B. Hautpräparaten. In den USA werden *pathology assistents* vermehrt für den Zuschnitt eingesetzt (Grzybicki et al. 1999) und in Großbritannien übernehmen *biomedical scientists* einen Teil der Tätigkeit (Duthie et al. 2004). Die makroskopische Begutachtung und das Zuschneiden der Gewebeproben erfordern ein detailliertes Wissen von Anatomie und Pathoanatomie, da eine falsche Verarbeitung hier wichtige Informationen für die Diagnose, Prognose und Stadienbestimmung zerstören kann. Diese Informationen können aufgrund der Einmaligkeit des Unter-

---

[1] Biopsienpicken. Diese Tätigkeitsbezeichnung wurde in Ermangelung eines allgemein gebräuchlichen Begriffs kreiert und bezieht sich auf das Herausfischen oder -picken von kleinen Proben mittels Pinzette aus den Probengefäßen.

suchungsmaterials nie wieder beschafft werden.

Die Zuordnung von Proben zur Makro oder zum Biopsienpicken erfolgt prinzipiell nach sehr praktischen Gesichtspunkten. Material, das sehr gleichförmig ist, nicht orientiert werden kann, aufgrund der Größe nicht zugeschnitten werden muss, fast immer zur Gänze ausgegeben wird und in der Regel immer gleich behandelt wird, kann von nichtärztlichem Personal verarbeitet werden. Dabei spielt auch eine Rolle, dass es manchmal große Geduld erfordert, die bioptischen Proben aus den Probengefäßen „herauszufischen" und dass die Verarbeitung von Kleinstmaterial zwischen größeren Präparaten ungünstig ist.

6.2 Makroskopische Begutachtung und Zuschnitt

Beim Zuschnitt arbeiten in der Regel zwei Personen als Team miteinander: einerseits der Pathologe, der die Probe präpariert, beschreibt und zuschneidet, andererseits die BMA, die für die Beschriftung der Kassetten, in die das Gewebe eingelegt wird, für die Protokollführung und für das weitere Management der Proben zuständig ist. Mit diesem Vier-Augen-Prinzip werden Verwechslungsfehler minimiert.

▪ Beschreibung (Makro-Text)

Bei der makroskopischen Begutachtung werden zur Dokumentation die Eigenschaften der Gewebeprobe aufgezeichnet. Dazu gehören im Wesentlichen:
— Fixierungszustand: nativ, fixiert
— Größe, Form, Art des Gewebes bzw. des Präparats mit Längenangaben in drei Dimensionen (die früher gängigen Größenbezeichnungen mit Vergleichen aus der Natur wie erbsen-, walnuss-, kindskopfgroß sind heute obsolet)
— Aufzählung und Beschreibung der einzelnen Bestandteile bei komplexen OP-Präparaten: z. B. Kolon plus Mesokolon plus Appendix
— Farbe bzw. Verfärbungen: z. B. grünliche Gallenblase, dunkelbraunes Areal am Hautstück
— eventuell Gewicht bei endokrinen Organen, Tumoren, Hysterektomiepräparaten usw.
— Konsistenz: z. B. Kürettagematerial, schleimig, derb, prall, elastisch, kalkhart usw.
— bei Cysten Beschreibung des Inhalts: serös, eingedickt, hämorrhagisch usw.
— chirurgische Vorbehandlung: z. B. eröffnetes bzw. nichteröffnetes Präparat (Darm, Gallenblase usw.)
— Orientierungsmarkierungen: z. B. durch den Chirurgen angebrachte Fadenmarkierungen bzw. „nicht orientierbar"
— Abweichungen von der standardmäßigen Verarbeitung, Auffälligkeiten, Besonderheiten

Makroskopisch erkennbare **pathologische Veränderungen** (Läsionen) oder auch ihr Fehlen werden beschrieben (z. B. Tumore, Polypen, Perforationen, Schleimhautverdickungen, Verkalkungen). Weiters wird auch deren anatomische Lokalisation im Präparat dokumentiert und ob sie bis an den Resektionsrand heranreichen (Distanzangabe) bzw. die Organgrenzen überschreiten. Die Beschreibung soll dabei die histologische Befundung bzw. Diagnose nicht vorwegnehmen, sondern nur die mit freiem Auge erkennbaren Veränderungen dokumentieren. Für eine schnelle und objektive Dokumentation bietet sich auch die heutzutage übliche, digitale Fotografie an.

Der Beschreibung bzw. Fotodokumentation kommt eine große qualitätssichernde Bedeutung zu, da während der späteren mikroskopischen Befundung durch eine andere Person darauf zurückgegriffen wird. Weiters können sie bei möglichen Fragen bezüglich der Probenidentifikation eine entscheidende Hilfestellung bieten.

- **Zuschnitt**

Das **Zuschneiden** der Präparate erfolgt durch den Pathologen nach vorgegebenen **Standards** und **Richtlinien**, die für einzelne Organe und Erkrankungen bestehen (verfasst u. a. von der Gesellschaft für Pathologie). Wichtige Grundlagen dafür sind auch die klinischen Angaben und die Fragestellung des Einsenders. Unfixierte Operationspräparate werden zuerst für eine optimale Fixierung ebenfalls nach Richtlinien präpariert und üblicherweise am nächsten Tag zugeschnitten. Vom fixierten Material werden Bezirke, die für die Diagnose ausschlaggebend sind, herausgeschnitten. Dabei sollen alle Informationen, die das Präparat beinhaltet, bewahrt werden. Zu diesen Informationen gehören z. B. Tumortyp, Eindringtiefe des Tumors, Orientierung, Entfernung im Gesunden bzw. Überschreitung des Resektionsrands oder die Anzahl der Lymphknoten (◘ Abb. 6.1, ◘ Abb. 6.2).

- **Faustregeln beim Zuschneiden der Gewebeblöcke**
- Die entnommenen Gewebeproben sollen repräsentativ und informativ sein.
- Bei der Frage, ob der Tumor über die Resektionsgrenzen bzw. Organgrenzen hinausgeht, sollen die Resektionsflächen vor dem Einschneiden mit Tusche gefärbt werden.

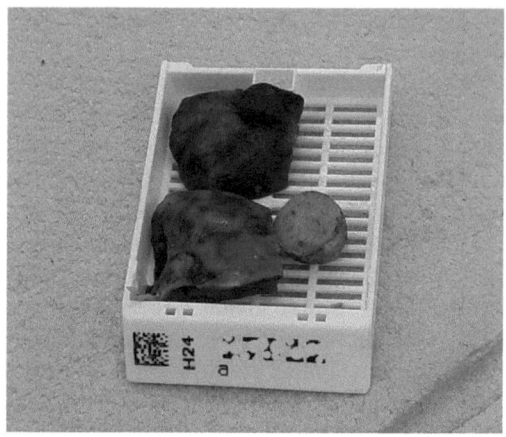

◘ Abb. 6.2 Appendixteile in der Kassette

- Gewebe wird ausgegeben aus befallenem, gesundem und randständigem Bezirk.
- Von allen unterschiedlich erscheinenden Bezirken soll Gewebe ausgegeben werden.
- Bei Tumoren wird pro Zentimeter des Durchmessers eine Kassette ausgegeben.
- Geschichtetes Gewebe soll quer zur Schichtung geschnitten werden.
- Kleinere Proben werden ebenso nach Standards zugeschnitten und oft zur Gänze ausgegeben.
- Ungeformtes oder nicht orientierbares Gewebe wird entweder nur zerkleinert oder ohne Schneiden zur Gänze ausgegeben.
- Abweichungen vom Standard müssen dokumentiert werden.

- **Technische Hinweise**
- Man soll sich immer der Wichtigkeit eines adäquaten Zuschnitts und der richtigen Gewebebehandlung bewusst sein. *„Garbage in, garbage out"* soll vermieden werden!
- Die zugeschnittenen Gewebestücke sollen im Idealfall maximal 3 mm dick sein und die Einbettungskassette nicht komplett ausfüllen (optimale Größe $2 \times 2{,}5 \times 0{,}3$ cm). Dieses Ideal wird in

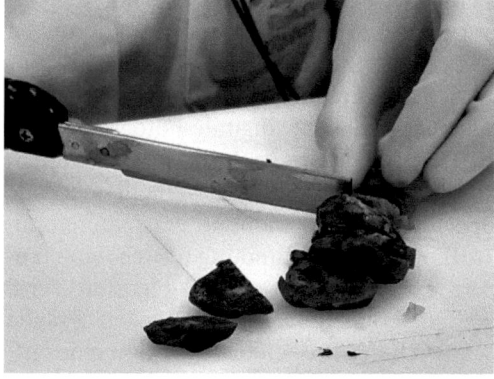

◘ Abb. 6.1 Zuschnitt einer Appendix vermiformis

6.2 · Makroskopische Begutachtung und Zuschnitt

der Praxis kaum erreicht, wäre aber eine wichtige Voraussetzung für das Gelingen des Einbettungsprozesses. Je dicker die Scheibe, umso länger dauert die Infiltration. Zudem arbeiten die modernen Einbettungssysteme effizienter, wenn die Flüssigkeiten leicht durch die Ritzen der Kassetten fließen können und diese durch das Gewebe nicht allzu sehr verstopft werden. Dass die Gewebestücke beim Einbettungsprozess stark schrumpfen, ist ein Mythos.

- Die adäquate Größe der Gewebestücke ist für ein ordnungsgemäßes Ausgießen (► Abschn. 7.2.8) essenziell. Besonders fettreiches Gewebe stellt beim späteren Schneiden von übervollen Blöcken eine große Herausforderung dar.
- Gewebelamellen (z. B. Gefäßwände) oder Geweberöhrchen (z. B. Ureter) sollen maximal 3 mm hoch sein, damit sie beim späteren Ausgießen ohne Probleme auf die Kante bzw. das Lumen gestellt werden können.
- Für die Schnelleinbettung liegt die gewünschte Dicke bei 1–2 mm. Besonders die mikrowellenunterstützte Einbettung erfordert gleichmäßig große Präparate, um ein Verkochen bzw. insuffizientes Einbetten zu vermeiden.
- Das Messer soll unbedingt scharf sein und in einer Schneidebewegung mit wenig Druck geführt werden.
- Das Makrobesteck und das Messer müssen zwischen den Proben und auch zwischen dem Zuschnitt von Tumorgewebe und Normalgewebe gereinigt werden, um die Verschleppung von Material zu vermeiden. „Labormetastasen" dürfen nicht vorkommen.
- Sauberkeit am Arbeitsplatz ist wichtig, insbesondere bei der Verwendung von Markierungsfarben (Handschuhe wechseln bei Bedarf).
- Das Gewebe soll nicht durch die Handhabung mit der Pinzette gequetscht werden.
- Bei der Präparation von großen Präparaten für eine adäquate Fixierung sollte man die Eindringgeschwindigkeit von Formalin mitbedenken (1 mm/h). Bei 20 h Einwirkzeit hat das Formalin maximal 20 mm durchdrungen und die Vernetzungsreaktion erst gestartet.
- Knöchernes und kalkhartes Gewebe kann nicht mit Zuschneidemessern durchtrennt werden bzw. werden die Messer danach unbrauchbar. Hier kommen Diamantbandsägen zum Einsatz (s. ► Kap. 5).
- Bei Großflächenpräparaten (vierfache Fläche) sollte die Dicke 8–10 mm nicht überschreiten. Diese Dicke erfordert ein angepasstes Einbettungsprotokoll.

▪ **Gewebeorientierung**

Zur Bewahrung der **Orientierungsinformation** gibt es die Möglichkeit zur Markierung mit **Präparationstusche**. Diese Farben überstehen die nachfolgenden Prozesse und sind im fertigen, mikroskopischen Schnitt wiederzufinden. Färbt man die Außengrenzen eines Operationspräparats mit Tusche, erkennt man am gefertigten Gewebeschnitt den chirurgischen Resektionsrand. Durch Verwendung von unterschiedlichen Farben kann man die Ausrichtungen von Resektionsflächen darstellen. Die Farbmarkierung eignet sich auch zur Unterscheidung von gleichartigen Stücken innerhalb einer Kassette oder als Orientierungshilfe zum richtigen Ausgießen (Einblocken) der Stücke.

Ansonsten werden **Zeichnungen** bzw. Fotos (mit Schnittführung) angefertigt, die Rückschlüsse vom fertigen Gewebeschnitt auf die Orientierung am Präparat erlauben. Digitale Fotosysteme sind hier hilfreich, wo die Schnittführung am Bildschirm eingezeichnet und auch beschriftet werden kann. Diese digitalen Fotos lassen sich im Anschluss während der Befundung im LIS aufrufen.

Um nach dem Zuschneiden die Orientierung beim restlichen Gewebe zu erhalten, kann man es auf Korkplatten aufpinnen oder die Gewebescheiben z. B. auf Spagat auffädeln.

- **Spezielle Behandlung der Proben**
— Schnellschnittuntersuchungen am nativen Gewebe (Gefrierschnitt).
— Knochen und kalkhartes Gewebe müssen nach dem Fixieren durch Dekalzifizieren erweicht werden. Die Art der Entkalkung muss dem Untersuchungsziel entsprechen (▶ Abschn. 7.2.8).
— Präparate- bzw. Kontaktradiografie zur Darstellung von Verkalkungen oder Knochentumoren.
— Natives Gewebe für spezielle Fragestellungen muss nach den Vorgaben verarbeitet werden: z. B. Lymphknotenabklatsche, mikrobiologische Abstriche, Gewebeasservierung durch Schockgefrieren, Zellkulturen.
— Gewebeasservierung für elektronenmikroskopische Aufarbeitung (z. B. Fixierung in Glutaraldehyd).
— Gewebeasservierung für Studien.

6.2.1 Hautzuschnitt

Wie erwähnt, werden immer öfter Biomedizinische Analytikerinnen für den Zuschnitt von Hautexzitaten herangezogen. Vor der eigenverantwortlichen Durchführung liegt eine gründliche Einschulung und Überprüfung der Kompetenz. Dieser Abschnitt soll den Zuschnitt von Hautproben nur grob beschreiben und erhebt keinen Anspruch auf Vollständigkeit.

Gewebeproben der Dermatopathologie haben unterschiedliche Größen von wenigen Millimetern bis zu mehr als 10 cm im Durchmesser. Aufgrund der unterschiedlichen Gewinnungsart haben sie verschiedene Konturen und kommen als Stanzbiopsie, spindelförmige oder ellipsoide Exzision, polygonale Exzision, Shavebiopsie oder Kürettage ins Labor. Die Tiefe der Hautproben variiert von oberflächlich (Shave) bis zu alle Hautschichten umfassend. Die Fragestellungen kann man grob in drei Gruppen einteilen: benigne Läsionen (z. B. melanozytärer Naevus), maligne Läsionen (z. B. Melanom, Plattenepithelkarzinom) und entzündliche Hauterkrankungen (Dermatosen). Die Gewebeentnahmen werden einerseits zur Diagnosefindung und andererseits auch zur Therapie eingesetzt. Der Zuschnitt richtet sich nach diesen Vorgaben.

Prinzipiell möchte der Histologe am histologischen Schnitt einen vollständigen Querschnitt von Epidermis und Dermis sehen, an dem die Art, die Ausdehnung und die Eindringtiefe der Läsion gut zu erkennen sind. Bei einer suspekten Malignität sollte der Histologe erkennen, ob die Läsion vollständig entfernt wurde oder bis an die Exzisionsgrenzen heranreicht und diese möglicherweise überschreitet (randbildend). Bei entzündlichen Veränderungen geht es in erster Linie um die Diagnosefindung und nicht um eine vollständige Entfernung. Wenn möglich sollten alle Aspekte der Dermatose im histologischen Schnitt erkennbar sein (z. B. Vaskulitis, Blasenbildung).

Zur Orientierung von Exzisionen werden vom Dermatologen Fadenmarkierungen angebracht. Die Bedeutung der Markierung sollte am Einsendeschein erklärt sein. Oft handelt es sich dabei um „Uhrzeiten", wobei 12 Uhr oben, 3 Uhr rechts, 6 Uhr unten und 9 Uhr links am Präparat bedeutet. Das Hautstück kann auch auf einer Korkplatte aufgepinnt sein und die Orientierung wird darauf notiert. Bei orientierten Präparaten werden die Exzisionsränder mithilfe von verschiedenen Markierungsfarben gekennzeichnet. So kann am fertigen Schnitt die Orientierung nachvollzogen werden und bei Randbildung an der richtigen Stelle nachexzidiert werden. Wie viele Farben man verwendet bzw. wie viele unterschiedliche Bezirke man färbt, hängt von den Institutsregelungen ab. Bei dem Beispiel in ◘ Abb. 6.3 werden fünf Farben aufgetragen. Die zugeschnittenen Haut-

6.2 · Makroskopische Begutachtung und Zuschnitt

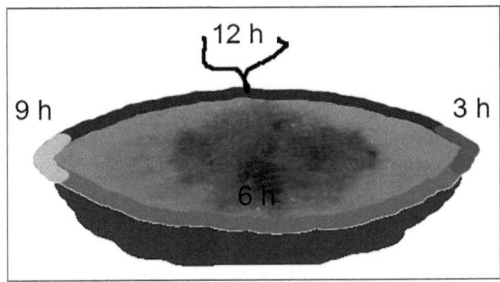

◘ **Abb. 6.3** Schema einer Hautspindel, mit fünf Farben markiert. Die 9-Uhr-Spitze ist gelb, die 3-Uhr-Spitze ist rot. Die 12-Uhr-Kante ist blau und die 6-Uhr-Kante ist orange. Der chirurgische, tiefe Rand ist schwarz markiert

Die Anleitungen für den Hautzuschnitt variieren je nach Quelle. Er wird an den jeweiligen Instituten nach den hauseigenen Regelungen durchgeführt. In der ◘ Abb. 6.4 sieht man Beispiele für die Schnittführung bei „Standard"-Hautpräparaten. In ◘ Abb. 6.5 sieht man die farbmarkierten Hautstückchen nach dem Ausgießen in Paraffin im bereits angeschnittenen Paraffinblock.

Der Zuschnitt von polygonalen, sehr großen, sehr kleinen (Augenlid) oder verwinkelten Präparaten (Ohrmuschel) und von Nachexzisionen ist anspruchsvoller. Die Aufarbeitung der Ränder in der „Brotlaibmethode" in Serienschnitten, in der „Rundherummethode" mit tangentialer Schnittführung oder anderen Methoden (z. B. Mohs-Technik, Tortentechnik) hat jeweils bestimmte Vor- und Nachteile und auch Einschränkungen und wird entsprechend der Fragestellung gewählt.

teile sind derart orientierbar, dass alle gemeinsam in eine Kassette eingelegt werden könnten. Je weniger Farben genutzt werden, auf umso mehr Kassetten muss man die Stücke aufteilen und im Makro-Text deklarieren.

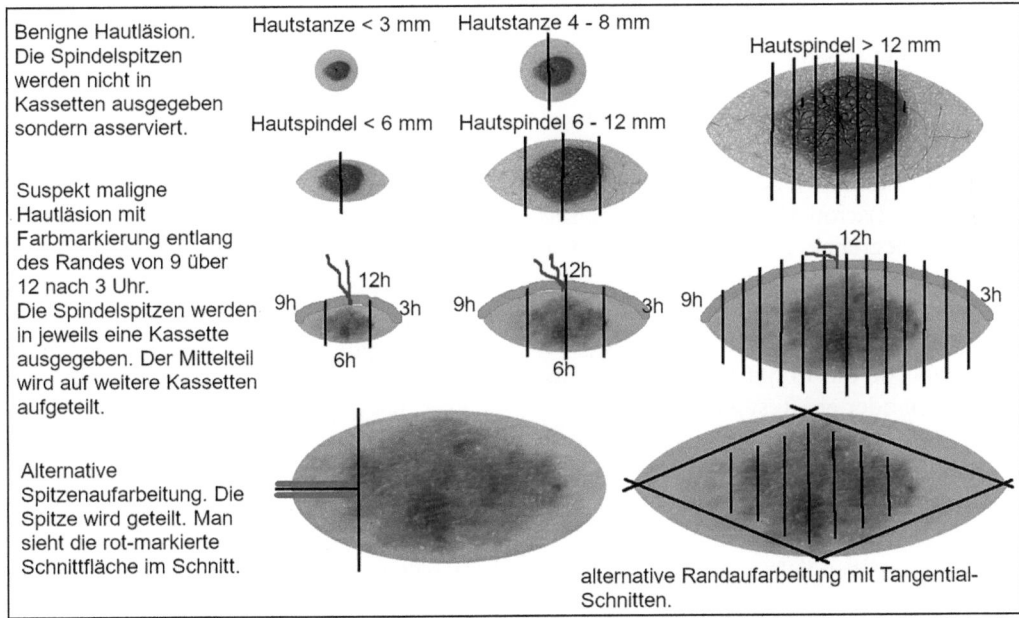

◘ **Abb. 6.4** Hautstanzen unter 3 mm Durchmesser werden nicht geteilt. Hautstanzen zwischen 4–8 mm werden geteilt. Bei Hautspindeln von benignen Läsionen werden die Spindelspitzen nicht ausgegeben, sondern asserviert. Größere Hautspindeln von benignen Läsionen müssen nicht zwingend zur Gänze ausgegeben werden. Repräsentative Scheiben durch die Läsion genügen. Hautpräparate mit malignomsuspekten Läsionen werden zur Gänze ausgegeben, um die Ränder beurteilen zu können

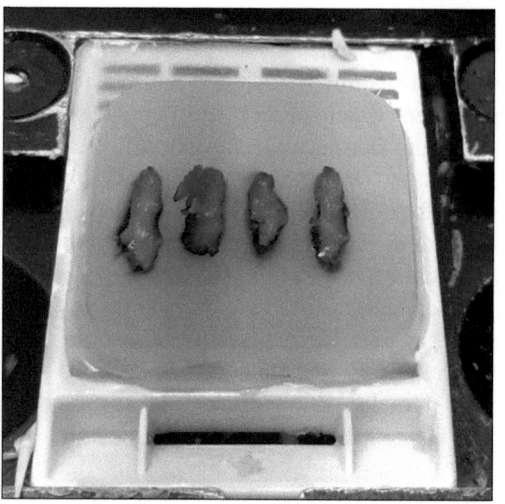

Abb. 6.5 In Paraffin ausgegossene und farbmarkierte Hautstückchen

- **Beschreibung**

Die Beschreibung erfolgt üblicherweise im Telegrammstil und umfasst folgende Parameter:
— Größe in drei Dimensionen
— Größe der Läsion mit Maximaldurchmesser
— erkennbarer Minimalabstand zum Exzisionsrand
— Farbe und Oberflächenbeschaffenheit der Läsion (braun, unregelmäßig, scharf begrenzt, erhaben, papillär, verhornt, Erosionen, Narben usw.)
— Angaben über die Orientierung (fadenmarkiert, Deklaration der Farbmarkierung)
— Angabe, ob das Präparat zur Gänze ausgegeben oder ein Rest asserviert wurde

- **Technische Hinweise**
— Die Schnittführung soll senkrecht zur Hautoberfläche erfolgen.
— Die Scheibendicke sollte maximal 3–4 mm sein.
— Die Läsion sollte in ihrer größten Ausdehnung am Schnitt erkennbar sein bzw. sollte der minimale Exzisionsabstand erkennbar sein.
— Bei Läsionen von 1–2 mm sollte nicht durch die Läsion, sondern knapp daneben geschnitten werden, weil beim Anschnitt am Mikrotom die Läsion sonst verloren gehen könnte.
— Beim Zuschnitt sollen die nachfolgenden Schritte wie Ausgießen und Schneiden mitbedacht werden. Zu kleine Stückchen sind schwer zu orientieren. Zu viele Stückchen in einer Kassette sind nachteilig, weil die Orientierung zu lange dauert. Zu dünne Schnitte verziehen sich und sind schwierig plan einzulegen. Zu hohe Spindelspitzen passen nicht ins Ausgießschälchen.
— Hautstanzen bis zu 3 mm im Durchmesser sollen gar nicht geteilt werden. Beim Ausgießen wird die Hautoberfläche senkrecht im Ausgießschälchen orientiert. Ein Hinweis auf der Kassette macht darauf aufmerksam und beim Schneiden am Mikrotom wird tief genug angeschnitten, um die Läsion darzustellen (s. ▶ Abschn. 7.2.8).
— Bei der Farbmarkierung sauber mit feinen Utensilien arbeiten (Zahnstocher). Präparat vorher trockentupfen, um ein Zerfließen der Farbe zu vermeiden. Danach trocknen und z. B. mit 2 % Essigsäure fixieren.
— Der Inhalt der Kassetten soll im Makro-Text deklariert werden („Spindelspitzen in Kassette a und b" usw.).
— Hautstücke sollen ausreichend lange fixiert werden, damit die Hautschichten gut miteinander verbunden sind und sich beim Zuschnitt nicht verschieben (Ausnahme: dringende Präparate zur Randbeurteilung bei zweizeitigen Operationen).
— Hautstücke gehören auch zu den oft gleichförmigen Präparaten, deshalb muss man auch hier besonders auf die Gefahr der Probenverwechslung achten und die Vorsichtsmaßnahmen einhalten (Vier-Augen-Prinzip, nur ein Probengefäß öffnen usw.).

6.3 Biopsienpicken

Ein immer größer werdender Anteil des Probenmaterials umfasst die Biopsien, die auf minimalinvasivem Weg gewonnen werden. Dazu gehören Knips- oder Saugbiopsien aus dem Gastrointestinaltrakt, der Harnblase und aus der Lunge, Nadelbiopsien aus Mamma, Leber, Niere, Pankreas, Prostata und Lymphknoten, Ausschabungen (Kürettagen) aus Uterus und Nasennebenhöhlen, Elektroresektionen der Prostata, Beckenkammstanzen usw.

In der Regel wird Biopsiematerial nicht ausführlich per Diktat beschrieben, wie bei der Makro üblich, sondern die Beschreibung bzw. Anzahl wird schriftlich auf dem Einsendeschein in kurzer Form festgehalten.

Bei **Knipsbiopsien** findet man ein bis sechs ca. 1–3 mm große Teilchen im Einsendegefäß. Die Farbe ist meist weißlich beige. Aufgrund des gleichförmigen Aussehens der Biopsien macht eine Beschreibung wenig Sinn. Es wird die Anzahl der Teilchen notiert.

Bei **Nadelbiopsien** findet man ein bis sechs ca. 1–3 mm dicke und 3–20 mm lange, meist weißlich beigefarbene Stanzen im Einsendegefäß. Die Längen variieren, weil die Stanzen bei der Entnahme eventuell brechen können. Die Dicke hängt von der verwendeten Nadelstärke ab. Leber- bzw. Nierenstanzen sind aufgrund der Organfarbe bräunlich. Es werden Anzahl und Länge notiert.

Uteruskürettagen sind je nach Fixierungszustand der abgeschabten Schleimhaut blutig rot bis bräunlich. Die Konsistenz kann schwammig oder schleimig, sehr kleinteilig oder mit größeren Stückchen sein. Das Volumen kann wenige Millimeter bis zu 50 cm^3 und mehr umfassen. Es wird das Volumen notiert.

Ausschabungen aus **Nasennebenhöhlen** gibt es auch in sehr unterschiedlichem Volumen. Sie bestehen meist aus beigefarbenen Teilchen, denen auch knöcherne Anteile beigemischt sein können. Es wird das Volumen notiert.

Prostataelektroresektate bestehen aus beigebraunen, wurmförmigen Teilchen von fester Konsistenz. Das Volumen reicht von ca. 10 bis 100 cm^3 und mehr. Das Gewicht und Volumen des Resektats werden notiert.

Beckenkammstanzen sind 2–3 mm dick und bis zu 20–30 mm lang. Sie bestehen aus spongiösem Knochen mit blutbildendem Mark und im besten Fall wenig bis gar keinem kortikalen Knochen. Die Verarbeitung wird in ▶ Abschn. 5.2.12.1 beschrieben.

■ **Bearbeitungshinweise**

Da man es bei den Biopsien meist mit kleinem bis äußerst winzigem Material (unter 1 mm) zu tun hat, bedient man sich bestimmter Hilfsmittel, damit das Gewebe im Einbettungsprozess nicht verloren geht. Das sind besonders feinmaschige Kassetten, Einbettschwämmchen aus Kunststoff, Netzcheneinsätze, Papier- oder Nylonsäckchen, dünnes Zigaretten-, Gaze- bzw. Filterpapier, in das man die Biopsien einschlägt (◘ Abb. 6.6).

Bei der Anschaffung der Schwämmchen sollte man auf ein möglichst weiches Material achten, das das empfindliche Gewebe nicht punktiert. Ein Nachteil von Schwämmchen aus härterem Kunststoff

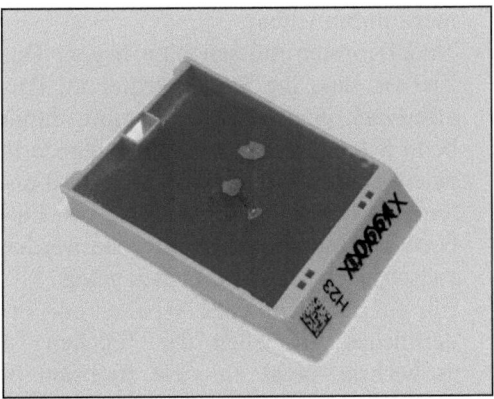

◘ **Abb. 6.6** Einbettungskassette mit Schwämmchen, darauf zwei Magenbiopsien und ein Fragment

liegt darin, dass sie am noch weichen Gewebe Artefakte verursachen können (dreieckige Löcher; Farell et al. 1992). Ein weiterer Nachteil kann sich ergeben, wenn man den Einbettungsautomaten mit sehr vielen Kassetten mit Schwämmchen füllt. Dies kann dann zur Flüssigkeitsverschleppung bzw. insuffizienten Infiltration führen und sollte man bei der Nutzung von Kurzprogrammen zur Einbettung mitbedenken.

Oft arbeitet man auch beim Biopsienpicken zu zweit, wo ein Partner die Daten und Informationen vom Einsendeschein vorliest und die Beschreibung notiert. Somit hat man auch hier ein Vier-Augen-Prinzip zur Kontrolle.

- Sämtliche Biopsien müssen „gefischt" werden. Jegliches Probenmaterial im Gefäß muss mit der Pinzette erfasst und in die Kassette überführt werden.
- Aufgrund der Kleinheit des Materials besteht die Gefahr des Vertrocknens, wenn es zu lange an der Luft liegt. Besonders empfindlich sind hier Nadelbiopsien. Ein schnelles Einlegen der Kassetten in Formalin ist notwendig. Es kann vorkommen, dass bereits bei der Probengewinnung das Gewebe angetrocknet ist. Es fühlt sich dann härter und spröder als gewöhnlich an. Vertrocknete Proben sind schwer zu schneiden und für eine adäquate Befundung meist unbrauchbar.
- Nadelbiopsien müssen plan liegen. Das Ziel ist, dass die Stanze später im Paraffinblock plan zu liegen kommt, damit beim Schneiden die komplette Stanze in einem Schnitt erfasst wird. Dies wird unterstützt durch die Verwendung von Einbettschwämmchen. Die Biopsien werden zwischen zwei Schwämmchen gelegt.
- Für ein übersichtliches Arbeiten und ordentliches Ausgießen der Teilchen ist es wichtig, nicht zu viele Biopsien in eine Kassette zu legen. Maximal sechs Knips- bzw. drei Nadelbiopsien sollten gemeinsam in eine Kassette kommen.
- Bei der Überführung der Proben in die Kassette muss aufgrund der Gleichförmigkeit der Proben mit erhöhter Aufmerksamkeit gearbeitet werden, um keine Verwechslungen zu verursachen. Das gleichzeitige Öffnen von mehreren Probengefäßen ist nicht zulässig.
- Auf der Kassette wird die Anzahl der Teilchen notiert. Damit weiß man beim späteren Ausgießen, ob man alle Biopsien gefunden hat.
- Bei besonders winzigem Material ist eine Markierung auf der Kassette als Hinweis für das spätere Ausgießen hilfreich (!).
- Beim Picken der Proben muss natürlich darauf geachtet werden, keine Gewebeteilchen von einer Probe zur nächsten zu verschleppen. Eine gründliche Reinigung der Pinzette in 70–96 % Alkohol ist notwendig.
- Material von Ausschabungen kann durch Abgießen in die Kassette überführt werden, die hier wie ein Sieb eingesetzt wird. Sehr kleinteilige Kürettagen bzw. solche mit wenig Material kann man durch alkoholnasse Schwämmchen filtrieren. Bei trockenen Schwämmchen ist die Oberflächenspannung so groß, dass das Material einfach darüber hinwegfließt und verloren geht. Durch das Durchtränken mit 96 % Alkohol verringert sich die Oberflächenspannung.
- In manchen Pathologien ist es üblich, die Biopsien entweder schon im Probengefäß oder auch im Formalingefäß für die gesammelten Kassetten leicht anzufärben. Das soll das spätere Wiederfinden der Teilchen beim Ausgießen bzw. auch beim Schneiden im Paraffinblock erleichtern. Verwendet man dabei Eosin, muss man die fluorochrome Eigenschaft des Farbstoffs mitbedenken, was sich bei Fluoreszenzanalysen nachteilig auswirkt. In dieser Hinsicht ist die Verwendung von Hämalaun besser, wobei allerdings blaue Teilchen auf blauen Schwämmchen keinen Kontrast bieten.

- Die Biopsieteilchen neigen dazu, sich im Formalingefäß aneinanderzulegen. Zwei Teilchen wirken dann wie eines. Deshalb muss man die Teilchen sanft mit der Pinzette untersuchen und eventuell auseinanderlegen.
- Teilweise findet man im Probengefäß Biopsien von explizit unterschiedlicher Größe (z. B. Kolonpolypen 8 mm bzw. 2 mm). Diese Proben sind getrennt in Kassetten einzulegen. Bei einem gemeinsamen Einlegen würde beim späteren Schneiden der Blöcke die kleinere Probe schon weggeschnitten, bevor die größere überhaupt ordnungsgemäß angeschnitten wäre.

6.4 Ausstattung

Zuschneidetisch und Zubehör

Durchgeführt werden die Makro bzw. das Biopsienpicken an eigenen Zuschneidetischen (◘ Abb. 6.7). Diese sind generell mit einer Wasserleitung, Abfluss, Formalinsammler, Abzug nach unten durch Lochblech, ausreichenden Beleuchtung, Waage und Geräten zur Diktataufnahme ausgerüstet. Heutzutage sollten auch Computerbildschirme und Digitalkameras leicht anzubringen sein. Die Einbindung des LIS ermöglicht die elektronische Aufnahme des Diktats bzw. sogar eine elektronische Spracherkennung, weiters hat der Pathologe direkten Zugang zu den klinischen Informationen über die Patientin. Bei Einbindung des Krankenhausinformationssystems (KIS) lässt dies unter Umständen auch den Einblick in OP-Berichte zu.

Das **Zuschneidebesteck** besteht aus großen, schweren Messern, Einmalklingen und -haltern, verschiedenen Scheren, chirurgischen und anatomischen Pinzetten, Sonden und sonstigem Hilfsmaterial. Gearbeitet wird auf einem Schneidbrett aus Kunststoff, das der Messerwirkung widersteht, jedoch nicht zu rutschig ist. Der ganze Arbeitsplatz soll leicht zu reinigen und zu desinfizieren sein.

Zusätzlich benötigt wird eine Ausstattung für die Verarbeitung von hartem Gewebe, z. B. eine Diamantbandsäge (s. ► Kap. 5). Zum speziellen Equipment gehören noch mobile Röntgengeräte und Instrumente zur Beschleunigung der Entkalkung (z. B. Ultraschallgerät, Mikrowellengerät, Thermostat, beheizbare Magnetrührer).

Weitere Hilfsmittel sind Korkplatten mit Stecknadeln zum Anpinnen von Gewebe, Papiertücher, Kunststoffgitter[2] zum Beschweren von schwimmenden Präparaten, Pinsel, Wattestäbchen oder Zahnstocher zum Bemalen usw.

Einbettungskassetten

Die Gewebestücke werden zur weiteren Verarbeitung in Einbettungskassetten aus Kunststoff gelegt (◘ Abb. 6.2). Standardkassetten haben einen $2,5 \times 3 \times 0,5$ cm großen Innenraum und vorne und seitlich aufgeraute Flächen zur Beschriftung. Diese Beschriftungsflächen werden benötigt für die Identifikationsnummer und die zusätzlichen Informationen über den Gewebeblock (Orientierung, Verarbeitungsart, Stückzahl, Färbung usw.). Es gibt verschiedene Varianten von Kassetten. Für dickere Proben gibt es doppelt so tiefe Kassetten. Für besonders große Präparate werden zur Herstellung von Großflächenschnitten auch sog. Supermegakassetten mit einer ca. vierfachen Grundfläche und Höhe der Standardkassetten angeboten. Im Handel gibt es weiters Kassetten mit kleinerer Probenkammer und/oder feinerem Gitter für kleinstes Material. Es werden auch Kassetten angeboten, die für eine effiziente Platzausnutzung im Prozessor noch in einzelne

---

[2] Kunststoffgitter. Als praktisch haben sich hier Spülbeckenmatten und -gitter herausgestellt, die auch relativ leicht zugeschnitten werden können und nicht schwimmen.

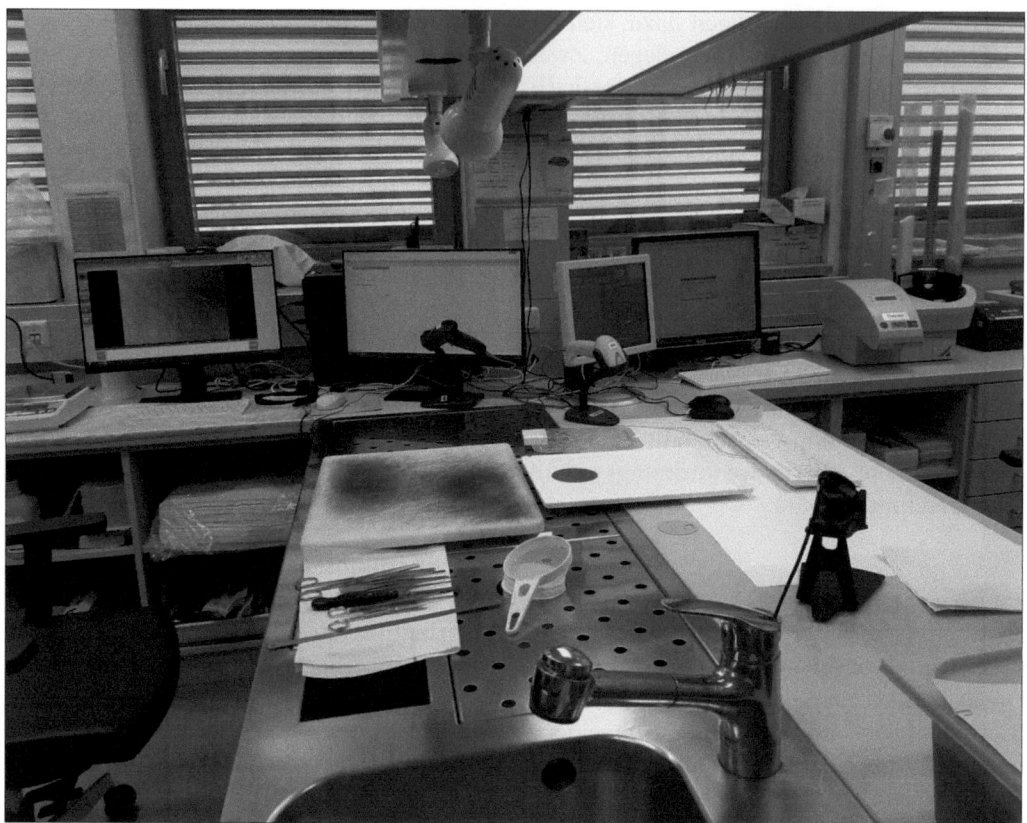

Abb. 6.7 Zuschneidetisch in Edelstahl mit Abluft nach unten. Gegenüber der Arbeitsplatz für die Makro-Assistenz, Bildschirme für die digitale Makro-Fotografie, LIS und elektronisches Diktat auf der Ärzteseite, Bildschirme für den Kapseldrucker, LIS mit elektronischem Kapselprotokoll auf der BMA-Seite, Ausstattung mit Barcodescanner zur digitalen Informationsübertragung, Kapseldrucker

Kammern unterteilt sind. Unterschiedliche Farben der Kassetten erlauben einen laborinternen „Code" für Probenarten, Dringlichkeit oder sonstige Unterscheidungen. Speziell designte Kassetten ermöglichen einen verbesserten Flüssigkeitsaustausch im nachfolgenden Einbettungsprozess.

Die Beschriftung der Kassetten muss lösungsmittelresistent sein. Bleistift eignet sich gut. Es gibt spezielle Schreibstifte für diesen Zweck oder man kann die Kassetten auch durch einen **Kassettendrucker** beschriften lassen. Kassettendrucker werden in unterschiedlichen Ausführungen und Funktionsweisen angeboten (Laser-, Nadeldruck-, Tintenstrahltechnologie). Die Kapazität reicht von Einzelkassettendruck bis zu mehreren Stapeln von ca. 80 Kassetten pro Stapel mit unterschiedlichen Farben. Die Drucker können die Kassetten mehrzeilig und mit Barcode je nach Kundenwunsch beschriften. Dazu gibt es auch „Sammelstationen", wo die vorgedruckten Kassetten gesammelt werden können. Bei der Anwendung ist wünschenswert, dass die Geräte schnell, zuverlässig und möglichst geräuscharm drucken und dass sie wenig Platz am Zuschneidetisch benötigen, so kann man sie flexibel je nach Situation einsetzen.

6.5 Protokollführung

Während der Makro und dem Biopsienpicken soll über die ausgegebenen Kassetten Protokoll geführt werden. Das Protokoll ist ein wichtiges Dokument, an dem man die Verarbeitung der jeweiligen Probe nachvollziehen kann. Die Liste enthält die Anzahl der Kassetten (bzw. „Blöcke"), ihre Bezeichnungen und eventuell Kommentare. Dazu kommen noch Angaben über die beteiligten Mitarbeiterinnen. Die eindeutige Blockidentität ist gegeben durch die Eingangsnummer des Präparats und die Blockbezeichnung nach laboreigenen Systemen (Nummern, Buchstaben oder Kombinationen). Die Protokollführung kann klassisch auf Papier geschehen oder mittels LIS erfolgen. Das elektronische Blockprotokoll bietet viele potenzielle Vorteile und Funktionen wie die Vernetzung mit dem Kassettendrucker bzw. mit dem Objektträgerdrucker, das Setzen von Zeitmarken, Zugang zu patientenbezogenen Daten oder zur Verrechnung. Es sollte auch bei der späteren Administration der fertigen Fälle unterstützen, indem zusammengehörende Fälle angezeigt werden.

6.6 Nächster Workflowschritt

Hat man das Gewebe in die Kassetten gebracht, verbleiben sie im Fixiermittel bis zum nachfolgenden Einbettungsprozess. Im Histodiagnostiklabor ist die Formalinfixierung mit Paraffineinbettung die übliche Methode. Die **Standardprotokolle** laufen üblicherweise über Nacht. Dazu werden die tagsüber gesammelten Kassetten am Ende des Arbeitstags in den Einbettungsautomat gestellt und das Programm gestartet. Weiter geht es am nächsten Tag mit dem Ausgießen bzw. Einblocken (s. ▶ Kap. 7). Je nach Labororganisation werden Protokolle für eine **Schnelleinbettung** kleiner Präparate über wenige Stunden genutzt, die eine Biopsieverarbeitung innerhalb eines Arbeitstags erlauben.

6.7 Arbeitssicherheit

Das größte Sicherheitsrisiko stellt der Umgang mit Formaldehyd als gefährlichem Arbeitsstoff dar. Die Sicherheit der Mitarbeiterinnen soll durch die Verwendung eines Zuschneidetischs mit Abzug gewährleistet werden, der die nach unten fallenden Formalindämpfe absaugt und über Filter ins Freie führt (▶ Abschn. 4.5.1.9, 18.2). Das Tragen von Nitrilhandschuhen ist eine Mindestanforderung. Um die Gefahr von Augenverletzungen durch Formalinspritzer zu verhindern, ist das Tragen von Schutzbrillen anzuraten. Eine Augendusche sollte in unmittelbarer Nähe vorhanden sein. Das Hantieren mit größeren Formalinmengen sollte über dem Abzug erfolgen (z. B. Füllen von großen Fixiergefäßen). Der Raum sollte gut belüftet sein. Bei Formalinunfällen ist es sehr hilfreich, wenn man ein Fenster öffnen kann. Formalingefäße, denen die Probe entnommen wurde, werden am besten nicht entleert, sondern geschlossen gesammelt und dem Sonderabfall zugeführt. Bei Einhaltung der Sicherheitsmaßnahmen kommt es zu keiner langfristigen Überschreitung des MAK-Werts am Zuschneidetisch.

Da man bei der Makro mit unfixiertem Probenmaterial in Kontakt kommt, muss man die Gefahr von Infektionen mitbedenken. Eine Kennzeichnung von besonders problematischem Material (HIV, Hepatitis B/C, Creutzfeldt-Jakob) wäre von Vorteil, obwohl selbstverständlich jede Probe als potenziell gefährlich anzusehen ist. Formalin wirkt desinfizierend, wodurch gut fixierte Proben keine Gefahr für Infektionen darstellen (Ausnahme Prionen als Überträger von Creutzfeldt-Jakob).

Die Gefährdung durch Strahlung ausgehend von radioaktiv markierten Sentinellymphknoten ist zu vernachlässigen.

Weitere Gefahrenquellen sind natürlich die scharfen Messer und Klingen. Diese sind mit besonderer Umsicht zu handhaben. Stich- und Schnittverletzungen kommen leider immer wieder vor und sind an entsprechender Stelle zu melden (▶ Abschn. 18.2.7).

Abgesehen vom eigentlichen Makro-Arbeitsplatz beginnt bereits im Materialannahmelabor bzw. beim Probentransport die Verpflichtung zum sicheren Umgang mit den potenziell gesundheitsgefährdenden Stoffen. Das Eingangslabor stellt hier die Schnittstelle und gleichzeitig Schranke nach „außen" dar, an der die Übergabe stattfindet.

Ein wichtiger Punkt bei der Laborsicherheit ist die entsprechende Schulung aller Beteiligten. Die Akkreditierungsnorm ISO 15189 verlangt in diesem Sinne die Information der Mitarbeiterinnen über die „Gesundheits- und Sicherheitsanforderungen und die Arbeitsschutzbestimmungen". Die Laborleitung hat für die technischen Schutzmaßnahmen und persönlichen Schutzausrüstungen zu sorgen.

6.8 Asservierung der Probenreste

Die Teile der Gewebeproben, die nicht der weiteren Verarbeitung zugeführt werden, werden in ihrem Fixiermittel (sofern es auch zur Konservierung geeignet ist) aufbewahrt, bis der Befund abgeschlossen ist. Meist wird eine Aufbewahrung bis zwei Wochen nach Befundfreigabe verlangt, um noch auf Rückmeldungen der Kliniker reagieren zu können. So stehen die Probenreste für etwaige Nacharbeiten oder Begutachtungen noch zur Verfügung. Die Aufbewahrung erfolgt nach einer laboreigenen Organisation (Datums- oder Nummernreihung) in Schränken mit Abzügen bzw. in eigenen Räumen mit Abzug. Unfixiertes oder teilweise fixiertes Gewebe muss dabei unbedingt gekühlt gelagert werden. Nach Ablauf der Frist und Überprüfung des Befundstatus werden die Probenreste vorschriftsmäßig entsorgt (▶ Abschn. 18.2.7).

Literatur

Chapman CM, Dimenstein IB (2016) Dermatopathology Laboratory Techniques, CreatSpace

Dimenstein IB (2009) Grossing biopsies: an introduction to general principles and techniques. Ann Diagn Pathol 13(2):106–113

Dimenstein IB (2020) Grossing technology today and tomorrow. Lab Med 51(4):337–344

Duthie FR, Nairn ER, Milne AW, McTaggart V, Topping D (2004) The impact of involvement of biomedical scientists in specimen dissection and selection of blocks for histopathology: a study of time benefits and specimen handling quality in Ayrshire and Arran area laboratory. J Clin Pathol 57(1):27–32

Farrell DJ, Thompson PJ, Morley AR (1992) Tissue artefacts caused by sponges. J Clin Pathol 45(10):923–924

Grzybicki DM, Galvis CO, Raab SS (1999) The usefulness of pathologists' assistants. Am J Clin Pathol 112(5):619–626

Kosemehmetoglu K, Guner G, Ates D (2010) Indian ink vs tissue marking dye: a quantitative comparison of two widely used macroscopical staining tool. Virchows Arch 457(1):21–25

Ranjan R, Singh L, Arava SK, Singh MK (2014) Margins in skin excision biopsies: principles and guidelines. Indian J Dermatol 59(6):567–570

Rapini RP (1990) Comparison of methods for checking surgical margins. J Am Acad Dermatol 23(2 Pt 1):288–294

Suvarna KS (2018) The gross room/surgical cut-up including sample handling. In: Suvarna KS, Layton C, Bancroft JD (Hrsg) Bancroft's theory and practice of histological techniques (8th edn.). Elsevier, S 64–72

Weyers W (2014) Confusion-specimen mix-up in dermatopathology and measures to prevent and detect it. Dermatol Pract Concept 4(1):27–42

Williams AS, Hache KD (2014) Recognition and discrimination of tissue-marking dye color by surgical pathologists: recommendations to avoid errors in margin assessment. Am J Clin Pathol 142(3):355–361

Literatur

Informative Webseiten

Moch H, Glatz K. Zuschnitt in der Pathologie: ▶ https://kathrin.unibas.ch/lectures/2007-02-22_bonn/1perpage/I_Einleitung-Haut.pdf

patholines - Pathology guidelines. Gross processing of skin excisions: ▶ https://patholines.org/Gross_processing_of_skin_excisions

Schweizerische Gesellschaft für Pathologie. Qualitätsrichtlinien in der Pathologie: ▶ https://www.sgpath.ch/qualitaet

Royal College of Pathology Australia. Macroscopic Cut-Up Manual ▶ https://www.rcpa.edu.au/Manuals/Macroscopic-Cut-Up-Manual

Tzankov A. Zuschnitt für Einsteiger ▶ https://www.pathologie-dgp.de/media/Dgp/downloads/public/DGP-IAP_2021_Makro_TZAL__version_fuer_Teilnehmer_.pdf

Weyers W et al., Die Hautbiopsie – Grundlagen, Techniken, Möglichkeiten, Grenzen ▶ https://zdpf.de/wp-content/uploads/2017/03/Biop-K%C3%B6ln-Webside.pdf

Einbettungsprozess

Inhaltsverzeichnis

7.1 Einleitung – 135

7.2 Paraffinwachs-Einbettung – 136
7.2.1 Prozessschritte – 137
7.2.2 Diffusionsrate – 141
7.2.3 Schrumpfungsartefakte – 143
7.2.4 Über- und Unterprocessing – 143
7.2.5 Reprocessing – 145
7.2.6 Automatisierung – 145
7.2.7 Beschleunigte Einbettung – 147
7.2.8 Ausgießen – 150
7.2.9 Multigewebeblock – 153

7.3 Gelatine-Einbettung – 155

7.4 Agar-Einbettung – 156

7.5 Celloidin-Einbettung (Nitrocellulose) – 157

7.6 Polyethylenglycol-Einbettung (PEG) – 159

7.7 Polyesterwachs-Einbettung – 160

7.8 Kunststoff-Einbettung – 161
7.8.1 Einbettungsprozess – 161
7.8.2 Methacrylate – 163
7.8.3 Epoxidharze – 168

7.9 Präparation für die Elektronenmikroskopie – 172
7.9.1 Präparation für die Rasterelektronenmikroskopie – 173
7.9.2 EM-Kryofixierung – 173

© Der/die Autor(en), exklusiv lizenziert an Springer-Verlag GmbH, DE,
ein Teil von Springer Nature 2025
G. Lang, *Histotechnik*,
https://doi.org/10.1007/978-3-662-71093-7_7

7.10	**Übersicht – Processingreagenzien – 175**	
7.10.1	Nachbehandlung bei Fixierung mit anderen Fixanzien außer neutral gepuffertem Formalin – 175	
7.10.2	Entwässerungsreagenzien – 176	
7.10.3	Clearingreagenzien – 177	
7.10.4	Reagenzien für kombiniertes Entwässern und Klären – universelle Lösungsmittel – 177	
7.10.5	Einbettungsmedien – 178	
	Literatur – 178	

7.1 Einleitung

Um fixiertes Gewebe in einen Zustand zu bringen, der das Anfertigen von mikrometerdünnen Schnitten erlaubt, muss man es dem Einbettungsprozess unterziehen. Man kann sich fixiertes Gewebe als ein feinporiges, unregelmäßiges Netzwerk vorstellen, das aus Strukturen mit unterschiedlicher Stabilität besteht. Die Fixierflüssigkeit füllt die Hohlräume darin aus und enthält die löslichen Substanzen. Diese Hohlräume entsprechen den sonst mit Gewebewasser gefüllten Bereichen. Das Prinzip des Einbettungsprozesses besteht darin, dass die Flüssigkeit, die das Gewebe durchtränkt, durch eine nachfolgende ersetzt wird. Aus der Fixierflüssigkeit wird das Gewebe über verschiedene Zwischenschritte in das Einbettungsmedium geführt. Das Einbettungsmedium ist üblicherweise bei Raumtemperatur fest. Zum Einbetten wird es durch Erwärmen verflüssigt bzw. ist als monomere Form flüssig. Es dringt in das Gewebenetzwerk bis zur Sättigung ein und füllt damit alle vormals wässrigen Hohlräume aus (Infiltration, Imprägnation). Manche Einbettungsmedien verfestigen sich beim Abkühlen oder bei der Polymerisation. Andere Einbettungsmedien infiltrieren gelöst in Lösungsmittel und werden durch das Abdampfen des Lösungsmittels fest. Um einen schneidbaren, festen Gewebeblock zu erhalten, legt man das infiltrierte Gewebestück in ein Förmchen, übergießt es mit Einbettungsmedium und lässt es aushärten. Dieser Vorgang wird als Ausgießen oder Einblocken bzw. ebenso als Einbetten (*embedding*) bezeichnet (s. ▶ Abschn. 7.2.8). Das Einbettungsmedium härtet innerhalb und außerhalb des Gewebes aus, wodurch ein möglichst homogener, fester Block entsteht, der die Schnittgewinnung unterstützt. Das Anhaften des Mediums am Gewebe wird durch die feinkristalline Struktur erreicht, die sich eng an die Gewebestrukturen legt bzw. Hohlräume ausfüllt.

Die Gewebestücke können aus Regionen von sehr unterschiedlicher Konsistenz bestehen. Beim Schneidevorgang besteht die Gefahr, dass harte auf weiche Strukturen gedrückt und diese dadurch verzerrt und zerstört werden. Um dünne, gleichmäßige Schnitte zu erhalten, müssen diese Unterschiede durch das verfestigte Medium ausgeglichen werden.

> Das Einbettungsmedium muss im festen Zustand **härter** sein als die härteste Gewebestruktur. Die Matrix muss **elastisch** genug sein, um Gewebeverzerrungen wieder auszugleichen, und **plastisch** genug, um dünne Schnitte herstellen zu können.

Doppeleinbettung bedeutet, dass das Gewebe vorerst mit einer Art von Medium infiltriert und eingebettet wird. Danach wird dieser Block durch ein anderes Medium erneut infiltriert und eingebettet (z. B. Zellblockbildung in Agar/Paraffin).

Die histologische Technik hat viele verschiedene Einbettungsprozeduren entwickelt, die sich durch unterschiedliche Vor- bzw. Nachteile und Anwendungsgebiete auszeichnen. Sie werden je nach Anforderung eingesetzt.

- **Anforderungen an ein Einbettungsmedium**
- Der fertige Block soll bei Raumtemperatur fest sein.
- Es soll das Gewebe schnell infiltrieren.
- Der fertige Block soll transparent sein und das Gewebe sichtbar lassen.
- Für die langjährige Lagerung ist eine hohe Stabilität notwendig.
- Die Infiltration soll einen homogenen Block erzeugen.
- Im besten Fall ist es nicht giftig und geruchlos.
- Es soll nachfolgende Prozeduren und Analysen unterstützen.

- Eine einfache Anwendung ist wünschenswert.
- Gegebenenfalls ist die Schnittbandfähigkeit ein Kriterium.
- Für den Gebrauch in der Routinehistologie soll es kostengünstig sein.

■ **Die Wahl des Einbettungsmediums wird u. a. bedingt durch**
- die Härte des Gewebes,
- das Untersuchungsziel,
- die Dicke bzw. Dünne der gewünschten Schnitte (Licht-/Elektronenmikroskopie),
- das vorhandene Equipment,
- die Wirtschaftlichkeit.

■ **Die Anforderungen an das moderne Histodiagnostiklabor in Bezug auf den Einbettungsprozess bestehen darin, dass**
- die kontinuierlich ansteigende Probenmenge effizient verarbeitet werden soll,
- die Verarbeitung für den größten Teil der Proben einheitlich und adäquat ist,
- die Verarbeitung nachfolgende histochemische, färberische, immunhistologische und molekularpathologische Untersuchungen unterstützt,
- die Dauer der Verarbeitung möglichst kurz bei sehr guter Qualität ist,
- die verwendeten Reagenzien möglichst geringe Toxizität aufweisen,
- die Verarbeitung den wirtschaftlichen Ansprüchen des Instituts entspricht,
- der Arbeitsablauf nicht zu viel Personal bindet,
- die Verarbeitung im Labor mit anderen Instituten vergleichbar ist.

In den Anfängen der akademischen und klinischen Histotechnik wurden die wenigen Proben je nach Gewebeerfordernissen über mehrere Tage nach unterschiedlichen Protokollen einzeln und händisch eingebettet (s. ▶ Abschn. 19.2). Die Celloidin- bzw. die Paraffineinbettung waren gleichermaßen verbreitet. Entsprechend den erwähnten Anforderungen wurden im Laufe der zweiten Hälfte des 20. Jahrhunderts allgemein verwendete, moderne Techniken und Geräte eingeführt. Dies diente neben der Beschleunigung auch einer gewissen Standardisierung der histotechnischen Verarbeitung. Die Paraffineinbettung nach Formalinfixierung setzte sich dabei als Standardverfahren für die morphologische Diagnostik durch (FFPE-Gewebe = formalinfixiert und paraffineingebettet). Die Vereinheitlichung der Technik hat auch zur Entwicklung von optimierten Reagenzien und von standardisiertem Zubehör (Kassetten, Förmchen, Blockhalter beim Mikrotom) geführt.

Heutzutage erfolgt die Einbettung in elektronisch gesteuerten Geräten verschiedener Bauart mit integrierten Filtern und Abzügen. Die Dauer des Standardprotokolls liegt bei ca. 12–14 h (über Nacht). Die Paraffineinbettung kann aber in Schnellverfahren für kleine Biopsien auch innerhalb weniger Stunden erfolgen.

7.2 Paraffinwachs-Einbettung

Die Einbettung mit Paraffinwachs wurde ab den 1850er-Jahren entwickelt. Es waren mehrere Forscher daran beteiligt. Die „Paraffineinschmelzungsmethode" wurde von Klebs (1869) eingeführt, wobei Stricker und Born den eigentlichen Einbettungsprozess 1871 vorgestellt sowie Mayer und Giesbrecht ihn im Weiteren noch verbessert haben (s. ▶ Abschn. 19.2).

Der FFPE-Prozess ist für die meisten Gewebetypen (evtl. nach Entkalkung) für die morphologische Diagnostik geeignet. Zur Durchführung stehen Einbettungsautomaten unterschiedlicher Bauart zur Verfügung. Die manuelle Einbettung wird meist nur mehr bei gelegentlichen Fehlfunktionen der Geräte oder bei übergroßen Präparaten durchgeführt.

Der Einbettungsprozess sollte nur an gut fixiertem Gewebe durchgeführt werden.

7.2 · Paraffinwachs-Einbettung

Unvollständig fixiertes Gewebe reagiert empfindlich auf die physikalischen und chemischen Einwirkungen der Reagenzien.

7.2.1 Prozessschritte

Das in ◘ Tab. 7.1 angeführte Beispiel für eine Standardbearbeitung bezieht sich auf einen Einkammereinbettungsautomat (Vakuum-Infiltrations-Prozessor) und umfasst die vier wesentlichen Schritte des Prozesses: die Vervollständigung der Fixierung, die Entwässerung, die Gewebeklärung (Clearing) und die Infiltration mit Paraffin.

7.2.1.1 Nachbehandlung nach Formalinfixierung

Nach der klassischen Anleitung sollte Formalin durch ausgiebiges Wässern in Leitungswasser aus dem Gewebe entfernt werden. Dies ist besonders bei ungepuffertem Formalin wichtig, da es hier zur Bildung von Formalinpigment (Fixierartefakt) kommen kann. Dies hätte auf die nachfolgenden Färbereagenzien eine reduzierende Wirkung. Man will durch das Auswaschen auch die Verunreinigung der Alkoholreihe verhindern. Die Dauer des Auswaschens sollte dabei so lange wie die Dauer der Fixierung sein.

In der Routine verzichtet man schon lange auf diese zeitraubende Prozedur. Zum einen wird neutral gepuffertes Formalin zur Fixierung verwendet, zum anderen wird in den Einbettungsautomaten für eine optimale Behandlung meist noch weiterfixiert. Das Formalin wird durch die nachfolgenden, niedrigprozentigen Alkohole verdrängt und ausgespült. Die Verunreinigung der Alkoholreihe erfordert jedoch das regelmäßige Wechseln der Reagenzien.

7.2.1.2 Vervollständigen der Fixierung

Optimal wäre eine vollständige Durchtränkung und adäquate Vernetzung mit NBF vor der Beschickung des Automaten, da unfixiertes bzw. unzureichend fixiertes Gewebe durch die höheren Temperaturen während

◘ Tab. 7.1 Einbettungsprotokoll (13 h)

Schritt	Reagens	Dauer	Temperatur	Druck/Vakuum
Fixierung	4–8 % NBF	60 min	37 °C	Ja
	4–8 % NBF	60 min	37 °C	Ja
Entwässerung	50 % Ethanol	60 min	37 °C	Ja
	70 % Ethanol	60 min	37 °C	Ja
	96 % Ethanol	60 min	37 °C	Ja
	96 % Ethanol	60 min	37 °C	Ja
	100 % Ethanol	60 min	37 °C	Ja
	100 % Ethanol	60 min	37 °C	Ja
Clearing	100 % Xylol(ersatz)	60 min	37 °C	Ja
	100 % Xylol(ersatz)	60 min	37 °C	Ja
Infiltration	Paraffin	45 min	60 °C	Ja
	Paraffin	45 min	60 °C	Ja
	Paraffin	45 min	60 °C	Ja
	Paraffin	45 min	60 °C	Ja

des Prozesses Schaden nimmt. Weiters kommt es anstelle der Formaldehydfixierung zu einer sog. Sekundärfixierung bzw. Mischfixierung durch die hochprozentigen Ethanollösungen. Diese Vorbedingung wird in der Praxis oft nicht erreicht. Zum Ausgleich nutzt man im Automaten, dass das Fixans durch die erhöhte Temperatur eine effiziente Wirkung entfaltet. Die Reaktionsgeschwindigkeit bzw. die Vernetzung wird beschleunigt (s. ▶ Abschn. 4.5.1.3). Die Mindestanforderung an die Fixierung in Bezug auf eine ausreichend gute Morphologie bleibt trotzdem die vollständige Durchtränkung.

Dauer: Für 3–5 mm dicke Gewebescheiben rechnet man 2 × 60 min im Automaten bei 37–45 °C für eine vollständige Fixierung. Zwei Fixierbäder sind von Vorteil, da im ersten meist Verunreinigungen mit eingeschleppt werden, das zweite ist dann rein.

7.2.1.3 Entwässerung (Dehydratisierung)

Formalin ist ein wässriges Medium. Paraffin ist ein hydrophobes Medium, also mit Wasser nicht mischbar. Um das Gewebe von einer Phase in die andere zu überführen, müssen Flüssigkeiten dazwischengeschaltet werden, die einerseits mit Wasser und andererseits mit organischen Lösungsmitteln (zumindest in hochprozentiger Form) mischbar sind. Es wird dabei das ganze Wasser schrittweise aus dem Gewebe verdrängt und komplett entfernt. Dazu dienen Alkohole. Am meisten verwendet wird Ethanol in aufsteigender Konzentration (50 %, 70 %, 96 %, 100 % = **aufsteigende Alkoholreihe**).

Ethanol hat eine **entwässernde Wirkung** auf das Gewebe, entzieht ihm dabei das freie Wasser und löst manche Zellbestandteile auf. Diese werden in der Folge ausgeschwemmt (z. B. Lipide). Gut fixiertes Gewebe sollte zwar kaum mehr für osmotische Veränderungen empfindlich sein, trotzdem ist es noch durch die verschiedenen Reagenzien des Einbettungsprozesses beeinflussbar. Im Gesamten wirkt hochprozentiger Alkohol auf das Gewebe schrumpfend (ca. 10–15 %) und härtend. Diese Wirkung verstärkt sich, wenn die Konzentrationsunterschiede der Ethanolreihe sehr hoch sind. Schonende Behandlung erreicht man durch geringere Gradationsschritte. Die ständige Entfernung von gebundenem Wasser aus Kohlenhydraten und Proteinen während der langanhaltenden Einwirkung von absolutem Alkohol macht das Gewebe extra hart und spröde. Manche Gewebe verhalten sich besonders empfindlich (Kolloid, Blut, Kollagen, entkalkter Knochen). Die erhöhte Temperatur bei der Infiltration verstärkt dieses Problem.

Hochprozentige Alkohole zeigen auch eine **entfettende Wirkung**, die im nachfolgenden Clearingschritt noch fortgesetzt wird.

Niedrigprozentige Alkohole beeinträchtigen fixiertes Gewebe auch durch längere Einwirkzeit nicht. Daher kann man gut fixiertes Gewebe z. B. in 70 % Ethanol „übernachten" lassen, wenn der Einbettungsprozess erst später fortgesetzt werden soll.

Die bei der Dehydratisierung verwendeten hochprozentigen Alkohole haben ebenfalls fixierende, und zwar koagulierende Wirkung. Sie verursachen als Postfixierung (Sekundärfixierung) ein typisches Äquivalentbild falls die Formalinfixierung noch unzureichend war.

Dauer: Bei der manuellen Methode rechnet man für 3–5 mm dicke Gewebescheiben 2–4 h pro Ethanolbad, wobei die Dauer in den hochprozentigen Alkoholen verdoppelt wird. Im Automaten genügen je 60 min bei 37–45 °C bei den niedrigprozentigen Alkoholen und je 2 × 60 min bei 37–45 °C bei den hochprozentigen Alkoholen. Die Verwendung von je zwei Alkoholbädern ist sinnvoll, da das erste meist durch Verschleppung verwässert wird. Das letzte Alkoholbad ist dann möglichst wasserfrei.

7.2.1.4 Gewebeklärung (Clearing)

Für das Clearing werden sog. **Intermedien** eingesetzt, die zwischen dem 100 % Ethanol und dem Paraffin vermitteln. Sie sind gleichermaßen mit Alkohol und mit Paraffin mischbar. Der englische Begriff *clearing* entspricht dem deutschen „aufhellen" oder „klären" und bezieht sich darauf, dass diese Medien einen Brechungsindex haben, der ähnlich dem von fixiertem Gewebeprotein ist. Wird dünnes Gewebe vollständig durchtränkt, wirkt es durchscheinend. Wasser- oder Alkoholverschleppungen im Paraffin führen zu einer schlechten Schneidbarkeit (s. ▶ Abschn. 8.5.5). Daher sollen die vorangegangenen Reagenzien vom Intermedium komplett verdrängt werden.

Das am meisten verwendete Reagens ist **Xylol** (Dimethylbenzol, $C_6H_4[CH_3]_2$, ◘ Abb. 7.1). Xylol gehört zu den zyklischen Kohlenwasserstoffen und hat einen typischen Geruch. Es hellt das Gewebe schnell auf und macht es durchscheinend. Xylol wirkt härtend auf formalinfixiertes Gewebe, was bei der höheren Temperatur noch verstärkt wird. Das Gewebe sollte deshalb nicht zu lange darin verbleiben. Es ist als organisches Lösungsmittel fähig, Lipide aus dem Gewebe zu lösen. Die Fettlösung ist eine notwendige Voraussetzung für eine erfolgreiche Paraffininfiltration.

Das früher sehr häufig verwendete Benzol wurde wegen seiner Giftigkeit und Kanzerogenität aus dem Gebrauch genommen. Benzol klärt schneller und härtet weniger als Xylol. Xylol steht auch in Verdacht krebserregend zu sein, wobei die Beurteilung in den Quellen unterschiedlich ist. Es führt zu Kopfschmerzen und Schäden an Zentralnervensystem und Niere. Es wirkt hautreizend und entzündlich.

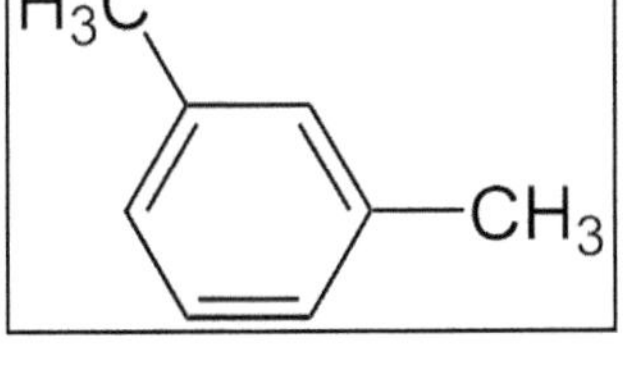

> Xylol gehört zu den gefährlichen Arbeitsstoffen (s. ▶ Abschn. 18.2). Die österreichische MAK- und TRK-Werte-Liste enthält für Xylol (CAS 1330-20-7) einen MAK-Tagesmittelwert von 50 ppm bzw. 221 mg/m^3, einen MAK-Kurzzeitwert von 100 ppm bzw. 442 mg/m^3 bei einer Messung als Mittelwert über 15 min. Der Grenzwert darf pro Schicht viermal überschritten werden. Es gibt keine Angaben zu Kanzerogenität und Fruchtschädigung (MAK = maximale Arbeitsplatzkonzentration, TRK = technische Richtkonzentration eines Stoffs in der Luft).

Um diese Gefahren zu vermeiden wurden **Xylolersatzmittel** unter verschiedenen Handelsnamen vom Chemikalienhandel erzeugt (Buesa und Peshkov 2009; Dineshshankar et al. 2019). Auch die Erzeuger der Einbettungsautomaten bieten firmeneigene Xylolersatzmittel an. Da die Labormitarbeiterinnen beim Einbettungsprozess im Automaten diesem Lösungsmittel nur wenig ausgesetzt sind, verwendet man hier häufig das günstige Xylol weiterhin. Es gibt einige Intermedien, die dem Xylol bezogen auf das Ergebnis überlegen sind. Die Handhabbarkeit und Wirtschaftlichkeit sind jedoch gute Argumente für dieses Lösungsmittel.

Viele Intermedien sind extrem wasserintolerant und mischen sich nicht mit wasserhaltigen Alkohollösungen. Dies führte früher, wo die Herstellung von absolutem Alkohol oft nicht wirklich „absolut" gelang, zu Schwierigkeiten. Durch die industrielle Herstellung von hochwertigem absolutem Alkohol tritt dies heutzutage kaum mehr auf. Der Zusatz von Phenol zum Intermedium führt zur Toleranz von Wasserrückständen im absoluten Alkohol und erlaubt das Clearing direkt aus 70–95 % Alkohol.

◘ Abb. 7.1 Xylol

Man verwendet dies bei Gewebe, das nicht der härtenden Wirkung von absolutem Alkohol ausgesetzt werden soll.

Processingreagenzien, die mit Wasser und dem Einbettungsmedium gleichermaßen mischbar sind, werden **universelle Lösungsmittel** genannt und verringern die Anzahl der Zwischenschritte. Um starke Gewebeschrumpfung zu vermeiden, werden sie auch in ansteigender Konzentration verwendet (s. ▶ Abschn. 7.10.3).

Dauer: Die manuelle Methode rechnet insgesamt zwischen 4–13 h für das Clearingreagens. Der Endpunkt kann eventuell durch das Beobachten der Gewebetransparenz bestimmt werden. Im Automaten verkürzt sich die Zeit auf 2 × 60 min Xylol bei 37–45 °C, wobei das erste Bad wieder Verunreinigungen durch Verschleppung aufweisen kann, das zweite soll alkoholfrei sein.

7.2.1.5 Paraffininfiltration

Für die Infiltration mit Paraffin wird es durch Erhitzen über den Schmelzpunkt verflüssigt. Bei der Abkühlung verfestigt es sich wieder. Die Infiltration wird üblicherweise unter vermindertem Druck (**Vakuuminfiltration**, ca. 0,5 bar unter Normaldruck) durchgeführt. Der verminderte Druck erniedrigt den Siedepunkt des Intermediums und erleichtert das Abdampfen. Gleichzeitig vermindert diese Methode den Schmelzpunkt und die Viskosität[1] von Paraffin und erleichtert das Eindringen des Einbettungsmediums. Aufbau und Abbau des Vakuums sollen dabei schrittweise erfolgen, um keine Gewebeschädigung zu verursachen.

Dauer Im Standardverfahren liegt die Infiltrationsdauer bei 3–4 h bei 58–60 °C unter Vakuum, aufgeteilt auf drei bis vier Paraffinbäder. Das letzte Bad soll vollkommen frei von Intermedium sein, da Rückstände von Intermedium im fertigen Block zu enormen Schwierigkeiten beim Schneiden führen (s. ▶ Abschn. 8.5.5). Die Temperatur im Einbettungsautomaten sollte nur 2 °C über dem Schmelzpunkt liegen, um Hitzeschäden zu vermeiden.

Bei Normaldruck sollte mindestens doppelt so lange bzw. über Nacht infiltriert werden. Die meisten Gewebetypen sind unempfindlich gegenüber einer längeren Verweildauer in geschmolzenem Paraffin.

Paraffinwachs. Paraffin ist eine polykristalline Mischung aus festen, gesättigten Kohlenwasserstoffen (C_nH_{n+2}), die bei der Raffinierung von Erdöl entstehen. Paraffin ist weder mit Wasser noch mit Alkohol mischbar. Es ist ca. 2/3 so dicht und etwas elastischer als getrocknetes Eiweiß. Höhermolekulare Paraffine haben einen höheren Schmelzpunkt und sind bei Raumtemperatur härter. In der Histologie verwendet man Paraffine mit einer Kettenlänge von 20–35 Kohlenstoffatomen und einem Schmelzpunkt zwischen 52–58 °C. Die Infiltration mit niedrigschmelzendem Paraffin ist für das Gewebe schonender und soll den Antigenerhalt für die Immunhistochemie verbessern. Ausgegossen wird üblicherweise mit härterem Paraffin. Paraffin im Handel wird durch seinen Schmelzpunkt charakterisiert (üblich zwischen 39–68 °C) und ist in Form von Pastillen erhältlich (Carson 1990).

Beim Abkühlen von flüssigem Paraffin kommt es zum Auskristallisieren. Je schneller die Abkühlung vor sich geht, umso feinkristalliner und homogener ist das Ergebnis. Dies wird durch Kühlung beim Ausgießen unterstützt. Grobkristallines Paraffin erkennt man an feinen, weißlichen „Sprüngen". Das Erkalten führt zu einer Volumenverminderung, das Paraffin zieht sich nabelartig ein.

Im histologischen Labor verwendet man heutzutage Paraffinwachs mit verschiedenen Zusätzen, die die Eindringgeschwindigkeit erhöhen, die Schnittherstellung vereinfachen und die Homogenität auch beim langsamen Abkühlen erhalten (Dimethyl-

---

1 Viskosität. Maß für die Zähflüssigkeit einer flüssigen Substanz. Kehrwert der Fluidität.

sulfoxid [DMSO], plastische Polymere). Es gibt auch Zusätze, die den Schmelzpunkt entweder erniedrigen oder erhöhen (und damit die Härte bei Raumtemperatur). Für dickere Schnitte benötigt man weicheres, für dünnere härteres Paraffin. Es wird empfohlen, Paraffin nicht übermäßig lange, über mehrere Wochen, geschmolzen zu halten. Überhitztes Paraffin wird durch Oxidation gelb und beim Abkühlen seifig.[2]

7.2.2 Diffusionsrate

Da die meist wässrigen Fixanzien nicht mit dem Einbettungsmedium mischbar sind, muss das Wasser zuerst von Alkohol in aufsteigender Konzentration und der Alkohol anschließend von einem Intermedium verdrängt werden. Das Intermedium ist nicht mit Wasser, jedoch mit absolutem Alkohol und dem Einbettungsmedium mischbar. Die **Mischbarkeit** der Reagenzien bedingt daher das Einbettungsverfahren.

Durch die natürlichen oder künstlich entstandenen, ultrastrukturellen Poren im Gewebe erfolgt der Flüssigkeitsaustausch durch Diffusion. Dadurch werden die Konzentrationsunterschiede der Prozessreagenzien innerhalb und außerhalb der Gewebeprobe ausgeglichen. Die **Diffusionsgeschwindigkeit** ist abhängig von den Reagenzieneigenschaften, den Reaktionsbedingungen, den Gewebeeigenschaften sowie den Interaktionen, die zwischen Reagenzien und Gewebe auftreten.

Schwammiges, parenchymreiches Gewebe wird schneller infiltriert als hartes, dichtes und auch fettreiches Gewebe. Insbesondere die **Dicke der Gewebestücke** muss bei der Prozedurdauer mit einberechnet werden. Für die Standardmethode sollten die Stücke 3–5 mm Dicke nicht überschreiten. Für dickeres und dichteres bzw. kleines Material müssen bzw. können die Protokolle angepasst werden. So wird für bis 10 mm dicke Prostatascheiben (Großflächenschnitte) eine doppelte Dauer des Standardprotokolls empfohlen. Ähnliches gilt für Gehirngewebe oder fettreiches Brustdrüsengewebe. Bei fetthaltigem Gewebe werden v. a. die Einwirkung von fettlösenden Reagenzien (absoluter Ethanol, Xylol) und die Paraffininfiltration verlängert. Es wird auch ein Zwischenschritt mit einem Gemisch aus absolutem Ethanol und Intermedium (1:1) für eine bessere Entfettung empfohlen. Auf der anderen Seite kann man für 1–2 mm dicke, komplett fixierte Nadelbiopsien das gesamte Protokoll beginnend im 70 % Ethanol auf 2 h verkürzen.

Lerch et al. (2019) bestätigten in ihrer Studie dieses empirische Wissen. Sie untersuchten mithilfe ihrer selbst entwickelten Ultraschall-*time of flight*-Methode die Diffusionsvorgänge während des Processings. Diese Methode beruht auf der Änderung der akustischen Gewebeeigenschaften, sobald eine Flüssigkeit durch eine andere ersetzt wird. Es kommt dabei zur Veränderung der Ultraschallgeschwindigkeit, die im Nanosekundenbereich detektiert wurde. Die Studie zeigte, dass die Diffusion umso langsamer vor sich geht, je höher konzentriert der Alkohol ist. Das Durchdringen mit Xylol erfolgt dann wieder schneller. In ihrem Versuchsaufbau stellten sie die unterschiedliche Dauer der kompletten Durchdringung von ca. 6 mm dicken, vollständig fixierten Gewebescheiben **in Abhängigkeit vom Gewebetyp** dar (für 70 % Ethanol ca. 3–7,5 h, für 90 % Ethanol ca. 1–4 h, für 100 % Ethanol ca. 1–6 h, für Xylol ca. 1–2 h). Sie stellten auch eine deutliche Verlängerung der Durchdringungsdauer für Xylol bei inkomplett entwässertem Gewebe fest.

Zu den Gewebeeigenschaften gehört auch der **Fixierungszustand**. Formaldehyd bewirkt durch die Denaturierung der Zellmembranproteine die Bildung von künstli-

---

2 Durch Überhitzung verseiftes Paraffin wurde historisch für das „Bänderschneiden" empfohlen (Böhm und Oppel 1890).

chen Poren und bildet damit die Voraussetzung für das Eindringen der Flüssigkeiten in den Zellverband. Unterfixiertes Gewebe ist folglich schwerer zu durchdringen als ausreichend fixiertes. In der Praxis hat man daher die meisten Probleme mit unterfixierten, zu dicken, kassetten-überfüllenden, fetten Gewebestücken, die keine Chance auf eine zufriedenstellende Paraffininfiltration unter Standardbedingungen haben. Dies resultiert leider in nichtschneidbaren unterprozessierten Gewebeblöcken und kann meist nur unter Qualitätseinbußen durch Rückführen behoben werden (s. ▶ Abschn. 7.2.5).

> **Chemische und physikalische Eigenschaften**, die die Diffusionsfähigkeit beeinflussen: Konzentration und Polarität, Verdampfungsrate und Viskosität, Mischbarkeit mit Wasser, Lösungsmitteln und Einbettungsmedien; Wärmeleitfähigkeit, Wärmekapazität, Siedepunkt und elektromagnetische Leitfähigkeit sind besonders wichtig für mikrowellenunterstützte Prozeduren.

Niedrige **Temperaturen** erhöhen die Stabilität des Gewebes aber auch die Viskosität der Reagenzien, was zu verlängerten Einwirkzeiten führt. Andererseits kommt es durch höhere Temperaturen zu einer erhöhten Fluidität[3] und Verdampfungsrate. Gleichzeitig wird die kinetische Energie und Diffusionsrate der Substanzen gesteigert.

Die **Viskosität** ist besonders beim Clearing- und Infiltrationsschritt wichtig, da hier oft hochmolekulare Substanzen eingesetzt werden. Lösungsmittel mit einer hohen **Verdampfungsrate** werden im Infiltrationsschritt schneller aus dem Gewebe entfernt und die Gefahr von Rückständen im Einbettungsmedium ist weniger gegeben (Winsor 1994).

Eine gleichmäßige Temperatur beim Prozess bringt ein feiner strukturiertes Ergebnis und weniger Verzerrungsartefakte (Carson 1990). Meist werden aber Prozesse mit wechselnd hohen Temperaturen eingesetzt. Die Anwendung von Temperaturen von 37–45 °C während Entwässerung und Clearing verringert die Dauer, führt aber eventuell zu einer verstärkten Schrumpfung.

In den sog. Vakuum-Infiltrations-Prozessoren wird mit **wechselndem verminderten und erhöhten Druck** in Relation zum Normaldruck gearbeitet. Der Druck im Einbettungsautomaten ist wahrscheinlich zu gering, um eine tatsächlich beschleunigende Wirkung zu haben. Der Druckwechsel bewirkt aber eine Mikroagitation, die förderlich für die Diffusionsrate ist. Der verminderte Druck (Vakuum) während des Entwässerns, des Clearings und der Infiltration erhöht die Qualität des Einbettungsprozesses. Eingeschlossene Luft wird entfernt, Siedepunkte werden herabgesetzt und das Abdampfen der Reagenzien erleichtert.

Die Diffusionsrate wird generell durch **Bewegung** in der Lösung erhöht. Von Vorteil ist eine gleichmäßige Bewegung innerhalb des Reagensgefäßes (Magnetrührer, Korbbewegung). Der Flüssigkeitsfluss sollte durch eine lockere Schüttung oder zumindest durch das gleichmäßige Schlichten der Kassetten gefördert werden. Behindernd wirken ein zu dichtes Zusammenpacken und eine Überfüllung der Gewebekassetten, wodurch die Gitteröffnungen nicht durchgängig sind und zu wenig Gewebeoberfläche erreichbar ist.

Man hält ein Mengenverhältnis von 1:50 zwischen Gewebe und Reagenzien bei manuellen Methoden für optimal (Carson 1990). Dies wird in der heutzutage üblichen automatisierten Praxis allerdings nicht erreicht. Zum Ausgleich müssen die Reagenzien regelmäßig erneuert werden.

---

3 Fluidität. Maß für die Fließfähigkeit einer flüssigen Substanz. Kehrwert der Viskosität.

7.2.3 Schrumpfungsartefakte

Schrumpfung und Härtung werden durch verschiedene Ursachen ausgelöst. Es kommt dabei zu einer Verdichtung der Strukturen in unterschiedlichem Ausmaß, was auch die Porosität und Infiltrationsrate verringert. Ist der **Konzentrationsgradient** zwischen intra- und extragewebliches Flüssigkeit zu hoch, kommt es zu einer beschleunigten Diffusion, was starke Schrumpfung zur Folge hat. Deshalb erfolgt der Einbettungsprozess immer über eine Reihe von Reagenzien mit aufsteigender Konzentration (aufsteigende Alkoholreihe). Je empfindlicher das Gewebe, umso kleiner sollten die Konzentrationsunterschiede sein. Ähnliches gilt für die **Polarität** der Processingreagenzien. Es kommt im Allgemeinen zur Schrumpfung beim Übergang von Lösungen mit höherer zu solchen mit niedrigerer Polarität. Um die Gewebeschäden zu minimieren, sollte der Konzentrationsunterschied gering gehalten werden. Man verwendet eine Reihe der polaren Lösungen in absteigender Konzentration (stark polares Fixans bis zum unpolaren Einbettungsmedium). Bei einem zu großen Unterschied der Viskosität der eindringenden und austretenden Flüssigkeit kommt es ebenfalls zu Schrumpfung.

Weitere Ursachen sind das Herauslösen bestimmter Substanzen wie z. B. Lipiden durch organische Lösungsmittel, die Einwirkung von hohen Temperaturen auf kollagene Fasern oder die lange Einwirkung von absolutem Ethanol bzw. Xylol mit übermäßiger Dehydratisierung. Die Empfindlichkeit hängt u. a. mit dem gewählten Fixiermittel zusammen. Im Allgemeinen ist das Ausmaß der Schrumpfung während des Processings bei Gewebe, das mit nichtkoagulierenden Fixanzien (Formalin) fixiert wurde, größer als bei Gewebe, das mit koagulierenden Fixanzien (Ethanol, Helly, Bouin) fixiert wurde. Bei der Postfixierung mit koagulierenden Fixanzien nach Formalinfixierung sieht man ebenfalls eine verstärkte Empfindlichkeit des Gewebes.

Als Schutz vor zu starker Schrumpfung und Härtung wird z. B. der Zusatz von Phenol zum Intermedium angegeben. Intermedien wie Petroleum (Produkte der Erdölverarbeitung, engl. *mineral spirits*) oder Xylolersatzmittel sollen zusätzlich zu ihren geringeren gesundheitsschädlichen Eigenschaften auch eine schonendere Einbettung bewirken.

7.2.4 Über- und Unterprocessing

Von Überprocessing spricht man, wenn durch ein zu langes Einwirken der Processingreagenzien bzw. durch ein zu aggressives Protokoll mit hohen Temperaturen Gewebeschäden auftreten. Dahinter liegt üblicherweise eine extreme Entwässerung, die einem kompletten Vertrocknen der Probe entspricht. Dies tritt z. B. leicht bei stark bluthaltigem, faserreichem oder überlange entkalktem Gewebe auf. Überprocessing ist erkennbar an stark verhärteten, geschrumpften, verzogenen oder spröden Gewebestücken. Beim Anschneiden der Paraffinblöcke zeigt sich die Oberfläche weiß, brüchig oder bröselig. Die Schnittgewinnung ist erschwert und oft kommt es zu Querbrüchen, Löchern und Rippeln. Von einem erneuten Einbetten zur Problembehebung ist hier abzuraten, weil durch jedes weitere Erwärmen beim Schmelzen und das Entwässern im warmen Alkohol die Härte wieder zunimmt und sich die Schäden eher vergrößern. Abhilfe schafft eine oberflächliche Rehydratisierung der Blöcke (Einlegen in Wasser mit/ohne Zugabe von Detergens, 10 % Zitronensäure). Die Rehydratisierung soll in kurzen Abständen kontrolliert werden, um eine zu starke Quellung der Oberfläche zu vermeiden. Bei geringen Mängeln hilft oft das bloße Anhauchen der Oberfläche, um die derben Areale schneidbar zu machen und einen vollständigen Schnitt zu erhalten. Stellt man generell eine zu starke Härtung der Proben fest, sollte man das Protokoll anpassen bzw. von Xylol auf weniger härtende Alternativen umsteigen.

Bei extremer Trocknung kann das Gewebe auch zur Gänze in Regenerationslösungen für mehrere Stunden eingelegt werden (z. B. Sandison: 30 ml 96 % Ethanol + 50 ml 1 % wäss. Formalin + 20 ml 5 % wäss. Natriumcarbonat; DMSO mit 5 % Wasser). Weitere Beispiele findet man in einer Broschüre von Leica Biosystems (2012). Der Erfolg ist jedoch eher mäßig und nicht garantiert.

Unter Unterprocessing versteht man die zu kurze Einwirkung der Processingreagenzien inkl. Paraffin, wodurch es zu einem inkompletten Flüssigkeitsaustausch bzw. insuffizienter Infiltration kommt. Hauptursache ist hier eine unpassende Relation von Gewebegröße bzw. Gewebekonsistenz (Fett) und Prozessdauer. Die Folgen sind u. a. das Verbleiben von Wasser, Ethanol, Intermedium oder Fett im fertigen Paraffinblock. Die betroffenen, häufig zentral liegenden Regionen werden nicht mit Paraffin durchtränkt. Die angeschnittene Oberfläche fühlt sich nass, schmierig, eventuell weich an. Der Block kann eine uneinheitliche Färbung aufweisen. Unterprozessiertes Gewebe ist nicht schneidbar. Beim Versuch entstehen nur Löcher bzw. bei Intermedium- und Fettrückständen dehnen sich die Schnitte auf der Wasserbadoberfläche explosionsartig aus. Paraffinblöcke mit verbliebenem Intermedium können sich auch durch den typischen Geruch verraten. Sie zeigen nach längerer Zeit oft eine Einziehung der Oberfläche, weil das enthaltene Lösungsmittel noch weiter abdampft. Zur Gewinnung eines kompletten Schnitts muss dann relativ tief angeschnitten werden (Materialverlust). Verbliebenes Fett ist oft an der typischen gelben Farbe bzw. an der mangelnden Transparenz des Gewebes erkennbar.

Abhelfen kann man sich unter Umständen durch ein Einlegen des Gewebes in flüssiges Paraffin über Nacht, wodurch die Infiltration komplettiert werden sollte. Sind die Mängel aber zu gravierend, hilft nur das Rückführen bzw. das erneute Einbetten (*reprocessing*). Methoden dazu sind unten angeführt.

Unzureichende Fixierung fällt häufig mit Unterprocessing zusammen. Einerseits ist die Durchdringung durch die geringere Porosität beeinträchtigt. Andererseits führt die Sekundärfixierung durch Ethanol zu einer Verdichtung der Strukturen, die die Diffusion erschwert. Eine Strukturverdichtung tritt leider auch bei einem primären Vertrocknen der Probe während der Probengewinnung auf und erlaubt oft nur mehr ein mangelhaftes Eindringen der Reagenzien. Das Einlegen in Regenerationslösungen kann hier bis zu einem gewissen Grad entgegenwirken.

Tritt die unzureichende Einbettung beim Großteil der verarbeiteten Proben auf, muss man sich auf systematische Fehlersuche begeben. Bei einem etablierten Protokoll kann das Problem z. B. bei einem Gerätedefekt (Füllstand, Ventilschaden), falscher Reagenzienfüllung oder falsch gewähltem Protokoll liegen (Biopsienkurzprogramm anstelle von Fettprogramm). Überbeansprucht wird die Einbettung auch bei überfüllten Retorten und überfüllten Kassetten. Werden Biopsieschwämmchen verwendet, muss man an die Reagenzienverschleppung denken und sollte die Retorte nicht komplett befüllen. Stellt man bei einem frisch erstellten Protokoll Unterprocessing fest, sollte man die einzelnen Schritte verlängern bzw. die Probengröße an das Protokoll anpassen (Zuschnittqualität), bis die Infiltration eine gute Schneidequalität und Morphologie zulässt.

Die Wahl des optimalen Einbettungsprotokolls hängt also von vielen Faktoren ab. Im histodiagnostischen Labor wird üblicherweise ein Kompromiss eingegangen, um die vielen unterschiedlichen Proben möglichst gemeinsam mit einer vertretbaren Anzahl an Einbettungsautomaten verarbeiten zu können. Glücklicherweise be-

7.2 · Paraffinwachs-Einbettung

steht eine relativ große Toleranzspanne, um unter diesen Bedingungen adäquate Präparate für die morphologische Diagnostik zu erzeugen.

7.2.5 Reprocessing

Für die Korrektur der mangelhaften Infiltration gibt es verschiedene Methoden. Leider führt keine davon zu einer kompletten Wiederherstellung des optimalen Zustands. Meistens leidet das Gewebe aufgrund der doppelten Einwirkung der höheren Temperaturen auf die kollagenen Fasern und es ist schwierig, nicht von einem Unterprocessing in ein Überprocessing zu fallen.

Beim **Rückführen** wird der Einbettungsprozess praktisch umgekehrt. Dies geschieht entweder auf händische Weise oder man verwendet den Reinigungszyklus eines Infiltrationprozessors. Bei der händischen Methode richtet man sich nach den Zeiten der händischen Einbettung und führt sie in umgekehrter Reihenfolge durch. Der Block wird aufgeschmolzen. Dann startet man mit Intermedium bei 60 °C zur Paraffinlösung und geht weiter bis zu 50–70 % Alkohol. Anschließend wird die Probe wieder im Automaten entwässert und eingebettet (eventuell mit neuen Reagenzien oder angepasstem Protokoll).

Beim automatischen Rückführen wird beim Reinigungszyklus die Retorte zuerst aufgeheizt, wodurch sich das Paraffin im Block verflüssigt. Weiters folgen mehrere Durchgänge mit Xylol- und Alkoholbädern (Achtung bei Protokollen mit Trocknungsphasen!). Das Paraffin wird komplett gelöst und der Block kann erneut dem Einbettungsprozess zugeführt werden. Hier sollte man allerdings bei 70 % Alkohol starten und ein Programm mit kürzeren Zeiten fahren, um eine zu starke Härtung zu vermeiden. Die Behandlung kann aber trotzdem zu ziemlichen Morphologieschäden führen (Lefebvre 2001). Es wurde auch von einer Methode berichtet, wo die Paraffinblöcke nur geschmolzen wurden und das Gewebe ohne Entparaffinieren gleich wieder dem Einbettungszyklus beginnend bei Formalin zugeführt wurde. Schlecht infiltrierte Zonen würden besser verarbeitet, gut infiltrierte Zonen blieben vor weiterer Dehydrierung durch das Paraffin bewahrt. Bei diesem Bericht gab es aber keine Angaben über den verwendeten Automaten bzw. über Risiken für die Maschine (Johnson 2003).

Beim Reprocessing nach Taggart (Leica Biosystems 2012) wird das paraffindurchtränkte Gewebe nach dem Aufschmelzen in eine heiße Salzlösung (0,9 % NaCl, 65 °C) ca. 1 h eingelegt. Das verflüssigte Paraffin schwimmt an die Oberfläche der wässrigen Lösung auf und wird so aus dem Gewebe entfernt. Das durch die Salzlösung sanft rehydrierte Gewebe kann anschließend beginnend beim Formalin normal infiltriert werden. Diese Methode ist relativ morphologieschonend und hat sich bewährt. Gewebe, das aufgrund einer Unterfixierung schlecht infiltriert wurde, kann unter Umstanden auch durch diese Behandlung profitieren.

Im Hinblick auf Qualitätssicherung und Standardisierung muss man bedenken, dass diese Behandlungen eine Abweichung von der Standardverarbeitung darstellen. Eventuelle Auswirkungen auf nachfolgende Analysen wie Immunhistochemie oder Molekularpathologie können schwer vorhergesagt werden. Daher ist die Dokumentation der präanalytischen Abweichung eine Mindestanforderung.

7.2.6 Automatisierung

Ein modernes, histodiagnostisches Labor ist mit entsprechenden Geräten für das Gewebeprocessing ausgestattet. Üblicherweise werden die Automaten am Ende eines Arbeitstags mit den Proben bzw. Kassetten gefüllt. Der Prozess läuft über Nacht und am nächsten Morgen wird die Verarbeitung fortgesetzt.

Die manuelle Behandlung ist überholt und wird nur mehr im Notfall oder für spezielle Anforderungen durchgeführt. Bei der manuellen, mehrtägigen Durchführung muss man bedenken, bei welchen Schritten das Gewebe ohne Schaden zu nehmen länger im Reagens verbleiben kann (über Nacht in 70 % Alkohol, Intermedium, Paraffin). Zur Beschleunigung werden die Reagenzien mittels Magnetrührer durchmischt. Im Infiltrationsschritt ist die Verwendung einer Vakuumkammer mit Flüssigkeitsfalle von Vorteil (Vakuumeinbettungsofen).

Die modernen Automaten sind mikroprozessorgesteuert und mit integrierten Filtern und Abzügen ausgestattet. Sie ermöglichen die Wahl verschiedener Programme und Funktionen.

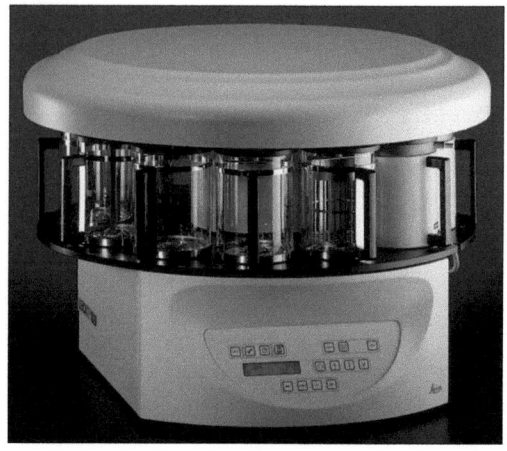

Abb. 7.2 Leica TP 1020 Tissue Processor von Leica Biosystems (©Leica Biosystem)

7.2.6.1 Gewebe-Transfer-Prozessor

Die Reagensgefäße befinden sich im Kreis angeordnet auf einem „Karussell". Meist stehen bis zu 13 Stationen zur Verfügung. Die Kassetten befinden sich in einem Korb und werden entsprechend dem gewählten Programm von einem Reagensgefäß ins nächste überführt. Je nach Modell können die Stationen beheizt werden oder mit Vakuuminfiltration ausgestattet sein. Für eine Beschleunigung der Diffusion wird das Gewebe mit dem Korb auf und ab bewegt bzw. der Korb dreht sich noch innerhalb des Reagensgefäßes. Die Kapazität umfasst je nach Modell 30–110 Kassetten pro Korb. Dieser Gerätetyp erlaubt ein Maximum an Flexibilität in der Wahl der Reagenzien und Programme (◘ Abb. 7.2).

7.2.6.2 Reagens-Transfer-Prozessor

Der Automat beinhaltet eine Prozesskammer (Retorte) und mehrere Reagenzienbehälter, aus denen die Flüssigkeiten in die Retorte gepumpt werden. Es gibt auch hier zehn bis zwölf Reagenzienstationen und

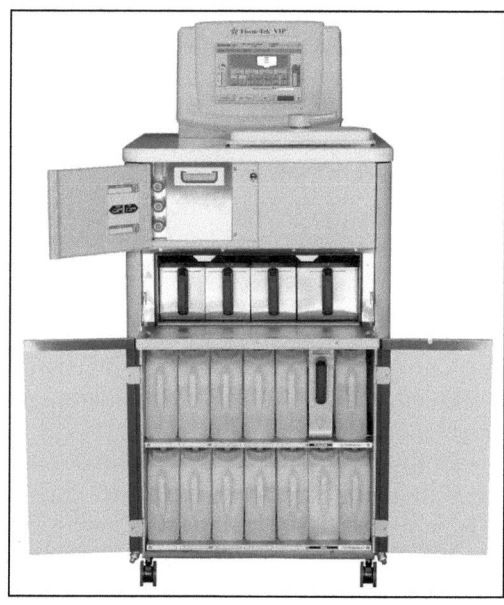

Abb. 7.3 VIP® 6 AI von Sakura Finetek (©Sakura)

drei bis vier geheizte Paraffinwachsstationen (◘ Abb. 7.3). Je nach Hersteller gibt es auch Geräte mit zwei Retorten in einem System. Für die automatische Reinigung verfügt das System noch über extra Reagenzienplätze. Je nach Modell kann man

100–300 Kassetten in der Prozesskammer auf einmal verarbeiten. Je nach Gerätetyp verfügen die Automaten über Druck- und Vakuumfunktion, Rotationsbewegung der Probenkörbe oder Durchmischung mittels eines magnetischen Laufrads. Die Geräte erlauben für alle Protokollschritte Temperaturwahl. Es besteht die Möglichkeit für Schnelleinbettungsprogramme für kleine Gewebsstücke (Biopsien).

Zu den Spezifikationen neuerer Modelle gehören u. a. ein verbessertes Reagenzien- und Kassettenmanagement, flexible Protokollgestaltung, das On-Board-Mischen der benötigten Ethanolverdünnungen aus Vorratslösungen, die On-Board-Überprüfung der Reagenzienqualität oder das Abpumpen der gebrauchten Lösungen in einen internen bzw. externen Abfallbehälter. Die elektronische Überwachung von Einbettungs- aber auch Reinigungsprozessen wird mithilfe von Sensoren immer intelligenter und sicherer. Diese Überwachung kann auch im Remotemodus erfolgen.

Nach der Einbettung läuft ein Reinigungszyklus ab, der das verbleibende Paraffin in der Retorte entfernt. Für den nutzungsabhängigen Wechsel der Reagenzien ist es vorteilhaft, die Anzahl der verarbeiteten Kassetten zu erfassen. Dies kann durch manuelle Eingabe oder durch Scannererfassung passieren. Manche Systeme bieten für eine lückenlose Qualitätssicherung das Erfassen der einzelnen Kassettendaten mittels Scan an.

Der Vorteil dieser Bauart liegt im geschlossenen System, Dämpfe treten nicht nach außen. Das Gewebe kann in der Retorte nicht austrocknen, bei Störungen gibt es Alarmsysteme und Diagnoseprogramme zum Troubleshooting. Eventuell nachteilig ist, dass dieser Typ nicht für alle histologischen Reagenzien verwendbar ist, weil der Gebrauch von leicht entzündlichen oder korrodierenden Chemikalien zu gefährlich wäre.

7.2.7 Beschleunigte Einbettung

Die Standardmethode in histodiagnostischen Labor dauert üblicherweise zwischen 13 und 18 h, also über Nacht. Wie vorher beschrieben, unterliegt der Einbettungsprozess physikalischen Prinzipien, die diese Dauer bestimmen. Es gibt verschiedene Ansätze, diese Prinzipien zu beeinflussen und damit die Diffusionsdauer zu verkürzen.

Der Arbeitsalltag im Histolabor ist geprägt durch den Rhythmus, der sich durch die Übernachtverarbeitung ergibt und für die Organisation viele Vorteile hat. Eine Verkürzung des Einbettungsprozesses hat einen enormen Einfluss auf den Workflow und würde bei konsequenter Umsetzung z. B. Nachtdienste und Wochenenddienste notwendig machen – und dies nicht nur für das technische Personal –, um letztlich eine Verkürzung der Befundungsdauer um wenige Stunden zu erreichen. Dazu kommt der Dokumentationsaufwand, um den individuellen Verarbeitungsweg jeder Probe zu erfassen. Das sind wohl Ursachen dafür, dass mehrheitlich Kurzprogramme nur für spezielle Anforderungen wie die Befundung von Proben für die Transplantation oder besonders dringende Fälle eingesetzt werden. Innovationen für eine beschleunigte Einbettung, die meist mit einer kontinuierlichen Histoverarbeitung werben, verbreiten sich nur schleppend. Die Befürworter des kontinuierlichen Workflows mit kleineren „Arbeitspaketen" sehen die Vorteile in einer gleichmäßigen Belastungsverteilung während des Arbeitstags und einer generellen Beschleunigung.

7.2.7.1 Mikrowellentechnik

Der Mikrowellentechnik und den zugehörigen, theoretischen Grundlagen ist ein eigenes Kapitel gewidmet (▶ Kap. 14, ▶ Abschn. 14.5.3). Die beschleunigte Gewebeeinbettung basiert im Wesentlichen auf der unmittelbar einsetzenden, inneren Erwärmung durch die Mikrowellen. Grundsätzlich wichtig für die Verarbeitung mit einem Mikrowellenprozessor sind die einheitliche Dicke der Gewebescheiben und die Verwendung von Geräten, die eine genaue Zeit-, Leistungs- und damit Temperatureinstellung erlauben. Haushaltsgeräte entsprechen nicht den Anforderungen. Die manuelle Prozedur ist für geringe Probenmengen geeignet (Boon et al. 1986). Eine relativ neue Anwendung des mikrowellenunterstützten Gewebeprocessings ist das sog. **Continuous Rapid Tissue Processing** (CRTP, Sakura Finetek; Morales et al. 2002). Es erlaubt eine Verkürzung der Probenumlaufzeit und eine kontinuierliche Verarbeitung. Der Hersteller verspricht für den Großteil der zu verarbeitenden Proben eine routinemäßige Einbettung innerhalb einer Stunde und eine histologische Befundung für die Mehrzahl der Proben innerhalb eines halben Tags. Die restlichen Präparate benötigen weiterführende Behandlungen oder Analysen (Immunhistochemie usw.). Als weiterer Vorteil wird der geringe Reagenzienverbrauch und -abfall genannt. Für den Zuschnitt der Proben in einer einheitlichen Dicke wird ein spezielles „Makro-Besteck" mitgeliefert, das hier unterstützen soll.

Der Einbettungsprozess wird in vier Retorten durchgeführt, von denen zwei mit Mikrowelle und zwei mit Vakuum ausgestattet sind (◘ Abb. 7.4). Die max. 2 mm dicken Proben bleiben jeweils 15 min in einer Station (Laufzeit ca. 70 min). Das Gerät kann kontinuierlich mit bis zu max. 40 Kassetten beladen werden, sodass ca. alle 20 min fertige Blöcke weiterverarbeitet werden können (120 Blöcke/h). Ein Protokoll für max. 3 mm dicke Proben arbeitet mit jeweils 30 min pro Station. So kommt es zu einem kontinuierlichen Abarbeiten der anfallenden Proben im Gegensatz zur heutzutage üblichen Batch-Arbeitsweise. Dieses System wird mit einer Option für automatisiertes Ausgießen angeboten

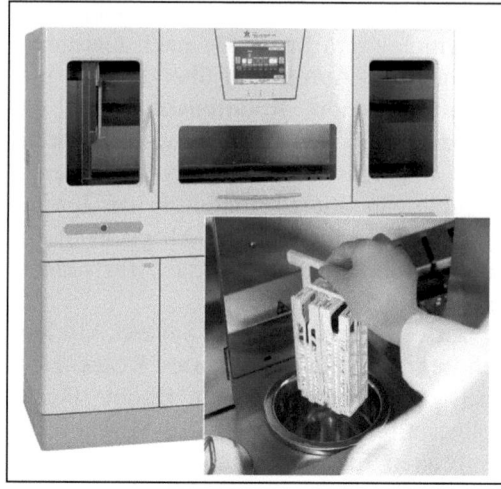

◘ **Abb. 7.4** Tissue-Tek Xpress®x120 von Sakura Finetek. Kleines Bild: Entnahme der Kassetten aus der Entladestation (©Sakura)

(s. ▶ Abschn. 7.2.8.1). Damit kann man die kontinuierlich paraffinierten Proben direkt an einen weiteren Automaten weiterleiten und Paraffinblöcke für die Mikrotomie produzieren. Das Protokoll in ◘ Tab. 7.2 bezieht sich auf ein Vorläufermodell. Der Tissue-Tek Xpress®x120 arbeitet mit firmeneigenen Reagenzien in den beiden ersten Retorten sowie Paraffinmischungen in der dritten und vierten Retorte.

Ein weiterer Vollautomat für die Mikrowelleneinbettung wird von Milestone angeboten (MAGNUS®). Dieses Gerät arbeitet mit zwei Retorten, die einerseits der Fixierung, Dehydratierung und dem Klären bzw. andererseits der Paraffininfiltration dienen. Die Übergabe zwischen den Retorten erfolgt automatisiert. Es können bis maximal 210 Kassetten in einem Lauf verarbeitet werden und es stehen verschiedene Protokolle je nach Gewebedicke (1–5 mm) zur Verfügung, die sich in ihrer Dauer unterscheiden (ca. 1–6 h). Zusätzlich können auch Übernachtläufe und konventionelle Einbettung genutzt werden. Sobald die erste Retorte wieder frei ist, können die nächsten Kassetten beladen werden. Das System ist frei von toxischen Clearingre-

Tab. 7.2 Protokollschritte des CRTP (Vorläufermodell von Tissue-Tek Xpress®x120)

Schritt	Retorte	Reagenzien/Vorgang
1	Retorte 1	Dehydratierung und Fixierung (Mischung aus Aceton, Isopropylalkohol, Polyethylenglycol; Mikrowelle, 62 °C)
2	Retorte 2	Dehydratierung und Fixierung (Mischung aus Aceton, Isopropylalkohol, Mineralöl; Mikrowelle, 62 °C)
3	Retorte 3	Einleitung der Paraffinimprägnation (Mischung aus Paraffin und Mineralöl; Vakuum und Hitze, 65 °C)
4	Retorte 4	Paraffinimprägnation (Paraffin; Vakuum und Hitze, 65 °C)

agenzien und verspricht einen geringen Reagenzienverbrauch.

Die Reagenzien werden aus einem Reservoir in die Retorte eingepumpt. Das Erwärmen erfolgt kombiniert mit konventioneller und mikrowellenunterstützter Heizung. Das als Intermedium eingesetzte Isopropanol ist ein universelles Lösungsmittel, das eine sehr gute Fettlöslichkeit hat und gleichermaßen mit Wasser, organischen Lösungsmitteln und Paraffin mischbar ist. Die Paraffininfiltration erfolgt unter Vakuum, wobei das Isopropanol verdampft und reines Paraffin in der Retorte zurücklässt (s. Tab. 7.3).

7.2.7.2 Ultraschalltechnik

Mit Ultraschall kann man u. a. Fixierung, Gewebeprocessing für die Elektronenmikroskopie, Entkalkung, Gewebeerweichung oder Färbereaktionen beschleunigen. Intensive Ultraschallwellen erzeugen Hohlräume und zyklische Kompressionen beim Durchdringen des Gewebes, was zu einer Konzentration von Energie und dadurch zu einer Beschleunigung der Diffusionsvorgänge führen kann. Man nimmt auch eine Beschleunigung der Quervernetzungsreaktionen bei der Fixierung und eine Erhöhung der Membranpermeabilität an.

Chu et al. (2006) stellten ein Fixierungs- und Einbettungsprotokoll vor, dass den gesamten Prozess innerhalb von einer Stunde abschließt. Sie verwendeten dazu hochintensiven Hochfrequenzultraschall. Das Gewebe verblieb jeweils 5 min in den aufsteigenden Alkoholen und jeweils 15 min in Xylol und Paraffin. Während dieser kurzen Dauer kam es zu keiner signifikanten Erhöhung der Temperatur. Die Einbettung erfolgte in einem Prototyp-Prozessor mit Überwachung des Ultraschalls. Die Morphologie in der histologischen Färbung wurde als sehr gut beschrieben. Antigenizi-

Tab. 7.3 Protokollschritte für MAGNUS® von Milestone

Schritt	Retorte	Reagenzien/Vorgang
1	Retorte 1	Komplettierung der NBF-Fixierung bei 50 °C
2	Retorte 1	Spülen mit 70 % Ethanol entfernt NBF
3	Retorte 1	2 × Spülen mit 100 % Ethanol zur Dehydratierung
4	Retorte 1	100 % Ethanol bei 65 °C zur Dehydratierung und leichteren Mischbarkeit mit Isopropanol
5	Retorte 1	Isopropanol bei 68 °C zum Klären
6	Retorte 2	Paraffininfiltration unter Vakuum

tät und Nukleinsäureintegrität profitierten von der Behandlung im Vergleich zur Routineeinbettung, was wahrscheinlich auf die kurze Formaldehydeinwirkung zurückzuführen ist.

7.2.8 Ausgießen

Nach durchgeführter Infiltration befindet sich das Gewebe bzw. die Kassette in flüssigem Paraffin. Die Gewebehohlräume sind mit Paraffin ausgefüllt. Die Gewebestücke sollen nun richtig orientiert in einen Block aus Paraffin ausgegossen werden. Zum Ausgießen (Einblocken, *embedding*) verwendet man Paraffin mit hohem Schmelzpunkt (58–62 °C), um den Blöcken bei Raumtemperatur die nötige Festigkeit zu verleihen. Die Belastung für das Gewebe durch diese Temperatur ist nach abgeschlossener Infiltration nicht mehr ausschlaggebend. Der feste Block soll in einen Mikrotom-Präparathalter eingesetzt werden können. Bei diesem Vorgang muss die Identifikation des Präparats erhalten bleiben.

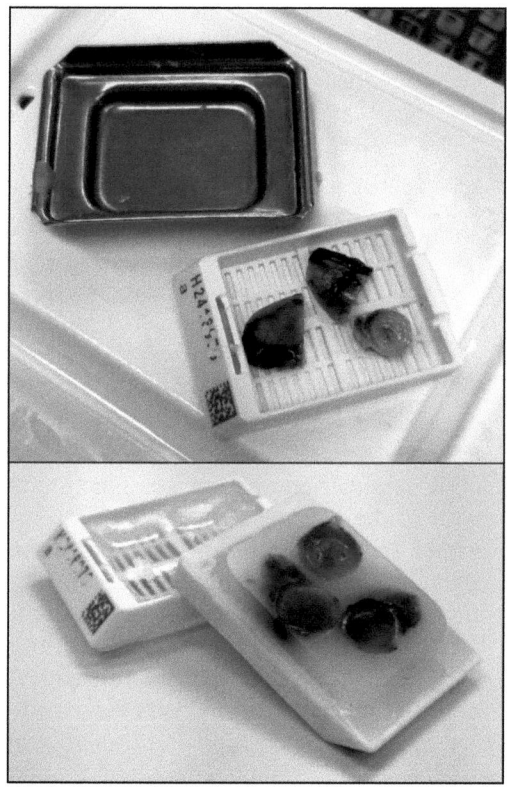

Abb. 7.5 Oben: Ausgießschälchen mit Gewebestücken im Kassettenboden. Unten: fertige Blöcke

7.2.8.1 Geräte

Es stehen heutzutage sog. Ausgießstationen (Einbettungsgeräte) und standardisiertes Zubehör zur Verfügung. Passend zu den Gewebekassetten sind Ausgießschälchen aus Metall oder Kunststoff erhältlich. In diese Förmchen wird das Gewebe ausgegossen. Es gibt sie in verschiedenen Größen (1 × 1 cm, 2 × 2 cm, 2 × 3 cm usw.). Der Kassettenboden mit der Beschriftung kann daraufgesetzt werden und haftet durch das erstarrte Paraffin. Der Kassettenboden stabilisiert den Block und passt in den Präparathalter des Mikrotoms (Abb. 7.5).

Die Ausgießstationen bestehen aus einem geheizten Paraffinreservoir, einem Paraffinspender (mit Hand- oder Fußtastenbedienung), geheizten Bereichen für die Gewebekassetten und Ausgießschälchen sowie einer Kühlplatte (–10 °C). Dazu gibt es elektrisch heizbare Pinzetten, die bei der Handhabung von paraffindurchtränktem Material sehr hilfreich sind. Ansonsten werden die Pinzetten in speziellen Halterungen gewärmt. Ist die Pinzette zu kühl, erstarrt das Paraffin daran. Das Gewebe bleibt daran haften, was die Handhabung erschwert (Abb. 7.6).

Die Zeiten der individuellen Formanpassung und der Paraffintöpfe auf rauchenden Kochplatten sind im Routinebetrieb lange vorbei. Es gibt jedoch Rahmen und Einbettungsringe zum Aufsetzen für außergewöhnliche Gewebegrößen.

Die Identifikation der Probe läuft über den beschrifteten Kassettenteil. Falls dieses System nicht angewendet wird, muss man in den Paraffinblock einen Papierstreifen

7.2 · Paraffinwachs-Einbettung

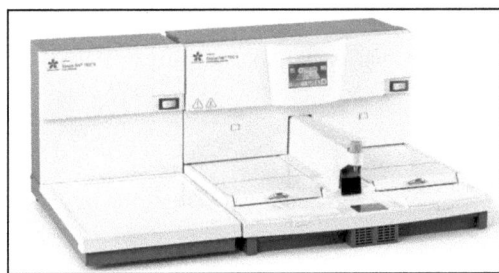

Abb. 7.6 Tissue-Tek® TEC™6. Ausgießstation von Sakura Finetek (©Sakura)

mit der Blockbezeichnung mit einschmelzen bzw. den Einbettring anschreiben.

Seit einiger Zeit ist auch ein **Ausblockautomat** auf dem Markt. Dieses Gerät von Sakura Finetek wird mit Paraform®-Kassetten bestückt, die das Gewebe mit kleinen Zapfen in seiner Orientierung halten. Die Paraform®-Kassette wird in einen Rahmen eingelegt, der dieselben Maße wie die üblichen Kassetten hat. Beim Einblocken wird die Paraform®-Kassette nach unten in das Ausgießschälchen gedrückt und mit ausgegossen. Der Block hat wieder die übliche Form und kann samt Paraform® in gewohnter Weise geschnitten werden. Das Kunststoffmaterial erscheint auch im Schnitt als geometrische und polarisierende Figuren anliegend am Gewebe. Weiches Gewebe kann durch die Zapfen leicht verformt werden. Der Kunststoff nimmt auch Farbstoffe leicht auf. Goldberg et al. (2015) haben die auftretenden Artefakte bei Verwendung dieses Systems beschrieben, aber keinen Einfluss auf die Diagnosestellung festgestellt.

7.2.8.2 Ausgießanleitung

Das Ausgießen ist eine manuelle Tätigkeit, die eine ruhige Hand, ein gutes Auge, Erfahrung und Verständnis für die anatomischen Zusammenhänge erfordert.

▶ Ausgießanleitung

1. Kassette aus gewärmter Aufbewahrungslade entnehmen.
2. Kassette öffnen, Deckel verwerfen.
3. Anzahl der Gewebestückchen prüfen.
4. Passendes, warmes Ausgießschälchen auswählen.
5. Boden mit flüssigem Paraffin bedecken.
6. Gewebe richtig orientiert auf Boden setzen.
7. Kurz auf Anfrierplatte abkühlen lassen, Gewebe bleibt haften, so lange andrücken, bis es nicht mehr federt; die Paraffinschicht wird fester und bewahrt die Orientierung.
8. Kassettenboden mit Identifikationsnummer aufsetzen.
9. Flüssiges Paraffin in Kassettenboden und somit in Ausgießschälchen füllen.
10. Ausgießschälchen auf Kühlplatte stellen.
11. Block verfestigt sich.
12. Block aus Ausgießschälchen heben, eventuell überstehendes Paraffin entfernen.
13. Fertig zum Schneiden. ◄

- **Grundregeln beim Ausgießen** (Abb. 7.7)
— Die Struktur, die am Boden des Ausgießschälchens liegt, ist im fertigen Block die oberste Schicht, daher:
— Plane Schnittfläche mit Struktur des Interesses flach auf den Boden des Ausgießschälchens legen; zur Kennzeichnung kann man die gegenüberliegende Fläche bei der Makro mit Präparattusche markieren.
— Bei geschichtetem Gewebe wird die Probenoberfläche senkrecht und parallel zur Schneiderichtung auf den Boden gestellt, z. B. bei Hautbiopsien, Cystenwänden, Konisationen.
— Längliches Gewebe soll parallel zur Schneiderichtung orientiert werden, sodass Strukturen gleicher Dichte, bezogen auf die Schnittrichtung, hintereinander zu liegen kommen, z. B. Nadelbiopsien, Wände.
— Gänge, Gefäße, zylindrische Gewebe werden im Querschnitt auf das Lumen gestellt.

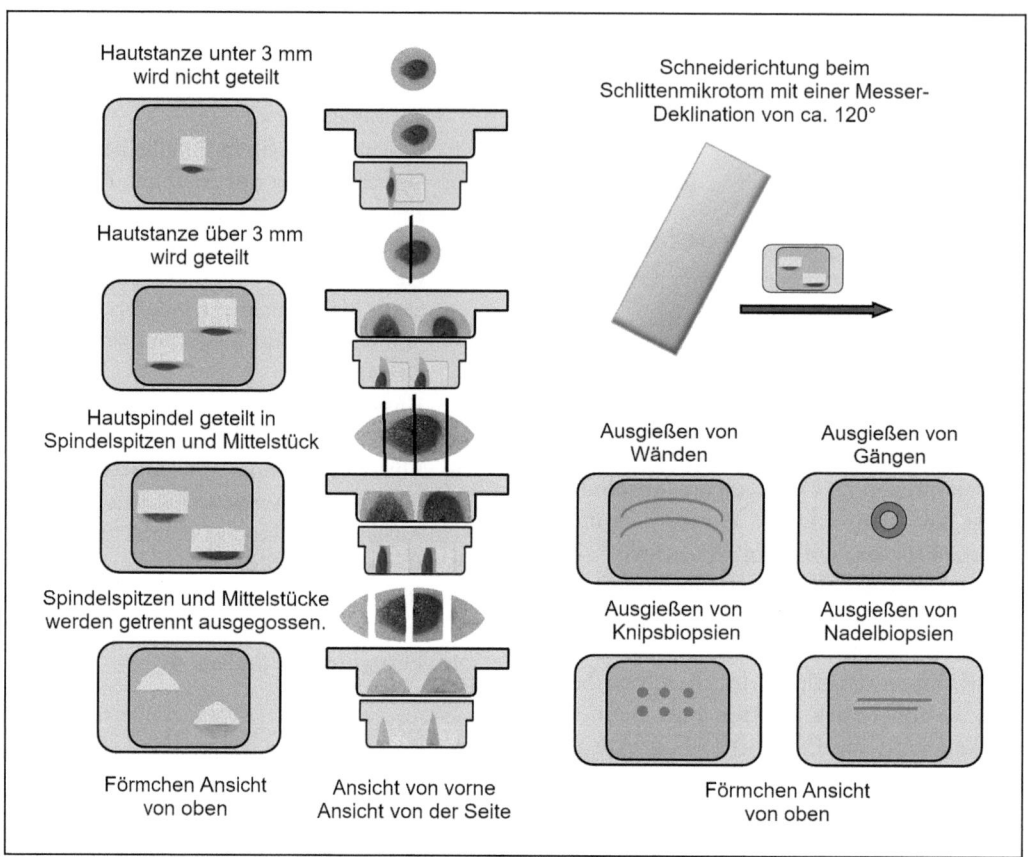

Abb. 7.7 Gewebeorientierung für Schlittenmikrotom

- Bei mehreren Stücken:
  - versetzt: Scharten aufgrund eines Stücks beeinflussen das zweite Stück nicht.
  - geordnet: Der Pathologe hat eine bessere Übersicht am Objektträger.
  - in dieselbe Ebene einbetten: Alle Stücke sollen in einem Schnitt erfasst werden.
- Förmchen groß genug wählen für einen ausreichenden Paraffinsaum rund um das Gewebe. Das erleichtert die Schneidetechnik und hält z. B. im Wasserbad auseinanderstrebendes Fettgewebe zusammen.
- Angaben über Stückzahl, die in der Kassette sein solle, beachten.
- Immer nur eine Kassette öffnen, um Verwechslungen zu vermeiden.
- Orientierung an den verwendeten Mikrotomtyp anpassen bzw. daran anpassen, wie der Block in das Mikrotom gespannt wird. Dies ist üblicherweise bei Schlitten- bzw. Rotationsmikrotom unterschiedlich (Abb. 7.8).
- Der Block soll möglichst schnell abkühlen, erkennbar an einem klaren Paraffinblock. Langsames Abkühlen führt zu einem gesprenkelten, grobkristallinen Block. Abb. 7.8 Hautgewebe ausgegossen in Paraffinblock, eingespannt im Blockhalter am Schlitten-Mikrotom

7.2 · Paraffinwachs-Einbettung

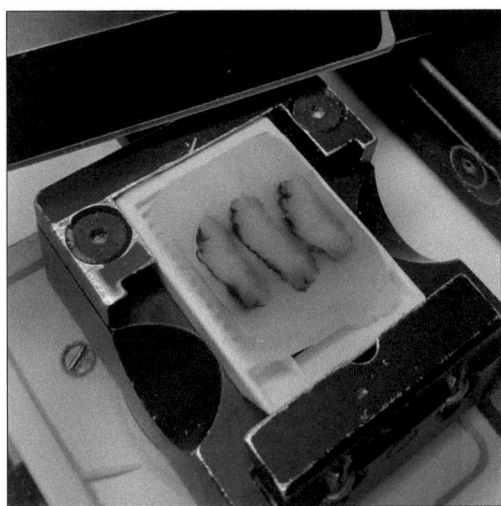

◘ Abb. 7.8 Hautgewebe, ausgegossen in Paraffinblock, eingespannt im Blockhalter am Schlittenmikrotom

7.2.8.3 Fehlermöglichkeiten beim Ausgießen

Die Fehlermöglichkeiten ergeben sich aus der Nichteinhaltung der Grundregeln. Diese vermeintlich einfache Tätigkeit darf nicht unterbewertet werden und stellt einen wichtigen Baustein in der Histotechnik dar. Ist beim Ausgießen ein Fehler unterlaufen, kann man den Block prinzipiell wieder einschmelzen und den Vorgang wiederholen. Wurden aufgrund eines Ausgießfehlers bei der Schnittgewinnung bereits relevante Areale weggeschnitten, ist dies leider nicht mehr zu reparieren (z. B. Hautstück wurde mit der Epidermis nach unten ausgegossen).

– Gewebestückchen wird in der Kassette übersehen und gar nicht ausgegossen.
– Mehrere Kassetten werden gleichzeitig geöffnet und der Inhalt oder die Kassettenböden vertauscht.
– Gewebe wird auf die falsche Fläche gelegt.
– Einzelne Gewebestückchen liegen nicht in der gleichen Ebene und werden bei der Schnittgewinnung nicht erfasst.
– Die Gewebeschichtung und die Orientierung passen nicht zusammen.
– Zu kleine Förmchen werden verwendet. Das Gewebe reicht bis an den Rand und man hat beim Schneiden keine Unterstützung durch den Paraffinsaum.
– Das Paraffin erkaltet, bevor der Kassettenboden aufgesetzt wird. Dadurch verbindet sich der Block nicht und bricht ab.
– Zu wenig Paraffin im Förmchen führt zu Luft unter dem Kassettenboden. Der Block wird instabil.
– Zu viel Paraffin im Kassettenboden führt zu einem festen Hügel. Man kann den Block nicht ordentlich ins Mikrotom einspannen.
– Beim Herausheben des Blocks aus dem Förmchen bleibt ein Teil kleben und bricht ab. Gewebe in diesem Teil geht verloren oder wird verschleppt. Das geschieht vermehrt bei schlecht gereinigten Förmchen und bei zu hoher Erstarrungstemperatur.
– Die Pinzette ist zu kalt. Gewebe und Paraffin bleiben kleben und das Stück lässt sich nicht ordentlich in das Förmchen setzen bzw. es besteht die Gefahr der Verschleppung.

7.2.9 Multigewebeblock

Multigewebeblöcke (*multi tissue block*, MTB) vereinen Gewebe von unterschiedlichen Quellen bzw. Spenderblöcken. Größe, Form und Anzahl der einzelnen Bestandteile können variieren. Die Bandbreite reicht vom manuell zusammengefügten Block aus wenigen, ca. 10 mm großen, ungeformten bzw. zugeschnittenen Stücken bis zum sog. Tissue-Microarray-Block (TMA-Block) mit hunderten millimetergroßen Teilchen.

In einem TMA können 20 bis ca. 600 Proben mit einem Durchmesser von 0,6–4 mm vereint und dabei in einem Raster (*array*) angeordnet werden. Für die Herstellung eines TMA benötigt man fertige Paraffinblöcke, aus denen man mithilfe eines Geräts Stanzen aus dem gewünschten Areal herauspunktiert. Diese Stanzen werden in einen Empfängerblock, der vorher entsprechend rastermäßig gelöchert wurde, eingesetzt (◘ Abb. 7.9). In jede Bohrung wird je eine Gewebestanze versenkt. Anschließend wird der Block etwas erwärmt, um eine Verbindung zwischen dem umgebenden Paraffin und den Stanzen zu erreichen. Schmelzen darf man ihn natürlich nicht. Für die Herstellung von Empfängerblöcken gibt es auch spezielle Förmchen, die die Bohrungen beim Ausgießen freilassen. Die Vorgehensweise bei der TMA-Produktion wird u. a. von Jensen und Hammond (2001), Jensen (2003) und Vogel (2014) detailliert beschrieben.

Je nach Stanzendurchmesser können solche TMAs mit der geeigneten Ausstattung selbst manuell hergestellt werden. Sie können aber auch von Firmen bezogen werden, die laboreigene Spenderblöcke verarbeiten und gleich die entsprechenden Schnitte liefern. In modernen TMA-Maschinen werden der Stanz- und der Einfügevorgang vollautomatisch durchgeführt. Je nach Kapazität können bis zu 60 Spenderblöcke ins Gerät eingelegt und bis zu zwölf Empfängerblöcke beschickt werden. Die Markierung der Areale, die punktiert werden sollen, erfolgt anhand einer digitalen Abbildung der Blockoberflächen am Bildschirm.

Die Anwendung von TMAs findet man v. a. in der Forschung, um eine große Anzahl an Proben effizient zu analysieren. Mit einem TMA muss anstelle von beispielsweise 500 Objektträgern nur mehr ein einziger Objektträger gefärbt werden. Dies ist für eine kostengünstige Probenverarbeitung bei umfangreichen Studien sehr vorteilhaft. Auch für Referenzlabors ist es eine gute Möglichkeit, eine große Menge an Proben zu verarbeiten und die Spenderblöcke wieder relativ unversehrt zurückzuschicken. Weiters können TMAs von Zelllinien (Zellblöcken) und Kontrollgeweben hergestellt werden, die z. B. als Multipositivkontrollen für verschiedene Tests eingesetzt werden.

Das Schneiden von TMA-Blöcken gestaltet sich manchmal schwierig, falls sich die Punktionen nicht richtig mit dem umgebenden Paraffin verbinden oder das Paraffin von Spender- und Empfängerblöcken nicht gleichartig ist. Auch eine unterschiedliche Konsistenz der Stanzen kann Schwierigkeiten bereiten. Es kommt vor, dass Spots dadurch verlorengehen. Meist behilft man sich mit dem Strecken der Schnitte im kalten Wasserbad, um ein Auseinanderstreben der Spots zu vermeiden. Die Schnitte werden von dort ins warme

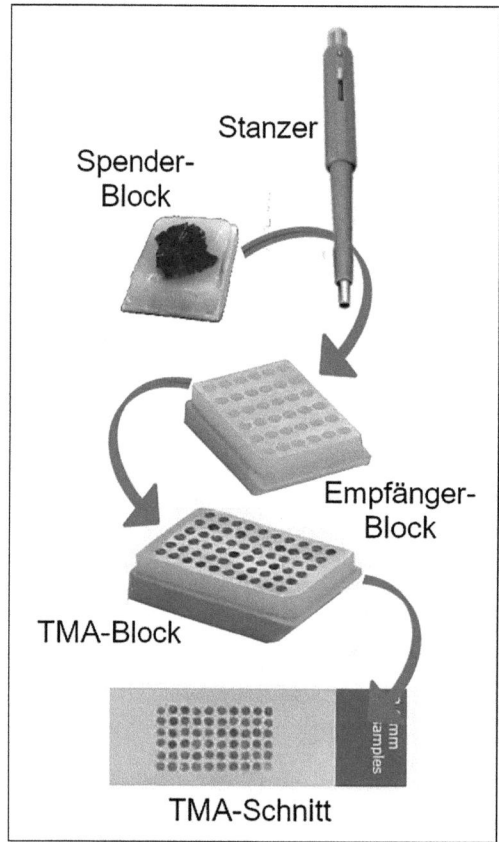

◘ Abb. 7.9 TMA-Herstellung

Wasserbad überführt, nur kurz gestreckt und üblicherweise auf Adhäsivobjektträger aufgezogen.

Zur Auswertung ist eine genaue Protokollführung über die Positionen der einzelnen Proben notwendig. Dazu werden auch Computerprogramme (z. B. SpotBrowser® von Alphelys) angeboten. Die Weiterentwicklung in Richtung digitale Pathologie (s. ▶ Abschn. 16.4) stellt die computerunterstützte Analyse der Spots am digitalisierten Gewebeschnitt dar.

- **Vorteile**
- Abschöpfung von wertvollem Material: Von einem Spenderblock können 20–30 Punktionen gewonnen werden, die als Teil eines TMA-Blocks zu 100–300 Schnitten führen können.
- Einheitliche Technik: Alle Spots der verschiedenen Spenderblöcke werden gleichzeitig einer einheitlichen Prozedur unterzogen. Man umgeht damit Objektträger-zu-Objektträger-Abweichungen.
- Einsparung von Reagenzien: Anstelle einer großen Anzahl an Objektträgern wird nur einer verarbeitet und verbraucht deshalb umso weniger Reagenzien.
- Werden aus einem Spenderblock eine oder nur wenige Punktionen herausgestanzt, bleibt der restliche Block intakt und kann wiederverwendet werden.

- **Bedenkenswerte Punkte**
- Heterogene Tumore werden in sehr kleinen Stanzen nicht ausreichend repräsentiert.
- Bei Fragestellungen, wo einzelne, eher seltene Veränderungen/Zellen im Gewebe untersucht werden sollen, ist die Trefferquote nicht vorherzusehen.
- Bei Fragestellungen, wo Interaktionen zwischen Tumorzellen und Stroma untersucht werden sollen, sind sehr kleine Stanzen auch nachteilig.
- Die Anzahl an repräsentativen Stanzen aus einer Probe orientiert sich am Durchmesser. Je kleiner die Stanze, umso mehr Stanzen eines Areals werden eingesetzt.
- Stanzen unterschiedlicher Herkunft wurden unterschiedlich fixiert und/oder eingebettet. Es besteht die Möglichkeit, dass Testprotokolle für manche Stanzen nicht optimal funktionieren.

7.3 Gelatine-Einbettung

Gelatine wird aus dem Kollagen von Knochen, Schweinsschwarten und Rinderhaut durch chemisch-thermische Verfahrensschritte gewonnen. Bindungen, die das Kollagen stabilisieren, und die helikale Struktur der einzelnen Kollagenstränge werden zerstört. Dadurch entsteht eine Molekülstruktur aus Knäueln, deren Faltung beim Abkühlen vom Zufall bestimmt ist (◘ Abb. 7.10). Gelatine ist fähig zur thermoreversiblen Sol-Gel-Umwandlung, d. h., sie kann durch Wärmeeinwirkung verflüssigt und durch Abkühlen verfestigt werden. Der Schmelzpunkt der wasserlöslichen Gelatine liegt bei 35–40 °C. Starke Überhitzung und wiederholtes Erwärmen zerstören die Gelierfähigkeit. Da Gelatine aus Proteinsträngen aufgebaut ist, wird sie durch die Einwirkung von Aldehyden wie Formaldehyd stabilisiert und wasserunlöslich gemacht.

Man benötigt für die Einbettung keine Entwässerung und nur eine moderate Erwärmung. Durch ihre gewebeschonenden Eigenschaften eignet sie sich zur Darstellung von Enzymen (Altman 1978) oder Antigenen (Hurley et al. 2003) nach kurzer

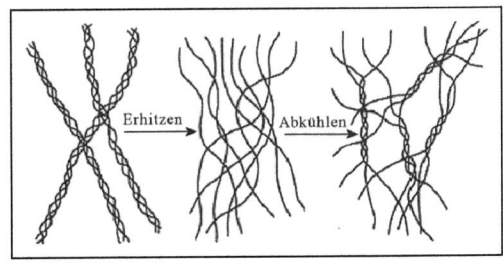

◘ Abb. 7.10 Prinzip der Gelatinegewinnung

Formalinfixierung. Da keine Alkohole und organische Lösungsmittel benötigt werden, ist sie auch prinzipiell zum Nachweis von darin löslichen Substanzen geeignet. Gelatineeingebettetes Gewebe wird in der Regel tiefgefroren im Kryostat geschnitten. Es erfolgt keine Infiltration in die kleinsten Gewebehohlräume wie bei der Paraffineinbettung, sondern nur in größere Hohlräume, wodurch eine ausreichende Unterstützung bei der Schnittgewinnung erreicht wird (Kiernan 1999).

In Vorbereitung für die Gefrierschnittgewinnung kann das Gewebe zuerst (kurz) fixiert und anschließend mit Gefrierschutzmittel durchtränkt werden (z. B. 30 % Sucrose). Die anschließende Infiltration bei beispielsweise 37 °C erfolgt häufig mit einem Gemisch aus Gelatinelösung und Gefrierschutzmittel (Sucrose, Glycerin). Das nachfolgende Trocknen und Abkühlen in der Lösung bei 4 °C führt zur Verfestigung. Aus dem gelierten, ziemlich durchsichtigen Medium kann man das Gewebe als Block herausschneiden. Je nach nachfolgender Analyse kann der Block dann in Formalin stabilisiert werden. Ansonsten wird er zur Gefrierschnittgewinnung im Kryostat vorbereitet, wo 10–60 μm dicke Schnitte erzielt werden. Dünnere Schnitte werden auf adhäsivbeschichtete Objektträger aufgezogen und danach gefärbt. Dickere Schnitte werden bevorzugt flottierend (schwimmend) gefärbt und danach erst auf beschichtete Objektträger aufgezogen. Alternativ zum Gefrierschnitt lassen sich mit dem Vibratom (s. ▶ Abschn. 8.3.8) 20–40 μm dicke Schnitte bei Raumtemperatur herstellen.

In der Routine wurde die klassische Gelatineeinbettung durch die moderne Gefriertechnik und Kunststoffeinbettung weitgehend abgelöst. In der neurologischen Forschung wird sie als moderne Variante wieder genutzt (z. B. Untersuchung von Mausgehirnen).

Gelatineeingebettete und formalinfixierte Blöcke können zur Doppeleinbettung mit Paraffin verwendet werden.

Die Fixierung ist die Voraussetzung für das Überstehen der heißen Paraffineinbettung. Die resultierenden Blöcke sind ziemlich hart und spröde und daher nicht einfach zu schneiden. Eine Erleichterung soll eine Kombination aus 2 % Agar (s. unten) und 2,5 % Gelatine als primäre Einbettung bringen (Jones und Calabresi 2007).

Die fixierte Gelatine im Schnitt wird nicht entfernt und färbt sich durch saure Farbstoffe stark an. Laut Böck (1989) lässt sie sich bei Bedarf durch 30 min in 10 % Kali- oder Natronlauge herauslösen. Unfixierte Gelatine kann in warmem Puffer herausgelöst werden. Zum Gebrauch auf 37 °C abkühlen, bzw. gut verschlossen bei 4 °C verfestigen lassen und zum Gebrauch wieder erwärmen. Die Lösung eignet sich zur Herstellung von freiflottierenden Schnitten. Bei Zugabe von nur 2,5 ml Glycerin pro 100 ml Gelatinelösung eignet es sich besser zur Herstellung von dünnen Schnitten.

Beispiel: 15 % Gelatinelösung (Hurley et al. 2003)	
15 g	Gelatinepulver in
70 ml	dest. Wasser aufkochen
15 ml	Glycerol zugeben

7.4 Agar-Einbettung

Agar-Agar wird aus verschiedenen Rotalgenarten durch Ausziehenlassen mit siedendem Wasser, Reinigung (Heißfiltration), Konzentration und schonender Trocknung gewonnen. Das Pulver ist elfenbeinfarben. Agar ist an sich geruch- und geschmacklos. Das Naturprodukt findet hauptsächlich in den Bereichen Lebensmitteltechnologie und Mikrobiologie Verwendung. In der Mikrobiologie wird Agar-Agar zur Herstellung fester Nährböden eingesetzt.

Zusammensetzung. Es handelt sich bei den Agarinhaltsstoffen zu 90 % um Kohlenhydrate, wobei der größere Anteil (bis zu 70 %) gelierende **Agarose** und der geringere

Anteil (bis zu 30 %) nichtgelierendes **Agaropectin** darstellt. Sulfat macht bis 7 % und Pyruvat zwischen 0,05 und 3 % der Trockenmasse von Agar-Agar aus.

> Die 2 % **Agarlösung** für die Einbettung wird durch Aufkochen des Pulvers in destilliertem Wasser hergestellt. In siedendem Wasser löst es sich auf, in kaltem Wasser quillt es. Grundsätzlich entfaltet Agar-Agar seine volle Gelierfähigkeit erst, wenn man das Pulver für etwa 2 min mit Flüssigkeit kocht. Wenn die heiße Lösung abkühlt, bildet sich eine mehr oder weniger feste, gallertartige Masse (bei 60 °C flüssig, bei 30 °C fest).

Agar ist ein wasserlösliches Einbettungsmedium, das sich zur Doppeleinbettung mit Paraffin- oder Kunststoffeinbettung eignet und hier derzeit seine Hauptverwendung findet. Die Doppeleinbettung ist sinnvoll bei Zellsuspensionen und bröckeligem, zerfallenden Gewebestückchen. Man stellt damit einen sog. **Zellblock** her. Dazu wird die Zellsuspension in der Fixierlösung zentrifugiert. Der Überstand über dem Zellpellet wird abgegossen. Die Zellen werden in flüssigem Agar (ca. 40 °C) resuspendiert und sanft zentrifugiert (z. B. in Eppendorf-Röhrchen), sodass sich das Material in der Spitze des Röhrchens ansammelt. Nach dem Abkühlen kann der Block aus dem Röhrchen entnommen, fixiert und dem üblichen Einbettungsprozess zugeführt werden. Wenn man die konisch zulaufende Spitze des Blocks der Länge nach teilt und beim Ausgießen auf die Schnittflächen legt, findet man im fertigen Schnitt in diesem Areal die konzentrierten Zellen bzw. Gewebeteilchen.

Fragiles, bröckeliges Gewebe wird auf einen Objektträger (am besten mit Vertiefung) gelegt und mit einigen Tropfen flüssigen Agars bedeckt. Nach dem Abkühlen kann man den verfestigten Agarklumpen mit den stabilisierten Teilchen fixieren und der Paraffineinbettung zuführen. Die Agarlösung kann man selbst herstellen, portioniert im Kühlschrank aufbewahren (Achtung: Kontamination!) und bei Bedarf erwärmen. Es gibt auch derart vorbereitete Medien im Handel (z. B. HistoGel™).

Die Doppeleinbettung ist auch eine nützliche Methode zur leichteren Orientierung von Kleinstgewebe (z. B. Schleimhautbiopsien; Blewitt et al. 1982) und schwer zu positionierenden Stücken (z. B. Cornealamellen). Das zuerst flach in Agar ausgegossene Gewebe kann beim Ausgießen in Paraffin leicht auf die Kante des Agarblocks gestellt werden. Agar wird bei der Hämatoxylin-Eosin-Färbung nicht angefärbt. Mit Alcianblau lässt es sich anfärben.

7.5 Celloidin-Einbettung (Nitrocellulose)

Schon 1884 berichtet Bettman von dieser Methode und Walls (1932) schwärmt in höchsten Tönen davon. 1910 ist sie laut Mayer bei der Verarbeitung von biologischen Präparaten noch gleichbedeutend mit der Paraffineinbettung (Lee und Mayer 1910). Und bis in die 1950er-Jahre des 20. Jahrhunderts war die Celloidineinbettung noch eine gängige Routinemethode. Diese Art der Einbettung ist allerdings umständlicher und zeitaufwendiger als die Paraffinwachsmethode, hat aber für bestimmte Gewebetypen große Vorteile. Dazu gehören Knochen, Gehirn und Augen (Glaskörper). Außerdem erfolgt die Einbettung bei Raumtemperatur, was die Methode für temperaturempfindliche Gewebe attraktiv macht, und sie unterstützt die Präparation von größeren Gewebeproben. Nachteilig ist, dass einige Färbungen nicht angewandt werden können und die Schneidetechnik umständlich ist. Weiters sind die verwendeten Reagenzien leicht flüchtig und feuergefährlich. So bleibt die Celloidineinbettung heutzutage auf die Forschung beschränkt.

Celloidin ist ein Cellulosedinitrat, das durch die Behandlung von Cellulose mit verdünnter Salpetersäure gewonnen wird. Es ist auch als Nitrocellulose bekannt und in Form von durchsichtigen Tafeln oder in watteähnlicher Form im Handel erhältlich (z. B. Collodion®). Celloidin ist unlöslich in Ether und sehr schlecht löslich in Alkohol, jedoch gut löslich im 1:1-Ether-Alkohol-Gemisch. Man arbeitet mit einer 8 % Stammlösung.

Die moderneren Techniken verwenden das als Pulver erhältliche **LVN** (*low viscosity nitrocellulose*), das Wasserreste bis zu 6 % toleriert und leichter in das Gewebe eindringt. Es erreicht eine bessere Härtung des Blocks und ist in verschiedenen Viskositätsgraden erhältlich (Davenport und Swank 1934).

Celloidin ist im trockenen Zustand sehr **feuer- und explosionsgefährlich** und wird nur angefeuchtet mit Alkohol aufbewahrt. Man denke an die Verwendung von Nitrocellulose als Schießbaumwolle! Der Einsatz von Celloidin in Einbettungsautomaten ist durch die leichte Entflammbarkeit und hohe Flüchtigkeit der Reagenzien nicht zu empfehlen.

Verwendung findet diese Technik bei der Darstellung von Gehirnen (menschlichen Gehirnen oder z. B. zur Erstellung eines anatomischen Atlas von Labormausgehirnen). Prinzipiell soll es durch die isotherme Behandlung zu geringen Schrumpfungen kommen. Im Gegensatz dazu sieht man bei der Celloidineinbettung von Gehirnen eine erhebliche Schrumpfung, was wahrscheinlich auf die Fettlösung beim Prozess zurückzuführen ist. Es werden Schnitte zwischen 10–30 µm hergestellt. Zu weiteren Beispielen zählen die Einbettung von entkalktem Schläfenbein (Weblink s. Literatur) oder die Präparation des empfindlichen Augapfels (Beumer 1963).

Die Dauer der Infiltration kann statt Tagen auch Wochen betragen, je nach Gewebetyp und Größe. Das Ausgießen erfolgt in durchsichtigen Gefäßen mit genügend breitem Durchmesser. Das infiltrierte Gewebestück wird auf den Boden gelegt und mit 8 % Celloidin überschichtet. Man lässt das Lösungsmittel langsam entweichen, damit die Flüssigkeit gleichmäßig eindickt und sich kein Häutchen bildet. Als Nächstes erfolgt die Härtung des Mediums, indem man das offene Gefäß in eine Glasschale (mit Deckel) stellt, die mit 70 % Alkohol gefüllt ist. Die Dämpfe härten die zähe Celloidinlösung zu einer gummiartigen Konsistenz so weit, bis man das Gewebe umschneiden kann. Der gewonnene Block wird in 70 % Alkohol gegeben und weiter gehärtet, bis er schneidfähig wird. Die Lagerung muss ebenfalls in Alkohol erfolgen. Die Blöcke dürfen nie austrocknen. Es gibt verschiedene Prozeduren mit anderen Lösungsmitteln, z. B. Methanol, Tetrahydrofuran, Amylacetat. Zur Härtung eignet sich auch Chloroform.

Beispiel eines Einbettungsprotokolls		
Entwässern	aufsteigende Alkoholreihe	Wie zur Paraffineinbettung
	absoluter Alkohol	
Intermedium	Ether/Alkohol 1:1	4–6 Std
Infiltration	2 % Celloidinlösung	2 Tage
	4 % Celloidinlösung	2 Tage
	8 % Celloidinlösung	8 Tage
Ausgießen	in 8 % Celloidinlösung	
Eindicken	auf 16 % Celloidinlösung	Exsikkator, bis zähflüssig, mehrere Tage lang
Vorhärten	Dämpfe von 70 % Alkohol	gummiartig
Herausschneiden des Gewebeblockes		
Härten	in 70 % Alkohol oder Glycerin-Alkohol	kunststoffartig

7.6 · Polyethylenglycol-Einbettung (PEG)

Die Schneidetechnik für Celloidinblöcke erfordert die ständige Benetzung mit 70 % Alkohol, damit der Block nicht austrocknet. Die Schnitte haben eine Dicke zwischen 10–30 µm (bis 100 µm möglich) und werden in 70 % Alkohol gesammelt. Da sie schlecht auf Objektträgern haften, werden sie flottierend gefärbt und anschließend auf adhäsivbeschichtete Objektträger aufgeklebt. Ist es unumgänglich, dass die Schnitte vor der Färbung aufgezogen werden, erfolgt das relativ umständlich. Der Schnitt wird in 70 % Alkohol auf einen Papierstreifen gestreckt und mit dessen Hilfe auf einen beschichteten Objektträger aufgebracht. Dann wird er mit einem Roller geglättet, mit einem Gewicht beschwert und für mehrere Stunden luftgetrocknet. Das Celloidin kann mit 96 % Alkohol, Ether-Alkohol oder Natriummethoxid (NaOH zur Sättigung in Methanol; O'Malley et al. 2009) herausgelöst werden.

Kombiniert man die Celloidintechnik mit der Paraffineinbettung, kann man den Vorgang vereinfachen, bewahrt aber die Vorteile der Celloidintechnik. Die **Doppeleinbettung** wird angewandt für Gehirn, bröckeliges und entkalktes Gewebes, im Besonderen auch für die Herstellung von Ganzkörperschnitten von kleinen Tieren. Sie eignet sich speziell für Gewebe, die aus harten und weichen Komponenten bestehen. Eine Methode funktioniert so, dass nach der Infiltration mit 4 % Celloidin das Gewebe in Chloroform zur Verfestigung überführt wird. Danach wird es mit Toluol-Phenol als Zwischenmedium und weiters mit Paraffin durchtränkt. Die Schnitte werden in üblicher Weise wie Paraffinschnitte hergestellt. Die Doppeleinbettung erlaubt auch die Gewinnung von Semidünnschnitten bis zu 1 µm (Biggs 1958).

7.6 Polyethylenglycol-Einbettung (PEG)

Bei dieser Art der Einbettung nutzt man die polymerisierende Eigenschaft von Ethylenglycol. Je länger die Ketten umso fester ist das Produkt und umso höher ist der Schmelzpunkt. Man kennzeichnet die PEG-Produkte durch ihr Molekulargewicht (Handelsname z. B. Carbowax®) (◘ Abb. 7.11).

Die Molekülmasse der monomeren Einheit beträgt 44,05. Bei Zimmertemperatur ist PEG 200–500 flüssig, PEG 500–900 salbenartig, PEG 1500 ist paraffinähnlich und PEG 4000 ist hart und spröde (Böck 1989; Carson 1990). Durch Mischen der einzelnen Polymerisate kann man die Festigkeit bestimmen. Generell ist es weniger elastisch, dichter und härter als Paraffin.

Polyethylenglycol wurde schon 1950 als möglicher Ersatz für die Paraffinmethode eingeführt (Blank und McCarthy 1950). Der Nachteil der Paraffineinbettung liegt in der Verwendung von stark entwässernden Reagenzien und der hohen Temperatur, weiters der langen Dauer und der Maskierung von manchen Antigenen. Genau hier liegen die Vorteile von PEG. Es ist in allen Polymerstufen wasserlöslich. Wählt man die Einbettungstemperatur bei 37 °C und schneidet

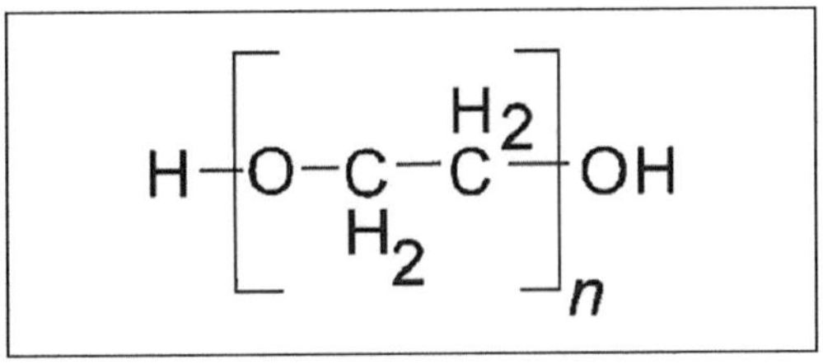

$$H-\left[O-C\genfrac{}{}{0pt}{}{H_2}{H_2}C-\right]_n OH$$

◘ Abb. 7.11 Polyethylenglycol

bei tieferen Temperaturen, ist es für enzym- und immunhistologische Untersuchungen besonders schonend. Im Vergleich zu unfixierten Kryostatschnitten, wo die antigenen Eigenschaften am besten erhalten bleiben, ist die morphologische Darstellung besser. PEG kann zeitsparend durch seine hygroskopische Eigenschaft auch zum Dehydratieren und gleichzeitigen Einbetten kleiner Proben verwendet werden. Die Einbettung kann jedoch eine ungleichmäßige Schrumpfung hervorrufen. Dies kann man durch Dehydratieren mit Alkohol vor der PEG-Einbettung verhindern. Die Blöcke können mit den für Paraffin üblichen Mikrotomen geschnitten werden.

Beispiel eines Einbettungsprotokolls (Böck 1989)		
Fixierung	4 % Formaldehyd	
Auswaschen des Fixativs	Leitungswasser	
Entwässerung	PEG 400/Wasser 1:1	30 min
	PEG 400/Wasser 3:1	30 min
	PEG 400	30 min
Infiltration	PEG 1000	30 min, 40 °C
	PEG 1550/PEG 4000 1:9	30 min, 58 °C
Ausgießen	PEG 1550/PEG 4000 1:9	58 °C

Der große Nachteil von PEG liegt in der umständlichen Schneidetechnik, da die Schnitte nicht an der Wasseroberfläche bleiben und sich nicht strecken. Deshalb gibt es zu diesem Zweck spezielle Streckflüssigkeiten. Weiters ist die Schnittherstellung schwieriger und die Schnitte haften schlecht auf den Objektträgern. Die Blöcke ziehen Wasser aus der Umgebung an. Man muss sie deshalb gut verschlossen mit einem Entfeuchtungsmittel aufbewahren.

Die 5 µm dicken Schnitte werden auf Agaroseplättchen, die ähnliche Maße wie ein Deckgläschen haben, gestreckt. Mithilfe des Agaroseplättchens wird der Schnitt auf einen Objektträger aufgeklebt. In einem nachfolgenden Pufferbad wird das PEG herausgelöst und das Plättchen löst sich ab. Die Schnitte sollen bei immunhistologischer Färbung mit der Immunogoldmethode eine hervorragende Qualität liefern (Gao und Godkin 1991) und auch die In-situ-Hybridisierung unterstützen. Trotzdem hat sich diese Einbettungsweise in der Routine nicht als Paraffinersatz durchgesetzt.

7.7 Polyesterwachs-Einbettung

Polyesterwachs ist ein synthetisches Wachs eingeführt durch Steedman (1960). Es basiert auf einer Mischung von PEG-Distearat und Cetylalkohol (1-Hexadecanol). Sein größter Vorteil gegenüber Paraffinwachs und Esterwachs ist der niedrige Schmelzpunkt (37 °C), was zu einer Reduktion der Gewebehärtung und -schrumpfung und zum Erhalt von antigenen Strukturen führt. Gleichzeitig ist es der größte Nachteil, weil es durch Körperwärme und etwas erhöhte Raumtemperatur leicht erweicht wird. Die Einbettungstechnik wurde für die Immunhistochemie wiederentdeckt, setzte sich aber nicht durch.

Das Wachs ist in den meisten organischen Lösungsmitteln löslich, einschließlich Alkoholen, Xylol und heißem Wasser. Ein Erwärmen auf 25 °C vereinfacht das Lösen. Das Wachs zeigt eine gute Wassertoleranz und ist fast durchscheinend. Die minimale Schnittdicke liegt bei 1–3 µm bei Raumtemperatur (10–22 °C).

Das Gewebe wird bei 4 °C bis zum 96 % Alkohol entwässert. Weiters kommt es bei 45 °C zuerst in absoluten Alkohol, dann in ein Alkohol-Polyesterwachs-Gemisch mit ansteigendem Polyesterwachsanteil (50:50, 90:10) und anschließend in das Einbettungsmedium. Es ist wichtig, dass das Lösungsmittel vollständig aus dem Block entfernt wird (Emmert-Buck et al. 2005).

Ausgegossen wird in derselben Weise wie bei Paraffinblöcken, jedoch in Einmalschälchen. Das synthetische Wachs soll nicht allzu lange vorher verflüssigt werden, weil es sonst beim Abkühlen weich bleibt. Die Blöcke kühlen bei Raumtemperatur aus. Die Schnittherstellung ist ebenfalls ähnlich wie bei Paraffin, wird aber als schwieriger beschrieben.

Geschnitten wird üblicherweise bei kühlen Raumtemperaturen oder im Kryostat. Zur Erleichterung kann eine Blockkühlung am Mikrotom genutzt werden (Merchant et al. 2006). Die Schnitte werden auf Adhäsivobjektträger aufgezogen. Schnitte und Blöcke werden im Kühlschrank aufbewahrt. Absoluter Alkohol löst das Polyesterwachs vom Schnitt vor der Färbung.

7.8 Kunststoff-Einbettung

Einige Bereiche der morphologischen Diagnostik benötigen eine **detailreichere Darstellung** der Zellen und extrazellulären Strukturen, als dies die Paraffinmethode ermöglicht. Das betrifft v. a. Gewebeproben von Nieren, Knochenmark, Muskeln und Nervensystem, aber auch die Untersuchung von Zelleinschlüssen oder Ablagerungen, von Erregern und von erblichen Haut- und Bindegewebserkrankungen. Um die gewünschte hohe Auflösung zu erreichen, müssen die Schnitte eine Dicke von unter 1 μm erreichen (Semidünnschnitte und Ultradünnschnitte). Die notwendige Folge ist die Verwendung von härterem Einbettungsmaterial in Form von Kunststoffen. Weiters ist in der elektronenmikroskopischen Technik (EM) die Einbettung in Kunststoffen, die dem Elektronenstrahl widerstehen können, unumgänglich. Für die Verarbeitung von nichtentkalktem Knochengewebe benötigt man ebenfalls Kunststoffe, denn das Einbettungsmaterial muss eine ähnliche Härte wie das Untersuchungsgut aufweisen. Hier werden aus den Gewebeproben **Hartschnitte** bzw. **Schliffe** für die Lichtmikroskopie (LM) hergestellt (s. ▶ Kap. 5).

Als Vorteil gegenüber der Paraffinmethode verursacht die Kunststoffeinbettung weniger Schrumpfung und Auftrennung von Gewebeschichten. Weiters führt sie im Gegensatz zu Paraffin zu einer glatten Schnittfläche ohne Gewebezerreißungen. Kunststoffschnitte in der Lichtmikroskopie bieten eine bessere und detailreichere Morphologie im Vergleich zu Paraffinschnitten. Die Verarbeitung ist allerdings aufwendiger als die Paraffineinbettung und nicht für die „Massenproduktion" geeignet. Deshalb ist sie im histodiagnostischen Routinelabor kaum zu finden und hauptsächlich in spezialisierten Instituten anzutreffen.

Das **Grundprinzip** der Kunststoffeinbettung ist die Infiltration des Gewebes mit einer monomeren bzw. vorpolymerisierten Kunststofflösung und weiters das Starten der Polymerisation mit unterschiedlichen Mitteln (chemischer Initiator, UV-Licht, Wärme). Durch die Polymerisation kommt es zur Verfestigung des Einbettungsmediums und zur Stabilisierung des Gewebes.

7.8.1 Einbettungsprozess

Die **Fixierung** des Gewebes erfolgt für die LM meist mit neutral gepuffertem Formaldehyd bzw. für die EM mit Glutaraldehyd gefolgt von Osmiumtetroxid. Auch andere Fixanzien sind verwendbar. Die Einbettung wird aufgrund der geringen Anzahl an Proben meist händisch durchgeführt, es gibt aber auch für die Kunststoffeinbettung geeignete Automaten (LM und/ oder EM). Zum Zubehör gehören Geräte zur dauernden Bewegung der Lösungen (Rotator, Schüttler). Kleine Gewebeproben verbleiben bei der Verarbeitung im Einbettungsgefäß und die Reagenzien werden vorsichtig heraus- und hineinpipettiert.

Die **Entwässerung** erfolgt über Ethanol oder Aceton, bzw. bei manchen hydrophilen Kunststoffen über eine aufsteigende Kunststoffmischung. Als gebräuchlichstes **Intermedium** wird Propylenoxid verwendet. Bei der **Infiltration** werden die vorgeschalteten Reagenzien durch den monomeren Kunststoff in mehreren Schritten ersetzt. Bei hochviskösen Kunststoffen ist die Infiltration unter Vakuum vorteilhaft (Vorsicht: Leicht flüchtige Komponenten können verdampfen!).

Ausgegossen wird in (Einmal-)Ausgießschälchen aus Kunststoff (Silikon, Polyethylen, Teflon) bzw. in Kapseln aus Kunststoff oder Gelatine. Verschließbare Gefäße sind günstig, um eventuell entweichende Dämpfe zurückzuhalten bzw. die Sauerstoffzufuhr zu verhindern. In diesen Formen erfolgt die **Polymerisation** und Verfestigung des Kunststoffs. Will man sichergehen, dass die Kunststoffgefäße der Harzmischung standhalten, verwendet man diese bereits zur Infiltration. Für Einbettungen, die über die Schmelztemperatur von Gelatine hinausgehen, sind Gelatinekapseln ungeeignet. Für die UV-Bestrahlung müssen die Gefäße UV-durchlässig sein.

Semidünnschnitte (0,2–1 µm) werden an Rotationsmikrotomen und Hochleistungsmikrotomen, **Ultradünnschnitte** (< 0,2 µm) an Ultramikrotomen hergestellt (s. ▶ Abschn. 8.3.4). Für **Schliffpräparate** (ca. 50 µm) benötigt man die entsprechenden Apparaturen (s. ▶ Abschn. 5.4.1).

Je nach Art des Kunststoffs kann oder muss für eine nachfolgende Färbung das Einbettungsmedium aus dem Schnitt durch **Entplasten (Entharzen)** entfernt werden. Manche hydrophile Kunststoffe erlauben die **Anfärbung** ohne vorheriges Entplasten. Sie sind nicht löslich und verbleiben zur Färbung im Schnitt, lassen aber das Eindringen der wässrigen Farbstoffe und Reagenzien zu. Haben hydrophile Kunststoffe für Färbungen und Enzymnachweise gewisse Vorteile, so stellen sie für die immunhistologischen Tests eine Schwierigkeit dar. Zwar wird der Erhalt der Antigenizität gefördert, aber der Zugang von hochmolekularen, immunologischen Reagenzien ist erschwert. Bei nichtentplasteten Schnitten müssen die Inkubationszeiten meist erhöht werden, um zufriedenstellende Ergebnisse zu erreichen (s. ▶ Abschn. 9.4.1.5).

Andererseits sind nach dem Entplasten die meisten **Färbetechniken** für Paraffinschnitte auf Kunststoffschnitten mit geringen oder ohne Modifikationen anwendbar. Enzymhistochemie und Immunhistochemie können auf entplasteten Schnitten ebenfalls durchgeführt werden. Für diese Analysen liegen die Limitierungen primär in der Fixierung, der Polymerisationstemperatur und ggf. den Reaktionen von Antigenen mit den verwendeten Reagenzien.

Für die EM versucht man das heikle Entharzen durch Verwendung hydrophiler Kunststoffe zu umgehen oder setzt Pre-Embedding-Methoden ein (s. ▶ Abschn. 9.21, 11.16).

Es sind verschiedene Kunststoffe und Einbettungskits erhältlich, die den diversen Ansprüchen und Untersuchungszielen entsprechen. Zu den gewünschten Kunststoffeigenschaften gehören dabei

7.8 · Kunststoff-Einbettung

- schnelle Infiltration durch niedrige Viskosität der monomeren Lösung,
- niedrige Polymerisationstemperatur,
- gleichmäßige und reproduzierbare Polymerisation,
- geringe Sprödigkeit bzw. ausreichende Plastizität bei gewünschter Härte,
- keine Gewebeartefakte aufgrund der Einbettung (z. B. Schrumpfung),
- einfache Handhabung der Kits,
- geringe Gesundheitsgefährdung.

- **Unterscheidungskriterien von Kunststoffen**
- chemische Struktur des Monomers (z. B. Acrylate, Epoxide)
- Hydrophobie bzw. Hydrophilie
- Härtegrad (Eignung für mineralisiertes Gewebe)
- Polymerisationstemperatur (37–60 °C, Raumtemperatur, 4 °C, Minusgrade)
- Methode der Polymerisation (UV-Bestrahlung, Wärme, chemischer Initiator)
- Eignung für die Lichtmikroskopie und/oder Elektronenmikroskopie
- Notwendigkeit/Möglichkeit des Entplastens vor der Färbung bzw. Analyse
- Eignung für spezielle Analysemethoden (Enzymhistochemie, Immunhistochemie, Fluoreszenztechniken, Immunolabeling, Nukleinsäureisolierung usw.)

7.8.2 Methacrylate

Methacrylate sind Ester mit der allgemeinen Formel $H_2C = C(CH_3)COOR$, wobei die $C = O$-Bindung konjugiert[4] ist mit der $C = C$-Bindung (◘ Abb. 7.12).

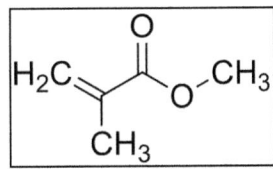

◘ **Abb. 7.12** Methylmethacrylat-Monomer

Der Rest R in $H_2C = C(CH_3)COOR$ ist
- **Methyl** in Methylmethacrylat (MMA)
- n-**Butyl** in Butylmethacrylat (BMA)
- 2-Hydroxyethyl in **Glycol**methacrylat (GMA oder HEMA)
- **Hydroxybutyl** in Hydroxybutylmethacrylat (HBMA)

Ursprünglich wurden Methacrylate für die EM entwickelt, haben ihr Einsatzgebiet jetzt aber hauptsächlich in der LM und hier besonders bei der Verarbeitung von nichtentkalktem Knochen mit/ohne Implantat. Je nach Zusätzen und Mischungen gibt es auch Anwendungen für die EM bei speziellen Fragestellungen. Acrylate zeigen wenig Eigenfluoreszenz, die benötigten Chemikalien quenchen allerdings mehr oder weniger die Fluoreszenz bei Pre-Embedding-Markierungen (z. B. GFP[5]-Markierung bei Versuchstieren; Zhou et al. 2017).

Prinzip der Bildung von Polyacrylaten
1. Der in der Mischung enthaltene Initiator wird durch Wärme bzw. durch Lichteinwirkung zum Zerfall gebracht. Es entstehen dabei freie Radikale.[6]
2. Die freien Radikale werden in die Lösung abgegeben. Bei Einwirkung von hoher Temperatur oder starker

---

4 Konjugierte Doppelbindungen. Chemische Bindungen in Molekülen, bei denen Doppel- und Einfachbindungen abwechselnd auftreten.

5 GFP. Grün fluoreszierendes Protein, Verwendung zur Markierung von Reportergenen in Versuchsorganismen.

6 Freie Radikale. Moleküle, Ionen oder Atome mit einem ungepaarten Elektron. Sie sind hochgradig reaktiv.

> UV-Strahlung wird die Bildungsrate der Radikale gesteigert.
> 3. Die Radikale lagern sich an die Doppelbindungen des Monomers an, was das Monomer selbst zu einem Radikal werden lässt. Das „aktivierte" Monomer lagert sich an das nächste an und aktiviert es. Dadurch entsteht eine aliphatische Polymerkette.
> 4. Die Radikale des Initiators setzen sich ans Ende der Polymerkette und stoppen damit die Polymerisation.

Ist die Freisetzungsrate der freien Radikale zu hoch, kommt es zu einer frühzeitigen Beendigung des Polymerisationsprozesses. Ursache kann eine zu hohe Temperatur bzw. UV-Intensität sein. In der Folge wird der Kunststoff spröde und schwer schneidbar. Ist die Freisetzungsrate der freien Radikale zu niedrig, wächst die Polymerkette langsam und der Kunststoff braucht lange zur vollständigen Polymerisation. Je homogener die Polymerkettenlänge ist, umso gleichmäßiger wird die Konsistenz des Kunststoffblocks. Als Initiator (Katalysator) wird üblicherweise Benzoylperoxid eingesetzt. Dieses Pulver wird angefeuchtet in Form einer Paste geliefert. In trockenem Zustand besteht Explosionsgefahr. Weitere Beispiele für Initiatoren sind Azobis(isobutyronitril), Benzil oder Benzoin.

Um eine Spontanpolymerisation zu verhindern, enthält die Mischung einen Hemmstoff (z. B. Hydrochinon). Dieser muss vor der Polymerisation nicht entfernt werden. Als weitere Vorsichtsmaßnahme sollte man Monomerlösungen immer gekühlt und dunkel lagern. Andere Zusätze in der Kunststoffmischung erlauben das Regulieren der Sprödigkeit (Plastizität), die Beschleunigung der Reaktion durch Akzeleratoren und die Steigerung der Widerstandsfähigkeit des Blocks durch quervernetzende Reagenzien. Sauerstoffzufuhr behindert die Polymerisation und sollte deshalb durch Abdecken verhindert werden.

Reaktionstemperatur
Die Polymerisation ist eine **exotherme Reaktion** und verursacht eine Erhöhung der Blocktemperatur. Je größer die Kunststoffmenge ist, umso höher steigt die Reaktionstemperatur. Daher wird eine möglichst kleine Menge für die Einbettung gewählt.

Die Wahl der Reaktionstemperatur ist wichtig für das angestrebte Untersuchungsziel. Für temperaturlabile Inhaltsstoffe und Antigene sollte eine **„kühle" Polymerisation** mit UV-Bestrahlung gewählt werden. Die UV-Polymerisation funktioniert in der Regel nur bei indirekter Bestrahlung und der geeigneten Wellenlänge (360 nm). Auch bei UV-induzierter Polymerisation erhöht sich die Temperatur im Block. Um eine Überhitzung zu vermeiden, muss die Reaktion unter Kühlung durchgeführt werden. Dadurch wird die Blocktemperatur von 37 °C nicht überschritten. UV-Licht kann je nach Kunststoff zwischen −70 und + 20 °C eingesetzt werden. Je tiefer die Temperatur, umso länger dauert die Polymerisation bei gleicher UV-Intensität.

Für alle anderen Fälle kann die hitzeinduzierte Polymerisation verwendet werden, wo Temperaturen um 60 °C erreicht werden. Die Dauer der Polymerisation kann durch die Wahl der Induktionstemperatur verändert werden. Eine zu hohe Temperatur kann allerdings den Block zu spröde werden lassen.

7.8.2.1 Methylmethacrylat und Butylmethacrylat

Methylmethacrylat ist eine flüchtige, klare, unangenehm riechende Flüssigkeit und nicht mit Wasser mischbar. Es benötigt **Entwässerung** über eine aufsteigende Alkoholreihe und infiltriert schnell bei Raumtemperatur (◘ Abb. 7.12)

Sein Polymer nennt man auch Plexiglas und gehört zu den **harten Kunststoffen**. Methacrylat kann man zur Einbettung von mineralisierten, aber auch nichtmineralisierten Proben einsetzen. Für eine weichere Konsistenz werden diverse Zusätze verwendet. Dazu gehören Butylmethacrylat, Polyethylenglycol oder Dibutylphthalat. Der Einsatz von MMA verringert sich zugunsten von hydrophilen Glycolmethacrylaten.

Zum **Ausgießen** verwendet man Gelatinekapseln oder verschließbare Kunststoffgefäße, die nach der Aushärtung weggeschmolzen bzw. weggebrochen werden können. Geschnitten wird je nach Kunststoffhärte auf motorisierten Mikrotomen mit Stahlmessern, speziellen Glasmessern (mit Ralph-Profil) oder Diamantmessern (s. ▶ Abschn. 8.4). Man erreicht eine minimale Schnittdicke von 1–3 μm. MMA-Schnitte können aus einem warmen Wasserbad auf beschichtete Objektträger aufgezogen werden. Anschließend erfolgt das Trocknen bei 56–60 °C. Vor der Färbung erfolgt das Entplasten in Xylol üblicherweise für 10–20 min.

7.8.2.2 Glycolmethacrylat

GMA ist ein weicher, mit üblichen Mikrotomen und Messern schneidbarer Kunststoff. Glycolmethacrylat ist mischbar mit Wasser oder Alkohol, aber das Polymer ist unlöslich in den üblichen Lösungsmitteln. Die fixierten Proben können in Alkohol oder GMA entwässert werden. Die Polymerisation erfolgt bei niedriger Temperatur nach Initiation mit Benzoylperoxid oder UV-Bestrahlung. Die Wasserlöslichkeit und die niedrigere Reaktionstemperatur machen es für die Darstellung von Enzymreaktionen geeignet. Man kann GMA auch auf gefriergetrocknetem oder gefriersubstituiertem Material anwenden.

Die morphologischen Vorteile der GMA-Einbettung im Vergleich zur Paraffineinbettung und die Möglichkeit, nichtentkalkte Proben zu schneiden, führten dazu, dass GMA für die Verarbeitung von Knochenmarkbiopsien in Mode kam (Islam und Henderson 1987; Islam et al. 1988). Mit dem Aufstieg der immunhistologischen Analysen, die einfacher auf Paraffinschnitten durchzuführen sind, ging die Beliebtheit der GMA-Einbettung wieder zurück (Skinner 2014).

7.8.2.3 Hydroxypropylmethacrylat

Die Verwendung dieser wasserlöslichen Kunststoffeinbettungsmedien wurde zuerst zur Erforschung von cytochemischen Vorgängen an unfixierten Materialien eingesetzt. Es hat sich herausgestellt, dass auch formalinfixiertes, HPMA-eingebettetes Gewebe die Reaktivität einer Anzahl an Enzymen bewahrt. HPMA ist elektronenstabil in der EM. Modifikationen der Methode arbeiten mit Zusätzen für Quervernetzungen (Divinylbenzen) oder PEG für eine geringere Viskosität und leichtere Polymerisation (Leduc und Holt 1965).

7.8.2.4 Beispiele für Einbettungskits von Acrylaten

Es wird eine große Anzahl an verschiedenen Methacrylaten angeboten, die auf die Erfordernisse der jeweiligen Untersuchungsziele und Probenarten eingehen. Sie decken Kunststoffe für die Licht- und/oder Elektronenmikroskopie, warm- oder kaltpolymerisierende, hydrophile oder hydrophobe bzw. für Spezialanalysen geeignete Produkte ab (z. B. Histocryl®, Unicryl®, Lowicryl®, London Resin White, Glycolmethacrylate für EM, PEG-GMA-Mix für LM und EM von Electron Microscopy Sciences; Technovit®-Serie von Kulzer). Einen eigenen Eindruck darüber kann man sich auf den Webseiten der Hersteller verschaffen (Weblink s. Literatur). Hier sollen exemplarisch einige wenige vorgestellt werden.

- **Technovit 7100® und 8100® – Glycolmethacrylate für die Lichtmikroskopie (Fa. Kulzer)**

Die Einbettung mit diesen hydrophilen Kunststoffen erlaubt die Herstellung von Schnitten bis zu 1 µm Dicke. Sie verspricht ein homogenes Ergebnis und geringe Schrumpfung. Die Entwässerung erfolgt über eine aufsteigende Alkoholreihe oder Aceton. Die Infiltration wird mit einem Gemisch aus 96 % Ethanol und Monomer begonnen und in Monomer mit Härterzusatz fortgesetzt (unter kurzem Vakuum, Raumtemperatur oder 4 °C). Ausgegossen wird in den zugehörigen Teflonförmchen. Die Polymerisation wird chemisch (Barbitursäurederivat) gestartet. Die Polymerisationstemperatur geht für die kleinen Förmchen bei Technovit 7100® nicht über 40 °C hinaus, was auch enzymhistochemische Untersuchungen erlaubt.

Mittels Zweikomponentenkleber basierend auf Methylmethacrylat werden die Blöcke auf Plastikteile aufgeklebt, die in den Präparathalter am Mikrotom passen. Geschnitten wird auf Schlitten- oder Rotationsmikrotomen, wobei Glasmesser von Vorteil sind. Die Schnitte werden auf Wasser (20–60 °C) gestreckt und auf beschichtete Objektträger aufgezogen. Je höher die Wassertemperatur, umso geringer ist die Streckfähigkeit des Kunststoffs. Die Schnitte werden nicht entplastet. Für die Färbung wird empfohlen, Färbeprotokolle etwas anzupassen (z. B. verlängerte Giemsa-Färbung, Berliner-Blau-Färbung bei 60 °C). Vor dem Eindecken werden sie wie Paraffinschnitte entwässert und in Xylol geklärt.

Technovit 8100® wurde speziell für die IHC konzipiert, unterstützt aber auch die Enzymhistochemie. Es ist ein hydrophiler Kunststoff und polymerisiert bei Temperaturen um 4 °C. Es zeigt eine höhere Empfindlichkeit für Sauerstoffeinwirkung während der Polymerisation als Technovit 7100® (Technovit-Broschüre, Fa. Kulzer 2023).

- **Technovit 9100® – Methylmethacrylat für die Lichtmikroskopie (Fa. Kulzer)**

Technovit 9100® ist ein Einbettungssystem basierend auf Methylmethacrylat, das bei tiefen Temperaturen aushärtet. Es wurde für das Einbetten von mineralisiertem Gewebe entwickelt und bietet weitreichende Färbemöglichkeiten in der LM (Hartschnitte und -schliffe). Technovit 9100® unterstützt alle Routinetechniken und auch Spezialanalysen. Die Schnitte werden vor dem Färben entplastet.

Die Basislösung ist zusammengesetzt aus organischen Monomeren mit mindestens einer C = C-Doppelbindung. Mit Zusätzen wird die Lösung für die Lagerung stabilisiert und die hydrophile Eigenschaft verstärkt.

- PMMA[7]-Pulver ist ein **interner Füllstoff** und besteht aus PMMA-Mikropellets. Es verringert die Schrumpfung bei der Polymerisation und senkt die Reaktionstemperatur.
- Der **Härter** besteht aus zwei Komponenten und ist ein Derivat von Dibenzoylperoxid. Er erlaubt die Polymerisation bei Temperaturen unter 0 °C.
- Ein **Regulator** erlaubt eine kontrollierte Polymerisation auch bei größeren Mengen ohne Erhöhung der Reaktionstemperatur.
- Weiters gibt es PMMA-Zusätze, die die Einbettung von großen Präparaten wie Femurschäften erlauben.

Die Entwässerung erfolgt über eine aufsteigende Alkoholreihe. Xylol dient als Intermedium. Für die Präinfiltration und Infiltration werden die Komponenten laut Anleitung gemischt. Für das Ausgießen gibt es Teflonformen, die luftdicht verschließbar sind. Die Polymerisation wird chemisch gestartet und findet bei Minustemperaturen statt (drei bis fünf Tage). Beim Schneiden

---

7   PMMA. Polymethylmethacrylat.

7.8 · Kunststoff-Einbettung

muss der Block mit 30 % Ethanol benetzt werden. Die Schnitte werden auf einem Objektträger in Ethanol gestreckt, dann mit einer PVC-Folie bedeckt und bei 50 °C angepresst. Vor dem Entplasten muss die Folie vorsichtig vom Schnitt entfernt werden. Der Kunststoff wird mit Xylol und weiters mit 2-Methoxyethylacetat herausgelöst. Nach dem Rehydrieren über eine absteigende Alkoholreihe können die Schnitte gefärbt werden (Willbold und Witte 2010; Technovit-Broschüre, Fa. Kulzer 2023).

- **London Resin White – Acrylat für Licht- und Elektronenmikroskopie (Fa. EMS)**

London Resin (LR) White wurde 1981 eingeführt. Es ist ein sehr niedrigviskoser, hydrophiler, elektronenstabiler Kunststoff. Durch seine universellen Eigenschaften kann er für hartes und weiches Gewebe in der LM, für die EM sowie für die IHC in LM und EM verwendet werden. Unter Umständen sind auch enzymhistochemische Analysen möglich. Die Färbungen erfolgen dabei an nichtentplasteten Schnitten.

Es wird die Fixierung in 3–4 % phosphatgepuffertem Paraformaldehyd empfohlen. Eine eventuelle Kontrastierung erfolgt in 1–2 % Osmiumtetroxid, wobei diese Nachfixierung für IHC-Analysen und LM vermieden werden sollte. Das Gewebe wird über eine aufsteigende Alkoholreihe entwässert. Die Infiltration startet mit einer 1:1-Mischung aus Ethanol und Resin und wird dann mit reinem Resin fortgesetzt. Die Proben werden in Silikon-, Polyethylen- oder Gelatinekapseln/-förmchen ausgegossen. Der Kunststoff muss vor Gebrauch mittels Katalyse aktiviert werden. Als Katalysator wird Benzoylperoxid zugesetzt.

LR White kann auf verschiedene Arten polymerisiert werden. Die Polymerisation kann wahlweise durch konventionelle Wärme (55–65 °C, 20–24 h), Mikrowelleneinwirkung (60–80 °C, ca. 45 min), kühl durch UV-Licht (365 nm) oder kühl durch einen chemischen Beschleuniger gestartet werden. Der gehärtete Block wird anschließend getrimmt und geschnitten (EM: 50–70 nm; LM: 2–3 μm, s. ▶ Abschn. 8.5.8). LR White ist in verschiedenen Härtegraden erhältlich. Je nach Härte und gewünschter Dicke erfolgt die Schnittgewinnung mit Glasmessern an Rotations-, Hochleistungs- oder Ultramikrotomen. (Datasheet LR White, Fa. Science Services 2015).

- **Lowicryl®-Serie – Methacrylate für tiefe Temperaturen (Fa. EMS)**

Die verschiedenen Produkte der Lowicryl®-Serie sind stark quervernetzte Kunststoffe auf Methacrylatbasis, die einen großen Bereich an Einbettungsbedingungen abdecken. Sie zeichnen sich durch eine sehr geringe Viskosität bei niedrigen Temperaturen aus und funktionieren aufgrund ihres niedrigen Gefrierpunkts bei Temperaturen bis zu −35 bzw. −70 °C. Je nach Produkt kann man zwischen einem polaren (hydrophilen) und unpolaren (hydrophoben) Medium wählen. Die Polymerisation erfolgt über UV-Bestrahlung (360 nm), wodurch die niedrige Infiltrationstemperatur kaum erhöht wird.

Die hydrophilen Kunststoffe unterstützen Immunolabeling. Die hydrophoben Kunststoffe verhalten sich im TEM kontrastverstärkend und sind für die Dunkelfeld-EM geeignet. Aufgrund der erzielten Minusgrade sind die Lowicryl®-Kunststoffe für die Einbettung nach Gefriersubstitution geeignet.

Das System besteht aus einer monomeren Mischung, einem quervernetzenden Reagens und dem Initiator. Durch das Verhältnis zwischen Monomer und Quervernetzer lässt sich die Härte einstellen. Die Entwässerung erfolgt in einer aufsteigenden Alkoholreihe bei Minusgraden. Zum Erreichen der tiefen Temperaturen wird die automatisierte **PLT**-Entwässerung (PLT für *progressive lowering of temperature*) empfohlen. Dabei werden die Entwässerungs- und Infiltrationsschritte bei schrittweise verringerten Temperaturen beginnend bei 4°C durchgeführt. Die Infiltration startet mit Gemischen aus Ethanol und Resin und wird in reinem Resin vervollständigt. Ausgegossen wird in Gelatine- oder Polyethylenkapseln. Die UV-Bestrahlung erfolgt 12–24 h in der Kälte und weiters für zwei bis drei Tage bei Raumtemperatur. Geschnitten wird mit Glas- bzw. Diamantmessern am Ultramikrotom (60–90 nm) (Datasheet Lowicryl®, Fa. Science Services 2021).

7.8.3 Epoxidharze

Der Name Epoxid bezieht sich auf eine chemische Gruppe, in der ein Sauerstoffatom an zwei Kohlenstoffatome gebunden ist. Gemeinsam bilden sie einen dreiteiligen Ring (◘ Abb. 7.13a). Ein Epoxidharz ist eine organische Verbindung, die die beschriebene Gruppe enthält und zur Bildung einer dreidimensionalen Struktur durch Polymerisation und Quervernetzung fähig ist. Es kommt dabei zur Polyaddition der Epoxide mit sog. Härtern (z. B. Säureanhydride, ◘ Abb. 7.13b), die copolymerisiert werden und beim Aushärten (*curing*) Quervernetzungen aufbauen. Die Reaktionsfähigkeit des Härters ist bei niedrigen Temperaturen vermindert. Die Reaktion benötigt zum Start meist eine Erwärmung.

Epoxidmonomere reagieren in formaldehydfixiertem Gewebe mit den Hydroxylgruppen, die durch die Fixierung eingebracht wurden. Die Epoxidmoleküle werden dadurch mit dem Gewebe copolymerisiert (Hayat 2002). Im Gegensatz dazu findet man bei Acrylkunststoffen diese chemische Bindung ans Gewebe nicht.

Epoxidharze sind sehr belastbare Duroplaste und produzieren nur geringe Schrumpfung. Das Haupteinsatzgebiet der Epoxidharze liegt in der **Elektronenmikroskopie**. Aufgrund ihrer Härte und Widerstandskraft im Elektronenstrahl unterstützen sie die Darstellung der Ultrastrukturen.

Für die Lichtmikroskopie wird eine Schnittdicke von 0,5–1 µm an motorisierten Hochleistungsmikrotomen mit Glas- oder Diamantmessern erreicht (Semidünnschnitte bzw. Vorschnitte für EM). Eine kleine Anzahl an monochromatischen Färbungen kann am nichtentharzten Schnitt durchgeführt werden (s. ▸ Abschn. 9.21). Für Spezialfärbungen muss das Epoxidharz mittels alkoholischer Natriumhydroxid- oder Kaliumhydroxidlösung in einer heiklen Prozedur entfernt werden (**Entharzen**: je 2 min methanolisches NaOH, Methanol/Benzol, Aceton). In Epoxidharz eingebettetes Gewebe eignet sich wegen seiner hohen **Eigenfluoreszenz** nicht für fluoreszenzmikroskopische Methoden. Die Zusammensetzungen der Kunststoffe unterliegen üblicherweise dem Firmengeheimnis.

Vorbereitung der Einbettungsmischungen.
Es ist essenziell, dass die Komponenten der viskösen Einbettungsmedien gründlich verrührt werden, um eine einheitliche Polymerisation zu erreichen. Unzureichendes Mischen ist der Hauptgrund für Schneideprobleme bei Epoxidharzen. Zur Erleichterung erwärmt man den Kunststoff, den Härter und den Behälter auf 60 °C. Am besten stellt man die Lösung kurz vor Gebrauch her. Sie kann aber gut verschlossen für mehrere Wochen im Kühlschrank und für

◘ Abb. 7.13   a) Epoxidgruppe. b) Dodecenylbernsteinsäureanhydrid

7.8 · Kunststoff-Einbettung

mehrere Monate bei −20 °C gelagert werden. Während der Infiltration wird das Medium bei Raumtemperatur gehalten oder auf 60 °C erwärmt. Für eine Beschleunigung der Einbettung wurden auch mikrowellenunterstützte Protokolle entwickelt (Calkins et al. 2019).

Als Aufbewahrungsgefäße haben sich Einmalkunststoffspritzen bewährt. Beim Abfüllen lässt man die Luftblasen entweichen und drückt den Kolben so weit, bis sich der Kunststoff in der Spitze befindet. Die Spritze wird zum Lichtschutz mit Alufolie umwickelt und im Kühlschrank gelagert. So wird auch die weitere Verarbeitung vereinfacht.

- **Probleme, die bei Epoxideinbettung auftreten können**
- schlechte Schneidbarkeit
- Schnitte zerfallen bei Kontakt mit dem Wasserbad
- Löcher im Schnitt
- ungleichmäßig gehärteter Block
- zu harte oder zu weiche Blöcke

- **Gründe für mangelhafte Epoxideinbettung**
- unvollständige Dehydratierung
- hohe Luftfeuchtigkeit
- unzureichendes Vermischen der Komponenten
- unpassende Zugabe des Beschleunigers
- Harz zu viskös (bereits vorpolymerisiert durch zu lange oder falsche Lagerung)

7.8.3.1 Araldit® (wasserunlöslich)

Araldit® 502 ist ein Epoxidharz, das zu einem hellgoldfarbenen Block führt. Gewebe, das in Araldit® eingebettet werden soll, wird auf die übliche Weise mit organischen Lösungsmitteln entwässert. Die Anwendung von Propylenoxid als Intermedium ist anzuraten, weil Epoxidharze besonders gut darin löslich sind.

- **Zusätze zum Harz**
- **Härter** DDSA (*dodecenyl succinic anhydride*, Dodecenylbernsteinsäureanhydrid)
- **Beschleuniger** DMP-30 (2,4,6-Tris[dimethylaminomethyl]phenol) bzw. BDMA (Benzyldimethylamin)

Um den endgültigen Block stärker zu härten, gibt man statt DDSA MNA (*methyl nadic anhydride*) zu. Die Konsistenz des ausgehärteten Harzes kann durch Variation der Mengenverhältnisse von Araldit® und Härter bestimmt werden (Glauert und Glauert 1958). Am besten stellt man die Lösung frisch her.

Eingebettet wird in speziellen Einbettkapseln. Sie werden über Nacht oder länger bei 60 °C ausgehärtet. Nach dem Abkühlen auf Raumtemperatur werden sie zurechtgetrimmt und geschnitten (s. ▶ Abschn. 8.5.8).

Beispiel eines Standard-Einbettungsprotokolls für Araldit		
Fixierung und Kontrastierung	Glutaraldehyd gefolgt von Osmiumtetroxid	
Entwässerung	70 % Ethanol	10 min
	100 % Ethanol	10 min
	100 % Ethanol	15 min
Intermedium	100 % Propylenoxid	15 min
	100 % Propylenoxid	15 min
Infiltration	Araldit-Mischung/Propylenoxid 1:1	60 min
	Araldit-Mischung	6–12 Std., Raumtemperatur
Ausgießen in Kapseln	Einbettmedium	über Nacht bei 60 °C

7.8.3.2 Epon und EMbed (wasserunlöslich)

Luft (1961) führte Epon als bewährtes, für die Pflanzen- und Tierhistologie geeignetes Einbettungsmedium ein. EMbed 812 ist der Ersatzkunststoff der Fa. EMS für Epon™ 812, den am meisten verwendeten Einbettungskunststoff für die EM. Die Herstellung von Epon™ 812 wurde 1978 eingestellt. EMbed 812 (je nach Hersteller auch Glycidether 100 oder Agar 100 Resin) erfüllt dieselbe exzellente Präservation und Schneidequalität wie Epon™ 812 und kann in allen Anleitungen damit ersetzt werden.

EMbed 812 bietet eine schnelle Infiltration, einfaches Schneiden und Stabilität unter Elektronenbeschuss sowie zufriedenstellende Färbung von Semi- und Ultradünnschnitten (LM und EM). Es zeigt allerdings eine hohe Eigenfluoreszenz.

Das Einbettungsmedium besteht aus den Mischungen A und B bzw. DMP-30 als Beschleuniger. Die Mischung A enthält EMbed 812 und DDSA. Die Mischung B enthält EMbed 812 und MNA. Für eine bessere Penetration und Stabilität wird DMP-30 durch BDMA (Benzyldimethylamin) ersetzt. Leichte Veränderungen beim Beschleuniger (DMP-30 oder BDMA) bewirken drastische Unterschiede bei der Farbe und Sprödigkeit des Blocks. Für eine bessere Penetration und Stabilität wird DMP-30 durch BDMA (Benzyldimethylamin) ersetzt. Leichte Veränderungen beim Beschleuniger (DMP-30 oder BDMA) bewirken drastische Unterschiede bei der Farbe und Sprödigkeit des Blocks

Erwärmen der Reagenzien erleichtert das Abmessen und Mischen. Unmittelbar vor der Verwendung werden die Mischungen A und B vereint und der Beschleuniger wird zugegeben. Gründliches Mischen ist sehr wichtig, um einheitliche Blöcke zu bekommen.

Die Härte des Blocks wird durch Variation der Mengen von A und B verändert. Die Lösungen können vorbereitet und im Kühlschrank aufbewahrt werden. Besser ist jedoch eine Herstellung unmittelbar vor der Verwendung.

Für den Infiltrationsschritt sollte ein Schüttler zur Durchmischung verwendet werden. Zum Einbetten wird das Gewebe in eine Einbettkapsel oder Silikonform (vor Gebrauch mit Vaseline ausfetten) gelegt und mit Medium überschichtet. Nach dem Aushärten und dem Abkühlen auf Raumtemperatur wird der Block getrimmt und am Ultramikrotom geschnitten (s. ▶ Abschn. 8.5.8). EMbed 812 kann auch in einer Mischung mit Araldit® 502 verwendet werden, was das Schneiden erleichtern soll.

Beispiel eines Einbettungsprotokolls für Epon		
Fixierung und Kontrastierung	Glutaraldehyd gefolgt von Osmiumtetroxid	
Entwässerung	70 % Ethanol	10 min
	100 % Ethanol	10 min
	100 % Ethanol	15 min
Intermedium	100 % Propylenoxid	15 min
	100 % Propylenoxid	15 min
Infiltration	Einbettmedium/Propylenoxid 1:1	60 min, Raumtemperatur
	Einbettmedium/Propylenoxid 2:1	über Nacht
	Einbettmedium	2 Std. Raumtemperatur
Ausgießen in Kapseln	Einbettmedium	24 Std. bei 60°C

7.8 · Kunststoff-Einbettung

- **Schnelleinbettung für die Pathodiagnostik**

Da die Differenzialdiagnose für manche Krankheitsbilder die Unterstützung der Elektronenmikroskopie erfordert und diese vom Pathologen rasch gestellt werden muss, wurden Protokolle zur Schnelleinbettung (3–5 h) entwickelt. Dabei ist es besonders wichtig, dass die Präparate sehr klein (0,5–1 mm^3) gehalten werden.

Beispiel eines Einbettungsprotokolls für Schnelleinbettung		
Fixierung und Kontrastierung	Glutaraldehyd gefolgt von Osmiumtetroxid	je 20–30 min
Entwässerung	acidiviertes Dimethoxypropan (DMP)	2 × 5 min
Infiltration	EMbed/ac. DMP 1:1	15 min
	EMbed rein	15 min
	EMbed rein (neues Behältnis)	20 min
Ausgießen in Kapseln	EMbed	60 min bei max. 95 °C

7.8.3.3 Spurr Low Viscosity Resin

Das Originaleinbettungsmedium (Spurr 1969) ist in vielen Publikationen zu finden. Aufgrund der gesundheitsschädlichen Komponente ERL 4206 wurde dies in der neuen Rezeptur durch ERL 4221 ersetzt.

Dieses Harz hat eine extrem niedrige Viskosität und ermöglicht dadurch eine sehr schnelle Infiltration des entwässerten Gewebes. Vorteilhaft ist es wegen seiner Universalität, es können damit auch Knochen und Holz sowie große Gewebestücke eingebettet werden. Es hat gute Schneide- und Kontrastiereigenschaften. Das Einbettungsprotokoll entspricht in etwa dem von Epon™ (EMbed).

Die Mischung besteht aus ERL 4221 (Epoxid), DER 736 (Polypropylenglycoldiglycidylether) als Regulator, NSA (*nonenyl succinic anhydride*, Nonenylbernsteinsäureanhydrid) als Härter und DMAE (Dimethylaminoethanol) als Beschleuniger.

7.8.3.4 Durcupan™ (Fa. Fluka)

Als wasserlösliches Einbettungsmedium für die Elektronenmikroskopie ist Durcupan™ geeignet für die Untersuchung von enzymatischen Prozessen bzw. für histochemische Untersuchungen im submikroskopischen Bereich. Bei der Entwässerung werden Alkohole und Aceton vermieden.

Beispiel eines Einbettungsprotokolls für Durcupan™		
Fixierung	Bspw.: Osmiumtetroxid, Kaliumpermanganat, 10 % Formaldehyd	
Entwässerung und Infiltration	Einbettmedium/dest. Wasser 1:1	30 min, Schüttler
	Einbettmedium/dest. Wasser 7:3	45 min, Schüttler
	Einbettmedium/dest. Wasser 9:1	45 min, Schüttler
	Einbettmedium	90 min, Schüttler
	Einbettmedium	90 min, Schüttler
	Einbettmedium-Mischung zur Polymerisation	über Nacht, Kühlschrank
Ausgießen in Kapseln	Einbettmedium-Mischung zur Polymerisation	2–3 Tage, 37–40 °C

- **Komponenten des Einbettungskits**
- wasserlösliches, aliphatisches Polyepoxid
- Diazid mit aliphatischen Seitenketten als Härter I
- Phenolderivat mit Aminogruppen als Härter II
- Dibutylphthalat als Weichmacher

Ein Gemisch dieser Komponenten ergibt eine polymerisationsfähige Lösung. Gibt man zu wenig Phenolderivat zu, wird der Block zu weich, zu viel Phenolderivat macht den Block granulär.

Die formalinfixierten Gewebe ohne nachfolgende Osmierung zeigen in der EM wenig Kontrast und schlechte Strukturerhaltung durch geringe Proteinvernetzung. Letzteres ist jedoch von Vorteil für bestimmte histochemische Untersuchungen. Zur Kontrasterhöhung muss man entweder die fertigen Schnitte mit Schwermetallen behandeln oder man fügt diese bereits den Infiltrationsschritten zu.

Die Ultradünnschnittherstellung bei Durcupan™ ist schwierig, da der Kunststoff relativ weich ist. Man verwendet Glasmesser. Die Schnitte lässt man auf 20–50 % Aceton in Wasser aufschwimmen. Für eine bessere Schneidqualität kann man den Block in Methacrylat doppeleinbetten.

7.9 Präparation für die Elektronenmikroskopie

Im Histodiagnostiklabor gibt es selten Proben, die für die diagnostische **Transmissionselektronenmikroskopie** (TEM) verarbeitet werden müssen und üblicherweise werden sie an EM-Labors weitergeleitet. Solche Fragestellungen betreffen bei Nierenbiopsien den ultrastrukturellen Aufbau der Nierenglomeruli, insbesondere der Basalmembranen (z. B. membranöse Glomerulonephritis), und Protein- bzw. Immunglobulindeposits (z. B. Lupus erythematodes). Weitere Indikationen für die TEM-Diagnostik können die Untersuchung auf Mesotheliom, Langerhans-Histiozytose, primäre Muskelerkrankungen und spezielle neuropathologische Fragestellungen sein (Woods & Sterling 2018).

Für die diagnostische TEM werden üblicherweise 1 mm³ große Gewebestückchen in gepuffertem 2,5 % Glutaraldehyd oder Karnovsky's Fixiergemisch fixiert und weiters mit Osmiumtetroxid nachfixiert (s. ▶ Abschn. 4.5.1.7 und 4.5.2). Die Nachfixierung dient zur Stabilisierung der Zellmembranen und dem Einbringen von elektronendichten Strukturen (Hunter 1993). Um Schnitte um die 80 nm Dicke herstellen zu können, muss das Gewebe in Kunststoff (meist Epoxidharze) eingebettet werden. Dazu erfolgt eine Entwässerung über eine aufsteigende Alkoholreihe und Propylenoxid bis zum monomeren Kunststoff. Dies kann händisch durchgeführt werden, indem die Reagenzien jeweils aus dem Probengefäß heraus und wieder hinein pipettiert werden, oder auch automatisiert erfolgen (◘ Abb. 7.14). Das Gewebe wird mit der Kunststofflösung durchtränkt und mittels chemischer oder thermischer Anregung zur Polymerisation gebracht. Der meist zylinderförmige, feste Block mit dem Gewebe in der Spitze wird pyramidenförmig zurechtgetrimmt und im Ultramikrotom geschnitten (s. ▶ Abschn. 8.5.8). Die Ultradünnschnitte

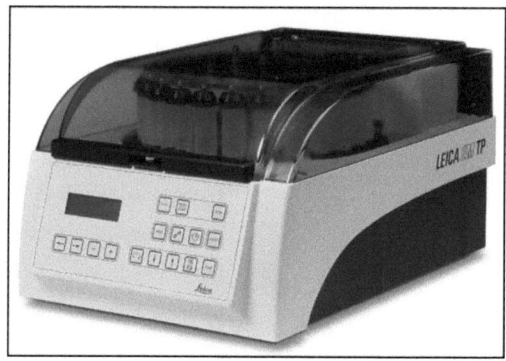

◘ Abb. 7.14 Einbettungsautomat für die Elektronenmikroskopie Leica TP von Leica Microsystems (©Leica Microsystems)

werden auf 3 mm großen Netzchen aufgezogen und gefärbt (z. B. mit Bleicitrat, s. ▶ Abschn. 9.21) und schließlich mikroskopiert.

Umbetten von paraffin-eingebettetem Material für die Elektronenmikroskopie. Prinzipiell kann aus Paraffinmaterial die interessante Stelle ausgestanzt und als Block für die EM eingebettet werden bzw. es werden einzelne Schnitte eingebettet. Da die lichtmikroskopische Fixierung für die Ansprüche an Strukturerhaltung und Kontrast meist nicht ausreichend ist, wird das Gewebe bzw. der Schnitt nach dem Entparaffinieren in die wässrige Phase zurückgeführt und gemäß der Standard-EM-Methode mit Glutaraldehyd und Osmiumtetroxid fixiert. Anschließend erfolgt die übliche Epoxideinbettung. Für eine schnellere Verarbeitung kann auch direkt an die Entparaffinierung eine Harzeinbettung über Propylenoxid angeschlossen werden. Diese kurze Methode ist v. a. dann angezeigt, wenn nur Semidünnschnitte erforderlich sind (Graham und Orenstein 2007).

> Künftig könnten auch EM-Methoden wie die Rastertransmissionselektronenmikroskopie (STEM) und die hochauflösende Rasterelektronenmikroskopie (HR-SEM) als Diagnostikwerkzeuge eingesetzt werden. Die Präparationstechniken sind hier mit geringen Unterschieden ähnlich wie für die TEM. Die Mikroskope sind Benchtop-Geräte und können in Verbindung mit digitaler Bildgebung auch 3D-Bilder erzeugen (Hyams et al. 2019).

7.9.1 Präparation für die Rasterelektronenmikroskopie

Die Rasterelektronenmikroskopie (SEM) ist im Gegensatz zur TEM eine reine Forschungsmethode. Bei der TEM werden ultradünne Schnitte von Gewebeproben mit Elektronen durchstrahlt. Bei der SEM werden üblicherweise Oberflächen untersucht und abgebildet (s. ▶ Abschn. 15.14). Die Probe muss dabei wasserfrei und ihre Oberfläche elektrisch leitend sein. Für biologische Proben kann das nach einer **Kritischer-Punkt-Trocknung** durch das sog. **Sputter Coating** (sputtern, zerstäuben) erreicht werden. Die Kritischer-Punkt-Trocknung (s. ▶ Abschn. 4.6.5) ist die gebräuchlichste Vorbehandlung biologischer Proben für die SEM. Für das anschließende Sputter Coating befindet sich die Probe gemeinsam mit dem sog. Target in einer Kammer. Das Target besteht z. B. aus Gold, Silber oder Palladium. Auf dieses Target werden unter Hochspannung ionisierte Argonatome geschleudert, die aus dem Target Metallionen herausschlagen. Die Metallionen verteilen sich dann nanometerdünn auf der Oberfläche der Probe und bilden die Beschichtung.

Eine weitere Oberflächenbehandlung ist die **Bedampfung mit Schwermetallen**, wodurch eine Kontrastierung erreicht wird. Dabei wird das Präparat im Vakuum einer Metallwolke ausgesetzt, die in einem bestimmten Winkel auf die Oberfläche trifft (Schrägbedampfung). Es entsteht ein Reliefkontrast. Wird die Metallschicht etwas dicker gemacht, lässt sie sich vom Präparat abziehen und als Replika mikroskopieren.

7.9.2 EM-Kryofixierung

Die Kryofixierung wird als Alternative zur chemischen Fixierung des Gewebes durchgeführt und vermeidet so eine Artefaktbildung durch das Fixans. Die Darstellung entspricht einer naturgetreueren Momentaufnahme, bedarf allerdings einer speziellen Technik. Das Ziel ist das kristallfreie Einfrieren bzw. die Vitrifikation der Probe, die je nach Methode nur im Mikrometerbereich erreicht wird. Daher müssen Proben mit über 200 μm Dicke chemisch fixiert und für

Kryotechniken in Gefrierschutzmedien vorbereitet werden. Für die nachstehenden Methoden werden auch entsprechende Geräte angeboten. Im Romeis (Mulisch und Welsch 2010) oder bei Hoppert (2003) sind die EM-Kryotechniken detailliert beschrieben. (Überblick EM-Präparation in ◘ Abb. 7.15)

Bei der **Immersionsgefrierfixierung** (plunge freezing) wird das gasförmige Kryomedium in einem Gefäß über flüssigem Stickstoff gekühlt, bis es sich verflüssigt. In dem nun flüssigen Kryogen wird die Probe blitzartig versenkt und möglichst vitrifiziert. Als Kryomedien werden z. B. Propan und Ethan bei −190 °C verwendet. Für eine dauerhafte Lagerung werden die Proben in flüssigen Stickstoff gebracht.

Soll die Probe direkt auf dem EM-Grid (Trägernetzchen mit 3 mm im Durchmesser) kryofixiert werden, wird das Grid in einer Apparatur mittels Pinzette in senkrechter Position gehalten. Ein Tropfen Probensuspension wird aufpipettiert und mittels Saugpads auf ein passendes, minimales Volumen reduziert. Durch die Oberflächenspannung wird in den Gridlöchern ein dünner Film der Probensuspension gehalten. Die Trägernetzchen werden in dem Kryogen versenkt und schlagartig gefroren. Proben mit einer Dicke bis zu 500 nm können direkt im Kryo-TEM (mit tiefgekühlter Probenkammer) untersucht werden. Das Kryogen kann z. B. flüssiges Propan oder unterkühlter Stickstoff bei −204 °C sein.

Bei der **Hochdruckkryofixierung** wird in einer Probenkammer ein Druck von mehreren Kilobar angelegt, während die Probe mit flüssigem Stickstoff innerhalb weniger Millisekunden auf −196 °C abgekühlt wird. Der hohe Druck und die schnelle Abkühlungsgeschwindigkeit wirken der Eiskristallbildung entgegen. Die Gefriergeschwindigkeit ist abhängig von der Probengröße und gelingt nur für Proben bis 200 μm kristallfrei.

Bei der **Slamfixierung** werden Proben gegen einen mit flüssigem Helium gekühlten Kupferblock (*metal mirror*) bei −269 °C geschleudert. Bei der **Sprühgefrierfixierung** wird ein feiner Strahl der Probe als flüssige Suspension in das Kryogen gesprüht, wogegen beim **Jet Freezing** eine dünne Probe (10–50 μm) mit Kryogen besprüht wird.

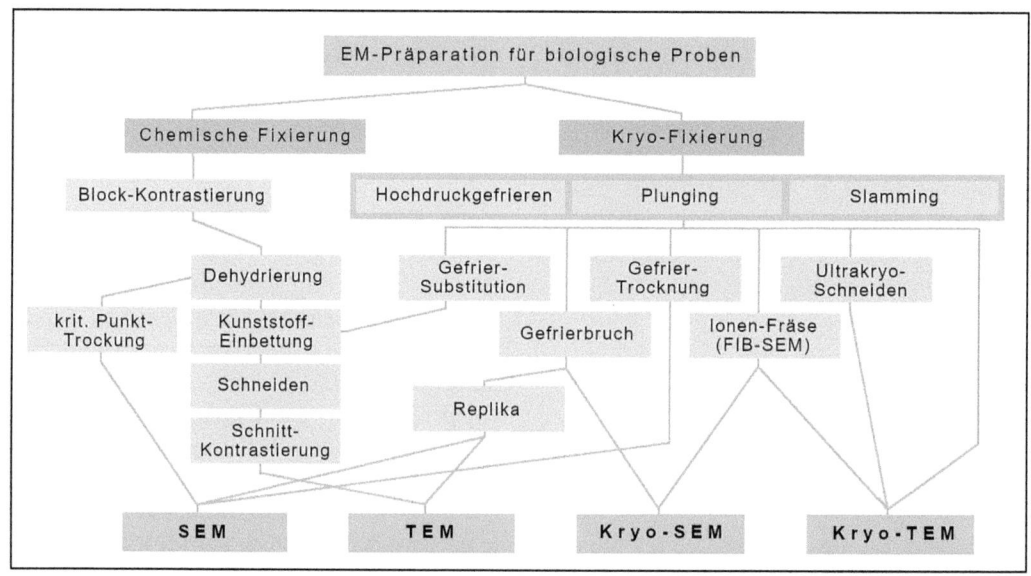

◘ **Abb. 7.15** Präparationsvarianten biologischer Proben für die Elektronenmikroskopie. (SEM = Rasterelektronenmikroskop, TEM = Transmissionselektronenmikroskop)

7.10 · Übersicht – Processingreagenzien

- **Im Anschluss an das Tieffrieren können verschiedene Methoden stehen.**

Gefriersubstitution: Das Eis in der tiefgefrorenen Probe wird hier durch Lösungsmittel ersetzt (substituiert), die bei den tiefen Temperaturen noch flüssig sind. Die Reagenzien können auch gleichzeitig Fixanzien (Osmiumtetroxid) und Kontrastierungsmittel (Uranylacetat) enthalten. Ist die Probe entwässert, kann sie auf konventionelle Weise eingebettet werden. Je nachdem, welcher Kunststoff zur Einbettung verwendet wird, gibt es unterschiedliche Substitutionsprotokolle.

Gefriersublimation: Die schockgefrorene Probe wird so lange im Vakuum gehalten, bis das im Gewebe enthaltene Wasser vollständig zu Wasserdampf sublimiert. Der Wasserdampf wird abgepumpt oder kondensiert innerhalb der Apparatur und wird abgeleitet. Die wasserfreie Probe wird auf Raumtemperatur aufgetaut und in Kunststoff eingebettet.

Die **Gefrierätzung (Gefrierbruch-Replika-Technik)** ist eine Kombination aus Einfrieren, im Vakuum Ätzen und Bedampfen (◘ Abb. 7.16). Die gefrorene Probe wird in ein Hochvakuum überführt. Hier wird das Präparat durch ein Mikrotommesser auf- bzw. auseinandergebrochen. Zellen brechen bevorzugt an der Ebene des geringsten Widerstands entlang der Doppellipidmembranen auf. Die folgende **Ätzung** ist ein passiver Vorgang. Physikalisch gesehen handelt es sich dabei um eine **Sublimation** des gefrorenen Wassers innerhalb und außerhalb der aufgebrochenen Zellen, wodurch dreidimensionale Strukturen freigelegt wer-

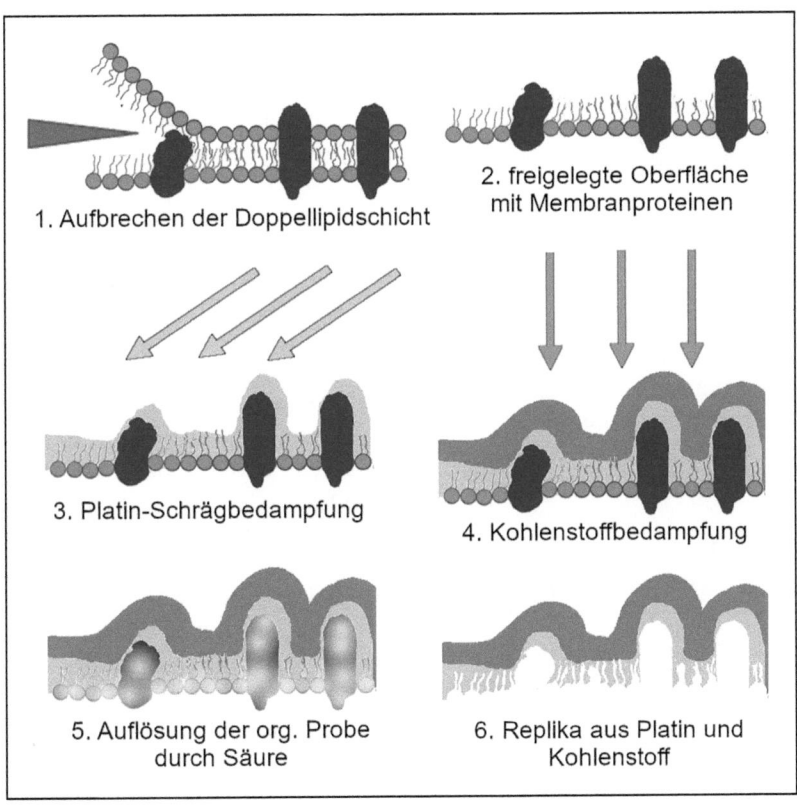

◘ Abb. 7.16 Gefrierbruch-Replika-Technik

den. Dann erfolgt eine schräge Bedampfung mit Platin (ca. 2 nm) und eine weitere senkrechte Bedampfung mit Kohlenstoff (ca. 20 nm), wodurch ein plastischer Eindruck entsteht. Die entstandene Replika (aufgedampfte Schicht) wird danach mittels Schwefelsäure vom organischen Material gereinigt und kann nun zur Betrachtung im TEM oder SEM herangezogen werden.

Von tiefgefrorenen Proben können auch **Kryo-Ultradünnschnitte** hergestellt werden. Die Temperaturen liegen dabei um −90 bis −160 °C. Das Ultramikrotom wird dazu entsprechend mit einer Kühlkammer umgerüstet. Die Technik ist herausfordernd und benötigt viel Erfahrung. Die Gefrierschnitte können direkt im **Kryo-TEM** mikroskopiert werden oder werden über eine Sucroselösung aufgetaut und bei Raumtemperatur mikroskopiert.

Eine weitere Methode zur Herstellung von ultradünnen Präparaten für die Kryo-EM ist die **Ionenätzung** oder **Ionenfräsung**. Die Oberfläche der vitrifizierten Probe wird durch einen Galliumionenstrahl abgetragen (*focused ion beam*, FIB). Der Strahl rastert über die Probe und schmälert sie dabei, bis eine sehr dünne, stehende Lamelle auf dem Trägergrid übrigbleibt. Die Oberfläche kann im selben System mit Metalldampf behandelt werden. Diese FIB-Geräte sind meist mit einem Rasterelektronenmikroskop für die anschließende Bildgebung kombiniert. Der ganze Vorgang läuft bei Temperaturen unter −150 °C im Hochvakuum ab (Erdmann et al. 2022).

7.10 Übersicht – Processingreagenzien

Hier sind Beispiele der vielen anwendbaren Reagenzien aufgezählt. Es besteht kein Anspruch auf Vollständigkeit.

7.10.1 Nachbehandlung bei Fixierung mit anderen Fixanzien außer neutral gepuffertem Formalin

- **Chromhaltige Fixanzien** (z. B. Zenker, Helly): Gewebe, die in chromhaltigen Fixanzien stabilisiert wurden, müssen mind. 8–12 h in fließendem Leitungswasser ausgewaschen werden. Chromionen würden sonst in der alkoholischen Lösung zu einem unlöslichen, grünen Niederschlag reduziert werden.
- **Quecksilberhaltige Fixanzien** (z. B. Zenker) müssen ebenso ausgewaschen werden und weiters mit Jodlösung behandelt werden, um schwarze, quecksilberhaltige Niederschläge zu entfernen. Die auftretende Verfärbung durch Jod wird mit Natriumthiosulfatlösung wieder behoben.
- Bei **pikrinsäurehaltigen Fixanzien** (z. B. Bouin) wäscht man in 70–80 % Alkohol, bis die Gelbfärbung verschwunden ist. Üblicherweise wird das Gewebe dann gleich in den nächstkonzentrierten Alkohol weitergeführt. Zurückbleibende Pikrinsäure kann die Qualität der Einbettung verschlechtern.
- **Chromfreie Sublimat- oder Trichloressigsäuregemische** (SUSA) wäscht man in 90–96 % Alkohol aus. Mit Trichloressigsäure fixierte Kollagenfasern schwellen ansonsten in wässriger Umgebung.
- In **Carnoy** fixiertes Gewebe ist beinahe wasserfrei und wird direkt in den absoluten Alkohol überführt.
- **Osmiumtetroxid**niederschläge durch Alkohol verhindert man mittels Auswaschen in Leitungswasser.
- **Elektronenmikroskopie**: Auswaschen des Fixans in Puffer (Cacodylatpuffer, Phosphatpuffer).

7.10.2 Entwässerungsreagenzien

Bei sehr vielen Methoden muss das wässrige Medium für die Infiltration entfernt werden.
- **Ethanol**: am meisten verwendet; härtet bei zu langer Einwirkung; absoluter Alkohol enthält meist noch 1 % Wasser, was aber zu vernachlässigen ist; postfixierende Wirkung.
- **Methanol**: flüchtig, teuer, härtet stark; selten eingesetzt.
- **Isopropanol**: langsamer als Ethanol, geringe Härtung, in der Mikrowellentechnik als Intermedium eingesetzt.
- **Aceton**: sehr schnelle Entwässerung, Gewebe wird hart und spröde; in Schnelleinbettungsmethoden als Intermedium eingesetzt.
- **2,2-Dimethoxypropan** (DMP): Entwässerung durch eine chemische Reaktion. DMP nimmt H_2O auf und bildet dadurch Methanol und Aceton, die im nachfolgenden Clearingreagens löslich sind. Der Clearingschritt ist notwendig, weil die Reaktionsprodukte nicht in Paraffin löslich sind. DMP ist ziemlich viskös und dringt langsam ins Gewebe ein.

7.10.3 Clearingreagenzien

Da die meisten Entwässerungsreagenzien nicht mit dem Einbettungsmedium mischbar sind, müssen Lösungsmittel dazwischengeschaltet werden.

Früher wurden am häufigsten Benzol und Chloroform verwendet, die bessere Ergebnisse liefern und weniger härten, aber gesundheitsschädlicher und umständlicher in der Anwendung sind.
- **Xylol**: am meisten verwendet, aromatischer Kohlenwasserstoff, wahrscheinlich kanzerogen; klärt schnell, führt bei langer Einwirkung zu Härtung.
- **Toluol**: ähnlich wie Xylol.
- **Produkte der Erdölverarbeitung**: aromatische oder aliphatische Verbindungen mit neun bis elf Kohlenstoffatomen unterschiedlicher Zusammensetzungen (Naphtha, Petroleum, engl. Sammelbegriff *mineral spirits*); klären langsamer aber sanfter als Xylol; hautirritierend, sehr giftig und narkotisierend in hohen Dosen; ® Alkoholunlösliche **Mineralöle** (flüssige Paraffine) kann man als Bestandteil von erwärmten Isopropanol-Ethanol-Mineralöl-Gemischen als Intermedium einsetzen. Mineralöle sind im Gegensatz zu den *mineral spirits* unbedenklich für die Gesundheit und infiltrieren auch fettiges Gewebe sehr gut.
- **Chlorkohlenwasserstoffe**: klären viel langsamer, aber schonender als Xylol; als Zerstörer der Ozonschicht wurden sie im Gebrauch eingeschränkt.
- **Trichlorethan**: manchmal als Xylolersatz eingesetzt; sehr flüchtig, giftige Dämpfe.
- **Amylacetat, Methylbenzoat, Methylsalicylat**: starker Geruch, eingesetzt bei der Einbettung ganzer Bandwürmer.
- **Terpene**: ursprünglich Öle pflanzlichen Ursprungs, jetzt auch teilweise synthetisch; langsame, schonende Infiltration, jedoch schwer aus Einbettungsmedium zu entfernen; z. B. Zedernholzöl, Limonen, Terpineol.
- **Propylenoxid**: für die Epoxideinbettung.

7.10.4 Reagenzien für kombiniertes Entwässern und Klären – universelle Lösungsmittel

Diese Reagenzien ermöglichen eine schnellere Einbettung, weil sie wasserlöslich und gleichzeitig mit dem Einbettungsmedium mischbar sind. Man kann auf das Intermedium verzichten. Diese Reagenzien sind meist ziemlich teuer.
- **Tertiäres Butanol**: verwendet bei der Pflanzenuntersuchung.
- **Dioxan**: Diethylendioxid; bewirkt geringere Schrumpfung und Härtung als Alkohol. Es arbeitet schnell, aber

schonend und wird in aufsteigender Konzentration verwendet. Gewebe kann ohne Schaden lange darin verbleiben; gesundheitsschädlich und wahrscheinlich kanzerogen; kann explosive Peroxide bilden.
- **Tetrahydrofuran:** sehr flüchtig, Ethergeruch; schnelle Entwässerung, wenig Schrumpfung und Härtung; weniger giftig als Dioxan; kann explosive Peroxide bilden.

7.10.5 Einbettungsmedien

- **Wässrige Medien:**
  - **Agar** hat einen hohen Schmelzpunkt und einen niedrigen Gelierpunkt. Das macht ihn ideal für die Doppeleinbettung mit Paraffin (Zellblock). Agar wird durch Alcianblau angefärbt.
  - **Gelatine** ist in der Anwendung zwar ähnlich wie Agar, hat aber einen niedrigeren Schmelzpunkt. Man setzt sie in der neurologischen Forschung für die Gefrierschnitttechnik ein. Eignet sich nach Formalinfixierung zur Doppeleinbettung mit Paraffin.
  - **Natriumcarboxymethylcellulose (CMC):** Einbettungsmedium für Ganzkörperpräparate.
  - **Polyvinylalkohol (PVA):** Hochpolares, wasserlösliches Medium; eingesetzt bei histochemischen Studien über Lipide und Enzyme. Das Gewebe wird bei erhöhter Temperatur durch eine ansteigende PVA-Reihe infiltriert (zwölf Wochen). Anschließend wird durch langsames Austrocknen ein fester Block gebildet, der auf die übliche Weise geschnitten werden kann.
- **Wasserlösliches Medium:** Polyethylenglycol ist ein wasserlösliches Medium, verwendet für die Untersuchung von hitze- und lösungsmittellabilen Lipiden und Proteinen. Außerdem ist es nützlich, um die Gewebeschrumpfung und Schädigung durch die Paraffinwachstechnik zu umgehen.
- **Wassertolerante Medien:**
  - Diethylenglycoldiestearat ist ein harter, spröder, wassertoleranter Ester (Schmelzpunkt 47–52 °C). Es hat bestimmte Defizite bei der Verwendung für die Routinehistologie, außer in Kombination mit anderen Substanzen wie Esterwachsen. Es muss jedoch unverändert für dünne Schnitte von gefriergetrocknetem und osmiumtetroxidfixiertem Gewebe für die Lichtmikroskopie verwendet werden. Das Gewebe wird ähnlich wie bei der Paraffinwachsmethode entwässert und geklärt.
  - **Esterwachse** haben niedrige Schmelzpunkte, sind hart bei Raumtemperatur und haben gute adhäsive Eigenschaften. Sie eignen sich deshalb gut zur Verarbeitung von chitinhaltigen Präparaten und durch Wärmeeinwirkung gehärtetes Gewebe.
  - **Polyesterwachs:** niedriger Schmelzpunkt, reduziert wärmeinduzierte Artefakte und ist geeignet für hitzesensible Gewebe aufgrund der nahezu isothermalen Prozedur. Es gilt als ideales Medium für die kombinierte Licht- und Rasterelektronenmikroskopie. Die Eigenschaften des Wachses erleichtern immunhistologische Untersuchungen, da antigene Eigenschaften gut erhalten bleiben.
- **Wasserabweisende Medien:**
  - **Paraffin:** s. ▶ Abschn. 7.2, gesättigte Kohlenwasserstoffe (C_nH_{n+2}), C_{20}–C_{25}
  - **Nitrocellulose:** Celloidin und LVN (*low viscosity nitrocellulose*), ist unlöslich in Wasser, aber löslich in Ethanol-Diethylether, Amylacetat, Methylbenzoat, Methylsalicylat und Ethoxyethanol. Es ist leicht entflammbar und explosiv in trockenem Zustand (besondere Aufbewahrung).
  - **Kunststoffe:** sind je nach Zusammensetzung den Unterteilungen zuordenbar.

Literatur

3DHistech Kft. (2023) Broschüre – Tissue Microarrayers

Altman FP (1978) A gelatin embedding technique as an aid in the preparation of unfixed cryostat sections. Histochem J 10:617–620

Bancroft JD, Gamble M (2008) Theory and practice of histological techniques, 6. Aufl. Churchill Livingstone

Bettman B (1884) Celloidin as an embedding Mass. South Med Rec. 20; 14(10):375–376

Beumer LA (1963) A quicker method of embedding eyes in nitrocellulose of low viscosity. Ophthalmologica 146:432–437

Biggs NL (1958) A double-embedding technic for fibrous connective tissue. Stain Technol 33(6):299

Blank H, McCarthy PL (1950) A general method for preparing histologic sections with a water-soluble wax. J Lab Clin Med 36:776–781

Blewitt ES, Pogmore T, Talbot IC (1982) Double embedding in agar/paraffin wax as an aid to orientation of mucosal biopsies. J Clin Pathol 35(3):365

Böck P (ed) (1989) Romeis Mikroskopische Technik, 17. neubearbeitete Auflage, Urban und Schwarzenberg

Böhm A, Oppel A (1890) Taschenbuch der mikroskopischen Technik. Oldenbourg, München

Boon ME, Kok LP, Ouwerkerk-Noordam E (1986) Microwave-stimulated diffusion for fast processing of tissue: reduced dehydrating, clearing, and impregnating times. Histopathology 10(3):303–309

Buesa RJ, Peshkov MV (2009) Histology without xylene. Ann Diagn Pathol 13(4):246–256

Calkins E, Pocius E, Marracci G (2019 Dec 26) Chaudhary P (2019) A microwave method for plastic embedding of nervous tissue for light and electron microscopy. Heliyon. 6(1):e03036

Carson FL (1990) Histotechnology, a selfinstructional text. American Society of clinical Pathologists

Chu WS, Liang Q, Tang Y, King R, Wong K, Gong M, Wei M, Liu J, Feng SH, Lo SC, Andriko JA, Orr M (2006) Ultrasound-accelerated tissue fixation/processing achieves superior morphology and macromolecule integrity with storage stability. J Histochem Cytochem 54(5):503–513

Davenport HA, Swank RL (1934) Embedding with low viscosity nitrocellulose. Stain Technol 9(4):137–139

Dineshshankar J, Saranya M, Tamilthangam P, Swathiraman J, Shanmathee K, Preethi R (2019) Kerosene as an alternative to xylene in histopathological tissue processing and staining: An experimental study. J Pharm Bioallied Sci 11(Suppl 2):376–379

Emmert-Buck et al. (2005) Dissecting the molecular anatomy of tissue. Principles and practice. Springer-Berlin-Heidelberg

Erdmann P, Klumpe S, Plitzko JM (2022) Elektronenmikroskopie. In: Kurrek J, Engels JW, Lottspeich F (Hrsg) Bioanalytik, 4. Springer, Auflage, S 553–600

Gao KX, Godkin JD (1991) A new method for transfer of polyethylene glycol-embedded tissue sections to silanated slides for immunocytochemistry. J Histochem Cytochem 39(4):537–540

Glauert AM, Glauert RH (1958) Araldite as an embedding medium for electron microscopy. J Biophys Biochem Cytol 4(2):191–194

Goldberg MS, Wetherington SJ, Susa JS, Wickless SC, Cockerell CJ (2015) Characterization of tissue and slide artifacts from automated embedding systems. Am J Dermatopathol 37(11):846–849

Gormley B, Ellis R (1994) Resin embedding for light microscopy. Extract from woods and ellis, laboratory histopathology: A complete reference, 1994 Churchill Livingstone

Graham L, Orenstein JM (2007) Processing tissue and cells for transmission electron microscopy in diagnostic pathology and research. Nat Protoc 2(10):2439–2450

Hayat MA (2002) Microscopy, Immunohistochemistry and Antigen Retrieval Methods for Light and Electron Microscopy. Kluwer Academic / Plenum Publishers, New York

Hoppert M (2003) Microscopic techniques in biotechnology. WILEY-VCH Verlag, Weinheim

Hunter E (1993) Practical electron microscopy – a beginner's illustrated guide, 2. Aufl. Cambridge University Press

Hurley PA, Clarke M, Crook JM, Wise AK, Shepherd RK (2003) Cochlear immunochemistry – a new technique based on gelatin embedding. J Neurosci Methods 129(1):81–86

Hyams TC, Mam K, Killingsworth MC (2019) Scanning electron microscopy as a new tool for diagnostic pathology and cell biology. Micron 2019:102797

Islam A, Archimbaud E, Henderson ES, Han T (1988) Glycol methacrylate (GMA) embedding for light microscopy. II. Immunohistochemical analysis of semithin sections of undecalcified marrow cores. J Clin Pathol. 41(8):892–6

Islam A, Henderson ES (1987) Glycol methacrylate embedding for light microscopy. I. enzyme histochemistry on semithin sections of undecalcified marrow cores. J Clin Pathol. 40(10):1194–200

Jensen TA (2003) Tissue microarray: advanced techniques. J Histotechnol 26(2):101–104

Jensen TA, Hammond EH (2001) The tissue microarray – a technical guide for histologists. J. of Histotechnology 24(4):283–287

Johnson ML (2003) A technique for correcting poorly processed paraffin blocks, Histologic May 2003:21–22

Jones MV, Calabresi PA (2007) Agar-gelatin for embedding tissues prior to paraffin processing. Biotechniques 42(5):569–570

Kiernan JA (1999) Histological and histochemical methods; Theory and practice, 3rd edn. Arnold-Verlag

Klebs E (1869) Die Einschmelzungs-Methode, ein Beitrag zur mikroskopischen Technik. Arch Mikrosk Anat 5:164–166

Kulzer GmbH (2023) Technovit-Broschüre

Leduc EH, Holt SJ (1965) Hydroxypropyl methacrylate, a new water-miscible embedding medium for electron microscopy. J Cell Biol 26(1):137–155

Lee AB, Mayer P (1910) Grundzüge der mikroskopischen Technik für Zoologen und Anatomen. Friedländer und Sohn, Berlin

Lefebvre G (2001) Reprocessing of tissue blocks. Histologic 14(2):42

Leica Biosystems Nussloch GmbH (2012) Broschüre – Schnittprobleme und mögliche Lösungen. Nachbearbeitung schwieriger Gewebeblöcke. Autor Rolls GO

Leica Biosystems Nussloch GmbH (2020) Broschüre – LEICA TP1020 Infiltrationsautomat

Lerch ML, Bauer DR, Theiss A, Chafin D, Otter M, Baird GS (2019) Monitoring dehydration and clearing in tissue processing for high-quality clinical pathology. Biopreserv Biobank. 17(4):303–311

Luft JH (1961) Improvements in epoxy resin embedding methods. J Biophys Biochem Cytol 9(2):409–414

Merchant SN, Burgess B, O'Malley J, Jones D, Adams JC (2006) Polyester wax: a new embedding medium for the histopathologic study of human temporal bones. Laryngoscope 116(2):245–249

Morales AR, Essenfeld H, Essenfeld E, Duboue MC, Vincek V, Nadji M (2002) Continuous-specimen-flow, high-throughput, 1-hour tissue processing. A system for rapid diagnostic tissue preparation. Arch Pathol Lab Med 126(5):583–90

Mulisch M, Welsch U (Hrsg) (2010) Romeis Mikroskopische Technik, 18. Spektrum Akademischer Verlag, Aufl

Newman GR, Hobot JA (1999) Resins for combined light and electron microscopy: a half century of development. Histochem J 31(8):495–505

O'Malley JT, Burgess BJ, Jones DD, Adams JC, Merchant SN (2009) Techniques of celloidin removal from temporal bone sections. Ann Otol Rhinol Laryngol 118(6):435–441

Science Services Beratungs- und Vertriebsgesellschaft für wissenschaftliche Laboreinrichtungen mbH (2015) – Datasheet LR white

Science Services Beratungs- und Vertriebsgesellschaft für wissenschaftliche Laboreinrichtungen mbH (2021) – Datasheet Lowicryl

Skinner RA (2014) A retrospective review of the advantages of glycol methacrylate (GMA) as an embedding resin. Histologic 46(2):30–35

Spurr AR (1969) A low-viscosity epoxy resin embedding medium for electron microscopy. J Ultrastruct Res 26(1):31–43

Steedman HF (1960) Section cutting in microscopy. Blackwell Scientific Publications, Oxford, UK

Suvarna KS, Layton C, Bancroft JD (eds) (2018) Bancroft's theory and practice of histological techniques (8th Edition). Elsevier

Vogel U (2014) Overview on techniques to construct tissue arrays with special emphasis on tissue microarrays. Microarrays 3:103–136

Walls GL (1932) The hot celloidin method for animal tissue. Stain Technology VII 4:135–145

Willbold E, Witte F (2010) Histology and research at the hard tissue-implant interface using Technovit 9100 New embedding technique. Acta Biomater 6(11):4447–4455

Winsor L (1994) Tissue processing. In: Woods A, Ellis R (eds). Laboratory histopathology. Churchill-Livingstone,New York, S 4.2–1- 4.2–42

Woods AE, Stirling JW (2018) Transmission electron microscopy. In: Suvarna KS, Layton C, Bancroft JD (eds) Bancroft's theory and practice of histological techniques (8 Edn). Elsevier

Zhou H, Gang Y, Chen S, Wang Y, Xiong Y, Li L, Yin F, Liu Y, Liu X, Zeng S (2017) Development of a neutral embedding resin for optical imaging of fluorescently labeled biological tissue. J Biomed Opt 22(10):1–7

Informative Webseiten

Electron Microscopy Sciences. Araldite to Styrene : ▶ https://www.emsdiasum.com/araldite-to-styrene

Grenzwerteverordnung (GKV), Stoffliste (MAK- und TRK-Werte) Anhang I/2020: ▶ https://www.ris.bka.gv.at/Dokumente/Bundesnormen/NOR40226249/II_382_2020_Anhang_I.pdf

Johnson M. techniques-of-preparation-and-study-of-temporal-bones: ▶ https://masseyeandear.org/assets/MEE/pdfs/ent/otopath/techniques-of-preparation-and-study-of-temporal-bones.pdf

Kulzer GmbH. Kunststoff-Technik: ▶ https://kulzer-technik.de

Rolls GO. Leica Biosystems (2012) Broschüre – Schnittprobleme und mögliche Lösungen. Nachbearbeitung schwieriger Gewebeblöcke: ▶ https://www.biosystems.ch/default.aspx?globalid=451

Science Services Beratungs- und Vertriebsgesellschaft für wissenschaftliche Laboreinrichtungen mbH. Infothek: ▶ https://www.scienceservices.de/infothek.html

Thermo Fisher Scientific. Electron Microscopy Educational Resources: ▶ https://www.thermofisher.com/at/en/home/electron-microscopy/learning-center.html

Mikrotomie

Inhaltsverzeichnis

8.1 Einleitung – 183

8.2 Einbettungsmedien – Schnittdicken – 183

8.3 Mikrotom – 183
8.3.1 Schlittenmikrotom – 185
8.3.2 Rotationsmikrotom – 186
8.3.3 Kryostat – 187
8.3.4 Ultramikrotom – 188
8.3.5 Gefriermikrotom – 189
8.3.6 Schaukelmikrotom (Rockingmikrotom) – 189
8.3.7 Sägemikrotom – 189
8.3.8 Vibratom – 190
8.3.9 Lasermikrotom – 191

8.4 Mikrotommesser – 192
8.4.1 Stahlmesser – 192
8.4.2 Einmalklingen – 194
8.4.3 Wolframcarbidmesser – 195
8.4.4 Glasmesser – 195
8.4.5 Diamantmesser – 196
8.4.6 Saphirmesser – 196

8.5 Schneidetechnik – 197
8.5.1 Messerneigung – Inklination – 197
8.5.2 Messerschrägstellung – Deklination – 198
8.5.3 Herstellen von Paraffinschnitten am Schlittenmikrotom – 198
8.5.4 Herstellen von Paraffinschnitten am Rotationsmikrotom – 203
8.5.5 Schneideartefakte und Schneidetipps beim Paraffinschneiden – 205

© Der/die Autor(en), exklusiv lizenziert an Springer-Verlag GmbH, DE,
ein Teil von Springer Nature 2025
G. Lang, *Histotechnik*,
https://doi.org/10.1007/978-3-662-71093-7_8

8.5.6	Herstellen von Gefrierschnitten – 208	
8.5.7	Schneideartefakte und Schneidetipps beim Gefrierschneiden – 211	
8.5.8	Schneiden am Ultramikrotom – 214	
8.5.9	Herstellen von Sägepräparaten – 217	

8.6 Anhaften der Schnitte am Objektträger – 219
8.6.1 Adhäsive – 220

8.7 Schneideautomat für Paraffinblöcke – 223

8.8 Lasermikrodissektion – 224

Literatur – 225

8.1 Einleitung

Das Kernstück bei der Herstellung von mikroskopischen Präparaten ist die Mikrotomie – das Schneiden von hauchdünnen Schnitten von den hergestellten Gewebeblöcken (griech. *micros* = klein, *tome* = schneiden). Von der Qualität dieser Schnitte hängt die Qualität der gesamten histologischen Untersuchung ab. Die Geräte, die dafür verwendet werden, nennt man **Mikrotome**. Das sind Präzisionsinstrumente, die die Herstellung von
- Schnitten von 0,5–60 µm (evtl. bis 300 µm) für die Lichtmikroskopie und von
- Schnitten von 0,01–0,5 µm für die Elektronenmikroskopie ermöglichen.

8.2 Einbettungsmedien – Schnittdicken

Die minimale, erreichbare Schnittdicke ist wesentlich von der Konsistenz des Einbettungsmediums abhängig. Die Wahl des verwendeten Einbettungsmediums ist wiederum abhängig vom untersuchten Gewebe und vom Untersuchungsziel.

Im histodiagnostischen Labor werden **Paraffinblöcke** verarbeitet. Die Mehrzahl der gewonnenen Schnitte ist 3–4 µm dick. Prinzipiell sollte eine Schnittdicke angestrebt werden, die zu einer Einzelzellschicht im Schnitt führt. Besonders dichtes bzw. kleinzelliges Gewebe (Lymphknoten, Knochenmarkbiopsien, Nierenbiopsien) erfordern eine geringere Dicke (1–2 µm). Andere, schwierig zu schneidende Gewebetypen wie derbes, hartes oder fettreiches Gewebe erlauben manchmal nur Schnittdicken um 5–8 µm. Die Darstellung mancher Strukturen gelingt in relativ dickeren Schnitten besser, z. B. kollagene Fasern in Trichromfärbungen, Bakterien in der Ziehl-Neelsen-Färbung oder Amyloid in der Kongorotfärbung.

Anmerken muss man, dass sich die Angabe über die Schnittdicke hier auf die Mikrometereinstellung am Mikrotom bezieht. Während der Manipulation kommt es durch die Erwärmung immer auch zu einer gewissen Ausdehnung des Blocks, was zu dickeren Schnitten führt, d. h., eine absolute Durchmesserangabe ist in der Praxis nicht möglich.

Kunststoffeinbettungen für die Lichtmikroskopie erlauben die Herstellung von dünneren Schnitten (z. B. 0,5–2 µm bei Knochenmarkbiopsien in Glycolmethacrylat). Eine weitere Verwendung von Kunststoffen bei der Verarbeitung von nichtentkalktem, hartem Knochen führt zu Sägeschnitten um 20–30 µm, zu Schliffpräparaten um die 50 µm oder zu Lasermikrotomschnitten bis zu 10 µm (Kunert-Keil et al. 2019).

Kunststoffeinbettungen für die Elektronenmikroskopie z. B. in Epoxidharzen erlauben die Herstellung von Schnitten bis zu 0,01 µm, sog. Ultradünnschnitte. Unter Semidünnschnitten versteht man etwas dickere Schnitte (bis 1 µm), an denen lichtmikroskopisch die Orientierung der gewünschten Details ausgemacht wird.

Mit weicheren Einbettungsmedien wie **Celloidin** oder **Gelatine** kann man 10–300 µm dicke Schnitte anfertigen (z. B. Gehirnschnitte, Glaskörperschnitte).

8.3 Mikrotom

Die **Entwicklung** der Mikrotome begann im 19. Jahrhundert, wo einfache Geräte erfunden wurden, die die Herstellung mikroskopischer Präparate erleichtern sollten (s. ▶ Abschn. 19.2). Davor fertigte man mittels einer scharfen Rasierklinge und einer ruhigen

Hand dünne Häutchen für die Mikroskopie an. In der zweiten Hälfte des 19. Jahrhunderts wurden Schneidemaschinen mit geführten Messern und präzisem Präparatvorschub eingeführt und rasch weiterentwickelt. Der hölzerne Vorläufer des Schlittenmikrotoms datiert auf 1868 (Rivet-Mikrotom). Es wurde u. a. von Jung und Reichert als Metallausführung verbessert und mit dem schräggestellten Messer gerne für härtere Proben eingesetzt. Eines der sog. automatischen Mikrotome bzw. Rotationsmikrotome wurde 1886 vorgestellt (Minot-Mikrotom, ◘ Abb. 8.1). Sie wurden mit dem quergestellten Messer zum Bänderschneiden genutzt. 1885 wurde in Cambridge das sog. Rockingmikrotom (*rocking microtome*) von Horace Darwin eingeführt, das bis in die 1920er-Jahre sehr verbreitet war. Die wichtigsten Entwickler im deutschsprachigen Raum waren Rudolf Jung, Richard Thoma, Ernst Leitz, Carl Reichert und Carl Zeiss. Ihre Namen sind teilweise auch in den modernen Produkten immer noch vertreten.

Moderne Mikrotome unterscheiden sich einerseits in ihrer Funktionsweise, andererseits im Leistungsvermögen und in ihrer Ausstattung. Im Handel gibt es verschiedene Bauarten von Mikrotomen, die unterschiedliche Anforderungen unterstützen. Dabei besteht prinzipiell jedes Mikrotom aus einem Gerätekörper, der den Präparatvorschubmechanismus enthält, einer Präpa-

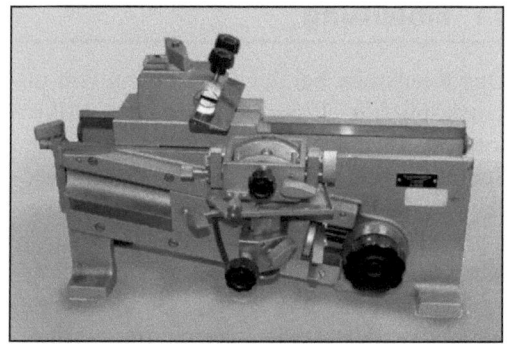

◘ **Abb. 8.2** Klassisches Schlittenmikrotom mit Edelstahlgleitbahn von Reichert

rathalterung und einer Messerhalterung mit dem Messer.

- **Mikrotomgrundtypen**
  - Schlittenmikrotom (*sliding* und *sledge microtome*)
  - Rotationsmikrotom (*rotary microtome*)
  - Kryostat (*cryostat*)
  - Ultramikrotom (*ultramicrotome*)
  - Gefriermikrotom (*freezing microtome*)
  - Schaukelmikrotom (*rocking microtome*)
  - Vibratom (*vibratome*)
  - automatisiertes Großflächenmikrotom (*whole-mount slicing machine*)
  - Sägemikrotom (*sawing microtome*)
  - Lasermikrotom (*laser microtome*)

- **Die Wahl des Mikrotomtyps richtet sich nach**
  - gewünschter Schnittdicke
  - Einbettungsmedium (Konsistenz)
  - Härte des Gewebes/Blocks
  - Größe des Gewebes/Blocks
  - Fixierzustand des Gewebes
  - Herstellung von Schnittbändern und/oder Einzelschnitten
  - bevorzugter Schneidetechnik

Je nach Typ wird das Präparat auf das Messer bzw. das Messer auf das Präparat zubewegt. Die Präparatebene wird dabei in bestimmten voreingestellten Schrit-

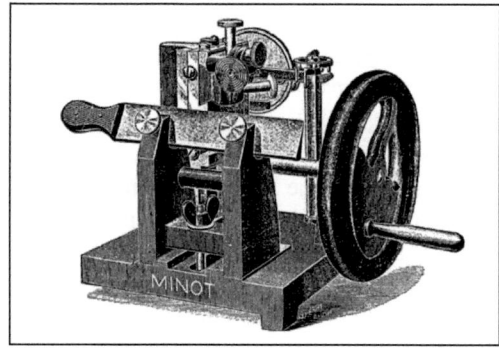

◘ **Abb. 8.1** Rotationsmikrotom von Minot ca. 1895

8.3 · Mikrotom

ten vorangeschoben, sodass bei jedem Schub ein Schnitt von vorbestimmter Dicke vom Block abgehoben wird. Die Mechanismen zum Präparatvorschub sind typabhängig verschieden. Am Gerät findet sich eine Skala, an der man die Schnittdicke einstellen kann (digital oder mechanisch).

Die **Präparatebene** sollte im Präparathalter in alle Richtungen einstellbar und justierbar sein, um möglichst wenig Material beim Anschnitt zu verlieren. Die Messerhalterung sollte die Einstellung der **Schneidewinkel** erlauben (in Bezug zur Schneiderichtung und in Bezug zur Präparatebene = Deklination und Inklination, s. ▶ Abschn. 8.5.1, 8.5.2).

Für alle Mikrotome ist wichtig, dass sie vibrationsfrei arbeiten und für den jeweiligen Zweck stabil genug sind. Bei einer großen Menge an Probengut ist es wichtig, dass die Handhabung unkompliziert und körperlich nicht anstrengend ist. Die Reinigung der Geräte soll einfach vorzunehmen sein.

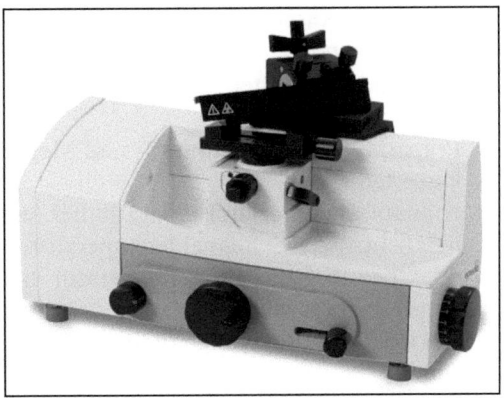

◘ Abb. 8.3 Schlittenmikrotom HM 430 von Epredia

> Im Histodiagnostiklabor werden Gewebeschnitte an Schlitten- bzw. Rotationsmikrotomen hergestellt, die für die gewünschte Schnittdicke (1–10 µm) und für die Paraffineinbettung geeignet sind.

8.3.1 Schlittenmikrotom

Bei diesem Typ wird der schwere Messerschlitten auf einer Gleitbahn horizontal vor und zurück bewegt. Das Präparat ist auf der Präparathalterung fixiert. Beim Schneidevorgang wird das Messer durch den Block gezogen und so eine dünne Schicht an der Oberseite des Blocks abgetragen.

Über einen Vorschubmechanismus wird das Präparat um die eingestellte Mikrometerzahl vertikal nach oben bewegt. Bei den klassischen Modellen erfolgt der Vorschub durch Anschlag an eine Skala am hinteren Ende der Gleitbahn. Dadurch wird die Bewegung über eine Schraube und Zahnräder in die vertikale Richtung übertragen. Die Gleitbahnen und das ganze Gerät sind aus Metall. Für ein leichteres Gleiten werden die Bahnen geölt. Der Benutzer muss darauf achten, dass sich kein Rost darauf bildet oder die Bahnen ungleichmäßig abgenutzt werden (◘ Abb. 8.2).

Bei den modernen Schlittenmikrotomen wurde die Gleitbahn durch wartungsfreie Rollen und ein Laufband ersetzt, die die Bewegung wesentlich erleichtern und den Messerschlitten in der Bahn stabilisieren. Über die Mechanik wurde ein Gehäuse gesetzt, was die Reinigung und den Schutz der Teile vereinfacht. Der Präparatvorschub erfolgt entweder mechanisch oder elektronisch gesteuert motorbetrieben (◘ Abb. 8.3).

Eingeführt wurden Schlittenmikrotome zum Schneiden von harten, großen Materialien. Der Vorteil der Geräte liegt in der Stabilität und dem verstellbaren Messerwinkel in Bezug zur Schneiderichtung (Deklination). In unseren Breiten werden Schlittenmikrotome häufig in der Routinehistologie eingesetzt. Im Gegensatz dazu sind im englischsprachigen Raum großteils die Rotationsmikrotome vertreten.

- **Mögliche Ausstattung von Schlittenmikrotomen**
- Einmalklingenhalter (als Ersatz für große Stahlmesser)
- Präparathalter für Standard- und Megakassetten
- Kühlaufsätze für den Präparathalter (ermöglicht tiefere Schneidetemperaturen oder bewahrt die Blocktemperatur bei längerer Manipulation)
- elektronische Regelung, digitale Anzeigen
- Retraktionsmodus (Block zieht sich beim Rückweg des Messers zurück, schont das Messer und verhindert Striemen auf dem Block)
- Hilfsmittel zum Einstellen der Schneideebene
- motorisierter Grobvorschub und mehr

- **Verwendete Messertypen**
- Stahlmesser
- Einmalklingen befestigt in Klingenhaltern (aus Stahl oder Wolframcarbid)
- Glasmesser mit Adapter
- Wolframcarbidmesser

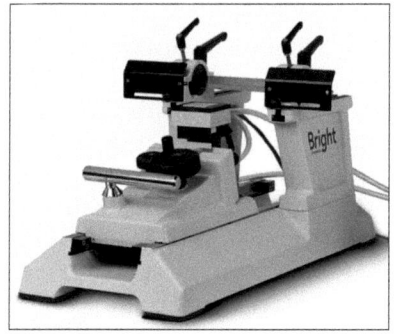

◘ **Abb. 8.4** 8000 Sledge Microtome von Bright Instruments Co Limited, Huntingdon, UK

Das Prinzip der Schlittenmikrotome findet man wieder in abgeänderter Form bei den **Hochleistungsgeräten** (*sledge microtome*) zur Herstellung von Präparaten von sehr harten und/oder großflächigen Geweben (Kunststoffeinbettungen). Das Messer ist hier in waagrechter Position fixiert und das Präparat wird ebenfalls waagrecht darauf zubewegt (◘ Abb. 8.4). Diese Geräte sind zum Teil mit einem Motor zum gleichmäßigen Vorschub des Gewebeblocks ausgestattet. Das Messer kann mit entsprechendem Messerhalter auch schräggestellt (Deklination 45°) eingesetzt werden. Die Blöcke können bis zu einer Fläche von 250 × 210 mm bei Paraffineinbettung und 80 × 100 mm bei Kunststoffeinbettung verarbeitet werden. Für noch größere Präparate gibt es automatisierte Großflächenmikrotome, die auch für industrielle Anwendungen eingesetzt werden können. Diese Geräte sind in Kisten verbaut mit Abmessungen von ca. 1 m Seitenlänge und können z. B. Schnitte von ganzen Ratten erzeugen.

8.3.2 Rotationsmikrotom

Bei diesem Mikrotomtyp ist das Messer starr in vertikaler Position fixiert. Es steht quer und zeigt mit der Schneide nach oben. Der Gewebeblock wird senkrecht darauf zubewegt, wodurch das Messer von unten nach oben durch den Block zieht. Die vertikale Bewegung des Präparats wird durch ein **Handrad** ausgelöst. Bei jeder Umdrehung erfolgt der horizontale Vorschub des Präparats in Richtung Messer (◘ Abb. 8.5). Die Geräte können mit einem Motor ausgestattet sein. Ihr Einsatzgebiet umfasst die Herstellung von Paraffinschnitten in der Routinehistologie und die Herstellung von Semidünnschnitten von kunststoffeingebettetem Gewebe für die Lichtmikroskopie. Dasselbe Prinzip wird auch in den Kryostaten und bei den Ultramikrotomen eingesetzt.

Die Besonderheit dieses Geräts ist die Eignung zur Herstellung von Schnittbändern für **Serienschnitte** (s. ▶ Abschn. 8.5.4).

8.3 · Mikrotom

- **Mögliche Ausstattung eines Rotationsmikrotoms**
- Motor
- elektronische Regelung, digitale Anzeigen
- Geschwindigkeitsregulierung
- Schneidfenstereinstellung
- Rockingmodus (Handrad wird für den Präparatvorschub nur über eine kleine Strecke nach vor und zurück bewegt)
- Retraktionsmodus
- Fußtastenbedienung
- Aufsatz zum Schnitttransfer (Wasserrutsche direkt in ein Wasserbad)
- optischer Aufsatz
- Kühlaufsätze und mehr

- **Verwendete Messertypen**
- Stahlmesser
- Einmalklingen (aus Stahl oder Wolframcarbid)
- Glasmesser mit Adapter
- Wolframcarbidmesser

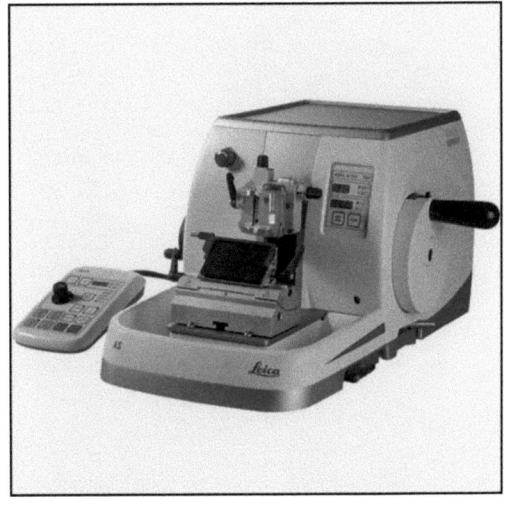

Abb. 8.5 Histocore Autocut von Leica Biosystems (©Leica Biosystems)

8.3.3 Kryostat

Beim Kryostat ist das Rotationsmikrotom in eine Kühlkammer eingebaut, wobei der ganze Mechanismus so gedreht ist, dass die Messeroberseite nahezu waagrecht liegt. Sie dient gleichzeitig als „Tisch" zum Auflegen und Strecken der gefertigten Schnitte (s. Abb. 8.30).

Die Temperatur kann entsprechend dem Gerätetyp bis zu −60 °C abgesenkt werden. Präparat, Messer und Zubehör haben dieselbe Temperatur, was die Schnittgewinnung sehr erleichtert. Eingesetzt werden Kryostate bei der Herstellung von Gefrierschnitten von unfixiertem Gewebe (Schnellschnitt, Enzymhistochemie, Immunhistochemie, Immunfluoreszenz), von fixiertem Gewebe zur Umgehung des Einbettungsprozesses, aber auch zum Schneiden von Industrieprodukten. Die Schnittdicke bei Gewebe zur Schnellschnittuntersuchung liegt bei 5–10 μm (Abb. 8.6).

Es gibt auch tragbare Tischkryostate, die z. B. direkt im Operationssaal eingesetzt werden können. Andererseits werden auch sehr große Kryostate für Großflächenschnitte im Handel angeboten (bis 40 cm). Diese funktionieren als Hochleistungsschlittenmikrotome, eingebaut in eine „Tiefkühltruhe".

- **Mögliche Ausstattung eines Kryostats**
- Motor (mit Geschwindigkeitsregulierung)
- Schnellfriereinrichtung
- Retraktionsmodus
- Schneidefenstereinstellung
- Vakuumabsaugung
- mehrere organisierte Einfrierplätze
- *face down*-Einfrierzubehör
- Höhenverstellbarkeit (Steh- und Sitzhöhe)
- UV-Desinfektion und automatische Abtauung
- getrennte Temperatureinstellung für Präparathalter und mehr

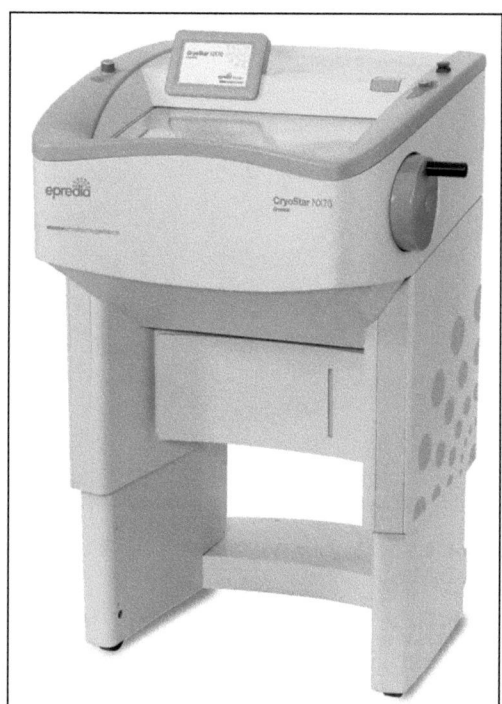

Abb. 8.6 Kryostat NX70 von Epredia

- **Verwendete Messertypen**
- Stahlmesser
- spezielle Einmalklingen
- Wolframcarbidmesser

8.3.4 Ultramikrotom

Ultramikrotome werden in der **Elektronenmikroskopie** zur Herstellung von Ultradünnschnitten (0,01–0,5 µm) benötigt. Das Gewebe ist hier in Kunststoff (s. ▶ Abschn. 7.8) eingebettet, um diese Dicke bzw. „Dünne" erreichen zu können. Zur lichtmikroskopischen Vorbeurteilung des Blocks werden auch Semidünn- oder Vorschnitte hergestellt. Die Größe der Präparate liegt im Millimeterbereich. Die Schneiderichtung entspricht dem Rotationsmikrotom mit einem fixierten, querstehenden Messer und einem vertikal darauf zubewegten Präparat. Der Präparatvorschub erfolgt über

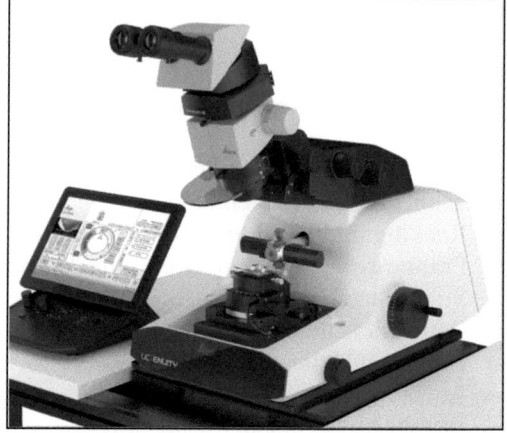

Abb. 8.7 Ultramikrotom UC Enuity von Leica Microsystems (©Leica Microsystems)

einen thermischen Mechanismus, bei dem sich ein Bifurkationsmetall kontrolliert ausdehnt, bzw. verfügen moderne Ultramikrotome über einen feinmechanischen Vorschub (◘ Abb. 8.7).

Für möglichst gleichmäßige Schnitte läuft das Schneiden motorisiert unter mikroskopischer Beobachtung via binokularer Präparierlupe oder auch via Bildschirm ab. Das Gerät ist mit einer Kaltlichtquelle ausgestattet, die eine Beurteilung der Schnittdicke aufgrund der Reflexion an der Wasseroberfläche des Schneidetrogs erlaubt. Zur Ausstattung kann auch eine Antistatikeinrichtung und Fiberglasbeleuchtung gehören. Modernste Geräte unterstützen die Bedienung durch eine automatische Ausrichtung von Block und Messer sowie weitere Features.

Zur Anfertigung von Gefrierschnitten wird das Ultramikrotom mit einer Kühlkammer ausgerüstet (Kryo-Ultramikrotom).

- **Verwendete Messertypen (in Verbindung mit einem Trog)**
- Wolframcarbidmesser (für Semidünnschnitte)
- Glasmesser (für Semi- und Ultradünnschnitte)

8.3 · Mikrotom

- Diamantmesser (für Semi- und Ultradünnschnitte)
- Gefrierschnittmesser (für *wet*- und *dry*-Methode)

8.3.5 Gefriermikrotom

Das Gefriermikrotom wurde Ende des 19. Jahrhunderts eingeführt und erfreute sich großer Beliebtheit, insbesondere auch als Alternative zum Schneiden nach Einbettung. Mit der Entwicklung des Kryostats (Linderstrøm-Lang und Mogensen 1938) wurde das Gefriermikrotom zunehmend abgelöst und ist heute in der Routine nicht mehr vertreten. Es gibt allerdings moderne Versionen der Geräte, die als günstige Alternative zum Kryostat eingesetzt werden (◘ Abb. 8.8).

Das Gewebe wird auf einem Präparattisch mit Wasser oder Gefriermedium aufgefroren. Die Präparatkühlung erfolgt durch Zuleitung von flüssigem Kohlendioxid. Das Messer wird in einer Kreisbewegung auf das Gewebe zubewegt. Das Präparat wird vertikal nach oben vorgeschoben. Ca. 5 µm dicke Schnitte können gewonnen werden.

8.3.6 Schaukelmikrotom (Rockingmikrotom)

Entwickelt 1885 war es in Großbritannien das am weitesten verbreitete Mikrotom bis in die 1920er-Jahre. Der Name stammt vom schaukelnden Auf-und-ab-Bewegen des Präparathalters bzw. -arms, der sich dabei auf das feststehende Messer zuschiebt. Die Herstellung von bis zu 5 µm dicken Schnitten ist relativ einfach und zuverlässig. Das Gerät war in den Anfängen der Mikrotomie berühmt für die schnelle Anfertigung einer großen Anzahl an Serienschnitten. Das Rockingmikrotom ist nicht sehr stabil und „wandert" beim Schneiden. Es wurde in der Folge von den moderneren Mikrotomen verdrängt, findet heute nur mehr für botanische Zwecke und Hobbymikroskopie Verwendung (◘ Abb. 8.9).

8.3.7 Sägemikrotom

Sägemikrotome arbeiten nach einem grundsätzlich anderen Schneideprinzip. Wird bei Rotations- und Schlittenmikrotomen ein Messer gleichmäßig durch den Block gezogen, so erfolgt hier das Schneiden durch ein horizontal rotierendes, diamantbeschichtetes Innenlochsägeblatt. Die

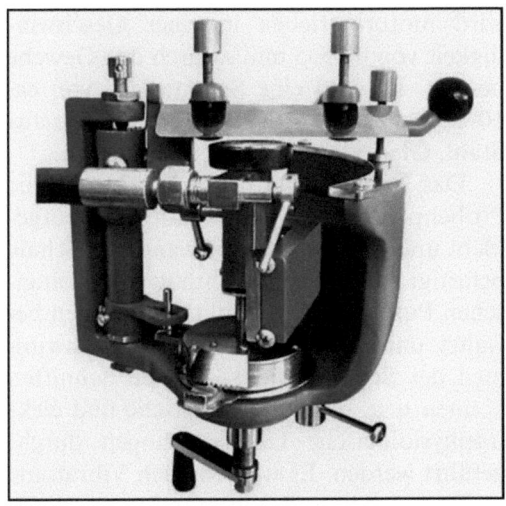

◘ **Abb. 8.8** Gefriermikrotom Typ Erma

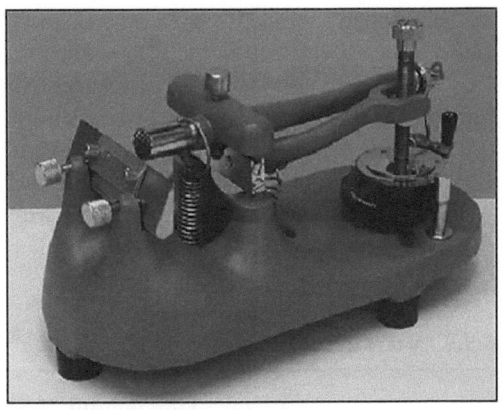

◘ **Abb. 8.9** NET Rockingmikrotom

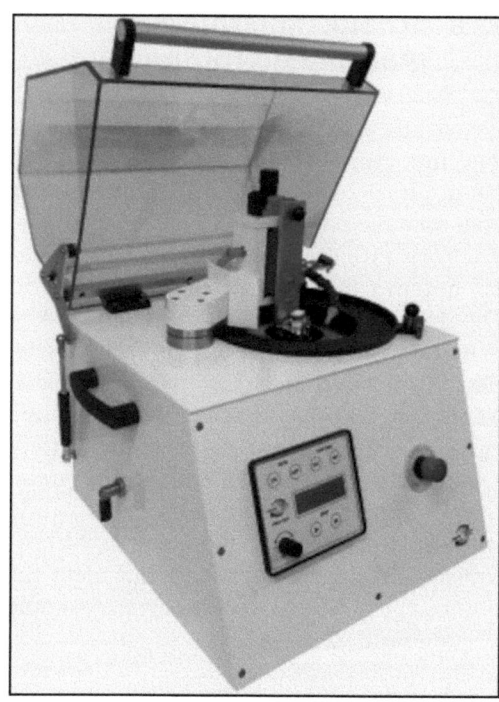

◘ **Abb. 8.10** Sägemikrotom RMS-16G3 von REHA-tech engineering BV

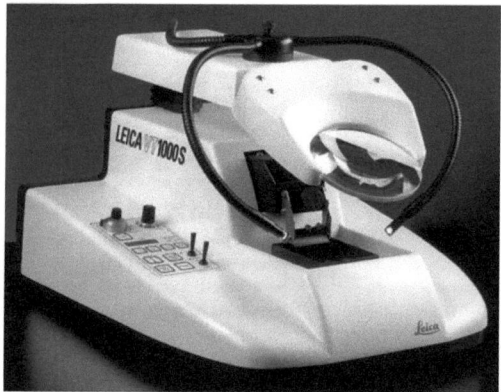

◘ **Abb. 8.11** Leica VT 1000 S von Leica Biosystems (©Leica Biosystems)

Rotationsgeschwindigkeit liegt bei 600 rpm. Das Präparat wird dem Sägeblatt (280 µm stark) ganz langsam angenähert und dieses schleift sich praktisch durch das harte Gewebe. Das eingebaute Wasserkühlsystem verhindert die Überhitzung des Präparats. Eingesetzt wird es zum Schneiden von Knochen und Zähnen, die meist in Kunststoff eingebettet sind. Es wird eine Schnittdicke von 30 µm erreicht. Das Sägemikrotom wird auch zur Vorbereitung für Schliffpräparate verwendet. Hier werden 100–500 µm dicke Gewebeblöcke benötigt, die weiters in einer Schleifmaschine auf 50 µm dicke Präparate dünngeschliffen werden (s. ▶ Abschn. 5.4; ◘ Abb. 8.10).

8.3.8 Vibratom

Das Vibratom ist zur Herstellung von Schnitten von nativem und (leicht) fixiertem Gewebe geeignet. Man umgeht damit den zeitaufwendigen und gewebeabtötenden Prozess der Einbettung und ermöglicht die lichtmikroskopische Untersuchung von lebenden Zellen. Vibratome finden ihren Einsatz z. B. in der neurologischen Forschung, wo sehr weiches, fragiles und extrem empfindliches Gewebe untersucht wird (◘ Abb. 8.11).

Der Name bezieht sich auf die vibrierende Bewegung der Klinge. Die Amplitude der Klingenschwingung wird über die elektrische Spannung bestimmt, die angelegt wird. Die Vibrationsstärke muss dem Gewebe angeglichen werden. Die Klinge wird motorbetrieben in einer Geschwindigkeit von 0,05–5 mm/s durch das Gewebe bewegt. Es wird eine Schnittdicke von ca. 10–30 µm erreicht. Die Klingen können aus Stahl, Glas oder Saphir beschaffen sein.

Das Präparat wird dazu direkt auf die Probenplatte mit Acrylatadhäsiv aufgeklebt und auf einer doppelwandigen Schale befestigt. Die Schale enthält physiologischen Puffer, der die Vitalität der Zellen bewahrt und als Medium zum Aufschwimmen der Schnitte dient. An den Schnitten können u. a. immunhistologische und elektrophysiologische Untersuchungen durchgeführt werden. Es werden auch Vibratome in Kryostaten und Vibratomkryostate für Großflächenschnitte angeboten.

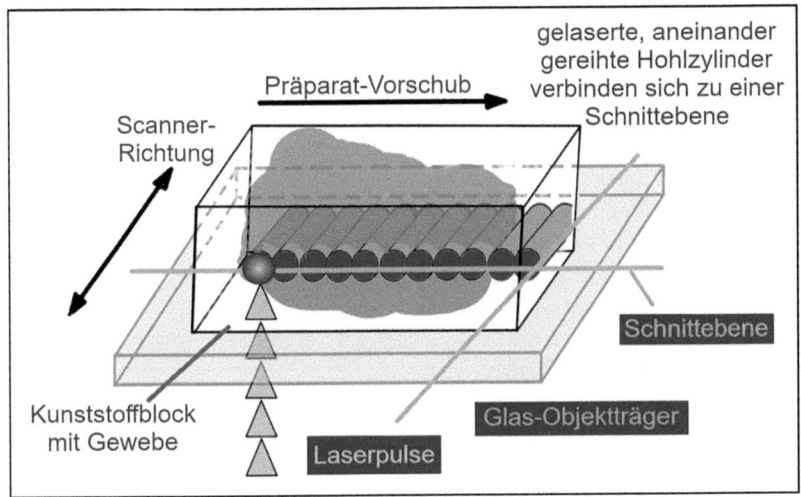

☐ **Abb. 8.12** Schema Lasermikrotom. Die fokussierten Laserpulse bewirken einen „Schweißpunkt", der mit dem Scanner durch das Gewebe bewegt wird.

8.3.9 Lasermikrotom

Das Lasermikrotom ist in Konstruktion und Funktionsweise komplett unterschiedlich zu den vorher beschriebenen Mikrotomen, aber es ist ebenso wie diese dazu geeignet, Gewebeschnitte herzustellen. Anstelle eines Messers oder einer Säge werden hier mithilfe eines Femtosekundenlasers im nahen Infrarotbereich (NIR) Schnitte von 10–100 µm hergestellt.

Der Laser wird im Gewebe fokussiert. Im Fokus kommt es durch die enge Fokussierung (1–5 µm) zur Plasmabildung bzw. Auftrennung des Gewebes. Das Material „verdampft" punktuell. Der Laser wird dabei gepulst in sehr kurzen Intervallen aktiviert, sodass umliegendes Gewebe kaum thermisch beeinträchtigt wird. Die Laserspots werden durch einen schnellen Scanner entlang einer Linie verteilt. Während die Probe in einer bestimmten Geschwindigkeit vorgeschoben wird, wird diese Schnittlinie auf einer eingestellten Höhe durch das Gewebe bewegt, wodurch eine durchgehende Schnittebene entsteht (☐ Abb. 8.12).

Durch die kontaktfreie Schneidemethode werden Strukturverschiebungen und Verzerrungen verhindert. Sie ist geeignet für kunststoffeingebettete, nichtentkalkte Knochen, Zähne und im Besonderen auch für hartes Gewebe in Verbindung mit Implantaten (Keramik, Zirkonium, Zement, Kunststoff u. a.) oder anderen Biomaterialien. Im Vergleich zu Säge-Schleif-Methoden ist die Laserablation[1] artefaktfrei, schneller und kann dünnere Schnitte herstellen. Dadurch können Grenzflächen zwischen Hartgewebe und Implantat bzw. zwischen Hartgewebe und Weichgewebe sehr gut analysiert werden. Probenmaterial kann in Serienschnitten mit nur sehr geringem Materialverlust aufgearbeitet werden. Die Laserablation ist prinzipiell auch bei unfixiertem, nicht eingebettetem Weichgewebe möglich. Die Hersteller des Systems sehen aber den Nutzen v. a. in der Hartgewebeverarbeitung und bei der Analyse von Produkten des Tissue Engineerings, wo Gewebe und Gerüstmaterial (*scaffold*) gemeinsam untersucht werden müssen (Rich-

---

1 Laserablation. Das Abtragen von Strukturen mittels Lasers; in der technischen Industrie und auch in der Medizin weit verbreitet.

ter et al. 2014). Durch die 3D-Laserführung können auch Teilstücke der Probe präzise gewonnen und analysiert werden, vergleichbar mit der Lasermikrodissektionstechnik.

Das Gerät der Fa. LLS Rowiak, TissueSurgeon®, besteht aus mehreren Komponenten, wie z. B. der Probenkammer, dem Laser, einem System für optische Kohärenztomografie (OCT), Multiphotonenmikroskopie oder Infrarotkamera und einem Computer für die Steuerung. Proben von Hartgewebe für die Laserablation werden in Kunststoff (Methacrylat u. a.) eingebettet, plan angeschnitten und mit Cyanacrylatkleber plan auf einen Glasobjektträger aufgeklebt. Der Laser wird von unten durch das Glas innerhalb des Gewebes fokussiert und durch die zum Objektträger parallele Schnittebene bewegt. Es entsteht ein 10–100 μm dicker Schnitt, der am Objektträger fixiert ist und nach Wunsch weiterverarbeitet werden kann. Der darüberliegende, restliche Block wird abgehoben. TissueSurgeon® ist für Proben bis zu 40 × 40 mm Grundfläche geeignet.

8.4 Mikrotommesser

Auch die Mikrotommesser haben sich im Laufe der Entwicklung verändert. Die ersten Präparatoren arbeiteten mit sehr scharfen Rasiermessern. Für die Mikrotome wurden dann Stahlmesser mit unterschiedlichen Formen entwickelt, die in der modernen Routinehistologie großteils durch Einmalklingen ersetzt wurden. Besonders hartes Gewebe bzw. hartes Einbettungsmedium bedarf sehr widerstandsfähiger, scharfer Messer in Form von Glas-, Diamant-, Saphir- oder Wolframcarbidmessern. Grundsätzlich müssen Mikrotommesser entsprechend der Gewebe- bzw. Blockhärte ausgewählt werden.

Die Messer werden in entsprechende Halterungen im Messerbock montiert. Wichtig ist die Stabilität des Messers, damit es beim Schneiden nicht flattert. Natürlich ist eine scharfe, einwandfreie Schneide ohne Scharten die Voraussetzung, um dünne, artefaktfreie Schnitte zu erhalten. Bei der Handhabung von Mikrotommessern muss man sich immer der großen Verletzungsgefahr bewusst sein.

8.4.1 Stahlmesser

Stahlmesser waren vor der Einführung der Einmalklingen die üblichen Mikrotommesser für die Routinehistologie. Sie bestehen aus besonders gehärtetem, rostfreiem Carbonstahl von Werkzeugqualität. Es gibt einerseits oberflächlich gehärtete und andererseits voll gehärtete Messer, die auch nach mehrmaligem Schleifen ihre Qualität beibehalten.

Die Messer sind in unterschiedlichen Längen von 10–30 cm erhältlich. Die Stahlmesser werden zur Lagerung eingeölt, um ein Verrosten zu verhindern. Dieses Öl muss vor der Verwendung mit Benzin entfernt werden. Aufbewahrt werden Stahlmesser in eigenen Holzschachteln, um die Schneide zu schützen.

Beim Schneiden mit Stahlmessern hat sich bewährt, dass man mit einem „groben" Messer den Block anschneidet und dann gegen das „gute" Messer auswechselt. Dieses bleibt so länger scharf und hat eine hervorragende Schneide für die Gewinnung der Gewebeschnitte.

8.4.1.1 Messergeometrie

Die Mikrotommesser erhalten durch die Form ihrer Schneide (Profil) unterschiedliche Eigenschaften für den Einsatz in der Mikrotomie. Wie aus dem Schema in ◘ Abb. 8.13 ersichtlich, nimmt die Stärke der Messerklinge von Profil A zu Profil D zu.

Die Messer haben teilweise neben ihrer Grundform noch einen Facettenschliff

8.4 · Mikrotommesser

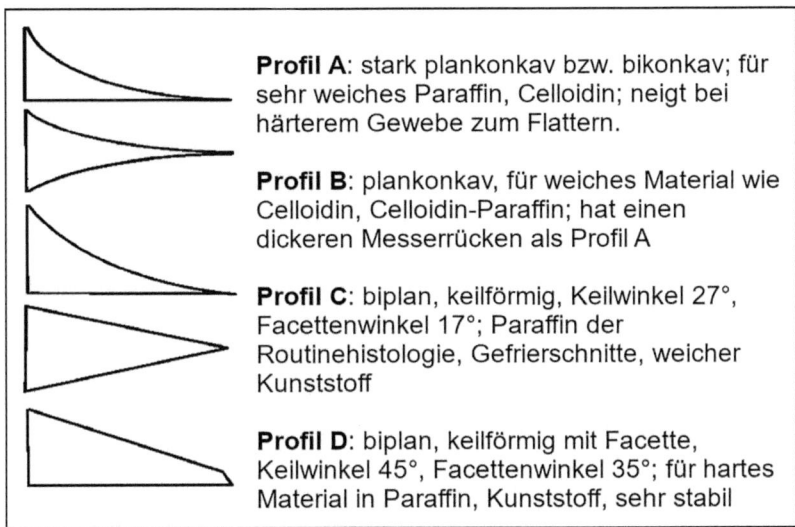

Profil A: stark plankonkav bzw. bikonkav; für sehr weiches Paraffin, Celloidin; neigt bei härterem Gewebe zum Flattern.

Profil B: plankonkav, für weiches Material wie Celloidin, Celloidin-Paraffin; hat einen dickeren Messerrücken als Profil A

Profil C: biplan, keilförmig, Keilwinkel 27°, Facettenwinkel 17°; Paraffin der Routinehistologie, Gefrierschnitte, weicher Kunststoff

Profil D: biplan, keilförmig mit Facette, Keilwinkel 45°, Facettenwinkel 35°; für hartes Material in Paraffin, Kunststoff, sehr stabil

Abb. 8.13 Stahlmesserprofile

an der Schneide. Er entsteht dadurch, dass man beim Anschleifen einer scharfen Schneide den Messerrücken erhöht. Es entstehen so an der Messerschneide zwei Facettenflächen, die einen größeren Winkel einschließen als die Hauptflächen des Messers.

Man findet nach DIN 6581 die in **Abb. 8.14** gezeigten Winkel am Mikrotommesser: Freiwinkel, Keilwinkel, oberer Abzugswinkel, unterer Abzugswinkel, Klingenwinkel und Neigungswinkel (Inklination) (Walter 1981).

8.4.1.2 Messerschleifen

Durch die Abnutzung der Schneide bei der Schnittherstellung vermindert sich die Qualität. Das Messer wird stumpf und bekommt Scharten. Das Schleifen der Messer in den verschiedenen Profilen mit Facette

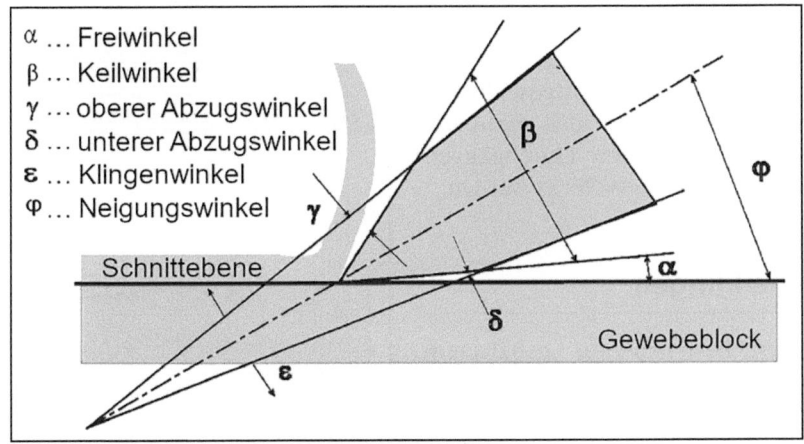

Abb. 8.14 Messerwinkel nach DIN 6581

erfordert große Fachkenntnis und Übung. Das händische Schleifen wurde bereits durch die Einführung von Schleifapparaten im histologischen Labor zurückgedrängt. Und durch den fast ausschließlichen Einsatz von Einmalklingen ist das „Heimschleifen" praktisch verschwunden. Die Vertreiber von Stahlmessern bieten Schleifdienste an, wohin man die Messer zur Wiederaufbereitung einschicken kann.

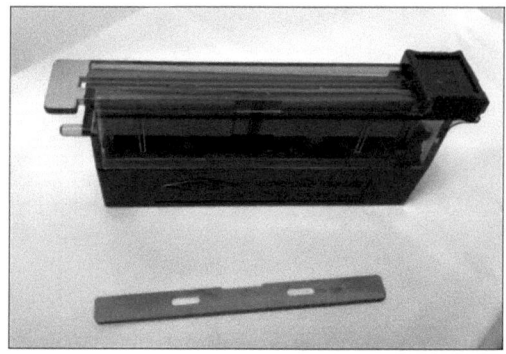

○ **Abb. 8.15** Einmalklingen von Feather Safety Razor Co. Ltd

- **Händisches Schleifen**

Das Schleifen und Abziehen erfolgt an Streichriemen oder Streichstöcken mit Schmiermitteln und Schleifpasten unterschiedlicher Körnung. Um den richtigen Winkel zu erreichen, wird eine Halterung über den Messerrücken gezogen. Es erfolgt zuerst ein grobes Anschleifen und weiters der Feinschliff. Man achtet dabei auf ein Durchziehen des Messers über die ganze Länge des Riemens bzw. Stocks, wobei ein gewisser Druck ausgeübt wird. Die Schleifpasten enthalten Industriediamanten mit 1 bzw. 6 µm Durchmesser.

- **Schleifapparate**

Die Stahlmesser werden in das Gerät in einem bestimmten Winkel eingespannt. Die Schleiffläche rotiert exzentrisch für einen gleichmäßigen Abrieb. Ein Wendemechanismus ermöglicht das gleichmäßige Schleifen auf beiden Seiten. Schmiermittel bewahren die Schneide vor Überhitzung und entfernen den Abrieb. Selbstgeschliffene Messer sind zum Anschneiden geeignet, sollten aber nach mehreren Durchgängen wieder zum Schleifen eingeschickt werden.

8.4.2 Einmalklingen

Einmalklingen bestehen aus gehärtetem Carbonstahl bzw. aus Wolframcarbid. Sie sind ca. 8 cm lang und ca. 0,25–0,35 mm dick (○ Abb. 8.15). Wichtig bei der Verwendung von Einmalklingen ist, dass sie in einer Halterung vibrationsfrei befestigt werden und so dieselbe Stabilität liefern wie große Messer. Die Klingenhalter gibt es mit Schrauben bzw. Schnellverschlussklammer.

Klingengeometrie (○ Abb. 8.16): Einmalklingen können nach C-Profil bzw. D-Profil geformt sein. Man unterscheidet beim C-Profil *low profile blades* und *high profile blades*.

Die Schneide der Einmalklingen kann beschichtet werden mit Chrom oder Pla-

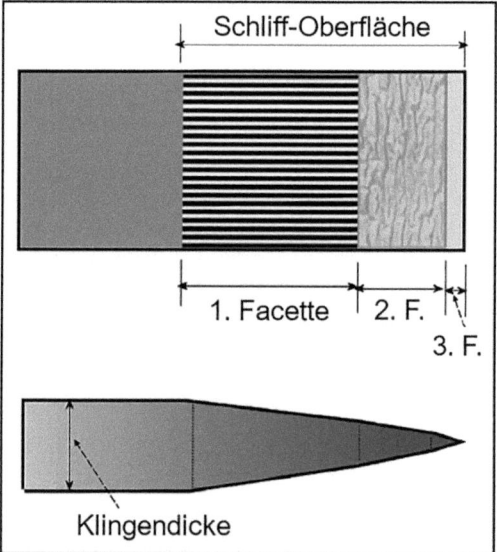

○ **Abb. 8.16** Klingengeometrie

tinlegierungen bzw. mit Teflon, was die Schneidenqualität und Lebensdauer erhöht. Die Klingen werden in unterschiedlicher Qualität für unterschiedliche Anwendungen angeboten (Routine, hartes Gewebe, sehr dünne Schnitte, große Präparate, Gefrierschnitte). Sie sind in Klingenspendern abgepackt, die eine sichere Handhabung erleichtern. Einmalklingen eignen sich auch gut für den Kryostat, weil sie beim Auswechseln schnell die Umgebungstemperatur annehmen.

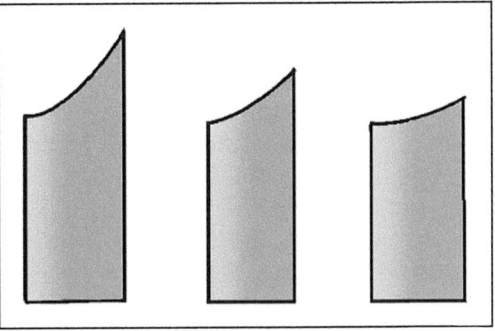

Abb. 8.17 Ralph-Profil

8.4.3 Wolframcarbidmesser

Messer aus diesem sehr widerstandsfähigen Material werden zur Herstellung von Präparaten mit sehr harter Konsistenz für die Lichtmikroskopie eingesetzt. Sie sind sehr beständig, aber aufgrund der Härte spröde. Ihre Form entspricht ihrem Einsatzgebiet. Dreieckige Wolframcarbidmesser werden auf Ultramikrotome montiert, klingenförmige benutzt man auf Rotationsmikrotomen, Schlittenmikrotomen, Hochleistungsmikrotomen und Kryostaten.

Man setzt sie zum Schneiden von nichtentkalktem und entkalktem Knochen, Plastikeinbettungen in Glycol- und Methylmethacrylat und Epoxid für eine Schnittdicke von 1–15 μm ein.

8.4.4 Glasmesser

Glasmesser sind widerstandsfähig, aber sehr spröde, und man muss sehr vorsichtig mit ihnen umgehen. Die Qualität der Schneide wird durch die Glasqualität bestimmt. Sie werden verwendet zur Herstellung von Semidünnschnitten von Kunststoff bzw. Paraffin, wobei das Profil der Schneide die Einsetzbarkeit bestimmt. Für die Elektronenmikroskopie werden sie, wo die Qualität ausreichend ist und man auf den Einsatz von teuren Diamantmessern verzichten kann, zur Herstellung von Ultradünnschnitten verwendet.

Vom sog. **Ralph-Profil** gibt es Unterarten je nach Schneidenhöhe (Abb. 8.17). Von links nach rechts eignet sich das Profil mehr für weiche bis harte Kunststoffe. Wird die Schneide zu flach, ist sie ungeeignet zur Schnittgewinnung. Bei anderen Profilen verläuft die Schneide linear in unterschiedlichen Winkeln (45–65° für Kunststoff, niedriger für Paraffin).

Die Messer werden mittels Messeradapter auf Rotations- und Schlittenmikrotomen und Vibratomen eingesetzt. Für Ultramikrotome montiert man auf sie einen Trog aus Metall oder Kunststoff (*boat*). Dieser wird mittels Zahnzement oder mit Klebeband befestigt bzw. festgeschraubt und so wasserdicht mit dem Messer verbunden (Abb. 8.18).

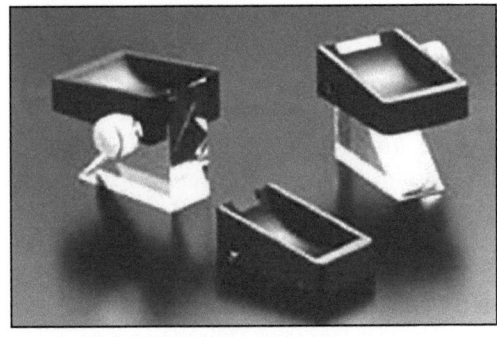

Abb. 8.18 Glasmesser mit montierten Trögen

Glasmesser werden erst kurz vor Gebrauch hergestellt, weil sie bei längerer Lagerung ihre Schärfe verlieren. Aus käuflichen Glasstangen (25–35 mm breit, 6–8 mm stark) werden Parallelogramme oder Dreiecke mit einer bestimmten Neigung zur Kante gebrochen. Händisch ist das mit speziellen Brechstangen möglich, aber etwas schwierig. Deshalb werden Geräte (*knife maker*) angeboten, die Messer mit unterschiedlichen Profilen brechen können. Details zur Glasmesserherstellung findet man bei Hoppert (2003).

8.4.5 Diamantmesser

Diamant wird als industrielles Material teilweise gefördert, aber größtenteils synthetisch hergestellt. Da Diamant die härteste Substanz ist, wird er zum Schneiden, Schleifen und Polieren von harten Materialien verwendet.

Diamantmesser sind die härtesten Messer. Man schleift sie aus reinen, hochwertigen Diamanten ohne Einschlüsse oder Risse in der optimalen Orientierung. Es wird eine glatte Oberfläche auf Atomebene angestrebt. Die Diamantplatte wird mit metallurgischer Technik in einen Bronzeblock gefasst, um jede Lockerung zu vermeiden. Der Diamantmesserblock wird mit einem Schneidetrog (*boat*) aus Aluminium oder Stahl verbunden und gemeinsam auf dem Ultramikrotom montiert. Befestigt wird der Messerblock am Trog mittels Epoxidharzen oder Verschraubung. Der Freiwinkel ist eingestellt auf 4° (◘ Abb. 8.19).

Die Diamantmesser werden in unterschiedlichen Stärken, Längen und Schneidwinkeln angeboten. Für Semidünnschnitte gibt es eine etwas günstigere Ausführung, den Histodiamanten. Die Schneidenlänge variiert von 1–8 mm, der Schneidwinkel variiert von 35–55°, wobei die größeren Winkel für härteres, spröderes Material geeignet sind. Es werden auch Diamantmesser für die Gefrierschnitttechnik angeboten (*wet*- oder *dry*-Technik) und solche zum Trimmen des Blocks.

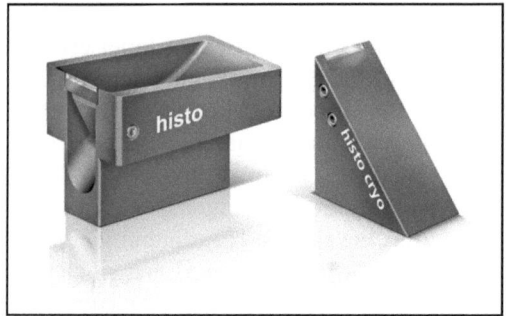

◘ **Abb. 8.19** Diamantmesser von Diatome

Mit Diamantmessern kann man **Ultradünnschnitte** aus kunststoffeingebettetem Material herstellen mit einer Schnittdicke von 10–200 nm bzw. **Semidünnschnitte** von 0,5–5 µm. Der Kunststoff ist hier Epoxidharz (Araldit®, Spurr, LR White, Lowycryl® usw.).

■■ Pflege der Diamantmesser

Sie kommen gereinigt und einsatzbereit aus der Fertigung. Nach dem Benutzen müssen Schneiderückstände entfernt werden. Dazu gibt es eigene Kunststoffstäbchen. Wichtig ist, dass man die Schneide nicht mit der Hand berühren darf und sie nicht durch andere Gegenstände verletzt. Aufbewahrt werden Diamantmesser in ihren Kästchen. Diamantmesser müssen erst nach Jahren nachgeschliffen werden.

8.4.6 Saphirmesser

Saphirmesser werden aus einem künstlich hergestellten Monokristall geschliffen. Saphir gehört nach Diamant zu den härtesten Materialien. Chemisch ist es Aluminiumoxid (Al_2O_3). Die Maße sind z. B. $12 \times 40 \times 0{,}9$ mm. In der Mikrotomie finden sie Einsatz in Vibratomen, wo sie glatte, dünne Schnitte bis zu 10 µm ermöglichen.

8.5 Schneidetechnik

Grundsätzlich muss man sagen, dass die Fertigkeiten beim Schneiden nicht theoretisch vermittelt werden können. Hier ist die praktische Übung ausschlaggebend und man benötigt ein gewisses Maß an Gefühl und Geschicklichkeit, um gute Schnitte herstellen zu können.

In der Routinehistologie wird eine bestimmte Menge an Proben möglichst zeiteffizient verarbeitet. Das heißt, dass auch ein gewisser Anspruch an die Schneidegeschwindigkeit besteht. Dazu muss man anmerken, dass ein Neuling zuerst an der Qualität und erst dann an der Geschwindigkeit arbeiten soll, die sich dann meist von selbst einstellt.

- **Faktoren zum Gelingen**
- stabiles, gut eingestelltes Mikrotom
- scharfes Messer
- gut gekühlter Block
- richtig eingestellte Schneidewinkel
- ordnungsgemäß infiltriertes Gewebe
- ordnungsgemäß ausgegossenes Gewebe
- ruhige Hände
- ruhiger Arbeitsplatz ohne Luftzug
- ausreichende Beleuchtung
- passende Luftfeuchtigkeit und Raumtemperatur (je geringer die Luftfeuchtigkeit, umso höher die elektrostatische Aufladung; je höher die Raumtemperatur, umso schneller erwärmt sich der Block)

8.5.1 Messerneigung – Inklination

Die Inklination entspricht der Neigung des Messers zur Präparatebene und damit auch dem Freiwinkel (*clearance angle*) zwischen Facette und Blockoberfläche bzw. Schnittebene. Die Messerneigung hat großen Einfluss auf die Schnittqualität und sollte dem jeweiligen Messerprofil und der Blockhärte angepasst werden (◘ Abb. 8.20).

Bei einem C-Profil-Messer mit einem Keilwinkel von 27° und einem Facettenwinkel von 17° schneidet man mit einer Inklination von 15° und einem Freiwinkel von 1,5°. Optimales Schneiden gelingt bei einem Freiwinkel von 0–5°, wobei man weichere Blöcke mit minimalem Freiwinkel schneiden kann. Dies soll ein möglichst kompres-

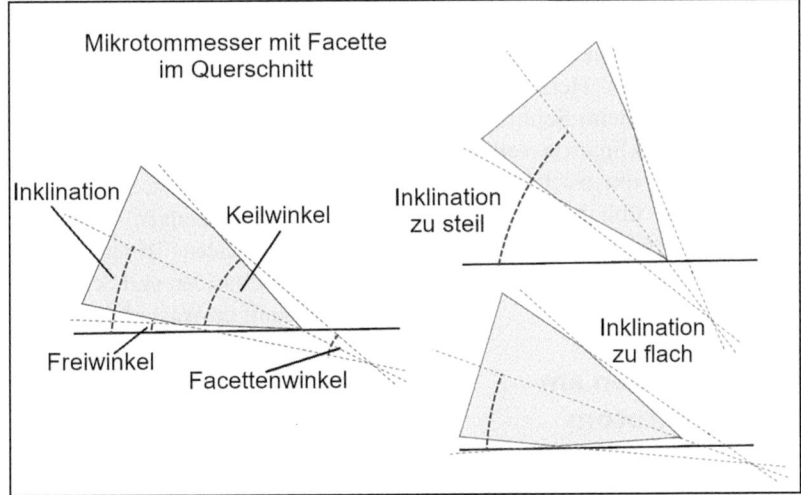

◘ Abb. 8.20 Messerwinkel und Inklination (Messerneigung zur Blockoberfläche)

sionsfreies Abtrennen des Schnitts vom Block gewährleisten. An der Schneidenspitze des Keils wird die ausgeübte Kraft konzentriert, was lokal zu einer molekularen Auftrennung des Materials führt.

Bei einer Inklination über 18° wird das Messer zu steil, es rumpelt über bzw. durch den Block und führt zu Rippeln im Schnitt. Der Vorgang ähnelt eher einem Abschaben. Dabei wird der abgehobene Schnitt an der Oberseite stark gestaucht, während er an der Unterseite überdehnt und evtl. zerrissen wird.

Bei einer Inklination unter 13,5° liegt die Facette auf der Schnittebene auf, der Freiwinkel ist null bzw. negativ. Das unterhalb liegende Gewebe wird komprimiert. In der Folge gelingt keine Schnittgewinnung oder nur jeder zweite Blockvorschub führt zu einem Schnitt bzw. es wird abwechselnd zu dick und zu dünn geschnitten. Kommt es durch den Druck auf die Klinge zu deren Vibration, führt dies zu Mikrorippeln (*venetian blind*) im Schnitt.

8.5.2 Messerschrägstellung – Deklination

Unter Deklination versteht man den Schneidewinkel, der zwischen Schneiderichtung und Messer eingeschlossen wird (Schrägstellung). Bei einem Rotationsmikrotom steht das Messer quer (Deklination = 90°), was die Voraussetzung für das Herstellen von Schnittbändern darstellt. Beim Schlittenmikrotom kann man die Deklination verstellen. Je härter das Gewebe ist, umso schräger stellt man das Messer. Die übliche Einstellung liegt zwischen 120 und 160° (◘ Abb. 8.21).

8.5.3 Herstellen von Paraffinschnitten am Schlittenmikrotom

Wie oben erwähnt, erlernt man das Schneiden nur in der Praxis, am besten mit ei-

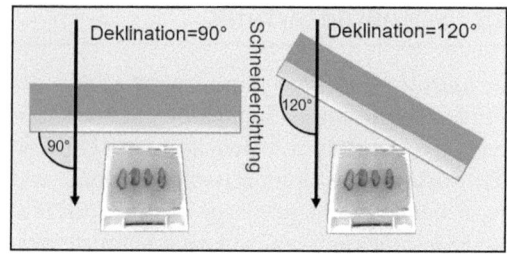

◘ Abb. 8.21 Deklination

ner erfahrenen Kollegin, die die Tipps und Tricks weitergeben kann. Begriffe aus der Schneidetechnik sind in ◘ Tab. 8.1 erklärt.

- **Schneidearbeitsplatz und Zubehör (◘ Abb. 8.22)**
- Kühlplatte (−10 bis −15 °C)
- warmes Wasserbad gefüllt mit dest. Wasser (40–45 °C; 10–15 °C unter der Schmelztemperatur des Einbettungsmediums), evtl. Unterteilungen, Adhäsivzusätze
- kleine Schüssel mit Wasser bei Raumtemperatur („kaltes" Wasserbad)
- zwei Pinsel (Malpinsel mit langen bzw. kurzen Borsten, je nach Vorliebe), feine Pinzette
- Bleistift bzw. lösungsmittelresistenter Stift; Objektträgerdrucker (*slide printer*), Etiketten
- Glasobjektträger mit Mattstreifen (gereinigt, fettfrei, bei Bedarf beschichtet)

> ▶ **Anleitung in Kurzform**
> 1. Block kühlen
> 2. Glasobjektträger beschriften
> 3. Messer einspannen
> 4. Block einspannen
> 5. Anschneiden (Trimmen)
> 6. Feinschneiden und Schnitt abheben
> 7. Schnitt im Wasserbad strecken lassen
> 8. Aufziehen auf Objektträger
> 9. Trocknen ◄

- **Ausführliche Anleitung**

(1) Bevor der Block geschnitten wird, wird er auf der Kühlplatte gekühlt (ca. −10 °C).

8.5 · Schneidetechnik

Tab. 8.1 Begriffe aus der Schneidetechnik

Begriff	Beschreibung
Anschlagen	Der Begriff stammt von der Handhabung des älteren Schlittenmikrotoms, wo mit dem Messerbock am hinteren Ende der Gleitbahn der Mikrovorschub angeschlagen wurde; wird im übertragenen Sinne auf die Betätigung des Mikrovorschubs bzw. Feintriebs verwendet.
Anschneiden	Mittels Grobtrieb wird das Paraffin oberhalb des Gewebes vom Block entfernt, bis das Gewebestück in der ganzen Fläche erscheint. Synonym ist Trimmen.
Aufschneiden	Der gesamte Block wird im Serienschnitt oder Stufenschnitt aufgearbeitet.
Aufziehen	Der im Wasserbad gestreckte Schnitt wird auf einen Glasobjektträger gebracht.
Block einspannen	Befestigen des Blocks bzw. der Kassette im Präparathalter des Mikrotoms.
Einzelschnitt	Man nimmt jeden gewonnenen Schnitt einzeln mit dem Pinsel ab.
Feintrieb	Vorschub/Heben des Blocks in kleinen Schritten um die eingestellte Mikrometeranzahl; wird durch Anschlag an einen Hebel beim mechanischen bzw. über einen Kontakt beim elektronischen Mikrotom ausgelöst.
Grobtrieb	Vorschub/Heben des Blocks in größeren Schritten mittels Makroschraube oder Trimmhebel bzw. wird beim elektronischen Mikrotom der Grobtrieb mit einer Mikrometeranzahl am Display gewählt.
Messerbock	Messerhalterung, Schlitten; bei den älteren Schlittenmikrotomen ein schweres Metallteil, das den Schneidevorgang stabilisiert
Messer einspannen	Befestigen des Messers bzw. des Adapters inkl. Einmalklinge im Messerbock.
Schnitt	Die abgehobene Gewebe- bzw. Paraffinscheibe; laborumgangssprachlich auch der ganze Objektträger mit dem Schnitt darauf.
Serienschnitt	Man gewinnt ein Band von zusammenhängenden, sukzessiven Schnitten.
Strecken	Die Schnitte sind meist wellig und etwas komprimiert. Sie schwimmen auf der Wasseroberfläche im Wasserbad und die Wärme bewirkt die glättende Ausdehnung des Paraffins. Alternativ lässt sich ein Schnitt auch direkt auf einem wasserbenetzten Objektträger glätten, der waagrecht liegend auf einer Heizplatte erwärmt wird.
Stufenschnitte	Man gewinnt einen Einzelschnitt, trimmt im Grobtrieb weiter und gewinnt wiederum einen Einzelschnitt usw. Die Schnitte werden in der Reihenfolge der Herstellung auf den Objektträger gezogen.
Trimmen	Der Begriff stammt vom „Zurechtschneiden" von nichtstandardisierten Blöcken. Paraffin um das Gewebe wird bis auf wenige Millimeter weggeschnitten. Es wird im Routinehistolabor mit „Anschneiden" und auch „Grobtrieb" gleichgesetzt. Im EM-Labor bedeutet es das konische Zuspitzen des Kunststoffblocks.

Das dauert für frisch ausgegossene Blöcke ca. 15 min. Das Kühlen bewirkt eine Härtung des Paraffins und erleichtert die Herstellung dünner, kompressionsfreier Schnitte. Falls die Schnittgewinnung anschließend zu lange dauert, erwärmt sich der Block wieder und das Schneiden wird schwierig. Besser ist es, ihn erneut auf die Kühlplatte zu legen.

(2) **Einstellungen am Mikrotom**: Der Feintrieb an der Mikroschraube wird je nach Gewebetyp gewählt (2–5 µm). Inklination und Deklination belässt man bei einer bewährten Stellung bzw. passt sie bei Schneideproblemen an. Beim elektronischen Mikrotom lassen sich auch der Grobtrieb (20–30 µm), die Retraktion und die Vorschubgeschwindigkeit auswählen (Abb. 8.23)

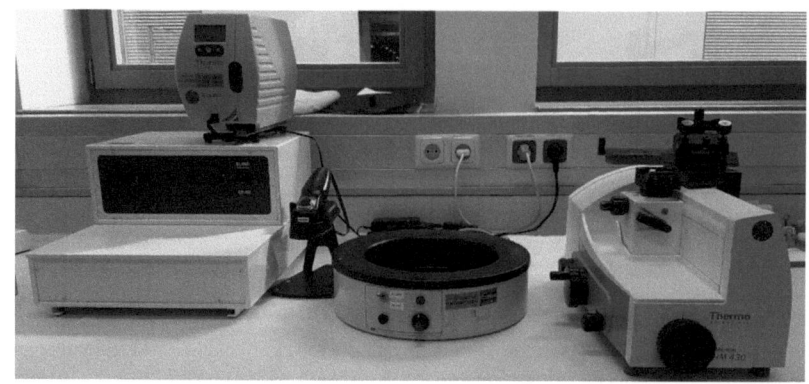

Abb. 8.22 Schneidearbeitsplatz mit Kühlplatte, Objektträgerdrucker, Wasserbad und Schlittenmikrotom

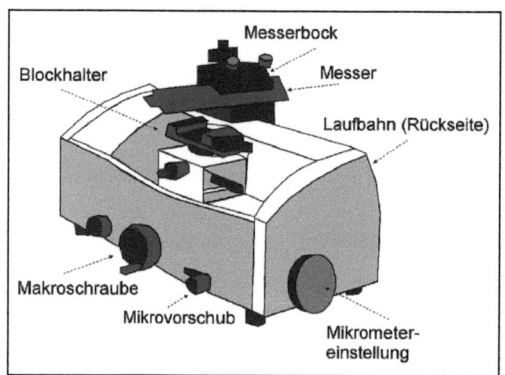

Abb. 8.23 Schema Schlittenmikrotom

(3) **Objektträger** mit der Identifikationsnummer des Blocks beschriften: Man verwendet dazu Bleistifte, lösungsmittelfeste Schreibstifte, Objektträgerdrucker oder lösungsmittelfeste Etiketten.

(4) Das Messer wird in den **Messerbock (Schlitten)** bzw. die Einmalklinge in den Adapter und dieser in den Messerbock gespannt. **Vorsicht** beim Umgang mit dem Messer: einerseits auf die eigene Gesundheit achten, andererseits die Schneide nicht durch Kontakt mit Metall verletzen. Das Messer vibrationsfrei einschrauben. Beim Einsetzen der Einmalklinge darauf achten, dass sie vollständig und spannungsfrei im Adapter sitzt.

(5) Den Block in den **Präparathalter** fest einsetzen. Meist wird er durch eine Klammer fixiert. Darauf achten, dass
- der Block eben im Präparathalter aufliegt,
- die Oberfläche des Blocks horizontal ist (mit dem Präparathalter einstellbar),
- die Orientierung des Blocks der Länge nach parallel zur Schneiderichtung ist.

Beim Ausgießen der Präparate wurde die Schneiderichtung mitbedacht. Ist das nicht der Fall, lässt sich der Präparathalter entsprechend verdrehen bzw. der Block auch quer einspannen. Das bietet auch eine mögliche Abhilfe, wenn Gewebe durch Scharten verletzt würde. Gewebebereiche ungleicher Konsistenz sollen nebeneinander in Bezug zur Schneiderichtung liegen bzw. Gewebebereiche mit gleicher Konsistenz sollen hintereinander in Bezug zur Schneiderichtung liegen. Dies kommt besonders bei Gewebe mit Schichtaufbau zum Tragen. Härteres vor weicherem Gewebe oder umgekehrt führt zum Quetschen der weicheren Struktur (**Abb. 8.24**). Je härter das Einbettungsmedium ist, umso weniger Probleme gibt es durch Quetschungen.

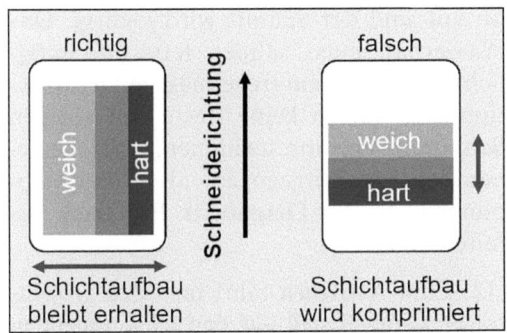

● Abb. 8.24 Gewebeschichtung und Orientierung

(6) **Annähern**: Messer vorsichtig von hinten auf den Block zuschieben. Mit der Makroschraube oder dem automatischen Grobvorschub den Block entweder heben oder senken, bis das Messer knapp über der Blockoberfläche steht.

(7) **Anschneiden/Trimmen**: Grobvorschub mit der Makroschraube bzw. dem automatischen Grobvorschub; gleichmäßiges Durchziehen des Messers, dicke Schnitte (ca. 20–30 µm) werden abgehoben. Beim Trimmen arbeitet die Histotechnikerin in einem Rhythmus, wo sich das Drehen an der Makroschraube und die Bewegung des Messerbocks abwechseln. Man schneidet den Block so weit an, bis das Paraffin über dem Gewebe entfernt ist und die Gewebeoberfläche zur Gänze erscheint. Bei der Schnittdicke und der Trimmgeschwindigkeit muss man auf die Größe und Konsistenz des Gewebes Rücksicht nehmen und mit entsprechendem Gefühl arbeiten. Je härter oder derber das Gewebe ist, umso langsamer und mit kleineren Schritten muss man trimmen. Trimmt man zu grob, kann das Messer tief in den Block hacken und das Gewebe erheblich verletzen. Bei winzigem Gewebe gebietet es die Logik, dass man sehr vorsichtig und mit nur 10–20 µm anschneidet. Bei sehr dünnem und sprödem Gewebe besteht die Gefahr, dass es aus dem Block springt. Beim mechanischen Schlittenmikrotom kann man auf jede Erfordernis mit entsprechendem **Fingerspitzengefühl** reagieren. Dabei wird auch gleichzeitig kontrolliert, ob das Gewebe ordnungsgemäß ausgegossen ist. Erkennt man einen offensichtlichen Fehler, wird der Block wieder ausgeschmolzen.

(8) Die Schneide mit dem Pinsel vom Paraffin säubern: Mit dem Pinsel immer senkrecht vom Messerrücken zur Schneide hin putzen. Bitte nicht die Finger zum Reinigen verwenden! Wenn man ordnungsgemäß getrimmt hat, dürfte sich auf der Unterseite des Messers kein Paraffin befinden. Falls sich doch ein Klotz aufgebaut hat, bleibt nichts anderes übrig, als die Klinge zu verwerfen und das Paraffin mit einem Tuch gründlich vom Klingenhalter zu entfernen. Ansonsten würde die Blockoberfläche bei jeder Bewegung des Messers über den Block gestaucht und verletzt werden.

(9) Mehrmals mit dem Messerbock mit eingestelltem Mikrovorschub „anschlagen" und Schnitte abheben, bis die Oberfläche glatt erscheint. Das angeschnittene Gewebe erscheint matt. Ein zu schnelles Durchziehen mit einem eventuell schon leicht stumpfen Messer kann die oberflächliche Gewebeschicht beeinträchtigen. Man sieht als Schneideartefakte herausgerissene Löcher im Schnitt (Mottenfraß). Messer mit Pinsel säubern.

(10) **Feinschneiden**: Einmal anschlagen – Block hebt sich um die eingestellte Mikrometerzahl – Messer von hinten bis zur Blockkante führen, gleichmäßig ohne Absetzen durchziehen. Der Schnitt neigt zum Einrollen, deshalb gleichzeitig mit dem Durchziehen die Schnittecke mit einer leichten Drehbewegung mit dem Pinsel der linken Hand auffangen und den Schnitt führen. Der Schnitt sollte sich über den linken Pinsel legen, während er noch an der

Schneide hängt. Mit dem rechten Pinsel den Schnitt vom Messer senkrecht abstupsen. Der linke Pinsel trägt den Schnitt ins Wasserbad und lässt ihn in einer leichten Drehbewegung auf die Oberfläche gleiten. Der Paraffinschnitt schwimmt an der Wasseroberfläche. Man unterscheidet eine glänzende Unterseite und eine matte Oberseite am Schnitt. Die glänzende, glatte Seite haftet besser am Objektträger (◘ Abb. 8.25). Hat sich der Schnitt doch bereits am Messer eingerollt, hilft manchmal ein leichtes Anblasen, das den Schnitt entrollt und vom Messer abhebt, sodass man ihn auf den linken Pinsel bugsieren kann.

(11) **Strecken**: Der Schnitt ist meist leicht gewellt und etwas komprimiert. Je wärmer der Block wird, umso leichter lässt sich der Schnitt zusammenschieben. Ist der Schnitt sehr faltig, kann man ihn im kalten Wasserbad mit dem Pinsel etwas glätten. Im warmen **Wasserbad** streckt sich der Schnitt. Falten im Schnitt kleben im warmen Wasserbad zusammen und lassen sich nicht mehr entfernen. Zu hohe Wassertemperaturen schmelzen das Paraffin auf und der Schnitt wird löchrig. Das Wasserbad muss sauber, fett- und möglichst keimfrei sein (regelmäßige Desinfektion). Es dürfen keine Reste von vorigen Schnitten herumschwimmen, die, versehentlich mit aufgezogen, als „Verschleppungen" in der Diagnostik Probleme bereiten könnten.

(12) Zum **Aufziehen** führt man den Objektträger ziemlich steil auf den schwimmenden Schnitt zu. Mit dem Pinsel wird der Schnitt in die richtige Richtung bugsiert und auf den Objektträger gezogen. Beim steilen Herausziehen des Objektträgers bleibt der Schnitt haften. Das Wasser darunter läuft ab. So kann man den Schnitt auch von einem Wasserbad ins andere überführen. Beim Aufziehen achtet man darauf, dass man den zugehörigen, richtig beschrifteten Objektträger nimmt.
– Solange der Schnitt noch nicht angetrocknet ist, lässt er sich wieder leicht vom Objektträger entfernen.
– Auf Adhäsivobjektträgern haften die Schnitte meist gleich so stark, dass sie nicht mehr gelöst werden können.

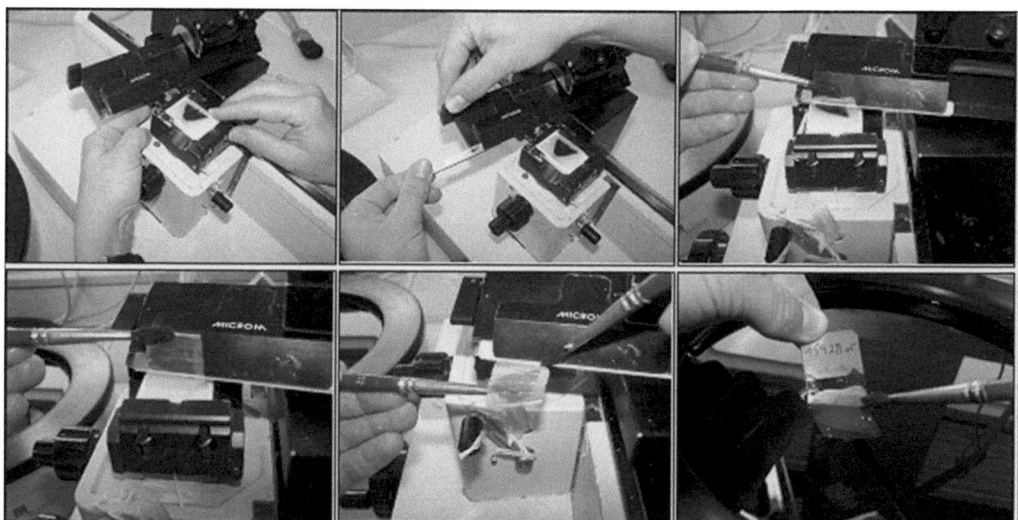

◘ Abb. 8.25 Schneiden am Schlittenmikrotom

- Durch die Wärme kleben die Schnitte leicht aneinander oder auch am Pinsel, deshalb vorsichtig hantieren.
- Zieht man mehrere Schnitte eines Blocks auf einen Objektträger auf, sollten diese gleich orientiert sein.
- Falls man viele Schnitte im Wasserbad in bestimmter Reihenfolge aufziehen muss, empfiehlt es sich, Unterteilungen (z. B. Strohhalme, Papierstreifen) zu verwenden, damit sie nicht herumwandern.
- Um Verwechslungen zu vermeiden, darf immer nur ein Block geschnitten und die zugehörigen Schnitte aufgezogen werden. Falsch wäre es, Schnitte von mehreren Blöcken im Wasserbad schwimmen zu lassen und dann aufzuziehen.
- Manchmal befinden sich Luftblasen am Boden des Wasserbads. Wenn sie aufgewirbelt werden und unter den Schnitt gelangen, entstehen dadurch Artefakte.
- Ist das Wasserbad durch Schnittreste oder Fett verunreinigt, legt man zur Reinigung ein Papierhandtuch auf die Oberfläche und zieht es wieder ab.
- Zum besseren Haften und um das Herumwandern der Schnitte im Wasserbad zu vermeiden, können Zusätze verwendet werden (z. B. Eiweißglycerin).

(13) Man lässt den Objektträger am Wasserbadrand oder auf eigener Heizplatte **trocknen**, bis mehrere fertig sind, und sortiert sie gemeinsam in ein Färbetragerl. Beim Antrocknen verbinden sich die Gewebestrukturen mit den Glasstrukturen. Das wird bei Adhäsivobjektträgern noch verstärkt (s. ▶ Abschn. 8.6.1). Vor der Weiterverarbeitung werden die Objektträger üblicherweise bei 56–60 °C getrocknet („angebacken"). Dabei verflüssigt sich das Paraffin und eventuell unter dem Schnitt eingeschlossenes Wasser kann abdampfen. Bei Objektträgern, die nur bei Raumtemperatur getrocknet werden, muss man darauf achten, dass sich kein Wasser unter dem Schnitt befindet. Das Paraffinhäutchen trocknet vom Rand her an und würde das Wasser einschließen. Dieses verhindert die Anhaftung des Gewebes und wirkt auch gleichzeitig nachteilig darauf ein. Dies kann sich beispielsweise bei der Immunhistochemie negativ auswirken und Schnitte abschwimmen lassen.

Nach Beendigung der Schneidearbeit sollte eine **Reinigung des Mikrotoms** unbedingt die Regel sein. Je besser man sein Arbeitsgerät in Schuss hält, umso mehr Freude hat man daran.

8.5.4 Herstellen von Paraffinschnitten am Rotationsmikrotom

Die Grundtechnik ist dieselbe wie beim Schlittenmikrotom, nur die Bewegungsrichtungen sind verändert.

(1) **Einstellungen am Mikrotom**: Feintrieb (2–5 µm), Grobtrieb (20–30 µm), Messerneigung, Retraktion; bei motorisierten Geräten Schneidegeschwindigkeit, Schneidefenster und Schneidemodus. Bei manchen Geräten kann ein Rockingmodus gewählt werden, wo das Handrad nicht zur Gänze gedreht, sondern nur über eine gewisse Strecke geschaukelt wird. Die Mikrotome sind mit einer Sicherheitssperre ausgerüstet, die ein unbeabsichtigtes Drehen am Handrad verhindert. Für detaillierte Informationen verweise ich auf die jeweiligen Bedienungsanleitungen (◘ Abb. 8.26).

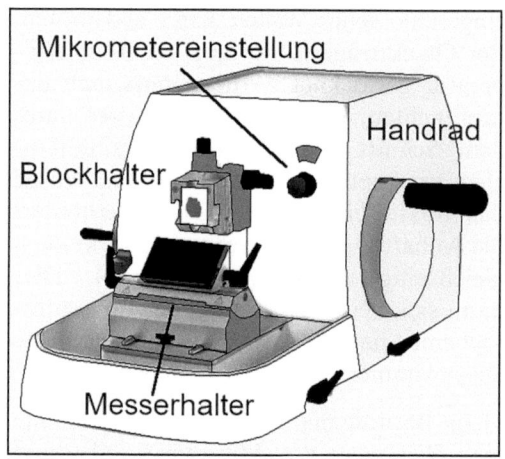

○ Abb. 8.26 Schema Rotationsmikrotom

(2) **Einspannen** des **Messers** bzw. der Einmalklinge, gut fixieren

(3) **Einspannen** des **Präparats**: Die Oberfläche des Blocks sollte senkrecht und parallel zur Messerrückseite stehen. Die Unterkante des Blocks sollte parallel zur Schneide stehen. Die Präparatebene lässt sich mithilfe des Präparathalters einstellen. Sicherheitssperre lösen.

(4) **Annähern** des Blocks an das Messer, bis er knapp dahinter steht bzw. der Messerbock wird an den Block angenähert.

(5) **Anschneiden** mit Grobtrieb, bis die Gewebefläche zur Gänze erscheint. Auch hier gelten dieselben Vorsichtsmaßnahmen wie beim Schlittenmikrotom bzgl. Geschwindigkeit und Schnittdicke.

(6) **Feinschneiden**: Bei jeder Rotation des Handrads wird der Block horizontal vorgeschoben und vertikal auf das Messer zubewegt. Es zieht durch den Block und hebt die oberste Schicht ab. Der Schnitt bleibt am Messer hängen. Der nächste Schnitt schiebt den vorigen weiter und bleibt einerseits am ersten Schnitt, andererseits am Messer haften. So entsteht im Idealfall ein Band von zusammenhängenden Schnitten (Serienschnitt, ○ Abb. 8.27). Verschiedene Ursachen können dazu führen, dass kein Band entsteht (s. ▶ Abschn. 8.5.5).

(7) **Strecken**: Man fasst den ersten Schnitt des Bands mit der Pinzette und hebt es vom Messer weg. Dabei kann man es etwas stre-

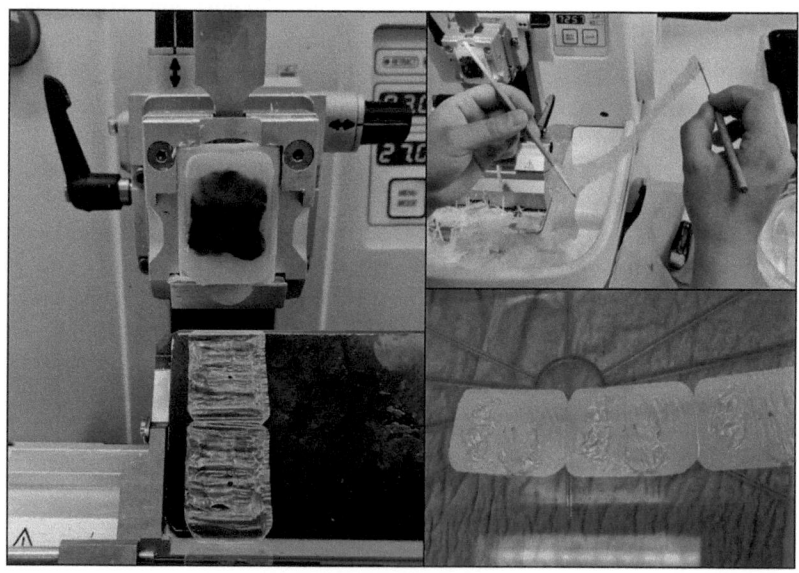

○ Abb. 8.27 Schneiden am Rotationsmikrotom. Das Schnittband hängt am quergestellten Messer. Das Band wird ins Wasserbad transferiert und schwimmt auf der Wasseroberfläche.

cken, ohne es zu zerreißen. Die Anzahl der zusammenhängenden Schnitte muss man entsprechend der Anforderung wählen. Mit dem Pinsel der zweiten Hand streift man das Band vom Messer und überführt es mit Pinsel und Pinzette ins Wasserbad. Im kalten Wasserbad lässt es sich noch etwas glätten. Im warmen Wasserbad strecken sich die Schnitte.

(8) **Aufziehen**: Das Schnittband wird der Länge nach auf dem Objektträger orientiert und aufgezogen. Alternativ dazu werden die Einzelschnitte des Bands mithilfe der Pinzette voneinander getrennt und einzeln auf Objektträger aufgezogen.

(9) **Trocknen**: Die Schnitte werden ebenfalls am Rand des Wasserbads bzw. auf eigenen Heizplatten getrocknet.

8.5.5 Schneideartefakte und Schneidetipps beim Paraffinschneiden

Das Ziel beim Schneiden am Mikrotom ist ein gleichmäßig dünner, kaum komprimierter Schnitt, der das Gewebe komplett und unverletzt zeigt. Manchmal will das Schneiden nicht so gelingen, wie man es sich wünscht. Diese Fehler im Schnitt nennt man Schneideartefakte und sind teilweise erst im Mikroskop zu erkennen. Dazu gehören u. a. Scharten, Falten, Kompressionen, Zerreißungen, Löcher, „Mottenfraß", makroskopische bzw. mikroskopische Rippel (*microchatter*). Die ◘ Tab. 8.2 gibt eine Übersicht dazu mit der passenden Fehlerbehebung. In ◘ Abb. 8.28 sieht man ein Beispiel für ein Schneideartefakt, das

◘ Tab. 8.2 Schneideartefakte Paraffinschnitte

Schneideartefakt	Ursache	Behebung
Streifen, Aufsplitten des Schnitts der Länge nach	Harte Bestandteile im Gewebe oder Einbettungsmedium	Paraffin reinigen
		Gewebe entkalken
	Scharten oder Verschmutzung am Messer	Schneidezone weiterschieben, reinigen
	Fremdkörper im Block (z. B. Nahtmaterial, Klammern)	Entfernen bzw. nicht zu beheben
Komprimierte, gefaltete oder aneinandergeklebte Schnitte	Stumpfes Messer	Messer austauschen, Schneidezone weiterschieben
	Zu warmer Block	Block kühlen
	Inklination zu hoch	Winkel korrigieren
	Schmutzige Messerschneide	Säubern
	Schnittdicke zu dünn	Schnittdicke größer einstellen
	Schnittgeschwindigkeit zu hoch	Sehr dünne Schnitte verlangen eine geringe Geschwindigkeit
	Lockeres Messer	Schrauben festziehen
	Einbettungsmaterial zu weich	Umbetten
	Grobkristallines Paraffin aufgrund zu langsamen Erkaltens	Erneut ausgießen UND gut kühlen beim Erstarren
	Paraffin mit Intermedium verunreinigt	Rückführen, wieder einbetten

(Fortsetzung)

☐ **Tab. 8.2** (Fortsetzung)

Schneideartefakt	Ursache	Behebung
Schnitte rollen sich zusammen	Luftfeuchtigkeit zu gering	Anhauchen
	Stumpfes Messer	Messer austauschen, Schneidezone weiterschieben
	Schnittdicke zu groß	Schnittdicke einstellen
Abwechselnd dünne und dicke Schnitte bzw. nur jeder zweite Schnitt kommt	Messer oder Block locker	Schrauben festziehen
	Inklination zu niedrig	Winkel korrigieren
	Block zu hart/derb oder zu groß	Wenn möglich zurechtschneiden
		Erweichen des Blocks durch Anfeuchten mit Wasser
		Deklination erhöhen
Schmierige, nicht schneidbare Stellen im Block	Intermedium im Block verblieben	Rückführen, erneut einbetten
Schnitte zerfallen, Gewebe trennt sich vom Einbettungsmedium im Wasserbad	Gewebe unvollständig entwässert und/oder schlecht infiltriert	Wenn möglich zurückführen und erneut einbetten
	Gewebe war zu lange in Paraffin oder Paraffin war zu heiß	Meist irreversibel
	Gewebe ist bezogen auf das gewählte Einbettungsmedium zu hart	Wenn möglich zurückführen und erneut einbetten
	Wassertemperatur zu hoch	Korrigieren (10–15 °C unter Schmelztemperatur von Paraffin)
	Schlecht infiltriertes, fettreiches Gewebe	Paraffinsaum hält Schnitt zusammen, aufziehen aus kaltem Wasserbad, Infiltrationsprotokoll für fettreiches Gewebe verwenden
Mikroskopische Jalousienrippeln (*venetian blind*)	Gewebe zu stark entwässert, zu derb	Block mit feuchtem Tuch kurz rehydrieren oder im Wasserbad schwimmen lassen, Infiltrationsprotokoll anpassen und Zeit in 100 % Ethanol und Xylol verkürzen
	Zu schnelles Trimmen bzw. Schneiden	Langsamer durchführen
	Schnittdicke zu groß beim Trimmen	Trimmdicke verringern
Schnitte sind dicker als erwartet	Block zu stark erwärmt durch Anhauchen	Vorsichtiger oder gar nicht anhauchen
	Block zu stark erwärmt durch zu langsames Hantieren	Block erneut kühlen, nicht zu lange warten zwischen den Schnitten

(Fortsetzung)

8.5 · Schneidetechnik

◻ Tab. 8.2 (Fortsetzung)

Schneideartefakt	Ursache	Behebung
Schnitte hängen beim Serienschnitt nicht aneinander	Block zu kalt	Erwärmen durch Anhauchen oder durch das Licht der Lampe
	Paraffin zu hart	Wiedereinbetten in weichem Paraffin
		Block in weiches Paraffin eintauchen
	Inklination zu groß	Winkel korrigieren
	Schnittdicke zu groß gewählt	Dünnere Schnittdicke einstellen
	Stumpfes Messer	Messer austauschen, Schneidezone weiterschieben
Schnitte bleiben am Messer kleben, schieben sich zusammen und kleben beim Serienschnitt aneinander	Feuchtigkeit, Wasser auf dem Block/Messer	Trocknen
	Messer zu warm	Kühle Umgebungstemperatur suchen; eventuell Kältespray
	Block zu warm	Block kühlen
	Schnittdicke zu dünn	Schnittdicke erhöhen
Serienschnittband ist gekrümmt	Kanten des Blocks nicht parallel	Zurechtschneiden
	Block nicht parallel zur Messerkante	Block richtig einspannen
	Inklination zu groß	Winkel korrigieren
	Unregelmäßigkeiten der Schneide	Messer austauschen, Schneidezone weiterschieben
	Unregelmäßig dichtes Gewebe	Nicht zu korrigieren
	Unregelmäßigkeiten im Einbettungsmedium	Erneut einbetten
Beim Schneiden entsteht ein quietschendes Geräusch, Schnitte zeigen Rippeln (*chattering*)	Freiwinkel passt nicht	Winkel korrigieren
	Messertyp passt nicht	Stabileres Messer wählen
	Gewebe zu hart	Erweichen des Blocks durch Anfeuchten mit Wasser
		Eventuell weicheres Einbettungsmedium verwenden
		Deklination erhöhen
	Block oder Messer locker	Schrauben festziehen
Schnitte bleiben beim Serienschnitt beim Zurückfahren am Block hängen	Inklination zu klein	Winkel korrigieren
	Stumpfes Messer	Messer austauschen, Schneidezone weiterschieben
	Schmutziges Messer oder Unterseite des Blocks	Reinigen, austauschen
Beim Hantieren mit der Pinzette bleiben Schnitt bzw. Schnittband an der Pinzette kleben	Pinzette zu warm	In Eiswasser kühlen und wieder trocknen; eventuell zwei Pinzetten abwechselnd verwenden
	Pinzette nass	Trocknen
	Pinzette voller Paraffin	Reinigen

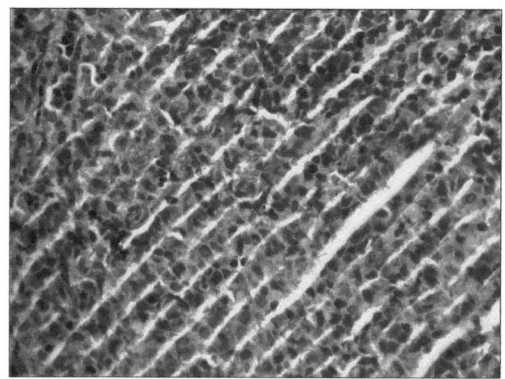

Abb. 8.28 Schneideartefakt Mikro-Rippel (*microchatter, venetian blind*)

durch Vibration der Klinge erzeugt wird. Ursachen dafür können beispielsweise lockere Schrauben, zu schnelles Schneiden oder zu hartes Gewebe sein. Andere Artefakte im Schnitt haben ihre Ursache bereits vor der Schnittherstellung, z. B. bei unzureichend entkalktem, vertrocknetem, überhitztem oder gequetschtem Gewebe bzw. bei schlecht infiltriertem Gewebe, wo zurückgebliebenes Lösungsmittel ein gutes Schneiden verhindert. Material, das eigentlich nicht in den Schnitt gehört, wird auch als Artefakt bezeichnet. Beispiele dafür sind Gewebeverschleppungen, Hautschuppen, Nahtmaterial oder Pollen (Wick 2019). Eine Übersicht über viele Artefakte bzw. Lösungsvorschläge für Schneideartefakte findet man auf der Webseite Knowledge Pathway von Leica Biosystems und in einer Broschüre von Leica Biosystems (Weblinks s. Literatur).

8.5.6 Herstellen von Gefrierschnitten

Gefrierschnitte werden im Histodiagnostiklabor hauptsächlich für die Schnellschnittdiagnostik am Kryostat hergestellt. Weiters benötigt man sie für enzymhistologische, immunhistologische und färberische Untersuchungen, wo die übliche Paraffineinbettung die Struktur zerstören, auflösen bzw. nicht mehr nachweisbar machen würde.

Das Prinzip entspricht der Schnittgewinnung am Rotationsmikrotom, wo der Block auf das feststehende Messer zubewegt wird. Die Temperatur im Kryostat liegt für den klinischen Bereich zwischen −5 und −35 °C, wobei −21 °C passend für die meisten Schnellschnitte sind. Benötigtes Zubehör wird ebenfalls innerhalb des Kryostats auf dieser Temperatur gehalten.

Zur Arbeitsplatzsicherheit muss man sagen, dass man hier unfixiertes, potenziell infektiöses Gewebe verarbeitet. Die Kälte konserviert Krankheitserreger sehr gut. Deshalb ist hier das Tragen von Handschuhen sowie ein regelmäßiges Reinigen und Desinfizieren des Geräts Vorschrift.

- **Kryostat-Zubehör**
- Gefriertische zum Auffrieren des Gewebes
- Pinsel
- spezielle Einmalklingen für den Kryostat, Messer im C-Profil
- Gefriermedium (z. B.: OCT Compound®, *optimal cutting temperature*): Es ist wasserlöslich, hinterlässt keine Rückstände in der Färbung und ist für eine Stabilisierung von Gewebe bei −10 °C und darunter geeignet, umschließt das Gewebe, dringt aber nicht ein; enthält Polyvinylalkohol und Carbowax
- Kryospray, Kältespray: Tetrafluorethan in Aerosolform, Druckflasche
- Glasobjektträger mit Mattstreifen (evtl. beschichtet)
- Bleistift bzw. lösungsmittelresistenter Schreibstift (Objektträgerdrucker, Etiketten)
- Streckplättchen: Bauteil des Kryostats; ein auf und zu klappbares Kunststoffplättchen, das knapp über die Schneide ragt und an beiden Breitseiten feine Streifen als Abstandhalter zum Schneidetisch (bzw. Messer) trägt, sodass der

Schnitt im entstehenden Spalt eingefangen wird und sich auf den Schneidetisch schiebt.

> ▶ **Anleitung in Kurzform**
>
> — Gefriertisch vorbereiten
> — Objektträger beschriften
> — Gewebe auf Gefriertisch anfrieren
> — Gefriertisch einspannen
> — Messer einspannen
> — anschneiden mit Grobtrieb
> — feinschneiden
> — Gefrierschnitt auf Objektträger aufziehen
> — sofort fixieren oder lufttrocknen ◀

- **Ausführliche Anleitung**

(1) **Einstellungen am Mikrotom**: Kryostattemperatur (z. B. −21 °C), Präparathaltertemperatur, Messertemperatur, Schnelleinfrierfunktion, Feintrieb (4–10 µm), Grobtrieb (20–30 µm), Schneidewinkel, eventuell Vakuumabsaugung, Streckplättchenposition; bei motorisierten Geräten Schneidefenster, Schneidegeschwindigkeit und Schneidemodus.

(2) **Vorbereiten der Gefriertische**: Die noch warmen Tische werden mit Gefriermedium bedeckt und im Kryostat in die Halterungen gesteckt bzw. auf die Gefrierplätze gelegt. Es entsteht eine ebene, gefrorene Schicht, die als Unterlage für das Gewebe dient (Abb. 8.29).

(3) Objektträger mit der Identifikationsnummer beschriften.

(4) Anfrieren des Gewebes auf **Gefriertisch**: Das Präparat wird richtig orientiert auf den Tisch gesetzt und mit Gefriermedium bedeckt. Es soll ein mind. 3 mm großer Saum rund um das Präparat entstehen. Zum beschleunigten Frieren sind manche Kryostaten mit einem „Gefrierstempel" (Temperaturadsorber) ausgerüstet. Dieser wird vorsichtig auf das mit Gefriermedium bedeckte Gewebe heruntergelassen, dadurch kommt es zu einer schnelleren Temperaturübertragung. Dies beschleunigt das Durchfrieren und erzeugt eine ebene Fläche zum Anschneiden. Gefrierstempel sollte man nicht bei Gewebe anwenden, das zum Umfallen neigt oder gequetscht werden kann. In Abhängigkeit von der Dicke des Präparats dauert es 1–3 min, bis der Block gefroren ist (◘ Abb. 8.29, ◘ Abb. 8.30).

Eine andere Technik bedient sich einer **Einfrierform**, in die das Gewebe eingelegt und mit Gefriermedium aufgefüllt wird. In das noch weiche Medium wird der Gefriertisch kopfüber gedrückt. Nach dem Durchfrieren entnimmt man den Block durch Herausschlagen (im Prinzip wie beim Ausgießen mit Paraffin, *face down*-Technik). Der Vorteil liegt in einer präzisen Orientierbarkeit der Probe und der planen Blockoberfläche.

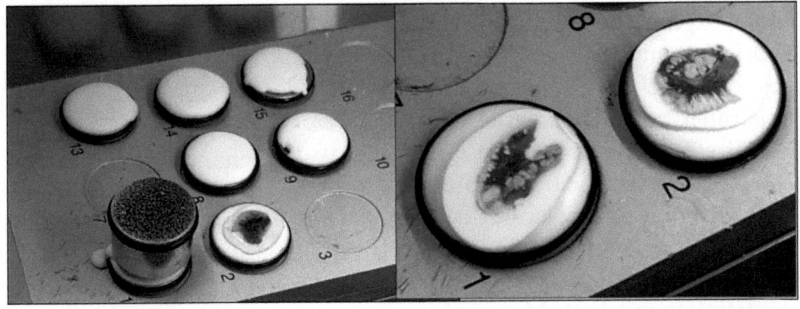

◘ **Abb. 8.29** Links: Vorbereitete Gefriertische, ca. 3 cm im Durchmesser, bedeckt mit gefrorenem Gefriermedium; anzufrierendes Gewebe und Kühlung mittels Stempel. Rechts: Gefrorenes und bereits angeschnittenes Gewebe

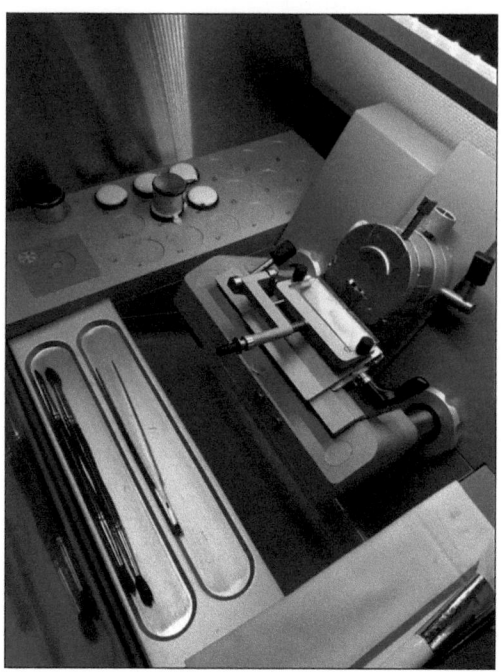

Abb. 8.30 Kryostat, Innenansicht. CryoStar NX70 von Epredia

Eine weitere Methode verwendet **Plexiglasobjektträger**, auf denen das Gewebe im Gefriermedium orientiert wird. Der Objektträger wird dann im Kryostat abgekühlt, bis sich das Medium verfestigt. Kurz vorher wird der Gefriertisch kopfüber daraufgedrückt und beim Gefrieren befestigt. Man erhält damit eine plane Oberfläche und kann die Stücke am Zuschneidetisch unter Sicht orientieren.

(5) Gefrorenes Präparat in Halterung einsetzen: Die Orientierung soll der Struktur des Gewebes entsprechen. Längsstrukturen werden parallel zur Schneiderichtung orientiert. Als Erstes sollte immer ein ausreichend großer Saum von Gefriermedium auf die Schneide treffen. „Schwierige" Areale sollen die Schneide zuletzt treffen bzw. neben dem leichter schneidbaren Anteil liegen (z. B. Hautstreifen mit Fett, Mammatumor mit Fettrand).

(6) Messer einspannen und fixieren, Sicherheitssperre lösen.

(7) **Anschneiden**: Je nach Gerätetyp nähert man das Präparat dem Messer bzw. das Messer dem Präparat an, bis das Gewebe knapp unterhalb des Messers steht. Die Präparatebene lässt sich an der Halterung einstellen. Mit dem Grobtrieb dicke Schnitte vom Präparat abheben, bis das Gewebe in voller Fläche erscheint. Bei Nutzung eines Streckplättchens schieben sich die Schnitte darunter. Bei einer Ausstattung mit Absaugung werden die Schnipsel in einen Abfallbehälter gesaugt.

(8) **Feinschneiden**: Im Feintrieb mehrmals durch das Präparat ziehen, bis die Schnitte gleichmäßig abgehen. Je nach Vorliebe mit Streckplättchen arbeiten oder es zurückklappen.

- **mit Streckplättchen**: Schnitt schiebt sich unter das geschlossene Streckplättchen auf den Schneidetisch (bzw. Messer), dann Streckplättchen wegklappen
- **ohne Streckplättchen**: Schnittecke mit gekühltem Pinsel auffangen und während des Schneidens den Schnitt auf Schneidetisch führen und strecken

(9) **Aufziehen**: Einen ungekühlten Objektträger dem Schnitt annähern. Der Temperaturunterschied bewirkt ein Überspringen und Anhaften des Schnitts auf dem Glas. Objektträger nicht auf den Schnitt „klatschen" lassen, um Quetschungen zu vermeiden. Ist der Objektträger zu kühl, wärmt man ihn an der Rückseite mit dem Finger, bis der Schnitt haftet. Der Schnitt taut dabei auf. Sicherheitssperre fixieren.

Die Weiterbehandlung hängt von der nachfolgenden Analyse ab. Für die Schnellschnittfärbung (Hämatoxylin-Eosin, Methylenblau) wird der Schnitt unverzüglich in Fixierlösung getaucht und weiter gefärbt. Für Immunfluoreszenz-Untersuchungen werden die Schnitte an der Luft getrocknet, für immunhistochemische Tests werden sie z. B. in Methanol oder Aceton fixiert (s. ▶ Abschn. 11.7). Schnitte können auch tiefgefroren gelagert werden, um sie zu einem späteren Zeitpunkt weiter zu verarbeiten. Es gibt dazu eigene Gefrierschutzmedien meist auf Sucrosebasis oder die Schnitte werden luftdicht mit einem Trocknungsmittel verpackt.

8.5.7 Schneideartefakte und Schneidetipps beim Gefrierschneiden

Die Kammertemperatur des Kryostats liegt meist etwas unter der optimalen Schneidetemperatur. Die Präparattemperatur kann bei entsprechender Ausstattung optimal gewählt werden. Da die Temperaturanpassung immer eine gewisse Zeit in Anspruch nimmt, geht man von −21 °C als Standardtemperatur aus. Die meisten Gewebe sind in diesem Bereich (± 5 °C) gut zu schneiden. Optimale Schneidetemperaturen sind gewebebezogen in ◘ Tab. 8.3 aufgelistet.

Es gibt verschiedene Einfriermethoden (s. ▶ Abschn. 4.6.2), wo die Gefriertemperatur auch weit unterhalb der Schneidetemperatur liegen kann. Auch werden Proben zum Teil bei sehr tiefen Temperaturen gelagert (z. B. in flüssigem Stickstoff), bevor sie weiterverarbeitet werden. Hier ist es wichtig, dass man die Präparate vor der Schnittgewinnung sich erst der Schneidetemperatur anpassen lässt. Zu kaltes Gewebe bzw. Einfriermedium splittert beim Schneiden und führt zu Querbrüchen parallel zum Messer.

Bei der Kryopräparation von fixiertem Gewebe verwendet man Gefrierschutzmittel, die eine Zerstörung der Zellen durch Eiskristallbildung verhindern und beim Ein-

◘ Tab. 8.3 Schneidetemperaturen für Gefrierschnitte

Gewebe	Temperatur in Minusgraden (°C)	Gewebe	Temperatur in Minusgraden (°C)
Brustgewebe (fettreich)	20–25+	Lippe	10–20
Brustgewebe (wenig Fett)	13–20	Lunge	13–20
Cervix	15–20	Lymphoidgewebe	13–20
Darm	13–20	Milz (blutiges Gewebe)	5–10
Fett	25+	Muskel	13–20
Gallenblase	10–15	Nasalgewebe	13–20
Gehirn	5–10	Nebenniere	5–10
Haut (mit/ohne Fett)	10–15	Niere	13–20
Haut (mit Fett)	13–20	Ovar	15–20
Herz und Gefäße	15–20	Pankreas	13–20
Hoden	10–25	Prostata	15–20
Knochenmark	15–25	Rektum	13–20
Knorpel	10–15	Schilddrüse	13–20
Larynx	13–20	Uterus (Kürettage)	5–10
Leber	5–13	Zunge	13–20

frieren das Gewebe stabilisieren (s. ▶ Abschn. 4.6.2). Beachten muss man, dass Ethanol, Methanol oder Aceton im Kryostat nicht gefrieren und dass damit durchtränktes Gewebe nicht für die Kryopräparation geeignet ist. Für fixierte Kryoschnitte muss man Adhäsivobjektträger verwenden, um eine ausreichende Haftung zu erreichen. Alternativ werden die Schnitte flottierend gefärbt.

Für das Gelingen von Gefrierschnitten ist die Vorbereitung von Präparat, Kryostat und benötigten Utensilien wichtig. Das Präparat soll eine passende Größe und Dicke haben, sodass es einerseits gut auf den Gefriertisch passt und dabei genügend Rand frei bleibt und andererseits dünn genug ist, sodass es möglichst schnell gefriert (3–5 mm). Ein zu dickes bzw. hohes Gewebe benötigt erstens lange zum Durchfrieren und führt zweitens zu einer Instabilität, die das Schneiden erschwert. Beim Anfrieren des Gewebes muss man dem Präparat die nötige Zeit geben, damit es gänzlich durchgefroren ist.

Der Kryostat soll sauber und frei von „alten" Gefrierschnitten sein. Insbesondere Einfriermedium- oder Gewebereste am Schneidetisch bzw. Messer behindern das Strecken des frischen Gefrierschnitts. Auch die Pinsel oder Pinzetten sollen sauber sein und sich innerhalb des Kryostats befinden. Messer und Präparat müssen vibrationsfrei fixiert werden.

Während einer Schnellschnittsituation, wo oft auch mehrere Präparate gleichzeitig angefroren werden, ist es erforderlich, Ruhe und Überblick zu bewahren und trotzdem effizient und schnell zu arbeiten. Es darf zu keinen Verwechslungen kommen. Als Histotechnikerin muss man darauf achten, dass die vom Pathologen zugeschnittenen Proben im Gefrierschnitt auch „machbar" sind, um gute Ergebnisse zu erzielen. Technisches und medizinisches Know-how sollen ein gutes Team bilden.

Zu den „schwierigen" Geweben zählen fett- bzw. wasserreiche Proben. Fett gefriert bei den im Kryostaten möglichen Temperaturen nicht. Bei der Schnittgewinnung macht sich Fett als „Loch" im Schnitt bemerkbar bzw. die Schnitte verhalten sich schmierig. Günstigerweise ist reines Fettgewebe für die Schnellschnittdiagnostik meist nicht ausschlaggebend und sollte beim Gewebezuschnitt möglichst entfernt werden (z. B. bei Sentinellymphknoten). Alternativ kann man einen sehr dicken Schnitt (30–50 µm) herstellen. Das Fett ist im Mikroskop meist durchscheinend genug, um z. B. angefärbte Resektionsränder beim Mammaschnellschnitt in Bezug zum Tumor zu erkennen.

Wasserreiches, ödematöses Gewebe wird beim Gefrieren durch den hohen Eisgehalt sehr hart. Die Schneidetemperatur sollte deshalb im „warmen" Bereich liegen, um Querbrüche des Schnitts zu vermeiden.

Die Qualität von Gefrierschnitten liegt immer unterhalb derjenigen von FFPE-Gewebe. Sobald der Schnitt auf den Objektträger aufgezogen wird, schmilzt das Eis und die Zerstörung des Gewebes durch die Eiskristalle wird als Artefakt sichtbar. Schockgefrieren soll der Eiskristallbildung entgegenwirken. Beim Erreichen der Schneidetemperatur entstehen aber wiederum Eiskristalle, die die Schnittqualität beeinträchtigen. Die Gefrierartefakte erkennt man auch noch bei Proben, die zuerst unfixiert eingefroren und im Anschluss aufgetaut, in Formalin fixiert und zu Paraffinschnitten weiterverarbeitet wurden. Dies macht man üblicherweise bei Proben, die zur Schnellschnittuntersuchung eingesandt wurden. Deshalb sollte man beim Zuschnitt sorgfältig darauf achten, nur notwendige Anteile zum Gefrierschnitt zu geben und nicht unnötigerweise das Material durch Gefrieren zu schädigen.

Hervorragendes Anschauungsmaterial und Lernvideos bietet die Webseite von Dr. Stephen Peters (Weblink s. Literatur) bzw. hat Peters (2010) sein Wissen mit vielen Abbildungen als empfehlenswertes Buch zusammengefasst (◘ Tab. 8.4).

8.5 · Schneidetechnik

Tab. 8.4 Schneideartefakte Gefrierschnitte

Schneideartefakt	Ursache	Behebung
Abwechselnd dünne und dicke Schnitte	Falsche Schneidetemperatur	Schneidetemperatur dem Gewebetyp anpassen
	Präparat ist nicht ordentlich auf Gefriertisch fixiert	Gewebe abnehmen und neuerlich anfrieren
	Lockerung von Messer, Präparat	Festschrauben
Beim Schneiden entsteht ein quietschendes Geräusch, Schnitte zeigen Rippeln	Präparat ist nicht ordentlich auf Gefriertisch fixiert und vibriert beim Schneiden	Gewebe abnehmen und neuerlich anfrieren
	Lockerung von Messer, Präparat	Festschrauben
Brüche im gefrorenen Gewebe	Zu schnelles, zu tiefes Einfrieren	Wenn möglich, neues Stück anfrieren
	Zu große Probe	
Präparatvorschub, aber keine Schnittgewinnung	Lockeres Messer	Schrauben festziehen
	Präparat ist nicht ordentlich auf Gefriertisch fixiert, schlechte Verbindung von Gewebe und Untergrund	Gewebe abnehmen und neuerlich anfrieren
	Falscher Messerwinkel	Winkel korrigieren
	Streckplättchen zu weit vorne	Streckplättchen zurück schieben
	Gewebe ist noch nicht gefroren	Länger anfrieren lassen
Schnitte verziehen sich oder rollen sich auf	Spalt des Streckplättchens zu klein	Einrichten
	Schnittdicke zu dünn	Schnittdicke vergrößern
	Stumpfes Messer	Wechseln oder weiterschieben
	Luftfeuchtigkeit im Kryostat zu hoch	Eventuell Einstellen eines offenen Behälters mit 96 % Alkohol
Gewebe rollt sich aus Gefriermedium	Schlechte Verbindung zwischen Gewebe und Medium (typisch bei Hautstücken)	Blockorientierung anpassen, aufrollendes Ende soll Messer als letztes berühren
Risse im Schnitt rechtwinklig zur Schneide	Harte Stellen im Block	Messer wechseln, Wolframcarbidmesser
	Zerstörte oder schmutzige Schneide	Messer wechseln oder reinigen
Risse im Schnitt parallel zur Schneide	Schneidetemperatur zu tief Je kälter, umso grober die Risse	Temperatur korrigieren
		Mit behandschuhtem Finger anwärmen
Schnitt schiebt sich zusammen, schmiert	Schneidetemperatur zu hoch	Temperatur korrigieren
	Fettreicher Block	Blockorientierung so, dass Fett nicht als Erstes auf Schneide trifft
		Dicken Schnitt (30 μm) herstellen
Schnitte tauen während des Schneidens auf	Kryostat- oder Messertemperatur zu hoch	Temperatur korrigieren
Frost auf dem Messer	Kryostat war zu lange geöffnet	Kryostat schließen, abtauen

(Fortsetzung)

◘ Tab. 8.4 (Fortsetzung)

Schneideartefakt	Ursache	Behebung
Schnitt klebt am Streckplättchen	Spalt des Streckplättchens zu klein	Einrichten
	Gewebe oder Fett klebt am Streckplättchen	Reinigen
	Unpassende Kryostat- oder Messertemperatur	Temperatur korrigieren
Schnitt verdreht sich auf eine Seite	Ablagerung auf Schneide	Reinigen
	Scharte im Messer, stumpfes Messer	Messer wechseln oder weiterschieben
	Kaputtes Streckplättchen	Auswechseln
Schnitt löst sich beim Färben vom Objektträger	Fixiertes Gewebe geschnitten	Adhäsiv verwenden
	Kein Adhäsiv verwendet	
	Fettes Gewebe	
	Knorpeliges Gewebe	
	Zu heftiges Handling	Sanfter arbeiten

8.5.8 Schneiden am Ultramikrotom

Am Ultramikrotom werden Semi- und Ultradünnschnitte von in Kunststoff eingebettetem Gewebe für die Licht- bzw. Elektronenmikroskopie hergestellt (s. ▶ Abschn. 7.8.3, 7.9).

8.5.8.1 Trimmen

Die Gewebestückchen sind nur Kubikmillimeter groß und in der Spitze des Kunststoffblocks (z. B. in Form eines Eppendorf-Hütchens) zu finden. Das überstehende Kunststoffmaterial muss entfernt werden, sodass das Gewebe an der Oberfläche erscheint. Weiters wird der Block unter mikroskopischer Kontrolle so zugespitzt, dass die Form einer stumpfen Pyramide entsteht. Die Schnitte werden so gesetzt, dass die Oberfläche eine trapezoide Form mit parallelen Ober- und Unterkanten bekommt. Saubere, parallele Kanten und feine Oberflächen sind Grundvoraussetzung für ein gleichmäßiges Schneiden (◘ Abb. 8.31).

Für ein besseres Auffinden der interessanten Struktur werden oft vor dem Ultradünnschneiden Semidünnschnitte (0,2–1 μm) hergestellt. In einer Übersichtsfärbung (z. B. Toluidinblau s. ▶ Abschn. 9.21) kann sich der Untersucher in diesen Vorschnitten orientieren und danach den Kunststoffblock noch einmal nachtrimmen, um eine minimale Oberfläche zu erreichen.

- **Tipps**
- Das Ausmaß des Trimmens hängt von der gewünschten Schnittgröße ab.

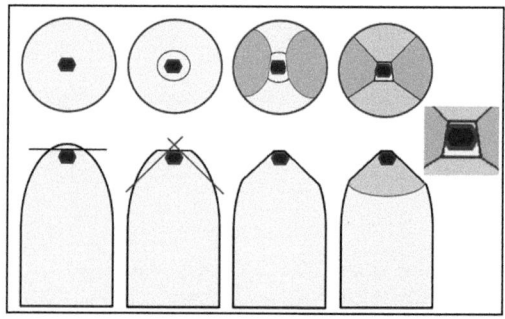

◘ Abb. 8.31 Schema Trimmen. Oben: Aufsicht. Unten: Seitenansicht. Vergrößert: trapezoide Schnittfläche

8.5 · Schneidetechnik

- Im Allgemeinen wird das Schneiden umso leichter, je kleiner der Block ist.
- Die Blockseitenlänge soll 0,5 mm nicht überschreiten, um den Druck, den Messer und Block aufeinander ausüben, möglichst gering zu halten.
- Die Form der Oberfläche bildet ein Trapez (bzw. Dreieck oder Rechteck) mit der längeren Seite als Unterkante.
- Die Unter- und die Oberkante des Trapezes müssen parallel und weiters parallel zur Schneidekante sein.
- Rasierklingen sollten vor der Verwendung mit Ethanol fett- und staubfrei gemacht werden.

• **Trimmwerkzeuge**
- Rasierklinge: Für geübte Techniker ist das Trimmen mit einer Rasierklinge die schnellste Methode.
- Ultramikrotom: Das Messer wird etwas schräg zur Blocklängsrichtung gestellt und der Block in verschiedenen Stellungen eingespannt, bis er rundherum zugespitzt ist, bzw. der Präparathalter wird zur Seite gedreht.
- Trimmgerät (Schleifapparat): Hier werden die Flächen mittels eines Diamant- bzw. Wolframcarbidmahlwerks auf die gewünschte Form geschliffen.

• **Mikrotomzubehör**
- Wimpernpinselchen
- frisch gebrochene Glasmesser, Diamantmesser
- Trägernetzchen (Grid) aus Kupfer für die Elektronenmikroskopie (evtl. mit Formvar® befilmt zur Steigerung der Adhäsion; mit oder ohne Kohlebedampfung zur Kontrastverstärkung) (◘ Abb. 8.32)

8.5.8.2 Anleitung

Man muss auch hier vorausschicken, dass die folgende Anleitung nur einen groben Überblick gibt und die Feinheiten des

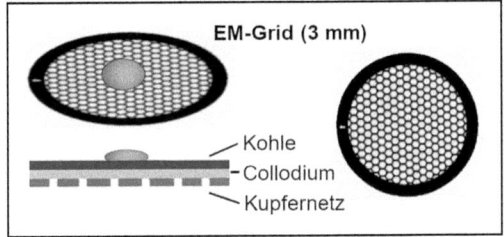

◘ **Abb. 8.32** Beschichtetes Trägernetzchen (Grid)

Schneidens am Ultramikrotom nur in der Praxis mit erfahrenen Trainern erlernt werden können.

Das Schneideprinzip entspricht dem des Rotationsmikrotoms, wobei der Präparatvorschub in minimalen Schritten über eine elektronisch kontrollierte, thermische oder feinmechanische Regelung erfolgt. Die verwendeten Messer sind Glas- und Diamantmesser, verbunden mit einem wassergefüllten Trog (*boat*, s. ▶ Abschn. 8.4.4 und 8.4.5). Da die Diamantkante an sich hydrophob ist, zum Schneiden aber benetzt sein muss, kann es Probleme geben bei der Einstellung des Wasserspiegels. Die kann durch Einlegen des Diamantmessers in eine 1 % Decon™-Lösung (Detergens) für mehrere Stunden verbessert werden.

Beim Anschneiden werden meist eigene Trimmmesser (Glasmesser) bzw. ältere Diamantmesser verwendet. Bevor man zum Ultraschneiden übergeht, soll man zum Schutz der „guten" Schneide möglichst hochwertige Messer für die letzten Trimmschnitte einsetzen, damit keine Materialrückstände am Block bleiben. Nach dem Schneiden sind die richtige Reinigung, Pflege und staubfreie Aufbewahrung der Messer wichtig.

Das Gerät ist ausgestattet mit einer Lichtquelle, die Reflexionen und Interferenzen auf der Wasseroberfläche bzw. den Schnitten erzeugt. Dies ist notwendig, um die Schnittdicke kontrollieren zu können.

Geschnitten wird unter mikroskopischer Beobachtung durch eine binokulare Präparierlupe. Moderne Geräte sind auch mit einer Bildgebung am Monitor ausgestattet.

(1) **Block einspannen, Messer einspannen**: Bei der Manipulation muss man darauf achten, dass weder die Blockoberfläche noch die Messerschneide durch Anstoßen verletzt werden. Der Messertrog wird mit dest. Wasser gefüllt, bis ein konvexer Meniskus entsteht. Mit einer Spritze wird so viel Wasser abgesaugt, bis eine weiße bis silberne Reflexion auf der Wasseroberfläche an der Messerschneide entsteht (Silberspiegel). Die Beleuchtung muss man eventuell entsprechend nachjustieren. Die Messerschneide wird durch das Wasser befeuchtet (*wet cutting*) und die Schnitte können möglichst kompressionslos abflottieren. Auf einer trockenen Schneide würden die Schnitte haften bleiben und könnten nicht auf die Trägernetzchen übertragen werden.

(2) **Block annähern**: Mittels Grob- und Feintriebs wird der Block der Schneide unter mikroskopischer Kontrolle angenähert. Wurde dasselbe Mikrotom zum Trimmen verwendet, stimmt die Schneideebene überein. Ist das nicht der Fall, muss der Block unter mikroskopischer Kontrolle entsprechend orientiert werden. Dazu bedient man sich des Schattens, den die Messerkante auf die Blockoberfläche wirft. Die Blockkanten müssen parallel zur Schneide stehen.

(3) **Anschneiden**: bis gleichmäßige Schnitte entstehen.

(4) **Feinschneiden**: Entsprechend dem Gewebe und dem Einbettungsmedium werden Schnittgeschwindigkeit (z. B. 0,7–0,9 mm/s) und Schnittdicke (z. B. 60–90 nm) eingestellt. Der Freiwinkel ist variabel und meist mit 6° einzustellen. Durch das richtige Einstellen einer am Ultramikrotom befindlichen Präparierlupe und einer ebenfalls eingebauten Lichtquelle kann auf der Wasseroberfläche des Trogs ein Lichtreflex erzeugt werden, der die sonst nur schwierig auszumachenden Schnitte deutlich sichtbar werden lässt. Zugleich zeigen die Ultradünnschnitte bei der schrägen Beleuchtung (wie alle dünnen Schichten) **Interferenzfarben**, wobei die spektrale Zusammensetzung des reflektierten Lichts von der Schichtdicke abhängt. Somit besteht die Möglichkeit, die Schnittdicken annähernd zu bestimmen und zu dicke Schnitte auszusortieren. Dünne Schnitte erscheinen grau (unter 60 nm), silbern (60–90 nm), leicht goldfarben (90–120 nm) bis dunkelgoldfarben (120–150 nm). Es entsteht ein Schnittband, das auf der Wasseroberfläche aufschwimmt (◘ Abb. 8.33).

(5) **Aufziehen**: Für elektronenmikroskopische Untersuchungen werden die Schnitte auf Kupfer-, Nickel- oder Goldträgernetzchen aufgezogen. Man bugsiert die Schnitte dabei mit einem Wimpernpinselchen auf das 3 mm große Netzchen und entfernt das überschüssige Wasser mit Filterpapier. Das Übertragen der **Semidünnschnitte** auf einen Objektträger wird mit einem kleinen Glasstab, der am vorderen Ende zu einem Kügelchen geschmolzen ist, ausgeführt. Wenn die Schnitte nicht größer als 3 mm im Durchmesser sind, ist es einfacher, sie mit einem Lochgrid von der Wasseroberfläche aufzunehmen (sie bleiben durch die Adhäsion in der Öffnung des Grids) und sie auf den Objektträger aufzusetzen. Der Schnitt schwimmt auf einem Wassertropfen auf dem Glasobjektträger. Beim waagrechten Trocknen bei ca. 80 °C verdampft das Wasser, der Schnitt breitet sich aus und haftet auf dem Glas.

8.5 · Schneidetechnik

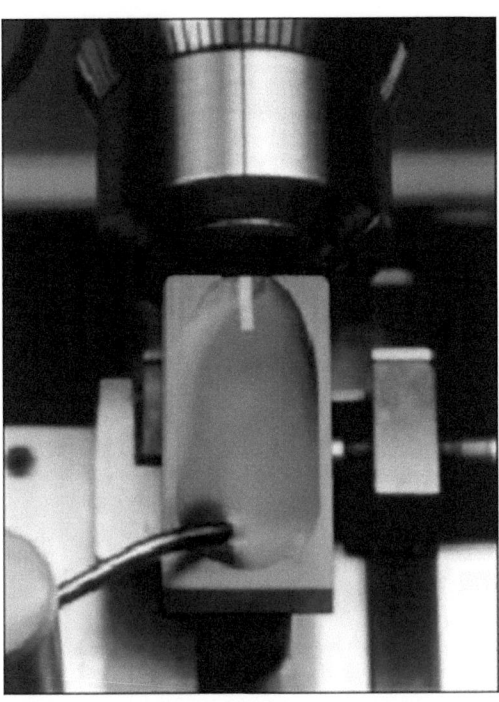

◘ **Abb. 8.33** Das Schnittband hängt am Messer und schwimmt im Trog.

Die getrockneten Grids mit den anhaftenden Schnitten sind bereit für eine nachfolgende Schwermetallfärbung (z. B. Uranylacetat, Bleicitrat) zur Kontrastierung oder auch Immuncytochemie (Immunogoldlabeling).

8.5.8.3 Schneideartefakte und Schneidetipps beim Ultradünnschneiden

Für ein gutes Gelingen sind ein ordentlich getrimmter Block, ein scharfes Messer und ein homogen auspolymerisierter Block ausschlaggebend (◘ Tab. 8.5).

8.5.9 Herstellen von Sägepräparaten

Sägemikrotome sind zum Schneiden von extrem harten und spröden Materialien geeignet, z. B. in Methylmethacrylat eingebetteter Knochen oder Zahn. Es werden Schnittdicken von 30 µm erreicht. Das Schneideprinzip unterscheidet sich grundsätzlich von den anderen Techniken. Wird bei den anderen Mikrotomen ein Schnitt durch die Keilwirkung eines Messers abgehoben, so schleift sich beim Sägemikrotom ein diamantbeschichtetes Innenlochsägeblatt praktisch durch den Block. Die Rotationsgeschwindigkeit des Sägeblatts ist ca. 600 U/min (◘ Abb. 8.34).

Das Präparat wird in der Präparathalterung fixiert. Die Höhe des Blocks wird so justiert, dass die Oberfläche knapp über der oberen Kante des Sägeblatts liegt. Die Blockoberfläche muss getrimmt werden. Das bedeutet, dass eine plane Oberfläche erzeugt wird, bevor der eigentliche Schneidevorgang beginnt. Während des Sägens muss der Wasserfluss justiert werden, damit der Strahl auf die Schneide trifft. Die optimale Geschwindigkeit, in der das Präparat auf die Säge zubewegt wird, muss für jedes eigens bestimmt werden. Allgemein gilt, je langsamer die Annäherung ist, umso geringere Kräfte wirken auf Objekt und Sägeblatt. Nach dem Trimmen wird die erste Schicht vom Sägeblatt entfernt und die gewünschte Schnittdicke wird eingestellt. Der Schnitt kann nun angefertigt werden und wird vom Sägeblatt abgehoben.

Für sehr dünne Sägeschnitte von ca. 20–30 µm muss man den Schnitt während des Sägens stabilisieren. Dazu klebt man ein Glasdeckgläschen mit Cyanoacrylatkleber auf die getrimmte Oberfläche.

Tab. 8.5 Schneideartefakte Ultradünnschnitte

Schneideartefakt	Ursache	Behebung
Jeder zweite Schnitt kommt	Schnittdicke zu dünn eingestellt	Schnittdicke erhöhen
Schnittband krümmt sich	Trapezkanten sind nicht parallel	Besser trimmen
Gar kein Schnitt kommt	Ende des Präparatfeeds erreicht	Zurückstellen
Abwechselnd dicker und dünner Schnitt	Zugluft	Aufstellungsort optimieren
	Temperaturschwankungen	
	Schnittdicke zu dünn	Schnittdicke erhöhen
Schneide lässt sich nicht befeuchten	Schneide verschmutzt	Schneide mit abs. Alkohol und Kunststoffstab reinigen, Trog mit etwas zu viel Wasser füllen, einige Minuten warten und Wasserstand richtig einstellen
		Bei gefülltem Trog mit Reinigungsstab über die Schneide fahren
	Zu niedriger Wasserspiegel	Wasserspiegel erhöhen
Blockoberfläche wird nass	Bei Epoxidharzen eventuell durch elektrostatische Aufladung aufgrund geringer Luftfeuchtigkeit	Erhöhen der Luftfeuchtigkeit, Wasserspiegel etwas verringern
		Block mit Filterpapier trocknen
		Elektrostatik durch entsprechende Ausrüstung verhindern
	Einige Methacrylate sind hydrophil und ziehen Wasser an	Wasserspiegel verringern
Schwierigkeiten beim richtigen Einstellen der Beleuchtung für die adäquate Reflexion	Zu niedriger Wasserspiegel	Wasserspiegel erhöhen
Rippeln (*chattering*)/Vibrationen	Externe Vibrationen	Aufstellort wechseln
	Schlecht eingestelltes Mikrotom	Mikrotomservice
	Schrauben nicht fixiert	Fest anziehen
	Schneidedruck zu groß	Blockgröße verringern
	Freiwinkel zu klein	Erhöhen
	Stumpfes Messer	Scharfe Stelle nehmen, Messer wechseln
	Block ragt zu weit aus dem Blockhalter	Tiefer hineinschieben
	Pyramide zu steil getrimmt	Nachtrimmen
	Schnittfläche zu groß	Nachtrimmen

(Fortsetzung)

8.6 · Anhaften der Schnitte am Objektträger

◘ Tab. 8.5 (Fortsetzung)

Schneideartefakt	Ursache	Behebung
Kompression	Block zu weich	Härteres Einbettungsmittel verwenden
	Messerwinkel zu groß	Von 45°- zu 35°-Messer wechseln
	Stumpfes Messer	Messer zum Nachschleifen einsenden, Messer wechseln
		Neues Glasmesser brechen
	Freiwinkel zu groß	Verringern
	Schneidegeschwindigkeit zu hoch	Verringern
Scharten	Schneide mit Fingern oder einem festen Gegenstand berührt	Vermeiden
	Rückstände vom Trimmen	Nach Vorschrift trimmen
	Harte Teile im Block	Härteres Messer verwenden
	Übliche Abnutzung	Nicht zu vermeiden
Streifiger Block	Freiwinkel zu gering	Erhöhen
	Schmutzige Schneide	Reinigen
	Inhomogenes Gewebe und Einschlüsse im Block	Erneut einbetten
Streifiger Schnitt	Kleine Mängel an der Schneide	Messer weiterschieben
	Schlecht polymerisierter Block	Besser einbetten
	Inhomogener Block	

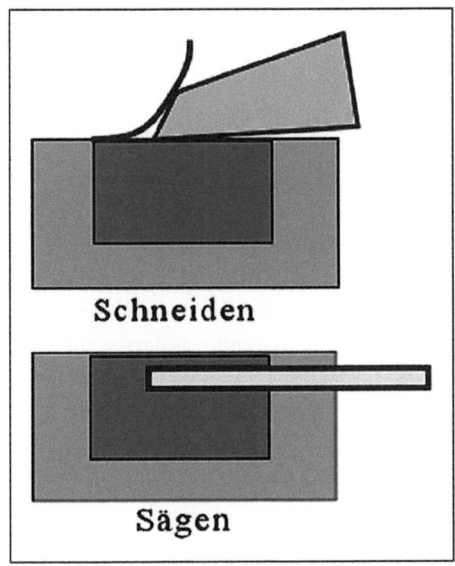

◘ Abb. 8.34 Sägeprinzip

8.6 Anhaften der Schnitte am Objektträger

Die übliche Methode, um Gewebsschnitte auf Glasobjektträgern zu halten, ist, sie bei ca. 60 °C für ca. 30 min zu trocknen. Dabei verbindet sich das Gewebe mit Bindungsstellen am Glas. Ein alter Begriff dafür ist „anbacken". Das Antrocknen kann man auf speziellen Heizplatten, auf die man die Objektträger auflegt, oder in Brutschränken, am besten mit Umluftausstattung, durchführen. Die modernen Färbeautomaten (s. ▶ Abschn. 9.20) verfügen über eine Ofeneinheit zum Antrocknen der Schnitte. Beim Erhitzen über den Schmelzpunkt des Einbettungsmediums wird das Paraffin flüssig und kann so bei der weiteren Behandlung leichter aus dem Schnitt gelöst werden

(Entparaffinieren). In der Routinehistologie werden immer mehrere Schnitte in Färbekörben zur leichteren Handhabung zusammengefasst und in der Regel in aufrechter Stellung getrocknet, was das Ablaufen des Wassers erleichtert. Liegendes Trocknen, evtl. bedeckt mit einem Filterpapier und mit einem Gewicht beschwert, kann bei schlecht haftendem Gewebe (z. B. Knochen) von Vorteil sein. Weitere Methoden sind die Mikrowellenbehandlung oder längeres, schonendes Antrocknen bei niedrigeren Temperaturen. Objektträger, die nicht unmittelbar weiterverarbeitet und gefärbt werden, werden meist bei Raumtemperatur staubgeschützt aufbewahrt und erst direkt vor der Analyse angebacken. Dies hat den Vorteil, dass das Gewebe solange durch das Paraffin geschützt bleibt.

Die Mehrzahl der hergestellten Paraffinschnitte haftet ohne weitere Hilfsmittel auf den Glasobjektträgern und wird durch die üblichen Färbemethoden nicht abgelöst. Manche rigorose Techniken, z. B. in der IHC oder In-situ-Hybridisierung, führen jedoch dazu, dass Schnitte leicht abschwimmen. Bei diesen Tests werden die Schnitte hoch erhitzt und mehreren Waschvorgängen ausgesetzt. Zur rauen Behandlung gehört auch die Einwirkung von sehr alkalischen Lösungen (> pH 8). Andererseits neigen auch bestimmte Gewebetypen (z. B. Knorpel), unterprozessiertes Gewebe oder dickere Schnitte dazu, abzuschwimmen. Bei sehr teuren Tests bzw. bei unwiederbringlichem Probenmaterial stellt der Schnittverlust ein großes Problem dar – abgesehen von der investierten Arbeit, die dann umsonst war.

Um dem entgegenzuwirken bedient man sich sog. Adhäsive, die man vorher auf die Glasobjektträger aufbringt und die die Schnitte besser haften lassen. Man spricht dann von beschichteten Objektträgern. Diese Beschichtung kann entweder selbst hergestellt werden oder man bezieht die beschichteten oder sog. **Adhäsivobjektträger** von den entsprechenden Firmen. Neben der verbesserten Haftung sind weitere Anforderungen an Adhäsive, dass sie keine Eigenfluoreszenz aufweisen oder störende Hintergrundeffekte bewirken.

Die Adhäsive werden auf die Objektträger durch Einstellen in die Lösung aufgebracht. Anschließend werden die Objektträger getrocknet, gekennzeichnet und bis zum Gebrauch staubfrei gelagert. Alternativ werden die Mittel als Zusatz zum Wasserbad verwendet, was die Anhaftung der Schnitte erhöht und auch das Kreisen der Schnitte auf der Wasseroberfläche vermindern soll.

Im Routinebetrieb wird immer mehr auf die käuflichen Adhäsivobjektträger zurückgegriffen, weil sich der Arbeitsaufwand bei dem großen Bedarf nicht mehr rechnet.

> **Anmerkung zur Geschichte**
> Historisch gesehen wurde die Methode des Aufziehens der Schnitte ohne Hilfsmittel aus dem Wasserbad erst **nach** dem Montieren der Schnitte mittels Adhäsive eingeführt. Nach 1900 verbreitete sich die sog. Kapillarattraktionstechnik, die nur auf gut gereinigten Glasobjektträgern und bei bestimmten Fixanzien zuverlässig gelang (Schmorl 1907)

8.6.1 Adhäsive

8.6.1.1 Mayer's Albumin, Eiweißglycerin

Paul Mayer's Albumin ist das Allgemeinadhäsiv für die klassische Histotechnik und stammt von 1883. Es ist für bestimmte Tests nicht anzuwenden, weil es eine Eigenfluoreszenz und Doppelbrechung aufweist. Außerdem führt es oft zu einer Hintergrundanfärbung des Objektträgers. Es löst sich in starken Laugen oder Säuren und ist deshalb z. B. nicht für Ammoniak-Silberimprägnationen geeignet.

Ovalbumin macht zwei Drittel der Eiklarproteine aus. Es ist ein phosphoryliertes Glykoprotein. Die Lösung wird aus frischem Eiklar oder lyophilisiertem Albumin hergestellt.

Rezeptvorschlag Gleiche Menge an Eiklar und Glycerin, gründlich aufschlagen, filtrieren, Thymolkristalle zusetzen oder eine 5 % Lösung aus lyophilisiertem Albumin in 0,5 % NaCl-Lösung herstellen; mit gleicher Menge an Glycerin mischen, filtrieren, Thymolkristalle zusetzen.

Die Lösungen sind für mehrere Jahre bei Raumtemperatur haltbar. Die Besiedlung mit Mikroorganismen wird durch das Thymol verhindert.

Anwendung Ein kleiner Tropfen wird auf einen Objektträger aufgebracht und gleichmäßig verteilt. Die Eiweißglycerinschicht soll möglichst dünn sein. Der Objektträger wird getrocknet und ist dann fertig für die übliche Verwendung.

Alternativ dazu kann man Eiweißglycerin in das Wasserbad zum Strecken der Schnitte geben (20 ml auf 1 l Wasser). Die Antrocknungstemperatur der Schnitte soll bei 60 °C liegen, damit das Eiweiß koaguliert und den Schnitt besser festhält.

8.6.1.2 Gelatine

Gelatine wird aus Kollagen gewonnen und ist damit ein Glykoproteinabkömmling. Gelatine färbt sich bei manchen Färbungen mit.

Rezeptvorschlag 0,5 % Gelatinelösung aus Gelatinepulver herstellen.

Anwendung Objektträger in 0,5 % heiße Gelatinelösung bei 60–80 °C eintauchen; einige Sekunden darin lassen, damit sich die Objektträger aufwärmen; abtropfen lassen; über Nacht bei 37 °C trocknen lassen; bei Raumtemperatur lagern. Die so präparierten Objektträger können beliebig lange aufbewahrt werden.

8.6.1.3 Chromgelatine

Chromgelatine soll gegenüber Eiweißglycerin den Vorteil haben, besonders bei Behandlung mit stark alkalischen Lösungen die Schnitte besser festzuhalten. Sie soll hier auch im Vergleich zu Adhäsiven, die mit positiver Ladung arbeiten, besser funktionieren.

Rezeptvorschlag 10 g Gelatine in 1000 ml heißem dest. Wasser lösen (nicht kochen), 5 g Chromkaliumsulfat (Chromalaun) zugeben, wenige Thymolkristalle zugeben, bei Raumtemperatur lagern

Anwendungsvarianten a) 15 ml im Wasserbad zugeben. b) Zur Objektträgervorbereitung Objektträger in Adhäsivlösung untertauchen, trocknen lassen; die beschichteten Objektträger sollen innerhalb von drei Monaten verwendet werden. c) Man verteilt einen großen Tropfen auf dem Objektträger und lässt ihn dann trocknen.

8.6.1.4 Glyceringelatine

Rezeptvorschlag 10 g Gelatine in 60 ml dest. Wasser quellen lassen, dann erwärmen, bis sich die Gelatine löst; 50 ml Glycerin und 1 g Phenol zusetzen.

8.6.1.5 Silanisierte Objektträger

Grundsätzlich weist eine Glasoberfläche viele negativ geladene Silikatgruppen auf. Die Behandlung mit **3-Aminopropyltriethoxysilan** (APES) bewirkt dagegen eine positiv geladene Glasoberfläche.

Gereinigte Objektträger werden in eine 2 % APES-Lösung in Aceton getaucht. Die Lösung beinhaltet Spuren von Wasser, die für den Vorgang notwendig sind. Der Ethoxysilikonteil von APES reagiert mit dem Wasser. Das ziemlich instabile Reaktionsprodukt verbindet sich mit Silikatsäuregruppen auf der Glasoberfläche und setzt Wasser als Nebenprodukt frei. Dadurch entsteht eine Glasoberfläche, die mit Aminogruppen (des

APES) bestückt ist. Die Bindung zwischen Glas und APES ist hier kovalent, also sehr stark. Im Gegensatz zu Polylysin (s. unten) ist die Bindung des APES an das Glas auch bei sehr niedrigem pH stabil.

Das Anhaften des Gewebes auf silanisierten Objektträgern beruht darauf, dass in Abhängigkeit vom umgebenden Milieu im Gewebe reichlich negativ geladene Gruppen als Bindungsstellen vorhanden sind (Carboxylgruppen, Sulfatestergruppen). Knorpel beinhaltet die meisten sauren Gruppen, die auch bei stark saurem pH erhalten bleiben, und verlangt deshalb nach dem stärksten Adhäsiv. In alkalischem Milieu wird die Wirkung der positiv geladenen Gruppen zurückgedrängt und die Haftwirkung auf das Gewebe wird schlechter.

Silanisierte Objektträger werden oft anstelle von lysinisierten verwendet. Sie haben dieselben Einsatzgebiete, silanisierte Objektträger sind aber günstiger. Der Vorteil gegenüber den klassischen Adhäsiven ist, dass keine Hintergrundfärbung, keine Eigenfluoreszenz oder Doppelbrechung auftritt.

Anwendung Objektträger in 2 % 3-Aminopropyltriethoxysilan in Aceton für 2 min eintauchen, in dest. Wasser spülen, bei 37 °C trocknen, bei Raumtemperatur lagern. Die Manipulation von APES soll unter Abzug erfolgen.

8.6.1.6 Poly-L-Lysin

Polylysin ist ein synthetisches Peptid, ein Polymer mit multiplen Aminogruppen, von denen die meisten über einen großen pH-Bereich positiv geladen sind. Dadurch haftet es gut an der Glasoberfläche, die mit negativ geladenen Silikatgruppen bedeckt ist. Die Aminogruppen sind so reichlich, dass sie einerseits am Glas und andererseits am Gewebe anbinden. Ein lysinisierter Objektträger ist somit mit positiv geladenen Gruppen bestückt, die die negativ geladenen Gruppen im Gewebe anziehen.

Da Polylysin und Silan beide mit positiven Ladungen arbeiten, sind ihre Anwendungsgebiete und Einschränkungen ähnlich. Lysinisierte Objektträger sind für proteolytische Behandlungen und für sehr saure Lösungen eher nicht zu verwenden.

Anwendung Poly-L-Lysin-Stammlösung 1:10 in dest. Wasser verdünnen, Objektträger 5 min bei Raumtemperatur eintauchen, abtropfen lassen, 1 h bei 60 °C oder über Nacht bei Raumtemperatur trocknen. Die gebrauchte Lösung filtrieren und im Kühlschrank lagern (für mehrere Monate haltbar).

8.6.1.7 Objektträger mit positiver Ladung

Es werden unter verschiedenen Handelsnamen Objektträger mit positiver Ladung angeboten, die die Anhaftung von Schnitten bei sehr rauer Behandlung erhöht. Das Grundprinzip ist auch hier die Behandlung mit reaktiven Silikonverbindungen, wobei die genauen Rezepte firmengeheim sind. Das führt zu einer elektrostatischen Anziehung zwischen Gewebe und Glasoberfläche und im Weiteren zu einer kovalenten Bindung.

Ihre Vorteile sind dieselben wie bei silanisierten Objektträgern im Vergleich zu den klassischen Adhäsiven. Zusätzlich bieten sie ein gut zu beschriftendes Feld und eine Kennzeichnung als Adhäsivobjektträger. Die Ready-to-use-Methode unterstützt das Labor bei der Rationalisierung.

Die Objektträger werden für unterschiedliche Applikationen angeboten, z. B. für Gefrierschnitte, besonders schwer bindende Gewebe oder Goldlabeling. Zu beachten ist, dass diese Objektträger ein Ablaufdatum aufweisen und durch die Lagerung bei hohen Temperaturen bzw. offen an der Luft an Qualität verlieren. Prinzipiell soll man die Fläche der Adhäsivobjektträger nicht mit den Fingern berühren, da Fett und Staub die Anhaftung des Gewebes beeinträchtigen.

Nicht nur gebrauchsfertige Objektträger, sondern auch gebrauchsfertige Adhäsive werden vom Handel angeboten, die teilweise auch als Zusatz für das Wasserbad verwendet werden. Es gibt auch käufliche lysinisierte Objektträger.

8.6.1.8 Celloidinhäutchen

Celloidin (Nitrocellulose) entsteht durch Behandlung von Cellulose mit einer Mischung aus konzentrierter Salpeter- und Schwefelsäure (Cellulosenitrate und Nitritester) und wird unter verschiedenen Handelsnamen angeboten. Die Celloidinlösung wird hier sehr verdünnt angewendet und kann häufig wiederverwendet werden.

Werden Schnitte einer sehr rauen Behandlung, v. a. der Einwirkung von Alkalien und heißen Säuren, unterzogen, ist es ratsam dem Abschwimmen durch einen Filmüberzug mit Celloidin entgegenzuwirken. Der Film muss beide Seiten, alle Kanten und Ecken bedecken. Das Celloidinhäutchen ist durchlässig für Farbstoffe und andere Färbereagenzien. Die Methode wurde 1883 von Schällibaum eingeführt.

▶ Celloidinhäutchen

1. 1 % Lösung von Celloidin in einer Ethanol-Ether-Mischung 1:1 herstellen.
2. Schnitte entparaffinieren und in Alkohol spülen.
3. Objektträger für 5 min in Celloidinlösung einstellen; abfließen lassen.
4. In 80 % Alkohol 5 min spülen.
5. Kurz in dest. Wasser spülen und mit Prozedur fortfahren.
6. Nach der Färbung löst sich der Film langsam im Alkohol des Entwässerungsschritts (bei Schwierigkeiten: Ether/Alkohol verwenden). ◀

8.7 Schneideautomat für Paraffinblöcke

Der Schneideautomat AS-410 von Dainippon/Axlab befindet sich seit wenigen Jahren auf dem Markt und ist das erste autonome Mikrotom, das tatsächlich den gesamten Arbeitsablauf beim Schneiden beherrscht. Dazu vereint es einen kompletten Schneidearbeitsplatz mit Blockkühlung, Objektträgerdrucker, Mikrotom, Wasserbadersatz und Trockenstation in einem Schrank mit ca. $1{,}2 \times 0{,}7 \times 2$ m Größe (kleinstes System). Interne Sensoren überprüfen dabei die einzelnen Schritte.

Im Automaten wird der Block einem Reservoir (für 24 oder 96 Blöcke) entnommen, die Bezeichnung gescannt und ein Objektträger bedruckt. Im Blockhalter befestigt, wird die Ausrichtung des Blocks mittels Sensoren geprüft und für die richtige Schneideebene korrigiert. Dann wird der Block angeschnitten, entstehende Paraffinschnipsel abgesaugt und mittels optischer Sensoren geprüft, ob das Gewebe erreicht ist. Der Block wird für das Schneiden gekühlt, befeuchtet und erhält eine positive Ladung. Der abgenommene Feinschnitt wird mit einem negativ geladenen Trägerband aufgenommen, weitertransportiert und über dem vorbereiteten, mit Wasser bedeckten Objektträger platziert. Der Schnitt wird ins Wasser abgelegt, wo er sich unter Wärmeeinwirkung ausbreiten kann. Auf einem geheizten Platz wird der Schnitt getrocknet und kann anschließend entnommen werden (Kapazität: 100–400 Objektträger). Beim Schneiden wird der Anpressdruck überprüft, um ein „Hineinhacken" in den Block zu verhindern. Das Mikrotommesser kann ebenso auf Abnutzungen getestet und automatisch gewechselt werden.

Je nach Blockgröße können ein bis zwei Schnitte auf einen Objektträger aufgezogen werden. Die Parameter für Schnittdicke (3–10 μm), Schnittgeschwindigkeit (mm/s), Schnittanzahl pro Block, Befeuchtung (s) und Zeit für die Ausbreitung (s) können je nach Gewebetyp (Routine, Knochen, Fett) gewählt werden. Die verwendbare Blockgröße beginnt bei 24×24×5 mm. Der Block wird bis max. 3 mm heruntergeschnitten. Ein Vorteil gegenüber der manuellen Methode liegt darin, dass im Gerät Temperatur und Feuchtigkeit optimal gewählt und beibehalten werden können.

In der Praxis ist es nicht möglich, alle im Labor anfallenden Paraffinblöcke automatisch schneiden zu lassen. Man muss entsprechend den Kriterien eine Vorauswahl treffen. Kritische Blöcke bleiben der manuellen Verarbeitung vorbehalten. Es ist aber beeindruckend, wie gut die menschlichen Fähigkeiten – bis zu einem gewissen Grad – vom Schneideautomaten kopiert werden können. Onozato et al. (2013) bescheinigen dem Gerät sogar eine etwas bessere Schneidequalität als bei der manuellen Methode, wobei es im Vergleich fast doppelt so lange dafür benötigt. Der Hersteller gibt ca. 2,5 min für zwei Schnitte pro Block an.

Durch gezielte Laserbestrahlung werden ausgewählte Strukturen direkt aus einem Gewebeschnitt entnommen. Es eignen sich dazu FFPE-Schnitte bzw. unfixierte Gefrierschnitte. Auch aus Abklatschen, Ausstrichen oder Zellkulturen kann man gezielt Zellen entnehmen. Die Zellen werden durch diese Methode weder chemisch noch morphologisch verändert. Das Gewebe kann dabei färberisch, mit IHC oder auch In-situ-Hybridisierung vorbehandelt werden, um die gewünschten Zellen zu identifizieren.

Bei der **LCM** *(laser capture microdissection)* wird ein Transferfilm auf den Schnitt gelegt. Dieser schmilzt bei Laserbestrahlung und haftet am Gewebe. Im Gerät wird die Region des Interesses eingestellt und beschossen. Wird der Film abgenommen, heben sich auch die gewünschten Strukturen ab und können transferiert werden (◘ Abb. 8.35). Das Arcturus® LCM System von Thermo Fisher Scientific arbeitet nach diesem Prinzip. Es nutzt einen Infrarotlaser, der mit dem Material schonender umgeht als ein UV-Laser. Geräte der nächsten Generation bieten wahlweise beide Lasertypen für passende Applikationen an.

8.8 Lasermikrodissektion

Gewebe enthält oft nur einen Bruchteil an Zellen oder Zelltypen, die für den Molekularpathologen von Interesse sind. Die Lasermikrodissektion erlaubt es, homogene Zelltypen und mehrzellige Strukturen isoliert aus histologischen oder cytologischen Proben zu gewinnen und anzureichern. Anwendung findet die Technik u. a. in der Nukleinsäureisolierung für die Molekularpathologie. Das Probenmaterial und die möglichen Nachfolgeanalysen werden aber immer diverser (Emmert-Buck et al. 2005).

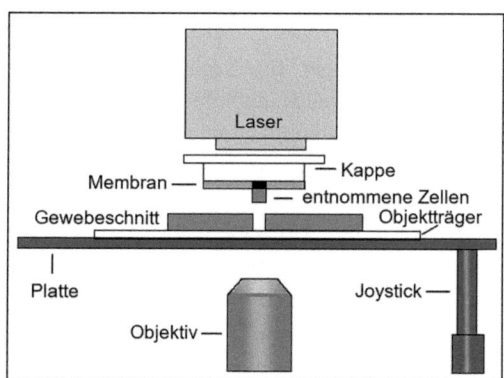

◘ **Abb. 8.35** Prinzip LCM (nach Fend und Raffeld 2000)

▶ **Ablauf Nukleinsäuregewinnung mit LCM**

1. Der Schnitt wird zuerst mit einer haftenden Folie von störenden Partikeln gereinigt.
2. Im System wird die Region des Interesses eingestellt.
3. Eine Kunststoffkappe wird mittels eines Arms auf diese Region gesetzt. Dabei bleibt ein definierter Spalt von 12 μm zwischen Gewebe und Transferfolie, die sich auf der Kappe befindet, frei.
4. Unter Laserbeschuss dehnt sich die Folie punktuell bis zum Gewebe hin aus und haftet an den gewünschten Zellen.
5. Wird der Arm zurückbewegt, bleiben die Zellen an der Kappe haften. Die restlichen Strukturen bleiben unbeeinflusst.
6. Die Kappe wird auf ein Extraktionsgefäß aufgesetzt, in dem die Nukleinsäureisolierung erfolgt. ◀

Andere Lasermikrodissektionssysteme arbeiten mit UV-Laser und die „Ernte" der Zielzellen funktioniert über Schwerkraft (LMD-System von Leica Microsystems). Es werden dazu Objektträger angeboten, die im Zentrum spezielle Membranen haben, auf denen das Gewebe aufgezogen wird. Simpel erklärt, wird durch diese Membranen sozusagen durchgeschossen und die herausgeschnittenen „Schnipsel" fallen z. B. in die Kappe eines Extraktionsgefäßes. Dabei wird der Laser präzise über den Gewebeschnitt bewegt. Die Laserstärke kann an die Anwendung angepasst werden (◘ Abb. 8.36).

Diese Geräte sind mit qualitativ hochwertigen Mikroskopen verbunden und können mit einer intelligenten Imagingsoftware verknüpft werden, um die Regionen des Interesses zu markieren und zu dokumentieren.

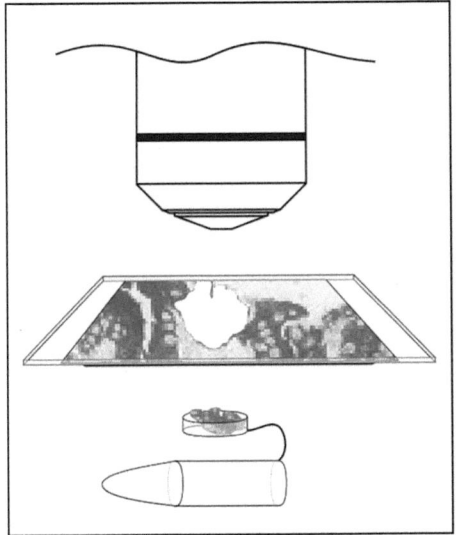

◘ **Abb. 8.36** Schema LMD (Leica Microsystems)

Literatur

Axiolab Ltd/Biomedical Division Dainippon Seiki Co. Ltd (2024) Broschüre – Auto Slide Preparation System, AS-410M

Bright Instruments LTD (2021) Broschüre – 8000 Retracting Sledge Microtome

Bright Instruments LTD (2023) Manual – 10400 Kryostat

Ellis R (1994) Microtomy. Extract from woods and ellis, laboratory histopathology: A complete reference. Churchill, Livingstone

Emmert-Buck et al. (2005) Dissecting the molecular anatomy of tissue. Principles and practice. Springer-Berlin-Heidelberg

Epredia Inc. (2020) Broschüre – Superior sectioning results – perfectly simple, Epredia rotary and sliding microtomes for research and clinical laboratories

Fend F, Raffeld M (2000) Laser capture microdissection in pathology. J Clin Pathol 53(9):666–672

Golubeva YG, Warner AC (2018) Laser microdissection workflow for isolating nucleic acids from fixed and frozen tissue samples. Methods Mol Biol 1723:33–93

Hoppert M (2003) Microscopic Techniques in Biotechnology, Wiley-VCH Verlag, Weinheim

Hunter E (1993) Practical electron microscopy, A beginners illustrated guide, 2. Aufl. Cambridge University Press

Instrumedics Inc. (2023) CryoJane® firmeneigene Broschüre, Usermanual

Joshi R (2012) „Venetian blinds" artifact in dermathistopathology. Indian Dermatol Online J 3(1):59–61

Kunert-Keil C, Richter H, Zeidler-Rentzsch I, Bleeker I, Gredes T (2019) Histological comparison between laser microtome sections and ground specimens of implant-containing tissues. Ann Anat 222:153–157

Leica-Biosystems Nussloch GmbH (2019) Broschüre – Histocore Rotationsmikrotome

Leica-Biosystems Nussloch GmbH (2020) Broschüre – Core histology Lösungen, Produktfamilie CM1950

Leica-Biosystems Nussloch GmbH (2020) Broschüre – Lösungen für die Forschung, Vibratome Präzision auf dem neuesten Stand

Leica-Microsystems CMS GmbH Wetzlar (2021) Broschüre – LEICA LMD6, LEICA LMD7, Laser Microdissection Systems, Dissection perfection

Leica-Microsystems CMS GmbH Wetzlar (2023) Broschüre – meeting the challenges of em sample preparation. The Leica EM Sample Preparation Product Portfolio

Leica-Microsystems GmbH (2013) Broschüre – EM Sample Preparation, Glass Knifemaking

Linderstrøm-Lang KU, Mogensen J (1938) Über einen neuen Kryostaten zur Herstellung von Gefrierschnitten für die quantitative Histochemie. Bericht aus dem Carlsberg-Laboratorium. 16: 33–42

Luna, LG (1992) Histopathologic methods and color atlas of special stains and tissue artifacts. American Histolabs Inc

Mayer P (1883) Einfache Methode zum Aufkleben mikroskopischer Schnitte. Mitt Zool Stat Neapel 2:521–522

microTec Laborgeräte GmbH (2023) Broschüre – Großflächen-Hochleistungs-Mikrotome

Onozato ML, Hammond S, Merren M, Yagi Y (2013) Evaluation of a completely automated tissue-sectioning machine for paraffin blocks. J Clin Pathol 66(2):151–154

Peters St R (2010) A practical guide to frozen section technique. Springer

Rastogi V, Puri N, Arora S, Kaur G, Yadav L, Sharma R (2013) Artefacts: a diagnostic dilemma – a review. J Clin Diagn Res 7(10):2408–2413

REHA-tech engineering BV (2023) Broschüre – Sägemikrotom RMS-16G3

Richter H, Ojeda DFR, Will F (2014) Lasergesteuerte Probenpräparation von Hartgeweben und Biomaterialen. BIOspektrum 20:538–539

Rowiak LaserLabSolutions GmbH (2023) Broschüre – TissueSurgeon-Hard Tissue Application

Schällibaum H (1883) Ueber ein Verfahren mikroskopische Schnitte auf dem Objectträger zu fixiren und daselbst zu färben. Archiv f. mikrosk. Anatomie 22:689–690

Schmorl G (1907) Die pathologisch-histologischen Untersuchungsmethoden; F.C.W. Vogel

Science Services GmbH (2019) Broschüre – Glasmesserbrecher

Taqi SA, Sami SA, Sami LB, Zaki SA (2018) A review of artifacts in histopathology. J Oral Maxilofac Pathol. 22(2):279

Thermo Fisher Scientific Inc (2016) Broschüre – ArcturusXT Laser Capture Microdissection System, Rapidly isolate pure cell populations for microgenomics analysis

Walter F (1981) Das Mikrotom. Leitfaden der Präparationstechnik und des Mikrotomschneidens. 2. Aufl. Neubearb. v. W. Schmitt. Ernst Leitz Wetzlar GmbH, Wetzlar

Wick MR (2019) The hematoxylin and eosin stain in anatomic pathology – An often-neglected focus of quality assurance in the laboratory. Semin Diagn Pathol 36(5):303–311

Informative Webseiten

Henkel K. Das Schneiden: ▶ http://www.klaus-henkel.de/cut-allgem.html#lit

Leica-Biosystems. Übersicht über Artefakte: ▶ https://www.leicabiosystems.com/de-at/knowledge-pathway/artifacts-in-histological-and-cytological-preparations/

Pathology Innovations LLC, Peter St. Gefrierschneiden: ▶ https://www.pathologyinnovations.com/

REHA-tech engineering BV. Sägemikrotom: ▶ https://sawmicrotome.com/index.html

Rolls GO. Leica Biosystems (2012) Broschüre – Schnittprobleme und mögliche Lösungen. Nachbearbeitung schwieriger Gewebeblöcke: ▶ https://www.biosystems.ch/default.aspx?globalid=451

Schulte R. Making glass knives with the LKB 7800 knifemaker – The world under the microscope: ▶ https://www.ronaldschulte.nl/en/making-glass-knives-with-the-lkb-7800-knifemaker.html

Histologische Färbung

Inhaltsverzeichnis

9.1	Einleitung – 230	
9.2	Geschichtliches – 230	
9.3	Farbstoffe – 231	
9.3.1	Chemische Struktur – 231	
9.3.2	Numerische Deskriptoren von Farbstoffen – 234	
9.3.3	Elektrische Ladung und Säure-Base-Verhalten von Farbstoffen – 237	
9.3.4	Kernfarbstoffe – 237	
9.3.5	Cytoplasmafarbstoffe – 238	
9.4	Färbetheorie – 240	
9.4.1	Faktoren der Färbereaktion – 240	
9.4.2	Bindungstypen der Färbereaktion – 248	
9.5	Färbeprotokolle – 254	
9.5.1	Qualitätssicherung – 254	
9.5.2	Begriffe der Färbetechnik – 256	
9.5.3	Behandlung der Schnitte vor der Färbung – 257	
9.5.4	Hinweise für die Praxis – 258	
9.6	Alphabetische Aufstellung der Spezialfärbungen nach Färbesubstrat – 259	
9.7	Hämatoxylin-Eosin-Färbung – 262	
9.7.1	Hämatoxylin – 262	
9.7.2	Eosin – 269	
9.7.3	Protokoll und Färbeergebnis HE-Färbung – 270	
9.8	Trichromfärbung – 271	
9.8.1	Geschichtliches – 272	

© Der/die Autor(en), exklusiv lizenziert an Springer-Verlag GmbH, DE, ein Teil von Springer Nature 2025
G. Lang, *Histotechnik*,
https://doi.org/10.1007/978-3-662-71093-7_9

9.8.2	Färbesubstrat – 272	
9.8.3	Farbstoffe der Trichromfärbung – 274	
9.8.4	Färbetheorien – 274	
9.8.5	Masson-Trichromfärbung – 278	
9.8.6	van Gieson-Färbung – 279	
9.8.7	CAB-Färbung nach Gömöri – 280	
9.8.8	MSB-Färbung nach Lendrum – 280	
9.8.9	SFOG-Färbung nach Cason – 280	

9.9 Silberimprägnation – 281
9.9.1 Prinzip – 282
9.9.2 Silberimprägnation nach Gömöri – Gitterfaserfärbung – 284
9.9.3 Perjodsäure-Silbermethenamin-Imprägnation nach Jones – 285

9.10 Darstellung der elastischen Fasern – 286
9.10.1 Resorcin-Fuchsin-Färbung nach Weigert – 286
9.10.2 Verhoeff-Färbung – 287

9.11 Lipid-Darstellung – 287
9.11.1 Sudan-III-Färbung – 288

9.12 Kohlenhydrat-Darstellung – 289
9.12.1 Perjodsäure-Schiff-Reaktion nach McMannus (PAS) – 289
9.12.2 Best's Karminfärbung – 292
9.12.3 Alcianblau-Färbung – 292
9.12.4 Müller-Mowry-Färbung (kolloidales Eisen, Hale-Färbung) – 293
9.12.5 Azur-A-Färbung und Toluidinblau-Färbung – 294
9.12.6 Kohlenhydrat-Darstellung mit Lektinen – 294

9.13 Romanowsky-Giemsa-Färbung – 295

9.14 Kongorot-Färbung nach Highman – Amyloidfärbung – 297

9.15 Pigment-Darstellung – 298
9.15.1 Berliner-Blau-Reaktion – Eisenfärbung – 299
9.15.2 Silberimprägnation nach Fontana-Masson – Melaninfärbung – 301

9.15.3	Schmorl-Reaktion – Lipofuszinfärbung – 301	
9.15.4	Hall-Färbung (Fouchet) – Bilirubinfärbung – 302	
9.15.5	Von-Kossa-Silberimprägnation – Calciumnachweis – 302	
9.15.6	Alizarinrot-S-Färbung – Calciumfärbung – 303	
9.15.7	Rhodanin-Färbung – Kupferfärbung – 303	

9.16 Mikroorganismen-Darstellung – 303

- 9.16.1 Gramfärbung – 304
- 9.16.2 Ziehl-Neelsen-Färbung – säurefeste Stäbchen – 305
- 9.16.3 Silberimprägnation nach Grocott-Gömöri (GMS) – Pilze – 305
- 9.16.4 Silberimprägnation nach Warthin-Starry – Spirochäten – 307
- 9.16.5 Modifizierte Giemsa-Färbung für *Helicobacter pylori* – 307

9.17 Darstellung neurologischer Strukturen – 308

- 9.17.1 Kresylechtviolett-Färbung – Nissl-Substanz-Färbung – 310
- 9.17.2 Silberimprägnation nach Bielschowsky – Axonfärbung – 310
- 9.17.3 LFB-Färbung nach Klüver-Barrera – Myelinscheidenfärbung – 311
- 9.17.4 PTAH-Färbung nach Mallory – Astrozytenfärbung – 312

9.18 Nukleinsäuren-Darstellung – 312

- 9.18.1 Feulgen-Reaktion – DNA-Färbung – 313
- 9.18.2 Methylgrün-Pyronin-Y-Färbung – Darstellung von DNA und RNA – 314

9.19 Nachbehandlung und Eindecken der Schnitte – 314

9.20 Färbeautomaten – 318

- 9.20.1 Zitadellenfärber – 319
- 9.20.2 Linearfärber – 319
- 9.20.3 Robotfärber – 320
- 9.20.4 Tellerfärber – 320
- 9.20.5 Vollautomatische HE-Färber und Eindecker – 321

9.21 Färbung in der Elektronenmikroskopie – 321

9.22 Abbildungen – 323

Literatur – 328

9.1 Einleitung

Hat die Gewebeprobe alle in den vorigen Kapiteln beschriebenen Stadien durchlaufen, hat man nun einen Glasobjektträger vor sich, auf dem sich ein ca. 3 µm dicker Paraffinschnitt befindet. Das Gewebe hebt sich meist weißlich vom Hintergrund ab, das umgebende Paraffin ist gut zu erkennen. In dieser Form ist der Schnitt aber noch nicht zum Mikroskopieren geeignet.

Ungefärbtes Gewebe ist relativ kontrastarm. Bei der lichtmikroskopischen Beurteilung kann man die Strukturen nur schwer differenzieren. Um diesen **Kontrast zu erhöhen,** behandelt man die Gewebeschnitte mit Farbstoffen, die bestimmte Affinitäten zu den unterschiedlichen Gewebekomponenten aufweisen. Aufgrund bestimmter Gesetzmäßigkeiten verhalten sich die Gewebestrukturen den Farbstoffen gegenüber immer gleich und können so identifiziert werden.

Für die morphologische Diagnostik benötigt man in erster Linie eine Übersichtsfärbung, die alle Strukturen in typischer Weise darstellt. Es gibt verschiedene Übersichtsfärbungen. Durchgesetzt hat sich weltweit die **Hämatoxylin-Eosin-Färbung (HE).** Jede eingelangte Gewebeprobe wird mit der HE-Färbung angefärbt und mikroskopisch beurteilt. Beim Großteil der Proben ist diese Methode ausreichend. Ist so noch keine Diagnose zu erstellen, werden weitere Schritte unternommen.

Dazu gehören die sog. **Spezialfärbungen,** wo ausgesuchte Gewebestrukturen gezielt angefärbt werden. Die Färbemechanismen dabei sind unterschiedlich. Weitere Methoden sind immunhistochemische, enzymhistochemische und molekularpathologische Techniken zur Diagnosefindung.

9.2 Geschichtliches

Die Geschichte der histologischen Färbung ist eng verknüpft mit der Textilfärbung. In beiden Gebieten wurden vorerst **Naturfarbstoffe** verwendet, die teilweise schon 3000 v. Chr. bei den Ägyptern zu finden waren (Blauholz, Indigo, Krappwurz, Reseda, Safran). Als „Vater der histologischen Färbung" wird **Joseph Gerlach** bezeichnet, der 1858 ammoniakalisches Karminrot für die Zellkernfärbung einsetzte (s. ▶ Kap. 19). Einen Meilenstein in der Farbstoffentwicklung brachte die **Entdeckung des Phenols und des Anilins** im Steinkohlenteer durch den deutschen Chemiker Friedlieb Ferdinand Runge im Jahre 1834. Zwanzig Jahre später, 1856, entdeckte William Perkin in London den ersten künstlich hergestellten Anilinfarbstoff. Mauvein wurde zur Seidenfärbung eingesetzt.

In der Folgezeit verdrängten die aufkommenden, auf chemischem Wege hergestellten Farbstoffe die Naturfarbstoffe fast vollständig vom Textilfärbemarkt. Mit künstlichen Farbstoffen konnte man Baumwollfasern besser und künstliche Fasern wie Polyester überhaupt erst anfärben.

Parallel dazu wurden sehr viele künstliche Farbstoffe in die mikroskopische Technik eingeführt. Auf empirischem Wege wurden Techniken und Rezepte entwickelt, deren biochemischer Hintergrund bis heute zum Teil noch nicht vollständig aufgeklärt ist. In der Bezeichnung vieler Histofärbungen findet man die Namen der Entwickler dieser Zeit wieder. Die Hochzeit der Färbeinnovationen lag an der Wende zum 20. Jahrhundert. Für die morphologische Diagnostik war die Gewebefärbung über ein Jahrhundert lang die Methode der Wahl. Es gab wenige Neuentwicklungen, dafür aber Modifikationen der bewährten Rezepte. Erst in den späten 1980er-Jahren kam es zu einem weiteren großen Schritt in der diagnostischen Histotechnik. Durch das Aufkommen der Immunhistologie und In-situ-Hybridisierung wurde der Einsatz der im Vergleich unspezifischen Spezialfärbungen zurückgedrängt. Für die Routinehistologie hat sich eine kleine Zahl der unzähligen Färberezepturen durchgesetzt, die man auch weltweit überall findet. Die

Tab. 9.1 Nach dem Farbenlexikon von Thomas Seilnacht (Weblink s. Literatur)

Wellenlänge des absorbierten Lichts	Zugeordnete Farbe des absorbierten Farbanteils	Farbeindruck des „Restlichts" (reflekt. Komplementärfarbe)
400–435 nm	violett	gelbgrün
435–480 nm	blau	gelb
480–490 nm	grünblau	orange
490–500 nm	blaugrün	rot
500–560 nm	grün	purpurrot
560–580 nm	gelbgrün	violett
580–595 nm	gelb	blau
595–605 nm	orange	grünblau
605–770 nm	rot	blaugrün

gleichnamigen Rezepte variieren dabei in mehr oder weniger großem Ausmaß, die Prinzipien sind jedoch dieselben.

9.3 Farbstoffe

Als Farbstoff bezeichnet man eine Substanz, die nicht nur selbst farbig ist, sondern auch die Fähigkeit hat, sich an ein Substrat zu binden. Im Weiteren versteht man darunter auch Färbereagenzien, die erst durch eine Bindungsreaktion am Gewebe oder durch histochemische Entwicklungsreaktionen farbig werden.

9.3.1 Chemische Struktur

Farbe entsteht durch Absorption bzw. Reflexion eines Teils des durchgehenden bzw. reflektierten weißen Lichts in einer bestimmten Wellenlänge im sichtbaren Bereich (◘ Tab. 9.1). Sichtbares Licht ist eine elektromagnetische Wellenstrahlung im Bereich von **400–700 nm** Wellenlänge. Weißes Licht entsteht durch gleichzeitiges Auftreten aller Wellenlängenbereiche. Die Farbempfindung wird erst durch das Auftreffen der Strahlung auf die Sinneszellen im Auge ausgelöst. Je nach Spezies ist die Wahrnehmung von Farbe unterschiedlich.

Voraussetzung für eine **Lichtabsorption** ist eine Wechselwirkung zwischen den Elektronensystemen der Farbstoffmoleküle und dem Licht. Es müssen in der Verbindung **unbesetzte Bindungsorbitale** vorhanden sein. Bei Lichtabsorption können Elektronen diese Orbitale (kurzzeitig) besetzen. Geeignet für den Wechsel in solche Orbitale sind Elektronen von Doppelbindungen, Dreifachbindungen, aromatischen Ringsystemen und nichtbindende Elektronenpaare.

Im Zusammenhang mit der absorbierten Wellenlänge steht die Anzahl an konjugierten Doppelbindungen, die in einer Substanz vorhanden sind und in deren Bereich sich die Elektronen frei bewegen können. Die Bindungselektronen sind nicht exakt zu den Atomkernen zuordenbar, also **delokalisiert** (◘ Abb. 9.1). Eine besondere Rolle spielen hier **aromatische Ringsysteme** wie Benzol. Benzol absorbiert Licht bei einer Wellenlänge, die unterhalb des sichtbaren Bereichs liegt, und erscheint farblos. Durch das Einbringen von weiteren Gruppen wird die „Ausdehnung", über die sich die π-Elektronen bewegen können, vergrößert und die Wellenlänge des resorbierten Lichts wird in den sichtbaren Bereich geschoben. Die

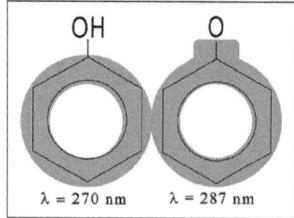

Abb. 9.1 Delokalisation der Elektronen in Phenol und im Phenolation

Größe des konjugierten Systems wird beschrieben durch die **CBN** *(conjugated bond number)* des Farbstoffs. Manche Substanzen zeigen im sauren bzw. basischen Milieu eine unterschiedlich große Delokalisation der Elektronen und damit unterschiedliche Farbe. Diese Stoffe kann man als **Indikatoren** einsetzen (z. B. Alizarin wechselt von Gelb nach Blau).

Fluorochrome sind Substanzen, die im UV-Bereich absorbieren und langwelligeres, sichtbares Licht emittieren. Das bedeutet, dass Elektronen durch die Einwirkung höherer Energie auf ein hohes Niveau gehoben werden, beim Rückschritt belegen sie ein Zwischenniveau und fallen schließlich wieder auf das Ausgangsniveau zurück, wobei sie die restliche Energie in Form von sichtbarem Fluoreszenzlicht abgeben (◘ Abb. 9.2).

Dieses Prinzip wird u. a. bei der Immunfluoreszenz oder der Fluoreszenz-in-situ-Hybridisierung angewendet. Für diese Techniken wird eine große Zahl an Fluorochromen mit definierter Absorptions- bzw. Emissionswellenlänge angeboten, die in Kombination mit einem Fluoreszenzmikroskop eingesetzt werden (s. ▶ Kap. 11, 12, ▶ Abschn. 15.7).

Die Atomgruppen, die als Basis für die Farbigkeit gelten, nennt man **Chromophore** (z. B. Ethylen, Carbonyl, Sulfinyl, Azo, Nitroso, Nitro; ◘ Tab. 9.2). Chromophore erhöhen die Anzahl an locker gebundenen Elektronen im konjugierten System, wodurch die Absorption zu längeren Wellenlängen verschoben wird (◘ Abb. 9.3). Aromatische Verbindungen mit chromo-

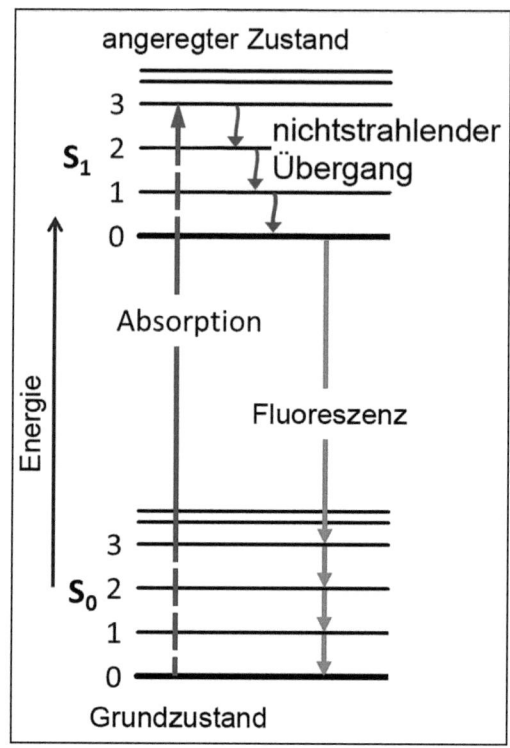

Abb. 9.2 Fluoreszenzprinzip. (Quelle Wikipedia CC0)

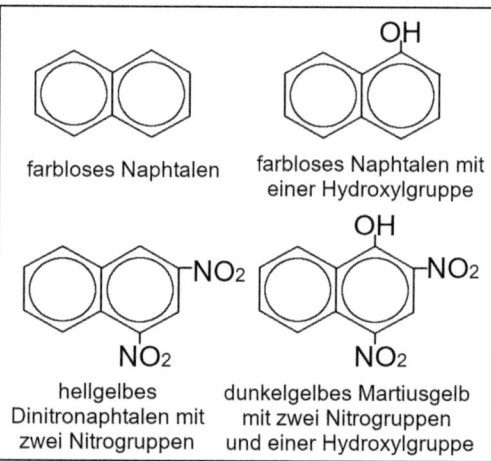

Abb. 9.3 Farbverstärkende Wirkung von auxochromen Gruppen

phoren Gruppen nennt man **Chromogene**. Sie sind farbig, binden aber nicht an ein Substrat.

9.3 · Farbstoffe

Tab. 9.2 Häufige chromophore Gruppen

Formel	Name
–C=C–	Ethylen
–C=N–	Imin
–C=O	Carbonyl
–N=N–	Azo
–NO$_2$	Nitro
Abb. 9.4	Chinon

Tab. 9.3 Häufige auxochrome Gruppen

Formel	Name	Ladung
–HSO$_3$	Sulfatylgruppe	negativ
–COOH	Carboxylgruppe	negativ
–OH	Hydroxylgruppe	negativ
–NH$_3$	Aminogruppe	positiv

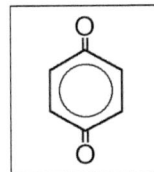

Abb. 9.4 Chinon

Die Bindung wird durch die Einführung von **auxochromen Gruppen** erreicht. Sie verleihen dem Molekül durch base- oder säurebildende Gruppen eine elektrische Ladung. Der Begriff „auxochrom" bedeutet „farbverstärkend". Sie zeigen neben ihrer „Bindungs"funktion auch eine Intensivierung der Farbe und haben so auch chromophore Eigenschaften.

Je nach Ladung unterscheidet man **basische** und **saure** Auxochrome, die zur Bildung von **basischen (positiv geladenen, kationischen)** bzw. **sauren (negativ geladenen, anionischen) Chromogenionen** führen. Diese werden dann auch als kationische bzw. anionische Farbstoffe bezeichnet. Man kann auch beide Typen auf einem Farbstoffmolekül finden (amphotere Farbstoffe). Die Säurestärke der auxochromen Gruppen nimmt vom Schwefelsäure- bis zum Carbonsäurerest ab (◘ Tab. 9.3). Hydroxylgruppen wirken noch schwächer. Die Auxochrome sind als **polare, hydrophile Gruppen** gekoppelt an die **unpolaren, hydrophoben Ringsysteme** verantwortlich für die Wasserlöslichkeit des Farbstoffs.

Der pH-Wert der Farbstofflösung hat eine tiefgreifende Wirkung auf den Färbeeffekt. Je saurer die Umgebung ist, d. h., je höher die H$^+$-Ionen-Konzentration ist, umso mehr wird die Dissoziation der Säurereste zurückgedrängt und umso weniger Farbstoff ist als Anion vorhanden. Der pH-Wert beeinflusst sowohl den Farbstoff als auch das Färbesubstrat, da es sich hier meist um amphotere Proteine (s. ▶ Abschn. 9.4.2.1) handelt.

Eine dritte Art von auxochromer Gruppe bilden die reaktiven Auxochrome, die direkt durch Bildung von Hydroxyl- oder Aminogruppen kovalent an das Substrat binden. Diese direkten Farbstoffe werden am Gewebe nicht eingesetzt.

Farbstoffe bestehen meist aus einer Vielzahl von **Kombinationen** der typischen Molekülgruppen. Von einem Grundtyp ausgehend gibt es verschiedene Varianten, die sich in ihren physikalischen und chemischen Eigenschaften unterscheiden.

Da ihre korrekte chemische Bezeichnung sehr umständlich ist, werden Farbstoffe meist mit sog. **Trivialnamen** versehen. Gleiche Farbstoffbezeichnungen werden oft in verwirrender Weise für verschiedene Substanzen gebraucht. Außerdem variieren die Inhaltsstoffe der angebotenen Farbstoffe je nach Erzeuger. Selten wird ein Farbstoff in reiner Form geliefert. Es gibt hier Unterschiede von Erzeuger zu Erzeuger, aber auch innerhalb von Chargen. Die eindeutige Identifikation von Farbstoffen erfolgt über die **Color-Index-Nummer (CI-Nummer),** die von der Society of Dyers and Colourists vergeben wird. In der Anwendung sollte man bei neuen Chargen oder Wechsel der Bezugsquelle das Färberezept erst an bekanntem Gewebe austesten, um unliebsame Überraschungen zu vermeiden (Kiernan 2002a).

Aufgrund bestimmter **typischer Strukturen,** von denen die Farbstoffe abgeleitet werden, können diese kategorisiert werden. Dabei sind die typischen Gruppen nicht nur auf eine Farbstoffart beschränkt. In den Quellen ist die Einteilung nicht einheitlich. Die Strukturformeln der Farbstoffe können am besten auf der ausgezeichneten Webseite von Bryan Llewellyn, Stainsfile (Weblink s. Literatur), nachgelesen werden, wo eine detaillierte Beschreibung von sehr vielen Farbstoffen zu finden ist. Noch genauere Erklärungen findet man in „Conn's Biological Stains" (Horobin und Kiernan 2002). Die ◘ Tab. 9.4 mit der Auflistung der Farbstoffklassen wurde Stainsfile entnommen.

Die Mehrzahl der in der Histotechnik verwendeten Farbstoffe gehört zu den sog. künstlichen Farbstoffen, die Produkte der organischen Chemie darstellen und ihren Aufschwung vor der Wende ins 20. Jahrhundert hatten. Man bezeichnet sie auch als Anilin- oder Teerfarbstoffe, weil sie ursprünglich daraus gewonnen wurden. Im Gegensatz dazu ist ein überaus wichtiger Farbstoff in der Histologie aber natürlichen Ursprungs – das Hämatoxylin. Es wird später noch genau beschrieben (s. ▶ Abschn. 9.7.1). Zu den biologischen Farbstoffen gehören z. B. ChlorophyllAQ, Hämoglobin, Carotinoide und Melanin.

Für den täglichen Umgang mit Farbstoffen im Routinelabor ist es wohl nicht ausschlaggebend, die genauen Strukturen zu kennen. Es ist jedoch interessant, die Molekülmasse (Größe), das Ladungs-, das Absorptions- und das Löslichkeitsverhalten in **Relation zu den Färbeanleitungen** zu setzen.

Dadurch werden die Färberezepte viel verständlicher und nachvollziehbarer.

Beim Arbeiten mit Färbereagenzien darf man nicht vergessen, dass sie ebenso gesundheitsschädlich sein können, wie alle anderen Reagenzien, auch wenn sie „nette" Namen haben und schön aussehen. Das Tragen von Handschuhen und das Arbeiten unter Abzug sollten deshalb Grundvoraussetzung sein. Für alle Reagenzien werden **Sicherheitsdatenblätter** mit entsprechenden Anweisungen zur Handhabung und Entsorgung bereitgestellt.

> *Zusammenfassend kann man Farbstoffe als hauptsächlich unpolare, heteroaromatische oder konjugierte Ringsysteme beschreiben. Diese sind mit geladenen oder ungeladenen polaren Gruppen bestückt, welche für die Löslichkeit und das Bindungsverhalten wichtig sind (Prentø 2001).*

9.3.2 Numerische Deskriptoren von Farbstoffen

Die wichtigsten Eigenschaften eines Farbstoffs, an denen man das Färbeverhalten erkennen kann, sind die **Molekülmasse** (M), die Größe und Verteilung der **elektrischen Ladung** (Z), die Größe seines **konjugierten Systems** (CBN), die **Architektur** (planar oder non-planar) und die **Wasserlöslichkeit** bzw. die Löslichkeit in organischen Lösungsmitteln (**Lipophilität,** Hydrophobizität, Kennzahl = Logarithmus des Octanol-Wasser-Partitionskoeffizienten **log P**). Alle Eigenschaften gemeinsam sind bestimmend für die **Selektivität** und **Substantivität** (Bindungsstärke) des Farbstoffs. Diese Eigenschaften sind auch Begriffe der sog. quantitativen Struktur-Wirkungs-Beziehungsanalyse (QSAR). **QSAR** versucht, Wirkungen oder physikalisch-chemische Eigenschaften

9.3 · Farbstoffe

Tab. 9.4 Farbstoffklassen nach Stainsfile (Weblink s. Literatur)

Farbstoffklasse (Beispiel)	Abgeleitet von	Allgemeine Formel
Acridin Acridinorange		
Anthrachinon Alizarinrot S, Nuclear Fast Red		
Diarylmethan Auramin O		
Triarylmethan Pararosanilin, Methylblau		
Azo Orange G, Biebrich Scarlet		
Diazonium Fast Red B		
Nitro Pikrinsäure		
Chinonimin-Azin Neutralrot, Safranin O		
Chinonimin-Oxazin Coelestinblau B		

(Fortsetzung)

Tab. 9.4 (Fortsetzung)

Farbstoffklasse (Beispiel)	Abgeleitet von	Allgemeine Formel
Chinonimin-Thiazin Methylenblau		
Tetrazolium Nitroblautetrazolium		
Xanthen-Fluoren Pyronin		
Xanthen-Fluoren Rhodamin		
Xanthen-Fluoron Eosin		
Phthalocyanin Alcianblau, Luxol Fast Blue		

von Molekülen mithilfe von numerischen Deskriptoren der molekularen Struktur zu beschreiben. Man kann damit mathematische oder 3D-Struktur-Modelle erstellen, die die Wirkungsweise bzw. das Bindungsverhalten von Reaktionspartnern vorhersagen. Dies wird u. a. genutzt in der Pharmazie, der Wirkstoffentwicklung und beim Proteinmodeling. Horobin (2004) hat sich mit *„staining by numbers"* in der Histotechnik beschäftigt

9.3 · Farbstoffe

Tab. 9.5 Beispiele für QSAR-Eigenschaften von Farbstoffen

Farbstoff	Ionenstärke (Z)	CBN (*conjugated bond number*)	Molekülmasse (M)	log P (P = Octanol-Wasser-Partitionskoeffizient)
Säurefuchsin	2–	24	540	–11,5
Alcianblau 8G	4+	48	1157	–9,7
Kongorot	2–	43	651	–1,5
Ölrot O	0	30	409	+9,4

und Dapson (2005) hat für 736 Farbstoffe die Bindungsparameter inkl. der jeweiligen Anzahl an möglichen Wasserstoffbrücken, des Dipolmoments und des Hydrophobizitätsindexes aufgelistet (Tab. 9.5).

9.3.3 Elektrische Ladung und Säure-Base-Verhalten von Farbstoffen

Diese Beschreibung des Ladungsverhaltens von Farbstoffen geht auf Paul Ehrlich (1878) zurück. Seine Erkenntnisse sind bis auf kleine Einschränkungen immer noch gültig. Ehrlichs „neutraler Farbstoff", eine Verbindung bestehend aus einem sauren und einem basischen Farbstoffanteil, ist jedoch nicht wirklich existent, weil die Farbstoffe in ihrer jeweiligen Ionenform in Lösung vorkommen. Mit der Verbindung von Säure und Base verliert der Farbstoff seine Wirkung (s. ▶ Abschn. 9.13).

- **basischer (kationischer) Farbstoff:** freie Farbbase oder das Salz einer solchen mit positiven auxochromen Gruppen (z. B. Methylenblau)
- **saurer (anionischer) Farbstoff:** freie Farbsäure oder das Salz einer solchen mit negativen auxochromen Gruppen (z. B. Eosin, Kongorot, Säurefuchsin)
- **amphoterer Farbstoff:** negative und positive Gruppen sind vorhanden (z. B. Anilinblau)
- **indifferente Farbstoffe:** enthalten keine säure- oder basebildenden Gruppen, sondern indifferente Gruppen (=O, –OCH$_3$, –OC$_2$H$_5$); dazu gehören die **lysochromen Farbstoffe,** die aufgrund eines rein physikalischen Färbeprinzips durch höhere Löslichkeit des Farbstoffs im Substrat färben (z. B. Fettfärbung durch Sudanfarbstoffe)
- „**neutraler Farbstoff**": Verbindung der Farbsäure und der Farbbase durch Salzbildung (z. B. eosinsaures Methylenblau, s. ▶ Abschn. 9.13)
- **neutrales Farbgemisch:** Farbbase und Farbsäure liegen nebeneinander vor ohne Verbindung; das Färbeergebnis entspricht nicht dem des neutralen Farbstoffs

9.3.4 Kernfarbstoffe

Die oben beschriebenen Eigenschaften eines Farbstoffs wirken sich naturgemäß auf seine möglichen Anwendungen in der Histotechnik aus. Bezogen auf die Anwendung ergibt sich eine weitere Farbstoffkategorisierung in Kern- bzw. Cytoplasmafarbstoffe.

Das Kernchromatin ist aufgebaut aus den Nukleinsäuren (Phosphorsäure, Zucker, Base) und anhängenden Proteinen (Histone) und zählt zu den **basophilen Gewebeanteilen**, d. h., es ist insgesamt negativ geladen aufgrund der Phosphatgruppen und zieht basische Farbstoffe an. Die Stärke dieser Eigenschaft ist **abhängig vom pH-Wert** der Lösung in Zusammenhang mit dem isoelektrischen Punkt der amphoteren Kernproteine und der Dissoziation der H$^+$-Ionen der Säuregruppen.

Im **Interphasekern** sind allerdings nur jene Teile des Chromatins stark basophil anfärbbar, die auf **Heterochromatin** beruhen, während die Euchromatinanteile kaum angefärbt werden. Es bildet das **Heterochromatinmuster** des Interphasekerns. Heterochromatin unterscheidet sich von Euchromatin in einer unterschiedlich ausgeprägten strukturellen Organisation. Euchromatin besteht im Wesentlichen aus dem lockeren DNA-Faden, der in regelmäßigen Abständen um basische Histonproteine gewickelt ist (Perlenschnur der Nukleosomen) und damit einen leichteren Zugang für die Funktionsproteine (z. B. Polymerasen, Expressionsfaktoren) bietet. Das dicht gepackte Heterochromatin zeigt eine höhere Organisationsebene und enthält oft Gene, die nicht „eingeschaltet" sind. Somit lässt sich ein Zusammenhang herstellen zwischen der Aktivität von Zellen, z. B. bei starker Proteinproduktion, und ihrem Heterochromatinmuster. Neben den Histonen, die den Kern eines Nukleosoms bilden, enthält das Heterochromatin auch noch Proteine des Chromosomenkerngerüsts, an dem die DNA-Schleifen befestigt sind.

Die meisten Kernfarbstoffe sind positiv geladen und daher **basische Farbstoffe** bzw. **basische Lacke** (Metallkomplexfarbstoffe). Sie lagern sich an die negativ geladenen Phosphatgruppen der DNA des Zellkerns an (Chromatin). Man nimmt aber auch Bindungen dieser Lacke an nicht saure Gruppen des Nukleoproteins an (s. ▶ Abschn. 9.7.1). Die unterschiedliche Anfärbbarkeit von Hetero- und Euchromatin gibt auch Grund zur Vermutung, dass der strukturelle Aufbau bei stärkerer Chromatinkondensation eine Rolle bei der Farbstoffaffinität spielt.

Eine relativ elektive Kernfärbung kann durch Einstellen des pH-Werts der Färbelösung zwischen dem isoelektrischen Punkt der Kerne (ca. 3,8) und dem des Plasmas (ca. 6,5) erreicht werden. In diesem Bereich liegt der Kernfarbstoff als Base vor und bindet an die sauren Chromatinbestandteile, jedoch nicht an die basischen Plasmabestandteile.

Basophil erscheinen auch jene Strukturen im Cytoplasma, die bei diesem pH-Wert ebenfalls saure Gruppen aufweisen. Dazu gehören RNA-haltige Ribosomen und sulfatierte Kohlenhydrate (Mastzellgranula, Knorpelmatrix, Zellsekrete). Basische Farbstoffe werden bei höheren pH-Werten auch gerne als Gegenfärbung bzw. zarte Hintergrundfärbung verwendet (◘ Tab. 9.6).

> **Kernechtrot** gehört zur Gruppe der Anthrachinonfarbstoffe und ist ein saurer Farbstoff. Als reiner Farbstoff zählt es zu den Plasmafarbstoffen. In Verbindung mit Aluminiumsulfonat als Beize entsteht ein Aluminiumlack, der eine rote Kernfärbung bewirkt. Kernechtrot wird gerne als Gegenfärbung bei histochemischen Reaktionen benutzt (◘ Abb. 9.5).

9.3.5 Cytoplasmafarbstoffe

Die meisten Cytoplasmafarbstoffe sind sauer, negativ geladen und binden an positiv geladene, **azidophile** Gewebeelemente (◘ Tab. 9.7). Das **Cytoplasma** der zu färbenden Zellen kann man als Proteingemisch von hoher Konzentration aus Strukturproteinen bzw. gelösten Proteinen ansehen. Diese enthalten **basische funktionelle Gruppen** als Bindungspartner für die entsprechenden Farbstoffe. Genau dieselben Gruppen (z. B. ε-Aminogruppe von Lysin,

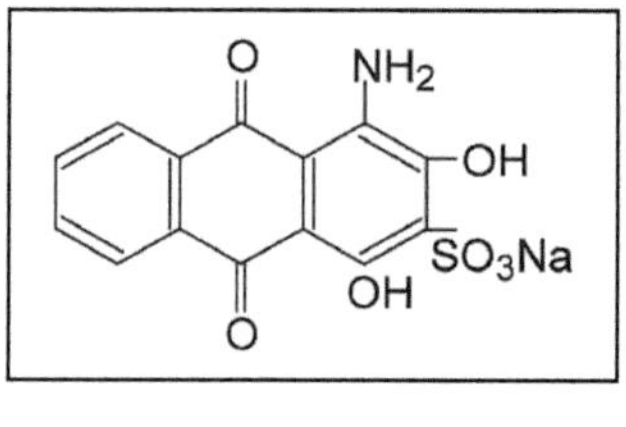

◘ **Abb. 9.5** Kernechtrot

9.3 · Farbstoffe

Tab. 9.6 Beispiele für Kernfarbstoffe

Farbstoff	Farbstoffklasse	Ladung	Kernfärbung
Hämalaun	Metallkomplexfarbstoff	kationisch/basisch	blau
Weigerts Eisenhämatoxylin	Metallkomplexfarbstoff	kationisch/basisch	blauschwarz
Kernechtrot-Aluminiumsulfat	Metallkomplexfarbstoff (s. Box)	kationisch/basisch	rot
Methylenblau CI 52015	Thiazinfarbstoff	kationisch/basisch	blau
Toluidinblau CI 52040	Thiazinfarbstoff	kationisch/basisch	blau
Neutralrot CI 50040	Azinfarbstoff	kationisch/basisch	unter pH 6,8 rot
Ethylgrün CI 42590	Triarylmethanfarbstoff	kationisch/basisch	grün
Methylgrün CI 42585	Triarylmethanfarbstoff	kationisch/basisch	grün
Methylengrün CI 52020	Thiazinfarbstoff	kationisch/basisch	grün
Azur A, Azur B CI 52005, CI 52010	Thiazinfarbstoffe	kationisch/basisch	blau, metachromatisch violett

Tab. 9.7 Beispiele für Cytoplasmafarbstoffe

Farbstoff	Farbstoffklasse	Ladung	Färbung
Eosin Y	Xanthenfarbstoff	anionisch/sauer	rosa bis hellrot
Chromotrop 2R	Monoazofarbstoff	anionisch/sauer	kräftig rot
Orange G	Azofarbstoff	anionisch/sauer	orange
Säurefuchsin	Triphenylmethanfarbstoff	anionisch/sauer	rot
Lichtgrün	Triarylmethanfarbstoff	anionisch/sauer	hellgrün
Anilinblau	Triphenylmethanfarbstoff	anionisch/sauer	blau
Pikrinsäure	Nitrofarbstoff	anionisch/sauer	gelb

Guanidinogruppe von Arginin) sind aber auch die bevorzugten Reaktionspartner bei der Aldehydfixierung. Ist eine Aminogruppe durch eine Methylenbrücke belegt, steht sie für die Färbungsreaktion nicht mehr zur Verfügung. Trotzdem sind aufgrund der Proteindichte genug freie Plätze verfügbar. Je länger die Fixierung allerdings dauert, umso schlechter wird die Anfärbbarkeit (dies wirkt sich im Routinebetrieb nicht aus).

Die basischen Aminosäuren wie Arginin, Histidin und Lysin sind häufige Bindungspartner. Die Affinität zwischen den Reaktionspartnern und ihre elektrische Ladungen sind dabei stark abhängig vom pH-Wert der Färbelösung. Für Übersichtsfärbungen wie die HE-Färbung liegt der pH-Wert der Eosinlösung zwischen pH 4 und 6, bei Trichromfärbungen liegt der pH-Wert bei 2–3. Im sauren Bereich sind die Plasmaproteine entsprechend ihrem isoelektrischen Punkt mehr oder weniger stark positiv geladen (s. ▶ Abschn. 9.8).

9.4 Färbetheorie

Die biochemischen Grundlagen zur Färbetheorie sind noch nicht gänzlich aufgeklärt. Aufgrund der verschiedenartigen anfärbbaren Strukturen (Substrate), ihrer Lokalisation innerhalb eines dreidimensionalen Gewebes und der unterschiedlichen Farbstoffeigenschaften muss man von einem Zusammenspiel mehrerer Bindungsmechanismen ausgehen. Zu den Einflussfaktoren gehören u. a. Ladungsverhalten, Reaktionsbedingungen, Löslichkeit, strukturbedingte Mechanismen, hydrophobe Wechselwirkung oder die Vorbehandlung bzw. Architektur des Gewebes. Die Bindung von Farbstoffen unterliegt prinzipiell denselben Gesetzen wie alle anderen chemischen Reaktionen und dieselben Bindungskräfte werden dabei aktiv. Bei der Reaktion wird ein Gleichgewicht entsprechend den herrschenden Reaktionsbedingungen angestrebt.

Die Bearbeitung dieses Kapitels wurde stark beeinflusst von den Arbeiten Poul Prentøs (2001, 2009), der die biologische Färbung mit Bezugnahme auf die makromolekulare Struktur von Biomolekülen bzw. Farbstoffen neu betrachtet hat.

9.4.1 Faktoren der Färbereaktion

9.4.1.1 Massenwirkungsgesetz

$A + B \leftrightarrow C + D$ Die Stoffe A und B verbinden sich und zerfallen wieder zu den Stoffen C und D. Diese Reaktion läuft in beide Richtungen zur selben Zeit ab. Das „Ende" einer Reaktion ist dann erreicht, wenn die Geschwindigkeit der Hinreaktion gleich der Geschwindigkeit der Rückreaktion ist. Es entsteht ein dynamisches Gleichgewicht.

Die Reaktion wird durch die Gleichgewichtskonstante K charakterisiert, die von den Reaktionsgeschwindigkeiten abhängig ist.

$K > 1$ Endprodukte überwiegen
$K \approx 1$ Ausgangsstoffe und Endprodukte in gleichen Mengen
$K < 1$ Ausgangsstoffe überwiegen

Die Reaktionsgeschwindigkeit ist abhängig von der Konzentration der Reaktionspartner, von der Reaktionstemperatur, der Struktur und dem Verteilungszustand der Stoffe.

In der histologischen Färbung wird der Farbstoff meist im Überschuss angeboten, um eine schnelle Reaktionsgeschwindigkeit zu erreichen. Meist wird nach einer definierten Dauer die Reaktion abgebrochen, wenn das gewünschte Ziel erreicht ist (progressive Färbung). Durch Anheben der Temperatur lässt sich die Geschwindigkeit ebenfalls erhöhen. Nach Erreichen der gewünschten Intensität kann eine Änderung der Reaktionsbedingungen eine Stabilisierung des Färbeprodukts bewirken, also die Rückreaktion unterdrücken (z. B. Bläuen nach Hämatoxylin). Bei einer Überfärbung kann durch Veränderung der Reaktionsbedingungen eine Umkehr der Reaktion erreicht werden (z. B. Differenzieren nach regressiver Färbung durch pH-Wert-Verschiebung ins Saure).

9.4.1.2 pH-Wert

Auch in reinem Wasser läuft ständig die Reaktion von $H_2O + H_2O \leftrightarrow H_3O^+ + OH^-$ ab. Diesen Vorgang nennt man Autoprotolyse. Reines Wasser enthält sehr viele Wassermoleküle neben sehr wenigen H_3O^+- und OH^--Ionen. Die Zahl der H_3O^+-Ionen ist gleich der Zahl der OH^--Ionen (10^{-7} mol/l). In allen wässrigen Lösungen ist das Produkt aus der Konzentration der Hydronium- und Hydroxidionen konstant ($K_w = 10^{-14}$).

9.4 · Färbetheorie

Das Zufügen einer Säure erhöht die Hydroniumionen-Konzentration im Wasser. Da jedoch K_w konstant ist, muss die Konzentration der Hydroxidionen entsprechend abnehmen bis das Gleichgewicht wieder erreicht ist. Die Konzentration der Hydroniumionen ist das Maß für den sauren oder basischen Charakter einer Lösung.

Zur Vereinfachung der Schreibweise ist der pH-Wert definiert als der negative dekadische Logarithmus der Hydroniumionen-Konzentration einer wässrigen Lösung.

Saure Lösung   pH < 7
Neutrale Lösung pH = 7
Basische Lösung pH > 7

Wendet man das Massenwirkungsgesetz auf gelöste Säuren und Basen an, kann man Säure- bzw. Basenkonstanten ableiten, die die Stärke beschreiben. Je stärker eine Säure ist, umso mehr ist sie in positiv geladene H^+-Ionen und negativ geladene Restionen dissoziiert ($HA \leftrightarrow H^+ + A^-$). Tab. 9.8 listet einige Beispiele von Säuren auf. Je niedriger der pKs-Wert ist, umso stärker ist die Säure.

Wässrige Lösungen verschiedener Salze können sauer, basisch oder neutral reagieren. Diese Reaktion hängt davon ab, ob das Kation oder Anion eine so starke Säure oder Base ist, dass das Autoprotolyse-Gleichgewicht im Wasser verschoben wird.

Der pH-Wert der Färbelösung spielt bei der Färbetechnik eine bedeutende Rolle. Man kann damit die Anfärbbarkeit von Strukturen erhöhen oder unterdrücken, bzw. erst möglich machen (s. ▶ Abschn. 9.4.2.1, Tab. 9.9). Weiters werden Säuren unterschiedlicher Stärke als Oxidationsmittel verwendet.

Tab. 9.8 Beispiele für Säurekonstanten

Säure	pKs-Wert
Perchlorsäure	–10
Salzsäure	–7
Schwefelsäure	–3
Permangansäure	–2,25
Salpetersäure	–1,3
Chromsäure	–0,61
Phosphorsäure	2,1
Ameisensäure	3,74
Essigsäure	4,75
Kohlensäure	6,5
Phenol	9,95
Ammoniak	23

Tab. 9.9 pH-Beispiele in der Histotechnik

Beispiele in der Histotechnik	pH-Wert
Destilliertes Wasser	ca. 7
Leitungswasser (Österreich)	6,74–7,60
Alcianblaulösung	2,5 bzw. 1
Trichromfärbelösungen	1,8–2,5
Methenamin-Silber-Lösung	9
Bests Karminlösung	10

Puffer
Enthält eine wässrige Lösung eine schwache Säure (z. B. Essigsäure) und ihre konjugierte Base (z. B. Natriumacetat) oder eine schwache Base und ihre konjugierte Säure, so ist der pH-Wert dieser Lösung gegenüber Zugabe von Säuren und Basen ziemlich unempfindlich. Sie besitzt ein Dämpfungsvermögen gegenüber der Zugabe von Säuren und Basen.

9.4.1.3 Salze

Salze zerfallen bei ihrer Lösung in positiv bzw. negativ geladene Ionen, die unterschiedliche Funktionen in der Färbetechnik haben können. Bei manchen Färbereaktionen dienen Salzionen dazu, sich an die entgegengesetzt geladenen Bindungsstellen am Gewebe zu binden und dadurch die Ladung zu neutralisieren. Dadurch wird die elektrostatische Abstoßung eines gleichgeladenen Farbions verringert, sodass es an das Substrat binden kann (z. B. bei der Färbung von Amyloid mit Kongorot mittels NaCl in alkoholischer Lösung).

Andererseits können Ladungen von bestimmten Gewebeanteilen, die nicht angefärbt werden sollen, abgeschirmt und eine selektive Färbung ohne Hintergrundfärbung bewirkt werden (z. B. Unterdrückung der Mucinanfärbung durch Kalialaun bei der Kernfärbung mittels Mayers Hämalaun).

9.4.1.4 Fixierung

Das sog. Äquivalentbild[1] ist abhängig vom Fixiermittel, wobei man heutzutage das Färbeergebnis nach Formalinfixierung als Standard heranzieht. Die Vorbehandlung des Gewebes durch Fixanzien beeinflusst die Qualität der Anfärbung, da hier unterschiedlich viele Bindungsstellen herausgebildet bzw. blockiert werden. So ermöglichen saure, denaturierende Fixanzien das Aufbrechen des Chromatins sowie eine Konformationsänderung der umgebenden, basischen Proteine und legen damit Bindungsstellen für den Kernfarbstoff frei. Andererseits können vernetzende Fixanzien Bindungsstellen für Farbstoffe blockieren. Beispielsweise rufen Formalin und Osmiumtetroxid eine verringerte Eosinophilie bzw. Azidophilie hervor, während saure Dichromatlösungen eine stärkere Eosinophilie bewirken, d. h., die Rosafärbung des Cytoplasmas ist bei der HE-Färbung je nach Fixans mehr oder weniger intensiv. Die schlechtere Anfärbbarkeit nach Formalinfixierung macht sich auch bei Trichromfärbungen, die anionische Farbstoffe einsetzen, bemerkbar. Hier behilft man sich durch „Umfixieren" in Bouins Fixiergemisch mit der koagulierenden Pikrinsäure.

Ein verändertes Äquivalentbild sieht man ebenfalls nach unzureichender Formalinfixierung durch die **Sekundärfixierung** im Ethanol des Einbettungsprozesses. Diese macht sich durch eine stärkere Eosinophilie und granuläres Chromatin bemerkbar.

Durch den Einfluss des Fixans können falsch-positive Färbereaktionen entstehen. Beispielsweise verursacht die Fixierung mit Glutaraldehyd eine falsch-positive PAS-Reaktion, falls die eingebrachten Aldehydgruppen nicht extra blockiert wurden.

Das Fixativ kann die Zusammensetzung des Gewebes beeinflussen, indem es Komponenten herauslöst, die dann nicht mehr dargestellt werden können (Aceton- oder Alkoholfixierung löst Lipide, wässrige Fixanzien lösen Harnsäurekristalle).

Auch andere Reagenzien können die Gewebeeigenschaften so verändern, dass es zu einer beschleunigten Anfärbbarkeit bzw. zu einer Veränderung in der Selektivität kommt So färbt Alcianblau nach Proteaseeinwirkung untypischerweise Kernchromatin an, weil wahrscheinlich der großmolekulare, kationische Farbstoff durch die Entfernung der Nukleoproteine erst Zugang findet.

9.4.1.5 Einbettungsprozess

Das Gewebe wird beim Einbettungsprozess verschiedenen Reagenzien und z. T. erhöhten Temperaturen ausgesetzt, die sich je nach Löslichkeit und Hitzeempfindlichkeit der Strukturen auf die Anfärbbarkeit auswirken. Das klassische Beispiel ist die Löslichkeit von Fetten in hochprozentigen

---

[1] Ein Äquivalentbild stellt die reproduzierbare und erfahrungsgemäß mit gesetzmäßiger Gleichheit auftretende, histologische Erscheinung dar (Franz Nissl 1910).

Alkoholen und organischen Lösungsmitteln beim Paraffin-Einbettungsprozess, wodurch Lipide in Paraffinschnitten nicht nachgewiesen werden können.

Die Art des Einbettungsmediums bzw. die Verarbeitungsmethode nimmt Einfluss auf die Anfärbbarkeit. Färbeprotokolle für Paraffinschnitte müssen nicht immer auf Gefrierschnitte oder Kunststoffschnitte passen. Unfixierte Gefrierschnitte zeigen meist eine unregelmäßigere Oberfläche und sind in der Regel dicker. Sie nehmen Farbstoffe schneller auf, was insbesondere bei Trichromfärbungen zu Überfärbungen führen kann. Dagegen sind Kunststoffschnitte meist dünner und glatter als Paraffinschnitte. Inkubationszeiten müssen für sie meist verlängert werden, um dieselbe Farbintensität zu erreichen.

Bei der Kunststoffeinbettung beeinflussen Kunststoffe, die vor der Färbung nicht aus dem Schnitt entfernt wurden, die Anfärbbarkeit. Der Kunststoff kann Farbstoffe abschirmen oder zu sehr anziehen, was entweder zu blasseren Ergebnissen oder zu Hintergrundfärbungen führt. Eine unregelmäßige Anfärbung ist auf eine unterschiedliche Durchdringung der Strukturen zurückzuführen. Bei der Diffusion des Farbstoffs durch lipophile, hydrophile, dichte und lockere Strukturen kommt es zu Wechselwirkungen mit Abhängigkeit von der Molekülgröße des Farbstoffs (Horobin 1983). Epoxidmonomere können mit verschiedenen funktionellen Gruppen im Gewebe reagieren und damit die Anfärbbarkeit beeinflussen. Zum Entfernen von Kunststoffen aus dem Gewebe werden oft aggressive Reagenzien verwendet, die ebenso die Anfärbbarkeit beeinträchtigen können. Litwin (1985) geht auf das Thema Färbung von Kunststoffschnitten näher ein.

9.4.1.6 Physikalische Faktoren

Die Interaktion von Farbstoff und Färbesubstrat wird durch verschiedene physikalische Faktoren beeinflusst. Horobin (2002) betont den Einfluss der Gewebearchitektur und der Verteilung der Bindungspartner im Gewebe auf den Färbevorgang.

– Die Farbstoffdiffusion im Gewebe wird durch die **Dichte der Strukturen** beeinflusst. Dichte kann man hier einerseits als physische Dichte bzw. Permeabilität (z. B. Knochen im Vergleich zu Stroma) und andererseits als Ladungsdichte bzw. Konzentration von Bindungspartnern verstehen. Permeablere Strukturen werden schneller angefärbt (z. B. kollagene Fasern in Trichromfärbungen).

– Die unterschiedliche **Diffusibilität** zweier oder mehrerer Farbstoffe kann ausgenutzt werden. Ein Farbstoff trifft vor bzw. nach einem anderen Farbstoff auf die Bindungsstellen. Man spricht hier von feindispersen bzw. grobdispersen Farbstoffen. Horobin und Flemming (1988) sind starke Befürworter der *staining rate theory,* weil es bei der Verwendung von Farbgemischen immer einen schnelleren, üblicherweise kleineren, und einen langsameren, üblicherweise größeren, Farbstoff gibt.

– Ist die **Löslichkeit eines Farbstoffs** im Substrat höher als in der angebotenen Verdünnungslösung, diffundiert er zur niedrigeren Konzentration. Sog. Lysochrome haben keine ladungstragenden Gruppen und färben nur durch unpolare Bindung. Dieses Prinzip findet man bei der Fettfärbung.

– Ein weiterer Aspekt der Löslichkeit kommt bei Färbungen zum Tragen, wo beim Färbevorgang ein **unlösliches Pigment** entsteht. Dieses wird in der Gewebearchitektur „gefangen" und schlägt sich nieder (z. B. Berliner Blau, Alcianblau, Versilberungen).

– Dünne Gewebeschnitte färben sich schneller an als dicke, können aber auch weniger Farbstoff aufnehmen und erscheinen dadurch blasser.

- Proben mit unregelmäßiger Oberfläche färben sich schneller an als glatte (Gefrierschnitt → Paraffinschnitt → Kunststoffschnitt).
- Verteilte Zellen (Abklatsche, Ausstriche) färben sich schneller an als Schnitte. Die Färbung von ganzen Gewebeblöcken ist in Oberflächennähe intensiver als im Zentrum.
- Einbettungsmedien, die im Schnitt verbleiben, haben Einfluss auf die Anfärbbarkeit. Zum Beispiel Kunststoffe sind großteils hydrophob und dringen schwer in hydrierte Bereiche (Schleime, Kollagen) ein. Diese Bezirke sind den wässrigen Farbstoffen leichter zugänglich.
- „Angeschnittene" Zellstrukturen sind für die Farbstoffe leichter zu erreichen als intakte.
- Die Schwellung von Gewebestrukturen kann eine Beschleunigung der Anfärbbarkeit bewirken. Zum Beispiel führen wässrige Lösungen zum Anschwellen von schleim- und glykosaminoglykanreichen Strukturen, extreme pH-Werte führen zum Anschwellen von Kollagen.

9.4.1.7 Polarität des Lösungsmittels

Die Farbstoffe werden dem Substrat meist in wässriger oder alkoholischer Lösung angeboten, wobei das Lösungsmittel selbst Einfluss auf den Färbeprozess hat. Lösungsmittel sind bei Raumtemperatur flüssig. Ihre Moleküle zeigen zu den Molekülteilen des aufzulösenden Stoffs eine größere Bindungsstärke als zwischen den Molekülteilen besteht. In der Folge kommt es zur Auftrennung und der Stoff geht in Lösung.

- **Wasser** ist ein Lösungsmittel von sehr hoher Polarität aufgrund des Dipolverhaltens der einzelnen Moleküle. Es treten Ion-Dipol-, Dipol-Dipol- und Wasserstoffbrückenbindungen auf. Die Moleküle lagern sich mit dem positiven Dipol an negativ geladene Ionen und mit dem negativen Dipol an positiv geladene Ionen an. Dies forciert die Lösung von Salzen. Die Salzionen werden voneinander abgeschirmt und die Salzbildung bzw. Präzipitation wird verhindert. Die abschirmende Wirkung vermindert die Kraft der Ionenbindung in wässrigen Lösungen. Weiters treten die Dipole in Konkurrenz zu den Farbstoffionen um den Bindungsplatz am Substrat. Wasser ist ein extrem gutes Lösungsmittel für Salze und polare Moleküle sowie ein schlechtes Lösungsmittel für unpolare Stoffe. Nur in wässrigen Lösungen können hydrophobe Wechselwirkungen zwischen unpolaren Molekülregionen auftreten (Prentø 2009).
- **Ethanol** ist nach Wasser das gebräuchlichste Lösungsmittel. Es enthält eine hydrophobe und eine hydrophile Gruppe und ist weniger polar als Wasser. Ionenbindungsreaktionen in alkoholischer Lösung verlaufen oft langsamer und die Farben bleiben blasser.
- **Wasser-Ethanol-Mischung:** Durch bestimmte Mischungsverhältnisse von Ethanol und Wasser können die Farbstoffeigenschaften in eine gewünschte Richtung verändert werden. (z. B. Kongorot in 50 % alkoholischer Lösung; die Ionenbindung wird geschwächt, Hintergrundfärbung vermieden und hydrophobe Wechselwirkung ermöglicht).

Durch Zugabe von weniger polaren Lösungsmitteln wie Ethanol kann das Ausmaß der Polarität bzw. Löslichkeit reguliert werden. Gänzlich unpolare Lösungsmittel (Xylol, Butylacetat, Xylolersatzmittel) werden meist zum Abstoppen des Färbeprozesses und Bewahrung des Ergebnisses verwendet – der Farbstoff löst sich dann nicht mehr aus dem Schnitt.

Die Reaktionspartner in der histologischen Färbung sind zum Großteil **amphiphil**. Das bedeutet, sie bestehen aus polaren und unpolaren Anteilen, die je nach Gehalt und Verteilung ihr Lösungsverhalten bestimmen. In wässrigen Lösungen streben die polaren Anteile nach „Wasserkontakt", während die unpolaren Anteile davon wegstreben und deshalb meist im Inneren der Konfirmation abgeschirmt werden. Diese dreidimensionale Struktur wird durch intramolekulare Kräfte stabilisiert und erlaubt die Löslichkeit des Makromoleküls in wässriger Umgebung.

Für manche Substanzen gilt, dass sie als Einzelmolekül diese Stabilität schwerer erreichen, weil die „Abschirmung" nicht ideal funktioniert. Diese Substanzen neigen zur **Aggregation** und Micellenbildung, um durch intermolekulare hydrophobe Wechselwirkung das Wasser besser auszuschließen. Lagern sich dabei die unpolaren Ringsysteme von Farbstoffen plan aneinander, spricht man von **π-Stacking,** weil die Region der freien π–Elektronen intermolekular erweitert wird.

9.4.1.8 Löslichkeit der Farbstoffe

Um die Anfärbung an der gewünschten Stelle im Gewebe zu bewahren, muss man über die Wirkung der nachfolgenden Reagenzien Bescheid wissen (s. ▶ Abschn. 9.19).

— Manche Färbeprodukte wie Berliner Blau oder metallisches Silber sind praktisch unlöslich in den üblichen Lösungsmitteln.
— Metallkomplexfarbstoffe (Hämalaune, Lacke, Alcianblau) werden durch die üblichen Lösungsmittel kaum beeinflusst.
— Dies gilt jedoch nicht für andere kationische Farbstoffe (Kristallviolett, Methylenblau), die in verdünnten Alkoholen differenziert werden können. Kationische Farbstoffe sind generell weniger löslich in Wasser als anionische Farbstoffe, aber löslicher in Ethanol. Mit kationischen Farbstoffen angefärbte Schnitte müssen vor dem Eindecken deshalb schnell dehydriert und geklärt werden.
— Anionische Farbstoffe (Eosin Y, Orange G) sind wenig löslich in Alkohol, aber gut löslich in Wasser. Deshalb sind mit anionischen Farbstoffen angefärbte Schnitte weniger empfindlich beim Dehydratieren und Klären.
— Üblicherweise werden Schnitte, die kationische und anionische Farbstoffe enthalten, mit nichtwässrigem Eindeckmedium eingedeckt, um die Farbe zu erhalten.
— Je weniger geladene Gruppen ein Farbstoff enthält, umso geringer ist seine Wasserlöslichkeit, umso leichter bilden sich hydrophobe Wechselwirkungen aus und umso höher ist die Substantivität (Prentø 2009).
— Farbstoffe verhalten sich unterschiedlich, was die Aggregatbildung (Micellenbildung) betrifft. Niedrigmolekulare anionische Farbstoffe bilden keine Aggregate. Je mehr geladene Gruppen der Farbstoff enthält, umso geringer ist die Neigung zur Aggregatbildung. Planare Farbstoffe neigen eher zur Aggregatbildung als non-planare. Kationische planare Farbstoffe bilden Dimere („Sandwich") in niedriger Konzentration und größere Aggregate in höheren Konzentrationen (Prentø 2001).
— Azofarbstoffe und Monoformazane sind in Wasser wenig aber in organischen Lösungsmitteln sehr gut löslich und sollten deshalb mit einem wässrigen Eindeckmedium eingedeckt werden.
— Fettfärbungen (z. B. Sudan III) haben eine große Affinität zu organischen Lösungsmittel und dürfen nur wässrig eingedeckt werden.

Nach Horobin (2004) sollte man für die Beurteilung der Löslichkeit der Farbstoffe in den nachfolgenden Reagenzien die CBN (*conjugated bond number*) und den Octanol-Wasser-Partitionskoeffizienten (log P) eines Farbstoffs heranziehen. Farbstoffe mit einem log P unter 2,5 werden durch Entwässern und Klären kaum herausgelöst. Farbstoffe mit einem log P über 5 gehören z. B. zu den Fettfarbstoffen und müssen wässrig eingedeckt werden. Im log-P-Mittelbereich gibt es Farbstoffe mit hoher CBN, die eine gute Substratbindung aufweisen und weniger verloren gehen, und solche mit niedriger CBN, die eine schnelle Entwässerung verlangen, um dem Farbverlust entgegenzuwirken.

9.4.1.9 Differenzierung

Unter Differenzierung versteht man das Entfernen von überschüssigem Farbstoff aus dem Gewebe. Dabei wird von bestimmten Strukturen erwartet, dass sie den Farbstoff besser zurückhalten als andere. Differenzieren ist im Prinzip ein Entfärben, aber mit selektivem Ergebnis. Das Herauslösen des Farbstoffs ist natürlicherweise mit der Stärke der Bindung und diese mit dem optimalen Reaktionsmilieu verknüpft. Durch Veränderung der Reaktionsbedingungen, z. B. Polarität der Lösung, Konzentration der Reaktionspartner, pH-Wert, wird die Bindungskraft beeinflusst. Abgebrochen wird die Differenzierung durch Entfernen des differenzierenden Faktors.

- **Differenzierungsmittel**
- **Lösungsmittel des Farbstoffs:** Wasser (dest. Wasser, Leitungswasser), verdünntes Ethanol.
- **Verdünnte Säuren:** z. B. 1 % HCl in 70 % Ethanol für regressive Hämalaunfärbungen oder mit Eisessig angesäuertes Wasser bei der Giemsa-Färbung. Die Säuren konkurrieren mit den Farbstoffen um die Bindungsstellen am Gewebe. Die pH-Wert-Verschiebung verändert das Bindungsverhalten. Das ist die meistverwendete Art der Differenzierung.
- **Verdünnte Basen:** Die Basen konkurrieren mit den Farbstoffen um die Bindungsstellen am Gewebe. Die pH-Wert-Verschiebung verändert das Bindungsverhalten.
- **Beize:** Zur Differenzierung von Metallkomplexfarbstoffen (z. B. Heidenhain's Eisenhämatoxylin). Es entsteht ein Wettkampf zwischen ungebundener und an Farbstoff gebundener Beize um die Bindungsstellen am Gewebe. Ausschlaggebend ist dabei das Mengenverhältnis zwischen Farbstoff und Beize.
- **Oxidationsmittel:** Farbstoffe werden durch Oxidation gebleicht; wird selten angewendet.
- **Andere Farbstoffe:** Ähnlich agierende Farbstoffe konkurrieren um die Bindungsstellen am Gewebe. Dies findet Anwendung bei succedanen Trichromfärbungen.

9.4.1.10 Trapping-Reagenzien

Trapping-Reagenzien („Fang"-Reagenzien) benötigt man, um das Herauslösen des Farbstoffs aus dem Gewebe zu verhindern. Der Lösungsvorgang wird dabei nicht ganz gestoppt, sondern so weit verlangsamt, dass in bestimmten Strukturen die Färbung erhalten bleibt und nur der Hintergrund entfärbt wird. Damit kommt es zu einer Kontrastverstärkung.

Trapping-Reagenzien werden oft mit Beizen verwechselt. Ihre Funktion ist aber verschieden (◨ Tab. 9.10).

Das am meisten verbreitete Beispiel für ein Trapping-Reagens ist Jod bei der Gramfärbung (s. ▶ Abschn. 9.16.1). Das Reagens bildet eine unlösliche Verbindung mit dem Farbstoff (hier Kristallviolett), die innerhalb einer darzustellenden Struktur präzipitiert. Weiters wird ein Lösungsmittel aufgebracht, in dem der präzipitierte Farbstoff löslich ist. Der Farbstoff wird jedoch aus der Struktur schwerer herausgelöst als aus anderen. Der Grund dafür wird noch diskutiert.

9.4.1.11 Metachromasie

Unter Metachromasie versteht man das Erscheinen der angefärbten Struktur in einer anderen Farbe als die der Farblösung. Dabei wird das Absorptionsmaximum des Farbstoffs in den kürzeren Wellenlängenbereich verschoben (hypsochromer Sprung)

9.4 · Färbetheorie

Tab. 9.10 Vergleich Trappingreagens vs. Beize

Trapping-Reagens	Beize
Gewöhnlich kein Metall	Mindestens zweiwertiges Metall
Kein bestimmter Reaktionstyp	Komplexbildung
Wird gewöhnlich mit basischen Farbstoffen verwendet	Wird mit speziellen sauren Farbstoffen verwendet
Wird für den Färbevorgang nicht benötigt	Färbung ist ohne Beize nicht möglich
Wird gewöhnlich nach der Färbung verwendet	Wird gewöhnlich vor der Färbung verwendet
Verhindert das Herauslösen des Farbstoffs	Kann zum Herauslösen eingesetzt werden

und die molare Extinktion wird verringert. Die Farbe erscheint blasser. Für Thiazinfarbstoffe bedeutet das eine Veränderung vom orthochromatischen[2] Blau, über Violett zu Rot. Vertreter dieser Farbstoffe sind beispielsweise Azur, Methylenblau und Toluidinblau. Sie gehören zu den kationischen Farbstoffen und haben eine planare Molekülstruktur mit Ladungsträgern an den „Außenrändern" und im Zentrum. Die Ladung ist delokalisiert, wodurch eine Tendenz zur Aggregation besteht.

Als Mechanismus nimmt man an, dass es zuerst zur Ionenbindung des planaren Farbstoffkations an das polyanionische[3] Substrat kommt. Darauf folgt eine geordnete Aggregation des Farbstoffs aufgrund hydrophober Wechselwirkung und Van-der-Waals-Kräfte.

Färbesubstrate, die sich metachromatisch anfärben lassen, nennt man **Chromotrope**. Die Chromotrope verfügen über Farbstoffbindungsstellen in bestimmter Dichte und in bestimmten, gleichbleibenden Abständen. Als Beispiel dient hier Heparin, das man als stark sulfatiertes Glykosaminoglykan in den Mastzellgranula findet. Typisch ist die regelmäßige Anordnung der negativen Ladungen des Substrats in so kleinen Abständen, dass sich der kationische Farbstoff geordnet anlagern und sich das π-Elektronen-System intermolekular ausdehnen kann (π-Stacking). Das kann man sich als Farbstoffstapel mit geringen, definierten Zwischenräumen vorstellen. Laut Prentø (2001) ist die regelmäßige Anordnung zweitrangig und nur die hohe negative Ladungsdichte ausschlaggebend.

Metachromasie funktioniert nur in wässrigen Medien, was die Bedeutung der hydrophoben Wechselwirkung unterstreicht. Beim Entwässern über konzentrierte Alkohole verschwindet bei den Chromotropen mit sog. „falscher Metachromasie" der Effekt. Daher sollte man Präparate lufttrocknen oder über langkettige Alkohole entwässern, um ihn zu erhalten. Metachromasie von Glykosaminoglykanen mit Sulfatestern soll auch bei Entwässerung erhalten bleiben und wird daher als „echte Metachromasie" bezeichnet. Man führt das auf eingelagerte Wassermoleküle zurück, die bei sulfatierten Heteroglykanen trotz Entwässerung wegen der hohen Ladungsdichte eingelagert bleiben. Die Metachromasie ist aber noch von weiteren Faktoren abhängig, weshalb man sie nicht als ultimative Differenzierung zwischen sulfatierten und carboxylierten Glykosaminoglykanen einsetzen sollte.

Nukleinsäuren(Polyphosphate) zeigen auch Metachromasie, die jedoch bei Alkoholeinwirkung verschwindet. Metachromasie

---

2 Orthochromasie nennt man die farbgleiche Anfärbung.
3 Polyanionisch. Die Verbindung trägt viele Säuregruppen.

wird in unterschiedlichen Intensitäten von den Säuregruppen ausgelöst. Hier gilt eine Abnahme des Effekts von Sulfaten über Phosphate zu Carboxylaten. Metachromasie ist fixierungsabhängig, geht durch Erwärmen, Zugabe von Elektrolyten (Kationen) und Wasserentzug verloren, kann aber durch Umkehr wieder rekonstituiert werden. Für die Färbung sind relativ hohe Farbstoffkonzentrationen (bei 0,1 %) in Wasser oder verdünnten Alkoholen notwendig. Die Bindungsreaktion zwischen Farbstoff und Chromotrop ist pH-Wert-abhängig (Kramer und Windrum 1955; Schubert und Hamerman 1956; Bergeron und Singer 1958).

9.4.2 Bindungstypen der Färbereaktion

Der wichtigste Bindungstyp für die Farbstoffchemie ist die **Ionenbindung**, wo man es mit unterschiedlich geladenen Reaktionspartnern zu tun hat. Die **kovalente Bindung** findet man z. B. bei der Anwendung von Beizfarbstoffen. Es ist eine starke Bindung, wo die Reaktionspartner ein Elektronenpaar gemeinsam besitzen. **Wasserstoffbrückenbindung** und **Van-der-Waals-Kräfte** haben mit der Dipoleigenschaft von Molekülen bzw. Atomen aufgrund der beweglichen Elektronen zu tun. Es kommt dabei zur Anziehung von entgegengesetzt geladenen Molekülanteilen der Reaktionspartner. Die Bindungsenergie ist hier um ein Vielfaches geringer als bei Ionen- und kovalenter Bindung. Ein bislang unterschätzter Bindungstyp ist die sog. **hydrophobe Wechselwirkung**, bei der unpolare Molekülteile der Bindungspartner unter Ausschluss von Wassermolekülen in engen Kontakt treten. Wie weiter oben schon erwähnt, können die einzelnen Bindungstypen nicht isoliert gesehen werden. Bei der Farbstoffbindung treten alle Bindungstypen zu unterschiedlichen Anteilen auf.

9.4.2.1 Ionenbindung – Elektroadsorption

Die Reaktionspartner in der Histotechnik sind die Farbstoffmoleküle mit sauren oder basischen Gruppen einerseits und die Gewebebestandteile, die ebenfalls saure und/oder basische Gruppen beinhalten, andererseits. Negativ geladene Gruppen im Gewebe sind Sulfat- (Proteoglykane), Phosphat- (Nukleinsäuren), Carboxyl- (Proteoglykane, Proteine), Oxid- und Sulfidgruppen (Proteine). Positiv geladene Gruppen sind Aminogruppen in Proteinen.

Je nach auxochromer Gruppe unterscheidet man saure (anionische, negativ geladene) und basische (kationische, positiv geladene) Farbstoffe.

> **Auxochrome Gruppen in Farbstoffen**
> **Sauer:** Phenyl-, Carbonyl-, Phosphat-, Sulfonatgruppe (mit ansteigender Säurestärke)
> **Basisch:** Aminogruppe

Die Aminosäuren verhalten sich **amphoter**, da sie gleichermaßen Carboxyl- und Aminogruppen tragen, d. h., sie zeigen sich je nach pH-Wert der Lösung als Anionen oder als Kationen (◘ Abb. 9.6).

Ein **niedriger pH-Wert** bedeutet eine hohe Hydroniumionen-Konzentration in der Lösung und damit die Unterdrückung der Säuredissoziation der Carboxylgrup-

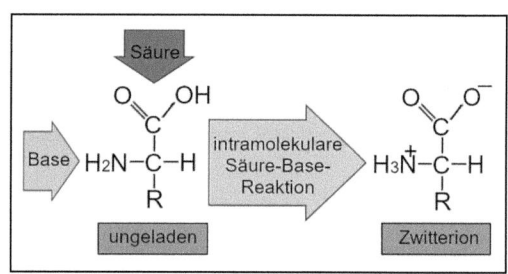

◘ Abb. 9.6 Amphotere Aminosäure

9.4 · Färbetheorie

pen, um das Autoprotolyse-Gleichgewicht wiederherzustellen. Die Aminosäure ist positiv geladen. Anders gesagt, je mehr Wasserstoffionen sich in der Lösung befinden, umso seltener wird das H^+-Ion der COOH-Gruppe abgegeben (die Aminosäure wird „weniger sauer") und umso mehr wird die Ionisierung der NH_2-Gruppen hervorgerufen (die Aminosäure wird „basischer").

Ein **hoher pH-Wert** bedeutet eine niedrige Hydroniumionen-Konzentration in der Lösung und damit eine Verstärkung der Dissoziation. Die Aminosäure ist negativ geladen.

Bei einem bestimmten pH-Wert heben sich Säure- und Basenwirkung auf. Bei diesem **isoelektrischen Punkt (IP)** verhalten sich Aminosäuren neutral bzw. als Zwitterion (◘ Abb. 9.7). Der IP ist typisch für eine Aminosäure. ◘ Tab. 9.11 listet einige Aminosäuren und ihre IPs auf. Bei einem Milieu unter pH 5 reagieren diese Aminosäuren azidophil und basisch (+). Durch den pH-Wert wird nicht nur die Dissoziation der Carboxylgruppe in Aminosäuren,

◘ **Tab. 9.11** Beispiele von Aminosäuren und ihren isoelektrischen Punkten

Aminosäure	Funktionelle Gruppe	Isoelektrischer Punkt
Valin	Aminogruppe	6,0
Glycin	Aminogruppe	6,06
Prolin	Pyrrolidin-gruppe	6,3
Histidin	Imidazol-gruppe	7,6
Lysin	Aminogruppe	9,74
Arginin	Guanidino-gruppe	10,76

sondern es werden alle Säuregruppen im Gewebe beeinflusst. Dabei wird die Dissoziation von schwächeren Säuren durch Zugabe von Hydroniumionen leichter unterdrückt als die der stärkeren Säuren.

So kommt es in einem definierten Reaktionsmilieu zu einer elektrostatischen Anziehung zwischen negativ geladenen Zellproteinen und positiv geladenen Farbstoffen bzw. umgekehrt.

In **sehr saurer Lösung** sind Chromatin und Plasmaproteine beide positiv geladen, da hier auch die Dissoziation der Phosphorsäure in der DNA unterdrückt wird. Bei sehr niedrigem pH-Wert sind nur mehr Strukturen, die Sulfatgruppen enthalten (z. B. Proteoglykane), als Anionen vorhanden und können durch kationische Farbstoffe gezielt gefärbt werden (Alcianblau-Färbung). In **alkalischer Lösung** sind alle Säuregruppen negativ geladen (◘ Tab. 9.12).

Bei pH 4,5–6 sind die Kerne negativ und das Plasma ist positiv geladen. Bei diesem pH-Wert gilt: Das Cytoplasma ist azidophil. Der Zellkern ist basophil. Ribosomen im Cytoplasma sind aufgrund ihres Gehalts an RNA auch basophil. Der IP liegt für Cytoplasmastrukturen höher als für Kern-

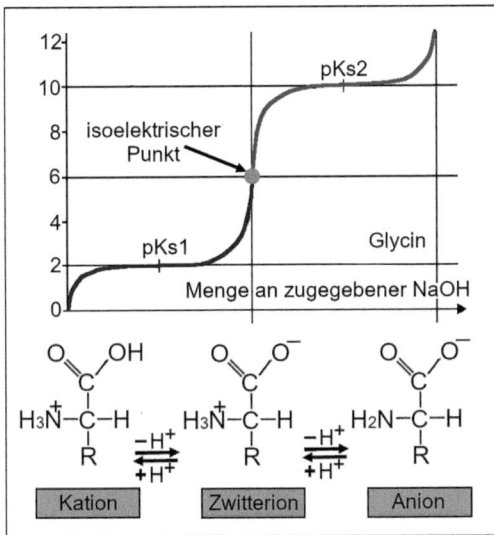

◘ **Abb. 9.7** Isoelektrischer Punkt von Aminosäuren

◘ Tab. 9.12 pH-Werte. Gewebereaktion

pH	Kern	Plasma	Proteoglykane	Farbstoff	Wirkung
1–2	positiv	positiv	negativ	kationisch/basisch zur Darstellung von sulfatierten Kohlenhydraten	Erhöhte Ionisierung der Aminogruppen Unterdrückung der Säuredissoziation mit Ausnahme der Sulfatgruppen
2,5–3	RNA, DNA negativ	positiv	negativ	kationisch/basisch zur Darstellung des Kernchromatins	Erhöhte Ionisierung der Aminogruppen Unterdrückung der Säuredissoziation mit Ausnahme der Sulfatgruppen und Phosphatgruppen von DNA und RNA Säurewirkung der anionischen Farbstoffe wird unterdrückt
4–6	negativ	positiv	negativ	anionischer/saurer Plasmafarbstoff, kationischer/basischer Kernfarbstoff	Erhöhte Ionisierung der Aminogruppen Unterdrückung der Säuredissoziation von schwachen Säuren Carboxylgruppen dissoziieren – idealer Bereich für Übersichtsfärbungen
>6	negativ	negativ	negativ	kationische/basische Farbstoffe färben alles an	Erhöhte Ionisierung der Carboxylgruppen Verstärkte Säuredissoziation

strukturen. Der Grund liegt in der unterschiedlichen Säurestärke von Carbonsäuren in Proteinen und der Phosphorsäure in DNA und RNA. Auf Basis dieses Verhaltens kann man hier die Kerne elektiv anfärben.

Die Begriffe „basophil" und „azidophil" sind relative Bezeichnungen und vom pH-Wert abhängig. Eine basophile Struktur reagiert bevorzugt mit basischen, kationischen Farbstoffen, eine azidophile Struktur bevorzugt mit sauren, anionischen Farbstoffen. Man kann die Basophilie bestimmter Strukturen unter Berücksichtigung der Reaktionsbedingungen durch eine Versuchsreihe definieren. Die Formaldehydfixierung bewirkt im Vergleich zum nativen Protein ein Absinken des jeweiligen IP. (Singer 1954; Spicer 1962)

Die Stärke der Azidophilie bietet eine Differenzierungsmöglichkeit zwischen den einzelnen Strukturen. Diese zeichnen sich durch unterschiedliche Anteile von verschiedenen basischen Aminosäuren bzw. auch durch eine unterschiedliche Dichte an diesen Bausteinen aus. Der **IP eines Proteins** resultiert schließlich aus dessen individueller Zusammensetzung. Die Azidophilie verstärkt sich, je weiter der Milieu-pH vom IP entfernt ist. Bei einem definierten Milieu-pH verhalten sich die Gewebebestandteile also mehr oder weniger azidophil bzw. basophil.

Die meisten anionischen und kationischen Farbstoffe werden in saurer Lösung verwendet. Durch die erhöhte Konzentration an Hydroniumionen wird die Ionisierung der basischen Auxochrome verstärkt und die Dissoziation der sauren Auxochrome unterdrückt.

Entsprechend dem Verhalten der Reaktionspartner kann die Stärke der Anfärbung durch Zugabe von Säure (meist als Essigsäure) beeinflusst werden. Zum Beispiel kann man die Anfärbung des Cytoplasmas durch einen sauren Farbstoff mittels Säurezugabe verstärken, weil damit eine erhöhte Ionisierung der Gewebeaminogruppen erreicht wird (Eosinlösung angesäuert mit Essigsäure).

Eine Erhöhung des pH-Werts wird meist durch Zugabe von Natriumtetraborat (Borax) bzw. Natriumcarbonat erreicht.

- **Verstärkung der Färbewirkung**
— z. B. Zugabe von Essigsäure beim Einsatz von anionischen Farbstoffen bei der Masson-Trichromfärbung
— Zugabe von Borax zu Methylenblau als kationischem Farbstoff

- **Abschwächung der Färbewirkung**
— z. B. Zugabe einer kleinen Menge Essigsäure zu Neutralrot, um ungewollte Hintergrundfärbung zu vermeiden
— z. B. Zugabe von NaCl oder $MgCl_2$ als Konkurrent um die Bindungsionen am Färbesubstrat (Goldstein 1962)

Nach Prentø (2001) wird die Rolle dieses Bindungstyps etwas missverstanden bzw. überschätzt. Die elektrostatische Anziehung der Bindungspartner ist ein sehr wichtiger Faktor, aber nur der erste Schritt. Er hat das Ziel, die dreidimensionalen Strukturen in möglichst engen Kontakt zueinander zu bringen. Die Bindungsstärke ist allerdings in wässrigen Lösungen nicht stark genug für eine stabile Bindung. Die Stärke der Ionenbindung bewegt sich in einer ähnlichen Höhe wie Dipol- oder Wasserstoffbrückenbindungen. Erst durch die zweite Phase, in der die hydrophobe Wechselwirkung, Wasserstoffbrückenbindung und der Übergang in eine spannungsfreie Konformation stattfinden, wird die Färbung stabilisiert. Bei der Bindung kommt es zu einer Stabilisierung durch Ladungsneutralisation. Trotzdem ist das Ladungsverhalten sehr wichtig für die **Selektivität** der histologischen Färbung. Farbstoffe mit weniger geladenen Gruppen zeigten im Versuch allerdings höhere **Substantivität** aufgrund der stärker ausgebildeten hydrophoben Wechselwirkung im Vergleich zu solchen mit mehr geladenen, also hydrophilen Gruppen.

9.4.2.2 Kovalente Bindung, Komplexbindung – indirekte Färbung (Beizenfarbstoffe)

Die Reaktionspartner sind wiederum die Gewebebestandteile einerseits und die Farbstoffe andererseits, wobei hier die Bindung erst durch die Einwirkung von Beizen ermöglicht wird. Als **Beizen** werden meist Salzlösungen von Aluminium, Chrom, Eisen, Molybdän oder ähnlichen Metallkomplexbildnern verwendet. Diese Metallionen bilden mit den Farbstoffmolekülen **Chelatverbindungen (Lacke)**, indem sie sich an eine Hydroxylgruppe, die einem Elektronendonator (z. B. Ketogruppe) benachbart ist, anstelle des Wasserstoffs anlagern. Die zusätzliche Ladung ist als Punktladung verantwortlich für eine höhere Löslichkeit in Wasser und eine geringere Löslichkeit in Ethanol. Die Bindung der Metallionen an das Substrat dürfte im wesentlichen Phosphat- und Carboxylpositionen betreffen und ebenso Chelatbildung als Grundlage haben. Bei höherer Wertigkeit des Metallions können auch Multichelatkomplexe entstehen, was aufgrund der Molekülgröße Einfluss auf die Färbeeigenschaften hat (◘ Tab. 9.13).

Tab. 9.13 Häufige Chelatstrukturen (nach Stainsfile, Weblink s. Literatur)

Struktur	Chelatverbindung	Struktur	Chelatverbindung

Ein Beizmittel kann definiert werden als **polyvalentes Metallion**, das Komplexe mit bestimmten Farbstoffen bildet. Diese Komplexverbindung bezeichnet man als **Lack**. Lacke wirken stets als basische Farbstoffe und werden hauptsächlich als **Kernfarbstoffe** eingesetzt.

Beispiele Hämalaun (Mayer, Gill, Harris), Eisenhämatoxylin (Weigert, Heidenhain), Kernechtrot-Alaun

Da die Lacke positiv geladen sind, nimmt man eine Bindung v. a. an die negativ geladenen Kernsäuren an. Dies wird allerdings noch diskutiert und eine größere Komplexität des Reaktionsmechanismus wird angenommen (s. ▶ Abschn. 9.7).

Dem Substrat können Beize und Farbstoff gleichzeitig bzw. hintereinander angeboten werden. Bei der zweizeitigen Methode kann der Farbstoff auf die Beize folgen, aber auch umgekehrt. Bei einem gleichzeitigen Anbieten von Beize und Farbstoff in einer Lösung ist das Mischungsverhältnis für das Ergebnis ausschlaggebend. Die Beize fungiert im Überschuss als eigene Differenzierung. Bei richtigem Mischungsverhältnis ist es möglich, die Hintergrund- bzw. Überfärbung zu verhindern.

9.4.2.3 Hydrophobe Wechselwirkung - makromolekulares Verhalten in der histologischen Färbung

Prentø (2001, 2009) hat in seinen beeindruckenden Aufsätzen die Reaktion zwischen biologischem Substrat im Gewebeschnitt und den Farbstoffmolekülen mit dem Bindungsverhalten der **biologischen Makromoleküle** gleichgesetzt. Makromoleküle sind aus einer Vielzahl von Unterbereichen mit unterschiedlichen Eigenschaften zusammengesetzt, die ihre Struktur, ihre Funktion und ihr Verhalten bestimmen. Diese können unpolar, polar, geladen oder ungeladen sein. Der Aufbau bestimmt die **intramolekularen Bindungskräfte** (hydrophobe Wechselwirkung, Wasserstoffbrückenbindung, elektrostatische Anziehung und Abstoßung). Das Makromolekül hat eine biologisch sinnvolle Struktur, die es unbedingt beibehalten will. Dabei spielt die Interaktion zwischen polaren bzw. unpolaren Gruppen und dem Lösungsmittel Wasser eine wichtige Rolle. Eine Milieuveränderung bewirkt eine Konformationsänderung weg vom Optimum (bei der histologischen Färbung meist eine pH-Wert-Verschiebung ins Saure). Das kann eine erzwungene Verschiebung von unpolaren Molekülteilen in das polare Lösungsmittel und damit einen **„Spannungszustand"** bewirken. In biologischen Systemen wird ein „induzierter Spannungszustand" genutzt, indem Reaktionspartner wie Coenzyme diesen Spannungszustand durch gezielte Anlagerung wieder „auflösen" können. Es kommt zu einer Stabilisierung des Komplexes aufgrund hydrophober Wechselwirkung.

Diese Bindungskräfte sind als Einzelkräfte um ein Vielfaches kleiner als Ionenbindung und kovalente Bindung. Treten sie aber über einen großen Molekülbereich auf, haben sie einen enormen Einfluss auf das Färbeverhalten. Übrigens ist die Ionenbindung in wässriger Lösung viel schwächer als im kristallinen Salz. Hydrophobe Wechselwirkungen treten nur in wässrigen Lösungen auf. Es kommt dabei zu einem Ausschluss der Wassermoleküle im Bereich zwischen den Bindungspartnern, um Oberflächenspannungen abzubauen. Hydrophobe Bereiche sind typischerweise zyklische oder aliphatische Kohlenwasserstoffe ohne hydrophile Substituenten (z. B. Hydroxyl-, Säuregruppen). Hydrophobe Domänen von Proteinen sind oft α-Helices. Durch die Gewebepräparation wird die Faltungsstruktur von Proteinen zwar leicht verändert, aber nicht zerstört, und ist deshalb in die Färbetheorie mit einzubeziehen.

Der Färbevorgang läuft in **zwei Schritten** ab. Als Erstes erfolgt die Diffusion des Farbstoffs ins Gewebe. Die primäre Selektivität der Farbstoff-Protein-Reaktion wird durch den Ladungszustand vorgegeben. Die Kontraionen ziehen sich also an. Die Stärke und Verteilung der Ladung ist bedingt durch die Geometrie des Farbstoffs und die Anzahl der Ladungsträger einerseits bzw. die Struktur der Proteine andererseits – in Abhängigkeit von pH-Wert, Polarität und Ionenstärke des Lösungsmittels. Diese Eigenschaften nehmen auch Einfluss auf die Diffusionsgeschwindigkeit. Bei der Bindung konkurrieren die Farbstoffionen mit den Wasserdipolen um den Platz am Substrat und verdrängen sie. Haben Protein und Farbstoff komplementäre Strukturen, kann es zu einer starken Annäherung kommen, die die Ausbildung von unpolaren Bindungskräften, hydrophober Wechselwirkung und Van-der-Waals-Kräften als zweiten Färbeschritt erlaubt.

Bleibt die Sekundärstruktur der globulären Proteine auch nach der Fixierung in einem gewissen Ausmaß erhalten, bleiben auch die unpolaren Bereiche im Zentrum der Proteinstruktur bestehen. Durch einen niedrigen pH der Färbelösung kommt es zu einer Umverteilung der Ladungen und zu einer Öffnung der Struktur, wodurch mehr unpolare Bereiche in Kontakt mit dem wässrigen Lösungsmittel kommen. Die Folge ist ein „Spannungszustand" des Proteins, der durch Anlagerung der Kontraionen und der unpolaren Bezirke des Farbstoffs neutralisiert werden kann (Stabilisierung). Die Affinität und Substantivität – also welcher Farbstoff sich nun an welchen Bindungspartner in welcher Stärke hängt – ist ein komplexes Zusammenspiel der oben genannten Faktoren.

9.4.2.4 Wasserstoffbrückenbindung

Hydrophobe Wechselwirkung ist also laut Prentø (2001) die wichtigste Kraft bei der Färbung von globulären Proteinen. Für fibrilläre Proteine (Elastin, Kollagen, Amyloid) sind **Wasserstoffbrücken** bedeutender. Durch die Färbebedingungen werden intramolekulare Wasserstoffbrücken an den Peptidbindungen aufgebrochen und durch Anlagerung der Farbstoffionen wieder rekonstituiert, was zu Stabilität führt.

Wasserstoffbrücken bilden sich unter bestimmten Bedingungen zwischen Wasserstoffatomen (+) einerseits und stark elektronegativen Atomen (−) andererseits aus, wenn sie sich nahe genug kommen. Diese Bindung wird durch pH-Wert und Salzkonzentration nicht beeinflusst, aber durch die Zugabe von Harnstoff zerstört. Die Zugabe von Harnstoff zu Färbelösungen unterbindet die Ausbildung von Wasserstoffbrücken, weil er um dieselben Bindungsstellen konkurriert (Goldstein 1962). Die Wasserstoffbrücken bilden sich im Allgemeinen als Sekundärkraft im Anschluss an ionische Anziehung aus und finden sich typischerweise zwischen dem Carbonylsauerstoffatom der Peptidbindung und dem Wasserstoffatom einer NH-Gruppe. Wasserstoffbrücken können intra- und intermolekular auftreten.

Wasserstoffbrücken und Dipolbindungen gehören wie die hydrophoben Wechselwirkungen zu den *short range-*, also kurz reichenden Bindungskräften, die einen engen Kontakt der Bindungspartner benötigen. Im Gegensatz dazu fällt die elektrostatische oder ionische Anziehung unter die *long range-*, also weit reichenden Bindungskräfte.

9.4.2.5 Unpolare Bindung – lysochrome Färbung

Eine rein unpolare Bindung findet man beim Einsatz von sog. Lysochromen zur Fettfärbung. Diese unpolaren Farbstoffe tragen keine geladenen Gruppen. Sie sind unlöslich in Wasser, aber löslich in einer Mischung aus Wasser und unpolarem Lösungsmittel. Bei der Färbung diffundieren sie aus der Lösungsmittelphase in die Lipidphase. Lysochrome haben einen log-P-Wert über 0. Die meistverwendeten Farbstoffe haben einen log-P-Wert, der oberhalb von 5 liegt (Horobin 2004; s. ▶ Abschn. 9.11.1).

9.5 Färbeprotokolle

Täglich fällt neben der **Übersichtsroutinefärbung** (HE) eine gewisse Anzahl an **Spezialfärbungen** an. Dies variiert je nach der Anforderung durch die Befunder, aber auch je nach den allgemeinen Vorgaben des Instituts. Mit dem Einzug von Standardisierung und Zertifizierung in die pathologischen Institute werden diese Unterschiede wahrscheinlich ausgeglichen werden. Auch für die Spezialfärbungen werden Automaten in verschiedenen Bauarten angeboten und die händische Durchführung wird immer mehr zurückgedrängt. Jedes Institut hat ein gewisses **Repertoire an Spezialfärbungen** in Abhängigkeit vom eingelangten Probenmaterial und vom Leistungskatalog.

9.5.1 Qualitätssicherung

Histodiagnostiklabore unterwerfen sich heutzutage meist einer Zertifizierungs- bzw. Akkreditierungsnorm, die verschiedene Forderungen an das Qualitätsmanagement stellt (s. ▶ Kap. 17). Die histologische Färbung als eines der Schlüssel-Elemente im diagnostischen Prozess ist hier nicht ausgenommen. Im Gegensatz zu anderen Analysen (z.B IHC) werden histologische Färbungen meist nicht als alleinstehender Test, sondern als unterstützender Faktor in der morphologischen Diagnostik betrachtet und unterliegen daher nicht ganz so strengen Anforderungen. Nichtsdestotrotz sollten Färbe-Techniken bei Neueinführung bzw. bei gravierenden Änderungen vor der Verwendung auf diagnostischen Proben auf ihre Zuverlässigkeit überprüft werden (**Validierung**, vgl. ▶ Abschn. 11.14 Qualitätssicherung in der Immunhistochemie).

> **Spezialfärbeanleitungen sollten beinhalten**
> - Bezeichnung (Synonyme)
> - Färbeprinzip
> - Färbeprotokoll (Anleitung)
> - Färbeergebnis (Abbildung)
> - geeignete Probenart bzw. Vorbehandlung (FFPE, Gefrierschnitt, Schnittdicke)
> - Reagenzienherstellung bzw. Bezugsquelle

- Referenzen
- geeignete Positivkontrollen
- Sicherheitshinweise und -maßnahmen

Im Sinne der Qualitätssicherung sollten **Positivkontrollen** bei den Spezialfärbungen mitgefärbt werden. Man verwendet dazu Proben, die die darzustellende Struktur nachweislich enthalten, und zieht die Schnitte als On-Slide-Kontrollen zur Patientenprobe auf einen Objektträger auf (**Verifizierung**). Zur Verwendung von Positivkontrollen muss man anmerken, dass für viele Färbungen in jeder Gewebeprobe bereits eine „interne Kontrolle" zu finden ist, weil diese Färbungen als Architekturfärbungen allgegenwärtige Strukturen darstellen (z. B. HE, Giemsa, Trichromfärbungen, PAS, Elastika-van-Gieson). Eine extra Positivkontrolle macht da eigentlich keinen Sinn. Da Positivkontrollen jedoch auf ihre Verwendbarkeit überprüfbar, also validierbar sein müssen und diese Validierung im Rahmen der Qualitätssicherung dokumentiert sein muss, benötigt man sie für alle Spezialfärbungen. Explizit machen Positivkontrollen dort Sinn, wo Strukturen dargestellt werden, die im normalen Gewebe nicht vorkommen (z. B. Mikroorganismen, Pigmente, Amyloid). Die Qualität der HE-Färbung wird durch regelmäßige makro- und mikroskopische Kontrollen überprüft. Für die Nachweisbarkeit werden die Kontrollobjektträger aufbewahrt und die Ergebnisse dokumentiert (s. ▶ Abschn. 17.9). Zur QM-Dokumentation gehören auch Aufzeichnungen über die für die Färbung verantwortlichen Mitarbeiterinnen.

Die benötigten **Reagenzien** bedürfen einer entsprechenden Verwaltung und Aufbewahrung für eine sichere und praktische Handhabung (laut Sicherheitsdatenblatt). Eine Möglichkeit der Organisation ist die Gruppierung der Reagenzien nach Färbung bzw. nach Alphabet. Einige Reagenzien werden für mehrere Färbungen gemeinsam verwendet und werden so zusammengefasst. Es gibt Reagenzien, die täglich frisch hergestellt werden, solche, die man über einen längeren Zeitraum verwenden kann, und solche, die als Stammlösungen vorhanden sind. Die Ablaufdaten und der Reagenzienwechsel müssen im Labor geregelt werden, um eine gleichmäßige Qualität zu erhalten (z. B. nach Verwendungsdauer oder nach einer gewissen Anzahl an gefärbten Schnitten). Die Akkreditierungsnorm ISO 15189 fordert zu diesem Thema eine Eingangs- und Chargenkontrolle der Reagenzien.

Die Bezugsquellen der Farbstoffe und die richtigen **CI-Nummern** sind zu vermerken, da besonders in diesem Bereich große Qualitätsunterschiede herrschen und das gleiche Ergebnis meist nur vom selben Erzeuger zu erwarten ist. Für jede selbst hergestellte Farbstofflösung sollte man Datasheets erstellen und die Gebinde entsprechend kennzeichnen. Die IVDR EU 2017/746[4] verlangt die Charakterisierung der selbst hergestellten Reagenzien in medizinischen Laboratorien (In-House-IVD, s. ▶ Abschn. 17.11). Will man sich das eigenhändige Herstellen von Färbelösungen ersparen, werden im Handel auch sehr viele fertige Färbereagenzien angeboten.

Das Farbstoffdatasheet sollte beinhalten
- Herstellungsdatum
- Ablaufdatum
- Rezept
- Chargennummern der verwendeten Bestandteile
- Sicherheitsangaben zu den Reagenzien mit Gefahrstoffkennzeichnung
- Lagerung (Temperatur, dunkel, Giftschrank usw.)
- Name der Mitarbeiterin

---

4 IVDR EU 2017/746. In Vitro Diagnostic Medical Devices Regulation (s. ▶ Abschn. 17.11).

Die **Benennung der Spezialfärbungen** ist wie die Bezeichnung der Farbstoffe sehr unübersichtlich. Oft beinhalten sie den Namen des Erfinders oder desjenigen, der sie weiterentwickelt hat (z. B. Gömöri, Mallory, Hale usw.). Weiters werden die einzelnen Farbstoffe im Färbungsnamen angeführt (z. B. Alcianblau, Mucikarmin, Sudan usw.), die Technik (Trichrom, Imprägnation usw.) oder manchmal auch die dargestellte Struktur (Eisenfärbung, Retikulinfärbung usw.). Erschwerend kommt hinzu, dass in anderen Staaten oft andere Bezeichnungen für die gleiche Färbung gebräuchlich sind. Außerdem entwickeln die einzelnen Labors oft liebevolle Spitznamen, die man dann schwer wieder mit den Originalen in Verbindung bringt. Unter den Literaturangaben am Kapitelende sind die Originalreferenzen zu den beschriebenen Färbungen aufgelistet.

Ähnlich wie bei den CI-Nummern gibt es Bestrebungen, hier eine einheitliche und internationale Nomenklatur zu erstellen. So uneinheitlich die Bezeichnungen sind, so schwierig gestaltet sich eine Gruppierung der Spezialfärbungen nach Technik bzw. Färbesubstrat oder nach dargestelltem Gewebetyp. Meist kann man Spezialfärbungen hier mehreren Gruppen zuordnen (s. ◘ Tab. 9.14).

9.5.2 Begriffe der Färbetechnik

Übersichtsfärbungen werden, wie der Name sagt, durchgeführt, um einen Überblick über das gesamte Gewebe, die Strukturen, die Zellverteilung, die Kern-Plasma-Relationen, die Anfärbbarkeit zu erhalten. Sie bestehen aus **Kernfärbung** und **Cytoplasmafärbung**.

Spezialfärbungen werden zur Darstellung und Identifikation bestimmter Strukturen durchgeführt. Sie bestehen aus **Substratfärbung** und **Gegenfärbung**. Das **Färbesubstrat** ist die angefärbte Struktur des Interesses. Die Gegenfärbung kann eine Kernfärbung oder eine allgemeine Hintergrundfärbung sein und erhöht den Kontrast. Der Farbstoff kann **regressiv** oder **progressiv** aufgebracht werden. Unter regressiver Färbung versteht man die Überfärbung der Strukturen durch einen Farbstoff im Überschuss und die nachfolgende **Differenzierung**. Dabei wird der überschüssige Farbstoff bis zum gewünschten Ergebnis wieder herausgelöst.

Unter progressiver Färbung versteht man die Einwirkung des Farbstoffs über eine bestimmte Dauer, bis die gewünschte Intensität erreicht ist. Dazu verwendet man verdünnte Farbstofflösungen. Die Dauer wird empirisch ermittelt. Ist bei einem Farbstoff eine Überfärbung fast nicht möglich aufgrund seiner Spezifität, sodass sich das Färbeergebnis nach einer gewissen Zeit kaum mehr ändert, spricht man von **Endpunktfärbung**.

Werden verschiedene Farbstoffe gleichzeitig angeboten, spricht man von **Simultanfärbung**. Werden sie hintereinander aufgebracht, nennt man es **Succedanfärbung**. Dies sind Begriffe, die besonders bei **Trichromfärbungen** vorkommen (s. ▶ Abschn. 9.8).

Erfolgt die Bindung des Farbstoffes ohne Zusätze (Beize) an das Substrat, spricht man von **direkter** oder **substantiver Färbung**.

Erfolgt die Bindung des Farbstoffs mithilfe von Zusätzen, die gleichzeitig oder nacheinander aufgebracht werden, spricht man von **einzeitiger** bzw. **zweizeitiger, indirekter** oder **adjektiver Färbung**.

Eine besondere Form der Färbung ist die **Imprägnation**, wo sich Metallionen an das Substrat anlagern (Silber-, Goldfärbungen). Um das Färbeergebnis haltbar zu machen, schließt man hier eine Fixierung üblicherweise mit Natriumthiosulfat an (s. ▶ Abschn. 9.9).

Der Begriff „histochemisch" wird hier für Methoden verwendet, wo durch die darzustellende Gewebestruktur ein angebotenes Reagens in ein farbiges Endprodukt umgesetzt wird. Es handelt sich dabei allerdings nicht um enzymatische Reaktionen. Dazu gehören beispielsweise die Umsetzung von Kaliumferrocyanid in das Farbpigment Berliner Blau zur Darstellung von dreiwertigen Eisenionen oder die Umsetzung von farbloser, fuchsinschwefeliger Säure in das rotviolette Endprodukt bei der PAS-Färbung (s. ▶ Abschn. 9.12.1).

Bei **enzymhistochemischen** Färbungen bewirken die im Gewebe enthaltenen Enzyme die Umsetzung eines angebotenen, farblosen Substrats in ein farbiges Endprodukt, das am Reaktionsort präzipitiert. Diesem Thema wird ein eigenes Kapitel gewidmet (s. ▶ Kap. 10).

9.5.3 Behandlung der Schnitte vor der Färbung

9.5.3.1 Formalinfixiertes, paraffineingebettetes Gewebe

Die meisten Farbstoffe werden in wässriger oder alkoholischer Lösung aufgebracht. Das hydrophobe und alkoholunlösliche Paraffin verhindert bzw. erschwert den Zugang der Farbstoffe zum Gewebe. Es muss daher vor der Färbung entfernt (**Entparaffinieren**) und der Schnitt in ein wässriges Medium gebracht werden (**Rehydratieren**).

Entparaffiniert wird in Reagenzien, die auch als Intermedien beim Einbettungsprozess verwendet werden (z. B. Xylol, Xylolersatzmittel = Clearingreagenzien). In der Routinehistologie werden die warmen Objektträger direkt aus dem 56–60-°C-Brutschrank, wo die Schnitte antrockneten und das Paraffin verflüssigt wurde, in die Lösung eingestellt und gleichmäßig bewegt, wodurch sich das Paraffin löst. Ist es nicht vollständig herausgelöst, wird die Färbung fleckig. Das lange Verbleiben in der Entparaffinierungslösung wirkt sich dagegen nicht negativ auf das Gewebe aus. Rehydratiert wird gleich anschließend in einer absteigenden Alkoholreihe bis zum dest. Wasser. Diese Schritte können auch automatisiert ablaufen.

Der entparaffinierte und rehydratierte Schnitt kann nun der histologischen Färbung zugeführt werden. In der Praxis hat sich gezeigt, dass die rehydratierten Schnitte das trockene Stehen über Nacht bei Raumtemperatur ganz gut tolerieren, falls die Färbung erst am nächsten Tag erfolgt. Es gibt aber auch die Ansicht, dass rehydratierte Schnitte keinesfalls mehr austrocknen dürfen und höchstens in dest. Wasser übernachten können.

Die meisten Färbeprotokolle beinhalten den Entparaffinierungs- und Rehydratierungsschritt als gemeinsamen Beginn und beschreiben dann die Abfolge der Behandlung mittels Farbstoffen und Lösungen (Dauer, Temperatur usw.) und enden wiederum mit der Dehydratisierung, dem Klären und dem Eindecken.

> ▶ **Allgemeiner Ablauf einer histologischen Färbung im Histodiagnostiklabor**
>
> 1. Antrocknen der Schnitte im 56–60 °C (Umluft-) Brutschrank, 25–30 min
> 2. Entparaffinieren in Clearingreagens (Xylol 3 × 5 min)
> 3. Rehydratieren in absteigender Alkoholreihe (100–96–70–50 % Alk.) je 1–2 min bis dest. Wasser
> 4. Einwirkung der Färbereagenzien nach bestimmtem Rezept
> 5. Dehydratieren in aufsteigender Alkoholreihe (96–100 % Alk.) je 1–2 min bis abs. Ethanol
> 6. Klären in Clearingreagens (Xylol)
> 7. Eindecken mit Eindeckmedium und Deckgläschen
>
> Bei Gefrierschnitten entfallen die Punkte 1–3. Bei bestimmten Färbesubstraten bzw. Färbeprodukten, die in organischen Lösungsmitteln löslich sind, entfallen die Punkte 5 und 6. ◀

9.5.3.2 Andere Fixanzien und Einbettungsmedien

Wird anstelle der üblichen Fixierung mit neutral gepuffertem Formalin ein anderes Mittel verwendet, muss man die erforderlichen Vorbehandlungen durchführen, um etwaige Beeinflussungen der Färbung zu vermeiden (Kiernan 1999).

— Entfernung von Quecksilberpräzipitaten nach quecksilberhaltigen Fixanzien durch eine alkoholische Jodlösung und nachfolgendes Natriumthiosulfat
— Entfernung von Formalinpigment durch eine gesättigte, alkoholische Pikrinsäurelösung
— Entfernung von Pikrinsäure durch 0,2 % Lithiumcarbonatlösung
— Entfernung von Osmiumdioxid durch 1–2 % Wasserstoffperoxid
— Blockieren von freien Aldehydgruppen nach Glutaraldehydfixierung durch eine Natrium-Borhydrid-Lösung

Für die Behandlung vor dem Färben ist natürlich auch das **Einbettungsmedium** ausschlaggebend. Manche Medien müssen vor der Färbung nicht entfernt werden, sofern sie die Farbstoffe ins Gewebe eindringen lassen (z. B. Gelatine, verschiedene Kunststofftypen). Für andere muss man das entsprechende Lösungsmittel einsetzen, um den Zugang der Farbstoffe zu ermöglichen (z. B. Celloidin –96 % Alkohol, Ether/Alkohol; Polyesterwachs – abs. Alkohol; manche Kunststoffe mit Xylol).

9.5.4 Hinweise für die Praxis

Die Schnitte für die Spezialfärbungen sollten möglichst zur gleichen Zeit vorbereitet, getrocknet und angebacken, entparaffiniert und rehydratiert werden. Somit kann man alle Färbungen zur selben Zeit starten und der Ablauf ist leichter zu organisieren.

Als nächster Schritt werden die Objektträger nach Färbung sortiert (erkennbar an der Beschriftung), um einen Überblick zu erhalten. Eine erfahrene Biomedizinische Analytikerin kennt die meisten gebräuchlichen Färberezepte meist auswendig und benötigt schriftliche Unterlagen nur mehr als Kontrolle. Ist man noch nicht so versiert, sollte man das Färbeprotokoll zuerst Punkt für Punkt durchgehen, um keine Überraschungen zu erleben, falls dort oder da ein Reagens fehlt. Die Histotechnikerin muss entsprechend der Anleitung die Reagenzien zur rechten Zeit vorbereiten. In einem gut organisierten Labor sollte es nicht dazu kommen, dass man mitten im Rezept vor einer leeren Färbeflasche steht und auf einmal mit dem „Kochen" anfangen muss. Reagenzien, die zur Neige gehen, müssen rechtzeitig wieder erneuert werden.

Sinnvollerweise startet man bei jenem Färbeprotokoll, das mit dem längsten Inkubationsschritt beginnt. Diese Objektträger sind dann für eine Weile versorgt und man hat Zeit, sich den Färbungen mit den kürzeren Intervallen zu widmen. Oft sind die Färbungen mit langen Inkubationszeiten auch jene, die am längsten dauern. Beginnt man mit diesen, wird die Gesamtarbeitszeit für die Spezialfärbungen verkürzt.

Obwohl das Protokoll natürlich streng einzuhalten wäre, ist das in der Praxis manchmal nicht ganz zu schaffen. Hier ist es wichtig, jene Punkte in der Färbevorschrift zu kennen, die eine Verlängerung verzeihen (z. B. Bläuschritte nach Hämatoxylin, Spülschritte in dest. Wasser). Andererseits kennt der erfahrene Färber auch die heiklen Stellen (Differenzierungen, Versilberungen, Entfärbung durch zu langes Spülen z. B. bei Methylenblau).

Für **Inkubationszeiten** gilt grundsätzlich, dass die Verzögerung in Relation zur Gesamtzeit zu sehen ist. Bei 60 min Inkubationszeit und darüber ist 1 min mehr oder weniger nicht Ausschlag gebend. Jedoch ist 1 min bei einer Färbedauer von 10 min schon eine Überschreitung um 10 %. Also: je kürzer die Dauer, umso genauer ist sie einzuhalten! Dem trägt auch die Verwendung von Digitalkurzzeitmessern für Zeiten unter 3 min Rechnung. Für längere Zeiten sind die üblichen „Eieruhren" ausreichend.

Farbstoffe können durch Einstellen der Objektträger in eine Küvette bzw. durch Aufgießen auf eine Färbebrücke[5] aufgebracht werden. Das Aufgießen ist sparsamer und eignet sich für kleinere Mengen. Pro Objektträger rechnet man ca. 6 ml Reagens. Der Objektträger muss komplett mit Flüssigkeit bedeckt sein (waagrecht hinlegen, nicht anstoßen!). Vorsichtig muss man mit Flüssigkeiten sein, die stark zum Verdunsten neigen (z. B. acetonhaltige Sudanlösung). Hier kann es leicht zu Niederschlägen oder Trocknungsrändern kommen.

Stellt man die Objektträger aus einer Spülflüssigkeit heraus in das Färbereagens ein, soll man darauf achten, abfließende Flüssigkeit am Küvettenrand gut abtropfen zu lassen, um eine Verdünnung bzw. Verwässerung der Färbelösung zu vermeiden, besonders wenn diese über einen längeren Zeitraum verwendet wird.

Will man bei der Färberei Laborgeschirr sparen, kann man Küvetten für Spülschritte wiederverwenden. Man muss aber wissen, was drin war und wie empfindlich die Färbung darauf reagiert (Leitungswasser – dest. Wasser – Alkohol). Für Versilberungen sind z. B. Spuren von Leitungswasser schädlich, wenn sie in Kontakt mit der Silberlösung kommen und dadurch Silberchlorid ausfällt.

Der Einsatz der **Mikrowelle** bietet sich besonders bei den Spezialfärbungen an, um die Inkubationszeiten zu verkürzen. Deshalb wurden in den letzten Jahren viele Rezepte für die Mikrowelle modifiziert. Die Wirkung wird v. a. auf die schnelle Temperaturerhöhung zurückgeführt. Es bedarf aber besonderer Kenntnisse, um sie effektiv und sicher einzusetzen (s. ▶ Kap. 14).

Dieses Buch stellt nicht den Anspruch, ein vollständiges Nachschlagewerk für alle Färbemethoden zu sein. Es sollen nur einige wenige Methoden des Routinebetriebs im Prinzip vorgestellt werden. Dazu gehört die Hämatoxylin-Eosin-Färbung als Routine- bzw. Übersichtsfärbung und oft verwendete Spezialfärbungen zur Darstellung von bestimmten Gewebestrukturen.

Die einzelnen Protokolle variieren von Anwender zu Anwender, sei es aufgrund unterschiedlicher Traditionen, verschiedener Quellen oder besonderer Vorlieben der Befunder. Es gibt bereits viele Sammlungen von histologischen Techniken. Die neueren sind allerdings in englischer Sprache. Auch das Internet bietet einige Webseiten, wo man sich einerseits Protokolle, andererseits Abbildungen und histologische Schulungen ansehen kann (Weblinks s. Literatur). Aus diesem Grund beschränke ich mich hier bei den Ausführungen über Spezialfärbungen auf Prinzip und Färbeergebnis und verweise bzgl. der Protokolle auf die oben erwähnte Literatur. Zum Verständnis der Färbeprinzipien sollte man sich das Kapitel Biochemie mit den Beschreibungen der Gewebebestandteile in Erinnerung rufen (s. ▶ Abschn. 2.2).

9.6 Alphabetische Aufstellung der Spezialfärbungen nach Färbesubstrat

In der ◘ Tab. 9.14. sind die darzustellenden Strukturen (Färbesubstrate) und die zugehörigen Spezialfärbungen aufgelistet. Der Begriff „Affinität" in der Spalte Methode soll hier das Zusammenspiel der einzelnen chemischen Bindungen beschreiben. Den Trichromfärbungen werden jene Färbungen zugeordnet, die zu den klassischen Bindegewebefärbungen zählen (s. ▶ Abschn. 9.8). Das Prinzip der Versilberungen wird in ▶ Abschn. 9.9 beschrieben. Die Originalpublikationen sind unter Literatur angegeben.

---

5 Färbebrücke. Wanne mit zwei quer darüber liegenden Stäben aus Metall oder Kunststoff zum flachen Auflegen von Objektträgern. Die Brücke kann zum Abfließenlassen der Reagenzien schräggestellt werden.

Tab. 9.14 Übersicht einer Auswahl an Spezialfärbungen nach Färbesubstrat

Färbesubstrat	Farbstoffe/Reagens	Publiziert von	Methode	Abschnitt
Amyloid	Kongorot	Highman (1946)	Affinität	9.14
Argentaffine Substanzen, Melanin	Silbernitratlösung	Fontana (1912); Masson (1914)	Silberimprägnation	9.15.2
Astrozyten	Phosphorwolframsäure-Hämatoxylin (PTAH)	Mallory (1897)	Affinität	9.17.4
Axone	Silbernitratlösung	Bielschowsky (1904)	Silberimprägnation	9.17.2
Bakterien (grampos.)	Kristallviolett, Jodlösung	Gram (1884)	Affinität	9.16.1
Basalmembran	Methenamin-Silber-Lösung	Gömöri (1946a, b); Jones (1957)	Silberimprägnation	9.9.3
Bindegewebe, kollagene Fasern	Pikrofuchsin	van Gieson (1889)	Trichromfärbung	9.8.6
Bindegewebe, kollagene Fasern	Anilinblau oder Fast Green FCF/Säurefuchsin/Biebrich Scarlet	Masson (1929)	Trichromfärbung	9.8.5
Bindegewebe, kollagene Fasern	Anilinblau/Chromotrop	Nach Gömöri (1950a, b)	Trichromfärbung	9.8.7
Bindegewebe, Protein- und Fibrinablagerungen	Martiusgelb/Brilliant crystal scarlet/Anilinblau	Lendrum (1962)	Trichromfärbung	9.8.8
Bindegewebe, Protein- und Fibrinablagerungen	Säurefuchsin/Orange G/Anilinblau	Mallory (1891); Cason (1950)	Trichromfärbung	9.8.9
DNA	Salzsäure/Schiff'sches Reagens	Feulgen und Rossenbeck (1924)	Histochemisch	9.18.1
DNA/RNA	Methylengrün/Pyronin Y	Pappenheim (1899); Unna (1902)	Affinität	9.18.2
Dreiwertige Eisenionen, Hämosiderin, Ferritin	Kaliumferrocyanid (Berliner Blau)	Perl (1867)	Histochemisch	9.15.1
Elastische Fasern	Resorcin/Fuchsin	Weigert (1898)	Affinität	9.10.1
Elastische und kollagene Fasern	Eisenhämatoxylin-Jodlösung/Pikrofuchsin	Verhoeff (1908)	Affinität	9.10.2
Gallenfarbstoffe	Eisenchloridlösung	Fouchet; Hall (1960)	Histochemisch	9.15.4
Glykogen	Karmin	Best (1906)	Affinität	9.12.2

(Fortsetzung)

9.6 · Alphabetische Aufstellung der Spezialfärbungen nach Färbesubstrat

Tab. 9.14 (Fortsetzung)

Färbesubstrat	Farbstoffe/Reagens	Publiziert von	Methode	Abschnitt
Glykogen, Basalmembran, Pilze; neutrale Mucosubstanzen	Perjodsäure/Schiff'sches Reagens	McManus (1946); Hotchkiss (1948)	Histochemisch	9.12.1
Helicobacter pylori	Mod. Giemsa-Färbung	Gray et al. (1986)	Affinität	9.16.5
Kalk	Silbernitratlösung	von Kossa (1901)	Silberimprägnation	9.15.5
Calcium	Alizarinrot S	Dahl (1952); McGee-Russel (1958); Luna (1968)	Chelatierung	9.15.6
Kupfer	5-p-Dimethylaminobenzylidenerhodanin	Modifiziert, Lindquist (1969)	Histochemisch	9.15.7
Lipofuszin, Melanin	Kaliumferricyanidlösung	Schmorl (1901)	Histochemisch	9.15.3
Myelinscheiden	Luxol Fast Blue	Klüver und Barrera (1953)	Affinität	9.17.3
Mykobakterien	Karbolfuchsin	Ziehl-Neelsen (1883); Kinyoun (1915)	Affinität	9.16.2
Neutralfett	Sudan III	Daddi (1896)	Physikalisch, Löslichkeit	9.11.1
Nissl-Substanz	Kresylechtviolett	Nissl (1894)	Affinität	9.17.1
Pilze, *Pneumocystis*	Methenamin-Silber-Lösung	Gömöri (1964a, b); Grocott (1955)	Silberimprägnation	9.16.3
Retikulinfasern	Ammoniakalische Silberlösung	Gömöri (1937)	Silberimprägnation	9.9.2
Saure Mucosubstanzen	Azur A	Modifiziert Kramer und Windrum (1955)	Metachromasie	9.12.5
Saure Mucosubstanzen, carboxyliert, sulfatiert	Alcianblau	Steedman (1950); modifiziert Mowry (1956)	Ionenbindung	9.12.3
Saure Mucosubstanzen, carboxyliert, sulfatiert	Kolloidales Eisen, Kaliumferrocyanid	Hale (1946); Müller (1946); Mowry (1958)	Affinität und histochemisch	9.12.4
Spirochäten, *Helicobacter pylori*	Silbernitratlösung	Warthin und Starry (1920)	Silberimprägnation	9.16.4
Übersichtsfärbung	Hämalaun/Eosin	Wissowzky (1876)	Affinität	9.7
Übersichtsfärbung	Azur B/Eosin	Romanowsky (1891); Giemsa (1904)	Affinität, Polychromasie	9.13

9.7 Hämatoxylin-Eosin-Färbung

Das Ziel der Routinefärbung ist die gut reproduzierbare Erstellung von Äquivalentbildern von histologischem Gewebe. Die Methode soll möglichst unempfindlich sein gegenüber Schwankungen bei der Vorbehandlung des Gewebes. Eine hohe Stabilität der Färbelösungen mit gleichmäßiger Färbewirkung ist wünschenswert. Der Aufwand der Färbetechnik soll möglichst gering sein und auch wirtschaftlich, sicherheitstechnisch und umweltpolitisch vertretbar sein. Die Farbgebung soll auch nach Jahren im Archiv stabil sein. Hier hat sich die Hämatoxylin-Eosin-Färbung (HE-Färbung) an formalinfixiertem Gewebe weltweit durchgesetzt. Die Kombination dieser zwei Farbstoffe wurde 1876 von Wissowzky, Reynaud und Busch eingeführt. Wann diese Methode tatsächlich zur Standardfärbung in der Histopathologie wurde, ist nicht eindeutig belegt. Man kann annehmen, dass sie sich in den ersten drei Jahrzehnten des 20. Jahrhunderts flächendeckend verbreitet hat, wobei es auch immer wieder Kritiker gab, die die Färbung als wenig wertvoll ansahen. Nachteile der HE-Färbung sind die unzureichende cytoplasmatische Differenzierung, das Nichtanfärben von intrazellulären Mucinen, Zellgrenzen, Basalmembranen u. a. sowie der geringe Kontrast zwischen cytoplasmatischen und extrazellulären Strukturen (Wittekind 2003).

Üblicherweise wird täglich eine große Anzahl an HE-Färbungen je nach eingelangter Probenmenge durchgeführt. In den letzten Jahrzehnten wurde hier die händische Färbung immer mehr durch die Automatisierung verdrängt. So lassen sich die großen Mengen effektiv bewältigen und gleichzeitig kann man ein möglichst einheitliches Ergebnis erhalten (Standardisierung). Zur Kontrolle der Qualität müssen regelmäßige Prüfungen der Färbeergebnisse durchgeführt werden. Dabei berücksichtige man auch den Alterungsprozess der Färbelösungen und die Variationen bei deren Herstellung.

Übersichtsfärbungen werden, wie der Name sagt, durchgeführt, um einen Überblick über das gesamte Gewebe, die Strukturen, die Zellverteilung, die Kern-Plasma-Relationen und die Anfärbbarkeit zu erhalten. Die Färbung soll geeignet sein, bereits bei niedriger Vergrößerung im Mikroskop diese Informationen zu gewinnen. Mithilfe dieser Färbung sollte am Großteil der Fälle bereits eine Diagnose erstellt werden können. Dazu muss man anmerken, dass onkologische Fälle heutzutage kaum ohne Immunhistochemie auskommen. Die Übersichtsfärbungen bestehen aus **Kernfärbung** und **Plasmafärbung**. Dafür setzt man möglichst kontrastreiche Farbstoffe ein.

Nachdem die HE-Färbung die Paradefärbung im Histodiagnostiklabor darstellt, werden die benötigten Farbstoffe detailliert beleuchtet.

9.7.1 Hämatoxylin

Hämatoxylin wird in verschiedenen Rezepturen und zu unterschiedlichen Zwecken angewendet. Die Hauptanwendung liegt aber in der **Kernfärbung** als Bestandteil der Hämatoxylin-Eosin-Färbung und mehrerer Spezialfärbungen.

Gewonnen wird der zu den Flavonoiden gehörende Naturfarbstoff aus Blauholz (Mittelamerika, Westindien). Der wirksame Farbstoff ist allerdings nicht das farblose Hämatoxylin selbst, sondern sein Oxidationsprodukt **Hämatein**. Man müsste eigentlich von Hämateinfärbung sprechen, das hat sich aber nicht verbreitet.

Die Oxidation (**Reifung**) von Hämatoxylin zum leicht sauren Farbstoff Hämatein geschieht durch den Luftsauerstoff im Verlauf einiger Wochen oder unmittelbar durch Einsatz von Oxidanzien (**künstliche Reifung**). Man verwendet dazu z. B. Kaliumjodat oder Quecksilberoxid. Dabei werden ein Proton (H^+) vom C12 und ein

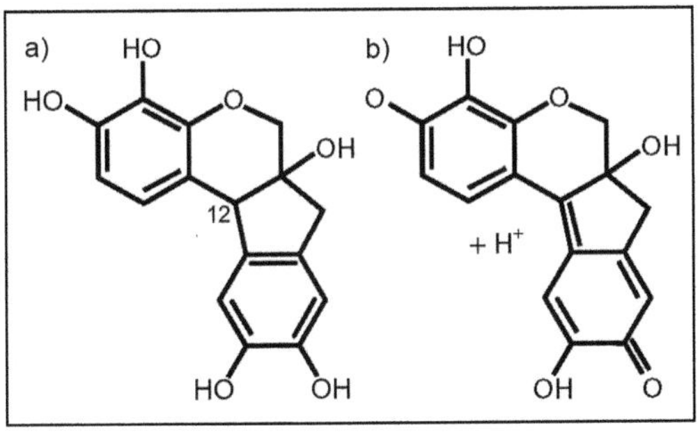

9.7 · Hämatoxylin-Eosin-Färbung

Abb. 9.8 a) Hämatoxylin. b) Hämatein

Proton einer phenolischen OH-Gruppe entfernt (Abb. 9.8). Das C12-Atom fungiert in der Leukoform als Sperre für das π-Elektronen-System. In Hämatein können die π-Elektronen nun von Ring zu Ring wandern, was einen Farbsprung zu Gelbbraun verursacht. Durch weitere, zu lange Reifung wird der Farbstoff wieder gebleicht. Es entsteht Oxihämatein, die Färbelösung wird schwächer.

Die Hämateinlösung ist gelbbraun gefärbt und für die histologische Technik ohne Nutzen, weil der Farbstoff zwar an Gewebekomponenten bindet, aber keine kontrastreiche Färbung produziert. Die Bindung dieses Polyphenols soll über Wasserstoffbrücken verlaufen.

Historisches (s. ▶ Abschn. 19.2). Hämatein wurde 1520 nach der spanischen Invasion in Mexiko nach England gebracht und als direktes Färbemittel verwendet. Mitte des 18. bis Mitte des 19. Jahrhunderts kam es zur Einführung als biologischer Farbstoff, aber ohne großen Erfolg. Erst Böhmer entdeckte 1865 die gute Färbewirkung nach dem Beizen mit Metallen nach Vorbild der Textilfärber. Nach dieser Entdeckung begann die schnelle Zunahme der Anwendungen mit verschiedensten Rezepten. Manche sind immer noch in Verwendung. Dazu gehören Hämatoxyline nach Delafield, Ehrlich, Mayer und Harris (Aluminiumbeize), Weigert, Weil, Verhoeff und Heidenhain (Eisen-Beize) und Mallory (Wolfram-Beize).

9.7.1.1 Hämalaune

Durch Zusatz verschiedener Metallsalze mit dreiwertigen Metallionen (**Beize**) zur Hämateinlösung kommt es zu Komplexbindungen von Hämatein und Metallion. Es entstehen gut färbende **Hämatoxylinlacke** (eigentlich Hämateinlacke).

Hämatoxylinlacke des Aluminiums, die mit Alaunen (Kalialaun) gebildet werden, nennt man **Hämalaune**. Bei der Komplexbindung des Metalls zwischen den beiden Sauerstoffatomen wird es für die Elektronen des Sauerstoffs, die nicht an der Komplexbindung beteiligt sind, leichter, sich am aromatischen π-Elektronen-System zu beteiligen und es zu vergrößern (Abb. 9.9). Das bewirkt einen weiteren Farbsprung und ist an der dunkelvioletten Farbe erkennbar. Die Beize ist meist im Überschuss vorhanden. Die Zugabe von Säure (Zitronensäure, Essigsäure) bestimmt den pH-Wert der Färbelösung und die Zugabe von Chloralhydrat, Glycerin oder Ethylenglycol wirkt als Stabilisator, um ein Überoxidieren und eine Bakterienbesiedlung zu verhindern. Es gibt auch sog. halboxidierte Hämalaune mit hohen Hämatoxylinkonzentrationen und im Verhältnis weniger Oxidationsmittel. Sie sind länger haltbar, weil das enthaltene Hämatoxylin durch Luftsauerstoff nachoxidieren kann. Llewellyn (2009) listet in seiner Arbeit über 60 verschiedene Hämalaunrezepte auf und vergleicht ihre Inhaltsstoffe.

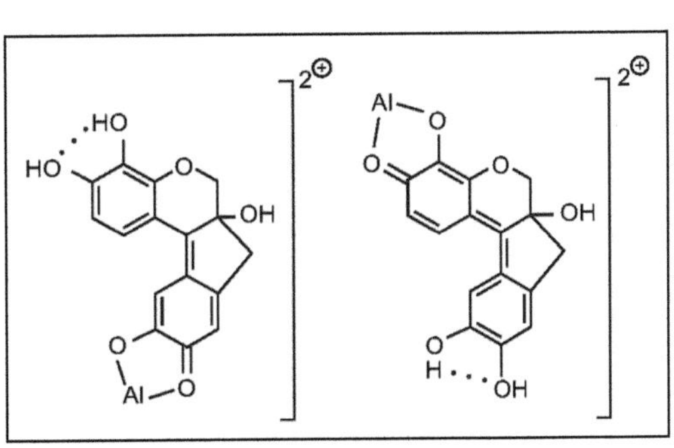

Abb. 9.9 Hämalaunisomere (Hämatein-Aluminium 1:1, Ladung 2+) bei pH 2,6. (Nach Bettinger und Zimmermann 1991a, b)

Beispiele für Hämalaune sind jene nach Mayer, Harris, Gill, Ehrlich, Cole und Delafield. Sie eignen sich zur Kernfärbung bei der Hämatoxylin-Eosin-Färbung. Ehrlichs und Delafields Hämatoxyline sind Beispiele für die natürliche Reifung durch den Luftsauerstoff. Die natürlich gereiften Färbelösungen zeigen oft eine längere Haltbarkeit und gleichbleibende Qualität. Die künstlich gereiften Lösungen sind dagegen sofort verwendbar. Beim Stehen der fertigen Färbelösung an der Luft oxidiert der Farbstoff weiter. Als sichtbares Zeichen entsteht ein Film an der Oberfläche, der durch Filtrieren wieder entfernt werden kann. Dabei wird der Lösung aber Farbstoff entzogen und sie wird dadurch schwächer.

Die Lacke werden traditionell als stark positiv geladen gesehen und eignen sich zur progressiven bzw. regressiven Anfärbung der Zellkerne mit dem negativ geladenen Kernchromatin. Die Farbe des Lacks ist vom pH-Wert abhängig. Unter pH 3 erscheinen die Lösungen rotbraun. Im leicht alkalischen Milieu tritt die charakteristische blaue Farbe auf. Man färbt in saurer Lösung und überführt dann den Hämateinlack durch Spülen in Leitungswasser oder schwachen Basen in seine blaue Form (**Bläuen**). Dies bedeutet zugleich eine Fixierung und Stabilisierung der Färbung, da die Hämateinlacke bei höherem pH-Wert schlecht löslich sind. Differenziert wird die Färbung in sauren Lösungen (2 % Essigsäure, 0,1–0,25 % Salzsäure). Die Empfindlichkeit der Hämalaune auf Säuren macht sie für manche Spezialfärbungen mit stark sauren Färbelösungen unbrauchbar. Hier greift man auf das stabilere Eisen-Hämatoxylin zurück bzw. führt die Coelestinblau-Hämalaun-Methode durch.

- **Hämalaunrezepte**

Das erste Hämalaun wird Franz Böhmer 1865 zugeordnet. Die ersten praktikablen Rezepte wurden um die Jahrhundertwende zum 20. Jahrhundert veröffentlicht. Paul Mayer (Zoologe in Neapel) stellte seine erste Variante 1891 vor und fügte eine Modifikation 1910 in „Grundzüge der Mikroskopischen Technik" als Anmerkung bei. Die nun als Mayers Hämalaun bekannte Rezeptur findet sich bei Kingsbury (1915) und Langeron (1942).

Mayers Hämalaun	
1000 ml	dest. Wasser
1 g	Hämatoxylin
0,2 g	KJO_3 (zur künstlichen Reifung, oxidiert Hämatoxylin zu Hämatein)
50 g	Aluminium-Kaliumsulfat (Beize)
kurz erwärmen oder über Nacht bei Raumtemperatur zur vollständigen Oxidation stehen lassen	
50 g	Chloralhydrat (Stabilisator)
1 g	Zitronensäure (zum pH-Wert senken)
kurz aufkochen oder über mehrere Tage stehen lassen, pH-Wert bei 2–3	
Färbedauer: 5–10 min (progressiv), 10–20 min (regressiv) für formalinfixiertes, paraffineingebettetes Gewebe	

Die Komplexbildung benötigt einige Minuten. Hämatein ist in saurer Lösung instabil, deshalb erfolgt die pH-Wert-Einstellung erst nach der Komplexbildung. Die Beize ist immer im Überschuss enthalten, um entstandenes Hämatein (aus Hämatoxylin) gleich aufzunehmen und zur Kontrolle der Selektivität.

Harris' Hämatoxylin enthält im Original anstelle von Natriumjodat Quecksilberoxid für die künstliche Reifung. Die Hämatoxylinkonzentration ist fünfmal höher als bei Mayers Hämalaun.

9.7 · Hämatoxylin-Eosin-Färbung

Harris' Hämatoxylin von 1900	
5 g	Hämatoxylin
50 ml	Ethanol abs. (Lösungsmittel)
100 g	Aluminium-Kaliumsulfat (Beize)
1000 ml	dest. Wasser
40 ml	Eisessig (pH-Wert-Kontrolle)
2,5 g	Quecksilberoxid (Oxidationsmittel) oder 1 g Natriumjodat als Ersatz
Färbedauer: 30–60 sek. (progressiv), 5–15 min (regressiv) für formalinfixiertes, paraffineingebettetes Gewebe	

- **Färbemodus**

Hämalaune können je nach Färbedauer und Konzentration als **progressive** oder **regressive Färbung** verwendet werden. Die Reaktionsgeschwindigkeit wird vom Mischungsverhältnis zwischen Farbstoff und Beize beeinflusst. Die Hämalaunrezepte zeigen unterschiedliche Mischungsverhältnisse. Gills Hämatoxylin wird beispielsweise in einfacher, doppelter und dreifacher Hämatoxylinkonzentration angeboten (Gill I, II, III), um dem Rechnung zu tragen. Es zeigt eine höhere Stabilität, aber auch Affinitäten zu Schleim, Gelatineadhäsiven und den Glasobjektträgern im Vergleich zu Mayers und Harris'. Das liegt daran, dass die Konzentration des Aluminiumsalzes auch die Selektivität beeinflusst. Eine hohe Beizekonzentration wirkt abschirmend auf andere negativ geladene Gewebeanteile wie saure Mucine und konkurriert dabei mit dem Hämalaun um die Bindungsstellen (Llewellyn 2009). Mayers Hämalaun wird progressiv angewendet, während Harris' Hämatoxylin meistens regressiv mit anschließendem Differenzieren angewendet wird. Harris empfiehlt in seiner Originalpublikation, seine Formel stark verdünnt und progressiv anzuwenden.

- **Hämalaunmoleküle in Lösung**

Untersuchungen haben ergeben, dass sich verschiedene Hämalaunspezies in der Färbelösung befinden, die sich in ihrer Zusammensetzung und dem Ladungsverhalten unterscheiden. Diese Unterschiede wirken sich auf das Absorptionsverhalten, also die Farbe, aus.

In einer Publikation von Puchtler et al. (1986) werden Hämatein-Aluminium-Komplexe beschrieben, die aus zwei Hämateinmolekülen, verbunden über ein Metallatom, bestehen $(2:1)^{1-}$ und eine negative (!) Gesamtladung haben (anionischer Lack). Der Hämatein-Aluminium-Komplex aus je einem Molekül $(1:1)^{1+}$ besitzt eine positive Ladung (+1) und Hämatein allein besitzt auch eine negative Ladung (–1). So würde sich auch die Wirkung von Hämatein als anionischer Farbstoff erklären. Diese These basiert auf Arbeiten von Arshid et al. (1954) und damaligen Erkenntnissen zur Molekülstruktur.

Bettinger und Zimmermann (1991a, b) haben im Gegensatz dazu in ihren Versuchen andere Ergebnisse bekommen. Sie fanden mehrere Hämatein-Aluminium-Spezies, wobei der wichtigste Typ für die Färbung in stark saurer Lösung pro Hämatein ein Aluminiumion beinhaltet und eine doppelte positive Ladung (1:1; Ladung +2) hat. Dies ist das **rötliche** Hämatein-Aluminium^{2+}. Beim Erhöhen des pH-Werts kommt es zu einem intramolekularen Umbau zum **violetten** Hämatein-Aluminium^{1+} (1:1, Ladung +1) und zum **blauen**, ungeladenen Hämatein-Aluminium^{0} (1:1, Ladung 0). Ihre Versuche führten sie an stark verdünnten Hämalaunlösungen unter standardisierten Bedingungen durch (◻ Abb. 9.9, ◻ Tab. 9.15).

Puchtler et al. (1986) beschreiben weiters den Effekt der **Olation** der Lackmoleküle. In wässrigen Lösungen neigen Metallkomplexe dazu, sich über das Metallatom aneinander zu binden und schwer lösliche **Polymere** zu bilden (chemische Details zur Komplexchemie s. Literatur über anorganische Chemie). Das führt in Färbelösungen zur Aggregatbildung der Farblacke in Abhängigkeit vom Verhältnis zwischen Farbstoffkonzentration und Beize und beeinflusst damit die Stabilität und Alterung der Lösungen.

Tab. 9.15 Verhalten der Hämalaunspezies nach Bettinger und Zimmermann

Umgebungs-pH	Hämatein-Aluminium-Verhältnis	Ladung	Farbe
stark sauer	1:1	+2	rötlich
schwach sauer	1:1	+1	violett
neutral/leicht alkalisch	1:1	0	blau

- **Farbstoffbindung von Hämalaun**

Im sauren Milieu (pH 2–3) wird die Dissoziation der Carbonsäuregruppen im Gewebe reduziert, die Ionisierung der Phosphatgruppen der Nukleinsäuren bleibt erhalten. Die **Nukleinsäuren** sind dadurch **negativ geladen,** reagieren **basophil** und lassen sich durch das positiv geladene Hämalaun gut anfärben (**basischer Farblack in saurer Lösung**). Entsprechend der traditionellen Theorie kommt es nach der ionischen Anziehung zu einer koordinativen Bindung[6] des Aluminiums an zwei benachbarte oder auch ein einziges Phosphoratom. Diese Theorie der Bindung konnte aber experimentell nicht nachgewiesen werden.

Nach Puchtler et al. (1986) erfolgt die Bindung der Metall-Hämatein-Komplexe an Gewebe hauptsächlich durch Wasserstoffbrücken über die Phenolgruppen. Mit ihrer These des anionischen Farblacks (2:1, Ladung −1) erklären sie die Affinität zu den basischen Kernhistonen und die DNA-unabhängige Färbung. Die selektive Kernfärbung soll eine Funktion des Säuregehalts (pH-Werts) und des Hämatein-Beize-Verhältnisses in der Färbelösung sein. In saurer Umgebung würde man das gebundene rote 1:1-Hämatein-Aluminium finden, in neutraler bis alkalischer Umgebung restauriere sich der blaue 2:1-Hämatein-Aluminium-Komplex beim Bläuen. Nach Puchtler et al. kommt es zur weiteren Anlagerung von Lack an bereits im Gewebe gebundenen Lack und dadurch zur Farbintensivierung. Die Neigung zur **Olation** ist in den Metalleigenschaften begründet und ist bei Fe^{3+} stärker als bei Al^{3+} (s. ▶ Abschn. 9.7.1.2).

Bettinger und Zimmermann (1991a, b) gehen davon aus, dass die Anbindung an das Phosphoratom sterisch nicht möglich ist und die koordinative Bindung sich wahrscheinlich an den Sauerstoffatomen der Phosphatgruppe befindet (◘ Abb. 9.10). Das gebundene Hämatein-Aluminium (1:1, Ladung +2) macht während der pH-Wert-Erhöhung beim Bläuen einen intramolekularen Umbau durch, der an der Farbveränderung von Rötlich über Violett zu Blau sichtbar ist. Letztlich entsteht im alkalischen Milieu durch Protonenabgabe ein **blaues Anion (1:1, Ladung −1)**. Möglicherweise wird diese negative Ladung durch Ladungsaustausch mit den umgebenden basischen Histonen und Van-der-Waals-Kräfte zur Stabilisierung genutzt, wodurch der Farbkomplex schwer löslich wird. Der enzymatische Verdau von DNA und RNA bestätigte in ihren Studien die direkte Farbstoffbindung an die Nukleinsäuren,

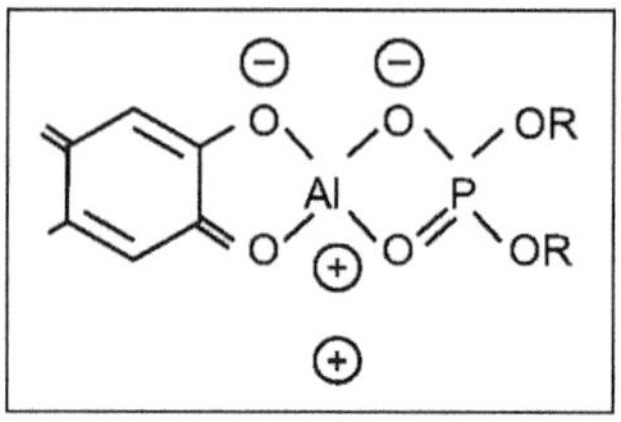

◘ **Abb. 9.10** Hämalaunbindung an die Sauerstoffatome der Phosphatgruppe. (Nach Bettinger und Zimmermann 1991a, b)

---

6 Koordinative Bindung. Die Bindungselektronen der Elektronenpaarbindung stammen nur von einem der beiden Bindungspartner. Das Molekül oder Ion mit Elektronenmangel gilt als Akzeptor, dasjenige mit den freien Elektronen als Donator.

9.7 · Hämatoxylin-Eosin-Färbung

weil nach der Entfernung der Nukleinsäuren keine Färbung mehr stattfand. Diese Versuche wurden allerdings mit stark verdünnten Hämalaunlösungen durchgeführt.

Bei Verwendung von üblichen, hohen Konzentrationen auf Gewebeschnitten bleibt die Anfärbung von Chromatin nach Nukleinsäure-Extraktion mit Säure oder Enzymen laut einigen Forschern erstaunlicherweise erhalten, was auf eine Rolle der Kernproteine hindeuten würde. Auch chemische Modifikationen der Histone, die eigentlich keinen Bindungspartner für Hämalaun mehr zulassen sollten, hatten kaum Einfluss auf das Färbeergebnis, was auf eine Farbstoffaffinität zu den basischen Kernhistonen hindeutete, die eher auf Van-der-Waals-Kräfte oder Wasserstoffbrücken basieren müsste als auf ionischer Bindung (Kiernan 2010a).

Kiernan (2018) hat sich dieses Themas noch einmal angenommen und die Erkenntnisse früherer Forschungen evaluiert. Er übernimmt die Ansicht von Bettinger und Zimmermann, dass das kationische Hämalaun elektrostatisch vom anionischen Phosphat der DNA angezogen wird. Das im Sauren rote Farbkation präzipitiert im leicht Basischen und wird nach dem Bläuen unlöslich in Wasser, Ethanol und Wasser-Ethanol-Mischungen. Bei seinen DNA-Extraktionsversuchen mit Säure oder DNase stellte er fest, dass die Hämalaunanfärbung von Chromatin nicht mehr gegeben war. Die widersprüchlichen Ergebnisse früherer Forschungen bezogen auf die Anfärbung nach Extraktion sieht er in den unterschiedlichen Hämalaunrezepten und der unterschiedlich starken Säurewirkung bei den Experimenten begründet. Je stärker die Säure, umso mehr Protein wird zusätzlich zur DNA extrahiert. Je höher der pH-Wert, umso eher blieb die Chromatinanfärbung mit Hämalaun erhalten. Weitere Versuche unterstützen wiederum die Annahme, dass Hämalaun sich primär an DNA und nicht an Histone bindet. Eine Interkalation zwischen die Basenpaare der DNA oder eine enge Anlagerung an die kleine Furche der DNA ist aufgrund der Struktur und Größe des Farbkomplexes nicht möglich. Eine Bedeutung von Van-der-Waals-Kräften hält er für unwahrscheinlich.

Zusammenfassend muss man leider sagen, dass gerade die am meisten verwendete Kernfärbung immer noch nicht gänzlich aufgeklärt ist und man isolierte Erkenntnisse aus In-vitro-Versuchen nicht so einfach auf die tatsächlichen Geschehnisse im fixierten Gewebeschnitt umlegen kann.

■ **Färbeergebnis von Hämalaun**

Die Hämalaunfärbung führt in erster Linie zur kontrastreichen Darstellung der Zellkerne in blauem oder violettem Farbton, abhängig vom pH-Wert der Bläulösung. Daneben färben sich auch das ribosomenreiche Ergastoplasma, Bakterien und Kalkeinschlüsse blau. Saure Grundsubstanz, Mucine und manche Sekretgranula färben sich ebenfalls bei manchen Hämalaunvarianten an. Bei Verwendung alter (überoxidierter) Färbelösungen kann es zur grauen oder zart graublauen Hintergrundfärbung kommen. Bei einem zu hohen pH-Wert der Färbelösung verliert die Färbung die Selektivität und Intensität.

9.7.1.2 Eisenhämatoxylin

Hier werden Eisensalze als Beizmittel und gleichzeitig als Oxidationsmittel eingesetzt. Am häufigsten verwendet man Eisenchlorid und Eisenammoniumsulfat. Zu dieser Gruppe gehören die Hämatoxyline von Weigert, Heidenhain und Verhoeff. Laut Puchtler et al. (1986) benötigt Fe^{3+} keine vorgeschaltete Oxidation von Hämatoxylin, um ein Chelat zu bilden, so wie es bei Al^{3+} der Fall ist. Man geht von einem 2:1-Komplex mit zwei Hämateinmolekülen und einem Eisenion aus.

Die Stammlösungen für Farblösung und Beizmittel werden separat vorbereitet und kurz vor Gebrauch gemischt. Beim Altern kommt es zu einem Farbwechsel von

Schwarzblau zu Braun. Laut Puchtler liegt der Grund für die Alterung in der Olation der Farbstoffkomplexe (◻ Abb. 9.11). Ein weiterer Grund ist eventuell auch die Lösung des Komplexes durch Säureeinwirkung und Überoxidation. Das Beizmittel eignet sich bei Überfärbung auch zur Differenzierung.

Weigerts Hämatoxylin zur Kernfärbung wird vorzugsweise bei Spezialfärbungen angewendet, wo eine Behandlung mit sauren Färblösungen folgt, weil es gegen Entfärbung durch Säuren relativ unempfindlich ist (z. B. Trichromfärbung). Bei einer angesäuerten Hämatoxylinlösung zeigt das Färbeergebnis schwarze Kerne mit geringer Hintergrundfärbung. Ohne Säurezugabe wird die Anfärbung des Cytoplasmas verstärkt.

Verhoeffs Hämatoxylin wird zur Anfärbung elastischer Fasern eingesetzt und besteht aus einer alkoholischen Hämatoxylinlösung mit Eisenchlorid und Jod-Kaliumjodid.

Bei der zweizeitigen Methode für **Heidenhains Hämatoxylin** wird erst die Beizlösung auf die Schnitte gebracht und danach die Farblösung. Es zeigt sich eine Bindung von Fe^{3+}-Ionen an viele Gewebestrukturen, an die sich im zweiten Schritt das Hämatein bindet. Das Färbeergebnis sind grauschwarze Mitochondrien, Muskelfasern, Myelin und Chromatin. Die Empfindlichkeit gegenüber der Entfärbung nimmt von Mitochondrien bis zu Chromatin hin ab, wodurch gezielt bestimmte Strukturen hervorgehoben werden können.

Entgegen früherer Vermutungen, dass sich die Metallbindung hauptsächlich mit Aminogruppen abspielt, sieht man die Bindungspartner jetzt in Hydroxyl- und Carboxylatgruppen von Gewebeproteinen und Glykokonjugaten in passender Konstellation. Es besteht außerdem eine große Affinität von Fe^{3+}-Ionen zu Phosphorsäure und Phosphaten. Zwei der vier Sauerstoffatome in $-PO_4^{3-}$ sind verfügbar für Komplexbindungen. Die These der anionischen Lacke könnte auch hier zur Anwendung kommen (Puchtler et al. 1986) und die Anfärbung nach DNA-Extraktion durch Histonanfärbung miterklären.

Weigerts Eisenhämatoxylin	
Hämatoxylinlösung	
10 g	Hämatoxylin
1000 ml	96 % Alkohol
Die Lösung sollte mehrere Wochen natürlich reifen (Gamble 2008).	
Eisenbeizelösung	
40 ml	29 % wässriges Eisen(III)Chlorid
950 ml	dest. Wasser
10 ml	25 % HCl
Gebrauchslösung	
Hämatoxylinlösung (gelblich) und Eisenbeizelösung (rötlich) im Verhältnis 1:1 mischen	
Lösung wird schwarz-violett; frisch herstellen, höchstens 5 Tage verwenden bis bräunlich. Bei einem Mischungsverhältnis 1:2 wird die Anfärbung verlangsamt und man spart den Differenzierungsschritt. Färbedauer: 5–10 min (progressiv), 15–30 min (regressiv)	

9.7.1.3 Phosphorwolframsäure-Hämatoxylin

Die einzige, weit verbreitete Anwendung dieser Hämatoxylinform ist jene nach Mallory. Auch hier kann man natürlich gereifte (über mehrere Wochen) und künstlich gereifte Lösungen herstellen. Die PTAH-

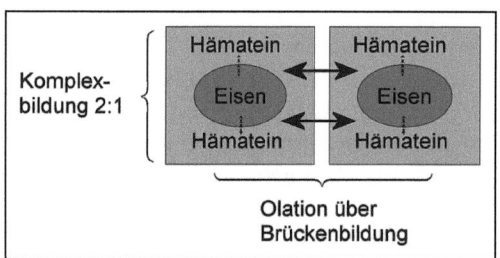

◻ Abb. 9.11 Bildung von 2:1-Hämatein-Metall-Komplexen und Olation. (Nach Puchtler et al. 1986)

Färbeprozedur (PTAH für *phosphotungstic acid hematoxylin*) selbst beinhaltet die Behandlung mit Dichromat- und Permanganatlösungen und die Hämatoxylineinwirkung über Nacht. Als Ergebnis erhält man eine Anfärbung aller Gewebekomponenten in Schattierungen von Zartbraun bis Dunkelblau (s. ▶ Abschn. 9.17.4).

9.7.2 Eosin

Eosin gehört zu den Xanthenfarbstoffen und ist chemisch **Tetrabromfluorescein**. Am meisten verbreitet ist Eosin Y (*yellowish*). Daneben gibt es Eosin S, Eosin B u. a. (zu unterscheiden durch die CI-Nummer). Es ist ein saurer, anionischer Farbstoff und in Wasser bzw. Alkohol löslich (◘ Abb. 9.12). In neutraler Lösung hat es zwei negative Ladungen, unter pH 3 wird eine davon unterdrückt. Die Farbstoffmoleküle neigen zur Dimerisierung. Der pH-Wert der Färbelösung liegt zwischen 4 und 6 und wird mit Essigsäure eingestellt.

Der Bindungstyp, der hier zur Anwendung kommt, ist primär die **Ionenbindung** zwischen dem negativ geladenen, anionischen Farbstoff und den positiv geladenen, kationischen Plasmaproteinen. Weiters ist eine hydrophobe Wechselwirkung zwischen den Farbstoffdimeren und den wenig hydratisierten, unpolaren Proteinbereichen anzunehmen. Eine elektive Cytoplasmafärbung gibt es dabei nicht, denn auch Bindegewebe und Zwischensubstanz, in manchen Fällen auch Paraplasma werden mitgefärbt. Eosin färbt **Cytoplasma**, **Bindegewebe** und **Kollagenfasern** kräftig rot. Auch Kernstrukturen nehmen den Farbstoff an, wodurch nach vorangegangener Kernfärbung mit Hämalaun das typische blauviolette Mischbild entsteht. Bei einer guten Eosinfärbung kann man mindestens drei Farbschattierungen erkennen. In Erythrozyten und eosinophilen Granula kommt es durch die Dichte des Farbstoffs zu einer Orangefärbung. Cytoplasma erscheint rötlich rosa und kollagene Fasern zeigen eine eher altrosafarbene Nuance. Die leichte Ansäuerung (pH 4–6) unterstützt diese Farbschattierungen und erleichtert auch durch Abbruch des alkalischen Bläuens bei der HE-Färbung die Kontrastbildung. Eine zu starke Ansäuerung der Färbelösung führt zu einem einheitlichen Farbbild; alles wird stark pink. Die Färbung erfolgt **regressiv**. Zuerst wird überfärbt und im anschließenden Wasser- und auch Alkoholbad reichlich differenziert. Achtung: Es kann auch leicht überdifferenziert werden.

Die Konzentration der Eosingebrauchslösung reicht von 0,5 bis 2 % und kann in Wasser, aber auch Ethanol angesetzt werden. Größere Kontraste der Zellkomponenten kann man durch eine Mischung von Eosin Y und Phloxin B erreichen. Hier lassen sich Kollagen und Muskel gut unterscheiden.

Eosinfarbpulver, die Natriumsulfat enthalten, eignen sich nicht zur Plasmafärbung und fallen durch Präzipitatbildung in der Lösung auf.

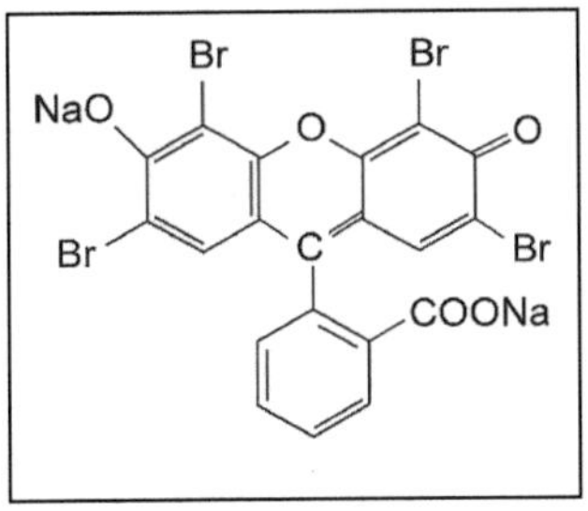

◘ Abb. 9.12 Eosin

2 % wässrige Eosin-Lösung	
20 g	Eosin Y
1000 ml	dest. Wasser
pH 4–6 mit Essigsäure einstellen	

9.7.3 Protokoll und Färbeergebnis HE-Färbung

Welches der Hämalaune zur Kernfärbung verwendet wird, hängt ab von der Vorliebe des Betrachters. Die Intensität der Eosinfärbung und ihre Zusammensetzung können ebenso variieren. Das Färbeprotokoll muss entsprechend dem gewünschten Färbeergebnis erstellt werden.

Der pH-Wert der Hämalaunlösung liegt bei 3, der Farbton erscheint bräunlich rot. Um die gewünschte Blaufärbung zu erreichen, spült man die Schnitte anschließend an die Färbung am einfachsten in lauwarmem Leitungswasser (ca. pH 7). Ein Spritzer 1 % Lithiumcarbonatlösung zum Leitungswasser erhöht die alkalische Wirkung. Zum Bläuen eignet sich auch die Scott'sche Lösung (Leitungswasser mit $MgSO_4$ und $NaHCO_3$). Regressiv färbende Hämalaune werden vor dem Bläuen in saurem Wasser (dest. Wasser mit einigen Tropfen Eisessig) differenziert.

Eosin wird immer im Überschuss angeboten und im Weiteren durch Wasser bzw. die aufsteigende Alkoholreihe differenziert.

HE-Protokoll für Paraffinschnitte		
1.	Schnitte entparaffinieren in Xylol (-Ersatz)	3 × 5 min
2.	hydratieren in **absteigender Alkoholreihe** bis dest. Wasser	je 1–2 min
3.	Kernfärbung in **Mayers Hämalaun**	10 min
4.	in Leitungswasser	spülen
5.	in lauwarmem Leitungswasser bläuen	3 min
6.	Plasmafärbung in 2 % wässrigem **Eosin Y**, pH 5	2 min
7.	in Leitungswasser	spülen
8.	in aufsteigender Alkoholreihe entwässern	je 1–2 min
9.	in Xylol (-ersatzmittel) klären	
10.	eindecken mit Eindeckmedium auf Kunststoffbasis	

Um Farbniederschläge zu verhindern kann man nach dem Hämatoxylin in saurem dest. Wasser spülen und dann erst in Leitungswasser.

HE-Protokoll für Gefrierschnitte		
1.	Gefrierschnitt herstellen	
2.	sofort in 36 % Formaldehyd fixieren	spülen
3.	in dest. Wasser	spülen
4.	in **Harris' Hämatoxylin**	1 min
5.	in saurem Wasser differenzieren	spülen
6.	in Leitungswasser (stoppt Differenzierung)	spülen
7.	in alkalischem Wasser bläuen	5 sek
8.	in 96 % Alkohol	spülen
9.	in **2 % alkoholisches Eosin** einstellen	15–20 sek
10.	in 96 % – 100 % – 100 % Alkohol entwässern	spülen
11.	in 2 × Butylacetat (Xylol, Xylolersatz) klären	spülen
12.	eindecken mit Eindeckmedium auf Kunststoffbasis	

Qualitätsmerkmale einer guten HE-Färbung, abgesehen von den institutsspezifischen Präferenzen, sind eine gute Darstellung der nukleären Details (Kernmembran, Heterochromatinmuster, Nukleoli), die differenzierte Darstellung in unterscheidbaren Rottönen von Cytoplasma, Kollagen, Muskel, Keratin, Eosinophilen und Erythrozyten sowie keine bzw. blaue Mucinanfärbung je nach Spezifität des Hämalauns. Die Mucinanfärbung wird von manchen als qualitätsmindernd angesehen. Eine Überfärbung der Kerne mit Hämalaun erkennt man an blauen Nukleoli, diese sollten rötlich violett erscheinen (gut zu erkennen in Lebergewebe). Eine Überfärbung mit Eosin erzeugt einen einfarbig rotvioletten Eindruck der Kerne. Verwässertes Hämalaun mit zu hohem pH-Wert ergibt ein gräulich verwaschenes, schwach gefärbtes Gesamtbild. Verwässertes Eosin mit zu hohem pH-Wert ergibt ein zu bläuliches, blassrosa Gesamtbild, das bereits makroskopisch erkennbar ist. Mangelhaftes Bläuen erzeugt ein monochromatisch rosafarbenes Gesamtbild.

Erscheint die Hämalaunfärbung stumpf und ausgebleicht, wie es bei alten Präparaten mitunter vorkommen kann, gibt es einen unpublizierten Trick für das Auffrischen der Färbung, der Lee Luna zugeschrieben wird. Der Schnitt wird für 30 min in 1 % Perjodsäure gestellt, gespült und wie üblich mit Hämalaun gefärbt.

Eine Auswahl an bestimmten Gewebetypen, zusammengefasst als Tissue-Array-Block gibt für die Kontrolle der HE-Färbung den besten Überblick. Henwood (2010) schlägt dazu Kolon, Haut und Niere vor und erklärt auch die Färbemerkmale einer Reihe von Gewebetypen (Abb. 9.13).

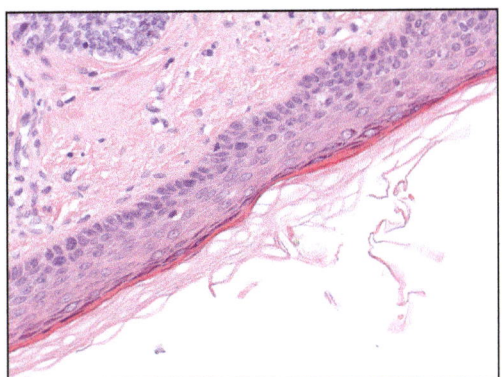

 Abb. 9.13 Hautepithel, HE-Färbung. Das Keratin in der obersten Hornschicht wird durch das Eosin kräftig pink angefärbt. Die kollagenen Fasern in der Dermis erscheinen in einem gedämpfteren Rosa.

Färbeergebnis HE-Färbung	
Zellkerne, grampositive Bakterien	blauviolett
Kalk	blau
Cytoplasma	rosa
Kollagenfasern	altrosa
Erythrozyten, eosinophile Granula	orange
restliche Gewebeanteile	in Rottönen
Manche Hämalaunarten färben auch saure Schleime blau an.	

9.8 Trichromfärbung

Diese Gruppe der Bindegewebefärbungen wird relativ detailliert behandelt. Der jeweilige biochemische Aufbau der zu färbenden Strukturen wird in ▶ Abschn. 2.3 beschrieben.

9.8.1 Geschichtliches

Trichromfärbungen gehören zu den Klassikern der histologischen Färbetechnik. Historisch betrachtet waren sie die natürliche Konsequenz, die sich aus den Einfach- und Zweifachfärbungen entwickeln musste. Gegen Ende des 19. Jahrhunderts wurde es durch die Erfindung der Anilinfarben möglich, die Histowelt richtig bunt zu gestalten, was die Histologen tatkräftig umsetzten. Auf empirischem Weg wurden möglichst kontrastreiche Farben kombiniert. 1889 setzte Ira van Gieson (1866–1913) dazu Säurefuchsin in gesättigter Pikrinsäure zur Kollagenfärbung ein. Als erste echte Trichromfärbung wird jene von Frank B. Mallory (1862–1941, Harvard Medical School) angesehen. Er entdeckte diese Technik zur differenzierten Anfärbung für Bindegewebefasern bzw. Retikulin und verwendete dabei Phosphormolybdänsäure in Kombination mit Säurefuchsin, Anilinblau und Orange G (Mallory 1990a, b). Dieses Rezept wurde noch vielmals im Laufe der nächsten Jahrzehnte modifiziert, u. a. von Pierre Masson (1889–1959, Strasbourg, Montreal), der 1929 seine Technik veröffentlichte. Der in Ungarn geborene George Gömöri (1904–1957, Chicago) war einer der berühmten Pathologen, die die langwierige succedane Färbung 1950 durch eine einfachere, simultane Methode ersetzten. Die Trichromtechnik profitierte auch besonders durch die Studien von Ralph D. Lillie (1896–1979) und seinen Modifikationen. Auch wenn insgesamt die Bedeutung von Spezialfärbungen abgenommen hat, werden Trichromfärbungen bis heute zur Darstellung von bindegewebigen Strukturen eingesetzt, sei es in der morphologischen Diagnostik oder als Hilfsmittel bei wissenschaftlichen Studien z. B. über Tissue Engineering.

9.8.2 Färbesubstrat

Man fasst unter „Trichromfärbung" Techniken zusammen, die eine differenzierte Darstellung der Bindegewebekomponenten mithilfe von mindestens drei Farbstoffen erreichen. Im engeren Sinne wird hier meist die kontrastierende Anfärbung von **Bindegewebefasern** (Kollagen), **Muskelgewebe** und/oder **Organparenchym** verstanden. Das Färbeprinzip leitet sich vom unterschiedlich großen Reichtum an basischen Aminosäuren und der unterschiedlichen dreidimensionalen Architektur dieser azidophilen Gewebeanteile ab. (s. ▶ Abschn. 2.3)

Das **Cytoplasma** der Zellen im Organparenchym wird meist in einem kontrastierenden Farbton zu den Fasern gefärbt. Wie schon bei der Beschreibung der Cytoplasmafarbstoffe erwähnt, kann man das Cytoplasma als Proteingemisch von hoher Konzentration aus Strukturproteinen bzw. gelösten, globulären Proteinen ansehen. Diese enthalten **basische funktionelle Gruppen** als Bindungspartner für die entsprechenden Farbstoffe. Genau dieselben Gruppen (ε-Aminogruppe von Lysin, Guanidinogruppe von Arginin) sind aber auch die bevorzugten Reaktionspartner bei der Aldehydfixierung. Ist eine Aminogruppe durch eine Methylenbrücke belegt, steht sie für die Färbungsreaktion nicht mehr zur Verfügung. Je länger die Formalinfixierung dauert, umso schlechter wird die Anfärbbarkeit. Die Farben erscheinen intensiver nach Fixierung in Bouins Gemisch oder Dichromatlösungen.

Als intrazelluläre Degenerationserscheinung findet man sog. Mallory-Körper in Hepatozyten. Sie tragen ihren Namen aufgrund ihrer Anfärbbarkeit bei der Trichrommethode. Mallory-Körper entstehen v.a. durch die toxische Einwirkung bei Alkoholabusus und werden auch als **intra-**

zelluläres **Hyalin** bzw. als alkoholisches Hyalin bezeichnet. Das Hyalin erscheint azidophil, glasartig, ist PAS-positiv und enthält zusammengesinterte Cytokeratine bzw. Glykoproteine. Immunhistochemisch soll es ubiquitinpositiv sein. Die Form ist tropfen-, wurm- bis geweihartig.

Die Anfärbung von extrazellulären **Protein-** bzw. **Fibrinablagerungen** im Gewebe hat speziell in der Nierendiagnostik ihre Bedeutung. Bei Immunkomplexnephritiden finden sich in den Glomeruli Ablagerungen von kondensierten **Immunglobulinen**, die eine ähnliche Affinität zu den Trichromfarbstoffen zeigen wie Fibrin. Um hier unterscheiden zu können, ist die Durchführung einer Immunfluoreszenz-Untersuchung (s. ▶ Abschn. 11.11.1) hilfreich.

Weitere Begleiter im histologischen Schnitt sind **Erythrozyten**. Sie werden eigentlich nicht speziell angefärbt, nehmen aber durch ihren hohen Gehalt an **Hämoglobin** mit vielen basischen Aminosäuren die angebotenen Farbstoffe in typischer Weise an.

In den letzten Absätzen wurde die Betonung auf die **elektrische Ladung der Gewebekomponenten** gelegt. Alle genannten Komponenten verhalten sich aufgrund ihres Gehalts an basischen Aminosäuren mehr oder weniger **azidophil**, wobei diese Eigenschaft immer relativ zum umgebenden pH-Milieu und zum jeweiligen Gehalt an basischen Aminosäuren zu sehen ist. Der pH der Farbstofflösungen der Trichromfärbungen liegt bei 1,8–2,5, was die Dissoziation von Carboxyl- und Phosphatgruppen unterdrückt und die Ionisierung von Aminogruppen fördert (s. ▶ Abschn. 9.4.2.1)

Das saure pH-Milieu der Färbelösung ist durch den Einfluss auf das Ladungsverhalten auch mitverantwortlich für eine Veränderung der Sekundär- und Tertiärstruktur der Proteine. Dies erleichtert das Annähern der Bindungspartner und das Auftreten von hydrophoben Wechselwirkungen. In den Kollagenfasern kommt es zur Ladungsabstoßung der gleichgeladenen Aminosäurereste. Gemeinsam mit einer verstärkten Hydratation wird dadurch der Abstand der Tropokollagenfibrillen erweitert und unpolare Areale werden der wässrigen Lösung ausgesetzt. Anders gesagt, die Fasern schwellen an und erleichtern den Farbstoffzugang.

Eine weitere im Zusammenhang mit den Trichromfärbungen wichtige Eigenschaft ist die **Architektur** der Gewebekomponenten. Man spricht hier traditionell von grobmaschigem Kollagen und feinmaschigem Cytoplasma, wobei es eigentlich verwunderlich erscheint, dass das engverdrillte, faserige Kollagen permeabler sein soll als das solförmige Cytoplasma. Hier muss man die **Permeabilität** in Relation zur Fixierung bringen. Cytoplasma enthält eine sehr große Menge an gelösten Proteinen, die bei der Fixierung gebunden werden. Es entsteht ein sehr dichtes, dreidimensionales Netzwerk (Gel). Verdrillte Kollagenfibrillen bewahren hingegen einen gewissen Freiraum zwischen den Peptidketten. Im sauren Milieu der Färbelösungen wird dieser Raum noch vergrößert. Auch die Dichte der möglichen Bindungspartner für die Farbstoffe ist im Cytoplasma viel höher als bei den Kollagenfasern, da unreife Kollagenfibrillen ihre Bindungsstellen bei der Reifung durch die Fibrillenvernetzung „verbrauchen". Es kommt zusätzlich noch zu einem unterschiedlichen Färbeverhalten von lockerem bzw. straffem Kollagen, das mit der Spannung anscheinend auch seinen Farbstoffbindungstyp verändert.

Betrachtet man die Architektur aus anderer Perspektive, kann man die Proteine in **globuläre Cytoplasma-** und **fibrilläre Faserproteine** unterteilen, was sich laut Prentø (2001, 2009) auf die Art der Farbstoffbindung und Bevorzugung bestimmter Farbstoffe auswirkt (s. ▶ Abschn. 9.8.4.3).

> Die Färbesubstrate unterscheiden sich in ihrem Ladungsverhalten, ihrer Permeabilität bzw. Dichte an Bindungspartnern, ihrer dreidimensionalen Struktur und Art der Farbstoffbindung. Zusammen führt dies zu einer differenzierten Farbstoffaffinität (s. ◘ Tab. 9.18).

9.8.3 Farbstoffe der Trichromfärbung

So wie sich einerseits die Färbesubstrate in Ladung und Struktur unterscheiden, gibt es andererseits auch bei den Farbstoffen Unterschiede bei diesen Eigenschaften.

Als **Kernfarbstoff** wird üblicherweise Weigerts Eisenhämatoxylin eingesetzt. Dabei werden eine alkoholische Hämatoxylinlösung und eine angesäuerte Eisen(III)chloridlösung gemischt. Die Metallionen wirken hier gleichzeitig als Oxidationsmittel und Beize. Es entsteht ein schwarzer, basischer Hämateinlack, der die basophilen Strukturen im Schnitt anfärbt. Dieser Farbstoff hat den Vorteil gegenüber Hämalaun, dass er relativ säurestabil ist. Bei längeren Inkubationen mit sehr sauren Lösungen sieht man aber trotzdem einen erheblichen Farbverlust.

Die **Cytoplasma-** und **Faserfarbstoffe** umfassen eine große Auswahl an anionischen (sauren) Farbstoffen. Sie können zu der Klasse der Triarylmethanfarbstoffe (Anilinblau, Säurefuchsin, Lichtgrün), Azofarbstoffe (Orange G) oder Pikrofarbstoffe (Pikrinsäure) gehören. Die Farbstoffe zeigen bestimmte Unterscheidungsmerkmale. Dazu gehört die **Molekularmasse** bzw. die Größe des Farbstoffs. Daraus leitet sich auch der Umfang des konjugierten Systems und in Abhängigkeit davon das **Absorptionsmaximum** bzw. die Farbe ab. Die Ladung des Farbstoffs wird durch die Anzahl an positiv (Aminogruppen) und negativ (Sulfonatgruppen) geladenen **Substituenten** bestimmt. Auch die dreidimensionale **Struktur** des Moleküls hat Auswirkungen auf das Färbeverhalten. So können sich planare Farbstoffe leichter anlagern als solche mit einer „Propellerstruktur" (zueinander verdrehte Benzolgruppen). Die beste Substantivität zeigen Farbstoffe mit einer komplementären Struktur zum Färbesubstrat. Weiters bestimmen hydrophile bzw. hydrophobe Substituenten das Bindungsverhalten oder auch die Neigung zur Aggregation.

Die Farbstoffe werden üblicherweise in saurer, wässriger Lösung verwendet – je nach Methode einzeln hintereinander (succedan) oder gleichzeitig in Mischungen (simultan). Bei den succedanen Methoden führt man immer zuerst die Cytoplasmafärbung, dann die Inkubation mit einer Polysäure und anschließend die Faserfärbung durch. Es eignet sich eine große Menge an ähnlichen Farbstoffen für die Verwendung bei Trichromfärbungen. In ◘ Tab. 9.16 sind vier beispielhafte Vertreter und ihre Eigenschaften aufgelistet.

9.8.4 Färbetheorien

Mallory selbst hat in seiner ersten Veröffentlichung seiner Trichromfärbung keine histochemische Erklärung zur Wirkungsweise der **differenzierten Bindegewebeanfärbung** gegeben. Später beschäftigten sich einige Forscher mit dem theoretischen Hintergrund. Einen wirklichen Konsens konnten sie dabei aber nicht erzielen. Bis heute stehen zwei Theorien nebeneinander, die kurz vorgestellt werden und die sich v. a. bei der Rolle der Polysäuren Phosphormolybdänsäure (PMA) und Phosphorwolframsäure (PTA) uneinig sind. Die Polysäuren werden als „großer, farbloser Farbstoff", als „Differenzierung" oder als „Beize" bezeichnet. ◘ Tab. 9.17 enthält die unumstrittenen Eigenschaften von PMA

9.8 · Trichromfärbung

Tab. 9.16 Farbstoffeigenschaften

Eigenschaften	Orange G	Biebrich Scarlet	Säurefuchsin	Anilinblau WS
Color Index	CI 16230	CI 26905	CI 42685	CI 42780/CI 42755
Typ	Monoazo	Diazo	Triarylmethan	Triarylmethan
Ladung	anionisch	anionisch	anionisch/amphoter	anionisch/amphoter
Funktionelle Gruppen	$2 \times SO_3^-$	$2 \times SO_3^-$	$3 \times SO_3^-, 3 \times NH_2^+$	$3 \times SO_3^-, 3 \times NH_2^+$
Molekülmasse	452	556	586	800/738
Struktur	planar	planar	Propeller	Propeller
Löslichkeit in Wasser	Ja	Ja	Ja	Ja
Löslichkeit in Alkohol	schwach	schwach	mäßig	mäßig
Löslichkeit in Xylol	Nein	Nein	Nein	Nein

Tab. 9.17 Eigenschaften von Phosphormolybdänsäure und Phosphorwolframsäure

Polyvalente, stark saure Säuren
Hohe Molekülmasse (PMA 1825, PTA 2880)
Die Heteropolysäuren entstehen durch Komplexbildung der Metallionen mit Phosphorsäure (+6) in stark saurer, wässriger Umgebung $[PO_4(WO_3)_{12}]_3$ (zunehmender Zerfall der Komplexe bei pH über 2).
Die Anionen sind größer als die meisten Farbstoffmoleküle.
Die Proteinbindung verläuft über Ionenbindung (Amino- und Guanidinogruppen, chemisches Entfernen von Aminogruppen verhindert Anbindung an Proteine).
An Kollagen wird eine größere Menge als an Cytoplasma gebunden.
PMA und PTA binden nicht an Kohlenhydrate.
Kerne zeigen keine Affinität zu PMA und PTA.
Die Polysäuren entfärben kollagene Fasern vom Plasmafarbstoff, differenzieren die Plasmafärbung.
Die Polysäuren führen zur alleinigen Anfärbung der kollagenen Fasern mit nachfolgendem Farbstoff.
PMA und PTA, gebunden an Proteine, bewirken eine Anfärbbarkeit mit kationischen Farbstoffen.

und PTA. Weiters wird eine dritte Theorie vorgestellt, die die differenzierte Farbstoffbindung im jeweiligen Bindungstyp begründet sieht.

Unbestritten scheint, dass hier die wichtigste Form der chemischen Bindung für die primäre Selektivität die Ionenbindung ist. Sie zeichnet sich durch die gegenseitige Anziehung entgegengesetzt geladener Reaktionspartner aus. Das führt zur Anbindung des basischen Hämateinlacks an DNA und RNA einerseits und der anionischen Farbstoffionen an azidophile Strukturen andererseits. Der sehr saure pH bietet die besten Bedingungen für das gewünschte Reaktionsverhalten. Dabei kommt es aufgrund des unterschiedlichen **relativen Ladungsverhaltens** zur differenzierten Affinität zwischen Proteinen und anionischen Farbstoffen. Wird der Abstand zu den isoelektrischen Punkten zu groß (unter pH 1), flacht die Unterscheidbarkeit der Ladungen wieder ab, die Affinität wird ähnlich, die Selektivität schwächer.

9.8.4.1 Theorie nach Puchtler und Isler (1958)

Besonders der letzte Punkt der ◘ Tab. 9.17 ist für die Theorie nach Puchtler und Isler wichtig. Sie zeigten in ihren Studien, dass die Phosphormolybdänsäure an die kollagenen Fasern bindet und dort auch verbleibt. Das anschließende Anbieten von rein anionischen Farbstoffen führte zu keiner Anfärbung der Fasern, jedoch führten kationische Farbstoffe zu einer starken Anfärbung. Sie schlossen daraus, dass bei den Trichromfärbungen Anilinblau, das ja jeweils drei saure und drei basische Gruppen enthält, hier als kationischer Farbstoff auftritt. Sie reihen Anilinblau deshalb in die amphoteren Farbstoffe ein.

Das Resultat ist eine **Brückenwirkung** (Beize) der negativ geladenen PMA zwischen den positiv geladenen Kollagenfasern auf der einen Seite und dem positiv geladenen Farbstoff auf der anderen Seite. PMA und PTA treten auch zu anderen sauren Farbstoffen in Konkurrenz und führen deshalb zu einer leichten Differenzierung der Plasmafarbstoffe.

Für Puchtler und Isler werden die Fasern also von amphoteren und das Cytoplasma von anionischen Farbstoffen gefärbt, was zur differenzierten Anfärbung führt.

9.8.4.2 Theorie nach Baker (1958)

Baker vertritt die weitaus geläufigere Theorie, dass die unterschiedliche Anfärbung nur auf der Molekülgröße, der Zugänglichkeit der Bindungspartner und dem Zeitfaktor beruht. Er bezeichnet PMA und PTA als „**farblose Farbstoffe**" mittlerer Größe, denn der Faserfarbstoff würde sie durch Aggregatbildung in der Größe übertreffen. Das Credo dieser Theorie besagt, dass ein gebundener, anionischer Farbstoff durch einen anderen größeren anionischen Farbstoff ersetzt wird und dass die Geschwindigkeit der Anbindung durch die Architektur der Strukturen (fein- oder grobmaschig, Dichte) vorgegeben ist. Kleine Farbstoffe erreichen schneller ihre Bindungspartner und dringen leichter in engmaschige Räume ein. Mittelgroße und große Farbstoffe folgen ihnen und vertreiben sie wieder aus weitmaschigen Räumen. Das Endergebnis ist zeitabhängig. Nach entsprechender Dauer ist das gesamte Gewebe mit dem größten Farbstoff gefärbt. Die Anbindung an Kollagen beruhe hauptsächlich auf Wasserstoffbrückenbindung. Dieser Ansatz entspricht auch der *staining-rate-theory* bzw. Diffusionsgradtheorie von Horobin (2002).

Beide Theorien erklären manche Erscheinungen, werfen aber auch wieder Fragen auf. Warum fungiert nur die an den Fasern gebundene PMA als Brücke für den Faserfarbstoff und nicht auch die im Cytoplasma gebundene? Warum funktioniert die Methode auch, wenn man die Polysäure vor dem Farbstoffgemisch aufträgt und somit die Größenreihung vertauscht? Warum kommt annähernd ein ähnliches Ergebnis heraus, wenn man die Polysäure ganz weglässt?

In den 40 Jahren nach den oben genannten Theorien wurde immer mehr Wissen auf dem Gebiet der Makromoleküle (Proteine, Farbstoffe) erlangt, was auch in die Publikationen von Poul Prentø einfloss.

9.8.4.3 Theorie nach Prentø (2001, 2009)

Dieser moderne Ansatz wurde im Abschnitt „Färbetheorie" bereits behandelt (s. ▶ Abschn. 9.4). Die differenzierte Anfärbung der Bindegewebestrukturen ist laut Prentø in ihrem **bevorzugten Bindungstyp** begründet. Die Affinität und Substantivität – also welcher Farbstoff sich nun an welchen Bindungspartner in welcher Stärke hängt – ist ein komplexes Zusammenspiel der oben genannten Substrat- bzw. Farbstoffeigenschaften in Relation zum umgebenden Lösungsmilieu und funktioniert nach dem Schlüssel-Schloss-Prinzip.

Für die Trichromfärbung bedeutet es, dass sich Farbstoffe wie Säurefuchsin, Biebrich Scarlet oder Orange G an globuläre (Cytoplasma-)Proteine hauptsächlich durch **hydrophobe Wechselwirkung** anbinden. Die Anbindung von Anilinblau an die Fasern erfolgt eher über **Wasserstoffbrücken**, Ionenbindung und nur teilweise über unpolare Bindung. Dies wird ermöglicht durch den hohen Anteil an Glycin und Prolin in den Fasermolekülen, wobei die Fasern sehr wenige geladene Aminosäurereste aufweisen (Prentø 2007). Die eingesetzten großen Farbstoffe zeigen eine gewisse Komplementarität zu den Fasern in Bezug auf entgegengesetzte Ladung und Verteilung der hydrophoben Bezirke. Der niedrige pH-Wert der Färbelösung bewirkt ein Auflockern des Tropokollagens (Schwellung) und erleichtert das Eindringen. Nach Prentø lassen sich die an Kollagen gebundenen Farbstoffe leicht wieder austauschen, auch aufgrund der im Vergleich zur hydrophoben Wechselwirkung schwächeren Bindungsform der ionischen Bindung und Wasserstoffbrückenbindung. Diese Ansicht würde auch der Theorie nach Baker entsprechen.

Im Widerspruch zu Baker sieht Prentø das **Reaktionsgleichgewicht** mit stabilem Ergebnis bei simultanen Methoden schon nach ca. 1 h erreicht. Es ändert sich nicht wesentlich zum Resultat nach wenigen Minuten. Und es soll nicht zu einer Einheitsfärbung durch den grobdispersen Farbstoff kommen, wie es in älteren Quellen beschrieben wird. Zur Wirkung der Polysäuren trifft Prentø keine spezielle Aussage. Seine Beobachtungen von Bindegewebefärbungen hat er hauptsächlich bei der Pikrofuchsinmethode (van Gieson, ohne Polysäuren, s. ▶ Abschn. 9.8.6) gemacht (Prentø 1993).

Auch der **Diffusionsgradtheorie** (Horobin und Flemming 1988) lässt Prentø eine gewisse Berechtigung, weil man aufgrund der unterschiedlichen Farbstoffeigenschaften (Größe, Ladung, Struktur) auch unterschiedliches Diffusionsverhalten und Wechselwirkungen mit dem Färbesubstrat erwarten kann. Bei Versuchen mit angesäuerten alkoholischen Farbstoffmischungen zeigte sich, dass tatsächlich der kleine Farbstoff schneller ins Cytoplasma diffundiert, der große Farbstoff aber stärker bindet. Er sieht hier jedoch eher einen Wettbewerb der Farbstoffe um den passenden Bindungspartner als ein zufälliges, zeitabhängiges Annähern des Farbstoffs an das Substrat.

Die Wichtigkeit der **Wasserstoffbrückenbindung** für die Kollagenfärbung wurde dadurch gezeigt, dass die Faserfarbstoffe Kollagen auch in neutralen alkoholischen Lösungen anfärbten. In alkoholischen Lösungen sind hydrophobe Wechselwirkungen nämlich kaum vorhanden. Dagegen wurde in der Gegenwart von Harnstoff, der Wasserstoffbrücken verhindert, die Faserfärbung völlig unterdrückt.

9.8.4.4 Praktische Auswirkungen

Bei der Zusammenstellung der passenden Farbstoffe für Trichromfärbungen sollte man solche wählen, deren Molekülmassen mindestens eine Differenz von 200 aufweisen. Für Polysäurenmethoden sollte der Faserfarbstoff starke basische Gruppen ($-NH_2^+$) enthalten. Dies erhöht die Selektivität der Anfärbung. Eine Verminderung der Selektivität wird hervorgerufen durch zu hohe Farbstoffkonzentrationen, zu niedrigen pH-Wert der Färbelösungen (<1), reine Formaldehydfixierung und zu lange Färbedauer (Überfärbung mit Anilinblau). Ein zu hoher pH-Wert der Färbelösungen in der Nähe des IP vermindert die Affinität der Ionenbindung.

Die **Intensität der Cytoplasmafärbung** kann sehr gut durch Variieren der PMA-Einwirkung beeinflusst werden. Folgt die PMA auf die Cytoplasmafärbung (wie bei der Masson-Trichromfärbung; s. ▶ Abschn. 9.8.5), macht ein Verlängern der PMA-Dauer die Farbe intensiv hellrot, die Fasern werden schön dunkelblau. Derselbe Effekt tritt auch bei Simultanfarbstoffgemischen auf, die PMA enthalten (z. B. Cason). Im Vergleich dauert die Polysäureneinwirkung im Gemisch wesentlich länger, als bei den vorgeschalteten Methoden (z. B. SFOG [s. ▶ Abschn. 9.8.9], Ladewig). Ist die PMA dem Farbstoffgemisch vorgeschaltet, wirkt sie für die Cytoplasmafarbstoffe eher blockierend. Anscheinend werden durch die Polysäure die meisten Bindungspartner für den Plasmafarbstoff schon abgesättigt. Deshalb führt hier eine Verkürzung der PMA-Dauer zu einer Intensivierung der Cytoplasmaanfärbung, eine Verlängerung erlaubt nur mehr eine blasse Zellfärbung, dafür aber eine starke Faserfärbung.

Es wird ein Spülen nach den Farbstoffen mit **saurem Wasser** (1–2 % Essigsäure) empfohlen, um die Farben klarer zu machen. Die Cytoplasmafarbstoffe werden durch wässrige Lösungen etwas differenziert. Die Faserfarbstoffe reagieren auf zu lange Einwirkung von **verdünnten Alkoholen** empfindlich. Deshalb sollte man direkt in drei Portionen 100 % Alkohol entwässern. Säurefuchsin und Anilinblau verhalten sich hier ähnlich, wobei Säurefuchsin schneller herausdiffundiert. Längeres Spülen führt deshalb zu blauen Fasern (anstelle von blauvioletten), hellt aber auch das Cytoplasma wieder auf.

Um bei der farbintensiven Masson-Trichromfärbung noch Einzelheiten am Schnitt erkennen zu können, sollte die Schnittdicke 3 µm nicht überschreiten. Bei der Nierendiagnostik werden 2 µm dicke Schnitte verlangt und zur Darstellung von Proteinablagerungen mit SFOG angefärbt. Je dünner die Schnitte sind, umso empfindlicher reagieren sie auf die Spülschritte.

Kollagene Fasern zeigen eine Eigenheit bei der Anfärbbarkeit. So lässt sich gealtertes Kollagen mit dem Cytoplasmafarbstoff anstelle des Faserfarbstoffs anfärben (eventuell fleckige Erscheinung bei lange gelagerten Blöcken und Schnitten). Man nimmt hier eine Oxidation der Bindungsstellen an. Ähnliches sieht man bei gestreckten im Vergleich zu lockeren Fasern.

Die besten Ergebnisse erzielt man bei Trichromfärbungen nach Fixierung mit Bouins Fixiergemisch bzw. Dichromatfixierung. Um der schlechteren Anfärbung nach Formaldehydfixierung entgegenzuwirken, erfolgt üblicherweise eine „Umfixierung" in Bouins Fixiergemisch. Die entparaffinierten Schnitte werden 60 min bei 56–60 °C oder über Nacht bei Raumtemperatur inkubiert. Anschließend wird die Pikrinsäure durch mehrmaliges Spülen in lauwarmem Leitungswasser ausgewaschen. Diese Behandlung ist mit dem Antigenretrieval der IHC (s. ▶ Abschn. 11.6.2) vergleichbar, wo formaldehydbedingte Gewebemodifikationen rückgängig gemacht und die benötigten funktionellen Gruppen wieder freigelegt werden. Die Färbeergebnisse mit bzw. ohne „Umfixierung" können voneinander abweichen.

9.8.5 Masson-Trichromfärbung

Ziel: Selektive Darstellung von kollagenen Fasern, Muskel und Cytoplasma

Prinzip: Succedane Trichromfärbung; die Originalmethode wurde mehrfach verändert, die Farbstoffe wurden ausgetauscht und Inkubationszeiten verändert; z. B. kann Ponceau durch Biebrich Scarlet bzw. Anilinblau durch Fast Green ersetzt werden (◘ Abb. 9.14).

Der Färbeablauf nach dem Umfixieren soll für diese Prozedur näher erklärt werden:
(1) **Kernfärbung**: Prinzipiell kann man Weigerts Eisenhämatoxylin progressiv oder regressiv anwenden. Bei 5 min Inkubati-

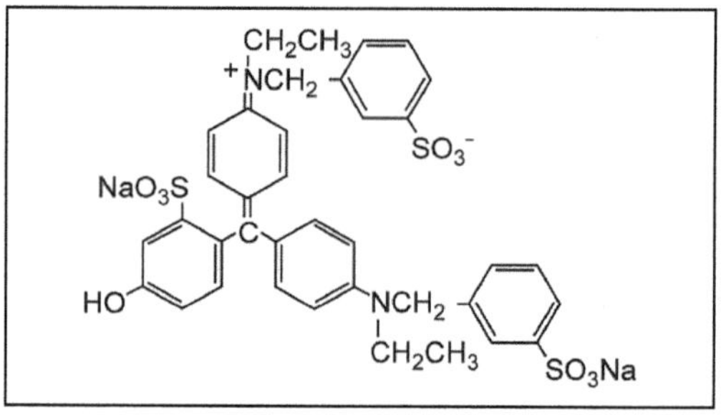

◘ **Abb. 9.14** Fast Green FCF

onszeit erfolgt noch keine Überfärbung, nachfolgendes Differenzieren ist unnötig, da die sauren Färbelösungen sowieso eine Abschwächung der Kernfärbung hervorrufen. Anschließend spülen in Leitungswasser für 5 min.

(2) **Cytoplasmafärbung**: Ein Gemisch von Biebrich Scarlet und Säurefuchsin bei pH 2,5 wird für 5 min aufgetragen. Der kleine und der mittelgroße Farbstoff dringen schnell ins Gewebe ein und besetzen alle möglichen Bindungspartner. Der gesamte Schnitt wird rot angefärbt. Auch das Chromatin nimmt über die basischen Kernproteine Farbstoff auf. Anschließend spülen in dest. Wasser. Vorteilhaft ist ein Ansäuern mit einigen Tropfen Eisessig.

(3) **Ansäuern mit Polysäuren**: Dazu setzt man Phosphormolybdänsäure (PMA) und Phosphorwolframsäure (PTA) im Gemisch oder alternativ ein. 5 min Inkubation führt zu einer Entfärbung der kollagenen Fasern vom Plasmafarbstoff und zum Aufhellen der Cytoplasmafärbung. Ohne weiteres Spülen schließt die Faserfärbung an.

(4) **Kollagenfärbung**: Die Anilinblaulösung (oder Fast Green) wieder mit pH 2,5 wird für 5 min aufgetragen. Die Bindegewebefasern nehmen die intensive blaue (grüne) Farbe auf. Anschließend erfolgt das Spülen in 2 % Essigsäure, das schnelle Entwässern direkt in absolutem Alkohol (drei Portionen), Klären in Xylol (oder Ersatz) und Eindecken.

9.8.6 van Gieson-Färbung

Ziel: Selektive Darstellung von kollagenen Fasern, Muskel und Cytoplasma; häufig in Kombination bei der Färbung von elastischen Fasern als Elastika-van-Gieson-Färbung (EvG) oder als Verhoeff- van-Gieson-Färbung(VvG).

Prinzip: Simultane Färbung mit Säurefuchsin in gesättigter Pikrinsäure (Pikrofuchsin, van Gieson, ◘ Abb. 9.15). Zuerst erfolgt die Kernfärbung mit säurefestem Eisenhämatoxylin nach Weigert. Bei der folgenden Inkubation in Pikrofuchsin wird das Kollagen in der stark sauren Färbelösung von Säurefuchsin angefärbt. Die Pikrinsäure sorgt für den sauren pH und tritt als gelbe Färbung von Muskel und Cytoplasma in Erscheinung. Nach der Diffusionstheorie liegt das Färbeprinzip im unterschiedlichen Verhalten von fein- und grobdispersem Farbstoff. Der natürliche Endpunkt sollte erreicht sein, wenn das Säurefuchsin als großer Farbstoff sämtliche Gewebestrukturen gleichmäßig färbt. Versuche haben allerdings gezeigt, dass sich die Farbstoffverteilung selbst nach einem Monat Färbezeit nicht mehr ändert (Prentø 1993). Laut Prentø (2001, 2009) ist das Färbeprinzip im unterschiedlichen Bindungstyp begründet. Die globulären Cytoplasmaproteine werden hauptsächlich aufgrund hydrophober Wechselwirkung mit der im Überschuss angebotenen Pikrinsäure gefärbt. Die kollagenen Fasern zeigen eine höhere Affinität zu Säurefuchsin, das hauptsächlich durch

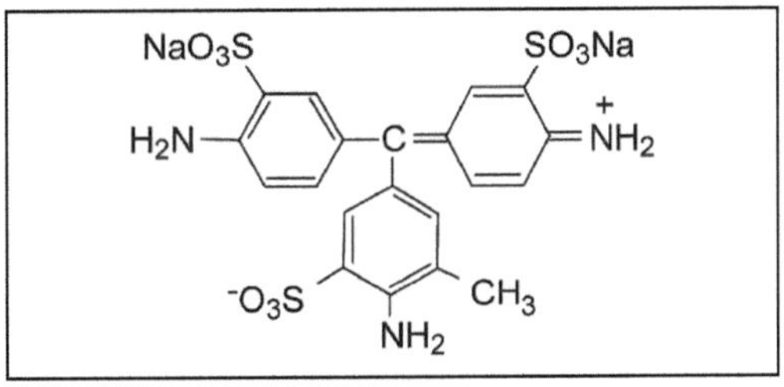

Färbeergebnis Masson-Trichromfärbung	
Kerne	schwarz-rot
Cytoplasma, Muskel	rot
Erythrozyten	orangerot
Fibrin	hellrot
Kollagen	Anilinblau – blau; Fast Green – grün

(s. ◘ Abb. 9.48, 9.49)

◘ **Abb. 9.15** Säurefuchsin

elektrostatische Kräfte und Wasserstoffbrücken bindet.

Färbeergebnis van Gieson-Färbung

Zellkerne	schwarz
Kollagen	hellrot
Muskel und Cytoplasma	gelb
Schleim	gelb bis rot

(Färbung verblasst mit der Zeit. s. ◘ Abb. 9.38)

9.8.7 CAB-Färbung nach Gömöri

Ziel: Selektive Darstellung von kollagenen Fasern und allgemein von Bindegewebe

Prinzip: Es handelt sich um eine simultane Trichromfärbung mit den sauren Farbstoffen Chromotrop (Monoazofarbstoff) und Anilinblau (Triphenylmethanfarbstoff). Der dritte Farbstoff ist Hämatoxylin als Weigerts Eisenhämatoxylin (säurefester Kernfarbstoff).

Vorab erfolgt die Kernfärbung, dann die Behandlung mit Phosphormolybdänsäure und weiters die simultane Einwirkung von Chromotrop und Anilinblau.

Färbeergebnis CAB-Färbung

Kerne	schwarz
Cytoplasma, Muskel, Erythrozyten	rot
kollagene Fasern	blau

9.8.8 MSB-Färbung nach Lendrum

Ziel: Selektive Darstellung von Bindegewebskomponenten, besonders von Fibrin

Prinzip: Succedane Trichromfärbung; Zuerst Kernfärbung mit Eisenhämatoxylin bzw. Coelestin-Hämalaun. Dann erfolgt hintereinander die Behandlung mit Martiusgelb, Brilliant Crystal Scarlett, Brilliant Crystal Scarlett, Phosphorwolframsäure und Anilinblau (engl. Synonyme: *soluble blue*, *methyl blue*); mit Differenzierungsschritten in dest. Wasser bzw. saurem Wasser.

Färbeergebnis MSB-Färbung

Kerne	schwarz bzw. blau
Erythrozyten	gelb
Muskel	rot
Fibrin	rot
altes bzw. sehr altes Fibrin	gelb bzw. blau

9.8.9 SFOG-Färbung nach Cason

Ziel: Darstellung von Bindegewebskomponenten, besonders von Proteinablagerungen

Prinzip: Es handelt sich um eine simultane Trichromfärbung mit den Farbstoffen Säurefuchsin (◘ Abb. 9.15,), Triphenylmethanfarbstoff), Orange G (◘ Abb. 9.16, Monoazofarbstoff) und Anilinblau (Triphenylmethanfarbstoff) bei pH 1,9. Zuerst erfolgt die Umfixierung in Bouin, dann die Kernfärbung mit Weigerts Eisenhämatoxylin. Daran schließt erst das Ansäuern mit Phosphormolybdänsäure und dann die Einwirkung des Farbstoffgemischs aus Faser- und Cytoplasmafarbstoffen an. Zum Abschluss wird wiederum in 2 % Essigsäure gespült, dann schnell entwässert, geklärt und einge-

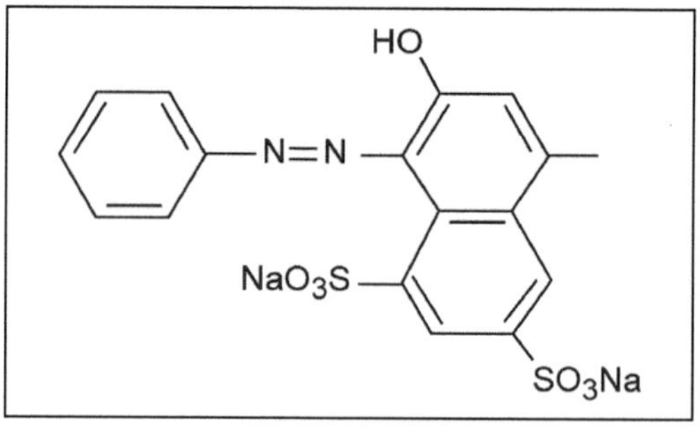

◘ Abb. 9.16 Orange G

deckt. Durch Variieren der Einwirkzeit von PMA lässt sich die Farbintensität der Proteinablagerungen beeinflussen. Je länger die PMA-Dauer ist, umso blasser wird die rote Anfärbung.

Färbeergebnis SFOG-Färbung	
Kollagenes und retikuläres Bindegewebe	dunkelblau
Cytoplasma	blass-rot
Erythrozyten	gelborange
Muskelgewebe	rot
Proteinablagerungen, Fibrinablagerungen	hellrot
Zellkerne	schwarz

(s. ◘ Abb. 9.37)

9.9 Silberimprägnation

Versilberungen zeichnen sich durch die Verwendung von Silberlösungen anstelle von Farbstoffen zum Hervorheben von Gewebestrukturen aus. Man spricht deshalb auch nicht von Färbung, sondern von Imprägnation, weil es zum Niederschlag von Metall am Ort des Interesses kommt. Versilberungen werden neben der Bindegewebedarstellung auch zur Pigmentidentifikation und zur Darstellung von Nervenfasern bzw. von Mikroorganismen eingesetzt.

Versilberungen werden weiters zur Darstellung neurologischer Strukturen angewendet. Jedoch ersetzt die Einführung der immunhistochemischen Techniken hier einen Großteil der Färbungen. Die Spezifität der Antigen-Antikörper-Reaktionen erlaubt eine genaue Identifikation, während die Versilberungen eher unspezifisch sind bzw. ihr Mechanismus nicht vollständig geklärt ist.

Weitere Imprägnationsmethoden verwenden Goldchlorid bzw. Osmiumtetroxid als reduzierbare Metallionen. Diese Techniken sind aber im Routinelabor kaum zu finden.

◘ Tab. 9.18 Färbeverhalten der Gewebekomponenten. (Aus Theory and Practice of Histological Techniques, Bancroft & Gamble, S. 146, © 2008 Elsevier Inc.; mit Erlaubnis abgedruckt)

Gewebetyp	van Gieson	Masson-Trichrom	MSB	PTAH	PAS	Retikulin	Methenamin-Silber	HE
Muskel	gelb	rot	rot	blau	+	grau	grau	dunkelrosa
Kollagen	rot	blau oder grün	blau	orangerot	+	graubraun	–	dunkelrosa
Elastin	gelb	–	blau	orangebraun	–	–	–	rosa
Retikulin	gelb	blau oder grün	blau	orangebraun	+++	schwarz	–	–
Basalmembran	gelb	blau oder grün	blau	orange	+++	grau	schwarz	rosa
Osteoid	rot	blau oder grün	blau	orangerot	+	grau	–	dunkelrosa
Knorpel	variabel	variabel	variabel	variabel	+++	variabel	variabel	rurpurrot
Fibrin	gelb	rot	rot	blau	±	grau	–	rosa

In der histologischen Technik unterscheidet man **argyrophile** (griech.) und **argentaffine** (lat.) Strukturen, die zur Darstellung unterschiedliche Methoden verlangen. Die Bezeichnungen bedeuten aber eigentlich beide „silberliebend". Ein Vorteil der Versilberung liegt im deutlichen Kontrast der schwarzgefärbten Struktur gegenüber dem hellen Hintergrund, der Nachteil liegt in der aufwendigen Färbetechnik besonders bei den argyrophilen Methoden (Kiernan 1999; Titford 1984).

9.9.1 Prinzip

Argentaffine Strukturen sind fähig, ohne oxidierende Vorbehandlung und ohne Reduktionsmittel metallisches Silber aus Silbernitratlösungen zu reduzieren. Das metallische Silber lagert sich am Reaktionsort ab. Eine argentaffine Reaktion wird von Polyphenolen, Aminophenolen und aromatischen Polyaminen in Ortho- und Parastellung hervorgerufen (z. B. Darstellung von Melaninpigment nach Fontana-Masson).

Argyrophile Strukturen benötigen eine oxidierende Vorbehandlung bzw. ein unterstützendes Reduktionsmittel (z. B. Formaldehyd, Hydrochinon), um dieselbe Wirkung zu erzielen. Dazu gehören z. B. Glykoproteine als Bauelemente in Kollagenfibrillen, Retikulinfasern, Basalmembranen, Glykokalix der Zellmembranen, Grundsubstanz des Bindegewebes sowie Glykogen. Glykoproteine enthalten als Zucker oft Galactose, Mannose, Glucosamin, Galactosamin, Fucose („neutrale Zucker") und Sialinsäure. Die Kohlenhydrate sind über N- oder O-glykosidische Bindungen an das Polypeptid geknüpft. Als funktionelle Gruppen dieser Moleküle treten Hydroxylgruppen in typischer Anordnung in Erscheinung (freie 1,2-Glykolgruppe).

Formt man die benachbarten Hydroxylgruppen in der sog. **Glykolstellung** nun durch Oxidation mittels Säuren in Aldehyde um, können diese durch ihre reduzierende Wirkung auf ihre Reaktionspartner nachgewiesen werden. Der histochemische Nachweis kann mit fuchsinschwefeliger Säure (Perjodsäure-Schiff-Reaktion (s. ▶ Abschn. 9.12.1) oder durch Versilberung erfolgen.

Argyrophile Techniken beinhalten
- **Oxidation durch mehr oder weniger starke Säuren** (Umwandlung von Hydroxylgruppen zu Aldehydgruppen). Je nachdem, welches Gewebeelement dargestellt werden soll, verwendet man unterschiedlich starke Oxidationsmittel. Bei Überoxidation werden die reagiblen Gruppen nämlich zu unbrauchbaren Produkten weiteroxidiert. Dadurch werden Substrate mit geringerer Anzahl an Hydroxylgruppen „unsichtbar" gemacht. Das Färbeergebnis wird dadurch klarer. Die benötigte Oxidationsstärke ist proportional zur Anzahl der Hydroxylgruppen:
    - Retikulinfasern: Versilberung nach Gömöri mit 0,5 % Kaliumpermanganat
    - *Pneumocystis*, Pilze, Glykogen: Grocott-Gömöri mit 5 % Chromsäure
    - Basalmembranen: Jones-Methenamin mit 0,5–1 % Perjodsäure
- **Sensibilisierung** und Anlagerung der Diaminsilberionen. Die Reaktionslösung muss gelöste Silberionen in basischem Milieu (pH 9) beinhalten. Die Gewebestrukturen haben reduzierende Wirkung aufgrund der Aldehydgruppen und fällen so metallisches Silber aus, das sich als bräunlicher Niederschlag am Reaktionsort darstellt.
- **Reduktion der angelagerten Silberionen zu metallischem Silber.** Die Verwendung von reduzierenden Chemikalien (z. B. Formaldehyd) beschleunigt diesen Vorgang. Dabei werden „Silberkeime", die sich bei der Sensibilisierung an die Struktur anlagern, rasch zu metallischem Silber entwickelt. Der Vorgang wird deshalb von Horobin (2002) auch als katalytisches Färben bezeichnet.

9.9 · Silberimprägnation

- **Tönen durch Goldchloridlösung** (optional). Beim Tönen wird Silber durch eine Goldchloridlösung in Silberchlorid überführt und metallisches Gold schlägt sich anstelle des Silbers bzw. auch auf das Silber nieder. Der Goldniederschlag ist stabiler, die Färbung geht vom Bräunlichen ins Blauschwarze und wird intensiver.
- **Fixierung durch Natriumthiosulfat.** Der Vorgang der Silberreduktion kann allein durch Licht ebenso ausgelöst werden. Deshalb müssen nach der Entwicklung freie Silberionen durch Natriumthiosulfat gebunden und damit vom Gewebeschnitt entfernt werden. In der analogen Fotografie findet man dieselben Prinzipien.

- **Praktische Hinweise**

Die Versilberungen zählen zu den heiklen Spezialfärbungen. Die Reaktion ist empfindlich auf Verunreinigungen der Glasküvetten. Meist wird säuregereinigtes Glas verlangt, das keinerlei Silberspuren früherer Färbungen mehr aufweist. Diese Silberspuren würden als Silberkeime fungieren. Silber hat die Eigenschaft, sich an diese Keime vermehrt anzulagern, und entzieht sich dadurch der eigentlichen Färbereaktion. Aus demselben Grund soll man auch keine Färbebrücken und Pinzetten aus Metall verwenden (Kunststoff, rostfreier Stahl scheinen ok zu sein).

▶ **Glasreinigung mit Salpetersäure**

1. Zum Reinigen des Laborgeschirrs spült und bürstet man es vorerst mit Detergens und entfernt dieses wieder durch reichliches Spülen mit Leitungswasser gefolgt von dest. Wasser.
2. Dann lässt man eine kleine Menge von konzentrierter Salpetersäure in alle Winkeln der Küvette dringen. Dies löst die Silberspuren.
3. Weiters wieder spülen mit dest. Wasser; kein Leitungswasser, da sonst Silbersalze aus der Säure gefällt werden, die sich wieder am Glas anlegen.
4. Reichlich spülen mit Leitungswasser
5. Abschließendes Spülen mit dest. Wasser und staubfrei trocknen lassen. ◀

Beim Färbevorgang muss man darauf achten, dass kein Leitungswasser in Kontakt mit Silberlösungen kommt, weil sonst Silberchlorid ausgefällt wird. Bei Laborgeschirrspülern, die keinen abschließenden Spülgang mit dest. Wasser haben, muss das Glasgeschirr vor der Verwendung mit dest. Wasser gespült werden.

Im stark alkalischen Milieu neigen die Schnitte zum Abschwimmen. Dem kann durch Adhäsive entgegengewirkt werden, diese machen sich aber durch Hintergrundfärbung bemerkbar.

Die Reaktionen laufen bei den **Methenaminversilberungen** oft sehr schleppend ab, nur um dann plötzlich umzukippen. Wenn man diesen Punkt übersieht, kommt es zu Überfärbungen, die nur sehr schwer wieder rückgängig zu machen sind. Zur Entfärbung eignet sich hier beispielsweise fotografische Fixierlösung oder eine Mischung aus 1 % Kaliumferricyanid (10 ml) und 5 % Natriumthiosulfat (40 ml). Das „Brechen" der Silberlösung erkennt man am Silberspiegel auf allen Glasoberflächen (schwarze Küvette). Die Reaktionsgeschwindigkeit ist sehr an die Temperatur und die Puffermenge gekoppelt. Es empfiehlt sich hier, unter laufender Beobachtung zu färben.

Bei den **ammoniakalischen Versilberungen** ist das Verhältnis von Silberionen und Ammoniak für das Färbeergebnis entscheidend. Ein Überschuss an Silberionen führt zu Überfärbungen und fleckigem Hintergrund, ein Überschuss an Ammoniak zu unvollständiger Imprägnation. Um das richtige Verhältnis zu erreichen, stellt man rücktitrierte Lösungen her, was eines bestimmten Maßes an Erfahrung bedarf. Die Menge an zugegebenem Ammoniak bestimmt den pH-Wert von ca. 9,5. Den Spülschritt zwischen Sensibilisierung und Entwicklung darf man auch nicht zu lange oder zu kurz wählen, um das richtige Färbeergebnis zu erhalten.

> **Über die Haltbarkeit von silbernitrathaltigen Lösungen:**
> - Durch die Aufbewahrung der Lösungen im Kühlschrank wird die Haltbarkeit verlängert.
> - Die Haltbarkeit von ammoniakalischen Lösungen bei Raumtemperatur ist zwei bis drei Tage, im Kühlschrank zehn bis 14 Tage.
> - Ammoniakalische Silberlösungen färben nach zwei bis drei Tagen anscheinend besser. Nach fünf Tagen verfärben sie sich gelblich braun (manchmal dunkler werdend), färben aber trotzdem.
> - Die Haltbarkeit von Methenaminlösungen im Kühlschrank beträgt Monate.
> - Die Haltbarkeit der Fontana-Masson Lösung beträgt über einen Monat.
> - Bei der Aufbewahrung von Silbernitratlösungen ist zu beachten, dass es zur Bildung von explosiven Präzipitaten kommen kann, insbesondere bei der Lagerung bei Raumtemperatur im Licht (weniger Gefahr bei Kühlschranklagerung).
> - Silbernitratpulver wird bei Raumtemperaturlagerung grauviolett (behält im Kühlschrank die Farbe). Lösungen mit verfärbtem Silbernitrat sind weniger stabil.

9.9.2 Silberimprägnation nach Gömöri – Gitterfaserfärbung

Ziel: Darstellung der retikulären Fasern (s. ▶ Abschn. 2.3).

Prinzip: Argyrophile Versilberung. Retikulinfasern bestehen aus Kollagenfibrillen mit einem Durchmesser von 30–50 nm. Die Oberflächen der Kollagenfibrillen tragen Proteoglykan- und **Glykoproteinauflagerungen** (Fibronectin, konzentrierter als bei kollagenen Fasern) und zeigen deshalb eine positive PAS-Reaktion und Argyrophilie. Bei der Versilberung erhält man allerdings klarere Kontraste als bei PAS- und Trichromfärbungen.

- **Ablauf**
1. Aufbereiten der Fasern durch **Oxidationsmittel** (Kaliumpermanganat, oxidiert die Alkoholgruppen der Glykoproteine zu Aldehyden), braunes Mangandioxid bedeckt den Schnitt.
2. Abstoppen der Oxidation und Abspülen von Mangandioxid durch Kaliumdisulfit.
3. **Imprägnation** durch Metallsalzlösung (Eisenalaun). („*The peculiarity of iron-sensitization is the brilliant metachromasia obtained on goldtoning.*" Gömöri 1937)
4. Anlagerung von Silberionen bzw. Mikrokristallen von metallischem Silber an die Aldehydgruppen (**Sensibilisierung**).
5. **Entwicklung** durch ein Reduktionsmittel (Formaldehyd). Es lagern sich größere Silberkristalle an die Mikrokristalle an.
6. **Tönen** mittels Goldchlorid. Es entsteht ein „metachromatisches" Bild mit braungefärbten Kollagenfasern und schwarzen Retikulinfasern. Dieser Effekt kann durch längeres Tönen und das Abstoppen mit Kaliummetabisulfit verstärkt werden.
7. **Fixierung** durch Entfernen des noch ionisierten Silbers (Natriumthiosulfat bindet Silberionen).
8. Weiters folgt noch eine Kernfärbung mit Kernechtrot zur Kontrastierung.

Die bei der Sensibilisierung angelagerten Silberionen sind mengenmäßig zu wenig, um die Fasern sichtbar zu machen. Glücklicherweise neigt Silber dazu, sich an diese Silberkeime anzulagern, und lässt sich hier durch Formaldehyd reduzieren, sodass die Fasern scharf abgegrenzt erkennbar werden. Vor der Entwicklung erfolgt noch ein Spülschritt in dest. Wasser, der überschüssige Silberlösung entfernt. Zu langes Spülen schwächt die Färbung ab. Zu kurzes Spülen bewirkt eine unspezifische Hintergrundfärbung.

Als Gebrauchslösung verwendet man eine **ammoniakalische Silbernitratlösung**. Diese enthält Diaminsilberionen, die sich an die Aldehydgruppen der retikulären Fasern binden.

Ammoniakalische Silberlösung nach Gömöri 1937	
30,0 ml	10 % $AgNO_3$
6,0 ml	10 % KOH
Silbernitratlösung mit Kalilauge versetzen. Es entsteht ein dunkelbrauner Niederschlag (Silberoxid in alkalischer Lösung). Niederschlag mit tropfenweiser Zugabe von konzentriertem Ammoniak lösen, bis die Lösung klar ist. 10 % $AgNO_3$ tropfenweise zugeben, beim Schütteln wird die Lösung wieder klar, soviel Silbernitrat zusetzen bis sich eine leicht bräunliche Verfärbung nicht mehr wegschütteln lässt.	
Für Gebrauchslöung 1:1 mit dest. Wasser verdünnen, ca. pH 9	

Durch diese Herstellungsmethode wird verhindert, dass Ammoniak im Überschuss vorhanden ist. Das würde zu gelblichem evtl. fleckigem Hintergrund führen. Es entstehen lösliche Diaminsilberionen nach der Reaktionsgleichung:

$$2\,NH_4 + 2\,AgNO_3 \rightarrow$$
$$2\,NH_4NO_3 + Ag_2O_{(s)} + H_2O$$

$$Ag_2O + 4\,NH_4OH \rightarrow$$
$$2\,[Ag(NH_3)_2]^+ + 2\,OH^- + 3\,H_2O$$

Färbeergebnis Silberimprägnation nach Gömöri	
Retikulinfasern	schwarz
Kollagenfasern	graubraun
Kerne	rot
(s. ◘ Abb. 9.34, 9.35)	

9.9.3 Perjodsäure-Silbermethenamin-Imprägnation nach Jones

Ziel: Darstellung von Basalmembranen, insbesondere in Nierenglomeruli (s. ▶ Abschn. 2.3).

Prinzip: Argyrophile Versilberung. Basalmembranen beinhalten Glykoproteine, die durch Versilberung dargestellt werden können. Die Hydroxylgruppen an den Glykoproteinen werden durch 0,5 % Perjodsäure zu Aldehyden oxidiert. Die Verwendung von Perjodsäure macht die Färbung besonders geeignet für die Basalmembrandarstellung. Grocott modifizierte die Methode für die Darstellung von Pilzen, indem er die Perjodsäure durch die stärkere 5 % Chromsäure ersetzte (s. ▶ Abschn. 9.16.3).

Als Reaktionslösung wird die alkalische **Methenamin-Silber-Lösung** eingesetzt. Natriumtetraborat agiert in der Lösung als Puffer. Goldchlorid wird zum Tönen eingesetzt und Natriumthiosulfat entfernt das nichtreduzierte Silber.

Je nach Vorliebe schließt man eine Gegenfärbung mit Lichtgrün zur Kontrastierung an. Man kann die Imprägnation auch mit einer Kernfärbung kombinieren.

Methenamin-Silber-Lösung nach Gömöri 1946	
Stammlösung	
400 ml	3 % Hexamethylentetraminlösung (= Methenamin, Hexamin)
10 ml	10 % Silbernitratlösung
Die Lösung wird zuerst trüb, schwenken bis wieder klar; Im Kühlschrank in dunkler Flasche aufbewahren.	
Gebrauchslösung	
50 ml	Stammlösung
5 ml	5 % Natriumtetraborat (Borax)
Die Stammlösung wird vorgewärmt und kurz vor Gebrauch wird Borax zugegeben und gut gemischt.	

Bei Überschuss an Methenamin entsteht ein löslicher Hexamethylentetramin-Silber-Komplex [$2C_6H_{12}N_4 \cdot 3AgNO_3$]. Dieser Komplex ist ebenso wie die Diaminionen bei der ammoniakalischen Silberlösung durch Aldehyde reduzierbar. Die primäre Trübung der Lösung ist zurückzuführen auf einen unlöslichen Komplex, der bei einem 1:1-Mischungsverhältnis entsteht.

Typisch für diese Art Färbung sind ein Verhältnis von Methenamin zu Silbernitrat von ca. 1:40 und ein Verhältnis von Methenamin-Silber-Lösung zu Borax von ca. 1:10.

Färbeergebnis Perjodsäure-Silbermethenamin-Imprägnation nach Jones	
Basalmembranen	schwarz
alle argentaffinen Strukturen	schwarz
Hintergrund bei Gegenfärbung mit Lichtgrün	grünlich
Kerne	je nach Kernfarbstoff

(s. ◘ Abb. 9.36)

9.10 Darstellung der elastischen Fasern

9.10.1 Resorcin-Fuchsin-Färbung nach Weigert

Ziel: Darstellung von elastischen Fasern und Bindegewebekomponenten (s. ▶ Abschn. 2.3).

Prinzip: Die theoretischen Grundlagen für die Anfärbung der elastischen Fasern sind noch nicht völlig geklärt. Die Fasern lassen sich durch eine größere Anzahl an **unterschiedlich aufgebauten Farbstoffen** (Eosin, Phloxin, Kongorot) mehr oder weniger **unspezifisch** anfärben. In unreifen Fasern, die noch bindungsfähige Aldehydgruppen enthalten, kommt es zu einer positiven PAS-Reaktion. Außerdem enthalten die Fasern eine Glykoproteinkomponente (Puchtler et al. 1961).

Die effektivste Anfärbung der Fasern gelingt mit basischen Farbstoffen mit sehr langen Ketten von konjugierten Doppelbindungen, die eine große Anzahl an hydrophoben Gruppen für eine effektive Bindung durch hydrophobe Wechselwirkung und weiters eine große Anzahl an wasserstoffbrückenbildenden OH-Gruppen aufweisen (Prentø 2009). Zu diesen gehört **Resorcin-Fuchsin** (◘ Abb. 9.17). Der Farbstoff wird durch Kochen von basischem Fuchsin mit Resorcin und Eisenchlorid hergestellt. Die gekochte Lösung wird filtriert und das Filtrat verworfen. Der Rückstand im Filter entspricht Resorcin-Fuchsin, wobei der genaue Aufbau nicht bekannt ist (Proctor und Horobin 1988). Wahrscheinlich enthält er verschiedene Verbindungen mit aromatischen Ringen an der Triphenylmethanstruktur und hat eine hohe CBN. Der Farbstoff wird in 96 % Ethanol gelöst und Salzsäure zur pH-Wert-Verringerung zugegeben. Der niedrige pH fördert die Selektivität der Färbung und bewirkt eventuell auch eine Schwellung der Fasern, was das Eindringen des Farbstoffs erleichtert. Die alkoholische Färbelösung unterstützt die Ausbildung von Wasserstoffbrücken.

Ablauf: Zuerst erfolgt die Anfärbung mit Resorcin-Fuchsin. Danach wird mit verdünntem Alkohol oder Salzsäure-Alkohol (0,5 % HCl in 70 % Ethanol) differen-

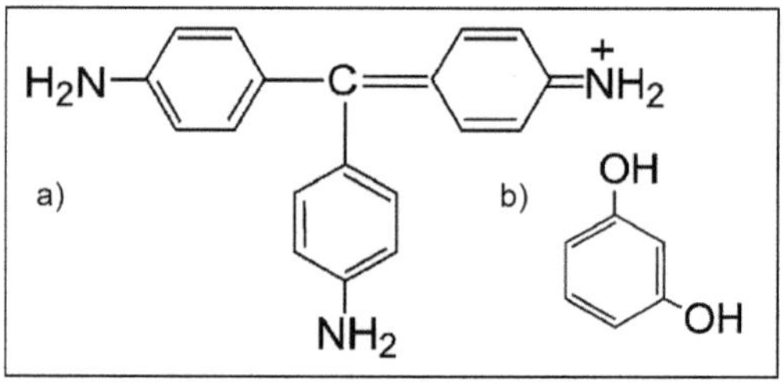

◘ Abb. 9.17 a) Fuchsin. b) Resorcin

9.11 · Lipid-Darstellung

ziert. Die physisch dichten, elastischen Fasern halten den Farbstoff zurück. Es folgt die Kernfärbung mit säurefestem Eisenhämatoxylin. Die übliche Gegenfärbung ist eine Bindegewebefärbung mit Pikrofuchsin (van Gieson).

Färbeergebnis Resorcin-Fuchsin-Färbung	
Elastische Fasern	braun bis violett
Kollagen	pinkrot
Kerne	schwarz
Cytoplasma, Hintergrund	gelb

(s. ◘ Abb. 9.39)

9.10.2 Verhoeff-Färbung

Ziel: Darstellung der elastischen Fasern (s. ▶ Abschn. 2.3).

Prinzip: Die Färbelösung enthält Hämatoxylin, dreiwertiges Eisen (als Eisenchlorid) und Jod (als Jod-Kaliumiodid, Lugol'sche Lösung[7]). Man nimmt an, dass große Molekülkomplexe mit schwarzem Hämatein entstehen, die sich durch Van-der-Waals-Kräfte und Wasserstoffbrücken an die elastischen Fasern lagern. Die Färbung ist nicht spezifisch für elastische Fasern. Da die Färbelösung der Kernfärbung nach Weigert ähnelt, färben sich Kerne und auch Myelinscheiden grauschwarz. Die in der Färbelösung enthaltene Lugol'sche Lösung verstärkt die Bindung an andere Gewebestrukturen, erhöht aber auch die Haltbarkeit des Reagens. Als Gegenfärbung kann Pikrofuchsin (van Gieson) angeschlossen werden, das leicht differenzierend auf die Elastinfärbung wirkt (Puchtler und Waldrop 1979).

Färbeergebnis Verhoeff'sche Färbung	
Elastische Fasern, Kerne, Myelinscheiden	schwarz
Cytoplasma, Kollagen	entsprechend der Gegenfärbung

(s. ◘ Abb. 9.38)

9.11 Lipid-Darstellung

Näheres zu den Lipiden findet man im Kapitel „Biochemie" (s. ▶ Abschn. 2.2.5). Die Darstellung der Lipide ist im Routinelabor im Wesentlichen auf den Gefrierschnitt beschränkt.

- **Im Histolabor färbt man**
- **Neutralfett** mit Sudanfarbstoffen am Gefrierschnitt
- **Lipofuszin** bei der Pigmentidentifikation am Paraffinschnitt
- **Myelinscheiden** als neurologische Struktur am Paraffinschnitt

Für die histochemische Darstellung sind bestimmte Eigenschaften der Lipide wichtig. Dazu gehören der physikalische Zustand (flüssig, fest), der abhängig ist von der Sättigung und der Länge der Fettsäure, und weiters ihr hydrophobes bzw. hydrophiles Verhalten in Abhängigkeit von ihren funktionellen Gruppen (◘ Tab. 9.19).

Da man in der Routine auf die besonderen Anforderungen wenig Rücksicht neh-

◘ Tab. 9.19 Löslichkeit von Lipiden (Beispiele)	
Mehr oder weniger hydrophile Lipide	**Hydrophobe Lipide**
Phospholipide	Fette
Ganglioside	Cholesterin und freie Fettsäuren
Sulfatide	Einfache Ester
Cerebroside	

---

7 Lugol'sche Lösung. Wässrige Jod-Kaliumjodid-Lösung mit einem Massenverhältnis von 1:2 von Jod zu Kaliumjodid; 2–5 % Jodgehalt.

men kann, bleibt die Lipiddarstellung eher ein Bereich der Forschung. Immunhistologische Nachweismethoden sind bis jetzt noch im Hintergrund. Die Mehrzahl der Lipide wirkt nicht antigen. Eine Ausnahme bilden hier Ganglioside.

- **Beispiele für histochemische Methoden der Forschung (Prentø 1991b)**
— Nachweis freier Fettsäuren durch Kupfer-Rubinsäure
— Nachweis von Cholesterin durch Perchlorsäure-Naphthochinon
— Nachweis von ungesättigten Lipiden durch die UV-Schiff-Methode
— Nachweis von Triglyceriden durch Calciumlipase
— Nachweis von cholinhaltigen Phospholipiden mit Dichromatsäure-Hämatein
— Nachweis von Cerebrosiden durch eine modifizierte PAS-Reaktion

9.11.1 Sudan-III-Färbung

Ziel: Darstellung von Neutralfett im Gewebe am Gefrierschnitt; Fett erscheint pathologischerweise z. B. nach Knochenfrakturen oder Verletzungen von fettreichen Körperarealen als Fettembolie in Gefäßen (Nachweis der Todesursache). Fettbestandteile von zerfallenden Zellen können als Fetttröpfchen dargestellt werden. Liposarkome können von anderen Tumortypen differenziert werden.

Prinzip: Färbungen mit öllöslichen Farbstoffen basieren auf der größeren Löslichkeit der Farbstoffe in lipoiden Substanzen als im Reagens selbst. Bei dieser **physikalischen** Methode diffundieren die Farbstoffe von der höheren Konzentration im angebotenen Lösungsmittel zu den Neutralfetten. Sie gehen dabei keine eigentliche Bindung ein und werden deshalb auch als **Lysochrome** (Baker 1958) bezeichnet. Dazu gehören u. a. Sudan III, Sudan IV, Sudan Black B und Ölrot O.

Die Anfärbbarkeit der hydrophoben Lipide ist entsprechend ihrer Zusammensetzung und Sättigung unterschiedlich. Fette, die bei den üblichen Färbetemperaturen fest sind, lassen sich durch die Sudanfarbstoffe nicht oder schlecht anfärben. Sie liegen in kristalliner Form vor und zeigen Doppelbrechung in polarisiertem Licht (freies Cholesterin). Um feste Lipide anfärbar zu machen, muss man sie mit Bromidwasser behandeln (Kiernan 1999). Sudan Black B enthält zwei Farbstoffhauptkomponenten und mehrere andere. Es soll möglichst alle Lipidarten anfärben, insbesondere nach Vorbehandlung mit Bromid. Es ist jedoch auch anfällig für falsch-positive Ergebnisse.

Die Farbstofflösungsmittel (z. B. Aceton, 70 % Ethanol) sollten die Lipoide nicht aus dem Gewebe extrahieren. Aufgrund ihrer Flüchtigkeit kommt es oft zu Präzipitaten in der gesättigten Lösung, daher sind geschlossene Färbegefäße vorzuziehen. Ein häufig verwendeter Farbstoff dieser Gruppe ist Ölrot O (◘ Abb. 9.18), das weniger anfällig für Farbniederschläge ist. Es wird allerdings zur Stabilisierung mit Propylenglycol angesetzt.

Die Verwendung von Adhäsivobjektträgern bzw. chromgelatinebeschichteten Objektträgern ist von Vorteil. Besonders Gefrierschnitte von fixiertem Gewebe haften schlecht auf unbehandeltem Glas. Alternativ können solche Schnitte flottierend gefärbt und zum Abschluss auf einen Objektträger aufgebracht werden.

Ablauf: Die Färbung wird am **Gefrierschnitt** von nativem oder formalinfixiertem Gewebe

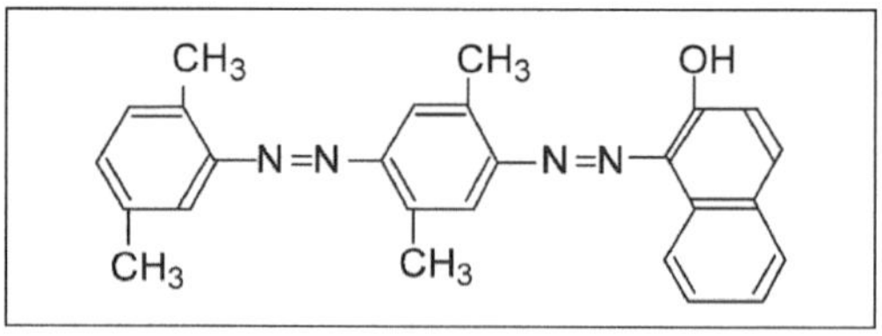

◘ Abb. 9.18 Ölrot O, Azofarbstoff

durchgeführt. Der Gefrierschnitt wird luftgetrocknet oder in 36 % Formaldehyd fixiert und in die Färbelösung eingestellt. Die gesättigte Farbstofflösung enthält Sudan III in Aceton und 70 % Ethanol. Dann wird kurz in 50–70 % Alkohol gespült, bis keine Farbschlieren mehr abgehen. Die Kernfärbung erfolgt mit Hämalaun. Achtung: Eindecken natürlich mit **wasserlöslichem Eindeckmedium**, weil organische Lösungsmittel beim Entwässern und Klären die Lipide samt Farbstoff herauslösen würden.

Färbeergebnis Sudan III-Färbung	
Neutralfett	leuchtend rot
Kerne	blau
(s. ◘ Abb. 9.45)	

9.12 Kohlenhydrat-Darstellung

Kohlenhydrate in Form von Polysacchariden (Glykanen), Glykokonjugaten und Heteroglykanen kommen im Körper mehrheitlich als Gemisch vor (s. ▶ Abschn. 2.2.4). Zur histochemischen Darstellung bedient man sich der typischen funktionellen Gruppen wie den Glykolgruppen in neutralen Zuckern bzw. den Carboxyl- und Sulfatgruppen in Proteoglykanen. Mit den histologischen Färbungen lassen sich allerdings die spezifischen Kohlenhydratunterarten nicht identifizieren. Weitere Informationen kann man jedoch durch Blockierungsreaktionen, Enzymandauung oder ihrer Kombination erhalten (Diastase, Amylase, Hyaluronidase, Sialidase).

Die Identifikation von Mucosubstanzen oder zumindest der Vergleich ihrer Anfärbbarkeit in Tumoren kann bei der Suche nach dem Ursprung von Metastasen und der Definition des Tumortyps helfen. Heutzutage setzt man hierzu allerdings immunhistologische „Anfärbemuster" zur Unterscheidung von epithelialen oder mesenchymalen Zellen bzw. zur Zellidentifikation ein.

9.12.1 Perjodsäure-Schiff-Reaktion nach McMannus (PAS)

Ziel: Darstellung von neutralen Zuckern in Glykogen, Glykokonjugaten, Basalmembranen, Glykokalix der Zellmembran, Mucinen, Pilzen; Darstellung der Gewebearchitektur

Glykogen ist ein Glucosepolymer und stellt die Speicherform der Kohlenhydrate dar. Es findet sich in Leber, Herz- und Skelettmuskulatur in größeren Mengen. Es gehört zu den Homopolysacchariden (Homoglykanen) und ist aus vielen gleichen Untereinheiten (Glucose) aufgebaut. Das Glykogenkolloid ist zwar in Wasser löslich, kann aber bei rascher Fixierung dargestellt werden, weil es im Proteinnetz sozusagen eingefangen wird. Glykogen wird durch Diastase (Amylase) gelöst und kann so indirekt nachgewiesen werden.

Die **Zellwand von Pilzen** enthält hauptsächlich Glykane mit Glucoseeinheiten, Chitin und Glykoproteine (Garcia-Rubio et al. 2020).

Prinzip: Die PAS-Färbung ist eine histochemische Reaktion zum Nachweis von neutralen Zuckern, die **OH-Gruppen in Glykolstellung** enthalten und Bestandteile von verschiedenen Kohlenhydraten sind. Die Hydroxylgruppen werden durch die Perjodsäure zu Aldehyden oxidiert. Diese reagieren wiederum mit dem Schiff'schen Reagens (fuchsinschwefelige Säure) zuerst zu einer farblosen Verbindung, die bei den nachfolgenden Spülschritten in Wasser in die typisch rotviolette Farbe umgewandelt wird (Horobin und Bancroft 1998).

Spülen in Metabisulfit (Natriumdisulfit) nach dem Schiff'schen Reagens entfernt überschüssiges Schiff'sches Reagens und verhindert falsch-positive Ergebnisse durch angelagerten Farbstoff an andere Gewebeelemente. Es kommt dabei zu einer Konkurrenzreaktion um die Aldehydgruppen und der pH-Wert wird erhöht (Puchtler et al. 1975).

Zur Kontrastierung wird eine **Kernfärbung mit Hämalaun** angeschlossen. Als Gegenfärbung kann man bei der Darstellung von Pilzen auch Lichtgrün verwenden.

Färbeergebnis PAS-Reaktion	
alle PAS-positiven Strukturen	rotviolett
Glykogen (in Leberzellen, Skelett- und Herzmuskel, Vaginalepithel), Pilzzellwände, neutrale Mucosubstanzen (Oberflächendrüsen des Magens, Becherzellen im Duodenum, Gl. bronchiales und tracheales, Gl. sublingualis), bestimmte epitheliale Sulfomuzine und Sialomuzine, Sphingomyelin (Gefrierschnitt), Kolloid der Schilddrüse, Pars intermedia der Hypophyse, Glykoproteine des Bindegewebes (Basalmembranen, Kollagen)	
Zellkerne	blau

(s. ◘ Abb. 9.45)

- **Hinweise**
- Mit Glutaraldehyd fixierte Proben bedürfen einer Aldehydblockierung vor der Färbung, da sonst durch die eingebrachten Aldehydgruppen falsch-positive Ergebnisse auftreten.
- Eine zu starke Oxidation am Beginn der Färbung verursacht eine Überoxidation der Hydroxylgruppen über die Aldehydgruppe hinaus, was zu falsch negativen Ergebnissen führen kann.
- Die PAS-Färbung kann auch bei anderen Methoden als Zusatzfärbung angehängt werden.
- Um nur Glykogen durch die PAS-Reaktion anzufärben, kann die Blockierungsreaktion mit Dimedon durchgeführt werden.

Zur **selektiven Glykogendarstellung** bedient man sich seiner Diastaseempfindlichkeit. Zwei serielle Gewebeschnitte werden PAS-gefärbt, wobei einer vorher mit Diastase (Amylase) behandelt wird. An Stellen, wo im Kontrollschnitt die Färbung positiv ist und im Diastaseschnitt negativ, handelt es sich um Glykogen. In Leberzellen können durch die Diastase-PAS-Färbung PAS-positive Strukturen erkannt werden, die ansonsten durch die starke Glykogenfärbung maskiert würden (z. B. α1-Antitrypsin, Lipofuszin, Mallory-Körper) (s. ◘ Abb. 9.46, 9.47).

Wirkung der Perjodsäure Perjodsäure in der verwendeten Konzentration und Dauer ist fähig, benachbarte OH-Gruppen in Glykolstellung unter Abspaltung von Ameisensäure zu Aldehyden zu oxidieren. Glykolgruppen finden sich in neutralen Zuckern, Sialinsäure und manchen N-Acetylaminozuckern. Zu den neutralen Zuckern gehören Glucose, Galactose, Mannose und Fucose. Verlängert man die Einwirkung der Perjodsäure um ein Vielfaches, lassen sich auch Alkoholgruppen der Uronsäuren oxidieren. Sialinsäure hingegen wird sehr schnell oxidiert und bei der PAS-Methode meist überoxidiert. Sie bedarf einer sanften, kurzen Oxidation, um sie selektiv darzustellen.

Bei der Verwendung stärkerer Oxidationsmittel zeigte sich eine Überoxidation, d. h., die darzustellenden Strukturen wurden über die Aldehydgruppen hinaus oxidiert und standen so der Reaktion nicht mehr zur Verfügung. Für andere Anwendungen war dies wieder von Vorteil (Chromsäure bei Grocott-Methenamin-Silberimprägnation, Kaliumpermanganat bei Retikulinfärbung).

Gömöri (1952a, b) empfiehlt, für die reine Darstellung von Glykogen und Schleim die Chromsäure zu verwenden (wie in der Methode nach Bauer 1933). Das Kolloid der Schilddrüse färbt sich allerdings auch. Glykoproteine des Bindegewebes bleiben ungefärbt. Nach Oxidation mit Perjodsäure reagieren zusätzlich auch die Bindegewebe-Glykoproteine, bakterielle Polysaccharide, Pilze, Lipofuszin, Ceroid und die Granula der Speicherzellen bei Mb. Whipple. Die Farbgebung soll durch die Perjodsäure viel brillanter sein als durch die Chromsäure.

9.12 · Kohlenhydrat-Darstellung

Abb. 9.19 a) Bildung der fuchsinschwefeligen Säure. b) Entwicklung der rotvioletten Farbe

Das **Schiff'sche Reagens** wird hergestellt, indem man Pararosanilin (basisches Fuchsin) mit schwefeliger Säure reagieren lässt. Schwefelige Säure entfärbt Fuchsin. Das Hydrogensulfition wird an das zentrale C-Atom der Triphenylmethanverbindung addiert und damit das chromophore System unterbrochen. Es entsteht eine farblose Verbindung (fuchsinschwefelige Säure), früher bekannt als Leukofuchsin (◻ Abb. 9.19a).

Fuchsinschwefelige Säure reagiert mit Aldehyden unter Regeneration des chromophoren Systems. Dabei entsteht über ein Carbinolamin (Halbaminal[8]) ein Diimin, das sich mit schwefeliger Säure zu einem mesomeriestabilisierten Kation umsetzt. Man erkennt die Reaktion an der Entwicklung der typischen rotvioletten Farbe (◻ Abb. 9.19b).

Für die Herstellung von Schiff'schem Reagens gibt es unterschiedliche Rezepte,

---

[8] Halbaminal. Besitzt als charakteristisches Strukturelement eine Hydroxylgruppe und eine Aminogruppe, welche am selben Kohlenstoffatom gebunden sind.

wobei die Lösungen auch teilweise erwärmt werden müssen. Hier ein Beispiel für kalt hergestelltes Schiff'sches Reagens:

Schiff'sches Reagens
Lösung A: 0,5 g Pararosanilin in 15 ml 1 N HCl
Lösung B: 0,5 g Natriumdisulfit in 85 ml dest. Wasser
A und B mischen, über Nacht dunkel stehen lassen, am nächsten Tag durch Aktivkohle filtrieren (durch die Aktivkohle werden überschüssige Schwefelverbindungen entfernt)
Schiff'sches Reagens ist farblos, färbt aber Hände und Kleidung rot (!).

Der pH-Wert des Schiff'schen Reagens sollte bei pH 2 liegen. Bei einem Anstieg über pH 3 fällt das Leukofuchsin in Form von weißen Präzipitaten aus. Die Alterung des Schiff'schen Reagens zeigt sich durch eine Rosafärbung und eine Verminderung der Reaktivität. **Test für die Aktivität:** Füge ein paar Tropfen Schiff'sches Reagens zu 5 ml 36–40 % Formaldehyd in einer Petrischale. Bei aktivem Schiff'schen Reagens entsteht schnell eine purpurrote Farbe, eine bläulich rote Farbe zeigt das Altern des Reagens an.

9.12.2 Best's Karminfärbung

Ziel: Darstellung von Glykogen (s. ▶ Abschn. 2.2.4.3)

Prinzip: Karmin gehört zu den großmolekularen, anionischen Antrachinonfarbstoffen mit einer Vielzahl an hydrophilen Gruppen. Man nimmt eine direkte Wasserstoffbrückenbindung an die Hydroxylgruppen des Glykogens an (Horobin und Murgatroyd 1971). Kaliumcarbonat und Kaliumchlorid in der Färbelösung begünstigen die Hydrogenbindung. Der Ammoniumhydroxidgehalt ergibt einen hohen pH-Wert (10–11) und unterdrückt damit unspezifische Anfärbungen anderer Gewebekomponenten. Das Spülen mit Wasser würde die Glykogenfärbung wieder herauswaschen, deshalb wird in einer verdünnten Methanol-Ethanol-Mischung differenziert (Horobin und Bancroft 1998).

Die Kernfärbung erfolgt vor der Karminfärbung mit Eisenhämatoxylin oder Hämalaun. Die Gewebefixierung in alkoholischem Fixans wird angeraten. Das Überziehen der Schnitte mit einem Celloidinhäutchen nach dem Entparaffinieren bewahrt vor dem Abschwimmen und weiterer Glykogenextraktion (s. ▶ Abschn. 8.6.1.8).

Färbergebnis Best's Karmin-Färbung	
Glykogen	helles karmesinrot
Fibrin, Mastzellengranula, manche Schleime	rosa
Kerne	schwarz bzw. blau

9.12.3 Alcianblau-Färbung

Ziel: Darstellung saurer Glykokonjugate, Mucine (s. ▶ Abschn. 2.2.4.4)

Prinzip: Saure Mucine (z. B. Becherzellenschleim im Dünndarm), Proteoglykane (z. B. Aggrecan im Knorpel) oder Heteroglykane (z. B. Hyaluronsäure) sind Polyanionen mit vielen negativen Ladungen in Form von Carboxyl- oder Sulfatgruppen. Alcianblau ist ein wasserlöslicher, kationischer Phthalocyaninfarbstoff, der in einer 1 % Lösung in 3 % Essigsäure verwendet wird (pH 2,5). Die blaue Farbe ist zurückzuführen auf das Kupfer im Molekül (◘ Abb. 9.20). Es trägt vier positive Ladungen an Seitenketten, die sich außerhalb des Ringsystems befinden. Alcianblau liegt in wässriger Lösung hauptsächlich in dimerer Form vor („Sandwich"), trägt damit acht positive Ladungen und ist umgeben von einer großen Hydratationshülle. Dieser Aufbau verhindert das Eindringen des Farbstoffs in wenig polare Gewebeanteile und das Anlagern an andere po-

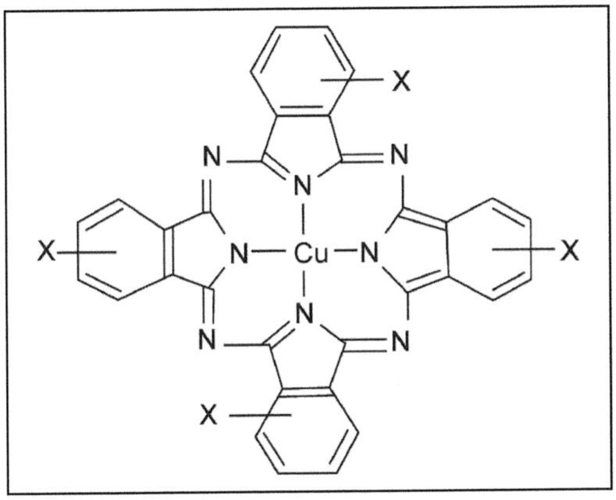

9.12 · Kohlenhydrat-Darstellung

Abb. 9.20 Alcianblau (X s. **Tab. 9.4**)

sitiv geladene Strukturen (z. B. Kernhistone) (Prentø 2001). Man nimmt an, dass der kationische Farbstoff eine rein elektrostatische Bindung mit den Sulfat- und Carboxylgruppen der sauren Glykokonjugate eingeht. Diese Gruppen sind bei dem sehr sauren pH-Wert von 2,5 negativ geladen und erlauben eine selektive Anfärbung im Gegensatz zu anderen amphoteren Zellproteinen, deren negative Ladung in diesem Milieu unterdrückt wird (Scott et al. 1964). Die Nukleinsäuren werden durch Alcianblau aufgrund seiner Molekülgröße bei der üblichen Inkubationszeit von 10 min nicht angefärbt. Die Bindungsstellen im Chromatin werden nicht erreicht. Beim Spülen der gefärbten Gewebeschnitte in Wasser verliert der Farbstoff die Seitenketten, wodurch er wasserunlöslich wird und im Gewebe als Pigment präzipitiert (Kiernan 1999).

Zur selektiven Darstellung der Glykokonjugate mit Sulfatgruppen gegenüber solchen mit Carboxylgruppen wird der pH-Wert der Lösung auf pH 1 gesenkt. Damit wird auch die Dissoziation der Carboxylgruppen unterdrückt, die dadurch keine negative Ladung mehr aufweisen (Lev und Spicer 1964). Hyaluronsäure und N-Acetylsialomucin werden bei pH 1,7–3,2 mit Alcianblau gut angefärbt. Bei der Darstellung von Hyaluronsäure in der Haut mit Alcianblau haben Lin et al. (1997) festgestellt, dass das Glykosaminoglykan nicht durch Formaldehyd quervernetzt und deshalb in Abhängigkeit von der Dauer der Fixierung extrahiert wird.

An die Alcianblau-Färbung kann man eine PAS-Färbung anschließen, die gleichzeitig die neutralen Mucosubstanzen purpurrot darstellt. Dabei ist zu beachten, dass unterschiedliche Färbeergebnisse zustande kommen, wenn anstelle einer **Alcianblau-PAS-Färbung** eine PAS-Alcianblau-Sequenz durchgeführt wird. Die Oxidation mit Perjodsäure vor der Alcianblauinkubation verändert die Anfärbbarkeit der Glykokonjugate (Johannes und Klessen 1984).

Ablauf: Nach der Inkubation mit Alcianblau wird in dest. Wasser gespült und es folgt die Kernfärbung mit Kernechtrot.

Färbeergebnis Alcianblau-Färbung	
saure Glykokonjugate	leuchtend blau
Kerne	hellrot
Hintergrund	zartrosa

(s. **Abb. 9.41**)

9.12.4 Müller-Mowry-Färbung (kolloidales Eisen, Hale-Färbung)

Ziel: Darstellung von sauren Glykokonjugaten mit Carboxyl- und Sulfatresten (s. ▶ Abschn. 2.2.4.4), insbesondere zur Differenzierung von chromophoben (Hale-pos.) zu hellzelligen (Hale-neg.) Nierenzellkarzinomen.

Prinzip: Kolloidale, kationische Eisenionen reagieren bei niedrigem pH-Wert mit carboxylierten und sulfatierten Glykokonjugaten. Das überschüssige Reagens wird durch Spülen entfernt und die im Gewebe verbleibenden dreiwertigen Eisenionen reagieren mit Kaliumferrocyanid (Kaliumhexacyanidoferrat [II]) zu blauem Berliner-Blau-Pigment:

$$4\ FeCl_3 + 3\ K_4Fe(CN)_6 \rightarrow$$
$$Fe_4[Fe_8CN)_6]_3 + 12\ KCl$$

Als Gegenfärbung wird Kernechtrot als rote Kernfärbung eingesetzt. Es kann eine PAS-Färbung angeschlossen werden.

Für die Herstellung der kolloidalen Eisenlösung wird Fe(III)chloridhexahydrat in kochendes dest. Wasser gegeben. Es entstehen dabei Fe(III)(OH)$_3$-Ionen, die in der sauren Gebrauchslösung in Fe(III)OH^{2+} umgewandelt werden. Die Gebrauchslösung ist nur kurz verwendbar (Lillie et al. 1973).

Färbeergebnis Müller-Mowry-Färbung	
saure Mucosubstanzen, Glykokonjugate	blau
Eisenablagerungen, Hämosiderin	blau
Kerne	hellrot
Hintergrund	rosa
(s. ◘ Abb. 9.43)	

9.12.5 Azur-A-Färbung und Toluidinblau-Färbung

Ziel: Differenzierte Darstellung von Mucosubstanzen (s. ▶ Abschn. 2.2.4.4), Mastzellengranula, Proteoglykane in Knorpelgewebe

Prinzip: Sulfatierte und carboxylierte Mucine zeigen im Gegensatz zu neutralen Mucinen metachromatische Effekte. Diese Eigenschaft verändert sich in Abhängigkeit zum pH-Wert der Lösung. Bei pH 3 zeigen nur sulfatierte Mucine Metachromasie. Die Identifikation mittels Metachromasie ist aber als heikel zu betrachten, da viele Faktoren diese Eigenschaft beeinflussen (s. ▶ Abschn. 9.4.1.11).

Farbstoffe, die den Effekt auslösen, sind planare, monovalente Farbstoffe wie Thiazine. Dazu gehören Azur A und Toluidinblau. Sie werden 0,05–0,5 %ig in 1 % Essigsäurelösung verwendet; 5 min inkubieren, danach in dest. Wasser spülen und entwässern.

Bei aufwendigeren Varianten erfolgt vor der Färbung zuerst die Oxidation mit Kaliumpermanganat, was Hintergrundfärbungen minimieren soll.

Färbeergebnis Azur A-Färbung	
saure Mucosubstanzen	violett bis rot
Hintergrund, Kerne	blau

9.12.6 Kohlenhydrat-Darstellung mit Lektinen

Lektine sind Proteine pflanzlichen Ursprungs, die fähig sind, Glykoproteine zu binden. Als Erstes traten sie als Hämagglutinine bei der Blutgruppenserologie in Erscheinung. Die Blutgruppeneigenschaften an den Erythrozyten leiten sich von Glykoproteinen an ihrer Oberfläche ab. Lektine können diese ebenso spezifisch binden wie Antikörper. Durch ihre Größe und mittels mehrerer Bindungsstellen sind sie fähig zur Agglutinierung der Erythrozyten. Die Spezifität gegenüber den unterschiedlichen Glykoproteinen ermöglicht deren Identifikation. Lektine werden entsprechend ihrer Affinität zu den terminalen Zuckern in fünf Gruppen eingeteilt (◘ Tab. 9.20).

Die Techniken ähneln denen der IHC (s. ▶ Kap. 11). Die einfachste Methode ist die Anwendung von fluoreszenzmarkierten

◘ Tab. 9.20 Gruppen der Lektinbindungspartner
Glucose und Mannose (z. B. Concanavalin A)
N-Acetylglucosamin
Galactose und N-Acetylgalactosamin
L-Fucose
Sialinsäure und Uronsäure

Lektinen (direkte Methode). Sie werden in einer Konzentration von 0,1 mg/ml in Wasser oder NaCl, gepuffert auf pH 7,0–7,6, auf die Schnitte für 15–60 min aufgebracht. Anschließend wird gespült und eingedeckt. Damit lassen sich schwer erkennbare Zellen wie Mikrogliazellen in Nervengewebe, Nervenfasern, Muskelfasertypen und Teile von Nierentubuli darstellen. Andere, indirekte Methoden arbeiten mit Anti-Lektin-Antikörpern im Detektionssystem.

Ähnlich wie bei der Immunhistologie müssen die Ergebnisse immer zusammen mit Negativ- und Positivkontrollen und mit Kontrollen der Affinität interpretiert werden. Es gibt auch Demaskierungsmethoden mit Enzymen für bessere Färberesultate.

Die Bindung an Gewebeglykoproteine kann durch Zugabe einer großen Menge an Monosacchariden oder passenden Glykosiden kompetitiv gehemmt werden. Im Test werden alle unerwünschten Bindungsstellen durch Glykoside abgesättigt und nur die gewünschten spezifischen Bindungsstellen bleiben aktiv. Weiters gibt es Blockierungsreagenzien, die bestimmte Bindungsreaktionen hemmen. Zum Beispiel hemmen Acetylierung und Oxidation (durch Perjodsäure) die Bindung von Concanavalin A an Glucosyl- und Mannosylreste (Kiernan 1999).

9.13 Romanowsky-Giemsa-Färbung

Ziel: Darstellung von Blut- und Knochenmarkzellen in der Knochenmarkbiopsie (s. ◘ Abb. 9.51); Mastzellen, Lymphknotenarchitektur; Darstellung von *Helicobacter pylori*, Rickettsien, Chlamydien, *Toxoplasma*, *Leishmania*, Plasmodien, *Trichomonas*, Cryptosporidien, *Giardia*, Parasiten; die Färbung gilt auch als Übersichtsfärbung und zeigt mehr cytoplasmatische Details als die HE-Färbung.

Prinzip: Die Gruppe der **Romanowsky-Färbungen** umfasst verschiedene Färbeprotokolle, eingeführt von z. B. Leishman, Wright, Jenner, Giemsa und Romanowsky. Sie verwenden dabei traditionell ein Gemisch aus anionischem Eosin, kationischem Methylenblau und dessen Derivaten (Azur A, Azur B). Zur Herstellung der Stammlösung werden die Farbstoffe in Methanol gelöst und Glycerin wird zur Stabilisierung zugesetzt. Die Stammlösung wird kurz vor Gebrauch mit Wasser oder Puffer verdünnt, damit die Farbstoffe ihre Wirkung entfalten können. Heutzutage werden bevorzugt käufliche Giemsa-Stammlösungen verwendet, die üblicherweise Azur B und Eosin in standardisiertem Verhältnis enthalten, wobei Azur B im Überschuss vorliegt (◘ Abb. 9.21).

Jeder der basischen Farbstoffe ist in der Lage, in wässriger Lösung mit dem sauren Eosin ein Salz zu bilden, z. B. Methylenblau-Eosinat, Azur-Eosinat. Die Salze werden nach Ehrlich (1878) zu den neutralen Farbstoffen gezählt und zeigen ein molares Verhältnis von 2:1. Die Anfärbung erfolgt jedoch durch die gelösten Anionen und Kationen. Je älter die wässrige Gebrauchslösung wird, umso mehr Eosinat wird gebildet, erkennbar an Farbstoffpräzipitaten. Die Gebrauchslösung verliert dadurch das richtige Mengenverhältnis der Einzelfarbstoffe.

Die rötlich violette Anfärbung des Kernchromatins durch die Giemsa-Färbelösung kann aus den einzelnen Eigenschaften von Eosin, Methylenblau und Azur nicht erklärt werden und tritt bei deren succedaner Applikation nicht auf. Dieses

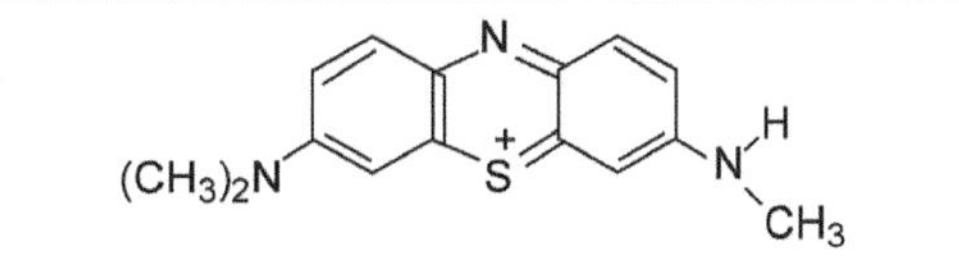

◘ **Abb. 9.21** Azur B, Phenothiazinfarbstoff

Phänomen nennt man **Romanowsky-Giemsa-Effekt** oder **Polychromasie**. Der Effekt ist zurückzuführen auf die Bindung der kationischen Azur-B-Dimere an die polyanionische DNA und die dabei erreichte Ladungsneutralisation. Danach erfolgt die Bindung von Eosinanionen an das bereits gebundene Azur B aufgrund hydrophober Wechselwirkung. Das π-Elektronen-System der beiden Farbstoffe wird kombiniert und zeigt die charakteristische Absorption bei 550 nm. Ob es dabei auch zu einer Einlagerung der Farbstoffe zwischen die Basen kommt (Interkalation) ist noch ungewiss. Erstaunlich ist, dass dieser Effekt nur bei der Kombination von Azur B und Eosin Y vorkommt. Polychrome Färbung, die mit Methylenblau erzielt wird, ist auf Beimengungen von Azur B bzw. auf Demethylierung von Methylenblau zurückzuführen (Friedrich et al. 1989; Horobin 2011)

Die Entwicklung des polychromen Effekts nach einer anfänglichen Blaufärbung benötigt relativ lange und ist abhängig von der Präparatdicke (90 min für Gewebeschnitte nach Wittekind et al. 1991). Die Intensivierung der Färbung soll in einem Anlagerungseffekt von weiteren Farbstoffionen an die bereits gebundenen Farbkomplexe begründet sein (Templateeffekt).

Neben dem Polychromasieeffekt treten weitere Reaktionen zwischen Farbstoffen und Gewebekomponenten auf, die zum Gesamtbild beitragen. Die Bindung an negativ geladene bzw. an positiv geladene Gewebeelemente durch das kationische Azur B bzw. das anionische Eosin erfolgt in erster Linie durch Ionenattraktion und, sobald die Reaktionspartner in engem Kontakt sind, durch hydrophobe Wechselwirkung. Horobin (2011) als starker Verfechter der *staining rate theory* sieht das Färbeergebnis auch in einer unterschiedlichen Anfärbegeschwindigkeit der unterschiedlich großen Farbstoffmoleküle begründet (Eosin Y ist dreimal größer als Azur B).

Die Romanowsky-Giemsa-Farbstoffe färben das Cytoplasma und die Zellkerne der Blutzellen je nach dem pH-Milieu. Es sollte idealerweise für die verschiedenen Fixanzien optimiert werden. Ein niedrigerer pH ergibt selektiveres Anfärben des Chromatins und weniger Basophilie des Cytoplasmas, ein höherer pH ergibt dichtere Kerne und erhöht die Basophilie des Cytoplasmas. Der pH-Wert sollte für formalinfixiertes Gewebe um pH 4 liegen. Formaldehydfixierung führt zu einer stärkeren Basophilie als z. B. Methanolfixierung und zu einer Verminderung des polychromen Effekts. Idealerweise werden die Schnitte vor der Färbung in entsprechender Pufferlösung gespült. Die Gebrauchslösung wird im selben pH hergestellt. Anschließend soll man wieder in Pufferlösung spülen (Kiernan 1999).

Bei der regressiven Färbeprozedur kommt es zuerst zu einer Überfärbung. Der überschüssige Farbstoff wird durch Differenzieren in saurem Wasser,[9] Puffer bzw. 96 % Ethanol wieder herausgelöst. Hochprozentiges Ethanol oder Methanol wirkt der Polychromasie entgegen, längerkettige Alkohole (Isopropanol, Isobutanol) differenzieren langsamer, aber erhalten den polychromen Effekt besser. Das Färbeergebnis ist stark vom pH der Differenzierungslösung abhängig. Beim Spülen in 0,01 % Essigsäure wird ein zu blaues Ergebnis in Richtung rosa verändert. Horobin (2011) weist darauf hin, dass durch das Spülen in Essigsäure die rotviolette Kernfärbung sehr schnell verschwindet und sehr viele Giemsa-Färbungen im Histolabor die Polychromasie aufgrund falscher Differenzierung nicht zeigen.

Das **Färbeergebnis** ist abhängig von Fixierung, Dauer der Färbung, Art der Differenzierung und Art des Präparats. Nach Horobin (2011) können im FFPE-Gewebeschnitt nach ausreichender Färbedauer ähnliche Färbeergebnisse erzielt werden,

---

[9] Saures Wasser. Destilliertes Wasser mit einigen Tropfen Eisessig.

wie beim Blutausstrich. Wird der polychrome Effekt erhalten, sieht man diesen in Chromatin, Kollagen, Knorpelmatrix und manchen Mucinen. Nach Kiernan (2004, 2010b) ist der polychrome Effekt in Gewebeschnitten bei den üblichen Färbeprotokollen nicht erzielbar. Man sieht blaue Kerne, rosa Erythrozyten und Cytoplasma, hellrote eosinophile Granula sowie purpurrote Mastzellen und Knorpelgewebe. Weiters werden Bakterien dunkelblau gefärbt. Die purpurrote Anfärbung der **Mastzellgranula** beruht dabei auf der **metachromatischen** Anfärbung von Heparin (stark sulfatiertes Glykosaminoglykan) durch das blaue Azur B (s. ▶ Abschn. 9.4.1.11).

9.14 Kongorot-Färbung nach Highman – Amyloidfärbung

Ziel: Darstellung von Amyloid (s. ▶ Abschn. 2.5).

Prinzip: Kongorot (◘ Abb. 9.22) ist ein kolloidaler, anionischer, planarer Diazofarbstoff und neigt dazu, End-to-end-Verlängerungen zu bilden (bandförmige Micellen). Er bindet an der Faseroberfläche parallel zur Amyloidfibrille hauptsächlich durch hydrophobe Wechselwirkung. Dabei lagert er sich möglicherweise zusätzlich an bereits gebundenen Farbstoff an (π-Stacking). Der früher propagierte Färbemechanismus über Wasserstoffbrücken (Puchtler et al. 1962) wird heute eher für unwahrscheinlich gehalten (Prentø 2009).

Der Farbstoff lagert sich an die parallel zueinander liegenden Amyloidfibrillen an und erzeugt damit eine spezielle optische Aktivität. In unpolarisiertem Licht erscheint der Farbstoff dumpf orangerot. Bei Betrachtung zwischen gekreuzten Polarisationsfiltern zeigt gebundenes Kongorot eine typische, gelb-grün leuchtende Farbgebung auf dunklem Hintergrund. Dies wird klassisch als **apfelgrüne Doppelbrechung** bezeichnet. Die Verschiebung des Absorptionsverhaltens in polarisiertem Licht, also die Farbveränderung, wird als Dichroismus bezeichnet und ist auch abhängig von der Dicke des Präparats. Die optimale Dicke soll bei 8 µm liegen. (Details zum physikalischen Hintergrund s. Howie und Bewer 2009 sowie Howie 2015). Kongorotgefärbtes Amyloid erscheint in 2 µm dünnen Schnitten im Fluoreszenzmikroskop bei einer Anregungswellenlänge von 546 nm leuchtend rot (Fail und Self 2000). Kongorot ist als anionischer Farbstoff nicht spezifisch für Amyloid und das doppelbrechende Verhalten wurde an anderen Gewebestrukturen ebenfalls festgestellt, insbesondere an Proben, die nicht formaldehydfixiert wurden (Klatskin 1969). Kauterisierungseffekte bei Operationspräparaten wurden auch als Quelle von falsch-positiver Doppelbrechung entdeckt (Fernandez-Flores 2009). Die Fixierungsmethode beeinflusst das Auftreten von unspezifischen Anfärbungen. Formaldehyd ist hier im Gegensatz zu Carnoy, absolutem Alkohol oder Bouin im Vorteil. Formaldehyd schwächt anscheinend die Fähigkeit des Gewebes, Kongorot

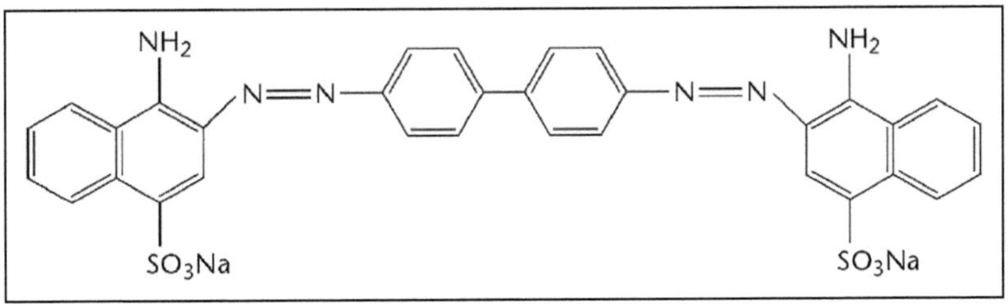

◘ Abb. 9.22 Kongorot

in geordneter Formation zu binden (Puchtler et al. 1962). Für die Diagnostik von Amyloid müssen deshalb mehrere Parameter herangezogen werden. Es gibt auch immunhistologische Nachweismethoden, die spezifisch für bestimmte Bausteine von Amyloid sind (z. B. Immunglobulinleichtketten).

Ablauf: Nach der Einwirkung des Farbstoffs in einer wässrig-alkoholischen Lösung erfolgt die Differenzierung in einer alkalischen, alkoholischen Kaliumhydroxidlösung, was die unerwünschte, unspezifische Anfärbung von Kollagen und Cytoplasma entfernt. Als Gegenfärbung setzt man Hämalaun als blaue Kernfärbung ein. (Horobin und Bancroft 1998)

Bei der alkalischen Kongorotfärbung nach Puchtler et al. (1962) erfolgt zuerst die Kernfärbung mit Hämalaun, weiters die Einwirkung von alkalischer Natriumchloridlösung in 80 % Ethanol. Kongorot wird in gesättigter NaCl-Lösung in 80 % Alkohol aufgebracht. Bei dieser Methode ist die Färbelösung zwar weniger stabil, unspezifische Färbungen werden aber unterdrückt. Durch den Überschuss an Salzen werden geladene Bindungsstellen abgeschirmt und nichtionische Bindungen werden betont. Die Aminosäuren verhalten sich bei diesem alkalischen Milieu mehrheitlich anionisch und werden vom anionischen Farbstoff nicht gebunden.

Färbeergebnis Kongorot-Färbung	
Amyloid, elastische Fasern, eosinophile Granula	rot
in polarisiertem Licht	gelb-grün
bei 546 nm Anregungswellenlänge	rot
Kerne	blau
(s. ◘ Abb. 9.60, 9.61)	

9.15 Pigment-Darstellung

Als Pigment versteht man einen in Körperzellen und -gewebe vorkommenden Stoff in granulärer oder gelöster Form, der eine meist braune bis schwarze Eigenfärbung aufweist. Die Eigenschaften dieser Stoffe, insbesondere der Mineralien und der Strukturen nichtorganischen Ursprungs, machen es schwierig, sie zu identifizieren. Über ein Ausschlussverfahren kann man sie bestimmten Gruppen zuordnen (◘ Abb. 9.24). Man unterscheidet endogene, exogene und artifizielle Pigmente (◘ Abb. 9.23). Ein artifizielles Fixierungsartefakt ist beispielsweise das schwarzkörnige Formalinpigment, das durch ungepuffertes, saures Formalin beim Abbau von Hämoglobin entsteht (s. ▶ Abschn. 4.5.1). Ein anderes künstliches Pigment wird durch Malariaplasmodien beim Abbau von Hämoglobin erzeugt. Dieses sog. Hämatin kann durch Einwirkung von 3 % Wasserstoffperoxid für 2 h gebleicht werden.

- **Endogene Pigmente**
- hämatogene Pigmente
  - Abbauprodukte der Blut-, Muskel- und Gallenfarbstoffe (Hämoglobin, Myoglobin, Hämatoidin, Hämosiderin, Bilirubin)
- nichthämatogene Pigmente
  - lipogene Pigmente (Lipo- und Hämofuszine)
  - Melanin (Pigmentierung von Haut, Haaren, Iris)

- **Exogene Pigmente**
- in der Haut: Kohle, Tusche (Tätowierung), Teer, Pulverschmauch, Metalle (z. B. Siderosis)
- in Verdauungs- und Atemwegen: Pflanzenfarbstoffe (Carotinoide, Lipochrome), Pikrinsäure, Dinitrophenol bzw. Kohle-, Stein-, Metallstäube (Anthracosis, Silikose), Minerale (Asbestose)

9.15 · Pigment-Darstellung

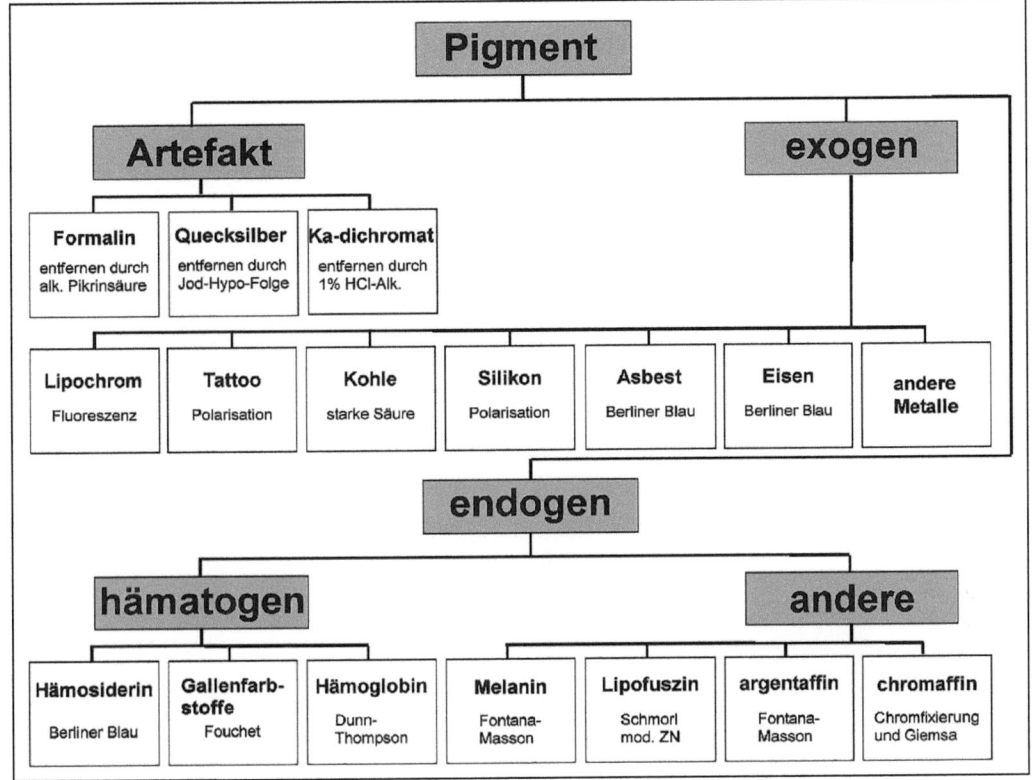

Abb. 9.23 Einteilung der Pigmente

9.15.1 Berliner-Blau-Reaktion – Eisenfärbung

Ziel: Darstellung von dreiwertigen Eisenionen; Hämosiderin, Ferritin. Hämoglobin von zerstörten Erythrozyten wird im Gewebe rasch zu Hämosiderin abgebaut. Hämosiderin ist ein wasserunlöslicher Komplex aus Eisen und verschiedenen Proteinen, ist nur intrazellulär zu finden und erscheint als gelbbraunes Pigment.

Bei Blutungen in der Lunge aufgrund einer pulmonalen Stauung infolge einer Herzinsuffizienz findet man die sog. **Herzfehlerzellen**. Das sind Alveolarmakrophagen, die Hämosiderin aufnehmen. Sie gehören zu den Siderophagen und sind positiv in der Berliner-Blau-Färbung. Hämosiderin ist auch Teil der sog. **Asbestkörperchen** (*asbestos bodies*), die nach der Aufnahme von Asbestfasern über die Atemluft entstehen. Hämosiderin ist auch PAS-positiv.

Ferritin ist das Eisenspeicherprotein, bestehend aus einem Fe^{3+}-Ionen-haltigen Kern, umgeben von einer Proteinhülle. Kleine Mengen Eisen findet man normalerweise in der Milz und im Knochenmark. Große Mengen findet man bei **Hämochromatose** mit Ablagerungen in der Leber und im Pankreas sowie bei **Hämosiderose** mit Ablagerungen in Leber, Milz und Lymphknoten. Eine lokale Hämosiderose kann z. B. bei Blutungen innerhalb eines Organs auftreten.

Prinzip: Das Gewebe wird in einer sauren Kaliumferrocyanidlösung inkubiert. Das Eisen von Ferritin und Hämosiderin

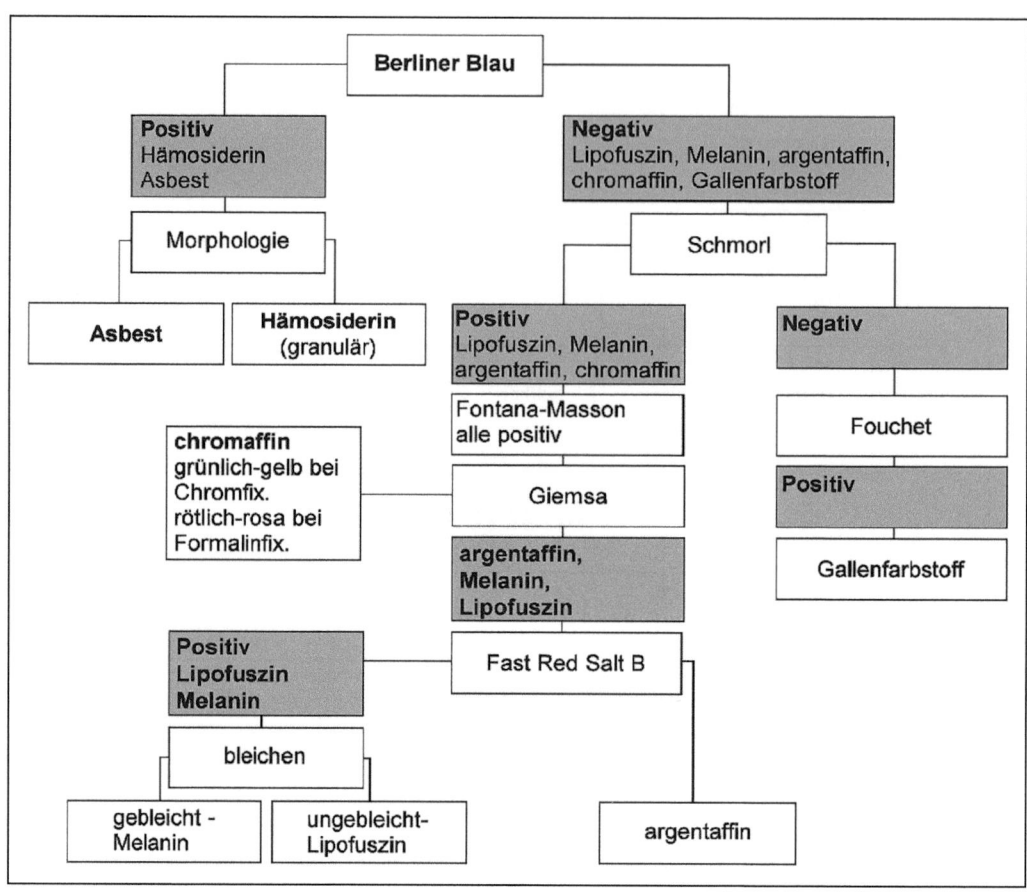

Abb. 9.24 Identifikationsschema für Pigmente

wird dabei durch die Einwirkung der Salzsäure aus den bindenden Proteinen freigegeben. Die dreiwertigen Eisenionen reagieren sofort mit Kaliumferrocyanid (Kaliumhexacyanidoferrat [II]) zu blauem Berliner Blau nach der Formel: $4\ FeCl_3 + 3\ K_4Fe(CN)_6 \rightarrow Fe_4[Fe_8CN)_6]_3 + 12\ KCl$. Das beinahe unlösliche Farbpigment lagert sich in der Gewebematrix ein (Kiernan 1999).

Der pH-Wert der Gebrauchslösung soll bei 1,5 liegen. Ein zu hoher pH verhindert die Freigabe aller dreiwertigen Eisenionen. Ein zu niedriger pH beschleunigt die Freigabe so stark, dass die Bindungsrate von Kaliumferrocyanid nicht hinterherkommt und die Eisenionen wegdiffundieren (Prentø 1991a).

Die histochemische Eisenreaktion erfasst nur ionisiertes Eisen, nicht hingegen das in organischen Verbindungen eingelagerte. Das Eisen im Hämoglobin kann nicht ohne drastische Zerstörung des Gewebes freigesetzt werden und entzieht sich daher dieser Darstellung. Da Eisen bei Autolyse frühzeitig die Zellen verlässt, ist eine schnelle Fixierung wünschenswert. Fixierung in neutral gepuffertem Formaldehyd bewahrt das Hämosiderin. Die Einwirkung von Säuren (z. B. bei Entkalkung oder sauren Fixativen) kann Eisenionen aus dem Gewebe lösen (Churukian 2008). Eine Verunreinigung der Reagenzien oder Gefäße mit Eisenionen erkennt man an einer grünlich blauen Verfärbung der Gebrauchslösung. Dies kann zu einem diffusen, blauen Niederschlag auf dem Schnitt führen (Lott und Staples 1997). Luna (1992) weist darauf hin, dass sich Kupferionen mit Kaliumferrocyanid zu einem roten Niederschlag verbinden. Zur Gegenfärbung setzt man Kernechtrot für eine rote Kernfärbung ein.

Färbeergebnis Berliner Blau-Reaktion	
Eisenablagerungen, Hämosiderin, Ferritin	blau
Kerne	hellrot
Hintergrund	rosa
(s. ◘ Abb. 9.50)	

9.15.2 Silberimprägnation nach Fontana-Masson – Melaninfärbung

Ziel: Darstellung von argentaffinen Substanzen (z. B. Melanin), argentaffinen Granula (z. B. in karzinoiden Tumoren und einigen neurosekretorischen Granula).

Man findet Melanin als gelbbraunes bis schwarzes Pigment im Gewebe ektodermalen Ursprungs (Haar, Haut, Retina, Iris und gewisse Teile des ZNS). Melanin und seine Vorstufen können in Melanomen und anderen Tumoren zu finden sein.

Melanin entsteht aus Tyrosin, das durch Tyrosinase (DOPA-Oxidase) zu Dihydroxyphenylalanin (DOPA) oxidiert wird und dann weiter zu Melanin. Es ist unlöslich in Wasser. Schwache Säuren und Alkalien greifen es nicht an, wohl aber starke Säuren und Laugen. Melanin ist unlöslich in organischen Lösungsmitteln und kann zuverlässig gebleicht werden. Es ist nicht mit Fettfärbungen darstellbar, enthält kein Eisen und ist PAS-negativ. Es hat eine reduzierende Eigenschaft, sodass es eine positive Schmorl-Reaktion zeigt und Silbersalze reduziert.

Im Cytoplasma findet man es gebunden an Proteine als sog. Melaningranula. Nachweismethoden für Melanin umfassen reduzierende Techniken, Tyrosinase-Enzymnachweise, Löslichkeits- und Bleichtests, Fluoreszenz und Immunhistochemie (Churukian 2008).

In 10 % Wasserstoffperoxid benötigt Melanin zwischen 24 und 48 h für das Ausbleichen. Lipofuszin benötigt dafür länger als 48 h (Lyon 1991).

Prinzip: Melanin ist ein argentaffines Pigment, d. h., es reduziert in ammoniakalischen Silberlösungen (s. ▶ Abschn. 9.9) die Ionen zu metallischem Silber. Weiters werden die Silberniederschläge mittels Goldchlorid getönt. Dann erfolgen die Fixierung mittels Natriumthiosulfat und eine Kernfärbung (Kernechtrot) zur Kontrastierung.

Die Methode ist nicht spezifisch; andere reduzierende Substanzen (z. B. Formalinpigment) ergeben auch eine positive Reaktion.

Färbeergebnis Silberimprägnation nach Fontana-Masson	
Melanin, argentaffine Granula	schwarz
Zellkerne	rot
Hintergrund	rötlich
(s. ◘ Abb. 9.59)	

9.15.3 Schmorl-Reaktion – Lipofuszinfärbung

Ziel: Darstellung von Lipofuszin, Melanin.

Prinzip: Melanin und Lipofuszin können durch ihre reduzierende Eigenschaft Kaliumferricyanid (Kaliumhexacyanidoferrat [III]) in Kaliumferrocyanid umwandeln. Dieses bildet in der Gegenwart von dreiwertigem Eisen Berliner-Blau-Pigment. Man kann eine Van-Gieson-Färbung oder eine Kernechtrotfärbung anschließen (Churukian 2008).

Lipofuszin entsteht durch einen langsamen Oxidationsprozess aus Lipiden und

Lipoproteinen und ist eigentlich ein „Abfallprodukt" der Zelle, eine Alterungserscheinung. Es sind deshalb unterschiedlich starke Anfärbungen je nach Alter zu erwarten. Es gehört zu denjenigen Lipoiden, die den Einbettungsprozess in Paraffin überstehen. Zur exakten Identifikation sollte ein Schema von Färbungen durchgeführt werden (PAS, Schmorl, Ziehl-Neelsen, Sudan Black B, Aldehydfuchsin, Fontana-Masson).

Färbeergebnis Schmorl-Reaktion	
Lipofuszin, Melanin, Gallenfarbstoffe, Hämatoidin, argentaffine und chromaffine Zellen	verschiedene Schattierungen von blau bis schwarz
Kerne (Kernechtrot)	rot

9.15.4 Hall-Färbung (Fouchet) – Bilirubinfärbung

Ziel: Darstellung der Gallenfarbstoffe. Bilirubin ist der wichtigste Gallenfarbstoff und ist ein normales Produkt beim Erythrozytenabbau. Der Gallenfarbstoff umfasst meist ein Gemisch aus Biliverdin und mit Glucuronid konjugiertes bzw. unkonjugiertes Bilirubin. Erhöhte Mengen an Gallenfarbstoff können auf eine Verlegung der Gallengänge innerhalb oder außerhalb der Leber deuten. Bei Patientinnen mit Lebertransplantation ist die Differenzierung in Gallenfarbstoff und Lipofuszinpigment wichtig. Gallenfarbstoffe sind nicht autofluoreszent im Gegensatz zu Lipofuszin.

Prinzip: Eisenchlorid bewirkt bei Anwesenheit von Trichloressigsäure durch Oxidation die Umwandlung von Bilirubin in das grüne Biliverdin und das blaue Cholecyanin. Die Farbschattierungen reichen von Olivgrün bis Smaragdgrün in Abhängigkeit von der Menge an Gallenfarbstoff (Churukian 2008).

Angeschlossen wird eine Anfärbung mit van Gieson (Pikrofuchsin) zur Kontrasterhöhung und Orientierung.

Färbeergebnis Hall-Färbung	
Gallenpigment	grün
Muskel und Cytoplasma	gelb
Kollagen	rot

9.15.5 Von-Kossa-Silberimprägnation – Calciumnachweis

Ziel: Indirekter Nachweis von Calcium im Gewebe durch Darstellung von Phosphaten und Carbonaten.

Abnormale Ablagerungen von Calcium (-carbonat, -phosphat; Kalk) kann man in sämtlichen Gewebearten finden. In der HE-Färbung wird Kalk dunkelblau dargestellt.

Prinzip: Die Nachweismethode basiert auf Ionenaustausch und den Vorgängen der Versilberung. Die Gewebefixierung muss in neutraler Lösung erfolgt sein. Säurehaltige Fixianzien lösen die Calciumsalze heraus.

Es handelt sich dabei um eine indirekte Methode, die Calciumionen sichtbar zu machen. Die in der Silbernitratlösung angebotenen Silberkationen reagieren mit den Carbonat- und Phosphatanionen des Kalks und verdrängen die Calciumionen. Diese Silberionen werden durch organische Gewebekomponenten und starke Lichteinwirkung zu metallischem Silber reduziert, was die Anlagerung von weiteren Silberionen anregt und die Reaktion sichtbar macht. Nichtreduziertes Silber wird durch Natriumthiosulfat entfernt (Fixierung). Eine Kernfärbung (Kernechtrot) wird zur Kontrastierung angeschlossen. (Puchtler und Meloan 1978)

$$CaCO_3 + 2\,Ag^+ \rightarrow Ag_2CO_3 + Ca^{2+}$$
$$Ca_3(PO_4)_2 + 6\,Ag^+ \rightarrow 2\,Ag_3PO_4 + 3\,Ca^{2+}$$

9.16 · Mikroorganismen-Darstellung

Diese Technik funktioniert zuverlässig bei Calciumcarbonat und Calciumphosphat, aber nicht zuverlässig bei Calciumoxalat (Chaplin und Grace 1975). Bei Verwendung von ungepuffertem Formalin kann es zu falsch-positiven Reaktionen kommen, da Formalinpigment Silber ebenso reduzieren kann. Ablagerungen von Harnsäure (Urate, Gichtkristalle) können hier eine falsch-positive Reaktion bewirken. Eine Behandlung mit gesättigter, wässriger Lithiumcarbonatlösung vor der Von-Kossa-Versilberung verhindert die Reaktion der Urate (Prentø 1991a).

Eine zu starke Silberreaktion kann differenziert werden, indem man die Präparate in den Farmer'schen Abschwächer der Fotografietechnik stellt (1 Teil 10 % Kaliumhexacyanoferrat(III) und 9 Teile 10 % Natriumthiosulfat).

Färbeergebnis von Kossa-Silberimprägnation	
Kalziumsalze	schwarz
Zellkerne	rot

(s. ◘ Abb. 9.58)

9.15.6 Alizarinrot-S-Färbung – Calciumfärbung

Ziel: Darstellung von Calcium.

Prinzip: Alizarinrot S ist ein kleiner, hydrophiler, anionischer Anthrachinonfarbstoff und bildet mit Calcium einen Chelatkomplex. Bei pH 4,2 soll es zu einer spezifischen Anfärbung kommen. Die Von-Kossa-Methode ist im Routinelabor mehr vertreten. (Churukian 2008)

Das Fixativ darf nicht sauer sein, da ansonsten Calciumionen gelöst werden würden. Puchtler et al. (1969) sehen deshalb auch den sauren pH der Färbelösung als kritisch an, weil es schnell zu Diffusionseffekten kommt. In ihren Versuchen färbten sie für eine spezifische Darstellung bei pH 9. Nach ihrer Auffassung handelt es sich bei der Verbindung von Calcium und Alizarinrot S um einen schwerlöslichen Lack mit Salzbindung und kein Chelat. Die Farbstoff-Calcium-Verbindung ist unter pH 4 löslich (Horobin und Bancroft 1998).

Färbeergebnis Alizarinrot S-Färbung	
Kalziumablagerung	orangerot

9.15.7 Rhodanin-Färbung – Kupferfärbung

Ziel: Darstellung von Kupferablagerungen wie sie bei Mb. Wilson in der Leber vorkommen.

Prinzip: Das Reagens (p-Dimethylaminobenzylidenrhodanin) bildet in einer Natriumacetatlösung mit den Kupferionen einen rötlich braunen Farbkomplex (Kiernan 1999). Diese Reaktion verläuft sehr langsam. Als Gegenfärbung kommt Hämalaun als blaue Kernfärbung zum Einsatz. Der Farbkomplex ist in Alkohol löslich, deshalb muss mit wasserlöslichem Eindeckmedium eingedeckt werden (Churukian 2008).

Eine Beschleunigung der Inkubationszeit, die bei Raumtemperatur über Nacht dauert, kann man durch Erhitzen der Gebrauchslösung in der Mikrowelle auf 70 °C erreichen. Die Dauer verkürzt sich dann auf 30–60 min.

Färbeergebnis Rhodanin-Färbung	
Kupfer	hellrot bis orange
Zellkerne	blau

9.16 Mikroorganismen-Darstellung

Für detailreiche Erklärungen über Mikroorganismen verweise ich auf entsprechende Literatur. Bei der Fixierung mit Formaldehyd werden die im Gewebe enthaltenen Mikroorganismen abgetötet. Die Behandlung mit den Reagenzien des Einbettungsprozesses tut das ihre, sodass das paraffindurchtränkte Gewebe keine Infektionsquelle mehr darstellt. Eine besondere Stellung nehmen hier die Prionen (Erreger der Creutzfeldt-Jakob-Krankheit) ein. Da es sich hier um pathogene Proteine handelt, hat die übliche Behandlung zu wenig Wirkung auf die Prionen. Gewebe und Schnitte bleiben infektiös. Die Einwirkung von 96 % Ameisensäure über 1 h auf fixiertes Gewebe gefolgt von längerem Spülen soll die Prionen deaktivieren, ohne das Gewebe zu sehr in Mitleidenschaft zu ziehen (Brown et al. 1990).

Die Diagnose infektiöser Erkrankungen beginnt bei den klinischen Untersuchungen und führt zur Austestung im mikrobiologischen, serologischen und histologischen Labor. Bei eingesandtem Gewebe kann die Anwesenheit von Mikroorganismen offensichtlich sein (Eiter, Zysten, Pseudomembranen) oder indirekt durch Entzündungszeichen im Histoschnitt angezeigt werden. In der HE-Färbung oder auch Giemsa-Färbung werden viele Mikroorganismen angefärbt. Zur besonderen Darstellung in der Lichtmikroskopie gibt es Spezialfärbungen. Viren kann man nur im Elektronenmikroskop visualisieren, sie bewirken aber teilweise cytopathische, lichtmikroskopisch erkennbare, morphologische Veränderungen. Weiters stehen immunhistologische und molekularbiologische Techniken zur Verfügung. Die ◘ Tab. 9.21 gibt einen Überblick über mikrobiologische Pathogene und deren Größe.

◘ **Tab. 9.21** Mikroorganismengröße (Morris et al. 2018)

Organismus	Größe
Viren	20–300 nm
Mykoplasmen	125–350 nm
Chlamydien	200–1000 nm
Rickettsien	300–1200 nm
Bakterien	1–14 µm
Pilze	2–200 µm
Protozoen	1–50 µm
Metazoen	3–10 mm

9.16.1 Gramfärbung

Ziel: Darstellung von Bakterien und Unterscheidung in grampositive und gramnegative Mikroorganismen.

Prinzip: Grampositive und gramnegative Mikroorganismen nehmen alle den Farbstoff (Kristallviolett, Gentianaviolett) auf. Die Behandlung mit Jodlösung stabilisiert den Farbstoff in der Bakterienwand. Beim Differenzieren mit Aceton werden die gramnegativen Bakterien wieder entfärbt. Die Zellwandeigenschaften der grampositiven Bakterien verhindern das Auswaschen. Die Gegenfärbung mit Kernechtrot färbt die gramnegativen Bakterien rot.

Die Zellwand grampositiver Bakterien enthält eine Peptidoglykanschicht, die bis zu 90 % der Zellwand ausmacht. Die Zellwand der gramnegativen Bakterien besteht nur bis zu 20 % aus der Peptidoglykanschicht und diese ist zehn- bis 15-mal dünner. Die biochemischen Hintergründe sind trotz des Alters dieser Technik noch immer unklar. Man nimmt an, dass die Zellwandeigenschaften dieses Verhalten hervorrufen bzw. ein rein physikalischer Effekt auftritt. Die äußere Peptidoglykanschicht soll den Kristallviolett-Jod-Komplex zurückhalten. Bei gramnegativen Bakterien wird diese im Vergleich dünnere Schicht durch den Differenzierungsschritt angegriffen. Manche Bakterien haben eine so dicke Zellwand, dass der Farbstoff erst gar nicht eindringen kann. Sie erscheinen auch gramnegativ. Abgestorbene grampositive Bakterien werden gramnegativ (Popescu und Doyle 1996).

Färbeergebnis Gramfärbung	
grampositive Bakterien	blau
gramnegative Bakterien	rot
Kerne	rot
(s. ◘ Abb. 9.52)	

9.16.2 Ziehl-Neelsen-Färbung – säurefeste Stäbchen

Ziel: Nachweis von säurefesten Stäbchen (Mykobakterien).

Prinzip: Die Lipoidkapsel der säurefesten Organismen nimmt, unterstützt durch den Einfluss von Wärme und Phenolsäure, Karbolfuchsin auf. Nach dem Abkühlen auf Raumtemperatur widersteht sie der Entfärbung durch Salzsäure-Alkohol. Auch die übrigen Bakterien ohne Wachskapsel und das restliche Gewebe nehmen den Farbstoff zuerst auf, werden aber durch Salzsäure-Alkohol wieder entfärbt. Anschließend erfolgt die Gegenfärbung mit leicht alkalischem Löfflers Methylenblau. Die Lipoidkapsel der Mykobakterien hat ein so großes Molekulargewicht, dass sie bei Raumtemperatur wachsförmig ist und so das Eindringen des wässrigen Gegenfarbstoffs Methylenblau verhindert.

Bei Mykobakterienarten mit zarter Wachsstruktur kann beim Entparaffinieren die Zellwand zerstört werden. Als Folge funktioniert die Anfärbung nicht (Lepramykobakterien). Beim Absterben verlieren die Bakterien die lipide Hülle und auch ihre Anfärbbarkeit. Mykobakterien sind PAS-positiv und GMS-positiv, was bei schlecht funktionierender Ziehl-Neelsen-(ZN-)Färbung hilfreich sein kann.

Fukunaga et al. (2002) fanden ähnlich wie Wade (1952) und Fite (1938) heraus, dass die Sensitivität der ZN-Färbung in formalinfixiertem und paraffineingebettetem Gewebe eher gering ist. Die Einwirkung von organischen Lösungsmitteln und Wärme bei der Einbettung bzw. bei der Entparaffinierung der Schnitte scheint die Säurefestigkeit der Bakterien zu zerstören, indem das Zellwandmycolat herausgelöst wird. Sie sahen auch eine Verminderung der Sensitivität durch die Fixierung in neutral gepuffertem Formaldehyd.

Um falsch-positive Ergebnisse durch Kontamination mit bakterienhaltigem Leitungswasser zu umgehen, ist zum Spülen vor der Inkubation ausschließlich dest. Wasser einzusetzen.

Mycobacterium tuberculosis
Das sind schlanke, 0,4 µm breite und 3–4 µm lange, säurefeste Stäbchen, die keine Sporen bilden und unbeweglich sind. Die Mykobakterien können je nach Stamm als Einzelzellen vorliegen oder Aggregate aus Hunderten von Zellen bilden, sodass zopfartige Strukturen sichtbar werden. Sie wachsen aerob. Mykobakterien weisen eine dicke Zellwand mit Schichtstruktur auf: Cytoplasmamembran – Murein – äußere Schicht mit Proteinen, Polysacchariden, Phosphatiden, Glykolipiden und Wachsen. Die Wachsschicht besteht aus Mycolsäuren (Wiesmann 1986).

Färbeergebnis ZN-Färbung	
säurefeste Stäbchen	rot
Hintergrund und andere Bakterien	blau
(s. ◘ Abb. 9.25)	

9.16.3 Silberimprägnation nach Grocott-Gömöri (GMS) – Pilze

Ziel: Darstellung von Pilzen, *Pneumocystis jiroveci*, Uraten (Harnsäurekristalle).

Prinzip: Pilze sind relativ große Mikroorganismen. Ihre Zellwände sind reich an Glyka-

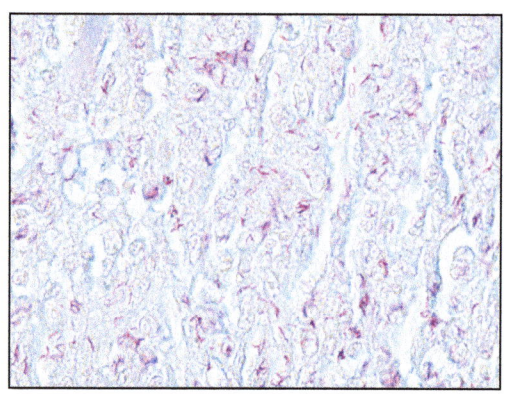

◘ Abb. 9.25 Darmgewebe, ZN-Färbung (40x) mit zahlreichen rot gefärbten Mykobakterien

nen und Glykoproteinen. Da diese Hydroxylgruppen in Glykolstellung enthalten, können sie durch argyrophile Versilberung oder die Schiff'sche Reaktion dargestellt werden.

Die Hydroxylgruppen werden durch die **Chromsäure** zu Aldehyden oxidiert. Die Chromsäure oxidiert so stark, dass sie einen Anteil der entstandenen Aldehydgruppen zu nichtreagierenden Endprodukten weiteroxidiert. Dadurch werden die schwächeren Hintergrundreaktionen von Kollagenfasern und Basalmembranen unterdrückt. Nur Substanzen, die eine große Menge an neutralen Zuckern enthalten, z. B. Pilzzellwände und Schleimsubstanzen, aber auch Glykogen, verbleiben reaktiv mit der **Methenamin-Silber-Lösung** und reduzieren die enthaltenen Ionen zu metallischem Silber.

Die Inkubationslösung enthält lösliche Diaminsilberionen, die sich mit Methenamin in basischem Milieu bilden. Natriumtetraborat (Borax) agiert als Puffer (pH 9). Goldchlorid wird zum Tönen eingesetzt. Natriumthiosulfat entfernt beim Fixierschritt das nicht reduzierte Silber. Als Gegenfärbung verwendet man Lichtgrün (◘ Abb. 9.26).

Pilze lassen sich auch gut durch die **CAS-Färbung** (Chromsäure-Schiff-Reaktion) darstellen. Hier wird die Perjodsäure der gebräuchlichen PAS-Färbung durch die Chromsäure ersetzt und ansonsten die Technik beibehalten (s. ▶ Abschn. 9.12.1). Pilze sind neben anderen Strukturen in der PAS-Färbung positiv. Die Verwendung der Chromsäure erzeugt ein klareres Bild.

> ***Pneumocystis jiroveci* (früher: *carinii*)**
> *Pneumocystis jiroveci* ist der Erreger der Pneumozystose, die sich vorwiegend in einer interstitiellen Pneumonie bei Kleinkindern und Patientinnen mit Immunsuppression wie auch HIV-positiven Patientinnen manifestiert.
> Der Erreger ist ein einzelliger, obligater Pilz, der in zwei morphologischen Formen auftritt: als dickwandige, kugelige oder ovoide Zyste (7–10 μm) und als Trophozoit, ein dünnwandiger extrazystischer Sporozoit. Der Pilz hat keine Chitinwand und die Zellmembran enthält Cholesterin anstelle von Ergosterin. *P. jiroveci* haften an Typ-1-Pneumozyten und verursachen eine diffuse Zer-

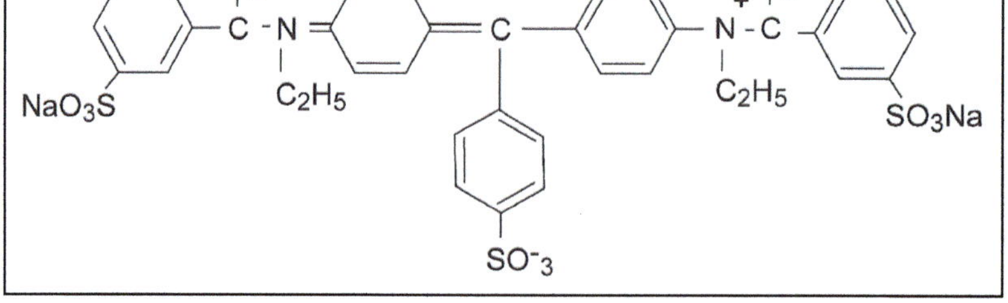

◘ Abb. 9.26 Lichtgrün SF

störung der Alveolen. Der Erreger kann auch immunologisch und molekularbiologisch nachgewiesen werden (Ibrahim et al. 2023).

Färbeergebnis Silberimprägnation nach Grocott-Gömöri

Pilze, P. jirovecii, Actinomyceten und verwandte Spezies	schwarz
Schleimsubstanzen	grau
Harnsäure und Urate	schwarz
Hintergrund	grün

(s. ◘ Abb. 9.54)

9.16.4 Silberimprägnation nach Warthin-Starry – Spirochäten

Ziel: Darstellung von Spirochäten wie *Treponema pallidum* (Syphilliserreger) und *Borrelia burgdorferi* (Erreger der Borreliose); *Bartonella henselae* (Erreger der Katzenkratzkrankheit), *Helicobacter pylori* (s. Box), *Klebsiella granulomatis* (Donovan-Körper), Die Darstellung ist nicht selektiv. Es werden praktisch alle Bakterien durch die Versilberung angefärbt.

Prinzip: Es handelt sich um eine argyrophile Darstellungsmethode. Die Bakterien können Silberionen aus der Lösung binden, benötigen aber zum Reduzieren ein Reduktionsmittel (Hydrochinon). Die Schnitte werden in saurer Silberlösung sensibilisiert. Die Entwicklerlösung enthält Silberionen und Hydrochinon in einer Gelatinelösung bei pH 3,6–4. Es kommt rasch zu einer weiteren Anlagerung von Silberionen an die bei der Sensibilisierung entstandenen Silberkeime. Um das optimale Färbeergebnis zu ermitteln, sollte man mehrere Schnitte unterschiedlich lange inkubieren. (Kiernan 2002b)

Vorsicht: Das Färbeergebnis ist auf bestimmte organische Eindeckmedien empfindlich. Zum Beispiel hat Eukitt® eine oxidierende Wirkung, die die Silberimprägnation wieder entfärbt.

> *Helicobacter pylori* (Hp)
> Es handelt sich dabei und helikale, spiralig gekrümmte, gramnegative Stäbchen, die 0,5–1 μm dick und 2,5–4 μm lang sind. Sie zeigen an einem Pol Flagellen, die sie beweglich machen. Sie sind mikroaerophil und zeigen starke Ureaseaktivität. Man findet sie gehäuft im Magenantrum im Schleim und an den schleimbildenden Zellen (Adam et al. 2004). Bei Typ-B-Gastritis treten sie in 80–90 % der Fälle auf. Das MALT-Lymphom kann als Folge einer Hp-Infektion auftreten. Die Hp-Infektion gilt als Risikofaktor für die Entstehung eines Magenkarzinoms.
> Weitere Färbungen für Hp sind Alciangelb-Toluidinblau, Steiner, Gimenez und Giemsa. Hp kann auch immunhistologisch dargestellt werden.

Färbeergebnis Warthin-Starry-Silberimprägnation

Spirochäten, Bakterien, Donovankörper	schwarz
Kerne, Hintergrund	goldbraun

(s. ◘ Abb. 9.57)

9.16.5 Modifizierte Giemsa-Färbung für *Helicobacter pylori*

Ziel: Darstellung von *Helicobacter pylori* in der Magenschleimhaut.

Prinzip: Die Bakterien nehmen in einer stark verdünnten Giemsa-Gebrauchslösung die basischen Farbstoffe auf, was auf eine basophile

Reaktion der Nukleinsäuren zurückzuführen ist. Der Magenschleim erscheint blass-türkis.

Die Färbung wurde entwickelt, um eine in die Routine leicht integrierbare Alternative zur aufwendigen Warthin-Starry-Versilberung zu haben, da sich die Anzahl an Hp-Färbungen nach der Entdeckung des Keims und seiner Bedeutung (Warren und Marshall 1983) stark gesteigert hatte (Gray et al. 1986).

Für die traditionelle Giemsa-Färbung wird die Giemsa-Stammlösung 20 %ig in dest. Wasser oder Puffer angesetzt. Die Giemsa-Färbung wird üblicherweise als regressive Methode mit anschließender Differenzierung in leicht angesäuertem dest. Wasser oder Puffer durchgeführt.

Für die Hp-Giemsa-Färbung wird die Giemsa-Stammlösung 2 %ig in dest. Wasser verdünnt. Nach der 30-minütigen, progressiven Färbung wird in Leitungswasser gespült. Man kann annehmen, dass in dieser Verdünnung und Inkubationsdauer die Polychromasie keine Rolle mehr spielt. Vielmehr handelt es sich um eine reine Thiazinfarbstoff-Färbung der basophilen Strukturen im Gewebe, inklusive DNA, RNA und Hp. Bei dem relativ neutralen Färbe-pH findet das anionische Eosin wenige positiv geladene Reaktionspartner im FFPE-Schnitt. Nur basische Aminosäuren wie Histidin, Arginin und Lysin liegen protoniert vor. Dadurch tritt die rötliche Eosinfärbung mit Ausnahme von beispielsweise eosinophilen Granula und Erythrozyten in den Hintergrund.

Aufgrund der stärkeren Verdünnung des Giemsa-Farbstoffs ist die Färbung des Gewebes weniger prominent als bei der Originalmethode. Dies unterstützt die Kontrastierung zugunsten der feinen Bakterien im Schleim.

Färbeergebnis Hp-Giemsa	
Helicobacter pyl.	dunkelblau
Kerne	blau
Schleim	blass-türkis
(s. ◘ Abb. 9.56)	

9.17 Darstellung neurologischer Strukturen

Neuropathologie gehört zu den spezialisierten Gebieten der morphologischen Diagnostik und wird selten in einer Routinehistologie zu finden sein. Die Neuropathologie wird als klinisch-theoretisches Fachgebiet verstanden, das einerseits die Kliniker durch Diagnose-, Prognose- und Therapieerkenntnisse unterstützt sowie andererseits durch die wissenschaftliche Aufarbeitung der Proben aus zentralem und peripherem Nervensystem die neurologische Forschung vorantreibt. Ein wachsendes Gebiet der Neurohistologie ist die Erforschung der neurodegenerativen Erkrankungen und ihrer Ursachen. Dazu gehören u. a. die Alzheimerkrankheit und die Creutzfeldt-Jakob-Krankheit mit ihren speziellen Erscheinungsformen im histologischen Schnitt. Weitere häufig behandelte Erkrankungen sind multiple Sklerose, Mb. Parkinson, Epilepsie, Gefäßerkrankungen und Neoplasien.

- **Probengut der Neuropathologie**
- Gehirn- und Rückenmarkbiopsien
- Biopsien von peripheren Nerven
- Biopsien der Hypophyse
- Skelettmuskelbiopsien
- Gesamtes Gehirn (Autopsie)
- Rückenmark (Autopsie)

Die Biopsien sind meist sehr klein und empfindlich auf Quetschen und Austrocknen. Sie sollten nativ und gegen Austrocknen geschützt möglichst rasch ins Labor gebracht werden. Je nach Fragestellung werden Teile der Probe einerseits für Gefrierschnitte, Molekularpathologie oder Studien tiefgefroren und andererseits für Kunststoff- oder Paraffineinbettung fixiert bzw. für die Elektronenmikroskopie vorbereitet.

Gehirne werden im Ganzen fixiert. Nach drei bis vier Wochen sind sie meist fest genug, um in Scheiben geschnitten zu werden. Man schätzt, dass das komplette Durchdringen mit Formaldehyd bei einer Immersionsfixierung 20–46 Tage dauert (McFadden et al. 2019). Die Stabilisierung durch Mikrowellen verspricht eine schnellere Festigung des Gehirns, sodass es hier gleich in Scheiben geschnitten werden kann (s. ▶ Abschn. 14.5.2). Der Paraffineinbettungsprozess muss für das fetthaltige Gehirngewebe je nach Blockgröße oft mit verdoppelter Standarddauer durchgeführt werden. Große Abschnitte des Gehirns können auch im Ganzen in Polyethylenglycol eingebettet werden und an speziellen Großflächenmikrotomen geschnitten werden.

Für **periphere Nervenfasern** gibt es die Verarbeitung zu **Zupfpräparaten**. Dabei werden glutaraldehydfixierte Nerven unter mikroskopischer Kontrolle in kleinere Bündelchen geteilt, die dann mit Osmiumtetroxid geschwärzt und mit Kunststoffmonomer durchtränkt werden. Die geschwärzten Fasern werden herausgezupft, auf einem Objektträger angeordnet und mit einem Deckglas bedeckt. Das Präparat härtet aus und wird mikroskopiert. Nervenbiopsien werden auch im Gefrierschnitt, Paraffin- oder Kunststoffschnitt befundet. Semidünne Kunststoffschnitte werden dazu mit Toluidinblau oder Methylenblau/Azur angefärbt (Highley und Sullivan 2018).

Bei **Muskelbiopsien** führt die Fixierung in neutral gepuffertem Formalin zu einer starken Gewebeverzerrung. Um dem entgegenzuwirken, sollten die Stückchen zuerst auf einer Unterlage angeheftet werden, bevor sie in die Fixierlösung gebracht werden. Die bessere Methode zur Beurteilung von Muskelbiopsien sind unfixierte Gefrierschnitte. Hier werden die transversal geschnittenen Muskelstückchen in gekühltem Isopentan auf einem Bad von flüssigem Stickstoff zu einem Gefrierblock orientiert. Nix und Moore (2020) beschreiben die genaue Vorgehensweise für ein artefaktfreies Einfrieren und geben einen Überblick zur Aufarbeitung von Muskelbiopsien.

Der **Aufbau des Nervensystems** ist sehr komplex. Es wird in **Zentralnervensystem** (Gehirn und Rückenmark; ZNS) und **peripheres Nervensystem** (Ganglien, Nerven; PNS) gegliedert. Weiters unterteilt man in animales und vegetatives Nervensystem mit sensorischen und motorischen Verbindungen, die Erregungen in die entsprechende Richtung leiten. Ziel und Ausgangspunkt dieser Erregungen sind Kerngebiete im Gehirn und Rückenmark, die sog. **graue Substanz**. Um diese Kerne herum ist die sog. **weiße Substanz** verteilt, die die Leitungen bzw. Fasern enthält.

Die erregungsleitende Struktur des Nervensystems ist die **Nervenzelle (Neuron)**. Diese liegen in Ketten hintereinandergeschaltet. Sie bestehen aus dem Perikaryon (Zellleib), den Dendriten zur Signalaufnahme und dem Neurit (Axon, Nervenfaser) zur Signalweiterleitung. Die Morphologie der Nervenzellen ist je nach Funktion sehr unterschiedlich. Bei den Nervenfasern unterscheidet man markscheidenführende und markscheidenfreie. Die Markscheide wird im ZNS durch Oligodendrozyten, im PNS durch die Schwann'schen Zellen gebildet und isoliert die Nervenfasern. Die Nervenfasern werden im ZNS durch Glia zu Bahnen, im PNS durch Bindegewebe zu Nerven zusammengefasst. Die Erregungsübertragung von einer Nervenzelle auf die nächste erfolgt an Synapsen durch Neurotransmittersubstanzen.

Die **Gliazellen** der Neuroglia dienen dem Stofftransport, der Markscheidenbildung, dem Aufbau mechanischer Strukturen, der Isolierung und der Narbenbildung. Sie sind bei Degenerations- und Regenerationsvorgängen beteiligt und die Hauptquelle von Tumoren im ZNS. Zu den Gliazellen der Makroglia im ZNS gehören Astrozyten (sternförmig in Versilberungen) und Oligodendrozyten.

Ganglien gehören zum peripheren Nervensystem und stellen eine Ansammlung von Nervenzellleiben dar. Man unterscheidet sensible und vegetative Ganglienzellen, die meist fein verteilte Nissl-Substanz und eventuell Lipofuszin enthalten und in lockerem Bindegewebe zusammengefasst sind.

Myelin ist die isolierende Schicht, die die Nervenfasern umgibt und im peripheren Nervensystem von den Schwann'schen Zellen gebildet wird. Myelin besteht aus speziellen Proteinen, Lipiden und Cerebrosiden.

Auch in der modernen Neuropathologie sind die histologischen Färbungen zugunsten von Immunhistochemie und Molekularpathologie in den Hintergrund getreten. Die HE-Färbung und einige wenige Zusatzfärbungen haben ihren Platz bewahrt (Highley und Sullivan 2018). Die klassische histotechnische Darstellung von neurologischen Strukturen wurde hauptsächlich durch empirisch entwickelte Versilberungen erreicht. Es besteht eine Vielzahl an Variationen, von denen einige wenige Bestand haben.

Es gibt einige Farbstoffe, die Affinitäten zu neurologischen Strukturen zeigen. Nissl-Substanz lässt sich z. B. durch viele basische Farbstoffe anfärben (Methylenblau, Azur, Thionin, Toluidinblau, Kresylechtviolett). Weis et al. (2012) empfehlen für die Diagnostik von Nervenbiopsien u. a. die Färbungen Berliner Blau (Eisen), Thioflavin (Amyloid), Trichromfärbungen, Elastika-van-Gieson- und Luxol-Fast-Blue-Färbung. Nützlich sind auch Erregerfärbungen wie Ziehl-Neelsen oder Fite (säurefeste Stäbchen). Für Muskelbiopsien ist die Enzymhistochemie am Gefrierschnitt ein wichtiges diagnostisches Mittel. Diese wird ergänzt mit HE, modifizierter Gömöri-Trichromfärbung, Fettfärbung und PAS mit/ohne Diastase (Highley und Sullivan 2018).

9.17.1 Kresylechtviolett-Färbung – Nissl-Substanz-Färbung

Ziel: Darstellung von Nissl-Substanz, Übersichtsfärbung der Neurohistologie.

Prinzip: Es kommt zu einer Ionenbindung des schwach lipophilen, basischen Oxazinfarbstoffs Kresylechtviolett an die im Cytoplasma der Neuronen fein verteilten basophilen Granula. Diese repräsentieren Aggregationen von rauem ER mit einem hohen Gehalt an RNA. Kresylechtviolett färbt nicht nur Nissl-Substanz, sondern auch Kerne und Myelinscheiden, was durch einen Differenzierungsschritt in 0,25 % Essigsäure auf das gewünschte Maß reduziert wird (Nestor 2008).

Die Selektivität wird durch Ionenattraktion erzeugt (anionische Nukleinsäuren – kationischer Farbstoff). Die Farbbindung wird durch Van-der-Waals-Kräfte unterstützt (Horobin und Bancroft 1998).

Färbeergebnis Kresylechtviolettfärbung	
Nissl-Substanz	violett bis dunkel blau
Neurone	schwach violett bis blau
Zellkerne	blauviolett

9.17.2 Silberimprägnation nach Bielschowsky – Axonfärbung

Ziel: Darstellung von Axonen, Plaques.

Prinzip: Argyrophile Versilberung. Zuerst lagern sich Silberionen aus einer Silbernitratlösung an. Durch Einwirkung von ammoniakalischer Silberlösung in einem zweiten Schritt wird dies noch verstärkt. Danach wird Formalin als Entwickler zugesetzt, wodurch sich metallisches Silber an den bereits vorhandenen Silberkeimen entwickelt. Anschließend wird in ammoniakalischem Wasser gespült. Es folgen wieder Tönen durch Goldchlorid und Fixieren durch Natriumthiosulfat. Das Spülen in ammoniakalischem Wasser nach der Entwicklung reduziert die Hintergrundfärbung. Färbt man mehrere Schnitte parallel mit unterschiedlichen Inkubationszeiten, erhöht sich die Chance auf ein optimales Färbeergebnis.

Es gibt viele verschiedene Varianten, die auf der Bielschowsky-Methode basieren (nachzulesen in: Böck 1989; Luna 1992; Kiernan 1999; Nestor 2008). Sie unterscheiden sich in der Menge an eingesetztem Silbernitrat, der Inkubationstemperatur und -dauer, arbeiten mit einer angesäuerten Entwicklerlösung oder verdünnen das Formaldehyd in Leitungswasser. Teilweise wird die Entwicklerlösung nach der ammoniakalischen Silberlösung aufgetragen, teilweise wird die Entwicklerlösung zur ammoniakalischen Silberlösung zugegeben und teilweise erfolgt ein Entwicklerschritt mit Formaldehyd bereits vor der ammoniakalischen Silberlösung. Dazu gehören u. a. Methoden nach Chan-Lowe, Gros-Schultze, Yamamoto-Hirano, Luna und Carson.

Für die Darstellung von Axonen gibt es auch Prozeduren, die ohne ammoniakalische Silberlösung funktionieren und sog. physikalische Entwicklerlösungen verwenden. Diese enthalten z. B. Hydrochinon oder Pyrogallol in angesäuerter Lösung als Reduktionsmittel. Dazu gehören z. B. die Methoden nach Bodian und Palmgren. Highley und Sullivan (2018) befinden die modifizierte Palmgren-Methode als sehr nützlich und zuverlässig. Diese blockiert die Anfärbung von Retikulin durch die Einwirkung von Kaliumnitrat vor der Versilberung.

Weitere Silberimprägnationsmethoden unterdrücken die Anfärbung von normalen Axonen für die spezielle Darstellung von degenerierten Axonen. Dabei erfolgt eine Vorbehandlung z. B. mit Uranylacetat. Dazu gehören z. B. Methoden nach Eager, Gallyas, Nauta oder Glees.

9.17.3 LFB-Färbung nach Klüver-Barrera – Myelinscheidenfärbung

Ziel: Darstellung von Myelinscheiden als umgebendes Material von Nervenfasern.

Prinzip: Myelinscheiden bestehen aus einer engen, mehrschichtigen Umwicklung des Axons mit Material, das reich ist an Phospholipiden, Cerebrosiden und basischen Proteinen. Luxol-Fast-Blue (LFB) ist ein Arylguanidiniumsalz und hat dasselbe kupferhaltige Grundgerüst wie Alcianblau (Kupferphthalocyanin), ist im Gegensatz dazu aber unlöslich in Wasser und löslich in Alkohol. Die genaue Struktur ist nicht bekannt. Es ist ein anionischer Farbstoff und zeigt eine starke Affinität zu Phospholipiden und starken Cholinbasen. Es bindet aber auch an andere Gewebestrukturen. Die Anfärbung der Lipoproteine erfolgt durch Ionenattraktion, möglicherweise mit einer hydrophoben Bindungskomponente (Kiernan 1999).

Es erfolgt zuerst eine Überfärbung der Strukturen, die in alkalischer Lithiumcarbonatlösung wieder so lange differenziert wird, bis graue und weiße Substanz erkennbar sind. Zur Gegenfärbung wird Kresylechtviolett (s. ▶ Abschn. 9.17.1) eingesetzt, was die Myelinfärbung noch vertieft. Es kann aber auch eine PAS- oder Hämatoxylinfärbung angeschlossen werden. Alternative Färbungen zur LFB-Färbung (z. B. Weil) basieren auf der Affinität von Myelin zum kationischen Eisenhämatoxylinlack. Diese Methoden beinhalten Differenzierungsschritte mit der Beize (Eisenammoniumsulfat) und Kaliumferricyanid (Nestor 2008).

Färbeergebnis Versilberung nach Bielschowsky	
Axone, Neurofibrillen, Dendrite	schwarz
andere Gewebekomponenten	grau
(s. ◘ Abb. 9.53)	

Färbeergebnis LFB-Färbung	
Myelin, phospholipidhältig	blau bis grün
Kerne, Nisslsubstanz	pink bis violett

9.17.4 PTAH-Färbung nach Mallory – Astrozytenfärbung

Ziel: Darstellung von Astrozyten (Reaktivität, Proliferation, Neoplasma), Bindegewebe, Fibrin; reaktive Astrozyten haben ein sternförmiges Aussehen. Die Darstellung erfolgt heutzutage in erster Linie mit Immunhistochemie.

Prinzip: Die Schnitte werden in quecksilberhaltigen Zenkers Fixiergemisch umfixiert und weiters in Lugol'sche Jodlösung und 96 % Alkohol gebracht, um die Quecksilberniederschläge zu entfernen. Nach Oxidation mit Kaliumpermanganat erfolgt die Entfärbung in Oxalsäure. Anschließend werden die Schnitte in Phosphorwolframsäure-Hämatoxylin (PTAH) für 12–24 h bei Raumtemperatur bis zum gewünschten Ergebnis inkubiert (Böck 1989; Nestor 2008).

Die PTAH-Färbung ist gleichzeitig eine Bindegewebefärbung und wird auch zur Darstellung von Muskelquerstreifungen und Fibrin empfohlen. Die PTA ist in der Färbelösung im Überschuss vorhanden und bindet das Hämatein zu einem blauen Lack. Es kommt zu zweifärbigen Ergebnissen mit blauen Kernen, blauem Fibrin und braunrotem Kollagen. Um die rötliche Färbung zu bewahren, wird eine schnelle Entwässerung empfohlen (Carson 1990).

Mallorys PTAH gehört zu den natürlich gereiften Hämatoxylinlösungen. Nach Puchtler et al. (1963, 1980) sollte es vor dem Gebrauch mindestens einen Monat an der Luft stehen. Die gereifte Lösung enthält zwei färbende Komponenten: einen blauen und einen rötlichen PTAH-Komplex mit möglicherweise unterschiedlichem Hämatein-PTA-Verhältnis. Die Färbung kann durch Erhitzen auf 60 °C auf 1 h verkürzt werden. Längeres Erwärmen zerstört die PTAH-Lösung. Die Bindung des Farbstoffs an die blau gefärbten Gewebekomponenten läuft wahrscheinlich über Wasserstoffbrücken und Van-der-Waals-Kräfte mit dem Hämateinanteil. Die Bindung an die rot gefärbten Strukturen verläuft wahrscheinlich über den Polysäureanteil. Die Oxidation mit Kaliumpermanganat verhindert eine blaue Anfärbung der Myelinscheiden.

Färbeergebnis PTAH-Färbung	
Astrozyten, Gliafasern, Muskel-Querstreifung, Fibrin	blau
Kerne	blau
Neurone	rosa
Kollagen	rötlich braun
Elastische Fasern	violett

9.18 Nukleinsäuren-Darstellung

Desoxyribonukleinsäure (DNA) findet man im Zellkern, Ribonukleinsäure (RNA) findet man hauptsächlich in den Ribosomen. Die Untereinheit von DNA und RNA ist das Nukleotid. Ein Nukleotid besteht aus einer Phosphat- und einer Zuckergruppe mit einem anhaftenden Basenring. Der Zucker in DNA ist Desoxyribose, in RNA ist es Ribose. Nukleoproteine sind basische Proteine (Protamine und Histone, Ribosomenproteine), die in enger Verbindung mit Nukleinsäuren stehen (s. ▶ Abschn. 2.2.6).

Das optimale Fixiermittel für die **färberische Darstellung** von Nukleinsäuren ist alkohol- und säurehaltig (z. B. Carnoy). Formalin ist für die Routinehistologie akzeptabel (s. ▶ Abschn. 4.4.4) (Bancroft und Stonard 2018).

Durch Säuren werden Nukleinsäuren mit fortschreitender Dauer extrahiert. Dies kann bei Fixierung mit Bouins Fixiergemisch bzw. bei Entkalkung mit mineralischen Säuren (Salpetersäure, Salzsäure) auftreten. Hier ist die Anwendung von EDTA in neutraler Lösung als chelatbildender Entkalker vorzuziehen (s. ▶ Abschn. 5.2.2). Nukleinsäuren lassen sich durch Enzyme (Ribonuklease, Desoxyri-

9.18 · Nukleinsäuren-Darstellung

bonuklease) gezielt extrahieren. Chemische Extraktion gelingt mit Hitze und starken Säuren (Trichloressigsäure, Perchlorsäure). Durch Einwirkung von Hitze und Säure kommt es zur Hydrolyse und die Nukleinsäuren zerfallen in Phosphatgruppen, Zucker und Basen, wobei an der Desoxyribose Aldehydgruppen frei werden.

Die färberische DNA/RNA-Darstellung wurde im Routinelabor längst verdrängt. Um Nukleinsäuresequenzen sensitiv und spezifisch im Gewebeschnitt darzustellen, bedient man sich der In-situ-Hybridisierung (s. Kap.12). Molekularpathologische Methoden, die nach Nukleinsäureisolierung aus dem Gewebe vorgenommen werden, geben Auskunft über genetische Veränderungen, Mutationen bzw. DNA/RNA-Sequenzen (s. ▶ Kap. 13).

Die färberische Darstellung der Nukleinsäuren basiert einerseits auf der Reaktion von kationischen Farbstoffen mit den anionischen Phosphatgruppen und andererseits auf dem Aldehydnachweis nach DNA-Hydrolyse. Für die Basen gibt es keine histochemischen Darstellungsmethoden.

Die Anfärbung von DNA erfolgt durch Anlagerung von kationischen Farbstoffen an die anionischen Phosphatgruppen. Weiters können sich relativ kleine Farbstoffe auch zwischen die Basen einlagern (**interkalieren**) und durch hydrophobe Wechselwirkung stabilisieren. Die Einlagerung wird erleichtert, wenn sich die Histon-DNA-Verbindung durch Ansäuerung etwas löst und sich dadurch die Helixstruktur leicht öffnet. Interkalation ist bis zu einem pH von 3,5 denkbar. Unterhalb davon wird die DNA einzelsträngig. Nichtinterkalierende Farbstoffe lagern sich an die kleine bzw. große Furche[10] an. Farbstoffe, die in die kleine Furche passen, haben meist ein längliches, aromatisches System, das der Windung folgen kann. Farbstoffe, die die große Furche bevorzugen, sind nichtplanar (z. B. Triphenylmethanfarbstoffe, Methylgrün) (Prentø 2009, 2001).

- **Zu den nukleinsäuredarstellenden Techniken gehören**
— Feulgen-Reaktion
— Methylgrün-Pyronin-Färbung
— Gallocyanin-Chromalaun-Färbung
— interkalierende Fluorochrome: Acridinorange, DAPI (4',6-Diamidin-2-phenylindol), Propidiumjodid
— Giemsa (Chromosomenfärbung, Bänderung[11])

9.18.1 Feulgen-Reaktion – DNA-Färbung

Ziel: Darstellung von DNA, in Kombination mit Mikrodensitometrie zur Messung der Zellploidie.[12] Die Intensität der Feulgen-Färbung ist proportional zur Konzentration der Nukleinsäure.

Prinzip: Milde, saure Hydrolyse (1 M HCl, 60 °C) bricht die Bindung zwischen Desoxyribose und Purinbase auf. Das DNA-Rückgrat bleibt erhalten. Die entstehenden Aldehydgruppen werden durch die Schiff'sche Reaktion nachgewiesen (s. ▶ Abschn. 9.12.1). Weiters erfolgt die Gegenfärbung mit Lichtgrün je nach Vorliebe.

In RNA erfolgt keine Depurinierung und sie wird nicht dargestellt. Das Ausmaß der Hydrolyse ist hier die kritische Größe

---

10 Die große Furche ist die ca. 2,2 nm breite Vertiefung, die kleine Furche ist die ca. 1,2 nm breite Vertiefung entlang der DNA. Sie entstehen durch die gewundene Konformation der DNA-Doppelhelix.

11 Chromosomenbänderung. Durch die Anfärbung mit Giemsa-Färbelösung entsteht ein typisches Bandenmuster, anhand dessen sich Chromosomen identifizieren lassen.

12 Ploidie. Beschreibt die Anzahl an homologen Chromosomen in der Zelle.

in Abhängigkeit von Säurekonzentration, Dauer und Temperatur. Eine zu starke Hydrolyse kann zu einem falsch-negativen Ergebnis führen. Dabei muss man die durch das Fixativ bedingte Hydrolyse mit einbeziehen. Für FFPE-Gewebe liegt die Hydrolysezeit bei 8 min.

Aldehydgruppen, die durch ein Fixans (z. B. Glutaraldehyd) ins Gewebe gebracht wurden oder von vornherein bestanden, müssen mittels Natriumborhydrid blockiert werden (Kiernan 1999).

Färbeergebnis Feulgenreaktion	
DNA	rotviolett
Cytoplasma	grün

9.18.2 Methylgrün-Pyronin-Y-Färbung – Darstellung von DNA und RNA

Ziel: Differenzierte Darstellung von DNA und RNA.

Prinzip: Die Farbstoffe Methylgrün und Pyronin Y werden gemeinsam in einer Lösung bei pH 4–4,8 aufgetragen. Das Mengenverhältnis der Farbstoffe ist bei möglichst reinen Substanzen 5:1 mit einem Überschuss an Methylgrün (Kiernan 1999). Anschließend wird in Puffer gespült, dehydriert, geklärt und eingedeckt.

Prentø und Lyon (2003) sehen den Grund für die differenzierte Anfärbung in der unterschiedlichen Substantivität der beiden kationischen Farbstoffe, die bedingt ist durch das Mengenverhältnis, die chemische Struktur und den pH-Wert der Lösung. Lässt man jeweils nur einen Farbstoff einwirken, färben sich sowohl DNA als auch RNA mit dem jeweiligen Farbstoff an, was die Unspezifität der Bindung beweist. Unter den gegebenen Bedingungen bindet jedoch Methylgrün vorzugsweise an DNA und Pyronin Y an RNA bzw. andere negativ gela-

dene Gewebebestandteile. RNA kann durch RNase entfernt und durch Vergleich der Färbeergebnisse identifiziert werden.

Färbeergebnis Methylgrün-Pyronin-Färbung	
DNA	blaugrün
RNA	rot

9.19 Nachbehandlung und Eindecken der Schnitte

Die meisten Färberezepte enden mit einem Spülschritt, wo überschüssiger Farbstoff noch entfernt wird, und schließlich befindet sich der gefärbte Histoschnitt in einem wässrigen oder alkoholischen Medium.

Die folgenden Schritte geschehen in der Absicht, ein permanentes, gut mikroskopierbares Präparat herzustellen. Außerdem soll es gegen mechanische und bakterielle Einwirkungen bzw. vor dem Ausbleichen der Farben geschützt werden. Zu diesem Zweck muss der Schnitt eingedeckt werden, d. h. mit einem Eindeckmedium und einem Deckglas bedeckt und luftdicht eingeschlossen werden. Heutzutage verwendet man fast ausschließlich Eindeckmedien auf Kunststoffbasis. Diese sind löslich in organischen Lösungsmitteln wie Xylol, Butylacetat und ihren Substituten (Clearingreagenzien) und härten durch Verdampfen des Lösungsmittels aus. Zur Abdeckung dienen plane Deckgläschen aus hochwertigem Glas mit definierter Dicke (0,17 mm) und unterschiedlichen Größen.

▶ **Ablauf einer histologischen Färbung (FFPE)**

1. Antrocknen der Schnitte im 60 °C – (Umluft-)Brutschrank, 25–30 min
2. Entparaffinieren in Clearingreagens (Xylol), 3 x 5 min
3. Rehydratieren in absteigender Alkoholreihe bis dest. Wasser, je 1–2 mn

4. Einwirkung der Färbereagenzien nach bestimmtem Rezept
5. Dehydratieren in aufsteigender Alkoholreihe bis 100 % Alk, je 1–2 min
6. Klären in Clearingreagens (Xylol), 1–2 min
7. Eindecken mit Eindeckmedium und Deckgläschen
8. Trocknen unter Abzug ◄

- **Einschlussmittel**

Einschlussmittel bzw. Eindeckmedien kann man unterteilen in **hydrophobe** und **hydrophile** und diese wiederum in **adhäsive** und **nichtadhäsive** Medien. Adhäsive Mittel wirken als „Kleber" und halten das Deckglas nach dem Trocknen an Ort und Stelle. Bei nichtadhäsiven Mitteln müssen die Ränder des Deckgläschens mit flüssigem Paraffin, Nagellack oder Harzmedium abgedichtet und fixiert werden, um ein Austrocknen und Verrutschen zu verhindern. (Woods 1994)

Der **Brechungsindex** ist eine wichtige Eigenschaft des Eindeckmediums. Im festen Zustand zeigt es einen ähnlichen Brechungsindex wie Glas (ca. 1,52), wodurch die Mikroskopiequalität optimiert wird (z. B. Eukitt® ca. 1,50). Ist der Brechungsindex des Eindeckmediums ähnlich dem von fixiertem Gewebe (1,53–1,54), lässt es den Schnitt transparent erscheinen und nur die gefärbten Areale sind zu erkennen. Bei einem Brechungsindex weit unterhalb oder oberhalb dieses Werts wäre der Schnitt gut sichtbar, aber die Auflösung zu schwach.

Nachdem hauptsächlich hydrophobe, xyllösliche Einschlussmittel verwendet werden, die mit Wasser nicht mischbar sind, muss dieses im **Entwässerungsschritt** über eine aufsteigende Alkoholreihe (96–100 % Ethanol) entfernt und durch Alkohol verdrängt werden. Das Prinzip basiert wieder auf Diffusion von der höheren zur niedrigeren Konzentration. Die Dauer der Spülschritte ist stark abhängig von der Empfindlichkeit der Farbstoffe oder Farbprodukte auf das Herauslösen durch verdünnte Alkohole (s. ▶ Abschn. 9.4.1.6). Das basische Methylenblau der Ziehl-Neelsen-Färbung ist beispielsweise stark löslich in 96 % Alkohol. Hier lässt man nach dem Abspülen des Farbstoffs das Wasser möglichst gut vom Objektträger ablaufen und bringt ihn gleich in absoluten Alkohol, spült ihn kurz und gibt ihn schnell weiter in Xylol. Alcianblau hat hingegen eine so starke Bindung an das Gewebe, dass es weder durch Wasser noch durch Alkohol entfernt werden kann. Hier ist die Dauer der Spülschritte unkritisch.

Die Immersion mit Xylol und ähnlichen Reagenzien nennt man **Klären**, bezugnehmend auf die Clearingreagenzien beim Einbettungsprozess bzw. auf ihre aufhellende Wirkung. Das Verbleiben in diesen Lösungen ist meist nicht kritisch.

Im Routinebetrieb werden Einschlussmittel üblicherweise aus dem Handel bezogen. Es gibt eine größere Anzahl an käuflichen Eindeckmedien (z. B. Eukitt®, Pertex®). Sie beinhalten Acrylkunststoff (firmeneigene Zusammensetzung) in unterschiedlichen Lösungsmitteln (Xylol, Toluol). In Bezug auf die Arbeitssicherheit ist wichtig, die Trocknungsphase der Objektträger unter Abzug vorzunehmen. Die Lösungsmittel gehören zu den Gefahrstoffen, die neben ihrer potenziellen Kanzerogenität auch Kopfschmerzen und Schwindel auslösen können.

Wasserlösliche, hydrophile Einschlussmittel sind notwendig, wenn organische Lösungsmittel das Färbeprodukt bzw. Substrat herauslösen würden und deshalb vermieden werden müssen (z. B. Fettfärbung, Formazane als Farbprodukt der Azoreaktion, Kupferfärbung mit Rhodanin). Sie werden auch verwendet, um sich den Entwässerungsschritt zu ersparen. Anionische Farbstoffe (z. B. Eosin) würden aber in einem wässrigen Einschlussmittel „ausbluten". Auch wasserlösliche Eindeckmedien sind im Handel erhältlich (z. B. Aquatex®) (s. ▶ Abschn. 9.4.1.8)

Besondere Erfordernisse bestehen für die wässrigen Eindeckmedien der **Fluoreszenzmikroskopie**, die natürlich keine Eigenfluoreszenz aufweisen dürfen. Hier werden Zusätze verwendet, die das Ausbleichen der Fluorochrome verlangsamen. Eine spezielle Art von Einschlussmittel enthält einen beigemischten fluoreszierenden Farbstoff, der beim Eindecken gleichzeitig eine Kernfärbung bewirkt (Propidiumjodid, DAPI).

Die künstlichen Einschlussmittel haben die natürlichen im Histodiagnostiklabor längst verdrängt. Das führende Eindeckmedium bis zur Einführung der künstlichen Mittel war Kanadabalsam. Er wird aus einer Fichte (*Abies balsamea*) gewonnen und gehört chemisch zu den Terpentinen. Der getrocknete Balsam wird zur Anwendung mit Xylol aufgelöst. Er wirkt als leichtes Reduktionsmittel und führt deshalb zum Ausbleichen der Farbstoffe nach Monaten oder Jahren. Im Vergleich zu den künstlichen Medien ist er sehr teuer geworden. Man kann kunststoffbasierende und wässrige Eindeckmedien auch selbst herstellen (z. B. DPX®, Glycerin-Gel, Fructosesirup, Apathys Medium) (Kiernan 1999).

Apathys Medium	
50 g	Gummi arabicum
50 g	Sucrose
50 ml	dest. Wasser
kleiner Kristall Thymol	
Das ergibt 100 ml Eindeckmittel. Ein paar Monate haltbar bis Zucker auskristallisiert oder trüb.	

- **Anforderungen an ein gutes Eindeckmedium**
— Es soll farblos und transparent sein.
— Es soll das Gewebe vollständig durchdringen und Zwischenräume füllen.
— Es soll widerstandsfähig sein gegen den Einfluss von Mikroorganismen.
— Beim Trocknen soll es weder auskristallisieren noch schrumpfen.
— Es soll einen ähnlichen Brechungsindex wie hochwertiges Glas aufweisen.
— Es soll ein klares Bild und keine Mikroskopieartefakte bieten.
— Es soll schnell trocknen (10–20 min).
— Es soll die Haltbarkeit der Präparate (zehn Jahre und länger) unterstützen und kein Vergilben bewirken.
— Es darf keine Eigenfluoreszenz zeigen und möglichst passiv gegenüber UV-Licht sein.
— Es sollte für die Nutzung in Automaten geeignet sein.

- **Manuelles Eindecken**

Das manuelle Eindecken wurde im Routinebetrieb von den Eindeckautomaten weitgehend abgelöst. Trotzdem ist es für bestimmte Anwendungen und bei Geräteausfällen immer wieder notwendig.

> ▶ **Ablauf manuelles Eindecken**
> 1. Objektträger aus organischem Lösungsmittel oder Wasser entnehmen
> 2. Überschüssige Flüssigkeit abtropfen lassen
> 3. Deckgläschen mit passender Größe wählen (Schnitt muss vollständig abgedeckt sein)
> 4. Je nach Größe ein bis drei Tropfen Einschlussmittel auf das Gläschen tropfen
> 5. Deckgläschen an Schmalseite schräg auf Objektträger aufsetzen, aufgleiten lassen
> 6. Einschlussmittel verteilt sich gleichmäßig unter dem Gläschen
> 7. Eventuell auftretende Luftblasen durch leichtes Aufdrücken entfernen (mit Pinzette oder behandschuhten Finger, Fingerabdrücke muss man vermeiden, Medium nicht herausquetschen)
> 8. in waagrechter Lage trocknen lassen ◀

Schlecht eingedeckte Schnitte lassen sich reparieren, indem man die Objektträger wieder in das Lösungsmittel stellt und wartet, bis das Deckgläschen leicht abgleitet. Dann erneut eindecken.

- **Fehler beim Entwässern und Eindecken**
- Wasser wurde nicht vollständig entfernt, durch zu schnelles Spülen oder Wasserbeimengungen in den Reagenzien → Schnitt wird blind.
- Zu langes Entwässern bei empfindlichen Farbstoffen → Schnitt „blutet" aus.
- Entwässern und Klären bei xylollöslichen Farbprodukten → Färbeergebnis wird zerstört.
- Luftblasen unter dem Deckgläschen machen den Schnitt blind.
- Zu kleine Deckgläschen verhindern, dass der Schnitt vollständig durchgesichtet werden kann.
- Zu wenig Einschlussmittel führt dazu, dass beim Trocknen Luft unter das Gläschen zieht.
- Zu viel Einschlussmittel führt zum Herausquellen und zu verklebten Objektträgern.
- Zu stark verdünntes Einschlussmittel verdampft schnell und führt zu Lufteinzug.
- Eingedicktes Einschlussmittel lässt sich schwer auf dem Objektträger verteilen → festeres Aufdrücken ist notwendig, zu dicke Mediumschicht.
- Überstehende Deckgläschen sind eine Gefahrenquelle für Verletzungen und behindern die Archivierung.

- **Eindeckautomaten**

Um den Arbeitsfluss zu beschleunigen, wurden in den letzten Jahrzehnten **Eindeckautomaten** entwickelt, die schnell Einzug in die Histolabors hielten. Diese arbeiten einerseits mit Glasdeckgläschen, andererseits mit Celluloseacetat-Folien..

Die Folie wird in einem Endlosband auf den Objektträger, der vorher mit Lösungsmittel benetzt wurde, aufgebracht und weiters bei der entsprechenden Länge abgekappt (◘ Abb. 9.27). Dabei wird der Kunststoff angelöst und klebt auf dem Ob-

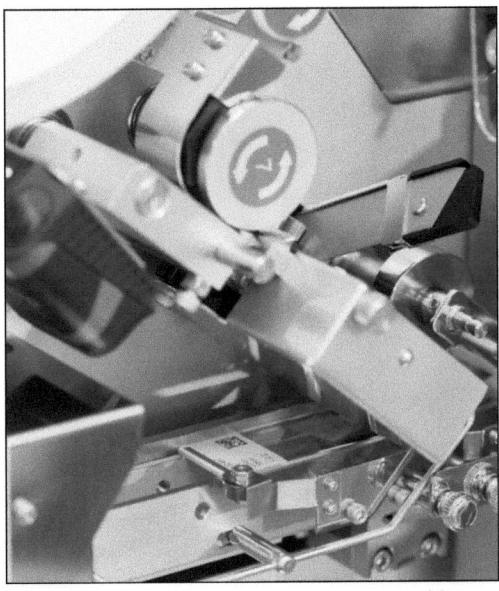

◘ **Abb. 9.27** Teilansicht Tissue-Tek Film® Folieneindeckautomat von Sakura Finetek (©Sakura)

jektträger. Der vordergründig bestechende Vorteil ist die Geschwindigkeit, das Fehlen von Luftblasen und das schnelle Trocknen der Schnitte. Nachteilig erwies sich, dass nach wenigen Jahren Luft unter den Film zog. Dies soll bei der neueren Technologie nicht mehr der Fall sein. Der Hersteller des Folien-Eindeckers weist auch auf die explizite Eignung der Schnitte für das Einscannen im Rahmen der digitalen Pathologie hin (s. ► Abschn. 16.4).

Die Glas-Eindecker tropfen eine bestimmte Menge Einschlussmittel auf den Schnitt und senken dann ein Deckgläschen darauf herab. Somit wird die händische Methode weitgehend kopiert. Das Eindecken mit Glas bietet nicht dieselbe Geschwindigkeit und Durchsatzkapazität, aber Präparatbeständigkeit und die optische Qualität, die man für Mikrofotos benötigt. Für die digitale Pathologie, wo Gewebeschnitte eingescannt werden, werden prinzipiell Glasdeckgläschen empfohlen (Abb . 9.28).

Technik im engeren Sinne dar. Die fertigen Präparate werden nun dem Pathologen zur Befundung vorgelegt. Als Mitarbeiterin des Labors sollte man sich bewusst sein, dass die Qualität der Befundung unmittelbar mit der Qualität der Histotechnik zusammenhängt und unsere Verantwortung der Patientin gegenüber hier ihre Basis hat.

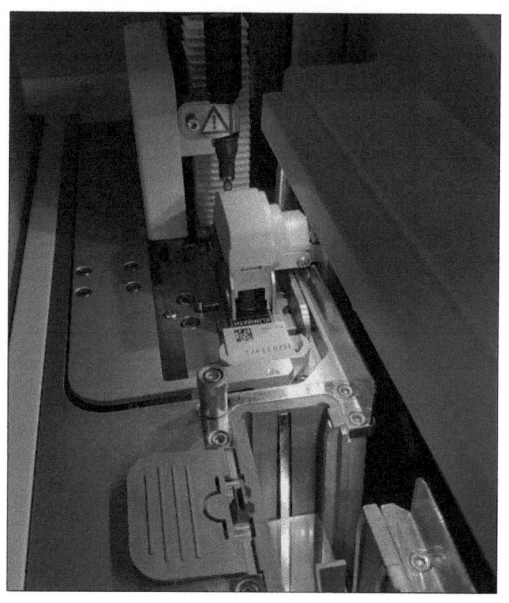

Abb. 9.28 Teilansicht Glaseindeckautomat Histocore SPECTRA CV dual line von Leica Biosystems

Ein gewünschtes Qualitätsmerkmal dieser Geräte ist, dass die mechanische Manipulation der Glasobjektträger ohne Probleme funktioniert und möglichst wartungsfrei ist. Weitere Spezifikationen der Geräte sind die Objektträgerkapazität zur gleichzeitigen Beschickung, die Durchsatzmenge, die Anzahl an Plätzen für die fertigen Objektträgerkörbe, die Kompatibilität mit den Objektträgerkörben verschiedener Hersteller, die Möglichkeit, Objektträger direkt aus einem Färbeautomaten zu übernehmen (Färbestraße), die Flexibilität bei der Wahl des Eindeckmediums, der Deckgläschen bzw. des Clearingsreagens, integrierte Trocknungsmöglichkeit, mehr oder weniger Elektronik und Sensoren sowie der tägliche Wartungsumfang. Der Eindeckautomat sollte saubere, nichtklebrige, blasenfreie, gleichmäßig eingedeckte Präparate produzieren.

Das Eindecken ist der abschließende Schritt vor dem Mikroskopieren und stellt den **Schlusspunkt der histologischen**

9.20 Färbeautomaten

Um die ständig wachsenden Mengen im Histodiagnostiklabor zu bewältigen, empfiehlt sich die Anschaffung eines Färbeautomaten. Qualifiziertes Laborpersonal kann die Färbetätigkeit zugunsten anderer Aufgaben dem Gerät überlassen. Die Entwicklung geht zu vollautomatischen Färbern, die das Antrocknen, Färben und Eindecken in einem System übernehmen (Färbestraße). Färbeautomaten werden in unterschiedlichen Bauweisen von verschiedenen Herstellern angeboten, die einerseits für große Mengen an Routinefärbungen und andererseits für ausgewählte Spezialfärbungen verwendet werden. Man unterscheidet
— Zitadellenfärber
— Linearfärber
— Robotfärber
— Tellerfärber

Für welchen Typ sich das Labor letztendlich entscheidet, hängt hauptsächlich von der Menge an zu verarbeitenden Schnitte und vom Spezialfärberepertoire ab. Außerdem spielt die Labororganisation eine Rolle. Kontinuierliche Färber werden bevorzugt, wenn auch eine kontinuierliche Lieferung der Schnitte an die Befunder gewünscht ist. Ein weiterer Aspekt ist die Flexibilität der Geräte, um auf spezielle Färbewünsche der Befunder einzugehen oder laboreigene Reagenzien verwenden zu können. Bei großen Objektträgermengen ist auch die Kompati-

9.20 · Färbeautomaten

bilität des Färbers mit einem automatischen Eindecker notwendig, um zeitaufwendiges Herumsortieren der Schnitte zu vermeiden. Dies gilt im Zeitalter der Digitalisierung auch für die Kompatibilität mit einem Slidescanner (s. ▶ Abschn. 16.4). Im Sinne der Arbeitssicherheit sollte man sich der Chemikalienbelastung durch den Färber bewusst sein. Interne Filter, Anschluss an Abluftanlagen oder das Aufstellen unter Abzug sind verschiedene Optionen.

Heutzutage sind die meisten Geräte mit entsprechender Elektronik ausgestattet, die je nach Ausführung mehr oder weniger Funktionen unterstützt. Dazu gehören das gleichzeitige Färben unterschiedlicher Protokolle, die Programmierung einer großen Anzahl an einzelnen Protokollen und die Reagenzienverwaltung.

Bei modernen Geräten können für die Qualitätssicherung statistische Auswertungen durchgeführt und der Verarbeitungsweg der einzelnen Objektträger nachvollzogen werden. Dazu erfolgt die Identifikation der Objektträger mittels Barcode. Die verpflichtende Akkreditierung medizinischer Laboratorien drängt die Anwender immer mehr zur Nutzung von vorgefertigten IVD-Produkten für die jeweiligen Färbeautomaten, die von den Anbietern auch zur Verfügung gestellt werden.

9.20.1 Zitadellenfärber

Dies ist die älteste Form der automatischen Färber. Beim klassischen Vorläufermodell konnte über eine mechanische Zeitkarte das Färbeprogramm eingegeben werden. Die Reagenzienbehälter sind in einem Karussell angeordnet. Die Objektträger werden senkrecht in Körben von Behälter zu Behälter gehoben. Je nach Einstellung wird der Korb im Reagens auf und ab bewegt zur gleichmäßigen und beschleunigten Einwirkung (Agitation). Je nach Ausführung ist eine bestimmte Anzahl an Protokollen program-

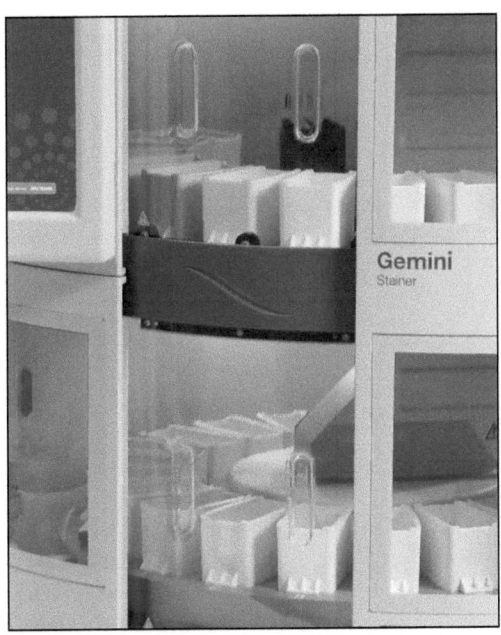

◘ **Abb. 9.29** Teilansicht des Gemini AS von Epredia mit zwei Karussellebenen

mierbar. Diese Art eignet sich sehr gut zum Abarbeiten großer Mengen gleicher Färbungen.

Geräte, die die Drehbewegung nur in eine Richtung machen und für eine vorgegebene Zeit in jeder Färbeküvette stehen bleiben, findet man heutzutage kaum noch. Bei den weiterentwickelten Modellen werden die Küvettenpositionen flexibel angefahren und es gibt auch geheizte Stationen und Anschluss an Leitungswasser. Kontinuierliche Beschickung, simultane Färbung verschiedener Protokolle und Übergabesysteme an Eindeckautomaten findet man ebenso (◘ Abb. 9.29).

9.20.2 Linearfärber

Für Linearfärber ist typisch, dass die Reagenzienbehälter in einer Reihe angeordnet sind. Die Objektträger werden senkrecht in Körben von einer Seite zur anderen bewegt und verbleiben eine vorgewählte, fixe Dauer

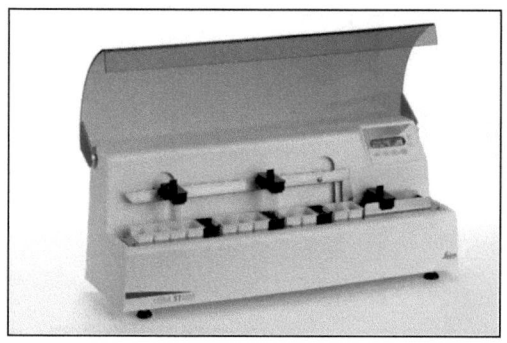

◘ Abb. 9.30 Leica Biosystems ST4020 Linearfärber (©Leica Biosystems)

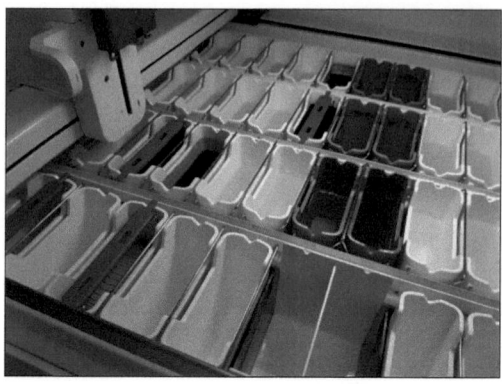

◘ Abb. 9.31 Innenansicht eines Robotfärbers. HistoCore SPECTRA ST von Leica Biosystems

pro Küvette im Reagens. Die Objektträger können kontinuierlich auf einer Seite geladen und auf der anderen Seite entnommen werden. Agitation ist wählbar. Diese Modelle sind sehr gut geeignet für einen kontinuierlichen Workflow großer Mengen einer Färbung.

Heutzutage ist ihre Verwendung durch die anderen Bauarten zurückgedrängt, wahrscheinlich weil die Kombination mit Eindeckautomaten schwieriger ist bzw. weil die anderen Modelle mehr Möglichkeiten bieten. Man findet das Prinzip noch bei kleineren Geräten, die z. B. beim Gefrierschnitt eingesetzt werden (◘ Abb. 9.30).

9.20.3 Robotfärber

Für diese Modelle ist typisch, dass die Färbestationen einzeln in allen Richtungen angefahren werden können. Sie bieten für die Programmierung die höchste Flexibilität. Die Geräte können mit integriertem Trocknungsofen ausgerüstet sein.

Die Objektträger werden senkrecht in Körben von einer Station zur anderen transportiert und im Reagens versenkt. Die Körbe werden auf und ab bewegt. Kontinuierliches Beschicken und Übergabe an einen Eindeckautomaten ist möglich. Die Programmierung ist sehr flexibel und wird immer intelligenter. So kann beispielsweise die effektivste bzw. schnellste „Färbestrecke" vom Gerät berechnet oder einzelne Körbe können priorisiert werden (◘ Abb. 9.31).

Früher wurde noch eine andere Modellgruppe angeboten, wo die Objektträger waagrecht auf einem Färberaster im Gerät liegen. Ihre Position wird definiert bzw. die Objektträger werden mit einem Barcode identifiziert. Die Reagenzien sind in Reservoirs vorhanden, aus denen die benötigte Menge entnommen und auf die Schnitte pipettiert wird. So lassen sich auch kleine Mengen an Spezialfärbungen effektiv bearbeiten. Diese Geräte imitieren die händische Methode am ehesten und lassen meist auch die Verwendung der gewohnten Reagenzien zu. Dieses Prinzip findet man noch bei Färbern der Immunhistochemie.

9.20.4 Tellerfärber

Diese Geräte werden für Spezialfärbungen eingesetzt. Die Objektträger werden horizontal im Kreis platziert. Sie werden je nach Modell mit Barcode bzw. aufgrund der Position identifiziert. Die Färbereagenzien befinden sich auf einem Rondell und sind ebenso mit Barcode versehen. Die Reagenzien werden in Kits angeboten. Kleine Mengen werden entnommen und auf den Objektträger pipettiert. Die Färbeproto-

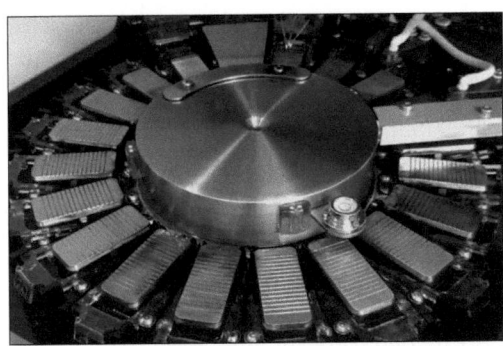

Abb. 9.32 Innenansicht eines Tellerfärbers. Nexes Special Stainer von Roche

kolle sind vorprogrammiert und umfassen die wesentlichsten Spezialfärbungen der Histodiagnostik, auch Versilberungen. Die Objektträgerstationen lassen sich je nach Modell einzeln oder im Gesamten beheizen. Die neuen Modelle sind zum Antrocknen und Entparaffinieren befähigt. Über spezielle Software lassen sich die Geräte auch in das Laborinformationssystem integrieren (Abb. 9.32).

Die Systeme sind sehr einfach zu handhaben, bieten aber weniger Flexibilität. Sie sind für Labors mit geringer Anzahl an standardisierten Spezialfärbungen sehr gut geeignet und unterstützen die QM-Dokumentation. Ein positiver Sicherheitsaspekt ist die geringe Menge an Reagenzien, die im Labor gelagert werden muss.

9.20.5 Vollautomatische HE-Färber und Eindecker

Diese Geräte sind nur für die Hämatoxylin-Eosin-Färbung vorgesehen und zeichnen sich durch die individuelle Färbung der einzelnen Objektträger aus. Die Objektträger werden in waagrechter Lage mit jeweils einer eigenen Portion Reagens bedeckt bzw. gespült. Der Automat arbeitet nur mit firmeneigenen Reagenzien. Die Behandlung umfasst Antrocknen, Entparaffinieren, Färben und Eindecken. Die Objektträger können kontinuierlich geladen werden. Durch die individuelle Färbung können die einzelnen Objektträger auch mit unterschiedlichen HE-Protokollen gefärbt werden. Als Vorteile sieht man, dass es zu keinen Kontaminationen in gemeinsam verwendeten Färbebädern kommen kann und dass die Qualität der Reagenzien keiner Veränderung durch Verwässerung oder Alterung unterliegt. Das Laborpersonal muss keine Färbeküvetten füllen. Es ist ein geschlossenes System, das in das Laborinformationssystem eingebunden werden kann.

9.21 Färbung in der Elektronenmikroskopie

Ultradünnschnitte von biologischen Präparaten haben im **TEM** ein geringes Elektronenstreuvermögen. Um die biologische Struktur sichtbar zu machen, muss ihr Kontrast durch Anlagerung von Schwermetallatomen erhöht werden. Die Kontrastierung kann einerseits während oder nach der Fixierung am Block (Pre-Embedding) und andererseits nach der Schnittherstellung am Schnitt (Post-Embedding) durchgeführt werden.

Gebräuchliche Kontrastierungsmittel sind Lösungen von Uranylacetat (0,5–6 %), Phosphorwolframat sowie verschiedene Bleisalzlösungen (-carbonat, -acetat, -citrat, -hydroxid). Die Salze werden von den Objekten unterschiedlich stark absorbiert, sodass später im elektronenmikroskopischen Bild unterschiedlich intensiv markierte Strukturen erscheinen. Solche Kontrastierungen werden häufig auch kombiniert verwendet. Für die Färbung bzw. Doppelfärbung stehen Automaten zur Verfügung, die eine gute und saubere Kontrastierung ermöglichen (Abb. 9.33). Zur händischen Färbung verwendet man Petrischalen, auf deren Boden man Tropfen der Färbelösung setzt. Darauf lässt man die winzigen Grids mit den Schnitten nach unten aufschwimmen. Anschließend werden sie wieder gespült und getrocknet.

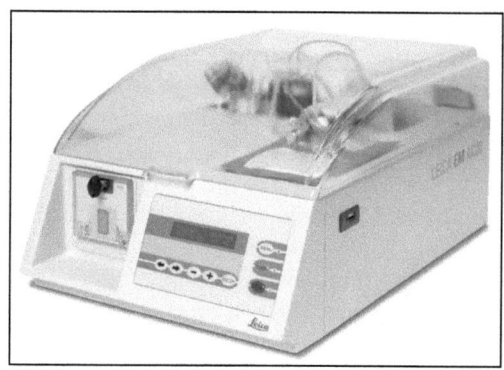

Abb. 9.33 Kontrastierungsinstrument EM AC20 von Leica Microsystems (©Leica Microsystems)

Die Bleikontrastierung ist wegen des extrem niedrigen Löslichkeitsprodukts von Bleicarbonat möglichst in einer CO_2-freien Atmosphäre durchzuführen. Dies wird erreicht durch die Platzierung von Natriumhydroxidplätzchen in Tropfennähe. Mögliche Färbeartefakte sind tupfenförmige Bleiniederschläge (sog. Bleihunde) bzw. kristalline Niederschläge durch Uranylacetatpräzipitate.

Mit speziellen Kontrastierungsreagenzien lassen sich spezifisch Gewebeanteile hervorheben. Phosphorwolframat in Kombination mit Rutheniumrot färbt saure Glykokonjugate und kupfermeronisches Blau färbt Glykosaminoglykane (Mulisch und Welsch 2010)

Man spricht von *Positivfärbung*, wenn eine Struktur das Kontrastierungsmittel absorbiert hat oder wenn es von ihr eingelagert wird. Dem steht die *Negativfärbung* gegenüber, bei der sich die Metallionen beim Trocknen der Metallsalzlösung um die eigentlichen Strukturen herum lagern. Im Elektronenmikroskop ist demnach nicht die Struktur selbst, sondern die unmittelbare Umgebung durch hohen Kontrast gekennzeichnet. Negativfärbung wird in der Regel zur Demonstration von Makromolekülen bzw. Molekülkomplexen und nicht für Dünnschnitte eingesetzt.

Bei der Pre-Embedding-Methode wird das Objekt entweder im Anschluss an die Osmierung (s. ▶ Abschn. 4.5.2.2) mit 2 % Uranylacetat *en bloc* kontrastiert oder während der Entwässerungsphase dem 1–2 % Uranylacetat in 70 % Ethanol für eine bis mehrere Stunden ausgesetzt (s. ▶ Abschn. 7.9). Die Blockkontrastierung kann auch mit der Schnittkontrastierung kombiniert werden.

Für den Verkauf und Besitz von radioaktivem Uranylacetat bestehen Vorschriften entsprechend dem Chemikaliengesetz.

Uranylacetat-Färbelösung (Hunter 1993)	
0,6 g	Uranylacetat
20 ml	30 % Ethanol (hergestellt mit sterilem, dest. Wasser)
50 ml	dest. Wasser
Gut mischen, filtrieren und in dunkler Flasche im Dunkeln lagern. 1–3 Wochen haltbar	

Bleicitrat-Färbelösung (Hunter 1993)	
1,33 g	Bleiacetat und
1,76 g	Natriumcitrat in einen 50 ml Kolben geben.
30 ml	steriles, dest. Wasser zugeben
wiederholt für 1 min heftig mischen und zwischenzeitlich für 30 min ruhen lassen.	
8 ml	1N NaOH zugeben
auf 50 ml mit sterilem dest. Wasser auffüllen.	
Sobald das Bleicitrat aufgelöst ist, ist es fertig zur Verwendung. 1 Monat haltbar.	

Färben von Vorschnitten (Semidünnschnitten) für die EM

Für Übersichtsfärbungen an den Epoxidvorschnitten steht nur eine sehr eingeschränkte Auswahl an meist monochromatischen Färbungen zur Verfügung. Diese sind aber einfach auszuführen. Man trocknet die Schnitte (0,5–1 μm) nach dem Übertragen auf den Objektträger auf einer Heizplatte bei 70–95 °C, bedeckt dann die Schnitte mit einem ausreichend großen Tropfen Färbelösung, wartet bis diese zu dampfen beginnt (ca. 10–30 s) und spült den Objektträger mit dest. Wasser. Nach dem Trocknen werden die Schnitte mit Acrylmedium eingedeckt.

Als Färbelösungen werden verwendet
- 1 % Toluidinblau O in 2,5 % Natriumcarbonatlösung
- 0,1–1 % Azur II oder Methylenblau alleine bzw. in Kombination in 1 % Natriumtetraborat (Borax)

Richardson's Färbegemisch für Epoxy- und Methacrylat-Schnitte (Richardson et al. 1960)	
Stammlösung A	
1 g	Methylenblau
1 g	Natriumtetraborat
100 ml	dest. Wasser
Stammlösung B	
1 g	Azur II
100 ml	dest. Wasser
Gebrauchslösung	
Stammlösungen A und B im Verhältnis 1:1 mischen	
regelmäßig filtrieren	

Für Spezialfärbungen muss in einer heiklen Prozedur das Epoxidharz mittels alkoholischer Natriumhydroxid- oder Kaliumhydroxidlösung entfernt werden. Nach dem Entplasten können Semidünnschnitte auch mit Versilberungen angefärbt werden (z. B. Glomerulidarstellung in der Nierendiagnostik).

9.22 Abbildungen

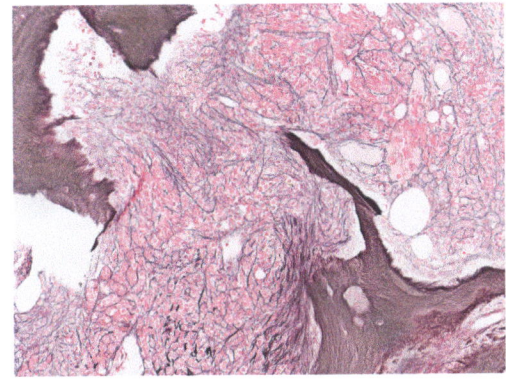

◘ **Abb. 9.34** Knochenmarkbiopsie. Silberimprägnation nach Gömöri (Retikulinfaserfärbung), 20×

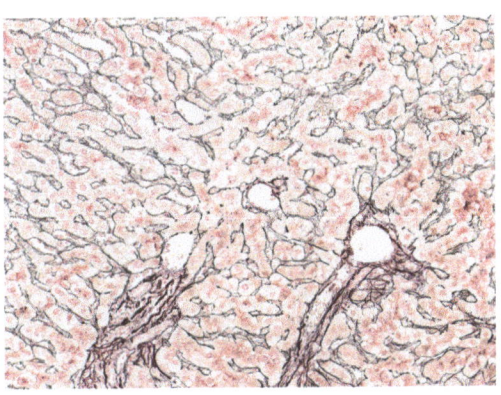

◘ **Abb. 9.35** Leber. Silberimprägnation nach Gömöri (Retikulinfaserfärbung), 20×

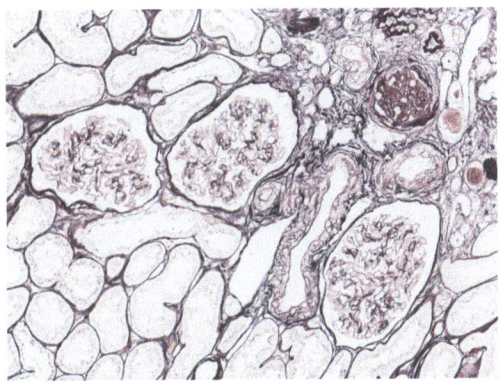

◘ **Abb. 9.36** Nierenglomeruli. Perjodsäure-Silbermethenamin-Imprägnation (Basalmembrandarstellung), 20×

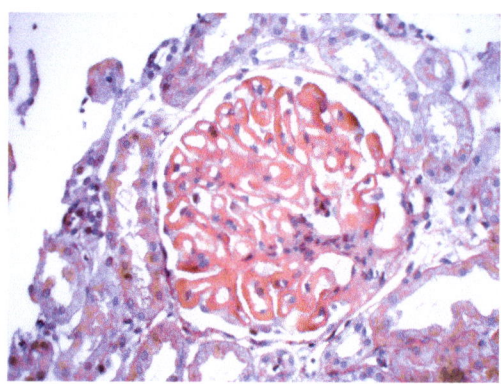

Abb. 9.37 Nierenglomerulum mit Proteindeposits. Säurefuchsin-Orange-G-Färbung (SFOG), 40×

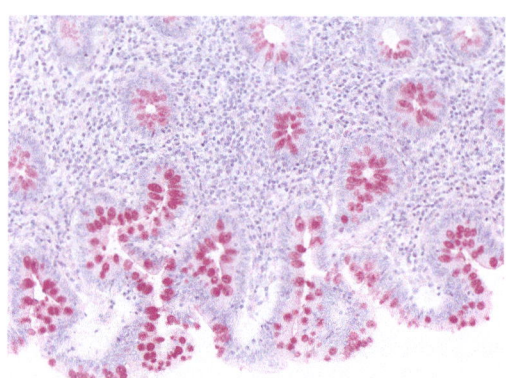

Abb. 9.40 Appendixschleimhaut. PAS-Färbung (Mucindarstellung), 20×

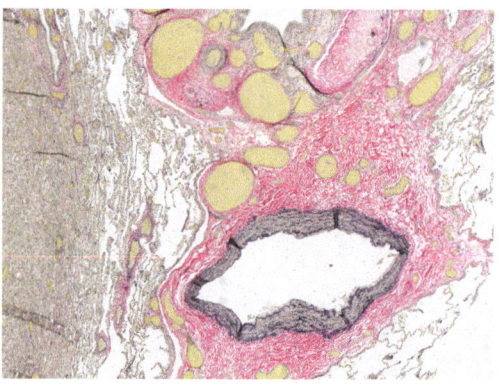

Abb. 9.38 Lunge. Elastika-van-Gieson-Färbung nach Verhoeff (Darstellung von elastischen und kollagenen Fasern), 4×

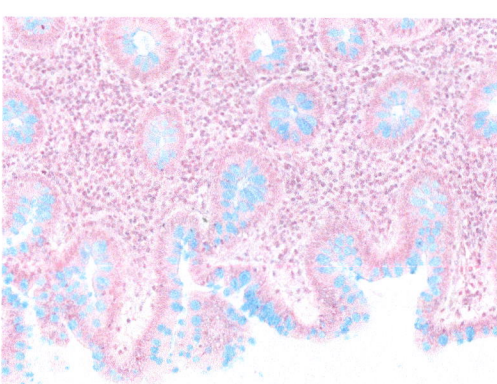

Abb. 9.41 Appendixschleimhaut. Alcianblaufärbung (Mucindarstellung), 20×

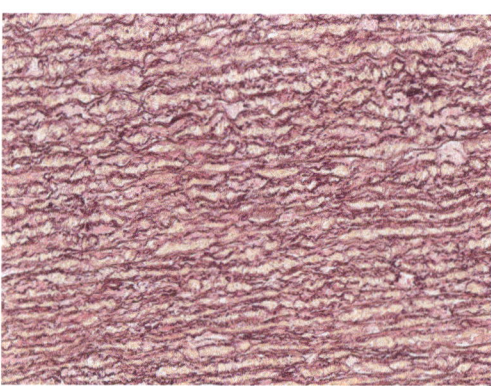

Abb. 9.39 Aortenwand. Elastika-van-Gieson-Färbung nach Weigert (Darstellung von elastischen und kollagenen Fasern), 20×

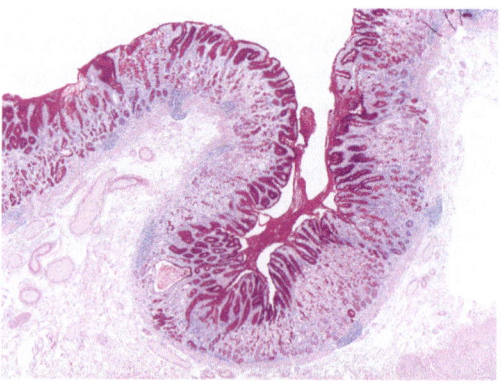

Abb. 9.42 Magenschleimhaut. PAS-Färbung (Mucindarstellung), 2×

9.22 · Abbildungen

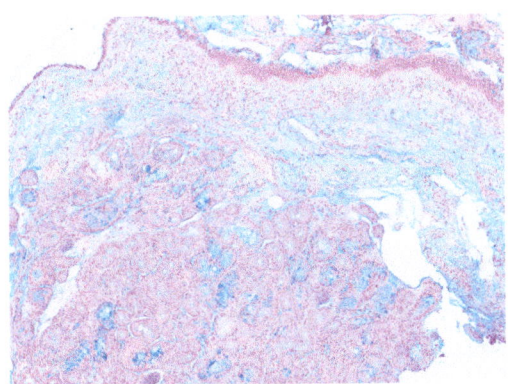

Abb. 9.43 Lungenbiopsie mit Drüsenstrukturen. Hale-Färbung (Mucindarstellung), 8×

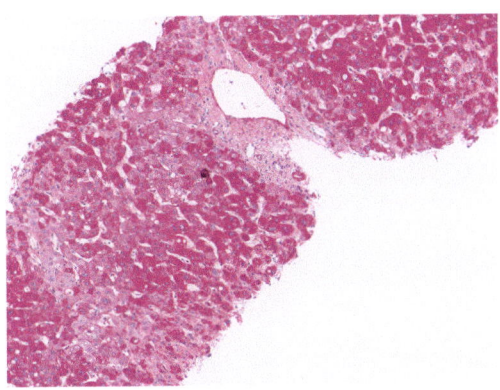

Abb. 9.46 Leberbiopsie. PAS-Färbung (Glykogendarstellung), 10×

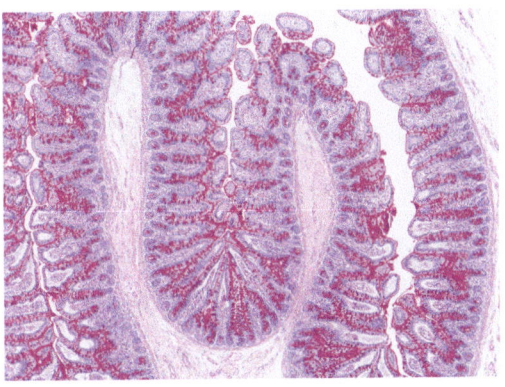

Abb. 9.44 Dünndarmschleimhaut. PAS-Färbung (Mucindarstellung), 4×

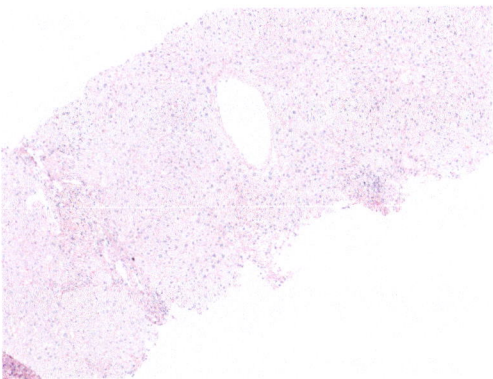

Abb. 9.47 Leberbiopsie. Diastase-PAS-Färbung (Glykogenverdau), 10×

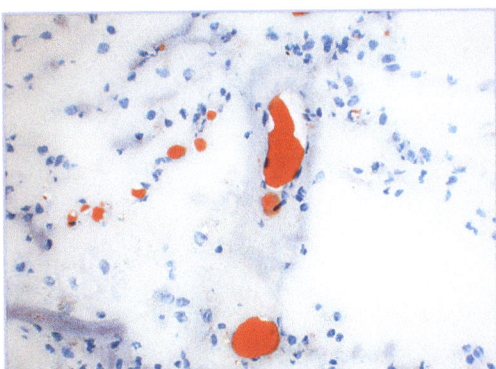

Abb. 9.45 Lunge im Gefrierschnitt, Fettembolie. Sudan III (Fettdarstellung), 40×

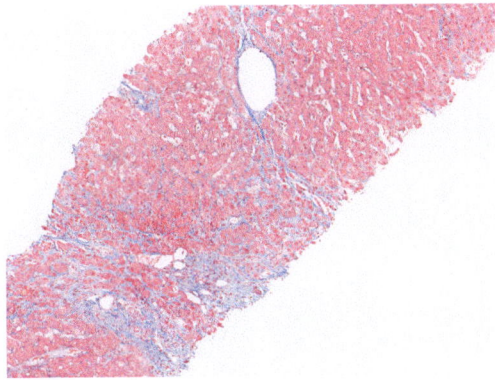

Abb. 9.48 Leberbiopsie. Masson-Trichromfärbung (Kollagendarstellung), 10×

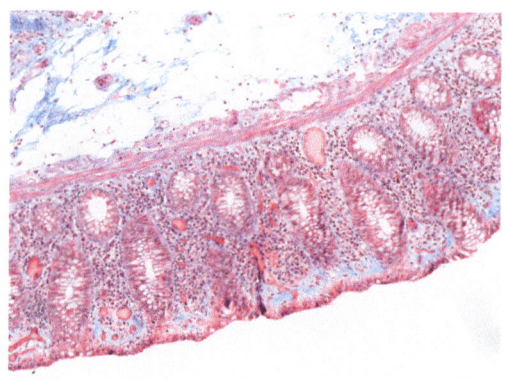

◘ Abb. 9.49 Kolonschleimhaut, kollagene Kolitis. Masson-Trichromfärbung (Kollagendarstellung), 10×

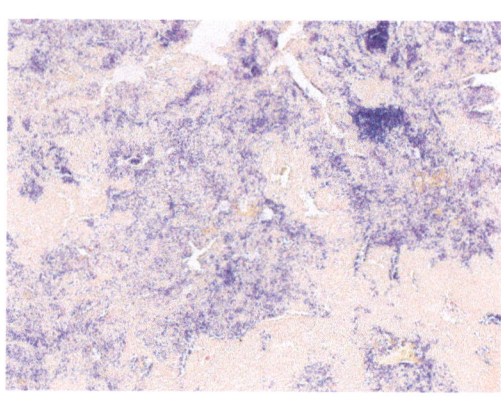

◘ Abb. 9.52 Trikuspidalklappe mit Bakterienbesiedelung. Gramfärbung, 40×

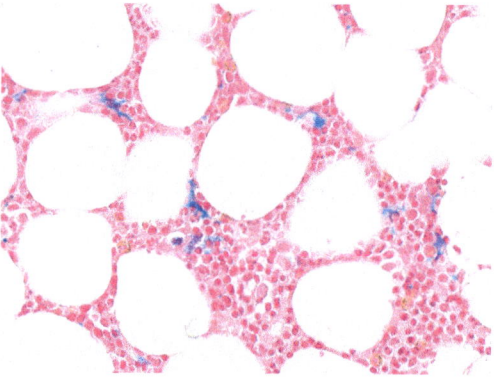

◘ Abb. 9.50 Knochenmarkbiopsie. Berliner-Blau-Färbung (Eisendarstellung), 40×

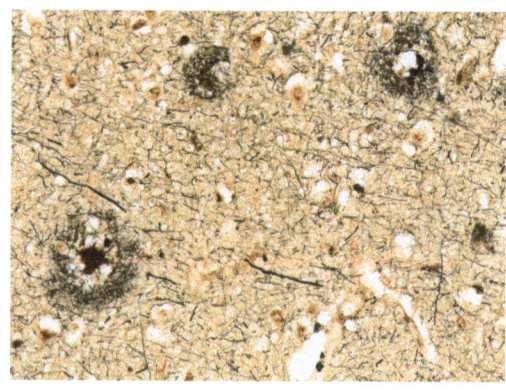

◘ Abb. 9.53 Gehirn (Neuropil). Bielschowsky-Silberimprägnation (Darstellung von Axonen und Plaques) 40×

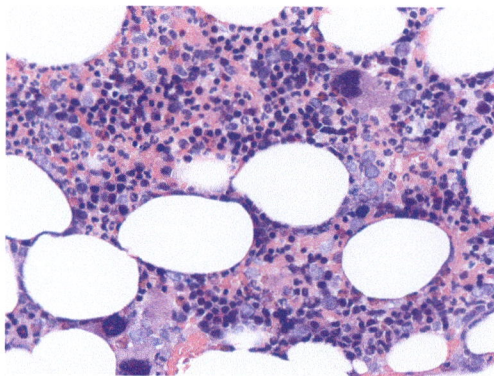

◘ Abb. 9.51 Knochenmarkbiopsie. Giemsa-Färbung (Darstellung der trilinearen Blutzellbildung), 40×

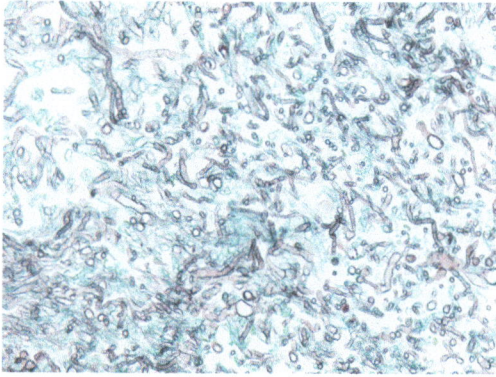

◘ Abb. 9.54 Pilzhyphen. Silberimprägnation nach Grocott-Gömöri (GMS) 40×

9.22 · Abbildungen

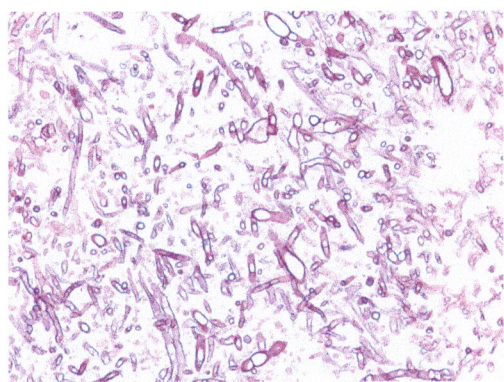

◘ **Abb. 9.55** Pilzhyphen. PAS-Färbung, 40×

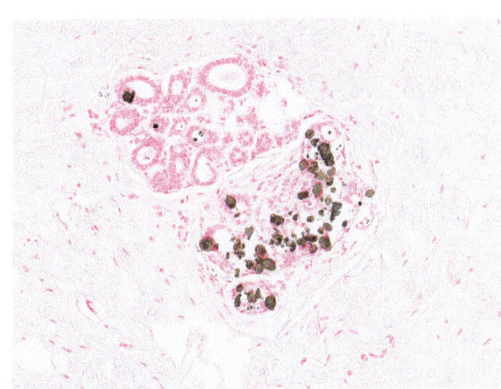

◘ **Abb. 9.58** Brustdrüsengewebe mit Mikrokalkgruppe. Von-Kossa-Silberimprägnation, 20×

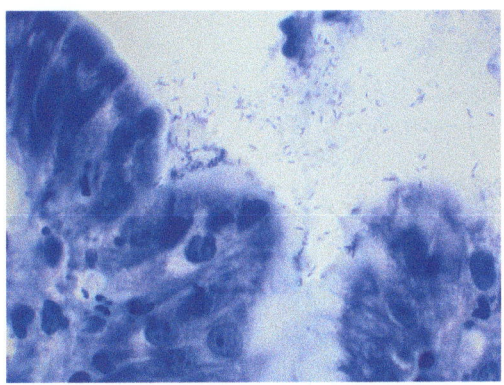

◘ **Abb. 9.56** Magenschleimhaut mit *Helicobacter pylori*-Besiedelung. Hp-Giemsa-Färbung, 100×

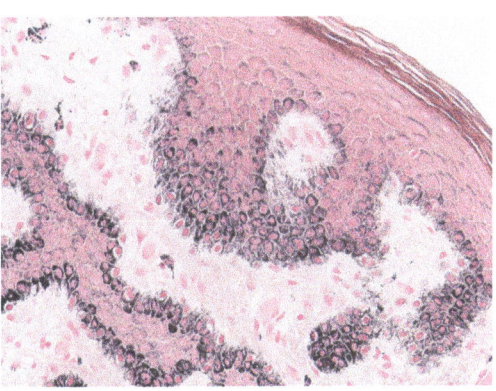

◘ **Abb. 9.59** Hautepithel mit melaninhaltigen Zellen. Fontana-Masson-Silberimprägnation, 35×

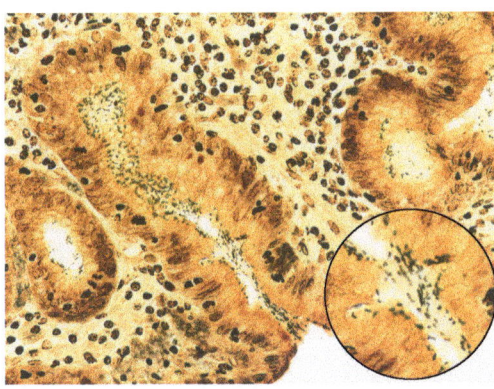

◘ **Abb. 9.57** Magenschleimhaut mit *Helicobacter pylori*-Besiedelung. Warthin-Starry-Silberimprägnation, 40×

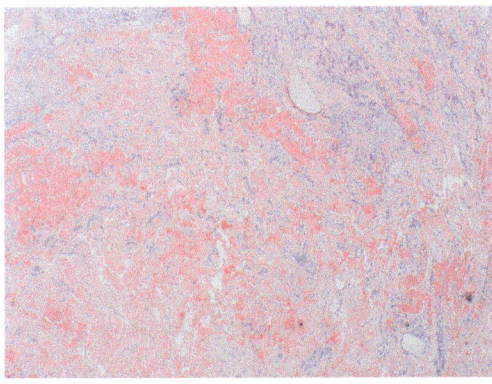

◘ **Abb. 9.60** Schilddrüse, Amyloidom. Kongorotfärbung, 2×

Abb. 9.61 Schilddrüse, Amyloidom. Kongorotfärbung, apfelgrüne Doppelbrechung im Polarisationsfilter, 2×

Literatur

Adam D, Doerr H, Link H, Lode H (2004) Die Infektiologie. Springer, Heidelberg

Arshid FM, Connelly RF, Desai JN, Fulton RG, Giles CH, Kefalas JC (1954) A study of certain Nnatural dyes II-The structure of the metallic lakes of the brazilwood and logwood colouring matters. J Soc Dyers Colour 70(9):402–412

Baker JR (1958) Principles of biological microtechnique. Methuen, London

Bancroft JD, Stonard JH (2018) Traditional methods. In: Suvarna SK, Layton C, Bancroft JD (Hrsg) 2018) Bancroft's theory and practice of histological techniques (8th Ed.). Elsevier, S 495–504

Bergeron JA, Singer M (1958) Metachromasy: an experimental and theoretical reevaluation. J Biophys Biochem Cytol 4(4):433–457

Bettinger C, Zimmermann HW (1991a) New investigations on hematoxylin, hematein, and hematein-aluminium complexes. I. Spectroscopic and physico-chemical properties of hematoxylin and hematein. Histochemistry. 95(3):279–88

Bettinger C, Zimmermann HW (1991b) New investigations on hematoxylin, hematein, and hematein-aluminium complexes. II. Hematein-aluminium complexes and hemalum staining. Histochemistry. 96(3):215–28

Böck P (ed)(1989) Romeis Mikroskopische Technik, (17. neubearbeitete Aufl.). Urban und Schwarzenberg

Brown P, Wolff A, Gajdusek DC (1990) A simple and effective method for inactivating virus infectivity in formalin-fixed samples from patients with Creutzfeldt-Jakob diseases. Neuropathology 40:887

Chaplin AJ, Grace SR (1975) Calcium oxalate and the von Kossa method with reference to the influence of citric acid. Histochem J 7(5):451–458

Churukian CJ (2008) Pigments and minerals. In: Bancroft JD, Gamble M (Hrsg) Theory and practice of histological techniques, 6. Aufl. Churchill Livingstone, S 233–259

Dapson RW (2005) Dye-tissue interactions: mechanisms, quantification and bonding parameters for dyes used in biological staining. Biotech Histochem 80(2):49–72

Ehrlich P (1878) Beiträge zur Theorie und Praxis der histologischen Färbung. I. Teil: Die chemische Auffassung der Färbung. II. Teil: Die Anilinfarben in chemischer, technologischer und histologischer Beziehung. Inaugural-Dissertation, Universität Leipzig

Epredia (2022) Broschüre – A combination that's better together, Gemini AS Slide Stainer, Slide Basket Transfer System, ClearVue Coverslipper

Epredia (2022) Broschüre – Der ClearVue-Eindeckautomat

Fail R, Self S (2000) A novel approach for the demonstration of amyloid in thin (2 micron) sections of kidney. Histologic 32(1):1–3

Fernandez-Flores A (2009) Positive staining with Congo red in tissues with heat artifact due to cautery. Rom J Morphol Embryol 50(2):203–206

Fite GL (1938) The staining of acid-fast bacilli in paraffin sections. Am J Pathol 14(4):491–507

Friedrich K, Hüglin D, Seiffert W et al (1989) Moedelluntersuchungen zur Struktur des purpurnen Farbstoffkomplexes der Giemsa-Färbung. Histochemistry 91:257–262

Fukunaga H, Murakami T, Gondo T, Sugi K, Ishihara T (2002) Sensitivity of acid-fast staining for Mycobacterium tuberculosis in formalin-fixed tissue. Am J Respir Crit Care Med. 1;166(7):994–7

Gamble M (2008) the Hematoxylins and Eosin. in: Bancroft JD, Gamble M (eds.) Theory and practice of histological techniques, 6th edn. Churchill Livingstone

Garcia-Rubio R, de Oliveira HC, Rivera J, Trevijano-Contador N (2020) The fungal cell wall: Candida, cryptococcus, and aspergillus spezies. Front Microbiol 10:2993

Goldstein DJ (1962) Ionic and Non-ionic bonds in staining, with special reference to the action of urea and sodium chloride on the staining of elastic fibres and glycogen. J Cell Sci s3-103 (64): 477–492

Gömöri G (1946a) A new histochemical test for glycogen and mucin. Am J Clin Pathol 10(6):177–179

Gömöri G (1952a) The periodic-acid Schiff stain. Am J Clin Pathol 22(3):277–281

Gömöri G (1952b) Microscopic histochemistry, principles and practice. University of Chicago press

Literatur

Henwood A (2010) Microscopic quality control of hematoxylin and eosin – Know your Histology. In: Kumar GL, Kiernan JA (Hrsg.) Education Guide Special Stains and H&E, 2. Aufl. Dako, S 135–140

Highley RJ, Sullivan N (2018) Neuropathology and muscle biopsy techniques. In: Suvarna SK, Layton C, Bancroft JD (Hrsg) 2018) Bancroft's theory and practice of histological techniques (8th Edition). Elsevier, S 306–336

Horobin RW (1983) Staining plastic sections: a review of problems, explanations and possible solutions. J Microsc 131:173–186

Horobin RW (2002) Biological staining: mechanisms and theory. Biotech Histochem 77(1):3–13

Horobin RW (2004) Staining by numbers: A tool for understanding and assisting use of routine and special histopathology stains. J. of Histotechnology 27(1):23–28

Horobin RW (2011) How Romanowsky stains work and why they remain valuable – including a proposed universal Romanowsky staining mechanism and a rational troubleshooting scheme. Biotechnic & Histochemistry 86(1): 36–51)

Horobin RW, Bancroft JD (1998) Troubleshooting histology stains, chirchil Livingstone, UK

Horobin RW, Flemming L (1980) Structure-staining relationships in histochemistry and biological staining. II. Mechanistic and practical aspects of the staining of elastic fibres. J Microsc. 119(3):357–72

Horobin RW, Flemming L (1988) One-bath trichrome staining: investigation of a general mechanism based on a structure-staining correlation analysis. Histochem J 20(1):29–34

Horobin RW, Kiernan JA (2002) Conn's Biological Stains and Fluorochromes for Use in Biology and Medicine, 10th edn. BIOS Scientific Publishers Ltd

Horobin RW, Murgatroyd LB (1971) The staining of glycogen with Best's Carmine and similar hydrogen bonding dyes. A mechanistic study. Histochem J 3:1–9

Howie AJ (2015)"Green (or apple-green) birefringence" of Congo red-stained amyloid. Amyloid. 22(3):205–6

Howie AJ, Brewer DB (2009) Optical properties of amyloid stained by Congo red: history and mechanisms. Micron 40(3):285–301

Hunter E (1993) Practical Electron Microscopy, A Beginners Illustrated Guide, 2. Aufl. Cambridge University Press

Ibrahim A, Chattaraj A, Iqbal Q, Anjum A, Rehman MEU, Aijaz Z, Nasir F, Ansar S, Zangeneh TT, Iftikhar A (2023) Pneumocystis jiroveci Pneumonia: A Review of Management in Human Immunodeficiency Virus (HIV) and Non-HIV Immunocompromised Patients. Avicenna J Med. 13(1):23–34

Johannes ML, Klessen C (1984) Alcianblue/PAS or PAS/alcianblue? Remarks on a classical technic used in carbohydrate histochemistry. Histochemistry 80(2):129–132

Klatskin G (1969) Nonspecific green birefringence in Congo red-stained tissues. Am J Pathol. 56(1):1–13

Kiernan JA (1999) Histological and histochemical methods; Theory and Practice, 3rd edn. Arnold-Verlag

Kiernan JA (2002a) Classification and naming of dyes, stains and fluorochromes. Biotech Histochem 76:261–277

Kiernan JA (2002b) Silver Staining for Spirochetes in Tissues: Rationale, Difficulties, and Troubleshooting. Laboratory Medicine 33(9):705–708

Kiernan JA (2004) Staining sections with Giemsa. Biotech Histochem 79(2):108–109

Kiernan JA (2010a) General Oversight Stains for Histology and Histopathology, In: Dako Special Stains Education Guide 29–36

Kiernan JA (2010b) On chemical reactions and staining mechanism. in: Kumar GL, Kiernan JA (ed.) Education Guide Special Stains and H&E, 2. Ed. Dako, 167–176

Kiernan JA (2018) Does progressive nuclear staining with hemalum (alum hematoxylin) involve DNA, and what is the nature of the dye-chromatin complex? Biotech Histochem 93(2):133–148

Kingsbury BF (1915) Histological techniques. Carpenter & Company, NY

Kramer H, Windrum GM (1955) The metachromatic staining reaction. J Histochem Cytochem 3(3):227–237

Leica Biosystems GmbH, Nussloch, Germany (2018) Broschüre – Time Matters, Trust in Every Slide; HistoCore SPECTRA Workstation

Leica Biosystems GmbH, Nussloch, Germany (2020) Broschüre – Leica ST4020, Linearer Färbeautomat

Lev R, Spicer SS (1964) Specific staining of sulphate groups with alcian blue at low pH. J Histochem Cytochem 12:309

Lillie RD, Vacca L, Pizzolato P (1973) Hydroxy-ferric ions in histochemistry iron ion hydroxylation and histotopochemistry of tissue iron uptake. J Histochem Cytochem 21(2):161–165

Lin W, Shuster S, Maibach HI, Stern R (1997) Patterns of hyaluronan staining are modified by fixation techniques. J Histochem Cytochem 45(8):1157–1163

Litwin AJ (1985) Light Microscopic Histochemistry on Plastic Sections, Gustav Fischer Verlag Stuttgart New York

Llewellyn BD (2009) Nuclear staining with alum-hematoxylin. Biotech. & Histochem. 84:159–177

Lott RL, Staples TC (1997) Understanding the Iron-stain. Histologic 27(2):17–19

Lyon H (1991) Pigments. In: Lyon H (Hrsg) Theory and Strategy in Histochemistry. Springer, S 237–251

Mallory FB (1900) A Contribution to staining methods: I. A differential stain for connective Tissue fibrillae and Reticulum. II. Chloride of Iron Haematoxylin for nuclei and fibrin. III. Phosphotungstic acid haematoxylin for neuroglia fibres. J Exp Med. 5(1):15–20

McFadden WC, Walsh H, Richter F, Soudant C, Bryce CH, Hof PR, Fowkes M, Crary JF, McKenzie AT (2019) Perfusion fixation in brain banking: a systematic review. Acta Neuropathol Commun 7(1):146

Morris GB, Ridgway EJ, Suvarna SK (2018) Traditional stains and modern techniques for demonstrating microorganisms in histology. In: Suvarna SK, Layton C, Bancroft JD (Hrsg) 2018) Bancroft's Theory and Practice of Histological Techniques (8th Edition. Elsevier, S 254–279

Mulisch M, Welsch U (Hrsg) (2010) Romeis Mikroskopische Technik, 18. Spektrum Akademischer Verlag, Auflage

Nestor SL (2008) Techniques in Neuropathology. In: Bancroft JD, Gamble M (Hrsg) Theory and Practice of Histological Techniques, 6. Aufl. Churchill Livingstone, S 365–403

Nix JS, Moore SA (2020) What Every Neuropathologist Needs to Know: The Muscle Biopsy. J Neuropathol Exp Neurol 79(7):719–733

Popescu A, Doyle RJ (1996) The Gram stain after more than a century. Biotech Histochem 71(3):145–151

Prentø P (1991a) Metals and Metal Salts. In: Lyon H (Hrsg) Theory and Strategy in Histochemistry. Springer, S 234–237

Prentø P (1991b) Lipids. In: Lyon H (Hrsg) Theory and Strategy in Histochemistry. Springer, S 253–270

Prentø P (1993) Van Gieson's picrofuchsin. The staining mechanisms for collagen and cytoplasma, and an examination of the dye diffusion rate model of differential staining. Histochemistry 99(2):163–74

Prentø P (2001) A contribution to the theory of biological staining based on the principles for structural organization of biological macromolecules. Biotech Histochem 76(3):137–161

Prentø P (2007) The role of glycine and prolines in connective tissue fiber staining with hydrogen bonding dyes. Biotech Histochem 82(4–5):199–200

Prentø P (2009) Staining of macromolecules: possible mechanisms and examples. Biotech Histochem 87(4):139–158

Prentø P, Lyon HO (2003) Methyl green-pyronin Y staining of nucleic acids: studies on the effects of staining time, dye composition and diffusion rates. Biotech Histochem 78(1):27–33

Proctor GB, Horobin RW (1988) Chemical structures and staining mechanisms of Weigert's resorcin-fuchsin and related elastic fiber stains. Stain Technol 63(2):101–111

Puchtler H, Isler H (1958) The Effect of phosphomolybdic acid on the stainability of connective tissue by various dyes; J. Histochem.Cytochem 6(4):265–70

Puchtler H, Meloan SN (1978) Demonstration of phosphates in calcium deposits: a modification of von Kossa's reaction. Histochemistry 56(3–4):177–185

Puchtler H, Meloan SN, Brewton BR (1975) On structural formulas of basic fuchsin and aldehyde-Schiff reaction products. Histochemistry 45(4):255–265

Puchtler H, Meloan SN, Terry MS (1969) On the history and mechanism of alizarin and alizarin red S stains for calcium. J Histochem Cytochem 17(2):110–124

Puchtler H, Meloan SN, Waldrop FS (1986) Application of current chemical concepts to metal-hematein and-brazilein stains. Histochemistry 85:353–364

Puchtler H, Sweat F, Bates R, Brown JH (1961) On the mechanism of Resorcin-Fuchsin staining. J Histochem Cytochem 9(5):553–559

Puchtler H, Sweat F, Doss NO (1963) A one hour phosphotungstic acid hematoxylin stain. Am J Clin Pathol 40:334–337

Puchtler H, Sweat F, Levine M (1962) On the binding of congo red by amyloid. J Histochem Cytochem 10(3):355–364

Puchtler H, Waldrop FS (1979) On the mechanism of Verhoeff's elastica stain: a convenient stain for myelin sheaths. Histochemistry 62(3):233–247

Puchtler H, Waldrop FS, Meloan SN (1980) On the mechanism of Mallory's phosphotungstic acid-haematoxylin stain. J Microsc 119(3):383–390

Reid PE, Iagallo M, Nehr S, Jankunis M, Morrow L, Trueman L (1993) Mechanism of connective tissue techniques. I. The effect of dye concentration and staining time on anionic dye procedures. Histochem J. 25(11):821–9

Richardson KC, Jarett L, Finke EH (1960) Embedding in Epoxy Resins for Ultrathin Sectioning in Electron Microscopy. Stain Technol 35(6):313–323

Sakura Finetek USA, Inc (2017) Broschüre – Tissue-Tek Film® Coverslipper, Combines speed and shortest drying time for fast slide review

Sakura Finetek USA, Inc (2017) Broschüre – Tissue-Tek Prisma® Plus, Automated Slide Stainer, The preferred choice of histology and cytology laboratories worldwide

Sakura Finetek USA, Inc (2017) Broschüre – Tissue-Tek® Glas™ g2 Glass Coverslipper, Providing the speed and quality that laboratories demand

Sakura Finetek USA, Inc (2018) Broschüre – Histo-Tek® SL, Slide Stainer, Automated slide staining, within your reach

Schubert M, Hamerman D (1956) Metachromasia; Chemical theory and histochemical use. J Histochem Cytochem 4(2):159–189

Scott JE, Quintarelli G, Dellovo MC (1964) The chemical and histochemical properties of Alcian blue. Histochemie 4:73–85

Seilnacht T (kA), Farbenlexikon: ▶ www.seilnacht.tuttlingen.com [2023]

Singer M (1954) The staining of basophilic components. J Histochem Cytochem 2(5):322–333

Spicer SS (1962) Histochemical selective azidophilia of basic nucleoproteins in chromatin and nucleoli at alkaline pH. J Histochem Cytochem 10(6):691–703

Titford M (1984) Unraveling the Silver Stain Maze. J Histotechnol 7(4):171–178

Verhoeff FH (1908). Some New Staining Methods of Wide Applicability; Including a Rapid Differential Stain for Elastic Tissue. JAMA 50:876-877

Wade HW (1952) Demonstration of acid-fast bacilli in tissue sections. Am J Pathol 28(1):157–170

Warren JR, Marshall B (1983) Unidentified curved bacilli on gastric epithelium in active chronic gastritis. Lancet 1(8336):1273–1275

Weis J, Brandner S, Lammens M, Sommer C, Vallat JM (2012) Processing of nerve biopsies: a practical guide for neuropathologists. Clin Neuropathol 31(1):7–23

Wick MR (Hrsg) (2008) Diagnostic Histochemistry. Cambridge University Press, New York

Wiesmann E (1986) Medizinische Mikrobiologie; Immunologie, Bakteriologie, Mykologie, Virologie, Parasitologie, 6. neubearbeitete Auflage. Georg Thieme Verlag

Wittekind D (2003) Traditional staining for routine diagnostic pathology including the role of tannic acid. 1. Value and limitations of the hematoxylin-eosin stain. Biotech Histochem. 78(5):261–70

Wittekind D, Schulte E, Schmidt G, Frank G (1991) The standard Romanowsky-Giemsa stain in histology. Biotech Histochem 66(6):282–295

Woods A (1994). Mountants. Extract from Woods and Ellis, Laboratory Histopathology: A Complete Reference, 1994 Churchill Livingstone

Quellen für Färbeanleitungen

Armed Forces Institute of Pathology (1994) Laboratory Methods in Histotechnology, American Registry of Pathology. Reprinted with minor modifications

Bancroft JD, Gamble M (2002) Theory and Practice of Histological Techniques, 5. Aufl. Churchill Livingstone

Bancroft JD, Gamble M (2008) Theory and Practice of Histological Techniques, 6. Aufl. Churchill Livingstone

Biologische Färbungen, Bryan Llewellyn: ▶ https://www.stainsfile.com/

Carson Freida L (1990) Histotechnology, a selfinstructional text. American Society of clinical Pathologists

Churukian CJ (University of Rochester) Specialstains manual ▶ https://www.urmc.rochester.edu/pathology-labs/special-stains-manual.aspx

Fa. Sakura Finetek Inc., Histologic Online-Journal: ▶ https://www.sakuraus.com/education/histologic.html

IHC-World: ▶ https://www.ihcworld.com/special_stains.htm

Luna, Lee G (1992) Histopathologic methods and color atlas of special stains and tissue artifacts. American Histolabs Inc

Mulisch M, Welsch U (eds.) (2010) Romeis Mikroskopische Technik, 18. Auflage, Spektrum Akademischer Verlag

Suvarna SK, Layton C, Bancroft JD (eds) (2018) Bancroft's Theory and Practice of Histological Techniques (8th Edition). Elsevier

WebPath. The Internet Pathology Laboratory for Medical Education Hosted By The University of Utah: ▶ http://library.med.utah.edu/WebPath/webpath.html

Informative Webseiten und Abbildungen von Spezialfärbungen im Web

Dako – Education guide. Specialstains and H&E (2. ed., 2010) ▶ https://microscopist.co.uk/files/cs/library/technicaloverviews/public/08066_special_stains_eduguide.pdf

Institut für Pathologie Basel – Pathorama ▶ https://pathorama.ch/

Llewellyn B, StainsFile –Staining Protocols and Resources for Histology ▶ https://www.stainsfile.com/

Roche, Special Stains – general reference guide ▶ https://assets.cwp.roche.com/f/94122/3b2999b-25c/2-broschure_benchmark_special_stains_general_reference_guide-c-roche.pdf

Sakura Finetek USA, Inc – Histologic Online-Journal ▶ https://www.sakuraus.com/education/histologic.html

Seilnacht T – Lexikon der Farbstoffe und Pigmente ▶ https://www.seilnacht.com/Lexikon/FLexikon.htm

Universität Ulm, Medizinische Fakultät – HistoNet 2000 ▶ https://www.histonet2000.de/startseite.php

Original-Referenzen der Färbungen

Alcianblau-Färbung

Steedman HF (1950) Alcian Blue 8GS: a new Stain for Mucin, Journal of Cell Science s3-91:477–479

Alizarinrot S – Färbung

Dahl LK (1952) A simple and sensitive histochemical method for calcium. J Exp Med 95:474–479

McGee-Russel SM (1958) Histochemical methods for calcium. J Histochem Cytochem 6(1):22–42

Axone – Silberimprägnation (Bielschowsky u.a.)

Bielschowsky M (1904) Die Silberimprägnation der Neurofibrillen. J.f.Psychol. u. Neurol 3:169–189

Bielschowky M. (1908–09) Eine Modifikation meines Silberimprägnationsverfahrens zur Darstellung der Neurofibrillen. J.f. Psychol. u. Neurol. 12:135–137

Bodian D (1936) A new method for stainng nerve fibers and nerve endings in mounted parraffin sections. Anat Rec 65:89–97

Chan KK, Lowe J (2002) Techniques in neuropathology. in: Bancroft JD, Gamble M (eds.) Theory and Practice of histological techniques. 5th edn. Edinburgh Churchill-Livingstone, 371–414

Eager RP (1970) Selective staining of degenerating axons in the central nervous system by a simplified method: spinal cord projections to external cuneate and inferior olivary nuclei in the cat. Brain Res 22:137–141

Glees P (1946) Terminal degeneration within the central nervous system as studied by a new silver method. J Neuropath 5:54–59

Kohler H (1955) Zur Technik der Silberimprägnation nach Bielschowsky-Gros [Bielschowsky-Gros technic of silver impregnation]. Z Wiss Mikrosk 62(5):311–322

Marsland TA, Glees P, Erikson LB (1954) Modification of the Glees silver impregnation for paraffin sections. J. Neuropath. exp. Neurol. 13:3587–3591

Nauta WJH, Gygax PA (1954) Silver impregnation of degenerating axons in the central nervous system: a modified technic. Stain Tech 29:91–93

Palmgren A (1948) A rapid method for selective silver staining of nerve fibres and nerve endings in mounted paraffin sections. Acta Zoologica 29:377–392

Yamamoto T, Hirano A (1986) A comparative study of modified Bielschowsky, Bodian and thioflavin S stains on Alzheimer's neurofibrillary tangles. Neuropathol Appl Neurobiol 12(1):3–9

Berlinerblau-Färbung

Perls M (1867) Nachweis von Eisenoxyd in gewissen Pigmenten, Virchows Arch. Path. Anat. 39:42–48

Best's Karminfärbung für Glykogen

Best F (1906) Über Karminfärbung des Glykogens und der Kerne. Ztschr. f. wissensch. Mikr. 23:319–322

Elastica van Gieson-Färbung

Gömöri G (1950a) Aldehyde-Fuchsin, a new stain for elastic tissue. Am J Clin Path 20(7):665–666

Verhoeff FH (1912) An improved carbolfuchsin solution. J.A.M.A. 58, 1355

Weigert C (1898) Über eine Methode zur Färbung elastischer Fasern, Zentralblatt für Allgemeine Pathologie u. Pathologische Anatomie 9(8):289–292

Eosin-Färbung

Fischer E (1875) Eosin als Tinktionsmittel für mikroskopische Präparate. Arch. f. mikr. Anatomie 12:349–352

Feulgen-Färbung

Feulgen R, Rosenbeck H (1924) Mikroskopisch-chemischer Nachweis einer Nucleinsäure vom Typus der Thymonucleinsäure und die darauf beruhende elektive Färbung von Zellkernen in mikroskopischen Präparaten. Zeitsch. f. physiol. Chem. 135(5–6):203–248

Literatur

Fontana-Masson Versilberung

Fontana A (1912) Verfahren zur intensiven und raschen Färbung des *Treponema pallidum* und anderer Spirochäten. Dermatol Wochenschr 55:1003–1004

Fontana A (1925–26), Über die Silberdarstellung des *Treponema pallidum* und anderer Mikroorganismen in Ausstrichen. Dermat. Ztschr. 46:291–293

Masson P (1914) La glande endocrine de l'intestin chez l'homme. CR Acad Sci 158:59

Giemsa-Färbung

Giemsa G (1904) Eine Vereinfachung und Vervollkommnung meiner Methylenblau-Eosin-Färbemethode zur Erzielung der Romanowsky-Nocht'schen Chromatinfärbung. Centralblatt für Bakteriologie I Abteilung 32:307–313

Romanowsky D (1891) Zur Frage der Parasitologie und Therapie der Malaria. St Petersburg Med Wochenschr. 16:297–302

Gram-Färbung

Gram C (1884) Über die isolirte Färbung der Schizomyceten in Schnitt- und Trockenpräparaten. Fortsch. d. Med. 2:185–189

Grocott-Gömöri-Methenamin-Silberimprägnation

Gömöri G (1946b) A new histochemical test for glycogen and mucin. Am J Clin Pathol 10:177–179

Grocott RG (1955) A stain for fungi in tissue sections and smears using Gomori's methenamine-silver nitrate technic. Am J Clin Pathol 25(8):975–979

Bauer H (1933) Mikroskopisch-chemischer Nachweis von Glykogen und einigen anderen Polysacchariden. Ztsch. für mikro.-anatom. Forschung 33:143–160

Hale (Müller-Mowry)-Färbung

Hale C (1946) Histochemical demonstration of acid mucopolysaccharides in animal tissues. Nature 157:802

Müller G (1946) Über eine Vereinfachung der Reaktion nach Hale. Acta Histochem 2:68–70

Mowry RW (1958) Improved procedure for the staining of acidic polysaccharaides by Muller's colloidal (hydrous) ferric oxide and its combination with the periodic acid-Schiff reaction. Ann N Y Acad Sci 106:402–423

Hall-Färbung

Hall MJ (1960) A Staining Reaction for Bilirubin in Sections of Tissue. Am J Clin Pathol 34(4):313–316

Hämatoxylin-Färbung

Böhmer F (1865) Zur pathologischen Anatomie der Meningitis cerebromedularis epidemica. Aerztl Intelligenzb (Munich). 12:539–550

Harris HF (1900) On the rapid conversion of haematoxylin into haematein in staining reactions. J. app. Micr. 3:777–780

Kingsbury BF (1915) Histological techniques. Carpenter & Company, NY

Langeron M (1942) (1942), Precis de Microscopic, 6. Aufl. Masson, Paris

Mallory FB (1891) Phospho-molybdic acid haematoxylin. Anat Anz 6:375–376

Mayer P (1891) Über das Färben mit Hämatoxylin. Mitteilungen an die Zoologische Station zu Neapel 10:170–186

Mayer P (1896) Über Schleimfärbung. Mitt. Zool. Stat. Neapel. 12:303

Mayer P (1903) Notiz über Hämatein und Hämalaun. Z Wiss Mikrosk 20:409

Weigert K (1904) Eine kleine Verbesserung der Hämatoxylin-van Gieson-Methode. Z Wiss Mikr 2:1–5

HE-Färbung

Busch H (1878) Uber die Doppelfarbung des Ossificationsrandes mit Eosin und Haematoxylin. Arch Physiol 594–5

Wissowzky A (1876) Ueber das Eosin als Reagenz auf Hämoglobin und die Bildung von Blutgefässen und Blutkörperchen bei Säugetier und Hühnerembryonen. Arch Mikrosk Anat 13:479–496

Hp-Giemsa

Gray SF, Wyatt JI, Rathbone BJ (1986) Simplified techniques for identifying *Campylobacter pyloridis*. J Clin Pathol 39(11):1279

Jones-Methenamin-Silber-Imprägnation

Jones DB (1957) Nephrotic glomerulonephritis. Am J Pathol 33(2):313–329

Klüver-Barrera-Färbung

Klüver H, Barrera A (1953) A Method for the Combined Staining of Cells and Fibers in the Nervous System. J Neuropathol Exp Neurol 12:400–403

Kongorot-Färbung

Bennhold H (1922) Eine spezifische Amyloid-Färbung mit Kongorot. Münchner Medizinische Wochenschrift 33:1537–1541

Highman B (1946) Improved methods for demonstrating amyloid in paraffin sections. Archives of Pathology (Chic) 41:559–562

Masson Pigment Versilberung

Masson P (1925) La pigmentation des cancers mammaires envahissant l'épiderme. Ann. d'Anat. path. 2:323

Masson P (1928) Carcinoids (argentaffin cell tumors) and nerve hyperplasia of the appendicular mucosa. Am J Path 4:181–212

Methylgrün-Pyronin-Färbung

Pappenheim A (1899) Vergleichende Untersuchungen über die elementare Zusammensetzung des rothen Knockenmarkes einiger Saugenthiere. Virchows Archiv für Pathologische Anatomie und Physiologie 157:19

Pappenheim A (1908) Zur Kenntnis und Würdigung der Methylgrün-Pyronin-Reaktion. Folio Haematol. 51–56

Unna PG (1902) Eine Modifikation der Pappenheimschen Färbung auf Granoplasma. Monatshefte für Praktische Dermatologie 35:76

Movat-Färbung

Movat HZ (1955) Demonstration of all connective tissue elements in a single section. Arch Pathol 60:289–295

Nissl-Färbung

Nissl F (1894) Über die sogenannten Granula der Nervenzellen. Neurol. Centralbl. 13:781–789

PAS-Reaktion

Hotchkiss R.D. (1948) A microchemical reaction resulting in the staining of polysaccharide structures in fixed tissue preparations. Archives of Biochemistry. 16:131.

McManus JF (1946) Histological demonstration of mucin after periodic acid. Nature 158:202

PTAH (Astrozyten) – Färbung

Mallory FB (1897) On certain improvements in histological technique: I. A differential stain for amoebae coli. II. Phosphotungstic acid-haematoxylin stain for certain tissue elements. III. A method of fixation for neuroglia fibres J Exp Med. 2(5):529–33

Mallory FB (1900b) A contribution to staining methods. III. Phosphotungstic acid-hematoxylin for neuroglia fibers. J. Exper. Med. 5:19–20

Retikulin-Färbung

Gömöri G (1937) Silver impregnation of Reticulum in paraffin sections. Amer. J. Pathol. 13:993–1001

Maresch R (1905) Über Gitterfasern der Leber und die Verwendbarkeit der Methode Bielschowskys zur Darstellung der feinsten Bindegewebsfibrillen. Zentralb. f. allg. Path. u. path. Anat. 16:641–649

Rhodanin (Kupfer)-Färbung

Lindquist RR (1969) Studies on the pathogenesis of hepatolenticular degeneration. II Cytochemical methods for the localisation of copper. Archives of Pathology 87(4):370–9

Schmorl-Reaktion, Lipofuszin-Färbung

Schmorl G (1914), (Method for chromaffin cells) Die pathologisch-histologischen Untersuchungsmethoden. F.C.W. Vogel, Leipzig, Ed. 7:293

Sudan III-Färbung

Daddi L (1896) Nouvelle methode pour colorer la graisse dans les tissues. Arch Ital Biol 26:143

Toluidinblau-Färbung

Muller G (1959) (1959), Die Darstellung saurer Mucopolysaccharide durch die Toluidinblau-Metachromasie, die Alcianblaufärbung, die PAS-Reaktion und die Ferrihydroxydsol-PAS-Reaktion. Acta Histochem 6(5–8):218–224

Trichromfärbungen

Cason JE (1950) A rapid one-step Mallory-Heidenhain stain for connective tissue. Stain Technol 25(4):225–226

Churg J, Prado A (1956) A rapid Mallory trichrome stain (chromotrope-aniline blue). AMA Arch Pathol 62(6):505–506

Goldner J (1938) A modification of the masson trichrome technique for routine laboratory purposes. Am J Pathol 14(2):237–243

Gömöri G (1950b) A Rapid One-Step Trichrome Stain. Am J Clin Pathol 20(7):661–664

Lendrum AC, Fraser DS, Slidders W, Menderson R (1962), Studies on the character and staining of fibrin. J Clin Path 15:401–413

Mallory FB (1936) The aniline blue collagen stain. Stain Technol 11(3):101–102

Masson P (1929) Some histological methods; trichrome stainings and their preliminary thechnique. J. Tech. Methods 12:75–90

Van Gieson I (1889) Laboratory notes of technical method for the nervous system. New York Medical Journal 50:57

von Kossa Versilberung

von Kossa J (1901) Ueber die im Organismus künstlich erzeugbaren Verkalkungen. Beiträge Zur Pathologischen Anatomie Und Zur Allgemeinen Pathologie 29(11):163–202

Warthin-Starry-Versilberung

Warthin AS, Starry AC (1920) A more rapid and improved method of demonstrating spirochetes in tissues (Warthin and Starry's cover-glass method). Amer. J. Syph. 4:97–103

Ziehl-Neelsen-Färbung

Ziehl F (1882) Zur Färbung des Tuberkelbacillus. Dtsch Med Wochenschr 8:451

Neelsen F (1883) Ein Casuistischer Beitrag zur Lehre von Tuberkulose. Zentralblatt für die Medizinischen Wissenschaften 21:497

Enzymhistochemie

Inhaltsverzeichnis

10.1 Einleitung – 339

10.2 Enzyme – 339

10.3 Indikationen – 341

10.4 Fixierung für die Enzymhistochemie – 342

10.5 Nachweisprinzip – 343
10.5.1 Diazoreaktion – 344
10.5.2 Tetrazoliumreaktion – 345
10.5.3 Metallpräzipitationsreaktion – 347
10.5.4 Indoxylreaktion – 348
10.5.5 Thiocholinreaktion – 348
10.5.6 Farbige Substrate – 349

10.6 Praxis-Tipps – 349

10.7 Phosphatasen – 350
10.7.1 Alkalische Phosphatase – 350
10.7.2 Saure Phosphatase – 351
10.7.3 Glucose-6-phosphatase – 352

10.8 Carboxylesterhydrolasen – 352
10.8.1 Unspezifische Esterasen – 353
10.8.2 Lipasen – 353
10.8.3 Acetylcholinesterase – 353
10.8.4 Cholinesterase – 354
10.8.5 Naphthol-AS-D-Chloracetatesterase – 354

© Der/die Autor(en), exklusiv lizenziert an Springer-Verlag GmbH, DE,
ein Teil von Springer Nature 2025
G. Lang, *Histotechnik*,
https://doi.org/10.1007/978-3-662-71093-7_10

10.9 Peptidasen und Proteinasen – 355

10.10 Oxidoreduktasen – 355
10.10.1 Succinatdehydrogenase (Bernsteinsäuredehydrogenase) – 357
10.10.2 Coenzymabhängige Dehydrogenasen – 358
10.10.3 Diaphorasen (Tetrazoliumreduktasen) – 359
10.10.4 Peroxidasen – 359
10.10.5 Cytochromoxidase – 361
10.10.6 Tyrosinase (DOPA-Oxidase) – 362
10.10.7 Aminooxidase (Monoaminooxidase, MAO) – 362

Literatur – 363

10.1 Einleitung

Enzymhistochemische Untersuchungen spielen in der Routinehistologie eine eher untergeordnete Rolle. Der Grund liegt v. a. darin, dass für die meisten Enzyme der **Nachweis nur auf Gefrierschnitten** funktioniert. Das setzt voraus, dass die Fragestellung auf jeden Fall im Vorhinein bekannt sein muss, um eine optimale Gewebevorbereitung durchzuführen. Nachdem die meisten eingelangten Proben in der Routinehistologie formalinfixiert und paraffineingebettet werden, ist die Möglichkeit für klassische Enzymtests bereits genommen. Hier liegt die Immunhistochemie im Vorteil, wo die meisten Antigene auch mit „paraffingängigen" Antikörpern ausgetestet werden können. Nachdem Enzyme als Proteine ebenso antigene wie katalytische Eigenschaften haben, könnten sie immunhistologisch dargestellt werden.

Die Enzymhistochemie (EHC) stellt eine morphologische Analyse dar, die aufgrund einer streng spezifischen Lokalisation von Enzymaktivitäten in der Zelle eine **elektive Darstellung** von Gewebestrukturen gestattet (Enzymhistotopochemie). Es kommt dabei zur Entwicklung eines farbigen Produkts am Ort der Enzymaktivität. Die EHC ermöglicht damit, auch ortsbezogen Einblicke in die biologischen Vorgänge zu gewinnen. Die Erforschung der Gewebeenzyme bietet hier ein weites Feld, wobei für die ultrastrukturelle Lokalisation der Enzyme auch elektronenoptische Methoden eingesetzt werden können.

Begonnen hat die Ära der EHC wahrscheinlich 1939 mit George Gömöris Methode zur Darstellung der alkalischen Phosphatase (Pearse 1958). Der Höhepunkt war in den 1960–1970er-Jahren erreicht und die meisten Nachweismethoden stammen aus dieser Zeit. Mit dem Aufkommen der Immunhistochemie und Molekularbiologie wurde die Bedeutung der EHC zurückgedrängt (Meier-Ruge und Bruder 2008).

In den letzten Jahren wurde sie aber wiederentdeckt als Werkzeug des **Metabolic Mappings**, wo mittels neu entwickelter Fluorochrom- bzw. Chromogensubstrate nicht nur die Lokalisation, sondern auch die Funktion und v. a. der Aktivitätsgrad von Enzymen erforscht werden können. Anhand von Immunhistochemie (Proteinnachweis) oder In-situ-Hybridisierung (mRNA-Nachweis) kann der Aktivierungsgrad nämlich nicht ausreichend für ein Enzym vorhergesagt werden. In Kombination mit modernen, bildgebenden Verfahren können die Tests in lebenden Versuchstieren, lebenden Zellen und Gefrierschnitten bzw. unfixierten Schnitten angewendet werden sowie quantitativ ausgewertet werden. Die Enzyme werden praktisch „bei der Arbeit" aufgenommen (van Noorden 2010; Molenaar et al. 2018). Ein Beispiel dafür ist die Erforschung der lysosomalen Hydrolasen in vivo, wo ein angebotenes Substrat in ein detektierbares Produkt im Lysosom umgewandelt wird (Barral et al. 2022). Weiters wird die Rolle der Enzymaktivitäten bei Neoplasien erforscht, wo man sie als Prognosefaktoren nutzen könnte (Adam und Sohl 2022).

Auch wenn im histodiagnostischen Labor die EHC nicht praktiziert wird, ist sie doch als Werkzeug im Einsatz. Und zwar findet man sie u. a. im Detektionssystem der Immunhistochemie, wo Antikörper oder andere Testkomponenten mit Enzymen markiert sind und diese mit denselben Nachweismethoden wie in der EHC sichtbar gemacht werden.

10.2 Enzyme

Enzyme sind für den Stoffwechsel aller Organismen unentbehrliche Proteine, die als **Biokatalysatoren** die biochemischen Stoffumwandlungen durch Senkung der notwendigen Aktivierungsenergie ermöglichen, sie beschleunigen und in eine gewünschte Richtung ablaufen lassen, ohne selbst verändert zu werden. Durch ihre Proteinstruktur sind sie befähigt, den Stoff, dessen Reaktion sie steuern sollen, spezifisch zu erkennen, und ermöglichen so die Vielfalt gleichzeitiger Stoffwechselvorgänge.

Viele Enzyme brauchen für ihre Funktion zusätzlich Cofaktoren wie Metallionen (Mg, Cu, Fe), Coenzyme (FAD, NAD) oder prosthetische Gruppen (z. B. Biotin, Häm, Flavin) bzw. den räumlichen Zusammenhang mit anderen Enzymen (Multienzymkomplex). Das vollständige Enzym wird dabei als **Holoenzym,** der Eiweißbestandteil als **Apoenzym** bezeichnet.

Sie werden meist nach der von ihnen katalysierten Reaktion oder nach dem spezifischen Substrat benannt. Dies geschieht durch das Anhängen der Silbe „-ase" entweder an das umgesetzte Substrat (z. B. Phosphatase) oder an den Reaktionstyp (z. B. Hydrolase). Wie in jeder dynamischen Forschung wurde mit zunehmender Anzahl an entdeckten Enzymen die Benennung verwirrender. Als Abhilfe wurde ein Nummernsystem durch eine Kommission etabliert (EC-Nummern, Enzymnomenklatur Weblink s. Literatur). Für die Histotechnik verbleibt man bei der Verwendung von gewohnten Bezeichnungen. Für detaillierte und umfangreiche Informationen über Enzyme verweise ich auf die Literatur der Biochemie.

> **Nach internationalen Empfehlungen werden Enzyme in sieben Hauptgruppen eingeteilt**
> 1. **Oxidoreduktasen:** Enzyme, die Reaktionen katalysieren, wo das Substrat oxidiert wird und Elektronen abgibt bzw. reduziert wird und Elektronen aufnimmt; z. B. Oxidasen, Dehydrogenasen
> 2. **Transferasen:** Enzyme, die bestimmte Gruppen zwischen Donator und Akzeptor übertragen; z. B. Transaminasen, Phosphorylasen
> 3. **Hydrolasen:** Enzyme, die Substrate in einer reversiblen Reaktion hydrolytisch spalten; z. B. Esterasen
> 4. **Lyasen:** Oberbegriff für alle die Spaltung von Molekülen katalysierenden Enzyme; z. B. Katalasen, (De-)Carboxylasen, Aldolasen
> 5. **Isomerasen:** Enzyme, die die reversible Umwandlung eines Substrats in ein Isomer katalysieren; z. B. Racemasen, Epimerasen, *cis-trans*-Isomerasen
> 6. **Ligasen:** Enzyme, die eine C–C-, C–N-, C–O- oder C–S-Bindung bewirken; z. B. DNA-Ligase
> 7. **Translokasen:** Enzyme, die am aktiven Substanztransport durch eine Membran beteiligt sind; sie transportieren Protonen, Peptide und Aminosäuren, Kohlenhydrate, anorganische Kationen und Anionen; z. B. ATP-Synthase, Na^+/K^+-ATPase

Enzyme können im Körper entsprechend ihrer Funktion an zelluläre Strukturen gebunden sein oder frei in Körperflüssigkeiten vorliegen (z. B. Exkretions-, Serum-, Verdauungsenzyme).

- **Beispiele für Enzymlokalisationen in den Zellorganellen**
- **Mitochondrien:** Enzyme der oxidativen Stoffwechselvorgänge; z. B. Succinatdehydrogenase, Lactatdehydrogenase, Cytochrom-c-Oxidase
- **Lysosomen:** Hydrolasen, saure Phosphatase, Esterasen, Lipase, Amylase, Proteasen, Nukleasen
- **Endoplasmatisches Reticulum:** Glucose-6-phosphatase, Cytochrom P450, Hydroxylierungsenzyme
- **Zellmembran:** Na^+/K^+ ATPase
- **Zellkern:** DNA- bzw. RNA-Polymerase
- **Cytoplasma:** Enzyme der Glykolyse, Glucose-6-phosphat-Isomerase, Phosphofructokinase

- **Golgi-Apparat:** Galactosyltransferase, Enzyme zur Proteinglykosylierung
- **Peroxisomen:** Katalase, Oxidase

In der histologischen Technik spielen Enzyme einerseits in der Enzymhistochemie als **Markermoleküle** zur Identifikation von bestimmten Zellen eine Rolle. Andererseits werden sie bei der Immunhistochemie und der In-situ-Hybridisierung bei der Vorbehandlung bzw. im Detektionssystem eingesetzt (s. ▶ Kap. 11, 12).

Beim Umgang mit Enzymen muss man ihre Empfindlichkeit gegenüber Fixierlösungen, hohen Temperaturen, pH-Wert-Verschiebungen und Verunreinigungen bedenken.

Enzyme **katalysieren** chemische Stoffumwandlungen von Substraten in Endprodukte, indem sie die Aktivierungsenergie herabsetzen. Ein Enzym wird durch seine **katalytische Aktivität** charakterisiert; d. h. durch seine Fähigkeit, die Umsetzung eines oder mehrerer **Substrate** zu definierten Produkten in einer **spezifischen Reaktion** zu beschleunigen. Es besteht eine hohe, aber meist keine absolute **Substratspezifität.** Bei enzymhistochemischen Analysen werden meist künstliche anstelle der natürlichen Substrate angeboten und diese üblicherweise im Überschuss, sodass die Reaktionsgeschwindigkeit nahezu beim Maximum liegt (van Norden und Frederiks 1992).

Enzyme sind im Allgemeinen (Glyko-) Proteine und weisen eine bestimmte räumliche Struktur auf. Diese ist gekennzeichnet durch eine spezifische Primär-, Sekundär- und Tertiärstruktur sowie, falls das Enzym aus mehreren Untereinheiten zusammengesetzt ist, eine Quartärstruktur. Dieser dreidimensionale Aufbau ist wichtig für die Funktion des Enzyms, da es eine zum Substrat komplementäre Struktur im sog. aktiven Zentrum aufweisen muss. Das Substrat wird dort gebunden. Die Proteinarchitektur wird u. a. durch pH-Wert, Temperatur, Ionenstärke und Polarität der Lösung beeinflusst. Deshalb haben diese Faktoren einen entscheidenden Einfluss auf die katalytische Aktivität eines Enzyms.

Die katalytische Wirkung der Enzyme kann durch bestimmte Hemmstoffe verhindert werden. Diese **Inhibitoren** können spezifisch für ein Enzym oder eine Enzymgruppe sein und blockieren das aktive Zentrum des Proteins. Diese Eigenschaft wird zur Differenzierung von Enzymen verwendet, die das gleiche Substrat umsetzen können, aber durch unterschiedliche Inhibitoren gehemmt werden. Die Inhibitoren sind meist hochgradig giftig. Ihr Wirkungsgrad wird durch die Hemmkonstante[1] beschrieben. Es gibt unterschiedliche Arten von Enzymhemmung. Dazu gehören die kompetitive, die nichtkompetitive, die allosterische, die Substrat-Überschuss-Hemmung und die Hemmung durch einen Inhibitor. Für Details zur Enzymkinetik verweise ich auf die entsprechende Literatur.

10.3 Indikationen

Im Histodiagnostiklabor ist die EHC, wie erwähnt, nur mehr eine Randerscheinung. Übrig geblieben ist beispielsweise die Darstellung von Zellen der myeloischen Reihe in EDTA-entkalkten Knochenmarkbiopsien. Für Neuropathologien stellt die EHC jedoch ein wichtiges Diagnostikinstrument dar. Hier werden z. B. Muskelbiopsien oder Kolonschleimhautbiopsien bei bestimmten Indikationen analysiert. Grundsätzlich kann man die EHC zur Identifikation von Gewebestrukturen aufgrund ihrer Enzymmuster und auch zur Darstellung biologischer bzw. funktioneller Eigenschaften ein-

---

1 Hemmkonstante. Entspricht der Dissoziationskonstante zwischen Enzym und Hemmstoff; gibt an, wie stark ein Inhibitor ein Enzym bindet; je kleiner der Wert, umso stärker ist die Hemmwirkung.

setzen. Sie stellt damit eine interessante Ergänzung zur klassischen Histologie dar.

Man führt die Enzymhistochemie fast ausschließlich auf Gefrierschnitten durch und sie ist theoretisch auch als Mittel zur Schnellschnittdiagnose einsetzbar.

- **Beispiele für EHC-Anwendungen**
- **Erkrankungen von Muskelgewebe:** ATPase- und NADH-Tetrazoliumreduktase-Nachweis zur Darstellung der Gewebearchitektur und der Mitochondrien, zur Unterscheidung des Fasertyps und der Diagnose von Faseratrophie; Succinatdehydrogenase und Cytochrom-c-Oxidase zur Diagnose von mitochondrialer Myopathie; unspezifische Esterase und saure Phosphatase zur Darstellung von Lysosomen, Nekrose, Entzündung und Degeneration; alkalische Phosphatase zum Nachweis der Faserregeneration; Myoadenylatdesaminase, Myophosphorylase und Phosphofructokinase zum Nachweis von Enzymmangel; die EHC wird auf Gefrierschnitten durchgeführt (Highley und Sullivan 2018; Nix und Moore 2020; Wick 2008)
- **Mb. Hirschsprung und Hypoganglionose des Kolons:** Darstellung von Ganglienzellen durch Nachweis der Lactatdehydrogenase und Succinatdehydrogenase; Darstellung von Nervenfasern durch Nachweis der Acetylcholinesterase; auf Gefrierschnitten von unfixierten Rektumschleimhaut-Stufenbiopsien oder eines Darmwandresektats
- **Zöliakie:** Nachweis von Lactase- oder Sucrasemangel und von alkalischer Phosphatase bei Zottenatrophie; auf Gefrierschnitten von unfixierten Dünndarmbiopsien
- **Hämatologie/Knochenmark:** Darstellung von Mastzellen, neutrophilen Granulozyten, basophilen Granulozyten und Zellen der myeloischen Reihe durch Nachweis der Chloracetatesterase (auf FFPET möglich); von Granulozyten durch Nachweis der Myeloperoxidase (auf FFPET möglich); Darstellung von Lymphozyten, Makrophagen und Megakaryoczten mittels saurer Phosphatase; Darstellung von Monozyten, Megakaryozyten, Makrophagen mittels unspezifischer Esterase; Darstellung von Leukozyten mittels Leukozyten- alkalische Phosphatase; Nachweis von tartratresistenter saurer Phosphatase in Lymphozyten bei Haarzellleukämie (Wick 2008)
- **Knochenbiopsien:** Nachweis von tartratresistenter saurer Phosphatase in aktiven Osteoklasten; Nachweis von alkalischer Phosphatase in Osteoblasten und Chondroblasten
- **Lymphatisches Gewebe:** Esterase, saure Phosphatase, alkalische Phosphatase
- **Hirntumore:** Lactatdehydrogenase, alkalische Phosphatase, ATPase
- **Zellmembrantransportaktivitäten,** selektive, resorptive und exkretorische Prozesse durch Nachweis der alkalischen Phosphatase
- **Zellvitalität:** lysosomale Strukturen (saure Phosphatase), Mitochondriopathien (Cytochromoxidase, SDH, LDH), aerobe und anaerobe Glykolyse (Dehydrogenasen)

10.4 Fixierung für die Enzymhistochemie

Bei der Fixierung kommt es immer in einem gewissen Ausmaß zur Denaturierung von Proteinen und damit zum Verlust ihrer biologischen Funktion. Das Ausmaß der Denaturierung hängt ab vom Fixiermittel, der Fixierdauer, der Temperatur und der Empfindlichkeit des Enzyms, daher muss beim Nachweis der Enzymaktivität in situ auf die **Gewebevorbehandlung** besonders Rücksicht genommen werden. Um die Denaturierung zu umgehen, untersucht man bis auf wenige Ausnahmen natives, frisch entnommenes Material. Kiernan

(1999) empfiehlt, wenn möglich trotzdem eine Fixierung vorzunehmen, da sie dem diffusionsbedingten Enzymverlust entgegenwirkt und oft auch ein verringertes Ausmaß an Enzymaktivität für eine qualitative Darstellung ausreicht. Dessen ungeachtet geht man von einem mehr oder weniger großen Verlust an löslichem Enzym aus, das entweder in die Fixierlösung oder in die Inkubationslösung diffundiert.

Das generelle Ziel der Fixierung für die EHC ist, die maximale Enzymaktivität an der originalen Lokalisation und gleichzeitig die Morphologie zu bewahren. Die Fixierung sollte für jede Art von Gewebe und Enzym gesondert bedacht werden und schonend vor sich gehen. Je länger fixiert wird, umso größer ist der Verlust an Aktivität. Die Fixierung muss für enzymhistochemische Zwecke möglichst kurz, bei neutralem pH-Wert und bei 4 °C stattfinden (Böck 1989). Bei kühler Fixierung wird die Aktivität besser erhalten, die Fixierung ist aber verlangsamt. Empfindlich auf Aldehydfixierung reagieren Dehydrogenasen, Transferasen, Lyasen, Cytochromoxidasen; relativ stabil verhalten sich Hydrolasen, viele Peroxidasen und Tetrazoliumreduktasen (Mulisch und Welsch 2010).

- **Fixiermittel**
- 4 % wässriges Formaldehyd
- 4 % Formaldehyd in isotoner Kochsalzlösung
- neutrales Formol-Calcium (100 ml 36 % Formaldehyd + 20 g Calciumacetat, auffüllen mit dest. Wasser auf 1000 ml)
- Aceton

- **Varianten der Durchführung**
- Gewebe fixieren in 4 % wässrigem Formaldehyd über Nacht bei 4 °C, Gewebe auswaschen, Gefrierschnitte herstellen, Test durchführen
- Gefrierschnitte herstellen, in Aceton oder Formaldehyd fixieren (5–10 min, 4 °C), in dest. Wasser auswaschen, Test durchführen
- Gefrierschnitte herstellen, Test durchführen, Schnitte fixieren (z. B. 5–10 min in 4 % Formaldehyd); die Fixierung dient dabei auch zum Abstoppen der Reaktion

10.5 Nachweisprinzip

Dem Enzym wird in einem Inkubationsmedium ein spezifisches Substrat angeboten. Bei der katalysierten Reaktion zwischen Substrat und dem vorerst farblosen, wasserlöslichen Indikator wird dieser in einen wasserunlöslichen Farbstoff umgewandelt. Alternativ entsteht bei der katalysierten Reaktion ein Zwischenprodukt, das sich mit einem zweiten Stoff zu einem farbigen Endprodukt verbindet. Der Farbstoff soll sich schnell entwickeln, an Ort und Stelle gut an Gewebeproteine binden und sich nur schwer herauslösen lassen. Die Bindungsmechanismen im Gewebe sind dabei abhängig vom entstandenen Farbstofftyp. Somit entsteht der **Farbstoff am Ort der Enzymaktivität.** Eine gute Enzymhistoanalyse sollte spezifisch, reproduzierbar und valide sein sowie möglichst eine Proportionalität zwischen Endprodukt und Aktivität zeigen (van Noorden und Frederiks 1992).

Biochemiker analysieren viele verschiedene Enzyme, die jedoch losgelöst vom Gewebe in vitro ausgetestet werden und auch quantitativ bestimmt werden können. In der Histodiagnostik führt man fast immer qualitative oder semiquantitative In-situ-Analysen durch, wo der Schwerpunkt bei der Zellidentifikation liegt. **Histochemiker** möchten die genaue subzelluläre Lokalisation und Aktivität in situ bestimmen. Sie müssen bei der morphologischen Untersuchung den Einfluss der dreidimensionalen Gewebestruktur und der anderen anwesenden Substanzen mit einbeziehen. Zu den Einflussfaktoren gehören die mögliche

Diffusion der Enzyme aus den Organellen, die Diffusion des Färbeprodukts in die Umgebung, die Einwirkung von Hemmstoffen und auch die Bindung des Farbstoffs an andere Strukturen der Zelle, die nicht der eigentliche Aktivitätsort sind. Kommt es zu Diffusionsvorgängen bei der Farbentwicklung, ist die Zuordnung zur tatsächlichen Enzymlokalisation erschwert.

- **Faktoren, die die Umsetzungs- und Bindungsreaktion beeinflussen**
— Stabilität des Enzyms unter den Testverhältnissen
— Art und Menge des Substrats (hohe Konzentration führt zu einer enzymatischen Reaktion nullter Ordnung; zu wenig Substrat führt zu falsch-negativen Ergebnissen aufgrund einer schwachen Reaktion, zu viel Substrat führt zu falsch-negativen Ergebnissen aufgrund von Hemmung)
— Konzentration des Indikators und der Zusatzstoffe
— pH der Inkubationslösung (passender Puffer)
— Temperatur: die meisten Reaktionen lässt man bei 37 °C ablaufen, manche haben das Optimum jedoch bei Raumtemperatur oder sogar bei 4 °C. (Kiernan 1999)
— Gewünschte oder unerwünschte Inhibitoren der Reaktion
— Unerwünschte Beteiligung von Reaktionspartnern, die auch zum farbigen Endprodukt führen und eine falsch-positive Analyse bewirken (z. B. durch andere Enzyme oder reduzierende/oxidierende Substanzen im Gewebe)
— Allgemein: Faktoren des Massenwirkungsgesetzes für chemische Reaktionen, Enzymkinetik

- **Bei den Nachweisen unterscheidet man u. a. die Reaktionstypen**
— Diazoreaktion
— Tetrazoliumsalzreaktion
— Metallpräzipitationsreaktion
— Thiocholinreaktion
— Indoxylreaktion
— Farbiges-Substrat-Methode

In der Regel werden die Schnitte in die Substratlösung eingestellt bzw. die Lösung wird aufgetropft. Daraufhin diffundiert das Substrat zum Ort des Enzyms. Das Färbeprodukt liegt im Gewebe.

Eine unüblichere Methode ist das Aufbringen von **substrathaltigen Filmen**, in die das Enzym hineindiffundieren soll. Das Färbeprodukt liegt dann im Film, nicht im Gewebe (Kiernan 1999).

Für viele Enzyme wurden Methoden etabliert, die auf verschiedenen Reaktionstypen basieren. So kann man z. B. die alkalische Phosphatase mit der Diazo-, der Metallpräzipitations- und der Indoxylreaktion darstellen.

10.5.1 Diazoreaktion

Dieses Prinzip findet man beim Nachweis von Phosphatasen, Glykosidasen, Esterasen und Proteasen (van Noorden und Frederiks 1992). Das Enzym spaltet vom Substrat Phenole oder aromatische Amine ab. Diese verbinden sich mit dem gleichzeitig angebotenen Diazoniumsalz zu einem **Azofarbstoff** am Ort des Enzyms. Charakteristisches Merkmal der Azofarbstoffe ist die Azogruppe $N=N$. Zuerst erfolgt die Diazotierung und im Weiteren die Azokupplung:

(1) **Herstellung des Diazoniumsalzes** (Diazotierung): Primäre, aromatische, chromogene Amine (z. B. Pararosanilin) werden mit Natriumnitritlösung in Anwesenheit einer Mineralsäure in das **Diazoniumsalz** (z. B. hexazotiertes Pararosanilin) umgewandelt. Wichtig ist ein Überschuss an Mineralsäure, da ansonsten das bereits gebildete Diazoniumsalz gegen Ende der Reaktion mit den noch nicht diazotierten aromatischen Aminen kuppeln würde. Das so gewonnene, labile Diazoniumsalz muss rasch verar-

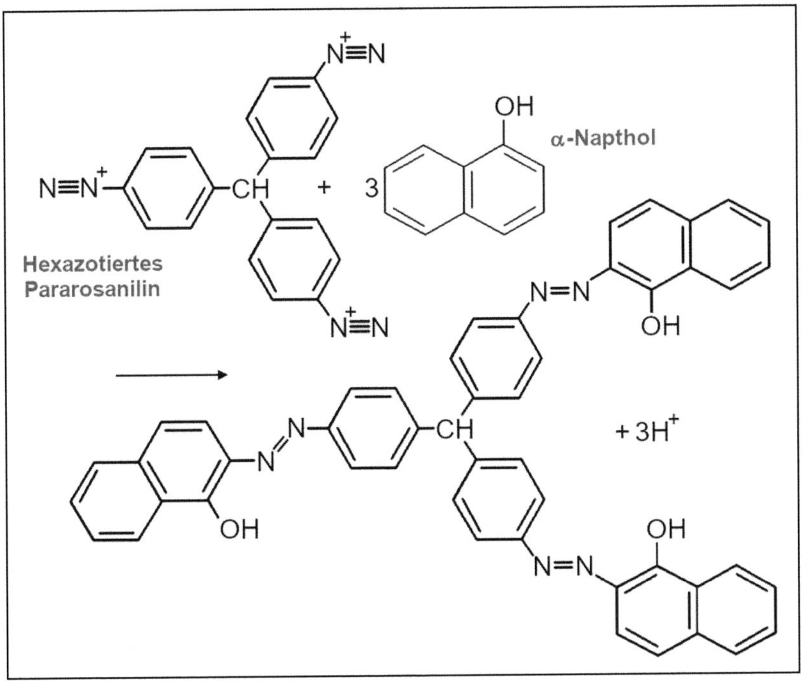

10.5 · Nachweisprinzip

Abb. 10.1 Azokupplung. (Nach Kiernan 1999)

beitet werden, da es leicht durch Wärme oder Licht zersetzt wird.

(2) **Azokupplung**: Durch die Enzymeinwirkung auf ein Substrat entstehen Phenole oder aromatischen Amine. Die Diazoniumlösung wird mit diesen Zwischenprodukten zur Reaktion gebracht. Bei dieser Kupplungsreaktion entsteht ein Azofarbstoff mit der typischen funktionellen Gruppe. Diazoniumsalze „kuppeln" mit Aminoverbindungen in schwach saurer Lösung bzw. mit Phenolen in schwach alkalischer Lösung (**Abb. 10.1**).

Bei der simultanen Methode werden Diazoniumsalz und Substrat gleichzeitig auf das Gewebe gebracht. Es besteht aber auch die Möglichkeit, zuerst das Substrat anzubieten und in einem zweiten Schritt die Kupplung mit dem Diazoniumsalz ablaufen zu lassen. Dabei kann man für beide Reaktionen die jeweils optimalen Bedingungen erzeugen.

Der Nachteil liegt darin, dass sich das Zwischenprodukt zu einem gewissen Grad herauslösen lässt, bevor die endgültige Bindungsreaktion eintritt (van Noorden und Frederiks 1992).

Die Wahl des Diazoniumsalzes ist abhängig vom Reaktions-pH des darzustellenden Enzyms (Nestor und Bancroft 2008).

10.5.2 Tetrazoliumreaktion

Dieses häufig verwendete Prinzip findet man beim Nachweis von Dehydrogenasen, Reduktasen und Oxidasen (van Noorden und Frederiks 1992). Tetrazoliumsalze sind gut lösliche, farblose bis gelbliche Verbindungen. Durch eine Wasserstoffübertragung vom Substrat oder einem Zwischenprodukt auf das Tetrazoliumsalz entsteht eine dunkelfarbige Formazanverbindung, die möglichst unlöslich ist und gut an die

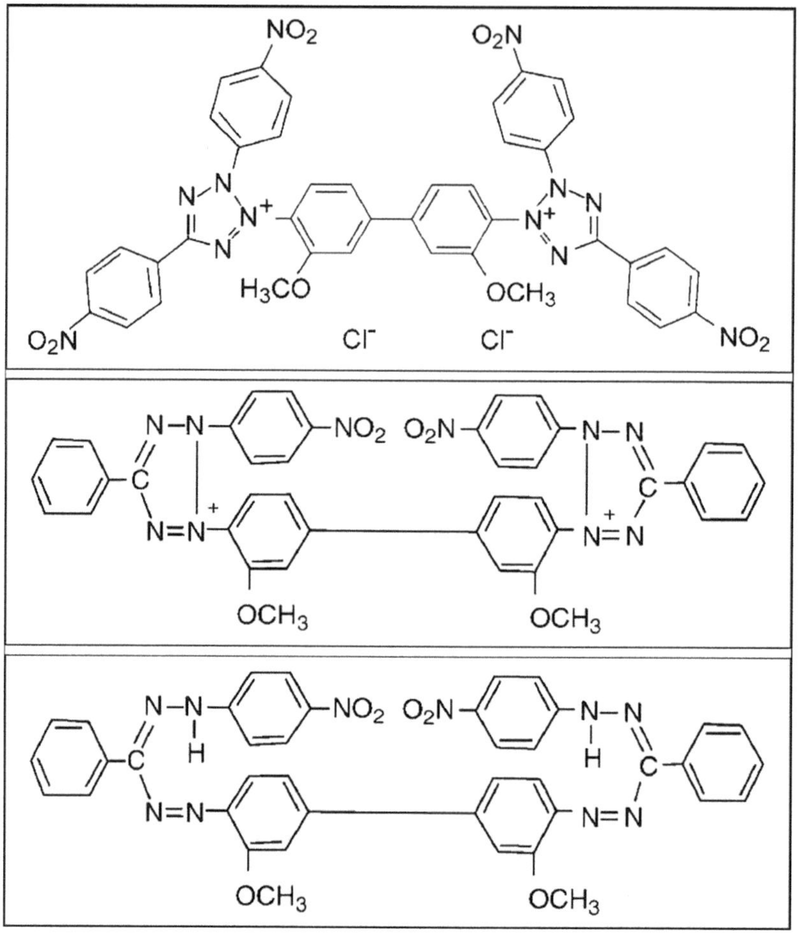

◘ Abb. 10.2 Von oben: Tetranitroblautetrazoliumchlorid, Nitroblautetrazoliumchlorid, Formazan

Proteinstrukturen bindet. Die Farben reichen von Kirschrot bis Schwarzviolett.

Tetrazoliumverbindungen sind charakterisiert durch vier Stickstoffatome und ein Kohlenstoffatom in einem Fünferring. Das Tetrazoliumkation wird bei der Reaktion unter Aufnahme von zwei Elektronen und einem Proton pro Tetralzoliumring zum ungeladenen Formazan reduziert. Am gebräuchlichsten sind Nitroblautetrazoliumchlorid (NBT) und Tetranitroblautetrazoliumchlorid (TNBT) (◘ Abb. 10.2, 10.3).

Die Reaktion läuft bei Raumtemperatur oder 37 °C ab (10–20 min). Durch Einbringen der Schnitte in gepuffertes Formalin wird die Reaktion gestoppt und das Gewebe für die weiteren Schritte stabilisiert. Man kann eine passende Gegenfärbung anschließen. Formazane von TNBT sind unempfindlich auf Entwässerung und können mit Kunststoffeinschlussmedien eingedeckt werden. NBT-Formazan und andere Farbprodukte sind löslich in organischen Lösungsmitteln und verlangen wässrige Einschlussmedien.

Für eine sichere Interpretation des Ergebnisses ist das Mitlaufenlassen von Negativkontrollen wichtig, wo die Inkubation ohne Substrat oder mit Inhibitoren erfolgt. Negative Testresultate können auf das Herauslösen von Reaktionspartnern aus dem Schnitt, auf ungewünschte Reaktionen mit

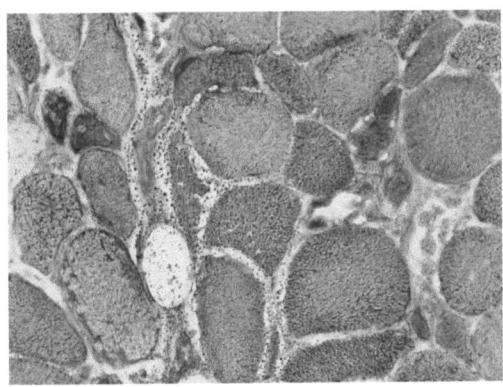

Abb. 10.3 Normaler Muskel (Gefrierschnitt). Phosphofructokinase-Enzymhistochemie mit NBT.

anderen Elektronenakzeptoren oder auf zu schwache Reaktionen zurückzuführen sein (Kiernan 1999).

Bestandteile der Inkubationslösung

Puffer TRIS-Puffer pH 7,0–7,2 wird oft verwendet, aber auch Phosphatpuffer sind möglich, sofern sich durch andere Inhaltsstoffe keine Phosphatpräzipitate bilden. Ein zu hoher pH kann zu falsch-negativen Ergebnissen führen.

Substrat Üblicherweise handelt es sich dabei um ein organisches Anion in Form eines Natriumsalzes (0,1 M). pH-Wert-Veränderungen infolge der Substratzugabe sollen wieder durch 1 M NaOH bzw. 1 M HCl korrigiert werden.

Coenzyme Werden für die Darstellungsreaktionen Coenzyme benötigt, müssen sie zugegeben werden. Der natürliche Gehalt ist zu gering.

Cofaktoren Manche Enzymreaktionen benötigen Spuren von zweiwertigen Metallkationen (z. B. $MgCl_2$).

Tetrazoliumsalz Die Konzentration liegt zwischen 10^{-4} und 10^{-3} M. Zur Verdünnung dient je nach Löslichkeit des Indikators entweder dest. Wasser oder ein organisches Lösungsmittel (z. B. Dimethylformamid).

Hemmstoffe Kalium- oder Natriumazid hemmt die zelluläre Respiration durch den Luftsauerstoff. Damit werden diese natürlichen, in diesem Fall unerwünschten Reaktionen unterdrückt.

Schutzmittel Durch Mittel hoher Viskosität (synthetische Polymere, z. B. 18 % Polyvinylalkohol, MW 30.000–70.000) wird die Diffusion der löslichen Enzyme weg von ihrem natürlichen Wirkungsort gehemmt. Bei kurz fixiertem Gewebe ist dies meist nicht nötig.

Beschleuniger Diese Substanzen agieren als zwischenzeitliche Elektronenakzeptoren. Sie lassen sich sehr schnell reduzieren und geben die Elektronen dann weiter an das Tetrazoliumsalz. Dadurch wirken sie reaktionsbeschleunigend. Beispielsweise bewirkt Phenazinmethosulfat eine schnellere und stärkere Farbentwicklung, aber unter Umständen auch unspezifische Farbniederschläge. Es ist lichtempfindlich, die Reaktion soll im Dunkeln erfolgen.

10.5.3 Metallpräzipitationsreaktion

Dieses Prinzip findet man beim Nachweis von Phosphatasen, Sulfatasen, Nukleotidasen und Cholinesterasen (◘ Abb. 10.4). Die durch die Enzymwirkung abgespaltenen Gruppen (z. B. Phosphate) verbinden sich mit Metallionen, die durch weitere Reaktionen sichtbar gemacht werden. Beim Nachweis der alkalischen Phosphatase sind diese Metallionen z. B. Calciumionen. Das entstandene Calciumphosphat wird in Cobaltphosphat und dieses mittels Ammoniumsulfid in braunschwarzes Cobaltsulfid überführt. Der Nachweis der sau-

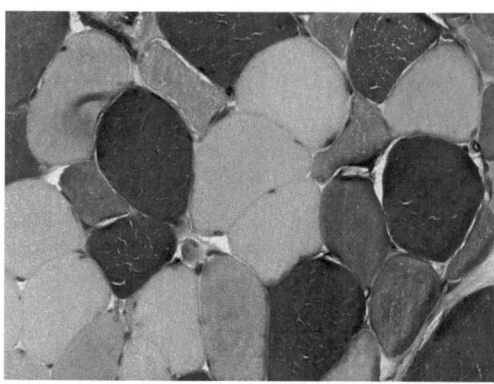

 Abb. 10.4 Normaler Muskel (Gefrierschnitt). ATPase (pH 4,2)–Enzymhistochemie mit Metallpräzipitation. Typ-1-Fasern färben sich kräftig an, Typ-2-Fasern färben sich schwach an. 40×

ren Phosphatase gelingt mit Bleiionen, die sich zu Bleisulfat verbinden. Die anschließende Behandlung mit Ammoniumsulfid verdrängt den ersten Bindungspartner. Es entsteht unlösliches Bleisulfid, das am Ort der Aktivität präzipitiert (van Noorden und Frederiks 1992).

10.5.4 Indoxylreaktion

Dieses Prinzip findet man beim Nachweis von Glykosidasen, Esterasen und Phosphatasen. Die Substrate sind Ester in Form eines Acetats, Sulfats oder Phosphats eines halogenierten Indoxylderivats (z. B. 5-Bromindoxylacetat, 5-Brom-4-chlor-3-indoxylphosphat [BCIP]). Durch die Hydrolyse wird der Acetat-, Sulfat- bzw. Phosphatrest abgespalten. Die freigesetzten Indoxyle sind farblos und wasserlöslich. Die sehr reaktiven Indoxyle werden durch den Luftsauerstoff oxidiert. Dabei bildet sich aus jeweils zwei Indoxylen das farbige, unlösliche Chromogen mit der für den Indigofarbstoff typischen chromophoren Gruppe. Die in der Inkubationslösung enthaltenen isomolaren Ferro- und Ferricya-nidionen beschleunigen diese Reaktion. Die resultierende Farbe hängt vom jeweiligen Indoxylderivat ab. Zum Beispiel wird 5-Bromindoxylacetat zu blauem 5,5'-Dibromindigo.

Für den Nachweis von Glykosidasen muss das Substrat aus einem Zucker und der daran glykosidisch gebundenen Indoxylverbindung bestehen (z. B. 5-Brom-4-chlor-3-indoxylglykosid). Analog dazu ist für Galactosidasen das Substrat ein Galactosid (z. B. 5-Brom-4-chlor-3-indoxyl-β-D-galactosid).

Eine weitere Methode, wo Indoxylsubstrate zur Anwendung kommen ist die **Indoxyl-Azo-Methode**. Das freigesetzte Indoxyl wird hier durch ein Diazoniumsalz (z. B. hexazotiertes Pararosanilin oder Neufuchsin) eingefangen. Es entsteht ein großmolekularer, unlöslicher Azofarbstoff.

Bei der Indoxyl-Tetrazolium-Methode nutzt man aus, dass das freigesetzte Indoxyl Tetrazoliumsalze (NBT, TNBT) zu unlöslichen, farbigen Formazanen reduzieren kann. Ein Beispiel dafür ist der Nachweis von alkalischer Phosphatase. Durch den Einsatz eines zwischenzeitlichen Elektronenakzeptors (Methoxiphenazin) kann die Reaktion noch beschleunigt werden. Diese Technik findet man bei der Immunhistochemie, wo mit alkalischer Phosphatase markierte Antikörper im Detektionssystem eingesetzt werden (s. ▶ Abschn. 11.5.1, 11.10.5) (Kiernan 2007).

10.5.5 Thiocholinreaktion

Dieses Prinzip dient dem Nachweis von Cholinesterasen. Das Inkubationsmedium enthält Acetylcholin als Substrat, weiters Ferricyanid und Kupferionen. Das katalytisch erzeugte Thiocholin reduziert das Ferricyanid zu Ferrocyanid, welches sich mit Kupfer zum unlöslichen Hatchett-Braun verbindet (van Noorden und Frederiks 1992).

10.5.6 Farbige Substrate

Hier wird durch enzymatische Hydrolyse ein vorerst löslicher Farbstoff unlöslich gemacht und präzipitiert in der Gewebestruktur. Diese Methode wird selten eingesetzt (Nestor und Bancroft 2008).

10.6 Praxis-Tipps

Erfahrene Technikerinnen halten die EHC-Methoden für einfach und schnell durchzuführen. Trotzdem sollte man „sein" Enzym in Bezug auf Fixierempfindlichkeit, Diffusionsverhalten, Hemmung, Reaktionsoptimum und Testinterpretation kennen. Die Probenvorbereitung hat hier einen besonderen Stellenwert.

- **Probenvorbereitung und Gefrierschnittherstellung**
- Kryofixierung s. ▶ Abschn. 4.6, Gefrierschnittherstellung s. ▶ Abschn. 8.5.6 und Peters (2010)
- Kleine, unfixierte Gewebestückchen (bis 5 mm dick) sollen schockgefroren werden. Dazu werden die Stückchen in Kryoröhrchen gegeben, gut verschlossen und in flüssigem Stickstoff versenkt. Die Lagerung soll bei –80 oder –196 °C luftdicht verschlossen erfolgen (van Noorden und Frederiks 1992).
- Muskelbiopsien werden auf einer Mischung aus gefrorenem und flüssigem Isopentan bei ca. –160 °C schockgefroren. Dazu werden sie vorher auf einem Korkstück in Gefriermedium (OCT) orientiert. Das Korkstück wird dann auf Isopentan kurz durchgefroren. Die Muskelbiopsien werden im Kryostat auf die Schneidetemperatur (ca. –23 °C) „erwärmt" und quer zur Faser bei 8–10 μm geschnitten (Nestor und Bancroft 2008).
- Für die Mb.-Hirschsprung-Diagnostik am kompletten Darmwandresektat findet man auf der Webseite des Universitäts-Kinderspitals beider Basel die Anleitung zur Swiss-Roll-Technik für Gefrierschnitte. Ein Darmwandstreifen wird dabei zu einer „Schnecke" aufgewickelt und angefroren (Weblink s. Literatur).
- Darmwandbiopsien werden direkt auf dem Gefriertisch des Kryostats aufgefroren. Zur Beschleunigung wird der Gefriertisch in einem speziellen Aufsatz einer Kohlendioxidflasche mit Kohlensäureschnee gekühlt.
- Wiederholte Temperaturschwankungen zwischen tiefer Lagerungstemperatur und Schneidetemperatur im Kryostat führen zu starken Morphologieschäden (van Noorden und Frederiks 1992).
- Die Gefrierschnittdicke sollte bei 12–20 μm liegen, da dann die Reaktionen rascher ablaufen. Ein zu dünner Schnitt enthält zu wenig Enzymaktivität für die Farbentwicklung. Ein 15 μm dicker Gefrierschnitt verringert seinen Durchmesser beim Trocknen auf 4 μm (Meier-Ruge und Bruder 2008).
- Gefrierschnitte von fixiertem Gewebe sollen auf Adhäsivobjektträger aufgezogen werden, weil sie ansonsten leicht abschwimmen (Alternative: flottierendes Färben).
- Gewebestücke, die bei 4 °C in Formaldehyd fixiert wurden, können in einer Gummi-arabicum-Sucrose-Lösung für längere Zeit bei 4 °C aufbewahrt werden. (2 g Gummi arabicum, 60 g Sucrose, 200 ml Wasser) (Kiernan 1999).
- Als schonendste Entkalkung zum Erhalt der Enzymaktivität dient EDTA (10 g in 100 ml 0,1 M Phosphatpuffer pH 7,1) bei 4 °C.

- **Testdurchführung**
- Beim Trocknen der Schnitte sollten 37 °C nicht überschritten werden (Pearse 1968).
- Die luftgetrockneten Schnitte können im Allgemeinen direkt in das Inkubati-

onsmedium gebracht werden; die Fixierung wird angeschlossen.
– Je nach Menge der Inkubationslösung können die Objektträger in Färbeküvetten eingestellt oder waagrecht liegend in einer feuchten Kammer mit der Lösung bedeckt werden.
– Kernfärbung mit Hämalaun oder Kernechtrot (je nach Kontrast) kann angeschlossen werden.
– Abhängig von der Löslichkeit des Endprodukts wird mit wasserlöslichem oder mit kunststoffbasiertem Einschlussmittel nach Entwässerung eingedeckt.
– Die Inkubationsmedien können in größeren Mengen vorbereitet und portionsweise eingefroren werden (Lagerung bei –20 bis –30 °C für ca. 3 Monate).
– Trockenmedium-Vorratshaltung: Die Trockensubstanzen werden eingewogen, im Mörser verrieben, im Kühlschrank mit sorgfältiger Vermeidung von Feuchtigkeitsaufnahme aufbewahrt und kurz vor Gebrauch aufgelöst.
– Gefäße sollen vor der Verwendung immer mit dest. Wasser gespült werden. Enzymatische Reaktionen sind empfindlich auf Verunreinigungen besonders durch Detergenzien.
– Die Verwendung von Positiv- und Negativkontrollen bei der Testdurchführung ist anzuraten, um falsch-positive Ergebnisse auszuschließen. Negativkontrollen erhält man durch Inkubieren in substratfreien Lösungen, durch Hitzedeaktivierung oder durch Einsatz von Inhibitoren (Nestor und Bancroft 2008)
– Achtung! Manche Komponenten der Inkubationslösung, insbesondere die Inhibitoren, sind sehr giftig und müssen dementsprechend vorsichtig behandelt werden.

Der nachfolgende Abschnitt enthält Beispiele von Enzymnachweisen in Prinzip und Färbeergebnis. Tiefergehende und detailliertere Beschreibungen findet man bei Kiernan (1999), van Noorden und Frederiks (1992), Nestor und Bancroft (2008) und bei Mulisch und Welsch (2010).

10.7 Phosphatasen

Diese Enzyme gehören zu den Hydrolasen, hydrolysieren organische Phosphatester und werden aufgrund ihres optimalen Reaktions-pHs klassifiziert. Alkalische Phosphatase (pH 9) findet man in vielen Zelltypen, besonders in auf Endocytose und Pinocytose spezialisierten Regionen (Bürstensaum und Mikrovilli). Saure Phosphatasen (pH 5) sind hauptsächlich lysosomale Inhaltsstoffe. Die dritte Gruppe stellen die spezifischen Phosphatasen dar.

10.7.1 Alkalische Phosphatase

Lokalisation Sie ist ein membranständiges Enzym. Alkalische Phosphatase lässt sich beispielsweise in Granulozyten (neutrophilen, basophilen, aber nicht eosinophilen) und ihren unmittelbaren Vorläufern nachweisen. In myeloischen Leukämien zeigen abnormale Leukozyten fast keine alkalische Phosphatase. Man findet sie u. a. in der Leber in Gallenkanälchen, im Dünndarm im Bürstensaum, in der Niere im Bürstensaum der proximalen Tubuli, in der Prostata bzw. in Osteo- und Chondroblasten.

Prinzip Durch Hydrolyse von einfachen Naphtholen wird der Phosphatrest abgespalten und α-Naphthol freigesetzt. Dieses primäre Reaktionsprodukt wird mit einem passenden Diazoniumsalz gekoppelt (◘ Abb. 10.5).
Als Substrat agiert Natrium-α-Naphthylphosphat oder AS-BI-Naphthylphosphat, als Kupplungspartner Fast Red TR oder Fast Blue RR. Der pH-Wert der Inkubationslösung wird mittels 0,2 M Tris-Puffers auf 9,0–9,4 eingestellt. Die Reaktion erfolgt bei Raumtemperatur.

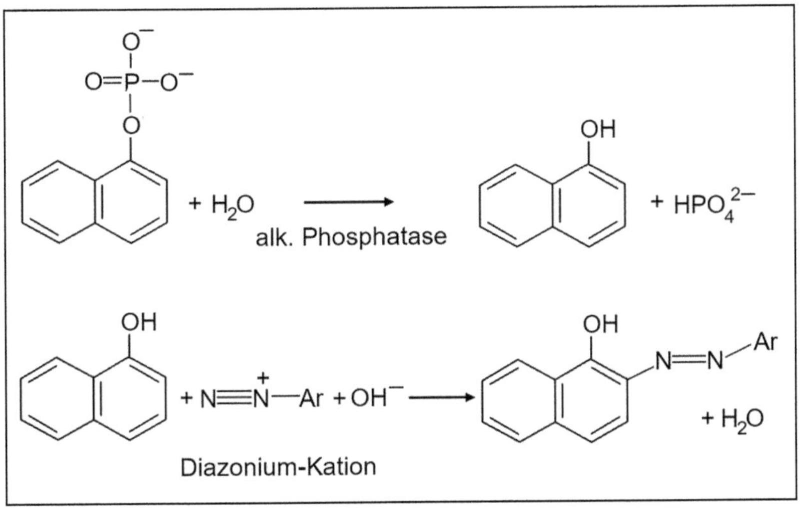

10.7 · Phosphatasen

Abb. 10.5 Abspaltung der Phosphatgruppe und Azokupplung. (Ar = Arylrest; nach Kiernan 1999)

Das Färbeergebnis zeigt die Enzymaktivität in der Farbigkeit des Diazoniumsalzes.

Ablauf Gefrierschnitte sind vorteilhaft. Alkalische Phosphatase übersteht eine vorgeschaltete, kurze Fixierung der Schnitte in Aceton bzw. Formol-Calcium bei 4 °C (Kiernan 1999). Vor dem Einstellen in das Inkubationsmedium wird mit dest. Wasser gespült. Als Kernfärbung setzt man Methylgrün ein und deckt in wässrigem Einschlussmedium ein, da das Reaktionsprodukt üblicherweise in unpolaren Flüssigkeiten löslich ist.

Inhibitoren Es gibt keine Hemmstoffe von hoher Spezifität für alkalische Phosphatasen, aber die katalytische Reaktion wird durch Einstellen der Schnitte in Jod-Kaliumjodid (Lugol) verhindert. Hemmstoffe für bestimmte Anwendungen: Cystein, Levamisol.

10.7.2 Saure Phosphatase

Lokalisation Die saure Phosphatase ist ein lysosomales Enzym, ist aber auch im endoplasmatischen Reticulum zu finden. Sie kann u. a. nachgewiesen werden in den Makrophagen der Milz, in den proximalen Tubuli der Niere, im Bürstensaum des Dünndarms, in Ösophagus und Magen, in der Prostata, in neurologischem Gewebe, Muskulatur und in Osteoklasten (TRAP[2]).

Prinzip Das Prinzip ist identisch zur Darstellung von alkalischer Phosphatase. Als Substrat verwendet man Natrium-α-Naphthylphosphat. Durch Enzymwirkung entsteht α-Naphthol, das sich mit einem passenden Diazoniumsalz (z. B. rotes Fast Garnet GBC) kuppeln lässt.

Ablauf Gefrierschnitte sind vorteilhaft, die kurz in Formol-Calcium bei 4 °C fixiert werden. Die Inkubationslösung wird mittels 0,1 M Acetatpuffer auf pH 5 gebracht. Die Reaktion erfolgt bei 37 °C. Als Kernfärbung setzt man Methylgrün ein und deckt in wässrigem Einschlussmedium ein. Es dürfen keine Phosphatpuffer für die Fi-

---

2 TRAP. Tartratresistente saure Phosphatase (*tartrate resistant acid phosphatase*).

xierung oder für Waschschritte verwendet werden. Das Färbeergebnis zeigt die Enzymaktivität in der Farbigkeit des Diazoniumsalzes.

Inhibitoren Saure Phosphatasen werden großteils durch Fluoridionen gehemmt (Natriumfluorid), weiters auch von Kupferionen (Kupfersulfat) oder Natriumtartrat.

10.7.3 Glucose-6-phosphatase

Lokalisation Glucose-6-phosphatase ist in der Membran des endoplasmatischen Reticulums lokalisiert und dient daher auch als Markerenzym für dieses Organell. Es ist u. a. nachweisbar in Leber, Niere und Dünndarm.

Prinzip Der Nachweis basiert auf der Metallpräzipitationstechnik. Das Enzym hydrolysiert Glucose-6-phosphat in der Gegenwart von Bleiionen. Es bildet sich dadurch ein Präzipitat aus Bleiphosphat. Dieser weiße Niederschlag wird durch Einwirkung mit verdünntem Ammoniumsulfid in schwarzes Bleisulfid übergeführt. Alkalische und saure Phosphatase werden hier ebenso erfasst. Glucose-6-phosphatase ist als empfindliches Enzym nur im unfixierten Gefrierschnitt nachzuweisen. Die Fixierung erfolgt in 4% Formaldehyd nach der Inkubation. Das Färbeergebnis zeigt die Enzymaktivität als braunschwarzen Niederschlag.

10.8 Carboxylesterhydrolasen

Esterasen gehören zu den Hydrolasen und können Kohlensäureester hydrolysieren. Der optimale Reaktions-pH-Wert liegt zwischen 5,0 und 9,0. Die verschiedenen Esterasen können nicht wie die Phosphatasen mithilfe ihres pH-Optimums oder eines bestimmten Substrats identifiziert werden.

Die Zuordnung gelingt aufgrund ihrer unterschiedlichen Empfindlichkeit auf verschiedene Hemmstoffe.

Die Mehrzahl der Esterasen kann das Substrat α-Naphthylacetat hydrolysieren. Dazu gehören u. a. Carboxylesterase, Arylesterase, Acetylesterase, Acetylcholinesterase (ACE) und Cholinesterase. Diese Gruppe wird entsprechend ihren spezifischen Reaktionen mit einem angebotenen Substrat und der Empfindlichkeit gegenüber spezifischen Inhibitoren unterteilt.

- **Als Inhibitoren wirken**
- Eserin: hemmt die Cholinesterase und die Acetylcholinesterase kompetitiv und muss dazu Teil der Inkubationslösung sein
- Organophosphate wie
  - Diethyl-p-nitrophenylphosphat (E600): hemmt die Carboxylesterase irreversibel; die Hemmung kann vorgeschaltet werden
  - Diisopropylfluorphosphat (DFP): hemmt die Carboxylesterase irreversibel; die Hemmung kann vorgeschaltet werden
- Quecksilberverbindungen (Sulfhydrylverbindung) wie
  - p-Chlormercuribenzoat (PCMB): hemmt die Arylesterase irreversibel; die Hemmung kann vorgeschaltet werden

Diese Reagenzien sind extrem giftig (ACE-Hemmer). Bei einer irreversiblen Enzymhemmung ist es möglich, die Enzymblockierung dem Test vorzuschalten und so miteinander zu kombinieren, dass die Aktivität eines bestimmten Enzymtyps übrigbleibt.

Carboxylesterase, Arylesterase, Acetylesterase u. a. werden als unspezifische Esterasen zusammengefasst. Zu den spezifischen Esterasen gehören u. a. die Cholinesterasen, die Acetylcholinesterase und die Lipase.

Die meisten Esterasen werden durch Formalinfixierung zerstört, bestimmte Enzyme dieser Gruppe überstehen die Behandlung und können auch am Paraffinschnitt dargestellt werden.

10.8.1 Unspezifische Esterasen

Lokalisation Die subzelluläre Lokalisation ist im endoplasmatischen Reticulum, in Mitochondrien und Lysosomen. Sie sind u. a. zu finden in Leber, Niere, Darm, Neuronen und Leukozyten. Man kann sie nachweisen in Makrophagen und sie sind Bestandteil von Lipofuszin.

Prinzip Das Enzym setzt vom Substrat α-Naphthylacetat das α-Naphthol frei. Dies wird an ein passendes Diazoniumsalz (hexazotiertes Pararosanilin, Echtblausalz B) gekoppelt, sodass ein unlösliches Farbstoffpräzipitat am Ort der Aktivität abgelagert wird.

Ablauf Gefrierschnitte werden hergestellt und in Formol-Calcium bei 4 °C fixiert. Als Puffer agiert Dinatriumhydrogenphosphat. Die Reaktionstemperatur liegt bei 37 °C. Die Schnitte werden mit Methylgrün gegengefärbt und zum Abschluss entwässert und mit Harz eingedeckt. Das Färbeergebnis zeigt die Enzymaktivität in der Farbigkeit des Diazoniumsalzes.

Bei dieser Methode reagieren auch Lipasen und Cholinesterasen. Cholinesterasen können während der Inkubation mit Eserin gehemmt werden.

Werden die Schnitte zuerst mit E600 und anschließend mit PCMB behandelt und weiters in einem substrathaltigen Medium mit zugesetztem Eserin inkubiert, bleibt nur mehr die Acetylesteraseaktivität übrig (Kiernan 1999).

10.8.2 Lipasen

Lokalisation Subzellulär sind Lipasen in Lysosomen, Mikrosomen und in der Plasmamembran lokalisiert. Man findet die Enzyme hauptsächlich im Pankreas. Sie sind u. a. nachzuweisen in der Leber, in den Nebennieren, in der Hypophyse, in laktierenden Milchdrüsen, Adipozyten und Endothelzellen verschiedener Gewebe.

Prinzip Lipasen haben die Fähigkeit, langkettige Ester zu hydrolysieren, besonders solche mit gesättigten Fettsäuren. Bei der Enzymreaktion wird das Substrat Tween 60 bei neutralem pH umgesetzt. Es entstehen Fettsäuren, die mit Calciumionen schwer lösliche Calciumsalze (Calciumseifen) produzieren. Die Behandlung zuerst mit Bleiionen und anschließend mit Ammoniumsulfid führt zu einem dunkelbraun bis schwarzen Präzipitat am Ort der Aktivität. Der Test kann auf Paraffinschnitten durchgeführt werden.

10.8.3 Acetylcholinesterase

Lokalisation Acetylcholinesterase (AChE, ACE) ist im Nervengewebe u. a. an motorischen Endplatten, Ganglienzellen, in cholinergen Neuronen, in Muskel-Sehnen-Verbindungen und in Erythrozyten lokalisiert. ACE gehört zu den Hydrolasen und hydrolysiert den Neurotransmitter Acetylcholin (◘ Abb. 10.6) zu Acetat und Cholin an den Synapsen und neuromuskulären Verbindungen. Man weist erhöhte ACE-Aktivität bei Fehlen von Ganglienzellen (Mb. Hirschsprung) und bei hyperplastischer, neuronaler Kolondysplasie in den parasympathischen Nervenfasern nach. Die Färbung ermöglicht die Differenzierung zwischen Aganglionose und Hypoganglionose des Kolons.

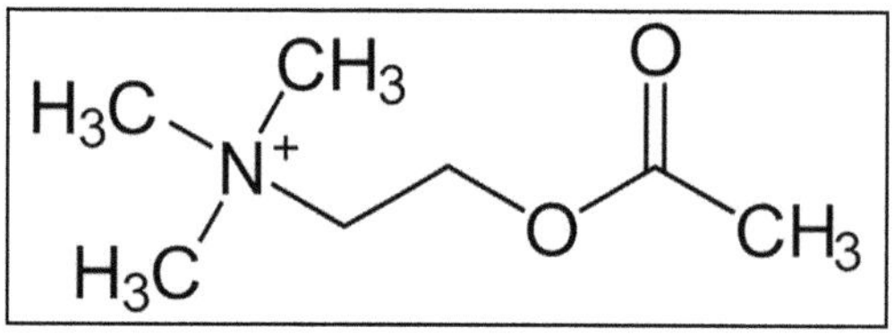

Abb. 10.6 Acetylcholin

Prinzip Eine gut etablierte Methode ist die Thiocholintechnik nach Karnovsky und Roots (1964) auf Gefrierschnitten. Das Inkubationsmedium zeigt vorzugsweise Stellen von ACE-Aktivität, aber auch die Lokalisation unspezifischer Cholinesteraseaktivität. Man kann hier durch passende Substratwahl und auch durch Einsatz bestimmter Hemmsubstanzen eine Differenzierung erreichen.

Als Substrat wird Acetylthiocholinjodid angeboten. ACE setzt vom Substrat Thiocholin frei, das Ferricyanid zu Ferrocyanid reduzieren kann. Das Ferrocyanid verbindet sich mit Kupferionen zu einem dunklen, unlöslichen Kupferpräzipitat (Hatchett-Braun). Zur Kontrastverstärkung können die Niederschläge mit Diaminobenzidin (DAB) und Wasserstoffperoxid getönt werden. Dabei katalysiert das Kupferferrocyanid die Oxidation von DAB durch H_2O_2. Das Färbeergebnis zeigt die Enzymaktivität als braunschwarzer Niederschlag.

Iso-OMPA (Tetraisopropylpyrophosphoramid) dient zur irreversiblen Hemmung v. a. von unspezifischer Cholinesterase und dient so zur spezifischen Darstellung der ACE-Aktivität (Mulisch und Welsch 2010).

10.8.4 Cholinesterase

Lokalisation Man findet Cholinesterase (ChE) u. a. im Serum, in Neuroglia und in einigen Neuronen, Leber, Darmschleimhaut und Pankreas. ACE- und ChE-Darstellung werden in neurohistologischen Analysen eingesetzt.

Prinzip Sie kann ebenso wie ACE Acetylcholin hydrolysieren, aber viel langsamer. Die bevorzugten Substrate sind Cholinester mit Acylgruppen.

Das Nachweisprinzip ist dasselbe wie bei der Acetylcholinesterase. Als Substrat wird jedoch Butyrylthiocholin verwendet, das durch Cholinesterase schnell, durch Acetylcholinesterase langsam umgesetzt wird. ACE wird selektiv gehemmt durch BW 284C51. Das Färbeergebnis zeigt die Enzymaktivität als braunschwarzer Niederschlag.

10.8.5 Naphthol-AS-D-Chloracetatesterase

Lokalisation Das Enzym ist in den Lysosomen lokalisiert. Es ist zu finden in Mastzellen, neutrophilen Granulozyten und ihren Vorläuferzellen; es wird eingesetzt bei der Diagnostik von Erkrankungen des blutbildenden Systems bzw. zur Differenzierung der Vorstufen.

Prinzip Die Esterase bewirkt eine Abspaltung von Naphthol vom Substrat Naphthol-AS-D-Chloracetat. Das Naphthol wird an das Diazoniumsalz (hexazotiertes Pararosanilin) angelagert. Es entsteht durch Azokupplung ein Azofarbstoff am Ort der Esterase. Das Färbeergebnis zeigt die Enzymaktivität in der Farbigkeit des Diazoniumsalzes. Der Nachweis gelingt auf FFPE-Schnitten.

Naphthol-AS-Chloracetat löste das früher verwendete β-Naphthylacetat ab, da es eine höhere Kupplungsgeschwindigkeit und stärkere Gewebebindung zeigt, was ein klareres Bild ergibt.

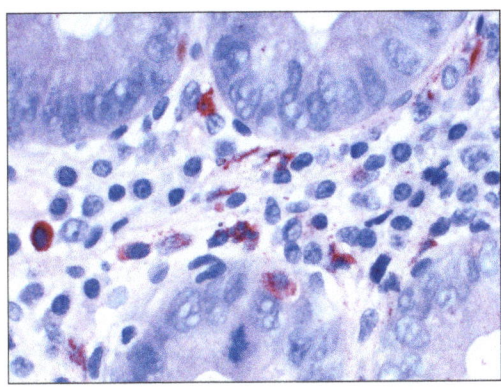

◘ **Abb. 10.7** NASD-Chloracetatesterase EHC, positive Mastzellen in der Submucosa des Dünndarms

Färbeergebnis Naphtol-A-SD Chlorazetatesterase (hex. Pararosanilin)	
Reaktionsprodukt	rot
normale Zellen der neutrophilen Reihe sind ab den Promyelozyten	mäßig positiv
leukämische Promyelozyten, Mastzellen	stark positiv
normale Myeloblasten, Zellen der erythropoetischen Reihe, Lymphozyten und Plasmazellen	negativ
Kerne	blau
s. ◘ Abb. 10.7	

10.9 Peptidasen und Proteinasen

Die proteolytischen Enzyme gehören wie die Esterasen zu den Hydrolasen und katalysieren die Hydrolyse von Peptidbindungen zwischen Aminosäureresten in Polypeptiden und Proteinen. Die verschiedenen Enzyme spalten sequenzspezifisch innerhalb der Peptidkette (Endopeptidasen) oder an endständigen Aminosäuren (Exopeptidasen).

Manche Peptidasen hydrolysieren synthetische Substrate wie Naphthylamide. Bei der Nachweisreaktion wird Naphthol frei, das durch ein Diazoniumsalz gebunden wird. Es entsteht ein unlöslicher Azofarbstoff als Reaktionsprodukt.

Eine spezielle Form der Nachweistechniken sind **Substratfilm-Applikationen**. Der Gelatinefilm enthält belichtete, entwickelte und fixierte Silberpartikel (schwarzer Film). Die Enzyme im Gewebe diffundieren in den Film und lösen hier die Gelatine samt Partikeln auf. Das führt zu Löchern am Ort der Aktivität. Eine Weiterentwicklung der Methode bringt auf Gefrierschnitte einen Film auf, der Substrat und fluorogene Substanzen enthält, die Proteine binden können und so die Fluoreszenz am Ort der Enzymaktivität entwickeln (Kiernan 1999).

10.10 Oxidoreduktasen

Diese früher als Atmungsfermente bezeichneten Enzyme haben die gemeinsame Aufgabe, durch Oxidation der Nährstoffe unter Abspaltung von Wasser die vom Körper benötigte Energie schrittweise freizusetzen. Dies passiert u. a. im Citratzyklus und der Atmungskette. Der Ort der zellulären Respiration liegt in den Mitochondrien.

Viele Oxidoreduktasen benötigen für die Katalyse ihrer Substrate Elektronenüberträgersubstanzen in Form von Coenzymen und prosthetischen Gruppen. Dabei kann eine Überträgersubstanz für mehrere substratspezifische Enzyme im Einsatz sein. Eine **prosthetische Gruppe** ist eine organische Verbindung – kein Protein – und bindet kovalent an das Apoenzym (z. B. Biotin, Häm, Flavin). Das **Coenzym** ist ebenfalls kein Protein, bindet aber reversibel an das **Apoenzym**, das den substratspezifischen Proteinanteil ausmacht (z. B. NADH, FAD, Coenzym A, Ubichinon). Das **Holoenzym**, bestehend aus Apoenzym und Coenzym, bindet spezifisch an das Substrat und macht es hochreaktiv für das Coenzym.

Das Coenzym nimmt Elektronen vom Substrat sowie Protonen vom Substrat oder vom umgebenden Medium auf. So wird das

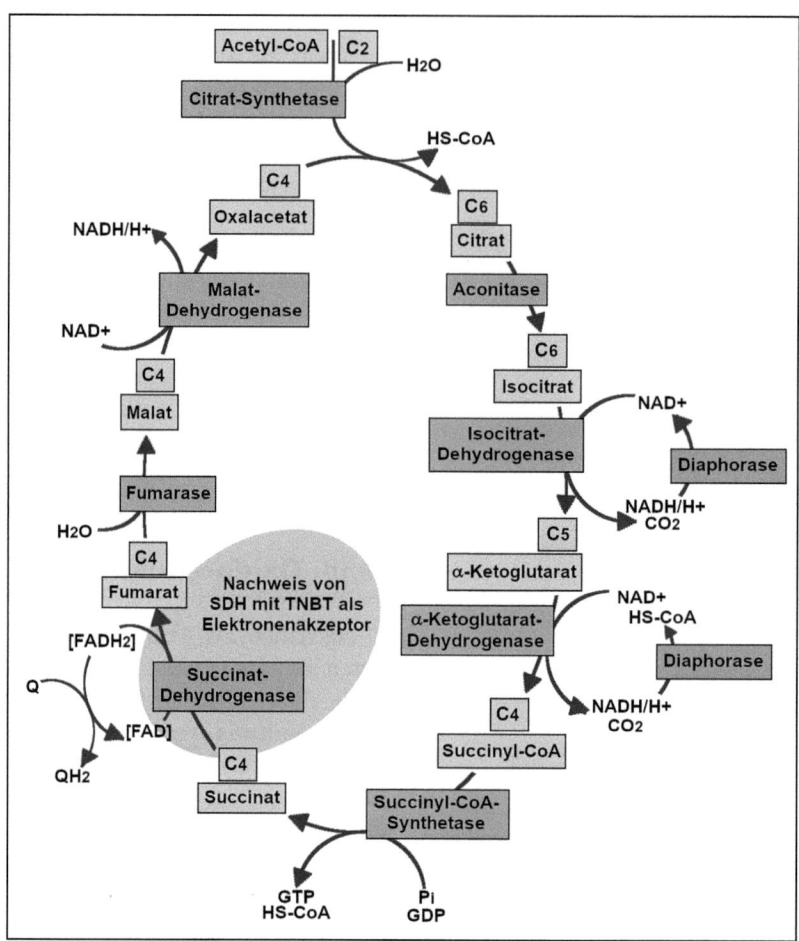

Abb. 10.8 Citratzyklus. (Q = Ubichinon, C_2–C_6 = Anzahl an Kohlenstoffatomen)

Coenzym reduziert und das Substrat oxidiert. Im Endeffekt erhält das Coenzym ein oder zwei Wasserstoffatome vom Substrat und trennt sich wieder vom Apoenzym. Man nennt die Überträgersubstanz deshalb auch Wasserstoffakzeptor. Es geht also verändert aus der katalytischen Reaktion hervor und muss wieder in die Ursprungsform zurückgeführt werden. Dies passiert, indem die reduzierte Form des Coenzyms als Elektronendonator für die enzymatische Reduktion eines anderen Substrats agiert. Enzyme, die die Re-Oxidation von reduzierten Coenzymen katalysieren, nennt man **Diaphorasen** (NADH-, NADPH-Dehydrogenase).

Der **Citratzyklus** (Abb. 10.8) findet in mehreren Stufen statt und umfasst die wiederholte Oxidation und Reduktion der Reaktionspartner. Jeder Schritt beinhaltet den enzymatisch katalysierten Transfer von Protonen und Elektronen von einem Substrat zu einem Akzeptor. Die Reihenfolge der Zyklusreaktionen verläuft gemäß ihrer Redoxpotenziale.[3] Die Elektronenübertragung mündet vom Citratzyklus in die **Atmungskette** (Abb. 10.9). Die Elektronenüber-

---

3 Redoxpotenzial. Ist ein Maß für die Bereitschaft des Reaktionspartners, die Elektronen aufzunehmen.

10.10 · Oxidoreduktasen

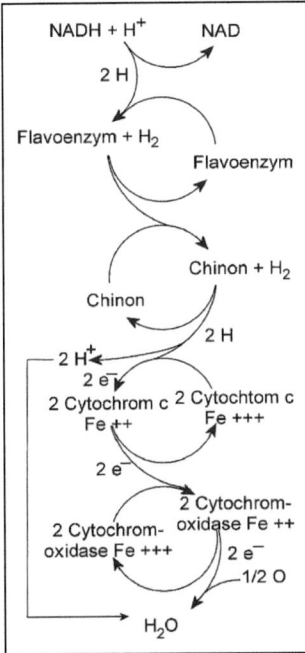

◘ Abb. 10.9 Atmungskette

tragung der zellulären Respiration erfolgt über Flavoproteinenzyme, Ubichinon und das Cytochromsystem bis zum molekularen Sauerstoff. Cytochrome sind Proteine, die eisenhaltige Hämgruppen beinhalten. Die **Cytochromoxidase** transferiert die Elektronen und Protonen zu molekularem Sauerstoff. Sie katalysiert die Reduktion von Sauerstoff zu Wasser ($O + 2H \rightarrow H_2O$).

In der histotechnischen Darstellung der Dehydrogenasen wird die Tatsache ausgenutzt, dass die Reaktionsabfolge entlang des Redoxpotenzialgefälles durch Einbringen eines künstlichen Elektronenakzeptors unterbrochen werden kann. In diesem Fall ist das ein **Tetrazoliumsalz**. Sobald ein Substrat in der Nähe eines Tetrazoliumsalzes oxidiert wird, geht das frei werdende Elektron auf das Tetrazoliumsalz über. Es wird reduziert und bildet dabei eine stabile, farbige Substanz (**Formazan**) am Ort der katalytischen Aktivität. Beim histochemischen Nachweis der **Dehydrogenasen** wird das **natürliche Substrat** im Überschuss angeboten.

Eine entsprechende Menge an Akzeptor, Coenzym bzw. zwischenzeitlicher Übertragersubstanz muss im Medium bzw. Gewebe vorhanden sein (Kiernan 1999).

Diaphorasen werden ebenso durch Tetrazoliumreduktion nachgewiesen, wobei dem Medium die passende reduzierte Form des Coenzyms als Substrat der Reaktion zugegeben wird. Man nennt sie auch Tetrazoliumreduktasen.

Manche **Oxidasen** verwenden molekularen Sauerstoff als Akzeptor und überspringen so alle Zwischenkomponenten des Elektronentransportsystems. Ihre Darstellung funktioniert nach anderen Prinzipien. Beispielsweise entsteht bei der katalysierten Reaktion Wasserstoffperoxid, das durch weitere Indikatorreaktionen nachgewiesen wird. Die Anwendung der Oxidasedarstellung liegt eher im Forschungsbereich.

Oxidoreduktasen sind im Allgemeinen viel empfindlicher als die früher beschriebenen Hydrolasen. Deshalb kann das Gewebe nicht im Vorhinein fixiert und schon gar nicht in Paraffin eingebettet werden. Am widerstandsfähigsten sind die Diaphorasen und die Lactatdehydrogenase.

10.10.1 Succinatdehydrogenase (Bernsteinsäuredehydrogenase)

Lokalisation Succinatdehydrogenase (SDH) ist in der Mitochondrienmembran lokalisiert und wird genutzt zur Darstellung von Ganglienzellen (Mb. Hirschsprung) und Mitochondrien.

Prinzip SDH gehört zu den **Oxidoreduktasen** und ist ein Flavoprotein mit der prosthetischen Gruppe FAD.[4] Die SDH setzt

---

[4] FAD. Flavinadenindinukleotid gilt als Coenzym, tritt aber hier als kovalent gebundener Molekülteil des Flavoproteins auf.

Succinat in Fumarat um und gibt dabei den abgespaltenen Wasserstoff an FAD oder an Cytochrom ab. SDH katalysiert auch die Reduktion von Ubichinon zu Ubichinol.

Tetrazoliummethode nach Massey und Singer (1957): Beim enzymatischen Nachweis wird als Substrat Natriumsuccinat und als Indikator Tetranitroblautetrazoliumchlorid (TNBT) angeboten. Der abgespaltene Wasserstoff geht auf TNBT über. Es entsteht ein rotbraunes Formazan am Ort der Enzymaktivität. Der Test wird auf Gefrierschnitten durchgeführt. Die Gefrierschnitte können vor der Analyse bei 0–4 °C in 4 % NBF 10 min lang fixiert werden.

Die Verwendung von günstigerem NBT ist auch möglich, hat aber den Nachteil einer geringeren Proteinbindung und einer begrenzten Beständigkeit.

Die SDH degradiert sehr schnell nach der Gewebeentnahme, deshalb ist der Nachweis zur Darstellung von Ganglienzellen bei Biopsien geeignet, die innerhalb von 10 min kryofixiert werden können. Ansonsten verwendet man vorzugsweise den LDH-Nachweis.

Eine Variante ist die SDH-plus-Methode mit Phenazinmethosulfatpotenzierung. Durch den Zusatz werden auch geringere Mengen an SDH erkannt und so dem Aktivitätsverlust bei längeren Transportwegen entgegengewirkt. Die Inkubation muss in Dunkelheit durchgeführt werden und sollte nicht länger als 10 min dauern, da es ansonsten zu unspezifischen Farbniederschlägen kommen kann.

Inhibitoren Natriummalonat dient als kompetitiver Inhibitor. Vorinkubation in einer 0,005 M Lösung und anschließende Zugabe in derselben Konzentration zum Inkubationsmedium verhindert die Enzymreaktion.

10.10.2 Coenzymabhängige Dehydrogenasen

Lokalisation Mitochondrien. Dazu gehören z. B. Alkohol-DH (Magen, Leber), Glycerinphosphat-DH, Lactat-DH, Glucose-6-phosphat-DH, Glutamat-DH, wobei die Lactatdehydrogenase (LDH) zu den widerstandsfähigeren Enzymen zählt. Die Analyse der Mitochondrienenzyme zeigt das Ausmaß einer Zellschädigung an.

Prinzip Der Nachweis erfolgt mittels Tetrazoliumsalzreduktion, wobei die Bildung des Formazans durch das Flavinenzym bei der Re-Oxidation des Coenzyms hervorgerufen wird.

> **Reaktionsverlauf**
> 1. Dehydrogenase setzt Substrat um, Wasserstoff geht auf NAD^+ über → NADH wird gebildet
> 2. Diaphorase katalysiert die Reaktion $NADH \rightarrow NAD^+ + H^+ + 2e^-$
> 3. Wasserstoff geht auf NBT über → Formazan bildet sich
> 4. Das positive Resultat entsteht nur an Orten, die die Diaphorase enthalten.

- **Das Inkubationsmedium besteht aus den stabilen Anteilen**
- Puffer (0,2 M Tris-HCl-Puffer, pH 7,2)
- Magnesiumchlorid (Metallionen)
- Natriumazid (Cytochromhemmer)
- Polyvinylalkohol oder Polyvinylpyrrolidon (synthetisches Polymer zur Diffusionshemmung)

Dieser Stammlösung werden Tetrazoliumsalz, Substrat und passendes Coenzym kurz vor Gebrauch zugegeben. Für die LDH sind das Natriumlactat, NBT und

NAD. Die Reaktion lässt sich durch Phenazinmethosulfat beschleunigen. Am Ort der Enzymaktivität entsteht aus NBT ein dunkelblaues Formazan. Nach der Inkubation wird die Reaktion durch Spülen in gepuffertem Formaldehyd abgestoppt. Eine Kernfärbung kann angeschlossen werden. Eingedeckt wird mit wässrigem Einschlussmedium.

Mithilfe von Negativkontrollen muss das Ergebnis abgesichert werden. Bei einem Medium ohne Substrat darf keine Färbung entstehen, bei einem Medium ohne Coenzym ist jegliche Farbgebung auf die Wirkung anderer vorhandener Enzyme zurückzuführen. Ein falsch-negatives Ergebnis könnte auf eine zu geringe Menge an NAD bzw. NADP schließen lassen und sollte durch einen weiteren Testansatz mit erhöhter Konzentration abgesichert werden (Kiernan 1999).

10.10.3 Diaphorasen (Tetrazoliumreduktasen)

Hier wird einer ähnlichen Stammlösung wie beim Nachweis von coenzymabhängigen Dehydrogenasen die **reduzierte** Form eines Coenzyms (NADH, NADPH) als Substrat zugegeben. Die Diaphorase bewirkt die Übertragung des Wasserstoffs auf das Tetrazoliumsalz. Am Ort der Aktivität entsteht das farbige Formazan (Abb. 10.10).

Die NADH-Diaphorase (NADH-Dehydrogenase) ist Teil der Atmungskette und ist in der Mitochondrienmembran lokalisiert. Mutationsbedingter NADH-Diaphorase-Mangel ist eine Ursache für erbliche Mitochondriopathien (Myopathien, Enzephalopathien) und Methämoglobinämie.

10.10.4 Peroxidasen

Lokalisation Peroxidasen gehören zu den Hämoproteinen und katalysieren mithilfe

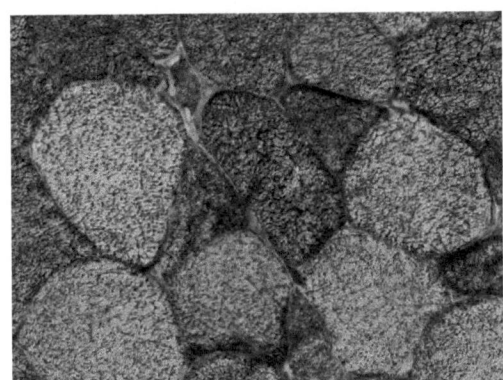

 Abb. 10.10 Normaler Muskel (Gefrierschnitt). NADH-Dehydrogenase-Enzymhistochemie mit TNBT. Typ-1-Fasern werden kräftig, Typ-2-Fasern schwach angefärbt. 40×

von Wasserstoffperoxid als Substrat die Oxidation von verschiedenen Substanzen (reduzierte Coenzyme, Fettsäuren, Aminosäuren, reduzierte Cytochrome). Der Wasserstoffperoxid-Enzym-Komplex oxidiert diese Substanzen viel schneller als Wasserstoffperoxid ohne Enzym.

Man findet Peroxidasen in den Granula von Leukozyten (lysosomale Myeloperoxidase), in einigen Neuronen (z. B. Glutathionperoxidase), in einigen sekretorischen Zellen wie der Brustdrüse (Lactoperoxidase) und der Speicheldrüse (Speichelperoxidase) sowie in der Schilddrüse als Transmembranprotein (Thyreoperoxidase). Auch andere Hämoproteine wie Cytochrome, Hämoglobin und Myoglobin zeigen Peroxidaseaktivität.

Aktivität, die durch die Fixierung nicht gehemmt wird, nennt man in der Immunhistochemie **endogene Peroxidase** im Gegensatz zur exogenen Peroxidase (Meerrettichperoxidase, HRP [*horseradish peroxidase*]), die als Teil des Detektionssystems eingesetzt wird (s. ▶ Abschn. 11.13.2.1). Diese widersteht ebenfalls kurzer Formaldehydfixierung.

Prinzip Der Nachweis basiert auf der katalysierten Reaktion zwischen Wasserstoffperoxid und dem Indikator, der durch die Oxidation zu einem unlöslichen, farbigen Produkt wird. Zu diesen Stoffen gehören Benzidin (4,4'-Diaminodiphenyl), Diaminobenzidin (DAB, 3,3',4,4'-Tetraaminobiphenyltetrahydrochlorid), Tetramethylbenzidin (TMB) und Aminoethylcarbazol (AEC). Die Farbprodukte haben unterschiedlich lange Haltbarkeit. Zu permanenten Ergebnissen führen DAB und AEC.

Peroxidasen sind dazu fähig, die farblose Form mancher Farbstoffe durch Oxidation in ihre farbige Form zu verwandeln. Beispielsweise bindet **Patent Blue VF** als anionischer Triphenylmethanfarbstoff an das Protein am Reaktionsort und wird zur Darstellung von Hämoglobin eingesetzt.

10.10.4.1 Peroxidasedarstellung mit Diaminobenzidin

Diaminobenzidintetrahydrochlorid (DAB) ist das gebräuchlichste Chromogen zur Peroxidasedarstellung und wurde durch Graham und Karnovsky 1966 eingeführt. DAB ist auch das am meisten genutzte Chromogen im Detektionssystem der IHC (s. ▶ Abschn. 11.10.5).

DAB wird durch Wasserstoffperoxid unter der katalytischen Wirkung von Peroxidase schnell in eine **unlösliche, amorphe, braune Substanz** umgesetzt und agiert dabei als Elektronendonator. Die in der ersten Reaktion entstehenden Verbindungen werden in einer weiteren Reaktion, ebenfalls unter Peroxidasekatalyse, zu Polymeren zusammengebaut. Diese amorphe Substanz kann innerhalb von intakten Zellorganellen gesichtet werden. Andere kristalline Farbprodukte würden die Organellen zerstören und den unmittelbaren Ort der Entstehung verlassen (◘ Abb. 10.11).

Sind in der Inkubationslösung Nickel- oder Cobaltsalze anwesend, formiert sich statt der braunen eine blauschwarze Farbe, was den Kontrast verstärkt. Diese **Schwärzung** lässt sich auch durch Osmifizierung in

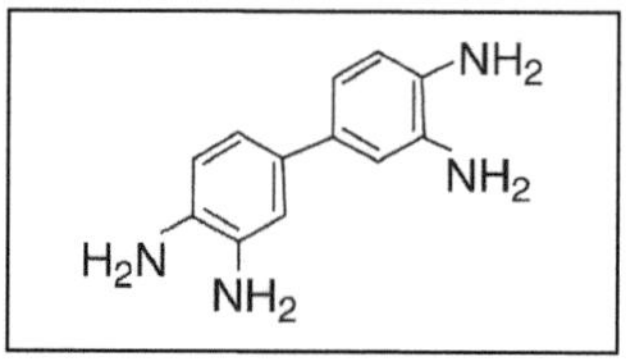

◘ Abb. 10.11 Diaminobenzidin

einer sauren Lösung mit Osmiumtetroxid und Kaliumferrocyanid erreichen.

DAB-Farbprodukte sind unlöslich, die Schnitte können entwässert und mit Kunststoffeinschlussmittel eingedeckt werden.

Falsch-positive Reaktionen sind meist auf die Anwesenheit von Cytochromoxidase und Katalase zurückzuführen. Cytochromoxidase wird aufgrund ihrer Empfindlichkeit durch die Fixierung mit Formaldehyd üblicherweise inaktiviert. Katalase ist das Leitenzym der Peroxisomen und baut H_2O_2 zu Wasser und Sauerstoff ab. Sie kann ebenfalls die Umsetzung des Chromogens bewirken und wird durch Aminotriazol gehemmt. Peroxidase und Katalase können beim Nachweis mit Benzidin aufgrund ihrer Funktionsfähigkeit bei unterschiedlichen Konzentrationen des Wasserstoffperoxids differenziert werden (s. ◘ Tab. 10.1).

Das **Inkubationsmedium** enthält DAB in einer Pufferlösung (pH 7,3), weiters eventuell Cobaltchlorid und Nickelammoniumsulfat. Die Inkubationslösung wird kurz vor Gebrauch hergestellt, unmittelbar vor Gebrauch wird das Substrat (Wasserstoffperoxid) zugegeben. Die Schnitte werden ca. 15 min bei Raumtemperatur inkubiert. Eine Gegenfärbung kann angeschlossen werden. Nach Entwässern und Klären wird mit Kunststoffmedium eingedeckt.

Als **Negativkontrolle** wird in der Inkubationslösung das Wasserstoffperoxid weggelassen. Falsch-positive Reaktionen sind wahrscheinlich auf Cytochromoxidase zurückzuführen. Weiters kann als Negativkontrolle die endogene Peroxidase auch durch Inhibitoren inaktiviert werden.

10.10 · Oxidoreduktasen

Tab. 10.1 Differenzierte Hemmung von Peroxidase und Katalase (Kiernan 1999)

Konzentration H_2O_2	Peroxidase	Katalase
unter 0,003 M	aktiv	nicht nachzuweisen
bei 0,015 M	aktiv	
größer 0,05 M	gehemmt	
bei 4 M	alle gehemmt	aktiv

Inhibitoren Peroxidase wird durch Cyanid- und Azidionen in passender Konzentration reversibel gehemmt. Die Einwirkung von 0,3 % Wasserstoffperoxid hemmt die Enzymaktivität irreversibel (Kiernan 1999). Pearse (1968) vermutet die Zerstörung des Enzyms durch erhöhte Peroxidkonzentrationen. Methanol wirkt auf die Peroxidase in Gefrierschnitten hemmend. Die Hemmung der endogenen Peroxidase ist im Zusammenhang mit der **immunhistologischen Technik** ein wichtiges Thema, wo im Detektionssystem HRP verwendet wird (s. ▶ Abschn. 11.13.2.1).

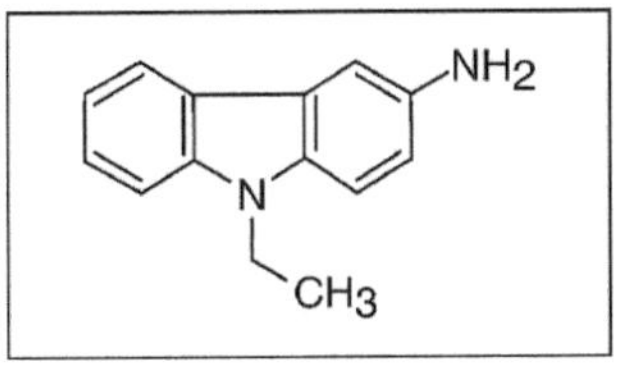

Abb. 10.12 Aminoethylcarbazol

10.10.4.2 Peroxidasedarstellung mit Aminoethylcarbazol

Aminoethylcarbazol (AEC) ist ein beliebtes Chromogen zum Nachweis peroxidasemarkierter Nukleotide bzw. Antikörper. Der Vorteil der AEC-Anwendung liegt im klaren Kontrast des roten Farbprodukts gegenüber der üblichen Gegenfärbung mit Hämalaun. Weiters hat es bei IHC-Analysen den Vorteil, dass das Farbergebnis nicht mit endogen vorkommendem Pigment (z. B. Melanin) verwechselt werden kann. Es ist jedoch alkohollöslich und kann nur mit wasserlöslichen Eindeckmitteln eingedeckt werden (s. ▶ Abschn. 11.10.5).

Das Inkubationsmedium enthält AEC gelöst in Dimethylformamid. Die acetatgepufferte Lösung soll pH 6 nicht überschreiten, das Farbprodukt würde sich sonst wieder lösen. Unmittelbar vor Gebrauch wird Wasserstoffperoxid zugegeben und 2–5 min bei Raumtemperatur inkubiert. Eine Gegenfärbung kann angeschlossen werden, wobei alkoholische Lösungen vermieden werden müssen (● Abb. 10.12).

10.10.5 Cytochromoxidase

Lokalisation Cytochromoxidase kommt in allen Zellen von aerob lebenden Organismen vor. Man findet sie in der inneren Mitochondrienmembran. Im letzten Teil der Atmungskette werden von Cytochrom c Elektronen auf Cytochrom a und aa_3 übertragen. Von diesen werden die Elektronen auf den Sauerstoff übertragen. Cytochromoxidase katalysiert diese Reaktion, bei der die reduzierte Form von Cytochrom c in die oxidierte Form umgesetzt wird. Cytochromoxidase beinhaltet Eisenatome (eng gebunden an eine der Hämgruppe ähnlichen prosthetischen Gruppe) und Kupferatome. Der Nachweis dient als Indikator für die Sauerstoffumsetzung der Zelle und gehört in das Gebiet der Forschung.

Prinzip Der Nachweis erfolgte früher mit der Naphtholdiaminmethode (NADI-

Methode). Die NADI-Technik führte zu einem relativ instabilen Farbstoff. Die modernen Techniken verwenden DAB zur Darstellung. Die Oxidation von DAB durch Cytochrom c unter katalytischer Wirkung von Cytochromoxidase resultiert im unlöslichen, braunen Polymer, das durch Metallionen noch geschwärzt werden kann.

Dem gepufferten **Inkubationsmedium** muss exogenes Cytochrom c zugegeben werden und weiters Katalase, um falsch-positive Reaktionen zu vermeiden. Während des Tests entsteht H_2O_2, das durch Peroxidaseanwesenheit umgesetzt werden könnte. Die zugesetzte Katalase zerstört das Wasserstoffperoxid. Nach der Inkubation wird die Reaktion durch die Fixierung in Formol-Calcium gestoppt.

Inhibitoren Das Enzym wird durch Cyanid- und Azidionen gehemmt, weiters auch durch verschiedene andere toxische Substanzen wie Hydrogensulfid und Kohlenmonoxid. Es verhält sich fixierungssensitiv.

10.10.6 Tyrosinase (DOPA-Oxidase)

Lokalisation Tyrosinase findet man im endoplasmatischen Reticulum, im Golgi-Apparat und in Melanosomen von melaninproduzierenden Zellen (Melanozyten in der Haut). Melanosomen werden von den Melanozyten an umliegende Hautzellen abgegeben. Das Enzym kann man in Tumoren, die von Melanozyten ausgehen und Melanin produzieren (Melanomen), nachweisen.

Prinzip Das Enzym katalysiert die Reaktion von Tyrosin über Dihydroxyphenylalanin (DOPA) zu Melaninpigment, einem **stabilen, schwarzen, unlöslichen Polymer**. Die Methode ist deshalb ungewöhnlich, weil hier als Substrat und Endprodukt natürliche Substanzen auftreten.

Gefrierschnitte können in 4 % NBF bei 4 °C fixiert werden. Sie werden in Inkubationslösungen, die Tyrosin und DL-DOPA bzw. nur DL-DOPA als Substrate enthalten, bei 37 °C eingestellt. Phosphatpuffer stabilisiert den pH-Wert bei 7,4.

Als Kontrollinkubationslösungen dienen reiner Phosphatpuffer und eine Lösung, die einen Inhibitor enthält. Durch die Negativkontrolle kann man schon vorher bestehendes Melanin erkennen und vom Testergebnis differenzieren (Nestor und Bancroft 2008).

Inhibitoren Die Tyrosinase wird gemeinsam mit Peroxidasen und Cytochromoxidase durch Cyanide, Azide und Sulfide gehemmt.

10.10.7 Aminooxidase (Monoaminooxidase, MAO)

Lokalisation Äußere Membran der Mitochondrien. Man findet sie u. a. in Neuronen, Astrozyten, Leber, Lunge, Gastrointestinaltrakt und Plazenta. Dieses Flavoproteinenzym setzt Verbindungen wie die Neurotransmitter Melatonin, Dopamin, Noradrenalin und Serotonin in Form einer oxidativen Desaminierung der Monoamine um. Bei der Reaktion entsteht Wasserstoffperoxid. Der Elektronenakzeptor ist FAD als prosthetische Gruppe des Enzyms.

Prinzip Die Enzymdarstellung erfolgt durch den Nachweis des gebildeten Wasserstoffperoxids. Dies geschieht entweder durch Ceriumpräzipitation und nachfolgende Indikation durch DAB-Oxidation oder mittels zugegebener Peroxidase und DAB-Oxidation.

Der Test wird beispielsweise an frei schwimmenden Vibratomschnitten von Gehirngewebe (30 µm dick) durchgeführt. Die Inkubation kann bis zu 48 h dauern (Kiernan 1999).

Literatur

Adam MAA, Sohl CD (2022) Probing altered enzyme activity in the biochemical characterization of cancer. Biosci Rep. 42(2):BSR20212002

Barral DC et al (2022) Current methods to analyze lysosome morphology, positioning, motility and function. Traffic 23(5):238–269

Highley RJ, Sullivan N (2018) Neuropathology and muscle biopsy techniques. In: Suvarna SK, Layton C, Bancroft JD (Hrsg) Bancroft's theory and practice of histological techniques (8th Edition). Elsevier, S 306–336

Horobin RW, Bancroft JD (1998) Troubleshooting Histology Stains, Churchill Livingstone, UK

Karp G (2005) Molekulare Zellbiologie. Springer

Kiernan JA (1999) Histological and histochemical methods; Theory and Practice, 3rd edn. Arnold-Verlag

Kiernan JA (2007) Indigogenic substrates for detection and localization of enzymes. Biotech Histochem 82(2):73–103

Luna, Lee G (1992) Histopathologic methods and color atlas of special stains and tissue artifacts. American Histolabs Inc

Meier-Ruge WA, Bruder E (2008) Current concepts of enzyme histochemistry in modern pathology. Pathobiology 75(4):233–243

Molenaar RJ, Khurshed M, Hira VVV, Van Noorden CJF (2018) Metabolic mapping: Quantitative enzyme cytochemistry and histochemistry to determine the activity of dehydrogenases in cells and tissues. J Vis Exp 135:56843

Nestor SL, Bancroft JD (2008) Enzyme histochemistry and ist diagnostic application. In: Bancroft JD, Gamble M (Hrsg) Theory and practice of histological techniques, 6. Aufl. Churchill Livingstone, S 405–432

Nix JS, Moore SA (2020) What every neuropathologist needs to know: The muscle biopsy. J Neuropathol Exp Neurol 79(7):719–733

Pearse AG (1951) A review of Mmodern methods in histochemistry. J Clin Pathol 4(1):1–36

Pearse AG (1958) Extension of the limits of cellular pathology: the role of enzyme histochemistry. J Clin Pathol 11(6):520–534

Pearse AG (1968) Histochemistry, theoretical and applied, Bd 1, 3. Aufl. Little Brown & Co., Boston, MA, S 70–73

Pellicciari C (2018) Histochemistry as a versatile research toolkit in biological research, not only an applied discipline in pathology. Eur J Histochem. 2018 Dec 21;62(4):3006

Peters St R (2010) A practical guide to frozen section technique. Springer

Van Noorden CJ (2010) Imaging enzymes at work: metabolic mapping by enzyme histochemistry. J Histochem Cytochem 58(6):481–497

Wick MR (Hrsg) (2008) Diagnostic histochemistry. Cambridge University Press, New York

Quellen für EHC-Anleitungen

Armed Forces Institute of Pathology (1994) Laboratory Methods in Histotechnology, American Registry of Pathology. Reprinted with minor modifications

Bancroft JD, Gamble M (2002) Theory and Practice of Histological Techniques, 5. Aufl. Churchill Livingstone

Bancroft JD, Gamble M (2008) Theory and Practice of Histological Techniques, 6. Aufl. Churchill Livingstone

Böck P (ed) (1989) Romeis Mikroskopische Technik, 17. neubearbeitete Aufl. Urban und Schwarzenberg

Intest-Team Universitäts-Kinderspital beider Basel ▶ https://hirschsprung.ch/forschung-und-technik.html [2023]

Mikel UV (ed.) (1994) Advanced Methods in Histology and Pathology, Armed Forces Institut of Pathology. American Registry of Pathology, Washington

Mulisch M, Welsch U (Hrsg) (2010) Romeis Mikroskopische Technik, 18. Aufl. Spektrum Akademischer Verlag

Pearse AG (1968) Histochemistry, Theoretical and Applied, 3rd ed., Vol. 1. Little Brown & Co., Boston, MA. pp. 70–73.

Suvarna KS, Layton C, Bancroft JD (eds) (2018) Bancroft's Theory and Practice of Histological Techniques (8th Edition). Elsevier

Van Noorden CJ, Frederiks WM (1992) Enzyme Histochemistry. Oxford Science Publications, Oxford University Press, A laboratory manual of current methods

Informative Webseiten

Expasy – Enzymnomenklatur: ▶ https://enzyme.expasy.org/

International Union of Biochemistry and Molecular Biology IUBMB – Nomenclature ▶ https://iubmb.qmul.ac.uk/

IntestTeam, Universitäts-Kinderspital beider Basel – Swiss Roll Technik: ▶ https://hirschsprung.ch/swiss-roll-technik.html

Originalreferenzen der EHC-Techniken

Barka T (1960) A simple azo dye method for histochemical demonstration of acid phosphatase. Nature 187:248 [saure Phosphatase, Diazoreaktion]

Burstone MS (1958) Histochemical demonstration of acid phosphatases with naphthol AS-phosphatases. Journal of the National Cancer Institute 21:523 [saure Phosphatase, Diazoreaktion]

Dubowitz V, Sewry CA, Oldfors A (2013) Muscle biopsy: A practical approach. Saunders Ltd. [SDH, Formazanreaktion]

Fishbein WN, Armbrustmacher VW, Griffin JL (1978) Myoadenylate deaminase deficiency – a new disease of muscle. Science 200:543 [Myoadenylatdesaminase]

Gömöri G (1950) An improved histochemical technique for acid phosphatase. Stain Technology 25:81 [saure Phosphatase, Diazoreaktion]

Gömöri G (1951) Alkaline phosphatase of cell nuclei. Journal of Laboratory and Clinical Medicine 37:526 [alkalische Phosphatase, Bleipräzipitation]

Gömöri G (1952) Histochemistry of esterases. International Review of Cytology 1:323 [Esterase, Lipase, Tween-Methode]

Graham RC, Karnovsky MJ (1966) The early stages of absorption of injected horseradish peroxidase in the proximal tubules of mouse kidney: ultrastructural cytochemistry by a new technique. J Histochem Cytochem. 14(4):291–302 [Peroxidase mit DAB]

Graham RC, Lundholm U, Karnovsky MJ (1965) Cytochemical demonstration of peroxidase activity with 3-amino-9-ethylcarbazole. J Histochem Cytochem 13:150–2 [Peroxidase mit AEC]

Holt SJ, Withers RFJ (1952) Cytochemical localization of esterases using indoxyl derivatives. Nature 170(4337):1012–4 [Esterasen, Indoxylmethode]

Karnovsky MJ, Roots L (1964) A „direct coloring" thiocholin method for cholinesterases. J Histochem Cytochem 12:219–221 [Acetylcholinesterase]

Keilin D, Hartree E (1938) Cytochrome a and Cytochrome Oxidase. Nature 141;870–871 [Oxidase, NADI]

Leder LD (1964) Über die selektive fermentcytochemische Darstellung der neutrophilen myeloischen Zellen und Gewebsmastzellen im Paraffinschnitt. Kurze wissenschaftliche Mitteilungen 42,11:553 [Chloracetatesterase, Diazoreaktion]

Maeda T, Imai H, Arai R, Tago H, Nagai T, Sakumoto T, Kitahama K, Onteniente B, Kimura H (1987) An improved coupled peroxidatic oxidation method of MAO histochemistry for neuroanatomical research at light and electron microscopic levels. Cell Mol Biol 33(1):1–11 [Tyrosinase mit Peroxidase, DAB]

Massey V, Singer TP (1957) Studies on succinic dehydrogenase. III. The fumaric reductase activity of succinic dehydrogenase. J Biol Chem. 228(1):263–74 [SDH]

Okun MR, Edelstein L, Nebaur G, Hamada G (1969) The histochemical thyrosin-dopa reaction for tyrosinase and its use in localizing tyrosinase activity in mast cells. Journal of Investigation and Dermatology 53:39 [Tyrosinase]

Round JM, Matthews Y, Jones DA (1980) A quick, simple and reliable histochemical method for ATPase in human muscle preparations. The Histochemical Journal. 6:707–710 [ATPase]

Seligman AM, Karnovsky MJ, Wasserkrug HL et al. (1968) Non-droplet ultrastructural demonstration of cytochrome oxidase activity with a polymerising osmiophilic reagent, DAB. Journal of Cell Biology. 38:1 [Cytochrome-c-Oxidase, DAB]

Silverman MS, Tootell RBH (1978) Modified technique for cytochrome oxidase histochemistry: increased staining intensity and compatibility with 2-deoxyglucose autoradiography. Journal of Neuroscience Methods 19:1–10 [Cytochromoxidase, DAB]

Wachstein M, Meisel E (1956) On the histochemical demonstration of glucose-6-phosphate. Journal of Histochemistry and Cytochemistry 4:592 [Glucose-6-phosphatase, Bleipräzipitation]

Immunhistochemie

Inhaltsverzeichnis

11.1 Einleitung – 368

11.2 Prinzip der Immunhistochemie – 368

11.3 Diagnostische Anwendung der Immunhistochemie – 369

11.4 Diagnostische Antikörper – 371
11.4.1 Antikörperproduktion – 371
11.4.2 Monoklonal vs. polyklonal – 373
11.4.3 Spezifität des Antikörpers – 374
11.4.4 Affinität und Avidität – 375
11.4.5 Reaktionstemperatur und Inkubationszeit – 376

11.5 Marker – 377
11.5.1 Enzyme – 377
11.5.2 Fluorochrome – 377
11.5.3 Biotin – 378
11.5.4 Haptene – 379
11.5.5 Enzymkonjugierte Polymere und Enzympolymere – 379
11.5.6 Radioisotope – 379
11.5.7 Kolloidale Metalle – 380
11.5.8 Quantum Dots – 380
11.5.9 Lanthanoide – 380
11.5.10 Oligonukleotide – 380

11.6 Verarbeitung von FFPE-Gewebe für die Immunhistologie – 381
11.6.1 Fixierung – 382
11.6.2 Zuschnitt und Einbettungsprozess – 383

© Der/die Autor(en), exklusiv lizenziert an Springer-Verlag GmbH, DE, ein Teil von Springer Nature 2025
G. Lang, *Histotechnik*,
https://doi.org/10.1007/978-3-662-71093-7_11

11.6.3	Mikrotomie – 383	
11.6.4	Antrocknen – 384	
11.6.5	Entparaffinieren – 385	
11.6.6	Entkalkung für die Immunhistochemie – 385	
11.6.7	Lagerung von Paraffinschnitten und Paraffinblöcken – 386	
11.6.8	IHC-Analyse auf bereits gefärbten Schnitten – 386	

11.7 Gefrierschnitte – 386

11.8 Cytologisches Material – 388

11.9 Antigendemaskierung, Epitopretrieval – 389
11.9.1 Andauung durch proteolytische Enzyme – 389
11.9.2 Hitzeinduziertes Epitopretrieval – 390
11.9.3 Kombination von Hitze und Enzymandauung – 394
11.9.4 Detergenzien und Denaturierung – 394

11.10 Testkomponenten – 395
11.10.1 Antigen – 395
11.10.2 Primärer Antikörper – 396
11.10.3 Sekundärer Antikörper und Brückenantikörper – 399
11.10.4 Enzymkomplexe und - konjugate – 399
11.10.5 Chromogene – 399
11.10.6 Gegenfärbung – 401
11.10.7 Pufferlösungen – 402

11.11 Methoden – 403
11.11.1 Direkte Methode (Einschrittmethode) – 403
11.11.2 Indirekte Methode (Zweischrittmethode) – 405
11.11.3 Dreischritt-Methode – 406
11.11.4 Unkonjugierte-Antikörper-Methode (PAP, APAAP) – 407
11.11.5 ABC-Methode (Avidin-Biotin-Komplex) – 408
11.11.6 LAB/LSAB-Methode (Labelled-[Strept-]Avidin-Biotin) – 409
11.11.7 Zweischritt-Polymermethode – 410
11.11.8 IHC-Doppelfärbungen – 412

11.12 Amplifikationsmethoden – 416
11.12.1 Amplifikation durch Mehrschritttechnik – 416
11.12.2 Amplifikation durch Imidazol – 416

11.12.3 Tyramidbasierte Amplifikation – 417
11.12.4 Chinonmethidbasierte Amplifikation – 417
11.12.5 Amplifikation durch HRP-Polymere – 417
11.12.6 Amplifikation durch Silberpräzipitation bei Goldlabelingmethoden – 418
11.12.7 DNA-basierte Amplifikation – 418

11.13 Hintergrundfärbung – 419
11.13.1 Hydrophobe und elektrostatische Wechselwirkungen – 419
11.13.2 Endogene Enzymaktivität – 420
11.13.3 Endogenes Biotin – 422
11.13.4 Spezifische Hintergrundfärbung – 422
11.13.5 Autofluoreszenz – 423
11.13.6 Sonstige Ursachen für Hintergrundfärbung – 423

11.14 Qualitätssicherung in der Immunhistologie – 424
11.14.1 Eigenschaften der diagnostischen IHC-Analyse – 426
11.14.2 Validierung und Verifizierung von IHC-Analysen – 428
11.14.3 Kontrollen – 438
11.14.4 Ringversuche und Benchmarking – 444
11.14.5 Reagenzienverwaltung – 445
11.14.6 Fehlerbehebung – 446

11.15 Automatisierung – 449

11.16 Multiplex-Immunhistologie – 453
11.16.1 Multiplex-Immunfluoreszenz – 455
11.16.2 Chromogene Multiplex-IHC – 458
11.16.3 DNA-basierte Multiplex-IHC – 461
11.16.4 Bildgebende Massenspektrometrie (IMS) – 463
11.16.5 Bildgebende Infrarot- und Raman-Spektroskopie – 466

11.17 Immuncytochemie in der Elektronenmikroskopie – 469

11.18 Optische Gewebeklärung und Immunfluoreszenz – 470

11.19 Entwicklung der Immunhistochemie – 475

Literatur – 477

11.1 Einleitung

Die Entwicklung der immunhistologischen Techniken gehört zum größten Fortschritt in der feingeweblichen Befundung seit der Einführung von histochemischen Färbungen im Laufe der letzten 100 Jahre. Sie sind ein wesentlicher Baustein in der biomedizinischen Forschung und in der Diagnostik.

Zu Beginn der 1950er-Jahre gelang bereits der Nachweis von Mikroorganismen in Gewebeschnitten mittels Antigen-Antikörper-Reaktion durch die „direkte Immunfluoreszenz" (Coons und Kaplan 1950). Seit den 1960er- und 1970er-Jahren befassen sich die Forscher mit Nachweismethoden basierend auf der Farbstoffentwicklung am Ort der Antigen-Antikörper-Reaktion (s. ▶ Abschn. 11.19).

In der Mitte der 1980er-Jahre begann der Einzug der Immunhistochemie (IHC) in das Histodiagnostiklabor. Die Idee der eindeutigen Identifikation von Gewebeeigenschaften durch spezifische Antigen-Antikörper-Reaktionen war vorerst auf unfixierte Gefrierschnitte beschränkt. Durch intensive Forschungsarbeit auf diesem Gebiet konnten bald routinefähige Techniken für formalinfixierte, paraffineingebettete Gewebe (FFPET) angeboten werden. Die Anzahl der nachweisbaren Gewebeeigenschaften stieg rasant an. Um dieser Entwicklung Rechnung zu tragen, wurden Automaten zur Unterstützung gebaut, die eine gleichmäßige Behandlung der Schnitte garantierten. Das Bestreben, eine **höchstmögliche Sensitivität** der Tests durch technische Weiterentwicklungen zu erreichen, besteht weiterhin. Die immunhistologische „Färbung" etabliert sich zusehens als eine **standardisierte Laboranalyse** und unterliegt strengen **Qualitätsanforderungen.**

Durch die **Spezifität der Methode,** die mittlerweile zum Routinerepertoire gehört, wurden viele unspezifischere bzw. weniger stabile Techniken wie histochemische Färbungen und Enzymhistochemie zurückgedrängt. Weiters wurden in verschiedenen Bereichen und insbesondere in der Onkologie differenziertere Diagnosen möglich, die mit den bisherigen Methoden nicht erreicht werden konnten. Die Immunhistologie gewinnt auch zunehmend an Bedeutung für die **therapeutischen Maßnahmen** durch die eindeutige und individualisierte Identifikation von Tumoreigenschaften sowie die Entwicklung von Antikörper-Therapien. In dieses Feld gehören die Begriffe der personalisierten bzw. **zielgerichteten Therapie** *(targeted therapy, precision therapy).* Ein relativ neues Forschungsfeld stellen die **Multiplexfärbungen** für den simultanen Nachweis einer hohen Anzahl an Antigenen dar, die der umfassenden und komplexen Proteomdarstellung in situ dienen.

11.2 Prinzip der Immunhistochemie

Die Immunhistochemie dient dem morphologischen Nachweis von Antigenen in situ, also im Gewebe. Der Nachweis beruht auf der spezifischen, stereochemisch[1] passgenauen **Antigen-Antikörper-Bindung.** Das Antigen ist üblicherweise ein Protein oder Proteid und enthält bestimmte Aminosäuregruppen oder Oligosaccharidketten, die als Epitope bezeichnet werden und den Bindungsort der Antikörper darstellen. Man kann das Antigen als **Biomarker** oder Gewebeeigenschaft ansehen, die man darstellen möchte.

Der **diagnostische Antikörper** zeigt eine hohe Affinität zum Epitop bzw. Antigen. Im Idealfall kommt es bei der IHC-Analyse zu einer spezifischen und starken Bindung zwischen Antikörper und Epitop am Gewebeschnitt. Die Anwesenheit des gebundenen Antikörpers wird mithilfe eines

---

[1] Stereochemie. Die Stereochemie befasst sich mit den Reaktionen und Eigenschaften von Molekülen unter der Berücksichtigung der räumlichen Struktur.

Detektionssystems im Mikroskop sichtbar gemacht (s. ▶ Abschn. 11.11). Das Ziel ist es, ausschließlich am Ort des Epitops ein Signal in ausreichender Stärke zu generieren.

Das Prinzip der Methode klingt einfach, die praktische Umsetzung ist jedoch mit verschiedenen Schwierigkeiten konfrontiert. Dazu gehört die Stabilität des Epitops bei der Gewebebehandlung, die Erreichbarkeit des Epitops durch den Antikörper, das Einhalten der optimalen Reaktionsbedingungen für Antigen-Antikörper-Reaktionen, das Finden der idealen Konzentrationen der Reaktionspartner, die Möglichkeit von unspezifischen Bindungen durch die beteiligten Antikörper an andere Gewebestrukturen und die Gewebeempfindlichkeit auf die teilweise rauen Behandlungen.

11.3 Diagnostische Anwendung der Immunhistochemie

Die immunhistologischen Techniken haben ein breites Anwendungsspektrum. Das große Gebiet der Untersuchungen an Zellen, Geweben und deren Funktionsweisen in der Forschung kommt ohne IHC-Methoden nicht aus. Hier werden für die jeweiligen Experimente die passenden Testabläufe erstellt. Die IHC kann durchgeführt werden auf Gefrier-, Kunststoff- und Paraffinschnitten, Vibratomschnitten und auch in Zellkulturen bzw. ganzen Organismen.

In der Routinehistologie liegt ihre Bedeutung natürlich in der morphologischen Diagnostik. Die Basis für den diagnostischen Einsatz der IHC stellt immer die Histomorphologie dar, also das feingewebliche Erscheinungsbild beispielsweise in der HE-Färbung am Paraffinschnitt. Der Pathologe setzt den immunhistologischen Nachweis gezielt aufgrund verschiedener „Verdachtsmomente" ein. Bei der Befundinterpretation muss die Morphologie mit der IHC vereinbar sein.

Das größte Anwendungsgebiet der IHC stellt die **Tumordiagnostik** dar; einerseits zur Identifikation des Tumortyps, Klassifizierung des Tumorstadiums und andererseits zur prognostischen Einschätzung sowie als Wegweiser für Therapien. Bei vielen Tumorentitäten sind ihre immunhistochemisch nachzuweisenden Eigenschaften in ihre Definition und Klassifizierung aufgenommen worden. Man findet sie in den sog. S3-Leitlinien bzw. wird darin der entsprechende IHC-Nachweis für eine adäquate Diagnose verlangt.

In der Tumordiagnostik stellen wenig differenzierte, maligne Tumore und deren Metastasen eine große Herausforderung dar. Tumorzellen unterschiedlicher Herkunft können morphologisch ähnlich aussehen und sind deshalb durch färberische Methoden nicht unterscheidbar. Eine weitere Schwierigkeit stellen sehr kleine Biopsien dar, wo die Diagnose an sehr wenigen Zellen erfolgen muss. Mithilfe einer Untersuchungskaskade oder eines bestimmten Antikörperpanels lassen sich die Zelleigenschaften bestimmen und die Zugehörigkeit zu Tumorgruppen bzw. Ursprungsgewebe darstellen. Dies gilt auch besonders für Lymphome, wo einzelne Entitäten nur aufgrund von IHC erkennbar sind.

Für den Fall, dass eine Metastase vor dem Primärtumor gefunden wurde und die Morphologie der Metastasenzellen keine Rückschlüsse auf den Primärtumor zulässt bzw. die Anzahl der Tumorzellen zu klein ist, kann man organspezifische oder zellspezifische Marker einsetzen, die den Weg zum Primärtumor weisen. Man bezeichnet das als CUP *(cancer of unknown primary)*. Zellen bzw. Gewebe lassen sich dabei durch zellspezifische Proteine bzw. Glykoproteine charakterisieren. Dazu gehören u. a. die strukturgebenden Intermediärfilamente, produzierte Hormone bzw. Enzyme und membranständige Glykoproteine. Für die Zellidentifikation steht eine Reihe verschiedener Antikörper zur Verfügung.

> **Beispiele für diagnostische Antigene:** Cytokeratine (Epithelzellen), Vimentin (mesenchymale Zellen), Desmin (Muskelzellen), Gliafilamentprotein (bestimmte Gliazellen, Astrozyten), Neurofilament (Neuronen), CD-Marker der Lymphozyten bzw. Leukozyten, Thyreoglobulin (Schilddrüsenmarker) und viele, viele mehr. (s. z. B. Antigenauflistung von Bishop 2012)

Mittels IHC lässt sich auch darstellen, ob ein Tumor bereits invasiv oder noch in situ wächst. Ein Beispiel dafür bietet das Prostatakarzinom. Es durchbricht bei invasivem Wachstum die Basalzellgrenze des Drüsenepithels, die man mit bestimmten Antikörpern (z. B. anti-p63, anti-CK HMW) hervorheben kann. Ob ein Tumor bereits in Lymphgefäße eingedrungen ist, kann man z. B. mit dem Lymphendothelmarker Podoplanin sichtbar machen.

Manche Zelleigenschaften geben einen Hinweis auf die Metastasierungsfreudigkeit eines Tumors. Ein Beispiel dafür ist das Zelladhäsionsprotein E-Cadherin, dessen Verlust eher für eine Abwanderung von Mammakarzinomzellen spricht.

Für den Krankheitsverlauf und das Therapieansprechen spielen sog. prognostische bzw. prädiktive Marker eine Rolle. Mit **prognostischen Markern** wird eine Vorhersage über die Weiterentwicklung der Neoplasie getroffen (z. B. hohe Wachstumsrate, Chemotherapieresistenz). Bei den **prädiktiven Markern** wird eine Vorhersage über das Ansprechen eines bestimmten Medikaments getroffen (z. B. Antigene als Ziel therapeutischer Antikörper). Manchmal sind prognostische Marker gleichzeitig auch prädiktiv (z. B. Wachstumsfaktorrezeptoren).

Die Therapieforschung geht in den letzten Jahren einen modernen Weg, den man personalisierte oder zielgerichtete Therapie *(targeted therapy)* nennt. „Personalisiert" bezieht sich darauf, dass man maßgeschneiderte Therapiepläne auf Basis der individuellen Tumoreigenschaften erstellt. Und „zielgerichtet" bezieht sich darauf, dass man versucht, gezielt Andockstellen an den Tumorzellen zu finden, wo therapeutische Antikörper oder niedermolekulare Wirkstoffe *(small molecules,* (z. B. Tyrosinkinaseinhibitoren) ansetzen und das Zellwachstum bremsen oder sogar die Tumorzelle zerstören können. Das bekannteste Beispiel dafür ist die Herceptin®-Therapie bei Mammakarzinomen, die den Her2/neu-Rezeptor in ausreichendem Maße aufweisen. Ein anderes Beispiel für ein Therapie-Target ist PD-L1 beim nichtkleinzelligen Lungenkarzinom. PD-L1 ist ein Ligand auf der Tumorzelle, an den T-Zellen binden. In der Folge werden die Erkennung der Tumorzelle als „fremd" und ihre immunologische Bekämpfung unterbunden. PD-L1-Inhibitoren können die Immunantwort auf Tumorzellen wieder steigern.

Es gibt auch einen Zusammenhang zwischen **Genmutationen** und Therapieansprechen bei manchen Tumoren. Proteine, die auf Basis dieser fehlerhaften Gene gebaut werden, können u. U. durch IHC dargestellt und von ihren Wildtypproteinen[2] unterschieden werden. Ein Beispiel dafür ist die braf-V600E-Mutation beim Melanom. Bei manchen anderen mutierten Proteinen kommt es zu einer verstärkten IHC-Anfärbung im Vergleich zu ihren Wildtypproteinen (z. B. p53, ALK, ROS1). Ein möglicher Grund dafür ist, dass die mutierten Proteine weniger schnell abgebaut werden können und daher im Überschuss vorhanden sind.

Auch die sog. Mikrosatelliteninstabilität (MSI) ist eine Genomeigenschaft des Tumors und gibt einen Hinweis auf den weiteren Verlauf bzw. auf Therapiemöglichkeiten. Auf Proteinebene erkennt man die

---

[2] Wildtyp (wt). Normale, nichtmutierte Form.

MSI an der Expression bzw. fehlenden Expression von DNA-Reparatur-Proteinen (MSH2, MSH6, MLH1, PMS2). Dies wird z. B. beim Kolonkarzinom eingesetzt. Die Aufgabe der IHC ist es, diese Tumoreigenschaften darzustellen.

Neben der Tumordiagnostik ist auch der **direkte Erregernachweis** im Gewebe eine wichtige Anwendung (z. B. Spirochäten, *Helicobacter pylori*, Cytomegalievirus, humanes Papillomvirus, u. v. m.).

Im Laufe der Jahrzehnte hat sich die IHC von einer histotechnischen „Färbung" zu einem gewebebasierten Immunoassay entwickelt, der einen sehr wichtigen Beitrag für eine großen, wachsenden Teil der histologischen Befunde und das daraus abgeleitete Patientenmanagement liefert.

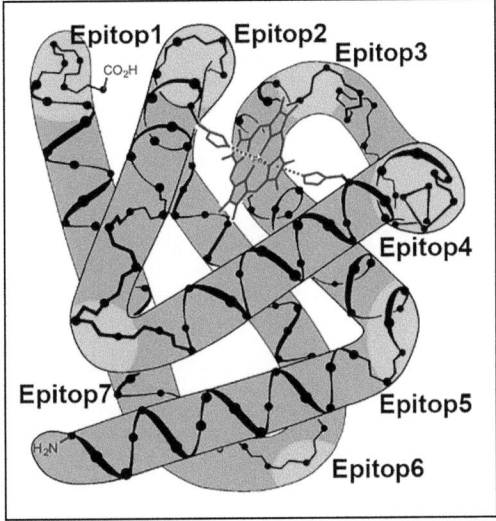

◘ **Abb. 11.1** Schema einer Tertiärstruktur eines Proteins (Antigen), die eine größere Anzahl an möglichen AK-Bindungsstellen (Epitope) aufweist; gegen jedes Epitop wird ein spezifischer AK gebildet. (Abbildung adaptiert von Wallace (2020))

11.4 Diagnostische Antikörper

Für umfangreichere und detaillierte Informationen über das Immunsystem und über Antikörper verweise ich auf entsprechende Literatur. Hier eine vereinfachte Darstellung.

11.4.1 Antikörperproduktion

Verabreicht man einem Versuchstier eine fremde, makromolekulare Substanz (Antigen, Ag), wird sie vom Immunsystem als körperfremd erkannt. Es kommt zur Bildung von Antikörpern (AK, Immunglobuline) gegen diese Substanz, um sie zu neutralisieren. Die Substanz bietet dem Organismus diverse Epitope bzw. antigene Determinanten, gegen die jeweils spezifische Antikörper synthetisiert werden (◘ Abb. 11.1). Die **immunologisch unterscheidbaren** Antikörper binden im Schlüssel-Schloss-Prinzip an die jeweiligen, zugehörigen Epitope der Fremdsubstanz. Es handelt sich dabei um ein Gemisch **heterogener Antikörper**, die von verschiedenen Plasmazellen stammen. Man kann daraus ein **polyklonales Antiserum** gewinnen. Der Begriff „polyklonaler Antikörper" (Singular) ist im genauen Sinne falsch, wird aber trotzdem in der Praxis verwendet. (◘ Abb. 11.2).

Gewonnen werden die Antikörper aus dem Serum der Versuchstiere. Werden mehrere Tiere einer Spezies mit der gleichen Substanz immunisiert, kann man die Seren **poolen** (sammeln). Durch Salzpräzipitation und Affinitätschromatografie werden die Seren von den übrigen Serumproteinen gereinigt.

Tiere, die zur Antikörperproduktion eingesetzt werden, sind hauptsächlich Maus, Kaninchen, Meerschweinchen, Schwein oder Ziege (Antikörperspezies). Man verabreicht das Antigen durch die sog. Inokulation unter die Haut. Dadurch erfolgt die **Immunisierung**. Wiederholte Immunisierung nennt man **Boostern**. Das hat den Effekt einer vermehrten Antikörperbildung (höhere Konzentration im Serum) und einer Verbesserung der Antikörperqualität (Affinitätsreifung).

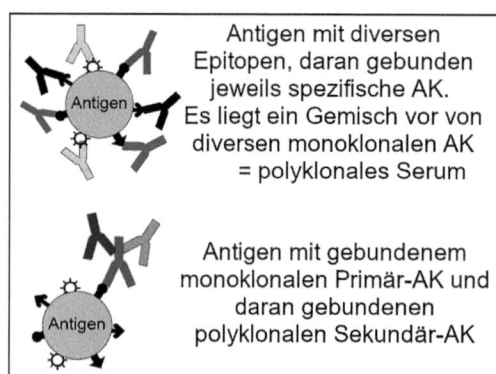

Abb. 11.2 Antigenbindung durch polyklonales Serum und durch monoklonalen Antikörper

Antikörper, die nur von **einer** Plasmazelle und ihren Tochterzellen stammen, sind nur gegen **ein** bestimmtes Epitop gerichtet. Fusioniert man die Plasmazelle mit einer „unsterblichen" Myelomzelle, erhält man einen antikörperproduzierenden **Zellklon (Hybridomzellen).** Die Herstellung der **monoklonalen Antikörper** erfolgt hauptsächlich in Zellkulturen, wo sie aus dem Kulturmedium gewonnen werden. Alternativ werden die Hybridomzellen im Bauchraum von Mäusen oder Ratten kultiviert und aus dem antikörperhaltigen Ascites der Tiere gewonnen. Die Produktion von monoklonalen Antikörpern gelingt mit unsterblichen, murinen Zellen (Maus oder Ratte) und Kaninchenzellen. Ihre Herstellung ist teurer und schwieriger als die Produktion von polyklonalen Antiseren.

Eine Weiterentwicklung der Antikörperherstellung sind **rekombinante Antikörper,** die gentechnisch durch Plasmideinschleusung[3] in Zelllinien oder Bakterienzellen produziert werden. Der „Bauplan" dieser Antikörper ist genau definiert und kann relativ leicht verändert werden, wodurch z. B. die speziesspezifischen Molekülteile für einen Spezieswechsel bei Bedarf ausgetauscht werden können (Dübel et al. 2019). Durch moderne, molekulare Produktionsmethoden sind monoklonale Antikörper mittlerweile hocheffiziente und spezifische, biotechnologische Reagenzien und auch Therapeutika (Mark et al. 2022).

Es gibt fünf Fraktionen von Immunglobulinen (IgG, IgA, IgM, IgD, IgE) mit unterschiedlichem Aufbau und diversen Einsatzbereichen. Die Antikörper der immunhistologischen Technik gehören hauptsächlich zur Gruppe der **Gamma-Immunglobuline (IgG).** Sie sind charakterisiert durch ihre Y-Form mit dem gleichbleibenden Anteil (**Fc**, konstantes Fragment [*fragment constant*]) als „Stamm" und dem modifizierbaren Anteil (**Fab**, antigenbindendes Fragment [*fragment antigen-binding*]) als „Äste". Das Fab-Fragment wird im hypervariablen Bereich so synthetisiert und gefaltet, dass es stereochemisch genau zu dem Epitop passt. Durch die zwei antigenbindenden Bereiche ist IgG ein **bivalenter** Antikörper. Teilt man den Antikörper der Länge nach in zwei gleiche Hälften, besteht jede Hälfte aus einer langen Kette (*heavy chain,* schwere Kette, Gammakette) und einer kürzeren Kette im Fab-Bereich (*light chain,* leichte Kette, Kappa- oder Lambdakette). Die einzelnen Teile des Antikörpers sind mit Disulfidbrücken miteinander verbunden. Der Aufbau des Fc-Fragments mit seinen angelagerten Oligosacchariden ist für die jeweilige Spezies konstant und typisch (Abb. 11.3). Gamma-Immunglobuline gehören mit 150 kD zu den kleineren Antikörpern. Diese haben es einfacher, in das Gewebemaschenwerk einzudringen. Auch kommt es weniger zu gegenseitiger sterischer Behinderung bei der Ag-Bindung. In der Praxis wurde aber keine effektive Abschwächung der Reaktion bei Verwendung großmolekularer AK festgestellt.

Immunglobuline haben als Makromoleküle **selbst antigene Eigenschaften.** Verabreicht man einer Spezies artfremde

---

3 **Plasmid.** Extrachromosomales, ringförmiges DNA-Molekül, das bei Bakterien und Hefen vorkommt und sich unabhängig vom Hauptchromosom vermehren kann.

11.4 · Diagnostische Antikörper

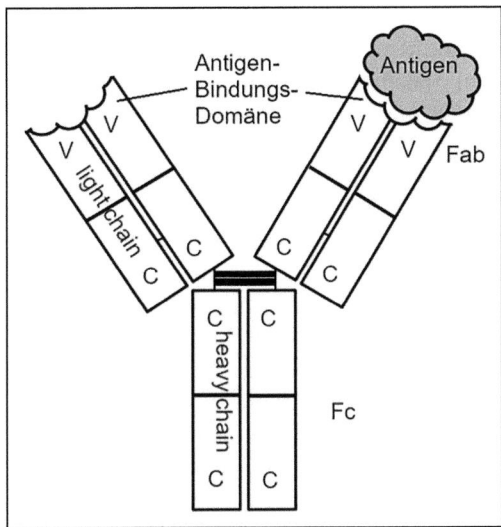

◘ **Abb. 11.3** Antikörperaufbau IgG. (C=konstante Domäne, V=variable Domäne, Fc=konstantes Fragment, Fab=antigenbindendes Fragment)

Antikörper (z. B. Mausantikörper in Kaninchen), werden wiederum **polyklonale Anti-Antikörper** gebildet, die u. a. gegen das Fc-Fragment gerichtet sind. Diese sog. **Sekundärantikörper** reagieren im Weiteren mit allen Antikörpern der ersten Tierart (z. B. Kaninchen-anti-Maus-AK). Als polyklonales Antikörpergemisch können sie an mehrere Epitope des Fc-Fragments ankoppeln. Dieser Mechanismus, wo mehrere Sekundär-AK an einen **Primärantikörper** binden, wird bei den mehrstufigen Testabläufen ausgenutzt, um den Nachweis sensitiver zu machen (◘ Abb. 11.2).

Produktion monoklonaler Primärantikörper
1. Immunisierung der Maus mit Antigen
2. Antikörperproduktion
3. Plasmazellgewinnung/-fusionierung
4. Zellklonbildung/Kultivierung
5. Antikörpergewinnung
6. Reinigung

Produktion polyklonaler Sekundärantikörper
1. Mausantikörper = zweites Antigen
2. Kaninchenimmunisierung
3. Antikörperproduktion
4. Poolen von Seren mehrerer Tiere
5. Antikörpergewinnung
6. Reinigung

An das Makromolekül lassen sich Farbstoffe, Fluorochrome, Enzyme, kolloidale Metalle, Dextranpolymere, Biotin oder Radioisotope als sog. Marker anbinden. Dies geschieht z. B. durch Zugabe von Glutaraldehyd, das ähnlich wie bei der Fixierung zu Vernetzungen zwischen den Reaktionspartnern führt. Man nennt die Antikörper dann **markierte** oder **konjugierte Antikörper**. Bei der Markierung kommt es auch zur Anbindung der Marker im antigenbindenden Bereich oder in seiner Nähe, wodurch die Antigenbindung ver- oder behindert werden kann. Markierte Antikörper zeigen deshalb in Summe eine schwächere Avidität (s. ► Abschn. 11.4.4) als unmarkierte.

11.4.2 Monoklonal vs. polyklonal

Die Entscheidung, welchen Antikörpertyp man für den immunhistochemischen Nachweis eines bestimmten Antigens nutzt, wird von verschiedenen Vor- und Nachteilen der Reagenzien beeinflusst.

- **Vorteile monoklonaler Antikörper**

— Durch die einheitliche Zusammensetzung des Antiserums kann man mit einer gleichbleibenden Qualität rechnen, auch von Charge zu Charge. Man arbeitet mit einem definierten Reagens.
— Es kommt zu keinen Reaktionen durch beigemengte, unspezifische Antikörper.
— Kreuzreaktionen treten selten auf, sind aber möglich.

- Die Ergebnisse sind garantiert reproduzierbar.
- Die AK-Konzentration ist üblicherweise höher als im polyklonalen Serum.
- Die Produktionsmenge ist nicht eingeschränkt.

Ein Nachteil der monoklonalen Antikörper liegt bei der teureren und langwierigeren Herstellung. Ein weiterer Nachteil in der Testdurchführung kann sich dadurch ergeben, dass der Nachweis von der Qualität und den Eigenschaften eines einzigen Antikörpers abhängig ist. Im polyklonalen Serum haben dagegen mehrere Antikörper eine Chance für eine Bindung an das Antigen. Ist der monoklonale Antikörper von niedriger Affinität, führt dies zu leicht löslichen Ag-AK-Bindungen und damit zu einem schwachen Ergebnis. Es könnte theoretisch auch passieren, dass das zugehörige Epitop beim Prozess beeinträchtigt wird und es dadurch zu einem falsch-negativen Ergebnis kommt. Für das polyklonale Serum stehen andererseits mehrere, eventuell unterschiedlich empfindliche Epitope als Bindungspartner zur Verfügung.

Bei sorgfältiger Auswahl des gesuchten Antikörpers sollte der monoklonale Antikörper dem polyklonalen Serum überlegen sein. In der Praxis führen vergleichende Testansätze zur Wahl des optimalen Antikörpers. Vom Verhalten der polyklonalen Antikörper darf man nicht direkt auf die Eigenschaften eines monoklonalen Antikörpers für dasselbe Antigen schließen.

11.4.3 Spezifität des Antikörpers

Antikörper sollen spezifisch an die entsprechende antigene Determinante (Epitop) binden. Das heißt, die Aminosäure- bzw. Oligosaccharidstrukturen müssen sterisch ideal zusammenpassen, damit eine starke Bindung entsteht. Man spricht hier vom **Schlüssel-Schloss-Prinzip**.

Das Epitop sollte dabei typisch für ein bestimmtes Antigen sein, damit man von einem **spezifischen Nachweis** sprechen kann. Findet man dieselbe antigene Determinante auf verschiedenen Zelltypen, kann man sie durch diese Eigenschaft nicht unterscheiden.

Wenn ein Antikörper an ähnliche Epitope koppelt bzw. wenn der Antikörper an idente Epitope auf verschiedenen Antigenen koppelt, spricht man von **Kreuzreaktivität** (◘ Abb. 11.4). Ein spezifischer Antikörper für ein typisches Epitop sollte keine Kreuzreaktivität zeigen. Bindungen der Antikörper an Gewebeelemente, die nicht auf eine Ag-AK-Reaktion zurückzuführen sind, sind unspezifische Reaktionen und man bezeichnet sie nicht als Kreuzreaktionen.

Die Spezifität eines Antikörpers ist für bestimmte Bedingungen gegeben. So kann die Spezifität eines Antikörpers, der für unfixierte Gefrierschnitte entwickelt wurde, am

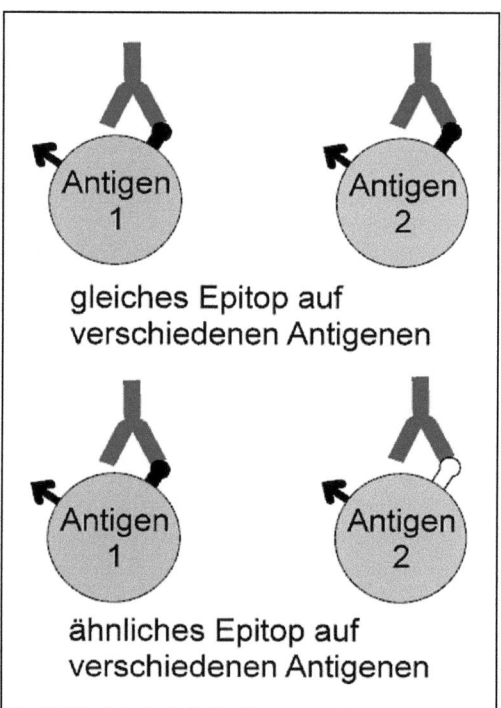

◘ Abb. 11.4 Kreuzreaktionen

formalinfixierten Paraffinschnitt mangelhaft sein, weil z. B. das Epitop durch Fixierung und Paraffineinbettung beeinträchtigt wurde. Auch die Art des AK-Reinigungsverfahrens und der Lagerung beeinflusst die Spezifität und die nachfolgend beschriebene Affinität.

11.4.4 Affinität und Avidität

Affinität beschreibt die monovalente **Bindungsstärke** zwischen einer antigenen Determinante am Antigen (**Epitop**) und dem antigenbindenden AK-Bereich (**Paratop**). Die dreidimensionale Passung von Epitop und Paratop, die Ausdehnung der Kontaktstelle und die Ausprägung der bei Kontakt entstehenden Short-Range-Bindungskräfte sind entscheidende Faktoren der Affinitätsstärke. Die Affinität eines Antikörpers zu seinem spezifischen Epitop könnte man als gegenseitige Anziehungskraft beschreiben. Bei einer starken Affinität haben die Bindungspartner eine große Neigung, sich aneinander zu binden.

Avidität wird auch als funktionelle Affinität eines Antikörpers bezeichnet. Sie umfasst die Bindungsstärke aller Bindungen eines Antikörpers am Antigen, was sich v. a. auf multivalente Immunglobuline bezieht. Dabei wird die Affinität des Antikörpers an sein Epitop, die Anzahl der antigenbindenden Stellen und die Geometrie des daraus resultierenden Ag-AK-Komplexes mit einbezogen (Lipman et al. 2005). Beschreibt man die Avidität eines Antiserums mit mehreren Antikörpern gegen ein Antigen, umfasst sie die Bindungsstärke all dieser Antikörper an das Antigen.

Die **Ag-AK-Bindung** beruht auf Wasserstoffbrückenbindung, elektrostatischer Anziehung, Van-der-Waals-Kräfte und hydrophober Wechselwirkung, also Short-Range-Kräften. Je komplementärer die 3D-Strukturen von Epitop und Paratop sind, umso näher können sie sich kommen. Die Komplementarität bezieht sich dabei auch auf die Passung von hydrophoben und hydrophilen Arealen. Es kommt zu **keiner kovalenten Bindung**. Die Bildung des Antigen-Antikörper-Komplexes unterliegt dabei den Gesetzen der chemischen Reaktion (**AK+Ag ↔ AKAg**). Es wird ein Gleichgewicht zwischen antigengebundenen und freien Antikörpern angestrebt. Die Affinitätskonstante beschreibt dieses Gleichgewicht.

Da es sich bei Antikörpern um Glykoproteine handelt, unterliegt ihre dreidimensionale Struktur der Beeinflussung durch pH-Wert und Salzkonzentration in der Lösung. Dies hat wiederum eine Auswirkung auf ihre Bindungsfähigkeit. Zur Optimierung des Reaktionsmilieus verwendet man daher Pufferlösungen als Verdünnungslösung und bei Waschschritten (PBS, TBS, s. ▶ Abschn. 11.10.7). Für IgG gilt, dass sie über einen relativ weiten pH-Bereich von 4–9,5 binden (Chang und Linke 2022). Bei der Testdurchführung muss man bedenken, dass die Ag-AK-Reaktion **reversibel** ist und Einflüsse, die die Bindung schwächen, vermieden werden sollen. Dazu gehören hohe Salzkonzentrationen, ionische Detergenzien, hohe Temperatur und niedriger pH-Wert.

— Je höher die Affinität eines Antikörpers ist, desto geringer ist die benötigte Konzentration an freiem Antigen, um alle verfügbaren Bindungsstellen in einer bestimmten Zeitspanne abzusättigen und ein Gleichgewicht zu erreichen.
— Je höher die Affinität eines Antikörpers ist, desto rascher bindet er an das Gewebeantigen und ergibt so schon während einer kurzen Inkubation eine intensivere Färbung als ein weniger affiner Antikörper.
— Je höher die Affinität eines Antikörpers ist, umso besser hält die Bindung während der oft „rauen" Testbedingungen.
— Die Affinität und Avidität der Bindung hängen bei monoklonalen Antiseren von der Qualität eines einzigen Klons ab. Polyklonale Antiseren enthalten Antikörper unterschiedlicher Affinität und Avidität, die sich ausgleichen können.

— Unter Affinitätsreifung versteht man die Verbesserung der Antikörperqualität bei wiederholter Immunisierung der Versuchstiere.
— Hohe Spezifität bedeutet nicht automatisch hohe Affinität. So kann der Antikörperklon zwar sehr spezifisch, aber von geringer Bindungsstärke sein, was sich bei der Testdurchführung als nachteilig erweist.

11.4.5 Reaktionstemperatur und Inkubationszeit

Reaktionstemperatur, Antikörperkonzentration und Inkubationszeit während der Ag-AK-Reaktion stehen in einem engen Zusammenhang. Änderungen bei einem Faktor beeinflussen auch die anderen Parameter (◘ Abb. 11.5).

Die Geschwindigkeit der Reaktion lässt sich durch eine Veränderung der AK-Konzentration leicht beeinflussen. Eine doppelte oder dreifache Konzentration kann bereits zu einer Beschleunigung um ein Vielfaches führen. Eine zu hohe AK-Konzentration führt jedoch zu starken unspezifischen Bindungen (Hintergrundfärbung). Deshalb muss man hier das optimale Mittelmaß zwischen Geschwindigkeit und gutem Ergebnis wählen. Die gewählte Inkubationszeit ist dann genau einzuhalten, um vergleichbare Resultate zu erhalten. Andererseits kann man durch sehr lange Inkubationszeiten (bis 48 h) bei teuren Seren hohe AK-Konzentrationen vermeiden. Über-Nacht-Inkubationen geschehen meist bei 2–8 °C.

Höhere Temperaturen beschleunigen die Ag-AK-Reaktion (Johnstone et al. 1990). Beim Austesten der optimalen Ergebnisse, dem sog. Titrieren, bleibt man in der Routinepraxis meist bei konstanten Inkubationszeiten (meist 20–60 min) und

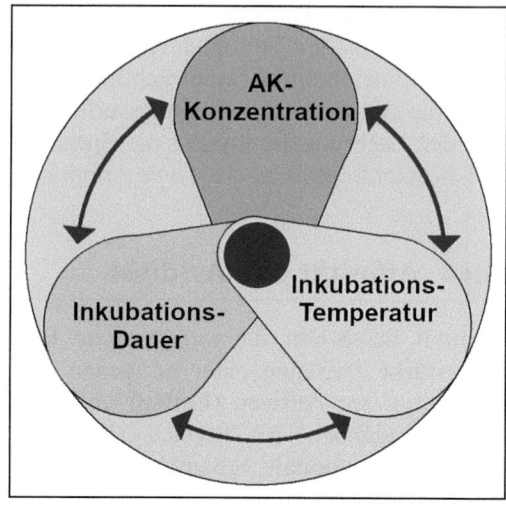

◘ **Abb. 11.5** AK-Konzentration, Inkubationstemperatur und Inkubationsdauer stehen in einer engen Relation.

konstanter Temperatur (Raumtemperatur, 25 °C, 37 °C) und variiert die AK-Konzentration. Bei der Temperaturwahl muss man beachten, dass manche Antikörper nur bei Raumtemperatur die optimale Reaktion zeigen. Und man darf die Antikörper natürlich keinen denaturierenden Temperaturen aussetzen. Weiters sollte man bedenken, dass manche Pufferlösungen für die Antikörperverdünnung temperaturlabil sind und sich der pH-Wert mit der Temperatur verändert (s. ▶ Abschn. 11.10.7). Dies kann wiederum die Affinität des Antikörpers beeinflussen.

Wie bei allen Reaktionen spielt auch die Bewegung des Reagens eine Rolle. Durch die Verwendung von Rotatoren bzw. Mischungstechniken in den Automaten wird die Zeit verkürzt.

Bei Ready-to-use-Antiseren ist die Konzentration fix vorgegeben. Um das Reaktionsergebnis zu intensivieren, kann man die Inkubationszeit verlängern, die Temperatur erhöhen oder noch an weiteren Schrauben drehen.

11.5 Marker

Wie bereits erwähnt, kann man an die makromolekularen Antikörper andere Moleküle chemisch binden, mit denen man die Reaktion „sichtbar" machen kann, ohne ihre Bindungsfähigkeit an ein Antigen zu zerstören. Die Bezeichnung dafür ist „Marker" bzw. englisch *label*. Auf die Bindungsreaktion folgen chromatografische Reinigungsschritte, die die konjugierten Antikörper von anderen konjugierten Serumproteinen und Markierungsreagenzien befreien sollen. (Für Details zum Thema Antikörpermarkierung s. Berg und Fishman 2020.)

11.5.1 Enzyme

Enzyme werden am häufigsten zum Markieren von Antikörpern verwendet. Üblicherweise binden mehrere Enzymmoleküle an ein Antikörpermolekül. Diese Enzymmoleküle können ihrerseits eine große Menge an Chromogen zu einem stabilen Farbstoff umsetzen, bis das Reaktionsgleichgewicht erreicht ist (s. ▶ Abschn. 11.10.5). Die Techniken folgen dabei den Reaktionsprinzipien der Enzymhistochemie (s. ▶ Abschn. 10.7.1 und 10.10.4).

Am häufigsten in Verwendung ist die kleinmolekulare **Meerrettichperoxidase** (*horseradish peroxidase*, HRP) in Kombination mit den Chromogenen Diaminobenzidintetrahydrochlorid **(DAB)** oder Aminoethylcarbazol **(AEC)**. Die Schwierigkeit beim Einsatz von Peroxidase ist das Vorhandensein von natürlicher Enzymaktivität im Gewebe. Diese sog. endogene Peroxidase muss dementsprechend blockiert werden (s. ▶ Abschn. 11.13.2).

Die gebräuchlichste Alternative zur HRP ist alkalische Phosphatase (AP). Sie wird bei blutreichem Gewebe bevorzugt, um die Beeinflussung durch die endogene Peroxidase zu umgehen. Gebräuchliche Chromogene für AP sind Naphthol-AS-MX-phosphat/Fast Red und 5-Brom-4-chlor-3-indoxylphosphat/Tetranitroblautetrazoliumchlorid **(BCIP/TNBT)**.

Weitere als Marker verwendete Enzyme sind z. B. Glucoseoxidase und β-Galactosidase. Setzt man verschiedene Enzyme gleichzeitig ein, kann man das zur gleichzeitigen Darstellung verschiedener Antigene nutzen (Doppelfärbungen und Multiplex-IHC, s. ▶ Abschn. 11.11.8 und 11.12).

11.5.2 Fluorochrome

Die Fluorochrome waren die ersten Marker der Immunhistologie. Als nachteilig gilt, dass man ein Fluoreszenzmikroskop (s. ▶ Abschn. 15.7) zur Auswertung benötigt und dass das Farbergebnis nicht dauerhaft stabil ist. Sie verblassen durch die Belichtung *(photobleaching)*. Von Vorteil ist der gute Kontrast des Signals vor dunklem Hintergrund. Es steht eine große Anzahl an Fluorochromen für die IHC zur Verfügung. Die gebräuchlichsten Fluorochrome sind Fluoresceinisothiocyanat **(FITC)** und Tetramethylrhodaminisothiocyanat **(TRITC)**. In alkalischer Lösung (pH 9–10) binden diese Substanzen kovalent an Proteine. Sie reagieren dabei mit der α-Aminogruppe von Lysin. Im Idealfall binden zehn Fluorchrommoleküle an ein Antikörpermolekül. FITC zeigt sich als grüne Farbe (Anregung bei 490 nm, Emission bei 520 nm), TRITC als orangerote Farbe (Anregung bei 520–554 nm, Emission bei 573 nm) im Fluoreszenzmikroskop. Als Kerngegenfärbung eignet sich Diaminophenylindol (DAPI, blau) oder Propidiumjodid (PI, rot). Diese interkalierenden Farbstoffe lagern sich in die Doppelhelix ein und färben damit spezifisch DNA.

Unterschiedliche Fluorochrome lassen sich in der richtigen Kombination zur Doppelmarkierung bzw. Mehrfachmarkierung einsetzen, um gleichzeitig verschiedene Epitope darzustellen. Eine Tabelle mit Fluorochromen und deren Absorptions- und Emissionswellenlängen findet man auf der Webseite von Science Gateway (◘ Tab. 11.1) oder auf der Filterassistentwebseite der Fa. Zeiss (Weblinks s. Literatur).

11.5.3 Biotin

Antikörper lassen sich mit Biotin markieren (Biotinylierung). Biotin ist **Vitamin H** und bildet das Coenzym bzw. die prosthetische Gruppe für mehrere Enzyme, die Carboxylgruppen transferieren (◘ Abb. 11.6). Es zeigt eine **sehr starke Affinität zu Avidin und Streptavidin**. Avidin ist ein Glykoprotein aus dem Hühnereiweiß. Jedes Molekül besteht aus vier identen Untereinheiten, die jeweils ein Molekül Biotin binden können. Die Affinität zwischen Avidin und Biotin ist sehr hoch, obwohl keine kovalente Bindung vorliegt. Streptavidin ist ein Protein bakteriellen Ursprungs mit ähnlichen Eigenschaften wie die von Avidin. Jedoch neigt Avidin im Gegensatz zu Streptavidin bei physiologischem pH dazu, sich an lektinähnliche, negativ geladene Gewebebestandteile zu binden. Deshalb wird Streptavidin bevorzugt.

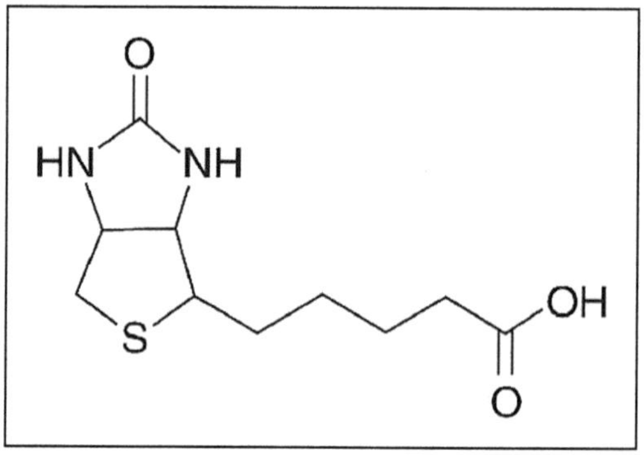

Avidin und Streptavidin lassen sich wiederum mit Enzymen oder Fluorochromen

◘ **Abb. 11.6** Biotin

◘ **Tab. 11.1** Beispiele für Fluorochrome (Nach Science Gateway)

Fluorochrom	Absorptionswellenlänge (nm)	Emissionswellenlänge (nm)	Farbe
5-FAM (5-Carboxyfluorescein)	492	518	grün
Alexa Fluor 430™	431	540	grüngelb
AMCA (Aminomethylcoumarin)	345	445	blau
Auramin	460	550	gelbgrün
Cy5.5™	675	695	fernrot
DAPI	359	461	blau
FITC	490	520	grün
Hoechst 34580	392	440	blau
Lissamin Rhodamin B	577	592	hellrot
Propidiumjodid (PI)	536	617	rot
Rhodamin	550	573	gelb
Spectrum Green	497	538	grün
Tetramethylrhodamin (TRITC)	550	573	Orangerot
Texas Red™	595	620	rot

markieren. Das Biotinmolekül ist so klein, dass es die Funktion des Makromoleküls, an dem es hängt, nicht beeinträchtigt. So wie bei der endogenen Peroxidase muss bei manchen Gewebetypen das **endogene Biotin** blockiert werden (Leber, Niere, Darm) (s. ▶ Abschn. 11.13.3).

11.5.4 Haptene

Haptene sind kleine Moleküle, die für sich allein keine immunogene Wirkung haben und nur als „aufgesetztes" Epitop auf größeren Trägermolekülen (z. B. bovines Serumalbumin [BSA], Thyreoglobulin) die Antikörperproduktion anregen. Biotin ist ein Hapten. Es sind aber noch andere Haptene bei IHC-Methoden in Verwendung. Dazu gehören z. B. 3-Hydroxy-2-chinoxalin (HQ), 5-Nitro-3-pyrazol (NP), Dinitrophenol (DNP) oder Digoxigenin (DIG). Diese Moleküle kommen endogen nicht vor und können somit auch keine unspezifische Hintergrundfärbung auslösen. Auch Fluorochrome können als Hapten eingesetzt werden, z. B. Fluorescein. Die Haptenylierung findet man nicht nur in der IHC, sondern auch bei der In-situ-Hybridisierung (s. ▶ Kap. 12).

11.5.5 Enzymkonjugierte Polymere und Enzympolymere

Die Idee hinter diesem Marker ist, dass man an den Antikörper ein möglichst langes Molekül anhängt, auf dem eine Vielzahl an Enzymmolekülen befestigt ist. Diese große Anzahl an Enzymen kann dann eine große Menge an Chromogen umsetzen und macht die Detektion dadurch sehr sensitiv. Es wird eine kleine Menge an Antigen durch eine größere Menge an Chromogen sichtbar gemacht. Tatsächlich ist es so, dass nicht **ein** Polymer an **einem** Antikörper hängt, sondern dass an einem Polymerstrang bis zu 20 Antikörper und bis zu 100 Enzymmoleküle gebunden sind (Sabattini et al. 1998).

Der Begriff „Polymer" ist natürlich nicht präzise, da es eine Vielzahl an polymeren Makromolekülen gibt. Die ersten Vertreter dieser Marker waren Dextranpolymere, andere enthalten Polyethylenglycol oder sind firmeneigene Entwicklungen. Neben den längeren Polymeren gibt es auch kleinere sog. Multimere, von denen mehrere an das Fc-Fragment eines Antikörpers gekoppelt werden und die Enzyme tragen. Die kürzeren Polymere (Spacer, Linker) sollen eine sterische Behinderung bei der Diffusion durch das Gewebe vermeiden.

Die nächste Generation von Polymerkonjugaten sind polymerisierte Enzyme, die aus einer Kette mit sehr vielen aneinander gebundenen Enzymen bestehen und somit auf ein großmolekulares Trägerpolymer verzichten können (Nanopolymer, Mikropolymer). Enzympolymere sind kleiner als Dextranpolymere und tragen eine höhere Aktivität. Es werden auch Antikörper hergestellt, die über Linker mit Enzymoligomeren verbunden sind, die sich weniger sperrig bei der Gewebepenetration verhalten sollen.

11.5.6 Radioisotope

Der Nachweis von Radioisotopen (I^{125}, S^{35}) am Schnitt erfordert das entsprechende radiologische Equipment und wird meist in der Forschung eingesetzt. Diese Methode ist notwendig zur quantitativen Auswertung von Epitopen.

11.5.7 Kolloidale Metalle

Hier wird üblicherweise **kolloidales Gold** verwendet. Die Lösung besteht aus einem makromolekularen, stabilisierenden Reagens (z. B. BSA), das die Goldpartikel von definierter Größe (20–150 nm) umgibt und so ein Zusammenklumpen verhindert. Mit kolloidalem Gold lassen sich Immunglobuline, Streptavidin, Lektine oder auch andere Substanzen markieren. Zu diesen Substanzen gehört **Protein A**. Es handelt sich dabei um einen Zellwandbestandteil des *Staphylococcus aureus*, der mit den Immunglobulinen bestimmter Spezies reagiert (Immunogold-Protein-A-Labeling). Ein Molekül Protein A bindet dabei an ein Immunglobulin (1:1), sodass quantitative Auswertungen möglich sind (Mulisch und Welsch 2010).

Das Einsatzgebiet von Immunogoldtechniken liegt v. a. in der Elektronenmikroskopie zur Darstellung von Zelleigenschaften auf ultradünnen Kunststoffschnitten. Für die Lichtmikroskopie müssen die Goldpartikel erst noch durch eine Silberpräzipitationsreaktion sichtbar gemacht werden (s. ▶ Abschn. 11.12.6).

Unter **Nanogold** versteht man Goldpartikel mit 1,4 nm Durchmesser. Sie werden mit Phosphoratomen (Tris[aryl]phosphine) verbunden und mit reaktiven Gruppen versehen, die für die kovalente Bindung an den Antikörper genutzt werden. Diese Verbindungen hüllen das Goldzentrum ein. Durch die minimale Größe sind sie für Pre-Embedding-Methoden in der EM geeignet und müssen für die Visualisierung noch mit Silberreaktionen (Immunogold-Silber-Färbung, *immunogold-silver staining*, IGSS) sichtbar gemacht werden (s. ▶ Abschn. 11.16; Polak und van Norden 2003, Hainfeld und Powell 2005).

11.5.8 Quantum Dots

Qantum Dots (QDs) sind Nanopartikel aus Halbleitermaterial, umgeben von einer weiteren Schicht eines organischen Farbstoffs (Lumophor) und einer äußeren Kunststoffschicht, die für die Bindung notwendig ist. Sie emittieren ähnlich wie Fluorochrome nach Anregung mit einer bestimmten Wellenlänge Licht in einer anderen definierten Wellenlänge bzw. Farbe. In welcher Farbe diese Emission erfolgt, hängt von der Größe des QD ab. Die Anregungsenergien liegen für alle QDs im ähnlichen Bereich. Die Emissionswellenlängen sind im Vergleich dazu deutlich verschoben, was die Unterdrückung der Hintergrundstrahlung erleichtert. Ein Vorteil gegenüber den Fluorochromen liegt darin, dass es zu keinem Ausbleichen durch Belichtung kommt (Xing und Rao 2008).

11.5.9 Lanthanoide

Die Lanthanoide umfassen eine Gruppe von Schwermetallen. Dazu gehören z. B. Europium oder Gadolinium, die lumineszente Eigenschaften haben. Bedeutung hat die Antikörpermarkierung mit Schwermetallen bei der gewebebasierten Massenspektrometrie. Für die Metallbindung werden die Antikörper zuerst über ein quervernetzendes Reagens mit einem Chelatbildner verknüpft. Der Chelatbildner formt dann einen Komplex mit dem Metall (Berg und Fishman 2020).

Es gibt auch noch andere, nicht auf Metall basierende sog. Mass Tags (Massenanhänger). Diese sind aus Peptiden mit definierter Masse aufgebaut (s. ▶ Abschn. 11.2).

11.5.10 Oligonukleotide

Kurze DNA-Stücke, Oligonukleotide, können ebenfalls an Antikörper gebunden werden. Die DNA-markierten Antikörper kommen in Methoden zum Einsatz, die für IHC-Mehrfachfärbungen (Multiplex-IHC) entwickelt wurden und die IHC mit der

In-situ-Hybridisierung verbinden (s. ▶ Abschn. 11.16.3). Die Oligonukleotide haben eine spezifische Sequenz (Basencode), mit der andere Nukleinsäuren mit komplementärer Sequenz hybridisieren können. So wird die Schlüssel-Schloss-Bindung der Proteine durch die eindeutige Nukleinsäuren-Komplementarität ersetzt. Der Vorteil liegt darin, dass die Oligos relativ leicht und in vielen Varianten synthetisch hergestellt werden können. Jeder Antikörper bekommt einen zugehörigen, definierten Anhänger (Oligo Tags, Barcodes).

11.6 Verarbeitung von FFPE-Gewebe für die Immunhistologie

Die Immunhistochemie ist eine sehr komplexe Analyse mit vielen einflussnehmenden Variablen. Ein wesentlicher Aspekt dabei ist die Präanalytik beginnend von der Probenentnahme bis zum Beginn der Testdurchführung. Die Standardisierung der Präanalytik ist ein wichtiger Baustein der IHC-Qualitätssicherung. In ihrem Sinne sollte man ein möglichst gleichbleibendes Präanalytikprotokoll einhalten. Dies bezieht sich im Labor auf die Wahl des Fixiermittels, der Einbettungsreagenzien, der Fixier- und Processingtemperaturen, der Fixier- und Processingzeiten sowie auf die Zuschnitt- und Mikrotomiequalität. Die Behandlung vor dem Eintreffen im Labor ist ebenfalls ein wichtiger Faktor der Präanalytik. Die Probe sollte dabei möglichst ohne Quetschung oder andere Beschädigungen entnommen und ohne Verzögerung ordnungsgemäß fixiert werden (s. ▶ Abschn. 3.3). Darauf aufbauend kann man bessere bzw. reproduzierbare Ergebnisse erwarten.

Vorbehandlung FFPE-Gewebe und Schnitte

1. Gewebeprobe möglichst sofort nach der Entnahme fixieren. Die kalte Ischämiezeit sollte 30 min nicht überschreiten.
2. Fixierung in neutral-gepuffertem 4 % Formaldehyd, möglichst standardisiert in einem definierten Zeitrahmen; Unterfixierung vermeiden (6–72 Std für ER, PR und Her2/neu)
3. Zuschnitt in 3–4 mm dicke Gewebescheiben (Beachte: *garbage in garbage out!*)
4. Einbettungsprozess mit Temperaturen unter 45 °C bei den Alkoholen und im Intermedium, bei 60 °C im Paraffin (niedriger Schmelzpunkt)
5. Ausgießen – auch mit Paraffin mit höherem Schmelzpunkt möglich
6. Schneiden: 3–5 µm auf Adhäsiv-Objektträger, möglichst mit *on-slide*-Positivkontrolle; bei RT-Lagerung innerhalb einer Woche zu färben
7. Antrocknen 15–30 min bei bis zu 60 °C, stehend im Brutschrank (kann bei nachfolgendem *on-board* Anbacken im IHC-Automaten verkürzt werden); nicht länger als 60 min bei 60 °C
8. Entparaffinieren 3 × 5 min in Xylol oder Xylolersatz, regelmäßig wechseln
9. Rehydratieren bis dest. Wasser über absteigende Alkoholreihe
10. Beginn der IHC-Analyse mit dem Epitopretrieval nach Wahl (Anmerkung: Bei IHC-Vollautomaten erfolgt die Entparaffinierung über heiße Puffer und das Epitopretrieval *on board*.)

11.6.1 Fixierung

Bei der Einführung der IHC in der Histodiagnostik zeigte sich die Beeinflussbarkeit der Testergebnisse durch die Qualität der Fixierung (s. ▶ Kap. 4). Es begann ein Lernprozess in Bezug auf die optimierte Gewebevorbehandlung.

Während der Entwicklung der Methode wurde an einem optimalen Fixans für die IHC geforscht. Es wurde beispielsweise bei alkoholischen, pikrat- und zinkhaltigen Fixanzien von sehr guten Ergebnissen berichtet. Bei weiteren Untersuchungen (Williams et al. 1997) verhielten sich diese allerdings nachteilig bei bestimmten Antigenen oder benötigten spezielle Nachbehandlungen. Es wurde kein universelles Mittel gefunden, das für alle Antigennachweise einsetzbar und gleichzeitig routinetauglich war. Schließlich wurde die IHC-Methode dem gebräuchlichen Routinefixiermittel (NBF) durch die Entdeckung der Retrievaltechniken angepasst (Shi et al. 1991). Erst dann konnte die IHC in der Histodiagnostik effektiv auf FFPET eingesetzt werden. Es besteht nun eine Empfehlung für die **4–10 % neutral gepufferte Formaldehydlösung** als Fixiermittel für die IHC.

Frisches Gewebe soll innerhalb von 30 min in NBF gebracht werden, um die **kalte Ischämiezeit** und einen Antigenverlust möglichst zu minimieren. Durch die schnelle Fixierung wird die Aktivität von Enzymen wie Proteasen, Nukleasen und Phosphatasen gehemmt sowie der Abbau der entsprechenden Biomoleküle gestoppt. Engel und Moore (2011) berichten, dass die Aufbewahrung unfixierter Proben im Kühlschrank bei 2–8 °C für maximal 12 h keinen nachteiligen Einfluss auf die Nachweisbarkeit der in ihrer Studie untersuchten Antigene hat. Darüber hinaus ist die Beeinträchtigung antigenabhängig. Die niedrigere Temperatur verringert die Aktivität der Enzyme, verhindert aber nicht, dass es zu Veränderungen im Gewebe kommt (Espina et al. 2008). Vor allem Phosphoproteine verhalten sich bei einer verzögerten Fixierung sehr empfindlich.

Da die IHC in ihren Anfängen nur auf unfixierten Proben zuverlässig funktionierte, wurde jegliche Fixierung vorerst als schädlich angesehen und die Dauer möglichst kurz gehalten. Zu kurze Fixierung führt allerdings zu Morphologieeinbußen sowie zur Empfindlichkeit der Epitope auf die Reagenzien und die Temperaturen beim Einbettungs- und IHC-Prozess. Unter anderem führt eine unzureichende Fixierung mit Formaldehyd zu einer Sekundärfixierung der Epitope durch die Processingalkohole. Andererseits erhöht eine längere Fixierung die Wahrscheinlichkeit, dass auch das Epitop „mit eingebunden" wird und es zu einer stereochemischen Beeinflussung der Antigene kommt. Auch erhöht sich mit der Dauer der Fixierung die Anzahl an Vernetzungen und Methylenbrücken, was eine adäquate AK-Penetration behindern könnte. Dieser Überfixierungstheorie gegenüber stehen Auswertungen, die eine unveränderte Darstellung von Epitopen bei einer bis zu sechs Wochen dauernden Fixierzeit in NBF zeigten (Miller et al. 2005). Letztlich kam man zu der Ansicht, dass eine Unterfixierung das größere Hindernis für eine erfolgreiche IHC-Analyse darstellt als eine Überfixierung.

Laut Goldstein et al. (2007) soll die Fixierdauer **mindestens 6 h** bei Raumtemperatur betragen, bevor die Proben in einen Einbettungsautomaten mit zwei weiteren Formalinstunden geladen werden. Die Formalintemperatur im Automaten liegt üblicherweise bei 37–40 °C. In der Praxis ist es ratsam, diese Empfehlung der Mindestzeit nur auf Biopsien bzw. auf zugeschnittenes Gewebe (bis 5 mm dick) zu beziehen. Größere Präparate sind nach 6 h in Formalin noch nicht einmal komplett durchtränkt (s. ▶ Abschn. 4.5.1.3). Die Einschränkung von Goldstein (2003) auf eine maximale Fixierdauer von 48 h spielt besonders für semiquantitative Marker[4] eine Rolle. Die Begründung dafür liegt hier wohl weniger im Erhalt der Nachweisbarkeit als in der Reproduzierbarkeit und Standardisierung. Mittlerweile wurde die empfohlene Fixierzeit für die Steroidhormonrezeptoren (ER, PgR) und Her2/neu auf **6–72 h** ausgeweitet (Hammond et al. 2010).

Die Einhaltung eines gewissen Zeitrahmens bei der Fixierung ist also wichtig, um einerseits die Unterfixierung zu vermeiden und andererseits das Antigen in reproduzierbarer Weise mit den bei der Testvalidierung festgelegten Parametern darstellen zu können (s. ▶ Abschn. 11.14).

11.6.2 Zuschnitt und Einbettungsprozess

Das Gewebe sollte für eine ideale Fixierung und Einbettung in max. $10 \times 10 \times 3$ mm große Blöckchen zugeschnitten werden. Dies wird in der Praxis leider nicht erreicht, aber zumindest die Blockdicke von 4 mm sollte nicht überschritten werden. Für den Einbettungsprozess ist wichtig, dass die Temperatur von Alkoholen und Intermedien nicht über 45 °C und die Paraffintemperatur nicht über 60 °C ansteigt. Ein regelmäßiges Wechseln der Reagenzien soll eine optimale Behandlung garantieren. In vergleichenden Untersuchungen (Williams et al. 1997) wurde gesehen, dass der Entwässerungsprozess bei 40 °C gegenüber der Entwässerung bei Raumtemperatur eine Verbesserung der IHC (höhere Sensitivität) brachte. Die Art der Reagenzien spielte keine Rolle. Xie et al. (2011) stellten eine erhöhte Proteindegradierung an den fertigen Paraffinschnitten bei unzureichender Entwässerung fest.

Wählt man einen anderen Einbettungsprozess als die Standardmethode über Nacht (z. B. Schnelleinbettung mit kurzen Fixierzeiten, mikrowellenbasierte Einbettung), muss man sich der Abweichung vom Präanalytikstandard und des Einflusses auf die IHC-Analysen bewusst sein.

11.6.3 Mikrotomie

Für die Herstellung der IHC-Schnitte gelten dieselben Regeln wie bei der üblichen Mikrotomie. Nachdem es sich um vergleichsweise teure Tests und manchmal um sehr kleine Gewebeproben handelt, ist natürlich besondere Sorgfalt angebracht. Zerkratzte, löchrige, faltige oder zu dicke Schnitte sollten nicht vorkommen. An solchen Schadstellen kommt es auch gerne zu Niederschlägen der IHC-Reagenzien und zu unspezifischer Hintergrundfärbung. Die Schnittdicke sollte in der Routinehistologie bei 3–5 µm liegen. Sehr dünne Schnitte färben sich schwächer an, da weniger Antigen vorhanden ist. Masuda et al. (2021) wiesen auf die Anfälligkeit der semiquantitativen Bewertung bei der Her2/neu-Analyse bezogen auf unterschiedliche Schnittdicken hin. Dickere Schnitte (4–5 µm) wurden tendenziell eher zu hoch eingeschätzt und dünnere Schnitte (2 µm) eher zu niedrig im Vergleich zum Referenz-Scoring bei 3 µm. McCampbell et al. (2019) hatten ähnliche Ergebnisse bei Schnitten zwischen 2 und 8 µm Dicke, wobei die Farbintensität bei dickeren Schnitten stärker und bei dünneren Schnitten schwächer wurde. Dies kann unter Umständen dazu führen, dass Zellen mit niedriger Ag-Expression als negativ gelesen werden. Libard et al. (2019) haben die Auswirkung der Schnittdicke (4–100 µm) untersucht und festgestellt, dass sie durch den unterschiedlichen Gehalt an Gewebestrukturen und Antigenen großen Einfluss auf das Endergebnis haben kann. Ein neuer Aspekt bei der Schnittdicke kommt hinzu, wenn man die digitale Pathologie mit ein-

---

4 Semiquantitative Auswertung. In Relation zur Signalintensität und zu weiteren festgelegten Kriterien wird als Ergebnis ein Wert angegeben (z. B. 0, 1+ , 2+ , 3+ bei Her2/neu).

bezieht. Beim Einscannen werden aus dreidimensionalen Schnitten zweidimensionale Bilder. Wo ein menschlicher Befunder am Mikroskop die Dicke noch einschätzen und mit beurteilen kann, ist das bei einer Auswertungssoftware am sog. eSlide nicht mehr der Fall.

Beim manuellen Schneiden am Mikrotom ist jedoch durch verschiedene Faktoren (Raumtemperatur, Gewebetyp, Blocktemperatur, Mikrotomkalibrierung) und individuelle Einflüsse (Geschwindigkeit, Anhauchen, Messerwechsel) kaum eine exakte, mikrometergenaue Schnittdicke zu erreichen. Trotzdem sollte eine nur geringfügige Schwankung innerhalb des Standards angestrebt werden. Möglicherweise wird es künftig Systeme geben, die die Schnittdicke vor der Beurteilung objektiv messen (z. B. mittels Interferometrie oder Intensitätsmessung von Standards).

Da die Schnitte, insbesondere bei der Demaskierung (s. ▶ Abschn. 11.9), einer recht rauen Behandlung ausgesetzt sind, werden sie auf **Adhäsivobjektträger** aufgezogen. Es gibt Käufliche in unterschiedlicher Qualität. Die Adhäsivobjektträger können aber auch selbst hergestellt werden (s. ▶ Abschn. 8.6.1). Das Abschwimmen der Schnitte während des Tests ist ein öfters vorkommendes Problem, das v. a. fett- und proteoglykanreiche Areale betrifft. Ein Praxistipp dazu ist, auf das komplette Ablaufen des Wassers beim Aufziehen und Trocknen der Schnitte zu achten. Beim waagrechten Trocknen an der Luft schließen die Paraffinschnitte Wasser zwischen dem Gewebe und der Glasoberfläche ein. Dieses verhindert die Interaktion der negativen Gewebeladungen mit der positiv geladenen Beschichtung. Objektträger, die auf die weitere Verarbeitung warten, sollten deshalb stehend gelagert werden, damit das Wasser nach unten ablaufen kann. Schnittbereiche, die sich von der Glasunterlage abheben und bei der IHC-Analyse von Reagenzien „unterspült" werden, neigen dazu, die Reagenzien vermehrt aufzunehmen, und zeigen eine verstärkte unspezifische Hintergrundfärbung.

> In der Forschung findet man auch die IHC-Analyse an dicken (40–50 μm) Paraffin- oder Gefrierschnitten. Solch dicke Schnitte haften nicht ausreichend auf Glasobjektträgern und werden flottierend (frei schwimmend) gefärbt. Dazu werden sie in kleinen Näpfchen inkubiert und mittels Glasstäbchen von einer Lösung zur nächsten transportiert. Die fertig gefärbten Schnitte werden auf Objektträgern aufgebreitet, angetrocknet und eingedeckt. Diese Methode erlaubt z. B. die Untersuchung von dicken Gehirnschnitten.

11.6.4 Antrocknen

Ein ordentliches Antrocknen ist unumgänglich, um ein Ablösen der Schnitte vom Objektträger zu vermeiden. Es gibt auch hier in der Handhabung zahlreiche Varianten, die von 30 min bis über Nacht und von Raumtemperatur bis 60 °C reichen.

Wichtig ist, dass die Antrocknungstemperatur 60 °C nicht übersteigen darf. Trockene Hitze über 60 °C schadet den Antigenen. Für die Dauer besteht die Empfehlung, 1 h bei 60 °C nicht zu überschreiten. Das Antrocknen der Objektträger auf 70 °C heißen Heizplatten ist völlig zu vermeiden. Eine halbe Stunde auf der Heizplatte bei 70 °C kann bei einzelnen Antigenen das Färbeergebnis bereits drastisch verringern (Williams et al. 1997). In Anbetracht der erheblichen Unterschiede im Färbeergebnis nach unterschiedlicher Antrocknung ist auch hier eine Standardisierung anzustreben (Williams et al. 1997, Henwood 2005).

Das zeitraubende Antrocknen über Nacht wird bei der heutigen Anforderung an eine möglichst schnelle Analyse im Histodiagnostiklabor nicht mehr praktiziert. Bei der Nutzung von Immunhistofärbeautomaten mit integrierter Antrocknung können sogar frisch geschnittene Paraffinschnitte auf Adhäsivobjektträgern direkt geladen werden. Nach eigener Erfahrung ist ein Antrocknen der Objektträger im Brutschrank bei 60 °C für 15–30 min nach dem Schneiden von Vorteil bzw. ausreichend. Es kommt aber vor, dass die Schnitte bei Raumtemperatur längere Zeit „warten" müssen, bis sie angebacken und weiterverarbeitet werden können. Diese Wartezeit sollte jedoch eine Woche nicht überschreiten (s. unten).

11.6.5 Entparaffinieren

Bevor die IHC durchgeführt wird, muss das Paraffin aus dem Schnitt entfernt werden. Das beste Lösungsmittel dafür ist **Xylol**. Der Einsatz von Xylolersatzmittel (XEM) ist noch umstritten. Während die einen nur auf Xylol schwören, sehen andere keine negativen Auswirkungen bei den XEM. Die Entparaffinierung soll sehr gründlich sein (mind. 15 min). Anschließend erfolgt die Rehydratierung in einer absteigenden Alkoholreihe bis zu dest. Wasser. Die Schnitte werden dann in die Pufferlösung übergeführt und können weiterverarbeitet werden. Wichtig ist, dass die Schnitte im entparaffinierten Zustand **nicht mehr austrocknen.**

Neue Methoden umgehen das gesundheitsschädliche Xylol durch Aufheizen der Paraffinschnitte in Pufferlösung mit beigefügten Detergenzien (z. B. in der Mikrowelle oder im Immunhistofärbeautomaten, 60–80 °C). Durch die Wärme geht das Paraffin in Lösung und kann ausgespült werden. An die Entparaffinierung wird dann die Demaskierung bzw. das hitzeinduzierte Epitopretrieval (HIER; s. ▶ Abschn. 11.9.2) direkt angeschlossen. Bei dieser Methode muss man bedenken, dass bereits beim Entparaffinieren das Epitopretrieval seinen Anfang nimmt. Ferguson et al. (2003) haben festgestellt, dass man in einem Retrievalpuffer mit beigefügtem Haushaltsspülmittel das HIER und die Entparaffinierung in einem Schritt durchführen kann.

11.6.6 Entkalkung für die Immunhistochemie

Kalkhartes Gewebe muss für die Verarbeitung im Paraffinprozess entkalkt werden, damit man am Schlitten- oder Rotationsmikrotom Schnitte herstellen kann (s. ▶ Abschn. 5.2). Ein sehr wichtiger Punkt ist die gründliche Fixierung des Gewebes vor der Entkalkung, um einerseits die Morphologie zu erhalten und andererseits die Antigene in ihrer Primär- und Sekundärstruktur zu schützen. Von der Behandlung mit starken Säuren wird grundsätzlich abgeraten, weil die Antigene dabei stärker beeinflusst werden als durch die neutrale bzw. leicht alkalische EDTA-Lösung (Bussolati und Leonardo 2008). In der Praxis und in Studien hat sich gezeigt, dass einige Antigene trotz Säureentkalkung die Antigenizität bewahren, andere verhalten sich empfindlich (Miquelestorena-Standley 2020; Arber et al. 1996, Athanasou 1987). In diesen Studien wurde meist nicht kalkhartes Gewebe den Entkalkungsreagenzien für eine Dauer ausgesetzt, die in der Praxis des Histodiagnostiklabors oft überschritten wird.

Im Idealfall würde die Nachweisbarkeit aller Antigene nach den jeweiligen Entkalkungsweisen ausgetestet, um so die Aussagekraft der Analyse zu ermitteln. Dies stellt allerdings einen überbordenden Arbeitsaufwand dar. Üblicherweise wird daher bei allen Präparaten, wo voraussichtlich eine IHC und eventuell auch eine Nukleinsäureanalyse durchgeführt werden soll, mit EDTA entkalkt, um die Nachweisbarkeit der Biomoleküle zu erhalten (s. ▶ Abschn. 5.2.11).

11.6.7 Lagerung von Paraffinschnitten und Paraffinblöcken

Man hat festgestellt, dass die Nachweisbarkeit von Antigenen auf vorgefertigten, noch nicht entparaffinierten Schnitten mit der Lagerungsdauer abnimmt (Grillo et al. 2015). Die Empfindlichkeit der Epitope ist dabei unterschiedlich. Bromley et al. (1994) untersuchten, ob die Aufbewahrung bei 4 °C im Vergleich zu Raumtemperatur die Nachweisbarkeit verlängert. Bei einer weiteren Variante wurden die Schnitte entparaffiniert und in Sucroseprotektionslösung bei −20 °C gelagert. Dabei zeigte sich eine Abnahme der Reaktionsstärke nach vier Wochen bei allen Lagervarianten. Die Aufbewahrung tiefgefroren in Sucrose bewahrte die Nachweisbarkeit am längsten.

Bei einem anderen Ansatz wurde der Einfluss des Einbettungsprozesses und der Luftfeuchtigkeit bei der Lagerung untersucht (Xie et al. 2011). Hier wurden eine schnellere Abnahme der Antigenizität und eine erhöhte Proteindegradierung bei höherer Luftfeuchtigkeit bzw. unzureichender Entwässerung aufgezeigt. Ramos-Vara et al. (2014) untersuchten den Einfluss von Sonnenlicht auf die gelagerten Paraffinschnitte und fanden, dass das Licht einen negativen Effekt hat.

Eine ideale Lagerungsweise für eine langfristige Aufbewahrung von Paraffinschnitten konnte nicht gefunden werden. Um im Histodiagnostiklabor auf der sicheren Seite zu bleiben, sollten vorgefertigte Schnitte deshalb bei RT-Lagerung trocken und dunkel aufbewahrt werden sowie möglichst innerhalb einer Woche verarbeitet werden.

Die Antigenizität wird in gelagerten Paraffinblöcken besser erhalten als in Schnitten und ist über Jahre meist unbeeinflusst. Die oberflächliche Schicht kann allerdings auch beeinträchtigt sein. Auch hier verhalten sich die einzelnen Antigene wieder unterschiedlich empfindlich (Grillo et al. 2017).

11.6.8 IHC-Analyse auf bereits gefärbten Schnitten

Hin und wieder besteht die Anforderung, auf bereits gefärbten Schnitten (HE, Spezialfärbung) die IHC durchzuführen, weil nur in diesem Schnitt die gesuchte Struktur enthalten ist. Dazu wird der Objektträger in Xylol oder XEM eingestellt, bis das Deckgläschen leicht abgeht. Anschließend führt man den Schnitt über eine kurze absteigende Alkoholreihe bis zu Wasser oder IHC-Puffer. Die IHC-Analyse kann daran anschließend ohne Entparaffinierung beginnend mit dem Epitopretrieval durchgeführt werden. Farbstoffe der vorigen Färbung werden durch den IHC-Prozess entfernt bzw. Hämatoxylin kann als Kerngegenfärbung sowieso im Schnitt verbleiben. Gewebeverlust ist meist nicht ganz zu vermeiden, wenn die Schnitte nicht auf Adhäsivobjektträger aufgezogen wurden (evtl. schonendes Antigenretrieval über Nacht bei niedrigerer Temperatur). Dieses erneute Färben kann auch bei Schnitten vorkommen, bei denen bereits ein Antigen via IHC nachgewiesen wurde. Im Prinzip kommt es dabei zu einer zeitversetzten Doppelfärbung und man sollte dazu dieselben Überlegungen anstellen (s. ▶ Abschn. 11.11.8). Die IHC-Analyse des zweiten AK wird in der Regel nach dem Entdeckeln mit einem kurzen bzw. angepassten HIER starten. Zu bedenken ist, dass eine DAB-Färbung der vorangegangenen IHC-Analyse nicht entfernt werden kann und dass die Analyse aus dem „Standardrahmen" fällt.

11.7 Gefrierschnitte

Gefrierschnitte werden für die IHC üblicherweise dann verwendet, wenn man die chemische Fixierung mit Formaldehyd und ihren Einfluss auf die Antigene umgehen möchte. Weiters verhindert man auch die formaldehydbedingte Autofluoreszenz der Gewebeproteine, weshalb Immunfluoreszenzanalysen (IF) durch Hintergrundfärbung weniger beeinträchtigt werden (s. ▶ Abschn. 11.13.5). Ein Vorteil der Gefrierschnitttechnik liegt auch in der Geschwindigkeit, weil Fixierung und Einbettungsprozess umgangen werden. Nachteilig sind die meist schlechtere Morphologie und die Schwierigkeiten beim Schneiden von fettreichem oder kalkigem Gewebe.

Das Schockgefrieren der Probe mittels flüssigen Stickstoffs oder Isopentans ist nicht unbedingt notwendig, aber vorteilhaft (s. ▶ Abschn. 4.6.2). Die Gefriergeschwindigkeit sollte trotzdem möglichst hoch sein. Die Gefrierschnitte werden üblicherweise in einer Dicke von 4–6 μm hergestellt und auf adhäsive Objektträger aufgezogen (s. ▶ Abschn. 8.5.6). Sie verbleiben bis zur Fixierung in der Kühlkammer des Kryostats oder werden bei Raumtemperatur an der Luft getrocknet. Die Dauer variiert dabei von 30 min bis über Nacht. Nach Miller (2001) soll Lufttrocknen allerdings möglichst vermieden werden.

Die Schnitte werden nur kurz (ca. 1–10 min) in gekühltem Aceton, Methanol, Formalin, Aceton-Methanol oder Formalin-Aceton fixiert. Nach evaporierenden Fixanzien werden die Objektträger getrocknet. Nach wässrigen Fixanzien dürfen die Schnitte nicht mehr austrocknen (Polak und van Norden 2003). Die adäquate Behandlung ist dabei hauptsächlich vom nachzuweisenden Antigen abhängig und wird im Versuch bestimmt. Aceton und Methanol bewirken eine Postfixierung durch Dehydratierung. Das Aceton soll dabei gänzlich wasserfrei sein. Es koaguliert Proteine und extrahiert Lipide. Diese Behandlung macht die Gewebeschnitte nicht so widerstandsfähig, wie sie bei einer Formaldehydfixierung wären, deshalb sind sie z. B. empfindlich auf Detergenzien in Waschpuffern oder anderen hypoosmolaren Lösungen (dest. Wasser).

Eine kurze Postfixierung in 4 % NBF für 5–30 min verbessert die Morphologie und kann für bestimmte Antigene eingesetzt werden, ohne dass eine Antigendemaskierung (Antigenretrieval, AR) notwendig wäre. Kakimoto et al. (2008) zeigten, dass AR jedoch prinzipiell von Vorteil ist. Bei ähnlichen Versuchen hat sich auch gezeigt, dass manche Antigene nach Acetonfixierung falsch-negativ reagierten (Yamashita und Okada 2005a).

Die Lagerung von Gefrierschnitten oder cytologischen Präparaten vor der Analyse geschieht bei –20 bis –80 °C. Die Objektträger werden dabei in Alufolie eingewickelt. Ein Trocknungsmittel im Aufbewahrungsbehälter ist anzuraten. Alternativ zur trockenen Lagerung gibt es Gefrierschutzmedien zur Aufbewahrung der Schnitte bei Tiefkühltemperaturen.

Eine Anwendung der Gefrierschnitt-IHC im Histodiagnostiklabor ist z. B. die sog. Schnell-CK-Pan-Färbung auf Mamma-Sentinellymphknoten. Dabei wird bei Lymphknoten, die zum Schnellschnitt eingesendet wurden, zusätzlich zur HE-Färbung auch der immunhistologische Nachweis von eventuellen Absiedlungen des Mammatumors durchgeführt. Ein weiteres Beispiel ist die Immunfluoreszenzanalyse von Hautproben zum Nachweis von Autoantikörpern bei blasenbildenden Dermatosen.

Im Forschungsbereich wird IHC auch auf Gefrierschnitten von formalinfixiertem und kryoprotektiv behandeltem Gewebe durchgeführt (s. ▶ Abschn. 4.6.2). Diese Gefrierschnitte müssen unbedingt auf Adhäsivobjektträger aufgezogen werden und werden vor der IHC luftgetrocknet. Es ist möglich, die Schnitte bis zu zwölf Monate bei –80 °C zu lagern, bevor man die Färbung der gesammelten Präparate startet. Ein detailliertes Protokoll für die Gewebevorbereitung, IHC und mehr findet man z. B. bei Fra-Bido et al. (2021). Die Vorteile dieser Methode liegen darin, dass man das Einbettungsequipment nicht benötigt, die Antigene nicht den hohen Temperaturen im Einbettungsprozess ausgesetzt werden, die fixierten Gewebeproben nicht unmittelbar verarbeitet werden müssen sowie die Morphologie und die niedermolekularen Antigene besser erhalten bleiben.

11.8 Cytologisches Material

Immuntechniken auf cytologischem Material sind in der morphologischen Diagnostik noch nicht sehr verbreitet, obwohl es Anwendungen dafür gäbe. Das Untersuchungsmaterial besteht aus Ausstrichen oder Zentrifugaten von Punktionsmaterial bzw. aus Abklatschpräparaten. Man kann aus Zellsuspensionen auch Paraffinblöcke herstellen (Zellblockverfahren mittels Plasma oder Agar-Agar, s. ▶ Abschn. 7.4). Bei ausreichendem Material ist die Herstellung von **FFPE-Zellblöcken** immer die bessere Wahl, da diese in derselben Weise wie Geweberaffinblöcke behandelt werden können. Außerdem ist die Anzahl an Objektträgern und damit analysierbaren Biomarkern nicht so eingeschränkt wie bei Ausstrichen.

Ausstriche, Cytospin®-Präparate und **Dünnschichtpräparate** bedürfen einer schonenderen Behandlung als Gewebeschnitte. Bezüglich des Lufttrocknens von Cytopräparaten findet man unterschiedliche Aussagen in der Literatur. Einerseits wird stundenlanges Lufttrocknen vorgeschlagen, andererseits vor der nachteiligen Wirkung gewarnt und sofortiges Fixieren verlangt. Die Fixierung erfolgt am besten durch gekühltes Aceton oder ähnliche Mischungen wie für Gefrierschnitte. Fixiersprays hinterlassen auf der Oberfläche einen öligen Film, der vor der Verarbeitung mit Alkohol entfernt werden muss. Für getrocknete Präparate wird eine kurze Rehydratierung im IHC-Waschpuffer vor der Analyse empfohlen.

Es erweist sich als günstig, Cytopräparate unabhängig von der Vorbehandlung kurz vor der IHC in NBF zu fixieren (15–30 min) und ein schonendes, kurzes Retrieval durchzuführen. So sollte man die etablierten FFPE-Protokolle unverändert anwenden können. Die kurze NBF-Fixierung macht die Zellen gegen osmotische Einflüsse unempfindlicher, rehydratiert die Zellen und lysiert rote Blutkörperchen für eine geringere Hintergrundfärbung (Polak und van Norden 2003). Fulciniti et al. (2008) erstellten eine Studie über luftgetrocknete und anschließend in Formalin fixierte Ausstriche, die nach der Behandlung mit AR zuverlässige IHC-Ergebnisse brachten. Auch Denda et al. (2012) erkannten, dass AR für bestimmte Antigene vorteilhaft ist, auch wenn es theoretisch aufgrund der fehlenden Formalinfixierung gar nicht notwendig wäre. Wenn die Färbeprotokolle einen AR-Schritt enthalten, sollten die Ausstriche auf Adhäsivobjektträgern hergestellt werden.

Eine spezielle Anwendung ist die IHC auf bereits mit Papanicolaou gefärbten Ausstrichen oder Dünnschichtpräparaten. Diese können durch Einstellen in Xylol oder XEM entdeckelt und über eine kurze absteigende Alkoholreihe in Wasser rückgeführt werden. Nach einer kurzen Formaldehydfixierung erfolgt die IHC mit angepasstem AR. Ein Materialverlust ist meist nicht zu vermeiden, weil die Ausstriche üblicherweise nicht auf Adhäsivobjektträgern hergestellt werden. Auf diese Weise kann man beispielsweise sogar eine Doppelfärbung für KI67 und P16 auf Zervixabstrichen durchführen, um maligne Zellen zu identifizieren. (diagnostischer Hintergrund s. Ikenberg et al. 2013).

Eine Option, um den Materialverlust zu minimieren, ist die Übertragung von Zellen (oder Schnitten) von Nicht-Adhäsivobjektträgern auf Adhäsivobjektträger mittels **Tissue-Transfer-Technik.** Dabei werden die Präparate entdeckelt und mit „flüssigem Deckglas" überschichtet. Nach dem Aushärten wird der Objektträger in warmes Wasser getaucht, bis das ausgehärtete Deckglasmedium mit den Zellen (bzw. Schnitt) abgezogen werden kann. Das Gewebe wird mitsamt Deckglas auf einen neuen, beschichteten Objektträger aufgepresst und bei 60 °C angetrocknet. Das

Deckglas wird anschließend in Xylol entfernt. Teilt man das Material auf mehrere Objektträger auf, kann man verschiedene IHC-Analysen durchführen.

Die Technikvariationen innerhalb verschiedener Labors bei der Vorbehandlung sind oft groß. Daher besteht die Gefahr, dass bei der Übernahme von externen Protokollen, diese für das eigene Material unpassend sind. Das Etablieren und Validieren von cytologischen Immunmethoden sowie die Nutzung von Positivkontrollen ist jedoch aufgrund des oft geringen Materials schwierig. Bei ausreichendem Material kann der Vergleich mit Zellblöcken bzw. mit korrespondierenden Histoproben für die Validierung hilfreich sein.

11.9 Antigendemaskierung, Epitopretrieval

Unter der **Maskierung** des Antigens versteht man, dass durch Vernetzungsreaktionen aufgrund der Fixierung bzw. durch zelluläre Membranen der Zugang des Antikörpers zu seinem Reaktionspartner nicht möglich oder erschwert ist. Weiters kommt es bei der Formaldehydfixierung zu Epitopveränderungen aufgrund der anbindenden Formaldehydmoleküle, wodurch der Antikörper sein Epitop nicht mehr erkennt. Beliebte Bindungspartner für Formaldehyd sind Lysin-, Cystein- und Argininreste. Man kann annehmen, dass Epitope, die reich an diesen Aminosäureresten sind, formalinsensitiv reagieren, und dass sich der Effekt im Laufe der voranschreitenden Fixierung verstärkt. Bei der Reaktion mit Formaldehyd entstehen Methyloladdukte, Schiff'sche Basen und Methylenbrücken an den Proteinen (s. ▶ Abschn. 4.5.1). Die ersten beiden gelten als reversibel, die Methylenbrücken hingegen als stabil. Das „Anhängen" dieser funktionellen Gruppen resultiert in einer Veränderung der nativen Architektur des Epitops in Form einer **mäßigen Denaturierung** (Dapson 2007; Metz et al. 2004). Durch die **Demaskierung** (Antigenretrieval, AR) werden einerseits die Vernetzungen und Membranen aufgebrochen (Permeabilitätssteigerung) und andererseits die Formaldehydaddukte entfernt. Für den Wirkungsmechanismus, der die Reaktivität zwischen Antigen und Antikörper „zurückholt" *(retrieval)* gibt es verschiedene Theorien (s. unten).

Durch die Entwicklung der Demaskierung wurde der routinemäßige Einsatz von Antikörpern auf FFPE-Gewebe erst ermöglicht. Es funktionieren zwar manche Ag-AK-Reaktionen auch ohne Vorbehandlung bzw. nach einer sehr langen Inkubationszeit, trotzdem wird heutzutage bei fast allen kommerziellen Antikörpern ein Antigenretrieval für FFPE-Gewebe im Datasheet empfohlen. Es gibt dabei verschiedene Vorbehandlungsprotokolle, die in der Praxis an den jeweiligen Antikörper bzw. das Epitop sowie die laboreigene Präanalytik und Nachweismethode angepasst werden müssen.

Im Routinebetrieb nähert man sich dem optimalen Ergebnis meist durch eine Kompromisslösung an. Es wird für alle Antikörper, die eine Art von Demaskierung benötigen, eine einheitliche Methode und Dauer gewählt. So wird der Arbeitsaufwand bei annehmbarem Ergebnis geringer gehalten.

11.9.1 Andauung durch proteolytische Enzyme

Diese Art der Vorbehandlung ist die älteste AR-Methode (Huang et al. 1976). Als theoretische Grundlage für die enzymatische Demaskierung gilt die Annahme, dass durch die Enzymwirkung die fixierungsbedingten Proteinvernetzungen aufgebrochen werden und die Permeabilität des Gewebes gesteigert wird (**PIER**, proteolytisch induziertes Epitopretrieval). Die am häufigsten eingesetzten Enzyme zur Demaskierung sind Protease (0,1 %), Pepsin (0,1 %), Proteinase K (0,1 %) und Trypsin (0,05 %) gelöst in Puffer. Die Dauer der Einwirkung liegt je nach Enzymstärke und Antigen zwischen 10 und 40 min bei Raumtemperatur oder bei 37 °C. Eine Inkubation außerhalb des Temperaturoptimums verlangsamt die Reaktion und erleichtert die Standardisierung.

Der Nachteil der enzymatischen Einwirkung liegt in der Gefahr einer zu starken Andauung, die zu einer schlimmen Morphologiezerstörung und auch zum Verlust der Antigenizität führt. Sie wird deshalb auf wenige Antigene beschränkt, wo sie unbedingt notwendig ist. Im Umgang mit Enzymlösungen ist wichtig zu wissen, dass die gelösten Enzyme einen optimalen Zeitraum für ihre Wirkung haben. Protease- und Trypsinlösungen haben ca. 10 min nach dem Auflösen der Trockensubstanz ihre optimale Wirkung, nach 30 min kommt es zu einem Aktivitätsverlust. Zum Abstoppen der Enzymaktivität setzt man oft eisgekühlte Pufferlösung ein. Ausführliches Spülen sollte auch den gleichen Effekt haben, um ein Nachwirken der Andauung zu verhindern.

11.9.2 Hitzeinduziertes Epitopretrieval

Eigentlich nahm man an, dass Hitze in jeglicher Form der immunhistologischen Austestung schadet. Umso erstaunlicher war die Erkenntnis, dass ausgerechnet sehr heiße Temperaturen die Verwendung der IHC auf formalinfixiertem Gewebe erst ermöglichten (Shi et al. 1991). Unter **HIER** (hitzeinduziertes Epitopretrieval) versteht man die Einwirkung von Hitze im Bereich um 100 °C in wässrigen Lösungen bei pH-Werten von 2–10, die zu einer erhöhten Permeabilität des fixierten Gewebes führt. Beim HIER werden **Epitope freigelegt** und für die Bindung von Antikörpern zugänglich gemacht. Welche Mechanismen dahinterstecken, wird noch erforscht. Entscheidende Faktoren stellen auf jeden Fall die hohe Temperatur und das Vorhandensein von Wasser in der Retrievallösung dar. Man nimmt beispielsweise an, dass die Proteinmodifikation durch das Formalin mithilfe der Demaskierung rückgeführt und remodifiziert wird (reversible Schiff'sche Basen, Methyloladdukte). Quervernetzungen werden wieder gelöst (Yamashita und Okada 2005b). Andere Untersuchungen drehen sich um die calciumbindende Wirkung der Retrievallösung. Calcium-Protein-Komplexe sollen das Antigen maskieren und werden bei der Demaskierung wieder gelöst und durch Komplexbildner wie EDTA und Citrat gefangen (Leong und Leong 2007). Dadurch könnten Antikörper wieder an das Epitop binden. Die Bedeutung der Calciumionen beim HIER konnte nur für einzelne Antigene nachgewiesen werden.

- **Theorien zum HIER-Mechanismus**

Es gibt auch Theorien, die die „Retrievalfähigkeit" der einzelnen Epitope behandeln und diese verschiedenen Gruppen zuordnen. Zum Beispiel besteht die Hypothese, dass „paraffingängige"[5] Antikörper nur **lineare Epitope,** die aus fünf bis sieben Aminosäuren bestehen und deren Primärstruktur durch die Fixierung nicht beeinträchtigt wird, erkennen. Ihre Konformation wird zwar nicht verändert, würde aber von anderen aufgelagerten Proteinen verdeckt werden. Beim AR würden diese wieder gelöst und das Epitop freigelegt (Bogen et al. 2009). Im Gegensatz dazu setzen sich **konformationelle Epitope** aus verschiedenen Proteinabschnitten zusammen, die in der natürlichen Faltung aneinanderliegen, jedoch beim FFPE-Prozess oder durch HIER zerrissen werden und sich deshalb der IHC im FFPE-Gewebe entziehen. Eine weitere Kategorisierung der Epitope bezieht sich auf ihre Lokalisation. **Interne, lineare Epitope** sind innerhalb der natürlichen Konformation versteckt und können

---

5 Anm.: „paraffingängig" ist eigentlich irreführend, weil in der Regel damit der Einfluss der Formalinfixierung im FFPE-Prozess gemeint ist.

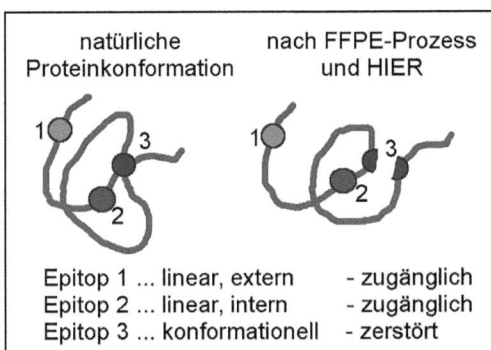

◘ Abb. 11.7 Epitoptypen und ihre Nachweisbarkeit nach HIER. (Nach Yamashita 2007)

durch HIER zugänglich gemacht werden. **Externe, lineare Epitope** liegen außen in der natürlichen Konformation, werden bei der Fixierung durch andere quervernetzte Proteine verdeckt, können aber durch HIER wieder zurückgeholt werden (Yamashita 2007, Abb. 11.7).

Fowler et al. (2011) zeigten mithilfe von Proteinmodellen, dass HIER eine Entfaltung von fixierten Proteinen auslöst und damit lineare Epitope wieder zugänglich macht. HIER würde damit zu einer Veränderung der Sekundärstruktur und Denaturierung der Proteine führen und **keine Renaturierung** hervorrufen. Diese Theorie wird auch dadurch unterstützt, dass denaturierende Reagenzien wie SDS oder Harnstoff bzw. auch Detergenzien und proteolytische Enzyme einen AR-Effekt haben.

Kajiya et al. (2009) postulieren in ihrer Studie an nukleären Antigenen, dass für ein erfolgreiches AR der **pH-Wert** der AR-Lösung möglichst entfernt vom isoelektrischen Punkt (IP) des Antigens sein sollte. Dadurch werden die Antigene ionisiert und dies beeinträchtigt beim Abkühlen der Retrievallösung die angestrebte Rekonformation des Proteins, was wiederum ein „Verstecken" von Epitopen im Inneren des Proteins verhindern würde (langsame Abkühlphase!). Antigene mit einem IP im sauren Bereich benötigen alkalisches Retrieval. Antigene mit einem IP im alkalischen Bereich benötigen saures Retrieval. Antigene mit einem neutralen IP reagieren nach HIER im Neutralbereich am wenigsten. Es gibt aber wiederum Ausnahmen von der Regel. Einen Beweis für die Bedeutung des pH-Werts liefert die verminderte IHC-Reaktion bei erhöhter **Ionenstärke** (NaCl-Gehalt), da die ionisierten Antigene durch die Gegenionen abgeschirmt werden (Emoto et al. 2005).

Sompuram et al. (2019) und andere Autoren wiesen darauf hin, dass man für manche Antikörper respektive für ihre zugehörigen Epitope trotz Formalinfixierung gar kein AR benötige. In ihrer Studie konnten sie zeigen, dass speziell **Epitope mit Lysinresten,** einer der bevorzugten Bindungspartner von Formaldehyd, von HIER profitierten. Wurden diese Lysinreste geblockt, sodass sie nicht für Formaldehyd zugänglich waren, war das AR nicht nötig. Sie zeigten aber auch, dass bei Proben mit niedriger Analytkonzentration (wenige Epitope, geringe Expression) HIER für eine positive Reaktion mit dem gleichen Antikörper trotzdem notwendig war. Die Studie untersuchte auch die Wirkung von HIER auf die IHC von unfixierten Peptiden und erkannte eine moderate Intensivierung der Ergebnisse nach HIER. Sompuram et al. (2019) leiteten daraus ab, dass die Maskierung von Epitopen einer **graduellen Entwicklung** proportional zur Fixierdauer entspricht und dass die Notwendigkeit für HIER stark von der Zusammensetzung des Epitops, dessen Gehalt an reaktiven Formaldehydbindungspartnern (Lysin, Arginin, Tyrosin u. a.) sowie seiner Konzentration abhängt.

- **Retrievaltechnik**

Bei der Entwicklung der Antigenretrievalmethoden wurden von den Forschern alle möglichen Varianten an Temperatur, Zeit, pH-Wert, Molaritäten, Ionenstärke und Inhaltsstoffen ausgetestet. Darauf basierend wurden Empfehlungen für den Routinebetrieb abgegeben (Shi et al. 1991, 1997). Metallionen (z. B. Bleithiocyanat) als Inhaltsstoffe der Retrievallösung haben verbessernde Wirkung gezeigt. Aufgrund der Toxizität wurden jedoch Alternativen gesucht, was zur Entwicklung der jetzt gängigen AR-Lösungen führte.

Retrievallösungen können entweder selbst hergestellt oder auch käuflich erworben werden. Die Zusammensetzung der käuflichen Retrievallösungen unterliegt meist dem Firmengeheimnis. Sehr gebräuchlich sind Citratpuffer pH 6, EDTA-Lösung pH 8 und Tris-EDTA pH 9 oder 10. Das histodiagnostische Routinelabor kommt in der Regel mit Citratpuffer pH 6 und Tris-EDTA pH 9 aus, wobei sich Retrievallösungen mit hohem pH-Wert als wirkungsvoll bei den meisten Antigenen herausgestellt haben (Shi et al. 1995).

Auch hier gilt wie für die gesamte Immunhistologie: ausprobieren. Antigennachweise gelingen unterschiedlich gut nach den verschiedenen Methoden. Aufgrund der vielen Variationsmöglichkeiten an Retrievallösungen, Geräten und Dauer, inklusive der Vorbehandlung des Gewebes, können Prozeduranleitungen nur als Ausgangspunkt für eigene Versuche angesehen werden. Shi et al. (1996) empfehlen einen *„test battery approach"* mit zahlreichen systematisierten Testansätzen.

Ein Effekt des AR ist die Erhöhung der Sensitivität der Tests, weshalb meist höhere AK-Verdünnungen für ein optimales Ergebnis nötig sind. Deshalb erfordert eine Umstellung auf eine neue AR-Methode auch ein erneutes Austitrieren des Primär-AK.

Prinzipiell ist die notwendige HIER-Intensität abhängig von der Dauer der Fixierung. Unzureichendes HIER kann zu schwachen oder falsch-negativen Ergebnissen führen. Der Einfluss einer unterschiedlich langer Formaldehydfixierung auf die Wirkung von HIER wurde von Boenisch (2005) untersucht. Die meisten der ausgetesteten Antigene zeigten eine gleichbleibende Anfärbbarkeit nach HIER bei Fixierzeiten von 8 Stunden bis 8 Tagen. Daraus kann man ableiten, dass die AR-Parameter an Fixierzeiten in diesem Rahmen nicht angepasst werden müssen. Unterfixierung ist problematisch, da das Gewebe und die Morphologie durch die Hitzebehandlung stark geschädigt werden können. Fettes und faserreiches Gewebe, das prinzipiell schlechter am Objektträger haftet, wird beim HIER leicht abgelöst. Deshalb sind Adhäsivobjektträger und gutes Antrocknen unbedingt erforderlich.

Dauer und Temperatur stehen in einem indirekten Verhältnis zueinander. Je niedriger die Temperatur, umso länger soll die Einwirkzeit sein. Die Schnitte werden auf unterschiedliche Weise mit verschiedenen Geräten erhitzt. Wurden früher meist Haushaltsgeräte fürs Labor adaptiert, zogen die Firmen später nach und produzierten entsprechend justierbare, präzise, teilweise programmierbare Laborgeräte. Diese erhöhen die Reproduzierbarkeit der Testdurchführung. Heutzutage findet man im Routinelabor immer seltener Kleingeräte. Die modernen **IHC-Färbeautomaten** haben integrierte AR-Methoden mit gerätespezifischen AR-Puffern, wo die Temperatur der einzelnen Objektträgerplätze noch individuell gewählt werden kann. Die AR-Dauer ist ebenso variabel zwischen 20 und 90 min einstellbar (s. Automatisierung, ▶ Abschn. 11.15).

- **Beispiele für AR-Lösungen**

10 mM Citratpuffer pH 6	
2,94 g	Trinatriumcitrat-dihydrat $C_6H_5Na_3O_7 \cdot 2H_2O$
1000 ml	dest. Wasser
mit 1 N NaOH auf pH 6,0 einstellen	

1 mM EDTA pH 8	
0,372 g	EDTA $C_{10}H_{14}N_2O_8Na_2 \cdot 2H_2O$
1000 ml	dest. Wasser
mit 1 N NaOH auf pH 8,0 einstellen	

11.9 · Antigendemaskierung, Epitopretrieval

10 mM Tris/ 1 mM EDTA (TE) pH 9	
1,21 g	Trizma®-Base $C_4H_{11}NO_3$
0,372 g	EDTA $C_{10}H_{14}N_2O_8Na_2 \cdot 2H_2O$
950 ml	dest. Wasser
pH auf 9,0 mit 1 M HCl einstellen, Volumen auf 1000 ml mit dest. Wasser auffüllen	

11.9.2.1 Druckkochtopf

Auch hier waren es zuerst - und sind es teilweise immer noch – gängige Haushaltsgeräte, die im Labor eingesetzt wurden. Auf einer Heizplatte wird die Retrievallösung zuerst zum Kochen gebracht. Die Schnitte kommen in die kochende Lösung und der Deckel wird verschlossen. Schonender ist es, die puffergefüllten Küvetten auf den Gareinsatz im Kocher zu stellen, weil die Schnitte der sprudelnd kochenden Lösung nicht ausgesetzt werden. Nach der ausgetesteten Inkubationszeit wird der Kochtopf abgekühlt und die Schnitte werden ebenfalls **langsam abgekühlt**. Ein „Schockieren" der Objektträger soll vermieden werden.

Die Auskühlzeit zählt zur gesamten Retrievalzeit dazu und muss für eine Standardisierung immer gleich eingehalten werden (z. B. 8 min kochen, 20 min auskühlen). Durch den erhöhten Druck werden Temperaturen über 100 °C erreicht. Die Retrievaltemperatur liegt bei 120 °C.

Als Weiterentwicklung für das Labor sind Geräte auf dem Markt, bei denen man Aufheizdauer, Temperatur (60-110 °C) usw. digital einstellen kann, was die Reproduzierbarkeit weiter steigert und die Bedienung erleichtert. Der Temperaturverlauf kann an einem integrierten Bildschirm beobachtet werden (◘ Abb. 11.8).

11.9.2.2 Mikrowelle

Die Mikrowelle hat als Gerät im histologischen Labor ihre Fans und ihre Zweifler. Tatsache ist, dass man sich über Funktion und Wirkungsweise gut informieren muss,

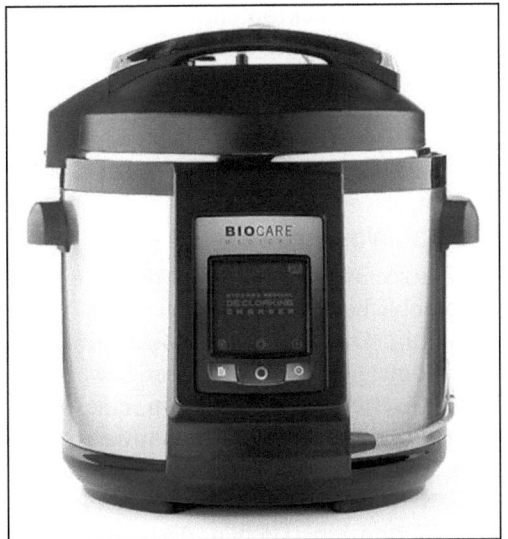

◘ Abb. 11.8 Decloaking Chamber™ NxGen von Biocare Medical

um optimale Ergebnisse zu erhalten (s. ▶ Kap. 14). Neben dem Temperatureffekt wird auch ein eigener, auf der Mikrowellenphysik basierender Effekt für das Antigenretrieval in Betracht gezogen, aber noch nicht eindeutig nachgewiesen.

Die Mikrowelle eignet sich besser zur Demaskierung von kleineren Objektträgermengen. Man benötigt dazu mikrowellengeeignete Küvetten, die jedes Mal mit derselben Anzahl an Objektträgern aufgefüllt werden (bei Bedarf mit Leer-OT). Das garantiert ein einheitliches Aufheizen. Man stellt die Schnitte in die vorgewärmte Retrievallösung (ca. 100 ml), bedeckt die Küvette lose und kocht das Ganze für ca. 15 min in 5-min-Intervallen. Dabei kommt es zum Überkochen des Puffers, deshalb ist ein Untergefäß vorteilhaft. Das fehlende Volumen wird mit Puffer oder dest. Wasser wieder aufgefüllt (je nachdem, ob Flüssigkeit heraussprudelt oder nur verdampft). Anschließend lässt man die heiße Küvette in einem kalten Wasserbad langsam auskühlen (15-20 min). Eine Variante ist die Verwendung von mikrowellengeeigneten Dampfdrucktöpfen, wo das Auffüllen des Puffers entfällt. Allgemein sagt man, dass es nicht leicht ist, mit der Mikrowelle reproduzierbare Ergebnisse zu erreichen. Hier fallen Bedienungsunterschiede besonders auf.

11.9.2.3 Wasserbad

Die Hitzeeinwirkung erfolgt durch ein im Labor übliches Wasserbad bei 95-98 °C für 20-40 min. Die Temperatur wird durch ein Thermometer direkt im Wasser bzw. in der Pufferküvette kontrolliert, um eine konstante Puffertemperatur zu garantieren. Danach folgt das Abkühlen der Schnitte für 15-20 min. Bei diesen Temperaturen kommt es nicht zum Überkochen, deshalb auch zu keinem Flüssigkeitsverlust und man muss keinen AR-Puffer nachfüllen.

Es gibt auch instrumentelle Unterstützung, wo Vorheizheizzeit, AR und Auskühlphase programmiert werden können, wodurch eine bessere Reproduzierbarkeit erreicht wird.

11.9.2.4 Dampfgarer

Der Dampfkocher stellt eine Möglichkeit für die Erwärmung der Schnitte dar, die von manchen Anwendern bevorzugt wird. Ein Vorteil liegt darin, dass einzelne Objektträger unabhängig voneinander nach der gewünschten Retrievalzeit entnommen werden können. Am besten wird der AR-Puffer vorher auf knapp unter 100 °C in der Mikrowelle oder Kochplatte erwärmt. In der Zwischenzeit heizt sich der Dampfgarer auf. Im Dampfgarer werden die Schnitte dann 20-40 min behandelt und danach wieder für 15-20 min abgekühlt.

11.9.2.5 Autoklav

Der Autoklav ist für größere Mengen an Objektträgern geeignet und die Ergebnisse sollen gleichmäßiger ausfallen als z. B. in der Mikrowelle. Man arbeitet mit Temperaturen von 110-120 °C bei Überdruck für 10-30 min. Die Objektträgerhalter sollen mikrowellengeeignet sein, um die Behandlung zu überstehen.

11.9.3 Kombination von Hitze und Enzymandauung

Manche Antigene sind nur nach intensiver Demaskierung mittels kombinierter Hitze und Andauung nachzuweisen. Es ist darauf zu achten, dass die Enzymeinwirkung entsprechend verkürzt wird, um keine zu großen Schäden an der Morphologie zu erhalten. Die Reihenfolge muss experimentell festgestellt werden (HIER/PIER oder PIER/HIER). Üblicherweise verhält sich das Gewebe empfindlicher, wenn die Hitzeeinwirkung auf die Enzymandauung folgt.

11.9.4 Detergenzien und Denaturierung

Für Präparate wie formaldehydfixierte Zellkulturen, Vibratomschnitte oder Gefrierschnitte, wo kein HIER angewendet werden kann, setzt man Reagenzien zur Permeabilisierung des Gewebes bzw. der Zellen ein. Dies soll den Zugang des Antikörpers zum Epitop ermöglichen. Detergenzien wie Triton X-100 lösen viele der Membranlipide und öffnen so den Weg. Natriumdodecylsulfat (SDS) wirkt denaturierend, bricht nichtkovalente Bindungen von Proteinuntereinheiten auf und erhöht dadurch die Zugänglichkeit und Permeabilität (Hayat 2002).

Besonders unzugängliche Antigene wie Amyloide und Kollagene benötigen spezielle AR-Methoden. Guanidin-HCl und Ameisensäure (in Kombination mit HIER) wird für die IHC von Amyloidablagerungen und Prionen eingesetzt (Yamashita 2007).

11.10 Testkomponenten

Bei der Vorbereitung für die IHC-Analyse von FFPE-Gewebe folgen hintereinander das Herstellen der Schnitte, Trocknen, Entparaffinieren und das Antigenretrieval, bis man zur eigentlichen IHC-Analyse kommt. Bei der IHC-Analyse bringt man die verschiedenen Testkomponenten bzw. Reaktionspartner in einer bestimmten Reihenfolge je nach verwendeter Methode miteinander in Kontakt. Nachfolgend werden diese Reaktionspartner beschrieben.

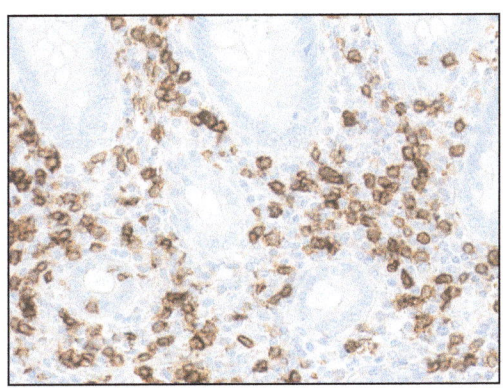

◘ **Abb. 11.9** Appendix. CD3 (T-Lymphozyten), membranständiges Antigen, DAB, 40×

11.10.1 Antigen

Das Antigen stellt jenen Biomarker dar, der analysiert werden soll. Es ist in der Regel ein Protein bzw. Proteid und verfügt über mehrere **Epitope** (antigene Determinanten). Ein Epitop ist eine bestimmte Aminosäuresequenz oder Oligosaccharidkette, die eine typische dreidimensionale Struktur aufweist und gegen die ein Antikörper mit dem passenden Gegenstück, dem **Paratop**, gebildet werden kann. Die Antigene können sich dabei auf der Zelloberfläche (membranständig, ◘ Abb. 11.9), im Zellkern (nukleär, ◘ Abb. 11.10) oder im Cytoplasma (◘ Abb. 11.12) befinden. Es ergeben sich manchmal auch Mischformen. Man sieht die Ag-Lokalisation als das typische **Reaktionsmuster** des zugehörigen Antikörpers bei der IHC-Analyse an. Weiters werden auch extrazelluläre Antigene (z. B. Liganden, Erreger, Kollagen, Amyloid) nachgewiesen (◘ Abb. 11.11). Es gibt mittlerweile unzählige Biomarker, die in der Histodiagnostik eine Rolle spielen. Forschung und Industrie sind bemüht, für die IHC-Diagnostik Epitope auszuwählen, die die Erzeugung eines „paraffingängigen" Antikörpers erlauben, sich also relativ robust beim FFPE-Prozess verhalten.

In der Regel handelt es sich beim IHC-Nachweis um eine **qualitative Analyse**,

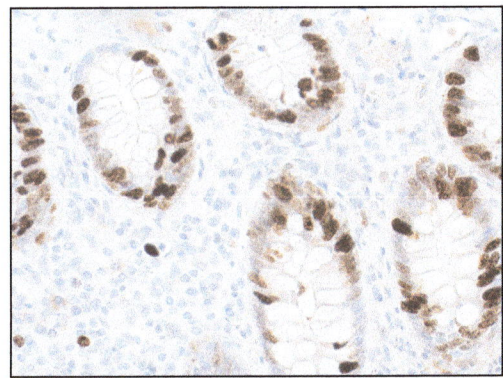

◘ **Abb. 11.10** Appendix. KI67 (Zellen in der Teilungsphase), nukleäres Antigen, DAB, 40×

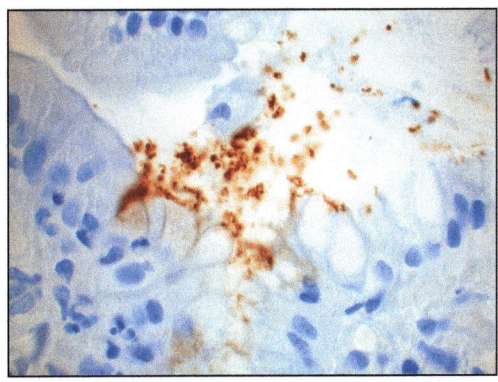

◘ **Abb. 11.11** Magenschleimhaut mit *Helicobacter pylori*-Besiedelung, Erregernachweis, DAB, 100×

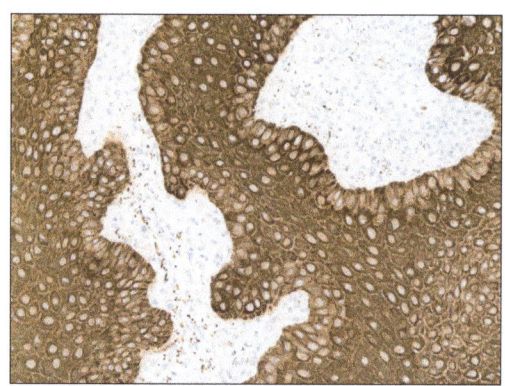

● Abb. 11.12 Hautepithel. Pancytokeratin (epitheliale Zellen), cytoplasmatisches Antigen, DAB, 20×

weil sich das entstandene Signal nicht proportional zur Menge an Antigen entwickelt. Es lässt sich aber eine hohe bzw. niedrige Expression des Antigens abschätzen. Werden die Analysebedingungen standardisiert, kann man eine semiquantitative Beurteilung durchführen, d. h., die Ergebnisse werden zueinander in Relation gesetzt und als „negativ" bis „stark positiv" kategorisiert. Hinter dem Begriff „negativ" versteckt sich auch die Möglichkeit, dass das Antigen aufgrund einer zu geringen Sensitivität des Tests oder unpassenden Vorbehandlung nicht nachweisbar ist, aber eigentlich vorhanden wäre. Andererseits kann sich das Ergebnis auch mehr in Richtung „positiv" verschieben, wenn ein sensitiveres System und andere Vorbehandlungsparameter genutzt werden. Die Aussage über die Expressionsstärke eines Antigens ist also nur eine relative Angabe bezogen auf die Testbedingungen.

Bei der diagnostischen IHC werden in der Regel bekannte Antigene dargestellt, deren diagnostische Bedeutung und Eignung schon nachgewiesen sind und wo das Ergebnis anhand der entsprechenden Literatur einschätzbar ist. Trotzdem und gerade bei der Diagnostik müssen IHC-Analysen unter Verwendung von bekanntermaßen positivem Gewebe etabliert und durch Positivkontrollen abgesichert werden (s. Validierung und Verifizierung, ▶ Abschn. 11.14).

11.10.2 Primärer Antikörper

Auf Gewinnung und Eigenschaften von diagnostischen Antikörpern wurde schon eingegangen. Der Primär-AK ist derjenige Antikörper, der an das nachzuweisende Antigen spezifisch bindet und um den sich alles dreht. Die Anzahl an verwendeten Primär-AK im Histodiagnostiklabor hat sich mit dem Anstieg an untersuchten Biomarkern von unter zehn auf über 150 erhöht. Es werden einfach immer mehr diagnostisch bzw. prognostisch relevante Zelleigenschaften entdeckt und in den Routinebetrieb integriert. Bevor jedoch ein neuer Test ins Repertoire aufgenommen werden kann, muss der richtige aus den vielen angebotenen Antikörpern herausgesucht und validiert werden. Als gutes Hilfsmittel dient hier das Internet, wo es bereits eigene AK-Suchmaschinen gibt. Ist im Labor bereits ein etabliertes Detektionssystem vorhanden, wird man den Antikörper passend dazu kaufen.

- **Kennzeichnung und Datenblatt**

Der Antikörper wird mit dem Namen des Antigens, gegen das er gerichtet ist, und mit der Spezieszugehörigkeit bezeichnet. Weiters wird bei monoklonalen Antikörpern die Klonbezeichnung angegeben (z. B. Mouse-anti-human Actin, Klon HHF35). In der Laborumgangssprache benennt man den AK meist nur mit der Antigenbezeichnung. Das mitgelieferte **Datenblatt** gibt Auskunft über Isotypen, Präsentation, Konzentration, Spezifität (Austestung an Normalgewebe und pathologischem Gewebe), Zertifikat (IVD oder RUO), ggf. Art der Markierung und über die Eignung für die verschiedenen Immuntechniken (IHC auf FFPET oder unfixiertem Gefrierschnitt, Immunfluoreszenz, Immunpräzipitation, Western-Blot). Auch praktische Hinweise

11.10 · Testkomponenten

für den bevorzugten Färbemodus und für Verdünnungen, die Lagerung und die Rekonstitution bei Lyophilisaten werden angegeben. Das Datenblatt muss auch über ein Erstellungsdatum und eine Versionsnummer verfügen. Chargennummer, Herstellungsdatum und Ablaufdatum des Reagens findet man am Gefäß bzw. an der Verpackung.

Die technischen Fragen, die man sich bei der Auswahl stellt, sind u. a.: Passt die Reaktivität des Antikörpers zu meinen Proben (Humanproben)? Passt die Spezies des Antikörpers zu meinem Detektionssystem (Reaktivität des Sekundär-AK)? Ist der Antikörper für meine IHC-Prozedur geeignet (FFPE)? Ist der Antikörper für meine Zwecke stabil genug (Vorratshaltung, Automateneignung)? Wie wirkt sich der empfohlene Verdünnungsfaktor auf die Kosten aus? Welches Zertifikat ist gefordert (Diagnostik/Forschung)?

- **Zertifikat**

Reagenzien, die das CE-IVD-Zertifikat tragen, haben das Beurteilungsverfahren gemäß In-vitro-Diagnostika-Verordnung (In Vitro Diagnostic Medical Devices Regulation, IVDR EU 2017/746) durchlaufen und sind als Medizinprodukt zur Nutzung in der Diagnostik freigegeben. Laut der IVDR dürfen auch Nicht-IVD-Produkte (*research use only*, RUO) eingesetzt werden, wenn bestimmte Voraussetzungen erfüllt werden und eine sog. In-House-Validierung dafür erfolgt (s. ▶ Abschn. 17.11).

- **Antikörperverwaltung**

In einem durchschnittlichen IHC-Labor hat man es mit 100-200 verschiedenen Antikörpern zu tun. Deshalb ist eine übersichtliche AK-Verwaltung unbedingt notwendig. Von Vorteil ist eine softwaregestützte **Listenführung** oder **Datenbank,** wo Hersteller, Bestellnummer, Chargennummern, Lieferdatum und Ablaufdatum, Menge, Zeitraum der Verwendung, Datum und verantwortliche Mitarbeiter der Validierung, Datum und verantwortliche Mitarbeiter der Chargenkontrolle, Verweise auf Positivkontrollgewebe, Gebrauchskonzentration (Titer), Parameter der Testdurchführung usw. verzeichnet werden. Aus dieser Datenbank lassen sich dann laboreigene Datenblätter für die einzelnen AK-Chargen erstellen.

- **Reagenspräsentation**

Der Antikörper kann als Serum, als Zellkulturüberstand oder in aufgereinigter Form erhältlich sein. Das Reagens sollte auf jeden Fall klar und frei von Präzipitaten sein. Die käuflichen Antikörper werden als **Konzentrate** in Pufferlösung, meist mit bioziden Zusätzen, und in einer definierten Konzentration angeboten. Diese Konzentrate werden dann im Gebrauch auf einen vorher ausgetesteten Titer mit sog. Verdünnungslösungen (s. ▶ Abschn. 11.10.7) eingestellt. Auf der anderen Seite werden auch vorverdünnte Antikörper (**Ready to use** RTU) mit einem gebrauchsfertigen Titer verkauft. Antikörper können bei der Produktion auch **lyophilisiert** werden, wenn sie in Lösung zu instabil sind. Das Pulver wird dann meist mit dest. Wasser rekonstituiert und entspricht dann einem AK-Konzentrat.

- **Lagerung**

Je nach Herstellerangaben müssen AK-Lösungen bei 2-8 °C oder -20 °C aufbewahrt werden. Verdünnte AK-Lösungen (Gebrauchslösungen) dürfen nicht eingefroren werden. Die Kristallbildung würde die Antikörper zerstören. Fluorochrommarkierte Antikörper dürfen auch nicht eingefroren werden und müssen immer als Konzentrat im Kühlschrank aufbewahrt werden. Häufiges Auftauen und Wiedereinfrieren von Konzentraten soll vermieden werden, deshalb werden meist Aliquots in dichten Einfrierröhrchen aufbewahrt. Die Menge des Aliquots sollte 20 µl nicht unterschreiten, weil es sonst zu Vertrocknungsausfällen kommt. Besser ist es, sich an der Gefäßgröße zu orientieren. Ein Einfrierröhrchen sollte zu drei Vierteln mit Antiserum gefüllt sein. Grundsätzlich kann man AK-Konzentrate durch Zugabe von Glycerin (50 %) als Kälteschutzmittel auch bei Minusgraden flüssig halten und dadurch Eiskristallbildung verhindern. IVD-Produkte dürfen jedoch nicht verändert werden, ohne den Status zu verlieren.

Verwendete Reagenzien werden möglichst rasch wieder in die optimalen Lagerbedingungen gebracht. Zu den Lagervorschriften gehört auch die Einhaltung der Kühlkette bei frisch eingetroffenen Reagenzien. Die Kühl- und Gefriergeräte sollten an ein Temperaturkontrollsystem angeschlossen sein, um die teure Ware nicht zu gefährden und ihre Verwendbarkeit zu garantieren.

Die Proteine in Lösung neigen dazu, bei der Lagerung **Aggregate** zu bilden, was sich durch vermehrte unspezifische Anbindung am Gewebeschnitt bemerkbar machen kann. Diese Eigenschaft wird durch die Reinigungsart der Antikörperseren beeinflusst. Ionentauschchromatografie führt hier zu besseren Ergebnissen. Bei der Lagerung der Antikörper verhalten sich isolierte Antikörper im Vergleich zu solchen, denen andere Serumproteine beigemengt wurden, weniger stabil. Deshalb enthalten die Verdünnungslösungen meist noch Zusätze wie bovines Serumalbumin (BSA), das der Aggregatbildung und unspezifischen Bindungen entgegenwirkt. Weiters neigen die Proteine in Lösung auch dazu, sich an die Behälterwände anzulagern. Geeignete Materialien bieten deshalb möglichst wenig Adsorptionsmöglichkeiten für die Proteine. Dazu gehören z. B. Polypropylen, Polycarbonat oder Borsilikatglas. Das BSA wirkt als Trägerprotein Adsorptionsverlusten entgegen. Beigefügte Biozide wie Natriumazid sorgen für die Keimfreiheit.

- **Haltbarkeit**

Die Hersteller geben ein Haltbarkeitsdatum für die AK-Lösungen an. Bis zu diesem Datum wird eine gleichbleibende Qualität des Produkts bei ordnungsgemäßer Lagerung garantiert. Trotzdem sollte die Qualität durch entsprechende Positivkontrollen (s. ▶ Abschn. 11.14.3.1) bei der IHC immer überprüft werden. Bei der Verwendung von abgelaufenen Reagenzien ist das Gesetz eindeutig: Die Verwendung oder Inbetriebnahme über das Verfallsdatum hinaus ist für Medizinprodukte entsprechend § 6 Abs. 2 Medizinproduktegesetz (Österreich) nicht erlaubt.

Arbeitet man trotzdem mit abgelaufenen Antikörpern (z. B. im Nicht-IVD-Bereich), ist die Positivkontrolle umso wichtiger, weil sie einen möglichen Qualitätsverlust anzeigt. Für die Verwendbarkeitsdauer der selbst verdünnten Gebrauchslösungen gibt der Hersteller keine Vorgaben an. Verdünnte Lösungen halten aber prinzipiell weniger lange als konzentrierte, wobei dies auch auf die Zusammensetzung der Verdünnungslösung ankommt (biozide Zusätze, BSA). Henwood (2023) und andere Autoren haben die Haltbarkeit von AK-Lösungen untersucht und sind teilweise auf eine Verwendbarkeit gekommen, die die Herstellerangaben um Jahre bis Jahrzehnte übertrifft. Henwood plädiert für eine kostenschonende, risikobasierte Handhabung von abgelaufenen Antikörpern durch ein kontinuierliches Monitoring der Performance.

- **Antikörpertiter**

Das Ziel der IHC-Analyse ist es, ein möglichst klares, hintergrundarmes Ergebnis zu erreichen, wobei die gute Morphologie des Gewebeschnitts erhalten bleiben soll **(Signal-Rausch-Verhältnis).**

In der IHC wird der Antikörpertiter als die höchste Verdünnung eines Antiserums definiert, mit der eine optimale, spezifische Anfärbung bei geringstem Hintergrund (unspezifische Färbung) erzielt wird. Zur Bestimmung der idealen Verdünnung erfolgt eine sog. **Titration.** Dabei variiert man den von der Herstellerfirma empfohlenen Verdünnungsbereich bei konstanter Inkubationszeit.

Der Titer wird als Verhältnis des konzentrierten AK-Serums zum Gesamtvolumen angegeben (1:10 = 1 Teil Serum + 9 Teile Verdünnung). Bei monoklonalen Antikörpern mit einer Konzentrationsangabe kann die Gebrauchskonzentration auch in Masse/Volumen angegeben werden.

Bevor der neue Antikörper zum Einsatz kommt, müssen die optimale Verdünnung, Demaskierungsform, Inkubationszeit, Blockierungsreaktionen usw. in verschiedenen Testansätzen an Kontrollgeweben bestimmt werden. Er muss für den diagnostischen Gebrauch „freigegeben" werden (s. ▶ Abschn. 11.14.2).

11.10.3 Sekundärer Antikörper und Brückenantikörper

In den Mehrschrittmethoden wird ein Antikörper, der gegen den Primär-AK gerichtet ist und aus einer anderen Spezies stammt, eingesetzt. Dieser sog. Sekundär-AK kann selbst einen Marker tragen und/oder die Verbindung zu den nächsten Bindungspartnern darstellen. Er wird meist als Teil eines Detektionskits verwendet, zu dem auch die Komplexe und das Chromogen (s. unten) gehören. Die Bestandteile der käuflichen Kits sind sehr gut aufeinander abgestimmt. Die Verwendung selbst hergestellter Lösungen wird in der Praxis seltener. Sekundär-AK sind üblicherweise polyklonale Antiseren. Werden Mischungen von Sekundär-AK aus verschiedenen Spezies verwendet (z. B. anti-Mouse-AK plus anti-Rabbit-AK) kann man das Reagens universell gegen die am häufigsten verwendeten Primär-AK (aus Maus und Kaninchen) einsetzen.

Als unkonjugierter Brücken-AK wird er bezeichnet, wenn eines seiner Fab-Fragmente an das Antigen und das zweite Fab-Fragment an den nächsten Reaktionspartner bindet. Der Brücken-AK wird im Überschuss zugegeben, wodurch nicht alle seiner Fab-Bindungsstellen durch das Antigen abgesättigt sind. Das ermöglicht die -Brückenbildung- zum nächsten Reaktionspartner (s. ▶ Abschn. 11.11.4).

11.10.4 Enzymkomplexe und -konjugate

Diese Testkomponenten werden auch als Bestandteil von Detektionskits angeboten. Der Peroxidase-anti-Peroxidase-Komplex (PAP) und der Alkalische-Phosphatase-anti-alkalische-Phosphatase-Komplex (APAAP) bestehen jeweils aus Enzymmolekülen und dagegen gerichteten Antikörpern. Der Avidin-Biotin-Komplex (ABC) ist ein makromolekulares Konstrukt, das mehrere Avidin-, Biotin- und Enzymmoleküle enthält. Im (Strept-)Avidinkonjugat ist dieses mit Enzymmolekülen verknüpft. (Strept-)Avidinhaltige Komplexe oder Konjugate können an biotinylierte Antikörper binden. Gemeinsam haben diese Reagenzien, dass sie an den Sekundär- bzw. Brückenantikörper binden und Enzymmoleküle enthalten, die ein Chromogen umsetzen können.

11.10.5 Chromogene

Die Chromogene werden als Indikatoren bzw. als farbige Signale im Detektionssystem eingesetzt. Ihre Umsetzung durch die Enzyme basiert auf den Prinzipien der Enzymhistochemie. Die Chromogenlösungen werden dazu mit dem für das Enzym passende Substrat in einer Pufferlösung angesetzt. Es gibt eine Reihe von Enzym-Chromogen-Kombinationen. Im Histodiagnostiklabor findet man hauptsächlich die nachfolgend beschriebenen.

- **Für die Peroxidase (HRP)**

Prinzip: Die Peroxidase bildet mit Wasserstoffperoxid zuerst den Enzym-Substrat-Komplex, der weiters in Wasser und Sauerstoff zerfällt und das Enzym wieder frei gibt. Die für diese Katalyse notwendigen Elektronen werden vom Chromogen geliefert. Das Chromogen wird dabei oxidiert und in eine farbige Substanz umgesetzt (s. ▶ Abschn. 10.10.4). Die gebräuchlichsten Chromogene für die Peroxidase sind:

— **DAB (Diaminobenzidintetrahydrochlorid):** braunes Farbprodukt, in organischen Lösungsmitteln unlöslich, kanzerogen; bei der Oxidation erfolgt auch eine Polymerisation und eine sehr stabile Anbindung an die Proteine der unmittelbaren Antigenumgebung. DAB lässt sich nur mehr schwer wieder aus dem Schnitt entfernen. Die Färbung kann durch die anschließende Inkubation in Kupfersulfat-, Nickel-, Cobalt- oder Osmiumtetroxidlösungen intensiviert werden. Fügt man die Metallionen der Chromogenlösung hinzu, kann man das Farbergebnis modifizieren (Hsu und Soban 1982). DAB mit Cobalt wird dunkelblau, DAB mit Nickel wird blauviolett, DAB mit Kupfer wird graublau.
— **AEC (Aminoethylcarbazol):** rotes Farbprodukt, in organischen Lösungsmitteln und sauren Lösungen löslich; man verwendet progressive Hämalaune als Kernfärbung, um das saure Differenzieren zu vermeiden; neigt zum Ausbleichen.

- **Rezeptbeispiel für eine DAB-Chromogen-Lösung**

20 × DAB-Stammlösung	
0,1 g	DAB
10 ml	dest. Wasser
3-5 gtt	10 N HCl
vortexen bis DAB komplett gelöst ist. Diese Lösung kann aliquotiert und bei -20 °C gelagert werden.	

DAB-Pufferlösung für IHC	
250 µl	DAB-Stammlösung
250 µl	0,3 % Hydrogenperoxid
5 ml	0,01 M PBS pH 7,2
gut mischen; Inkubationsdauer 1-3 min	

- **Für die alkalische Phosphatase (AP)**

Die Chromogenumsetzung durch die alkalische Phosphatase erfolgt nach zwei Prinzipien: 1) Die alkalische Phosphatase setzt das angebotene organische Naphtholphosphat durch Hydrolyse um. Das freigesetzte Naphthol verbindet sich mit dem Indikator (Diazoniumsalz) zu einem Azofarbstoff (Chromogen). 2) Die BCIP/Tetrazolium-Reaktion basiert auf der Enzymhistochemie mit Indoxylderivaten. Es entsteht ein unlösliches Formazan (s. ▶ Abschn. 10.7.1 und 10.5.4). Die gebräuchlichsten Chromogene für die alkalische Phosphatase sind:

— **Naphthol-AS-MX-phosphat/Fast Red:** hellrotes Farbprodukt, in organischen Lösungsmitteln löslich (Cordell et al. 1984)
— **Naphthol-AS-MX-phosphat/Fast Blue:** blaues Farbprodukt, in organischen Lösungsmitteln löslich
— **Naphthol-AS-MX/hexazotiertes Neufuchsin oder Pararosanilin:** rotes Farbprodukt, teilweise in organischen Lösungsmitteln löslich (Cordell et al. 1984)
— **BCIP/NBT (5-Brom-4-chlor-3-indoxylphosphat/Nitroblautetrazoliumchlorid):** Dunkles blauviolettes Farbprodukt, in organischen Lösungsmitteln löslich (Schwarzacher und Heslop-Harrison 2000)
— **BCIP/TNBT (5-Brom-4-chlor-3-indoxylphosphat/Tetranitroblautetrazoliumchlorid):** dunkelviolettes Farbprodukt, in organischen Lösungsmitteln unlöslich (Brenan und Bath 1989)

- **Rezeptbeispiel für eine BCIP/TNBT-Chromogen-Lösung**

BCIP/TNBT Chromogenlösung (Brenan und Bath 1989)		
5 mg	BCIP (0,23 mM)	in 0,25 ml Dimethylformamid lösen
25 mg	TNBT (0,55 mM)	in 0,75 ml Dimethylformamid lösen
24 mg	Levamisol (2,0 mM)	in 0,35 ml Ethanol lösen
16,25 mg	Natriumazid (5 mM)	
102,5 mg	$MgCl_2$ (10 mM)	
2,5 mg	Methoxiphenazin-Methosulfat (0,15 mM)	
50 ml	0,1 M Tris-HCl Puffer pH 9,5	

Manche Chromogene, die von alkalischer Phosphatase umgesetzt werden, zeigen eine intensive Fluoreszenz und können daher bei Immunfluoreszenzmethoden eingesetzt werden. Man nennt diese Methode ELF (*enzyme-labeled fluorescence*). Dazu gehören z. B. Fast Red TR (rot), Fast Red K (rosarot), eine Chinazolinverbindung (ELF-97', gelbgrün). Auch für Peroxidase und β-Galactosidase gibt es derartige Chromogene (Portela-Gomes 2005).

Ein besonderes Substrat, dessen Umsetzung durch alkalische Phosphatase katalysiert wird, sind **chemilumineszente Substanzen**. Ein Beispiel ist das Adamanthyldioxethanphosphat (AMPPD). Durch die enzymatische Aktivität wird eine chemische Reaktion in Gang gebracht, wo das Produkt in einen angeregten Zustand gebracht wird. Beim Übergang in den Grundzustand wird ein Photon emittiert. Solange das Enzym arbeitet und ausreichend AMPPD vorhanden ist, wird ein konstanter Lichtstrom emittiert, wobei die Lichtintensität proportional zur Enzymkonzentration ist.

- **Kovalent gebundene Chromogene**

Die Entwicklung von Amplifikationsmethoden (s. ▶ Abschn. 11.12) und der Multiplex-IHC (s. ▶ Abschn. 11.12) sowie die bestehenden Einschränkungen bei den herkömmlichen Chromogenen führten zur Herstellung von kovalent im Gewebe gebundenen Chromogenen. Diese sind einerseits mit Tyramid für die HRP-Entwicklung (Day et al. 2017) und andererseits mit phosphatiertem Chinonmethid für die AP-Entwicklung (Polaske et al. 2016) gekoppelt. Tyramid und Chinonmethid sind sehr reaktive Moleküle, die durch die enzymatische Katalyse aus Vorläufermolekülen freigesetzt werden und sich unmittelbar in der Umgebung des Antigens im Gewebe kovalent binden. Die „angehängten" Chromogene sind damit fix im Gewebe verankert. Beispiele für HRP: Dabsyltyramid (gelb), TAMRA-Tyramid (magenta), Cy5-Tyramid (cyan).

11.10.6 Gegenfärbung

Zur Darstellung der Morphologie und zur leichteren Orientierung werden die Kerne in einer zum Chromogen kontrastierenden Farbe gefärbt. Der gebräuchlichste Kernfarbstoff ist Hämalaun, das bei DAB, AEC oder Fast Red verwendet wird. Wichtig ist dabei, dass die Gegenfärbung nur zart gehalten bleibt. Durch die Kernfärbung sollte die spezifische IHC-Anfärbung nicht überlagert werden (verdünntes Hämalaun, kurze Einwirkung). Verdünntes Hämalaun mit pH 4-7 färbt nicht nur Kerne, sondern als kationischer Farbstoff auch andere anionische Gewebeelemente an.

Weitere Kernfarbstoffe: Methylgrün, Kernechtrot, Methylenblau; DAPI und Propidiumjodid bei Fluorochromen

11.10.7 Pufferlösungen

Pufferlösungen sind wichtige Mitspieler bei der IHC-Analyse, weil sie das notwendige Milieu bereiten. Besonders für natives Gewebe (Gefrierschnitte) ist wichtig, dass sie den Zellen keinen Schaden zufügen. Man findet sie als **Verdünnungslösungen** für die Antikörper, Komplexe und Chromogen-Substrat-Lösungen, als **Waschlösungen** zwischen den Inkubationsschritten, als **Antigenretrievallösung** und in **Blockierungslösungen**.

Puffer werden im Handel als RTU-Lösungen, als Konzentrate zum Verdünnen oder als Pulver zum Auflösen mit unterschiedlicher Haltbarkeitsdauer angeboten. Bei längerer Lagerung besteht die Gefahr der Kontamination und der Verringerung der Pufferkapazität.

Waschpuffer werden zwischen den Inkubationsschritten verwendet, um die Reagenzien wieder abzuspülen. Das pH- und Elektrolytmilieu des Waschpuffers ist entscheidend für den Erhalt der Ag-AK-Bindung während der Waschschritte. Ag und AK binden nicht kovalent und lassen sich durch die Veränderung des optimalen Milieus wieder trennen. Ein pH-Wert über 7,0 stabilisiert die Bindung. Er kann wenn nötig auf bis zu 9,0 erhöht werden, um unspezifische Anfärbungen zu vermeiden (Polak und van Norden 2003). Ebenso gegen unspezifische Hintergrundfärbung wirkt die Zugabe von NaCl (s. ▶ Abschn. 11.13).

Die Zugabe von nichtionischem Detergens verbessert die Spüleigenschaften, erhöht die Permeabilität durch die Emulsion von Membranlipiden und hilft, unspezifisches Anhaften von Reaktionspartnern zu vermindern. Ionische Detergenzien (z. B. 0,5 % SDS) verhindern eine Antigen-Antikörper-Bindung und sind deshalb kein Teil von Waschpuffern.

In Verwendung sind üblicherweise **TBS** *(tris buffered saline)* und **PBS** *(phosphate buffered saline)*. Als Detergens wird häufig Tween 20 eingesetzt. Bei Tris-Puffern muss man die Temperaturempfindlichkeit mit einbeziehen. Der pH-Wert sinkt bei steigender Temperatur und umgekehrt. Tris ist ein giftiges Polyamin und für Experimente mit lebenden Zellen nicht geeignet. PBS wird gerne bei Immunfluoreszenzanalysen verwendet, weil die Autofluoreszenz etwas vermindert wird. Es zeigt keine starke Temperaturempfindlichkeit für pH-Verschiebungen. PBS ist für Testansätze, die mit alkalischer Phosphatase arbeiten, ungünstig, weil die enthaltenen Phosphate das Enzym hemmen. Auch für Nachweise von phosphorylierten Antigenen mit phosphospezifischen Antikörpern wirkt sich der im PBS enthaltene Phosphor ungünstig aus.

- **Beispiele für Pufferlösungen**
- PBS: 0,9 % NaCl-Lösung in 0,01 M Phosphatpuffer, pH 7,2–7,4
- TBS: 0,9 % NaCl-Lösung in 0,05 M Tris-HCl-Puffer; pH 7,4–7,6
- PBST mit Tween 20
- TBST mit Tween 20

- **Nichtionische Detergenzien**
- Tween 20 (0,05–1 %)
- Tween 80 (0,5–1 %)
- Saponin (0,1 %)
- Triton X-100 (0,2 %)

10 × PBS (0,1 M PBS, pH 7,4)	
10,9 g	Na_2HPO_4 (wasserfrei)
3,2 g	NaH_2PO_4 (wasserfrei)
90 g	NaCl
1000 ml	dest. Wasser
Mischen und mit 1 N NaOH auf pH 7,4 einstellen; für den Gebrauch 1:10 mit dest. Wasser verdünnen; pH-Wert anpassen wenn nötig	
Für PBST dem Konzentrat 5 ml Tween 20 zugeben.	

11.11 · Methoden

10 × TBS (0,5 M Tris, pH 7,6)	
87,66 g	NaCl
60,55 g	Tris(hydroxymethyl)aminomethan
900 ml	dest. Wasser
Mischen und mit 1 M HCl auf pH 7,6 einstellen	
Auf 1000 ml mit dest. Wasser auffüllen	
Für den Gebrauch 1:10 mit dest. Wasser verdünnen; pH-Wert anpassen wenn nötig	
Anmerkung: pH-Wert des Puffers in der Gebrauchstemperatur einstellen	
Gebrauchslösung im Kühlschrank aufbewahren	

Die **AK-Verdünnungslösungen** bestehen aus Puffern (PBS oder TBS) mit stabilisierenden Zusätzen wie bovines Serumalbumin (0,1-1 % BSA), einem Konservierungsmittel (Natriumazid 0,1 %) und eventuell einem Detergens zur gleichmäßigeren Verteilung des Reagens am Schnitt und zur Permeabilisierung. Der pH-Wert der Verdünnungslösung liegt bei 7,2-7,6 und hat Einfluss auf die Affinität des Antikörpers. Boenisch (1999) zeigte, dass viele Antikörper seiner Testreihe bei pH 6 sogar eine höhere Affinität aufwiesen. Er rät von der Verwendung von PBS und NaCl in Verdünnungslösungen ab, da diese eine Verminderung der Farbintensität verursachten, und empfiehlt die Verwendung von Tris-Puffer.

Die Zugabe von NaCl verringert die elektrostatischen Wechselwirkungen und vermindert daher unerwünschte Hintergrundfärbung. Der Zusatz von BSA wirkt der unspezifischen Bindung von Antikörpern aufgrund hydrophober Wechselwirkung entgegen. Die Verdünnungslösung für peroxidasemarkierte Antikörpern darf kein Natriumazid enthalten, weil es ein Inhibitor für Peroxidasen ist.

Puffer für Chromogenlösungen. Das pH-Milieu des Puffers muss dem Reaktionsoptimum des eingesetzten Enzyms entsprechen. Bei pH 7,5 zeigt HRP 84 % der maximalen Enzymaktivität. Sie ist aber stabil bei pH 5,0-9,0. Es wird 0,1 M PBS pH 6,0-7,4 für die DAB-Chromogen-Lösung und 0,05 M Acetatpuffer bei pH 5,2 für die AEC-Chromogen-Lösung verwendet. Die alkalische Phosphatase hat ihr Optimum bei pH 8-10 und ist stabil bei pH 7,5-11. Die Substratlösung wird bei pH 9 in 0,1 M Tris-HCl angesetzt. Eine Abweichung vom Reaktionsoptimum verlangsamt die Umsetzung, was teilweise für eine leichtere Standardisierung der Inkubationszeit gewünscht ist.

Acetatpuffer (0,1 M, pH 5,2)	
210 ml	0,1 N Essigsäure
790 ml	0,1 M Natriumacetat

11.11 Methoden

Die Entwicklung der immunhistologischen Techniken trägt der Nachfrage nach möglichst sensitiven Methoden, die sich in den Routineablauf eines Histolabors integrieren lassen, Rechnung (s. ▶ Abschn. 11.19). Die beschriebenen Methoden sind noch alle in der Routine vertreten, wobei sich die sog. Polymer-Methode am stärksten durchsetzt. Ein Beispielprotokoll ist in ▶ Abschn. 11.7 angeführt, wo auch die Handhabung beschrieben wird. Die Kurzanleitungen beschreiben die Abfolge der Testkomponenten und enthalten keine Spül- und Blockierungsschritte (◘ Abb. 11.13).

11.11.1 Direkte Methode (Einschrittmethode)

Die am meisten gebräuchliche, direkte Methode ist die **direkte Immunfluoreszenz (DIF)**, wo der Primärantikörper mit einem Fluorochrom konjugiert ist. Das ist eine schnelle Methode, einfach in der Anwendung, und sie hat sich seit ihrer Entwicklung in den 1950er-Jahren nicht wesentlich verändert.

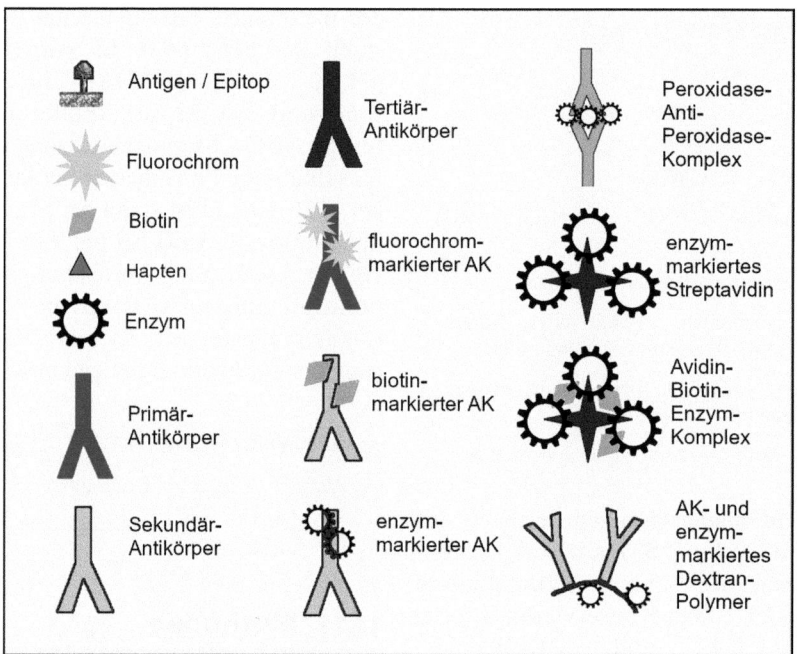

◘ **Abb. 11.13** Legende zu den Methodengrafiken

Der markierte Primärantikörper wird aufgetragen und im Dunkeln für 30–60 min inkubiert. Danach erfolgen Spülschritte, eventuell eine Kernfärbung und das Eindecken in einem Mittel, das vorzugsweise ein Anti-Fading-Reagens[6] enthält. Somit entsteht ein **Fluoreszenzsignal am Ort des Antigens.** Das Testergebnis sollte sofort im Fluoreszenzmikroskop begutachtet werden, spätestens nach einer Woche. Die Schnitte werden bei der Lagerung lichtgeschützt im Kühlschrank aufbewahrt (◘ Abb. 11.14).

Man führt die IF in der Regel auf unfixierten Gefrierschnitten durch. Sie ist aber nach Vorbehandlung auch auf Paraffinschnitten möglich. Das Haupteinsatzgebiet im Histodiagnostiklabor ist die Untersuchung von Nierenerkrankungen und Dermatosen. Die DIF auf unfixierten Gefrierschnitten ist der über viele Jahre prakti-

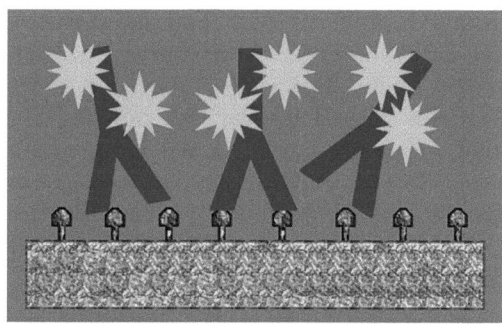

◘ **Abb. 11.14** Direkte Immunfluoreszenz. Der markierte Primär-AK bindet an das Antigen.

zierte Goldstandard in der Diagnostik von Dermatosen und Nephritiden. Zhao et al. (2023) zeigten aber, dass die DIF auch auf FFPE-Hautgewebe nach HIER zuverlässig funktioniert.

Im Forschungsbereich ist die Immunfluoreszenz stärker vertreten. Man kann sie relativ einfach für Doppel- oder Mehrfachfärbungen nutzen, indem man zwei oder

---

6 Anti-Fading-Reagens. Verhindert das schnelle Ausbleichen der Fluorochrome, z. B. indem Sauerstoff oder freie Radikale gebunden werden.

mehr unterschiedlich markierte Antikörper gegen ihre jeweiligen Antigene einsetzt (s. ▶ Abschn. 11.11.8). Moderne Einsatzmöglichkeiten wie die konfokale Laserfluoreszenzmikroskopie oder die IF-Multiplexmethoden (s. ▶ Abschn. 11.16.1) machen die Technik attraktiv.

Einschränkungen der direkten Methode Bei einer geringen Menge an nachweisbarem Antigen im Schnitt kann die Sensitivität des Tests zu niedrig sein, d. h., die Menge an gebundenem „Signal" ist im Mikroskop nicht erkennbar.

Ein weiterer Nachteil dieser Methode liegt in der Verwendung von markierten Primärantikörpern. Aufgrund des aufwendigen Markierungsverfahrens sind diese Reagenzien teurer und die Auswahl ist nicht so groß, wie bei unkonjugierten Primärantikörpern. Weiters muss man mit einer eingeschränkten Affinität des Antiserums rechnen, da die Fluorochrome auch das Fab-Fragment des Antikörpers besetzen können.

Ein allgemeiner Nachteil bei der Verwendung von Gefrierschnitten ist die Morphologieeinbuße durch Gefrierartefakte. Außerdem können bei Fluoreszenztests Morphologie und Immunreaktion nicht am selben Testschnitt beurteilt werden.

Direkte Polymer-Methode Richter et al. (1999) beschreiben eine direkte (Einschritt-)Methode, bei der der Primär-AK mit einem Polymer gekoppelt ist. An diesem Polymer haftet neben einer Anzahl Primär-AK auch eine größere Menge an Enzymmolekülen. Bei hochaffinen Antikörpern eignet sich diese Technik als schnelle Methode zur intraoperativen Diagnostik (Schnellfärbung) und vereint hohe Sensitivität und Geschwindigkeit.

11.11.2 Indirekte Methode (Zweischrittmethode)

Ablauf indirekte Methode (Fluorochrom)	
1.	Primär-AK
2.	Fluorochrommarkierter Sekundär-AK
3.	Gegenfärbung (DAPI)

Bei dieser Technik wird das Gewebe mit einem **unkonjugierten Primärantikörper** inkubiert. Als zweiter Schritt erfolgt die Inkubation mit einem konjugierten Antiserum, das gegen den Primär-AK gerichtet ist, dem **Sekundärantikörper**. Mehrere polyklonale Sekundär-AK binden an einen Primär-AK und verstärken damit das Signal. Die Methode wird sensitiver, es kommt zu einer **Signalamplifikation**.

Auf diese Weise kann man ein Antigen im Gewebe, aber auch - bei bekanntem Antigen - Primärantikörper im Serum nachweisen. Die **indirekte Immunfluoreszenz (IIF)** wird beispielsweise beim Nachweis von Autoantikörpern bei blasenbildenden Dermatosen angewendet. Dabei wird ein Kontrollgewebe mit Patientenserum überschichtet. Eventuell vorhandene, passende Antikörper binden als Primär-AK an das Gewebe. Weiters wird mit fluorochromkonjugiertem anti-Human-IgG (Sekundär-AK) inkubiert, das sich an den Primär-AK anlagert. Somit erhält man ein Signal am Ort der Autoantikörperbindung am Kontrollgewebe.

Ablauf indirekte Methode (Chromogen)	
1.	Primär-AK
2.	enzym-markierter Sekundär-AK
3.	Chromogen + Substrat
4.	Gegenfärbung (Hämalaun)

Ist der Sekundär-AK mit einem Enzym anstelle des Fluorochroms konjugiert, muss noch mittels **Chromogen** ein Farbsignal hergestellt werden. Der Arbeitsaufwand ist zwar größer, aber das Ergebnis ist im Vergleich zur Immunfluoreszenz sensitiver und permanent. Zur Darstellung von vereinzelten Epitopen im Gewebeschnitt wird trotzdem die IF bevorzugt, da einzelne leuchtende Punkte auf dunklem Hintergrund leichter auszumachen sind, als ein Pünktchen Chromogen im gefärbten Schnitt. (◘ Abb. 11.15)

Der Vorteil gegenüber der direkten Methode liegt in der größeren Sensitivität, da es zu einer **Signalverstärkung** kommt und der Primär-AK nicht durch eine Markierung geschwächt wird. Durch die höhere Sensitivität kann man den Primär-AK höher verdünnen, was kostengünstiger ist. Weiters steht eine **große Auswahl an unkonjugierten Primär-AK** zur Verfügung. Der markierte Sekundär-AK kann für alle Primär-AK derselben Spezies eingesetzt werden.

11.11.3 Dreischritt-Methode

Ablauf Dreischrittmethode	
1.	Primär-AK
2.	Enzymmarkierter Sekundär-AK
3.	Enzymmarkierter Tertiär-AK
4.	Chromogen + Substrat
5.	Gegenfärbung (Hämalaun)

Bei dieser Technik erfolgt nach der Inkubation mit einem konjugierten Sekundär-AK die Bindung durch einen konjugierten dritten Antikörper, der gegen den Sekundär-AK gerichtet ist. Dadurch wird die Anzahl an Markermolekülen am Ort des Epitops weiter gesteigert. Die Sensitivität wird erhöht. Die Gefahr von unspezifischen Hintergrundfärbungen durch die konjugierten Antiseren ist aber ebenso verstärkt (◘ Abb. 11.16).

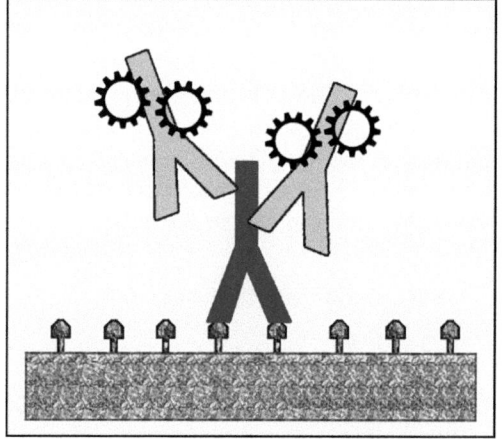

◘ **Abb. 11.15** Indirekte Methode. Der Primär-AK bindet an das Antigen. Die enzymmarkierten Sekundär-AK binden an den Primärantikörper. Die Enzyme setzen ein Chromogen am Ort des Antigens um.

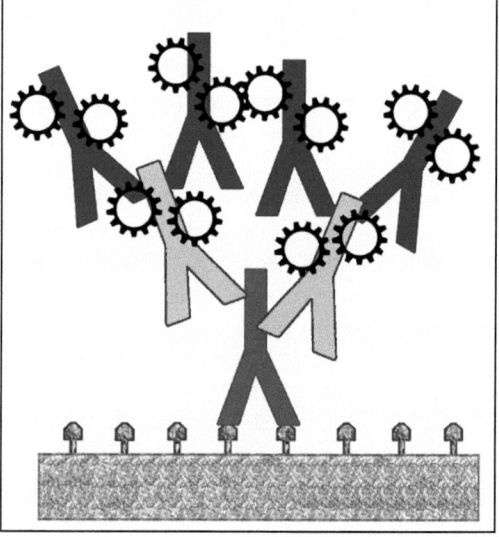

◘ **Abb. 11.16** Dreischritt-Methode

Ablauf 3-Schritt-Methode (Hapten)
1. Primär-AK
2. Haptenylierter Sekundär-AK
3. Enzymmarkierter Tertiär-AK
4. Chromogen + Substrat
5. Gegenfärbung (Hämalaun)

Eine moderne Variante der Dreischrittmethode setzt einen haptenylierten Sekundär-AK (auch Linker genannt) ein. Der enzymtragende Tertiär-AK ist gegen das Hapten gerichtet. Der Vorteil dieser Methode liegt darin, dass ein nichtendogenes Hapten in großer Zahl an den Antikörper gekoppelt werden kann und sich dadurch auch die Zahl an gebundenen Tertiär-AK stark steigert. Weil das Hapten endogen nicht vorkommt, schließt es die Möglichkeit von unspezifischen Hintergrundfärbungen durch endogene Haptenbindungen aus (◘ Abb. 11.17).

11.11.4 Unkonjugierte-Antikörper-Methode (PAP, APAAP)

Ablauf PAP/APAAP-Methode
1. Primär-AK
2. Brücken-AK
3. PAP-Komplex/APAAP-Komplex
4. Chromogen + Substrat
5. Gegenfärbung (Hämalaun)

Das besondere Reagens, das hier zum Einsatz kommt, ist der **Peroxidase-anti-Peroxidase-Komplex (PAP)** bzw. der **Alkalische-Phosphatase-anti-alkalische-Phosphatase-Komplex (APAAP)**. Diese bestehen aus dem jeweiligen Enzym und dem Antikörper, der gegen das Enzym gerichtet ist (PAP: 2 AK + 3 HRP). Die Enzymkomplexe werden bei der Herstellung durch Immunreaktion gebildet. Es kommt zur Präzipitation der Komplexe. Durch Zugabe von Antikörper im Überschuss werden die Präzipitate beim Anstreben des Reaktionsgleichgewichts wieder gelöst (Mason et al. 1982).

PAP bzw. APAAP müssen aus derselben Spezies stammen wie der Primärantikörper. Bei der Wahl des Detektionskits ist dies zu berücksichtigen, ansonsten muss noch ein weiterer Antikörper der passenden Spezies dazwischengeschaltet werden.

Bei der IHC-Analyse werden nacheinander dem Gewebe Primärantikörper, Brückenantikörper (im Überschuss) und Komplex angeboten. Der eingesetzte **bivalente Brückenantikörper** bindet einerseits an den Primärantikörper und andererseits an den Komplex. Anschließend erfolgt die Farbentwicklung durch ein Chromogen (◘ Abb. 11.18).

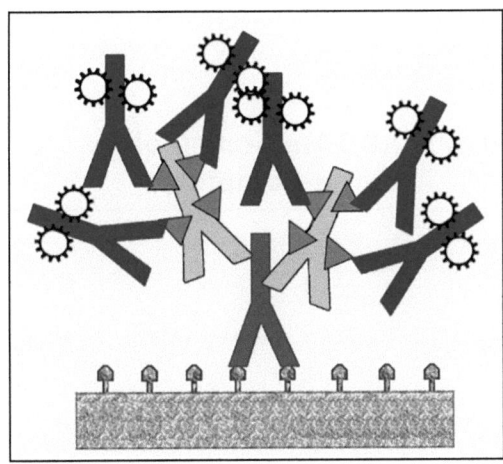

◘ Abb. 11.17 Dreischritt-IHC mit haptenyliertem Sekundär-AK

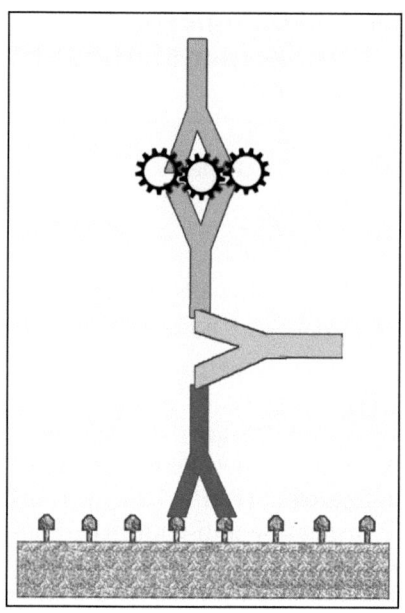

◘ Abb. 11.18 PAP-Methode

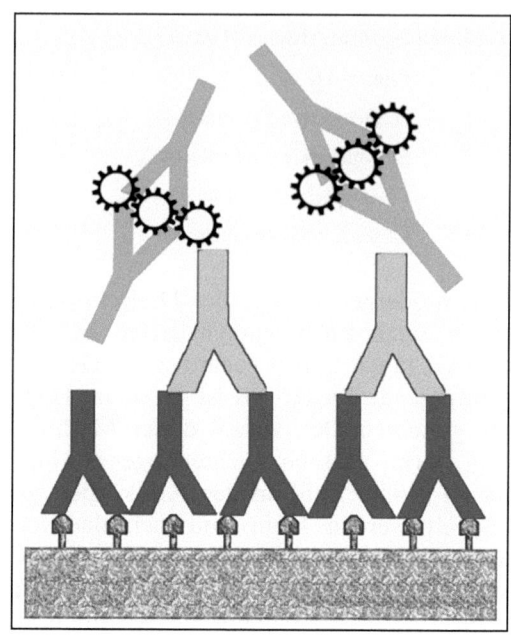

◘ Abb. 11.19 Eine zu hohe Primär-AK-Konzentration verhindert die Brückenbildung.

Eine zu hohe Konzentration an Primärantikörpern kann eine solche Dichte an Kopplungsstellen für den Brückenantikörper hervorrufen, dass die Bindungsstellen des Brückenantikörpers abgesättigt werden und keine Bindungsstellen für den Komplex mehr übrig sind (◘ Abb. 11.19). Dadurch kommt es trotz hoher Primär-AK-Konzentration zu einem schwächeren Endergebnis. Eingedenk dieses Phänomens können bei dieser Methode keine Rückschlüsse auf die Quantität des Antigens gezogen werden.

Diese sog. Unkonjugierte-Antikörper-Methode zeigt eine größere Sensitivität im Vergleich zu den herkömmlichen Zweischrittmethoden und man erreicht ein „klareres" Bild, weil die Affinität der Komplexpartner zueinander größer ist, als zu anderen Gewebeproteinen. Zur Steigerung der Signalausbeute kann man Komplex und Brücken-AK mehrfach alternierend aufbringen.

PAP- und APAAP-Methoden gehörten jahrelang zu den empfindlichsten und verlässlichsten Techniken und waren deshalb sehr verbreitet. Ungefähr gleichzeitig mit der Einführung der IHC-Färbeautomaten wurde ihre Verwendung zugunsten der moderneren Techniken zurückgedrängt.

11.11.5 ABC-Methode (Avidin-Biotin-Komplex)

Ablauf ABC-Methode	
1.	Primär-AK
2.	Biotinylierter Sekundär-AK
3.	ABC-Komplex
4.	Chromogen + Substrat
5.	Gegenfärbung (Hämalaun)

Im Ablauf folgt hier dem Primärantikörper ein biotinylierter Sekundärantikörper. An diesen bindet der kurz zuvor frisch hergestellte Avidin-Biotin-Komplex (ABC, Abb. 11.20). Die makromolekulare Struktur besteht aus Avidin, Biotin und

11.11 · Methoden

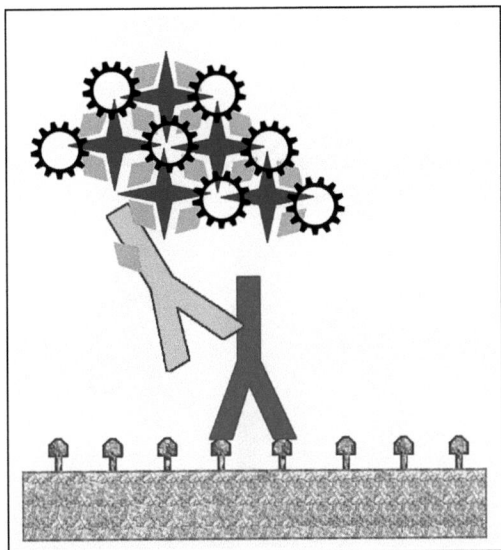

◘ Abb. 11.20   ABC-Methode

11.11.6 LAB/LSAB-Methode (Labelled-[Strept-]Avidin-Biotin)

Ablauf LSAB-Methode	
1.	Primär-AK
2.	Biotinylierter Sekundär-AK
3.	Enzymmarkiertes LSA-Konjugat
4.	Chromogen + Substrat
5.	Gegenfärbung (Hämalaun)

Enzymmolekülen. Durch die Größe kann es zu einer sterischen Behinderung bei der Diffusion zum Antigen kommen. Der Vorteil liegt in der größeren Zahl an Markern, die an den Ort des Antigens gebracht werden können. Der Komplex enthält keine Antikörper und ist deshalb universell mit jedem biotinylierten Sekundärantikörper einsetzbar. Bedenken muss man das Auftreten von endogenem Biotin (s. ▸ Abschn. 11.13.3).

Die Sensitivität der ABC-Methode ist viermal höher als bei PAP- und APAAP-Techniken (Shi et al. 1988). Sie wurde aber weitgehend durch die noch sensitivere LSAB-Methode abgelöst. Bei dieser ist es nicht notwendig, ein Reagens frisch herzustellen, was wiederum vorteilhaft für den Einsatz in IHC-Färbeautomaten ist. Vosse et al. (2007) verglichen die ABC-Methode mit der Zweischritt-Polymer-Methode (s. ▸ Abschn. 11.11.7) und sahen bei Letzterer eine höhere Sensitivität und geringere Hintergrundfärbung.

Auch bei dieser Technik wird die starke Affinität zwischen Biotin und Avidin bzw. Streptavidin ausgenutzt. Als Sekundär-AK fungiert wieder ein **mehrfach biotinylierter Antikörper**. Diesem setzt man als gebrauchsfertiges Reagens das enzymkonjugierte Avidin bzw. Streptavidin zu. Jedes Biotinmolekül steht als Bindungspartner zur Verfügung, wodurch eine Amplifikation erreicht wird (◘ Abb. 11.21).

Das Streptavidin-Enzym-Konjugat ist wesentlich kleiner als der ABC-Komplex. Es kann deshalb einerseits leichter in das Gewebe eindringen und andererseits auch wieder leichter herausgespült werden, wenn es

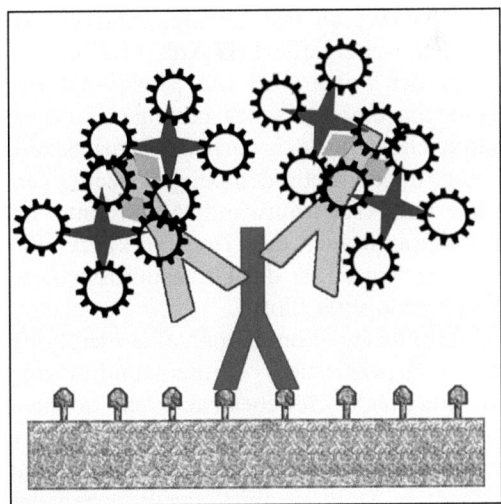

◘ Abb. 11.21   LSAB-Methode

nicht gebunden wurde. Die LSAB-Methode neigt deshalb weniger zu unspezifischen Hintergrundfärbungen. Das endogene Biotin muss auch hier mitbedacht werden. Die Sensitivität dieser Technik soll jene der ABC-Methode um das Vier- bis Achtfache übersteigen (Shi et al. 1988).

11.11.7 Zweischritt-Polymermethode

Ablauf Zweischritt-Polymer-Methode	
1.	Primär-AK
2.	Sekundär-AK mit enzymmarkiertem Polymer
3.	Chromogen + Substrat
4.	Gegenfärbung (Hämalaun)

Diese Weiterentwicklung der indirekten Methode verwendet sekundäre Antikörper, die an ein großes **Polymer-„Rückgrat"** gebunden sind. Neben den Antikörpern befindet sich auch eine größere Anzahl an Enzymmolekülen am Polymer. Eine andere Variante bindet die Enzymmoleküle über mehrere Linker oder Spacer an den Sekundär-AK. Dabei wird die Idee, möglichst viele Marker an den Ort des Antigens zu bringen, weitergeführt (◘ Abb. 11.22).

In der Folge wird die Sensitivität des Tests um ein Vielfaches gesteigert und ist vergleichbar mit den vorher beschriebenen, mehrstufigen Methoden bei gleichzeitig verringertem Arbeitsaufwand. Außerdem wird die Gesamtdauer des Tests verkürzt. Ein weiterer Vorteil ist die Unbeeinflussbarkeit durch endogenes Biotin.

Als Nachteil könnte man eine Erhöhung der unspezifischen Hintergrundfärbung in „dichten" Gewebestrukturen nennen, wo sich die makromolekularen Polymere schwerer herausspülen lassen. Trotzdem hat sich diese Methode mittlerweile neben der

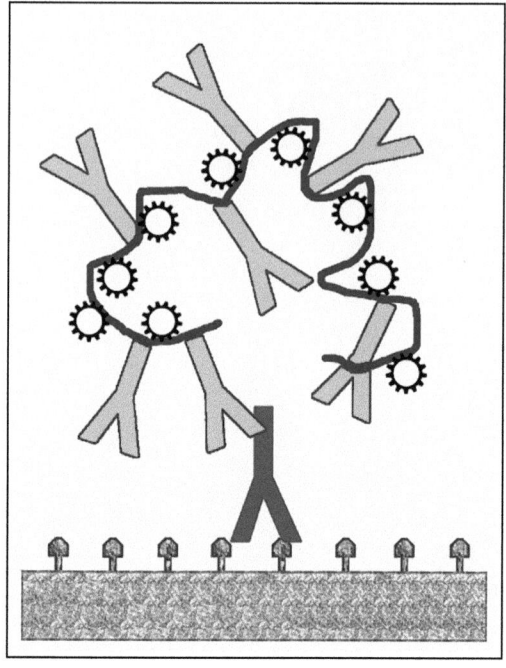

◘ Abb. 11.22 Zweischritt-Polymer-Methode

LSAB-Methode durchgesetzt bzw. sie in der Verbreitung schon überholt.

Um die nachteilige Größe der Makromoleküle zu umgehen, wurden die **polymerisierten Enzyme** (Enzympolymer, Mikropolymer) als Marker entwickelt. Diese bringen eine höhere Anzahl an Enzymen auf kleinerem Raum unter. Das Grundprinzip der Zweischritt-Polymer-Methode bleibt dasselbe. Die Mikropolymer-Methode soll jedoch noch sensitiver sein und weniger Hintergrundfärbung hervorrufen (◘ Abb. 11.23).

- **Technik**

Die IHC-Analyse wird bei einer geringen Anzahl an Objektträgern manuell in sog. feuchten Kammern durchgeführt. In dieser feuchten Kammer liegen die Objektträger waagrecht auf Stegen, am Boden der

Kammer werden befeuchtete Tücher eingelegt. Ein Deckel verhindert das Austrocknen während der Inkubationsphasen. Für Fluoreszenzmethoden muss die Kammer lichtgeschützt abgedeckt werden. Die Inkubation wird meist bei Raumtemperatur durchgeführt. Alternativ muss man die Kammer in einen Brutschrank bzw. Kühlschrank legen. Die benötigten Reagenzien werden kurz vorher auf Raumtemperatur gebracht und anschließend gleich wieder gekühlt. Das Protokollbeispiel veranschaulicht die vielen Schritte in der IHC-Prozedur. Für ein Protokoll dieser Art sind im Handel leicht anwendbare Färbekits erhältlich.

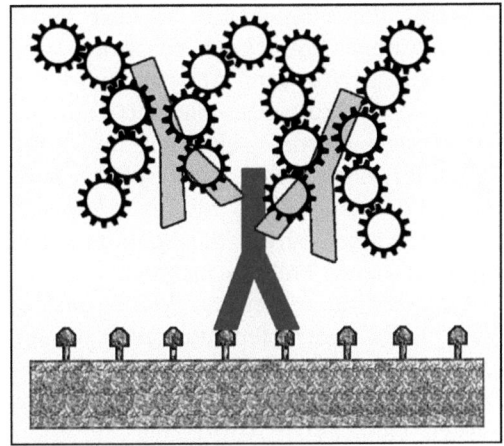

Abb. 11.23 Mikropolymer-Methode

Protokoll-Beispiel für manuelle 2-Schritt-Polymer-Methode		
1.	Paraffinschnitte herstellen	
2.	Bei 60 °C antrocknen	15-30 min
3.	Entparaffinieren in Xylol	3-4 × 5 min
4.	Rehydratieren über absteigende Alkoholreihe bis dest. Wasser	je 1-2 min
5.	Antigen-Retrieval (z. B. Citratpuffer pH 6, 8 min Druckkochtopf kochen, 20 min auskühlen lassen)	
6.	In TBS pH 7,6 spülen	5 min
7.	Inkubation mit primärem Maus-AK in optimaler Verdünnung	20–40 min
8.	In TBS pH 7,6 spülen	5 min
9.	Blockieren der endogenen Peroxidase in 3 % H_2O_2	3 min
10.	In TBS pH 7,6 spülen	2 × 5 min
11.	Inkubation mit peroxidase-konjugiertem Sekundärantikörper Kaninchen-anti-Maus in optimaler Verdünnung	15 min
12.	In TBS pH 7,6 spülen	2 × 5 min
13.	Inkubation mit DAB Substratlösung und 0,3 % H_2O_2	3 min
14.	In dest. Wasser spülen	1-2 min
15.	Gegenfärbung mit Hämalaun	0,5-1 min
16.	Bläuen in lauwarmem Leitungswasser	3 min
17.	Entwässern über aufsteigende Alkoholreihe, Klären und Eindecken	

Nach Punkt 6 werden die Objektträger einzeln aus dem Puffer entnommen, die Flüssigkeit wird abgeschleudert, die Schnitte mit einem hydrophoben Stift oder Fettstift knapp umrandet und wieder in den Puffer zurückgestellt. Die Schnitte sollen bei dieser Behandlung nicht austrocknen. Der Fettstift verhindert, dass das aufgetropfte Reagens sich über den ganzen Objektträger verteilt und abläuft.

Anschließend werden die Objektträger in einer feuchten Kammer plan auf Stege aufgelegt; dabei immer nur so viele auflegen, wie ohne Antrocknen bearbeitet werden können. Vor dem Auflegen wird der Puffer wieder gut abgeschleudert und die Objektträger werden senkrecht auf einer saugenden Unterlage „abgeklopft", damit kein Verdünnungseffekt mit den AK-Seren entsteht. Dabei dürfen die Schnitte allerdings auf keinen Fall austrocknen.

Die Schnitte werden mit AK-Serum bedeckt. Beim Auftropfen muss man darauf achten, dass das ganze Gewebe luftblasenfrei mit reichlich Reagens bedeckt ist. Ansonsten kann es zu Antrocknungsartefakten vom Rand her kommen. Eine Luftblase würde den Reagenskontakt mit dem Gewebe verhindern. Man sollte nicht zu viele Objektträger auf einmal bearbeiten und darauf achten, dass alle Objektträger die korrekte Inkubationszeit bekommen.

Für die Spülschritte bevorzugen manche das vorsichtige Abspritzen des Serums mit einer Spülflasche und dann das Einstellen in die Pufferlösung, um Kontaminationen zu verhindern. Man kann aber auch die Objektträger in einer ersten Küvette spülen und dann in eine zweite einstellen, was bei leicht abschwimmenden Schnitten zu bevorzugen ist.

Bei Punkt 9 erfolgt eine Blockierung der endogenen Peroxidase durch Einwirkung des Substrats Wasserstoffperoxid im Überschuss (s. ▶ Abschn. 11.13.2). Dieser Schritt sollte nach der Primär-AK-Bindung und vor der Inkubation mit peroxidasekonjugierten AK passieren.

Die DAB-Substrat-Lösung muss kurz vor Gebrauch hergestellt werden. Nachdem es am Schnitt zu einer Farbentwicklung gekommen ist, darf man auch mit dest. Wasser anstelle von Puffer spülen, weil nun die Ag-AK-Bindung keine Rolle mehr spielt.

Der für die Gegenfärbung verwendete Farbstoff kann z. B. verdünntes Mayers Hämalaun sein. Die Kernfärbung soll nur zartblau erscheinen. Zum Schluss wird gebläut, entwässert, geklärt und eingedeckt.

Bei der händischen Methode wird es umso schwieriger, die genaue Inkubationsdauer einzuhalten, je mehr Objektträger man handhaben muss. Eine Folge des IHC-Booms ist, dass heutzutage Histodiagnostiklabors mit entsprechenden IHC-Färbeautomaten ausgestattet sind (s. ▶ Abschn. 11.15). Je nach Umfang der Gerätefunktionen können die Vorbereitungsschritte wie Antrocknen, Entparaffinieren und Antigenretrieval direkt am Gerät erfolgen. Die getrockneten und meist mit ID-Etiketten versehenen Paraffinschnitte werden in den Automaten geladen, der alle Inkubations- und Spülschritte nach einem vorbestimmten Protokoll durchführt. Dazu bestückt man ihn mit den notwendigen Reagenzien (Puffer, Detektionskit, Gegenfärbung). Das Detektionskit umfasst alle Reagenzien, die zur Durchführung einer bestimmten IHC-Methode benötigt werden. Nach Ablauf der IHC-Analyse werden die Objektträger wieder entnommen, im Regelfall entwässert, geklärt und eingedeckt.

11.11.8 IHC-Doppelfärbungen

Bei IHC-Doppelfärbungen (DF) werden zwei Antigene in einem Gewebeschnitt gleichzeitig dargestellt, wodurch man ihre räumliche Beziehung untersuchen kann. Grundsätzlich wird in der Hellfeldmikroskopie die unterschiedliche Färbung durch **verschiedene Enzym-Chromogen-Kombinationen** erzeugt. Für die Fluoreszenzmikroskopie setzt man unterschiedliche Fluorochrome ein. Die Routinemethoden im Histodiagnostiklabor haben sich aus Forschungsmethoden entwickelt, werden durch käufliche Reagenzien unterstützt und sind in einem dem Laborworkflow angepassten Zeitrahmen auf FFPE-Gewebe durchführbar. Heutzutage wird meist auch eine automatisierte Variante angeboten, mit der man zwei bereits im Labor etablierte Antikörper leicht kombinieren kann. IHC-Doppelfärbungen sind komplexe Analysen, die einer ausgeklügelten Färbestrategie bedürfen, um keine Kreuzreaktionen der eingesetzten Detektionssysteme hervorzurufen. Diese Strategien kann man parallelen bzw. sequenziellen Methoden zuordnen. Für die Überprüfung der Färbestrategie werden beide Antigene zunächst einzeln dargestellt, um das zu erwartende Ergebnis abschätzen zu können. Die Vorbehandlungsschritte (HIER, PIER) sollten beide Antigene gleichermaßen vertragen bzw. benötigen.

Bei der Planung muss neben der Reaktivität der Testkomponenten die Löslichkeit der Chromogene mit einbezogen werden. Ist eines der Farbprodukte xylollöslich, darf man das Präparat nicht entwässern und klären. Bei alkohollöslichen Chromogenen dürfen auch keine alkoholischen Gegenfärbungen eingesetzt werden.

Die **parallelen Methoden** haben ihre Bezeichnung deshalb, weil hier die zwei Primär-AK bzw. die zwei Sekundär-AK jeweils in Mischungen (**AK-Cocktail**) parallel inkubiert werden können. Dies ist nur dann möglich, wenn sie aus unterschiedlichen Spezies stammen und keine Kreuzreaktionen auslösen. Kreuzreaktion bedeutet hier, dass sich ein Sekundär-AK an den „falschen" Primär-AK bindet und damit die Farbentwicklung auch am „falschen" Ort passiert.

Beispiel parallele DF für Zweischritt-IHC (◘ Abb. 11.24) Der erste Inkubationsschritt erfolgt mit einem Cocktail aus einem Mouse-anti-Human-AK und einem Rabbit-anti-Human-AK. Das erste Antigen wird vom Mouse-AK gebunden, das zweite Antigen wird vom Rabbit-AK gebunden. Im zweiten Inkubationsschritt werden die Primär-AK von einem HRP-markierten Goat-anti-Mouse-Sekundär-AK und von einem AP-markierten Goat-anti-Rabbit-Sekundär-AK im Cocktail gebunden. Darauf folgen die Chromogenentwicklungen in getrennten Schritten. Das erste Antigen wird mit DAB in Braun und das zweite Antigen mit Fast Red in Rot

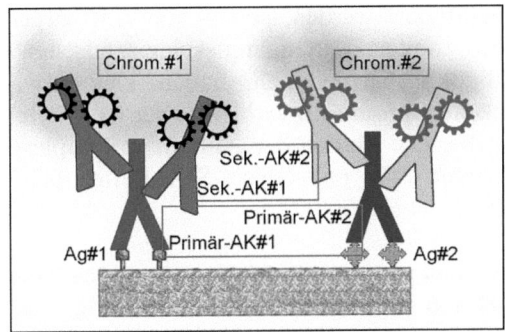

◘ **Abb. 11.24** Parallele DF für Zweischritt-IHC. Die Primär-AK unterschiedlicher Spezies und die mit unterschiedlichen Enzymen markierten Sekundär-AK werden jeweils gemeinsam inkubiert. Die Chromogene werden nacheinander entwickelt.

dargestellt. Die parallele Methode hat den Vorteil, dass sie relativ schnell durchzuführen ist. Der Nachteil ist, dass die Antikörperspezies kombinierbar sein müssen.

Ablauf parallele Doppelfärbung (Beispiel 2 × indirekte IHC)	
1.	Entparaffinieren
2.	Antigen-Retrieval
3.	Blockierungsschritte
4.	Primär-AK #1 mouse + Primär-AK #2 rabbit
5.	Sekundär-AK #1 goat-anti-mouse (HRP) + Sekundär-AK #2 goat-anti-rabbit (AP)
6.	Entwicklung #1: Peroxidase-DAB
7.	Entwicklung #2: Alk. Phosphatase-Fast Red K
8.	Gegenfärbung
9.	Entwässern - Klären - Eindecken

Eine Erleichterung dieser Überlegungen stellt die **sequenzielle Methode** dar, weil hier die Antikörperspezies keine Rolle spielen. Die einzelnen IHC-Analysen werden hintereinander durchgeführt. Typisch für sequenzielle DF ist, dass die AK-Komplexe des ersten Durchgangs aus dem Gewebe entfernt (eluiert) oder durch Hitze inaktiviert werden, sodass die Antikörper im zweiten Durchgang keine „falschen" Bindungspartner mehr finden. Das entwickelte Chromogen verbleibt aber fix im Gewebe. Die **Elution** der Antikörperkomplexe erfolgt z. B. mit Glycin-SDS-Puffer pH 2 (Pirici et al. 2009).

Beispiel sequenzielle DF für Polymer-Methode (◘ Abb. 11.25) Im ersten Durchgang wird ein Epitop in üblicher Weise mit der Polymer-Methode (Peroxidase-DAB) gefärbt. Am Ort des Epitops hat sich nun braunes DAB abgelagert, das nur mehr schwer entfernbar ist. Im nächsten Schritt erfolgt die Denaturierung von gebundenen Primär- und Sekundärantikörpern durch kurzes HIER (4-12 min) in Citratpuffer pH 6. Die Antikörper sind native (unfixierte) Proteine und werden durch die Hitze inaktiviert und denaturiert. Gleichzeitig wird auch die HRP inaktiviert. Die Epitope erfahren nur einen zweiten AR-Gang. Im zweiten Durchgang erfolgt der Nachweis des zweiten Epitops wieder mit einer Polymer-Methode, aber diesmal mit einem anderen Chromogen (alkalische Phosphatase-Fast Red). Letztendlich sind die beiden Epitope mit einer jeweils anderen Farbe markiert. Bei dieser Methode können Primär-AK (#1 + #2) und Sekundär-AK (#1 + #2) aus jeweils denselben Spezies stammen. Bei dieser Technik kommt es darauf an, den Denaturierungsschritt ausreichend heftig, aber schonend genug auszuwählen. Ist er zu schwach, hängt sich der zweite Sekundär-AK an den noch aktiven ersten Primär-AK. Als Ergebnis wäre alles in einer Farbe bzw. in Mischfarbe am ersten Antigen gefärbt.

Ablauf sequenzielle Doppelfärbung (Beispiel Polymer-Methode)	
1.	Entparaffinieren
2.	Antigen-Retrieval #1
3.	Blockierungsschritte
4.	Primär-AK #1 mouse
5.	Sekundär-AK #1 goat-anti-mouse (HRP)
6.	Entwicklung: Peroxidase-DAB
7.	Antigen-Retrieval #2 HIER
8.	Primär-AK #2 mouse
9.	Sekundär-AK #2 goat-anti-mouse (AP)
10.	Entwicklung: Alk. Phosphatase-Fast Red K
11.	Gegenfärbung
12.	Entwässern - Klären - Eindecken

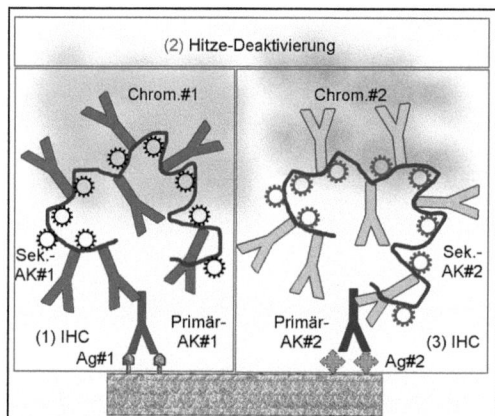

◘ Abb. 11.25 Sequenzielle DF mit Polymer-IHC. Die AK-Spezies der beiden nacheinandergeschalteten Polymer-IHCs spielen keine Rolle, da die ersten AK im Zwischenschritt (2) hitzedeaktiviert werden.

Eine weitere parallele DF-Variante nutzt **fluorochrom- oder haptenmarkierte Primär-AK.** Diese Antikörper sind in der Routine meist nicht regulär vertreten, sind aber im Handel erhältlich. Die Sekundär-AK sind gegen die Markierungen gerichtet und tragen unterschiedliche Enzyme (z. B. HRP-markierter Goat-anti-FITC-AK und AP-markierter Goat-anti-DIG-AK). Auf diese Weise spielen die AK-Spezies keine Rolle und die Inkubationen können parallel und zeitsparend durchgeführt werden.

Für die IHC mit Chromogenen gibt es eine Reihe von unterschiedlichen Enzym-Chromogen-Kombinationen, die verschiedene Farbergebnisse bringen (s. ◘ Tab. 11.2). Im Handel findet man einige verschiedenfarbige Substrate mit entsprechenden Anleitungen für die Anwendbarkeit. In der Routine verwendet man gerne HRP/DAB mit AP/Fast Red, für die es auch Doppelfärbekits bzw. automatisierte Färbungen gibt. Das originale Fast Red ist alkohol- und xylollöslich. Abwandlungen von Fast Red TR (z. B. Permanent Red, Fast Red K) widerstehen den organischen Lösungsmitteln. Trotzdem wird empfohlen, die Präparate nach der DF lufttrocknen und vor dem Eindecken nur kurz in Xylol zu spülen.

Im Histodiagnostiklabor wird die Doppelfärbung üblicherweise zur simultanen Darstellung **verschiedener Zelltypen** eingesetzt. Ein Beispiel dafür ist die Doppelfärbung von Basalzellen und Prostatakarzinomzellen, um eine mögliche Invasion ins Stroma nachzuweisen (◘ Abb. 11.26). Ein weiteres Beispiel wäre die gleichzeitige

◘ **Tab. 11.2** Beispiele für Enzym-Chromogen-Kombinationen

Enzym	Chromogen	Farbe
Meerrettichperoxidase (HRP)	DAB	braun
	DAB/Cobalt	dunkelblau
	DAB/Kupfer	graublau
	DAB/Nickel	blauviolett
	DAB/Osmiumtetroxid	braunschwarz
	AEC	rot
	4-Chlor-1-naphthol	graublau
	α-Naphtholpyronin	rosa
	Tetramethylbenzidin (TMB)	blaugrün
	Pyrocatechol	braunschwarz
	Silberacetat/Hydrochinon	schwarz
Alkalische Phosphatase (AP)	AS-MX-phosphat/Fast Red TR	rot
	AS-MX-phosphat/Fast Blue BBN	blau
	AS-BI-phosphat/Neufuchsin	rot
	BCIP/NBT	dunkelviolett
	BCIP/TNBT	violett
Glucoseoxidase	Glucose/NBT	marineblau
	Glucose/INT	ziegelrot
	Glucose/TNTB	braun
β-D-Galactosidase	5-Brom-4-chlor-3-indoxyl-β-galactopyranosid	blau
	N-Methylindoxyl-β-D-galactopyranosid	grün
	5-Brom-6-chlor-3-indoxyl-β-D-galactopyranosid	rot, Magenta
	5-Jod-3-indoxyl-β-D-galactopyranosid	violett

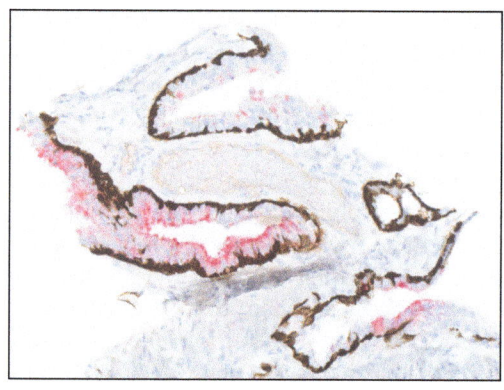

◘ Abb. 11.26 Prostatabiopsie. Doppelfärbung DAB/Fast Red. Basalzellen braun, Karzinomzellen rot, 20×

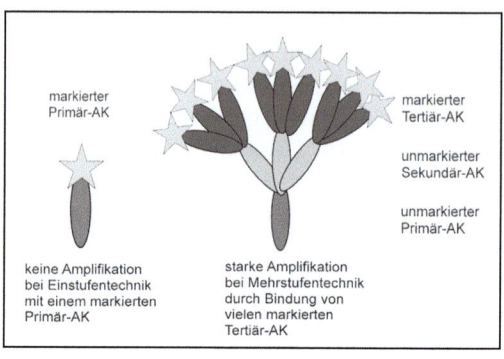

◘ Abb. 11.27 Prinzip der Amplifikation durch Mehrschritttechnik

Anfärbung von kappa- bzw. lambdaleichtketten-produzierenden Plasmazellen in der Knochenmarkbiopsie. Damit kann man die Leichtkettenrestriktion[7] bei multiplen Myelomen darstellen.

11.12 Amplifikationsmethoden

Ist das Antigen im Gewebe nur spärlich vorhanden bzw. wurde es durch die Vorbehandlung geschädigt, kann man durch den Einsatz bestimmter Techniken eine Verstärkung des schwachen Signals bewirken. Beim Vergleich der verschiedenen IHC-Methoden sieht man im Laufe der zeitlichen Entwicklung eine immer stärkere Amplifikation des Signals und damit eine Steigerung der Sensitivität (◘ Abb. 11.27).

11.12.1 Amplifikation durch Mehrschritttechnik

Bei den unmarkierten **Enzymkomplex-Methoden** (PAP und APAAP) kann man durch mehrfach alternierendes Aufbringen von Brückenantikörper und Komplex eine Steigerung des Signals erreichen. Man bringt dadurch eine größere Menge Enzym an den Ort des Antigens, was wiederum einen gesteigerten Umsatz des Chromogens hervorruft.

Bei der **LSAB-Methode** und der **Polymer-Methode** kann man eine Signalverstärkung bewirken, indem man zwischen den Primär-AK und den Sekundär-AK einen weiteren Antikörper aufträgt, der gegen den Primär-AK gerichtet ist und als Bindungspartner für das folgende Detektionssystem passt. So bekommt das „Detektionsgebäude" immer mehr Stockwerke und man bringt eine größere Zahl von Antikörpern bzw. von Enzymmolekülen an den Ort des Antigens.

Ein Nachteil der Mehrschritttechnik ist, dass sich die Chancen für unspezifische Bindungen durch die Antikörper mit jedem zusätzlich aufgebrachten Reagens erhöhen und damit die Hintergrundfärbung auch verstärkt wird.

11.12.2 Amplifikation durch Imidazol

Der DAB-Chromogen-Lösung wird ein Verstärker zugegeben, der die Umsetzungsreaktion der Peroxidase erhöht (Straus 1982). Imidazol ($C_3H_4N_2$, 1,3-Diazo-2,4-cyclopentadien) ist ein farb- und geruchloser Feststoff. Man findet es als Grundgerüst von Histamin und Histamidin.

---

[7] Leichtkettenrestriktion. Bei einer klonalen Vermehrung von leichtkettenproduzierenden Plasmazellen kommt es zu einer Verschiebung des Verhältnisses der darstellbaren Leichtkettentypen.

11.12.3 Tyramidbasierte Amplifikation

Befindet sich Peroxidase als Marker am Ort des Antigens, kann man dies zur Verstärkung der Reaktion mit **biotinyliertem Tyramid** nutzen. Die Peroxidase setzt bei Anwesenheit von Wasserstoffperoxid Tyramid zu einem Derivat um, das schnell an Proteine bindet. Nach der Zugabe von peroxidasemarkiertem Avidin bindet dieses an das Biotin des verankerten Tyramids. Es kommt damit zu einer Erhöhung der Peroxidasemenge und einer verstärkten Umsetzung des Chromogens. Die Farbentwicklung passiert am Ort des Antigens und in seiner unmittelbaren Umgebung. Diese „Flächenvergrößerung" führt zu einer erhöhten Sensitivität, kann aber in Bezug auf die optische Auflösung einen Nachteil darstellen.

Tyramid kann auch mit anderen Haptenen wie HQ konjugiert sein. An diese Haptene können wiederum peroxidasetragende anti-Hapten-Antikörper binden und so eine Amplifikation bewirken (◘ Abb. 11.28).

Ablauf Tyramid-basierte Amplifikation mit Hapten	
1.	Primär-AK
2.	HRP-markierter Sekundär-AK
3.	Hapten-markiertes Tyramid + H_2O_2
4.	HRP-markierter anti-Hapten-AK
5.	Chromogen + Substrat (H_2O_2)
6.	Gegenfärbung (Hämalaun)

In einer Variante der Methode ist das Tyramid mit Fluorescein markiert. Damit wird eine größere Anzahl an Fluorochrommolekülen rund um das Antigen abgesetzt, um ein verstärktes Fluoreszenzsignal zu erreichen. Setzt man hier noch einen enzymmarkierten anti-Fluorescein-Antikörper ein, erhält man eine weitere Verstärkung und eine Umwandlung in eine lichtmikroskopische Methode.

11.12.4 Chinonmethidbasierte Amplifikation

Analog zur TSA-Methode für HRP-konjugierte Antikörper wurde die QMSA-Methode für AP-konjugierte Antikörper entwickelt (Polaske et al. 2016). Chinonmethid gekoppelt an eine Phosphatgruppe wird durch AP-Katalyse freigesetzt. Chinonmethid ist ein reaktives Molekül, das sich ähnlich wie Tyramid kovalent mit den Gewebeproteinen verbindet. Konjugiert man Chinonmethid mit Haptenen, können daran wieder AP-konjugierte anti-Hapten-AK binden und eine Signalamplifikation auslösen. Für eine amplifizierte IF wird Chinonmethid mit Fluorochromen markiert.

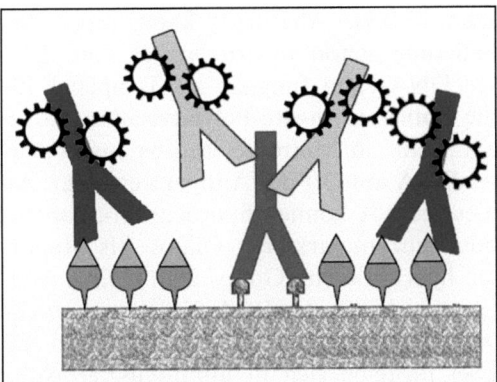

◘ Abb. 11.28 Amplifikation mit haptenkonjugiertem Tyramid. Primär-AK (rot) bindet das Ag, HRP-markierter Sekundär-AK (gelb) bindet den Primär-AK. HRP setzt haptenmarkiertes Tyramid um, Tyramid bindet in Umgebung (grün-gelb), HRP-markierter Amplifikations-AK (blau) bindet an Hapten, HRP setzt Chromogen um.

11.12.5 Amplifikation durch HRP-Polymere

Um mehr Enzymmoleküle an den Ort des Antigens zu bringen, können auch Reagenzien verwendet werden, die HRP-Polymere anstelle von einigen wenigen HRP-Molekülen enthalten. Das ist z. B. Streptavidin konjugiert mit **Poly-HRP**. Als Nachteil wird angesehen, dass die großmolekularen Polymere schwer ins Gewebe diffundieren können.

Um dem entgegenzuwirken, wurden decarboxylierte HRP-Oligomere entwickelt, die eine geringere effektive Größe haben und über flexible Linker in größerer Zahl an Antikörper gebunden werden können. Direkt an einen Antikörper können maximal drei HRP-Moleküle gebunden werden, an ein Dextranpolymer können bis zu 100 HRP-Moleküle gebunden werden (Sabattini et al. 1998). Buchwalow et al. (2013) sahen eine erhöhte Sensitivität und Signalamplifikation durch die HRP-Oligomere im Vergleich zu den HRP-konjugierten Dextranpolymeren, wobei eine Angabe über die konkrete Anzahl der HRP-Moleküle fehlte.

11.12.6 Amplifikation durch Silberpräzipitation bei Goldlabelingmethoden

Die Goldmarkierung am Ort des Antigens lässt sich nur im Elektronenmikroskop sichtbar machen. Erst durch die photochemische Entwicklung von Silberpartikeln, die sich an das Gold anlagern, verstärkt sich das Signal und lässt sich auch im Lichtmikroskop darstellen.

Bei diesen autometallografischen Verstärkungsmethoden wird das ionische Silber als Silberacetat angeboten, es lagert sich an die Goldpartikel an. Die Reduktion zu metallischem Silber erfolgt mittels Hydrochinon in citratgepufferter Lösung bei pH 3,5–4,0. Die Goldpartikel erreichen durch die Silberanlagerung eine Vergrößerung auf 30–100 nm im Durchmesser. Danach erfolgen die Fixierung in Natriumthiosulfat und eine Gegenfärbung. Das Prinzip entspricht im Wesentlichen der Versilberung bei der histologischen Färbung und bedarf derselben Sorgfalt. Das Ergebnis ist eine braunschwarze Färbung am Ort der gebundenen Goldpartikel (Hainfeld und Powell 2005).

11.12.7 DNA-basierte Amplifikation

Diese Methoden funktionieren für DNA-markierte Antikörper. Der Vorteil von DNA-basierten Methoden liegt darin, dass man die Nukleotidsequenz der Oligonukeotide massiv variieren kann und den Antikörpern damit künstliche, eindeutige „Adressschilder" anhängen kann. Diese können wiederum durch komplementäre Nukleinsäuren spezifisch gebunden werden und auch weitere molekularbiologische Techniken ermöglichen.

Rolling-Circle-Amplifikation (RCA) An das Oligonukleotid hybridisiert eine C-förmige DNA-Sonde, deren Enden komplementär zum Oligomer sind und hintereinander daran binden, sodass ein unterbrochener Ring entsteht. Der verbleibende Spalt wird durch eine Ligase zu einem durchgängigen Ring geschlossen (s. Padlocksonde, ▶ Abschn. 12.8.3). Alternativ kann diese **Zirkulierung** schon in vitro erfolgt sein. Dieser DNA-Ring fungiert als Template[8] für die **isotherme In-situ-Polymerisation**, wobei ein „Ball" in Mikrometergröße aus kopierter DNA am Ort des Antigens entsteht. An diese cDNA können fluorochrom-, hapten- oder enzymmarkierte Oligos als Reporter hybridisieren (Gusev 2001). Eine Weiterentwicklung der RCA führte zum *proximity ligation assay*. Um nachzuweisen, ob zwei Proteine sich in unmittelbarer Nähe befinden, werden an beide Proteine oligonukleotidmarkierte Antikörper gebunden. Nur wenn sie sich nahe genug befinden,

---

[8] Template. Vorlage, hier definierte DNA-Sequenz, die kopiert wird.

kann eine Ligase die Oligonukleotide zu einem zirkulären Produkt verbinden und eine DNA-Amplifikation stattfinden lassen.

Verzweigungen und Wiederholungen Befindet sich ein Oligomer oder Concatemer[9] am Antikörper, können an dieses wiederum Nukleinsäuren spezifisch hybridisieren und damit eine größere Zahl an Andockstellen für die fluorochromtragenden Reportersonden bieten. Das findet man z. B. bei *branched* oder *iterative* SABER (s. ▶ Abschn. 11.16.3), die auch für Multiplex-IF eingesetzt werden.

Hybridisierungskettenreaktion (hybridization chain reaction, HCR) Diese Methode stammt aus der In-situ-Hybridisierungstechnik (s. ▶ Abschn. 12.8.3). Am Primär- oder Sekundär-AK befindet sich ein Oligonukleotid, das als Initiator einer Kaskadenreaktion fungiert. Zugegebene *hairpin*-Oligopaare werden durch den Einzelstrang zur selbstständigen Bildung eines Nukleotidpolymers angeregt. Dieses ist entweder selbst fluorochromtragend oder es können daran wiederum viele fluorochrommarkierte Reportersonden binden. HCR-IHC ist auch für Multiplex-IF geeignet (Schwarzkopf et al. 2021).

11.13 Hintergrundfärbung

Eine optimale immunhistologische Färbung zeigt eine klare Reaktion ausschließlich am Ort des Antigens. Hintergrundfärbung ist prinzipiell unerwünscht. Aufgrund verschiedener Mechanismen kommt es jedoch häufig zu unspezifischen Anfärbungen, die eine eindeutige Befundung erschweren. Um diese Hintergrundfärbung möglichst zu minimieren, bedient man sich verschiedener

---

9 Concatemer. Längere DNA-Stränge (über 500 Basen), die viele Wiederholungen *(repeats)* von kurzen DNA-Sequenzen enthalten

Techniken. Die Abgrenzung von echt-positiven Reaktionen erfordert eine entsprechende Erfahrung der Befunder. Hinweise für eine echt-positive Reaktion sind eine heterogene Farbintensität von Zelle zu Zelle, eine klare, abgegrenzte Zellmembrananfärbung oder eine ausschließlich auf Zellkerne beschränkte Anfärbung. Es gibt jedoch einzelne Fälle, wo eine Zellkernfärbung als falsch-positive Reaktion auftreten kann (endogenes Biotin, Nekrose, Schwermetallfixans, starke Säuren als Entkalkungsmittel).

11.13.1 Hydrophobe und elektrostatische Wechselwirkungen

Die meisten Proteine zeigen hydrophobe Eigenschaften, d. h., sie zeigen eine geringe Affinität zu Wassermolekülen und neigen dazu, sich aneinander zu binden und Wasser dadurch auszuschließen. Die hydrophobe Interaktion ist typisch und führt zu einer Stabilisierung von Proteinstrukturen und auch von Immunkomplexen. Unter den Gewebeproteinen findet man diese Hydrophobie besonders bei Bindegewebe (Kollagen, Laminin, Elastin u. a.), Plattenepithelien und Fettzellen. In Abhängigkeit von Zeit, Temperatur und pH-Wert steigert die Einwirkung von Fixanzien, insbesondere von Formaldehyd, diese Eigenschaft. Immunglobuline ihrerseits sind ebenfalls stark hydrophob. Durch Lagerung und Verdünnungsmedium wird die Hydrophobie und die Aggregationsneigung beeinflusst. Je näher der pH-Wert beim isoelektrischen Punkt (IP) des Antikörpers liegt, desto stärker ist die hydrophobe Wechselwirkung ausgeprägt. Der IP von IgG-Molekülen liegt in einem weiten Bereich zwischen 6,0 und 9,5.

Die Ag-AK-Bindung beruht großteils auf hydrophober Wechselwirkung und elektrostatischer Anziehung, wobei die spezifische Epitop-Paratop-Bindung eine höhere

Affinität aufweisen sollte als die unspezifische Bindung. Bei hochaffinen Antikörpern wird bei geringeren Konzentrationen bzw. kürzerer Inkubationszeit die spezifische Bindung im Vergleich zur unspezifischen Bindung bevorzugt (Chang und Linke 2022).

Immunglobuline zeigen als Ampholyte negative bzw. positive Ladungen je nach pH-Wert der Lösung. Je weiter entfernt vom IP, umso ausgeprägter ist die positive oder negative Ladung des Proteins und umso mehr wird die elektrostatische Anbindung an geladene Gewebestrukturen hervorgerufen. Sie können am Gewebeschnitt jeweils entgegengesetzt geladene Reaktionspartner finden, was zu Hintergrundfärbung führt. Die Erhöhung der Ionenstärke (Zugabe von NaCl, 2,5 %) und des pH-Werts (pH 9) vermindert diese Erscheinung, wirkt sich aber auch schwächend auf die spezifische Bindung aus (Polak und van Norden 2003). Hydrophobe und elektrostatische Wechselwirkungen führen oft gemeinsam zu Hintergrundfärbung. Meist bewirken jedoch Maßnahmen gegen die eine Ursache die Verstärkung der anderen.

Die Gegenmaßnahmen beinhalten die Absättigung von möglichen unspezifischen Bindungsstellen durch andere, ähnlich geladene bzw. ähnlich hydrophobe Proteine im Vergleich zu den diagnostischen Antikörpern, bevor diese aufgetragen werden. In den meisten Routine-IHC-Analysen werden solche Blockierungsschritte allerdings weggelassen, weil sie bei der Anwendung von modernen IHC-Methoden (hohe Sensitivität, kurze Inkubationszeit, möglichst standardisierte Präanalytik) als unnötig erachtet werden (Buchwalow et al. 2011).

- **Gegenmaßnahmen**
- Optimierung des AK-Verdünnungsmittels (pH-Wert, hintergrundreduzierende Mittel; Zusatz von 1 % BSA, 2–4 % fettarmem Milchpulver, Casein)
- Optimierung der Fixierung
- Optimierung der AR-Methode
- Verwendung von Detergens im Waschpuffer (z. B. Tween 20, 0,05 %)
- Blockierung mit Normalserum[10] (unverdünnt bis 1:20, unmittelbar vor dem Primär-AK aufzutragen; von derselben Spezies wie der Sekundär-AK, darf nicht hämolytisch sein)

11.13.2 Endogene Enzymaktivität

Die Farbstoffentwicklung bei den immunologischen Tests erfolgt durch Chromogenumsetzung mittels Enzym. Eine eindeutige Aussage liegt nur dann vor, wenn ausschließlich extern, d. h. durch das Detektionssystem, zugeführtes Enzym dafür verantwortlich ist. Sog. endogenes Enzym führt zu falsch-positiven Reaktionen. Deshalb muss es in einer Vorbehandlung blockiert und inaktiviert werden.

11.13.2.1 Peroxidase

Endogene Peroxidaseaktivität wird praktischerweise gleichgesetzt mit „Pseudoperoxidaseaktivität", weil auch manche Nicht-Peroxidasen diese Enzymaktivität aufweisen. Man findet sie bei allen Hämoproteinen, Peroxidasen und Katalasen (Hämoglobin der Erythrozyten, Myoglobin der Muskelzellen, Cytochrom der Mitochondrien, Myeloperoxidase der Granulozyten und Monozyten, Katalase der Niere und Leber). Peroxidasen katalysieren die Oxidation von verschiedenen Substanzen (reduzierte Coenzyme, Fettsäuren, Aminosäuren, reduzierte Cytochrome) mithilfe von Wasserstoffperoxid. Wasserstoffperoxid ist das Substrat der enzymatischen Katalyse. Für die Reaktion wird ein reduzierbarer Reaktionspartner als Elektronendonator benötigt.

---

10 Normalserum. Serum vor der Immunisierung, vor der Antikörperproduktion.

11.13 · Hintergrundfärbung

- **Enzymblockierung**

Die Peroxidaseaktivität wird mittels Substratzugabe im Überschuss irreversibel gehemmt. Es kommt durch das Wasserstoffperoxid zur sog. Suizidhemmung, die gekennzeichnet ist durch Degradierung der Hämgruppe, Freisetzung der Eisenionen und Veränderung der Sekundär- und Tertiärstruktur. Diese molekulare Veränderung vollzieht sich über Zwischenstadien. Bei der Hemmung ist zu wenig oder **kein reduzierbarer Reaktionspartner** (Elektronendonator) vorhanden. Unter dieser Bedingung agiert die Peroxidase als Katalase, zerlegt das Wasserstoffperoxid und setzt reaktiven Sauerstoff frei. Die Hemmungsreaktion ist zeit- und konzentrationsabhängig (Paumann-Page 2013) (s. ▶ Abschn. 10.10.4).

Formalinempfindliche Enzyme mit Peroxidaseaktivität wie die Cytochromoxidase werden schon bei der Fixierung und im Einbettungsprozess denaturiert und deaktiviert. Die Katalase benötigt ihrerseits höhere Substratkonzentrationen als die Peroxidase und trägt deshalb nichts zur Chromogenumsetzung beim IHC-Test bei.

Die Hemmung erfolgt meist vor der Immunreaktion, auf jeden Fall aber vor dem Aufbringen der exogenen HRP. Manche Antigene werden durch die Blockierung mit H_2O_2 zerstört (z. B. CD4). Hier sollte die Inhibition erst nach der Inkubation mit dem Primär-AK stattfinden (Bussolati und Leonardo 2008).

An Erythrozyten im Gewebeschnitt kann man die erfolgreiche Blockierung überprüfen. Gefärbte Erythrozyten zeugen von einer unvollständigen Blockierung.

- **Technikbeispiele**
- 5-10 min in 3 % wässriger Wasserstoffperoxidlösung
- 20 min in 0,3-0,6 % Wasserstoffperoxidlösung in Methanol (Cytopräparate)
- 20 min in 0,1 % Natriumazid und 0,3 % Wasserstoffperoxid in PBS oder TBS (Gefrierschnitte)

Bei blutreichem Gewebe (bzw. Blutausstrichen) kann es durch die Reaktion zum „Sprudeln" auf dem Schnitt kommen, was ein gewisses Maß an Zerstörung bedeutet. Hier greift man als Alternative auf Methoden mit alkalischer Phosphatase zurück.

Durch ein Gemisch aus Natriumazid und H_2O_2 erfolgt eine irreversible, nichtkompetitive Hemmung. Natriumazid wird häufig als biozides Konservierungsmittel in AK-Lösungen verwendet und ist ein Oxidaseinhibitor. Im Verlauf der IHC-Analyse sollte es durch die Waschschritte in Pufferlösungen vom Schnitt entfernt sein. Achten muss man darauf, dass die Pufferlösungen kein Natriumazid enthalten.

11.13.2.2 Alkalische Phosphatase

Endogene alkalische Phosphatase kommt verstärkt in Dünndarmepithel, Knochengewebe, Nierentubuli, Leber, neutrophilen Granulozyten, Endothelzellen, Epithelien der Harnblase sowie in Trophoblasten der Plazenta vor.

- **Enzymblockierung**

Levamisol ist ein Arzneistoff aus der Gruppe der Imidazothiazole und ein nichtkompetitiver Inhibitor der nichtintestinalen alkalischen Phosphatase. Die AP in der Plazenta und in der Darmwand wird durch Levamisol nicht gehemmt. AP ist hitzeempfindlich und kann durch Temperaturen über 60 °C inaktiviert werden (Ponder und Wilkinson 1981).

- **Technikbeispiele**
- Die Enzymaktivität wird durch Zugabe von 0,2-0,3 mM Levamisol zur Substrat-Chromogen-Lösung inhibiert. Fehlerhafte Konzentrationen können hier auch die AP des Detektionssystems blockieren (intestinale AP vom Kalb oder gentechnisch erzeugt).
- Hitzeinduzierte Antigendemaskierung bei Temperaturen über 90 °C führt

praktisch zu einer sofortigen Inaktivierung von AP.
- 20 % Essigsäure für 15 min appliziert vor dem Primär-AK führt auch zur Inaktivierung von intestinaler AP.

11.13.3 Endogenes Biotin

Endogenes Biotin findet man in Mitochondrien und Zellkernen, im Besonderen in Leber-, Nieren-, Darm- und Lymphgewebe. Geringere Mengen sind auch in Geweben des zentralen Nervensystems und im Fettgewebe vorhanden. An dieses Biotin binden Avidin bzw. Streptavidin der enzymhaltigen Komplexe bzw. Konjugate sowie anti-Biotin-Antikörper des Detektionssystems. So gelangt Enzym an den Ort des endogenen Biotins und führt zu einer falsch-positiven Reaktion. Die zeigt sich meist als granuläre, cytoplasmatische Färbung, kann aber auch als täuschend echte, nukleäre Färbung in Erscheinung treten. Die granuläre, cytoplasmatische Färbung wirkt meist diffus-unscharf und zeigt keine Zell-zu-Zell-Heterogenität (Miller 2001).

Es hat sich gezeigt, dass die HIER-Methoden die Problematik des endogenen Biotins steigern. Besonders klare, falsch-positive Reaktionen in Tumorzellen können zu Fehlinterpretationen führen und müssen unbedingt durch Negativkontrollen (s. ▶ Abschn. 11.14.3.2) aufgedeckt werden. In manchen Publikationen wird deshalb für alle Protokolle, die mit Biotin arbeiten und HIER enthalten, die Blockierung von endogenem Biotin empfohlen. Um die Problematik des endogenen Biotins zu umgehen, muss man auf Methoden ausweichen, die nicht mit diesem Detektionssystem arbeiten (PAP, APAAP, Dextranpolymer, Enzympolymer, Hapten-Dreischritttechnik).

■ **Biotinblockierung**
Die Biotinblockierung erfolgt durch Inkubation mit 0,01-0,1 % Avidinlösung und weiters mit 0,001-0,01 % Biotinlösung (käufliches Blockierkit oder selbst hergestellt aus Hühnereiweiß und Trockenmilch). Ein Avidinmolekül bindet an ein endogenes Biotinmolekül (1:1) und blockiert es dadurch. Damit sind drei der vier Bindungsstellen des Avidins belegt. Die noch offenen Bindungsstellen des Avidins werden durch das im Überschuss zugegebene Biotin wieder abgesättigt. Waschschritte entfernen das ungebundene Biotin. Das gebundene Biotin steht somit für den avidin- bzw. streptavidinhaltigen Komplex als Bindungspartner nicht mehr zur Verfügung (Wood und Warnke 1981).

11.13.4 Spezifische Hintergrundfärbung

Hier kommt es zu Anfärbungen aufgrund von unerwünschten Immunreaktionen. Polyklonale Antiseren können als „Verunreinigung" **natürliche Antikörper** enthalten, die Affinitäten zu Gewebestrukturen haben. Sie sind jedoch meist in geringer Konzentration vorhanden und fallen bei der Gebrauchsverdünnung nicht mehr auf. Andere Antikörper sind erst durch die Immunisierung als **unerwünschte Produkte** entstanden, konnten aber bei der Serumreinigung nicht entfernt werden und machen sich bemerkbar. Diese Probleme treten bei monoklonalen Antikörpern nicht auf.

Manche nachzuweisende **Antigene diffundieren** vom Ort ihrer Synthese bzw. Speicherung in das umliegende Gewebe. Um dem entgegenzuwirken, sind eine sofortige, richtige Fixierung und eine schonende Behandlung des Gewebes notwendig. Durch **Quetschung** werden Zellen zerstört und Plasmainhaltsstoffe verteilt. **Phagozyten** können das gesuchte Antigen in sich aufnehmen und zeigen dann eine untypische Immunreaktion.

Zur **Kreuzreaktivität** kommt es, wenn ein oder mehrere Epitope des gesuchten Antigens auf anderen Proteinen vorkommen. Durch sorgfältiges Auswählen der Antiseren bzw. Klone kann dieses Problem vermieden werden.

Manche humane Zellen (Makrophagen, Monozyten) besitzen auf ihrer Oberfläche Rezeptoren für Fc-Fragmente bestimmter Maus-Immunglobuline, die die diagnostischen Antikörper binden können. Im FFPE-Schnitt sollten sie weitgehend zerstört sein, in Gefrierschnitten bzw. Cytopräparationen aber zu Problemen führen (Gadd und Ashman 1983). Buchwalow et al. (2011) sehen auch bei fixierten Gefrierschnitten und Cytopräparaten keine bindungsfähigen Fc-Fragmente mehr. Die Bindung von Antikörpern an **Fc-Rezeptoren** kann verhindert werden, indem man als Antikörper nur Fab-Fragmente anstelle ganzer IgG-Moleküle verwendet oder monoklonale Antikörper sorgfältig auswählt.

11.13.5 Autofluoreszenz

Der Begriff „Autofluoreszenz" bezogen auf FFPE-Gewebe ist nur bedingt richtig. Es handelt sich vielmehr um eine **induzierte Fluoreszenz** aufgrund der Reaktion der Gewebeproteine mit Formaldehyd. Diese fluorochromen Eigenschaften ergeben sich durch die Kondensation von Formaldehyd an Ringstrukturen. Das Reaktionsprodukt wirkt als fluorophore Gruppe und lässt sich durch dieselben UV-Wellenlängen anregen wie das Testfluorophor (Bryan und O'Donnell 1988). Neben dieser induzierten Fluoreszenz treten auch natürlicherweise fluoreszierende Substanzen im Gewebeschnitt auf. Dazu gehören z. B. Lipofuszin (orange), Elastin und Kollagen (blau bis grün), und auch biologische Moleküle wie NADH und FAD. Croce und Bottiroli (2014) listen eine Reihe von biologischen Molekülen auf, die im Rahmen der Autofluoreszenzspektroskopie untersucht werden können.

Es gibt Methoden, die Autofluoreszenz zu unterdrücken: z. B. durch Behandlung mit Sudan Black B oder Natriumborhydrid (Baschong et al. 2001), Trypanblau (Mosiman et al. 1997; Wan et al. 1993) oder 1–10 mM Kupfersulfat in 50 mM Ammoniumacetatpuffer pH 5 (Schnell et al. 1999). HIER wurde auch zur Reduktion von Autofluoreszenz auf FFPET eingesetzt (Shi et al. 2011). Der Erfolg ist meist eingeschränkt, deshalb arbeitet man bei der IF bevorzugt an unfixierten Gefrierschnitten.

Eine andere Strategie ist die Verwendung von Fluorochromen, die in Wellenlängenbereichen arbeiten, die nicht mit der Autofluoreszenz überlappen, wie die Nahinfrarot-Fluorophore (Schreiber et al. 2021). Diese liegen aber außerhalb des sichtbaren Spektrums und benötigen entsprechende Detektoren und Bilderzeuger. Moderne Fluoreszenzmikroskopietechniken unterstützen ebenfalls bei der Hintergrundminimierung (s. ▶ Abschn. 15.8 bis 15.11). Weiters lässt sich durch moderne intelligente Bildgebungsverfahren der Hintergrund auch „wegrechnen" und das Bild klarer machen (Dekonvolutionsmikroskopie).

Fluoreszierender Hintergrund kann auch durch unspezifische Bindung von fluorochrommarkierten Antikörpern oder durch Bindung von negativ geladenen Fluorochromen an positiv geladene Gewebestrukturen entstehen (s. ▶ Abschn. 11.13.1).

11.13.6 Sonstige Ursachen für Hintergrundfärbung

- **Diffuse Anfärbungen durch Chromogen werden verursacht durch**
  - unzureichende Waschschritte oder fehlendes Detergens im Waschpuffer (z. B. bei großmolekularen, hydrophoben Polymeren)
  - unvollständige Entparaffinierung
  - Proteinzusätze in Wasserbädern (Adhäsive)

- unpassendes oder übermäßiges Adhäsiv am Objektträger (Albumin, Eiweiß-Glycerin)
- Bakterien- und Pilzkontamination in Wasserbädern
- unvollständige Chromogenauflösung (Präzipitate durch Filtrieren entfernen)
- Verletzung des Gewebes durch Quetschen
- nekrotische Areale (verzögerte Fixierung)
- Eigenfärbung des Gewebes durch Melaninpigment täuscht Chromogen vor (s. Box)

- **Ungleichmäßige Anfärbung durch Chromogen findet man bei**
- Austrocknen des Schnitts
- Unebenheiten im Schnitt
- Ablaufen des Serums
- Luftblasen des Serums während der Inkubation (kreisrunde, ungefärbte Areale)
- nichthaftende Schnittbereiche kommen von beiden Seiten mit Reagenzien in Kontakt und „fangen" Chromogen ein
- fehlerhafte Mischfunktion im IHC-Automaten
- „Ausbluten" von Chromogen aus Arealen mit sehr starker Färbung

---

Methoden zur Melaninbleichung für IHC (Orchard 1999)
- 10 % Wasserstoffperoxid 24 h bei Raumtemperatur
- 0,25 % Kaliumpermanganat 1 h und 4 % Oxalsäure 5 min

Melanin-Umfärbung mit Giemsa-Hämatoxylin
Eine Gegenfärbung mit Giemsa verändert das braune Melanin in grünblau und lässt sich dadurch leichter von DAB unterscheiden (Miller 2001).

- 5 min Giemsa-Stammlösung, spülen, 20 s in Harris' Hämatoxylin, bläuen, entwässern und eindecken

11.14 Qualitätssicherung in der Immunhistologie

Bei den fast unzähligen **Variationsmöglichkeiten**, beginnend bei der Gewebevorbehandlung (Fixierung, Einbettung, Demaskierung, Blockierung), Antikörper(klon)auswahl, Inkubationszeiten und -temperatur bis hin zu den diversen Detektionssystemen, kann man sich vorstellen, welche Bedeutung die Qualitätssicherung hier einnimmt. Insbesondere für die semiquantitative Beurteilung von therapierelevanten Antikörpern, wo ein Score basierend auf Anzahl und Reaktionsstärke der angefärbten Zellen ermittelt wird, ist die **Standardisierung** des gesamten Testablaufs und der Präanalytik ein wichtiges Thema (Taylor 2000). Engel und Moore (2011) fanden 62(!) präanalytische Faktoren im FFPE-Prozess, die variieren können und möglicherweise Einfluss auf das Ergebnis haben könnten. Fünfzehn davon wurden in Publikationen als beeinflussend beschrieben, zwölf davon hatten laut Studien keinen Einfluss. Die restlichen Faktoren wurden zu der Zeit noch nicht untersucht. Studien, die den Einfluss von präanalytischen Faktoren untersuchten, testeten immer nur eine gewisse Anzahl an ausgesuchten Antikörpern. Es ist deshalb schwierig, diese Ergebnisse universell auf alle Epitope zu übertragen. Je höher das Maß an Standardisierung bei allen Prozessschritten bis hin zur Testauswertung ist, umso stabiler ist der IHC-Test und umso leichter lässt sich bei mangelhaften Ergebnissen die Ursache finden. Spinnt man den Gedanken weiter, wäre bei einer idealen Standardisierung der Testparameter auch eine quantitative IHC-Analyse möglich. Im Gegensatz dazu steht die aktuelle Praxis, wo die

11.14 · Qualitätssicherung in der Immunhistologie

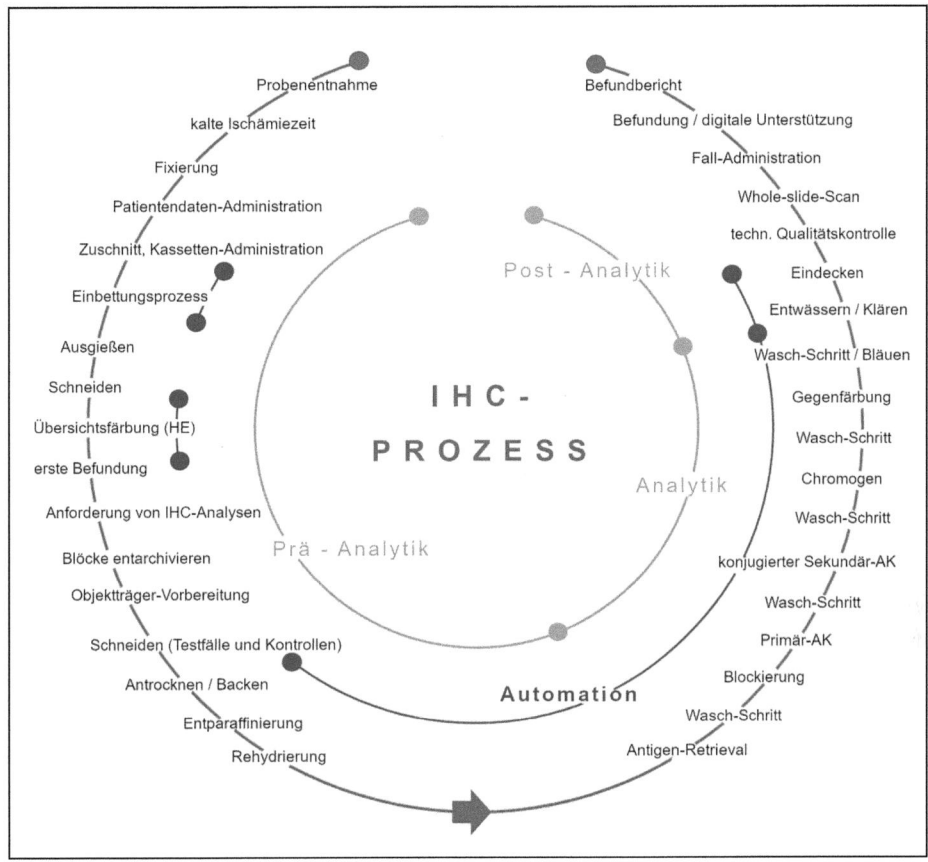

Abb. 11.29 Schema des kompletten IHC-Prozesses mit den vielen Einzelschritten. Die Automatisierung kann einen wesentlichen Teil davon abdecken. Die Präanalytik hat einen großen Einfluss auf die IHC-Analyse. In die Postanalytik fällt die Testinterpretation.

Variationsmöglichkeiten nicht nur innerhalb des eigenen Labors, sondern auch von Labor zu Labor bestehen (◘ Abb. 11.29).

Die EU-Verordnung 2017/746 für In-vitro-Diagnostika (IVDR) stellt bestimmte Anforderungen an das Histodiagnostiklabor (s. ▶ Abschn. 17.11). Dazu gehört u. a. die Überprüfung der Kompetenz gemäß Akkreditierungsnorm (DIN EN ISO 15189, DIN EN ISO/IEC 17020). Diese Norm enthält wiederum viele Forderungen, die in Bezug auf Histoanalysen erfüllt werden müssen. In Summe soll jeder Schritt am Patientengewebe nachvollziehbar korrekt und von qualifiziertem bzw. autorisiertem Personal durchgeführt werden. Die Nachvollziehbarkeit erfordert ein hohes Maß an Dokumentation auch in Bezug auf Validierung und Verifizierung der Analysen, in Bezug auf die Reagenzienverwaltung, Gerätewartung und Mitarbeiterschulung. In der Norm wird ein standardisiertes Verfahren für die Validierung und Verifizierung verlangt, aber keine konkreten Anweisungen zu Umfang und Vorgehensweise gegeben.

Die belgische Kommission für anatomische Pathologie hat eine aktuelle Empfehlung für die Validierung und Verifizierung in der Immunhistochemie in Konkordanz mit der IVDR und der Akkreditierungsnorm ISO 15189 erstellt, die zur Orientierung dienen kann (Verbeke et al. 2024). Weitere Orientierungshilfen findet man z. B. auf der Webseite der deutschen Akkreditierungsstelle (Weblink s. Literatur).

11.14.1 Eigenschaften der diagnostischen IHC-Analyse

IHC-Analysen bzw. IHC-Tests lassen sich durch verschiedene Eigenschaften charakterisieren, die für die Qualitätssicherung eine große Rolle spielen (◘ Tab. 11.3). Der Begriff „**Test**" bezieht sich dabei auf den biomedizinischen Nachweis eines Parameters, um einen Zustand im Patientengewebe qualitativ oder (semi)quantitativ zu bestimmen. Der Begriff „**IHC-Analyse**" umfasst das „Färbeprotokoll" beginnend mit dem Antigenretrieval bis zur Auswertung. Die Interpretation eines Tests durch den Befunder fällt in den postanalytischen Bereich.

Torlakovic et al. (Canadian Association of Pathologists CAP-ACP, 2010) empfehlen, die diagnostischen IHC-Tests in zwei Kategorien zu unterteilen. **Klasse I** umfasst alle „qualitativen" Tests, wo das Ergebnis in Zusammenhang mit der Morphologie beurteilt wird und vom Pathologen zur Befunderstellung genutzt wird (z. B. S-100, CD20, CK-Pan). Zur **Klasse II** gehören alle Tests, die als eigenständiger, diagnostischer Biomarkerbefund an den Kliniker gehen und deren Ergebnis üblicherweise direkt in das Patientenmanagement einfließt. Dazu gehören alle sog. „semiquantitativen" Nachweise (z. B. ER, Her2/neu), aber auch qualitative Tests mit prädiktiver bzw. prognostischer Bedeutung. Je nach den bestehenden Umständen kann die Zugehörigkeit wechseln. Beispielsweise kann ein Parameter in einer Tumorentität eine prädiktive oder prognostische Bedeutung haben, in einer anderen jedoch nicht. Die Klassifizierung ist also abhängig vom **Zweck der Analyse** und dem **Empfänger des Testergebnisses** (Pathologe oder Kliniker). Die Gruppe der Klasse-II-Tests ist wesentlich kleiner als die der Klasse-I-Tests.

Die US-amerikanische Food and Drug Administration (FDA) klassifiziert Medizinprodukte nach dem möglichen Risiko für Patientin und Allgemeinheit. Sie führte die **Klasse-III-Tests** ein. Diese gehören weder zur Klasse I noch zur Klasse II. Sie beinhalten ein höheres Risiko für die Patientinnen, sind komplex, testen eigenständige Parameter, kommen mit genauer Testvorschrift im Beipack und benötigen eine behördliche Zulassung (z. B. Hercep-Test, *companion diagnostics*). Die FDA-Klassen I und II entsprechen ansonsten den CAP-ACP-Klassen I und II.

In der EU werden entsprechend der IVD-Verordnung (IVDR) die Klassen A, B, C und D für Medizinprodukte verwendet. IHC-Tests (CAP-ACP-Klasse I und II) werden der **Klasse C** mit hohem bzw. mittlerem Risikograd zugeordnet. Besonders angeführt sind Tests, die bei Screening, Diagnose und Staging von Krebserkrankungen eingesetzt werden und prognostisch, diagnostisch oder prädiktiv sind (MDCG 2023).

Die International Society for Immunohistochemistry and Molecular Morphology (ISIMM) orientiert sich bei ihrer Testzuordnung an der CAP-ACP, benennt die Klassen I und II aber um in **Typ-1-IHC**

◘ **Tab. 11.3** Eigenschaften von diagnostischen IHC-Analysen bzw. IHC-Tests

Kategorisierung (Klasse/Typ)
Technische Spezifität
Technische Sensitivität
Diagnostische Sensitivität
Diagnostische Spezifität
Reproduzierbarkeit
Robustheit
Korrektheit
Präzision

11.14 · Qualitätssicherung in der Immunhistologie

Tab. 11.4 Klassifizierung der IHC-Analysen

CAP-ACP	ISIMM	FDA	IVDR-EU
Klasse I	Typ-1-IHC	Klasse I	Gruppe C
Klasse II	Typ-2-IHC	Klasse II	
		Klasse III	

und **Typ-2-IHC**. Die Zuordnung der einzelnen IHC-Analysen erfolgt nach dem **Fit-for-Purpose**-Prinzip, also nach dem beabsichtigten Zweck und dem Risiko. Das Risiko bezieht sich auf die Gefahr für die Patientin, die von einem falsch-positiven oder falsch-negativen Ergebnis ausgeht. Dazu gibt es Empfehlungen für den Umfang der Validierung und den Einsatz von Kontrollen je nach IHC-Typ (Cheung et al. 2017a) (Tab. 11.4).

Die Immunhistochemie entwickelt sich stetig von einer histologischen „Färbung" zu einem **zell-** bzw. **gewebebasierten In-situ-Immunoassay**. Sie wird gerne mit Immunoassays der klinischen Chemie verglichen, unterscheidet sich jedoch in wesentlichen Punkten wie der Quantifizierbarkeit und der Verwendung von Standardkurven als Referenz. Die Nachweismethoden in der IHC sind in erster Linie **qualitativ beschreibend** und nur für einige wenige Tests semiquantitativ. So sind auch Begriffe wie **Sensitivität** und **Spezifität** nicht 1:1 aus der klinischen Chemie übertragbar.

Weiters sind Sensitivität und Spezifität eines Antikörpers bzw. einer IHC-Analyse zusammenhängende, aber unterschiedliche Eigenschaften. Eine hohe Sensitivität des Antikörpers ist meist gleichzusetzen mit einer hohen Affinität und erlaubt eine starke Verdünnung für eine schnelle Bindung. Die technische Sensitivität einer IHC-Analyse bezieht sich auf die Fähigkeit, Antigene mit geringer Häufigkeit im Gewebe zu erkennen. Die Spezifität des Antikörpers beschreibt die möglichst exakte Epitop-Paratop-Passung, unabhängig von der Lokalisation des Epitops. Ein spezifischer Test weist ausschließlich das gesuchte Antigen bzw. den Biomarker nach. Ist eine IHC-Analyse nicht gut kalibriert, kann deshalb im Extremfall auch ein spezifischer und hochaffiner Antikörper ein falsch-negatives Ergebnis bringen.

Die **Sensitivität des Tests** hängt von vielen Faktoren ab – der Antikörper ist einer davon – und kann in der IHC nicht mit Zahlen bemessen werden. Ein Ansatz, die Sensitivität zu erkennen, ist die Analyse von niedrigexprimierendem Gewebe (*low expressor*, LE). Das LLOD (*lower limit of detection*) einer IHC-Analyse wird mit der Fähigkeit gleichgesetzt, im LE diese geringen Ag-Mengen noch darstellen zu können. Die Testsensitivität ist auch mit dem Signal-Rausch-Verhältnis verknüpft, wo geringe Epitopmengen im Hintergrundrauschen „untergehen" und so die Analyse ihre Grenze hat.

Die Positivität oder Negativität eines **qualitativen IHC-Tests** wird neben der vorhandenen oder nichtvorhandenen Anfärbung durch Auswertungskriterien wie der Intensität und der Anzahl an gefärbten Zellen bestimmt *(cut-off)*. So können beispielsweise schwach gefärbte Zellen trotzdem als „negativ" im Test bewertet werden. Die Sensitivität einer IHC-Analyse hat hier großen Einfluss. **Semiquantitative IHC-Tests** werden nach einem bestimmten Scoringschema und in Bezug auf definierte, validierte Kontrollen beurteilt. Im besten Fall gibt es Richtlinien (FDA, ASCO-CAP), die eine Standardisierung der Präanalytik, der Testmodalitäten und der Auswertung vorgeben. Zum Beispiel beim Nachweis von Her2/neu wird die Patientenprobe mit Negativkontrollen bzw. Positivkontrollen mit unterschiedlicher Intensität (0, 1+, 2+, 3+) verglichen und so einer Kategorie zugeordnet. Bei der Kalibrierung eines semiquantitativen Tests muss das Färbeprotokoll so eingestellt werden, dass es auf den validierten Kontrollen das zu erwartende Ergebnis liefert (z. B. stark positiv bei hoher Expression, negativ bei niedriger Expression). Unter Umständen muss die Sensitivität der Analyse sogar verringert werden, um dem zu entsprechen.

Die **technische Spezifität** der Analyse ist damit gegeben, dass sie in bekanntlich negativem Gewebe keine positive Reaktion zeigt. Bei IHC-Analysen sollte man sich bewusst sein, dass ein spezifischer Antikörper ein Epitop erkennen könnte, das noch unbekannterweise auch auf einem anderen Antigen zu finden ist, und der Test somit nicht spezifisch reagiert. Bei polyklonalen Antiseren können solche Kreuzreaktivitäten leichter auftreten (z. B. polyklonaler anti-PAX8 erkennt auch PAX5; Moretti et al. 2012), d. h., der aktuelle Wissensstand muss bei der Beurteilung der Spezifität beachtet werden. Die technische Sensitivität und Spezifität sollten in stabilen IHC-Analysen auch bei Wiederholungen nicht variieren (Reproduzierbarkeit). Es gibt Bestrebungen für die IHC „Goldstandards" als Referenzmaterial zu finden, um Sensitivität und Spezifität annähernd objektiv zu definieren *(tissue tools)*.

Die **diagnostische Sensitivität** und **Spezifität** eines IHC-Tests bezieht sich auf den klinischen Kontext. „Bei wie vielen Patientinnen mit einer bestimmten Erkrankung zeigt die IHC-Analyse eines Biomarkers ein positives Ergebnis?" Um solche Werte zu ermitteln, werden klinische Studien durchgeführt. Für das Labor bedeutet es, dass man die Statistik der laboreigenen Ergebnisse mit dem publizierten Wissensstand vergleicht und so die Qualität der IHC-Analyse einschätzen kann.

Weitere Testeigenschaften sind **Reproduzierbarkeit** und **Robustheit.** Das Labor muss gewährleisten, dass eine IHC-Analyse, wenn sie auf derselben Probe (sprich Serienschnitte) mehrmals durchgeführt wird, immer dasselbe Ergebnis liefert. Durch die Verwendung von standardisierten Kontrollen, die immer wieder als On-Slide-Kontrollen mitgefärbt werden, kann man die Reproduzierbarkeit im laufenden Betrieb nachweisen. Die Robustheit beschreibt die geringe Empfindlichkeit auf Veränderungen der Testbedingungen wie eine Variation der Fixierdauer oder Entkalkung (Präanalytik), aber auch bei der Durchführung des Tests (verschiedene Geräte, Analytikerinnen, Umgebungstemperatur).

Die **Korrektheit** einer IHC-Analyse wird durch den Vergleich mit als korrekt anerkannten Referenzen ermittelt. Dies können einerseits IHC-basierte Referenzen sein wie bei der Teilnahme an Ringversuchen oder QS-Programmen, andererseits Referenzen, die auf anderen Analyseverfahren basieren, wie z. B. PCR oder In-situ-Hybridisierung.

Ein wichtiges Element eines Befunds ist neben der technischen Analyse auch die **Auswertung** durch den Pathologen (oder die Auswertungssoftware). Insbesondere bei Tests, wo ein Positivitätsscore oder eine Prozentanzahl an positiven Zellen abgeschätzt werden muss, sollte auch die Korrektheit und die Einhaltung von Auswertungsrichtlinien validiert werden **(Präzision).**

Näheres zu den Testeigenschaften (*test performance characteristics*) findet man bei Torlakovic et al. (2017a).

11.14.2 Validierung und Verifizierung von IHC-Analysen

Bei einem Antikörperrepertoire von 150 verschiedenen Antikörpern hat man es mit 150 verschiedenen Parametern (Biomarkern, Antigenen) zu tun und mit mindestens 150 verschiedenen IHC-Tests, der jeder für sich auf seine Spezifität, Sensitivität, Reproduzierbarkeit, Robustheit, Korrektheit und Präzision geprüft werden muss. Es liegt in der Verantwortlichkeit des histodiagnostischen Labors, dass Testergebnisse nur von validierten IHC-Analysen freigegeben werden. Die IHC-Analyse muss validiert werden und die Ergebnisse der validierten Analysen müssen im Laufe der

Verwendung verifiziert werden. Die Akkreditierungsnorm ISO 15189:2022 definiert die Begriffe „Validierung" und „Verifizierung" folgendermaßen:

> **Validierung.** „Bestätigung der Plausibilität eines bestimmten Verwendungs- oder eines bestimmten Anwendungszwecks durch Bereitstellung eines objektiven Nachweises, dass festgelegte Anforderungen erfüllt wurden." (ISO 15189:2022)
> **Verifizierung.** „Bestätigung der Wahrheitsmäßigkeit durch Bereitstellung eines objektiven Nachweises, dass festgelegte Anforderungen erfüllt wurden." (ISO 15189:2022)

Es wird also ein Nachweis bei der Validierung bzw. Verifizierung verlangt, dass die für die Testperformance wichtigen Eigenschaften erfüllt werden. Zu diesen Eigenschaften gehört, dass der Test passend zur beabsichtigten Anwendung ausgewählt wurde (Zweck des Tests). Dies sollte durch die ärztliche Laborleitung auf Basis von anerkanntem Expertenwissen und Literatur gewährleistet werden (diagnostische Spezifität/Sensitivität). Im histodiagnostischen Labor führt man die **technische Validierung** durch. Für den objektiven Nachweis, dass die geforderten Testeigenschaften zu einem hohen Grad erfüllt werden, benötigt man im Labor gewisse „Werkzeuge". Die gewebebasierten Werkzeuge sind Kontrollgewebe mit definierten Eigenschaften wie positiv, negativ, niedrigexprimierend (LE), hochexprimierend (HE) sowie Präanalytikvarianten *(tissue tools)*.

Bei der technischen Validierung hat man es bei der Einführung eines neuen Tests mit einer **primären Validierung** zu tun. Kommt es zu einer Veränderung von Testkomponenten oder des Testzwecks, muss revalidiert werden. Torlakovic et al. (2017b) unterscheiden hier noch die Veränderung von kritischen bzw. nichtkritischen Testkomponenten, was sich auf den Umfang der **Revalidierung** auswirkt. Die **Verifizierung** soll die bei der Validierung festgelegte technische Spezifität, Sensitivität und Reproduzierbarkeit während der laufenden Nutzung der IHC-Analyse bestätigen.

Die Akkreditierungsnorm ISO 15189:2022 gibt im Unterkapitel zur metrologischen Rückführbarkeit von Messergebnissen an: „(...) Bei qualitativen Verfahren darf der Nachweis der Rückführbarkeit dadurch erfolgen, dass bekanntes Material oder vorherige Proben so geprüft werden, dass eine konsistente Identifizierung und ggf. die Reaktionsintensität gezeigt werden kann." Darunter fallen auch Ergebnisnachweise mithilfe von Kontrollgeweben.

11.14.2.1 Umfang der Validierung

Torlakovic et al. (2017b) ordnen die Validierung eines IHC-Tests drei verschiedenen Ebenen zu, die jeweils aufeinander aufbauen und durch speziell definierte Kontrollen repräsentiert werden. Die dritte Ebene bei einer **vollumfänglichen** Testvalidierung dient der Bestimmung der technischen Sensitivität, Spezifität und Reproduzierbarkeit, der Korrektheit innerhalb eines bestimmten nachweisbaren Expressionsbereichs (LE bis HE), der Robustheit in Bezug auf präanalytische Parameter sowie der Auswertungskorrektheit und -präzision. Die zweite Ebene verzichtet auf die Validierung der Robustheit und die dritte Ebene ist der Verifizierung gleichzusetzen. Gemäß diesen Ebenen fällt auch der Umfang der Validierung aus (◘ Abb. 11.30).

Den Umfang der Validierung muss eine „kompetente Person", also in der Regel ein Facharzt für Pathologie (Laborleitung), festlegen und das Validierungsergebnis auswerten. „Umfang" bezieht sich auf die Anzahl und Art an ausgetesteten Proben bzw. Fällen (Validierungsgewebe). Er ist abhängig vom Typ der IHC-Analyse (Zweck) und dem anerkannten Fachwissen zu dem Biomarker. Die Norm schreibt keine konkrete

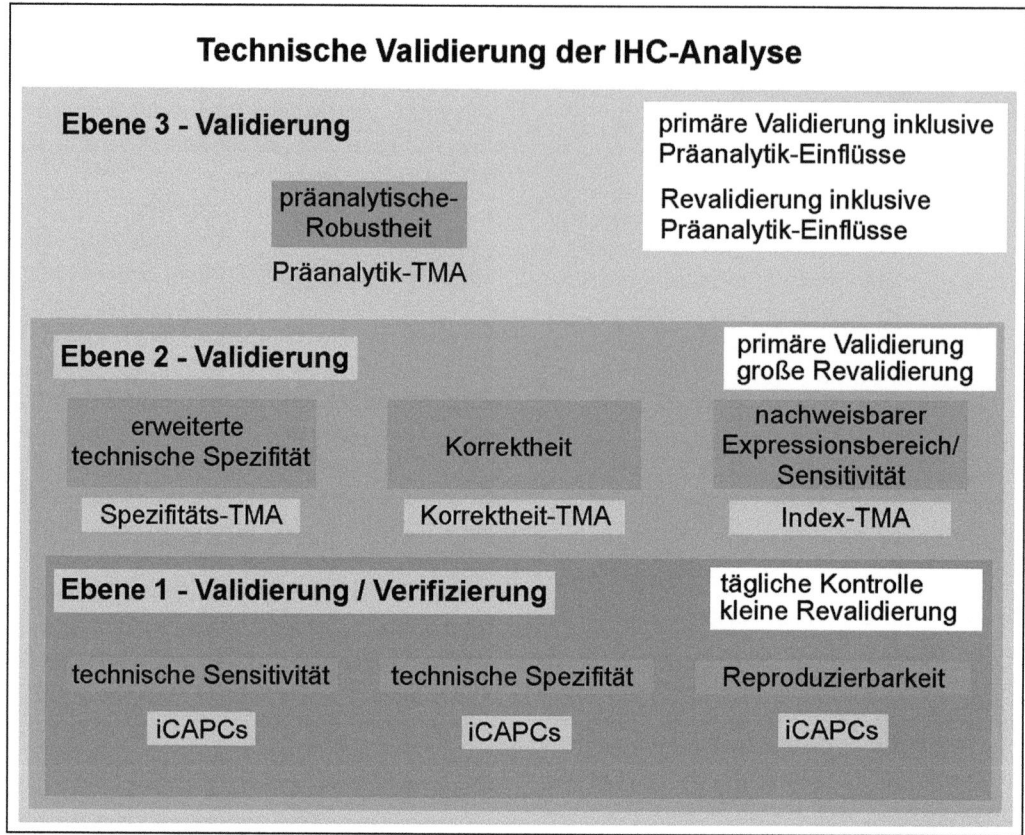

Abb. 11.30 Technische Validierung der IHC-Analyse. Drei-Ebenen-Schema mit Analyseeigenschaften (rot) und gewebebasierten Validierungswerkzeugen (*tissue tools*, gelb) nach Torlakovic 2017 und Cheung 2017

Anzahl vor. Es gibt die Empfehlung für 20 positive und 20 negative Fälle bei Typ-2-IHC und jeweils zehn Fälle bei Typ-1-IHC (Torlakovic et al. 2017b). Zum Teil wird für Typ-2-IHC empfohlen, die Validierung mit 50–100 Fällen durchzuführen (Clinical Laboratory Improvement Amendments, CLIA).

In der Praxis liegt die Anzahl an Testgewebe zwischen 3 und 40, weil es teilweise sehr schwierig ist, für selten vorkommende Antigene ausreichendes Probenmaterial im Archiv zu haben. Die Anzahl sollte dem Bedarf und dem Testrisiko angepasst werden. Je höher die Anzahl, umso aussagekräftiger ist die Validierung, aber wichtiger ist wohl, dass das gesamte Spektrum der Expressionsstärke erfasst wird. Werden IHC-Marker häufig auch auf Nicht-FFPE-Gewebe durchgeführt (Gefrierschnitte, Zellblöcke, Ausstriche), sollten auch diese Materialien bei der Validierung repräsentiert sein. Die Auswahl der Gewebe bzw. Fälle soll durch Expertenwissen und Fachliteratur begründet sein (z. B. eine bestimmte Tumorart exprimiert Ag XY, exprimierendes Normalgewebe, Stärke der Expression). Ist dieses Wissen noch nicht etabliert, steht man im histodiagnostischen Labor vor einer besonderen Herausforderung, die eher in den Forschungsbereich verweist.

Eine bereits vom Hersteller validierte Analyse mit einer CE-IVD-Kennzeichnung, die ohne irgendeine Veränderung laut Anleitung durchgeführt wird, braucht vom Anwender nicht mehr validiert zu werden,

11.14 · Qualitätssicherung in der Immunhistologie

muss jedoch bei Testeinführung verifiziert werden. Wichtig ist, dass, sobald man von IVD-Testvorschriften eines Herstellers abweicht, es sich um eine sog. **In-House-Methode** handelt, die laborintern validiert werden muss.

Bei Verbeke et al. (2024) findet man auch die Kategorie „*modified CE-IVD-IHC-Tests with reference*". Die Autoren empfehlen bei einer geringen Abweichung bei IVD-Tests (z. B. veränderter AK-Titer, Vorbehandlung, Inkubationsdauer), aber bestehender Übereinstimmung mit vorhandenen Literaturempfehlungen (z. B. Ringversuchsprotokolle), einen geringeren Validierungsaufwand zu betreiben im Vergleich zu stark abweichenden Analysen (z. B. andere Methode). Sie vertreten die nachvollziehbare Ansicht, dass modifizierte Tests gemäß dem für die Patientinnen bestehenden Risiko kategorisiert und validiert werden sollten und nicht prinzipiell nach der Art der Abänderung. Weiters beziehen sie auch die Erfahrungswerte des Labors in den Validierungsumfang mit ein.

Torlakovic et al. (2017b) geben einen praktischen Vorschlag für die Vorbereitung und die Dokumentation einer Testvalidierung an (s. ◘ Tab. 11.5). Daraus ist ersichtlich, dass ein Großteil der Vorarbeit beim Facharzt liegt bzw. eine medizinisch-technische Teamarbeit erforderlich ist. Die Rahmenbedingungen für die technische Validierung müssen im Vorfeld definiert werden. Besonders das Wissen um die Häufigkeit einer Läsion und die wahrscheinliche Positivität des Antigens in dieser Läsion bestimmt die Erfolgschancen, genug Validierungsgewebe ausfindig zu machen.

Das Augenmerk liegt bei der Validierung v. a. auf den **vom Anwender veränderbaren Variablen** und dem **AK-Titer des Primär-AK**. Bei CE-IVD-Antikörpern geht man davon aus, dass die angegebene AK-Spezifität ausreichend vom Hersteller getestet wurde (Angaben im Datasheet)

◘ **Tab. 11.5** Strukturierte Vorbereitung für eine Testvalidierung. (Nach Torlakovic et al. 2017b)

Punkte zur Vorbereitung und Dokumentation
Name des Tests (Ag/AK/Klon)
Zweck des Tests (Detektion dieses Ag)
Empfänger des Testresultats (Pathologe/Kliniker)
Bedürfnisse des Empfängers (qualitativ/semiquantitativ/Testtyp)
Suche nach Literatur zur diagnostischen Validierung (Studien, Publikationen)
Suche nach Literatur/Anleitungen zur technischen Validierung (Publikationen)
Auswahl der Literatur als Richtlinie für die Protokollerstellung
Suche nach einem käuflichen IVD-Antikörper für diesen Zweck
Suche nach Validierungsgewebe und Kontrollgewebe (Fachwissen, Publikationen, Datenbanken, QS-Programme)
Suche nach Auswertemodalitäten/Richtlinien (FDA, ASCO-CAP)
Suche nach laborexternen Kontrollmöglichkeit (QS-Programm) oder anderen Analysen zur Bestätigung der Korrektheit (für Typ-2-IHC)
Erstellung von gewebebasierten Werkzeugen für die Test-Entwicklung, Validierung und Verifizierung (TMA-Blöcke aus Gewebe mit definierten Eigenschaften)

bzw. durch anerkannte Literatur bestätigt ist. Bei RUO-Antikörpern muss der Nachweis der AK-Spezifität in die Validierung mit einbezogen werden (gemäß IVDR dürfen RUO-Reagenzien für die Entwicklung von In-House-IVD-Tests genutzt werden, CE-IVD-Produkte für denselben Zweck sind aber vorrangig auszuwählen). Im Laboralltag spricht man also davon, nur mehr den Antikörper zu validieren bzw. zu verifizieren, wenn das restliche Testgefüge gleichbleibend ist und korrekt funktioniert.

Geräte, die für die IHC-Analyse gebraucht werden, ausgehend vom Thermometer, Wasserbad, Kühlschrank bis hin zum Färbeautomaten, müssen kalibriert und regelmäßig gewartet sein (Verantwortlichkeit beim Anwender). In die Validierung muss man auch den IHC-Färbeautomaten mit einbeziehen. Wenn man die gleiche IHC-Analyse an mehreren baugleichen Färbeautomaten durchführt, muss man gewährleisten, dass das Ergebnis dasselbe ist. Eine Vorgehensweise testet dabei die Performance einiger weniger Antikörper auf den verschiedenen Geräten und gibt die Geräte dann als gleichwertig frei. Eine andere Vorgehensweise führt jede Validierung und Verifizierung an jedem einzelnen Gerät durch und hat damit eine AK- und gerätebezogene Freigabe des Tests. Die zweite Methode ist offensichtlich viel zeit- und ressourcenintensiver. Führt man die IHC-Analyse eines Parameters an nicht baugleichen Färbeautomaten durch, muss für jedes Gerät eine komplette Validierung durchgeführt werden.

Die Akkreditierungsnorm ISO 15189:2022 verlangt im Unterkapitel zur Vergleichbarkeit von Untersuchungsergebnissen: „Werden für eine Untersuchung entweder unterschiedliche Verfahren oder Ausrüstungen oder beides verwendet und/oder wird die Untersuchung an anderen Orten durchgeführt, so muss ein Verfahren festgelegt werden, mit dem die Vergleichbarkeit der Ergebnisse für Patientenproben über die klinisch relevanten Intervalle hinweg hergestellt wird. (...)"

11.14.2.2 Validierungsgewebe

Als Validierungsgewebe sollte ein Spektrum an Gewebe mit bekannter Ag-Expression von niedrig bis hoch verwendet werden, das schätzungsweise jene Antigenkonzentration aufweist, die auch auf den künftigen Patientenproben zu erwarten ist (technische Sensitivität). Das Testgewebe sollte auch negative Fälle beinhalten, um falsch-positive Reaktionen bzw. unspezifische Hintergrundreaktionen zu erkennen (technische Spezifität).

Im Idealfall sind die Fixierzeiten der Fälle bekannt, sodass man ein Spektrum von schwach bis stark fixiertem Gewebe erhält (präanalytische Robustheit). Ein übermäßig lange fixierter Block könnte falsch-negativ reagieren bzw. ein viel zu „starkes" Protokoll benötigen im Vergleich zum Durchschnitt. Andererseits kann ein kurz fixiertes Gewebe empfindlich auf das AR reagieren und ein schwaches Signal im Hintergrundrauschen untergehen. Am Fixierungsspektrum erkennt man z. B. eine von der Fixierdauer abhängige abnehmende Anfärbung eines Biomarkers (je länger fixiert, umso schwächer). Material von Obduktionsfällen sollte nicht herangezogen werden. Hier liegt meist schon eine Gewebeschädigung aufgrund von Autolyse vor, bevor die Fixierung überhaupt einsetzt.

Grundsätzlich ist Gewebe aus dem eigenen Labor, das dieselben präanalytischen Wege durchlaufen hat wie die künftigen Proben, für das Austitrieren vorzuziehen. Es gibt jedoch auch käufliche MTBs/TMAs (*multi tissue block/tissue microarray*) mit unterschiedlicher Zusammensetzung (Tumortypen, Organe, Normalgewebe), die eventuell bei seltenen Antigenen hilfreich sein können. Auch käufliche Zellblöcke von Zelllinien oder Histoide mit definierter Expression können für die Kalibrierung von IHC-Analysen eingesetzt werden (Lott et al. 2021).

Normalgewebe mit gleichbleibender bzw. gut vorhersehbarer Expression eignet sich für die Kalibrierung von IHC-Analysen besser als wenig charakterisiertes Tumorgewebe. Man kann Normalgewebe so auch als „Referenz" zur Einordnung der Tumorgewebeexpression verwenden. In ◘ Tab. 11.6 sind die empfohlenen Kriterien für Validierungsgewebe zusammengefasst.

Multigewebeblöcke, die passende Gewebe in unterschiedlicher Reaktionsstärke beinhalten, bieten sich hier praktischerweise zum Austesten an. Zu bedenken ist, dass bei manchen Antigenen die heterogene Verteilung am Minicore nicht beurteilt werden kann (z. B. PD-L1 in Tonsillenepithel und lymphatischem Gewebe). Die Erstellung einer hauseigenen Gewebebank mit vielen MTB/TMA-Blöcken von jeweils unterschiedlichen Tumorentitäten oder Normalgeweben bzw. Organen kann die Validierungsprozesse erleichtern, ist aber zuerst mit einem großen Arbeitsaufwand verbunden.

Erstellung einer **FFPE-Normalgewebebank.** Es sollten möglichst viele verschiedene Normalgewebe beim Zuschnitt requiriert werden, die leicht und in ausreichendem Maß verfügbar sind. Die Materialentnahme darf dabei die Befundung nicht gefährden. Die Fixierdauer sollte mit 24 h (über Nacht) konstantgehalten werden. (Es wird empfohlen, Gewebe, das nach 24 h noch nicht entwässert werden kann, in 70 % Alkohol zu belassen.) Das Processing sollte dem laboreigenen Standard entsprechen. Alle Informationen zum Normalgewebe sollten in einer Datenbank erfasst werden.

Zusätzlich zur Standardgewebebank, sollten auch Gewebe mit **unterschiedlichen Fixierzeiten** (z. B. Tonsille, Leber, Blinddarm mit 6, 24, 48 und 96 h) und unterschiedlichen, laboreigenen **Entkalkungsweisen** gesammelt werden (z. B. Tonsille, Leber, Blinddarm mit 24 h in HNO_3/5 Tage in EDTA).

Cheung et al. (2017b) empfehlen die Verwendung von standardisierten, gewebebasierten Validierungswerkzeugen *(tissue tools)*, die ganz gezielt zur Darstellung bestimm-

◘ Tab. 11.6   Kriterien für Validierungsgewebe
Wenn möglich hauseigenes Material
Gewebe mit derselben Präanalytik im Vergleich zum Testgewebe (Fixans, Entkalkung, Processing)
Normalgewebe (gleichbleibende Expression)
Niedrigexprimierendes und hochexprimierendes Gewebe (im Spektrum der Testgewebe)
Gewebe, das den Parameter nicht exprimiert, interne Negativkontrolle (zeigt unspezifische Färbungen auf)
Gewebe mit unterschiedlichen Fixierzeiten (6–96 h)
Evidenzbasiert (Expertenwissen, Fachliteratur)
Anzahl orientiert sich an IHC-Typ, Risiko, Expertenwissen und Verfügbarkeit

ter Analyseeigenschaften eingesetzt werden können. Es handelt sich dabei um fünf Arten von TMA-Blöcken, deren genaue Beschreibung dort nachzulesen ist. (◘ Abb. 11.30).

(1) iCAPC-TMA iCAPCs *(immunohistochemistry critical assay performance controls)* werden als „Goldstandard" für die IHC angesehen. Sie sind nach anerkannten Kriterien gut charakterisiert, zeigen unter definierten Bedingungen gut vorhersagbare Expressionslevel, Expressionsmuster und zelluläre Lokalisationen für bestimmte Proteine (Antigene/Epitope). Es gibt Bestrebungen, einen Katalog solcher iCAPCs zu erstellen, die dann zur Kalibrierung von externen Positivkontrollen oder zur Optimierung von IHC-Analysen herangezogen werden können. Dies soll u. a. zu einer Harmonisierung der IHC unter den verschiedenen Labors führen. Die ersten charakterisierten iCAPCs für 18 Antigene stellen Normalgewebe wie Tonsille, Leber, Pankreas und Appendix dar (Torlakovic et al. 2015).

Mit iCAPCs kann man die technische Sensitivität, Spezifität und Reproduzierbarkeit darstellen **(Ebene-1-Validierung/Verifizierung)**. Man findet sie auch öfters bei den ausgesendeten Objektträgern von QS-Programmen. Eine Minimal-iCAPC besteht aus drei Teilen: einem LE *(low expressor)* für das LLOD, einem HE *(high expressor)* und einem negativen Gewebe (NE, *non expressor*). Vorzugsweise wird Normalgewebe eingesetzt. Für Antigene, wo noch keine iCAPC veröffentlicht wurde, sollte man im Labor Kontrollblöcke nach demselben Prinzip herstellen. Dafür können auch Zelllinien mit definierter Expression verwendet werden.

(2) Spezifitäts-TMA Mit diesem Multigewebeblock kann man die Spezifität der Analyse in größerem Umfang darstellen als mit einer iCAPC. Er besteht aus 10 bis 20 Geweben unterschiedlicher Art und Expression **(Ebene-2-Validierung, Typ-1- und Typ-2-IHC)**.

(3) Index-TMA Dieser Multigewebeblock dient der Darstellung der Sensitivität und des nachweisbaren Expressionsbereichs **(Ebene-2-Validierung)**. Er enthält drei bis zehn Gewebe mit einem Spektrum an Expression von null bis sehr stark. Die Auswahl der Gewebe soll auf publizierter Literatur basieren. Es wird empfohlen, den Index-TMA bei allen IHC-Analysen einzusetzen, wo bei der Auswertung eine Zählung oder Einschätzung der Positivität oder ein Expressionslevel angegeben wird. Existieren für Typ-2-IHC-Tests Auswerterichtlinien, sollte ein Index-TMA entsprechend zusammengestellt werden.

(4) Korrektheits-TMA Dieser Multigewebeblock soll die Korrektheit bei einer **Ebene-2-Validierung** darstellen. Er enthält üblicherweise eine größere Anzahl an Tumorgewebe, die **laut Literatur** das Antigen enthalten bzw. nicht enthalten (echt-positiv, echt-negativ), meist auch in unterschiedlich starker Expression. Die erforderliche Anzahl an Fällen kann in Richtlinien für Typ-2-IHC vorgegeben sein. Der Korrektheits- und der Index-TMA können in einem Block vereint sein.

(5) Präanalytik-TMA Dieser Multigewebeblock stellt die Robustheit der IHC-Analyse bezogen auf Variationen in der Präanalytik dar **(Ebene-3-Validierung)**. Er soll aus iCAPCs oder iCAPCs-ähnlichem Gewebe bestehen (mit definierter, gleichbleibender Expression des Antigens), die unterschiedlichen Bedingungen ausgesetzt wurden. Üblicherweise umfasst das ein Spektrum an Fixierzeiten und Entkalkungsmethoden. Wichtig ist dabei, einen LE mitzuführen, um falsch-negative Ergebnisse, z. B. durch zu lange Fixierung oder zu aggressive Entkalkung, zu vermeiden.

Praktischerweise kann man diese TMAs auch in einem Block kombinieren. Zum Beispiel kann eine Reihe von Normalgeweben gemeinsam mit unterschiedlich fixiertem und entkalktem Gewebe für die Validierung einer größeren Gruppe von An-

11.14 · Qualitätssicherung in der Immunhistologie

tikörpern genutzt werden (z. B. Tonsille, Leber, Lunge, Pankreas, Niere, Schilddrüse, Plazenta, Prostata u. a.; Tonsille und Leber mit unterschiedlichen Fixierzeiten; eine Tonsille mit Entkalkung). Die TMAs oder Multigewebeblöcke haben natürlich den Vorteil, dass weniger Ressourcen verbraucht werden im Vergleich zu ganzen Schnitten von einzelnen Blöcken und dass der Informationsgewinn sich auf einem Objektträger präsentiert.

Einen weiteren Schritt in Richtung Standardisierung stellen sog. **Analytkontrollen** dar, die eine definierte Konzentration an Epitop tragen. Ein extra gegründetes Konsortium (CASI) befasst sich mit der Aufgabe, solche Referenzmaterialien für eine objektive Kalibrierung von IHC-Analysen zu entwickeln. Ein Beispiel dafür sind Glasmicrobeads (7–8 µm), die mit generierten Peptiden bestückt sind und nach der IHC-Färbung eine bestimmte Farbintensität in Relation zur Epitopkonzentration zeigen. Mithilfe dieser Werkzeuge kann man z. B. das LOD der Analyse mit einem Zahlenwert beschreiben. Dies kann u. a. auch dazu dienen, bei klinischen Studien über prädiktive Marker einen genaueren Expressionsbereich zu ermitteln, wo tatsächlich ein Benefit für die Patientinnen besteht (Bogen et al. 2022).

11.14.2.3 Optimierung bzw. Kalibrierung der IHC-Analyse

Hat man die vorgegebenen Validierungsgewebe gefunden, erstellt man einen Plan für die **primäre Austestung des Antikörpers**. Diese verläuft häufig in mehreren Runden bis zum optimalen Protokoll. Diese Titrationsrunden wird man zuerst an ein bis zwei Gewebeproben oder einem TMA-Block mit vorzugsweise Normalgewebe durchführen, um Material und Reagens zu sparen. Das Ziel ist, die intensivste Färbung ohne Auftreten einer Hintergrundfärbung zu erhalten **(bestes Signal-Rausch-Verhältnis)**.

In der Regel geht man von den Titerempfehlungen im Datasheet aus und verdünnt den Antikörper etwas stärker und schwächer, bleibt jedoch bei den anderen Variablen bei dem eigenen „Standardprotokoll" inklusive Blockierungsschritte. Beim AR testet man in der ersten Runde den Hoch-pH-Puffer und den Niedrig-pH-Puffer aus, wobei die meisten Antigene (ca. 90 %) vom hohen pH profitieren. Man sollte damit schon eine AR-Entscheidung treffen können und testet mit dem entsprechenden Puffer weiter. Ist das Ergebnis zu schwach, wird man den Titer erhöhen (weniger verdünnen). Stößt man hier an die Grenze des Machbaren (auch kostenmäßig), wird man die Inkubationsdauer verlängern. Ist diese Verlängerung nicht mehr in die Praxis zu integrieren, wird man auf Amplifikationsmethoden zugreifen. Hilft auch das zu wenig, verlängert oder verändert man das Antigenretrieval, bis die Morphologie zu großen Schaden und die Hintergrundfärbung überhand nimmt. Ein Aspekt bei der AK-Performance ist auch die AK-Verdünnungslösung. Wenn sich das Signal nicht ausreichend darstellen lässt, kann man auch hier verschiedene Produkte austesten. So nähert man sich bei Problemfällen meist einer Kompromisslösung an. Eine zusätzliche Variation ist natürlich die Nutzung unterschiedlicher IHC-Automaten und der zugehörigen Detektionssysteme. Lässt sich ein Antikörper auf einem Gerät nicht zufriedenstellend etablieren, funktioniert er möglicherweise auf einem anderen (Infos zur plattformabhängigen AK-Performance findet man z. B. bei NordiQC, Weblink s. Literatur).

Eine zu starke Färbung in der ersten Titrationsrunde ist die kleinere Herausforderung. Hier verdünnt man den Antikörper, bis das gewünschte Signal-Rausch-Verhältnis zu sehen ist. Falls die Anfärbung auch bei stärkerer Verdünnung nicht schwächer wird und auch in negativen Arealen auftritt, muss man sich über die Qualität des Antikörpers und eventuelle unspezifische Reaktionen Gedanken machen (s. ▶ Abschn. 11.13).

11.14.2.4 Validierung

Hat man ein vielversprechendes Protokoll gefunden, färbt man auch die restlichen Validierungsgewebe. Wenn man den Empfehlungen folgt, nutzt man dabei TMAs, um die präanalytische Robustheit sowie die technische Sensitivität und Spezifität in größerem Umfang darzustellen. Die gefärbten Schnitte werden von einem oder mehreren „Kompetenten" beurteilt. Die Beurteilung umfasst den Vergleich der eigenen Ergebnisse mit den zu erwartenden Ergebnissen bezogen auf die Morphologie, Publikationen, laboreigene früher validierte Ergebnisse (Revalidierung), laborfremde Ergebnisse (bei Fremdmaterial, Ringversuch) oder Nicht-IHC-Tests. CAP empfiehlt eine Mindestübereinstimmung von 90 % für eine valide IHC-Analyse, sofern keine anderen Richtlinien bestehen (Fitzgibbons et al. 2014). Wurde ein zu geringer Prozentsatz an Übereinstimmung erreicht, sollten die Ursachen dafür gesucht werden (z. B. ungenügend kalibriertes Protokoll, schlecht fixiertes Gewebe, positives Gewebeareal nicht erwischt, richtige Fallauswahl).

An die Validierung von **Typ-2-Tests** werden höhere Ansprüche gestellt, obwohl es nur für wenige Tests offizielle Richtlinien gibt (Her2/neu, ER, PR). Im Idealfall besteht eine 95 %ige Übereinstimmung der Ergebnisse mit Referenzproben aus Referenzlabors oder mit Referenzanalysen (z. B. Her2/neu: IHC vs. ISH). Externe Qualitätssicherungsprogramme sollten die Validität der IHC-Analyse bestätigen (Torlakovic et al. 2010).

> Bei Biomarkern, die nicht als Typ-2-IHC validiert wurden, vom Kliniker jedoch als solche im Patientenmanagement eingesetzt werden, sollte bekannt sein, dass sie sozusagen off-Label verwendet werden.

Bei IHC-Analysen, die in irgendeiner Weise eine Quantifizierung der Positivität bei der Auswertung verlangen, sollte auch die Präzision der Auswertung durch den Befunder überprüft werden (z. B. Auswertung der gleichen Tests durch mehrere Personen bzw. Auswertung der gleichen Tests an verschiedenen Tagen durch eine Person). Zu diesem Thema gehört auch die elektronische Auswertung am digitalen Objektträgerscan durch intelligente Software, wo ebenfalls einerseits die **Präzision** (gleiches Ergebnis bei gleichen Bedingungen) und andererseits die **Korrektheit** (richtiges Ergebnis bezogen auf Richtlinien) valide sein müssen.

Durch die Färbung an verschiedenen Geräten untersucht man die **Interassaypräzision.** Verwendet man nur ein Gerät oder färbt manuell, kann man die Interassaypräzision feststellen, indem man an verschiedenen Tagen den Testansatz wiederholt. Die **Intraassaypräzision** (Reproduzierbarkeit) erkennt man durch Färbung von mehreren Serienschnitten in einem Testansatz.

Nach dem Feintuning sollte nun ein optimales Protokoll gefunden sein, das je nach Validierungsumfang auf eine größere Anzahl an Proben angewendet wird. Zu dieser laboreigenen Validierung kommt im Idealfall eine externe Überprüfung der **Korrektheit** über ein QS-Programm (Ringversuche) oder der Vergleich mit anderen Analysemethoden (PCR, ISH) hinzu. Ein neuer Antikörper sollte trotzdem für eine gewisse Zeit besonders „unter Beobachtung" stehen und natürlich durch Kontrollen verifiziert werden. Diese Kontrollen müssen für den Verwendungszweck ebenso in einem Validierungsverfahren freigegeben werden.

All diese Schritte und die Teilergebnisse müssen in einem Validierungsprotokoll festgehalten werden. Am Ende soll die **Freigabe der validen (gültigen, gesicherten) IHC-Analyse** für die In-vitro-Diagnostik stehen, die einen großen Bereich der biologischen Expressionsvariationen im Probengewebe abdeckt. Bei der Dokumentation sollten der Verantwortliche, der Typ der IHC-Analyse, der Zweck des Tests und der davon abgeleitete Umfang der Validierung erkennbar sein. Eine Anpassung der IHC-Analyse an die individuellen Anforderungen einzelner Gewebeproben ist im Rahmen einer für die Akkreditierung validierten Analyse problematisch. Zur Sicherheit sollte man die abgeänderte Vorgehensweise im Befund deklarieren.

11.14.2.5 Revalidierung

Kommt es bei einer validierten Methode zu einer Veränderung von kritischen oder nichtkritischen Testkomponenten, muss in einem entsprechenden Umfang revalidiert werden. Zu **nichtkritischen** Veränderungen gehört z. B. der Austausch von prinzipiell gleichwertigen Reagenzien (Firmenwechsel beim Puffer) oder auch der Chargenwechsel beim Primär-AK. Es wird überprüft, ob die IHC-Analyse mit der neuen Charge noch dieselbe Performance hat. Der Umfang der Revalidierung ist auf das Austesten einiger weniger Kontrollgewebe mit bekannter Reaktion beschränkt (iCAPCs). Es wird die neue Charge mit demselben Titer gefärbt und das Ergebnis verglichen. Gegebenenfalls muss der Titer angepasst werden. Die CAP empfiehlt bei einem Chargenwechsel die Validierung anhand einer Kontrolle, bestehend aus einem positiven und einem negativen Fall (Fitzgibbons et al. 2014). Eine gesonderte Revalidierung beim Chargenwechsel von Detektionskit und Puffer ist in der Praxis aufgrund des hohen Aufwands und Kapazitätsbedarfs bei den Färbungen kaum durchführbar. Hier wird anhand der Kontrollen im laufenden Betrieb das Ergebnis verifiziert.

Eine leichte Veränderung des IHC-Protokolls (z. B. Antikörperverdünnung, AR-Dauer) kann auch durch eine kleine Revalidierung anhand von iCAPCs überprüft werden. Die CAP empfiehlt eine Kontrolle mit zwei positiven und zwei negativen Fällen (Fitzgibbons et al. 2014).

Eine **kritische Veränderung** einer Testkomponente ist z. B. der Wechsel auf ein neues Detektionssystem/-prinzip oder einen neuen Färbeautomaten, weil es sich dabei um eine neue IHC-Analyse handelt. Wechselt man den Antikörperklon oder den Hersteller, muss ebenfalls in größerem Umfang validiert werden. Man darf nicht davon ausgehen, dass unterschiedliche Antikörper gegen das gleiche Antigen dieselbe Performance haben.

Zu bedenken ist auch, dass die Präanalytik ein Teil der zu validierenden Analyse ist. Man muss die Vorbehandlung (FFPE, Gefrierschnitt, Cytopräparat) in der Test-SOP (Standard Operating Procedure) festlegen bzw. die Eignung für bestimmte Vorbehandlungen angeben. Kommt es hier zu Abweichungen, kann es sich um eine kritische Veränderung einer Testkomponente handeln, was eine Revalidierung erfordert (z. B. Wechsel der Fixierungslösung, Entkalkungsmethode). Einsendern von Histopräparaten sollte diese Abhängigkeit bewusst gemacht werden (Einsenderichtlinien).

Kommt es bei etablierten IHC-Analysen zu Auffälligkeiten bei der Performance, sichtbar an den mitgeführten Kontrollen (Verifizierung), ist eine Revalidierung notwendig.

Biomarker werden zu einem bestimmten Zweck getestet und die IHC-Analyse muss diesem **Zweck** entsprechen. Es besteht ein Unterschied, ob ein Biomarker qualitativ beurteilt wird und z. B. zur Diagnose eines bestimmten Tumortyps dient oder ob er als therapierelevant eingestuft ist und besonderen Auswertungskriterien unterliegt. Wechselt ein Antikörper seine „Kategorie", muss die IHC-Analyse für den neuen Zweck revalidiert werden. Ändern sich offizielle Richtlinien für eine Testauswertung, kommt man ebenso nicht um eine Revalidierung herum.

Auch die Revalidierungsschritte werden in einem Protokoll festgehalten und die IHC-Analyse mit der neuen Charge/neuen Komponente muss wieder von einem Kompetenten freigegeben werden. Bei der Dokumentation sollen der Grund für die Revalidierung und der daraus abgeleitete Umfang ersichtlich sein. Um hier die Übersicht zu behalten, ist es ratsam, eine **Datenbank** mit den genutzten Antikörpern und Antikörperchargen zu führen. Die gefärbten Objektträger von Validierung und Revalidierung werden als Nachweis und auch zu Vergleichszwecken aufbewahrt und/oder eingescannt.

Die Begriffe Revalidierung und Verifizierung werden in verschiedenen Quellen unterschiedlich gehandhabt und teilweise gleichgesetzt. Man kann unter Verifizierung auch die Überprüfung der Angaben des Herstellers bezüglich eines Reagens verstehen oder die Überprüfung, ob eine neue Charge dieselben Eigenschaften zeigt wie die alte Charge.

11.14.2.6 Verifizierung

Für die laufende Überprüfung der Qualität der IHC-Analysen, also für die Verifizierung des Ergebnisses, müssen Kontrollen – als Nachweis – mitgeführt werden. Die laufende Verifizierung zeigt die Reproduzierbarkeit der IHC-Analyse auf. Und mit geeigneten Kontrollen kann man die in der Validierung festgelegte technische Sensitivität und Spezifität nachweisen (s. ▶ Abschn. 11.14.3). Bei der Auswertung des Patientengewebes muss die Kontrolle mit einbezogen werden.

Bei der Einführung von validierten IHC-Analysen, die vom Anwender nicht verändert werden, wird diese ebenfalls durch eine geringere Anzahl an Kontrollgeweben verifiziert bzw. eine „kleine" Validierung durchgeführt, um im eigenen Labor zu bestätigen, dass die Angaben des Herstellers über die Testperformance korrekt sind.

11.14.2.7 Resümee für die Praxis

Die Akkreditierungsnorm verlangt ein festgelegtes Verfahren für die Validierung von Tests. Das bedeutet, dass man den ganzen theoretischen Input in eine praktische Anleitung gießen sowie entsprechende Formulare und SOPs erstellen muss. Zu den Vorarbeiten gehört auch, sich Gedanken über die Verwaltung und Dokumentation bzw. auch über die Verfügbarkeit von Validierungsgewebe und Kontrollgewebe (Gewebebank, TMAs) zu machen. Die verantwortlichen Personen müssen definiert werden und sollten als medizinisch-technisches Team zusammenarbeiten.

Bei aller Sorgfalt ist anzumerken, dass es sich bei der IHC großteils um eine qualitative und immer um eine morphologische Analyse handelt. Die „Farbtupfen" stehen also nie zusammenhanglos da. Leichte Abweichungen in der Farbintensität haben üblicherweise keinen wesentlichen Einfluss auf die Befundung. Daher ist eine gut validierte IHC prinzipiell sehr robust und auch unempfindlich gegen Variationen in der Präanalytik, so wie sie im Routinebetrieb vorkommen. Bei fraglichen Ergebnissen kann die Analyse in der Regel wiederholt werden. Laut Norm soll der **Validierungsaufwand dem Risiko entsprechend** gewählt werden. Dies sollte man auch bei der Validierung von IHC-Analysen bedenken, die seit Jahren erfolgreich im Labor praktiziert werden und wegen der Akkreditierung nun eine offizielle Bestätigung benötigen.

11.14.3 Kontrollen

Um die Aussagekraft der Ergebnisse zu bestätigen (verifizieren), werden Kontrollen benötigt. Die Akkreditierungsnorm ISO 15189 formuliert dies als „die Sicherstellung der Gültigkeit der Untersuchungsergebnisse". Idealerweise setzt man Kontrollen für den jeweiligen Antikörper, für das Detektionssystem und für unspezifische Gewebereaktionen ein. Dadurch soll bestätigt werden, dass die durchgeführte IHC-Analyse das gesuchte Antigen auch in variablen Expressionsstärken zuverlässig nachweisen kann und dass die bei der Validierung festgelegten Merkmale erfüllt werden (◘ Tab. 11.7).

11.14.3.1 Positivkontrollen

Als sog. **externe Positivkontrollen (EPCs)** für die tägliche Anwendung setzt man Gewebe ein, das das gesuchte Antigen exprimiert sowie vorzugsweise aus dem eigenen Labor stammt und damit dieselben Vorbehandlungen erfahren hat wie die Patientenprobe.

Im Idealfall ist das Kontrollgewebe genau charakterisiert und man hat alle notwendigen Informationen, um es mit dem Patientengewebe abzugleichen (s. ◘ Tab. 11.8). Meist ist dies allerdings nicht der Fall. Innerhalb eines Labors bewegt sich die Präanalytik üblicherweise innerhalb eines bestimmten Rahmens, sodass man davon ausgeht, „gleichbehandeltes" Gewebe zur Verfügung zu haben. Für

◘ **Tab. 11.7** Übersicht über diagnostische IHC-Kontrollen. (Nach Taylor 2000, Torlakovic et al. 2014 und Torlakovic et al. 2015)

Art der Kontrolle	Anwendung	Zweck
Interne Positivkontrolle (IPC)	Primärantikörper in üblicher Verdünnung auf Patientengewebe, das positive Zellen oder Areale enthält	Kontrolle und Verifizierung des gesamten Testablaufes inkl. Präanalytik (*total test control*)
Externe Positivkontrolle (EPC)	Primärantikörper in üblicher Verdünnung auf • Gewebe, das das darzustellende Antigen in bekannter Expression enthält und in der gleichen Weise wie das Patientengewebe behandelt wurde • Standardisierte Kontrollalternativen	• Kontrolle und Verifizierung des gesamten Testablaufs inkl. Präanalytik bis zu einem gewissen Grad (bei Gleichbehandlung) • Verifizierung der IHC-Analyse
Spezifische externe negative Gewebekontrolle (ENTC)	Primärantikörper in üblicher Verdünnung auf • Gewebe, das das darzustellende Antigen nicht enthält und ansonsten gleich wie Patientengewebe behandelt wurde • Negative Zellen oder negatives Areal der externen Positivkontrolle • Standardisierte Kontrollalternativen	Kontrolle der Spezifität bzw. Identifikation der unspezifischen Bindung des Antikörperserums bei Kombination mit NRC-Prim
Spezifische interne negative Gewebekontrolle (INTC)	Primärantikörper in üblicher Verdünnung auf Patientengewebe, das negative Zellen oder Areale enthält	
Unspezifische negative Reagenskontrolle für den Primär-AK (NRC-Prim)	Auf Patientengewebe • Polyklonaler AK-Ersatz durch Normalserum in gleicher Verdünnung • Monoklonaler AK-Ersatz durch AK gleichen Typs ohne Reaktivität	Identifikation von falsch-positiver/unspezifischer Anfärbung durch das Antiserum Zeigt auch eventuell unspezifische Färbung durch das Detektionssystem
Unspezifische negative Reagenskontrolle für das Detektionssystem (NRC-DS)	Auf Patientengewebe AK-Ersatz durch Verdünnungslösung, Puffer, Zellkulturmedium	Identifikation von unspezifischer Anfärbung durch das Detektionssystem

Tab. 11.8 Gewünschte Informationen über das Kontrollgewebe

Identifikation (Rückverfolgbarkeit zum klinischen Fall)
Gewebetyp/Organ
Alter bei archiviertem Material
Dauer der kalten Ischämiezeit
Dauer und Art der Fixierung
Dauer und Art der Entkalkung
Art des Gewebeprocessings (Standard, Schnell, Mikrowelle)
Diagnose (Tumorentität, Normalgewebe, Erreger…)
Stärke der Expression des gesuchten Antigens (niedrig, mittel, hoch)
Besondere Eignung durch den Gehalt an Strukturen unterschiedlicher Expression

eine bessere Standardisierung empfiehlt es sich, überschüssiges Gewebe aktiv beim Zuschnitt von Patientenproben zu requirieren (ohne die Befundung zu gefährden) und die Präanalytik zu dokumentieren. Empfohlen wird, die Fixierdauer immer gleich zu halten, um vergleichbares Material zu erhalten. Eine „Kontrollendatenbank" hilft bei der Organisation und die „Kontrollgewebebank" erleichtert das Auffinden von passendem Gewebe. Informationen über Diagnose und Expressionsstärke fallen in die Expertise der Pathologen und sollten dort abgefragt werden können.

Normalgewebe, das die gewünschte Eigenschaft exprimiert, kann als Kontrolle verwendet werden, ist meist leichter zugänglich als Tumorgewebe und oft besser charakterisiert. Ein großer Vorteil von Normalgewebe ist die üblicherweise gleichbleibende und einheitliche Expression des nachzuweisenden Parameters. Damit kann die Testperformance einfacher über einen längeren Zeitraum nachverfolgt und die Stärke der Anfärbung am Patientengewebe besser eingeordnet werden. Informationen darüber erhält man beispielsweise aus den Antikörperdatasheets. Eine sehr gute Informationsquelle für passende Positivkontrollen stellen auch die Webseiten von NordiQC, das immunhistologische Vademecum, der Human Protein Atlas oder der Atlas of Controls der Fa. Agilent/Dako dar (Weblinks s. Literatur).

Es wird empfohlen, für die tägliche Anwendung **Multikontrollblöcke** (MTB/TMA) als Positivkontrollen einzusetzen. Dazu stellt man sich einen Block aus verschiedenen bekannten Positivkontrollen zusammen. Diese Blöcke gibt es im Handel, sind aber auch leicht selbst herzustellen. Einen Multikontrollblock kann man auf verschiedene Arten konzipieren. Entweder vereint man mehrere Fälle mit unterschiedlicher Expressionsstärke **(quantitative EPC)** oder man fasst Fälle mit niedriger (LE) und hoher Expression (HE) gemeinsam mit einer Negativkontrolle (NE) zusammen **(qualitative EPC)**. Als dritte Variante stellt man eine **Universalkontrolle** zusammen, wo immer mindestens ein Bestandteil des Multiblocks für eine Reihe von Antikörpern positiv ist und andere Bestandteile jeweils als Negativkontrolle fungieren können (Beispiel für eine quantitative EPC: Mammakarzinom mit 0, 1+, 2+, 3+ für Her2/neu; Beispiel für eine Universalkontrolle: Appendix, Haut, Leber, Pankreas, Tonsille).

Vani et al. (2017) zeigen in ihrer Studie, dass die Färbeintensität einer IHC-Analyse nicht zwingend mit der Epitopdichte (Expression) korreliert. In der Nähe des Nachweisplateaus wird die Färbung nicht mehr intensiver, auch wenn die Epitopdichte zunimmt. Gleichzeitig verlieren diese HE auch nicht an Intensität, wenn sich die Testbedingungen verändern (z. B. höhere AK-Verdünnung). Sie plädieren deshalb für die Verwendung von Positivkontrollen, die im mittleren Bereich der Färbeintensität liegen und sensitiver auf Veränderungen reagieren. Dies zeigt auch, dass LE für die Verifizierung eine große Bedeutung haben. Die IHC-Analyse soll so sensitiv eingestellt sein, dass diese Fälle noch als positiv erkennbar sind. So werden falsch-negative Ergebnisse verhindert und man kann von der Kontrolle nicht nur positiv oder negativ, sondern auch die technische Sensitivität ablesen. Grundsätzlich soll die Expressionsstärke dem Zweck der Untersuchung entsprechen. HE und LE werden über ihre Färbeintensität definiert, die tatsächliche Epitopkonzentration ist unbekannt. In der Praxis ist es deshalb schwierig, die ideale Kontrolle ausfindig zu machen.

Eine Alternative zu Gewebe-Positivkontrollen stellen käufliche Zellblöcke aus speziell hergestellten Zelllinien mit definierten Eigenschaften dar (z. B. Her2/neu positiv in verschiedener Stärke, Krankheitserreger), die nun gehäuft als EPC verwendet werden (Rhodes 2005). Weiters werden künstlich produzierte Gewebe (Histoide) mit definierten Merkmalen angeboten (Myers et al. 2018). Mögliche zukünftige Kontrollen könnten mit Peptid beschichtete Glasmicrobeads in Mikrometergröße darstellen (Sompuram et al. 2019). Obwohl diese Produkte sehr praktisch sind, haben sie den Nachteil, dass sie nicht dieselbe Präanalytik erfahren haben wie hauseigenes Gewebe. Man kann sie also nur zur Überprüfung des korrekten IHC-Protokolls und nicht des kompletten Tests einsetzen. Manchmal stellen sie aber die einzige Quelle an verfügbarem Kontrollmaterial dar.

Beim Einsatz der Kontrollgewebe gibt es die Möglichkeit, für jeden unterschiedlichen Antikörper eines Testlaufs einen extra Objektträger mit einer externen Positivkontrolle mitzuführen (**Batchkontrolle**) oder den Kontrollschnitt direkt zu jeder Patientenprobe auf den Objektträger aufzuziehen (**On-Slide-Kontrolle**). Die On-Slide-Kontrollen sind aus verschiedenen Gründen vorzuziehen. Man hält hier garantiert dieselben Analysebedingungen für Test- und Kontrollgewebe ein. Bei modernen IHC-Automaten werden die Objektträger mehr oder weniger individuell behandelt, was jede Färbung zu einer Einzelanalyse mit eigenen Bedingungen macht und ein Batch gar nicht mehr abgegrenzt werden kann. Nebenbei ist es eine Kosten- und Kapazitätsfrage. Beachten muss man, dass lange vorgeschnittene und gelagerte Positivkontrollen ihre Antigenizität mit der Zeit verlieren (s. ▶ Abschn. 11.6.7). Besser ist es, die Kontrollen zur selben Zeit wie die Patientenproben zu schneiden.

Die beste Alternative zur externen Positivkontrolle stellt die sog. **interne Positivkontrolle (IPC)** dar. Hier findet man am Schnitt neben dem unbekannten Areal bekannte Zellen, die normalerweise eine positive Reaktion zeigen. In diesem Fall sind alle Vorbehandlungen genau gleich, was die IPC sehr aussagekräftig macht und auch eine Beurteilung der Präanalytik zulässt (*total test*-Ansatz). Im Gegensatz dazu besteht bei EPCs immer ein gewisser Unterschied in der Präanalytik (z. B. Probengröße, Gehalt an Enzymen), der eine ultimative Übereinstimmung nicht zulässt. Interpretiert man IPC und EPC gemeinsam, kann eine misslungene IPC bei erfolgreicher EPC einen Fehler in der Präanalytik nachweisen. Beachten muss man allerdings, dass bei einem zu wenig sensitiv kalibrierten Test eine stark positive endogene Kontrolle ein valides Ergebnis vortäuschen kann, obwohl Zellen mit niedriger Expression nicht erfasst wurden. Ein Nachteil der internen Kontrolle liegt auch darin, dass sie nicht validierbar ist, d. h., sie ist als objektiver Nachweis für die Verifizierung nicht einsetzbar und erfüllt nicht die Normforderung. Für semiquantitative Auswertungen von therapierelevanten Antikörpern ist eine IPC nicht ausreichend. Da hier die Reaktionsstärke mit beurteilt wird, braucht man bekannte, unterschiedlich starke Kontrollfälle als adäquate Vergleichswerte. Aus den oben genannten Gründen besteht die Empfehlung bei allen Tests On-Slide-EPCs mitzuführen und mit möglicherweise vorhandenen IPCs zu vergleichen.

- **iCAPCs**

iCAPCs *(immunohistochemistry critical assay performance controls)* wurden in ▶ Abschn. 11.14.2.2 bereits als sehr wertvolle Werkzeuge für die Validierung beschrieben. TMAs, die aus nicht-, niedrig- und hochexprimierenden iCAPCs bestehen, sind als Goldstandard anerkannte Positivkontrollen für definierte Antigene. Es wird empfohlen, sie für die tägliche Anwendung und für die **Kontrolle von Kontrollen** einzusetzen. Torlakovic et al. (2015) haben bereits für 18 Antigene iCAPCs veröffentlicht.

- **Validierung der Positivkontrollen**

Entsprechend der Akkreditierungsnorm müssen EPCs validiert werden. Man muss über die Herkunft und Austestung der Kontrollfälle Aufzeichnungen führen. Die On-Slide-Kontrolle am Testschnitt muss rückverfolgbar und von einem Kompetenten freigegeben sein. Im Idealfall werden Positivkontrollen zur täglichen Anwendung mit iCAPCs als Referenz abgeglichen.

11.14.3.2 Negativkontrollen

Negativkontrollen zeigen alle unspezifischen und falsch-positiven Reaktionen auf (s. ▶ Abschn. 11.13) und sollten bei korrekter Analyse keinerlei Färbung aufweisen. Kontrolle und Testgewebe müssen nach demselben IHC-Protokoll gefärbt werden.

Verwendet man als „**spezifische Gewebe-Negativkontrolle (NTC)**" Gewebe, das das gesuchte Antigen sicher nicht enthält, kann man den Schnitt gemeinsam mit der Patientenprobe aufziehen. Es zeigt unspezifische Bindungen des Antiserums, aber nicht den 1:1-Vergleich zum untersuchten Gewebe. Kreuzreaktivität wird nur dann sichtbar, wenn die NTC zufällig Strukturen enthält, die vom Antikörper spezifisch gebunden werden. Die **interne NTC** stellt analog zur internen Positivkontrolle Areale im Patientengewebe dar, die das Epitop nicht enthalten und keine Färbung zeigen dürfen. Dies ist v. a. bei der Beurteilung von unspezifischer Hintergrundfärbung von Vorteil.

Mit der „**unspezifischen Reagens-Negativkontrolle (NRC-Prim)**" ersetzt man den primären Antikörper (polyklonales Antiserum) durch **Normalserum** in derselben Konzentration und aus derselben Spezies. Es sollte dieselbe Zusammensetzung wie das Antiserum ohne den spezifischen Antikörper haben. Die NRC-Prim deckt unspezifische Bindungen durch andere Serumproteine und insbesondere auch Bindungen durch andere natürliche Immunglobuline auf. Eine Ersatzlösung für einen monoklonalen Primärantikörper wäre ein anderer irrelevanter Antikörper desselben Isotyps in derselben Verdünnung, der nicht mit dem Testgewebe reagiert. Zu diesem Zweck gibt es entsprechende käufliche Negativkontrollreagenzien.

Ersetzt man den Primär-AK durch **Puffer, AK-Verdünnungslösung** oder **Zellkulturmedium (NRC-DS),** sind positive Reaktionen auf unspezifische Bindungen des Detektionssystems zurückzuführen. Will man die endogenen Enzyme nachweisen, lässt man nur das Chromogen-Substrat-Gemisch einwirken. Mit einem stufenweisen Einsatz der Negativkontrollen kann man die IHC-Analyse überprüfen (◘ Tab. 11.9).

Die Inkubation mit einem primären Antiserum, dem vorher Antigen im Überschuss zugegeben wurde, darf keine spezifische Färbung zeigen, da alle **AK-Bindungs-**

11.14 · Qualitätssicherung in der Immunhistologie

Tab. 11.9 Überprüfung der IHC-Analyse durch Negativkontrollen

Anwendung der Kontrollen	Interpretation
Kombination von NRC-Prim plus NTC	Ist die NRC-Prim negativ und die NTC positiv, ist die falsch-positive Färbung bedingt durch unspezifische Bindungen des Primär-AK
Ersatz des Primär-AK durch Normalserum (poly) oder irrelevanten AK (mono) = NRC-Prim	Falsch-positive Färbung kann bedingt sein durch unspezifische Bindungen des Primär-AK-Serums und/oder des Detektionssystems
Ersatz des Primär-AK durch AK-Verdünnungslösung = NRC-DS	Falsch-positive Färbung kann bedingt sein durch unspezifische Bindungen des Sekundär-AK und/oder des Detektionssystems
Ersatz des Primär-AK und des Sekundär-AK durch AK-Verdünnungslösung	Falsch-positive Färbung kann bedingt sein durch unspezifische Bindungen des Detektionssystems
Nur Chromogenentwicklung	Falsch-positive Färbung ist bedingt durch endogene Enzymaktivität

stellen abgesättigt wurden. Es stellt die ideale NRC dar, wird aber aufgrund der teuren Herstellung so gut wie nie im Histodiagnostiklabor verwendet.

Essenziell ist, dass die Negativkontrolle dieselben Prozeduren durchläuft wie die Patientenprobe. Besonders auf die gleiche Retrievalmethode ist hier Wert zu legen, um endogenes Biotin aufzudecken. Bei IHC-Analysen, die bekannt für ihr schlechtes Signal-Rausch-Verhältnis sind, sollten Negativkontrollen mitgeführt werden, um echt-positive von falsch-positiver Färbung zu unterscheiden. Bei der Validierung eines neuen Systems (oder Reagenzien) sollten Negativkontrollen verwendet werden, um methodische Fehler aufzudecken.

11.14.3.3 Einsatz der Kontrollen

Es besteht die Empfehlung, **bei jedem Testlauf und jeder Patientenprobe** On-Slide-Kontrollen mitzuführen. Dabei wird darauf hingewiesen, dass bei IHC-Färbeautomaten die Objektträger mehr oder weniger individuell behandelt werden und man deshalb kaum mehr von einem gesammelten Färbelauf (Batch) sprechen kann. Bei Negativkontrollen besteht in Anbetracht des großen Arbeitsaufwands und der Expertise der Befunder die Meinung, dass sie verzichtbar seien. Ein internationales Expertenkomitee überlässt der Laborleitung die Entscheidung über den Einsatz von Negativkontrollen bei Klasse-I-Analysen, sofern ein nicht auf Biotin basierendes Polymer- oder Multimersystem verwendet wird (Torlakovic et al. 2014). Es wird aber empfohlen, bei Bedarf (starker Hintergrund, Pigmentierung, verdächtiges Ergebnis) eine NRC nachzufordern (s. Tab. 11.9). Gleichzeitig können negative Areale der On-Slide-EPC als „interne" Negativkontrolle (NTC) genutzt werden und bei mehreren IHC-Analysen mit unterschiedlichen Antikörpern von einer Probe können diese gegenseitig als NRC dienen.

Die Art der On-Slide-Kontrolle hängt stark vom IHC-Typ ab. Für Typ-1-IHC hat man idealerweise iCAPCs oder iCAPC-ähnliche Kontrollen zur Verfügung, die man in einem TMA zusammenbaut (NE/LE/HE + weitere positive Gewebe). Eine Universalkontrolle mit Normalgewebe kann diese Anforderung für eine Reihe von Antikörpern erfüllen. Die Minimalanforderung stellt eine einzelne Positivkontrolle mit stabiler Expression und interner Negativkontrolle dar. Für Typ-2-IHC gibt es idealerweise Richtlinien für Kontrollen, an die man sich halten sollte. Kann man sich nicht

Tab. 11.10 Empfehlungen für die Verwendung von Negativkontrollen. (Nach Torlakovic et al. 2014)

Kontrolle	Klasse I	Klasse II
NRC-Prim	• Empfohlen für die Validierung und bei biotinbasierter Detektion • Nicht empfohlen für die tägliche Anwendung bei validierten Analysen • Nachforderung bei unerwartetem Ergebnis	• Empfohlen gemäß den bestehenden offiziellen Richtlinien für den Biomarker • Bei fehlenden Richtlinien: empfohlen für therapierelevante Biomarker Bei mehreren IHC-Analysen von einem Block können diese ggf. gegenseitig als NRC dienen
NRC-DS	Empfohlen bei unerwarteter Anfärbung der NRC-Prim	
Interne NTC	Empfohlen	• Empfohlen
Externe NTC	Empfohlen, falls interne NTC nicht verfügbar	• Anwendung gemäß den offiziellen Richtlinien für den Biomarker

darauf berufen, sollte man die Kontrollen so gestalten, dass sie für die semiquantitative Auswertung Referenzmaterial enthält (z. B. Fälle mit wenigen bis vielen positive Zellen; geringe bis hohe Expression) (◘ Tab. 11.10).

Die Akkreditierungsnorm ISO 15189:2022 verlangt im Unterkapitel zur internen Qualitätskontrolle: „(...) Das Labor muss IQC-Material auswählen, das für den vorgesehenen Zweck geeignet ist. Bei der Auswahl des IQC-Materials müssen unter anderem folgende Faktoren berücksichtigt werden: 1) Stabilität in Bezug auf die relevanten Eigenschaften; 2) die Matrix entspricht bestmöglich derjenigen der Patientenproben; 3) das IQC-Material reagiert auf möglichst gleiche Weise auf das Untersuchungsverfahren wie die Patientenproben; 4) das IQC-Material stellt eine klinisch relevante Anforderung für das Untersuchungsverfahren dar, weist Konzentrationen an oder nahe den klinischen Entscheidungsgrenzen auf und deckt, wenn möglich, den Messbereich des Untersuchungsverfahrens ab. (...) Die IQC-Daten müssen in regelmäßigen Abständen und in einem Zeitrahmen, der einen aussagekräftigen Hinweis auf die aktuelle Leistung gestattet, mit festgelegten Annahmekriterien bewertet werden. (...)"

Die Verifizierung der IHC-Analyse durch Kontrollen ist also **ein laufender Prozess,** der in regelmäßigen Abständen dokumentiert werden soll. Torlakovic et al. (2010) empfehlen die tägliche Dokumentation und für Klasse-II-Tests die Aufnahme der Dokumentation in den Befund. Von mehreren Autoren wird auf die Wichtigkeit der **proaktiven technischen Kontrolle** der gefärbten Schnitte vor der Übergabe an den anfordernden Pathologen hingewiesen. Kompetente Analytikerinnen sollten deshalb in der Interpretation der Positiv- und Negativkontrollen geschult sein. Der Vorteil liegt in der Möglichkeit, schnell auf Mängel zu reagieren und auch schleichende Veränderungen besser zu erfassen. Die digitale Pathologie bietet hier eine Unterstützung. Scans von optimalen Färbungen der Kontrollschnitte können als Vergleichs- und Schulungsmaterial herangezogen werden.

11.14.4 Ringversuche und Benchmarking

Die Norm verpflichtet das Histodiagnostiklabor zu einer externen Qualitätsüberprüfung z. B. in Form von Ringversuchen. Es gibt verschiedene Anbieter für IHC-Ringversuche und diese untersuchen wiederum unterschiedliche, unterschiedlich viele und unterschiedlich oft IHC-Analysen. Das heißt, man wird diese Normforderung nicht für alle möglichen Antikörper mit Ringversuchen abdecken können (Dies ist zu dokumentieren.) Therapierelevante Biomarker wie Östrogenrezeptor, Progesteronrezeptor, Her2/neu oder ALK sind aber überall vertreten. Der Nachweis dieser externen Kontrolle wird auch von anderen Zertifizierungsanbietern (z. B. OnkoZert) verlangt.

Die Ringversuchanbieter senden Objektträger mit definiertem Gewebe an das Histolabor. Nach der Färbung werden sie wieder zurückgeschickt und bewertet. Eine aussagekräftige Bewertung enthält viele Informationen über die verwendeten Antikörper und IHC-Analysen der Ringversuchteilnehmer. Weiters sollten Verbesserungsvorschläge, Vorschläge für adäquate Kontrollen und für optimale Protokolle in der Rückmeldung enthalten sein. So kann man die eigene Leistung gut einsortieren und wenn nötig verbessern.

Etablierte Anbieter sind z. B. NordiQC, UK NEQUAS, EQA, QuIP und Swisshistotech. Ringversuche sind mit Kosten verbunden, aber für ein medizinisches Labor unumgänglich.

Eine weitere Form der externen Bewertung bzw. von Benchmarking findet man bei der strukturierten Sammlung und Auswertung von **Befundungsdaten** innerhalb einer Gruppe von Instituten (Multicenterstudien). Dies eröffnet die Möglichkeit, die eigene Analyse- und Befundungsleistung einzuordnen, indem eine große Anzahl an Ergebnissen miteinander verglichen wird (z. B. Her2-Monitor der Medizinischen Hochschule Hannover; Choritz et al. 2011).

Die Akkreditierungsnorm ISO 15189:2022 verlangt im Unterkapitel „Externe Qualitätssicherung" (EQA): „Das Laboratorium muss seine Leistung bei den Untersuchungsverfahren durch Vergleich mit den Ergebnissen anderer Labore überwachen. Dies umfasst die Teilnahme an EQA-Programmen, die für die Untersuchungen und die Interpretation der Untersuchungsergebnisse geeignet sind (...)"

11.14.5 Reagenzienverwaltung

Auch ohne die von der Akkreditierungsnorm auferlegten Richtlinien macht eine durchdachte Reagenzienverwaltung Sinn. Die Auswahl und der Erwerb von Reagenzien sollten durch das Labormanagement geregelt sein. Die Lieferanten der Reagenzien unterliegen einer wiederkehrenden Bewertung. Die Verwaltung sollte eine leichte Überprüfbarkeit der Reagenziendaten möglich machen (Eingang, Ablaufdatum, Lotnummer, Chargenkontrolle, Verwendung ab usw.).

Die Akkreditierungsnorm ISO 15189: 2022 gibt in ihrem Unterkapitel „Reagenzien und Verbrauchsgüter – Annahmeprüfung" an: „(...) jede neue Charge oder Lieferung muss vor der Verwendung bzw. vor der Freigabe der Ergebnisse auf seine Leistungsfähigkeit überprüft werden. Verbrauchsmaterialien, die die Qualität der Untersuchungen beeinträchtigen können, müssen vor ihrer Verwendung auf ihre Leistungsfähigkeit überprüft werden. (...)"

Treffen Reagenzien im Labor ein, werden sie einer Eingangsprüfung auf offensichtliche Mängel unterzogen (falsche Transporttemperatur, Trübungen, Verschmutzungen, offene Behälter usw.). Eingangsdatum, Lotnummern und Prüfung werden dokumentiert. Üblicherweise geht man davon aus, dass die CE-IVD-Reagenzien wie Pufferlösungen oder Detektionskits den angegebenen Qualitätskriterien entsprechen (Verantwortlichkeit beim Hersteller). Die Herstellung von selbst hergestellten Reagenzien (Pufferstammlösungen, Chromogene) muss dokumentiert werden. Sie müssen validiert und einer In-House-IVD-Charakterisierung laut IVDR unterzogen werden.

Die Chargenkontrolle von Pufferlösungen, Verdünnungslösungen, Detektionsreagenzien erfolgt im Laufe der Nutzung. Eine extra Chargenkontrolle anhand von Testläufen würde hier die Kapazität des Labors sprengen und in keinem Verhältnis zum möglichen Risiko stehen. Die Verwendung der jeweiligen Chargen muss im Testprotokoll dokumentiert sein, um bei tatsächlichen Mängeln die Rückverfolgbarkeit zu gewährleisten und das Troubleshooting zu ermöglichen.

Die vorgeschriebenen Lagerbedingungen der Reagenzien müssen natürlich eingehalten werden. Besonders auf die Einhaltung der Temperatur wird hier ein Augenmerk gelegt und die dauernde bzw. wiederkehrende Überprüfung der Temperatur wird dokumentiert. Angenehm sind hier elektronische Überwachungssysteme von Kühl- und Gefriergeräten. Die Qualität dieser Geräte muss dem Laborstandard entsprechen.

11.14.6 Fehlerbehebung

Bei der Diagnostik mittels IHC-Analysen verlässt man sich darauf, dass die Ergebnisse echt-positiv bzw. echt-negativ sind, also dass sich nur in jenen Gewebearealen Positivität zeigt, wo das gesuchte Antigen tatsächlich vorhanden ist. Die Kontrollen müssen dabei immer mit einbezogen werden. Zeigen sie Diskrepanzen auf, muss man diesen auf den Grund gehen. Fehler in der Immunhistochemie zeigen sich meist als **zu viel Reaktion** (starker Hintergrund, unspezifische Anfärbungen), als **zu schwache** bzw. **keine Reaktion** oder als **ungleichmäßige Färbung**. Eine **geschädigte Morphologie** und damit eine eingeschränkte Beurteilbarkeit sind natürlich auch zu vermeiden.

Angesichts der vielen Schritte, Vorbehandlungen und Reagenzien, die bei immunhistologischen Methoden benötigt werden, gestaltet sich das Troubleshooting dementsprechend umfangreich. Treten Probleme auf, ist es günstig, den Testablauf von hinten aufzurollen. Zuerst beleuchtet man das Chromogen, anschließend das Detektionssystem und den Primärantikörper, dann das Pretreatment. Kann man hier Fehlleistungen ausschließen, liegt das Problem direkt am Gewebe. Ist der Fehler identifiziert, muss man das Testprotokoll entsprechend ändern. Weiters muss überprüft werden, ob bereits frühere Proben unter dem Fehler gelitten haben. Ein gutes Hilfsmittel findet man im Handbuch für immunhistochemische Färbungen der Fa. Agilent/Dako im Kapitel „Troubleshooting" (Tayler und Rudbeck 2021), wo mögliche Ursachen und die passenden Lösungen aufgelistet sind.

Im Laufe einer neuen Testeinführung wird man selten gleich auf Anhieb ein optimales Ergebnis bekommen (s. ▶ Abschn. 11.14.2.3). Eine schwache oder fehlende Immunfärbung kann viele Ursachen haben. Unter der Voraussetzung, dass das Detektionssystem passend ist, liegt es daran, dass der Antikörper sein Epitop unter den gewählten Bedingungen für Präparation, Fixierung, Entwässerung und Einbettung, Entparaffinierung, AR und Inkubation nicht erreichen und/oder binden kann.

Prinzipiell erzielt man mit einer höheren AK-Konzentration (Primär-, Sekundär-, Tertiär-AK), einer längeren Inkubationszeit bei allen Bindungsschritten und beim Chromogen, einer höheren Temperatur sowie einem aggressiveren Retrieval eine Verstärkung des Signals – und andersherum natürlich eine Verringerung des Signals. Zeigt sich zu wenig oder zu viel Signal, sollte man immer nur **an einer Schraube** drehen und wenn möglich von einem bewährten Detektionssystem ausgehen. Arbeitet man mit einem unbekannten Primär-AK, muss man auch die Möglichkeit von Kreuzreaktivität, Unspezifität, geringer Affinität, Verunreinigungen, minderer Qualität, Instabilität in der Gebrauchslösung und Nichtkompatibilität mit dem Detektionssystem oder der Gewebeverarbeitung (fixiert vs. nativ) mit einberechnen. Das heißt, wenn man schon alles ausprobiert hat, liegt der Fehler vielleicht im unpassenden Antikörperreagens.

11.14 · Qualitätssicherung in der Immunhistologie

Je weniger Informationen über einen neuen Antikörper vorliegen, umso umfangreicher wird seine Evaluierung ausfallen müssen. Und dies trifft natürlich auch zu, wenn man über das Antigen noch sehr wenig weiß.

Die unten stehenden Hinweise beziehen sich auf etablierte IHC-Analysen mit repräsentativen On-Slide-Kontrollen.

11.14.6.1 Falsch-negative Ergebnisse

Testgewebe und On-Slide-EPC sind negativ Bei einem etablierten Test wird der Test zuerst wiederholt, wobei besonderes Augenmerk auf die Qualität der Reagenzien und die Ablaufdaten gelegt wird. Der Grund für ein negatives Ergebnis liegt oft in einem Fehler bei der Testdurchführung (Verwechslungen, Reagens vergessen, Reagens ist vom Schnitt abgelaufen, Wasser zum Spülen verwendet, Inkompatibilität von Chromogen und Enzym, Entwässerung bei alkohol- und xylollöslichem Chromogen, falsche Chromogenmischung, Antigenretrieval zu schwach oder fehlerhaft, zu hohe Temperatur beim Antrocknen usw.). Ist das auszuschließen, müssen die Reagenzien unter die Lupe genommen werden. Eventuell sind die Reagenzien schon abgelaufen oder haben ihre Performance aufgrund anderer Ursachen verloren (z. B. falsche Lagerung).

Eine **falsch-negative Färbung der Positivkontrolle** kann passieren, wenn der falsche Kontrollblock erwischt wurde, aber auch, wenn der Kontrollblock schon lange in Gebrauch ist und dadurch die Oberfläche möglicherweise durch den Luftsauerstoff oxidiert wurde oder wenn der Block so heruntergeschnitten wurde, dass die positive Struktur einfach weg ist. Ähnliches tritt auf, wenn Kontrollschnitte lange vor Gebrauch vorgeschnitten werden und bei Raumtemperatur gelagert werden. Bei IHC-Automaten wäre ein weiterer Grund für eine falsch-negative Positivkontrolle, wenn sich diese außerhalb der Benetzungszone befinden würde.

Beim Arbeiten mit Immunhistofärbeautomaten ist bei einem falsch-negativen Ergebnis natürlich auch an eine Fehlfunktion oder Fehlbedienung (z. B. falsches Befüllen der Reagensbehälter, verstopfte Leitungen, Temperaturfehler) zu denken.

Testgewebe ist negativ und On-Slide-EPC ist positiv Ist das Testgewebe falsch-negativ und die Positivkontrolle färbt sich normal, liegt der Grund eventuell im Gewebe selbst (nekrotisch, autolytisch, zu lange kalte Ischämiezeit, Antigen abgebaut oder wegdiffundiert, zu lange fixiert, zu kurze Formaldehydfixierung plus Alkoholsekundärfixierung, falsch fixiert, Hitzeschäden durch Elektrokauter bei der OP, Vertrocknung, säureentkalkt usw.). Bei nekrotischen Arealen sind nukleäre Antigene oft stärker betroffen als cytoplasmatische. Es könnte auch sein, dass die Ag-Konzentration zu gering ist für das etablierte Protokoll. Dies ist natürlich ein heikler Umstand und sollte durch die korrekte Präanalytik und korrektes Austitrieren nicht vorkommen. Hilfreich ist hier, wenn eine endogene Kontrolle im Gewebe enthalten ist und so das falsch-negative Ergebnis aufgedeckt wird.

11.14.6.2 Schwache Färbung

Testgewebe und On-Slide-EPC sind schwach gefärbt Ursachen für eine zu schwache Färbung liegen z. B. in einer Schwächung der Ag-AK-Bindung während der Analyse (unpassende Waschlösungen, falsche Verdünnungslösung, zu hoher NaCl-Gehalt) oder in einer unzureichenden Menge an erreichbarem Antigen (unzureichendes Antigenretrieval, Temperatur nicht erreicht). Es können Handhabungsfehler wie falsche AK-Verdünnung, falsche Chromogenmischung oder zu kurze Inkubationszeiten zugrundeliegen. Bei einem niedrigaffinen Antikörper kann ein zu intensives Spülen eine Signalminderung bewirken. Die schwache Färbung kann aber auch ein Anzeichen für eine schwächer werdende Performance des

Antikörpers anzeigen (Kontrolle der Haltbarkeit).

Bei IHC-Automaten muss die Funktionalität in Bezug auf dispensiertes Reagensvolumen, Temperatur, Vortexing usw. überprüft werden. Gerätefehlleistungen sieht man dann meist auf mehreren Objektträgern. Im Falle einer IF-Analyse kann ein schwaches Signal auch auf eine falsche Lagerung der Objektträger (Licht, Wärme) bzw. auf das Fehlen eines Anti-Fading-Eindeckmediums zurückzuführen sein.

Bei einer normal gefärbten Positivkontrolle und einem schwach gefärbten Testgewebe, wo eigentlich eine stärkere Färbung erwartet wurde, kann die Ursache wieder in der Präanalytik liegen (s. oben). Ist die gewählte IHC-Analyse für ein schwach gefärbtes Testgewebe zu wenig sensitiv, können Amplifikationsmethoden eingesetzt werden.

11.14.6.3 Falsch-positive Ergebnisse

Der Umgang mit falsch-positiven oder zu starken Anfärbungen ist problematischer. Aufgedeckt werden falsch-positive Färbungen durch die Negativkontrollen, in diesen Fällen negative On-Slide-EPCs, und durch widersprüchliche Ergebnisse. Ein sehr wichtiger Aspekt sind hier die Erfahrung des Befunders und die Kenntnisse über das zu erwartende Ergebnis. Wird eine nukleäre Färbung erwartet und erhält man jedoch eine cytoplasmatische, sollte man stutzig werden. Auch eine Anfärbung, die im Widerspruch zu den anderen gefärbten Objektträgern eines Falls steht, sollte die Aufmerksamkeit erregen.

Testgewebe und On-Slide-EPC sind positiv Manche falsch-positiven Reaktionen erscheinen sehr „echt", weil sie z. B. auf die Tumorzellen bzw. auf Zellkerne beschränkt sind. Ein Hinweis auf die „Falschheit" bietet eventuell eine gewisse Homogenität und eine diffus-dumpfe Anfärbung. Merkmale einer echt-positiven Färbung sind hingegen eine klar abgegrenzte, membranöse Anfärbung oder eine reine Kernfärbung. Eine echtwirkende Reaktion wird auch durch die Anbindung von Fc-Fragmenten der Antikörper an die membranständigen Ig-Rezeptoren von Makrophagen, Monozyten und Granulozyten verursacht (Gadd und Ashman 1983). Dies kann man durch Verwendung von AK-Fab-Fragmenten anstelle von ganzen IgG umgehen. Buchwalow et al. (2011) stellten in ihrer Studie aber fest, dass unter den Routinebedingungen der Fixierung Fc-Fragmente ihre Bindungskapazität nicht bewahren.

Tritt ein zu starker Hintergrund in Testgewebe und Positivkontrolle bei einem etablierten Test auf, wird das tatsächliche Ergebnis maskiert. Die Ursache dafür kann z. B. das Vergessen eines Blockierschritts für endogenes Biotin oder Enzym sein, ein zu hoch angesetzter AK-Titer, eine zu starke Vorbehandlung oder zu lange Inkubationszeiten. Hier wiederholt man als erste Maßnahme den Test mit besonderem Augenmerk auf die Reagenzien und das Protokoll. Ist das Ergebnis immer noch unzureichend, muss man sukzessive durch Einsatz von Negativkontrollen auf Fehlersuche gehen (s. ◘ Tab. 11.9).

Testgewebe ist positiv und On-Slide-EPC ist negativ Wurde z. B. ein Antikörper aufgetragen, der eine positive Reaktion im Testgewebe, aber nicht in der Positivkontrolle bringt, wurde der Antikörper vielleicht verwechselt oder das Reagenziengefäß falsch befüllt.

Ein zu starker Hintergrund im Testgewebe bei einer „sauberen" Positivkontrolle ist üblicherweise im Gewebe selbst begründet (Nekrose, viel Bindegewebe, Quetschartefakt, zu lange kalte Ischämiezeit).

11.14.6.4 Zerstörte Morphologie

Wenn die Schädigung der Morphologie Testgewebe und Positivkontrolle betrifft, muss man davon ausgehen, dass während der IHC-Analyse ein drastischer Fehler aufgetreten ist. Ursachen dafür sind z. B. ein zu langes und zu heißes Antrocknen, ein zu langes und zu heißes HIER, eine übermäßige Verdauung beim PIER, eine zu hohe Konzentration bzw. zu lange Dauer von H_2O_2 beim Peroxidaseblock und generell alles, was ein heißes Vertrocknen bzw. Kochen verursacht (fehlerhafte Einstellung an Geräten, Fehlfunktion von IHC-Automaten).

Beschränkt sich die mangelhafte Morphologie auf das Testgewebe, weist das darauf hin, dass die Standardbehandlung bei der IHC-Analyse für dieses Testgewebe zu harsch war und die Ursache bereits in der Präanalytik zu suchen ist (z. B. zu lange kalte Ischämiezeit, unzureichende Fixierung, zu lange Entkalkung). Hier kann man versuchen, an einem weiteren Schnitt die Vorbehandlungsschritte abzumildern, um eventuell ein annehmbares Ergebnis zu erreichen. Man muss bedenken, dass heftige Schäden (Autolyse) nicht zu beheben sind und dass man mit einem veränderten Protokoll den validierten Bereich verlässt.

11.14.6.5 Fleckige, ungleichmäßige Anfärbung

Die Ursachen dafür sind üblicherweise Handhabungsfehler (Austrocknen, schwaches Spülen, Hineinlaufen des hydrophoben Stiftes) und Schneideartefakte (Falten, ungleichmäßige Schnittdicke, nicht am Objektträger haftende Areale, Blasen unter dem Schnitt); sie sollten durch sorgfältiges Arbeiten vermieden werden. Farbniederschläge sieht man bei alten oder unvollständig gelösten Chromogenlösungen. Eine ungleichmäßige Färbung kann auch Folge einer inadäquaten Fixierung sein, wo Gewebebereiche teilweise unterfixiert bleiben. Gequetschtes, teilweise vertrocknetes, nekrotisches Gewebe färbt sich auch nicht gleichmäßig an. Bei automatisierten Färbungen muss darauf geachtet werden, dass Mischvorgänge, Spülen und Temperaturstabilität korrekt ablaufen und die Objektträger mit ausreichend Reagens bedeckt sind.

Waagrecht färbende Geräte müssen exakt ausgerichtet sein. Teilweise liegt die Ursache für eine unregelmäßige Verteilung der Reagenzien bei der Adhäsivbeschichtung der Objektträger. Die Hersteller der IHC-Automaten empfehlen meist eine bestimmte Marke an Objektträgern, die mit ihren Geräten kompatibel ist.

11.15 Automatisierung

Schon öfters wurde auf die enorme Zunahme der immunhistologischen Tests hingewiesen. War in den Anfängen eine manuelle Technik noch ausreichend, so zeigten sich bei der Handhabung von großen Objektträgerzahlen bald gewisse Schwierigkeiten. Besonders das Einhalten von fixen Inkubationszeiten und die gleichmäßige Behandlung bei den vielen Testschritten wurden kompliziert, obwohl sie für reproduzierbare Ergebnisse besonders wichtig sind. Als Antwort darauf wurden IHC-Färbeautomaten entwickelt, die damit eine wichtige Komponente bei der Standardisierung der IHC-Analysen sind.

Die Gemeinsamkeit aller IHC-Färbautomaten liegt darin, dass die Reagenzien entsprechend dem Färbeprotokoll auf den Objektträger aufgebracht und wieder abgespült werden und damit die manuelle Methode prinzipiell von der Maschine kopiert wird. Es gibt sie in unterschiedlichen Bauarten, Kapazitäten und Leistungsangeboten. Auf welches der Geräte die Wahl fällt, hängt vom Arbeitsumfang, Personalausstattung und Zielsetzung des Labors ab. Dass die Qualität der Färbungen basierend auf einer korrekten Pipettierung und Einhaltung von Dauer und Temperatur bei den Inkubationen einwandfrei und reproduzierbar sein soll, ist selbstverständlich. Ebenso wird die zuverlässige Betreuung durch den Hersteller bei technischen Problemen eine Rolle spielen.

Die Geräte kann man grob in zwei Gruppen unterteilen. Die Gruppe der

IHC-Vollautomaten kann Antrocknung, Entparaffinierung und Antigenretrieval bereits on Board durchführen. Dies erlaubt, dass der Anwender die Objektträger praktisch direkt nach dem Schneiden ins Gerät laden kann. Die andere Gruppe deckt nur die eigentliche IHC-Analyse ab. Hier müssen die Vorbehandlungsschritte manuell oder auch geräteunterstützt erledigt werden. Im Histodiagnostiklabor geht die Entwicklung in Richtung Vollautomat (◘ Abb. 11.31, 11.32, und 11.33).

Eine weitere Gruppierung kann man in Bezug darauf machen, wie bei den Geräten das **Austrocknen** während der langen Inkubationszeiten auf den zeitweilig erhitzten Färbeplätzen verhindert wird bzw. wie eine **Färbe-** oder **Reaktionskammer** über dem Gewebeschnitt erzeugt wird. Bei einem Hersteller passiert das mithilfe eines Ölfilms, der über den mit Reagens bedeckten Objektträger geschichtet wird. Das Öl *(liquid coverslip)* schwimmt auf dem

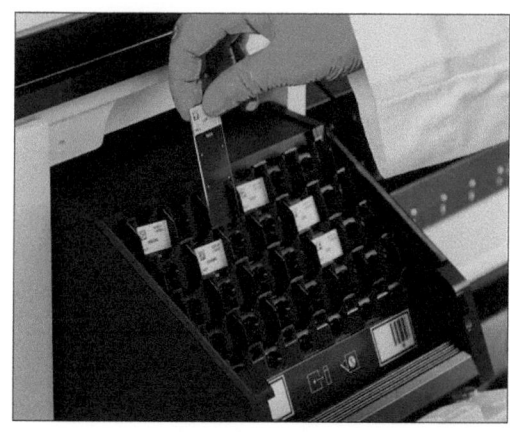

◘ **Abb. 11.32** Teilansicht des Bond prime von Leica-Biosystems. Die Objektträger werden in eine Beladestation gestellt und von dort mit Mikrorobotern zur Färbestation gebracht. (©Leica Biosystems)

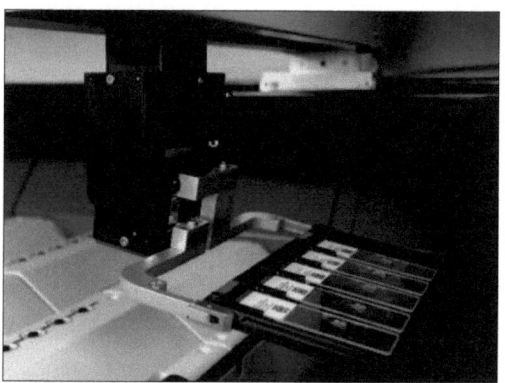

◘ **Abb. 11.33** Innenansicht Dako Omnis Fa. Agilent. Die Objektträger werden zur Färbestation transportiert. (© Agilent Technologies, Inc. 2023; Reproduced with Permission, Courtesy of Agilent Technologies, Inc)

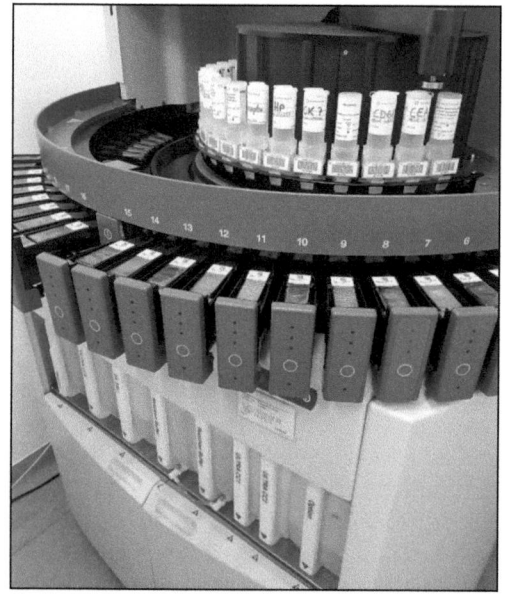

◘ **Abb. 11.31** Teilansicht des Benchmark Ultra von Roche. Die Objektträger werden auf Thermopads gelegt. Die Reagenzien sind oberhalb auf einem Karussell angeordnet.

wässrigen Medium auf und eine definierte Menge an Reagens verbleibt auf dem Objektträger. Wird von oben wiederum ein Reagens aufgetropft, läuft es durch den Ölfilm in die wässrige Phase auf dem Gewebe. Gemischt wird hier mit einem Luftstrom, der die Flüssigkeiten in Rotation bringt. Andere Firmen arbeiten mit Abdeckungen auf dem Objektträger, die einen sehr schmalen Spalt (50 μm) zur Oberfläche frei lassen und damit eine definierte Reaktionskammer erzeugen, die mit Reagens gefüllt wird. Dabei wird durch die entstehende Kapillarspaltwirkung das Reagens gleichmäßig verteilt. Man findet hier Versionen, wo die Objektträger waagrecht, senkrecht oder schräg gelagert sind. Einerseits werden Kunststoffteile zur Abdeckung eingesetzt (covertile®), andererseits werden die Objektträger in „Färbestationen" eingebracht und dort ein abgedichteter Reaktionsraum erzeugt. Eine Weiterentwicklung dieser Kunststoffteile, die in die Färbestation integriert wurden, hat eine semipermeable Membran, durch die die Reagenzien aufgetragen werden. Bei der dynamischen Kapillarspalttechnik eines anderen Herstellers wird die Abdeckung in bestimmter Weise rhythmisch bewegt, wodurch das Reagens gleichmäßig verteilt und gleichzeitig durchmischt wird. Bei einem weiteren Gerät wird der Objektträger mit der Oberseite nach unten auf den Färbeplatz gelegt und so ein Reaktionsraum erzeugt.

Bei den traditionellen Pipettierautomaten, wo die Objektträger frei und horizontal im Gerät liegen, werden die Reagenzien von oben aufgetropft. Diese Geräte sind üblicherweise nicht mit heizbaren Objektträgerplätzen ausgestattet, wodurch die Verdunstungsgefahr geringer ist und es keine technischen Vorkehrungen dagegen gibt. Bei Automaten, die mit Reagenzienreservoirs arbeiten, aus denen eine entsprechende Menge entnommen und dann aufpipettiert wird, sind jeweils Spülschritte der Dispensierpipetten erforderlich, um eine Kontamination zu vermeiden. Diese Spülschritte entfallen bei Geräten, wo direkt aus dem Reagenziencontainer auf den Objektträger aufgetropft wird.

Man kann die Geräte kaum bestimmten Bauarten zuordnen, weil die Innovationen der einzelnen Firmen sehr unterschiedlich sind. Ein gemeinsamer Trend besteht allerdings weiterhin in der Beschleunigung der einzelnen Färbeläufe, der Vollautomatisierung inklusive Entparaffinieren und Antigenretrieval, der kontinuierlichen Beschickung, Steigerung der Durchsatzkapazität und der Kombinierbarkeit von Immunhistochemie und In-situ-Hybridisierung. Dazu kommen noch Bestrebungen für eine bessere Reagenzien- und Abfallorganisation. Neben den technischen Verbesserungen werden auch Probenidentifikation mittels Codes und Einbindung in die IT-Umgebung des Labors vorangetrieben.

Die Firmen stellen sich nicht nur bei der ständigen Verbesserung der Hardware dem Wettbewerb, sondern auch bei der Entwicklung von immer empfindlicheren Detektionskits und von Primärantikörperseren, die auf ihren Geräten optimal laufen. Die firmeneigenen Detektionskits unterscheiden sich in der zugrundeliegenden Methode und den dazu verwendeten Reagenzien (z. B. Multimer-, Polymer-, Enzympolymer-Methode; Amplifikation mit Hapten-TSA, Mehrschrittmethode). Es werden zusätzlich Kits für Doppel- und Mehrfachfärbungen angeboten. Dazu kommen nun noch die Entwicklungen in Richtung Multiplex-IHC, die bald auch in den Routinebetrieb Einzug halten sollen.

Die Färber werden zum Teil als **offene Systeme** für sehr viele Protokollvarianten und Reagenzien angeboten. Dies ist günstig für Labors, die Wert darauf legen, Reagenzien von verschiedenen Herstellern in veränderbaren Konzentrationen und Zusammensetzungen einsetzen zu können. Will man die gewohnte händische Methode auf den Automaten übertragen, benötigt man offene Systeme (Protokolloptimierung für Forschungszwecke). **Eingeschränkt offene** bzw. **geschlossene Systeme** sind auf die herstellereigenen Reagenzien optimiert und nur mit diesen zu fahren (AR-Puffer, Detektionskits usw.). Die Färbeprotokolle sind vorprogrammiert. Modifikationen sind nur eingeschränkt möglich. Diese Systeme sind einfach zu bedienen und wenig fehleranfällig. Die Wahl der Antikörper ist üblicherweise frei. Zusätzlich werden immer öfter **CE-IVD-IHC-Tests** angeboten, die ein komplettes System inklusive RTU-Antikörper darstellen und bei Einhaltung der Testvorschriften keine In-House-Validierung mehr benötigen.

Beim Arbeitsmodus der Geräte unterscheidet man den **Batchmodus,** wo der Färbelauf für eine Anzahl an Objektträgern gleichzeitig gestartet wird, und das **kontinuierliche Beschicken,** wo während des laufenden Testvorgangs Objektträger und Reagenzien jederzeit nachgeladen werden können (sofern Platz im Gerät ist). Ein Mittelweg stellt das Beschicken einzelner oder mehrerer Objektträger zu definierten Freigabezeiten während des Laufs dar. Die kontinuierliche Beschickung und Entnahme erfordert eine häufige Interaktion mit dem Gerät, während beim altbewährten Batchmodus eine tatsächliche Go-away-Zeit für andere Tätigkeiten wie die Objektträgervorbereitung und das Schneiden freigemacht wird. Da die Objektträger nach der IHC-Analyse noch entwässert, eingedeckt und administriert werden müssen, wird man hier nicht mit einzelnen Objektträgern arbeiten. Das relativiert den Vorteil der kontinuierlichen Beschickung sehr. Sinn macht dieses Feature für dringende Fälle, die ins Gerät „nachgeschickt" und dann jederzeit entnommen werden können. Für den Laborworkflow ist eine Verkürzung der Laufzeit im Batchmodus besser zu nutzen und zu integrieren. Bei manchen Geräten mit kontinuierlicher Beschickung können die Färbeprotokolle bei Zugabe weiterer Objektträger flexibel an den von der Software erstellten Färbelaufplan angepasst werden, um die Gesamtlaufzeit nicht zu sehr zu verlängern.

Die Geräte variieren in **Kapazität** und **Durchsatzvermögen** während eines Labortags. Diese muss man auch in Bezug zur Vorbereitungszeit und Nachbehandlung der Objektträger, zum Reagenzienwechsel zwischen den Färbeläufen, zur notwendigen Wartung und Reinigung sowie zur Möglichkeit von Nachtläufen und zum gleichzeitigen Bearbeiten von sehr langen Analysen (ISH, Doppelfärbungen) setzen. Die Kapazität der Färber hängt auch von der Probenzusammensetzung und Anzahl verschiedener Immunfärbungen ab, da für diese auch die notwendigen Reagenzienplätze am Gerät vorhanden sein müssen. Reagenzienkühlung on Board ermöglicht eine Verwendung von großvolumigen Vorratslösungen ohne Qualitätsverlust und verringert die Notwendigkeit des Reagenzienwechsels.

Ist das hohe Durchsatzvermögen bei kontinuierlich beschickbaren Geräten von der ständigen Be- und Entladung abhängig, werden dafür auch entsprechende Personalressourcen benötigt. So muss man die personelle Ausstattung im Labor, den Workflow sowie die Probenmenge und -zusammensetzung für die Beurteilung einer Geräteleistung mit heranziehen.

IHC-Vollautomaten haben üblicherweise **beheizbare Objektträgerplätze,** die bis 99 °C erhitzt und einzeln reguliert werden können. Die Inkubationszeiten können bei höheren Inkubationstemperaturen (z. B. 37 °C) verkürzt werden. Temperaturen bei 100 °C ermöglichen die Anwendung von On-Board-Antigenretrieval und In-situ-Hybridisierung. Durch die erhöhte Temperatur kann die Objektträgervorbereitung (Antrocknen, Entparaffinieren) in den Färbelauf integriert werden. Die hohen Temperaturen werden auch für Denaturierungsschritte zwischen Mehrfachfärbungen eingesetzt. Je nach Gerät ist die gleichzeitige Bearbeitung von IHC und In-situ-Hybridisierungen möglich.

Die Geräte können so konzipiert sein, dass die Objektträger für alle Protokollschritte an einem Färbeplatz verbleiben **(sequenzielle Bearbeitung)** oder Teile der Verarbeitung werden in separaten Geräteabschnitten durchgeführt, sodass eine **parallele Bearbeitung** möglich wird. Geräte mit paralleler Bearbeitung verfügen über Be- und Entladestationen für die Objektträger. Mikromechanik ermöglicht den präzisen Transport der Objektträger im Gerät.

Die **Software,** Rechnerleistung und Bedienerfreundlichkeit wird immer wichtiger. Je größer die Objektträgermengen werden, umso mehr wird ein schnelles und übersichtliches Programm geschätzt. Die Geräte sind PC-gesteuert und/oder haben einen Touchscreen on Board. Die Software erstellt einen objektträgerbezogenen Laufplan und sorgt zum Teil für eine Optimierung der Färbeläufe mit einer Verkürzung der Laufdauer und mit der Möglichkeit, dringende Färbungen vorzuziehen. Teilweise unterstützt sie die fallbezogene Bearbeitung, sodass mehrere Objektträger, die zu einem Fall gehören, gemeinsam angezeigt und fertiggestellt werden. Mehrere Färber können meist über eine Software (einen PC) modular angesteuert werden. Intelligente Lösungen sind fähig, die Reagenzienbestellung online durchzuführen und Antikörperinformationen (Datasheet) auf Buttonklick zu liefern. Die Einbindung ins Laborinformationssystem ist sowieso schon üblich. Verschiedene Hersteller bieten hier auch Komplettlösungen an, wo die IHC-Analyse in den gesamten Laborablauf eingebettet ist und die fertigen Objektträger z. B. direkt in Whole-Slide-Scanner für die digitale Pathologie weitergeleitet werden können.

Mithilfe der Software werden die notwendigen Informationen mittels Barcodedrucker auf Etiketten übertragen und diese auf die Objektträger geklebt. Die Reagenzienbehälter bzw. gebrauchsfertigen Reagenzien sind mit Barcode markiert. Die intelligenten Automaten identifizieren Probe und Reagenzien, arbeiten das Protokoll ab und speichern die Testdaten zur Dokumentation ab. Manche Automaten erkennen nur gerätespezifische Etiketten, andere können jegliche Beschriftung zuordnen (Bilderkennung).

Für die **Qualitätssicherung** und die Akkreditierung benötigt man die Dokumentation von Färbeläufen, Reagenzien-Chargennummern, durchgeführte Wartung usw., was durch die Software digital erfolgt. Weiters protokollieren die Geräte üblicherweise die Temperatur und andere Parameter, wodurch die Testbedingungen nachgeprüft werden können.

Prichard (2014) hat die Features einer Reihe von IHC-Färbeautomaten tabellarisch gegenübergestellt. Er hat auch auf einen Nachteil der Automatisierung im Vergleich zur manuellen IHC hingewiesen. Es besteht die Gefahr, dass das detaillierte Fachwissen über Methodik und Fehlerbehebung beim medizinisch-technischen Personal verloren geht.

Die Themen Standardisierung und Qualitätssicherung spielen eine immer größere Rolle im Histodiagnostiklabor und im Speziellen in der Immunhistologie. Bei standardisierter Präanalytik können von Herstellern entwickelte Komplett-IHC-Analysen im geschlossenen System einen großen Beitrag dazu leisten. Dies wird in Bezug auf die therapierelevante Diagnostik (Companion Diagnostics, CDx) und für quantifizierbare, mit KI-Algorithmen ausgewertete Proteinanalysen immer wichtiger werden.

Sicherlich wird auch die Zukunft Weiterentwicklungen der Färbeautomaten und der Detektionssysteme bringen, die für die Analyse von neuen Parametern auf neueste Technologien zugreifen.

11.16 Multiplex-Immunhistologie

Mithilfe der Immunhistochemie können Proteine in situ dargestellt werden. Die Lokalisierung eines einzelnen Antigens sagt jedoch nur bedingt etwas über seine Funktion und sein Zusammenspiel mit anderen Reaktionspartnern in der Zelle und ihrer Umgebung aus. Auch eine quantitative Analyse der Expression gibt nicht alle Informationen preis, um die Rolle eines Proteins bei pathologischen oder physiologischen Vorgängen genau erkennen zu können. Daher werden immer häufiger Techniken eingesetzt, die den **räumlichen Kontext** von Biomolekülen, das sog. **Toponom,** analysieren *(spatial omics)*. Dazu gehört die simultane, zelluläre Visualisierung und Lokalisierung von möglichen Reaktionspartnern im Gewebeschnitt, um ihre funktionellen Beziehungen zu erforschen. Auch um immunologische Vorgänge, die bei der Tumorabwehr bzw. Tumorinvasion eine Rolle spielen, zu analysieren, hat sich die simultane Darstellung von Biomolekülen als sehr hilfreich erwiesen. So lässt sich der **Zellphänotyp** von Zellen mit zwei oder mehr Eigenschaften (zelluläre Colokalisation) bestimmen oder die Art und Verteilung von verschiedenen **nachbarschaftlichen Zellen** simultan identifizieren. Klinische Anwendungen sieht man z. B. in der prädiktiven Diagnostik für Immuntherapien oder bei der Analyse der zellulären und extrazellulären Tumorumgebung (Immunoonkologie).

Die Mehrfachfärbungen der IHC eröffnen diese Möglichkeit. Wenn die Anzahl an gleichzeitig dargestellten Antigenen immer größer wird, also über Doppelfärbungen und Dreifachfärbungen hinausgeht, spricht man von Multiplex-IHC (mIHC) und Multiplex-IF (mIF). Dabei kann man Techniken unterscheiden, die bis zu zehn Marker darstellen können, und Hochmultiplex-IHC (HiPlex-IHC) mit bis zu 100 Markern auf einem Gewebeschnitt. Die meisten Methoden lassen sich auf FFPE-Gewebe durchführen.

Bezogen auf die verwendeten AK-Marker (Tags) unterteilt man mIHC in chromogene mIHC, fluorochrome mIF, DNA-basiertes Multiplexing und masse- bzw. metallbasiertes Multiplexing. Die Techniken unterscheiden sich auch in der räumlichen Auflösungsfähigkeit (wenige Nanometer bis mehrere Mikrometer), der Dauer (wenige Stunden bis Tage), der Größe der analysierbaren Fläche (wenige Quadratmillimeter bis ganze Schnitte), den Kosten und der möglichen Automatisierung. Die Instrumente haben wiederum unterschiedliche Geschwindigkeiten und Kapazitäten für die gleichzeitige Bearbeitung der Objektträger.

Bei der Prozedur sollte das Gewebe möglichst wenig Schaden nehmen. Und es gibt auch hier Unterschiede zwischen schonenderen und aggressiveren Techniken. Weiters werden in diesem Abschnitt auch **bildgebende Multiplexmethoden** kurz beschrieben, die ganz ohne Immunmarkierung auskommen.

Ein wichtiger Aspekt des Multiplexings ist die softwareunterstützte Bilderfassung, -bearbeitung und -auswertung. Das menschliche Auge ist mit dieser Fülle an Informationen einfach überfordert, kann die Farben nicht mehr unterscheiden oder die räumliche Verteilung nicht im Detail erfassen. Die Software ordnet den vielen Markern bei der mIF oder bei der „einfarbigen" mIHC Falschfarben zu, um sie voneinander unterscheiden zu können und das Ergebnis interpretierbar zu machen. Es gibt zu diesem Zweck verschiedene kommerzielle Auswertungsplattformen bzw. die Bildauswertung ist im Multiplexsystem integriert. Zudem ist bei HiPlex-IHC die Masse an gewonnenen Daten immens, was die Anwendung von Bioinformatik und einen leistungsfähigen Datenspeicher erforderlich macht bzw. ein Anwendungsgebiet für künstliche Intelligenz darstellt (Tan et al. 2020; Bosisio et al. 2022).

Die Entwicklung des Multiplexings geht rasch voran. Es werden von mehreren Firmen Multiplexprodukte und automatisierte Systeme angeboten, die auch in klinischen Pathologien eingesetzt werden können, bzw. werden etablierte Immunhistoautomaten für das Multiplexing (< 10×) adaptiert. Sicherlich wird es nicht lange dauern, bis Multiplexassays für spezielle Anwendungen wie die Prädiktion von Immuntherapien im Histodiagnostiklabor Einzug halten. Auch der sparsame Umgang mit Probenmaterial kann ein Motivator für Multiplexing sein. So wäre die mIHC mit vielen Markern auf einem Schnitt im Gegensatz zum derzeitigen Zugang mit je einem Marker pro Schnitt auf minimalen Biopsien wesentlich effizienter und aussagekräftiger. Das bedeutet nicht nur die Einführung neuer Technik im Labor, sondern auch eine Umstellung auf Bildschirmarbeit und neu zu erwerbende Kenntnisse in der digitalen Pathologie für die Diagnostik. Die HiPlex-IHC wird eine Domäne der Toponomforschung bleiben, deren Erkenntnisse wiederum in die Klinik einfließen werden.

11.16.1 Multiplex-Immunfluoreszenz

Die Immunfluoreszenz-Methode bietet für Mehrfachfärbungen den Vorteil, dass es viele verschiedene Fluorochrome gibt, die man zur Markierung verwenden kann. Die punktuelle Lichtentwicklung unterstützt die hohe Auflösung und ist deshalb für intrazelluläre Analysen im Gegensatz zu den „unscharfen" und eventuell überlappenden Chromogenen vorteilhafter. Die durchscheinenden, nichtdeckenden Fluorochrome können sich bei Überlagerung zu einer Mischfarbe verbinden (rot + grün = gelb), wodurch Colokalisationen von Antigenen leicht erkennbar sind. Der Nachteil liegt in der geringeren Sensitivität bei der Verwendung der direkten Methode und der besonderen mikroskopischen Ausstattung, die benötigt wird (z. B. Fluoreszenzmikroskop, konfokales Laserfluoreszenzmikroskop, Multispektralmikroskopie).

Die Anregungs- und Emissionswellenlängen der Fluorochrome müssen kompatibel sein, um die Farben in einem Mehrfachfilter gleichzeitig beobachten zu können. Die Spektren sollten möglichst keine Überlappung zeigen. Eine spektrale Überlappung der Fluorochrome führt dazu, dass Strukturen in zwei Kanälen Licht emittieren können, obwohl sie nur mit einem Fluorochrom (einem Antikörper) markiert sind (falsch-positive Colokalisation). Bei der Auswahl der Fluorochrome ist darauf zu achten, dass diese eine ausreichende Helligkeit erreichen, die Farben gut unterscheidbar sind und die Lichtintensität im fertigen Präparat ausgewogen ist.

Fluorophore unterscheiden sich u. a. auch in ihrer Stabilität, Löslichkeit und pH-Empfindlichkeit. Gebräuchliche Fluoreszenzmikroskope können mit ihrer Filterausstattung vier bis fünf Kanäle bzw. Fluorochrome detektieren. Eine Unterstützung bietet die elektronische Bildgebung und Bildanalyse, um Einzelfilterbilder zu kombinieren.

Setzt man unterschiedlich fluorochrommarkierte Primär-AK ein, kann die mIF in einer **Einschrittmethode** erfolgen, wo das Gewebe simultan mit einem Cocktail an Primär-AK inkubiert wird. Der Vorteil liegt in der Speziesunabhängigkeit, der Nachteil in der geringeren Sensitivität. Für die sensitivere **indirekte Methode** inkubiert man zuerst mit einem Cocktail an Primär-AK unterschiedlicher Spezies und weiters mit einem Cocktail an fluorochrommarkierten, speziesspezifischen Sekundär-AK.

Bei einer indirekten Methode, die die Speziesabhängigkeit umgeht, werden Primär-AK zuerst mit speziellen, „nichtnatürlichen", individuellen Markern bestückt. Diese Marker können Haptene oder Peptide sein, gegen die fluorochromtragende Sekundär-AK produziert wurden (z. B. Anti-DIG, Anti-NP).

Eine Verbesserung der Sensitivität der direkten IF wird durch neu entwickelte Fluorochrome mit hoher Emission erreicht (z. B. Orion-ArguoFluor™-markierte Primär-AK von RareCyte). Bei dieser Anwendung können bis zu 21 Marker gleichzeitig inkubiert werden, was die Gesamtdauer im Vergleich zu anderen Multiplexmethoden stark verkürzt. Die Detektion muss mit **Multispektralimaging** (MSI) erfolgen, was eine spezielle Geräteausstattung und wiederum Zeit erfordert. Beim MSI werden die Kanäle einzeln aufgenommen und die spektrale Überlappung herausgerechnet.

- **TSA-Multiplex-Immunfluoreszenz**

Hier basiert das Prinzip auf der **Tyramid-Signalamplifikation** (z. B. Opal™ von Akoya Biosciences, Discovery-Produkte von Roche). Es erfolgt eine sequenzielle

Inkubation mit jeweils einem unkonjugierten Primär-AK gefolgt von der Inkubation mit einem HRP-konjugierten Sekundär-AK. Die HRP katalysiert die Freisetzung von fluorochrommarkiertem Tyramid am Antigen und in seiner unmittelbaren Nähe (s. ▶ Abschn. 11.12.3). Bei einem Elutionsschritt mittels HIER werden die Antikörper wieder denaturiert (AK-Stripping), das markierte Tyramid verbleibt jedoch kovalent gebunden im Gewebe (◘ Abb. 11.34). So kann man in mehreren Runden die Immunfärbungen mit jeweils unterschiedlichen Fluorochromen kombinieren, ohne Kreuzreaktionen hervorzurufen. Das bedeutet, dass man keine Rücksicht auf die Spezies der Primär-AK nehmen muss. Vor jeder Runde wird die endogene bzw. eingefügte HRP blockiert.

Die Opal™-Methode kann bis zu acht Antigene in einem Schnitt darstellen und lässt sich auch auf einem IHC-Automaten durchführen. Eine manuelle Fünffachfärbung mit Opal™ dauert ca. zwei Tage (in Abhängigkeit von der Primär-AK-Inkubation). Die Fluorochrome sind stabil genug, um die wiederholte Hitzeeinwirkung zu überstehen. Zu beachten ist, dass hochaffine Primär-AK einen aggressiveren Elutionsschritt benötigen, um sie zu entfernen bzw. zu denaturieren. Die Opal™-Fluorochrome sind aufeinander abgestimmt und man erhält Informationen über ihre jeweilige Helligkeit und Beständigkeit, um die Reihenfolge passend zu der Antigenkonzentration auszuwählen (das Robusteste zuerst). Andererseits muss vor der Mehrfachfärbung herausgefunden werden, welche Antigene durch das wiederholte HIER beeinflusst oder geschädigt werden (das Empfindlichste zuerst). Wiederholtes HIER kann die Anfärbbarkeit aber auch steigern. Mithilfe von Einzelfärbungen sollte das zu erwartende Ergebnis abgeschätzt werden und die Helligkeitsintensität durch Protokollanpassungen angeglichen werden. Der Einsatz von Kontrollen ist wichtig, um zu zeigen, dass die Anfärbungen keine falschen Colokalisationen z. B. aufgrund von unvollständiger AK-Deaktivierung zeigen. Gleichzeitig müssen die Protokolle so eingestellt werden, dass sie einerseits sensitiv genug sind und andererseits möglichst keinen Hintergrund produzieren.

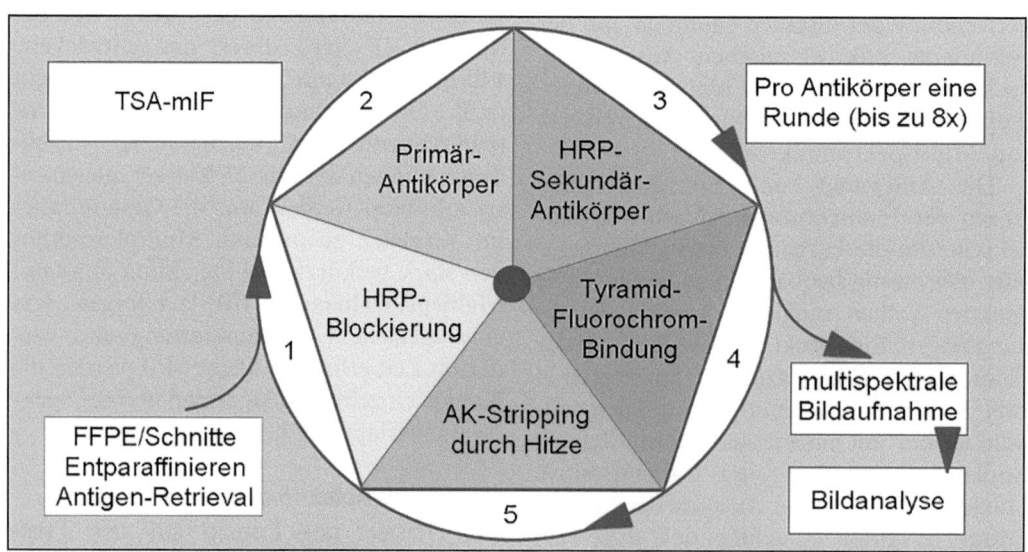

◘ Abb. 11.34 Schema TSA-mIF. Pro Antikörper wird eine Runde durchlaufen, am Ende erfolgen die multispektrale Bildaufnahme und die Bildanalyse.

Vorteile des TSA-Multiplexings sind die erreichte Signalamplifikation durch die Mehrschritttechnik und die Speziesunabhängigkeit. Ein Nachteil liegt in einer eventuellen Maskierung nahe aneinanderliegender Antigene durch sterische Behinderung bei der Antikörperbindung. Die mehrfache Hitzebehandlung ist für empfindliche oder leicht abschwimmende Gewebe problematisch. Alternativ kann z. B. mit einem β-Mercaptoethanol-haltigen Puffer die AK-Elution durchgeführt werden (Willemsen et al. 2021).

Bei dieser Methode verbleiben alle Fluorochrome im Schnitt. Für die digitale Auswertung benötigt man ein Fluoreszenzmikroskop oder einen Scanner, die für Multispektralaufnahmen geeignet sind und die einzelnen Kanäle trennen können *(spectral unmixing)*. Für eine „saubere" Darstellung sollten die Kanäle gegen eine Autofluoreszenzaufnahme abgeglichen und die gegenseitige spektrale Beeinflussung bereinigt werden. Dazu wird vor der Analyse eine „spektrale Bibliothek" der Einzelfärbungen erstellt. Je nach System können Whole-Slide-Scans[11] erfasst werden, an denen die Regionen des Interesses *(regions of interest,* ROIs) ausgewählt werden.

- **Zyklische Multiplex-Immunfluoreszenz**
Immunfluoreszenz mit vielen fluorochrommarkierten Antikörpern stößt an ihre Grenzen bezogen auf die Verfügbarkeit der Fluorochrome, Überschneidungen der Fluoreszenzspektren, Sensitivität, Kreuzreaktivität bei indirekter IF, Ausbleichen und Autofluoreszenz. Deshalb mussten neue, intelligente Methoden entwickelt werden, um diese Hindernisse zu umgehen.

Die Hochmultiplex-IF arbeitet mit einem wiederholten Zyklus mit 1) AK-Bindung, 2) Bildaufnahme in verschiedenen UV-Kanälen und 3) Inaktivierung der Fluoreszenz oder Entfernung der fluorochrommarkierten Antikörper (zyklische Immunfluoreszenz, **CycIF**). Im Bindungsschritt können mehrere Antigene gleichzeitig durch drei bis fünf Antikörper mit unterschiedlichen Fluorochrom-Tags gebunden werden. Da diese Fluoreszenz anschließend wieder entfernt wird, können die Antikörper der nächsten Runde wieder dieselben Fluorochrome tragen. Die Software „merkt" sich, welche Farbe/Lokalisation zu welchem Antikörper bzw. Antigen in jeder Runde gehört. Die digitalen Bildaufnahmen werden am Ende zusammengefasst (Registrierung und Stitching[12]). Durch die mehrfache Zykluswiederholung erhält man so eine Multiplikation an erfassten Markern. Zum Bleichen der Fluoreszenz werden z. B. Lithiumborhydrid, alkalisches Wasserstoffperoxid oder UV-Licht verwendet. Eine Variante setzt Fluorochrom-Tags an rekombinanten Antikörpern ein, die enzymatisch abgespalten werden können (MICS von Miltenyi Biotec).

Erfasst man vor der Immunfärbung die Autofluoreszenz durch eine Aufnahme, kann man sie im Anschluss digital von den Immunfärbungen „abziehen" und so die Hintergrundfärbung klären. Die Dauer des mIF wird durch die Inkubationszeiten mit den Primär-AK, der Inaktivierungsdauer und der mikroskopischen Erfassung der FOVs *(fields of view)* bestimmt. Lin et al. (2015) benötigten für eine Färberunde einen Tag, wobei die Antikörper jeweils über Nacht inkubierten. Zu beachten ist, dass die wiederholte Behandlung mit Inaktivierungsreagenzien die Antigenizität der Epitope beeinflussen kann und die Gewebeintegrität angreift. Je schonender diese Behandlung ist, umso mehr Zyklen sind machbar. Es gibt mehrere Hersteller, die CycIF-Plattformen mit unterschiedlichen Features anbieten (z. B. Cell Dive™

---

11 Whole-Slide-Scan. Digitales Bild eines ganzen Objektträgers bzw. Schnitts.

12 Registrierung fasst mehrere Bilder einer Region zusammen (übereinanderlegen). Stitching „heftet" aneinanderliegende Bildregionen zusammen.

von Leica Microsystems, ChipCytometrie™ von Canopy, MACsima™ von Miltenyi Biotec, COMET™ von Lunaphore).

Für die Cell Dive™-Plattform kann vom Benutzer ein Panel an fluorochrommarkierten Primär-AK zusammengestellt werden. Vor der CycIF erfolgt ein passendes Antigenretrieval. Der Zyklus enthält eine Aufnahme des DAPI-gefärbten Schnitts zum Abgleich der Autofluoreszenz. Es können bis zu vier Antikörper gleichzeitig inkubiert werden. Nach der digitalen Aufnahme wird laut Hersteller die Fluoreszenz inaktiviert, ohne eine Gewebeschädigung zu verursachen. Vor der nächsten AK-Inkubation wird wieder eine Aufnahme zum Autofluoreszenzabgleich gemacht. So können bis zu 60 Antigene in mehreren Runden dargestellt werden. Die maximale Fläche der ROI liegt bei 45×20 mm. Das Auflösungsvermögen ermöglicht subzelluläre Analysen. Zum System gehört auch ein digitales Bildverarbeitungs- und Auswertungsprogramm (Leica Microsystems 2021) (◘ Abb. 11.35).

Für die COMET™-Methode wird ein eigener Färbeautomat angeboten. Hier werden pro Zyklus jeweils drei Antigene mit Primär-AK und fluorochrommarkiertem Sekundär-AK gefärbt, detektiert und die Antikörper wieder eluiert. Die Verwendung von indirekter IF wirkt sich amplifizierend auf das Signal aus und erhöht die Sensitivität. Die analysierbare Fläche liegt bei 9×9 mm. Eine 20x-Färbung für 20 Objektträger dauert in diesem Gerät eine Woche. Bis zu 40 Proteine sollen sich in einem Gewebeschnitt ohne Morphologieeinbußen darstellen lassen.

11.16.2 Chromogene Multiplex-IHC

In der Forschung hat die Mehrfachfärbung ein breites Anwendungsfeld und es gibt viele Wege, die zum Ziel führen. Hier müssen meist experimentabhängige Färbestrategien entwickelt werden. Durch Kombination von AK-Hitzedeaktivierung, AK-Elution, Enzymblockade, Auswahl der IHC-Methode, Enzymauswahl und Chromogenauswahl ergeben sich viele Variationsmöglichkeiten, die für ein optimales Ergebnis ausgetestet werden müssen. Auswahlkriterien und Überlegungen betreffen dabei auch die Gewebepräparation (FFPE, fixierte/unfixierte Gefrierschnitte), die Lokalisation (zelluläre Colokalisation/Lokalisation in verschiedenen Zelltypen) und Häufigkeit des Antigens (prominente/zarte Färbung) sowie die Art und Sensitivität der Detektionssysteme (Zweischritt-/Dreischrittsystem). Das macht die Planung und Durchführung von Mehr-

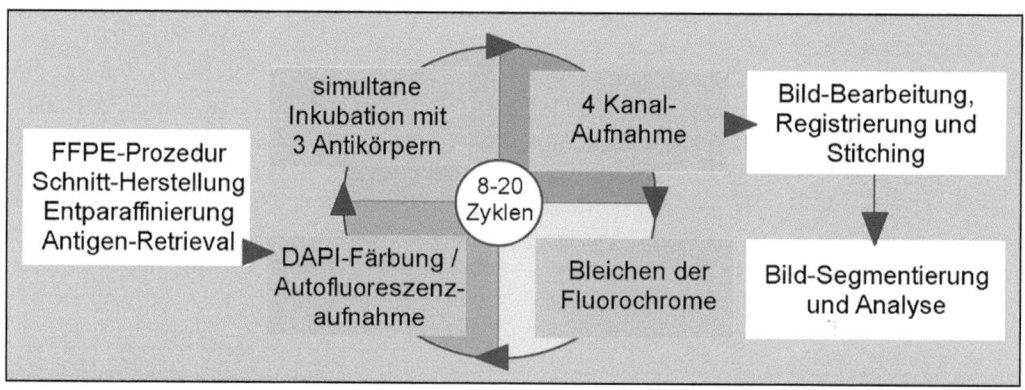

◘ Abb. 11.35 Schema zyklische mIF

fachfärbungen zu einer zeitintensiven Angelegenheit. Und bei so vielen Variationsmöglichkeiten sind die Qualitätssicherung und die Validierung der Färbungen besonders gefordert. In der Routinepraxis geht deshalb die Mehrfachfärbung über die Darstellung von drei Antigenen in der Regel nicht hinaus (z. B. kernständiges und membranständiges Antigen in einer Farbe und cytoplasmatisches Antigen in einer zweiten Farbe). In der Forschung sieht man chromogene mIHC mit bis zu fünf oder sechs Farben, wobei das menschliche Auge hier schon an die Grenzen stößt.

Man findet bei der chromogenen mIHC **sequenzielle und parallele Strategien**, ähnlich wie bei den Doppelfärbungen (s. ▶ Abschn. 11.11.8), und auch Kombinationen davon. Sequenzielle Methoden sind limitiert durch die Empfindlichkeit des Gewebes auf Deaktivierungs- und Elutionsmethoden (AK-Stripping), die auch auf die Antigene Einfluss haben können. Parallele Strategien arbeiten mit Cocktails von markierten Primär-AK und die Limitierung besteht in der Verfügbarkeit von unterschiedlichen Markern und zugehörigen Sekundär-AK bzw. in der Verfügbarkeit von unterschiedlichen Enzym-Chromogen-Kombinationen. Beide Strategien sind abhängig von der Verfügbarkeit von differenzierbaren Chromogenen, die gut im Gewebe haften bleiben. Chromogene unterscheiden sich in Farbe, Löslichkeit, Kontrast, Transparenz, Diffusibilität und Substantivität. Eine weitere Limitierung der chromogenen mIHC liegt darin, dass die meisten traditionellen Chromogene, die im Gewebe gut haften, nicht durchscheinend sind. Das führt dazu, dass bei Colokalisationen eine Farbe die andere überdeckt bzw. nicht beide erkennbar sind. Als Abhilfe wurden transparente Chromogene entwickelt, die ähnlich wie Fluorochrome übereinandergelagert eine Kombinationsfarbe ergeben (z. B. Next Generation Chromogens von Roche). Bei den Discovery-Produkten von Roche werden z. B. sieben verschiedene Farbkits mit diesen weiterentwickelten Chromogenen angeboten, die man zur mIHC mit Automatenunterstützung kombinieren kann.

- **Überlegungen, die man für ein sequenzielles Multiplexing anstellen sollte, sind u. a.**

— Jeder einzelne Marker muss für sich in Vorbereitung auf das Multiplexing optimiert werden.
— Die Antigene müssen beim Antigenretrieval kompatibel sein.
— Die AK-Stripping-Methode sollte möglichst schonend, aber ausreichend stark gewählt werden. Die Empfindlichkeit der Antigene bestimmt ihre Reihenfolge (das Empfindlichste zuerst). Hochaffine Antikörper sind schwieriger zu eluieren als niedrigaffine.
— Die Lokalisationen und die Expressionsstärken der Marker werden in die Planung der Reihenfolge, bei der Wahl der Detektionsmethode und des Chromogens mit einbezogen. Für colokalisierte Antigene kann eine vertauschte Reihenfolge unterschiedliche Ergebnisse liefern. Liegen ein hochexprimiertes und ein niedrigexprimiertes Antigen nahe aneinander, sollte das niedrigexprimierte zuerst gefärbt werden.
— Es wird empfohlen zuerst kernständige, dann membranöse und dann cytoplasmatische Antigene zu färben.
— Verschiedene Enzym-Chromogen-Kombinationen zeigen unterschiedlich hohe Aktivität und Substantivität, was sich auf die Farbintensität und „Fläche" der Farbverteilung rund um das Antigen auswirkt. Das kann zu Überlappungen und Überdeckungen führen.
— Bei DAB sieht man einen Abschirmeffekt. Andere Antigene, die so nahe sind, dass sie sich unter dem Schirm des DAB-Polymers befinden, sind für eine Detektion nicht mehr zugänglich. Deshalb ist DAB für die Colokalisa-

tion von Antigenen schlecht geeignet. Durch das DAB werden aber auch die Antikörper der ersten Runde überdeckt, was eine Inaktivierung eventuell unnötig macht. Ähnliches sieht man bei Silberpräzipitation.
- Die Löslichkeit und Beständigkeit der Chromogene spielt eine große Rolle, um sie kombinieren zu können. Zum Beispiel werden manche Chromogene durch H_2O_2 oxidiert und können deshalb nicht vor einer HRP-Inaktivierung eingesetzt werden (z. B. Silber).
- Werden gleiche Enzyme direkt hintereinander eingesetzt, muss nach der ersten Runde das Enzym inaktiviert werden. Dann kann man in der nächsten Runde das gleiche Enzym mit einem anderen Chromogen verwenden. HRP wird durch 3 % H_2O_2 inaktiviert. Auch Hitze deaktiviert das eingebrachte Enzym.
- Wird nur das Enzym blockiert, müssen die Spezies der Antikörper in diesen Runden wieder kombinierbar sein.
- Bei enzymbasierten IHC-Methoden müssen mögliche endogene Enzyme blockiert werden (s. ▶ Abschn. 11.13.2). Die Färbestrategie muss auch diese Blockadeschritte beinhalten, wobei Glucoseoxidase und β-D-Galactosidase keine Blockade benötigen.

Diese Vielzahl an Hinweisen zeigt, dass die Planung einer mIHC nicht trivial ist. So muss man mehrere Kombinationen von Antigen und Chromogen und ihre Reihenfolge austesten, um ein optimales Ergebnis zu erhalten. Bei Polak und van Norden (2003) oder Portela-Gomes (2005) kann man einige clevere Strategien für Doppel- und Dreifachfärbungen nachlesen, wobei es immer um die Verhinderung von Kreuzreaktionen geht (z. B. Absättigungsmethode mit monovalenten Fab-Fragmenten, Abschirmung von Bindungsstellen mithilfe von tyramidbasierter Signalamplifikation, Abschirmung von Bindungsstellen durch DAB-Überlagerung, Absättigung von Bindungsstellen durch Normalseren). Van der Loos (2005) gibt eine Step-by-Step-Hilfestellung zur Erstellung von Doppelfärbungen.

Ein Beispiel für paralleles Multiplexing ist die Ultraplex™-Technologie von Cell IDx für drei bis vier Antigene. Hier werden Primär-AK mit individuellen Peptid-Tags markiert und erhalten damit eine eindeutige Identifikation. Die Sekundär-AK sind gegen diese Peptide gerichtet und tragen verschiedene Enzyme. Nach dem Antigenretrieval können die Primär-AK im Cocktail inkubiert werden, zwei Sekundär-AK – jeweils einer mit HRP und einer mit AP – werden ebenfalls gemeinsam inkubiert. Danach erfolgen die Chromogenentwicklung sequenziell und eine HRP-Inaktivierung. Es folgt der dritte Sekundär-AK mit HRP-Markierung und einem anderen Chromogen. Diese Mehrfachfärbung kann auch automatisiert durchgeführt werden.

Ähnlich funktionieren auch Mehrfachfärbungen mit einem Cocktail aus FITC-, DIG- und NP-markierten Primär-AK mit entsprechenden Sekundär-AK und Enzym-Chromogen-Kombinationen, wo ebenfalls keine Rücksicht auf die Speziszugehörigkeit genommen werden muss.

Ein Vorteil von paralleler mIHC ist eine Verringerung der Gesamttestdauer im Vergleich zu sequenziellen Methoden. Ein Vorteil der sequenziellen Methode ist die Verwendung von unmarkierten Antikörpern, die im Handel meist schon erhältlich sind, während markierte Primär-AK erst hergestellt werden müssen.

- **Multiplexing mit kovalent gebundenen Chromogenen**

Morrison et al. (2020) stellten eine Hellfeldmultiplexing-Methode vor, die die TSA-Methode der mIF für die chromogene mIHC adaptiert. Sie verwendeten speziell entwickelte Chromogene, die an Tyramid gekoppelt werden und durch die HRP-Katalyse kovalent im Gewebe gebunden werden können (s. ▶ Abschn. 11.12.3). Zur Erweiterung des Farbspektrums verwendeten sie zusätzlich Chromogene, die an Chinonmethid gebunden werden, und analog zur TSA mithilfe der AP-Katalyse kovalent im Gewebe gebunden werden (s. ▶ Abschn. 11.12.4). Diese Chromogene zeigen ähnlich wie Fluorochrome ein relativ schmales, gut definiertes Absorptionsspektrum im Gegensatz zu herkömmlichen Chromogenen mit einem breiten und meist überlappenden Absorptionsspektrum. Dies ist die Voraussetzung für ein spektrales Auftrennen in einzelne monochrome Kanäle, die schließlich wieder in ein farbiges Bild zusammengefügt werden können. Dazu wird eine ähnliche mikroskopische Ausstattung bzw. Scanner wie für die Fluoreszenzmikroskopie benötigt. Ein Unterschied liegt darin, dass in der Hellfeldmikroskopie eine Lichtabsorption und in der Fluoreszenzmikroskopie eine Lichtemission stattfinden. Die Beleuchtungswellenlängen liegen im sichtbaren Bereich und die Scandauer ist im Vergleich kürzer. Die monochromen Scans können quantitativ ausgewertet werden und mit Falschfarben eingefärbt werden. Ein Vorteil dieser Multispektraltechnik liegt darin, dass man Kanäle wahlweise getrennt bzw. gemeinsam ansehen kann, was die Interpretation bei einer höheren Markeranzahl erleichtert. Mit Hämatoxylin zur Kernfärbung kombiniert, entsteht ein vertrautes Gewebebild. Ähnlich wie die mIF-TSA-Methode kann man die Durchführung automatisieren.

Verwendet man kovalent gebundene Chromogene, deren Absorption außerhalb des sichtbaren Wellenlängenbereichs liegen (UV, Nah-IR), können sie einerseits das Multiplexing noch erweitern, andererseits kann man sie in einem Gewebeschnitt mit konventionellen Histofärbungen (HE) kombinieren und detektieren. Dazu wird erst die „unsichtbare" IHC und anschließend die normale Färbung durchgeführt. Die Absorption der Reporterchromogene wird mit Multispektralmikroskopie aufgenommen.

- **Multiplexing mit löslichen Chromogenen**
Bei dieser Technik nutzt man die Digitalfotografie und die Bildverarbeitung. Das Antigen wird mit einem löslichen Chromogen gefärbt, das Ergebnis fotografiert und alle Komplexe inkl. Chromogen werden wieder eluiert. Anschließend wird das zweite Antigen gefärbt und dieses Ergebnis wieder fotografiert *(stain-image-erase)*. Die Aufnahmen werden zusammengefügt und bei Bedarf mit Falschfarben versehen. Die Limitierung der Antigenanzahl ist wieder durch die Empfindlichkeit des Gewebes und der Antigene auf das AK-Stripping bzw. die Chromogenelution gegeben. Glass et al. (2009) haben die SIMPLE-Methode nach diesem Prinzip eingeführt.

11.16.3 DNA-basierte Multiplex-IHC

Diese mIHC-Methode vereint IHC und In-situ-Hybridisierung. Nukleinsäuren haben den Vorteil, dass sie relativ einfach synthetisiert werden können und dass durch die Variationsmöglichkeiten des Vier-Basen-Codes auch schon kurze Oligonukleotide als eindeutig identifizierbare Marker fungieren können („Barcodes", *docking strand*). An diese einzelsträngigen Oligonukleotide können wiederum komplementäre Nukleinsäuren anbinden bzw. hybridisieren und sich wieder lösen, wie ein exakt passender Druckknopf. Die Hybridisierung funktioniert in relativ kurzer Zeit im Vergleich zu Ag-AK-Inkubationen, was diese Multiplexmethode insgesamt schneller macht. Die Bedingungen für die Dehybridisierung sind weniger aggressiv als Bleich- oder AK-Stripping-Methoden. Die Oligonukleotidbarcodes können in einer Vielzahl synthetisiert werden, wodurch auch eine Vielzahl an Antigenen dargestellt werden kann. Es gibt aber auch bei der Hybridisierung unspezifische Bindungen bei niedriger Stringenz (s. ▶ Abschn. 12.5.4), deshalb müssen die Oligosequenzen für das AK-Labeling geeignet sein und keine „Kreuzreaktivität" zeigen.

Bei den derzeitigen Methoden werden oligomarkierte Primär-AK eingesetzt, die für das jeweilige Experiment erst hergestellt werden müssen. Nach der simultanen Inkubation mit vielen Primär-AK erfolgen die Hybridisierung mit einer kleinen Anzahl von unterschiedlichen fluorochrommarkierten DNA-Sonden (Imager, Reporter) an ihre zugehörigen Antikörper und die Bildaufnahme. Danach werden die Imager wieder denaturiert (gelöst) und eine weitere Runde mit anderen Imagern für andere Antikörper wird gestartet. Die Ergebnisse werden wieder in Falschfarben umgerechnet und die Bilder zusammengefügt. Dadurch kann eine große Anzahl an Antigenen dargestellt werden. Nachteilig ist die geringe Signalamplifikation durch die Verwendung von markierten Primär-AK.

Beim **Phenocycler-Fusion-System™** von Akoya Biosciences wird der Gewebeschnitt in einer Durchflusskammer vollautomatisch in einem schnellen Wechsel mit den Reagenzien inkubiert. Jeweils drei Reporter binden in einem Zyklus und werden nach der Bildaufnahme wieder eluiert. So können bis zu 100 Biomarker innerhalb einer Woche analysiert werden. Die Auflösung erlaubt eine Einzelzellanalyse.

Für eine größere Signalausbeute wurde die mehrstufige **Immuno-SABER**-Methode entwickelt *(signal amplification by exchange reaction)*. Dabei werden an oligomarkierte Primär-AK in situ Concatemere hybridisiert. Das sind längere DNA-Stränge (über 500 Basen), die viele Wiederholungen (Repeats) von kurzen DNA-Sequenzen enthalten. Diese Concatemere bieten somit eine große Zahl an Andockstellen für komplementäre fluorochrommarkierte DNA-Sonden (Imager) und bringen damit ein verstärktes Signal an den Ort des Antigens. Eine weitere Amplifikation kann erreicht werden, indem an das erste Concatemer noch weitere hybridisieren und damit DNA-Verzweigungen aufbauen *(branched* SABER). Für die mIHC wird jeweils eine geringe Zahl an unterschiedlichen Imagern an ihre Concatemere hybridisiert, digital aufgenommen und wieder dehybridisiert. Darauf folgt die nächste Runde für die nächsten Antigene. Die digitalen Bilder werden mit Falschfarben versehen und können so ausgewertet werden (Saka et al. 2019).

Die Steigerung des Signals wird bei einer anderen Methode dadurch erreicht, dass die Oligobarcodes der Primär-AK in situ durch **isotherme Amplifikation** (s. ▶ Abschn. 13.6) verlängert werden. An diese amplifizierten Barcodes werden wieder fluorochromtragende Imager hybridisiert und detektiert. Für eine größere Anzahl an Markern werden die Imager wieder gelöst und ein neuer Zyklus wird begonnen (InSituPlex® von Ultiview).

Bei einer anderen Strategie werden an die Primär-AK Oligonucleotide angehängt, die man durch UV-Bestrahlung wieder lösen kann *(photocleavable oligo-tag)*. Damit kann man gezielt aus einem bestrahlten Zielareal die vorhandenen Oligonukleotide „ernten" und analysieren (GeoMx™ von NanoString Technologies). Die Oligos werden in einem wässrigen Puffer abgesaugt und in eine Mikrotiterplatte überführt. Die gesammelten Oligos können automatisiert quantitativ ausgewertet werden. Zu Beginn der Analyse wird mithilfe einer Vier-Kanal-Immunfluoreszenz mit vier Antikörpern ein Scan des Gewebeschnitts erstellt, anhand dessen die ROIs ausgewählt werden. Bei dieser Methode erhält man primär kein Bild, die erfassten Werte werden aber dem Fluoreszenzscan zugeordnet und eine Heatmap kreiert. Daher wird diese Technik auch ***digital spatial profiling* (DSP)** genannt. Die minimale ROI-Größe liegt bei 10–20 μm und entspricht dem kleinsten Areal, das einzeln „abgeerntet" werden kann. Setzt man mehrere ROIs in einem Array zusammen, erhält man ein detailliertes Proteinprofil des Gesamtareals. Theoretisch kann ein ganzer Gewebeschnitt abgerastert werden, was aber sehr lange dauert. DSP eignet sich für Hochmultiplexing einzelner Zellen oder von ausgewählten Gewebearealen (eine bis 5000 Zellen) und ist sehr sensitiv. DSP wird auch zum RNA-Multiplexing eingesetzt. Merritt et al. (2020) führten mit DSP eine 44x mIHC durch.

- **Methodenkombinationen**

Eine Kombination von zyklischer Immunfluoreszenz (CycIF) und UV-spaltbaren Oligomarkern, an die Imager hybridisiert werden, wurde auch vorgestellt. Die Imager tragen die UV-spaltbare Region. Bei dieser als **AB-Oligo-CycIF** bezeichneten Methode werden in einem Schritt die oligomarkierten Primär-AK gemeinsam inkubiert und dann jeweils drei Imager in mehreren Runden hybridisiert und im Fluoreszenzmikroskop detektiert. Nach jeder Runde wird die Fluoreszenz durch UV-Bestrahlung gemeinsam mit den Oligos und Imagern vom Antikörper getrennt und entfernt. Durch die schonende Entfernung der Fluoreszenz wird die Gewebemorphologie gut erhalten und durch den Einsatz der Oligohybridisierung wird die Gesamtdauer verringert. McMahon et al. (2020) konnten so bis zu zwölf Antigene in einem Schnitt darstellen.

Hosogane et al. (2023) kombinieren Immuno-SABER mit IMS (*imaging mass spectrometry* s. unten), indem sie die Reportermoleküle an den Imagern austauschen und anstelle der Fluorochrome Metallisotope einführen. So gelingt es, eine größere Zahl an Mass Tags an den Ort des Antigens zu bringen, und man erreicht eine Signalamplifikation im Vergleich zu IMS ohne SABER.

11.16.4 Bildgebende Massenspektrometrie (IMS)

Dieser Multiplexanalyse liegt die Massenspektrometrie (MS) zugrunde und ist für Hochmultiplexing geeignet. Sehr einfach formuliert werden hier Biomoleküle beispielsweise durch Laserbeschuss in ein ionisiertes Aerosol verwandelt und in einem elektrischen Feld beschleunigt. In einem Analysator werden die Ionen nach ihrem Masse-zu-Ladung-Verhältnis (m/z) gefiltert, womit man die Partikel auf einen bestimmten Massebereich einschränken bzw. aufreinigen kann. Ihr mehr oder weniger verzögertes Auftreffen auf einen Detektor aufgrund des Masseunterschieds wird registriert und kann mit einem Referenzwert verglichen und so identifiziert werden (*time of flight,* TOF). Je niedriger die Masse, umso früher treffen die Ionen im Detektor auf. Die Anzahl der „Aufschläge" wird auch registriert und somit eine qualitative sowie quantitative Aussage getroffen. Es gibt verschiedene Arten der Ionisierungsquellen, der Analysatoren und der Detektoren, die kombiniert werden können und zu unterschiedlichen Leistungen der MS-Analyse führen (z. B. hochsensitiv, hochauflösend). Das Resultat einer MS ist das Massenspektrum, das üblicherweise als Histogramm mit m/z auf der x-Achse und der relativen Signalintensität auf der y-Achse abgebildet wird; im Detail nachzulesen bei Meyer et al. (2022).

Die MS ist für das diagnostische Histolabor eine noch relativ „unbekannte" Technologie und das zugehörige Equipment ist noch selten in klinischen Pathologien zu finden. Die gewebebasierte MS hat aber ein großes Potenzial für die Verwendung in der klinischen Diagnostik und es wird teilweise von der „nächsten Immunhistogeneration" gesprochen. Zurzeit ist sie v. a. ein starkes Forschungswerkzeug, insbesondere weil sie zur gleichzeitigen, ungezielten Biomolekülanalyse von vielen Analyten imstande ist und mithilfe von künstlicher Intelligenz die Mustererkennung in verschiedenen Zelltypen, Tumortypen oder anderen Erkrankungen (z. B. Mb. Alzheimer, multiple Sklerose) zustande bringt. Je nach räumlichem Auflösungsvermögen ist die bildgebende MS für zelluläre oder sogar subzelluläre Analysen geeignet.

- **Bildgebende Massenspektrometrie ohne Immunmarkierung**

MALDI-MSI (*matrix-assisted laser desorption/ionization mass spectrometry imaging*, Caprioli et al. 1997) wird für die Bildgebung von Gewebeschnitten und für die Analyse der räumlichen Verteilung von Biomolekülen ohne vorherige Immunmarkierung eingesetzt (Bottom-up-Analyse). Es eignet sich je nach Vorbehandlung des Gewebes u. a. zur Untersuchung von Peptiden, Proteinen, Lipiden, Phospholipiden, Glykokonjugaten und auch von exogen zugeführten, kleinen Substanzen (z. B. Medikamenten, Metaboliten). Dazu wird ein Gewebeschnitt mit einer aushärtenden Matrix überzogen und dann mithilfe eines Lasers in Mikrometerschritten abgerastert. Die lichtenergieabsorbierende Matrix besteht aus kleinen, organischen Molekülen, die auf und im Gewebe auskristallisieren und die extrahierten Biomoleküle mit einschließen. Das funktioniert am besten mit löslichen bzw. kleinen Biomolekülen. Um gebundene Peptide aus dem fixierten Gewebe zu gewinnen, werden vor der Matrixbeschichtung ein Antigenretrieval mit HIER und eine enzymatische Fragmentierung mit Trypsin durchgeführt. Bei der MS schießt der Laser Biomoleküle aus der Oberfläche heraus und ionisiert sie. Die Matrixpartikel unterstützen dabei die Ionisierung. Die Pixel für Pixel erfassten Werte (Masse pro Ladung, m/z) im TOF-Detektor werden in ein Bild umgerechnet. Bei der Datenanalyse können die Daten nach verschiedenen Fragestellungen visuell präsentiert werden (z. B. Häufigkeitsverteilung eines Analyten als Heatmap, Regionen mit ähnlicher Analytzusammensetzung in gleicher Farbe usw.). Das MALDI-Image kann man mit einem HE-gefärbten Folgeschnitt abgleichen. Es besteht aber auch die Möglichkeit, nach der Massenspektrometrie den Schnitt noch einzufärben, da er durch die Analyse nicht zerstört wird.

Auf diese Weise kann die Lokalisation, aber auch die Menge von Biomolekülen dargestellt werden. Zur Identifikation von unbekannten Peptiden mit alternativen Methoden können sie gezielt aus dem Schnitt extrahiert werden. Durch die Art der Ionisierungs- und Detektionsmethode wird das räumliche Auflösungsvermögen (1–10 μm) bzw. das massenbezogene Auflösungsvermögen beeinflusst. Auch die Konsistenz und Kristallgröße der Matrix wirkt sich auf das räumliche Auflösungsvermögen aus. Die Dauer der Analyse hängt von der ROI-Fläche, der Pixelgröße und der Detektionsgeschwindigkeit ab (3–50 px/s) (Holzlechner et al. 2019). MALDI-MSI benötigt für 1 cm^2 bei einer Auflösung von 40 μm ca. eine Stunde abhängig vom Instrument (Lim et al. 2023).

Workflow MALDI-MSI auf FFPE-Schnitten	
1.	Schnittherstellung ca. 3 μm dick auf leitfähige Indium-Zinnoxid-(ITO-)beschichteten Glasobjektträgern
2.	Entparaffinieren
3.	Antigenretrieval (HIER)
4.	Auftragen von Trypsin (gesprüht oder gespottet) für Peptidanalysen
5.	Auftragen der Matrix (gesprüht, gespottet oder sublimiert, z. B. α-Cyano-4-hydroxyzimtsäure, Sinapinsäure)
6.	MALDI-MS-Analyse (pixelweiser Laserbeschuss, TOF)
7.	Massenspektrum pro Pixel, Abgrenzung der Analyten
8.	Bilderstellung in Falschfarben pro Analyt, Zusammenfügen der Pixel zu einem Bild
9.	Registrierung mit HE-/IHC-/IF-Scan; Datenanalyse

Mithilfe von IMS können Tumore entsprechend ihres Proteinmusters typisiert werden. Man kann damit Biomarker identifizieren sowie prädiktive und prognostische Aussagen treffen. Weiters können Proteinprofile von Tumoren in verschiedenen Stadien von Normalgewebe unterschieden werden, was bei der Untersuchung von Resektionsrändern auf Resttumorgewebe nützlich ist. Dies wurde sogar schon in einem virtuellen Schnellschnittszenario getestet, wo man mit einem besonderen Setup innerhalb von 10 min ein Ergebnis liefern konnte. Wie bei allen Methoden, die nur einen minimalen Ausschnitt des ganzen Tumors beleuchten, stellt die Tumorheterogenität ein Problem dar und die Auswahl der ROIs ist sehr entscheidend. Lösliche Lipide können auf FFPE-Material nicht analysiert werden. MALDI-MSI an unfixierten bzw. formalinfixierten Gefrierschnitten hat aber das Potenzial, die räumliche Verteilung und den Metabolismus von Lipiden sowie ihre Bedeutung bei malignen Zellveränderungen zu erforschen. IMS wird auch mit anderen Ionisierungsquellen anstelle von MALDI wie DESI *(desorption electrospray ionization)* oder SIMS (Sekundärionen-Massenspektrometrie) durchgeführt (Holzlechner et al. 2019).

- **Bildgebende Massenspektrometrie mit Immunmarkierung**

Bei der **MALDI-HiPlex-IHC**-Methode werden mit Mass Tags markierte Primärantikörper gegen einen bekannten Analyten eingesetzt (Top-down-Analyse). Es werden hier nichtmetallische Mass Tags (Miralys™ von AmberGen) genutzt. Das sind modifizierte Peptide, die einen standardisierten Massenreporter mit einem UV-spaltbaren Linker enthalten und einen eindeutigen **Identifier mit einer typischen TOF-Charakteristik** repräsentieren *(photocleavable mass tags,* PC-MTs). Die Gewebeschnitte werden auf leitfähige Objektträger aufgezogen. Nach der simultanen AK-Inkubation werden die Schnitte gespült, getrocknet und dann Nah-UV-Licht ausgesetzt, was die PC-MTs für eine gute kristallisierende Verbindung mit der nachfolgend aufgetragenen Matrix vorbereitet, aber die Mass Tags nicht freisetzt. Bei dem anschließenden MALDI-MSI erfolgt der Laserbeschuss im Mikrometerraster, wodurch sich die Mass Tags aus dem Gewebe lösen, detektiert werden und ihre räumliche Verteilung zugeordnet werden kann. Die Peakhöhe im Massenspektrografen ist relativ zur Menge des Biomoleküls. MALDI-IHC kann auch mit dem MSI anderer kleiner Biomoleküle (z. B. Lipide) kombiniert werden. Es besteht die Möglichkeit, die Antikörper zusätzlich zum Mass Tag mit einem Fluorochrom zu bestücken *(dual labeling).* So kann man ein Fluoreszenzbild vor dem MALDI-MSI gewinnen und mit dem MSI-Bild fusionieren und abgleichen (Lim et al. 2023).

MALDI-IHC kann auf ganzen Schnitten durchgeführt werden und dauert nach der Immunmarkierung bei einem kommerziellen System ca. 40 min für einen ganzen Objektträger. Bis zu 100 Antigene können gleichzeitig erfasst werden. Die räumliche Auflösung liegt dabei bei 5 μm und die Pixelgröße bei 5×5 μm (Bruker 2022). Der Vorteil von MALDI-IHC liegt in der simultanen zigfachen AK-Inkubation, wodurch gewebebelastende AK-Stripping-Zyklen vermieden werden und die Dauer verkürzt wird. Weiters kommt es zu keiner Zerstörung des Probenmaterials während der Massenspektrometrie. MALDI-IHC hat jedoch relativ zu mIF, IMC und MIBI-TOF (s. unten) eine geringere Auflösung.

Die Massencytometrie **(CyTOF)** wurde für die Analyse von Einzelzellen in Suspension entwickelt und nutzt **metallmarkierte Antikörper** (Lanthanoide) dafür. Die definierten Isotope werden mithilfe von chelatierenden Polymeren an den Primär-AK gekoppelt (Mass Tags). Es steht nur eine gewisse Anzahl an verwendbaren Isotopen zur Verfügung, was die Herstellung von Antikörpern mit Metall-Mass-Tags auf ca. 50 einschränkt. Zu den Vorteilen bei der Verwendung von Mass Tags zählt, dass es praktisch kein Hintergrundsignal wie etwa die Autofluoreszenz bei der mIF gibt. Theoretisch kann man bis zu 100 verschiedene Mass Tags gleichzeitig analysieren. Die Mass Tags sind chemisch sehr stabil und zeigen ähnliche Sensitivität.

Giesen et al. (2014) haben aus der CyTOF die **Imaging-Massencytometrie (IMC)** für die Histologie entwickelt. Die Verteilung der Metallmarker kann dabei bei Atmosphärendruck mit LA-ICP-MS *(laser ablation inductively coupled plasma mass spectrometry)* analysiert werden. LA-ICP-MS erlaubt eine hochsensitive Analyse von Elementen und Isotopen direkt von festen Proben. Durch einen fokussierten Laserstrahl wird die Oberfläche in kleine Partikel zerstäubt (Ablation). Die ablatierten Partikel werden in eine zweite Anregungsquelle (ICP) geleitet, wo sie im induktiven Plasma zerlegt und ionisiert werden. Die Ionen werden nach Masse aufgereinigt und in einem TOF-Detektor analysiert. Die räumliche Auflösung hängt von der Laserpixelgröße ab und kann auf 0,5 µm fokussiert werden. IMC ist deshalb für subzelluläre Forschungen geeignet. Üblicherweise beträgt die Pixelgröße 1×1 µm. Sie ist aber im Vergleich eine relativ zeitaufwendige und teure Technik, was sie für die Analyse von ganzen Schnitten eher ungeeignet macht. IMC benötigt für 1 mm² ca. 2 h für die Ablation (Tan et al. 2020). Die Schnittvorbereitung verläuft wie für die Standard-IHC. Nach der simultanen Inkubation mit den metallmarkierten Primärantikörpern werden die Massenspektroskopie und die Bilderstellung angeschlossen. Bei der Analyse der Mass Tags hat man im Gegensatz zur Detektion mit Fluorochromen keine Schwierigkeiten mit spektraler Überlappung oder Hintergrundfärbung wie der Autofluoreszenz. Bei der IMC wird der Gewebeschnitt zerstört und kann nicht für weitere Untersuchungen genutzt werden.

Keren et al. (2019) stellten **MIBI-TOF** *(multiplexed ion beam imaging by time of flight)* als hochsensitive Massenspektrometrie-Imaging-Methode vor. Sie erreicht eine räumliche Auflösung von bis zu 230 nm. Hier wird die Gewebeoberfläche mit einer primären Ionenquelle (Sauerstoffduoplasmatron) beschossen, wodurch die metallischen Reportermoleküle und andere Gewebeelemente hochgeschleudert und ionisiert werden. Der Ionenstrahl ist stark fokussiert und rastert über die Gewebeoberfläche. Die abgerasterte Fläche liegt im Millimeterbereich. Die Sekundärionen werden in einem elektrostatischen Analysator auf Monoatome gefiltert und in einem orthogonalen TOF-Detektor erfasst. Die Methode beruht auf der dynamischen Sekundärionen-Massenspektrometrie (SIMS). High-Definition-MIBI (HD-MIBI) schafft durch eine spezielle Laserkonfiguration sogar eine Resolution von 30 nm.

FFPE-Schnitte werden auf goldbeschichtete und silanisierte Objektträger mit leitender Oberfläche aufgezogen. Die weiteren Schritte sind analog zur Standard-IHC. Nach der Inkubation mit den metallmarkierten Antikörpern wird kurz in Glutaraldehyd fixiert, um die Bindung an das Gewebe zu erhöhen. Danach wird der Schnitt entwässert und getrocknet. Der Objektträger wird im Vakuum beschossen. MIBI-TOF eignet sich zur Einzelzell-Toponom-Forschung aufgrund des hohen Auflösungsvermögens, ist aber teuer und für Ganz-Schnitt-Scans nicht sinnvoll. Es wird ein komplettes MIBI-TOF-System von IonPath angeboten.

11.16.5 Bildgebende Infrarot- und Raman-Spektroskopie

Eine andere Form von bildgebendem Multiplexing ohne Immunmarkierung oder histochemischer Färbung findet man bei den spektroskopischen Methoden. Infrarot- und Raman-Spektroskopie sind Methoden aus der analytischen Chemie, die für die Analyse von biologischen Materialien und Gewebeschnitten adaptiert wurden (Details zum Prinzip s. Mäntele 2022).

11.14 · Qualitätssicherung in der Immunhistologie

Die Grundlage für das **IRI (Infrarot-Imaging)** liegt in den typischen Absorptionsspektren, die bei der Interaktion von Licht im Infrarotbereich mit definierten chemischen Bindungen erzeugt werden. So kann man ohne vorherige Anfärbung oder Markierung auf die biochemische Zusammensetzung eines Gewebes, eines Gewebebereichs oder einer Zelle schließen. Bestimmte funktionelle Gruppen, die typisch für ein Biomolekül oder eine Klasse von Biomolekülen sind, zeigen ein wiedererkennbares Spektrum (z. B. Amide für Proteine) und können so über ihren **spektralen Fingerabdruck** identifiziert werden. Biomoleküle wie DNA, RNA, Kollagen, Glykogen oder Fette sind dadurch unterscheidbar. Andererseits können auch Gesamtspektren eines Areals für das Erkennen ähnlicher Regionen/Proben genutzt werden. Die Spektren werden in Falschfarben umgerechnet und erzeugen so ein ähnliches Bild wie eine histologische Färbung. IRI vereint damit die chemische und die mikroskopische Analyse (◘ Abb. 11.36).

Die Mikroskope enthalten eine IR-Quelle und einen IR-Detektor. Eine globare oder synchrotrone Lichtquelle bestrahlt die Probe pixelweise mit **Breitband-IR** und von jedem Pixel wird ein **komplettes Spektrum** aufgenommen. Bei der Detektion wird ein Interferometer eingesetzt und ein Interferogramm erzeugt, das durch eine Fourier-Transformation in ein Spektrum rückgerechnet wird. Daher wird bei der Methode von **FT-IRI** (*Fourier-transform infrared imaging*) gesprochen.

Alternativ arbeitet eine neue Generation von IR-Mikroskopen mit einem QCL (*quantum cascade laser*) mit einer wählbaren Wellenlänge und speziellem Detektor (DFIR, *discrete frequency IR*), wo nur vordefinierte, relevante Wellenlängen detektiert werden. **DFIR-Imaging** ist daher um einiges schneller als FT-IRI. Beim Weitfeldmodus wird das ganze Sichtfeld auf einen Flächendetektor, bestehend aus vielen Pixeln (z. B. 128×128) gleichzeitig abgebildet. Für großflächigere Proben werden mehrere FOVs digital aneinandergefügt (Stitching). Im Scanningmodus wird pixelweise abgerastert. Je nach Ausstattung und Modus gibt es Vor- und Nachteile und passende Anwendungsgebiete. Die Pixelgröße variiert je nach System zwischen 1–50 µm. Die Aufnahme passiert in Sekundenbruchteilen. Bei der grafischen Darstellung eines Spektrums wird die Wellenzahl pro Zentimeter auf der x-Achse und die absorbierte Lichtenergie als Logarithmus der optischen Dichte (OD) auf der y-Achse aufgetragen. Die Spektren werden digital aufbereitet und in ein Bild umgerechnet. Die räumliche Auflösung liegt je nach Wellenlänge, Detektor und Aufnahmemodalität bei 1,5–13 µm. Ein Pixelspektrum *(hypercube)* enthält eine qualitative und quantitative Aussage. Für die Identifikation werden die gewonnenen Spektren mit einem bekannten Datensatz verglichen.

Die Objekte können in verschiedenen Modi untersucht werden. Für den **Transmissionsmodus** wird ein Gewebeschnitt (5–10 µm dick) auf einen Objektträger z. B. aus Calciumfluorid oder Bariumfluorid aufgezogen, der für die IR-Durchstrahlung geeignet ist. Für den **Transflexionsmodus** werden IR-reflektierende Objektträger verwendet (z. B. silberbeschichtete ITO-Objektträger, *low-eSlides*), die im sichtbaren Licht durchsichtig sind. Hier muss das

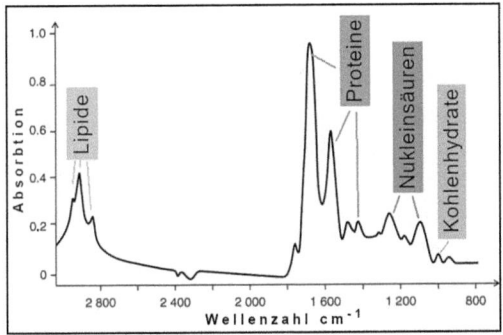

◘ Abb. 11.36 IR-Spektrum mit typischen Banden für Biomoleküle

Licht zuerst durch das Objekt, wird am Objektträger reflektiert und tritt erneut durch das Objekt. Es wird ein Doppelabsorptionsspektrum erzeugt, daher soll die Schnittdicke nicht über 5 μm liegen. Nach der probenerhaltenden Spektrometrie können die Schnitte konventionell gefärbt und für eine Bildregistrierung gescannt werden.

Beim **ATR-FT-IRI** *(attenuated total reflection Fourier-transform infrared imaging)* befindet sich die Probe auf einem Kristall (z. B. aus Germanium). Der Lichtstrahl wird durch den Kristall auf die Probe gelenkt. Es kommt zu einer internen Reflexion des Lichts im Kristall, wobei „etwas" Licht den Kristall durchdringt und mit den anliegenden Schichten der Probe im Mikrometerbereich interagiert. Das zurückgestrahlte Licht wird detektiert. Hier spielt die Dicke des Präparats eine untergeordnete Rolle. Diese Methode wird z. B. für flüssige Proben wie Liquor oder Serum genutzt bzw. der Kristall kann in Form einer Immersionslinse sanft in den Gewebeschnitt gedrückt werden.

Es können Gefrierschnitte und FFPE-Schnitte verwendet werden, wobei bei FFPE-Gewebe wieder zu bedenken ist, dass die Fixierung Biomoleküle verändern kann und Lipide beim Processing gelöst werden. Das Einbettungsmaterial darf das IR-Spektrum nicht beeinflussen. Die aufgezogenen Paraffinschnitte werden entparaffiniert und in 100 % Ethanol oder Aceton gespült. Anschließend werden sie luftgetrocknet und in einem Trockengerät bis zur Analyse gelagert. Gefrierschnitte werden direkt auf den Objektträger aufgezogen, getrocknet und bei –80 °C gelagert. Vor der Analyse werden die Schnitte in einer Box mit einem Trocknungsmittel aufgetaut. Das Trocknen ist sehr wichtig, weil Wasser stark IR-absorbierend ist und die Analyse behindert (Baker et al. 2014).

Diese Beeinflussung durch Wasser kann bei der Verwendung von QCL-Imaging durch die Wahl diskreter Wellenlängen umgangen werden, sodass IR-Imaging nun auch für Lebendaufnahmen möglich ist.

Bei der **Raman-Spektroskopie** (Ra-SP) wird die Probe mit einem starken, monochromen Laser im sichtbaren Wellenbereich bzw. nahen Infrarotbereich (NIR) beleuchtet. Die verschiedenen chemischen Bindungen verursachen eine typische inelastische Streuung der Photonen und diese verlieren dabei einen Teil der Energie. Die Anzahl an gestreuten Photonen mit einer bestimmten Energie wird detektiert. Das Raman-Spektrum zeigt auf der x-Achse die Photonenenergie (Wellenzahl) und auf der y-Achse die Photonenanzahl (Intensität). Auch die Ra-SP erzeugt typische Spektren (Fingerprint) und stellt eine komplementäre Methode zur FT-IR-Spektroskopie dar. Ra-SP ist für manche Bindungen sensitiver, zeigt meist ein schlechteres Signal-Rausch-Verhältnis und bringt weniger Informationen zur Proteinstruktur als IR-Spektroskopie. Dafür hat sie eine höhere räumliche Auflösung und ist durch die Unempfindlichkeit auf Wasser für Lebenduntersuchungen geeignet. Die Auflösung liegt im subzellulären Bereich (1 μm). Das untersuchte Probenvolumen ist meist viel geringer als bei der IR-SP und liegt im Millimeterbereich bzw. bei Einzelzellen. Die Pixelgröße kann 300 nm betragen. Die gewonnenen Spektren werden wiederum digital bearbeitet und in Falschfarben umgerechnet (Diem et al. 2013).

Für die Ra-SP werden Gewebeschnitte (auch dicker als 10 μm) auf geeignete Objektträger aufgezogen (z. B. Calciumfluorid). Zellsuspensionen werden aufgetropft und getrocknet. Die Spektroskopie zerstört Zellen und Gewebe nicht, wodurch sie für weitere Untersuchungen genutzt werden können. Das Instrument ist ähnlich aufgebaut wie ein konfokales Fluoreszenzmikroskop mit Laser und Detektor.

Ra-SP hat das Potenzial zur Zellsortierung und -identifikation basierend auf einem Fingerprintspektrum (z. B. Nachweis von zirkulierenden Krebszellen in der *liquid biopsy*) und man sieht auch eine künftige Anwendung in vivo bei der Beurteilung des Probengewebes vor der Entnahme (z. B. Hautläsionen, GI-Endoskopie, Resektionsrandanalyse während Mamma-OP). Ra-SP wurde schon erfolgreich für die Identifikation von Bakterien eingesetzt (Diem et al. 2013).

Prinzipiell eignet sich die Vibrationsspektroskopie sehr gut für die Unterscheidung von Zuständen in Zellen und Geweben, die sich auf eine Änderung des Protein-, Kohlenhydrat-, Lipid- oder Nukleinsäuregehalts zurückführen lassen. IR-Imaging wird z. B. für die Erkennung von Gewebetypen, Tumortypen oder zur Metastasenidentifikation eingesetzt. Anwendungsbeispiele sind der Nachweis von Amyloid in Gehirnschnitten bei Mb. Alzheimer, von Eisen in Leberbiopsien oder von Mikrometastasen in Lymphknoten. Es wird auch stark daran geforscht, das Screening von Cervixabstrichen durch das IR-Imaging auf ein höheres und automatisiertes Level zu heben. Hochinteressant ist die Entwicklung von spektralen Markern zum Erkennen von Mutationen in Tumorgewebe (z. B. EGFR, KRAS). Der Schritt in die klinische Diagnostik ist aber noch nicht geschafft (Diem et al. 2013; Bhargava 2023).

Es gibt weitere Entwicklungen im sog. *chemical imaging* mit Verbesserungen bei der räumlichen Auflösung bis in den Nanometerbereich, bei der Geschwindigkeit und bei der Anwendbarkeit (CARS, *coherent anti-Stokes Raman spectroscopy;* O-PTIR, *optical photothermal infrared;* sSNOM, *scattering scanning near-field optical microscopy*). Es werden auch **multimodale Anwendungen** entwickelt, die Lichtmikroskopie, Fluoreszenzmikroskopie, Massenspektroskopie u. a. mit IR-Spektroskopie vereinen. Sehr viele Forscher arbeiten daran, die Vibrationsspektroskopie in den klinischen Alltag zu befördern. Das soll zu einer leichteren Automatisierung, Objektivierung und Integration der digitalen Pathologie (s. ▶ Abschn. 16.4) führen. Bei der Spektroskopie werden im Gegensatz zur traditionellen Morphologie direkt Daten generiert, die für KI-gestützte Auswertungen genutzt werden können. Die Vision ist eine multimodale Diagnostik an einem einzigen Gewebeschnitt, wo der Befunder von einer Informationsebene zur anderen wechseln kann und diese Informationen in virtuellen Bildern abgerufen werden (Fake-HE, Fake-Spezialfärbungen, Fake-IHC und mehr). Bhargava (2023) beschreibt die Möglichkeiten und Erfordernisse für eine klinische Histopathologie ohne histologische Färbung auf Basis von IR-Imaging mit KI-Algorithmen (*„stainless staining"*).

11.17 Immuncytochemie in der Elektronenmikroskopie

Eine detaillierte Methodenbeschreibung der Immuncytochemie (ICC) in der EM geht über den Umfang dieses Buchs hinaus. Die Grundprinzipien von IHC und EM-ICC sind dieselben. Für die Visualisierung müssen allerdings elektronendichte „Chromogene" eingesetzt werden. Dazu gehören kolloidales Gold, Nanogold, Ferritin oder osmifiziertes DAB. Es werden konjugierte Sekundär-AK oder konjugiertes Protein A, das eine hohe Affinität zu Immunglobulinen hat, eingesetzt. Durch die Verwendung von unterschiedlich großen Goldpartikeln werden Doppelmarkierungen ermöglicht. Die Visualisierung von Makrostrukturen in der EM bedient sich auch anderer hochaffiner Substanzen wie konjugierter Lektine oder konjugierten Avidins. Genauere Erklärungen findet man z. B. bei Hoppert (2003).

Die ICC kann vor oder nach der Einbettung in Kunststoff erfolgen. Für die **Post-Embedding-ICC** an ultradünnen Schnitten verwendet man für die Einbettung Kunststoffe, die bei niedrigen Temperaturen polymerisieren (z. B. Lowicryl®, Technovit 9100®). Die Kunststoffe werden vor der ICC entweder herausgelöst oder bei der Verwendung von hydrophilen Kunststoffen im Gewebe belassen. Man kann die EM-ICC auch an Ultrakryoschnitten durchführen.

Epoxideingebettetes Gewebe ist auch für die ICC nutzbar. Hier müssen die Ultradünnschnitte aber mit speziellen Methoden zur Antigendemaskierung vorbehandelt werden. Zu diesen Ätztechniken gehört z. B. die Behandlung mit EDTA, Wasserstoffperoxid, Natriummethoxid oder Natriummetaperjodat. HIER wurde ebenfalls für Ultradünnschnitte aus Epoxid, Araldit oder Acryl eingesetzt (Hayat 2002).

Die millimetergroßen Ultraschnitte werden auf Grids aufgezogen und diese „kopfüber" auf Tropfen der einzelnen Reagenzien gelegt. Es folgen nacheinander im Wesentlichen die Blockierungsschritte, der Primär-AK und der konjugierte Sekundär-AK mit Spülschritten dazwischen. Anstelle einer Gegenfärbung wie in der Lichtmikroskopie werden die Ultraschnitte mit Uranylacetat kontrastiert.

Die Fixierung mit Glutaraldehyd ist für die EM notwendig, hat aber den Nachteil für die ICC, dass freie Aldehydgruppen des Glutaraldehyds im Gewebe Proteine (Immunglobuline) binden und damit Hintergrundfärbung produzieren. Deshalb werden diese Bindungsstellen mit Glycin oder Lysin im Überschuss abgesättigt. Alternativ können die Aldehydgruppen mit 0,02 % Natriumborhydrid chemisch reduziert werden. Darauf folgen noch Blockierungen mit Casein oder Normalserum. Wird mit Protein A detektiert, darf kein Serum aufgetragen werden, da darin enthaltene Immunglobuline das Protein A binden würden (Mulisch und Welsch 2010).

Immunmarkierungen können an Zellkulturen, ganzen Organismen, kleinen Gewebestückchen oder Gewebeschnitten (Gefrierschnitte, Vibratomschnitte) in der **Pre-Embedding-Technik** erfolgen. Um das Eindringen der Reaktionspartner zu erleichtern, wird das unfixierte oder leicht fixierte Gewebe mithilfe von Detergenzien oder Enzymen permeabler gemacht. Die ICC-Reagenzien sollten niedrigmolekular sein, um leichter eindringen zu können. Nach Blockierungsschritten erfolgt die Inkubation mit dem Primär-AK (z. B. über Nacht) und nach einem Waschschritt die Inkubation mit einem gold- oder HRP-markierten Sekundär-AK (z. B. für 2 h). Bei einer Markierung mit HRP folgt noch die Chromogenentwicklung. Das Gewebe wird anschließend postfixiert in Glutaraldehyd, osmifiziert, dehydratiert und eingebettet.

11.18 Optische Gewebeklärung und Immunfluoreszenz

Dieser Abschnitt stellt einen Blick über den Tellerrand der Routinehistologie dar und beschreibt die Anwendung von IF bei einer relativ neuen Forschungsmethode. Diese Technik der 3D-Gewebevisualisierung nennt sich optische Gewebeklärung (Clearing). Mithilfe dieser Methode kann man Gewebeproben, Organoide, Organe von Versuchstieren oder ganze Versuchstiere komplett in ihrem **dreidimensionalen Aufbau** untersuchen, ohne sie durch Serienschnitt-Aufarbeitung zu zerstören. Das optische Klären hat im letzten Jahrzehnt einen großen Aufschwung erfahren, wobei sich Entwicklungen bei den Methoden sowie Entwicklungen in der hochauflösenden und konfokalen Mikroskopie gegenseitig angetrieben haben. Dazu kommen nun die heutzutage erreichbaren digitalen Speicher- und Rechnerkapazitäten, ohne die solche Experimente kaum durchzuführen sind.

Die Technik ist mit dem Klären bei der Einbettung verwandt. Sie basiert darauf, dass fixiertes Gewebe und – je nach Methode – entwässertes Gewebe mit einem optischen Clearingreagens durchdrungen wird, das einen ähnlichen Brechungsindex (RI) wie das Gewebe aufweist. Das Reagens hat einen Brechungsindex > 1,5 und zeigt eine gute Penetration ins

11.18 · Optische Gewebeklärung und Immunfluoreszenz

Gewebe. Bei vollständiger Imprägnation des Gewebes gleicht es die Brechungsindizes der zellulären Strukturen und der Umgebungslösung an und vermindert dabei die optische Streuung. Die Streuung tritt ohne Behandlung v. a. an Grenzschichten wie Lipidmembranen auf. Sichtbar wird der Kläreffekt durch die Transparenz des Gewebes. Es verwandelt sich von milchig weiß in praktisch unsichtbar. Dadurch kann ein ballistischer Lichtstrahl tief ins Gewebe eindringen. Unter diesen Voraussetzungen kann man mithilfe moderner Fluoreszenzmikroskope „optische Schnitte" abscannen (s. ▶ Abschn. 15.8, 15.9, 15.10 und 15.11). Die einzelnen Ebenenbilder werden von einem Rechner zu einem 3D-Bild rekonstruiert. Bei Clearing-Experimenten entsteht eine ungeheure Datenmenge, die mit einem entsprechend potenten IT-System und einer Imagingsoftware bearbeitet werden muss.

Das **Brechungsindex-Matching** beschreibt die Auswahl bzw. das Angleichen der Clearinglösung an das Gewebe, um ein Optimum an Transparenz zu erzielen. Diese sollte in einem RI-Bereich von 1,5–1,6 liegen. Clearingprotokolle müssen sich dabei der Gewebezusammensetzung anpassen (wasserreich, fettreich, proteinreich, parenchymatös, segmentiert durch seröse Häute). Weiters muss man auch die passenden Objektive mit entsprechendem RI im Mikroskop verwenden. Richardson und Lichtman (2015) geben einen Einblick in den physikalischen Hintergrund und Richardson et al. (2021) beschreiben Grundprinzipien und Anwendungen des Clearings. Dort sind auch Bezeichnungen und Quellen einer Reihe verschiedener Methoden zu finden. Es gibt wohl über 60 verschiedene Clearingprotokolle, die jeweils verschiedene Reagenzien und Techniken anwenden, sich gegenseitig kombinieren und verbessern. Und die Entwicklung hält immer noch an.

Grundsätzliche Protokollschritte beim Clearing sind Gewebefixierung, Vorbehandlung (Entfärbung, Autofluoreszenzbleichung, Entkalkung, Entwässerung, Hydrogel-Einbettung), Fettlösung, Immunmarkierung/-färbung (Fluorochrome) und RI-Matching. Die gewebeeigene Färbung durch Hämoglobin, Myoglobin oder Melanin wird mit H_2O_2 in Methanol oder PBS bzw. mit Methylimidazol oder Aminoalkoholen gebleicht. Durch die Entfärbung wird die Lichtabsorption reduziert und die Transparenz erhöht. Die Entkalkung erfolgt mit EDTA. Die Probengröße liegt im Bereich von wenigen Kubikmillimetern bis wenigen Kubikzentimetern. Clearing wird auch auf (Vibratom-)Schnitten um 100 μm Dicke durchgeführt.

Das Angleichen der Gewebe-RIs kann durch Clearingmethoden erreicht werden, die auf organischen Lösungsmitteln (**hydrophob**), auf wässrigen Medien (**hydrophil**) oder auf **Hydrogel-Einbettung** basieren. Es gibt auch Kombinationen davon.

Bei hydrophoben Methoden erfolgt zuerst eine Entwässerung über aufsteigend konzentrierte Alkohole. Darauf folgt dann das Clearing in einem Lösungsmittel, das gleichzeitig lipidlösend ist und sich dem Brechungsindex der verbleibenden Gewebekomponenten annähert (hauptsächlich Protein, RI > 1,5). Entwässert wird z. B. in Methanol, Tetrahydrofuran oder tertiärem Butanol. Clearingreagenzien sind z. B. Methylsalicylat, Benzylalkohol-Benzylbenzoat (BABB), Zimtsäureethylester (ECi), Dichlormethan (DCM) und Dibenzylether (DBE). Dichlormethan wirkt dabei als ein sehr guter Fettlöser und wird zum Teil noch als Extraschritt an die Entwässerung angeschlossen. Bei fettreichem Gewebe kann der Entwässerung eine zusätzliche hydrophile Fettlösung mit Detergens vorgeschaltet werden. Durch die Entwässerung und Fettlösung werden Gewebebestandteile, deren RI sich vom Protein-RI unterscheidet, entfernt, was eine Homogenisierung der Brechungsindizes bewirkt. Es resultiert daraus auch eine gewisse Schrumpfung des Gewebes, die den RI wiederum erhöht. Hydrophobe Methoden dauern je nach Probengröße einige Tage bis Wochen.

Bei der **hydrophilen Methode** wird die Gewebeflüssigkeit durch wässrige Reagenzien ersetzt, die dem Brechungsindex von 1,5 nahe kommen. Dazu gehörten früher hochviskose Lösungen mit Sucrose oder Fructose. Heutzutage verwendet man für das hydrophile Klären komplexe organische Verbindungen mit einem hohen RI (z. B. N-Methylacetamid, 2,2-Thiodiethanol [TDE], Dimethylsulfoxid [DMSO], Iohexol). Durch die modernen Reagenzien wurde die Durchdringungszeit vermindert, sie dauert aber immer noch Wochen bis Monate. Die hydrophile Methode führt zu einer Verringerung des RI und bewirkt keine Schrumpfung. Für ein Experiment kann aber eine Schwellung von Vorteil sein. Bei den sog. **Expansionsmethoden durch Hyperhydrierung** wird mit Reagenzien wie Imidazol und Antipyrin (CUBIC-X) eine Volumenvergrößerung auf das Zehnfache erreicht und der Brechungsindex auf ca. 1,45 gesenkt. Durch die Expansion befindet sich im untersuchten Volumen hauptsächlich Wasser mit einheitlichem RI. Für eine Stabilisierung wird das Gewebe vor der Visualisierung in Agarose eingebettet. Eine vorgeschaltete Fettlösung arbeitet mit Detergenzien in wässriger Lösung wie SDS, CHAPS oder Triton X-100.

Das Probenmaterial kann vor dem Clearing und vor der Fettlösung zur Stabilisierung in **Hydrogel** (Acrylamid, Bisacrylamid) eingebettet und gleichzeitig mit Paraformaldehyd fixiert werden (CLARITY). Der passive Clearingprozess in einer SDS-haltigen Lösung dauert je nach Probengröße mehrere Wochen bis Monate. Die Durchdringung kann durch Elektrophorese beschleunigt werden. Es entsteht ein elastisches Netzwerk, das lösliche Biomoleküle einbindet. Diese Hydrogeleinbettung wird auch bei Expansionsmethoden verwendet. Dazu muss das Gewebe vorher mit Proteasen oder denaturierenden Reagenzien behandelt werden. Die Zugabe von destilliertem Wasser lässt die hydrophile Matrix dann anschwellen (bis zu 20×).

- **Immunmarkierung**

Die „Anfärbung" von Zellen und Biomolekülen beim optischen Klären basiert auf der Fluoreszenzmikroskopie. Dazu werden in erster Linie Fluorochrome molekulargenetisch mithilfe von Reportermolekülen in das Versuchstier eingebracht und so beim Experiment detektiert (z. B. GFP). Weiters können durch fluoreszierende Farbstoffe Gewebekomponenten, insbesondere Gefäße und Zellkerne, hervorgehoben werden. Markierung *(labeling)* mit Immunfluoreszenz **(*deep IHC*)** bietet allerdings eine größere Auswahl an darstellbaren Strukturen und die Möglichkeit zu Mehrfachmarkierungen. Sie hat aber mit bestimmten Hindernissen zu kämpfen. Im Gegensatz zur IHC am 5 µm dünnen Schnitt müssen die Antikörper eine große Strecke (100 µm bis mehrere Millimeter) durch dichtes Gewebe zurücklegen, um gleichmäßig alle Antigene im Gewebe zu erreichen. Inkubationszeiten für Antikörper können ohne Hilfsmittel Wochen bis Monate dauern (Richardson und Lichtman 2015). Die oft notwendigen höheren AK-Konzentrationen bewirken eine Akkumulation von Antikörpern an Oberflächen bzw. eine Aggregation und eventuell eine Denaturierung. Die eingebrachte Fluoreszenz wird durch manche Entwässerungsreagenzien, Lösungsmittel und auch hydrophile Clearingreagenzien geschwächt oder zerstört. Für die Permeabilisierungs-, Bleich- und Entkalkungsschritte müssen Wege gefunden werden, die die 3D-Morphologie und die gesuchten Antigene nicht zerstören und auch nicht zu einer Transparenzverminderung führen. Bei sukzessiven Mehrfachfärbungen muss die Probe der Belastung der wiederholten Elution standhalten.

Die Diffusion der Antikörper sollte für valide Experimente möglichst gleichmäßig und schnell ablaufen. Um dies zu erreichen, gibt es verschiedene technische Ansätze. Yau et al. (2023) geben einen Überblick über *deep*-IHC-Strategien. Beispielsweise haben es kleine Immunglobulinfragmente

(Fab, Nanobodies) leichter, ins Gewebe einzudringen und ihr Ziel zu erreichen. Die Diffusion der Antikörper kann auch durch das Anlegen von elektrischer Spannung beschleunigt und durch ein elektromagnetisches Feld gesteuert werden *(stochastic electrotransport)*. Dies soll auch die Akkumulation der Antikörper an Randflächen bzw. ihre Aggregation verhindern. Ein anderer Weg ist die chemische oder thermische Beeinflussung der Antikörper, sodass sie während der Diffusion nicht oder weniger an ihre Antigene binden, so den Zugang weiterer Antikörper nicht verstopfen und erst nach einer Aktivierung wieder binden können. Wird die AK-Lösung über Gefäße eingebracht, kann erhöhter Druck das Eindringen erleichtern, was aber ein gut stabilisiertes Gewebe voraussetzt. Die Permeabilität des Gewebes wird durch fettlösende (organische Lösungsmittel, ionische und nichtionische Detergenzien; CHAPS, SDS), denaturierende Reagenzien (Harnstoff, SDS) oder Proteasen erhöht. Die Diffusionsgeschwindigkeit der Antikörper ist je nach Clearingmethode, Beschleunigungsmethode und Probengröße unterschiedlich.

Die Methode FLASH von Messal et al. (2021) wird hier als Beispiel für *deep* IHC mit Antigenretrieval beschrieben: Messal et al. konnten ihre Methode erfolgreich auf Mausorganen (Lunge, Magen, Pankreas, Leber u. a.), Mausembryos und Biopsien von Humangewebe (bis ca. 2 cm^3) durchführen. Die Gewebeentfärbung *(bleaching)* wird bei Bedarf nach der Probengewinnung in wässriger H$_2$O$_2$/DMSO/PBS-Lösung über Nacht durchgeführt. Beim Antigenretrieval werden als denaturierende und lipidlösende Reagenzien SDS bzw. Harnstoff, kombiniert mit amphoteren Detergenzien zur Membranlösung, eingesetzt. Das AR wird bei niedrigeren Temperaturen durchgeführt (ca. 54 °C, über Nacht).

Auf das Antigenretrieval folgt die direkte oder indirekte Immunfluoreszenz, wobei die Inkubationszeiten entsprechend der Probengröße verlängert werden müssen (ca. 40–48 h). Daran schließt das Entwässern und das Klären an, was zu einer vollständigen Transparenz der Probe führen soll. Die Entwässerung erfolgt in einer aufsteigenden Alkoholreihe in Methanol. Zum Klären lässt man das Gewebe in einer aufsteigenden Reihe von Methylsalicylat in Methanol inkubieren (25, 50, 75, 100 %). Das Gewebe sinkt während der jeweils 30-minütigen Inkubation auf den Boden des Gefäßes. Der klärende Effekt tritt erst in einer Methylsalicylatkonzentration über 50 % auf.

Das transparente Gewebe kann dann in einer Probenkammer umgeben von Clearingmedium mikroskopisch Ebene für Ebene aufgenommen werden. Die dabei erfasste große Menge an Daten wird in einer Imagingsoftware für die Erstellung von 3D-Aufnahmen aufgearbeitet. FLASH dauert für Proben in der Größe von Mausorganen von der Entnahme bis zum Mikroskopieren ca. eine Woche.

Andere Verarbeitungsmethoden, die mit Immunolabeling kompatibel sind, sind z. B. AbScale (hydrophil), SWITCH (hydrophil), CUBIC HistoVision (hydrophil) und iDISCO (hydrophob), die jeweils andere Reagenzien einsetzen und für spezielle Anwendungen besonders geeignet sind (Referenzen dazu sind zu finden bei Mesal et al. 2021). Zum Beispiel bei iDISCO erfolgt die Permeabilisierung über eine aufsteigende Alkoholreihe in Methanol. Dieser Methanolschritt verringert auch die Autofluoreszenz. Die Gewebeentfärbung wird mit 5 % H$_2$O$_2$ in 20 % DMSO/Methanol über Nacht bei 4 °C durchgeführt und daran eine absteigende Alkoholreihe in Methanol zur Rehydratierung angeschlossen. Bei der folgenden Immunfärbung dauert die AK-Inkubation z. B. für Mausgehirne wenige Tage bei 37 °C. Nach der Immunfärbung wird wieder entwässert, entfettet und in einer RI-Matching-Lösung inkubiert (◘ Abb. 11.37).

SWITCH (Murray et al. 2015) verfolgt einen interessanten Weg beim Umgang

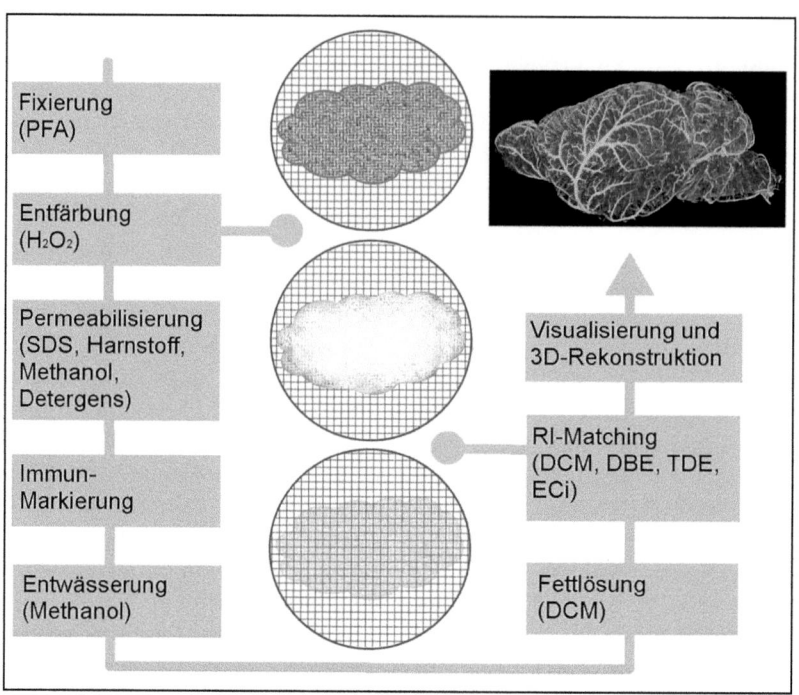

Abb. 11.37 Schema einer hydrophoben Clearingmethode mit Immunolabeling. In Klammern Reagensbeispiele; Maushirnabbildung aus TheScientist von A. Ertürk (Makowski 2019)

mit Chemikalien, die im Gewebe eine bestimmte Funktion ausüben sollen. Gibt es bei der Chemikalie einen aktiven und einen inaktiven Zustand, kann man zwischen den Zuständen hin- und herswitchen, indem man z. B. den Umgebungs-pH verändert. Für die Fixierung mit Glutaraldehyd bedeutet das, dass in saurer Umgebung die inaktiven Monomere gut ins Gewebe penetrieren können und erst durch die pH-Wert-Erhöhung in den neutralen Bereich eine Vernetzung und sehr gute Stabilisierung ausgelöst wird. Murray et al. konnten bei so behandeltem und in Paraformaldehyd vorfixiertem Gewebe eine große Zahl an Antigenen nachweisbar halten. Durch die hohe Stabilität war es möglich, mehrere Runden an IF, Bildaufnahme und Hitzeelution der Antiköper für Multiplex-IHC durchzuführen. Die Widerstandsfähigkeit des Gewebes ermöglichte auch ein beschleunigtes Clearing bei höheren Temperaturen. Sie konnten diesen On-off-Trick auch bei lipophilen Farbstoffen und Antikörpern ausnutzen, die bei Anwesenheit von SDS gleichmäßig ins Gewebe diffundierten und erst nach Entfernung von SDS eine Bindung eingingen.

Es gibt Ansätze, das optische Klären für die Routinehistopathologie nutzbar zu machen (**3D-Histologie**). Sabdyusheva Litschauer et al. (2020) zeigten mit ihrer Clearingmethode pathoDISCO, dass Mammagewebe in der Größe von üblichen Histoeinbettungskassetten innerhalb von drei Tagen geklärt und analysiert werden kann. Zum Hervorheben der Tumorstrukturen verstärkten sie chemisch die Autofluoreszenz des formalinfixierten Gewebes vor dem Klären. Ihrer Ansicht nach eignet sich das Gewebe im Anschluss noch zur FFPE-Einbettung mit den üblichen

Färbe- und Immunhistomethoden zur konventionellen Befundung. Der Einfluss des Clearings auf eine große Anzahl an diagnostikrelevanten Antigenen muss aber noch ermittelt werden.

Schueth et al. (2023) führten FFPE-MASH ein, eine hydrophobe Clearingmethode, die man auf archivierte Paraffinblöcke anwenden kann, und stellten ein Lichtblattmikroskop für extragroße, geklärte Präparate vor. So konnten sie ca. 4×3,5×0,5 cm große, geklärte und mit Neutralrot gefärbte Prostatascheiben analysieren. Das Protokoll dauert inkl. Entparaffinierung ca. zwei Wochen mit mehreren De- und Rehydratierungsschritten. Die Bilderstellung und Datenverarbeitung stellt auch einen sehr wichtigen Zeitfaktor dar und benötigt für eine Probe mehrere Stunden. Je größer das Volumen und je höher die Auflösung, umso länger dauert die digitale Rekonstruktion. Die Entwicklung für höhere Geschwindigkeiten geht aber voran.

Der Vorteil der dreidimensionalen Analyse gegenüber der herkömmlichen Schnittmethode liegt u. a. darin, dass die Heterogenität des Gewebes und die räumliche Verteilung zur Gänze beurteilt werden können, während bei der Schnittherstellung ein großer Teil des Gewebeblocks gar nicht zur Befundung kommt und ein 2D-Bild erzeugt wird. Die Hürden für eine Einführung in den Routineprozess liegen in der langen Dauer, der mangelnden Automatisierung, höheren Kosten für Reagenzien und Equipment, teilweise giftigen Reagenzien, der noch fehlenden Standardisierung und der neu zu erlernenden Befundungsmethode. Laurino et al. (2023) erprobten in ihrer Studie die Pseudocoloration von geklärten Proben, um sie für Pathologen in der gewohnten HE-Anfärbung vertrauter zu machen. Dazu wurden die Gewebe mit Fluorochromen zur Kernfärbung und mit Eosin als Cytoplasmafärbung gefärbt und anschließend in Falschfarben (blau/rot) umgerechnet. Die Zukunft wird zeigen, ob die Gewebeklärung eine Methode im Histodiagnostiklabor wird und eventuell auch die traditionelle Histotechnik ersetzen kann.

11.19 Entwicklung der Immunhistochemie

Eine detaillierte Beschreibung der wichtigen Ereignisse in der Entwicklung der IHC würde den Rahmen dieses Buchs sprengen. Bei Childs (2014) kann man die Geschichte der Immunhistochemie, beginnend bei der Entdeckung der Antikörper bzw. des Antitoxins vor über 100 Jahren, und die Bedeutung der damaligen Forscher nachlesen. Für den Aufstieg der IHC in der klinischen Pathologie und in der Forschung war die Erfindung des HIER für IHC auf Paraffinschnitten ein wichtiger Wendepunkt. Nach 1991 ging die Anzahl an Publikationen und Anwendungen steil nach oben. In der Folge entwickelte sich eine große biomedizinische Industrie für die Herstellung der benötigten Antikörper und Medizinprodukte. Hier eine kurze Übersicht mit den Originalpublikationen zu den IHC-Methoden ohne Anspruch auf Vollständigkeit:

1941 Markierung von Antikörpern mit Fluorochrom: Coons AH (1941) Immunological properties of an antibody containing a fluorescent group. Proc. Soc. Exp. Biol. Med. 47:200–202.
1942 erste Anwendung von fluorochrommarkierten Antikörpern: Coons AH, Creech HJ, Jones RN, Berliner EB (1942) The demonstration of pneumococcal antigen in tissues by the use of fluorescent antibody. J. Immunol. 45:159.
1950 direkte Einschritt-Methode: Coons AH, Kaplan MH (1950) Localization of antigen in tissue cells; improvements in a method for the detection of antigen by means of fluorescent antibody. J Exp Med 91(1):1–13
1954 Sandwich-Methode, indirekte IF: Weller TH, Coons AH (1954) Fluorescent antibody studies with agents of varicella and herpes zoster propagated in vitro. Proc Soc Exp Biol Med 86(4):789–94
1955 indirekte Zweischritt-Methode: Coons AH, Leduc EH, Connoly JM (1955) Studies on antibody production. I. A method for the histochemical de-

monstration of specific antibody and its application to a study of the hyperimmune rabbit. J Exp Med 102(1):49–60

1966 direkte Methode mit Peroxidase: Nakane PK, Pierce GB Jr (1966) Enzyme-labeled antibodies: preparation and application for the localization of antigens. J Histochem Cytochem 14(12):929–31

1968 erste Dreifachfärbung: Nakane PK (1968) Simultaneous localization of multiple tissue antigens using the peroxidase-labeled antibody method: a study on pituitary glands of the rat. J Histochem Cytochem 16(9):557–60

1970 PAP-Methode: Sternberger LA et al. (1970) The unlabeled antibody enzyme method of immunohistochemistry preparation and properties of soluble antigen-antibody complex (horseradish peroxidase antihorseradish peroxidase) and its use in identification of spirochetes. Journal of Histochemistry and Cytochemistry 18(5):315–333

1971 Einführung von kolloidalem Gold für EM: Faulk WP, Taylor GM (1971) An immunocolloid method for the electron microscope. Immunochemistry 8(11):1081–3

1974 IHC auf Paraffinschnitten: Taylor CR, Burns J (1974) The demonstration of plasma cells and other immunoglobulin-containing cells in formalin-fixed, paraffin-embedded tissues using peroxidase-labelled antibody. J Clin Pathol 27(1):14–20

1975 Produktion monoklonaler Antikörper: Köhler G, Milstein C (1975) Continuous cultures of fused cells secreting antibody of predefined specificity. Nature 256(5517):495–7

1976 enzymatisches Antigenretrieval: Huang SN, Minassian H, More JD (1976) Application of immunofluorescent staining on paraffin sections improved by trypsin digestion. Lab Invest 35(4):383–90

1978 Antikörpermarkierung mit alkalischer Phosphatase: Mason DY, Sammons R (1978) Alkaline phosphatase and peroxidase for double immunoenzymatic labelling of cellular constituents. J Clin Pathol 31(5):454–60

1978 Einführung von Protein-A-Gold-Komplex: Roth J, Bendayan M, Orci L (1978) Ultrastructural localization of intracellular antigens by the use of protein A-gold complex. J Histochem Cytochem 26(12):1074–81

1979 labelled Avidin-Biotin-Methode: Guesdon JL, Ternynck T, Avrameas S (1979) The use of avidin–biotin interaction in immunoenzymatic techniques. J Histochem Cytochem 27(8):1131–9

1981 ABC-Methode: Hsu S-M, Raine L, Fanger H (1981) Use of avidin-biotin-peroxidase complex (ABC) in immunoperoxidase techniques: A comparison between ABC and unlabeled antibody (PAP) procedures. Journal of Histochemistry and Cytochemistry 29(4):577–580

1982 IHC von Östrogenrezeptoren auf Gefrierschnitten (ER-ICA): Greene GL, Jensen EV (1982) Monoclonal antibodies as probes for estrogen receptor detection and characterization. J Steroid Biochem 16(3):353–9

1984 APAAP-Methode: Cordell JL, Falini B, Erber WN, Ghosh AK, Abdulaziz Z, MacDonald S, Pulford KA, Stein H, Mason DY (1984) Immunoenzymatic labeling of monoclonal antibodies using immune complexes of alkaline phosphatase and monoclonal anti-alkaline phosphatase (APAAP complexes). J Histochem Cytochem 32(2):219–29

1986 Doppelfärbung mit Hitzeinaktivierung: Kolodziejczyk E, Baertschi AJ (1986) Multiple immunolabeling in histology: a new method using thermo-inactivation of immunoglobulins. J Histochem Cytochem 34(12):1725–9

1987 Einführung monoklonaler AK in der IHC: Mason DY, Gatter KC (1987) The role of immunocytochemistry in diagnostic pathology. J Clin Pathol 40(9):1042–54

1988 IHC-Automat: Techmate 500, Fa. Dako

1991 hitzeinduziertes Antigenretrieval: Shi SR, Key ME, Kalra KL (1991) Antigen retrieval in formalin-fixed, paraffin-embedded tissues: an enhancement method for immunohistochemical staining based on microwave oven heating of tissue sections. J Histochem Cytochem 39(6):741–8

1991 IHC-Automat: Ventana 320 (Fa. Immunodiagnostics/Ventana medical systems)

1992 Tyramid-Amplifikation: Adams JC (1992) Biotin amplification of biotin and horseradish peroxidase signals in histochemical stains. J Histochem Cytochem 40(10):1457–63

1992 Tyramid-Signalamplifikation (CARD): Bobrow MN, Litt GJ, Shaughnessy KJ, Mayer PC, Conlon J (1992) The use of catalyzed reporter deposition as a means of signal amplification in a variety of formats. J Immunol Methods 150(1–2):145–9

1993 HIER-Citratpuffer: Cattoretti G, Pileri S, Parravicini C, Becker MH, Poggi S, Bifulco C, Key G, D'Amato L, Sabattini E, Feudale E, et al. (1993) Antigen unmasking on formalin-fixed, paraffin-embedded tissue sections. J Pathol 171(2):83–98

1995 Dextranpolymer-Methode: Heras A, Roach CM, Key ME (1995) Enhanced polymer detection system for immunohistochemistry. Mod Pathol 8:165 A

1996 IHC-Automat: Autostainer, Fa. Dako

1997 Bildgebung mit Massenspektrometrie: Caprioli RM, Farmer TB, Gile J (1997) Molecular imaging of biological samples: localization of peptides and proteins using MALDI-TOF MS. Anal Chem 69(23):4751–60

1998 Dextranpolymer-Methode: Vyberg M, Nielsen S (1998) Dextran polymer conjugate two-step visualization system for immunohistochemistry: a comparison of EnVision+ with two three-step avidin-biotin techniques. Appl. Immunohistochem. 6:3–10

1998 FDA-Zulassung vom Hercep-Test: Prototyp von Companion Diagnostics

1999 Einschrittpolymer-Methode: Richter T, Nährig J, Komminoth P, Kowolik J, Werner M. (1999) Protocol for ultrarapid immunostaining of frozen sections. J Clin Pathol 52(6):461–3

1999 Linkerpolymer-Methode: Shi S-R, Guo J, Cote RJ, Young LL, Hawes D, Shi Y, Thu S, Taylor CR (1999) Sensitivity and Detection Efficiency of a Novel Two-Step Detection System (PowerVision) for Immunohistochemistry. Applied Immunohistochemistry & Molecular Morphology 7(3):201

2002 Silberentwicklung durch HRP: Hainfeld, J., Eisen, R., Tubbs, R., Powell, R. (2002) Enzymatic Metallography: A Simple New Staining Method. Microscopy and Microanalysis 8(S. 02):916–917

2002 Anfänge von mIF: Wählby C, Erlandsson F, Bengtsson E, Zetterberg A (2002) Sequential immunofluorescence staining and image analysis for detection of large numbers of antigens in individual cell nuclei. Cytometry 47(1):32–41

2003 IHC-Automat: Benchmark XT, Fa. Ventana medical systems

2009 Elutionsmethode bei Mehrfachfärbung: Pirici D, Mogoanta L, Kumar-Singh S, Pirici I, Margaritescu C, Simionescu C, Stanescu R (2009) Antibody elution method for multiple immunohistochemistry on primary antibodies raised in the same spezies and of the same subtype. J Histochem Cytochem 57(6):567–75

2012 Poly-HRP-Methode: Charbgoo F, Mirshahi M, Sarikhani S, Saifi Abolhassan M (2012) Synthesis of a unique high-performance poly-horseradish peroxidase complex to enhance sensitivity of immunodetection systems. Biotechnol Appl Biochem 59(1):45–9

2013 Dreischritt-Methode mit haptenyliertem Sekundär-AK: Nitta H et al. (2013) New methods for ALK status diagnosis in non-small-cell lung cancer: an improved ALK immunohistochemical assay and a new, Brightfield, dual ALK IHC-in situ hybridization assay. J Thorac Oncol (8):1019–31

2015 CycIF-Multiplexing: Lin JR, Fallahi-Sichani M, Sorger PK (2015) Highly multiplexed imaging of single cells using a high-throughput cyclic immunofluorescence method. Nat Commun 6:8390

2017 DEI-Multiplexing: Wang Y et al. (2017) Rapid Sequential in Situ Multiplexing with DNA Exchange Imaging in Neuronal Cells and Tissues. Nano Lett. 2017 Oct 11;17(10):6131–6139

2019 MIBI-TOF: Keren L et al. (2019) MIBI-TOF: A multiplexed imaging platform relates cellular phenotypes and tissue structure. Sci Adv 5(10):eaax5851

2020 digital spatial profiling: Merritt CR et al. (2020) Multiplex digital spatial profiling of proteins and RNA in fixed tissue. Nat Biotechnol 38(5):586–599

2021 MALDI-HiPlex-IHC: Yagnik G, Liu Z, Rothschild KJ, Lim MJ (2021) Highly Multiplexed Immunohistochemical MALDI-MS Imaging of Biomarkers in Tissues. J Am Soc Mass Spectrom 32(4):977–988

Literatur

Arber JM, Arber DA, Jenkins KA, Battifora H (1996) Effect of decalcification and fixation in paraffin-section immunohistochemistry. Applied Immunohistochemistry 4:241

Athanasou NA, Quinn J, Heryet A, Woods CG, McGee JO (1987) Effect of decalcification agents on immunoreactivity of cellular antigens. J Clin Pathol 40(8):874–878

Austrian Standards International. ÖNORM EN ISO 15189:2022 (2022) Medizinische Laboratorien - Anforderungen an die Qualität und Kompetenz. Austrian Standards International, Wien (Nutzung der ISO 15189 - Norminhalte mit freundlicher Genehmigung von Austrian Standards plus GmbH als Tochtergesellschaft des ISO-Mitglieds Austrian Standards International, Wien.)

Baker MJ et al (2014) Using Fourier transform IR spectroscopy to analyze biological materials. Nat Protoc 9(8):1771–1791

Baschong W, Suetterlin R, Laeng RH (2001) Control of autofluorescence of archival formaldehyde-fixed, paraffin-embedded tissue in confocal laser scanning microscopy (CLSM). J Histochem Cytochem 49(12):1565–1572

Berg EA, Fishman JB (2020) Labeling antibodies. Cold Spring Harb Protoc. 2020(7):099242

Bhargava R (2023) Digital histopathology by infrared spectroscopic imaging. Annu Rev Anal Chem (Palo Alto Calif) 16(1):205–230

Bishop PW (2012) Immunohistochemistry vade mecum. ▶ http://e-immunohistochemistry.info/

Boenisch TM (1999) Diluent buffer ions and pH: their influence on the performance of monoclonal antibodies in immunohistochemistry. Appl Immunohistochem Mol Morphol 7(4):300–306

Boenisch TM (2005) Effect of heat-induced antigen retrieval following inconsistent formalin fixation. Appl Immunohistochem Mol Morphol 13(3):283–286

Bogen SA, Dabbs DJ, Miller KD, Nielsen S, Parry SC, Szabolcs MJ, t'Hart N, Taylor CR, Torlakovic EE (2022) A consortium for analytic standardization in immunhistochemistry. Arch Pathol Lab Med 147(5):584–590

Bogen SA, Vani K, Sompuram SR (2009) Molecular mechanisms of antigen retrieval: antigen retrieval reverses steric interference caused by formalin-induced cross-links. Biotech Histochem 84(5):207–215

Bosisio FM, Van Herck Y, Messiaen J, Bolognesi MM, Marcelis L, Van Haele M, Cattoretti G, Antoranz A, De Smet F (2022) Next-generation pathology using multiplexed immunohistochemistry: mapping tissue architecture at single-cell level. Front Oncol 12:918–900

Brenan M, Bath ML (1989) Indoxyl-tetranitro blue tetrazolium method for detection of alkaline phosphatase in immunohistochemistry. J Histochem Cytochem 37(8):1299–1301

Bromley CM, Palechek PL, Benda JA (1994) Preservation of estrogen receptor in paraffin sections. J Histotechnol 17(2):115–118

Bruker Daltonics GmbH und CoKG Bremen Germany (2022) Broschüre - The next revolution in MALDI Imaging, MALDI HiPLEX-IHC

Bryan LJ, O'Donnell SR (1988) Demonstration of catecholamine and resorcinolamine derivatives as formaldehyde-induced fluorescence in protein models. J Histochem Cytochem 36(6):615–620

Buchwalow I, Boecker W, Wolf E, Samoilova V, Tiemann M (2013) Signal amplification in immunohistochemistry: loose-jointed deformable heteropolymeric HRP conjugates vs. linear polymer backbone HRP conjugates. Acta Histochem 115(6):587–194

Buchwalow I, Samoilova V, Boecker W, Tiemann M (2011) Non-specific binding of antibodies in immunohistochemistry: fallacies and facts. Sci Rep 1:28

Bussolati G, Leonardo E (2008) Technical pitfalls potentially affecting diagnoses in immunohistochemistry. J Clin Pathol 61(11):1184–1192

Caprioli RM, Farmer TB, Gile J (1997) Molecular imaging of biological samples: localization of peptides and proteins using MALDI-TOF MS. Anal Chem 69(23):4751–4760

Chang H-D, Linke RP (2022) Immunologische Techniken. In: Kurrek J, Engels JW, Lottspeich F (Hrsg) Bioanalytik, 4. Aufl. Springer, S 77–115

Cheung CC et al (2017a) Evolution of quality assurance for clinical immunohistochemistry in the era of precision medicine part 1: fit-for-purpose approach to classification of clinical immunohistochemistry biomarkers. Appl Immunohistochem Mol Morphol 25(1):4–11

Cheung CC et al (2017b) Evolution of quality assurance for clinical immunohistochemistry in the era of precision medicine: part 4: tissue tools for quality assurance in immunohistochemistry. Appl Immunohistochem Mol Morphol 25(4):227–230

Childs GV (2014) History of Immunohistochemistry. In: McManus L, Mitchell RN (Hrsg) Pathobiology of human disease. Elsevier, San Diego, S 3775–3796

Choritz H, Büsche G, Kreipe H; Study Group HER2 Monitor (2011) Quality assessment of HER2 testing by monitoring of positivity rates. Virchows Arch 459(3):283–289

Clausen PP, Møller M, van Deurs B, Petersen OW (1991) Immunohistochemistry. In: Lyon H (Hrsg) Theory and strategy in histochemistry. Springer, S 369–386

Coons AH, Creech HJ, Jones RN, Berliner E (1942) The demonstration of pneumococcal antigens in tissues by the use of fluorescent antibody. J Immunol 45:157–170

Coons AH, Kaplan MH (1950) Localization of antigen in tissue cells; improvements in a method for the detection of antigen by means of fluorescent antibody. J Exp Med 91(1):1–13

Cordell JL, Falini B, Erber WN, Ghosh AK, Abdulaziz Z, MacDonald S, Pulford KA, Stein H, Mason DY (1984) Immunoenzymatic labeling of monoclonal antibodies using immune complexes of alkaline phosphatase and monoclonal anti-alkaline phosphatase (APAAP complexes). J Histochem Cytochem 32(2):219–229

Croce AC, Bottiroli G (2014) Autofluorescence spectroscopy and imaging: a tool for biomedical research and diagnosis. Eur J Histochem 58(4):2461

DAKKS (2016) Leitfaden des Sektorkomitees Pathologie/Neuropathologie für die Validierung von Untersuchungsverfahren in der Immunhistologie

Dako Diagnostika GmbH (1998) Leitfaden zur Antigendemaskierung in formalinfixierten, paraffin-eingebetteten Geweben

Dapson RW (2007) Macromolecular changes caused by formalin fixation and antigen. Biotech Histochem 82(3):133–140

Day WA, Lefever MR, Ochs RL, Pedata A, Behman LJ, Ashworth-Sharpe J, Johnson DD, May EJ, Grille JG, Roberts EA, Kosmeder JW, Morrison LE (2017) Covalently deposited dyes: a new chromogen paradigm that facilitates analysis of multiple biomarkers in situ. Lab Invest 97(1):104–113

Denda T, Kamoshida S, Kawamura J, Harada K, Kawai K, Kuwao S (2012) Optimal antigen retrieval for ethanol-fixed cytologic smears. Cancer Cytopathol 120(3):167–176

Diem M, Mazur A, Lenau K, Schubert J, Bird B, Miljkovic M, Krafft C, Popp J (2013) Molecular pa-

Literatur

thology via IR and Raman spectral imaging. J Biophotonics 6(11–12):855–886

Dübel S, Breitling F, Frenzel A, Jostock T, Marschall ALJ, Schirrmann T, Hust M (2019) Anwendungsgebiete für rekombinante Antikörper. Rekombinante Antikörper. Springer, S 189–230

Emoto K, Yamashita S, Okada Y (2005) Mechanisms of heat-induced antigen retrieval: does pH or ionic strength of the solution play a role for refolding antigens? J Histochem Cytochem 53(11):1311–1321

Engel KB, Moore HM (2011) Effects of preanalytical variables on the detection of proteins by immunohistochemistry in formalin-fixed, paraffin-embedded tissue. Arch Pathol Lab Med 135(5):537–543

Espina V, Edmiston KH, Heiby M, Pierobon M, Sciro M, Merritt B, Banks S, Deng J, VanMeter AJ, Geho DH, Pastore L, Sennesh J, Petricoin EF 3rd, Liotta LA (2008) A portrait of tissue phosphoprotein stability in the clinical tissue procurement process. Mol Cell Proteomics 7(10):1998–2018

Ferguson G, Meetze T, Armstrong W, Carter JB, Shaw EB (2003) A novel approach to combinded deparaffinization and antigen retrieval for IHC. Histologic 36(2):26–30

Fitzgibbons PL et al (2014) Principles of analytic validation of immunohistochemical assays: guideline from the College of American Pathologists Pathology and Laboratory Quality Center. Arch Pathol Lab Med 138(11):1432–1443

Fowler CB, Evers DL, O'Leary TJ, Mason JT (2011) Antigen retrieval causes protein unfolding: evidence for a linear epitope model of recovered immunoreactivity. J Histochem Cytochem 59(4):366–381

Fra-Bido S, Walker SA, Innocentin S, Linterman MA (2021) Optimized immunofluorescence staining protocol for imaging germinal centers in secondary lymphoid tissues of vaccinated mice. STAR Protoc 2(3):100–499

Fulciniti F, Frangella C, Staiano M, La Vecchia F, Botti G, Demuru A, Magliulo G, Boon ME (2008) Air-dried smears for optimal diagnostic immunocytochemistry. Acta Cytol 52(2):178–186

Gadd SJ, Ashman LK (1983) Binding of mouse monoclonal antibodies to human leukaemic cells via the Fc receptor: a possible source of "false positive" reactions in specificity screening. Clin Exp Immunol 54(3):811–818

Giesen C, Wang HA, Schapiro D, Zivanovic N, Jacobs A, Hattendorf B, Schüffler PJ, Grolimund D, Buhmann JM, Brandt S, Varga Z, Wild PJ, Günther D, Bodenmiller B (2014) Highly multiplexed imaging of tumor tissues with subcellular resolution by mass cytometry. Nat Methods 11(4):417–422

Glass G, Papin JA, Mandell JW (2009) SIMPLE: a sequential immunoperoxidase labeling and erasing method. J Histochem Cytochem 57(10):899–905

Goldstein NS, Ferkowicz M, Odish E, Mani A, Hastah F (2003) Minimum formalin fixation time for consistent estrogen receptor immunohistochemical staining of invasive breast carcinoma. Am J Clin Pathol 120(1):86–92

Goldstein NS, Hewitt SM, Taylor CR, Yaziji H, Hicks DG, Members of Ad-Hoc Committee On Immunohistochemistry Standardization, (2007) Recommendations for improved standardization of immunohistochemistry. Appl Immunohistochem Mol Morphol 15(2):124–133

Grillo F, Bruzzone M, Pigozzi S, Prosapio S, Migliora P, Fiocca R, Mastracci L (2017) Immunohistochemistry on old archival paraffin blocks: is there an expiry date? J Clin Pathol 70(11):988–993

Grillo F, Pigozzi S, Ceriolo P, Calamaro P, Fiocca R, Mastracci L (2015) Factors affecting immunoreactivity in long-term storage of formalin-fixed paraffin-embedded tissue sections. Histochem Cell Biol 144(1):93–99

Gusev Y et al (2001) Rolling circle amplification: a new approach to increase sensitivity for immunohistochemistry and flow cytometry. Am J Pathol 159(1):63–69

Hainfeld JF, Powell RD (2005) Gold cluster labels and related technologies in molecular morphology. In: Hacker GW, Tubbs RR (Hrsg) Molecular morphology in human tissues: techniques and applications, CRC Press, S 81–100

Hammond ME, Hayes DF, Wolff AC, Mangu PB, Temin S (2010) American society of clinical oncology/college of american pathologists guideline recommendations for immunohistochemical testing of estrogen and progesterone receptors in breast cancer. J Oncol Pract 6(4):195–197

Hayat MA (2002) Immunohistochemistry and Antigen Retrieval Methods for Light and Electron Microscopy. Kluwer Academic/Plenum Publishers, New York

Henwood AF (2005) Effects of slide drying at 80 °C on immunohistochemistry. J. of Histotechnology 28(1):45–46

Henwood AF (2023) Validation of nominally expired antibodies for immunohistochemistry. Biotech Histochem 98(2):86–93

Hladik CL, White CL (2008) Immunohistochemistry quality control. In: Bancroft JD, Gamble M (Hrsg) Theory and practice of histological techniques, 6. Aufl. Churchill Livingstone, S 473–492

Holzlechner M, Eugenin E, Prideaux B (2019) Mass spectrometry imaging to detect lipid biomarkers and disease signatures in cancer. Cancer Rep (Hoboken) 2(6):e1229

Hoppert M (2003) Microscopic techniques in biotechnology. Wiley-VCH, Weinheim

Hosogane T, Casanova R, Bodenmiller B (2023) DNA-barcoded signal amplification for imaging mass cytometry enables sensitive and highly multiplexed tissue imaging. Nat Methods 20(9):1304–1309

Hsu SM, Soban E (1982) Color modification of diaminobenzidine (DAB) precipitation by metallic ions and its application for double immunohistochemistry. J Histochem Cytochem 30(10):1079–1082

Huang SN, Minassian H, More JD (1976) Application of immunofluorescent staining on paraffin sections improved by trypsin digestion. Lab Invest 35(4):383–390

Ikenberg H, Bergeron C, Schmidt D, Griesser H, Alameda F, Angeloni C, Bogers J, Dachez R, Denton K, Hariri J, Keller T, von Knebel Doeberitz M, Neumann HH, Puig-Tintore LM, Sideri M, Rehm S, Ridder R; PALMS Study Group (2013) Screening for cervical cancer precursors with p16/Ki-67 dual-stained cytology: results of the PALMS study. J Natl Cancer Inst 105(20):1550–1557

Jackson P, Blythe D (2008) Immunohistochemical techniques. In: Bancroft JD, Gamble M (Hrsg) Theory and practice of histological techniques, 6. Aufl. Churchill Livingstone, S 433–472

Johnstone RW, Andrew SM, Hogarth MP, Pietersz GA, McKenzie IF (1990) The effect of temperature on the binding kinetics and equilibrium constants of monoclonal antibodies to cell surface antigens. Mol Immunol 27(4):327–333

Kajiya H, Takekoshi S, Takei M, Egashira N, Miyakoshi T, Serizawa A, Teramoto A, Osamura RY (2009) Selection of buffer pH by the isoelectric point of the antigen for the efficient heat-induced epitope retrieval: re-appraisal for nuclear protein pathobiology. Histochem Cell Biol 132(6):659–667

Kakimoto K, Takekoshi S, Miyajima K, Osamura RY (2008) Hypothesis for the mechanism for heat-induced antigen retrieval occurring on fresh frozen sections without formalin-fixation in immunohistochemistry. J Mol Histol 39(4):389–399

Keren L et al (2019) MIBI-TOF: A multiplexed imaging platform relates cellular phenotypes and tissue structure. Sci Adv 5(10):eaax5851

Kiernan JA (1999) Histological and histochemical methods; Theory and Practice, 3rd Aufl. Arnold-Verlag

Laurino A, Franceschini A, Pesce L, Cinci L, Montalbano A, Mazzamuto G, Sancataldo G, Nesi G, Costantini I, Silvestri L, Pavone FS (2023) A guide to perform 3D histology of biological tissues with fluorescence microscopy. Int J Mol Sci 24(7):6747

Leica Biosystems (2022) Chromogenic Multiplex Biomarker Profiling using UltraPlex Technology ▶ https://www.leicabiosystems.com/de-at/educational-resources/webinars/chromogenic-multiplex-biomarker-profiling-of-human-ffpe-tissues/

Leica Microsystems Wetzlar Germany (2021) Broschüre – Cell DIVE Open Multiplexed Imaging Solution

Leong AS, Leong TY (2011) Standardization in immunohistology. Methods Mol Biol 724:37–68

Leong TY, Leong AS (2007) How does antigen retrieval work? Adv Anat Pathol 14(2):129–131

Libard S, Cerjan D, Alafuzoff I (2019) Characteristics of the tissue section that influence the staining outcome in immunohistochemistry. Histochem Cell Biol 151(1):91–96

Lim MJ, Yagnik G, Henkel C, Frost SF, Bien T, Rothschild KJ (2023) MALDI HiPLEX-IHC: multiomic and multimodal imaging of targeted intact proteins in tissues. Front Chem 11:1182404

Lin JR, Fallahi-Sichani M, Sorger PK (2015) Highly multiplexed imaging of single cells using a high-throughput cyclic immunofluorescence method. Nat Commun 6:8390

Lipman NS, Jackson LR, Lj T, Weis-Garcia F (2005) Monoclonal versus polyclonal antibodies: distinguishing characteristics, applications, and information resources. ILAR J 46(3):258–268

Lott RL, Riccelli PV, Sheppard EA, Wharton KA Jr, Walk EE, Kennedy G, Portier B (2021) Immunohistochemical validation of rare tissues and antigens with low frequency of occurrence: recommendations from the Anatomic Pathology Patient Interest Association (APPIA). Appl Immunohistochem Mol Morphol 29(5):327–334

Makowski E (2019) Image of the day: DISCO tissue clearing. TheScientist. ▶ https://www.the-scientist.com/image-of-the-day/image-of-the-day--disco-tissue-clearing-66611

Mäntele W (2022) Spektroskopie. In: Kurrek J, Engels JW, Lottspeich F (Hrsg) Bioanalytik, 4. Aufl. Springer, S 145–192

Mark JKK, Lim CSY, Nordin F, Tye GJ (2022) Expression of mammalian proteins for diagnostics and therapeutics: a review. Mol Biol Rep 49(11):10593–10608.

Mason DY, Cordell JL, Abdulaziz Z, Naiem M, Bordenave G (1982) Preparation of peroxidase: antiperoxidase (PAP) complexes for immunohistological labeling of monoclonal antibodies. J Histochem Cytochem 30(11):1114–1122

Masuda S, Suzuki R, Kitano Y, Nishimaki H, Kobayashi H, Nakanishi Y, Yokoi H (2021) Tissue thickness interferes with the estimation of the immunohistochemical intensity: introduction of a control system for managing tissue thickness. Appl Immunohistochem Mol Morphol 29(2):118–126

McCampbell AS, Raghunathan V, Tom-Moy M, Workman RK, Haven R, Ben-Dor A, Rasmussen OF, Jacobsen L, Lindberg M, Yamada NA, Schembri C (2019) Tissue thickness effects on immunohistochemical staining intensity of markers of cancer. Appl Immunohistochem Mol Morphol 27(5):345–355

McMahon NP, Jones JA, Kwon S, Chin K, Nederlof MA, Gray JW, Gibbs SL (2020) Oligonucleotide conjugated antibodies permit highly multiplexed immunofluorescence for future use in clinical histopathology. J Biomed Opt 25(5):1–18

MDCG Medical Device Coordination Group (2023) Guidance on Classification Rules for in vitro Diagnostic Medical Devices under Regulation (EU) 2017/746

Merritt CR et al (2020) Multiplex digital spatial profiling of proteins and RNA in fixed tissue. Nat Biotechnol 38(5):586–599

Messal HA, Almagro J, Zaw Thin M, Tedeschi A, Ciccarelli A, Blackie L, Anderson KI, Miguel-Aliaga I, van Rheenen J, Behrens A (2021) Antigen retrieval and clearing for whole-organ immunofluorescence by FLASH. Nat Protoc 16(1):239–262

Metz B et al (2004) Identification fo formaldehyd-induced modifications in proteins, reactions with model peptides. J. of. Biological Chemistry 279(8):6235–6243

Meyer HE, Fröhlich T, Nordhoff E, Kuhlmann K (2022) Massenspektrometrie. In: Kurrek J, Engels JW, Lottspeich F (Hrsg) Bioanalytik, 4. Aufl. Springer, S 359–432

Miller MA, Ramos-Vara JA, Kleiboeker SB, Larson RL (2005) Effects of delayed or prolonged fixation on immunohistochemical detection of bovine viral diarrhea virus type I in skin of two persistently infected calves. J Vet Diagn Invest 17(5):461–463

Miller RT (2001) Technical Immunohistochemistry: Achieving Reliability and Reproducibility of Immunostains. Society for Applied Immunohistochemistry

Miquelestorena-Standley E (2020) Effect of decalcification protocols on immunohistochemistry and molecular analyses of bone samples. 33(8):1505–1517

Moretti L et al (2012) N-terminal PAX8 polyclonal antibody shows cross-reactivity with N-terminal region of PAX5 and is responsible for reports of PAX8 positivity in malignant lymphomas. Mod Pathol 25(2):231–236

Morrison LE, Lefever MR, Behman LJ, Leibold T, Roberts EA, Horchner UB, Bauer DR (2020) Brightfield multiplex immunohistochemistry with multispectral imaging. Lab Invest 100(8):1124–1136

Mosiman VL, Patterson BK, Canterero L, Goolsby CL (1997) Reducing cellular autofluorescence in flow cytometry: an in situ method. Cytometry 30(3):151–156

Mulisch M, Welsch U (Hrsg) (2010) Romeis Mikroskopische Technik, 18. Aufl. Spektrum Akademischer

Murray E, Cho JH, Goodwin D, Ku T, Swaney J, Kim SY, Choi H, Park YG, Park JY, Hubbert A, McCue M, Vassallo S, Bakh N, Frosch MP, Wedeen VJ, Seung HS, Chung K (2015) Simple, scalable proteomic imaging for high-dimensional profiling of intact systems. Cell 163(6):1500–1514

Myers CW, Bhimji-Patel S, Rees M, Imam SA, Cohen C (2018) 3D tissue microarray controls: a potential standardization solution. Appl Immunohistochem Mol Morphol 26(9):676–681

Orchard GE (1999) Heavily pigmented melanocytic neoplasms: comparison of two melanin-bleaching techniques and subsequent immunohistochemical staining. Br J Biomed Sci 56(3):188–193

Paumann-Page M, Furtmüller PG, Hofbauer S, Paton LN, Obinger C, Kettle AJ (2013) Inactivation of human myeloperoxidase by hydrogen peroxide. Arch Biochem Biophys 539(1):51–62

Pirici D, Mogoanta L, Kumar-Singh S, Pirici I, Margaritescu C, Simionescu C, Stanescu R (2009) Antibody elution method for multiple immunohistochemistry on primary antibodies raised in the same spezies and of the same subtype. J Histochem Cytochem 57(6):567–575

Polak JM, Van Noorden S (2003) Introduction to Immunocytochemistry, 3 Aufl. BIOS Scientific Publishers Limited

Polaske NW, Kelly BD, Ashworth-Sharpe J, Quinone BC, Methide, (2016) Signal amplification: covalent reporter labeling of cancer epitopes using alkaline phosphatase substrates. Bioconjug Chem 27(3):660–666

Ponder BA, Wilkinson MM (1981) Inhibition of endogenous tissue alkaline phosphatase with the use of alkaline phosphatase conjugates in immunohistochemistry. J Histochem Cytochem 29(8):981–984

Portela-Gomes GM (2005) Immunostaining techniques for co-localization of multiple peptide antigens in light microscopy. In: Tubbs RR (Hrsg) Hacker GW. Molecular Morphology in Human Tissues: Techniques and applications, CRC Press, S 1-26

Prichard JW (2014) Overview of automated immunohistochemistry. Arch Pathol Lab Med 138(12):1578–1582

Ramos-Vara JA, Webster JD, DuSold D, Miller MA (2014) Immunohistochemical evaluation of the effects of paraffin section storage on biomarker stability. Vet Pathol 51(1):102–109

Rhodes A (2005) Developing a cell line standard for HER2/neu. Cancer Biomark 1(4–5):229–232

Richardson DS, Guan W, Matsumoto K, Pan C, Chung K, Ertürk A, Ueda HR, Lichtman JW (2021) Tissue clearing. Nat Rev Methods Primers 1(1):84

Richardson DS, Lichtman JW (2015) Clarifying tissue clearing. Cell 162(2):246–257

Richter T, Nährig J, Komminoth P, Kowolik J, Werner M (1999) Protocol for ultrarapid immunostaining of frozen sections. J Clin Pathol 52(6):461–463

Roche (2018) Video – Discover your multiplexing capabilities ▶ https://diagnostics.roche.com/global/en/article-listing/discovery-multiplexing-getting-started.html

Sabattini E, Bisgaard K, Ascani S, Poggi S, Piccioli M, Ceccarelli C, Pieri F, Fraternali-Orcioni G, Pileri SA (1998) The EnVision++ system: a new immunohistochemical method for diagnostics and research. critical comparison with the APAAP, ChemMate, CSA, LABC, and SABC techniques. J Clin Pathol 51(7):506–11

Sabdyusheva Litschauer I, Becker K, Saghafi S, Ballke S, Bollwein C, Foroughipour M, Gaugeler J, Foroughipour M, Schavelová V, László V, Döme B, Brostjan C, Weichert W, Dodt HU (2020) 3D histopathology of human tumours by fast clearing and ultramicroscopy. Sci Rep 10(1):17619

Saka SK, Wang Y, Kishi JY, Zhu A, Zeng Y, Xie W, Kirli K, Yapp C, Cicconet M, Beliveau BJ, Lapan SW, Yin S, Lin M, Boyden ES, Kaeser PS, Pihan G, Church GM, Yin P (2019) Immuno-SABER enables highly multiplexed and amplified protein imaging in tissues. Nat Biotechnol 37(9):1080–1090

Sanderson T, Wild G, Cull AM, Marston J, Zardin G (2018) Immunohistochemical and immunofluorescent techniques. In: Suvarna KS, Layton C, Bancroft JD (Hrsg) Bancroft's theory and practice of histological techniques (8th Aufl.). Elsevier, S 337–394

Schnell SA, Staines WA, Wessendorf MW (1999) Reduction of lipofuscin-like autofluorescence in fluorescently labeled tissue. J Histochem Cytochem 47(6):719–730

Schreiber CL, Li DH, Smith BD (2021) High-performance near-infrared fluorescent secondary antibodies for immunofluorescence. Anal Chem 93(7):3643–3651

Schueth A, Hildebrand S, Samarska I et al (2023) Efficient 3D light-sheet imaging of very large-scale optically cleared human brain and prostate tissue samples. Communications Biology 6(1):170

Schwarzacher Tr, Heslop-Harrison P (2000) Practical in situ Hybridization. BIOS Scientific Publishers ltd

Schwarzkopf M, Liu MC, Schulte SJ, Ives R, Husain N, Choi HMT, Pierce NA (2021) Hybridization chain reaction enables a unified approach to multiplexed, quantitative, high-resolution immunohistochemistry and in situ hybridization. Development 148(22):dev199847

Shi SR, Cote RJ, Taylor CR (1997) Antigen retrieval immunohistochemistry: past, present, and future. J Histochem Cytochem 45(3):327–343

Shi SR, Cote RJ, Taylor CR (2001) Antigen retrieval techniques: current perspectives. J Histochem Cytochem 49(8):931–937

Shi SR, Cote RJ, Yang C, Chen C, Xu HJ, Benedict WF, Taylor CR (1996) Development of an optimal protocol for antigen retrieval: a "test battery" approach exemplified with reference to the staining of retinoblastoma protein (pRB) in formalin-fixed paraffin sections. J Pathol 179(3):347–352

Shi SR, Imam SA, Young L, Cote RJ, Taylor CR (1995) Antigen retrieval immunohistochemistry under the influence of pH using monoclonal antibodies. J Histochem Cytochem 43(2):193–201

Shi SR, Key ME, Kalra KL (1991) Antigen retrieval in formalin-fixed, paraffin-embedded tissues: an enhancement method for immunohistochemical staining based on microwave oven heating of tissue sections. J Histochem Cytochem 39(6):741–748

Shi SR, Shi Y, Taylor CR (2011) Antigen retrieval immunohistochemistry: review and future prospects in research and diagnosis over two decades. J Histochem Cytochem 59(1):13–32

Shi ZR, Itzkowitz SH, Kim YS (1988) A comparison of three immunoperoxidase techniques for antigen detection in colorectal carcinoma tissues. J Histochem Cytochem 36(3):317–322

Sompuram SR, Vani K, Schaedle AK, Balasubramanian A, Bogen SA (2019) Selecting an optimal positive ihc control for verifying antigen retrieval. J Histochem Cytochem 67(4):275–289

Straus W (1982) Imidazole increases the sensitivity of the cytochemical reaction for peroxidase with diaminobenzidine at a neutral pH. J Histochem Cytochem 30(5):491–493

Tan WCC, Nerurkar SN, Cai HY, Ng HHM, Wu D, Wee YTF, Lim JCT, Yeong J, Lim TKH (2020) Overview of multiplex immunohistochemistry/immunofluorescence techniques in the era of cancer immunotherapy. Cancer Commun (Lond) 40(4):135–153

Taylor CR (2000) The total test approach to standardization of immunohistochemistry. Arch Pathol Lab Med 124(7):945–51

Taylor RC, Rudbeck L (eds.) (2021) Education Guide – Immunohistochemical Staining Methods. 6. Ed. AgilentTechnologies/Dako

Torlakovic EE et al (2010) Canadian Association of Pathologists-Association canadienne des pathologistes National Standards Committee/Immunohistochemistry: best practice recommendations for standardization of immunohistochemistry tests. Am J Clin Pathol 133(3):354–365

Torlakovic EE et al (2014) Standardization of negative controls in diagnostic immunohistochemistry: recommendations from the international ad hoc expert panel. Appl Immunohistochem Mol Morphol 22(4):241–252

Torlakovic EE et al (2015) Standardization of positive controls in diagnostic immunohistochemistry: recommendations from the International Ad Hoc Expert Committee. Appl Immunohistochem Mol Morphol 23(1):1–18

Torlakovic EE et al (2017a) Evolution of quality assurance for clinical immunohistochemistry in the era of precision medicine part 2: immunohistochemistry test performance characteristics. Appl Immunohistochem Mol Morphol 25(2):79–85

Torlakovic EE et al (2017b) Evolution of quality assurance for clinical immunohistochemistry in the era of precision medicine. Part 3: technical validation of immunohistochemistry (IHC) assays in clinical IHC laboratories. Appl Immunohistochem Mol Morphol 25(3):151–159

Van der Loos CM (2005) Multiple staining in molecular morphology. In: Hacker GW, Tubbs RR (Hrsg) Molecular Morphology in Human Tissues: Techniques and Applications, CRC Press, S 27–63

Vani K, Sompuram SR, Schaedle AK, Balasubramanian A, Pilichowska M, Naber S, Goldsmith JD, Chang KG, Noubary F, Bogen SA (2017) The Importance of epitope density in selecting a sensitive positive IHC control. J Histochem Cytochem 65(8):463–477

Verbeke H, Van Hecke D, Bauraing C, Dierick AM, Colleye O, Dalle I, Dewachter K, Guiot Y, Lequeu R, Vanderheyden N, Zwaenepoel K, Croes R (2024) Belgian recommendations for analytical verification and validation of immunohistochemical tests in laboratories of anatomic pathology. Appl Immunohistochem Mol Morphol 32(1):1–16

Vosse BA, Seelentag W, Bachmann A, Bosman FT, Yan P (2007) Background staining of visualization systems in immunohistochemistry: comparison of the Avidin-Biotin Complex system and the EnVision+ system. Appl Immunohistochem Mol Morphol 15(1):103–107

Wallace T (2020) Protein chemistry ▶ www.stereoelectronics.org/webDD/DD_02.html

Wan CP, Park CS, Lau BH (1993) A rapid and simple microfluorometric phagocytosis assay. J Immunol Methods 162(1):1–7

Willemsen M, Krebbers G, Bekkenk MW, Teunissen MBM, Luiten RM (2021) Improvement of opal multiplex immunofluorescence workflow for human tissue sections. J Histochem Cytochem 69(5):339–346

Williams JH, Mepham BL, Wright DH (1997) Tissue-preparation for immunocytochemistry. J Clin Pathol 50:422–428

Wood GS, Warnke R (1981) Suppression of endogenous avidin-binding activity in tissues and its relevance to biotin-avidin detection systems. J Histochem Cytochem 29(10):1196–1204

Xie R, Chung JY, Ylaya K, Williams RL, Guerrero N, Nakatsuka N, Badie C, Hewitt SM (2011) Factors influencing the degradation of archival formalin-fixed paraffin-embedded tissue sections. J Histochem Cytochem 59(4):356–365

Xing Y, Rao J (2008) Quantum dot bioconjugates for in vitro diagnostics & in vivo imaging. Cancer Biomark 4(6):307–319

Yamashita S (2007) Heat-induced antigen retrieval: mechanisms and application to histochemistry. Prog Histochem Cytochem 41(3):141–200

Yamashita S, Okada Y (2005a) Application of heat-induced antigen retrieval to aldehyde-fixed fresh frozen sections. J Histochem Cytochem 53(11):1421–1432

Yamashita S, Okada Y (2005b) Mechanisms of heat-induced antigen retrieval: analyses in vitro employing SDS-PAGE and immunohistochemistry. J Histochem Cytochem 53(1):13–21

Yau CN, Lai HM, Lee K, Kwok AJ, Huang J, Ko H (2023) Principles of deep immunohistochemistry for 3D histology. Cell Rep Methods 3(5):100–458

Zhao W, Zhu H, Zhao X, Wu X, Sun F, Pan M, Zhou S (2023) Direct immunofluorescence of IgG on formalin-fixed paraffin-embedded tissue by heat-induced antigen retrieval as a sensitive method for the diagnosis of Pemphigus. Clin Cosmet Investig Dermatol 16:1233–1241

Informative Webseiten

Agilent – FLEX ready to use Atlas of Controls Atlas of Controls, 2 Aufl. ▶ https://www.agilent.com/cs/library/catalogs/public/00230-d58532-02-atlas-of-controls-2nd-edition-agilent.pdf

Bishop PW – Immunohistochemistry vade mecum. ▶ http://www.e-immunohistochemistry.info/

Carl Zeiss Microscopy Deutschland GmbH – Filter-Assistent – Übersicht über Farbstoffe. ▶ https://www.micro-shop.zeiss.com/de/de/shop/filterAssistant/dyes/

DAkkS Deutsche Akkreditierungsstelle. ▶ https://www.dakks.de/de/home.html

NordiQC – Immunohistochemical Quality Control. ▶ https://www.nordiqc.org/

Sciencegateway – Fluorochomtabelle. ▶ https://www.sciencegateway.org/resources/fae1.htm

The Human Protein Atlas. ▶ https://www.proteinatlas.org/

Zing Ventures – The Antibody Resource Page. ▶ https://www.antibodyresource.com/

In-situ-Hybridisierung

Inhaltsverzeichnis

12.1 Einleitung – 487

12.2 Anwendungen – 488

12.3 Prinzip und Methoden – 490

12.4 Sondentypen – 492

12.5 Interphasen-ISH auf FFPE-Gewebe – 495
12.5.1 Gewebevorbehandlung – 495
12.5.2 Denaturierung – 500
12.5.3 Hybridisierung – 501
12.5.4 Stringentes Waschen – 502
12.5.5 Detektion – 503
12.5.6 Gegenfärbung – 505
12.5.7 Protokollbeispiel für DNA-ISH – 505
12.5.8 Kontrollen – 506
12.5.9 Auswertung der Interphasen-ISH – 507
12.5.10 Fehlerbehebung – 509
12.5.11 Automatisierung – 511

12.6 Doppel- und Mehrfachfärbungen – 512

12.7 ISH auf Kunststoffschnitten und Gefrierschnitten – 513

12.8 Amplifikation – 513
12.8.1 *Branched*-DNA-ISH – 514
12.8.2 Tandemsonden (Doppel-Z-Sonden) – 514
12.8.3 SABER (*signal amplification by exchange reaction*) – 515
12.8.4 Hybridisierungskettenreaktion (HCR) – 516
12.8.5 Amplifikation mit Padlocksonden – 516
12.8.6 ClampFISH (*click amplifying*-FISH) – 517

© Der/die Autor(en), exklusiv lizenziert an Springer-Verlag GmbH, DE,
ein Teil von Springer Nature 2025
G. Lang, *Histotechnik*,
https://doi.org/10.1007/978-3-662-71093-7_12

12.8.7	Amplifikation mit *loop*-RNA-Sonden – 518	
12.8.8	PRINS (*primed in situ labeling*) – 518	
12.8.9	In-situ-PCR – 518	
12.8.10	In-situ-LAMP (*loop-mediated isothermal amplification*) – 519	

12.9 Multiplex-ISH – 520

12.9.1	Multiplexing mit TSA-Methode – 521
12.9.2	Multiplexing mit smFISH – 521
12.9.3	Multiplexing mit Tandemsonden und *branched*-DNA-ISH – 522
12.9.4	Multiplexing mit HCR – 522
12.9.5	Multiplexing mit MERFISH – 522
12.9.6	Multiplexing mit seqFISH – 524
12.9.7	Multiplexing mit Padlocksonden – 525
12.9.8	Multiplex-ISH mit Massenspektrometrie – 525

12.10 Co-Detektion von Nukleinsäuren und Protein – 526

Literatur – 528

12.1 Einleitung

Die In-situ-Hybridisierung (ISH) ist eine Analysetechnik zur **Identifikation von DNA-** bzw. **RNA-Sequenzen** in ihrer ursprünglichen Lokalisation, die nun seit Längerem zum Repertoire des Histodiagnostiklabors zählt. Die Methode der ISH wurde schon 1969 (Gall und Pardue 1969; John et al. 1969) eingeführt und hat sich in den letzten 30 Jahren in der molekularpathologischen Diagnostik etabliert. Einen großen Anteil daran hatten die Entwicklung von nichtradioaktiven Detektionssystemen in der Mitte der 1980er-Jahre (Pinkel et al. 1986) und die Entdeckung des hitzeinduzierten Antigenretrievals in den 1990er-Jahren (s. ▶ Abschn. 11.9.2), das die ISH auch auf FFPE-Material leichter möglich und sensitiver machte (Sibony et al. 1995; Lan et al. 1996; Sperry et al. 1996).

Die ISH verbindet morphologische und molekularbiologische Methoden zu einem starken Diagnosewerkzeug. Die Bezeichnung *in situ* (lat.) bedeutet „am Ort". Sie bezieht sich darauf, dass der Nachweis der Sequenzen an ihrer ursprünglichen Lokalisation erfolgt – in diesem Falle – innerhalb eines Gewebeschnitts im Zellkern bzw. Cytoplasma. Der Pathologe hat also die Möglichkeit, gleichzeitig Informationen aus Gewebemorphologie und ISH auszuwerten. Dies kann auch an sehr wenigen Zellen in kleinsten Biopsien oder in Zellsubpopulationen geschehen. Allerdings muss für die ISH die darzustellende Nukleinsäuresequenz bekannt sein. Mittlerweile können auch IHC und ISH kombiniert werden und so die Zelleigenschaften noch genauer definiert werden bzw. ein Bezug zwischen Genotyp und Phänotyp hergestellt werden. Zu den Stärken der ISH zählt die hohe Spezifität, die relative Unempfindlichkeit der Nukleinsäuren auf die Formaldehydfixierung im Vergleich zu Proteinen sowie die Speziesunabhängigkeit.

Für andere molekularpathologische In-vitro-Methoden wie die DNA-Sequenzierung oder die Hybridisierung von geblotteter DNA erfolgt zuerst die Extraktion der Nukleinsäuren aus dem Gewebeschnitt und damit der Verlust des direkten Morphologiebezugs. Die extrahierbare Menge und die Qualität des Untersuchungsmaterials sind oft limitierende Faktoren bei diesen Analysen. Weiters kann es dabei zur Beimengung von Genmaterial aus Nicht-Zielzellen und dadurch zu einer Beeinflussung des Ergebnisses bzw. der Sensitivität des Tests kommen. Für genau definierte Genomveränderungen und bei Probenmaterial mit einem ausreichenden Gehalt an Zielzellen sind In-vitro-Analysen inkl. Next-Generation-Sequencing im Vorteil und werden nun vermehrt eingesetzt (s. ▶ Kap. 13). Weitere Gründe für die eingeschränkte Anwendung von ISH in der Diagnostik sind der große Arbeitsumfang bei manuellen Protokollen und die recht langwierige Befundung der Präparate, speziell bei Fluoreszenzanalysen. Jede der molekularpathologischen Techniken hat ihre speziellen Anwendungen bzw. Einschränkungen.

Die ISH lässt sich je nach untersuchtem Nukleinsäuretyp in **DNA-** und **RNA-ISH** unterteilen und man weist damit einerseits Gene und andererseits die Genexpression[1] nach. Die RNA-ISH ermöglicht es auch, die Expression von Proteinen, die nicht durch die IHC dargestellt werden können, nachzuweisen. Für die IHC unzugängliche Proteine können z. B. durch die Fixierung zu stark beeinflusst, schnell degradiert, posttranslational modifiziert oder sezerniert werden. Oder es steht kein passender Antikörper zur Verfügung (Koji 2000).

Bei der DNA-ISH kann man je nach Zellzyklusphase die **Metaphasen-ISH** und die **Interphasen-ISH** unterscheiden. Im Historoutinelabor hat man es meist mit einer

---

[1] Genexpression. Umsetzung der genetischen Information in Proteine. Sie erfolgt in der Regel als Transkription von DNA zu mRNA und anschließende Translation von mRNA zu Protein.

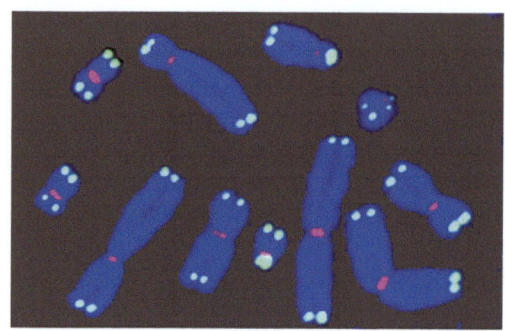

Abb. 12.1 Chromosomen mit Fluoreszenzsignalen an den Centromeren und den Telomeren

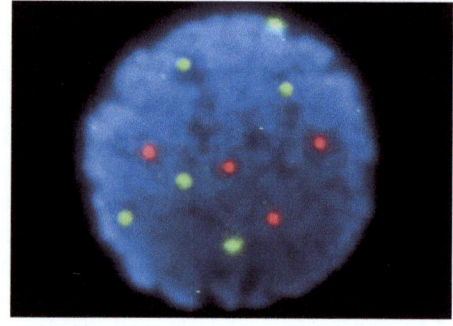

Abb. 12.2 Interphasenkern mit Fluoreszenzsignalen am Ort der Zielsequenz (Schema)

Interphasen-ISH im Gewebeschnitt zu tun. Als Testergebnis sieht man bei der DNA-ISH mehr oder weniger punktförmige, farbige Signale am Ort der Zielsequenz im Zellkern bzw. im Chromosom.

— **Metaphasen-ISH:** in jener Phase des Zellzyklus, in der sich die Chromosomen in der Äquatorialebene der Zelle anordnen. Die Schwesterchromatiden sind noch nicht getrennt. Metaphasen-ISH ist ein typisches Analysewerkzeug der Cytogenetik und wird auf kultivierten Zellen durchgeführt (◘ Abb. 12.1).

— **Interphasen-ISH:** in jener Phase des Zellzyklus, in der das Chromatin entspiralisiert vorliegt und im Lichtmikroskop mehr oder weniger homogen erscheint. Während der Interphase kommt es bei sich teilenden Zellen zur Verdoppelung des Chromatins. Die Mehrzahl der Zellkerne in FFPE-Schnitten befindet sich üblicherweise in der Interphase (◘ Abb. 12.2).

12.2 Anwendungen

ISH kann durchgeführt werden auf Chromosomen- bzw. Zellkernpräparationen (Cytogenetik, Hämatoonkologie), auf Schnitten von in Paraffin oder in Kunststoff eingebettetem Gewebe, auf Gefrierschnitten, auf Cytopräparaten, auf DNA-Fasern, auf „dicken" unfixierten Schnitten, auf Ganzkörperpräparaten (z. B. Insekten, Versuchstierembryos, Zebrafische) und auch auf Chromosomen in Suspension. Die Anwendungsmöglichkeiten und Fragestellungen sind vielfältig. Die ISH ist eine wichtige Methode in der genetischen Forschung und in der Cytogenetik, aber auch in der Diagnostik hat sie ihre Anwendungen gefunden.

— Detektion von Genomveränderungen in Chromosomen- und Zellkernpräparaten für die Pränatalanalytik und Cytogenetik (z. B. mithilfe von Chromosomen-Painting, Multicolor-FISH, Chromosomenbänderung mit FISH, vergleichende Genomhybridisierung [*comparative genome hybridization*, CGH; s. ▶ Abschn. 13.7.11])
— Darstellung von genetischen Veränderungen in verschiedensten Tumortypen
— Darstellung von Genexpression und -regulation, zelluläre Expressionsmuster (RNA-ISH, Multiplex-RNA-ISH, s. ▶ Abschn. 12.9)
— Nachweis von (onkogenen) Viren innerhalb von Zellen

Die **Tumordiagnostik** steht im Histodiagnostiklabor im Vordergrund. Tumorerkrankungen werden u. a. verursacht durch Mutationen und Rearrangements von Genmaterial. Dabei kommt es unter Umständen zu einer Vermehrung (**Amplifikation**) oder einem Schwund (**Deletion**) von Genen bzw. Genabschnitten, zu einer Übertragung von Genen in den Einflussbereich von aktiven Promotoren[2] (**erhöhte Expression**) oder zur Übertragung von Genen oder Genbruchstücken in den Lesebereich anderer Gene, was zu Fusionsproteinen führen kann (**Translokationen**). Weiters führen Punktmutationen zu in ihrer Funktion beeinflussten Proteinen (z. B. Daueraktivierung). Wenn diese Mutationen Gene des Zellzyklus betreffen, kann es zu einer von äußeren Signalen unabhängigen Zellproliferation kommen. Für das Entstehen eines Tumors ist eine Anhäufung dieser Ereignisse notwendig. Neben der Anregung des Zellzyklus durch **Onkogene** kommt es auch zu einer Blockierung des Apoptosesignalwegs[3] bei defekten oder deletierten **Tumorsuppressorgenen**. Tumorsuppressoren sind an der Wachstumsregulation beteiligt und verhindern u. a., dass der Zellzyklus voranschreitet, solange die DNA nicht korrekt verdoppelt wurde. Wenn Fehler in der duplizierten DNA so gravierend sind, dass sie nicht mehr repariert werden können, leiten Tumorsuppressorgene die Apoptose ein (Pelengaris und Khan 2006; Karp 2005).

Die ISH kann eine chromosomale Instabilität bzw. den Status von Tumorsuppressoren und Onkogenen gut darstellen und bietet den direkten Bezug zur Morphologie. Für manche Tumorarten sind die Genrearrangements typisch und man kann sie hiermit identifizieren. Andere molekulare Veränderungen stehen in direkter Beziehung zu Therapiewahl und Prognose. Mit der gebräuchlichen ISH kann man Mutationen nachweisen, die einen größeren Nukleinsäureabschnitt bzw. ganze Chromosomen und Gene betreffen (Amplifikation, Deletion, Translokation, Ploidie). Für den Nachweis von Translokationen oder Fusionen müssen dazu die exakten Bruchpunkte und Fusionspunkte am DNA-Strang nicht bekannt sein. Moderne Forschungsmethoden können über sensitive Amplifikationstechniken sogar Punktmutationen (Austausch einzelner Basen) nachweisen (s. ▶ Abschn. 12.8).

- **Beispiele**

Her2/neu-Rezeptor: Dieser epitheliale Wachstumsfaktorrezeptor wird bei ca. 17 % von Mammakarzinomen aufgrund einer Genamplifikation überexprimiert. Diese Tumore zeigen einerseits eine schlechtere Prognose, andererseits besteht aber auch eine gezielte Therapiemöglichkeit durch einen therapeutischen Antikörper, der gegen den Rezeptor gerichtet ist und die Signalkaskade bei Bindung stoppt (Trastuzumab®).

ALK-EML-, ROS1-, RET-Translokationen im nichtkleinzelligen Lungenkarzinom: Ein geringer Prozentsatz des Tumortyps zeigt Translokationen in diesen Genen, die eine Voraussetzung für eine zielgerichtete Therapie mit einem Tyrosinkinaseinhibitor sind (ALK-EML ca. 5 %, ROS1 und RET 1–2 %).

MDM2 hemmt die Aktivität des Tumorsuppressors p53 und spielt bei vielen Tumoren eine Rolle. MDM2-Amplifikation kommt häufig in Sarkomen vor und kann durch ISH dargestellt werden.

Tumorviren oder onkogene Viren verursachen durch das Einschleusen ihrer DNA bzw. RNA die Verwandlung von normalen Zellen in Tumorzellen. Dazu gehört beispielsweise das humane Papillomvirus (HPV), das als Ursache für das Zervixkarzinom gilt. Das Cytomegalievirus (CMV) spielt eine Rolle bei immunsupprimierten Patienten. Das Epstein-Barr-Virus gilt bei manchen Lymphomen als Verursacher und

---

3   Apoptose. Die kontrollierte, durch Signalwege gesteuerte Selbstzerstörung von Zellen.
2   Promotor. Startsequenz der Transkription auf einem Gen.

kann durch eine RNA-ISH nachgewiesen werden (EBER, *EBV-encoded RNA*).

Pränatale Diagnostik: Die Interphasen-ISH wird beim FISH-Schnelltest auf Gendefekte an unkultivierten Amnionzellen genutzt. Der Vorteil liegt darin, dass keine zeitaufwendigen Zellkulturen benötigt werden und der Test innerhalb von 24 h durchgeführt werden kann. Damit lassen sich Trisomien der entsprechenden Chromosomen sowie Sexchromosom-Aneuploidien darstellen. Der FISH-Schnelltest verliert allerdings gegenüber neueren molekularbiologischen Pränatalanalytik-Methoden wie der quantitativen Fluoreszenz-PCR an Bedeutung.

Mithilfe der **RNA-ISH** kann das Maß der mRNA-Expression in einem Zellverband analysiert werden. Man erhält damit ein spezifisches **Expressionsmuster** von Genen. Durch den Nachweis von mRNA erkennt man, welche Proteine in dieser Zelle gerade produziert werden. Man kann damit die **Genexpression** und **-regulation** untersuchen.

Ein Anwendungsbeispiel dafür ist die Identifikation von Plasmazellen, die entweder Kappa- oder Lambda-Leichtketten-Immunglobuline erzeugen. Die Unterscheidung der Plasmazellen ist in diesem Fall wichtig für die Abgrenzung von reaktiven zu neoplastischen lymphoiden Proliferationen (◘ Abb. 12.3).

12.3 Prinzip und Methoden

Die DNA ist im Zellkern in Form einer Doppelhelix vorhanden (s. ▶ Abschn. 2.2.6). Die beiden komplementären DNA-Stränge bestehen aus verbundenen Mononukleotiden und die wiederum aus Desoxyribose, Phosphatgruppe und Base. Die Abfolge der Basen Adenin, Guanin, Cytosin und Thymin bestimmt dabei den genetischen Code.

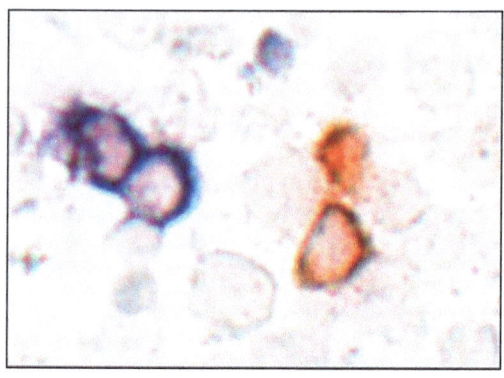

◘ **Abb. 12.3** Chromogene Doppel-RNA-ISH. Plasmazellen im Knochenmark mit angefärbter Kappa- bzw. Lambda-Leichtketten-mRNA im Cytoplasma

Der zweite DNA-Strang enthält die komplementären Basen entsprechend der Watson-Crick-Basenpaarung, wobei sich Guanin mit Cytosin (C-G) und Adenin mit Thymin (A-T) paart. Die Mononukleotide der einzelsträngigen RNA bestehen aus Ribose, Phosphatgruppe und Base. Die RNA enthält die Base Uracil anstelle von Thymin. Bei RNA:RNA- oder DNA:RNA-Doppelsträngen stehen Adenin und Uracil (A-U) gegenüber. Die Basen binden durch Wasserstoffbrücken aneinander. C-G-Paare werden durch drei, A-T- und A-U-Paare durch zwei Wasserstoffbrücken verbunden. Die Bindungsstärke der Duplexe steigt von der DNA:DNA-, DNA:RNA- bis zur RNA:RNA-Bindung an.

Die Doppelhelix lässt sich durch hohe Temperaturen und bestimmte Reagenzien (z. B. Formamid) in Einzelstränge auftrennen (**Denaturierung**). Die Stränge vereinigen sich jedoch wieder, sobald die Temperatur wieder abkühlt (**Annealing, Renaturierung**). Diese Reaktion ist bei Einhaltung bestimmter Bedingungen sehr spezifisch und es kommt nur zu homologen Paarungen. Als **Hybridisierung** bezeichnet man die Vereinigung zweier Nukleinsäureeinzelstränge unterschiedlicher Herkunft. Es entsteht ein **Hybrid**. Führt man eine Reak-

12.3 · Prinzip und Methoden

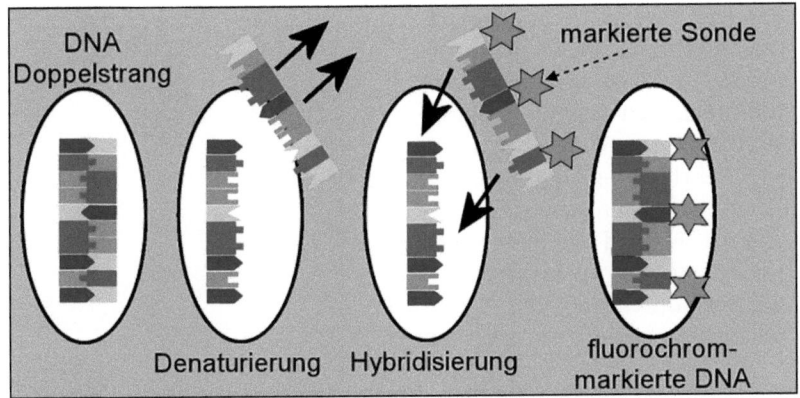

Abb. 12.4 Prinzip der Fluoreszenz-in-situ-Hybridisierung

tion zwischen einem bekannten Nukleinsäurefragment (**Sonde**) und der Probe herbei, kann man auf das Vorhandensein ihrer komplementären Sequenz schließen (**Zielsequenz**). Zum spezifischen Nachweis der Zielsequenz sollte diese einmalig im Genom vorkommen (Abb. 12.4) (Cunningham et al. 1994).

Um die Sondenbindung sichtbar zu machen, wird die Sonde, ähnlich wie Antikörper, markiert. Als Marker dienen Fluorochrome (z. B. FITC, TRITC, Texas Red), Haptene (Biotin, Digoxigenin [DIG], Dinitrophenol [DNP]) oder auch Goldpartikel und Radioisotope.

- **Methodenüberblick**
  - **Direkte FISH:** Sondenmarkierung mit Fluorochrom, Detektion im Fluoreszenzmikroskop
  - **Direkte RISH:** Sondenmarkierung mit Radioisotopen, Detektion durch Autoradiografie
  - **Indirekte FISH:** Sondenmarkierung mit Hapten, Mehrschritttechnik mit fluorochrommarkierten Antikörpern, Detektion im Fluoreszenzmikroskop
  - **Indirekte CISH:** Sondenmarkierung mit Hapten, Mehrschritttechnik mit enzymmarkierten Antikörpern, Farbentwicklung mit Chromogen, Detektion im Lichtmikroskop
  - **Indirekte SISH:** Sondenmarkierung mit Hapten, Mehrschritttechnik mit enzymmarkierten Antikörpern, metallografische Entwicklung mit Silberlösung, Detektion im Lichtmikroskop

- **Doppel-ISH**
  - **Doppel-/Mehrfach-FISH:** Die Sonden sind mit unterschiedlichen Fluorochromen markiert. Die gleichzeitige Auswertung im Fluoreszenzmikroskop ist durch die Verwendung von Kombinationsfiltern möglich. (Einsatz beim Nachweis von Mikrodeletion, Translokationen u. v. m.)
  - **Doppel-CISH:** Die Sonden sind mit unterschiedlichen Haptenen markiert. Über eine indirekte, mehrschrittige AK-Methode kommt es zur Entwicklung von unterscheidbaren Chromogenen. Aufwendiger als Doppel-FISH, aber im Lichtmikroskop beurteilbar; auch bei kleineren Vergrößerungen.
  - **Hellfeld-Doppel-ISH** (*brightfield double ISH*): Allgemeine Bezeichnung für Doppel-ISH für das Lichtmikroskop; darunter fällt auch die Kombination von SISH und CISH.

Die **Fluoreszenz-in-situ-Hybridisierung (FISH)** ist eine Methode, die in der Routine üblicherweise für DNA-ISH eingesetzt wird. Die punktförmigen Signale können vor dem dunklen Hintergrund gut abgegrenzt werden. Mehrfachmarkierungen mit unterschiedlichen Fluorochromen sind relativ einfach. Die FISH wird für den Nachweis von Translokationen bzw. Fusionen bevorzugt, die mit unterschiedlich farbig markierten Sonden dargestellt werden. Die Verwendung von Fluorochromen hat den Nachteil, dass das Ergebnis nicht photostabil ist und ein teures Fluoreszenzmikroskop mit passendem Filtersatz nötig ist, wo die Zellkerne üblicherweise mit dem 60- bis 100×-Ölobjektiv untersucht werden.

Für die **Chromogen-in-situ-Hybridisierung (CISH)** werden haptenmarkierte Sonden eingesetzt. Weiters benötigt man ähnlich wie in der Immunhistochemie ein Detektionssystem mit einer Einschritt- oder Zweischritttechnik zur Visualisierung. Letztlich befindet sich Enzym am Ort der Sonde und dieses kann die Entwicklung eines farbigen Chromogens katalysieren. Die CISH hat den Vorteil, dass man sie im Hellfeld auch bei geringeren Vergrößerungen (20- bis 40×-Objektiv) befunden kann. Die Morphologie ist leichter mit einzubeziehen und das Ergebnis ist permanent. CISH wird für RNA- und DNA-ISH eingesetzt, wobei die punktförmigen Signale der DNA-CISH durch die Chromogenentwicklung meist großflächiger sind und deshalb bei Genamplifikationen (viele „Punkte") schwerer abzugrenzen und zu zählen sind. Auch für eine Beurteilung von colokalisierten Signalen sind die intransparenten Chromogene eher nachteilig. RNA-CISH für die Darstellung von mRNA erzeugt eine gepunktete bis diffus-flächige Anfärbung im Cytoplasma gemäß der Expressionsstärke. RNA-CISH führt zu einem ähnlichen optischen Ergebnis wie die IHC.

Bietet man dem Enzym (HRP) eine Silberionenlösung und bestimmte Zusatzreagenzien an, kommt es zu einer Ablagerung von metallischem Silber am Zielort (**Silber-in-situ-Hybridisierung, SISH**). Die schwarzen Silberablagerungen sind punktförmig und gut abgrenzbar, was das Zählen der Signale erleichtert. SISH wird bei der DNA-ISH eingesetzt (z. B. Nachweis von Her2/neu-Amplifikation) (◘ Abb. 12.5).

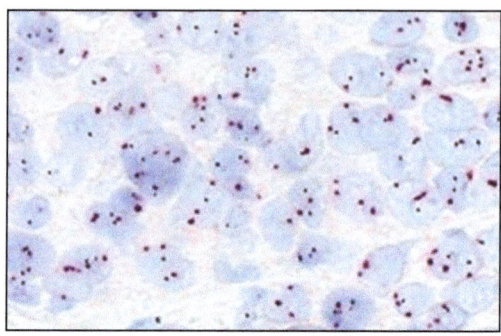

◘ **Abb. 12.5** Her2/neu-Doppel-CISH/SISH mit roten Centromersignalen auf Chromosom 17 und schwarzen Signalen am Her2/neu-Locus auf Chromosom 17

Früher waren **radioaktiv markierte Sonden** sehr stark im Einsatz (**RISH**). Dabei wurden Radioisotope in die Sonde eingebaut (z. B. ^{32}P, ^{35}S, ^{125}I). Die Strahlung wurde mithilfe eines empfindlichen Films detektiert (Kontaktradiografie). Die Entwicklung konnte bis zu zwei Wochen dauern (Leitch et al. 1994). Aufgrund der Gefahren im Umgang mit Radioaktivität, der Dauer und der geringeren Auflösung wurde diese Form zugunsten anderer Methoden verdrängt.

12.4 Sondentypen

Im Histodiagnostiklabor werden selbst hergestellte Sonden wohl eher eine Seltenheit sein. Biotechnikfirmen bieten käufliche Sonden bzw. auch Sondenherstellungs- und Markierungskits an. Manche Firmen stellen auch sog. Custom-made-Sonden her, die auf die Wünsche des Verbrauchers abgestimmt sind. Zu den Herstellungsmethoden mit gleichzeitiger

Reportermolekül-Einbindung mittels markierter Nukleotide gehören die Nick-Translation,[4] die Random-Primer[5]-Methode oder die PCR. Es gibt auch Methoden zur nachträglichen Sondenmarkierung wie die Endmarkierung von Oligonukleotiden. Details zur Markierung und Sondenherstellung findet man z. B. bei Mühlhardt (2006) oder Schwarzacher und Heslop-Harrison (2000). Die Anzahl der markierten Nukleotide in der Sonde beeinflusst die Sensitivität der ISH-Analyse, kann aber auch die Bindungsstärke des Hybrids beeinträchtigen.

Die richtige **Sondenlänge** ist ein wichtiger Faktor für das Gelingen des Tests. Optimal für Chromosomen-ISH ist eine Länge von 200–300 Basenpaaren[6] (bp). Für Gewebeschnitte eignen sich Sonden von 50–200 bp, da zu lange Sonden schwerer in fixiertes Gewebe eindringen. Oligonukleotide (20–50 nt) penetrieren am leichtesten und werden zur Abdeckung eines größeren Sequenzbereichs im Cocktail verwendet.

Käufliche Sonden werden mit einem Datenblatt geliefert, das Auskunft gibt über Art, Aufbau und Markierung der Sonde bzw. der Sondenmischung. Üblicherweise werden zusätzlich zu einer Beschreibung die Zielsequenz und der Bindungsort der Sonde sowie die möglichen Ergebnismuster grafisch dargestellt. Weiters findet man Angaben zur Denaturierungs- und Hybridisierungstemperatur bzw. zu den zugehörigen ISH- und Detektionskits. Bei fluorochrommarkierten Sonden wird auf die notwendige Filterausstattung hingewiesen. Je nach Produkt werden käufliche Sonden tiefgekühlt oder im Kühlschrank gelagert, müssen entweder vor Gebrauch mit Hybridisierungspuffer gemischt werden oder sind gebrauchsfertig. Übrigens wird die Sonde im Englischen als *probe* bezeichnet. Die Zielsequenz ist das *target*.

- **Aufbau**
  - **Doppelsträngige DNA-Sonden** werden mithilfe von Nick-Translation, Random-Primer-Methode oder PCR in unterschiedlichen Längen erzeugt. Doppelsträngige Sonden werden bei der Anwendung denaturiert. Beim Annealing können sie ggf. wieder mit sich selbst hybridisieren. Dadurch wird die Sensitivität des Tests gemindert. DNA-Sonden, gelöst in Wasser oder Formamid, können sehr lange bei −20 °C gelagert werden.
  - **Einzelsträngige DNA-Sonden** werden mittels linearer PCR erzeugt, wobei nur ein Primer eingesetzt wird und somit nur ein Templatestrang verlängert wird. Es kommt zu einer linearen Vermehrung. Einzelsträngige DNA-Sonden haben den Vorteil, dass sie nicht mit sich selbst hybridisieren.
  - **Einzelsträngige DNA-Oligonukleotide** (20–50 nt) werden nach Wunsch synthetisiert, zeigen aber aufgrund ihrer geringen Größe und der Endmarkierung weniger Signal. Abhilfe schafft hier ein Cocktail aus passenden Oligonukleotiden, die einen größeren Bereich der Ziel-DNA binden können. 20 bis 30 Oligosonden mit 18–20 nt genügen für ein ausreichendes Signal. Mithilfe von Designplattformen können nicht nur die Sequenz, die Spezifität und die Länge, sondern auch das thermodynamische Bindungsverhalten gezielt gestaltet werden.
  - **Einzelsträngige RNA-Sonden** (Ribosonden) werden synthetisiert oder mittels RNA-Polymerase durch In-vitro-Transkription erzeugt. RNA-Sonden gehören zu den empfindlichen Reagenzien, da sie von den überall vorkommenden RNasen bedroht werden. Ihr Einsatz

---

4   Nick. Durch DNase erzeugter Einzelstrangbruch der DNA bzw. das Bruchstück.

5   Primer. Oligonukleotid, welches für DNA-replizierende Enzyme (wie die DNA-Polymerase) als Startpunkt dient.

6   Basenpaar. *Basepair* (bp); zwei gegenüberliegende, komplementäre Nukleotide im Doppelstrang.

in der Routine ist deshalb seltener. RNA:RNA-Hybride sind im Vergleich zu RNA:DNA- und DNA:DNA-Hybriden am stabilsten. RNA:RNA-Hybride werden durch RNasen nicht abgebaut. Diese Eigenschaft wird bei einem Posthybridisierungsverdau mit RNase genutzt, um ungebundene RNA-Sonden zu entfernen. RNA-Sonden, gelöst in Wasser, können kurzfristig bei −80 °C gelagert werden.
- **Einzelsträngige PNA-Sonden** (*peptide nucleic acids*) sind synthetische DNA-Analoga, die eine hohe Bindungsfähigkeit an Nukleinsäuren zeigen und aus einem Peptidrückgrat mit angehängten Basen bestehen. Die PNA wird durch Nukleasen oder Proteasen nicht angegriffen und bildet mit DNA schnell stabile Hybride. Die PNA-Oligonukleotide haben eine neutrale Ladung und zeigen deshalb eine geringere unspezifische Bindung im Gewebe. PNA-Sonden werden z. B. bei der quantitativen FISH (qFISH) zur Messung von Telomerlängen eingesetzt, wo eine Korrelation zwischen Länge und Signalintensität besteht (Aida et al. 2014).
- **Einzelsträngige LNA-Sonden** (*locked nucleic acids*) sind synthetische RNA-Analoga und bestehen aus modifizierten Nukleotiden. LNA-Hybride zeigen eine hohe Thermostabilität und werden durch Nukleasen nicht abgebaut. Sie werden z. B. zum Nachweis von Mikro-RNA eingesetzt.
- **Weitere Nukleotidanaloga** haben Modifikationen am Oligonukleotidrückgrat (2'-OMe-RNA, 2'-F-RNA) zur Erhöhung der Affinität und Thermostabilität der Duplexe.

- **Funktion**
- **Chromosomen-Enumerationssonden:** Centromersonden zur Darstellung der Anzahl des Chromosoms (Ploidie); sie binden an die repetitiven Sequenzen in Centromernähe.
- **Locusspezifische Sonden:** Zur Darstellung eines Gens und seiner Anzahl (*copy-number*,[7] Amplifikation, Deletion). Zur gleichzeitigen Darstellung mehrerer Gene können diese Sonden mit unterschiedlichen Fluorochromen oder Haptenen markiert sein. Rogan et al. (2001) beschreiben die in-vitro-Herstellung der Sondencocktails, die den Genbereich sequenzspezifisch abdecken, aber repetitive Regionen aussparen. Repetitive Sequenzen können mehrfach im Genom vorkommen und unspezifische Anfärbungen auslösen.
- **Split-** oder **Break-apart-Sonden:** Zur Darstellung von Translokationen. Die Sonde besteht aus zwei Teilen, die centromerisch bzw. telomerisch zum Bruchpunkt des Gens binden und mit unterschiedlichen Fluorochromen markiert sind (z. B. centromerisch grün, telomerisch rot). Normale Chromosomen zeigen ein Signal in Mischfarbe (Rot + Grün = Gelb), translozierte Gene erkennt man an zwei unterschiedlich gefärbten Signalen (getrenntes rotes und grünes Signal). Das Zielgen der Translokation ist nicht dargestellt.
- **Fusionssonden:** Zur Detektion von Translokationen zu einem bekannten Zielgen. Zwei unterschiedlich markierte Sonden binden an den translozierten Genteil bzw. an das Zielchromosom. Normale Chromosomen erkennt man an zwei getrennt wahrnehmbaren Signalen in unterschiedlicher Farbe (z. B. ein rotes und ein grünes). Translokationen erkennt man an einem fusionierten Signal in Mischfarbe (z. B. Gelb).
- **Weitere spezielle Sondentypen** (Padlocksonden, Tandemsonden) werden für die Signalamplifikation und bei der Multi-

---

[7] *Copy number* (*high, low, single*). Die Anzahl des gesuchten Nukleinsäurefragments in der Zelle.

plex-ISH eingesetzt (s. ▶ Abschn. 12.8 und 12.9). Sie enthalten zusätzlich zur zielkomplementären Sequenz mehrere funktionelle Abschnitte.

Nukleinsäurebasierte Sonden werden neben der ISH im Gewebe bei vielen Anwendungen eingesetzt. Dazu gehört die Cytogenetik (M-FISH, SKY-FISH, COBRA-FISH mit Chromosomen-Painting-Sonden), aber auch das Biosensoring in lebenden Zellen oder in flüssigen Proben. Die weiterentwickelten Sonden sind clevere Konstruktionen, die z. B. die Fluoreszenz nur bei spezifischer Bindung aktivieren (*molecular beacons*, ECHO-Sonden) oder methylierte DNA aufspüren (ICON-Sonden für die Epigenetik[8]) (Silverman und Kool 2007; Okamoto 2019).

12.5 Interphasen-ISH auf FFPE-Gewebe

Die ISH ist eine Methode, die ursprünglich auf Cytopräparaten und Gefrierschnitten durchgeführt wurde. Erst als Weiterentwicklung wurde die Technik für das formalinfixierte, paraffineingebettete Gewebe adaptiert und so für das klinische Histolabor zugänglich gemacht. Für cytogenetische Techniken und auch für gentechnisches Grundwissen verweise ich auf die entsprechende Literatur.

Für die ISH auf FFPE-Schnitten werden käufliche Vorbehandlungskits bzw. Detektionskits angeboten, die alle notwendigen Reagenzien enthalten und im Histodiagnostiklabor ihre Anwendung finden. Die ISH wird üblicherweise auf FFPE-Schnitten als zusätzliche Analyse zur Routinehistologie bei speziellen Fragestellungen durchgeführt. In FFPE-Gewebe sind DNA und mRNA gut nachweisbar.

Protokollschritte für die ISH auf FFPE-Schnitten	
1.	Fixierung in 4–8 % NBF
2.	Paraffineinbettung
3.	Schnitt-Herstellung (Schnittdicke 1–5 µm abhängig von Analyse)
4.	Antrocknen 60 °C 6–24 Std.
5.	Entparaffinieren und Rehydratieren
6.	Hitze-Permeabilisierung mit Retrieval-Puffer oder chaotroper Lösung
7.	Andauung mit Protease
8.	Postfixierung mit Formaldeyhd (optional)
9.	Acetylierung (optional)
10.	Entwässern und Trocknen
11.	Denaturierung (Aufschmelzen von Doppelsträngen)
12.	Hybridisierung (Anlagern der Sonden)
13.	Stringentes Waschen (Entfernen von unspezifisch und nicht-homolog gebundenen Sonden)
14.	ggf. immunhistochemische Detektion bei indirekten Methoden
15.	Gegenfärbung, (ggf. Entwässern, Klären) und Eindecken

12.5.1 Gewebevorbehandlung

Die standardisierte Präanalytik bei der Gewebebehandlung ist eine wichtige Voraussetzung für das Gelingen der ISH-Analyse.

---

8 Epigenetik befasst sich mit erblichen genetischen Veränderungen, die über die DNA-Sequenz hinausgehen. Durch epigenetische Modifikationen wird die Expression eines Gens und damit der Phänotyp der Zelle beeinflusst.

- **Fixierung**

Der Einfluss der Formaldehydfixierung auf die Nukleinsäuren ist in den Abschnitten „Fixierung" (s. ▶ Abschn. 4.5.1.7) und „Molekularpathologie" (s. ▶ Abschn. 13.2.1) beschrieben. Sie wirkt sich insgesamt eher nachteilig auf das FISH-Resultat aus, bewirkt aber die Stabilisierung des Gewebes und die sehr nützliche Inaktivierung von endogenen Nukleasen. Diese bauen in unfixiertem Gewebe die RNA schnell ab und greifen auch die DNA an. Wie bei allen modernen Histotechniken ist eine Standardisierung der Fixierung mit einer möglichst kurzen kalten Ischämiezeit anzustreben. Je schneller und gleichmäßiger das Material fixiert ist, umso erfolgreicher ist ein standardisiertes ISH-Protokoll. Unterfixierte Areale sind empfindlicher auf die ISH-Vorbehandlung. Bei adäquat fixiertem Material (mindestens 24 h, NBF) hat man einen größeren Spielraum, um ein optimales Vorbehandlungsprotokoll zu finden. Darauf sollte beim Zuschnitt schon geachtet und Tumorgewebe in maximal 3 mm dicke Scheiben geschnitten werden. Die formaldehydbedingte DNA-Degradierung und -Modifikation spielt bei der ISH eine geringere Rolle im Vergleich zur Nukleinsäuregewinnung für die PCR. Säure- und quecksilberhaltige Fixanzien sind nicht ohne Einschränkungen für die ISH geeignet, da Säure die Nukleinsäuren degradiert und Schwermetalle vor der ISH aus dem Schnitt entfernt werden müssen. Ethanolhaltige Fixanzien (z. B. Carnoy) beeinflussen die Nukleinsäuren zwar nicht, bewahren sie aber nur schlecht und es kommt während der ISH-Prozedur zum teilweisen Verlust (Urieli-Shoval et al. 1992). Im Allgemeinen bewirken quervernetzende Fixanzien durch die Einbindung der Nukleinsäuren in das Proteinnetz einen geringeren Verlust als präzipitierende Fixanzien.

- **Entkalkung**

Prinzipiell besteht die Empfehlung, dass notwendige Entkalkungen mit neutral gepuffertem EDTA erfolgen sollten (Schrijver et al. 2016, s. ▶ Abschn. 5.2.11). Der degradierende Effekt von säurehaltigen Entkalkungsmitteln und die von ihnen verursachte Fragmentierung sind abhängig von der Säurestärke und der Dauer der Einwirkung. Der Einfluss auf die ISH sollte für die jeweilige Anwendung getestet werden (Clark et al. 2019; Lang 2010; Alers et al. 1999).

- **Schnittherstellung**

Die Schnittherstellung erfolgt in der üblichen Weise. Aufgrund der rauen Behandlung sind adhäsive Objektträger (mit positiver Ladung, lysinisiert, silanisiert) notwendig. Die **Schnittdicke** richtet sich nach dem Gewebetyp und der ISH-Methode. Zellreiches, kleinzelliges Gewebe wie lymphatisches Gewebe sollte möglichst dünn geschnitten werden, damit man im besten Fall eine einzellige Schicht und keine Zellüberlagerungen im Schnitt erreicht. Es kommt durch die ISH-Vorbehandlung zu einer Destabilisierung der Kernmatrix und dadurch zu einer Ausbreitung der Kerne. Dies führt unter Umständen dazu, dass pflastersteinartig Kern an Kern liegt und das Cytoplasma gar nicht mehr erkennbar ist. Übereinanderliegende Kerne sind mitunter nicht abgrenzbar, was die Zuordnung eines Signals unmöglich macht. Dünnere Schnitte verhalten sich allerdings empfindlicher bei der Vorbehandlung. Für lymphatisches Gewebe wird alternativ die Extraktion der Kerne aus dem FFPE-Schnitt zur Gewinnung einer Zellkernsuspension beschrieben (z. B. Paternoster et al. 2002). Die Suspension wird auf einen Objektträger aufgetropft und getrocknet. Der Vorteil liegt bei der Beurteilung von einzeln liegenden, vollständigen Kernen.

Großzelligeres Gewebe kann bei 4–5 μm geschnitten werden. Durch den größeren Cytoplasmasaum sind die Kerne leichter abgrenzbar. Insbesondere bei Hellfeldmethoden sind die Morphologie und ggf. überlappende Kerne besser erkennbar. Hier arbeitet man lieber auf etwas dickeren Schnitten, die auch die raue Vorbehandlung besser tolerieren. Bei der FISH hingegen machen sich dickere Schnitte von fixiertem Gewebe durch eine stärkere Autofluoreszenz bemerkbar.

Bei der Schnittherstellung muss man bedenken, dass die Kerne in der Regel angeschnitten werden und der obere bzw. untere Teil dadurch entfernt wird. In diesen Teilen kann sich auch die nachzuweisende Gensequenz befinden. Dieser „Schwund" wird bei der Analysenauswertung mit eingerechnet (s. ▶ Abschn. 12.5.8). Zusammengefasst sollten die Schnitte also nicht so dick sein, dass sich Kerne überlagern, und nicht so dünn, dass zu viele Kernsegmente weggeschnitten werden bzw. die Schnitte durch die Vorbehandlung geschädigt werden.

Die **Größe der Schnittfläche** hängt vom Areal des Interesses ab und hat direkten Einfluss auf das Volumen der Hybridisierungslösung bzw. des benötigten Deckgläschens (10 µl für 22×22 mm). Die Eingrenzung des analysierten Areals auf z. B. einen Bereich mit vielen Tumorkernen (DNA-ISH) von ca. 7×7 bis 10×10 mm erleichtert auch die spätere Auswertung und erhöht die Chance auf eine gleichmäßige Hybridisierung. Diese Einschränkung gilt nicht für Analysen, die auf ganzen Schnitten durchgeführt werden, wie dies bei den modernen IHC/ISH-Färbeautomaten erfolgt. Allerdings profitiert auch hier das Präparat davon, wenn der Schnitt keine bindegewebe- oder fettreichen Areale enthält. Diese sind empfänglich für Hintergrundfärbung. Prinzipiell sollte das untersuchte Areal relevante Gewebe- bzw. Tumorbereiche mit einer ausreichenden Anzahl an analysierbaren Kernen enthalten.

- **Antrocknen und Entparaffinieren**

Ein längeres **Antrocknen** der Schnitte bei 60 °C hat sich als vorteilhaft erwiesen. Die Dauer liegt in einem Bereich von 6–24 h. Es kommt dabei nicht nur zu einer besseren Haftung, sondern auch zu einer Hitzevorbehandlung der Nukleinsäuren *(aging)*. Anschließend werden die FFPE-Schnitte gründlich in Xylol oder Xylolersatzmittel **entparaffiniert,** in Ethanol gespült und rehydratiert.

Für die FISH, wo letztlich im Halbdunkeln gearbeitet und mikroskopiert wird, ist eine Umrandung des Schnitts auf der Unterseite des Objektträgers mit einem Diamantschreiber vorteilhaft. Dies erleichtert das Wiederfinden des nach der Permeabilisierung fast durchsichtigen Schnitts. Permanentschreiber sind nicht geeignet; die Farbstoffe sind teilweise fluoreszierend. Nicht auf der Oberseite umkreisen! Der Glasstaub würde sich im Gewebe absetzen und im Fluoreszenzmikroskop strahlen.

- **Permeabilisierung**

In diesem Schritt soll die DNA bzw. RNA für die Sonde zugänglich gemacht werden. Die DNA befindet sich im Zellkern in enger Verknüpfung mit den Histonen in Form von Chromatin und ist umgeben von Membranen. Außerdem verhindert die formalinbedingte Vernetzung der Gewebeproteine den uneingeschränkten Zugang der Sonden. Ähnlich wie bei der Demaskierung in der Immunhistochemie (s. ▶ Abschn. 11.9.2) wird die Permeabilität des Gewebes mittels Erhitzen bei 80–95 °C in saurem Puffer (Citratpuffer pH 6), alkalischem Puffer (Tris-EDTA pH 9) oder in chaotroper[9] Salzlösung (1 M Natriumthiocyanatlösung) erhöht. Das denaturierende Natriumthiocyanat, eingeführt von Hopman et al. (1991), wurde später als relativ aggressives Reagens beschrieben, das leichter zum Abschwimmen der Schnitte vom Objektträger führt und schwächere Ergebnisse bringt (Chin et al. 2003). Daher be-

---

9 Chaotrope Reagenzien können Wasserstoffbrückenbindungen auflösen.

steht nun ein Trend zur Verwendung der bewährten IHC-Retrieval-Puffer (Richardson et al. 2019). Auch Yu et al. (2021) sahen eine Verbesserung der FISH-Resultate bei der Hitzebehandlung mit Citratpuffer bzw. Tris-EDTA-Puffer im Vergleich zur Natriumthiocyanatlösung. Je höher die Temperatur und je länger die Dauer, umso stärker ist der Effekt der Permeabilisierung, der sich direkt auf die Qualität der ISH auswirkt.

- **Andauung**

Die Kernproteine bzw. RNA-bindenden Proteine werden anschließend durch **Andauung** (z. B. Proteinase K in neutralem Puffer, Pepsin in HCl bei pH 2) enzymatisch entfernt. Cytoplasmaproteine und Bindegewebe werden ebenfalls angegriffen und dadurch die Permeabilität gesteigert. Für die RNA-ISH ist die Vorbehandlung meist weniger intensiv als für die DNA-ISH, da sich die Zielsequenzen leichter zugänglich im Cytoplasma befinden.

Diese Vorbehandlung ist ein kritischer Schritt. Einerseits sollte die Morphologie der Zellkerne nicht zu sehr leiden, andererseits führt eine zu kurze Andauung eventuell zu einem falsch-negativen Testergebnis. Formalinfixiertes Gewebe ist bei der Andauung weniger empfindlich als unfixiertes bzw. unterfixiertes. Jedoch legt die Hitzevorbehandlung auch die durch Formaldehyd maskierten Enzymangriffspunkte an den Peptiden wieder frei. Die Fixierung, Permeabilisierung und die Andauung stehen deshalb in enger Relation zueinander. Je aggressiver die Permeabilisierung, umso empfindlicher verhält sich das Gewebe bei der Andauung, erkennbar an Morphologieschäden. Und beide Protokollschritte stehen in Abhängigkeit zur Fixierungsqualität des Gewebes.

Eine gewisse Verschlechterung der Morphologie, insbesondere der Zellkerne, ist in Kauf zu nehmen. Wichtig ist, dass die Signale noch eindeutig den Kernen zugeordnet werden können und dass das zu untersuchende Areal eindeutig erkannt wird (z. B. Zellkerne von Mammakarzinomzellen). Das Cytoplasma wird auch in Mitleidenschaft gezogen. Eine grenzwertig starke Andauung erkennt man an kreisrunden Löchern in den Kernen und einer stärkeren Flächenausbreitung der Kerne. Überdaute Kerne zeigen ausgefranste Kerngrenzen und Bereiche ohne Kernfärbung (Hämalaun, DAPI). Meist findet man in überdautem Gewebe auch nur mehr wenige Kerne mit spezifischen Signalen.

Im Anschluss an die Andauung wird ausführlich gespült, um die Enzymwirkung zu beenden. Danach erfolgt die Dehydratisierung in Ethanol und das gründliche Trocknen. Zurückbleibende Feuchtigkeit wirkt sich nachteilig auf die Hybridisierung aus.

- **Optionale Schritte**

Die Einwirkung von **0,2 N HCl** auf das Gewebe vor der Andauung soll die Ablösung der Kernproteine vom DNA-Strang unterstützen. Die negative Ladung der Phosphatgruppen wird unterdrückt, wodurch die positiv geladenen Histone weniger stark an die DNA binden (Baumgart et al. 2001; Rieder et al. 2002). Es ist anzunehmen, dass bei einem Verdau mit Pepsin in HCl dieser Effekt gleichzeitig mit der Andauung auftritt.

Eine **Postfixierung** nach der Andauung mit Formalin für 5–10 min soll dazu dienen, das Präparat wieder zu stabilisieren und die Haftung am Objektträger zu erhöhen, weiters nutzt sie auch der Deaktivierung der vorher aufgebrachten Enzyme.

Nach der Andauung kann eine **Acetylierung** des Gewebes erfolgen (mit Essigsäureanhydrid; Schwarzacher und Heslop-Harrison 2000). Dabei werden an positive Ladungsträger im Gewebe Acetylgruppen gehängt. Dies vermindert die unspezifische Anbindung der negativ geladenen Nukleinsäuren und soll die Hintergrundfärbung vermindern. Es kann aber auch die spezifische Bindung der Sonde beeinflussen. Laut Leitch et al. (1994) lässt sich dadurch auch das endogene Biotin ausschalten.

Ein weiterer Vorbehandlungsschritt, der in der Routinehistologie nicht mehr zur Anwendung kommt, ist die **Prähybridisierung** des Präparats. Dazu wird es mit einer Lösung inkubiert, die im Wesentlichen dieselben Bestandteile hat wie die Hybridisierungslösung (s. unten), nur ohne Sonde. Damit sollen mögliche unspezifische Bindungspartner der Sonde abgedeckt und Hintergrundfärbung vermieden werden. Die heutzutage eingesetzten Sondenmischungen werden meist ohne repetitive Sequenzen designed, die besonders für unspezifische Bindungen verantwortlich wären. Dadurch bringt die Prähybridisierung keinen Vorteil mehr.

- **Nukleasefreies Arbeiten**

Eine Gefahr für das Gelingen des Tests stellen **Nukleasen** dar, die auch auf der Haut der BMA zu finden sind. Obwohl die Fixierung das Kernmaterial relativ unempfindlich macht und die endogenen Nukleasen inaktiviert, wird empfohlen, dass man besonders für den Nachweis von mRNA nukleasefreie Materialien (nukleasefreies Wasser, Handschuhe, Laborgefäße, sterile Pipettenspitzen) verwenden soll. DNase wird durch Autoklavieren zerstört. RNase ist widerstandsfähiger, benötigt keinerlei Cofaktoren und verlangt nach spezieller Präparation der Laborgefäße (mit Diethylpyrocarbonat [DEPC] behandeltes Wasser zum Spülen). Alternativ kann Einweg-Kunststoff-Equipment verwendet werden. Dies muss auch besonders beim Umgang mit RNA-Sonden beachtet werden (Schwarzacher und Heslop-Harrison 2000).

Im Gegensatz zu diesen Empfehlungen in der Literatur werden FFPE-Schnitte im Histodiagnostiklabor meist ohne besondere Vorsichtsmaßnahmen gemeinsam mit Schnitten z. B. für die Immunhistochemie hergestellt.

DEPC (Diethylpyrocarbonat) Behandlung von Wasser

0,1 % DEPC in dest. Wasser

durch Schütteln auflösen und über Nacht stehen lassen

Wasser und Behälter autoklavieren bei mind. 100 °C für 15 min

Anmerkungen:
DEPC ist ein starker Hemmer von RNasen. Durch die Hitzebehandlung wird das DEPC durch Hydrolyse abgebaut. DEPC kann mit RNA reagieren und sollte daher möglichst vor der ISH entfernt werden. DEPC ist in der Anwesenheit von Tris sehr instabil und wird schnell zu Ethanol und CO_2 abgebaut. Tris-hältige Lösungen können daher nicht mit DEPC behandelt werden.

- **Probenhaltbarkeit**

Die Auswirkung des Alters von Paraffinblöcken bzw. von vorgeschnittenen Paraffinschnitten auf die ISH wurde von Nuovo et al. (2013) für HPV-DNA untersucht. Sie fanden eine moderate bis signifikante Abnahme des Signals bei bis zu 15 Jahre alten Schnitten in Abhängigkeit vom Alter. Die Signalreduktion bei frisch hergestellten Schnitten von alten FFPE-Blöcken war nur gering. Chen et al. (2020) fanden in ihrer Studie zur Darstellbarkeit von Her2/neu-Signalen mit FISH ebenfalls eine Abnahme in Abhängigkeit zum Alter des Paraffinblocks. Blöcke von Feinnadelbiopsien, die älter als sieben Jahre waren, zeigten bei Chen et al. kein Signal mehr, die Signale in „großen" Blöcken von Mastektomien waren vermindert. Baena-Del Valle et al. (2017) verglichen die Nachweisbarkeit von mRNA in alten und frischen Blöcken und auch sie sahen eine Abnahme der Signalstärke in Abhängigkeit vom Alter. Sie empfahlen die Lagerung von vorgeschnittenen Paraffinschnitten bei −20 °C, um die Nachweisbarkeit von RNA zu erhalten.

Daraus ließe sich ableiten, dass die Nukleinsäuren in jahrelang gelagerten FFPE-Blöcken für *high copy*-Ziele ausreichend gut erhalten bleiben. Der Nachweis von *low copy*-Zielen auf alten FFPE-Blöcken und ISH auf ungefärbten alten Schnitten sind allerdings generell mit Skepsis zu betrachten. Frisch geschnittene Präparate sind alten ungefärbten Schnitten vorzuziehen. Die Verwendung von über drei Monate alten Schnitten ist nicht zu empfehlen. Im Vergleich zur Haltbarkeit von Proteinen für die IHC verhalten sich Nukleinsäuren für die ISH auf vorgeschnittenen Objektträgern weniger empfindlich.

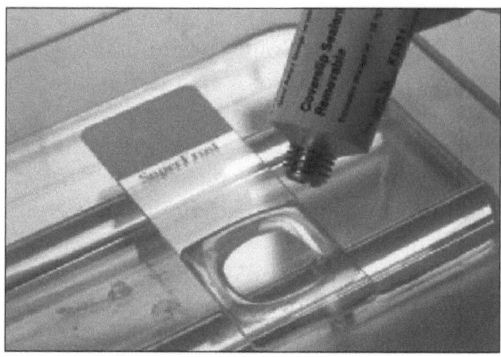

◘ **Abb. 12.6** Objektträger mit versiegeltem Deckgläschen

12.5.2 Denaturierung

Ist an der Reaktion doppelsträngige DNA beteiligt, muss sie zuerst durch eine hohe Temperatur in ihre Einzelstränge aufgetrennt (geschmolzen) werden. Auch lange, einzelsträngige Nukleinsäuren profitieren von der Denaturierung, weil intramolekulare Duplexbildungen gelöst werden. Dabei können Zielsequenz und Sonde gemeinsam in einem Schritt oder getrennt denaturiert werden. Bei den Anwendungen im Histodiagnostiklabor erfolgt meist eine **Co-Denaturierung.** Dazu wird der Schnitt mit der Hybridisierungslösung inklusive Sonde (Zusammensetzung s. unten) blasenfrei überschichtet und mit einem Deckgläschen bedeckt. Das Deckgläschen wird mittels Kleber (Rubber Cement, Fixogum®) fixiert und abgedichtet (◘ Abb. 12.6). Der Objektträger wird auf einen Heizblock aufgelegt. Die Stabilität der Doppelhelix und damit die Höhe der Schmelztemperatur ist u. a. abhängig von der Häufigkeit der GC-Basenpaare in der Zielsequenz, der Länge des Doppelstrangs und der Pufferzusammensetzung. GC-Basenpaare zeigen aufgrund der drei Wasserstoffbrücken einen höheren Zusammenhalt als AT-Basenpaare. Eine höhere Anzahl an GC-Basenpaaren erfordert daher eine höhere Schmelztemperatur. Die Zugabe von Formamid in der Hybridisierungslösung senkt die Schmelztemperatur, weil es die Ausbildung der Wasserstoffbrücken hemmt. Monovalente Kationen (Na^+) erhöhen dagegen die Stabilität der Doppelhelix.

Die **Schmelztemperatur** eines Doppelstrangs ist definiert als jene Temperatur, wo er zu 50 % doppelsträngig und zu 50 % einzelsträngig vorliegt. Es gibt Formeln, die die Schmelztemperatur von gelösten Nukleinsäuren mit definierter Zusammensetzung und Länge berechnen. Bei der ISH im Gewebe gibt es aber einige unkalkulierbare Einflussfaktoren wie die Einbindung bei der Fixierung oder die Gewebedurchlässigkeit. Daher wurden hier die Reaktionsbedingungen in erster Linie empirisch ermittelt.

Die **Denaturierungstemperatur** wird deutlich über der Schmelztemperatur angesetzt. Eine Überhitzung muss allerdings vermieden werden und würde sich durch eine schlechte Morphologie bemerkbar machen. Dafür sorgt das in der Hybridisierungslösung enthaltene Formamid. Für die ISH auf Gewebe liegt sie zwischen 73–85 °C. Die Dauer liegt zwischen 3 und 10 min.

12.5.3 Hybridisierung

Während der Hybridisierung sollen eine maximale, homologe[10] Reaktion der Sonde mit der Zielsequenz und gleichzeitig eine minimale unspezifische Reaktion erfolgen. Geregelt wird dies durch eine ausbalancierte Zusammensetzung der Hybridisierungslösung bei einer optimalen Temperatur und Dauer. Die Sonde liegt im Überschuss vor. Damit wird die Ziel:Sonde-Bindung gegenüber der Ziel:Ziel-Bindung bevorzugt.

Wichtige Eigenschaften der Ziel:Sonde-Bindung sind Affinität und Spezifität. Typischerweise haben diese Eigenschaften ein umgekehrtes Verhältnis zueinander. Je höher die Affinität, umso niedriger wird die Spezifität, also umso mehr Fehlpaarungen bei ähnlichen Zielen entstehen (Lomakin et al. 1998). Die Affinität (Bindungsstärke) hat eine enge Korrelation mit der Schmelztemperatur und diese wiederum mit der Sondenlänge. So ist die Affinität von längeren Sonden prinzipiell höher als die von kürzeren. Hochhomologe kürzere Sonden können aber stabiler an die Zielsequenz binden als niedrighomologe längere Sonden. Die Synthese von DNA- bzw. RNA-Analoga mit modifizierten, starkbindenden Nukleotiden (PNA, LNA) zielt auf eine gleichzeitige Steigerung der Affinität und Spezifität hin. Die verwendeten künstlichen Oligonukleotide sind im Vergleich zu den natürlichen kürzer, weil die Denaturierungs- und Waschtemperaturen sonst zu hoch wären (Silverman und Kool 2007).

Das Modell der Hybridisierung geht davon aus, dass Ziel und Sonde aufeinandertreffen und in bestimmten Regionen relativ unspezifisch binden. Von diesen Startpunkten aus erfolgt das Annealing in einer Art Reißverschlussmodus. Die Realität ist wahrscheinlich komplexer und hängt von Sondenlänge, Sequenz und Sekundärstrukturen ab.

- **Inhaltsstoffe der Hybridisierungslösung**
- **Puffer**: Der Salzgehalt der Lösung beeinflusst die Stringenz der Reaktion (s. ▶ Abschn. 12.5.4). Hohe Konzentrationen verursachen Bedingungen für mehr Fehlpaarungen, während bei niedrigen Salzkonzentrationen nur Sequenzen mit vollständiger Übereinstimmung aneinander binden können. Monovalente Kationen (Na^+) stabilisieren den Doppelstrang. Bei der Hybridisierung wird der pH-Wert meist bei 7,0 gehalten. SSC-Puffer *(saline sodium citrate)* mit unterschiedlichen Konzentrationen werden häufig verwendet.
- **Lachssamen-DNA** im Überschuss schirmt die nichthomologen Sequenzen und Proteine ab und verhindert damit die unspezifische Anbindung der Sonde an das Gewebe. Synthetisierte PNA-Sonden können hierfür auch eingesetzt werden.
- **EDTA** in der Lösung bindet Magnesium, das für die Aktivität von Nukleasen notwendig wäre.
- **Formamid**: Die organische Flüssigkeit (CH_3NO) destabilisiert die Doppelhelix durch Hemmung der Wasserstoffbrücken zwischen den Strängen. Die Konzentration beträgt meist 20–60 %. Eine Erhöhung um 1,5 % senkt die Schmelztemperatur um 1 °C. Formamid ist sehr toxisch und wird bei modernen Protokollen soweit es geht vermieden (Schwarzacher und Heslop-Harrison 2000).
- **Anionische Makromoleküle** wie Dextransulfat erhöhen die Hybridisierungsgeschwindigkeit, indem sie eine Matrix in der Lösung bilden, die die Sonde ausschließt und sie dadurch konzentriert. Man erhält ein höheres Volumen der Hybridisierungslösung, ohne die Sonde weiter zu verdünnen (Leitch et al. 1994).

---

10 Homolog. Mit exakter Passung.

- **Denhardts Lösung:** Enthält Ficoll, Polyvinylpyrrolidon und bovines Serumalbumin und dient zur Blockierung unspezifischer Bindungsstellen.
- **Vanadylribonukleosidkomplex** (VRC) ist ein RNase-Inhibitor, der optional bei RNA-ISH ein Teil der Hybridisierungslösung sein kann. VRC kann nicht gemeinsam mit EDTA verwendet werden.

Beispiel einer Hybridisierungslösung	
Digoxigenin-markierte cDNA-Sonde (Endkonzentration 0,5–2 µg/ml)	
1 µl	0,5 M Tris-HCl, pH 7,4
50 µl	20x SSC-Puffer
1 µl	50 mM EDTA
100 µl	50 % Dextransulfat
250 µl	Formamid
500 µl	steriles, nukleasefreies Wasser

Die **Annealingtemperatur** liegt optimalerweise 25 °C unter dem Schmelzpunkt. Bei tieferen Temperaturen und bei einem zu raschen Abkühlen kommt es zu einem partiell homologen Annealing (unspezifische Bindungen). Durch Zugabe von Formamid lässt sich die optimale Temperatur auf 37–45 °C einstellen. Während der Hybridisierung muss die Temperatur exakt eingehalten werden. Der Objektträger mit dem versiegelten Deckgläschen sollte sich in einer feuchten Kammer befinden, um ein Austrocknen zu vermeiden. RNA:DNA-Hybride haben eine höhere Schmelztemperatur und damit auch eine höhere Hybridisierungstemperatur als DNA:DNA-Hybride.

Die Dauer der Hybridisierung reicht von 1–2 bis 16–20 h je nach Hybridisierungskinetik, wobei es keine „Überhybridisierung" gibt. Die Diffusionsgeschwindigkeit der Sonde muss auch mit einbezogen werden. Kürzere Sonden sind hier schneller als längere. Die Hybridisierung bei der DNA-ISH für Einzelkopieziele (*single copy targets*) dauert in der Regel über Nacht, bei hochrepetitiver DNA oder RNA genügen meist wenige Stunden (Kjeldsen und Kølvraa 2002).

12.5.4 Stringentes Waschen

Die **Stringenz** definiert den Prozentsatz an homologen und nichthomologen Bindungen (Matches/Mismatches) von Sonde und Zielsequenz und beschreibt auch die Reaktionsbedingungen. Niedrige Stringenz: Anzahl an Falschpaarungen ist erhöht. Hohe Stringenz: nur exakt komplementäre Basenpaare binden. „Stringent" bedeutet „bündig", „zwingend".

Die Zusammensetzung der Hybridisierungs- bzw. Waschlösung bestimmt, wie fest die Wasserstoffbrücken zwischen den Einzelsträngen halten. Die Stabilität des Hybrids ist bei gegebener Ionen- und Formamidkonzentration durch seine **Schmelztemperatur** (T_m) definiert. Die Stringenz wird für Sonden über 150 bp mit folgender Formel berechnet: **Stringenz in % = 100 – (T_m – T_a)**; T_a ist die aktuelle Wasch- bzw. Hybridisierungstemperatur. Bei T_m ist die Stringenz 100 %, Sonde und Ziel bleiben nur an den homologen Stellen hybridisiert. Stringenz über 100 % führt zu Einzelsträngen und wird bei der Denaturierung angestrebt. Üblicherweise wird die ISH bei einer Stringenz zwischen 70 und 90 % durchgeführt (Schwarzacher und Heslop-Harrison 2000).

T_m und damit die Stringenz werden beeinflusst durch die Basenabfolge des Hybrids, durch die Länge, Markierung und Art der Sonde sowie durch die Zusammensetzung der Hybridisierungslösung (monovalente Kationen, Formamid).

Das stringente Waschen erfolgt anschließend an die Hybridisierung und soll überschüssige und unspezifisch gebundene Sonde abspülen. Die Zusammensetzung der Waschlösung wird nach der gewünschten Stringenz gewählt. Sie enthält Puffer (SSC), evtl. $MgCl_2$, Detergens und Forma-

12.5 · Interphasen-ISH auf FFPE-Gewebe

mid (optional). Höhere Formamid- und geringere Salzkonzentration ergeben eine höhere Stringenz. Die Waschtemperatur ist genau einzuhalten. Eine Abänderung um 1 °C führt zu einer Veränderung der Stringenz um 1 %. Eine zu hohe Temperatur kann zum Verlust der vorher gebundenen Sonde führen (Leitch et al. 1994).

Nach einer Hybridisierung bei hoher Stringenz (höhere Temperatur, lange Dauer) reicht das Waschen bei einer etwas erniedrigten Stringenz, um unspezifische Hintergrundfärbung und Mismatches zu vermindern. Nach einer Hybridisierung bei niedriger Stringenz (niedrigere Temperatur, kürzere Dauer) sollte mit etwas höherer Stringenz gewaschen werden, da mit einer größeren Anzahl an nichthomologen Hybriden zu rechnen ist. Letztendlich soll nur homolog gebundene Sonde am Gewebeschnitt verbleiben (Baumgart et al. 2001).

Das stringente Waschen erfolgt im Standardpuffer der ISH, dem SSC-Puffer, der meist als 20×-Stammlösung hergestellt und zum Gebrauch entsprechend verdünnt wird. Oft wird für ein besseres Spülen noch ein anionisches Detergens (z. B. 0,1 % Tween 20) zugegeben. Bei Schwarzacher und Heslop-Harrison (2000) findet man die Formeln für die Berechnung von Schmelztemperatur und Stringenz für verschiedene SSC-Konzentrationen. Die untenstehenden Beispiele zeigen die Variationsmöglichkeiten für das stringente Waschen und wurden für eine Sonde mit 300 bp und 43 % GC-Gehalt berechnet (2× SSC hat eine 0,4 M Kationenkonzentration).

- Tm liegt in einer 2×SSC-Lösung ohne Formamid bei 90 °C.
- 50 % Formamid in 2×SSC-Lösung verringert die Tm auf 60 °C.
- Die Stringenz der 2×SSC-Lösung beträgt bei 37 °C 46 %.
- Die Stringenz der 2×SSC-Lösung beträgt bei 73 °C 83 %.
- Tm liegt in einer 0,1×SSC-Lösung ohne Formamid bei 69 °C.
- Die Stringenz der 0,1×SSC-Lösung beträgt bei 37 °C 68 %.
- Die Stringenz der 0,1×SSC-Lösung beträgt bei 55 °C 86 %.

20xSSC (pH 7)	
900 ml	nukleasefreies Wasser
175,3 g	NaCl
88,2 g	Trinatriumcitrat-Dihydrat $C_6 H_5 Na_3 O_7 \cdot 2 H_2O$
HCl bzw. NaOH zugeben bis pH 7,0; auf 1000 ml mit dest. Wasser auffüllen	
Dies ergibt eine Endkonzentration von 3M NaCl und 0,3M Natriumcitrat	

12.5.5 Detektion

Die Art der Detektion ist natürlich vom eingesetzten Marker abhängig. Damit werden auch das Auflösungsvermögen und die Sensitivität festgelegt. Für die DNA: DNA-Hybridisierung kommen meist Fluorochrome zur Anwendung. Für die RNA: DNA-Hybridisierung mit Oligonukleotiden ist die Detektion mithilfe von Antikörper/Enzym/Substrat-Systemen verbreitet.

12.5.5.1 Direkte Methoden

Direkte Methoden benötigen keine weiteren Visualisierungsschritte.

- Die direkte Fluorochrommarkierung ist am meisten verbreitet und hat den großen Vorteil von einfach durchzuführenden Zwei- oder Mehrfachfärbungen (z. B. rotes locusspezifisches und grünes centromerspezifisches Signal). Die **FISH** wird im Fluoreszenzmikroskop begutachtet. Zur Dokumentation ist eine hochwertige Optik und (digitale) Fotografie notwendig, um das Ergebnis auf Dauer zu bewahren.
- Markierung mit Goldpartikeln wird in der Elektronenmikroskopie eingesetzt und kann durch Silberentwicklung für

das Lichtmikroskop sichtbar gemacht werden.
– Radioaktive Markierung wird durch Kontaktradiografie sichtbar gemacht (**RISH**). Die Belichtungszeit dauert von wenigen Stunden bis zu mehrere Wochen. Die Methode gilt als sehr sensitiv, aber als langwierig und gesundheitsgefährdend und wird heute kaum mehr angewendet.

12.5.5.2 Indirekte Methoden

Die Vorteile der indirekten Methoden liegen in einer höheren Sensitivität und in der Dauerhaftigkeit des Präparats bei der Verwendung von Chromogenen. Gegenüber den direkten Methoden haben sie den Nachteil, dass sie für eine Quantifizierung der Signalstärke nicht geeignet sind.

Bei den indirekten Methoden wird ein weiterer, immunhistochemischer Schritt zur Detektion benötigt. Das in die Sonde eingebaute Hapten (DIG, DNP, Biotin, FITC) dient hier als Antigen für die nachfolgend bindenden Antikörper. Die Antikörper sind mit Reportermolekülen (Enzym, Fluorochrom) konjugiert. Biotinylierte Sonden sind auch Bindungspartner für Streptavidin-Enzym-Konjugate und Streptavidin-Fluorochrom-Konjugate. Lässt man an FITC-markierte Sonden einen enzymkonjugierten Antikörper binden, kann man die vergängliche Fluoreszenz durch permanente Chromogenbildung ersetzen und im Lichtmikroskop beurteilen.

Die eingebrachte Enzymaktivität muss auf histochemischem Wege nachgewiesen werden. Dabei erfolgt die Entwicklung eines farbigen Chromogens, das am Ort der Sonde im Gewebe präzipitiert (◘ Abb. 12.7). Die Auswahl an Enzymen und Chromogenen ist ähnlich wie bei der Immunhistochemie (z. B. HRP/DAB, AP/BCIP-TNTB, AP/Naphthol-Fast Red; s. ▶ Abschn. 11.10.5). Die Chromogene sind teilweise in Ethanol oder organischen

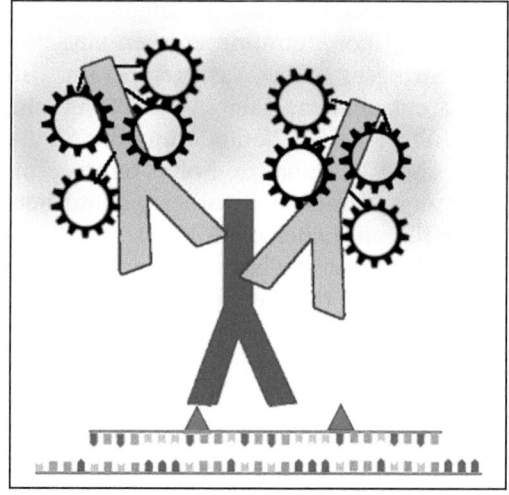

◘ **Abb. 12.7** Indirekte CISH/Zweischrittmethode. Ein Linker-AK bindet an die haptenmarkierte Sonde. An den Linker-AK bindet ein enzymmarkierter AK. Das Enzym setzt ein Chromogen am Ort der Sonde um

Lösungsmitteln löslich. Um die Signale nicht zu verlieren, dürfen die Schnitte vor dem Eindecken dann nicht oder nur kurz entwässert werden. Endogene Enzymaktivität muss wieder blockiert werden, um keine falsch-positiven Ergebnisse zu erhalten (s. ▶ Abschn. 11.13.2). Für HRP kann dies in der Vorbehandlungsphase vor der Permeabilisierung erfolgen.

- **Metallografie (SISH)**

Mithilfe der Peroxidase kann man nicht nur Chromogene umsetzen. Sie katalysiert bei Anwesenheit eines Reduktionsmittels auch die Bildung von metallischem Silber aus Silberionen. Das Resultat ist ein schwarzer Niederschlag von metallischen Nanopartikeln am Zielort. Für die Reaktion werden benötigt: Silberacetatlösung als Ionenquelle, Hydrochinon in Citratpuffer als Entwickler und Wasserstoffperoxid als Substrat der Peroxidase (Hainfeld et al. 2002). Die SISH zeichnet sich durch gut abgrenzbare, punktförmige Signale aus, die eine Zählung erleichtern.

12.5.6 Gegenfärbung

Für die FISH erfolgt eine Gegenfärbung der Kerne mittels interkalierendem, blaufluoreszierendem DAPI oder rotfluoreszierendem Propidiumjodid. Diese Farbstoffe können auch Bestandteil des Eindeckmediums sein. Spezielle Anti-Fading-Eindeckmedien sollen das Ausbleichen verlangsamen. Diese Eindeckmittel arbeiten teilweise erst nach einer gewissen Inkubationszeit effektiv (24–48 h) und führen dann zu einem klareren Ergebnis (Schwarzacher und Heslop-Harrison 2000). Die fertigen Objektträger werden dunkel, kühl und geschützt vor Austrocknen gelagert. Die Beurteilung sollte innerhalb einer Woche erfolgen, um einem möglichen Ausbleichen der Signale zuvorzukommen.

Für die CISH eignet sich als Kontrastfarbe Hämalaun als blauer Kernfarbstoff bei rotem oder braunem Färbeergebnis (z. B. Fast Red, AEC, DAB). Für ein blaues Färbeergebnis (z. B. BCIP/NBT) eignet sich eine rote Gegenfärbung mit Kernechtrot.

Die Kernfärbung sollte eine moderate Stärke haben, sodass die Morphologie zwar gut erkennbar ist, die Signale aber nicht überlagert werden. Die Präparate sind dauerhaft und können auf übliche Weise archiviert werden.

12.5.7 Protokollbeispiel für DNA-ISH

ISH-Protokolle in der Routinediagnostik müssen nicht unbedingt so komplex sein, wie sie in den Anfängen beschrieben wurden. Voraussetzung dafür ist allerdings die Bereitstellung von vorgefertigten Reagenzien (Sondenmischungen, Puffern). Im Handel werden entsprechende Vorbehandlungs- und Detektionskits für die ISH angeboten, die mit käuflichen Sonden- und Hybridisierungslösungen gut funktionieren. Die unten stehende Anleitung enthält nicht alle Details und soll nur den umfangreichen Ablauf der Testdurchführung demonstrieren.

Vorbehandlung		
1.	Schnitte entparaffinieren in Xylol	3 × 10 min
2.	Spülen in abs. Alkohol	2 × 5 min
3.	rehydratieren in absteigender Alkoholreihe bis dest. Wasser	je 2–5 min
4.	Schnitt auf Unterseite mit Diamantschreiber umranden	
5.	Vorbehandlungspuffer (Citratpuffer pH 6)	60 min, 87 °C
6.	Spülen in dest. Wasser	
7.	Andauen mit 0,1 % Pepsin in 0,02 N HCl	10–30 min, 37 °C
8.	in 2 × SSC spülen	2 × 5 min
9.	aufsteigende Alkoholreihe bis abs. Alk. und gründlich lufttrocknen	je 1 min
Denaturierung und Hybridisierung		
10.	Schnitte mit 10 µl Hybridisierungslösung (inkl. Sonde) bedecken, Deckgläschen 22 × 22 mm blasenfrei auflegen, mit Kleber verschließen	
11.	Denaturierung auf (programmierbarer) Heizplatte	5 min, 75 °C
12.	Schnitte zur Hybridisierung über Nacht bei 37 °C in feuchter Kammer belassen	

Stringentes Waschen		
13.	Spülen in 2×SSC und dabei Deckgläschen ablösen	
14.	stringentes Waschen in 2×SSC mit NP40 (Detergens)	2 min, 73 °C
15.	kurz spülen in dest. Wasser	
Detektion bei indirekter Methode		
16.	Inkubation mit Anti-Hapten-Alkalische Phosphatase-Konjugat	30 min
17.	in Waschpuffer (z. B. TBS) spülen	
18.	Inkubation mit Substrat/Chromogen-Lösung	5 min
19.	in dest. Wasser spülen	
20.	Gegenfärbung mit Mayer's Hämalaun	3 min
21.	in Leitungswasser spülen	
22.	ggf. entwässern, klären und mit Acryl-Eindeckmedium oder ohne Entwässerung mit wässrigem Eindeckmedium eindecken	
Gegenfärbung bei Fluorochrommarkierung		
16.	mit Antifading Eindeckmedium mit DAPI oder Propidiumiodid eindecken	
17.	Deckgläschen mit bspw. Nagellack fixieren	
18.	kühl und dunkel aufbewahren	

Pufferlösungen werden bei der ISH in Inkubationslösungen und zum Waschen verwendet. Viele Pufferlösungen werden in konzentrierter Form als Stammlösung angesetzt und kurz vor der Testdurchführung mit nukleasefreiem Wasser entsprechend verdünnt.

Für die immunhistochemische Visualisierung werden Pufferlösungen analog zur IHC verwendet (PBS, TBS, s. ▶ Abschn. 11.10.7). Das Spülen in PBS- oder TBS-Puffer bei Raumtemperatur sollte die Sondenbindung nicht gefährden. Tris hat dabei den Vorteil, dass es die Stringenz im Gegensatz zu den monovalenten Kationen (Na^+) nicht beeinflusst.

12.5.8 Kontrollen

Positivkontrolle. Darunter versteht man eine Gewebeprobe, die garantiert das gesuchte Ziel enthält und idealerweise dieselbe Prozedur durchlaufen hat wie das Testgewebe. Die Positivkontrolle soll dabei ein mittelstarkes Signal aufweisen, um eine Abschwächung des Systems aus welchem Grund auch immer zu erkennen.

Beim Nachweis von Genen, die im Humangenom normalerweise vorkommen, genügt meist die **„interne Positivkontrolle"**. Diese bestätigt den Erfolg der DNA-ISH, wenn neben den untersuchten Zellen im Schnitt auch Normalzellen vorkommen, die die Signale zeigen. Typisch sind hier zwei „Punkte" im Interphasekern, die jeweils ein Gen auf einem Chromosom des diploiden Chromosomensatzes repräsentieren.

RNA-ISH wird im Histodiagnostiklabor oft zum Nachweis von viralen Infektionen verwendet. Für diese Pathogene gibt es im Normalgewebe keine interne Kontrolle, daher muss eine **Positivkontrolle** am besten „on Slide" mitgeführt werden.

Um festzustellen, ob während der Präanalytik die mRNA prinzipiell erhalten wurde und das Analyseprotokoll passend ist, kann man eine Hybridisierung mit einer Kontrollsonde, die sicher hybridisiert, durchführen (Expression eines Housekeeping-Gens).

Reagens-Negativkontrolle. Hier werden die Testschnitte mit einem Ersatzreagens inkubiert, das keine bzw. andere spezifische Sonden enthält. Damit lassen sich unspezifische Anfärbungen und endogene Enzymaktivitäten darstellen.

- Die Hybridisierung wird ohne Sonde durchgeführt. Damit lässt sich z. B. die Autofluoreszenz der Probe bei der FISH darstellen.
- Die Hybridisierung wird mit einer Sonde durchgeführt, deren Sequenz identisch mit der Zielsequenz und nicht komplementär zu ihr ist.
- Zur Kontrolle des Detektionssystems ersetzt man den Antikörper durch Puffer oder Verdünnungslösung. Dies zeigt endogene Enzyme bzw. endogenes Biotin an.

Gewebe-Negativkontrolle Da bei der Routine-DNA-ISH üblicherweise zum Humangenom gehörende und keine künstlich eingebrachten Gene dargestellt werden, gibt es kein verfügbares Gewebe, das das gesuchte Gen nicht enthält. Daher betrifft diese Art der Negativkontrolle in erster Linie die RNA-ISH.

- Inkubiert man Gewebe, von dem man sicher weiß, dass es die Zielsequenz nicht enthält, mit der Sonde, kann man Rückschlüsse auf Kreuzreaktivität zwischen Sonde bzw. Antikörpern und Gewebe ziehen.
- Als Negativkontrolle beim mRNA-Nachweis eignet sich ein Gewebeschnitt, der mit RNase behandelt wurde.

12.5.9 Auswertung der Interphasen-ISH

Die Beurteilung erfolgt je nach Detektionssystem im Fluoreszenzmikroskop oder Lichtmikroskop. Auch digitale Bildauswertungen am eSlide sind üblich. Für die Befundung von FISH im Fluoreszenzmikroskop sollte ein total abgedunkelter, störungsfreier Raum mit kleiner Tischlichtquelle zur Verfügung stehen. Die Augen des Befunders müssen sich an die Lichtverhältnisse adaptieren, um die zarten Fluoreszenzsignale erfassen zu können. Die Auswertungen nehmen meist viel Zeit in Anspruch. Das Mikroskop muss mit den entsprechenden und zu den Fluorochromen passenden Filtern ausgestattet sein. Ein Tripelfilter für rote/grüne/blaue Emission erlaubt eine simultane Visualisierung mehrfarbiger Sonden inkl. der DAPI-Kernfärbung, wobei Mehrfachfilter meist auch etwas von der Intensität nehmen. Praktisch sind Fotosysteme, mit denen Einzelkanalbilder aufgenommen und miteinander kombiniert werden können. Hier können optimale Belichtungsbedingungen zarte Signale etwas aufpeppen und sog. Z-Stapel-Aufnahmen ermöglichen auch die Erfassung von Signalen in unterschiedlichen Fokusebenen des Kerns. Die digitalen Bilder können später am Bildschirm mit einer geeigneten Software noch bearbeitet werden, um z. B. die Hintergrundfärbung auszublenden. Für die Befundung eines Falls sind allerdings viele Fotos notwendig, um die geforderte Anzahl an beurteilbaren Kernen zu sammeln. Fluoreszenzscanner für ganze Schnitte (Whole-Slide-Scanner) können diesen Aufwand reduzieren und eine (geschulte) Auswertungssoftware kann das Zählen der Signale übernehmen. Die Vorteile der Fotodokumentation liegen in der Haltbarkeit und in der bequemeren Befundung am Bildschirm. Die besonderen Anforderungen der Fluoreszenzmikroskopie führten zu einer Bevorzugung der Hellfeldmethoden für Tests, wo FISH und CISH bzw. SISH als gleichwertig erachtet werden.

Für evaluierte Tests, die an Patientengewebe durchgeführt werden, gelten erprobte Auswertungsmodi. Die Forschung muss natürlich jedes Experiment für sich evaluieren. Prinzipiell müssen die Positiv- und Negativkontrollen in die Interpretation mit einbezogen werden, um falsch-positive oder falsch-negative Ergebnisse auszuschließen. Die Morphologie ist für den In-situ-Test eine bedeutende Komponente bei der Auswertung. Die Testbeurteilung sollte deshalb von einem fachkundigen Pathologen durchgeführt werden. Für ein valides Analyseergebnis von therapierelevanten FISH-Parametern wird empfohlen, dass zwei Befunder die Präparate unabhängig voneinander auswerten. Weiters wird die Verwendung von ISH-Automaten für eine bessere Standardisierung und die regelmäßige Teilnahme an Ringversuchen empfohlen (Chrzanowska et al. 2020).

Bei der Auswertung des Testergebnisses wird eine **Mindestanzahl an Kernen** untersucht (z. B. 50). Die Kerne müssen dabei bestimmten Kriterien entsprechen, damit sie mit einbezogen werden (nicht überlappend, vollständig, intakt, nicht überdaut) und die Signale müssen den Kernen eindeutig zuzuordnen sein. Bei der DNA-ISH sollten die Signale möglichst kompakt und punktförmig sein. Bei einer Überlagerung der Signale durch Eigenfluoreszenz, Zelldebris oder unpassender Kernfärbung sollten diese Kerne ausgeschlossen werden. Anschauungsmaterial dafür findet man z. B. in der Auswertungsanleitung für die ALK-break-apart-Sonde von Vysis (Abbott 2016).

Enumerationssonden für die Darstellung von Amplifikation und Deletion (Signalanzahl): Normalerweise sind pro Kern zwei Signale für die Zielsequenz an den zwei homologen DNA-Strängen zu finden (diploider Chromosomensatz). Es zeigt sich jedoch, dass nicht jeder normale Kern zwei Signale und nicht jeder „mutierte" Kern drei oder mehr Signale aufweist. Ein Grund liegt z. B. im „Kappen" eines Kerns bei der Schnittgewinnung. Außerdem kann im Interphasekern bei der Einleitung der nächsten Zellteilung die Verdoppelung der DNA schon erfolgt sein, was zu vier Signalen führen muss. Für die Befundung wird deshalb eine Ratio erstellt (Verhältnis von Signalanzahl zu Kernanzahl) und ein Cut-off-Wert für die Positivität ermittelt. Dazu ist es auch wichtig, eine Mindestanzahl an gezählten Kernen festzulegen.

Bei anderen Tests ist es beispielsweise wichtig abzugrenzen, ob eine echte Genamplifikation innerhalb eines Chromosoms oder doch eine Polyploidie vorliegt. Das lässt sich feststellen, wenn man gleichzeitig Centromersonden für die Chromosomenanzahl und genlocusspezifische Sonden einsetzt. Damit wird eine Ratio von gezählten Genloci zu gezählten Chromosomen an einer Mindestanzahl an Kernen ermittelt. Über einem definierten Grenzwert handelt es sich dann um eine Genamplifikation (z. B. Her2/neu-ISH bei Mammakarzinom).

Zweifarbige Fusions- und Break-apart-Sonden (Translokationen, Genbrüche) werden in der Regel mit der FISH analysiert. Das positive Resultat erkennt man am typischen Farbmuster mit Einzel- und/oder Fusionssignalen. Bei einem Fusionssignal liegen die Sonden auf der DNA mehr oder weniger knapp nebeneinander, aber nicht übereinander. Die jeweiligen Halos der Sonden überlappen und erzeugen damit die Mischfarbe. Die Form der Signale (punktförmig, diffus, auseinandergezogen) und der Abstand zwischen den Signalen spielen eine Rolle bei der Entscheidung, ob es sich um ein echtes Fusionssignal handelt oder nicht. Das Herstellerbeiblatt zur Sonde gibt am besten darüber Auskunft (◨ Abb. 12.8). Für die Unterscheidung, ob der Tumor als positiv oder negativ bewertet wird, muss wiederum ein Cut-off-Wert festgelegt werden (z. B. positiv bei über 15 % Zellen mit verändertem Genotyp).

12.5 · Interphasen-ISH auf FFPE-Gewebe

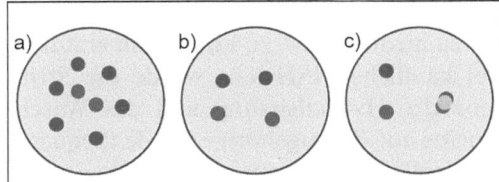

Abb. 12.8 Farbmusterbeispiele. **a** Enumerationssonden zeigen eine Amplifikation an; grün = centromerspezifisches Signal (2×), rot = locusspezifisches Signal (6×). **b** Fusionssonde im normalen Kern mit je zwei locusspezifischen Signalen in Rot und Grün, getrennt voneinander wahrnehmbar. **c** Fusionssonde im translozierten Kern mit je einem grünen und einem roten locusspezifischen Signal der normalen Chromosomen und einem gelben Fusionssignal der aneinanderliegenden DNA-Abschnitte

12.5.10 Fehlerbehebung

Bei einem etablierten ISH-Protokoll mit einem käuflichen Kit hat man es in der Regel mit einer zu geringen bzw. zu starken Vorbehandlung des Gewebes zu tun, wenn das Ergebnis nicht zufriedenstellend ist.

Waren die **Permeabilisierung** und **Andauung** zu schwach, sieht man keine, schwache oder ungleichmäßig verteilte Signale, da die Sonde nicht zur Zielsequenz vordringen konnte. Erkennbar ist das auch an dichten, gut gefärbten Kernen. War die Vorbehandlung hingegen zu stark, sieht man eine kaputte Morphologie, überdaute Kerne, keine Kernfärbung und keine Signale, dazu eventuell noch verstärkte Hintergrundfärbung. Hier wurde die Zielsequenz „mitverdaut". Dies hat dann seine Ursache oft in der größeren Empfindlichkeit von **unterfixiertem** oder **ungleichmäßig fixiertem Gewebe** (Rand fixiert, Zentrum unfixiert). Auch die Schnittdicke kann hier mitspielen. Sind die Schnitte in Relation zur Vorbehandlung zu dünn, erscheinen die Kerne „hohl" und angegriffen. Zu einer falschen präanalytischen Behandlung zählen die Fixierung mit säurehaltigen Fixanzien und die **Entkalkung** mit Säure, die zu Nukleinsäureabbau führen. Das Ausmaß des Abbaus ist dauer- und säurestärkeabhängig. *Single copy*-Signale sind aber in der Regel verloren.

Die **Schnittdicke** muss dem untersuchten Gewebe entsprechen. Die Kerne sollen sich nicht überlagern. Eine Eingrenzung der **Schnittgröße** auf das zu analysierende Areal kann eine Verminderung der Hintergrundfärbung bewirken, weil dadurch bindegewebe- und fettreiche Bereiche unter Umständen entfernt werden können, an die sich Sonden und Detektionsreagenzien gerne anlagern. Verwendet man keine Adhäsionsobjektträger, kommt es meist zum Abschwimmen des Schnitts bei der Hitzevorbehandlung.

Bei der **Permeabilisierung** müssen Dauer und Temperatur exakt eingehalten und das dazu verwendete Equipment muss überprüft werden. Dazu dienen Thermometer, die direkt in der Lösung die Temperatur messen. Eine zu geringe Temperatur oder zu kurze Dauer führt zu keinen oder schwachen Signalen. Eine zu hohe Temperatur und zu lange Dauer führen zu einer möglichen Überdauung des Gewebes und Morphologieschäden. Genauso muss der Andauungsschritt exakt eingehalten werden. Bei schnell wirkenden Proteasen mit kurzen Inkubationszeiten ist dies besonders wichtig. Die Proteaseaktivität muss nach der Inkubation gestoppt werden (z. B. Erhöhung des pH-Werts in der Spüllösung für Pepsin).

Klassische **Verwechslungsfehler**, wo eine falsche Sonde im Hybridisierungsmix erwischt wird, sind bei der DNA-ISH schwer aufzudecken, da die Farbgebung meist gleich ist und die hybridisierten Gene in jeder Probe vorkommen. Ob man nun z. B. ALK oder ROS1 nachgewiesen hat, lässt sich am Ergebnis nicht unterscheiden, sofern man den gleichen Sondentyp verwendet hat. Deshalb ist hier eine besondere Sorgfalt bei der Objektträgerbeschriftung und der Sondenzugabe notwendig.

Die **Hybridisierungslösung** muss blasenfrei auf dem Schnitt liegen. Kleine Bläschen, die beim Abdecken mit dem Deckgläschen entstehen, dehnen sich beim Erwärmen aus und die Areale unter der Blase werden nicht hybridisiert.

Die **Abdichtung** des Deckgläschens mit z. B. Fixogum® muss korrekt sein. Lieber den Kleber etwas dicker auftragen und dann vor der Denaturierung gut trocknen lassen, dann kann man sicher sein, dass die Hybridisierungslösung nicht entweicht und der Schnitt nicht vertrocknet. Um ein Vertrocknen zu verhindern, muss die Hybridisierung zur Sicherheit in einer feuchten Kammer stattfinden.

Die **Denaturierungs-** und **Hybridisierungsbedingungen** müssen exakt eingehalten werden. Bei einer zu niedrigen Temperatur oder zu kurzen Dauer werden die Doppelstränge nicht bzw. nur teilweise aufgeschmolzen und eine anschließende Hybridisierung ist nicht möglich. Das würde zu keinen, schwachen oder nur vereinzelten Signalen führen. Eine zu hohe Temperatur beeinträchtigt die Morphologie und erschwert eine Zuordnung vom Signal zum jeweiligen Kern. Zu starke Denaturierung kann bei der FISH zu gesprenkelten oder diffusen Signalen führen. Zu niedrige Hybridisierungstemperaturen erhöhen die Anzahl an nichthomologen Bindungen und unspezifischen Signalen (niedrigere Stringenz).

Das Ablösen des Deckgläschens nach der Hybridisierung sollte sehr vorsichtig gemacht werden. Verwendet man dazu ein Skalpell, soll man darauf achten, dass es keine Rostspuren trägt, die sich im Fluoreszenzmikroskop bemerkbar machen würden.

Sobald fluorochrommarkierte Sonden im Spiel sind, dürfen diese bei der Analyse nicht dem **Sonnenlicht** ausgesetzt werden. Sie würden sonst ausbleichen. Eine etwas schwächere künstliche Beleuchtung schadet nicht. Fertige FISH-Präparate werden bis zur Befundung im Kühlschrank aufbewahrt, um das Ausbleichen zu verlangsamen.

Um beim **stringenten Waschen** die Sonde nicht zu verlieren, müssen die vorgegebenen Bedingungen genau eingehalten werden. Erwischt man eine falsche SSC-Verdünnung, führt eine zu hohe Konzentration zu einer erhöhten unspezifischen Bindung (niedrige Stringenz) und eine zu niedrige Konzentration zu einem Verlust der Sonde (hohe Stringenz). Analog gilt das für zu niedrige bzw. zu hohe Temperaturen. Bei käuflichen ISH-Kits wurde die Stringenz der Hybridisierung und des Waschschritts auf die zugehörige Sonde (Sequenz, Sondenlänge, Sondentyp) optimiert.

Kommt es trotz korrekten stringenten Waschens zu starkem Hintergrund aufgrund unspezifisch gebundenen, aber nicht hybridisierten Sonden, können diese durch einzelstrangspezifische Endonukleasen entfernt werden.

Bei indirekten Methoden können die notwendigen Färbeschritte weitere Probleme mit sich bringen. Zu kurze Inkubationszeiten, zu geringer AK-Titer, zu kurze **Chromogenentwicklung** kann zu verminderten oder schwachen Signalen führen. Im Gegensatz dazu können zu lange Inkubationszeiten, zu hohe AK-Titer und zu lange Chromogenentwicklung Hintergrundfärbung hervorrufen. Hintergrundfärbung tritt auch bei nichtgeblockten endogenen Enzymen oder Biotin auf (s. ▶ Abschn. 11.13). DNA-ISH-Signale sollten möglichst punktförmig sein, um eine gute Auflösung und Zählbarkeit zu erhalten. Zu lange Chromogenentwicklung mit einem leicht diffundierenden Chromogen führt zu einer Flächenausbreitung des Signals (größerer, diffuser Fleck). Diffusion kann auch bei löslichen Chromogenen passieren, wenn die Schnitte mit Ethanol oder Lösungsmittel gespült werden. Die Signale sind dann nur mehr schwach oder gar nicht mehr zu sehen. Für die SISH muss darauf geachtet werden, dass keine oxidierenden Eindeckmedien verwendet werden, die die Silberablagerungen wieder lösen würden.

Bei der immunhistochemischen Detektion sollte es natürlich zu keinen Verwechslungen der Reagenzien oder vergessenen Schritten kommen. Bedingungen, die zu einem Verlust der Sonde führen würden, müssen vermieden werden (z. B. zu hohe Inkubationstemperatur am Heizblock eingestellt). Die Präparate dürfen während der Inkubation nicht austrocknen, sonst gäbe es einen fleckigen Hintergrund (s. ▶ Abschn. 11.13).

12.5 · Interphasen-ISH auf FFPE-Gewebe

Hintergrundfärbung ist grundsätzlich unerwünscht, da sie die spezifische Anfärbung maskieren kann und damit die Interpretation sehr erschwert. Fluoreszierender Hintergrund bei FISH-Präparaten kann verursacht sein durch:

- Objektträger nicht fachgerecht vorbereitet (schlecht gereinigt, offen gelagert), „Film" auf Oberfläche durch Ablagerung von Cytoplasmaresten oder Verunreinigungen in den Lösungen
- Ungeeignete Adhäsivobjektträger
- Glasstaub von der Umrandung mit dem Diamantschreiber sollte nicht auf das Präparat gelangen; Roststaub zeigt sich als leuchtende Flecken
- Kontaminierte Reagenzien (DAPI-Anfärbung von Bakterien-DNA), Präzipitate in den Reagenzien
- Zu hohe Reagenskonzentrationen
- Elektrostatische Bindung von DNA-Sonden an Cytoplasmastrukturen
- Falsche Stringenz gewählt, blockierende Lachs-DNA zu gering
- Markierte Sonde ist zu lang; freie Markermoleküle sind im Reagens enthalten
- Abkühlung nach der Denaturierung war zu schnell und führte zu unspezifischen Bindungen an nichthomologe Sequenzen
- Eigenfluoreszenz von fixiertem Gewebe; Formaldehyd verbindet sich mit gewebeeigenen Aminosäuren zu fluoreszierenden Ringstrukturen; Permeabilisierung und Andauung kann die Eigenfluoreszenz etwas mindern, aber nicht vollständig eliminieren
- Eigenfluoreszenz von Mikroskoplinsen, Eindeckmedium, Immersionsöl

Einen gewichtigen Anteil an einer gelungenen FISH-Analyse stellt ein optimal gewartetes und gut eingestelltes **Fluoreszenzmikroskop** dar, das von einem geschulten Befunder bedient wird. Gealterte Lichtquellen, Filter und Linsen können zu einer schwachen Lichtausbeute führen. Filter, die nicht exakt zur Anregungs- und Emissionswellenlänge der Fluorochrome passen, nehmen Intensität weg oder lassen zu viel Hintergrundstrahlung durch. Das Immersionsöl und auch das Deckgläschen müssen für die Fluoreszenz geeignet sein, um keine Trübungen zu erzeugen. Ein Augenmerk muss auch auf das Ausbleichen der Signale während der Mikroskopie gelegt werden. Zu lange an einer Stelle belichtet und die Fluoreszenz ist dahin. Und die Befundung muss in Dunkelheit erfolgen. Wird das nicht bedacht, kann ein technisch perfektes Präparat trotzdem zu einem frustrierendem Ergebnis und unnötigem Troubleshooting führen.

12.5.11 Automatisierung

Wie am Protokollbeispiel ersichtlich, ist die In-situ-Hybridisierung eine sehr umfangreiche Technik mit vielen Einzelschritten. Um hier eine Standardisierung im Labor zu erreichen und Fehlermöglichkeiten zu minimieren, kann man Automaten einsetzen. Die modernen Immunhistovollautomaten mit einer positionsabhängigen Temperaturwahl bieten diese zusätzliche Leistung an (s. ▶ Abschn. 11.15). Je nach Modell sind hier IHC und ISH gemeinsam durchführbar. Sehr praktisch sind Systeme, die ohne weitere Betreuung über Nacht das lange Testprotokoll abarbeiten. Weiters sind bei den Herstellern auch vorgefertigte Sonden und Detektionssysteme erhältlich. Die offenen „Forschungs"modelle der Hersteller bieten flexible Färbeprotokolle und flexiblen Reagenzieneinsatz für einen größeren Probendurchsatz. Im Handel werden auch IHC/ISH-Automaten mit einer geringeren Kapazität (z. B. für zehn Objektträger) angeboten. Dies kommt Labors entgegen, die relativ geringe ISH-Mengen bearbeiten.

diesen vollautomatischen Modellen gibt es auch unterstützende Geräte für eine teilautomatisierte ISH. Die im Handel zu findenden Instrumente können z. B. die Vorbehandlung und/oder die Nachbehand-

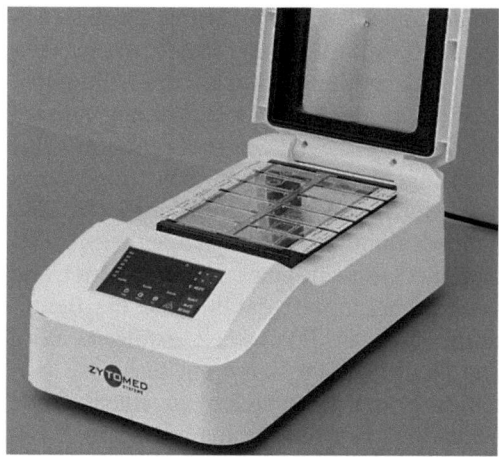

Abb. 12.9 ZytoBrite Hybridizer von Zytomed Systems

lung nach einem individuellen Protokoll automatisiert durchführen. Denaturierung und Hybridisierung erfolgen manuell. Weiters gibt es programmierbare Heizblöcke, die zwar nicht die Auftropf- und Waschschritte übernehmen, aber für eine genaue Temperatur- und Zeiteinstellung während der Denaturierung und Hybridisierung sorgen. Die Geräte erzeugen durch Schließen des Deckels eine feuchte Kammer während der Hybridisierung und gewährleisten einen verzögerungsfreien Temperaturwechsel (◘ Abb. 12.9).

12.6 Doppel- und Mehrfachfärbungen

Will man zwei oder mehrere Zielsequenzen gleichzeitig darstellen, werden unterschiedlich markierte Sonden eingesetzt und üblicherweise wird in einem Cocktail inkubiert. Für die direkte FISH sind dies unterschiedliche Fluorochrome. Für die indirekte CISH sind das unterschiedliche Haptene, an die wiederum Antikörper mit unterschiedlichen Enzymen binden. Und diese setzen Chromogene unterschiedlicher Farbe um. Hybridisierung und AK-Inkubation laufen hier parallel, die Chromogenentwicklungen erfolgen anschließend hintereinander.

Bei **parallelen Mehrschrittmethoden** muss wieder auf die Kompatibilität der eingesetzten Antikörper geachtet werden, um Kreuzreaktionen zu vermeiden (vgl. ▶ Abschn. 11.11.8). Hier müssen die haptenbindenden Linkerantikörper aus unterschiedlichen Spezies stammen, an die wiederum unterschiedlich markierte Antikörper gegen die jeweilige Spezies binden. Nachteilig bei chromogenen Mehrfachfärbungen ist die lange Dauer der Durchführung und die teilweise Diffusion der Chromogene in die Umgebung des Zielorts, sodass mehrfarbige Signale eventuell schwierig abgrenzbar sind.

Hat man für eine chromogene Doppel-ISH nur Sonden mit gleicher Markierung zur Verfügung oder sind die Hybridisierungsbedingungen zu unterschiedlich, können die Hybridisierungen und Farbentwicklungen auch **sequenziell** erfolgen. Nach der ersten ISH mit einem permanenten Chromogen erfolgt die Elution bzw. Deaktivierung von Sonde und Antikörpern, bevor die zweite ISH mit einem kontrastierenden Chromogen durchgeführt wird. Für Doppelfärbungen lässt sich die CISH auch sehr gut mit der SISH kombinieren. Das schwarze Silbersignal wird durch nachfolgende Schritte nicht beeinträchtigt. Außerdem entsteht bei der Silberablagerung eine Abschirmung über den Sondenmarkern. So können sie durch die Reagenzien der zweiten Hybridisierung nicht gebunden werden und es muss keine Elution der ersten Sonde bzw. der Antikörper erfolgen.

Eine weitere Methode von Mehrfachfärbungen nutzt die digitale Fotografie, indem die Färbungen jeweils fotografiert und die Sonden wieder abgespült werden (z. B. mit Formamid bei 50 °C). Für wiederholte CISH verwendet man ein lösliches Chromogen (AEC mit Peroxidase, BCIP/NBT mit alkalischer Phosphatase). Die Einzelaufnahmen werden mithilfe von digitaler Bildbearbeitung kombiniert, den Signalen der einzelnen Färberunden werden Falschfarben zugeordnet. Auf diese Weise lassen sich auch ISH und IHC kombinieren (Li et al. 2014).

Weitere smarte Strategien für die Multiplex-ISH sind in ▶ Abschn. 12.9 beschrieben.

12.7 ISH auf Kunststoffschnitten und Gefrierschnitten

ISH-Experimente für die EM können als Pre- oder Post-Embedding-Prozedur ablaufen oder auch auf ultradünnen Gefrierschnitten durchgeführt werden. Die Fixierung kann in Formaldehyd oder in Glutaraldehyd erfolgen. Glutaraldehyd ruft jedoch eine sehr starke Vernetzung hervor, die das Eindringen der Sonden und die Denaturierung beeinträchtigt. Die Reportermoleküle müssen elektronendicht sein (DAB, Gold). Die verschiedenen Prozeduren haben jeweils gewisse Einschränkungen, die Morphologie bzw. die ultrastrukturelle Auflösung betreffend. Bei der Pre-Embedding-Prozedur wird am Gewebe zuerst die ISH durchgeführt. Anschließend wird es in Epoxidharz eingebettet, was eine größere Widerstandsfähigkeit im EM im Vergleich zu hydrophilen Kunststoffen zeigt. Matsuno et al. (2000) stellten beispielsweise formalinfixierte Gefrierschnitte her, an denen sie die indirekte CISH (DAB) auf mRNA durchführten und sie anschließend in Epoxid oder Acryl einbetteten.

Für Post-Embedding-Prozeduren auf Kunststoffschnitten sollte man einen hydrophilen Acrylkunststoff wählen, dessen Polymerisationstemperatur 60 °C nicht überschreitet bzw. der kühl polymerisiert (z. B. LR White™, Lowicryl™, Technovit 9100™). Höhere Temperaturen schädigen die RNA. Der hydrophile Kunststoff muss für die ISH nicht entfernt werden. Die Ultradünnschnitte werden auf Grids aufgezogen und diese „kopfüber" auf Reagenstropfen zur Inkubation aufgelegt.

Möchte man auf Gefrierschnitten ein ISH-Experiment durchführen, kann die Fixierung vor bzw. nach dem Anfrieren erfolgen, in Abhängigkeit von Gewebe, Methode und darzustellender Nukleinsäure. Schwarzacher und Heslop-Harrison (2000) empfehlen für mRNA-ISH, dass die Fixierung vorher durchgeführt wird, um RNasen sofort zu inaktivieren und die Diffusion der Zielsequenzen zu minimieren. Anschließend wird das Gewebe zur Kryoprotektion über Sucroselösungen bis zum Einfriermedium überführt und gefroren.

Sollen erst die fertigen Gefrierschnitte fixiert werden, wird das Probenmaterial vorher über Isopentan schockgefroren (Lagerung bei –80 °C). Die Dauer in Formaldehyd variiert (5 min bis über Nacht). Bei kurzer Fixierung benötigt das Präparat keine Hitzevorbehandlung zur Permeabilisierung. Die Stärke der Andauung muss der Empfindlichkeit des Gewebes angepasst werden. Das weitere Protokoll verläuft analog zu den Paraffinschnitten. Bei Gefrierschnitten muss man immer eine vergleichsweise schlechtere Morphologie in Kauf nehmen.

12.8 Amplifikation

Bei den in der Routine durchgeführten ISH-Analysen verwendet man zur Signalsteigerung meist Techniken, die man bereits aus der IHC kennt. Dazu gehören Mehrschritttechniken und die tyramidbasierte Amplifikation (TSA).

Setzt man für die Visualisierung Mehrschritttechniken ein, kommt es zu einer Signalamplifikation aufgrund der größeren Reportermenge am Zielort. Dabei ist der erste Bindungspartner ein unkonjugierter Antikörper (Linker). An diesen binden wiederum mehrere enzym- oder fluorochromkonjugierte Antikörper. Gerne wird heutzutage die Polymermethode (s. ▶ Abschn. 11.11.7) mit und ohne Linker-AK zur Visualisierung genutzt, wobei die Anzahl an Enzymen erhöht wird und endogenes Biotin keine Rolle spielt. Arbeitet man bei der Detektion mit Peroxidase, kann man für eine zusätzliche Signalsteigerung die TSA-Amplifikation mit enzymmarkiertem oder fluorochrommarkiertem Tyramid anfügen (Kerstens et al. 1995; Raap et al. 1995; s. ▶ Abschn. 11.12.3).

Bei der Visualisierung von mRNA, die nur in einer niedrigen Kopienanzahl vorliegt (*single copy-, low copy*-mRNA), bei kurzen *single copy*-DNA-Abschnitten oder vereinzelter viraler DNA bzw. RNA ist eine kaum detektierbare Signalstärke bei der traditionellen ISH zu erwarten. Für die Verstärkung des Signals stehen verschiedene Methoden mit unterschiedlichem Amplifikationspotenzial zur Verfügung, an deren Weiterentwicklung laufend gearbeitet wird und die besonders in der Transkriptomforschung eine große Rolle spielen. Den Anfang machte hier die **smFISH** (*single molecule*-FISH; Femino et al. 1998, Raj et al. 2008). Sie erhöht die Markeranzahl am Zielort, indem kurze fluorochrommarkierte Oligos in großer Zahl (20–48) entlang der Zielsequenz hybridisieren. Auf Basis dieser Methode arbeiten z. B. die Stellaris®-RNA-FISH-Sonden von LGC Biosearch Technologies, die auch für eine Quantifizierung der Signale geeignet sind. Für noch intensivere Ergebnisse arbeiten intelligente Entwicklungen aus der Forschung mit speziellen Sonden, an die eine große Anzahl an weiteren markierten Reportersonden hybridisieren können (Doppel-Z-Sonde, *branched*-DNA-ISH, HCR-Initiatorsonden) bzw. die für eine Rolling-Circle-Amplifikation (RCA) geeignet sind (Padlocksonde).

Einen anderen Ansatz verfolgt die Forschung mit der Suche nach besonders hell fluoreszierenden, photostabilen Markern wie den Quantum Dots (QD-FISH) oder Farbstoffnanopolymeren (NP-FISH). NPs sind quasi gefärbte, ca. 20 nm große Kunststoffkügelchen, die mit Oligonukleotiden bestückt werden. QDs sind ca. 15 nm große, photostabile, polymerbeschichtete Kristalle (s. ▶ Abschn. 11.5.8). Die Größe dieser Nanosonden ist dabei der limitierende Faktor für eine ausreichende Durchdringung der Proben und für eine sterisch ungehinderte Hybridisierung (Liu et al. 2018; Egloff et al. 2022).

12.8.1 Branched-DNA-ISH

Bei der *branched*-DNA-ISH werden sequenziell Oligosonden mit besonderen Aufgaben hybridisiert (Collins et al. 1997; Player et al. 2001). An die Zielsequenz bindet die spezifische Sonde, die als Anhängsel die komplementäre Sequenz für eine sog. Pre-Amplifier-Sonde trägt. Nach der Hybridisierung der Pre-Amplifier-Sonde, die viele Bindungsstellen für eine große Anzahl an Amplifiersonden aufweist, erfolgt dann die Hybridisierung der Amplifiersonden an den wachsenden „Sondenbaum". Und daran lagern sich dann wiederum viele markierte Reportersonden an (◘ Abb. 12.10a).

12.8.2 Tandemsonden (Doppel-Z-Sonden)

Tandemsonden (Doppel-Z-Sonden, *double Z probes*) dienen der Signalamplifikation bei der RNA-ISH und werden immer paarweise eingesetzt. Ein „Z" besteht aus einem homolog bindenden Oligonukleotid, einem nichtbindenden Anteil (Spacer) und einer Sequenz, an die eine Pre-Amplifier-Sonde binden kann. Das zweite „Z" hybridisiert unmittelbar anschließend an das erste an die Zielsequenz. Gemeinsam bilden sie so ein Tandem. Die Pre-Amplifier-Regionen liegen dadurch aneinander und werden gemeinsam durch eine Pre-Amplifier-Sonde gebunden. An den Pre-Amplifier kann wiederum eine Reihe an Amplifiersonden binden und an diese hybridisieren viele markierte Reportersonden (Tausende Marker).

12.8 · Amplifikation

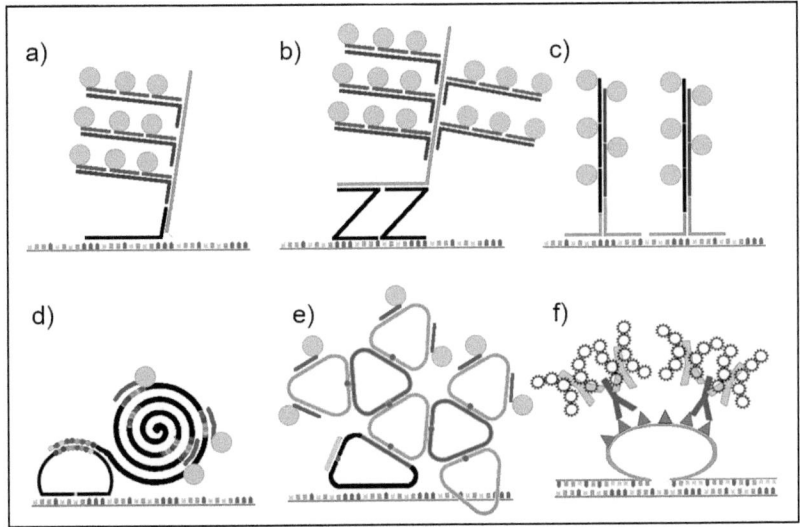

Abb. 12.10 Schemata von sechs verschiedenen Amplifikationsstrategien. **a** *Branched*-DNA-ISH. **b** Tandemsonden mit bDNA-ISH. **c** HCR mit Splitsonden. **d** Rolling-Circle-Amplifikation auf Padlocksonden. **e** Clamp-ISH 2.0. **f** *loop*-RNA-Sonden mit indirekter Immunreaktion. Die Linien repräsentieren die funktionellen Sonden, die gelben Punkte repräsentieren die Fluorochrommarker

Das System arbeitet also analog zur *branched*-DNA-ISH, setzt aber besondere, spezifische Sonden ein, die nur dann ein Signal erzeugen, wenn sie gemeinsam am Ziel hybridisieren. Die Doppel-Z-Sonden werden als Oligonukleotidcocktail mit über 20 Sondenpaaren eingesetzt, wobei drei Sondenpaare für ein sichtbares Signal mit CISH genügen. Die Amplifikation erlaubt die Detektion von *single copy*-RNAs und ist für Mehrfachfärbungen geeignet. Diese Methode führt also zu einer stark vergrößerten Sensitivität und Spezifität im Vergleich zur herkömmlichen ISH und kann zudem mit IHC kombiniert werden. Eine weitere Verfeinerung der Detektion lässt auch den Nachweis von Punktmutationen zu. Dieses System ist als RNAscope™ bzw. BaseScope™ von Bio-Techne erhältlich und kann auch automatisiert durchgeführt werden (Wang et al. 2012). Nach demselben Prinzip arbeitet ViewRNA™ von Thermo-Fisher Scientific (**Abb. 12.10b**).

12.8.3 SABER (*signal amplification by exchange reaction*)

Die bereits bei der IHC beschriebene Amplifikationsmethode kann zur Signalsteigerung und als Multiplextechnik bei der ISH eingesetzt werden (s. ▶ Abschn. 11.12.7 und 11.16.3). Die spezifische Sonde wird mit einer anhängenden Barcodesequenz hergestellt. In vitro bindet ein Primer an diese Barcodesequenz und ein stark repetitives Concatemer wird synthetisiert. Es entsteht also eine einzelsträngige Sonde mit einem Abschnitt für die Zielhybridisierung und einem langen Anhängsel mit vielen Andockstellen für eine große Anzahl an Reportersonden. Diese Sonde kann wie üblich für die ISH eingesetzt und die Visualisierung angeschlossen werden (Kishi et al. 2019).

Stellt man die Concatemere nicht für die spezifische Sonde, sondern für eine codierte „Brücken"-Sonde her, erhält man ein universell einsetzbares Reagens. Die spezifische Sonde benötigt dann ein Anhängsel mit der komplementären Brückensequenz (Abfolge: Sonde, Brücke, Concatemer, Reporter). Lässt man an das primäre Concatemer weitere Concatemere in Form von Verzweigungen binden, erhöht man die Anzahl an Andockstellen für die Reportersonden (*branched* SABER). Die *exchange*-SABER-Methode wird für zyklisches Multiplexing eingesetzt.

12.8.4 *Hybridisierungskettenreaktion (HCR)*

Die HCR (*hybridization chain reaction*) hängt an die spezifische Sonde ein langes, fluoreszierendes Nukleotidpolymer, das sich eigenständig aus den zugegebenen Haarnadeloligos (Hairpinoligo) zusammenbaut (Dirks und Pierce 2004). Die Haarnadeloligos bestehen aus einem doppelsträngigen Stamm (*stem*) und einem einzelsträngigen Verbindungsbogen (*loop*). An der isothermen und enzymfreien Reaktion sind zwei Spezies von metastabilen Haarnadeloligos beteiligt, die jeweils einen überhängenden Einzelstrang am „Fuß" haben (*toehold, sticky end*). Dieselbe Sequenz des Überhangs findet man auch im *loop*. Die Stammsequenz der beiden Spezies ist identisch, die Überhänge bzw. *loops* sind zueinander komplementär (Überhang A bindet an *loop* B und umgekehrt). Die spezifische Sonde ist verlängert mit einem sog. Initiator, der zu einer Überhangsequenz komplementär ist. Durch die Bindung des ersten Haarnadeloligos öffnet sich die Haarnadelstruktur und gibt den Loop mit der Hybridisierungsstelle für das zweite Haarnadeloligo frei, das daran bindet und sich wiederum öffnet. Letztlich hängen sich die Hairpins abwechselnd in einer Kaskadenreaktion aneinander und bilden ein langes, lineares Polymer, das mit Fluorochromen bestückt ist. Setzt man pro Ziel mehrere Sonden mit Initiator-Tag ein, kommt es zu einer weiteren Amplifikation des Signals. Diese Methode ist auch für Mehrfachfärbungen einsetzbar, wo spezifische Initiatoren spezifische Haarnadeln mit unterschiedlichen Fluorochromen binden (Choi et al. 2010).

Eine Verfeinerung der HCR, die unspezifische Signale verhindern soll, wurde von Marras et al. (2019) vorgestellt (ampFISH). Sie setzen binäre Sonden ein, die nebeneinander am Ziel hybridisieren und sich dabei so entfalten, dass komplementäre Anhängsel an den Sonden miteinander einen Initiator bilden (Splitinitiatorsonde). Die Entfaltung passiert nur bei korrekt gebundenen Sonden und kann damit sogar eine Diskriminierung von Einzelnukleotidvariationen (SNVs) erreichen (◘ Abb. 12.10c). Durch die Kombination von vier ampFISH-Sonden kann innerhalb eines Experiments zwischen Wildtyp und Mutation einer SNV unterschieden werden.

Die HCR benötigt ein ausgeklügeltes Design an Sonden und Haarnadeloligos, um den selbstständigen Aufbau auszulösen. Das macht die Methode relativ kompliziert und teuer. Die Vorteile der HCR liegen in ihrer Sensitivität, der gewebeschonenden, weil isothermen Reaktion und in ihrer Unempfindlichkeit aufgrund der Freiheit von Enzymen (Wu et al. 2021).

Molecular Instruments vertreibt Detektionssysteme, die auf der HCR™-Technologie beruhen. Mit diesen Systemen lässt sich auch ISH mit IF kombinieren.

12.8.5 Amplifikation mit Padlocksonden

Padlocksonden sehen im gebundenen Zustand aus wie ein Vorhängeschloss und haben daher ihren Namen (Nilsson et al. 1994). Die lineare Sonde beinhaltet an den Enden die zielspezifischen Sequenzen, die direkt hintereinander am Ziel End-to-End hybridisieren, sodass ein Ring entsteht. Der Ring wird aber erst durch die Aktivität einer Ligase[11] tatsächlich geschlossen. Diese Ligase verbindet nur solche Enden, die exakt hybridisieren, also wo keine Abstände oder falsche Paarungen bestehen. Im Mittelteil des Rings befindet sich eine primerbindende Sequenz. Ein zugegebener Primer samt Polymerase und markierten Nukleotiden ermöglicht eine praktisch „unendliche" Verlängerung des komplementären Strangs entlang des Rings mit sehr viel eingebautem Signal zu einem „DNA-Ball" (RCA, Liu et al. 1996; Larsson et al. 2010). Verwendet man keine markierten Nukleotide, muss der amplifizierte Strang in einem weiteren Hybridisierungsschritt mit Reportersonden nachgewiesen werden. Diese binden an die 100-fach amplifizierte, komplementäre Primersequenz. Durch die Sensibilität der heiklen Ligase kommt es nur bei exakt homolog bindenden Sonden zur Amplifikation. Diese Eigenschaft wird u. a. zur Darstellung von Einzelnukleotidpolymorphismen (SNPs[12]) oder Punktmutationen verwendet. Aufgrund ihrer großen Spezifität werden Padlocksonden auch bei der Multiplex-ISH eingesetzt (◘ Abb. 12.10d).

Eine Variation dieser Methode lässt als Erstes eine spezifische Sonde hybridisieren, die ein Anhängsel mit einer für die Padlocksonde komplementären Sequenz enthält. Nach der Zirkulierung der Sonde erfolgt eine Elongation des Anhängsels durch RCA und damit der gebundenen spezifischen Sonde zu einem langen, einzelsträngigen Concatemer mit vielen wiederholten Abschnitten. An diese binden wiederum die Reportersonden. Einen höheren Grad an Amplifikation erreicht man, wenn an die primären Concatemere analog zur branched-DNA-ISH weitere sekundäre Concatemere binden (Cao et al. 2021).

Chen et al. (2019) stellten clickerFISH (click-encoded rolling-FISH) vor, wo bereits vorzirkulierte Padlocksonden eingesetzt werden. „Click" bezieht sich auf eine induzierte, kontrollierte, chemische Reaktion, die an bestimmten Positionen von Nukleinsäuren erfolgt. Dadurch kann man z. B. Barcode-Oligos an definierte Zielstellen anhängen bzw. „anklicken". Chen et. al klickten an drei verschiedenen Positionen in mRNA-Molekülen verschiedene Barcode-Oligos an, an die in einer sequenziellen Hybridisierung vorzirkulierte Padlocksonden anbanden. Diese wurden als Template für eine RCA genutzt. An die Amplicons hybridisierten unterschiedlich markierte Reportersonden zur Visualisierung.

12.8.6 ClampFISH (*click amplifying*-FISH)

ClampFISH-Sonden haben ähnlich wie die Padlocksonden an ihren Enden die spezifisch hybridisierenden Abschnitte, die hintereinander an das Ziel binden. Die Zirkulierung wird aber nicht durch ein Enzym bewirkt, sondern durch eine chemische Reaktion (*click*). Die Enden der Sonde wurden dafür dementsprechend modifiziert. Durch den Ringschluss hängt die Sonde wie ein Kettenglied an der Zielnukleinsäure und umschließt dabei den Strang. Mehrere primäre clampFISH-Sonden binden sich an die Zielsequenz. Sie enthalten Abschnitte, an die wiederum sekundäre clampFISH-Sonden binden. Und an diese binden wiederum tertiäre Sonden. So wird praktisch ein „Kettennetz" gewoben, wobei in jeder Runde mehr Sonden binden. Die Anzahl an Runden bestimmt den Amplifikationsgrad. Die sekundären, tertiären usw. Sonden sind für die Visualisierung markiert bzw. werden durch Reportersonden

---

11 **Ligase.** Katalysiert die Verknüpfung zweier RNA- oder DNA-Enden.

12 **SNP.** Erblicher Basenaustausch bei mehr als 1 % der Bevölkerung.

detektiert. Rouhanifard et al. (2018) konnten so in Gewebeschnitten auch bei niedriger optischer Vergrößerung mRNA-Signale eindeutig wahrnehmen, wodurch die Einbeziehung der Morphologie wesentlich erleichtert war.

ClampFISH 2.0 (Dardani et al. 2022) verändert das Konzept ein wenig. Das offene Ende der C-förmigen Sonden liegt nicht im zur Zielsequenz komplementären Abschnitt. Die Enden sind universell gebaut und um sie nahe aneinander zu bringen, wird ein passendes Oligonukleotid daran hybridisiert, das die Enden überspannt. Durch die chemische Clickreaktion wird der Ring geschlossen. Dann werden wieder weitere Runden zur Amplifikation durchgeführt, wo alternierend sekundäre bzw. tertiäre Sonden aufgebracht, „geklickt", werden und an die schließlich Reportersonden binden. Die Signale sind sehr intensiv und auf kleiner Fläche konzentriert. Die „Kettennetze" sind sehr stabil und verbleiben in situ, auch wenn die Reportersonden durch stringentes Waschen entfernt werden. Dadurch eignet sich diese Methode zum zyklischen Multiplexing, wo in mehreren Runden jeweils eine Gruppe spezifischer, unterschiedlich markierter Reportersonden an ihre zugehörigen Kettenbäume bindet und nach der Bildaufnahme wieder entfernt wird (◘ Abb. 12.10e).

12.8.7 Amplifikation mit *loop*-RNA-Sonden

Eine weitere Amplifikationsmethode nutzt *loop*-RNA-Sonden, wo homolog bindende Sequenzen durch nichtbindende Sequenzen unterbrochen werden. Diese treten bei der Hybridisierung als Schleife hervor und sind reichlich mit Haptenen bestückt. An diese Haptene können wiederum markierte oder unmarkierte Antikörper binden und so eine große Zahl an Reportermolekülen einbringen (◘ Abb. 12.10f).

12.8.8 PRINS (*primed in situ labeling*)

Diese 1989 eingeführte Methode verwendet an die Ziel-DNA hybridisierte Oligonukleotide als Primer für eine Verlängerung des DNA-Strangs in situ. Die an die Zielsequenz angrenzende DNA dient dabei als Vorlage (Template). Bei der Verlängerung werden markierte Nukleotide eingebaut, die damit den Zielort hervorheben (direkte oder indirekte, fluorochrome oder chromogene Visualisierung). Die dabei verwendeten Oligonukleotide sind sehr klein, können leicht zum Ziel vordringen und ermöglichen die Differenzierung von ähnlichen Zielsequenzen. Das Prinzip funktioniert für DNA- und RNA-Ziele. Die Denaturierung erfolgt bei hohen 94 °C, Sondenhybridisierung und Strangverlängerung erfolgen bei ca. 60 °C (Koch 2002).

12.8.9 In-situ-PCR

Die In-situ-PCR stellt eine Kombination von In-situ-Hybridisierung und Polymerasekettenreaktion dar und bewirkt die Amplifikation von DNA- und RNA-Sequenzen (via cDNA[13]) am Ursprungsort. Das Potenzial der In-situ-PCR liegt aufgrund der Vervielfachung der Zielsequenz in einer höheren Sensitivität im Vergleich zur ISH. Man kann damit z. B. Ziele in niedriger Kopienzahl in ihren Zielzellen darstellen. Durch mutationsspezifische Primer lassen sich auch Mutationen direkt morphologisch in den betroffenen Zellen nachweisen. Die PCR beginnt mit dem Aufschmelzen des Doppelstrangs in die Einzelstränge (Denaturierung). Der Einzelstrang fungiert dabei als Vor-

---

13 cDNA. *Complementary/copy DNA*. DNA, die mithilfe eines viralen Enzyms (reverse Transkriptase) nach Vorlage einer mRNA synthetisiert wird. Diese DNA ist zur ursprünglichen mRNA komplementär.

lage (Template). Zugegebene Primer (definierte Oligonukleotide, 18–22 Basen) binden am Beginn und am Ende der gesuchten Sequenz jeweils am Leit- bzw. Folgestrang (Annealing), hitzeresistente Polymerase (bakterielle Taq-Polymerase) katalysiert die Verlängerung des komplementären Strangs (Extension) durch die passenden dNTPs (Desoxyribonukleosidtriphosphate). Die neu entstandenen Doppelstränge werden im nächsten Schritt wieder aufgetrennt und erneut hybridisiert. Es kommt also zu einer zyklischen Abfolge von Denaturierung (bei ca. 95 °C), Annealing (bei ca. 40 °C) und Extension (bei ca. 72 °C). Ab dem zweiten Zyklus enthält das Reaktionsmedium die gesuchte Sequenz als exakte Kopie mit definierter Länge (Amplicon). Die Vermehrung der Sequenzen erfolgt theoretisch exponentiell. Fünfzehn bis 30 Zyklen werden mithilfe eines Thermocyclers durchgeführt. Am Ende enthält die Reaktionsmischung Amplicons im mehrfachen Millionenbereich. Bei der In-situ-PCR befindet sich die Länge der Amplicons in einem Bereich zwischen 150–500 bp, was für die Detektion bestimmter Zielgene ausreichend ist und im FFPE-Gewebe aufgrund der DNA-Degradierung durch Formaldehyd erreicht werden kann. Zu kurze Amplicons könnten vom Zielort wegdiffundieren. An die PCR wird die In-situ-Hybridisierung mit markierten Sonden zur Visualisierung angeschlossen (Bobroski und Bagasra 2005).

Sie wird durchgeführt auf Zellkulturen, Chromosomenpräparaten, Cytopräparationen, FFPE-Gewebeschnitten und Gefrierschnitten. Die Vorbehandlung von FFPE-Schnitten umfasst das Entparaffinieren, eine trockene Hitzebehandlung, eine Nachfixierung mit Paraformaldehyd, Proteinase-K-Andauung und eventuell die Blockierung von endogener Peroxidase. Für die PCR bedarf es einer abgedichteten und temperaturbeständigen Reaktionskammer mit ausreichendem Volumen, die auf dem Objektträger errichtet wird (Kleberahmen mit Deckel, fixierbare Abdeckung).

Die PCR-Mischung enthält die Primer, die dNTPs und die Polymerase in einem geeigneten Puffer. Durchgeführt wird die In-situ-PCR mithilfe eines für Objektträger geeigneten Thermocyclers.

12.8.10 In-situ-LAMP (*loop-mediated isothermal amplification*)

Ähnlich wie die In-situ-PCR wird bei dieser Technik die Zielsequenz amplifiziert. Der Unterschied liegt im Einsatz einer ausgeklügelten Kombination aus vier Primern und einer DNA-Polymerase mit hoher Strangverdrängungsaktivität, die eine sehr schnelle und isotherme Amplifikation erlauben (Notomi et al. 2000; Meng et al. 2013). Bei dieser *auto-cycling strand displacement*[14]*-DNA*-Synthese entstehen Produkte mit mehreren hin und her gefalteten Schleifen (*loops*), die mehrere invertierte Wiederholungen der Zielsequenz in einem Strang enthalten (s. ▶ Abschn. 13.6.1). Diese Reaktion ist aufgrund der Primer, die sechs verschiedene Abschnitte der Zielsequenz binden, sehr spezifisch und hat den großen Vorteil, dass keine wechselnd hohen Temperaturen benötigt werden. Die isotherme Reaktion läuft bei ca. 65 °C ab. Eingebaute, markierte Nukleotide können mit einer chromogenen oder fluorochromen Immunreaktion visualisiert werden. Zum Nachweis von RNA-Sequenzen erfolgt in einem vorgelagerten Schritt das Umschreiben in cDNA durch reverse Transkriptase[15] (RT-LAMP,

---

14 Strangverdrängung. *Strand displacement*; Manche DNA-Polymerasen haben die Fähigkeit, an einem Einzelstrangbruch die Neusynthese eines Strangs zu beginnen und dabei den alten Strang zu verdrängen. Diese Eigenschaft wird bei isothermalen Amplifikationsmethoden genutzt.

15 **Reverse Transkriptase.** Polymerase, die mit RNA als Vorlage die komplementäre DNA synthetisiert; wird in der Gentechnologie zur Herstellung von cDNA aus RNA benutzt. Ursprünglich aus Retroviren isoliert.

reverse transcription loop-mediated isothermal amplification).

12.9 Multiplex-ISH

Die gleichzeitige Darstellung mehrerer unterschiedlicher Zielsequenzen hat besonders in der Transkriptomforschung eine große Bedeutung. Multiplex-ISH bietet die Möglichkeit der visuellen Auswertung der mRNA-Produktion im räumlichen Kontext. Der Umfang des Multiplexings reicht je nach Methode von Doppelfärbungen bis zum Nachweis von Tausenden verschiedenen mRNA-Molekülen in einem Gewebeschnitt oder innerhalb einer Zelle. Die RNA-FISH kann dabei mRNA-Varianten differenzieren und die jeweilige Expressionsstärke (Kopienanzahl) und subzelluläre Lokalisation erfassen. Damit stellt die Multiplex-RNA-FISH eine bedeutende Methode für die Erforschung von Genregulation und zellulärer Heterogenität dar. Für die Klinik erhofft man sich, Einblicke in die Verhaltensweisen von Tumoren wie ihr heterogenes Therapieansprechen, die Vorgänge bei der Tumorentstehung und -persistenz oder ihre Interaktion mit der Mikroumgebung. Es soll auch die Zelltypisierung bzw. die Stadiumeinteilung von Neoplasien auf Basis von *spatial transcriptomic*[16]-Daten möglich werden. Die Hochmultiplex-ISH kommt dabei nicht ohne die digitale Bildgebung und -bearbeitung bzw. nicht ohne entsprechende Algorithmen zur Auswertung der Riesendatenmenge aus. Mithilfe von KI-Algorithmen (*deep machine learning*) soll künftig sogar eine Korrelation zwischen Morphologie und Transkriptomdaten herstellbar sein. Rao et al.

(2021) geben einen Überblick über die Strategien zur Datenanalyse.

Spatial transcriptomics-Methoden umfassen neben der ISH noch weitere Techniken wie die Einzelzellsequenzierung, die In-situ-Sequenzierung oder das *spatial profiling*, wo RNA auf verschiedene Weise gewonnen wird, ohne die Information über den Ursprungsort zu verlieren (*spatial barcoding*, ortsbezogene Gewinnung), und anschließend molekularbiologisch analysiert wird (NGS, nCounter). Es wird ein RNA-Profil oder eine Genexpressionsmatrix erstellt, die je nach Technik mit der Morphologie anhand eines Gewebebilds abgeglichen wird (z. B. Visium™ von 10× Genomics, GeoMx™ von Nanostring Technologies). Eine Übersicht über *spatial transcriptomic*-Methoden findet man z. B. bei Yue et al. (2023) oder Robles-Remacho et al. (2023).

Wichtig für die Darstellbarkeit von einzelnen bzw. wenigen Kopien der mRNA ist eine ausreichende Signalstärke bei minimalem Hintergrund. Daher sind die im ▶ Abschn. 12.8 beschriebenen Amplifikationsmethoden oft die Basis der Multiplextechniken. Weiters sollen die Signale möglichst kompakt und punktförmig sein, um sie voneinander abzugrenzen und zählbar zu machen. Die FISH ist hier der CISH überlegen und kann eine subzelluläre Auflösung erreichen.

Das **erste Level** der Multiplex-FISH verwendet für jeweils ein Ziel ein spezifisches Sondenset mit jeweils einem Fluorochrom. Die Anzahl an verschiedenen Zielen ist durch die Anzahl an spektral unterscheidbaren Fluorochromen limitiert. Im **zweiten Level** wird die „einfache" Multiplex-FISH in mehreren Runden auf jeweils anderen Zielen wiederholt. Bei dieser **zyklischen Multiplex-FISH** kommt es pro Zyklus zur Hybridisierung, digitalen Bildaufnahme und zur Entfernung der Fluoreszenz bzw. der Sonden. Für die Entfernung der Sonden bzw. der Fluorochrome gibt es unterschiedliche Ansätze. Dazu gehö-

---

16 *Spatial transcriptomics.* Räumliche Transkriptomanalysen; zusammenfassende Bezeichnung für alle Methoden, die Transkriptomdaten korrespondierend mit der ursprünglichen Lokalisation erfassen.

ren der enzymatische Verdau mit DNase, photochemisches Bleichen, chemisches Abspalten, photochemisches Abspalten, Abschmelzen und Strangverdrängung. Die darstellbaren Zielsequenzen werden im Vergleich zum ersten Level multipliziert und sind nur begrenzt durch die Stabilität der Proben und der Dauer des Experiments. Im **dritten Level** werden Barcodes für die Ziele entwickelt, indem sie mit definierten Readoutsequenzen in ausgeklügelter Weise markiert werden. Die optischen bzw. temporalen Barcodes entstehen über mehrere zyklische Hybridisierungsrunden (**codierende zyklische Multiplex-FISH**). Die Anzahl der möglichen Ziele wird durch diese Methoden potenziert. Beschränkt wird die Anzahl der Ziele wieder durch die Stabilität der Proben, die statistische Fehleranfälligkeit aufgrund der vielen Hybridisierungen, das Signal-Rausch-Verhältnis aufgrund der vielen Sonden und die optische Auflösungsfähigkeit aufgrund der Anhäufung von Signalen auf kleinstem Raum.

Für die zyklischen Hybridisierungsmethoden wurden Analyzer und Instrumente entwickelt, die u. a. aus einer Durchflusszelle auf der Probe und einem hochauflösenden Fluoreszenzmikroskop bestehen. So können ohne händische Manipulation die Reagenzien auf die Probe geleitet werden und die Signale aufgenommen werden. Die einzelnen Systeme unterscheiden sich in der analysierbaren Probenfläche, dem Multiplexingumfang, dem Probendurchsatz, dem Analyseprinzip, der Sensitivität, der Anwendbarkeit auf FFPE-Gewebe usw.

Die im Folgenden angeführten Beispiele sollen einen kleinen Einblick in dieses dynamische Gebiet der Multiplex-FISH geben.

12.9.1 Multiplexing mit TSA-Methode

Analog zu der bei der Multiplex-IHC beschriebenen **TSA-Methode** können auch mehrere ISH-Ziele mit dieser Technik unterschiedlich gefärbt und gleichzeitig eine Signalamplifikation erreicht werden (Speel et al. 1997). Mit unterschiedlichen Haptenen markierte Sonden werden im Cocktail hybridisiert. Die Detektion erfolgt sequenziell mit einem jeweiligen peroxidasemarkierten anti-Hapten-AK. Die Peroxidase katalysiert die Aktivierung des fluorochrommarkierten Tyramids, das sich am Zielort im Gewebe festsetzt. Anschließend wird die Peroxidase deaktiviert und die Detektion der nächsten Sonde mit einem anderen Fluorochrom kann erfolgen.

12.9.2 Multiplexing mit smFISH

Die hier eingesetzten Oligosondensets werden je nach Gentranskript mit unterschiedlichen, spektral nicht überlappenden Fluorochromen bestückt. Die Signale werden in den jeweiligen Kanälen aufgenommen und ausgewertet. LGC Biosearch Technologies bietet hier käufliche Sondensets an (Stellaris®). Die 48 einzelnen, ca. 20 nt langen Sonden sind endmarkiert und werden für die jeweilige mRNA mit gleicher Schmelztemperatur designed, wobei repetitive Abschnitte ausgelassen werden. Die Mehrfachfärbung ist durch die Auswahl an passenden Fluorochromen und Kanälen im Fluoreszenzmikroskop beschränkt.

Durch zyklische Multiplex-smFISH, wo in mehreren Runden die hybridisierten Sonden immer wieder entfernt und anschließend neue Ziele durch neue Sonden gebunden werden, lässt sich die Anzahl der darstellbaren RNAs multiplizieren. Nach jeder Hybridisierungsrunde mit drei bis fünf unterschiedlich markierten Sondensets wird das Bild digital erfasst und damit Ort und Farbe der jeweiligen mRNA definiert. Am Ende werden alle Bilder zusammengefasst (registriert) und die Signale in Falschfarben umgerechnet. Der Umfang der zyklischen Multiplex-smFISH ist abhängig von der Stabilität der Gewebeproben und der Empfindlichkeit der RNAs auf die wiederholten Hybridisierungs- und Bleichbehandlungen.

12.9.3 Multiplexing mit Tandemsonden und branched-DNA-ISH

Bei diesen mehrschrittigen Amplifikationsmethoden werden sequenziell Sonden mit speziellen Funktionen hybridisiert, wodurch ein mehrästiger „Sondenbaum" entsteht, an den im letzten Schritt Reportersonden binden. Werden die Pre-Amplifier-, Amplifier- und Reportersonden spezifisch für die jeweiligen Zielsequenzen designed, können diese durch unterschiedliche Fluorochrome an den Reportersonden spezifisch sichtbar gemacht werden. Die Sondentypen werden jeweils simultan hybridisiert. Der Umfang der Mehrfachfärbung hängt wieder von der Anzahl an spektral unterscheidbaren Fluorochromen ab (drei bis fünf). Durch das spezielle Tandemdesign der Z-Sonden ist der Nachweis sehr spezifisch und sensitiv, was insbesondere für Mehrfachfärbungen wichtig ist. RNAscope™ ist hier die am weitesten verbreitete Plattform, die auch auf gängigen Immunhistovollautomaten läuft und für FFPE-Gewebe geeignet ist.

Auch für branched-DNA-ISH lässt sich durch zyklische Multiplex-FISH in mehreren Runden die Ausbeute an darstellbaren Sequenzen noch erhöhen.

12.9.4 Multiplexing mit HCR

Bei der HCR kommt es aufgrund der ausgeklügelten Haarnadeloligomerkinetik zur kaskadenartigen Bildung von orthogonalen DNA-Polymeren, die durch spezielle Initiatorsonden ausgelöst wird (lange „Amplifierschiene"). Diese Polymere tragen eine große Anzahl Reporterfluorochrome. Die Mehrfachfärbung wird durch das spezifische Design der Sonden für ihre jeweilige Zielsequenz und den Einsatz von spektral unterscheidbaren Fluorochromen in den Hairpins erreicht. Die HCR läuft enzymfrei und isotherm ab, wobei die jeweiligen Sondentypen wiederum simultan hybridisieren und so die Gesamtdauer nicht verlängert wird. Durch den Einsatz von Splitsonden, die unmittelbar hintereinander ans Ziel hybridisieren, sich entfalten und gemeinsam den Initiator bilden, wird die Spezifität erhöht und Hintergrundfärbung vermindert.

Zyklische Multiplex-HCR funktioniert wiederum so, dass in mehreren Runden die homolog gebundenen Sonden und die „Amplifierschienen" mit drei bis fünf unterschiedlichen Fluorochromen hybridisiert, fotografiert und wieder entfernt werden. Detektionssysteme für die HCR™ werden von Molecular Instruments vertrieben.

12.9.5 Multiplexing mit MERFISH

MERFISH (*multiplexed error-robust fluorescence in situ hybridization*) basiert auf smFISH und erreicht eine kaum fehleranfällige, hochmultiplexe FISH durch kombinatorische Sondenmarkierung und sequenzielles Imaging (Chen et al. 2015).

Ein RNA-Molekül wird mit einem zugehörigen codierenden Sondenset hybridisiert, wobei jede Sonde an beiden Enden eine **Readoutsequenz** als Anhang trägt. Es gibt eine definierte Anzahl verschiedener Readoutsequenzen, die der Anzahl an Hybridisierungsrunden entspricht. Jeweils vier der Readoutsequenzen werden einer RNA-Spezies zugeteilt und in einer gleichmäßigen Verteilung an die Sonden (*encoding probes*) des Sets gehängt. So wird beispielsweise die erste RNA mit den Readoutsequenzen A-B-C-D markiert, die zweite RNA mit den Readoutsequenzen B-C-E-F markiert, die dritte RNA mit den Readoutsequenzen B-C-D-F markiert usw. Zuerst erfolgt die Hybridisierung aller Encodingsonden. Dann folgen die Detektionsrunden. Die Readoutsonden werden der Reihe nach in mehreren Runden hintereinander hybridisiert (a-b-c-d-e-f), das Signal und damit der Ort des Signals wird aufgenommen und die Fluoreszenz wieder entfernt. So entsteht am Ort der RNA ein binärer Code, wobei „1" dem vorhandenen Signal und „0" dem fehlenden Signal entspricht. Im dargestellten Beispiel entsteht aus den Readoutsequenzen A-B-C-D der Code 1-1-1-1-0-0 und aus den Readoutsequenzen B-C-E-F der Code 0-1-1-0-1-1. Jeder Code entspricht einer RNA-Spezies und wird mithilfe einer entsprechenden Software decodiert (◘ Abb. 12.11). Je mehr Runden und je mehr Readoutsequenzen, desto mehr RNA-Spezies können visualisiert werden. Schließlich werden die verschiedenen RNA-Moleküle in Falschfarben dargestellt und können quantitativ ausgewertet werden. Chen et al. (2015) haben so innerhalb von ca. 20 h in 16 Runden 140 mRNAs analysiert. Das MERFISH-System wird von Vizgen angeboten und kann auf ihrer Plattform MERSCOPE® automatisiert durchgeführt werden. Dieses System kann mehrere 100 RNA-Spezies in mehreren tausend Zellen erfassen.

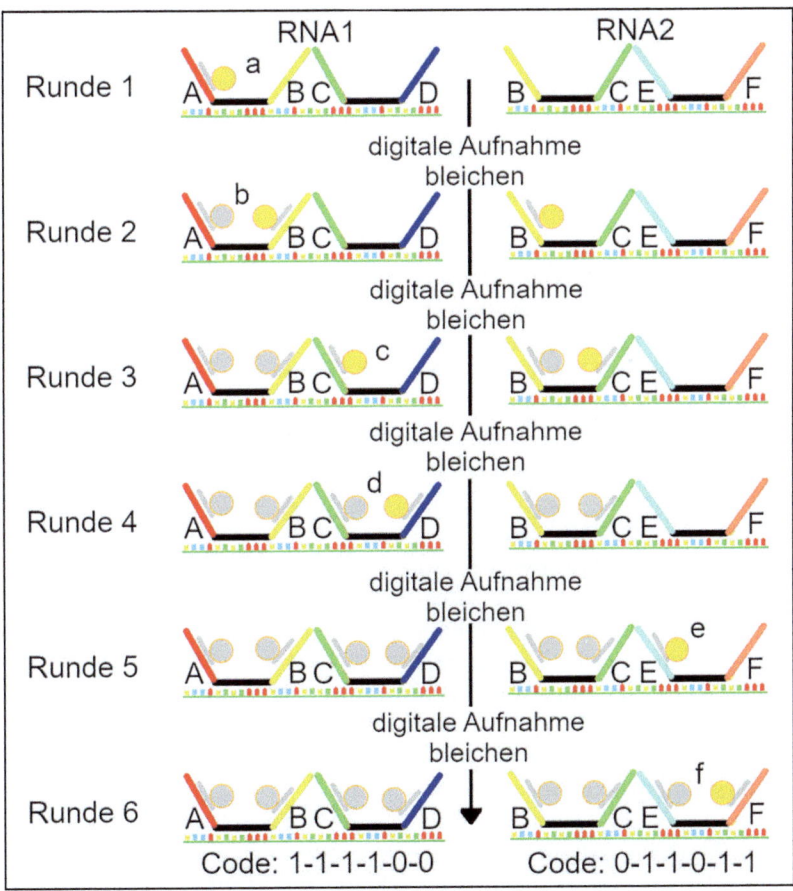

◘ Abb. 12.11 Schema MERFISH. In jeder Runde erfolgt die Hybridisierung der Sonden (a–f) an die Readoutsequenzen (A–F), die Bildaufnahme und das Bleichen der Fluoreszenz. Ein gelber Punkt steht für ein Signal, ein grauer Punkt für ein gebleichtes Signal. Für jede RNA entsteht ein spezifischer Code

Werden die Readoutsonden mit zwei verschiedenen Fluorochromen bestückt, können jeweils zwei davon gleichzeitig hybridisiert und in unterschiedlichen Kanälen ausgewertet werden, was die Gesamtdauer stark verkürzt (Moffitt et al. 2016). Xia et al. (2019) konnten mit einer Weiterentwicklung von MERFISH mit drei Readoutsequenzen und gleichzeitiger Hybridisierung von drei Fluorochromsonden das Barcodesystem so ausbauen, dass sie 10.050 mRNAs in 23 Färberunden darstellen konnten.

12.9.6 Multiplexing mit seqFISH

Im Gegensatz zu MERFISH, wo ein binärer Code produziert wird, arbeitet seqFISH mit einem Farbcode. Jede einzelne mRNA wird mit einem Sondenset hybridisiert, das mit einem bestimmtem Fluorochrom markiert ist. Nach der Bildaufnahme werden die Sonden enzymatisch entfernt und die Fluoreszenz gebleicht. Anschließend wird dieselbe mRNA mit demselben Sondenset, aber mit einer anderen Farbe hybridisiert. Dies wird in mehreren Runden wiederholt. So entsteht am Ort der mRNA eine Farbabfolge, die als Code für die mRNA fungiert. Dies passiert gleichzeitig auch für viele weitere RNA-Spezies mit einer jeweils anderen Abfolge an Farben (z. B. RNA1 = Rot-Blau; RNA2 = Rot-Grün; RNA3 = Blau-Grün usw.). Mit vier Farben und zwei Runden kann man $4^2 = 16$ unterschiedliche Codes generieren. Je mehr Farben bzw. Runden, umso mehr Codes sind möglich bzw. RNA-Spezies können identifiziert werden (Lubeck et al. 2014).

Mit seqFISH kann mRNA aber auch DNA zur Untersuchung der Genomstruktur und Kernarchitektur dargestellt werden. Mit dieser Methode arbeitet z. B. die Plattform GenPS™ von Spatial Genomics, die auch für Multiplex-IF mithilfe von oligomarkierten Antikörpern eingesetzt werden kann. Beim CosMx™ Spatial Molecular Imager von Nanostring Technologies findet man auch das Prinzip der codierenden seqFISH. Hier binden an die codierenden Sonden mit jeweils vier Readoutsequenzen weitere Amplifiersonden analog zur *branched*-DNA-ISH, an die wiederum die Reportersonden binden. Für eine schonende Entfernung der Sonden nach der Visualisierung enthalten sie eine photolabile Stelle, die durch UV-Einwirkung „abgebrochen" werden kann. Durch die Signalamplifikation werden weniger codierende Sonden auf der mRNA benötigt. Dies bedeutet, dass auch kürzere Transkripte bzw. degradierte RNA erfasst werden können.

SeqFISH+ arbeitet ähnlich wie MERFISH mit codierenden Primärsonden, an denen vier verschiedene Readoutsequenzen für die Codierung der jeweiligen Ziel-RNA hängen. In jeder Hybridisierungsrunde werden drei unterschiedlich fluoreszenzmarkierte Readoutsonden gleichzeitig zur Bindung gebracht. Es wird jeweils eine Untergruppe von Zielen pro Farbe/Kanal analysiert. Nach 20 Hybridisierungsrunden in einem Kanal werden die Signale zusammengefasst und dem Ziel eine Falschfarbe (1 bis 20) zugeordnet. Dies wird noch dreimal wiederholt. Für die Fehlerkorrektur folgen weitere 20 Runden (gesamt 80). Jede Ziel-RNA ist am Ende durch einen Gesamtcode identifiziert, der jeweils vier Falschfarbencodes enthält. Ein Hybridisierungszyklus dauert nur wenige Minuten und die Gesamtdauer ist im Vergleich zu seqFISH wesentlich kürzer. Eng et al. (2019) haben mit dieser Methode 10.000 Gentranskripte in einem Experiment analysiert.

SeqFISH+ erreicht durch die Auftrennung in Untergruppen eine optische Verdünnung der Ergebnisse. Ein anderer Weg, die optische Überhäufung an Signalen auf kleinstem Raum in den Griff zu bekommen, ist die Kombination mit expandierenden Clearingmethoden und/oder Superresolutionsmikroskopie. Hier wird die

Probe in Hydrogel eingebettet und sozusagen „aufgeblasen", um die Räume optisch zu klären und Signale voneinander zu trennen (s. ▶ Abschn. 11.6). Durch das größere Volumen muss man allerdings auch mehr Sichtfelder fotografieren.

HCR-seqFISH kombiniert die beiden Methoden. Dabei werden die hybridisierten Sondensets mit HCR amplifiziert, nach der Bildaufnahme wieder enzymatisch entfernt, erneut hybridisiert und amplifiziert usw. Die HCR-Polymere sind dabei jeweils mit verschiedenen Farben markiert. Durch die Kombination kommt es zu einer verstärkten Sensitivität bei einer großen Ausbeute an „Farbcodes".

12.9.7 Multiplexing mit Padlocksonden

Mehrfachfärbungen mit Padlocksonden kann man ebenso durch den Einsatz von jeweils spezifischen Sonden und Reportersonden mit mehreren Farben durchführen und dies auch als zyklische Multiplex-FISH bzw. als codierende zyklische Multiplex-FISH erweitern. Xenium™ von 10×Genomics arbeitet beispielsweise nach diesem Prinzip. Die Padlocksonden enthalten eine Readoutsequenz, die bei der RCA mit vervielfältigt wird und durch Readoutsonden in mehreren Runden decodiert wird. Für die Readoutrunden und die Datenanalyse steht ein Instrument zur Verfügung (Xenium Analyzer).

Eine spezielle Anwendung der Padlocksonden findet man bei **STARmap** (*spatially-resolved transcript amplicon readout mapping*), das über 1000 Gentranskripte gleichzeitig darstellen kann (Wang et al. 2018). Die spezifische Padlocksonde bindet an eine mRNA (SNAIL-Sonde, *specific amplification of nucleic acids via intramolecular ligation*). Nach der Ligation kommt es mithilfe eines Primers zur RCA und ein DNA-Nanoball wird produziert. Der DNA-Nanoball entsteht aber nur dann, wenn das Sonde-Primer-Paar an dieselbe RNA bindet. Dies verhindert unspezifische Signale und bewirkt gleichzeitig eine Signalamplifikation. Jede Padlocksonde enthält einen Barcode aus fünf Basen, um das Gentranskript zu identifizieren, und dieser Barcode wird mit vervielfältigt. Anschließend werden die Barcodes mithilfe von **SEDAL** (*sequencing with error-reduction by dynamic annealing and ligation*) ausgelesen. SEDAL verwendet zwei kurze Sonden: eine Lesesonde mit einer degenerierten Sequenz,[17] um den Barcode zu decodieren, und eine fluorochrommarkierte Sonde mit einer Farbcodierung für die gesuchte Base, um das Ergebnis sichtbar zu machen. Die kurzen Sonden sollen in einer perfekten Passung hintereinander an den Barcode hybridisieren, ansonsten entstehen keine Ligation und kein Signal. Das Signal wird aufgenommen und die Sonden werden wieder entfernt. In jeder Runde liegt der Ligationspunkt eine Base bzw. eine Position weiter vorne in der Barcode-Sequenz und damit entspricht jedes Signal einer Base des Barcodes. Nach sechs Runden an Readouts ist jeder Barcode decodiert und kann einer mRNA zugeordnet werden. Diese Methode ist also ein Beispiel für eine In-situ-Hybridisierung in Kombination mit einer **In-situ-Sequenzierung**.

12.9.8 Multiplex-ISH mit Massenspektrometrie

Die Massenspektrometrie hat sich bei der Multiplex-IHC (s. ▶ Abschn. 11.6.4) bereits bewährt und findet nun auch zaghaft Anwendung bei der Multiplex-ISH. Mavropoulos

---

17 Degenerierte Primer/Sonden. Ein Primer- oder Sondengemisch mit Sequenzen, die an mehrere ähnliche Zielsequenzen binden können. Zum Beispiel können sich die Zielsequenzen nur in einer Base unterscheiden.

et al. (2017) stellten mehrere mRNAs mithilfe von RNAscope™ und metallmarkierten Reportersonden (MISH, Metall-ISH) durch Imaging-Massencytometrie (*imaging mass cytometry*, IMC) dar. Sie kombinierten die Analyse mit der Detektion von Proteinen via metallmarkierten Antikörpern. Die Anzahl an nachweisbaren Analyten ist durch die verfügbare Menge an unterschiedlichen Metallmarkern auf ca. 40 beschränkt.

12.10 Co-Detektion von Nukleinsäuren und Protein

Durch eine Kombination von ISH und IHC, lassen sich der genetische Status (DNA) bzw. die Genexpression (RNA) und die Proteinexpression eines Gens gleichzeitig in einem Gewebeschnitt darstellen. Der Nutzen liegt z. B. in der Aufdeckung von molekularer Heterogenität innerhalb einer Zellpopulation, in der einfacheren Identifikation der molekularbiologisch zu analysierenden Zellen oder im materialsparenden Umgang mit Probengewebe, weil mehrere Parameter gleichzeitig erfasst werden.

Bereits 1992 wurde von Weber-Matthiesen et al. (1993) die **FICTION**-Technik (*fluorescence immunophenotyping and interphase cytogenetics as a tool for the investigation of neoplasms*) für die simultane Darstellung von Protein und DNA vorgestellt, um bei speziellen Fragestellungen der Hämatoonkologie den Phänotyp einer Zelle mit ihrem Genotyp (z. B. Aneuploidie) zu korrelieren. Dabei wird zuerst die Immunfluoreszenz (IF) und anschließend die FISH auf demselben Gewebeschnitt durchgeführt. Die Methode wurde später auch für die Erforschung von anderen neoplastischen Prozessen eingesetzt, hat aber kaum den Weg in die Routinehistotechnik gefunden. Gründe dafür liegen in den komplexen und langwierigen Protokollen und der Verwendung von Gefrierschnitten in der Originalmethode.

Die große Herausforderung dabei ist, einerseits das Epitop für die IHC nachweisbar zu erhalten und andererseits die Penetration der Sonden möglich zu machen, damit sie ihr Ziel erreichen können. Der Einsatz von Protease vor der Immunreaktion führt bei vielen Antigenen zu einem Verlust ihrer Nachweisbarkeit. Nach der IF eingesetzt, kann sie die Fluoreszenz negativ beeinflussen. Um die Protease zu umgehen, wurden in der Regel Gefrierschnitte für die **immunoFISH** verwendet. Wird die IF vor der FISH durchgeführt, kann es durch die nachfolgenden Denaturierungs- und Hybridisierungsbedingungen zu einer Abschwächung des Fluoreszenzsignals kommen. Weiters sind die hohen Denaturierungstemperaturen der ISH abträglich für die Antigen-Antikörper-Bindung. Daher wurden möglichst Amplifikationstechniken (z. B. TSA) für ein starkes und haltbares IF-Signal eingesetzt. Die Entwicklung von RNA- bzw. DNA-CISH kam der Hellfeld-immunoISH entgegen, da permanente Chromogene auch nach harschen Behandlungen im Gewebe verbleiben.

Die FICTION-Originalmethode wurde mehrmals verändert, angepasst und auf unterschiedlichem Probenmaterial durchgeführt. Gatta et al. (2012) erreichten eine Co-Darstellung von CK-Pan bzw. CK19 (IF) mit Her2/neu (FISH) auf FFPE-Mammatumorgewebe. Sie setzten intensives HIER (EDTA-Puffer) und moderate Protease vor der IF ein und schlossen dann die FISH an. Sie erzielten damit ausreichend starke Signale. Werner et al. (2014) kombinierten IHC (Her2/neu mit DAB) mit SISH (Her2/neu-Gen) bzw. CISH (CEP17-Centromer). Sie konnten diese Kombination automatisiert durchführen und die Einzelmethoden relativ leicht vereinen, weil das IHC-Produkt, also der DAB-Niederschlag, gut im Gewebe haften bleibt. Die ISH-Vorbehandlungen sollten die Morphologie allerdings nicht zu sehr in Mitleidenschaft ziehen.

12.10 · Co-Detektion von Nukleinsäuren und Protein

In den letzten Jahren hat sich über den Weg der ISH-Amplifikationsmethoden eine Möglichkeit eröffnet, die Co-Detektion in die Diagnostik zu integrieren. Es wurde ein Protokoll für die multimodale Detektion von RNA und Protein entwickelt, das mit der RNAscope™-Technologie von Advanced Cell Diagnostics (s. ▶ Abschn. 12.8.2) arbeitet und auch automatisiert auf ganzen FFPE-Schnitten durchgeführt werden kann. Hier erfolgen zuerst das Antigenretrieval und die Proteaseandauung, dann die ISH mit Doppel-Z-Sonden und am Schluss die IHC. Es werden zwei Workflows für die Co-Detektion vorgeschlagen, die in Abhängigkeit von der Proteaseempfindlichkeit des Antigens gewählt werden. Ist es unempfindlich, wird die Andauung vor der ISH durchgeführt und die IHC folgt danach. Ist es empfindlich, erfolgt nach dem Antigenretrieval die Primär-AK-Inkubation und eine Postfixierung mit Formaldehyd, um den Antikörper kovalent zu binden. Erst danach kommt die Proteasewirkung, die aber die Antigen-Antikörper-Affinität nicht mehr beeinflusst. Die IHC wird nach der ISH mit dem Sekundär-AK fortgesetzt. Ein weiterer proteasefreier Workflow mit spezieller Vorbehandlung wurde für empfindliche Antigene ist möglich. Das System ist für die Hellfeld- bzw. Fluoreszenzmikroskopie geeignet. Auf diese Weise kann auch Doppel-ISH mit Mehrfach-IHC kombiniert werden.

Schwarzkopf et al. (2021) stellten eine multimodale Technik vor, wo sie die HCR (s. ▶ Abschn. 12.8.4) für die RNA- und Proteindarstellung nutzen. Für die IF werden unmarkierte Primär-AK und oligomarkierte Sekundär-AK eingesetzt (alternativ oligomarkierte Primär-AK). Die Oligonukleotide fungieren als Initiatoren für die HCR. An die RNA hybridisieren Splitinitiatorsonden. Schließlich weisen alle Analyten spezifische Initiatoren auf, die jeweils eine HCR mit spezifischen und unterschiedlich fluorochrommarkierten Hairpins auslösen (◘ Abb. 12.12).

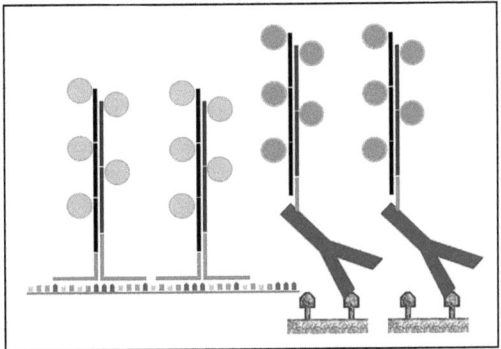

◘ **Abb. 12.12** Schema Multimodale HCR. Splitsonden (grün) binden an RNA und bilden einen spezifischen Initiator für die HCR. Primär-AK binden an das Epitop und sind mit einem spezifischen Initiator (grün) für die HCR markiert

Die Multiplexplattform MERSCOPE™ von Vizgen nutzt die MERFISH-Technik, um Hunderte RNAs gleichzeitig mit bis zu sechs Proteinen darzustellen. Die Primär-AK für die indirekte IF stammen dabei aus sechs verschiedenen Spezies und die Sekundär-AK sind mit Oligonukleotiden markiert. Die Oligo-Tags werden analog zu den RNAs mithilfe von Readoutsonden in mehreren Runden identifiziert (s. ▶ Abschn. 12.9.5). Jede einzelne der IFs muss für sich im Vorfeld optimiert werden.

Mithilfe von digitaler Bildbearbeitung lassen sich ISH und IF ebenfalls kombinieren. Beispielsweise kann nach der IF das Ergebnis digital aufgenommen werden, das Signal gebleicht und mit der Aufnahme von der angeschlossenen FISH kombiniert werden. In ähnlicher Weise kann die Xenium™-Plattform von 10× Genomics multimodal mRNAs und Proteine darstellen, da die Epitope bei der FISH nicht beeinträchtigt werden sollen. Hier wird zuerst die Multiplex-FISH auf Basis der Amplifikation mit Padlocksonden (s. ▶ Abschn. 12.9.7) durchgeführt, daran anschließend findet eine Mehrfach-IF statt und die Bilder werden registriert (Janesick et al. 2022). Cheng et al. (2022) kombinierten Multiplex-IF (CODEX, s. Abschn. 11.16.3) mit

RNAscope™, wo die Abbildungen wiederum kombiniert und ausgewertet wurden.

Spatial profiling-Systeme (z. B. GeoMx™ von Nanostring, Visium™ von 10×Genomics) erlauben ebenfalls die Co-Detektion von Protein und RNA. Die *spatial profiling*-Systeme und Hochmultiplex-Systeme werden üblicherweise nicht auf ganzen Schnitten durchgeführt, sondern sind auf eine bestimmte Anzahl an Arealen bzw. Sichtfeldern im Millimeterbereich eingeschränkt. Das Auflösungsvermögen liegt je nach Technik im Einzelzell- bzw. subzellulären Bereich.

Literatur

Abbott Laboratories (2016) ALK break apart FISH, Evaluation guide, for NSCLC Tissue Specimens

Aida J, Izumiyama-Shimomura N, Nakamura K, Ishikawa N, Terai M, Matsuda Y, Aida S, Arai T, Takubo K (2014) Determination of telomere length by the quantitative fluorescence in situ hybridization (Q-FISH) method. Am J Anal Chem 5:775–783

Alers JC, Krijtenburg PJ, Vissers KJ, van Dekken H (1999) Effect of bone decalcification procedures on DNA in situ hybridization and comparative genomic hybridization: EDTA is highly preferable to a routinely used acid decalcifier. J Histochem Cytochem 47(5):703–709

Baena-Del Valle JA, Zheng Q, Hicks JL, Fedor H, Trock BJ, Morrissey C, Corey E, Cornish TC, Sfanos KS, De Marzo AM (2017) Rapid loss of RNA detection by in situ hybridization in stored tissue blocks and preservation by cold storage of unstained slides. Am J Clin Pathol 148(5):398–415

Bagasra O, Hansen J (1997) In Situ PCR Techniques. Wiley-Liss Verlag

Baumgart E, Schad A, Grabenbauer M (2001) In situ Hybridization: general principles and application of digoxigenin-labeled cRNA for the detection of mRNAs. in: Beesley JE (ed.) Immunocytochemistry and in situ hybridization in the biomedical sciences. Birkhäuser, 108–137

Bobroski L, Bagasra O (2005) Recent developments in In situ PCR. In: Tubbs RR (Hrsg) Hacker GW. Techniques and Applications, CRC Press, Molecular Morphology in Human Tissues, S 179–198

Cao D, Wu S, Xi C et al (2021) Preparation of long single-strand DNA concatemers for high-level fluorescence in situ hybridization. Commun Biol 4:1224

Chen F, Bai M, Cao X, Zhao Y, Xue J, Zhao Y (2019) Click-encoded rolling FISH for visualizing single-cell RNA polyadenylation and structures. Nucleic Acids Res 47(22):e145

Chen H, Fang QQ, Wang B (2020) The age of paraffin block influences biomarker levels in archival breast cancer samples. Oncol Lett 20(1):525–532

Chen KH, Boettiger AN, Moffitt JR, Wang S, Zhuang X. RNA imaging (2015) Spatially resolved, highly multiplexed RNA profiling in single cells. Science 348(6233):aaa6090

Cheng Y, Burrack RK, Li Q (2022) Spatially resolved and highly multiplexed protein and RNA in situ detection by combining CODEX With RNAscope in situ hybridization. J Histochem Cytochem 70(8):571–581

Chin SF, Daigo Y, Huang HE, Iyer NG, Callagy G, Kranjac T, Gonzalez M, Sangan T, Earl H, Caldas C (2003) A simple and reliable pretreatment protocol facilitates fluorescent in situ hybridisation on tissue microarrays of paraffin wax embedded tumour samples. Mol Pathol 56(5):275–279

Choi HM, Chang JY, le Trinh A, Padilla JE, Fraser SE, Pierce NA (2010) Programmable in situ amplification for multiplexed imaging of mRNA expression. Nat Biotechnol 28(11):1208–1212

Chrzanowska NM, Kowalewski J, Lewandowska MA (2020) Use of Fluorescence In Situ Hybridization (FISH) in Diagnosis and Tailored Therapies in Solid Tumors. Molecules 25(8):1864

Clark BZ, Yoest JM, Onisko A, Dabbs DJ (2019) Effects of hydrochloric acid and formic acid decalcification on breast tumor biomarkers and HER2 fluorescence in situ hybridization. Appl Immunohistochem Mol Morphol 27(3):223–230

Collins ML, Irvine B, Tyner D, Fine E, Zayati C, Chang C, Horn T, Ahle D, Detmer J, Shen LP, Kolberg J, Bushnell S, Urdea MS, Ho DD (1997) A branched DNA signal amplification assay for quantification of nucleic acid targets below 100 molecules/ml. Nucleic Acids Res 25(15):2979–2984

Cunningham RE, Avallone FA, Achstetter VA, Young DY, Sesterhenn IA (1994) In situ hybridization. In: Mikel UV (Hrsg) Advanced methods in histology and pathology, armed forces institut of pathology. American Registry of Pathology, Washington, S 41–76

Dardani I, Emert BL, Goyal Y, Jiang CL, Kaur A, Lee J, Rouhanifard SH, Alicea GM, Fane ME, Xiao M, Herlyn M, Weeraratna AT, Raj A (2022) ClampFISH 2.0 enables rapid, scalable amplified RNA detection in situ. Nat Methods 19(11):1403–1410

Dirks RM, Pierce NA (2004) Triggered amplification by hybridization chain reaction. Proc Natl Acad Sci U S A 101(43):15275–15278

Egloff S, Melnychuk N, Cruz Da Silva E, Reisch A, Martin S, Klymchenko AS (2022) Amplified fluorescence in situ hybridization by small and bright dye-loaded polymeric nanoparticles. ACS Nano 16(1):1381–1394

Eng CL, Lawson M, Zhu Q, Dries R, Koulena N, Takei Y, Yun J, Cronin C, Karp C, Yuan GC, Cai L (2019) Transcriptome-scale super-resolved imaging in tissues by RNA seqFISH. Nature 568(7751):235–239

Femino AM, Fay FS, Fogarty K, Singer RH (1998) Visualization of single RNA transcripts in situ. Science 280(5363):585–590

Gall JG, Pardue ML (1969) Formation and detection of RNA-DNA hybrid molecules in cytological preparations. Proc Natl Acad Sci U S A 63(2):378–383

Gatta LB, Incardona P, Cadei M, Grigolato P, Simoncelli S, Balzarini P (2012) Simultaneous fluorescence immunophenotyping and Her-2/neu genotyping (FICTION) in breast carcinoma candidates to target therapy. Appl Immunohistochem Mol Morphol 20(4):413–420

Hainfeld J, Eisen R, Tubbs R, Powell R (2002) Enzymatic metallography: A simple new staining method. Microsc Microanal 8(S02):916–917

Hopman AH, van Hooren E, van de Kaa CA, Vooijs PG, Ramaekers FC (1991) Detection of numerical chromosome aberrations using in situ hybridization in paraffin sections of routinely processed bladder cancers. Mod Pathol 4(4):503–513

Janesick A, Shelansky R, Gottscho AD, Wagner F, Williams SR, Rouault M, Beliakoff G, Morrison CA, Oliveira MF, Sicherman JT, Kohlway A, Abousoud J, Drennon TY, Mohabbat SH; 10x Development Teams; Taylor SEB (2023) High resolution mapping of the tumor microenvironment using integrated single-cell, spatial and in situ analysis. Nat Commun. 14(1):8353

John HA, Birnstiel ML, Jones KW (1969) RNA-DNA hybrids at the cytological level. Nature 223(5206):582–587

Karp G (2005) Molekulare Zellbiologie. Springer

Kerstens HM, Poddighe PJ, Hanselaar AG (1995) A novel in situ hybridization signal amplification method based on the deposition of biotinylated tyramine. J Histochem Cytochem 43(4):347–352

Kierszenbaum AL, Tres LL (2019) Histology and cell biology: An introduction to pathology (5th Edition). Elsevier eBooks+

Kishi JY, Lapan SW, Beliveau BJ, West ER, Zhu A, Sasaki HM, Saka SK, Wang Y, Cepko CL, Yin P (2019) SABER amplifies FISH: enhanced multiplexed imaging of RNA and DNA in cells and tissues. Nat Methods 16(6):533–544

Kjeldsen E, Kølvraa S (2002) FISH techniques, FISH probes and their applications in medicine and biology – an overview. In: Rautenstrauß B, Liehr T (Hrsg) FISH technology. Springer-Verlag, Springer Lab Manual, S 3–50

Koch J (2002) PRINS: Hybridization and primed in situ labeling in one step. In: Rautenstrauß B, Liehr T (Hrsg) FISH technology. Springer-Verlag, Springer Lab Manual, S 463–472

Koji T (2000) Introduction to the detection of specific DNA and RNA sequences. In: Koji T (Hrsg) Molecular histochemical techniques springer lab manual. Springer, S 51–64

Lan HY, Mu W, NG YY, Nikolic-Paterson DJ, Atkins RC, (1996) A simple, reliable, and sensitive method for nonradioactive in situ hybridization: use of microwave heating to improve hybridization efficiency and preserve tissue morphology. J Histochem Cytochem 44(3):281–287

Lang G (2010) Demonstration of kappa and lambda light chains by dual chromogenic in situ hybridization of formalin-fixed, acid-decalcified, and paraffin-embedded bone marrow trephine biopsies. J Histotechnol 33(1):9–13

Larsson C, Grundberg I, Söderberg O, Nilsson M (2010) In situ detection and genotyping of individual mRNA molecules. Nat Methods 7(5):395–397

Leitch AR, Schwarzacher T, Jackson D, Leitch IJ (1994) In situ Hybridization: A practical guide. BIOS scientific publishers limeted. Deutsche Edition: Leitch AR, Schwarzacher T, Jackson D, Leitch IJ (1994) In situ Hybridisierung (Übers. Bettenhausen B), Spektrum Akademischer Verlag

Li J, Zhou Y, Gu J (2014) Stain-Decolorize-Stain (SDS): a new technique for multiple staining. Histochem Cell Biol 141(3):251–62. doi

Liao J, Lu X, Shao X, Zhu L, Fan X (2021) Uncovering an organ's molecular architecture at single-cell resolution by spatially resolved transcriptomics. Trends Biotechnol 39(1):43–58

Liu D, Daubendiek SL, Zillman MA, Ryan K, Kool ET (1996) Rolling circle DNA synthesis: small circular oligonucleotides as efficient templates for DNA polymerases. J Am Chem Soc 118(7):1587–1594

Liu Y, Le P, Lim SJ, Ma L, Sarkar S, Han Z, Murphy SJ, Kosari F, Vasmatzis G, Cheville JC, Smith AM (2018) Enhanced mRNA FISH with compact quantum dots. Nat Commun 9(1):4461

Lomakin A, Frank-Kamenetskii MD (1998) A theoretical analysis of specificity of nucleic acid interactions with oligonucleotides and peptide nucleic acids (PNAs). J Mol Biol 276(1):57–70

Lubeck E, Coskun AF, Zhiyentayev T, Ahmad M, Cai L (2014) Single-cell in situ RNA profiling by sequential hybridization. Nat Methods 11(4):360–361

Marras SAE, Bushkin Y, Tyagi S (2019) High-fidelity amplified FISH for the detection and allelic discrimination of single mRNA molecules. Proc Natl Acad Sci U S A 116(28):13921–13926

Matsuno A (2000) Electron microscopy in situ hybridization and ist combination with immunohistochemistry. In: Koji T (Hrsg) Molecular Histochemical Techniques. Springer Lab Manual. Springer, S 204–221

Mavropoulos A, Allo B, He M, Park E, Majonis D, Ornatsky O (2017) Simultaneous detection of protein and mRNA in Jurkat and KG-1a cells by mass cytometry. Cytometry A 91(12):1200–1208

Meng Q, Wang S, Zhang L et al (2013) Development of an in situ loop-mediated isothermal amplification technique for chromosomal localization of DNA sequences. Chin. J. Ocean. Limnol 31:128–133

Moffitt JR, Hao J, Wang G, Chen KH, Babcock HP, Zhuang X (2016) High-throughput single-cell gene-expression profiling with multiplexed error-robust fluorescence in situ hybridization. Proc Natl Acad Sci U S A 113(39):11046–11051

Mülhardt C (2006) Der Experimentator Molekularbiologie/Genomics, 5. Spektrum Akademischer Verlag, Auflage

Müller H-J (2004) Der Experimentator Microarrays, 1. Spektrum Akademischer Verlag, Auflage

Nilsson M, Malmgren H, Samiotaki M, Kwiatkowski M, Chowdhary BP, Landegren U (1994) Padlock probes: circularizing oligonucleotides for localized DNA detection. Science 265(5181):2085–2088

Notomi T, Okayama H, Masubuchi H, Yonekawa T, Watanabe K, Amino N, Hase T (2000) Loop-mediated isothermal amplification of DNA. Nucleic Acids Res 28(12):E63

Nuovo AJ, Garofalo M, Mikhail A, Nicol AF, Vianna-Andrade C, Nuovo GJ (2013) The effect of aging of formalin-fixed paraffin-embedded tissues on the in situ hybridization and immunohistochemistry signals in cervical lesions. Diagn Mol Pathol 22(3):164–173

Okamoto A (2019) Next-generation fluorescent nucleic acids probes for microscopic analysis of intracellular nucleic acids. Appl Microsc. 2019 Nov 18;49(1):14

Paternoster SF, Brockman SR, McClure RF, Remstein ED, Kurtin PJ, Dewald GW (2002) A new method to extract nuclei from paraffin-embedded tissue to study lymphomas using interphase fluorescence in situ hybridization. Am J Pathol 160(6):1967–1972

Pelengaris S, Khan M (2006) The Molecular Biology of Cancer. Blackwell Publishing

Pinkel D, Straume T, Gray JW (1986) Cytogenetic analysis using quantitative, high-sensitivity, fluorescence hybridization. Proc Natl Acad Sci U S A 83(9):2934–2938

Player AN, Shen LP, Kenny D, Antao VP, Kolberg JA (2001) Single-copy gene detection using branched DNA (bDNA) in situ hybridization. J Histochem Cytochem 49(5):603–612

Raap AK, van de Corput MP, Vervenne RA, van Gijlswijk RP, Tanke HJ, Wiegant J (1995) Ultra-sensitive FISH using peroxidase-mediated deposition of biotin- or fluorochrome tyramides. Hum Mol Genet 4(4):529–534

Raj A, van den Bogaard P, Rifkin SA, van Oudenaarden A, Tyagi S (2008) Imaging individual mRNA molecules using multiple singly labeled probes. Nat Methods 5(10):877–879

Rao A, Barkley D, França GS, Yanai I (2021) Exploring tissue architecture using spatial transcriptomics. Nature 596(7871):211–220

Richardson SO, Huibers MMH, de Weger RA et al (2019) One-fits-all pretreatment protocol facilitating Fluorescence In Situ Hybridization on formalin-fixed paraffin-embedded, fresh frozen and cytological slides. Mol Cytogenet 12:27

Rieder H et al (2002) Formalin-fixed and paraffin-embedded tissue sections. In: Rautenstrauß B, Liehr T (Hrsg) FISH technology. Springer-Verlag, Springer Lab Manual, S 148–161

Robles-Remacho A, Sanchez-Martin RM, Diaz-Mochon JJ (2023) Spatial Transcriptomics: Emerging Technologies in Tissue Gene Expression Profiling. Anal Chem 95(42):15450–15460

Rogan PK, Cazcarro PM, Knoll JH (2001) Sequence-based design of single-copy genomic DNA probes for fluorescence in situ hybridization. Genome Res 11(6):1086–1094

Rouhanifard SH et al (2018) ClampFISH detects individual nucleic acid molecules using click chemistry-based amplification. Nat Biotechnol. ▶ https://doi.org/10.1038/nbt.4286

Schrijver WA, van der Groep P, Hoefnagel LD, Ter Hoeve ND, Peeters T, Moelans CB, van Diest PJ (2016) Influence of decalcification procedures on immunohistochemistry and molecular pathology in breast cancer. Mod Pathol 29(12):1460–1470

Schwarzacher Tr, Heslop-Harrison P (2000) Practical in situ Hybridization. BIOS Scientific Publishers ltd

Schwarzkopf M, Liu MC, Schulte SJ, Ives R, Husain N, Choi HMT, Pierce NA (2021) Hybridization chain reaction enables a unified approach to multiplexed, quantitative, high-resolution immunohistochemistry and in situ hybridization. Development 148(22):dev199847

Sibony M, Commo F, Callard P, Gasc JM (1995) Enhancement of mRNA in situ hybridization signal by microwave heating. Lab Invest 73(4):586–591

Silverman AP, Kool ET (2007) Oligonucleotide probes for RNA-targeted fluorescence in situ hybridization. Adv Clin Chem 43:79–115

Speel EJ, Ramaekers FC, Hopman AH (1997) Sensitive multicolor fluorescence in situ hybridization using catalyzed reporter deposition (CARD) amplification. J Histochem Cytochem 45(10):1439–1446

Sperry A, Jin L, Lloyd RV (1996) Microwave treatment enhances detection of RNA and DNA by in situ hybridization. Diagn Mol Pathol 5(4):291–296

Tubbs RR, Pettay J, Skacel M, Downs-Kelly E, Powel RD, Hicks DG, Hainfeld JF (2005) Gold- and silver-faciliated in situ hybridization procedures for detection of HER2 gene amplifikation. In: Tubbs RR (Hrsg) Hacker GW. Techniques and Applications, CRC Press, Molecular Morphology in Human Tissues, S 101–106

Urieli-Shoval S, Meek RL, Hanson RH, Ferguson M, Gordon D, Benditt EP (1992) Preservation of RNA for in situ hybridization: carnoy's versus formaldehyde fixation. J Histochem Cytochem 40(12):1879–1885

Veselinyová D, Mašlanková J, Kalinová K, Mičková H, Mareková M, Rabajdová M (2021) Selected in situ hybridization methods: principles and application. Molecules 26(13):3874

Wang F, Flanagan J, Su N, Wang LC, Bui S, Nielson A, Wu X, Vo HT, Ma XJ, Luo Y (2012) RNAscope: a novel in situ RNA analysis platform for formalin-fixed, paraffin-embedded tissues. J Mol Diagn 14(1):22–29

Wang X, Allen WE, Wright MA, Sylwestrak EL, Samusik N, Vesuna S, Evans K, Liu C, Ramakrishnan C, Liu J, Nolan GP, Bava FA, Deisseroth K (2018) Three-dimensional intact-tissue sequencing of single-cell transcriptional states. Science.361(6400):eaat5691

Weber-Matthiesen K, Müller-Hermelink A, Deerberg J, Scherthan H, Schlegelberger B, Grote W (1993) Discrimination of distinct subpopulations within a tumor with combined double immunophenotyping and interphase cytogenetics. J Histochem Cytochem 41(11):1641–1644

Werner D, Battmann A, Steinmetz K, Jones T, Lamb T, Martinez M, Altmannsberger HM, Al-Batran SE (2014) The validation of a novel method combining both HER2 immunohistochemistry and HER2 dual-colour silver in situ hybridization on one slide for gastric carcinoma testing. J Transl Med 12:160

Wu J, Lv J, Zheng X, Wu ZS (2021) Hybridization chain reaction and its applications in biosensing. Talanta 234:122637

Xia C, Fan J, Emanuel G, Hao J, Zhuang X (2019) Spatial transcriptome profiling by MERFISH reveals subcellular RNA compartmentalization and cell cycle-dependent gene expression. Proc Natl Acad Sci U S A 116(39):19490–19499

Yu Q, Zhang C, Huang W, Li L (2021) Heat-induced antigen retrieval in fluorescence in situ hybridization: an effective approach enhancing signal intensity in poor-quality FFPE sections. Exp Ther Med 22(6):1480

Yue L et al (2023) A guidebook of spatial transcriptomic technologies, data resources and analysis approaches. Comput Struct Biotechnol J 21:940–955

Molekularpathologie

Inhaltsverzeichnis

13.1 Einleitung – 535

13.2 Extraktion von Nukleinsäuren aus FFPE-Gewebe – 536
13.2.1 Einfluss der Formaldehydfixierung – 536
13.2.2 Materialgewinnung und Entparaffinierung – 539
13.2.3 Enzymatischer Aufschluss – 541
13.2.4 Phenolextraktion – 542
13.2.5 Ethanolpräzipitation – 542
13.2.6 Festphasenisolierung – 542
13.2.7 RNA-Extraktion – 544
13.2.8 Konzentrationsbestimmung – 545
13.2.9 Qualitätsprüfung – 545

13.3 Enzymatische Werkzeuge der Molekularbiologie – 547
13.3.1 Restriktionsenzyme – 547
13.3.2 DNA-Polymerasen – 547
13.3.3 Reverse Transkriptasen – 548
13.3.4 DNA-Ligasen – 548
13.3.5 Nukleasen – 548

13.4 Elektrophorese – 548
13.4.1 Gelelektrophorese – 548
13.4.2 Kapillarelektrophorese – 549

13.5 Polymerasekettenreaktion – 550
13.5.1 Prinzip – 550
13.5.2 PCR-Varianten – 551

13.6 Isotherme Amplifikation – 553
13.6.1 LAMP – 553
13.6.2 SDA – 555

© Der/die Autor(en), exklusiv lizenziert an Springer-Verlag GmbH, DE,
ein Teil von Springer Nature 2025
G. Lang, *Histotechnik*,
https://doi.org/10.1007/978-3-662-71093-7_13

13.6.3	NASBA – 555	
13.6.4	HDA – 556	

13.7 Mutationsanalyse – 556

13.7.1	Real-Time-PCR – 556	
13.7.2	Digitale PCR – 558	
13.7.3	LAMP – 559	
13.7.4	Ligationsassays – 560	
13.7.5	Schmelzkurvenanalyse – 562	
13.7.6	Sanger-Sequenzierung – 563	
13.7.7	Pyrosequenzierung – 564	
13.7.8	Next-Generation-Sequencing – 565	
13.7.9	Third-Generation-Sequencing – 574	
13.7.10	Massenspektrometrie – 576	
13.7.11	DNA-Microarray-Assay – 577	
13.7.12	Mutationsanalysen mit Festphasenhybridisierung – 580	

13.8 Methylierungsassays – 580

Literatur – 581

13.1 Einleitung

Der Begriff „Molekularpathologie" beschreibt die Charakterisierung und die Diagnostik einer pathologischen Veränderung, die sich im Genom oder Transkriptom manifestiert, mithilfe von molekulargenetischen Analysen. Im pathologischen Institut umfasst das Untersuchungsmaterial für diese Analysen Gewebeproben bzw. Zellen. Es wird entweder in Form eines Gewebeschnitts untersucht oder stellt das Ausgangsmaterial für eine Nukleinsäureextraktion dar. Molekularpathologische Analysen betreffen in erster Linie die **Tumordiagnostik,** aber auch die **Erregerdiagnostik.**

Mit den laufenden Fortschritten in der Tumorforschung vermehren sich auch die molekularbiologischen Parameter, die an FFPE-Material nachgewiesen werden sollen. Besonders interessant sind hier genetische Tumoranalysen, die den Patientinnen den Zugang zu einer vielversprechenden, **zielgerichteten Therapie** eröffnen. Die Tumore werden nicht nur mehr durch ihr phänotypisches Erscheinungsbild, das man durch histologische Färbungen und Immunhistochemie gewinnt, charakterisiert, sondern auch durch ihren **individuellen Genotyp,** der mit einem individuellen Ansprechen auf die Therapie korrelieren kann.

Die bild- bzw. schnittbasierte Molekularpathologie ist durch die In-situ-Hybridisierung und durch einige IHC-Parameter, die indirekt auf den Genotyp schließen lassen, abgedeckt. Im Histodiagnostiklabor versteht man unter Molekularpathologie im engeren Sinne die molekulargenetischen Analysen auf **isolierten Nukleinsäuren,** die aus Probenmaterial gewonnen werden. Üblicherweise werden diese Untersuchungen als Zusatzanalysen bei speziellen Fragestellungen nach der primären Tumorbefundung auf FFPE-Material möglichst zeitnah durchgeführt. Durch die Verwendung von FFPE-Material zur Mutationsanalyse ist es aber auch möglich, archivierte Paraffinblöcke von lange zurückliegenden Operationen heranzuziehen. Und die Histoarchive stellen natürlich einen großen Reichtum an genetischen Informationen dar, der für retrospektive Analysen genutzt werden kann.

Bei der Entwicklung der klinischen Molekularpathologie über die letzten 20 Jahre gingen Innovationen bei der Probenverarbeitung, bei den Analysemethoden und bei der Medikamentenforschung Hand in Hand. Heutzutage werden routinemäßig bei Mamma-, Lungen- und kolorektalen Karzinomen, beim Melanom aber auch bei anderen Tumoren molekulargenetische Tests durchgeführt, um eine möglichst gezielte Therapie einleiten zu können. Beispiele für relevante Gene sind *EGFR, BRAF, MET, ALK, ROS1* für das Lungenkarzinom; *KRAS, NRAS, BRAF, POLE* für das Kolonkarzinom; *BRCA1/2, ERBB2, PIK3CA* für das Mammakarzinom; *BRAF* für das Melanom; *POLE* für das Endometriumkarzinom. Diese **Onkogene** werden auf **Treibermutationen** untersucht bzw. wird bei **Tumorsuppressorgenen** deren möglicher Ausfall nachgewiesen. In manchen Fällen wird die Mikrosatelliteninstabilität, die eine Ausprägung der Fähigkeit der Tumorzellen zur DNA-Reparatur darstellt, oder die Mutationslast (Summe an Mutationen) untersucht. Je nach Analysemethode werden die relevanten Gene einzeln (z. B. Sanger-Sequenzierung, Pyrosequenzierung, Real-Time-PCR) oder zusammengefasst als Multiplexanalyse (Next-Generation-Sequencing [NGS], Massenspektrometrie) untersucht.

Neben der Bedeutung für die Therapie hat der genetische Tumorstatus auch eine wichtige Aussagekraft in Bezug auf **Prognose** und **Früherkennung.** Für das Mammakarzinom wurden in diesem Zusammenhang Expressionstests entwickelt, mit denen man auf Basis der **mRNA-Analyse** einer Vielzahl von Genen einen Risikoscore ermittelt. Die umfangreichen Untersuchungen der Tumore generieren wiederum Wissen, das in die Grundlagenforschung einfließt und auch retrospektiv ausgewertet werden kann. So befindet sich die moderne Molekularpathologie in einem ständigen Spannungsfeld und muss dynamisch auf neue Entwicklungen reagieren.

In der Praxis sind in der bildbasierten Histotechnik und in der nukleinsäurebasierten Molekularpathologie jeweils Spezialisten in den Labors tätig. Zu diesen Molpath-Spezialisten gehören neben BMAs auch Molekularbiologen und Bioinformatiker, die die Ergebnisse für die Pathologen aufbereiten. Die Tätigkeiten, die Instrumente und die erforderlichen Schutzmaßnahmen, z. B. gegen gesundheitsgefährdende Reagenzien einerseits oder gegen Analysekontamination andererseits, unterscheiden sich wesentlich. Dieses Kapitel soll den Histotechnikerinnen einen Einblick in die molekulargenetischen Techniken der Molekularpathologie vermitteln und auch auf den Zusammenhang zwischen klassischer Histotechnik und moderner Molekularpathologie aufmerksam machen. Aufgrund des Umfangs bleibt es aber bei einer oberflächlichen Bearbeitung und ich verweise auf detailliertere Fachliteratur für die einzelnen Analysemethoden.

13.2 Extraktion von Nukleinsäuren aus FFPE-Gewebe

Um Nukleinsäure als isoliertes Molekül untersuchen zu können, muss es aus seiner Umgebung extrahiert werden. Die Extraktion aus Zellen ist eine etablierte Methode der Molekularbiologie und sollte zu einer kontaminationsfreien und sauberen Nukleinsäurepräparation führen. Es existieren je nach Ausgangsmaterial, der zu isolierenden Nukleinsäurespezies und der nachfolgenden Analyse unterschiedliche Protokolle, die in der Regel durch käufliche Extraktionskits unterstützt werden (Jurk 2022).

Für fixiertes und in Paraffin eingebettetes Gewebe müssen Modifikationen im Vergleich zu nativem oder unfixiert gefrorenem Gewebe vorgenommen werden. Dazu gehören das Entparaffinieren und eine Hitzebehandlung in Puffer für eine Optimierung der Nukleinsäureausbeute (analog zum hitzeinduzierten Epitopretrieval der IHC, Shi et al. 2002). Die Ausbeute und Qualität der Nukleinsäuren ist entscheidend für ein gutes Gelingen der molekularpathologischen Analysen.

13.2.1 Einfluss der Formaldehydfixierung

Die Formaldehydfixierung des Chromatins erfolgt in erster Linie über die Histone, Formaldehyd bindet aber auch an die Nukleinsäuren an und hier vorzugsweise an die Basen **Adenin** und **Cytosin**. Diese weisen tertiäre Aminogruppen auf, an die **Methylolgruppen** angehängt werden (Masuda et al. 1999). Über diese Methylolgruppen erfolgt in einem zweiten Schritt die Quervernetzung der Nukleinsäuren durch Methylenbrücken mit sich selbst oder anderen Biomolekülen. Diese Addukte an den Nukleinsäuren beeinträchtigen die Amplifizierbarkeit von DNA und RNA bei der PCR bzw. bei der Reverse-Transkriptase-PCR (s. ▶ Abschn. 13.3) und beschränken die Länge der amplifizierbaren Fragmente.

Weitere Reaktionen von Formaldehyd mit den Nukleinsäuren sind die **Desaminierung** von Cytosin, wodurch es in Uracil verwandelt wird, und die Desaminierung von methyliertem Cytosin in CpG-Dinukleotiden,[1] wodurch es in Thymin umgewandelt wird. Diese durch Formaldehyd eingeführten, **künstlichen Mutationen** wirken sich bei Sequenzanalysen und anderen sequenzspezifischen Techniken aus. Auch bei der

---

1 In CpG-Dinukleotiden liegen die Basen Cytosin und Guanin nebeneinander und nicht gegenüber. Durch die Methylierung von Cytosin kann die Genexpression epigenetisch reguliert werden.

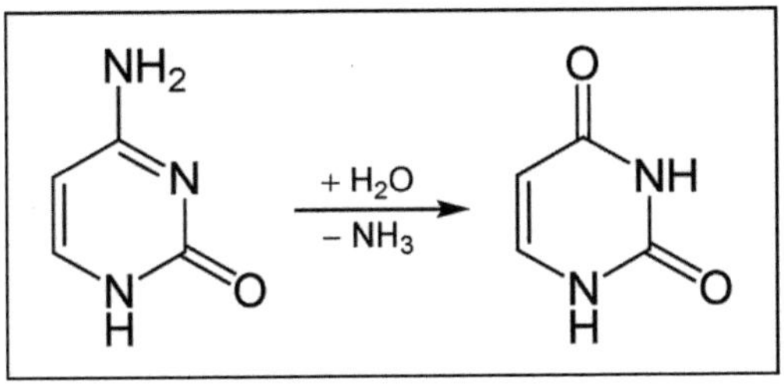

13.2 · Extraktion von Nukleinsäuren aus FFPE-Gewebe

Abb. 13.1 Die Desaminierung von Cytosin verwandelt es in Uracil

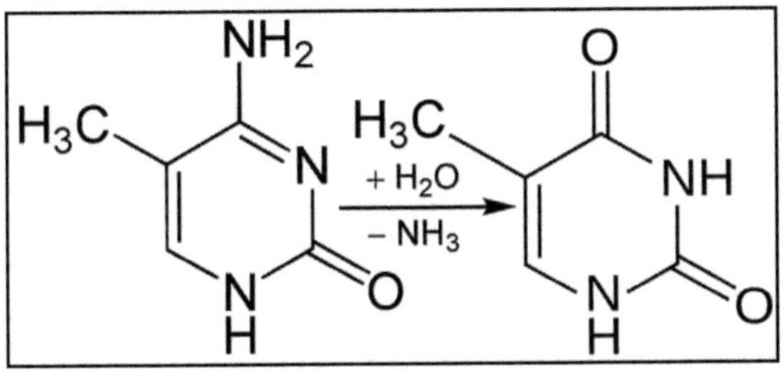

Abb. 13.2 Die Desaminierung von methyliertem Cytosin verwandelt es in Thymin

Lagerung von FFPE-Blöcken kommt es zu einer altersabhängigen Desaminierung von Cytosin (Abb. 13.1 und 13.2).

Die Desaminierung von Cytosin durch Formaldehyd und seine Umwandlung in Uracil führt dazu, dass sich bei einer nachfolgenden PCR Adenin mit dieser modifizierten Base paart und eine Mutation bzw. eine SNV[2] in diesem Strang vorgetäuscht wird. Die Häufigkeit dieser Ereignisse liegt bei 1–10 % VAF (*variant allele frequency*). Durch die Behandlung mit Uracil-N-Glykosylase können die Uracilbasen entfernt und modifizierte DNA-Fragmente degradiert werden. Die Desaminierung von methyliertem Cytosin in CpG-Dinukleotiden wird durch die Uracil-N-Glykosylase nicht repariert.

Prentice et al. (2018) halten die Anzahl an auftretenden Desaminierungen in routinemäßig fixierten Proben für zu gering, um einen diagnostischen Effekt zu bewirken. Sie sahen aber eine Erhöhung der Desaminierungsereignisse in Abhängigkeit von der Fixierdauer und auch in Abhängigkeit vom Alter der archivierten Paraffinblöcke. Diese künstlichen Nukleinsäuremodifikationen beeinflussen speziell die hochsensitiven und hochparallelen Sequenzierungen (NGS), wo niedrigfrequente, somatische Mutationen[3] vor diesem Hintergrundsignal (*noise*) herausgefiltert werden sollen.

Die dichte Verpackung von doppelsträngiger DNA im Chromatin macht sie für DNasen relativ unzugänglich. Im Gegensatz dazu ist die einzelsträngige RNA den RNasen stark ausgesetzt. Ein positiver Effekt der Fixierung ist hier die Inaktivierung der **Nukleasen**. Eine verzögerte Fixierung durch eine zu lange kalte Ischämiezeit oder aufgrund zu dicker Gewebestücke begünstigt den Abbau der Nukleinsäuren in unfixierten Arealen.

Die Fixierung in Formalin führt zu einer **Degradierung** von Nukleinsäuren, wobei noch fraglich ist, ob das Formaldehyd selbst die Ursache der Hydrolyse ist. Es entstehen DNA-Bruchstücke bis zu einer maximalen Länge von 300–400 bp. Die RNA-Fragment-Länge liegt bei 50–300 nt (mehrheitlich bei 100–150 nt). Dieser Effekt ist temperatur-, pH- und zeitabhängig (Srinivasan et al. 2002; Chung et al. 2008). Nagahashi et al. (2017) sahen eine eindeutig stärkere und früher einsetzende Degradierung bei der Fixierung mit ungepuffertem Formaldehyd. Strangbrüche passieren auch in der lebenden Zelle als Alterungserscheinung oder durch zellulären Stress. Die lebende Zelle besitzt allerdings Reparatursysteme, die im fixierten Zustand natürlich nicht mehr funktionieren.

Für die Extraktion von DNA aus Gewebe ist eine verzögerungsfreie, kurze Fixierung zwischen 3 und 6 h in gekühltem

---

2 SNV. *Single nucleotide variant*; Eine einzelne Base wird ausgetauscht.

3 Somatische Mutation. Erworbene Mutation im Gegensatz zur Keimbahnmutation.

NBF vorteilhaft (Srinivasan et al. 2002). Da diese kurze Fixierung jedoch für die Morphologie, IHC und andere Anwendungen nachteilig ist und eine gekühlte Fixierung aller Proben im Routinebetrieb nicht durchführbar ist, verbleibt man bei einer Fixierzeit von 6–72 h in NBF bei Raumtemperatur.

Auch bei der RNA-Gewinnung ist der limitierende Faktor die Degradierung und Modifikation, aber auch der Verlust durch RNasen und Ausschwemmung (Cox et al. 2006). Je länger die kalte Ischämiezeit vor der Fixierung andauert, umso stärker kommt es zum Abbau der RNAs durch RNasen und durch Hydrolyse. Dieser Effekt wird durch Aufbewahrung bei kühlen Temperaturen verlangsamt. Während der kalten Ischämiezeit kann sich auch die Expressionsstärke der mRNA bestimmter Gene verändern. Die Formaldehydfixierung inaktiviert die RNasen, führt aber bei längerer Einwirkung zu einer verstärkten Fragmentierung. Chung et al. (2008) fanden dementsprechend in ihrer Studie eine verminderte RNA-Ausbeute bei unterfixiertem Gewebe (unter 4 h) und bei länger fixiertem Gewebe (über 48 h). Sie untersuchten auch den Einfluss des Paraffinprozesses auf die RNA-Qualität und sahen, dass zusammen mit einer adäquaten Fixierung eine ausreichend lange Entwässerung und Paraffininfiltration die Ausbeute verbesserten. Im Vergleich dazu waren verkürzte Einbettungsprotokolle mit unzureichender Entwässerung weniger erfolgreich.

Eine weitere Behinderung der RNA-Gewinnung ergibt sich durch die Vorliebe von Formaldehyd für den Poly(A)-Schwanz der mRNA. mRNA kann durch Hybridisieren an Oligo(dT)[4] aus dem Extrakt isoliert werden. Veränderung am Poly(A)-Schwanz beeinträchtigen die Hybridisierung (Srinivasan et al. 2002) und damit die Ausbeute.

Hier können alternativ andere Isolierungsmethoden eingesetzt werden, die auch verkürzte oder fragmentierte RNAs erfassen.

Eine verlängerte Fixierung in Formaldehyd bewirkt also eine verstärkte Degradierung, mehr chemische Modifikationen und Vernetzungen. In den letzten Jahren sah man, dass die mangelnde Amplifizierbarkeit von extrahierten Nukleinsäuren eher in der chemischen Modifikation als in der Fragmentierung zu sehen ist. Die Methyloladdukte sowie inter- und intramolekulare Vernetzungen können zum Teil durch eine Hitzevorbehandlung analog zum Antigenretrieval der IHC und durch Proteaseverdau rückgeführt werden, was die Ausbeute an extrahierbaren und verwertbaren Nukleinsäuren steigert. So ist FFPE-Material für die Analyse von relativ kurzen Sequenzen gut geeignet bzw. es wurden die Methoden für FFPE-Nukleinsäuren an die Fragmentlängen und Modifikationen angepasst.

Fujii et al. (2020) untersuchten die Qualität von FFPE-Nukleinsäuren in Bezug auf ihren Einsatz beim **Next-Generation-Sequencing** (NGS). Die Quelle der Nukleinsäuren waren klinische Proben mit Fixierzeiten bis zu 72 h und einem Alter bis zu vier Jahren. Sie bestätigten die zunehmende, signifikante Degradierung mit zunehmendem Alter der FFPE-Blöcke. In 20 % ihrer Fälle zeigten die Qualitätsparameter für RNA an, dass sie nicht mehr verwertbar wären. Sie konnten trotzdem sowohl aus älteren Proben mit stärkerer Degradierung als auch aus frischeren Proben eine qualitativ gute DNA-Bibliothek (s. ▶ Abschn. 13.7.8) erzeugen und im NGS erfolgreich verwerten. Ein wichtiger Faktor war das Design der Analyse mit der Amplifikation von Zielregionen mit einer Länge von ca. 200 bp. Kuwata et al. (2020) sahen in einer groß angelegten Studie (ca. 2500 Proben, bis vier Jahre alt) ebenso einen direkten Zusammenhang zwischen Nukleinsäuredegradierung und NGS-Erfolg. Proben mit einem sehr guten Abschneiden

---

4 Oligo(dT). Kurze einzelsträngige DNA-Sequenz mit ca. 25 Desoxythymidinen.

beim Qualitätstest zeigten eine Erfolgsrate von ca. 97 %. Solche mit einem schlechten Qualitätstest zeigten eine Erfolgsrate von ca. 25 %. NGS benötigt eine ausreichende Menge an hochqualitativen Nukleinsäuren. Andererseits ermöglicht die umfassende bioinformatische Analyse der vielen parallelen Sequenzierungen kurzer Amplicons die zuverlässige diagnostische Anwendung von FFPE-Nukleinsäuren im NGS.

Wichtig für die Zuverlässigkeit der Molekularpathologie ist selbstverständlich eine **standardisierte Präanalytik** mit möglichst kurzer kalter Ischämiezeit und schmal zugeschnittenen Gewebestückchen, um die Formaldehydwirkung möglichst schnell und gleichmäßig in der Probe zu gewährleisten. Dies inaktiviert Nukleasen, stoppt die Autolyse und verursacht eine homogene Modifikation und Quervernetzung der Nukleinsäuren. Die Dauer der Fixierung sollte ebenso standardisiert sein und Unterfixierung im Hinblick auf die Morphologie und andere histologische Techniken vermieden werden. Die Morphologie ist auch für die Molekularpathologie die Grundlage aller Entscheidungen. Bei der Lagerung von Paraffinblöcken sollte man sich der alterungsbedingten Fragmentierung und der zusätzlichen Desaminierungen bewusst sein. Eine Lagerung bei höheren Temperaturen und feuchter Umgebung verursacht dabei eine stärkere Fragmentierung (Bass et al. 2014; von Ahlfen et al. 2007).

Die **Entkalkung** von formalinfixierten Gewebeproben sollte für molekularpathologische Analysen in einer pH-neutralen EDTA-Lösung erfolgen, da jegliche Säureeinwirkung Nukleinsäuren degradiert (s. ▶ Abschn. 5.2.11). Die Fixierung mit **Formaldehydersatzmitteln** wie HOPE®, PAXGene® oder UMfix® soll eine Verbesserung der Nukleinsäureausbeute und geringere DNA-Modifikationen bei akzeptabler Morphologie bringen (s. ▶ Abschn. 4.5.1.10) (z. B. Parker et al. 2019; Groelz et al. 2013). Die Routinehistologie arbeitet allerdings seit Jahrzehnten standardmäßig mit neutral gepuffertem Formaldehyd, weshalb ein genereller Wechsel wenig wahrscheinlich ist und die Adaptierung der molekularpathologischen Methoden an das FFPE-Gewebe erfolgte.

13.2.2 Materialgewinnung und Entparaffinierung

Nach der morphologischen Begutachtung der in üblicher Weise gefärbten Schnitte wird vom Paraffinblock eine gewisse Anzahl an **dicken Schnitten** (5–20 µm) hergestellt und direkt in ein Reaktionsgefäß transferiert (z. B. Eppendorf-Hütchen). Die Anzahl ist abhängig von der Größe der Gewebefläche. Die Menge an gewonnenem Gewebe sollte nicht zu gering sein, damit die nötige Mindestmenge an Nukleinsäure erreicht wird. Es sollte aber auch nicht zu viel sein, um die Extraktionskapazität des Systems bei der nachfolgenden Isolierung nicht zu überlasten (z. B. 5×10 µm dicke Schnitte bei 10×10 mm^2 Fläche → 5 mm^3 Gewebe). Dickere Schnitte helfen dabei, die Zellkerne und damit die DNA nicht noch mehr zu zerkleinern. Bei mehrere Jahre alten Paraffinblöcken mit ausreichendem Material sollten die ersten oberflächlichen Schnitte verworfen werden, da sich hier eine verstärkte Nukleinsäuredegradierung zeigen kann. Bei sehr kleinen Biopsien wird oft das gesamte Gewebe für die Nukleinsäuregewinnung aufgebraucht. Hier sollte unbedingt darauf geachtet werden, für notwendige andere Analysen wie IHC oder ISH vorher genügend Schnitte sicherzustellen. Alternativ zu dieser Methode wird Material von ungefärbten Schnitten oder auch von cytologischen Ausstrichen mit einem Skalpell vom Objektträger gekratzt. Erleichtert wird dies, wenn man den Objektträger mit 96 % Ethanol benetzt, der dann schnell wieder verdampft. So lässt sich die elektrostatische Auflladung der Gewebeschnipsel vermindern und man bekommt sie leichter in das Gefäß.

Bei der Materialgewinnung muss die **Kontamination** mit „fremden" Nukleinsäuren verhindert werden. Das Tragen von Handschuhen ist Pflicht, das Mikrotom muss mit DNA-denaturierenden Reagenzien (z. B. Natriumhypochlorit) dekontaminiert werden. Es wird jeweils eine frische Einmalklinge eingesetzt. Zum Überführen der Schnitte in die Reaktionsgefäße bieten sich einzeln verpackte Zahnstocher an. Nach jeder Probe bzw. jedem Paraffinblock wird erneut dekontaminiert und die Handschuhe werden gewechselt. Zum Abkratzen von Material eignen sich sterile Einmalskalpelle.

Ein wichtiger Schritt vor der Schnittgewinnung ist die Eingrenzung der Fläche auf das relevante Areal durch den Pathologen. Für die Mutationsanalysen von Tumorgewebe sollten im Idealfall 100 % Tumorzellen gewonnen werden. Dies ist so gut wie unmöglich durch die Beimengung von z. B. Immunzellen oder anderen „normalen" Stromazellen innerhalb des Tumorgewebes. Den Prozentgehalt an Tumorzellen kann man aber durch die sog. **Makrodissektion** erheblich steigern, indem offensichtliches Normalgewebe von der Untersuchung ausgeschlossen wird. Bei der Anreicherung der Tumorzellen muss auch darauf geachtet werden, **nekrotische und unterfixierte Bereiche** möglichst zu vermeiden. Geschädigtes Gewebe enthält sehr wahrscheinlich keine oder nur mehr wenig amplifizierbare DNA.

Eine Variante der Anwendung ist die **Mikrodissektionsmethode** (s. ▶ Abschn. 8.6.1.8), wo unter dem Mikroskop aus Paraffinschnitten Zellen gezielt isoliert werden. Dies ist besonders von Vorteil, wenn eine geringe Anzahl an Tumorzellen, die auf Mutationen untersucht werden soll, zwischen normalen Zellen eingebettet ist. Bei der Mikrodissektion sollte man im Optimalfall auf 100 % Tumorzellen kommen, muss aber viele Einzelzellen ernten.

Die Anreicherung der Tumorzellen trägt der **Sensitivitätsgrenze** der nachfolgenden Tests Rechnung. Die Sensitivität der Mutationsanalysen beschreibt die Nachweisbarkeit von Mutationen im **Normalgewebe-Hintergrund** und liegt bei den meistverwendeten Methoden bei 1–5 % mutierter DNA in Wildtyp[5]-DNA (VAF). Theoretisch sollten also bei einem diploiden Chromosomensatz von 100 gewonnenen Zellen mindestens zwei bis zehn Tumorzellen sein, um eine heterozygote[6] Mutation zu erkennen, sofern sie in jeder Tumorzelle vorkommt. Somatische Tumormutationen sind in der Regel heterozygot. Als Faustregel sollte also der Prozentsatz an enthaltenen Tumorzellen immer mindestens doppelt so hoch wie die Sensitivitätsgrenze der Mutationsanalyse sein. Mit > 30 % Tumorgehalt ist man jedenfalls auf der sicheren Seite. Für die Ergebnisvalidierung der Analyse ist die Angabe des Tumorgehalts deshalb sehr wichtig. Eine heterogene Mutationsverteilung im Tumor mit verschiedenen Subpopulationen stellt hier eine weitere Herausforderung dar. Im Laufe der Tumorentwicklung erhöht sich die Wahrscheinlichkeit, immer mehr Mutationen anzureichern. Der Tumor kann dabei aus mehr oder weniger großen Subpopulationen bestehen, die sich im molekularen Profil unterscheiden (klonale Heterogenität). Die Mutation einer Subpopulation kann unter Umständen unter der Nachweisgrenze liegen, auch wenn der Gesamttumorgehalt ausreichend für die Analyse war (◘ Abb. 13.3).

Blutplasma kann auch als Quelle für eine DNA-Präparation dienen. Die sog. *liquid biopsy* enthält zellfreie DNA (cfDNA, 170- bis 200-bp-Fragmente) in geringer Menge, die unter Umständen aus zerfallenden Zellen eines Tumors stammt (ctDNA). Wurde bei einem Tumor beispielsweise eine

---

5   Wildtyp. „Normale" DNA, unveränderte Sequenz ohne Mutation.
6   Heterozygote Mutation. Die Mutation liegt nur auf einem der beiden Chromosomen; die beiden Allele eines Gens sind unterschiedlich.

13.2 · Extraktion von Nukleinsäuren aus FFPE-Gewebe

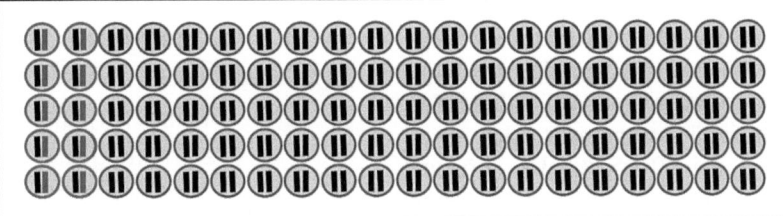

◘ **Abb. 13.3** Schema Tumorzellen in Wildtyp-Hintergrund. Jede Zelle enthält zwei Allele des analysierten Gens. Die Tumorzellen enthalten ein normales und ein mutiertes Allel. In diesem Beispiel ist der Tumorzellgehalt 10 %. Der Gehalt an mutierter DNA ist 5 % (VAF)

typische Mutation entdeckt, kann diese Eigenschaft die Basis für eine Verlaufskontrolle darstellen, die man patientenschonend an Blutproben durchführen kann. Um den sehr niedrigen Gehalt an ctDNA im Wildtyp-Hintergrund nachzuweisen, gibt es Bestrebungen, die Analysemethoden immer mehr zu verbessern und die Sensitivitätsgrenze auf unter 0,1 % zu senken (Chang et al. 2017).

- **Entparaffinieren**

Zum Entparaffinieren wird dem Reaktionsgefäß Xylol zugegeben. Wärme und Bewegung auf einem Rotator erleichtern die Paraffinlösung. Nach bestimmter Zeit wird die Lösung zentrifugiert und der Überstand über dem Pellet wird abpipettiert. Dies wiederholt man mit Alkoholen in absteigender Konzentration bis zu einer Pufferlösung. Alternativ lässt man das hochprozentige Ethanol verdampfen, bis die Gewebepartikel als trockener Rückstand übrig bleiben. Beim wiederholten Abpipettieren des Überstands besteht jedes Mal die Gefahr, auch Gewebepartikel mit zu entfernen.

Es werden auch Entparaffinierungsreagenzien angeboten, die nicht vor dem nachfolgenden Verdau abpipettiert werden müssen und so die Gefahr des Probenverlusts verringern. In diesem Fall befindet sich die Nukleinsäurephase schließlich unterhalb des Entparaffinierungsreagens mit dem gelösten Paraffin und muss herauspipettiert werden. Diese Methode eignet sich auch zur Automatisierung in Kombination mit speziellen Abtrennungstechniken.

Covaris bietet eine ultraschallunterstützte Methode zur Entparaffinierung als Teil eines Extraktionskits an (Adaptive Focused Acoustics®). Der hochfrequente, gezielte Ultraschall kann die Entparaffinierung in einem wässrigen Puffer durch Emulgation beschleunigen sowie Zellverbände und Zellen durch die auftretenden Scherkräfte aufbrechen. Der Zugang des nachfolgenden Enzyms wird erleichtert und die Verteilung homogener, was den Verdau erheblich verkürzen soll. Die Methode soll besonders die Ausbeute an längeren RNA-Fragmenten steigern und auch aus geringen Probenmengen verwertbare Nukleinsäuren extrahieren.

13.2.3 Enzymatischer Aufschluss

Um die Nukleinsäuren freizusetzen, müssen die Zellen zuerst aufgeschlossen werden. Dazu dienen mechanische und v. a. enzymatische Methoden zum Abbau der Zell- und Gewebeproteine und insbesondere der DNA-bindenden Kernproteine. Die Fixierung verursacht eine stärkere Einbindung der Nukleinsäuren in die umgebenden Proteine, was im Vergleich zu gefrorenem, unfixiertem Gewebe eine verlängerte Aufschlussprozedur notwendig macht. Die Andaulösung besteht aus **Proteinase K** und Natriumdodecylsulfat (SDS) in Puffer. SDS löst Zellmembranen und erleichtert den Zugang des Enzyms. Die Inkubation erfolgt bei 37–56 °C für wenige Stunden bis Tage bzw. bis zum vollständigen Aufschluss. Die optimale Aktivitätstemperatur der Proteinase K liegt bei 50–65 °C. Die Lösung wird dabei viskös. Aus der entstandenen Suspension erfolgt die Isolierung.

Formaldehydfixiertes Material wird nach dem Verdau durch **Hitzeeinwirkung** in einem Retrievalpuffer auf die Isolierung vorbereitet (z. B. 90 °C für 60 min für DNA-Extraktion; 70 °C für 60 min für RNA-Extraktion). Dadurch werden formaldehydbedingte Quervernetzungen und Addukte wieder rückgeführt.

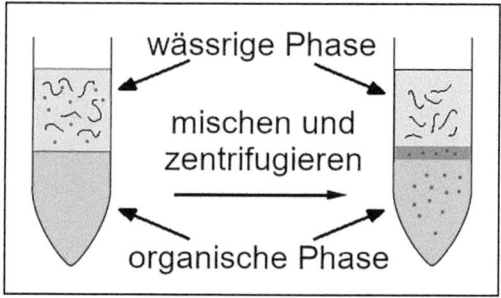

◻ **Abb. 13.4** Vor dem Mischen befinden sich Nukleinsäuren und Proteine in der wässrigen Phase. Nach dem Zentrifugieren befinden sich die Nukleinsäuren in der wässrigen Phase und die Proteine mehrheitlich in der Interphase zwischen wässriger und organischer Phase

13.2.4 Phenolextraktion

Die Phenolextraktion gehört zu den Standardprozeduren der Molekularbiologie, wird aber durch die Verfügbarkeit von käuflichen und automatisierbaren Kits immer weniger verwendet. RNA und DNA besitzen eine hohe Wasserlöslichkeit und fallen in bestimmten Alkohol-Wasser-Mischungen als Makromoleküle aus. In organischen Lösungsmitteln wie Chloroform oder Tris-HCl/EDTA-gepuffertem Phenol sind Nukleinsäuren sehr schlecht löslich, weshalb man durch **Extraktion** mit solchen Lösungsmitteln Eiweiße und hydrophobe Komponenten von ihnen abtrennen kann (Wink 2004). Die Extraktionslösung wird in das Reaktionsgefäß gegeben. Dieses wird sanft geschüttelt und zentrifugiert. Die wässrige Phase enthält die Nukleinsäuren und wird in ein anderes Gefäß überführt. Die Phenolfällung wird mehrmals zur Aufreinigung wiederholt (◻ Abb. 13.4).

13.2.5 Ethanolpräzipitation

Zum **Ausfällen** und **Konzentrieren** der Nukleinsäuren wird eine bestimmte Salzkonzentration eingestellt und absoluter Alkohol zugegeben. In Gegenwart monovalenter Kationen (z. B. Natriumacetat) bildet die DNA bzw. RNA in Ethanol einen unlöslichen Niederschlag. Bei der Präzipitation erscheint eine fädige, faserige Substanz. Die ausgefällten Nukleinsäuren werden zu einem Pellet zentrifugiert, der Überstand wird abpipettiert. Nach einem weiteren Reinigungsschritt mit 70 % Ethanol wird das Pellet mit einem passenden Puffer auf die gewünschte Konzentration resuspendiert.

Aufgrund der physikalisch-chemischen Unterschiede zwischen den Nukleinsäuretypen und ihrer differierenden Nukleasesensibilität lassen sie sich weiter isolieren.

13.2.6 Festphasenisolierung

Die Industrie stellt für die Extraktion von Nukleinsäuren aus FFPE-Gewebe praktische Kits und Automaten her, die den Vorgang erleichtern, die Ausbeute optimieren und Verunreinigungen minimieren. Diese Kits arbeiten z. B. mit kleinen Silikamembransäulchen oder paramagnetischen Partikeln (Beads) zur Isolierung. Hier werden die Nukleinsäuren nicht ausgefällt, sondern ihr unterschiedliches Bindungsverhalten an angebotene Bindungspartner (z. B. Silikate, synthetische Polymere) in unterschiedlichen

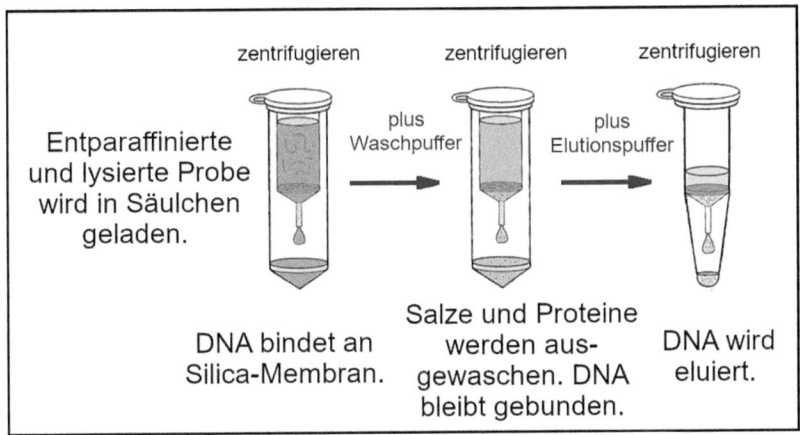

Abb. 13.5 DNA-Isolierung mit Silikamembran-Säulchen

Puffermilieus (ionisch, polar/unpolar) ausgenutzt. Nukleinsäuren binden in chaotroper Lösung an Glasoberflächen oder lassen sich an carboxylierte bzw. positiv geladene Oberflächen reversibel binden.

Bei der Verwendung von **Silikamembran-Säulchen** wird die Probe bzw. werden die Puffer in drei Schritten in das Säulchen pipettiert und wiederum durch die Membran zentrifugiert. Dazu stehen auch Automaten zur Verfügung (z. B. QIAcube® von QIAGEN). Im ersten Schritt wird die Probe im passenden Reagens aufpipettiert und durchzentrifugiert. Die Nukleinsäuren bleiben an der Membran gebunden. Im zweiten Schritt wird ein Waschpuffer aufpipettiert und durchzentrifugiert. Dadurch werden Proteine und Salze weggespült, die Nukleinsäuren bleiben an der Membran. Der Waschschritt kann wiederholt werden. Im dritten Schritt wird ein Elutionspuffer mit geringer Ionenstärke aufpipettiert und durchzentrifugiert. Die Nukleinsäuren werden gelöst und im Eluat aufgefangen (◘ Abb. 13.5).

Die Aufreinigung mit **paramagnetischen Partikeln** kann ebenso automatisiert erfolgen (z. B. Maxwell® CSC von Promega). Die mikrometergroßen, paramagnetischen Partikel magnetisieren sich nur unter Einfluss eines starken magnetischen Felds, sind ansonsten aber nicht magnetisch. Hier tragen die Partikel eine Silikaoberfläche oder eine andere funktionelle Matrix, die die jeweiligen Nukleinsäuren bindet. Nach dem Bindungsschritt werden die Beads durch Anlegen eines magnetischen Felds an der Gefäßwand fixiert und die restliche Lösung kann abpipettiert werden. Es folgen Waschschritte und schließlich werden die Nukleinsäuren wieder in einem Elutionspuffer von den Beads gelöst (Berensmeier 2006) (◘ Abb. 13.6).

Für die Aufreinigung können diverse Festphasenmaterialien, spezifische Ligandenmatrices oder Gelfiltrationssäulchen verwendet werden. DNA-Präparationen werden bei Bedarf durch die Zugabe von RNase von miteluierter RNA befreit. RNA-Präparationen werden mit DNase von miteluierter DNA befreit.

Das Prinzip der Festphasenisolierung wird in zahlreichen käuflichen FFPE-Kits, die zum Teil auch in Extraktionsautomaten eingesetzt werden, angewendet. Bei den meisten Automaten wird für FFPE-Material eine manuelle Entparaffinierung und Lyse vorgeschaltet. Ganz wenige, vollautomatische Systeme umfassen auch diese Schritte (z. B. VERSANT®-Kit von Siemens Healthcare Diagnostics, genutzt auf dem MICROLAB® STARlet™ von Hamilton;

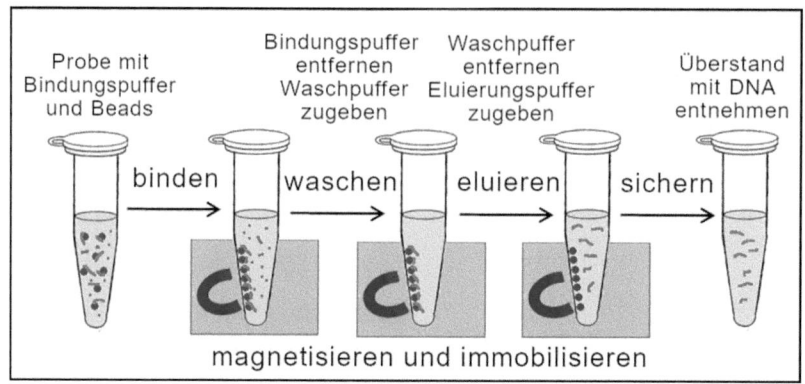

◘ Abb. 13.6 DNA-Isolierung mit paramagnetischen Beads

MagCore® Super von RBC Bioscience). Die Vollautomaten arbeiten mit Entparaffinierung bei gleichzeitiger Lyse und paramagnetischen Beads. Der Hitzeretrieval-Schritt ist bei vielen Kits, jedoch nicht bei allen, vertreten. Für den enzymatischen Aufschluss wird fast durchgehend Proteinase K verwendet (Kocjan et al. 2015).

Mehrere Studien verglichen die Performance einzelner FFPE-Kits bzw. Prozeduren mit dem Ergebnis, dass es in Bezug auf Nukleinsäureausbeute, -qualität und -quantität, Fragmentlängenumfang, Reinheit usw. Unterschiede gibt und man für die gewünschte Anwendung ein passendes Produkt suchen sollte. In Summe gehen die Bestrebungen in Richtung umfassende Automatisierung und Kompatibilität mit NGS-Technologien. Besonders für die Forschung ist auch ein automatisierter, hoher Probendurchsatz für FFPE-Gewebe von Vorteil.

Eine Plattform (Idylla™ von Biocartis) führt den gesamten Extraktionsvorgang aus FFPE-Gewebeschnitten vollautomatisch durch und schließt die gewünschte Mutationsanalyse gleich an. Delgado-García et al. (2020) und auch andere Autoren beschreiben das System als schnelle Technologie mit geringer Hands-on-Time bei einem Testergebnis innerhalb eines Tages. Es wird aber auch von geringem Probendurchsatz und der Einschränkung auf wenige Parameter berichtet.

13.2.7 RNA-Extraktion

Für die Extraktion von RNA aus Gewebe oder Zellen muss bedacht werden, dass sie ständig von RNasen bedroht wird. Der Gewebeaufschluss und die Isolierung erfolgen analog zur DNA. Der Verdau benötigt im Vergleich kürzere Inkubationszeiten, weil die RNA aus dem Cytoplasma und nicht wie die DNA aus dem Kernchromatin freigegeben werden soll. Die Temperatur bei der Hitzevorbehandlung wird bei 70–80 °C gehalten, um hitzebedingte Strangbrüche zu verhindern. Käufliche Isolierungssäulchen oder Beads haben an die RNA angepasste Eigenschaften bzw. modifizierte Silikamatrices. Damit kann z. B. die Länge der zu isolierenden RNA gewählt werden (miRNA,[7] mRNA). Zum Blockieren der RNase und zur Proteindenaturierung wird zur Extraktionslösung Guanidiniumthiocyanat zugegeben. Durch eine DNase-Behandlung wird mitextrahierte genomische DNA entfernt.

Um mRNA gezielt zu isolieren, kann man Säulchen bzw. Beads verwenden, die

---

[7] miRNA. Mikro-RNA.

eine Oligo(dT)-Matrix tragen und so die mRNA an ihrem Poly(A)-Schwanz herausfischen. Der Großteil der Gesamt-RNA ist rRNA[8] (ca. 80 %), der Anteil der mRNA-Fraktion beträgt nur 2–5 %. Für die Anreicherung von mRNA gibt es auch Prozeduren, die rRNA enzymatisch abbauen.

Mit speziellen Extraktionskits ist die gemeinsame Gewinnung von DNA und RNA und ihre nachfolgende Separation möglich. Damit können z. B. Genom und Transkriptom derselben Zellgruppe analysiert werden.

13.2.8 Konzentrationsbestimmung

Im Anschluss an die Nukleinsäureextraktion aus den Gewebeschnitten muss für gewöhnlich eine **Konzentrationsbestimmung** durchgeführt werden. Hierzu gibt es die Möglichkeit, die optische Dichte bei 260 nm photometrisch zu messen (z. B. NanoDrop™ von Thermo Fisher Scientific). Dabei muss nur 1 µl der Probenlösung ohne vorherige Verdünnung auf die Optik des Messgeräts pipettiert werden, was natürlich sehr material- und zeitsparend ist. Zur Abschätzung der Reinheit der Präparation kann man das Verhältnis der Nukleinsäureabsorption bei 260 nm zur Proteinabsorption bei 280 nm heranziehen. Eine reine DNA-Lösung hat hier einen Wert von 1,8; eine reine RNA-Lösung einen Wert von 2,0 (Jurk 2022). In der heutigen Praxis bei Verwendung von effektiven Isolierungssystemen ist dieser Wert von geringer Relevanz, da es kaum zur Beimengung von Proteinen, Salzen oder (wie früher) von Phenol kommt.

Eine weitere Möglichkeit ist das Messen der Fluoreszenzstärke eines Farbstoffs, der selektiv an DNA bzw. RNA bindet. Dazu muss ein bestimmtes Volumen des Extrakts in einem fluorochromhaltigen Puffer angesetzt und kurz inkubiert werden (z. B. Qubit™ von Thermo Fisher Scientific). Die Messung wird anschließend in einem Fluorimeter durchgeführt.

Auffällig ist, dass die Ergebnisse der beiden Methoden nicht wirklich übereinstimmen. Die photometrische Methode liegt bei DNA meist erheblich über der fluorimetrischen Methode, was man bei der einzustellenden Gebrauchskonzentration mitbedenken muss. Besonders bei aus FFPET isolierter DNA kann der Wert sechs- bis zehnmal höher ausfallen. Bei der photometrischen Analyse werden alle Nukleinsäuren und eventuelle Kontaminanten mitgemessen. Im Gegensatz dazu wird im Fluorimeter entweder DNA oder RNA selektiv gemessen. Die Methoden unterscheiden sich auch in der Sensitivität. Bei sehr geringen DNA-Mengen wird das Fluorimeter bevorzugt. Dagegen bietet die photometrische Methode gleichzeitig zur Quantifizierung auch eine Qualitätsbeurteilung der Präparation (Masago et al. 2021).

Neben diesen einfachen Konzentrationsbestimmungen gibt es auch noch die Quantifizierung mittels quantitativer PCR (s. ▶ Abschn. 13.5.2).

13.2.9 Qualitätsprüfung

Die Qualitätsprüfung der gewonnenen Nukleinsäuren betrifft nicht nur die Reinheit der Präparation, sondern v. a. auch eine Überprüfung der Fragmentlängen, um das Ausmaß der Degradierung abzuschätzen. Die Fragmentlängenkontrolle wird beispielsweise nach einer PCR durchgeführt, um den Erfolg der Fragmentamplifikation zu überprüfen, und ist ein wichtiger Teil bei der Probenvorbereitung für das Next-Generation-Sequencing (s. ▶ Abschn. 13.7.8).

Dies kann klassisch mit der Gelelektrophorese (s. ▶ Abschn. 13.4) durchgeführt werden. Heutzutage verwendet man dazu jedoch vorzugsweise eine automatisierte

---

8 rRNA. Ribosomale RNA.

Mikrokapillarelektrophorese (z. B. 2100 Bioanalyzer™ von Agilent, Experion™ von BioRad). Das ist eine sehr probensparende, sensitive Methode, wo die Nukleinsäuren gemäß ihrer Länge auf einem zentimetergroßen Chip elektrophoretisch aufgetrennt und in einem mit Fluorochrom versetzten Gel angefärbt werden. Nach Laseranregung wird die Fluoreszenzintensität gemessen und ein Elektropherogramm erstellt. Es werden Analysechips bzw. -kits für DNA und RNA für unterschiedliche Fragmentlängenbereiche angeboten. Diese Systeme geben keine Auskunft über Kontaminationen (Phenol, Protein, Ethanol usw.), aber man erhält Informationen über die Integrität der Nukleinsäuren (Fragmentierung). Weitere Systeme wie TapeStation™ von Agilent oder QIAxcel™ von QIAGEN nutzen die **Kapillarelektrophorese** mit automatisierter Beladung, Detektion und Quantifizierung der Proben.

Die TapeStation™ von Agilent bietet einen Algorithmus zur Ermittlung der DNA-Integrität (*DNA integrity number*, DIN) basierend auf der Längenverteilung in der extrahierten genomischen DNA an. Anhand der DIN lassen sich die Erfolgschancen nachfolgender Analysen objektiv abschätzen.

Für aus FFPE-Gewebe extrahierte RNA wird eine Qualitätsprüfung empfohlen, die die Kontamination mit DNA, die Verteilung der Fragmentlängen und die Amplifizierbarkeit in der Reverse-Transkriptase-PCR umfasst. Die Qualität der RNA hat Einfluss auf die notwendige Menge, die bei nachfolgenden Analysen eingesetzt werden soll. Die Agilent-Systeme ermitteln als Maß für die RNA-Degradierung den RIN-Wert (*RNA integrity number*) basierend auf den erfassbaren rRNA-Fraktionen.[9] In der Praxis zeigt sich, dass auch viele RNA-Proben mit RIN-Werten unter dem empfohlenen Mindestwert (= 3) qualitativ ausreichend sind. Die überwiegende Mehrheit der Isolate zeigt RIN-Werte zwischen 1,5 und 2,5. Andere Anbieter ermitteln ähnliche Qualitätswerte mit anderen Bezeichnungen. Die Verwertbarkeit der gewonnenen mRNA hängt aber auch von anderen Faktoren ab (z. B. formaldehydbedingte Addukte, Inhibitoren) und wird teilweise durch die rRNA-Integrität nicht abgebildet.

Eine weitere Möglichkeit zur Darstellung der RNA-Integrität ist die fluorimetrische Messung von hochmolekularer und niedrigmolekularer RNA, die jeweils unterschiedliche Affinitäten zu verschiedenen Fluorochromen zeigen (Qubit™ RNA IQ Assay von Thermo Fisher Scientific). Die Werte werden zueinander in Relation gesetzt und ein Score daraus ermittelt. Diese Technik ist schnell, gibt aber keine exakte Auskunft über die Fragmentlängen.

Der DV200-Wert (eingeführt von Agilent 2014) zeigt ebenfalls die Relation von hochmolekularer zu niedrigmolekularer RNA basierend auf der Fragmentlängenverteilung an. Dabei wird der prozentuelle Anteil an Fragmenten, die größer als 200 nt sind, errechnet (Matsubara et al. 2020). Der DV200-Wert und die gleichzeitig ermittelte Konzentration für den Fragmentbereich über 200 nt gelten als zuverlässige Grundlage für die Berechnung der notwendigen RNA-Konzentration für nachfolgende Analysen.

Eine quantitative PCR (s. ▶ Abschn. 13.3) gibt indirekt Auskunft über die Degradierung bzw. Modifikation. Je mehr Zielsequenzen Brüche aufweisen, umso weniger ist davon amplifizierbar und detektierbar. Die Wahrscheinlichkeit, dass sich ein Bruch in der Zielsequenz befindet, steigt mit der Länge der Zielsequenz. Vergleicht man also das PCR-Produkt einer längeren und einer kürzeren Sequenz, die sich auf das gleiche Ziel beziehen, erhält man bei einer stärkeren Degradierung wesentlich

---

9 Ribosomale RNA. Nach Molekulargewicht unterscheidbare 18S- und 28S-rRNA-Fraktionen.

mehr PCR-Produkt der kürzeren Sequenz. Ob eine verminderte Amplifizierbarkeit aufgrund eines Bruchs, einer chemischen Modifikation (Addukte, Quervernetzung) oder anderer Hemmsubstanzen im Ansatz erfolgt, ist auf den ersten Blick nicht erkennbar.

13.3 Enzymatische Werkzeuge der Molekularbiologie

Mithilfe von enzymatischen Werkzeugen kann man im Labor Nukleinsäuren modifizieren. Man bedient sich dabei natürlicher biochemischer Vorgänge wie der DNA-Replikation oder der DNA-Reparatur. Die in der Gentechnik verwendeten Enzyme stammen meist aus Bakterien oder Viren und wurden für eine bessere Anwendbarkeit gentechnisch modifiziert.

13.3.1 Restriktionsenzyme

Restriktionsenzyme sind Endonukleasen bakteriellen Ursprungs. Es gibt verschiedene Typen von Restriktionsenzymen. Die in der DNA-Analyse am meisten verwendeten Enzyme spalten die DNA innerhalb einer definierten Erkennungssequenz. Dadurch entstehen Fragmente mit einer definierten Länge und definierten Enden. Es gibt eine große Anzahl an Restriktionsenzymen, die über 200 verschiedene Erkennungssequenzen spalten können. Anwendung finden sie z. B. beim Zuschnitt von DNA-Fragmenten, die in der Folge mit passenden Oligonukleotiden verlängert werden sollen. Ein weiteres Anwendungsbeispiel ist die Mutationsanalyse auf Basis von Restriktionsfragmentlängen-Polymorphismen. Wird durch eine Mutation eine Erkennungssequenz modifiziert, kann das Enzym den Strang hier nicht spalten. Es entstehen unterschiedlich lange detektierbare Fragmente (Mülhardt 2006; Wink 2004).

13.3.2 DNA-Polymerasen

DNA-Polymerasen sind Enzyme, die die Bildung von DNA Strängen anhand einer Vorlage (Matrize, Template) katalysieren. Sie benötigen einen Einzelstrang als Matrize und ein freies 3'-Ende am komplementären Strang zum Start (Primer). Sie spielen die Hauptrolle bei der DNA-Replikation. Es gibt verschiedene Polymerasen mit unterschiedlichen Aktivitäten neben ihrer Hauptaufgabe, der 5'-3'-Polymerisationsaktivität. Zu diesen Fähigkeiten gehören z. B. die Exonukleaseaktivität (*proof reading*) und die Strangverdrängungsaktivität. Weiters unterscheiden sie sich in ihrer Herkunft, Prozessivität,[10] Genauigkeit, Templatetoleranz und Thermostabilität.

Eine der wichtigsten Polymerasen der Gentechnik ist die taq-DNA-Polymerase. Sie wird aus dem Bakterium *Thermus aquaticus* isoliert. Dieses Bakterium lebt in Umweltbedingungen um die 70 °C. Dadurch zeigt diese Polymerase eine hohe Thermostabilität und kann in der PCR eingesetzt werden. Sie findet heutzutage meist als sog. Hot-Start-Polymerase ihre Anwendung. Bei der PCR wird mittels unterschiedlicher Strategien die Enzymaktivität bei niedrigeren Temperaturen gehemmt und erst nach einer Hitzeaktivierung freigesetzt. Auf diesem Wege werden unspezifische PCR-Produkte verhindert (s. ▶ Abschn. 13.5). Andere Polymerasen werden für die isotherme Amplifikation (s. ▶ Abschn. 13.6) eingesetzt, wo keine hohe Thermostabilität, dafür aber eine starke Strangverdrängungsaktivität benötigt wird.

---

10 Prozessivität. Eigenschaft von Enzymen, mehrere Reaktionen unterbrechungsfrei an einem Substrat durchzuführen, ohne dass sich das Enzym ablöst.

13.3.3 Reverse Transkriptasen

Diese RNA-abhängigen DNA-Polymerasen sind meist modifizierte Varianten aus Retroviren und haben unterschiedliche Temperaturoptima, Prozessivitäten und RNase-H-Aktivitäten. Reverse Transkriptasen können RNA als Template für die Bildung eines komplementären DNA-Strangs verwenden. Diese Aktivität wird z. B. bei der Transkriptomanalyse genutzt, wo die mRNA zuerst in cDNA umgeschrieben wird und diese anschließend via PCR vermehrt werden kann (RT-PCR s. ▶ Abschn. 13.4).

13.3.4 DNA-Ligasen

Eine DNA-Ligase katalysiert die Bildung einer Phosphodiesterbindung zwischen der 5'-Phosphatgruppe einer Kette und der anliegenden 3'-OH-Gruppe einer anderen Kette und kann somit Einzelstrangbrüche (Nicks) wieder verschließen (Wink 2004). Für die Reaktion wird ATP oder NAD^+ als Energiequelle benötigt. Es gibt verschiedene Typen von Ligasen, die sich in ihren Ursprüngen (human, viral, bakteriell), Thermostabilität und Substraten (DNA, RNA, überhängende oder glatte Enden usw.) unterscheiden. Bei der DNA-Analyse werden Ligasen z. B. eingesetzt, um Oligonukleotidpaare, die hintereinander auf einer Zielsequenz hybridisieren, miteinander zu verknüpfen (MLPA). Ein weiteres Beispiel ist die Verknüpfung zweier Doppelstränge, die zuvor mit Restriktionsenzymen modifiziert wurden. Dies wird z. B. bei der Markierung von DNA-Fragmenten mit bekannten Adaptersequenzen genutzt.

13.3.5 Nukleasen

DNasen bauen DNA-Einzelstränge oder DNA-Doppelstränge, RNasen bauen RNA-Einzelstränge enzymatisch durch hydrolytische Spaltung der Diesterbindung ab. Je nach Angriffspunkt unterscheidet man Endonukleasen (Restriktionsenzyme) und Exonukleasen, die DNA oder RNA vom Ende her abbauen. Nukleasen können ihr Substrat unspezifisch oder sequenzspezifisch abbauen.

Nukleasen sind meist eine Bedrohung für das Probenmaterial. Zum Beispiel ist die menschliche RNase A als Komponente der Immunabwehr besonders im Schweiß enthalten und spaltet die RNA spezifisch jeweils nach Uracil oder Cytosin auf.

Im molekularpathologischen Labor werden Nukleasen aber auch als Werkzeuge zur Aufreinigung oder zur Nukleinsäuremanipulation verwendet. Beispiele sind die Zugabe von DNase zum RNA-Extrakt, um genomische DNA zu entfernen; der Abbau der Template-RNA nach der cDNA-Bildung durch RNase-H bei der RT-PCR; die Bildung von Nicks oder glatten Enden.

13.4 Elektrophorese

Nukleinsäuren sind über einen weiten pH-Wert-Bereich negativ geladen und wandern daher im elektrischen Feld zum Pluspol. Weiters ist das Verhältnis von Ladung und Molekulargewicht stets konstant. Diese Eigenschaften nutzt man in der **elektrophoretischen Auftrennung** von Nukleinsäurekomponenten. Die Laufgeschwindigkeit bzw. die Trennung ist abhängig von der angelegten Spannung, den Trägergeleigenschaften, den Laufpuffereigenschaften, der Anwesenheit von interkalierenden Farbstoffen sowie der Größe und der Struktur der Moleküle. Aus diesen Komponenten ergeben sich unterschiedliche Auftrennungskapazitäten der Elektrophoreseansätze (Pöhlmann und Jurk 2022).

13.4.1 Gelelektrophorese

Die Elektrophorese in Agarosegelen oder Polyacrylamidgelen (PAGE) ist eine molekularbiologische Standardmethode, um

13.4 · Elektrophorese

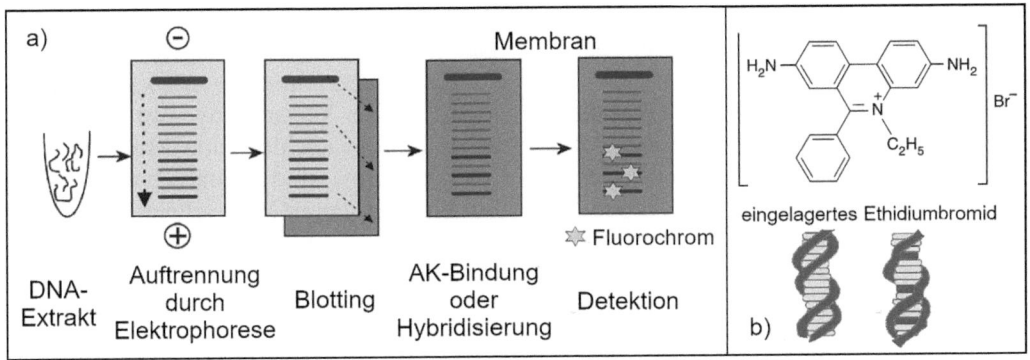

Abb. 13.7 a) DNA-Auftrennung durch Elektrophorese und Blotting b) interkalierendes Ethidiumbromid

DNA-Fragmente unterschiedlicher Größe aufzutrennen. Eine denaturierende PAGE wird beispielsweise für die Sequenzierung verwendet, weil sie DNA- oder RNA-Fragmente mit einer Auflösung von bis zu einem Nukleotid auftrennen kann. Um Sekundärstrukturen der Nukleinsäurefragmente zu öffnen, werden bei einer denaturierenden Elektrophorese Substanzen wie SDS oder Harnstoff zugesetzt.

Die Gelplatte ist dabei völlig in Elektrophoresepuffer getaucht. Die DNA wird mithilfe von farbstoffhaltigen Auftragspuffern in kleine Geltaschen (Startpunkte) eingebracht. Durch Anlegen einer Spannung wandern die Nukleinsäuren durch die Gelmatrix zum Pluspol und trennen sich dabei auf. Nukleinsäuren gleicher Länge wandern gemeinsam als „Banden". Zur Detektion der Banden können diese durch Fluoreszenzfarbstoffe (z. B. SYBR®Green, Ethidiumbromid; ◘ Abb. 13.7b) angefärbt werden. Die Dokumentation erfolgt über eine Bildgewinnung unter UV-Licht. Für die Größenbestimmung lässt man Längenstandards als Referenz mitlaufen (Wink 2004).

Die Gelelektrophorese kann u. a. zur Qualitätsprüfung der gewonnenen bzw. amplifizierten DNA eingesetzt werden. Eine scharf abgegrenzte Bande beschreibt eine erfolgreiche PCR mit einer großen Menge an Amplicons einer definierten Größe. Ein „Schmier" zeigt an, dass sich in der Probe DNA-Stücke unterschiedlicher Länge befinden. Aus Gelen lassen sich die definierten Banden herausschneiden und daraus die Nukleinsäuren wiederum extrahieren, um für weitere Anwendungen oder Analysen zur Verfügung zu stehen.

Statt sie herauszuschneiden, kann man die Banden auch blotten. Darunter versteht man die Überführung der Banden auf eine feste Nylon- oder Nitrocellulosemembran (Blotting). Man unterscheidet bei den Techniken Kapillar-, Vakuum- und Elektroblotting. Die Visualisierung kann nun mithilfe immunologischer Techniken bzw. durch Hybridisierung mit markierten DNA-Sonden erfolgen (Northern-Blot für RNA und Southern-Blot für DNA; ◘ Abb. 13.7a).

Von einer 2D-Gelelektrophorese spricht man, wenn zwei Elektrophoresen hintereinander durchgeführt werden. Die aufgetrennten Banden der ersten Elektrophorese werden entnommen und einer zweiten Elektrophorese unter geänderten Bedingungen unterzogen. Dadurch kann man die Auflösungsfähigkeit bezogen auf Größe oder Struktur steigern.

13.4.2 Kapillarelektrophorese

Die **Kapillarelektrophorese** beruht auf denselben physikalischen Prinzipien wie die Gelelektrophorese und begegnet uns z. B.

bei der Qualitätskontrolle von Nukleinsäureextrakten oder bei der Sanger-Sequenzierung.

Eine mit Elektrolyt gefüllte Quarzkapillare (Innendurchmesser 50–250 µm, Länge 20–50 cm) liegt mit ihren Enden jeweils in einem Elektrolytbad, die die Anode und Kathode repräsentieren. Als Matrix kann entweder ein starres Medium (z. B. Polyacrylamid) oder auch fließfähige Polymere (z. B. Hydroxymethylcellulose, Polyvinylpyrrolidon) verwendet werden. Es wird eine Hochspannung angelegt, wodurch negativ geladene Ionen in Richtung Anode wandern. Die Glaskapillaren sind lichtdurchlässig. Dies ermöglicht die Detektion von laserangeregter Fluoreszenz. Die wandernden, farbstofftragenden Nukleinsäureionen werden nach Größe aufgetrennt und beim Durchtritt detektiert. Je nach System können mehrere Farbkanäle gleichzeitig erfasst werden.

Instrumente für die Kapillarelektrophorese bieten eine Kapazität zwischen vier und 96 einzelnen Kapillaren, die mit verschiedenen Polymeren verwendet werden können. Die Kapillaren und zugehörige Reagenzien sind in modernen Geräten als gebrauchsfertige und mehrfach verwendbare Kartuschen erhältlich. Die Ergebnisdaten für die jeweilige Anwendung werden elektronisch aufbereitet.

13.5 Polymerasekettenreaktion

Die Polymerasekettenreaktion (PCR) wurde von Kary Mullis 1983 eingeführt (Mullis et al. 1986) und ist eine vielfältigst anwendbare Methode der Molekularbiologie, die in einigen modernen Varianten für spezielle Applikationen weiterentwickelt wurde. Das Ziel der PCR ist die Vervielfältigung (Amplifikation) von DNA-Fragmenten. Die amplifizierten Fragmente (Amplicons) können in einer nachfolgenden Analyse eingesetzt werden oder mithilfe der PCR wird der qualitative bzw. quantitative Nachweis einer Zielsequenz direkt erbracht.

Ein Beispiel aus der Molekularpathologie ist die Vermehrung von sog. Hotspots für die nachfolgende Mutationsanalyse. Hotspots sind Genabschnitte, wo es mit einer größeren Wahrscheinlichkeit zum Auftreten von Mutationen kommt. Ein anderes Einsatzbeispiel ist der direkte Nachweis von Mutationen durch die gezielte Vervielfältigung von DNA-Fragmenten, die eine Mutation beinhalten. Die PCR wird auch benötigt bei der Herstellung von sog. DNA-Bibliotheken (DNA-Bank, *library*, s. ▶ Abschn. 13.7.8.1).

13.5.1 Prinzip

Bei der PCR wird doppelsträngige DNA zuerst durch Hitze in die Einzelstränge aufgetrennt **(Denaturierung)**. Anschließend wird die Temperatur wieder gesenkt und es kommt zur Anbindung **(Annealing)** der Primer. Das sind kurze Oligonukleotide (18–25 nt), die komplementär zur Template-DNA sind. Man benötigt einen sog. Forward- und einen Reverse-Primer, die jeweils an einen der beiden Einzelstränge binden und damit die Region von Interesse (Zielregion, Target) auf beiden Seiten begrenzen. Die Primer besitzen ein freies 3'-OH-Ende und liefern der zugegebenen Polymerase einen Startpunkt, an den sie anhand des Templatestrangs einen komplementären Strang verlängern kann **(Elongation)**. Dazu benötigt sie auch noch zugegebene Desoxynukleosidtriphosphate (dNTPs), die sie einbaut. Am Ende des ersten Zyklus erhält man somit zwei Doppelstränge, die jeweils einen Originalstrang und einen neuen Strang mit einem definierten Ende enthalten. Wiederholt man nun den Zyklus mit Denaturierung, Annealing und Elongation erhält man zusätzlich zum Produkt des ersten Zyklus noch zwei neue kurze Stränge, die an ihren Enden mit den Primern begrenzt sind. Der Zyklus wird in einem PCR-Experiment 20- bis 40-mal wiederholt. Es kommt dabei zu einer exponentiellen Vermehrung der PCR-Produkte, solange bis die Polymerase erlahmt, die Bausteine zu Ende gehen und es vorzugsweise zum Reannealing der PCR-Produkte kommt. Auch wenn der Primer sehr spezifisch an das Target bindet und die Polymerase mit hoher Genauigkeit arbeitet, kommt es immer auch zur Amplifikation von unspezifischen Targets in einem geringen Prozentsatz.

Die Temperaturen, die dafür benötigt werden, liegen für die Denaturierung um 95 °C, für das Annealing um 60 °C und für die Elongation um 70 °C. Die schnell wechselnden Temperaturen werden durch ein PCR-Gerät (Thermocycler) mit vorausgewähltem Protokoll erreicht. Diese hohen Temperaturen sind normalerweise für Enzyme wie die humane Polymerase denaturierend, deshalb setzt man hitzeresistente Enzyme aus thermophilen Spezies ein (z. B. Taq-Polymerase aus *Thermus aquaticus*, Hotstart-Polymerase). Die benötigten Temperaturen sind abhängig von der Schmelztemperatur der Primer. Und diese wird wiederum durch deren Nukleotidzusammensetzung und Länge bestimmt. (Für detaillierte Erklärungen zu Prinzip, Ablauf und Auswertung s. Fachliteratur, z. B. Mülhardt 2006; Niendorf und Bock 2022.)

13.5.2 PCR-Varianten

Bei der **quantitativen PCR (qPCR)** vergleicht man das Amplifikationsprodukt mit einer bekannten Probenmenge (absolute Quantifizierung) bzw. man setzt das Ergebnis in Relation zu einer mitamplizierten, bekannten Sequenz (relative Quantifizierung). Die **quantitative Real-Time-PCR** ermöglicht die Quantifizierung aufgrund von Fluoreszenzintensität in Echtzeit (◘ Abb. 13.8). Die Fluoreszenzintensität

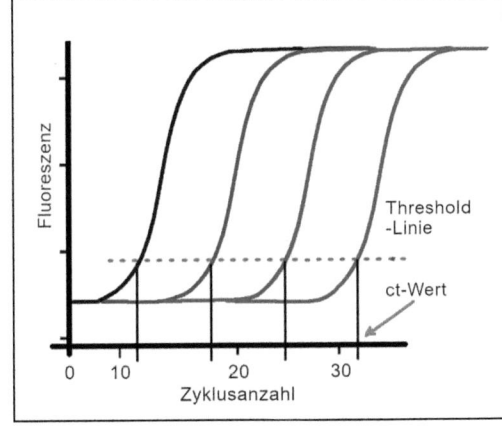

◘ Abb. 13.8 Schema Real-Time-PCR. 10×-Verdünnungsserie eines Standards. Der ct-Wert bei jeder Konzentration wird bestimmt und kann mit einer unbekannten Probe in Korrelation gebracht werden (Standardkurve)

ist dabei proportional zum PCR-Produkt. Für die Detektion gibt es unterschiedliche Methoden. Dazu gehört die Detektion mit speziellen Sonden (Mediatorsonden, FRET[11]-Dualhybridisierungssonden, *molecular beacons*, TaqMan™, Hydrolysesonden, Scorpion™-Primer), die jeweils nach eigenen Prinzipien funktionieren, zu bestimmten Phasen der PCR an ihre Zielsequenz binden und detektiert werden. Eine weitere Möglichkeit der Detektion ist die Einlagerung von Fluorochromen in die Doppelhelix der Amplicons. Um das Signal der Amplicons von unspezifischen Signalen zu diskriminieren, kann eine Schmelzkurvenanalyse (s. ► Abschn. 13.7.5) angeschlossen werden. Ein Anwendungsbeispiel für die Real-Time-PCR ist der Nachweis

---

11 FRET. Förster-Resonanzenergietransfer oder auch Fluoreszenz-Resonanzenergietransfer. Ein sog. Donatorfarbstoff wird hochenergetisch angeregt und emittiert eine energetisch niedrigere Fluoreszenz. Befindet sich ein sog. Akzeptorfarbstoff in unmittelbarer Nähe, dient diese Sekundäremission zu seiner Anregung und zur Emission einer detektierbaren Strahlung.

von Viren, Bakterien oder Pilzen in Gewebeproben (z. B. HPV, Tuberkelbakterien) oder auch die Mutationsanalyse (Dorak 2006; Mülhardt 2006).

Bei der *nested*-PCR werden zwei PCR-Läufe hintereinander durchgeführt. Bei der zweiten PCR werden die vorher erzeugten Amplicons durch ein zweites Primerpaar vermehrt, das innerhalb der Ampliconsequenz sitzt. Dies dient einer Erhöhung der Sensitivität und Spezifität (Mülhardt 2006).

Die **asymmetrische PCR** wird verwendet, um nur einen der beiden Stränge in Überzahl zu vermehren. Dazu wird ein Primer des Paares im Überschuss zugegeben. Es kommt zu einer linearen Amplifikation.

Werden mehrere PCRs mit mehreren Primerpaaren in einem Reaktionsansatz durchgeführt, spricht man von **Multiplex-PCR**.

13.5.2.1 Digitale PCR

Die digitale PCR (dPCR) ermöglicht die absolute Quantifizierung der DNA in einer Probe. Der PCR-Ansatz wird auf Tausende bis Millionen Einzelreaktionen physisch aufgeteilt, wobei ein Einzelansatz im Nano- bis Pikoliterbereich liegt. Die einzelnen Reaktionen laufen im Inneren von Wasser-in-Öl-Tröpfchen (*digital droplet*-PCR, ddPCR) oder im Inneren von Kammern auf Chips (*chamber digital*-PCR, cdPCR) ab. Die Aufteilung ist so groß, dass theoretisch pro Einzelreaktion maximal ein Templatemolekül vorhanden sein sollte. Die Messung erfolgt als Endpunktbestimmung nach Ablauf der Reaktion. Jede Einzelreaktion kann je nachdem, ob das Target enthalten war oder nicht, positiv (1) oder negativ (0) sein (◘ Abb. 13.9). Aus dem Verhältnis zwischen positiven und negativen Ergebnissen wird auf die ursprüngliche, absolute Konzentration rückgerechnet, wobei die Genauigkeit der Berechnung mit der Anzahl an Kompartimenten zunimmt. Die Detektion erfolgt mittels Fluoreszenz im Durchflusscytometer, mit einem

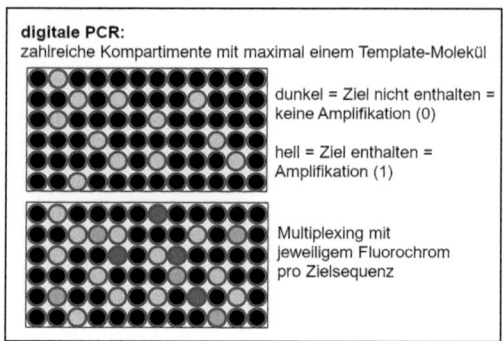

◘ Abb. 13.9 Digitale PCR. Pro Kompartiment ist das Ergebnis entweder 1 oder 0

sog. *droplet*-Reader bzw. mittels digitaler Bildaufnahme für die cdPCR. Die dPCR ist eine sehr sensitive, multiplexfähige Methode, die u. a. auch für Mutationsanalysen genutzt werden kann (Vogelstein und Kinzler 1999; Whale et al. 2016; Cao et al. 2017).

13.5.2.2 Reverse-Transkriptase-PCR

Die Reverse-Transkriptase-PCR (RT-PCR) dient zur Amplifikation von RNA-Kopien. Dafür wird die RNA durch die reverse Transkriptase (RT) in cDNA umgeschrieben, da die in der PCR eingesetzte thermostabile DNA-Polymerase die RNA nicht als Template nutzen kann. Es gibt verschiedene RTs. Weist die RT eine gewisse Hitzetoleranz auf, kann die Reaktion bei Temperaturen durchgeführt werden, die eine Denaturierung und damit Linearisierung der RNA ermöglichen (z. B. 50 °C). Die RT benötigt ebenso wie die DNA-Polymerase einen Primer als Startpunkt. Für das Umschreiben von mRNA können **Oligo(dT)-Primer** eingesetzt werden, die an den Poly(A)-Schwanz der mRNA binden, aber auch sog. **Randomprimer.**[12] Mit Randomprimern wird jegliche RNA im Ansatz

---

[12] Randomprimer sind ein Gemisch aus verschiedenen Hexameren, die „zufällig" an verschiedene Ziele binden.

vermehrt und es besteht keine Abhängigkeit von einem intakten Poly(A)-Schwanz. Oligo(dT)-Primer werden üblicherweise für die Kopie vollständiger mRNA-Moleküle verwendet, sind aber für FFPE-Gewebe und degradierte RNA weniger gut geeignet. Formalinbedingte Addukte an der RNA schränken die Effizienz der RT ein (Masuda et al. 1999). Diese Addukte sollen durch das Hitzeretrieval bei der Extraktion zumindest zum Teil wieder gelöst werden. Mit **genspezifischen Primern** wird nur das Gentranskript des Interesses vervielfältigt. Die Kopie kürzerer RNA-Sequenzen ist bei FFPE-Gewebe erfolgreicher.

Beim Umschreiben entsteht zuerst eine Heteroduplex aus RNA und cDNA. Besitzt die Transkriptase eine RNase-H-Aktivität, kommt es während der cDNA-Synthese bereits zu einem Abbau des RNA-Strangs. Im Weiteren wird die RT inaktiviert und es erfolgt eine PCR an der cDNA. Die Vermehrung von Gesamt-mRNA (Transkriptom) wird meist als Zweischrittmethode durchgeführt. Die genspezifische mRNA-Amplifikation ist meist eine Einschrittmethode, wo sich alle notwendigen Reaktionspartner in einem Ansatz befinden.

13.6 Isotherme Amplifikation

Die isotherme Amplifikation von Nukleinsäuren benötigt im Gegensatz zur PCR keine wechselnden Temperaturen. Während bei der PCR zum Auftrennen der Doppelstränge Hitze eingesetzt wird, verwendet man bei isothermen Methoden Enzyme mit speziellen Aktivitäten (Fähigkeiten), die extra für diese Aufgaben ausgesucht bzw. auch gentechnisch modifiziert wurden. Durch die gleichbleibende Temperatur benötigt man keine speziellen Instrumente und das Probenmaterial wird nicht übermäßig strapaziert. Srivastava und Prasad (2023) zählen über zehn verschiedene Methoden auf, die auf dieser Grundlage funktionieren und zum Teil bereits für die *point of care*-Erregerdiagnostik (POC) eingesetzt werden. Eine für die Molekularpathologie interessante Anwendung ist der Einsatz dieser hochsensitiven Amplifikationsmethoden beim Mutationsnachweis in Blutproben (*liquid biopsy*). Eine Herausforderung beim Testdesign ist das Herausfinden der optimalen Bedingungen für das Zusammenspiel der eingesetzten Enzyme bei gleichzeitig hochspezifischen Primerbedingungen. Die Forschung arbeitet an der Entwicklung von mutationsspezifischen Tests, die von der Schnelligkeit und Sensitivität der isothermen Amplifikation profitieren und gleichzeitig einfach durchzuführen sind.

Am häufigsten vertreten sind LAMP, NASBA, SDA, HDA und RCA. Im Kapitel „In-situ-Hybridisierung" wurden LAMP und RCA bereits erwähnt, die dort zur Signalamplifikation eingesetzt werden (s. ▶ Abschn. 12.8, 12.8.10).

13.6.1 LAMP

Der DNA-Nachweis mit LAMP (*loop-mediated isothermal amplification*) beruht auf einer ausgeklügelten Kombination aus vier bzw. sechs Primern und einer DNA-Polymerase mit hoher **Strangverdrängungsaktivität**, die eine sehr schnelle und isotherme Amplifikation erlauben (Notomi et al. 2000). Bei dieser *auto cycling strand displacement*[13]-DNA-Synthese entstehen verschiedene größere und kleinere Produkte mit mehreren hin- und her gefalteten Schleifen (*loops*), die mehrere invertierte Wiederholungen der Zielsequenz in einem Strang enthalten. Diese Reaktion ist aufgrund der Primer, die sechs verschiedene Abschnitte der Zielsequenz binden,

---

13 Strangverdrängung. *Strand displacement*; Manche DNA-Polymerasen haben die Fähigkeit, an einem Einzelstrangbruch die Neusynthese eines Strangs zu beginnen und dabei den alten Strang zu verdrängen.

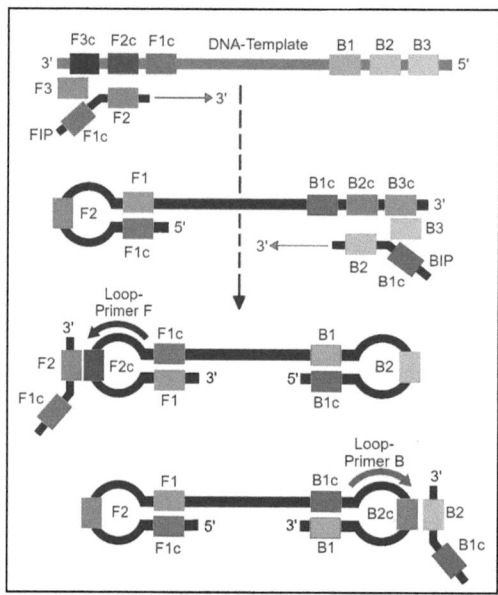

Abb. 13.10 In der ersten LAMP-Phase entstehen die primären, hantelförmigen Produkte mit den intramolekularen Schleifen an den Enden. Sie sind Vorlagen und Ausgangspunkte für die Bildung von vielen Produkten mit unterschiedlichsten Strukturen, die viele Kopien der Zielsequenz und viele neue Primerbindungsstellen enthalten. An jedem 3'-Ende kann die Polymerase ansetzen, einen neuen Strang synthetisieren und dabei den bestehenden Strang verdrängen. F1–F3: Forward-Sequenzen, B1–B3: Backward-Sequenzen, F1–F1c: komplementäre Sequenzen. FIP: Forward-Inner-Primer, BIP: Backward-Inner-Primer. Es sind nicht alle Schritte dargestellt

sehr spezifisch (Abb. 13.10). Bindet nur einer dieser Primer nicht, kommt es zu keiner Amplifikation. Die isotherme Reaktion läuft bei ca. 65 °C ab und dauert 20–60 min. Zum Nachweis von RNA-Sequenzen erfolgt in einem vorgelagerten Schritt das Umschreiben in cDNA durch eine reverse Transkriptase (**RT-LAMP**, *reverse transcription loop-mediated isothermal amplification*). Eingebaute, markierte Nukleotide können mit einer chromogenen oder fluorochromen Immunreaktion bei In-situ-Reaktionen visualisiert werden.

Bei der Analyse von isolierten Nukleinsäuren erfolgt die Detektion z. B. über die Messung der Trübung. Beim Einbau der Nukleotide wird Pyrophosphat (PPi) frei. Dieses verbindet sich mit Magnesiumionen zu einem Präzipitat, das turbidimetrisch gemessen werden kann. Es gibt aber auch colorimetrische bzw. fluorimetrische Messverfahren. LAMP findet die häufigste Anwendung derzeit in der Pathogendiagnostik. Für die POC-Diagnostik wurden einfach zu handhabende und miniaturisierte Kits entwickelt, die auf LAMP basieren (Srivastava und Prasad 2023). Es wurden auch bereits Strategien für die Mutationsanalyse mit LAMP vorgestellt (s. ▶ Abschn. 13.7.3).

- **OSNA**

Bei der OSNA (*one step nucleic acid amplification*) erfolgen die Nukleinsäureamplifikation und -auswertung in einem Schritt (OSNA RD-210® von Sysmex). OSNA wird seit einigen Jahren zur Auffindung von Metastasen epithelialer Tumore in Wächterlymphknoten[14] eingesetzt (z. B. Mamma-Sentinellymphknoten). Die Metastasen des epithelialen Tumors zeichnen sich durch das Vorhandensein von CK19-mRNA aus. Die OSNA-Analyse wird im Histodiagnostiklabor für den intraoperativen CK19-mRNA-Nachweis verwendet und basiert auf RT-LAMP. Die Gesamtdauer liegt je nach Lymphknotenanzahl bei ca. 30 min. Es können bis zu vier Lymphknoten gleichzeitig untersucht werden.

Der native Lymphknoten wird vom umgebenden Fett befreit und in einer denaturierenden Lösung homogenisiert. Ein Teil des Homogenisats wird zentrifugiert, die RNA-haltige Schicht abpipettiert und für die RT-LAMP weiterverwendet. Die bei der Amplifikation eintretende Trübung wird in Real-Time gemessen und in Relation zu

---

14 Wächterlymphknoten liegen im Abflussgebiet der Lymphe eines bösartigen Tumors an vorderster Stelle.

einer vorher erstellten Standardkurve gebracht. Somit lässt sich eine qualitative und quantitative Aussage über den CK19-mRNA-Gehalt machen, was sogar zu einer Differenzierung zwischen Mikro- und Makrometastasen herangezogen wird. Die DNA spielt bei der Untersuchung keine Rolle, weil aufgrund der gleichbleibenden niedrigeren Temperatur keine Auftrennung in Einzelstränge erfolgt.

Für ein Histodiagnostiklabor ist der Schritt vom Gewebeschnitt zur molekularbiologischen Untersuchung am Homogenisat ziemlich groß. Ohne Rückhalt am Gewebeblock, von dem im Zweifelsfall doch noch ein weiterer Schnitt gewonnen werden kann, muss das Vertrauen in solche Methoden durch Studien eindeutig begründet sein. Die Fehleranfälligkeit insbesondere in der Schnellschnittsituation muss bei null liegen.

strangbrüche zu erzeugen, musste hier ein Umweg über den Einbau von Nukleotidanaloga genommen werden. Die produzierten Hybride aus Ursprungsstrang und modifiziertem Strang wurden dadurch nur im Ursprungsstrang gespalten (Walker et al. 1992). Die moderne SDA-Version verwendet Enzyme, die direkt Einzelstrangbrüche erzeugen können, was den Ablauf stark vereinfacht. Das SDA-Produkt kann z. B. durch die Verwendung von fluorochromtragenden *molecular beacons*,[15] die als Primer binden, detektiert werden. Die SDA zeichnet sich durch eine sehr hohe Sensitivität aus und wurde auch bereits für den Nachweis von Mutationen eingesetzt. Wang et al. (2020) detektierten eine PIK3CA-Mutation mit einer Nachweisgrenze von 0,001 %. Dies macht diese ultrasensitive Methode besonders für die Untersuchung von *liquid biopsies* interessant.

13.6.2 SDA

Bei der SDA (*strand displacement amplification*) werden in einem ersten Schritt mithilfe von zwei Primerpaaren DNA-Fragmente erzeugt, die an den Enden Schnittstellen für ein Restriktionsenzym aufweisen. Für die primäre Primerbindung wird eine Hitzedenaturierung benötigt. Die weiteren Reaktionen laufen isotherm ab. Im zweiten Schritt kommt es zu einer zyklischen Amplifikation. Das Restriktionsenzym erzeugt einen Einzelstrangbruch (Nick) in der Primersequenz. An diesen Nick setzt eine Polymerase an, verdrängt den Ursprungsstrang und verlängert die verbleibende Kette wieder. Die Primer sind im Überschuss vorhanden und binden an die neu entstehenden Einzelstränge, wodurch auch wieder Schnittstellen für das Restriktionsenzym gebildet werden. Es kommt zu einer exponentiellen Vermehrung.

Die Originalversion verwendete ein Restriktionsenzym, das Doppelstränge komplett durchtrennen konnte. Um Einzel-

13.6.3 NASBA

Bei der NASBA (*nucleic acid sequence based amplification*) bewirkt ein spezieller Primer- und Enzymmix, dass ein Promotor[16] in die cDNA eines RNA-Templates eingebaut wird. Dieser Promotor wird von einer RNA-Polymerase erkannt, die viele neue RNA-Moleküle produziert (Compton 1991). NASBA ist äußerst effektiv für die Amplifikation von RNA. Es können bis zu 10^9 Kopien in ca. 90 min bei 41 °C erzeugt werden, dabei wird aber eine initiale Hitzedenaturierung benötigt. Die

---

15 *Molecular beacons.* Spezielle Hybridisierungssonden mit Haarnadelstruktur, an deren 3'- und 5'-Enden sich ein Fluoreszenzfarbstoff bzw. ein Quencher befinden. Solange die Haarnadelstruktur geschlossen bleibt, wird die Fluoreszenz unterdrückt. Das Öffnen befreit den Reporter vom Quencher.
16 *Promotor.* Startsignal der Transkription auf einem Gen.

Amplifikationsprodukte können auf unterschiedlichen Wegen detektiert werden (z. B. Southern-Hybridisierung, *molecular beacons*). NASBA und TMA (*transcription mediated amplification*) funktionieren ähnlich (Srivastava und Prasad 2023).

13.6.4 HDA

Die HDA (*helicase dependent amplification*) arbeitet mit der Helikase, die bei der DNA-Replikation das Entwinden des Doppelstrangs bewirkt, und mit SSB[17]-Proteinen, die sich an die Einzelstränge anlagern und dadurch die Wiedervereinigung verhindern. Zugegebene Primer binden an die Einzelstränge und werden von der Polymerase verlängert. Die neu entstandenen Doppelstränge werden wieder von der Helikase angegriffen. Es handelt sich also um eine PCR ohne Hitzedenaturierung (Vincent et al. 2004).

13.7 Mutationsanalyse

Die Mutationsanalyse stellt die Hauptaufgabe des molekularpathologischen Labors dar. Waren es vor wenigen Jahren noch eine Handvoll Gene bzw. Mutationen, deren Bedeutung für eine überschaubare Anzahl an Tumortypen erkannt und klinisch bestätigt war, so wächst die Anzahl an relevanten bzw. möglicherweise relevanten Mutationen stetig an. „Relevant" bedeutet für das Histodiagnostiklabor „klinisch verwertbar". Es besteht also ein Zusammenhang der Mutation mit der Therapie, Prognose oder auch der Spezifizierung der Tumorentität. Dementsprechend wurden auch die Aufgaben für die Molekularpathologie immer umfangreicher. Die Methoden und Instrumente wurden auf das höhere Probenaufkommen eingestellt und es wurden in den meisten pathologischen Instituten auch molekularpathologische Labors eingerichtet bzw. Kooperationen mit bestehenden molekulargenetischen Labors eingegangen.

Für die Untersuchung von Mutationen, strukturellen oder numerischen Aberrationen steht eine Reihe von Methoden zur Verfügung, die sich in ihren Spezifikationen unterscheiden. Dazu gehören z. B. die Sensitivität (detektierbare mtDNA in Wildtyp-DNA-Hintergrund), die benötigte Probenmenge, Umfang der erkannten Mutationen, Art der erkannten Mutationen, Multiplexfähigkeit, Durchsatzkapazität, Komplexität der Testdurchführung bzw. Auswertung, Kosten, Dauer und Verfügbarkeit von IVD-Produkten. Hier besteht der Trend zum Next-Generation-Sequencing (NGS), das aus einer geringen Probenmenge einen großen Informationsgewinn generieren kann.

Generell kann man zwei Zugänge unterscheiden: einerseits das Auffinden von Genomveränderungen durch Sequenzierung, also die Überprüfung der DNA Base für Base, und andererseits gezieltes Suchen nach definierten bzw. bekannten Mutationen. „Bekannt" bedeutet hier, dass die Genveränderung in Veröffentlichungen und in Mutationsdatenbanken wie COSMIC[18] zu finden ist und ihre onkogene Bedeutung bekannt ist. Für das gezielte Suchen benötigt man entsprechende Assays oder Analysekits, die für diese Anwendung konstruiert sind.

13.7.1 Real-Time-PCR

Dieser Nachweis eignet sich für die Detektion bereits bekannter Mutationen. Er nutzt beispielsweise die **ARMS™- und**

---

17 SSB. *Single strand binding*.

18 COSMIC. Catalogue of Somatic Mutations in Cancer.

13.7 · Mutationsanalyse

Scorpion™-Primer-Technologie[19] (Newton et al. 1989; Thelwell et al. 2000). Der Primer ist so gestaltet, dass er bis an die mutierte Stelle heranreicht. Am Wildtyp bindet das letzte Primernukleotid nicht richtig (Mismatch) und wird deshalb von der Taq-Polymerase, die keine Korrekturaktivität hat, nicht verlängert. Eine positive Reaktion entsteht also nur in jenen Proben, die eine bestimmte Mutation enthalten und wo der Primer exakt bindet. An den Primer ist ein Fluorochrom und ein Quencher gekoppelt (Scorpion™-Primer). Beim Einbau wird die unterdrückende Wirkung des Quenchers aufgehoben und die Emission kann im Real-Time-PCR-Gerät detektiert werden. Für jeden Mutationstyp muss also ein spezieller Primer angepasst werden, deshalb benötigt man zum Nachweis mehrerer Mutationen in einem Genabschnitt mehrere PCR-Ansätze. Alternativ kann eine Multiplex-qPCR durchgeführt werden, wo die Amplicons in unterschiedlichen Fluoreszenzkanälen detektiert werden. Es darf dabei aber zu keinen Kreuzreaktionen kommen. Die Sensitivität soll bei 1–5 % mutierter DNA in Wildtyphintergrund liegen. Ein Vorteil der Methode liegt u. a. darin, dass Vermehrung und Detektion in einem Schritt erfolgen und das Ergebnis deshalb schneller vorliegt (◘ Abb. 13.11).

Zhang et al. (2017) erweiterten das ARMS™-Prinzip der **allelspezifischen PCR**[20] durch kompetitive, wildtypblockierende Primer, die von der Polymerase nicht verlängert werden können. Sie nannten die Methode **ARMS-Plus**. Der mutationsspezifische Primer wird bei exakter Passung verlängert. Ein wildtypspezifischer Blockierungsprimer setzt sich auf die Wildtypsequenz und verhindert damit eine unspezifische Anbindung des mtPrimers. So wird mit einer großen Sensitivität und Spezifität nur eine eventuell vorhandene Mutation amplifiziert. Zhang et al. (2017) konnten EGFR-Mutationen mit einer Sensitivität von 0,015 % nachweisen.

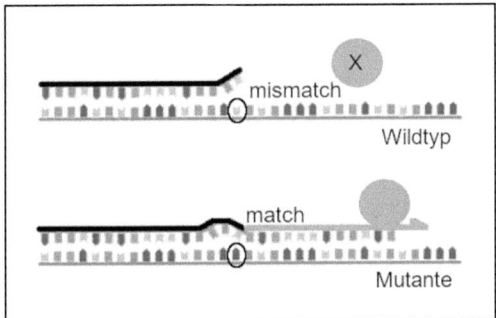

◘ **Abb. 13.11** Prinzip ARMS™. Der Primer kann aufgrund von Match/Mismatch am 3'-Ende den Wildtyp von der Mutante unterscheiden. Ein zusätzlicher Mismatch am vorletzten Primernukleotid erhöht die Unterscheidbarkeit. Die Polymerase verlängert den Strang nur bei exakter Passung

Eine weitere auf Real-Time-PCR beruhende Mutationsanalyse ist **castPCR™** (*competitive allele-specific* TaqMan™ PCR). TaqMan™-Sonden bzw. Hydrolysesonden tragen an ihren Enden jeweils einen Quencher und ein Fluorochrom. Sie binden während der Annealingphase an die Amplicons und werden während der Elongationsphase durch die Polymerase zerlegt, wodurch Quencher und Fluorochrom voneinander getrennt werden und die Emission des Fluorochroms gemessen werden kann (Livak et al. 1995). Das Besondere dieser Methode ist, dass ähnlich wie bei ARMS-Plus kompetitive, blockierende Primer eingesetzt werden. Es soll eine Sensitivität bis zu 0,1 % erreicht werden.

Mit der **MP-PCR** (Mediatorsonden-PCR) lassen sich Mutationen sehr spezifisch nachweisen. Sie benötigt zusätzlich zu den Primern einen Universalreporter und eine Mediatorsonde (*mediatorprobe,*

---
19 ARMS. *Amplification refractory mutation system.*
20 Allel. Genvariante, Variation der Sequenz an einem bestimmten Ort (Genlocus).

MP). Die MP besteht aus einem zielspezifischen Abschnitt und einem Mediatorabschnitt, der homolog zum Universalreporter ist. Die MP bindet während der Annealingphase an das Ziel und wird während der Elongationsphase durch die Polymerase an einem spezifischen Punkt zerlegt. Dadurch wird der Mediator freigesetzt, der in der nächsten Annealingphase an den Universalreporter wie ein Primer bindet. Die Polymerase verlängert den Primer und öffnet die intramolekulare Schleife des Universalreporters. Dadurch trennt sich ein Quencher vom Fluorochrom und dieses kann detektiert werden. Besteht am Spaltpunkt der MP ein Mismatch, verschiebt sich der Spaltpunkt, der Mediator wird länger und in der Folge funktioniert die Reporterentfaltung nicht mehr (Schlenker et al. 2021).

13.7.2 Digitale PCR

Die digitale PCR (dPCR) hat gegenüber der Real-Time-PCR den Vorteil einer klaren Ergebnisinterpretation. Die Probenmengen und die Anforderungen an die Reinheit der DNA sind geringer bei höherer Sensitivität und Spezifität (Zhang et al. 2015).

Eine Variante der *digital droplet*-PCR oder **Emulsions-PCR** ist die sog. **BEAM-PCR** (BEAMing), die u. a. zur Mutationsanalyse eingesetzt wird. BEAM ist das Akronym von *beads, emulsion, amplification, magnetics*. Paramagnetische und mit Streptavidin beschichtete Partikel werden mit biotinylierten Oligonukleotiden, die targetspezifische Sequenzen haben, beladen. Eine Öl-Wasser-Mikroemulsion wird erzeugt, die dispergierte, mikroskopische Puffertröpfchen als **abgetrennte Reaktionsräume** beinhaltet. Im Puffer gelöst befinden sich der PCR-Mix und die Template-DNA zusammen mit den beladenen Beads. Das Template kann genomische DNA, cDNA nach RT-PCR oder das Produkt aus einer vorangegangenen „normalen" Hotspot-PCR sein. Die ssDNA[21]-Fragmente hybridisieren an die Oligonukleotide, die in der Folge als Primer fungieren.

Die Segmentierung der Reaktionsräume bei einer definierten Konzentration von Template und Beads ist so groß, dass sich in einem Kompartiment (Tröpfchen) maximal ein Bead mit maximal einem Templatemolekül befindet. Bei der PCR kann sich also nur dieses Molekül im Tröpfchen vermehren und wieder an das Bead binden. Es kommt zu einer „**klonalen Amplifikation**", wo die neuen Doppelstränge zyklisch denaturiert werden und sich als Einzelstränge wieder an die im Überschuss vorhandenen Oligonukleotide anlagern. Somit wird ein einzelnes DNA-Molekül in ein paramagnetisches Bead mit anhängenden, Tausenden Kopien der Originalsequenz verwandelt. Anschließend wird die wässrige von der öligen Phase getrennt. Die paramagnetischen Beads werden mithilfe einer Magnetstation in mehreren Waschschritten gereinigt. Zur Detektion der Mutation bzw. des Wildtyps erfolgt die Hybridisierung mit spezifischen fluorochrommarkierten Sonden, wodurch die Beads in „Farbkugeln" verwandelt werden, die in der Durchflusscytometrie gezählt bzw. auch sortiert werden. Die Methode zeigt eine Sensitivität von 0,1 % für die Mutationsanalyse (Dressman et al. 2003).

Aufgrund der hohen Sensitivität wird dieses Verfahren u. a. zum Nachweis von Mutationen von Lungen- bzw. Darmkarzinomen in der *liquid biopsy* angewendet (z. B. OncoBEAM™ von Sysmex). Für OncoBEAM™ wird eine analytische Sensitivität für die nachweisbaren Mutationen zwischen 0,02 und 0,04 % angegeben (Sysmex 2017).

Seit der Einführung der ddPCR hat es eine Reihe von technischen Verbesserun-

---

[21] ssDNA. *Single-stranded DNA*; einzelsträngige DNA.

gen gegeben, wodurch u. a. die Tröpfchengröße minimiert und homogenisiert werden konnte (Nano- bis Pikoliterbereich). Das zweischrittige Detektionsverfahren kann auch durch Zugabe von fluoreszenzmarkierten Sonden direkt zum PCR-Mix auf einen Schritt verkürzt werden, wodurch „farbige Tröpfchen" entstehen. Diese können mit speziellen Geräten (*droplet*-Reader) gezählt und ausgewertet werden. Damit wird eine absolute Quantifizierung der Mutation erreicht. Für die dPCR steht eine Reihe von kommerziellen Instrumenten zur Verfügung, die sich z. B. in Kompartimentgröße, Kompartimentanzahl (Tausende bis Millionen), Templatemenge, Multiplexfähigkeit, Probenkapazität oder der Verfügbarkeit von IVD-Mutationstestkits unterscheiden (Cao et al. 2017).

Für den gleichzeitigen Nachweis von mehreren Mutationen (Multiplexing) wurden verschiedene Strategien entwickelt, um die Signale der einzelnen Kompartimente unterscheidbar und identifizierbar zu machen. Dazu gehört die Verwendung von verschiedenen Fluorochromen, von unterschiedlich hohen Konzentrationen an fluorochrommarkierten Sonden und Kombinationen davon. Die Multiplexkapazität liegt aber im Vergleich zu anderen Techniken im niedrigen Bereich bei ca. zehn Markern. Eine andere Strategie weist jegliche Mutation eines vorgegebenen Panels in derselben Farbe nach, wodurch eine größere Anzahl abgedeckt wird, aber nur eine Aussage über das Vorhandensein irgendeiner der Panelmutationen getroffen werden kann (Denis et al. 2017).

13.7.3 LAMP

Srividya et al. (2019) bzw. Varona und Anderson (2021) haben die verschiedenen Strategien für die Mutationsanalysen mit LAMP zusammengefasst. Mit LAMP können bekannte Mutationen nachgewiesen werden, ähnlich wie bei Real-Time-PCR-Methoden. LAMP ist dabei allerdings schneller und kostengünstiger. Eine Schwierigkeit besteht in dem notwendigen, ausgeklügelten Design der multiplen Primer und in optimierten Reaktionsbedingungen, um unspezifische Reaktionen (z. B. Primerdimerisierung) zu vermeiden.

Bei der allelspezifischen LAMP (**AS-LAMP**) ist ein Primer des Primersets entweder komplementär zur Wildtypsequenz oder zur mutierten Sequenz. Es wird also entweder der Wildtyp oder die Mutante nachgewiesen. Eine stärkere Diskriminierung zwischen Mutante und Wildtyp wird durch zusätzliche, konkurrierende Primer erzeugt, die die Amplifikation abbrechen können. Soll die Mutante nachgewiesen werden, sind dies konkurrierende Wildtypprimer.

Bei der **PNA-LNA-LAMP** wird zwischen Wildtyp und Mutante mithilfe von PNA-Clamp-Sonden[22] und LNA-Primern mit Haarnadelstruktur (*self-annealed*) unterschieden. PNA-Oligomere können nicht als Primer fungieren oder durch eine Exonukleaseaktivität wieder entfernt werden. Das LAMP-Primer-Set zielt auf eine DNA-Region, die möglicherweise eine Mutation beinhaltet, und startet die Amplifikation. Sehr vereinfacht ausgedrückt klammert sich dann die wildtypspezifische PNA-Sonde an die primären LAMP-Schleifen und verhindert damit die weitere Verlängerung. Kann sie nicht binden, besteht eine Mutation. Der mutationsspezifische LNA-*loop*-Primer setzt sich durch, bindet an die Schleifen, öffnet sich und die Amplifikation wird fortgesetzt. Auf diese Weise konnten KRAS-Mutationen

---

22 PNA-Clamp-Sonden. DNA-Analogon mit Peptidrückgrat, das eine hohe Affinität zu DNA zeigt und bei höheren Temperaturen abschmilzt als DNA. Clamp- oder Klammersonden binden (klammern) sich fest an ihr Ziel und lassen sich nur schwer wieder lösen.

mit einer Sensitivität von 0,1 % nachgewiesen werden (Itonaga et al. 2016).

Anstelle des LNA-Primers kann auch ein „normaler" DNA-Primer mit Haarnadelstruktur gemeinsam mit einer blockierenden PNA-Sonde verwendet werden (**PNA-LAMP**).

Proof reading-LAMP (**PR-LAMP**) setzt eine Polymerase mit zusätzlicher Korrekturaktivität ein. Ein Primer bindet an der Polymorphismusstelle und trägt ein Reportermolekül. Bei einer exakten Passung (Match) kommt es zu einer detektierbaren Amplifikation. Bei einer Fehlpaarung (Mismatch) erkennt dies die Polymerase und entfernt das Primerstück samt Reporter. Es kommt zu keiner detektierbaren Amplifikation.

Ein anderer Ansatz verwendet *molecular beacon*-Sonden, die mit Fluorochrom und Quencher bestückt sind (**MB-LAMP**). Die spezifischen LAMP-Produkte des Wildtyps bzw. der Mutante werden durch farblich unterschiedliche MB-Sonden gebunden. Mit verschiedenen Varianten der MB-LAMP wurden beispielsweise KRAS- und BRAF-Mutationen nachgewiesen.

Ding et al. (2019) setzen bei ihrer **CBP-LAMP** (*ribonuclease-dependent cleavable beacon primer*) spezielle mutationsspezifische *molecular beacons* als Primer ein, die sich bei Bindung öffnen und von einer RNase vom Quencher befreit werden. Sie konnten eine KRAS-Mutation mit einer Sensitivität von 0,001 % detektieren (im Vergleich zu beispielsweise ARMS™-Real-Time-PCR mit 1–5 % Sensitivität).

13.7.4 Ligationsassays

Dem **OLA** (*oligonucleotide ligation assay*) geht die Amplifikation des Hotspots mittels PCR voraus und er ist für die Detektion bekannter Mutationen geeignet (Baron et al. 1996). Die Amplicons enthalten entweder den Wildtyp oder die Mutante und dienen als Target. Der OLA beruht darauf, dass **direkt hintereinander** hybridisierende Oligonukleotide nur dann durch eine Ligase verbunden werden, wenn sie perfekt homolog auf dem Target binden. Für den Mutationstest werden jeweils zwei Oligonucleotide benötigt. Das erste Oligonukleotid des Paares liegt mit der Kontaktstelle auf der Polymorphismusposition, hat also entweder einen Match oder Mismatch am Ende, das zweite schließt direkt an. Ein mutationsspezifisches Oligonukleotid bindet homolog an die Mutation, wird durch die Ligase an das zweite, obligate Oligonukleotid geknüpft und durch seinen zugehörigen Reporter detektiert. Befindet sich das obligate Oligonukleotid auf einer festen Phase, können mutierte Fragmente aus der Probe sozusagen herausgefischt werden.

Bei einer Variante dieses Tests wird die Polymorphismusposition zwischen den Oligonukleotiden freigelassen (*gap*). Man bietet einer Reparaturpolymerase unterschiedliche Nukleotide für das Auffüllen an und verknüpft die Teile durch die Ligase. So kann man unbekannte Punktmutationen oder SNPs untersuchen.

Wenn nun die Oligonukleotide die Enden einer **Padlocksonde** darstellen, können diese durch die Ligase zu einem Ring geschlossen werden und durch die isotherme RCA (s. ▶ Abschn. 12.8.5) amplifiziert und detektiert werden (Krzywkowski und Nilsson 2018). Der *molecular inversion probe assay* (**MIP**) verbindet die SNP-Analyse mit der RCA. Beim MIP wird nach dem Auffüllen des Spalts (*gap filling*) die Sonde zu einem Ring geschlossen. Die nichtzirkuläre Template-DNA wird mittels Exonuklease abgebaut. Entweder erfolgt nun die RCA oder die Linearisierung des Rings für eine PCR. Für die PCR wird der Ring enzymatisch an einer Stelle gespalten, die beiderseits Abschnitte für Universalprimer freigibt. So entsteht ein amplifizierbares, lineares Fragment, das die Re-

13.7 · Mutationsanalyse

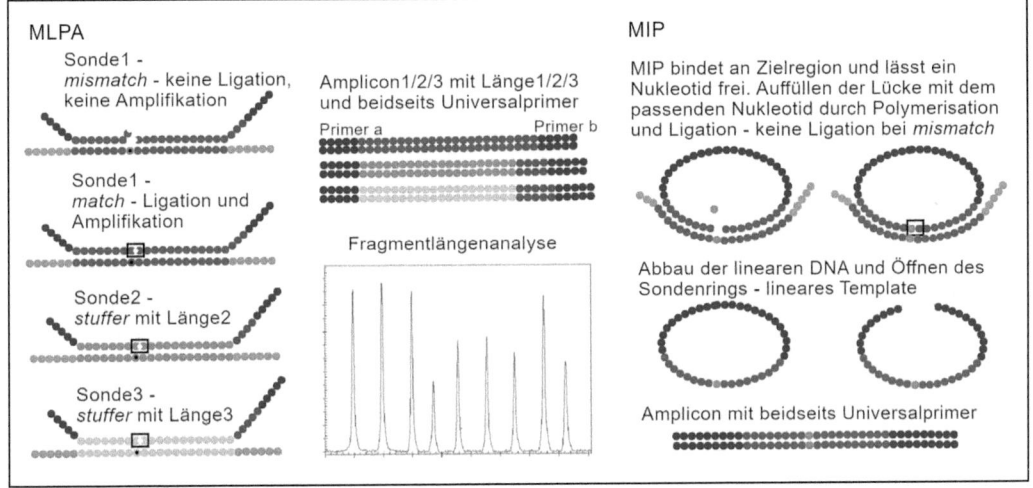

Abb. 13.12 MLPA (*multiplex ligation-dependent probe amplification*), MIP (*molecular inversion probe sssay*) (vereinfachte Darstellung)

gion des Interesses im Mittelstück abdeckt (Abb. 13.12, rechts). Auf diese Weise lassen sich auch längere Zielregionen aus einem DNA-Strang „herausschneiden" und anreichern.

Bei der **MLPA** (*multiplex ligation-dependent probe amplification*) tragen die Sondenpaare an den 3'- bzw. 5'-Enden Universalprimerregionen. Wenn die Sonden exakt binden, können sie ligiert werden und bilden das Template für die folgende PCR. Das PCR-Produkt wird anschließend durch eine Fragmentlängenanalyse identifiziert. Kommt es andererseits zu einem Mismatch auf der Polymorphismus-Position, schlagen die Ligation und die PCR fehl. Möchte man in einer Multiplexanalyse mehrere Loci gleichzeitig analysieren, kann man sie durch unterschiedlich lange nichtbindende Zwischenstücke (*stuffer sequence*) zwischen Sonde und Primer unterscheidbar machen. Je nach Locus entstehen in der PCR unterschiedlich lange Amplicons, die in einer Fragmentlängenanalyse erkannt werden (bis zu 60 Targets pro Assay). MLPA kann zur Bestimmung der Kopienanzahl, für Mutationsanalysen oder für Methylierungsanalysen (s. ▶ Abschn. 13.7.10) eingesetzt werden (Hömig-Hölzel und Savola 2012) (Abb. 13.12, links).

Die **LCR** (Ligasekettenreaktion, *ligase chain reaction*, Shimer und Backman 1995) ist ebenfalls ein Instrument zur Mutationsanalyse. Ähnlich wie in der PCR kommt es zu einer exponentiellen Amplifikation der Zielregion. Je zwei Oligonukleotidpaare binden nach einer Denaturierung jeweils an die beiden komplementären Stränge des Ziels. Bei einer perfekten Passung werden je zwei Oligos zu einem längeren Strang verknüpft. Bei einer weiteren Denaturierung werden die Ursprungsstränge von den verknüpften Oligos getrennt und damit stehen vier Ziele zur Verfügung. In mehreren Zyklen wechseln sich Denaturierung, Hybridisierung und Ligation ab. Das LCR-Produkt ist eine große Anzahl an verknüpften Oligopaaren, die u. a. in einer Fragmentlängenanalyse detektiert werden können. In einer Abänderung der Methode wird nur ein Oligopaar für einen Zielstrang eingesetzt, wodurch eine lineare Amplifikation erzeugt wird und verschiedene Nachteile der LCR umgangen werden (*ligase detection reaction*, LDR).

13.7.5 Schmelzkurvenanalyse

Die Schmelztemperatur (Tm) einer DNA ist unter gegebenen Reaktionsbedingungen eine definierte Größe und kann als analytisches Werkzeug verwendet werden. Erhöht man die Temperatur schrittweise und detektiert dabei den Doppelstrangzustand, erhält man eine sog. Schmelzkurve, die für die jeweilige Nukleotidsequenz typisch ist (◘ Abb. 13.13). Die Schmelzkurvenanalyse (*melting curve analysis*, MCA) wird meist im Anschluss an eine PCR durchgeführt. Enthält das PCR-Produkt Amplicons mit unterschiedlichen Sequenzen (Mutation, SNP), führt dies zu unterscheidbaren Tm-Werten und Schmelzkurven. Die Detektion von SNPs bzw. von Punktmutationen erfolgt in einem Real-Time-PCR-Instrument mit absättigenden, dsDNA[23]-bindenden Fluorochromen oder mit speziellen Sonden, die die Heteroduplex- bzw. Homoduplexformation[24] darstellen. Zu diesen Sonden gehören u. a. Hybridisierungssonden, FRET-Hybridisierungssonden, iFRET-Sonden, TaqMan®-Sonden und *molecular beacons* (Farrar et al. 2010).

Beispiele für dsDNA-bindende Farbstoffe sind Propidiumjodid oder SYBR®Green. Weitere Entwicklungen führten zu hoch sättigenden Farbstoffen für die HRM (*high resolution melting curve analysis*). Der gebundene Farbstoff emittiert dabei 2000-mal mehr Fluoreszenz als der frei in Lösung befindliche, wodurch es beim Aufschmelzen der DNA zu einer starken Fluoreszenzverminderung kommt (Hoffman et al. 2007). Die Bindung erfolgt allerdings unspezifisch an jegliche doppelsträngige DNA im Ansatz.

Beim **induzierten Fluoreszenz-Resonanzenergietransfer** (iFRET) werden sog. *biprobes* verwendet (Howell et al. 2002). Sie sind am 5'-Ende mit einem Fluorochrom (Akzeptor) bestückt. Am 3'-Ende sitzt ein Biotinmolekül als Blockierung, damit es nicht zu einer Strangverlängerung durch die Polymerase kommt. Die *biprobes* sind komplementär zur Wildtypsequenz des Ziels. Wenn die Sonde gebunden ist, überträgt ein in die dsDNA eingelagerter Farbstoff seine Energie auf den fluoreszierenden *biprobe*-Akzeptor. Beim Abschmelzen der Sonde kommt es zu einem Abfall der Fluoreszenz in typischer Weise. Ist in der Zielregion eine nichtkomplementäre Stelle (Mismatch, Mutation) enthalten, werden die Hybridisierungskräfte leichter überwunden und es verringert sich die Schmelztemperatur. Im Vergleich zur MCA, die nur mit interkalierendem Farbstoff allein arbeitet, bietet die iFRET-MCA eine höhere Fluoreszenzausbeute, geringeren Hintergrund und spezifische Schmelzkurven (◘ Abb. 13.14).

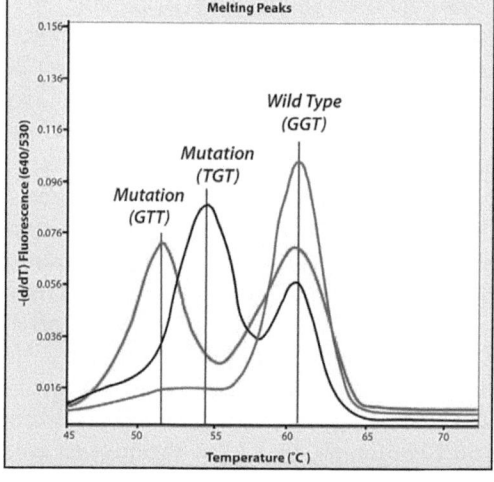

◘ Abb. 13.13 Schmelzkurvenanalyse. Für eine leichtere Lesbarkeit der Kurve wird die negative erste Ableitung der Temperatur (–dF/dt) als Kurve aufgetragen, wo Tm als eindeutiger Peak erkennbar ist. Die Sequenzunterschiede führen zu unterscheidbaren Kurven und Peaks

---

23 dsDNA. *Double stranded DNA*; doppelsträngige DNA.

24 Homoduplex: Beide Stränge der dsDNA sind komplementär. Heteroduplex: Die beiden Stränge sind nicht vollständig komplementär.

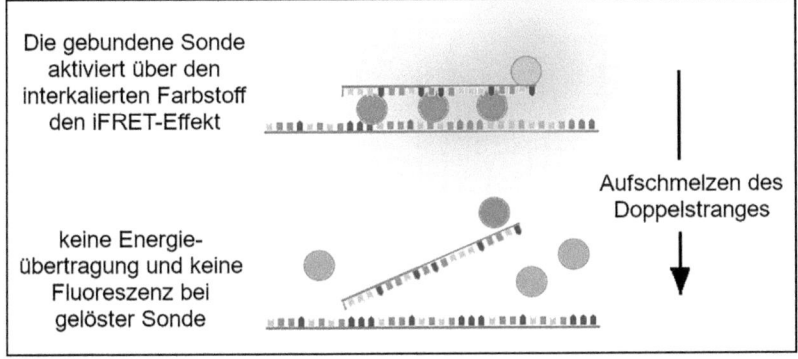

◘ Abb. 13.14 Prinzip iFRET

13.7.6 Sanger-Sequenzierung

Die Kettenabbruchsequenzierung nach Sanger gehört zur ersten Generation von Sequenztechniken (Sanger et al. 1977). Sie wird üblicherweise zur Darstellung der Nukleotidabfolge größerer Genabschnitte (z. B. ganze Exons[25]) genutzt. Im Rahmen einer PCR werden Desoxynukleotide (dNTPs) und Didesoxynukleotide (ddNTPs) von der Polymerase eingebaut. Jene Stränge, die ddNTPs enthalten, können nicht verlängert werden und brechen mit dem ddNTP ab. So entstehen zufallsbedingt unterschiedlich lange Amplicons. Statistisch wird nach jeder Base der Sequenz einmal ein ddNTP eingebaut und man erhält damit Stücke, die sich immer um eine Basenlänge unterscheiden. Wenn man je einen Ansatz mit ddATP, ddGTP, ddCTP und ddTTP macht, erhält man DNA-Stücke, die jeweils mit dem entsprechenden ddNTP enden. Unterschiedlich große DNA-Stücke haben eine unterschiedliche Laufgeschwindigkeit in der Elektrophorese

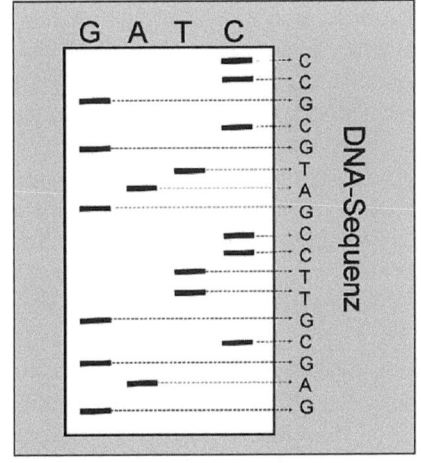

◘ Abb. 13.15 Prinzip der Sanger-Sequenzierung

und trennen sich ihrer Größe entsprechend auf. Lässt man die vier Ansätze nebeneinanderlaufen, kann man die Sequenz ablesen, indem man die jeweils nächste Bande in der Laufrichtung sucht und das zugehörige ddNTP notiert (Wink 2004) (◘ Abb. 13.15).

In der modernen Sequenziertechnik läuft dieser Vorgang automatisiert ab. Die ddNTPs werden mit unterschiedlichen Fluorochromen verknüpft und das Amplicongemisch in einer Kapillare aufgetrennt. Bei der **Kapillarelektrophorese** (s. ► Abschn. 13.4.2) wird diese mit einem Laser

---

25 Exon. Teil des Gens, der in RNA und weiter in Protein übersetzt wird. Das primäre Transkript enthält Exons und Introns, die bei der RNA-Prozessierung (Spleißen) herausgeschnitten werden. Die fertige mRNA wird aus dem Kern freigesetzt.

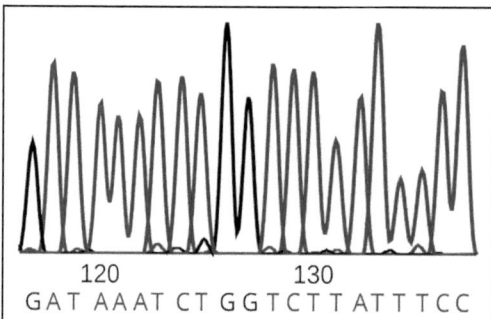

Abb. 13.16 Ausschnitt aus einem Graphen der Kapillarelektrophorese. Erste Zeile = Nummerierung der Nukleotide, zweite Zeile = Sequenz

durchstrahlt und die Abfolge der unterschiedlichen Emissionen der Fluorochrome wird detektiert. Werden gleich lange, aber unterschiedlich markierte Fragmente gleichzeitig detektiert, bedeutet dies eine Mutation und es kommt zu einer Überlagerung der Farben an derselben Position im Graphen. Für das Ablesen des Graphen ist Erfahrung notwendig, um kleine Peaks oder Überlagerungen sicher zu entdecken (◘ Abb. 13.16). Deletionen und Insertionen ergeben allerdings ein auffälliges, kaum zu übersehendes Muster. Die Sensitivität soll bei 15–25 % mutierter DNA in Wildtyphintergrund liegen. Der Vorteil der Methode ist ein umfassender Informationsgewinn über die genaue Sequenz und damit auch die Detektion von bisher unbekannten Mutationen. Der Nachteil liegt in der längeren, aufwendigen Analyse, kostspieligeren Geräten und der vergleichsweise schwachen Sensitivität. Trotzdem gilt die Sanger-Sequenzierung immer noch als Goldstandard, um Sequenzergebnisse zu bestätigen.

13.7.7 Pyrosequenzierung

Diese Methode ist zur Mutationsanalyse in FFPE-Gewebe sehr gut geeignet, da nur relativ kurze DNA-Abschnitte analysiert werden. Dabei handelt es sich um eine Sequenzierung bei gleichzeitiger Synthese des komplementären Strangs (Nyrén et al. 1993). Man detektiert damit nicht nur bekannte Mutationen, sondern jegliche Genveränderung. Es wird zuerst der sog. Hotspot des zu untersuchenden Gens mittels PCR amplifiziert, ungeachtet dessen, ob eine Mutation vorliegt oder nicht. Bei der PCR werden biotinylierte Nukeotide miteingebaut. Somit tragen die erzeugten Amplicons ebenfalls Biotinmoleküle und können an Sepharosebeads, die mit Streptavidin bestückt sind, gebunden werden. Die beladenen Sepharosebeads werden in eine Mikrotiterplatte überführt. Die Näpfchen enthalten Puffer und den Sequenzierungsprimer, der unmittelbar vor der vermuteten Mutation bindet.

Im Analysator wird in das Näpfchen ein Gemisch aus mehreren Enzymen und mehreren Substraten gegeben. Anschließend wird jeweils ein Nukleotidtyp (A, T, C oder G) in einer vorgegebenen Reihenfolge dispensiert. Wenn nun an die nächste freie Stelle nach dem Primer im DNA-Strang ein passendes Nukleotid von der Polymerase angeknüpft wird, wird eine **Kaskade von enzymatischen Reaktionen** gestartet. Beim Einbau durch die Polymerase wird vom Nukleotid Pyrophosphat (PPi) abgespalten. Sulfurylase erzeugt daraus und aus einem passenden Substrat ATP. Dieses ATP wird bei der luciferasevermittelten Umsetzung von Luciferin zu Oxiluciferin benötigt. Bei der Oxiluciferinbildung wird Licht proportional zur ATP-Menge freigesetzt. Dieses Licht wird über ein CCD[26] detektiert und als Peak in einem Graphen dargestellt. Die Höhe des Peaks ist proportional zur Anzahl an eingebauten Nukleotiden (◘ Abb. 13.17).

Apyrase, ein nukleotidabbauendes Enzym, baut ATP und die nichteingebauten

---

26 CCD. *Charge coupled device*; lichtempfindliches elektronisches Bauteil.

13.7 · Mutationsanalyse

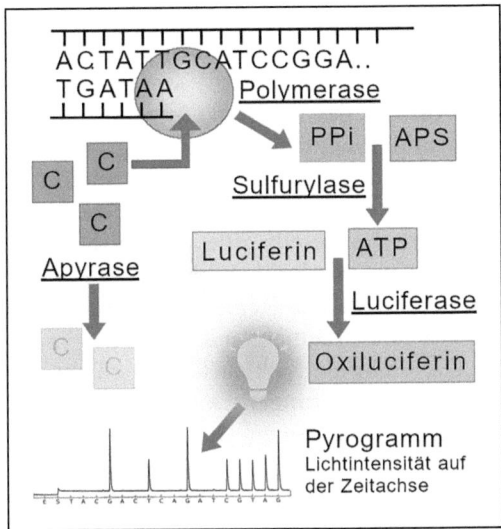

Abb. 13.17 Prinzip der Pyrosequenzierung. (PPi = Pyrophosphat, APS = Adenosinphosphosulfat)

dNTPs kontinuierlich ab. Dadurch wird das Licht gelöscht und die Reaktionslösung regeneriert. Dann wird das nächste dNTP zugegeben.

Aus dem erzeugten sog. **Pyrogramm** kann man die Sequenz ablesen. Bei der Pyrosequenzierung von Tumormaterial entstehen dabei typische Pyrogramme, wo der Gehalt an mutierter DNA als Prozentmenge ausgegeben wird. Die Sensitivität soll bei ca. 5 % mutierter DNA in Wildtyphintergrund liegen. Die benötigte Ausgangsmenge an DNA ist geringer als bei der Real-Time-PCR, weil primär nur ein PCR-Ansatz pro Hotspot angesetzt wird. Basenaustauschmutationen sind sehr gut darstellbar, Deletionen und Insertionen verlangen bei der Auswertung viel Erfahrung oder Softwareunterstützung.

Die Methode der Pyrosequenzierung ist auch für die Analyse von unbekannten Sequenzen und für sog. Methylierungsassays verwendbar. Methylierungsassays können eine Aussage über den Aktivierungszustand eines Gens bringen (*epigenomics*), was wiederum Einfluss auf Prognose oder Therapieansprechen eines Tumors haben kann (z. B. MGMT-Promotor bei Gliomen, MLH1-Promotor bei Kolonkarzinomen).

13.7.8 Next-Generation-Sequencing

Beim Next-Generation-Sequencing (NGS) ist der Name Programm. Durch die Einführung dieser Technologie 2004 durch 454 Life Sciences wurde die Effektivität der Nukleinsäuresequenzierung auf ein nächstes Level gehoben, wobei die Kosten gleichzeitig massiv vermindert wurden. NGS ermöglicht eine extrem hohe Sequenzierkapazität im Vergleich zur Sanger-Sequenzierung. Dies eröffnete für die Forschung und die Diagnostik wichtige neue Anwendungsmöglichkeiten.

Die Entdeckung der Pyrosequenzierung bereitete den Weg für die Entwicklung des NGS und lieferte das Funktionsprinzip der ersten NGS-Methode. Diese Sequencing-by-Synthesis-Technik ist hoch parallelisierbar und die Sequenzierung erfolgt in Echtzeit mit simultaner Lichtdetektion. Das sind die Voraussetzungen für einen hohen Probendurchsatz. In der Folge wurde die Strategie vom Lesen einer einzelnen, möglichst langen Sequenz (long Read) zum gleichzeitigen Lesen vieler kürzerer Fragmente abgeändert (short Read). NGS nennt man auch *massive parallel sequencing*, weil hier Millionen DNA-Abschnitte gleichzeitig analysiert werden.

Für die molekularpathologische Diagnostik bedeutet dies, dass in Tumorproben eine große Anzahl an Genen gleichzeitig in einer Analyse und an sehr geringem Probenmaterial untersucht werden kann. Damit kann für die Patientin ein **individuelles Tumorprofil** erstellt sowie Antworten auf die Fragen nach Therapieansprechen und Prognose können gefunden werden. Seit ca. 2008 wurde die Anwendbarkeit von NGS für klinische FFPE-Analysen vorangetrieben (Hedegaard et al. 2014). So wurde in den letzten Jahren NGS in vielen Pathologien als Standard etabliert und Workflows wurden entwickelt, die mit der oft limitierten Quantität und niedrigen Qualität von FFPE-DNA und -RNA umgehen können sowie für die klinischen Qualitätsansprüche genügen. Man hat gelernt, die Fülle an Informationen, die durch die massive parallele Sequenzierung entstehen kann, durch Bioinformatik in den Griff zu bekommen und auf diagnostisch relevante Genpanels einzugrenzen. Die NGS-Systeme wurden auch dem klinischen Bedarf angepasst (IVD-Zulassung), Kapazitäten und Automatisierung wurden erweitert und die Handhabbarkeit wurde erleichtert.

Mit NGS kann man **jegliche Mutationsart** (SNVs, CNVs,[27] Insertionen, Deletionen) nachweisen. Für Translokationen bedient man sich der mRNA-Sequenzierung. Auch Genamplifikationen, die Mutationslast eines Tumors, eine Mikrosatelliteninstabilität und epigenetische Veränderungen können dargestellt werden.

Es gibt verschiedene NGS-Plattformen, die sich in Methode, Geschwindigkeit, Kapazität, Kosten usw. unterscheiden. Wesentliche Abschnitte der Analyse sind bei allen die Erstellung einer DNA-Bibliothek, die Modifikation der Bibliotheksfragmente, klonale Amplifikation der Fragmente, die eigentliche Sequenzierung und die Auswertung (Alekseyev et al. 2018).

13.7.8.1 DNA-Bibliothek für NGS

Die isolierte, genomische DNA besteht aus einem Gemisch von Fragmenten unterschiedlicher Länge. Die Fragmente stammen aus verschiedenen Zellen und decken unterschiedliche Sequenzen ab. Sie stellen zusammen das gesamte Genom in vielen Kopien dar. Ziel der Bibliothekserstellung (*library*) ist die Bildung von möglichst gleich langen DNA-Fragmenten, die der Leselänge der Sequenzierung entsprechen. Weiters sollen diese Fragmente mit kurzen DNA-Stücken (Adaptern) verlängert werden, die bei der Amplifikation, Sequenzierung und Identifizierung benötigt werden. Als Ausgangsmaterial für die Bibliothek können auch PCR-Amplicons dienen, die üblicherweise bereits eine definierte Länge haben. Um eine RNA-Bibliothek zu erstellen, erfolgt in der Regel ein Umschreiben von mRNA-Fragmenten in cDNA.

Die isolierten Nukleinsäuren sollten den Mindestanforderungen an Qualität und Quantität entsprechen, die für die nachfolgenden Techniken und ein valides Ergebnis nötig sind. Der Einschränkungen bei der Verwendung von FFPE-Material und des Einflusses der präanalytischen Faktoren sollte man sich bewusst sein (s. ▶ Abschn. 13.2.1).

Die genomische DNA wird in einem ersten Schritt weiter fragmentiert. Dies kann physikalisch (z. B. Ultraschall) oder enzymatisch passieren. Das Ausmaß der Fragmentierung wird elektrophoretisch kontrolliert (Fragmentlängenanalyse). Fragmente mit unpassender Länge müssen entfernt werden. Für die Größenselektion gibt es technische Unterstützung wie die SPRI-Beads (*solid phase reversible immobilisation beads*). In der Gegenwart von Polyethylenglycol (PEG) und Salzen binden Nukleinsäuren reversibel an die Partikel. Es ist möglich, die Länge der bindenden Fragmente durch den Gehalt an PEG und Salzen festzulegen. Durch Hintereinanderschalten von zwei Schritten mit unterschiedlichen Konzentrationen an Puffer bzw. Beads kann man eine eingegrenzte Bandbreite an Fragmenten gewinnen. In einer weiteren Kontrolle zeigt das Elektropherogramm nur mehr einen schmalen Längenbereich an. Weiters wird die DNA-Konzentration festgestellt.

Für das Anhängen der Adapter müssen die Fragmentenden passend für die Ligase modifiziert werden (*end-repair*). Eine Ligase hängt jeweils einen Universaladapter an ein

---

[27] CNV. *Copy number variant*; Veränderung der normalen Genkopien-Anzahl.

3'- und ein 5'-Ende. Damit sind die Fragmente mit bekannten Sequenzen flankiert. Bei einer erneuten Fragmentlängenkontrolle sieht man den Erfolg der Adapterligation durch eine Verschiebung des Größenpeaks. Nach den enzymatischen Modifikationen erfolgt jeweils eine Aufreinigung des Ansatzes z. B. mit paramagnetischen Beads.

Verwendet man als Teil der Adapter patientenidentifizierende Barcodes (Indices), können die Bibliotheken mehrerer Patienten zu gleichen Anteilen gemäß ihrer DNA-Konzentration gemischt werden (gepoolt). Bei der Sequenzierung kann man diese wieder rückverfolgen und das Ergebnis zuordnen. Damit lässt sich der Durchsatz erhöhen und die Kosten verringern.

- **Targeted NGS**

Eine Variante der Bibliothekserstellung erzielt mithilfe von biotinylierten Sonden eine Eingrenzung des Probenmaterials auf bestimmte Zielsequenzen (*targeted* **NGS**). Die Sonden binden die gewünschten DNA-Abschnitte und bilden biotinylierte Duplexe, die sich durch paramagnetische Streptavidinbeads immobilisieren und „herausfischen" lassen (*capture beads*). Die *capture library* enthält nur mehr die Fragmente des Interesses und kann durch eine anschließende PCR vermehrt werden.

Man kann den Eingrenzungsschritt auch vor die Bibliothekskonstruktion setzen, indem eine höchstmultiplexe PCR mit Tausenden von Primerpaaren nur jene Abschnitte der genomischen DNA vermehrt, die von Interesse sind (*amplicon enrichment,* z. B. AmpliSeq™ von Illumina). Dies hat theoretisch die Vorteile, dass man auch stark degradierte FFPE-DNA mit relativ kurzen Amplicons gut vermehren kann und nur wenig Ausgangsmaterial benötigt wird. In der Praxis arbeiten die meisten Systeme mit Amplicons um die 150–200 bp. Daher ist für eine funktionierende Amplifikation eine Mindestlänge von 200 bp notwendig. Nach einer enzymatischen Modifikation der Enden erfolgt die Adapterligation an die Amplicons und optional eine weitere Amplifikation mittels PCR in wenigen Zyklen.

Eine Kombination von Hybridisierung und PCR stellt **PETE** (*primer extension target enrichment*) dar. Ausgangsmaterial ist eine DNA-Bibliothek mit Adaptern. Ein biotinylierter Primer setzt sich auf die Region des Interesses und wird mittels Polymerase zum Adapter hin verlängert. Die Duplex wird mit Streptavidinbeads herausgefischt. Ein weiterer Primer setzt sich hinter den ersten Primer und die Verlängerungsreaktion verdrängt den vorher produzierten Strang. Dieser verbleibt am Bead und wird entfernt. Darauf folgt eine PCR zur Amplifikation des gefischten Fragments.

Schließlich hat man nach einer abschließenden Qualitätskontrolle DNA-Fragmente bzw. Amplicons mit definierter Größe (z. B. 200–300 bp) und definierten Enden, die man mit PCR vermehren kann. Es gibt im Wesentlichen zwei Methoden, die hier Verwendung für das NGS finden. Die Brücken-PCR und die Emulsions-PCR. Eine neuere Methode nutzt die sog. Nanoballamplifikation.

13.7.8.2 Klonale Amplifikation

Ein wesentlicher Teil der NGS-Methode stellt die klonale Amplifikation der DNA-Fragmente in einem abgrenzbaren Raum dar. Das bedeutet, dass in diesem Raum nur eine Sorte von DNA-Fragment in hoher Zahl kopiert („geklont") wird. Dadurch erhält man bei der nachfolgenden Sequenzierung ein ausreichend starkes Signal, das von allen Kopien eines Fragments zugleich generiert wird.

- **Brücken-PCR**

Ziel ist es, auf einer umschriebenen Fläche nur eine Art von DNA-Fragment zu amplifizieren. Die Fragmente mit den definierten Adaptern binden an komplementäre Bindungsstellen (Oligonukleotide), die auf einer festen Phase (Durchflusszelle, *flow cell*) immobilisiert sind. Die immobilisierten Sonden dienen als Primer für die Bildung eines komplementären Strangs. Es entsteht ein verankerter Doppelstrang. Nach einer Denaturierung wird das nun wieder einzelsträngige Ursprungsfragment weggewaschen. Die Kopie bleibt verankert an der Reaktionszelle. Das lose Ende klappt um, bildet eine Brücke und bindet an ein nahegelegenes, komplementäres Oligo, das wiederum als Primer für die nächste Runde dient. Die fertigen Doppelstränge werden denaturiert zu Einzelsträngen, die jeweils an einem Ende mit der festen Phase verbunden sind. Im nächsten Durchgang klappen diese Stränge wieder um, bilden eine Brücke, werden verlängert usw. So bildet sich ein Cluster von identischen und inversen DNA-Fragmenten (◘ Abb. 13.19). Die reversen Fragmente werden entfernt, sodass nur mehr Forward-Fragmente für die Forward-Sequenzierung im Cluster bestehen bleiben. Nach dieser Sequenzierung erfolgt eine weitere Brücken-PCR, um schließlich nur mehr reverse Fragmente im Cluster zu haben, die in der Revers-Sequenzierung analysiert werden. Diese Art der klonalen Amplifikation wird als Teil des Solexa™-NGS angewendet. Damit ist die sog. *paired end*-Sequenzierung, also die Analyse der komplementären Ampliconstränge für einen Ergebnisabgleich, möglich.

- **Emulsions-PCR**

Die Emulsions-PCR haben wir schon als ddPCR kennengelernt. Hier passiert die klonale Amplifikation in den Mikroräumen, die als wässrige Tröpfchen in der öligen Phase dispergiert sind (s. ► Abschn. 13.7.2). Die Fragmente binden mit den Universaladaptern an die komplementären Oligonukleotide auf den Beads. Durch die PCR werden ca. 1 Mio. Kopien des Fragments, gebunden an ein Bead, erzeugt („monoklonale" Beads) und die komplette Bibliothek ist an die einzelnen Beads gekoppelt (◘ Abb. 13.18). Ein Anreicherungsschritt kann templatetragende Beads

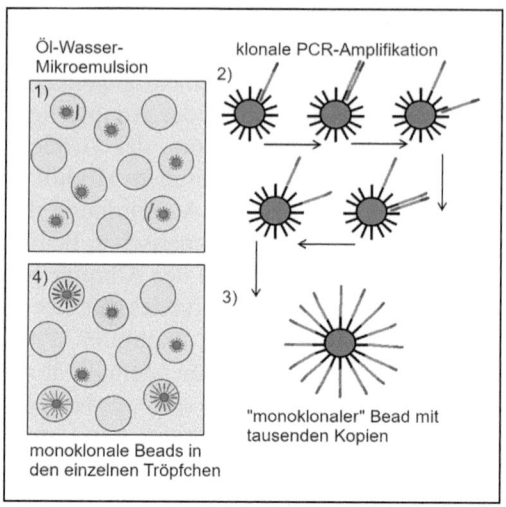

◘ **Abb. 13.18** Emulsions-PCR. 1) Beads und ssDNA-Fragmente sind auf Tröpfchen verteilt. 2) klonale Amplifikation an den Beads. Die gebundenen Fragmente werden komplementiert und bei der Denaturierung wieder getrennt. Es entstehen viele Kopien. 3) Eine Denaturierung macht die gebundenen Fragmente einzelsträngig. 4) In den einzelnen Tröpfchen befinden sich jeweils „monoklonale" Beads mit Tausenden Kopien

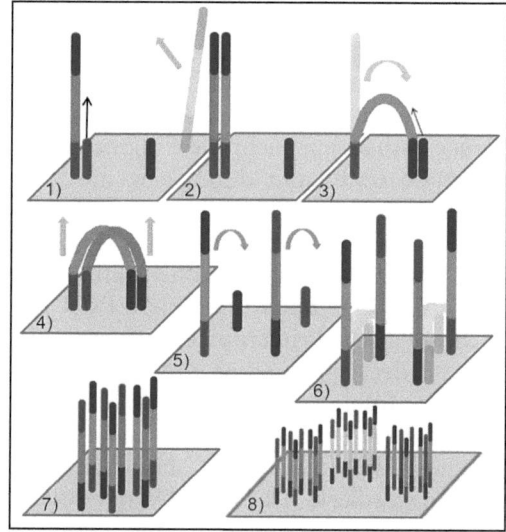

◘ **Abb. 13.19** Brücken-PCR. 1) Hybridisierung des ssDNA-Fragments an ein immobilisiertes Oligonukleotid. 2) Komplementierung und Dissoziation des Templatefragments. 3) Brückenbildung zu passendem Oligonukleotid in der Nähe. 4) Komplementierung und Denaturierung (PCR). 5) Einzelstränge für nächste Brückenbildung. 6) und 7) Clusterbildung durch Wiederholung. 8) Für jedes Fragment entsteht ein „monoklonaler" Cluster

von leeren Beads abtrennen. Die Emulsions-PCR findet man als Teil des NGS mit Spannungsdetektion (Ion Torrent™).

Zu den Vorteilen dieser Methode gehört die hohe Signalamplifikation. Nachteilig wirkt sich aus, dass es einen hohen Ausschuss an leeren bzw. „polyklonalen" Beads geben kann und die *paired end*-Sequenzierung hier nicht möglich ist.

- **Nanoballamplifikation**

Diese Methode stellt eine Abwandlung der Rolling-Circle-Amplifikation (RCA) dar. Hier werden die Bibliotheksfragmente durch Ligation der Adapter in ringförmige, einzelsträngige DNA-Moleküle umgewandelt. Diese dienen einer speziellen Polymerase als Template, um sehr lange Concatemere mit vielen Kopien des Ursprungsfragments zu produzieren. Diese Concatemere präsentieren sich als DNA-Ball in Nanometergröße und werden auf einer Durchflusszelle rasterartig immobilisiert.

13.7.8.3 Pyroseqenzierungs-NGS mit Lichtdetektion

Diese Methode ist die älteste der NGS-Methoden (2004) und übernimmt das Pyrosequenzierungsprinzip (s. ▶ Abschn. 13.7.7). Die bei der Emulsions-PCR entstandenen, beladenen Beads werden auf einem Pikoliterobjektträger immobilisiert.

Nach einer Universalprimerbindung wird in bestimmter Reihenfolge jeweils eine Art von dNTP zugegeben. Passt das Nukleotid, wird es eingebaut und es entsteht detektierbares Licht. Passt das Nukleotid nicht, entsteht kein Signal. Die Lichtsignale des gesamten Objektträgers werden ortsbezogen aufgenommen. So entsteht pro Einspritzung eines Nukleotidtyps ein Bild mit unterschiedlichen Lichtmustern. Diese Bilder werden elektronisch analysiert und für jedes Bead und sein Fragment wird die Sequenz erstellt. Instrumente, die mit dieser Technik arbeiteten, wurden von 454 Life Science (später 454 Roche) entwickelt. Die Produktion wurde 2016 eingestellt.

13.7.8.4 Ion Torrent™-NGS

Das Grundprinzip ist ähnlich wie bei der lichtbasierten Pyrosequenzierung. Hier misst man allerdings nicht das entstandene Licht, sondern die pH-Änderung, die durch den Einbau eines Nukleotids hervorgerufen wird. Bei jedem dNTP-Einbau wird ein H^+-Ion frei. Die Menge an H^+-Ionen entspricht der Anzahl an eingebauten dNTPs und beeinflusst proportional den pH-Wert der Lösung. Die Bibliothek-Beads aus der Emulsions-PCR werden auf eine Pikoliterplatte geladen (Chip), wobei jedes Bead aufgrund des zur Verfügung stehenden Raums eine eigene Kavität befüllt. Unter jedem Näpfchen liegt ein separates Miniatur-pH-Meter basierend auf Halbleitertechnologie, das die pH-Wert-Änderung in eine Spannungsänderung übersetzt. Die Daten werden wieder elektronisch ausgewertet und die Sequenz wird erstellt. Dieser Vorgang läuft gleichzeitig in Millionen von Näpfchen ab. Systeme, die nach diesem Prinzip arbeiten, werden von Ion Torrent™ (jetzt Teil von Thermo Fisher Scientific) hergestellt. Das erste System stammt aus 2011.

13.7.8.5 Solexa™-NGS

2005 wurde der erste Analysator mit dieser Technologie in den Verkauf gebracht. Die vorbereitende PCR für Solexa™-NGS ist die Brücken-PCR. Die Doppelstränge werden einzelsträngig gemacht und die komplementären Stränge abgebaut, sodass ein Cluster von gleichgerichteten, einzelsträngigen Templates zur Verfügung steht (Forward). An diese bindet ein Universalprimer. In die Durchflusszelle werden dNTPs eingespült, wobei jeder NTP-Typ ein zugehöriges Fluorochrom trägt. Dieses Fluorochrom verhindert gleichzeitig, dass weitere dNTPs angefügt werden können (reversibel terminierende Nukleotide). Es kann also immer nur ein dNTP pro Runde binden. Die dNTPs binden an die passenden Templates und die „gebundene" Fluoreszenz wird nach einem Waschschritt detektiert. Danach werden die Fluorochrome und damit die Blockierung chemisch entfernt. Jetzt können die nächsten passenden dNTPs wieder binden. So ergibt sich für jedes Cluster eine bestimmte Farbabfolge, die einer Sequenz entspricht. Anschließend an die Forward-Sequenzierung erfolgt nach einer Umschreibung in den komplementären Strang die Reverse-Sequenzierung. Beide Sequenzierungen werden für die Auswertung zusammen analysiert, was die Korrektheit des Ergebnisses erhöht. Diese Methode ist ebenso wie die Pyrosequenzierung ein Sequencing-by-Synthesis (SBS). Es wurden weitere Systeme entwickelt, die nur mit zwei bzw. nur mit einer Farbe die Sequenz detektieren können und damit weniger Fluoreszenzkanäle benötigen. Instrumente, die nach diesem Prinzip arbeiten, werden von Solexa™ (jetzt Teil von Illumina) vertrieben (Methodenbeschreibung bei Bentley et al. 2008).

13.7.8.6 Nanoball-NGS

Dieses System arbeitet nach demselben Prinzip wie das Solexa™-NGS, verwendet aber als Vorbereitung die Nanoballamplifikation. Die Nanobälle sind in einer Durchflusszelle immobilisiert. Die Universalprimer binden an die Adaptersequenzen der Bibliothek, die 1000-fach im Concatemer vorkommen. Danach erfolgt der sequenzielle Einbau der fluorochromtragenden Nukleotide, die Detektion, Entfernung des blockierenden Fluorochroms usw. Ein Vorteil dieser Version ist die rasterartige und daher räumlich getrennte Anordnung der Amplicons für eine eindeutige Signalzuordnung. Solche Systeme werden von MGI Technologies vertrieben.

13.7.8.7 SBB-Sequencing

PacBio stellte 2023 eine neue Sequenziermethode vor: SBB (Sequencing-by-Binding). Hier wird der Fokus v. a. auf die Korrektheit der Analyse gelegt. Es soll nur mehr zu einem Fehler unter 10.000 Basen kommen im Vergleich zu einem Fehler unter 1000 wie bei anderen NGS-Systemen. Das Prinzip besteht darin, dass bei der Sequenzierung die fluorochromtragenden Nukleotide zuerst molekular ausprobiert werden, ob sie auf die Position passen, ohne sie gleich einzubauen. Stimmt die Passung, wird beim Check die Fluoreszenz detektiert. Anschließend wird eine reversible Strangterminierung (Blocker) entfernt und ein anderes, nichtmarkiertes Nukleotid mit Blocker eingebaut. Dies ermöglicht den Einbau von nichtmodifizierten Nukleotiden mit einer höheren Zuverlässigkeit (*high fidelity polymerase*). Diese geringere Fehlerrate soll bei der Analyse von sehr niedrigfrequenten Mutationen (z. B. in der *liquid biopsy*) eine Reduktion des LOD bringen. Durchgeführt wird die Sequenzierung auf einer Nanoballbibliothek. Bei der Erzeugung der Bibliothek sollen im Vergleich zur PCR-Amplifikation auch weniger Fehler eingebracht werden.

13.7.8.8 SOLiD™-NGS

SOLiD™ (*support oligonucleotide ligation detection*) funktioniert nicht nach dem Sequencing-by-Synthesis-Prinzip. Bei dieser Ligation-NGS wird die Sequenz durch die Abfolge an speziell konstruierten Sonden, die hintereinander an das Fragment hybridisieren decodiert. Das erste SOLiD™-Sequenzierungssystem wurde 2007 auf den Markt gebracht.

Die Basis bildet wiederum die klonale Bibliothek nach Emulsions-PCR. Die an Beads gebundenen und vervielfältigten Fragmente werden noch mit einer chemischen Gruppe versehen, die eine Immobilisierung auf einer festen Phase erlaubt.

Die Sonden bestehen aus acht Nukleotiden. Auf Position eins und zwei kann jeweils eine der vier Basen sitzen, dadurch ergeben sich $4^2 = 16$ Sondenvariationen. Jeweils vier dieser Variationen werden durch eines von vier Fluorochromen codiert. Die folgenden drei Nukleotide sind degeneriert, d. h., es können alle Basen in allen möglichen Konstellationen vorkommen, die genaue Abfolge ist aber nicht bekannt. Die letzten Nukleotide sind universell bindend (Inosinbasen). Das Fluorochrom ist am Ende der Sonde angefügt (◘ Abb. 13.20).

Der Vorgang startet mit der Hybridisierung eines Universalprimers an den Adapter. Aus dem Sondenmix bindet eine passende Sonde exakt daneben. Die Ligase verknüpft den Primer mit der Sonde und die Fluoreszenz (Farbecode) wird detektiert. Danach werden die letzten drei Nukleotide samt Fluorochrom abgespalten und ein freies, verknüpfbares Ende vorbereitet. Somit binden nur fünf der ursprünglich acht Nukleotide am Fragment. Anschließend an diese Rumpfsonde bindet wiederum eine passende Sonde, die wiederum verknüpft wird usw., bis das ganze Fragment abgedeckt ist. So erhält man immer nur für jeweils zwei Nukleotide, die durch drei unbekannte Nukleotide getrennt sind, eine Farbkennung. Daher wird dieser Vorgang siebenmal am selben Fragment durchgeführt, wobei der Primer jeweils um eine Base rückversetzt wird. Dadurch wird die ganze Sequenz mit versetzten Dinukleotiden, die jeweils mit einem Fluorochrom korrespondieren, abgedeckt. Jede Dinukleotidposition wird dabei bei mindestens zwei Runden erwischt. Die Farbcodierung muss bei der Datenauswertung noch entschlüsselt werden. Diese Sequenziermethode ist sehr korrekt, jedoch nur für eher kurze Fragmente geeignet. Systeme, die auf SOLiD™ basieren, wurden von Applied Biosystems (nun Teil von Thermo Fisher Scientific) entwickelt.

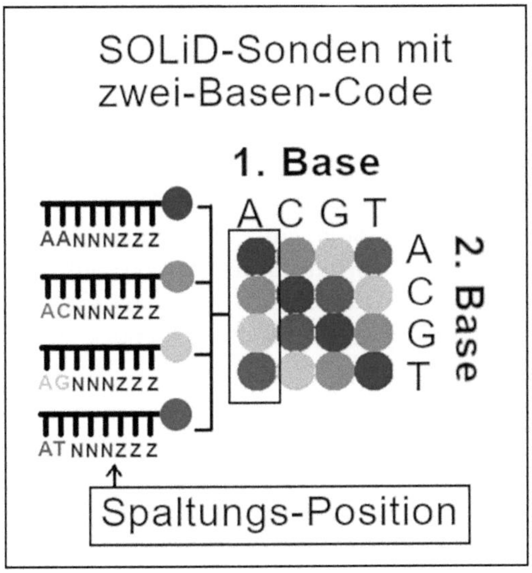

13.7.8.9 Datenauswertung

Mithilfe einer entsprechenden Analysesoftware werden die Sequenzen der Millionen einzelnen Fragmente zueinander in Beziehung gebracht und bei der sog. **Resequenzierung** mit einem Referenzgenom verglichen. Für die **De-novo-Sequenzierung** nutzt man aus, dass durch die zufällige Fragmentierung ein Sequenzabschnitt in verschiedenen Fragmenten auftauchen kann. Diese überlappenden Abschnitte werden für eine Reihung der Fragmente genutzt und eine zusammengehörende Sequenz (**Contig**) erstellt. Diesen Sortierungsvorgang nennt man *gene assembly*.

Eine einzelne Fragmentsequenzierung wird als **Read** bezeichnet. Die **Leselänge** (*read length*) variiert von System zu System zwischen ca. 30 und 600 bp (Kumar et al. 2019). Die **Sequenziertiefe** (*depth*) gibt an, wie oft eine bestimmte Base sequenziert wurde bzw. in wie vielen Reads sie vorkommt. Sie wird als Durchschnittswert aller Sequenziertiefen angegeben und liegt für die Diagnostik bei 500–1000× und mehr. Je höher die Zahl ist, umso größer ist die Wahrscheinlichkeit, dass die

◘ Abb. 13.20 SOLiD™-Sonden

gefundene Sequenz korrekt ist. Die Sequenziertiefe ist speziell bei Mutationsanalysen relevant, wo nur geringe Tumormengen im Normalgewebe-Hintergrund enthalten sind und Mutationen mit Frequenzen unter 5 % aufzuspüren sind. Fixierungs- und histotechnikprozessbedingte Artefakte (s. ▶ Abschn. 13.2.1) zusammen mit PCR-bedingten Amplifikationsfehlern sowie Sequenzierfehlern spielen besonders bei sehr niedrigfrequenten Mutationen (< 1 %) eine Rolle. Sie sollen durch eine große Sequenziertiefe und andere smarte Verbesserungen ausgeglichen werden. Sequenzierfehler treten in Abhängigkeit von der verwendeten Methode und der Art der artifiziellen Mutation in einer Frequenz von 0,04 bis > 5 % auf (Singh 2020).

Die **technische Sensitivität** von NGS liegt zwischen 2 und 15 % mtDNA in wtDNA je nach System und Art der Mutation. Um valide Ergebnisse zu liefern, sollte die Probe mind. 10 % Tumorzellen für SNVs bzw. 30–50 % Tumorzellen für CNVs enthalten. Im Vergleich dazu erzielen die fortgeschrittenen PCR-Methoden wie die dPCR eine erheblich bessere Sensitivität, sind aber auf bekannte Mutationen eingeschränkt und nicht im selben Maße multiplexfähig. Das Problem des NGS liegt dabei weniger in der tatsächlichen Nachweisgrenze (LOD, *limit of detection*), sondern eher darin, echt-positive Mutationen im Hintergrundrauschen von künstlich eingebrachten Varianten verlässlich zu erkennen. Dies ist auch ein Grund, warum NGS für *liquid biopsy*-Tests noch kaum eingesetzt wird. Technische Verbesserungen wie das *digital sequencing*, wo eine auf UIDs (*unique identifiers*) beruhende Fehlerkorrekturmethode angewendet wird, können die Sensitivität verlässlich steigern. Das *digital sequencing* hängt an jedes DNA-Molekül einen UID, um seinen Ursprung rückzuverfolgen, und kann so PCR- und Sequenzierfehler herausfiltern. Ein darauf beruhendes klinisches NGS-Panel für die Mutationssuche in ctDNA konnte bei sehr hoher Spezifität 0,02–0,04 % Sensitivität erreichen (Singh 2020).

Coverage (etwa Abdeckungsbreite) ist ein Begriff, der eng mit der Sequenziertiefe zusammenhängt. Sie bezieht sich auf den Anteil des Genoms oder der Zielregion, der mindestens einmal sequenziert wurde. Dieser Wert in Prozent zeigt an, inwieweit die gesamte Zielregion bei der Sequenzierung erfasst wurde. Zum Beispiel 95 % Coverage bedeutet, dass 95 % der Zielregion mindestens einmal sequenziert wurden. Einflussfaktoren sind hier u. a. die Qualität der eingesetzten DNA, die Art der Bibliothekskonstruktion, Sequenzierfehler und auch, ob Regionen betroffen sind, die prinzipiell schwer zu sequenzieren sind (hoher GC-Gehalt, repetitive Elemente).

Mithilfe der Auswertungssoftware werden die Rohdaten in Basensequenzen umgewandelt (***base calling***). Dabei werden Abfolgen von Buchstaben erzeugt, die jeweils ein Nukleotid repräsentieren. Eine zusammenhängende Abfolge entspricht einem Read, wobei für jedes Nukleotid eine gewisse Wahrscheinlichkeit errechnet wird, dass es tatsächlich „wahr" ist.

Durch das **Alignment** können Abweichungen vom Referenzgenom festgestellt und so Mutationen bzw. erbliche SNPs[28] detektiert werden (*variant calling*[29]). Jedes menschliche Genom enthält natürlicherweise eine Variante pro ca. 1000 bp und es sind über 400 Mio. Varianten in Datenbanken erfasst. Die überwiegende Mehrheit davon sind SNPs. Erst ab einer bestimmten Abweichung vom normal in der Bevölkerung vorkommenden Prozentsatz wird eine Genomveränderung als Mutation bezeichnet. In der

---

28 SNP. Erblicher Basenaustausch bei mehr als 1 % der Bevölkerung.
29 Variante. Abweichung einer DNA-Sequenz im Vergleich zur Referenzsequenz, die mit einer Erkrankung in Verbindung steht oder auch nicht (pathogene, wahrscheinlich pathogene, benigne, unbestimmt signifikante Variante).

13.7 · Mutationsanalyse

molekularen Tumorpathologie werden mit wenigen Ausnahmen allerdings keine Keimbahnmutationen, sondern somatische Mutationen analysiert, also erworbene Genomabweichungen des Tumors im Vergleich zum Normalgewebe (◘ Abb. 13.21).

In der Diagnostik wird NGS in der Regel für die Mutationsanalyse bekannter tumorrelevanter Gene oder von vielversprechenden Genkandidaten eingesetzt (*targeted* NGS). Die Panels umfassen eine Anzahl an ausgesuchten Genen (z. B. 50–400 Gene). Diese können zur Gänze oder auch nur in Bezug auf Hotspots getestet werden. Zur Auswertung der Panels steht eine leistungsfähige Software zur Verfügung. Die Ergebnisse werden mit Mutationsdatenbanken abgeglichen und auch gemäß den gesetzten Parametern gefiltert, um niedrigfrequente, falsch-positive Mutationen und andere Sequenzierfehler zu eliminieren (**Cut off, LOD**). Danach erfolgt die **Interpretation** und die **Reporterstellung** gemäß Qualitätssicherungsrichtlinien (s. ◘ Tab. 13.1). In die Interpretation gehen auch die Angaben über den Tumorgehalt

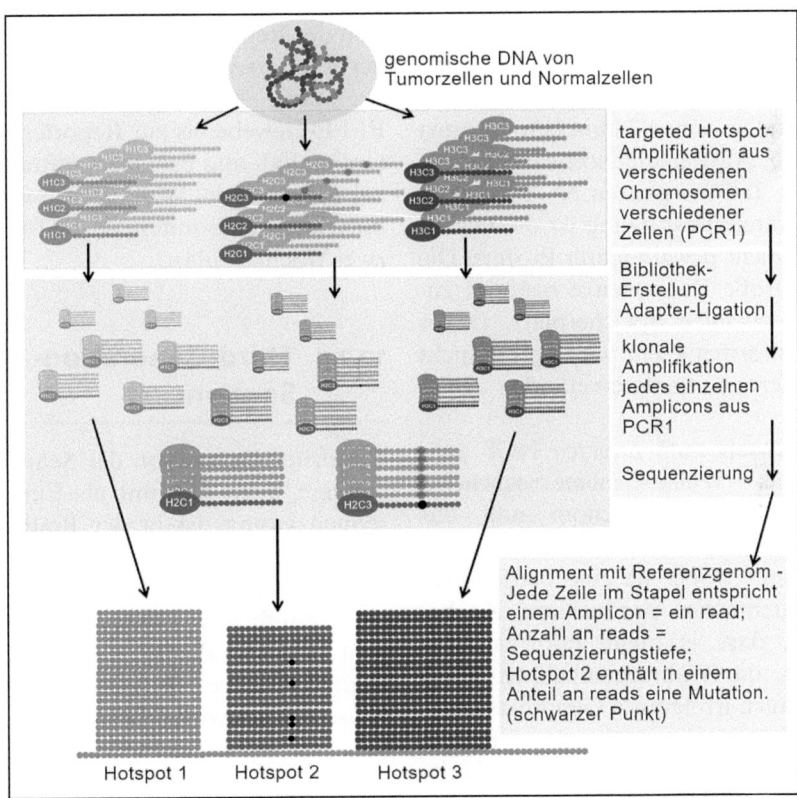

◘ **Abb. 13.21** Schema *amplicon-targeted* NGS. Die Proben-DNA stammt aus Tausenden bis Millionen Zellen. Die Zielregionen (Hotspots) werden aus dem Gemisch genomischer Tumor- und Normal-DNA mit einer Multiplex-PCR angereichert. Die jeweiligen Amplicons haben dieselbe Länge und im dargestellten Beispiel keine Sequenzüberlappungen, daher erscheinen die Reads bei der Auswertung als abgegrenzte Stapel. Im Gegensatz dazu würde eine *capture library* unregelmäßig lange Reads produzieren und überlappende Amplicons würden ineinander reichen. Bei einer NGS-Analyse können Hunderte Hotspots mit Millionen Reads gleichzeitig sequenziert werden. Beim softwareunterstützten Alignment werden Abweichungen vom Normalgenom gesucht (*variant call*). (H = Hotspot; C = Chromosom)

Tab. 13.1 Inhaltliche Anforderungen an den molekularpathologischen Befund (Wild et al. 2022)

Patientendaten einschließlich Diagnose
Tumormaterial und Tumorzellgehalt
Angewendete Sequenziermethode einschließlich Sensitivität
Analysierte Zielsequenzen, verwendete Referenzsequenz
Variantenallelfrequenz und Sequenzierungstiefe
Angabe der Genveränderungen nach internationalen Nomenklatur-Vorgaben
Klinische Relevanz der detektierten Varianten mit funktionellen Konsequenzen und Hinweisen auf potenziell wirksame Substanzklassen mit zugelassenen zielgerichteten Therapien sowie Evidenz für Off-Label-Therapien und geeignete, idealerweise lokal rekrutierende klinische Studien

der Probe und die relative Häufigkeit der Variante mit ein (VAF). So werden die gefundenen Varianten in klinisch „lesbare" Daten mit einer genauen Klassifizierung übersetzt und in einen klinischen Kontext gestellt. Die Auswertungssoftware ist ein wesentlicher Teil des ganzen NGS-Systems. Ohne Softwareunterstützung ist die Datenanalyse ein nicht bewältigbarer Prozess. Die generierte, große Datenmenge benötigt zudem entsprechenden Speicherplatz. Daher ist die Bioinformatik ein wichtiger Aspekt dieser modernen Analysemethoden (Ilyas 2017).

Im Gegensatz zum *targeted* NGS analysieren das **Whole-Genome-Sequencing** (WGS) das gesamte Genom und das **Whole-Exome-Sequencing** (WES) das gesamte Exom,[30] wobei sie eine beträchtlich größere Datenmenge produzieren. Zu bedenken ist, dass je mehr Informationen man erhält, die Wahrscheinlichkeit umso größer ist, auch irrelevante Genomveränderungen zu finden oder solche, deren Bedeutung noch nicht bekannt ist. Andererseits können durch die Einschränkung auf bekannte Ziele neue Entdeckungen eventuell nicht erfasst werden. Die Entwicklung der Systeme und Instrumente geht in Richtung umfassendere Automatisierung, Integration der Reporterstellung und Verringerung der TAT (*turnaround time*). Die TAT liegt, beginnend bei der DNA-Isolierung aus FFPE-Gewebe bis zur Reporterstellung, im Optimalfall und bei einem mittelgroßen Panel bei ca. sechs Werktagen, wobei die Laborrealität eher minimale TATs von ein bis zwei Wochen zulässt.

13.7.9 Third-Generation-Sequencing

Die dritte Generation der Sequenzierungssysteme, auch bekannt als Einzelmolekülsequenzierung, ist in der Routinediagnostik noch nicht vertreten, soll hier aber auch kurz vorgestellt werden. Die zwei bekannten käuflichen Sequenzierungsplattformen sind von PacBio (seit 2011) und Oxford Nanopore Technologies (seit 2012). Muss bei den vorher beschriebenen Methoden, die zum Short-Read-Sequencing gehören, ein Amplifikationsschritt vorgeschaltet werden, so ist das hier nicht unbedingt notwendig. Dadurch entstehen keine Verteilungsfehler durch eine möglicherweise uneinheitliche Amplifikation der verschiedenen Fragmente (einheitliche Coverage) und künstlich eingebrachte Mutationen werden vermieden. Diese Systeme können sehr lange Sequenzen direkt von

---

30 Exom. Gesamte DNA, die zur Codierung von Proteinen befähigt ist (alle Exons). Es umfasst etwa 1–2 % des gesamten humanen Erbguts.

einem Originalstrang abnehmen (Long-Read-Sequencing). Dadurch wird die Puzzlearbeit beim Zusammensetzen von kurzen Reads hinfällig bzw. die Erforschung von ganzen Genomen wesentlich erleichtert und auch die Sequenzierung von „schwierigen" Genomabschnitten möglich gemacht. Die fragmentierte Natur von FFPE-DNA führt jedoch zu einer bedingten Nutzbarkeit dieser Longs-Read-Systeme.

Beim System von **Oxford Nanopore** wird ssDNA oder RNA mithilfe eines Motorproteins direkt durch eine molekulare Pore transportiert (1 nm minimaler Durchmesser). Die biologische Nanopore wird von immobilisierten Transmembranproteinen gebildet, die eine nichtleitende Membran durchdringen. Durch eine angelegte Spannung fließt Strom von einer Membranseite zur anderen. Beim Durchtritt der einzelnen Nukleotide kommt es zu einer charakteristischen Änderung der Stromstärke. Die Aufzeichnung erfolgt in Echtzeit und kann sofort in eine Sequenz übersetzt werden. Als Probenmaterial kann native DNA oder RNA eingesetzt werden, die vorher nicht fragmentiert oder amplifiziert werden muss. Daher ist es möglich, auch epigenetische Modifikationen direkt zu analysieren. Die Technik ist auch für FFPE-DNA, cDNA und Amplicons geeignet. Soll das Probenmaterial fragmentiert werden, stehen Kits, die mit Transposase arbeiten, zur Verfügung. Die Transposase spaltet den DNA-Strang und hängt funktionelle Sequenzen (Tags, Primer) an. Eine spezielle Anreicherungsmethode ermöglicht ein *targeted sequencing* ohne PCR. Hier erkennt das System während der Sequenzierung, ob dieser Strang zu den „interessanten" Strängen gehört (Hook und Timp 2023). Falls nicht, wird die Pore für den nächsten Strang freigegeben. Die mögliche Leselänge ist sehr lang (> 5 Mb), wodurch auch ganze Transkripte oder große strukturelle Varianten erfasst werden können. FFPE-DNA wird mit Leselängen von 1,5–2 kb analysiert und kann für die Tumorforschung eingesetzt werden. Erste IVD-Produkte gibt es allerdings erst für die Infektionsdiagnostik.

Mit verschiedenen Strategien möchten die Forscher die kostengünstige und schnelle Sequenziermethode auch für Anwendungen in der Tumordiagnostik nutzbar machen und dabei Sensitivität, Korrektheit und Probendurchsatz steigern. Zum Beispiel kann die Effizienz gesteigert werden, indem kurze DNA-Stücke durch verschiedene Techniken mit „Adressen" versehen und zu langen Strängen zusammengesetzt werden (Concatemerisierung). Die Korrektheit kann erhöht werden, indem dieselbe kurze Sequenz nach PCR- oder RCA-Amplifikation mehrfach gelesen wird und die Ergebnisse abgeglichen werden (Thirunavukarasu et al. 2021).

Das System von PacBio nutzt die **SMRT®-Sequencing** (*single-molecule real-time sequencing,* Eid et al. 2009). Es kann DNA oder RNA (cDNA) eingesetzt werden. Für die Bibliothek wird jeder Duplex-DNA-Strang an beiden Seiten mit einem Haarnadeladapter ligiert. Dadurch wird ein zirkuläres Template erzeugt, an das ein Sequenzierungsprimer zusammen mit einer Polymerase bindet. Das DNA-Molekül wird in eine von Millionen zylindrischen Nanokammern auf der SMRT-Zelle geladen. In diesem miniaturisiertem Raum erfolgt eine Sequenzierung durch Synthese mit Lichtdetektion. Auf dem Boden der Nanokammer wird die Polymerase immobilisiert, die die fluoreszenzmarkierten Nukleotide einbaut. Die zarte Emission des Fluorochroms wird detektiert und das Fluorochrom freigesetzt. Dann erfolgt der nächste Einbau (◘ Abb. 13.22). Die Detektion und damit die Sequenzierung erfolgen in Echtzeit (Millisekunden pro Nukleotid). Die Leselänge (15–20+ kb) ist abhängig von der Stabilität der Polymerase. Auf diese Weise kann der DNA-Ring ohne Unterbrechung mehrfach sequenziert werden, was die Zuverlässigkeit stark erhöht (lange HiFi-Reads mit 99,9 % Korrektheit). Diese Technik ermög-

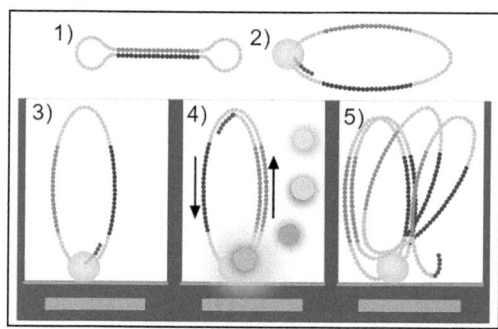

Abb. 13.22 SMRT®-Sequencing. 1) Adapterschleifen werden an das DNA-Fragment ligiert. 2) Primer und Polymerase binden das Fragment. 3) Polymerase wird am Boden der Nanokammer befestigt. 4) Beim Einbau der Nukleotide wird die Fluoreszenz durch den Boden der Kammer detektiert. 5) Das Fragment wird mehrfach kopiert und sequenziert

licht direkte Methylierungsanalysen für die Epigenetik, weil die Einbaugeschwindigkeit bei methylierten im Vergleich zu nichtmethylierten Nukleotiden differiert.

13.7.10 Massenspektrometrie

Das Prinzip der Massenspektrometrie (MS) liegt in der Unterscheidung und Identifikation von geladenen Molekülen aufgrund ihrer Masse. Die Strategie für die Mutationsanalyse liegt darin, den jeweiligen Mutationen eine definierte Masse zuzuordnen, die im Massenspektrogramm eindeutig vom Wildtyp unterscheidbar ist. Die Massenspektrometrie ist geeignet für hochmultiplexe Analysen. Dies macht sie interessant für die gleichzeitige Analyse einer größeren Anzahl an Mutationen bei relativ geringen Kosten. Mit der MS lassen sich z. B. 40 bekannte Mutationen (Marker) gleichzeitig in einem Probenansatz analysieren. Das NGS kann im Vergleich zur MS eine Vielzahl an bekannten bzw. unbekannten Mutationen detektieren, dauert aber länger und benötigt eine komplexere Auswertung. Der Anspruch an Nukleinsäuremenge und -qualität für eine aussagekräftige Austestung ist bei der MS geringer als beim NGS.

Agena Bioscience bietet auf Basis von MALDI-TOF-MS verschiedene Testsysteme für die Mutationsanalyse an. Das MassARRAY®-System kann dazu mit diversen Testpanels für ausgewählte Tumortypen und definierte Mutationen (inkl. Insertionen und Deletionen) genutzt werden. Die Testpanels umfassen wenige Dutzend bis über 100 Mutationen und decken damit klinisch relevante Veränderungen ab. Dazu stehen unterschiedliche Methoden zur Verfügung, die sich v. a. im Anreicherungsschritt und in der Sensitivität unterscheiden. Die ClearSEEK™- und iPLEX HS®-Analysen werden für Gewebeanalysen angeboten und erreichen je nach Mutation eine Sensitivität bis zu 1 %. Die UltraSEEK®-Analyse für die *liquid biopsy* erreicht bis zu 0,1 % Sensitivität.

Zur Vorbereitung für die MS-Analyse wird eine gezielte PCR für die jeweiligen Hotspotregionen durchgeführt. Anschließend werden durch die Zugabe von Shrimp-alkalische-Phosphatase die Phosphatreste der im PCR-Ansatz enthaltenen Nukleotide entfernt. Dadurch können sie die nachfolgende Extensionsreaktion nicht beeinträchtigen. Bei der **Extensionsreaktion** bindet ein Primer unmittelbar vor der Polymorphismus-Position. An diese Position bindet ein einzelnes, modifiziertes Nukleotid, das komplementär zur ggf. ausgetauschten Base ist, und verlängert damit den Primer (Abb. 13.23). Die Modifikation am Nukleotid verhindert die weitere Extension (*terminator nucleotide*).

Bei ClearSEEK™ werden nur Endnukleotide passend für die jeweiligen Mutationen angeboten, die wtSequenz wird nicht verlängert. Der nichtverlängerte Primer ist erheblich leichter und gibt letztlich nur ein vernachlässigbares Signal. Im Gegensatz dazu enthält der Ansatz für die Extensionsreaktion bei iPLEX HS® zusätzlich Endnukleotide für den Wildtyp, jedoch in einer reduzierten Menge. Der Masseunterschied der verschiedenen Endnukleotide liegt zwischen ca. 30 und 70 Da und führt zu einem

13.7 · Mutationsanalyse

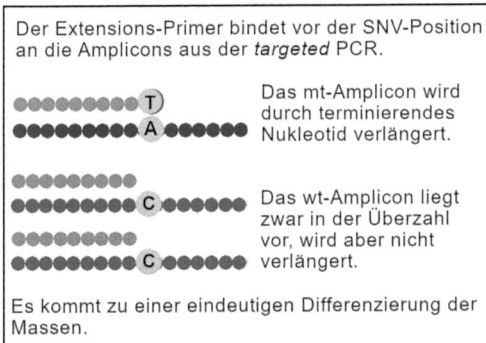

○ Abb. 13.23 Primerextensionsmethode (*single base extension*, SBE) für die ClearSEEK™-MALDI-TOF-MS (Agena Bioscience)

differenzierbaren Signal in der MS. Die Masse des Fragments ist also abhängig von einer vorhandenen Mutation. Beide Methoden erreichen damit eine höhere Ausbeute des Mutationssignals bei einer Unterdrückung des Wildtypsignals, obwohl die Wildtypvariante in massiver Überzahl in der Probe enthalten sein kann.

Für die Multiplexfähigkeit werden die Amplicons inklusive des gebundenen Extensionsprimers und des Endnukleotids so konstruiert, dass sie sich in der Masse eindeutig unterscheiden. Jede einzelne Mutation entspricht also einer bestimmten Masse. Um möglichst viele Tests in einem Assay zu vereinen, werden die Polaritäten der Extensionsprimer so gewählt, dass möglichst derselbe Typ an Endnukleotid (z. B. nur Thymine) passend für die jeweiligen Mutationen ist (Mosko et al. 2016).

Die Probe wird weiters auf einen matrixbeschichteten MS-Array gebracht. Im Massenspektrometer wird die Probe mit UV-Laser beschossen und ionisiert. Im Hochspannungsfeld beschleunigen die Nukleinsäureionen und treffen gemäß ihrer Masse am Detektor auf. Leichtere Ionen fliegen schneller und erreichen den Detektor früher als schwerere Ionen. Von der Flugzeit wird auf die Masse rückgeschlossen und ein Massenspektrogramm erstellt (Ellis und Ong 2017).

Die Methode ist hochdurchsatzfähig und ist für bekannte Mutationen geeignet. Für die Auswertung und Reporterstellung wird eine Software zur Verfügung gestellt. Die quantitative Auswertung läuft bei ClearSEEK™ über mitanalysierte Kontrollen bzw. rechnet die Software bei iPLEX HS® mit Bezugnahme auf die wtPeak-Höhe auf die Mutationsfrequenz zurück. Der ganze Arbeitsablauf nimmt ca. ein bis zwei Tage in Anspruch.

Andere MS-Strategien basieren auf der Längenanalyse von Nukleinsäurefragmenten. Länge und Masse der Fragmente korrelieren, was schon bei der Gelelektrophorese genutzt wird. Durch die MS ist eine gelfreie Detektion der Längenfraktionen möglich. Zur Vorbereitung wird die DNA z. B. gezielt durch Endonukleasen gespalten und das erzeugte MS-Spektrum analysiert. Oder es werden unterschiedlich lange Fragmente durch allelspezifische LCR (*ligase chain reaction*) oder PCR erzeugt. Die Primerextensionsmethode (Sokolov 1989) hat sich jedoch für die SNP- und SNV-Analyse durchgesetzt (Jurinke et al. 2004).

13.7.11 DNA-Microarray-Assay

Bei einem DNA-Microarray sind einzelsträngige DNA-Oligonukleotide (25–60 nt Sonden) auf einer festen Oberfläche (Glas, Silikon, Membran) verankert. Sie sind in einem Raster angeordnet (Array) und die Positionen und Sequenzen der Sonden sind bekannt. Die Sonden können direkt auf der Oberfläche synthetisiert werden (On-Chip-Synthese) oder fertige Sonden können im Raster deponiert werden (gespottet). Alternativ können sich die Sonden auch auf Beads befinden und diese Beads werden auf dem Raster immobilisiert. Pro Position (Spot) sind die Sonden immer in vielen Kopien vorhanden. Die Größe der Spots wurde im Laufe der Technikentwicklung auf wenige Mikrometer reduziert. Dadurch konnte die Anzahl an Spots auf mehrere 100.000 erhöht werden bei gleichbleibender oder sogar geringerer DNA-Chip-Größe. Der Umfang des Microarrays (Spotanzahl) wird dabei von der Anwendung bestimmt. Ein DNA-Chip kann z. B. ein ganzes Genom bzw. Exom in Form Millionen einzelner Sonden repräsentieren. Er kann aber auch gezielt die häufigsten Mutationen bestimmter solider Tumore beinhalten. Mit Microarrays werden prinzipiell nur bekannte Varianten und Mutationen nachgewiesen, für die die entsprechenden Sonden synthetisiert werden. In Relation zur Anzahl an gleichzeitigen Analysen ist die eingesetzte Probenmenge gering.

Affymetrix (Teil von Thermo Fisher Scientific) stellt **photolithografisch** z. B. DNA-Chips mit einer Fläche von ca. 1,6 cm^2 mit bis zu 6 Mio. einzelner Sonden bei einer Spotgröße von 5 µm her. Bei den Axiom™-Assays wurden 96 bzw. 384 Einzelarrays zur gleichzeitigen Analyse von mehreren Proben auf einem Träger (Plate) zusammengefasst.

Die **Bead-Array**-Technologie von Illumina hat einen etwas anderen Zugang. Die Beads haben eine Größe von ca. 3 µm und tragen Tausende Kopien einer spezifischen Sonde inklusive einer „Adressensequenz". Ein einzelnes Bead findet Platz in einem 5-µm-Well, das von einer einzelnen optischen Faser gebildet wird. 50.000 Fasern werden zu einem Bündel und 96 Bündel zu einer Matrix zusammengefasst. Mithilfe der „Adressensequenz" wird die Position der Beads decodiert (Miller und Tang 2009).

Die DNA-Chip-Technologie ist ein Ableger der Hybridisierungstechnik und wurde Mitte der 1990er-Jahre entwickelt. Sie war ein Hauptpfeiler der Genom- und Expressionsforschung, wurde aber mittlerweile bei vielen Anwendungen von NGS oder anderen neuen Technologien abgelöst. Trotzdem hat sie aber aufgrund der Fähigkeit zum Hochdurchsatzscreening und zum Aufarbeiten und Austesten einer sehr **hohen Anzahl an Interaktionen** zwischen verschiedenen Bindungspartnern ihre Einsatzmöglichkeiten in der Forschung. Für klinische Mutationsanalysen werden *high density*-DNA-Chips nicht eingesetzt.

Es gibt Ansätze, **low density-Microarrays** mit einer überschaubaren Anzahl an Spots für die Mutationsanalyse zu entwickeln. Ein Beispiel dafür ist das INFINITI® KRAS-BRAF-Assay von AutoGenomics. Sie sollen kostengünstig, schnell und ohne großen instrumentellen Aufwand sein. Diese Microarrays sind für spezielle Anwendungen wie die häufigsten bzw. klinisch relevanten Mutationen in einem bestimmten Tumortyp konstruiert. Emelyanova et al. (2017) stellten einen Array für Melanommutationen (ca. 100 Spots) vor, der zusammen mit einer vorgeschalteten Clamp-LNA-PCR eine Sensitivität von 0,5 % erreichte. Eine verwandte Anwendung des *low density*-Arrays ist die Festphasenhybridisierung (z. B. KRAS-Streifentest).

Das Grundprinzip der Analyse ist die Hybridisierung von DNA-Fragmenten mit unbekannter Sequenz, die zuvor mit Fluorochromen markiert wurden, an die verankerten Oligonukleotide mit bekannter Sequenz. Findet eine Hybridisierung statt, kann dies durch die gebundene „Farbe" an der Position der Sonde detektiert werden und auf die Sequenz des Probenfragments rückgeschlossen werden. Es entsteht ein Ja/Nein-Resultat pro Sonde bzw. Spot. Die auszutestende DNA wird zuvor fragmentiert, amplifiziert und markiert.

Man kann generell zwischen zwei Typen der Arrays unterscheiden: dem Array für die aCGH (*array comparative genomic hybridization*) und dem SNP-Array (*single-nucleotide polymorphism array*).

Die CGH geht auf Kallioniemi et al. (1992) zurück. Bei der CGH werden das gesamte isolierte Testgenom mit einer Farbe (z. B. FITC, grün) und ein gesamtes Normalgenom mit einer anderen Farbe (z. B. TRITC, rot) markiert. Beide lässt man zu gleichen Teilen mit Normalchromosomen hybridisieren. Bei der

13.7 · Mutationsanalyse

Hybridisierung konkurrieren sie um homologe Bindungsstellen. Man gewinnt dadurch Fluoreszenzbilder, die einerseits die Hybridisierung der Proben-DNA und andererseits die Hybridisierung der Normal-DNA zeigen. Mithilfe computerunterstützter Auswertung werden Stellen von erhöhter normaler Fluoreszenz (Deletion in der Probe) und erhöhter Probenfluoreszenz (Amplifikation in der Probe) lokalisiert. Nicht erfasst werden balancierte Genomveränderungen wie Inversion oder Translokation.

Dieses Grundprinzip wurde auf die aCGH übertragen, wo anstelle der Chromosomen der Biochip mit dem Normalgenom in Form von DNA-Oligonukleotiden bestückt ist. So lassen sich z. B. im Genom von Krebszellen Amplifikationen und Deletionen nachweisen (numerische Aberrationen). Auf diese Weise können auch vergleichende Expressionsanalysen durchgeführt werden (Kandil et al. 2005).

Zur Austestung der **Genexpression** wird überprüft, welches Gen an- bzw. ausgeschaltet ist. Angeschaltete Gene erkennt man am Vorhandensein ihres mRNA-Transkripts im Cytoplasma. Die gewonnene mRNA aus Zellen, die z. B. unter unterschiedlichen Bedingungen kultiviert wurden, wird mittels RT-PCR in cDNA umgeschrieben und gleichzeitig markiert. Die mRNAs unterschiedlicher Herkunft werden dabei mit unterschiedlichen Fluorochromen markiert. Die einzelsträngigen cDNAs werden auf dem Chip hybridisiert und konkurrieren um homologe Sequenzen. Danach erfolgen die Detektion und die Datenanalyse. Für die Detektion werden leistungsfähige, hochauflösende Microarray-Scanner eingesetzt. Um diese Informationsfülle aufgrund der Unzahl an Interaktionen zu verarbeiten, wird für die Systeme eine entsprechende **Auswertungssoftware** angeboten, die die Daten auch grafisch aufbereitet. Die Fluoreszenzintensität der einzelnen Fluorochrome wird erfasst und als komparatives Expressionsmuster in Falschfarben dargestellt. Dabei wird die Ratio der Intensitäten pro Spot ermittelt. Die Expressionsstärke der untersuchten Gene kann auch als Heatmap dargestellt werden (◘ Abb. 13.24).

Bei **SNP-Arrays** werden Oligonukleotide immobilisiert, die definierte Veränderungen bzw. Varianten des Normalgenoms aufweisen. Hier wird keine „Konkurrenz-DNA" benötigt, sondern die absolute Intensität der gebundenen Proben-DNA gemessen und mit einem Referenzwert verglichen.

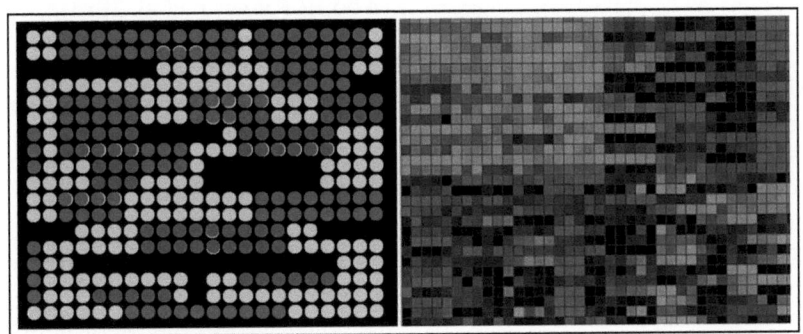

◘ Abb. 13.24 Datendarstellung eines aCGH (Schema).
Links: Intensitätsratio der Fluoreszenz. Steht Grün für eine Tumor-DNA und Rot für eine Normal-DNA, bedeutet Grün einen Genzugewinn, Rot eine Deletion und Gelb einen ausgeglichenen Zustand. Steht Grün für eine Tumor-mRNA und Rot für eine Normal-mRNA, bedeutet Grün eine Überexpression des Gens und Rot eine Herunterregulierung im Tumor.
Rechts: Expressionsheatmap. (Grün = geringe Expression; Rot = hohe Expression)

Eine Weiterentwicklung bei der Detektion nutzt nicht nur die reine Hybridisierung, sondern auch die Ligation ähnlich dem OLA (s. ▶ Abschn. 13.7.4) für die hochmultiplexe SNP-Analyse. Es werden pro SNP jeweils eine immobilisierte und eine in Lösung befindliche Sonde eingesetzt, die hintereinander an das Ziel hybridisieren und bei Passung ligiert werden. Hier ist nicht die Proben-DNA, sondern es sind die eingesetzten Detektionssonden markiert. Die Markierung wird über Antikörperbindung in zwei Farben visualisiert, die entweder SNP-positiv oder -negativ bedeuten. Solche hochmultiplexen Tests können Unterschiede in verschiedenen Genomen aufdecken, wie sie z. B. auch in Tumorproben im Vergleich zu Normalgewebe auftreten (Thermo Fisher Scientific 2023).

Illumina verwendet für die Detektion der SNP-Analyse eine Extensionsmethode bzw. Minisequenzierung (Pastinen et al. 1997). Die Sonde lässt die Polymorphismusposition frei und sie wird mit einem passenden, markierten Nukleotid verlängert. Die Markierung wird über Antikörperbindung in mehreren Schritten mit einem Zweifarbencode visualisiert. Mit dem Infinium OncoArray™ von Illumina werden z. B. genetische Risiken und Prädispositionen für bestimmte Krebserkrankungen auf Basis von 500.000 genomweiten SNPs analysiert.

Eine Mischform zwischen aCGH und SNP-Array stellt der CytoScan™-Array von Thermo Fisher Scientific dar. Auf diesen Arrays sind SNP-Sonden und „normale" Sonden, die das gesamte Genom abdecken, immobilisiert. Dadurch können chromosomale Aberrationen wie große Deletionen und Amplifikationen, CNVs oder LOH[31] erkannt werden (Cytogenetik, Krebsforschung, Transkriptomforschung). Der OncoScan CNV Plus Assay™ ist neben der Detektion einer Reihe von Genomaberrationen (CNVs, LOH, Ploidie usw.) auch zum Nachweis ausgesuchter somatischer Tumormutationen fähig. Seine Vorteile sollen bei einer geringen Menge an Proben-DNA und bei einer im Vergleich zum NGS besseren Detektion bestimmter struktureller Variationen liegen.

13.7.12 Mutationsanalysen mit Festphasenhybridisierung

Hierbei werden markierte PCR-Produkte mit DNA, die sich auf einer festen Phase befindet, hybridisiert. Die Markierung kann beispielsweise Biotin sein und die feste Phase z. B. ein Papierstreifen (z. B. KRAS stripassay® von ViennaLab). Die Festphasen-DNA ist komplementär zu bestimmten Mutationen und nur, wenn sich die Mutation unter den PCR-Produkten befindet, kommt es zur Bindung. Die gebundenen Amplicons müssen noch sichtbar gemacht werden. Dazu kann man ein Streptavidin-Enzym-Konjugat an das Biotin binden lassen. In einem weiteren Schritt setzt das gebundene Enzym ein Chromogen um. Die Mutation wird durch einen Farbstreifen auf dem Papier erkennbar gemacht (z. B. alkalische Phosphatase mit NBT/BCIP) (Abd El Kader Y et al. 2013).

Auch diese Methode kann nur bereits bekannte Mutationen nachweisen. Die Sensitivität soll bei 1 % mutierter DNA in Wildtyp-Hintergrund liegen.

13.8 Methylierungsassays

Es gibt eine Reihe von epigenetischen Modifikationen, wobei die Methylierung von Cytosin die meistbeachtete ist. Man findet im Genom sog. CpG-Inseln. Das sind Regionen, wo vermehrt das Dinukleotid Cytosin-Guanin vorkommt. Die Zelle kann die CpG-Inseln zum Herunterregulieren bzw.

---

31 LOH. *Loss of heterozygosity*; Verlust der Heterozygotie.

Abschalten der Expression eines bestimmten Gens nutzen, indem die Cytosine mehr oder weniger durch Methyltransferasen methyliert werden und dadurch die DNA (Promotor) für Expressionsfaktoren weniger zugänglich wird. Durch eine unterschiedliche epigenetische Modulierung von Genen können Zellen trotz identen Genoms unterschiedliche Phänotypen aufweisen. In der Tumorforschung wird die Cytosinmethylierung als eine Ursache für das Abschalten von Tumorsuppressorgenen gesehen, was die Tumorprogression vorantreibt (z. B. MGMT-Hypermethylierung beim Glioblastom). Der Methylierungsgrad bestimmter Gene steht auch im Zusammenhang mit dem Ansprechen von Therapeutika (Mansouri et al. 2019).

Für die Analyse der CpG-Methylierung stehen einige Verfahren zur Verfügung. Am meisten verbreitet ist die Bisulfitmethode. Das Prinzip basiert darauf, dass Cytosine im Einzelstrang von Bilsulfit zu Uracilen desaminiert werden. Es werden also artifizielle „Mutationen" erzeugt. Entscheidend ist, dass methylierte Cytosine nicht desaminiert werden und daher Cytosine bleiben. In einer nachfolgenden PCR bindet Adenin an Uracil und im Weiteren wird Thymin an den Uracilpositionen eingefügt (C→T Transition). Die komplette Bisulfitkonversion resultiert in zwei nichtkomplementären Strängen mit jeweils typischen Sequenzen, die durch passende Sonden/Primer erkannt werden. Das PCR-Produkt kann durch verschiedene Analysemethoden auf die Umwandlungen untersucht werden, die prinzipiell analog zu Mutationsanalysen funktionieren. Dazu gehören die methylierungsspezifische PCR (MSP), die Schmelzkurvenanalyse (MS-HRM), die Pyrosequenzierung, die Sanger-Sequenzierung bzw. auch das NGS oder eine Microarrayanalyse. Quantitative Methoden können dabei auch den Methylierungsgrad eines Gens bestimmen.

Von Illumina wird beispielsweise ein Microarray angeboten, der genomweit über 900.000 CpG-Positionen quantitativ austesten kann (Infinium MethylationEPIC™ v2.0 BeadChip Kit). Auf einem Chip sind sondentragende Beads immobilisiert, die an den jeweiligen Loci methylierte von nichtmethylierten CpGs unterscheiden können. Die genomische DNA muss dazu vorher mit Bisulfit konvertiert, fragmentiert und amplifiziert werden. Detektiert wird der Status über zwei verschiedene Fluorochrome, die für methyliert bzw. nichtmethyliert stehen.

Für die **MS-MLPA** (*methylation specific multiplex ligation-dependent probe amplification*) muss man keine Bisulfitkonvertierung vorschalten. Sie nutzt eine methylierungssensitive Endonuklease, die bei einer speziellen Erkennungssequenz (GCGC) schneidet. Spezifische Sondenpaare für CpG-Positionen bilden mit der Ziel-DNA Duplexe. Kommt es zu einer exakten Bindung, werden die Sonden ligiert. Jede Sonde des Paares trägt am 3'- bzw. 5'-Ende eine universelle Primersequenz als Anhang (s. ▶ Abschn. 13.7.4). Besteht keine Methylierung, wird die Schnittstelle von der Endonuklease erkannt und die Duplex zerstört. In einer nachfolgenden PCR können nur methylierte Fragmente amplifiziert werden. Der Vergleich der PCR-Ergebnisse von Ansätzen mit und ohne Endonuklease dient zur Kalkulation des Methylierungsausmaßes. Um die Methylierung an mehreren Loci zu untersuchen, setzt man Sonden ein, die unterschiedlich lange Zwischenstücke zwischen Sonde und Primer enthalten. Dadurch entstehen bei der PCR Amplicons von unterschiedlicher Länge, die durch eine Fragmentlängenanalyse identifiziert werden können (Moelans et al. 2018).

Literatur

Abd El Kader Y, Emera G, Safwat E, Kassem HA, Kassem NM (2013) The KRAS StripAssay for detection of KRAS mutation in Egyptian patients with colorectal cancer (CRC): a pilot study. J Egypt Natl Canc Inst 25(1):37–41

Alekseyev YO, Fazeli R, Yang S, Basran R, Maher T, Miller NS, Remick D (2018) A next-generation sequencing primer-how does it work and what can it do? Acad Pathol 5:2374289518766521

Baron H, Fung S, Aydin A, Bähring S, Luft FC, Schuster H (1996) Oligonucleotide ligation assay (OLA) for the diagnosis of familial hypercholesterolemia. Nat Biotechnol 14(10):1279–1282

Bass BP, Engel KB, Greytak SR, Moore HM (2014) A review of preanalytical factors affecting molecular, protein, and morphological analysis of formalin-fixed, paraffin-embedded (FFPE) tissue: how well do you know your FFPE specimen? Arch Pathol Lab Med 138(11):1520–1530

Bentley DR et al (2008) Accurate whole human genome sequencing using reversible terminator chemistry. Nature 456(7218):53–59

Berensmeier S (2006) Magnetic particles for the separation and purification of nucleic acids. Appl Microbiol Biotechnol 73(3):495–504

Cao L, Cui X, Hu J, Li Z, Choi JR, Yang Q, Lin M, Ying Hui L, Xu F (2017) Advances in digital polymerase chain reaction (dPCR) and its emerging biomedical applications. Biosens Bioelectron 90:459–474

Chang Y, Tolani B, Nie X, Zhi X, Hu M, He B (2017) Review of the clinical applications and technological advances of circulating tumor DNA in cancer monitoring. Ther Clin Risk Manag 13:1363–1374

Chung JY, Braunschweig T, Williams R, Guerrero N, Hoffmann KM, Kwon M, Song YK, Libutti SK, Hewitt SM (2008) Factors in tissue handling and processing that impact RNA obtained from formalin-fixed, paraffin-embedded tissue. J Histochem Cytochem 56(11):1033–1042

Compton J (1991) Nucleic acid sequence-based amplification. Nature 350(6313):91–92

Cox ML, Schray CL, Luster CN, Stewart ZS, Korytko PJ, Khan M, KN, Paulauskis JD, Dunstan RW, (2006) Assessment of fixatives, fixation, and tissue processing on morphology and RNA integrity. Exp Mol Pathol 80(2):183–191

Delgado-García M, Weynand B, Gómez-Izquierdo L, Hernández MJ, Blanco ÁM, Varela M, Matias-Guiu X, Nadal E, Márquez-Lobo B, Alarcão A, de Álava E, Biscuola M (2020) Clinical performance evaluation of the Idylla™ EGFR mutation test on formalin-fixed paraffin-embedded tissue of non-small cell lung cancer. BMC Cancer 20(1):275

Denis JA, Guillerm E, Coulet F, Larsen AK, Lacorte JM (2017) The role of beaming and digital PCR for multiplexed analysis in molecular oncology in the era of next-generation sequencing. Mol Diagn Ther 21(6):587–600

Ding X, Yin K, Chen J, Wang K, Liu C (2019) A ribonuclease-dependent cleavable beacon primer triggering DNA amplification for single nucleotide mutation detection with ultrahigh sensitivity and selectivity. Chem Commun (Camb) 55(84):12623–12626

Dorak MT (2006) Real-time PCR. BIOS advanced methods. Tayler & Francis Group

Dressman D, Yan H, Traverso G, Kinzler KW, Vogelstein B (2003) Transforming single DNA molecules into fluorescent magnetic particles for detection and enumeration of genetic variations. Proc Natl Acad Sci U S A 100(15):8817–8822

Eid J et al (2009) Real-time DNA sequencing from single polymerase molecules. Science 323(5910):133–138

Ellis JA, Ong B (2017) The MassARRAY® System for Targeted SNP Genotyping. Methods Mol Biol 1492:77–94

Emelyanova M et al (2017) Detection of BRAF, NRAS, KIT, GNAQ, GNA11 and MAP2K1/2 mutations in Russian melanoma patients using LNA PCR clamp and biochip analysis. Oncotarget 8(32):52304–52320

Farrar JS, Reed GH, Wittwer CT (2010) High-resolution melting curve analysis for molecular diagnostics. in: Patrinos GP, Ansorge WJ (ed.) Molecular Diagnostics, 2nd Edition, Elsevier London, 229–245

Fujii T, Uchiyama T, Matsuoka M, Myojin T, Sugimoto S, Nitta Y, Okabe F, Sugimoto A, Sekita-Hatakeyama Y, Morita K, Itami H, Hatakeyama K, Ohbayashi C (2020) Evaluation of DNA and RNA quality from archival formalin-fixed paraffin-embedded tissue for next-generation sequencing - Retrospective study in Japanese single institution. Pathol Int 70(9):602–611

Groelz D, Sobin L, Branton P, Compton C, Wyrich R, Rainen L (2013) Non-formalin fixative versus formalin-fixed tissue: a comparison of histology and RNA quality. Exp Mol Pathol 94(1):188–194

Hedegaard J et al (2014) Next-generation sequencing of RNA and DNA isolated from paired fresh-frozen and formalin-fixed paraffin-embedded samples of human cancer and normal tissue. PLoS ONE 9(5):e98187

Hoffman M, Hurlebaus J, Weilke C (2007) High-resolution melting curve analysis on the LightCycler 480 PCR system. Nature Methods Application Notes 17–18

Hömig-Hölzel C, Savola S (2012) Multiplex ligation-dependent probe amplification (MLPA) in tumor diagnostics and prognostics. Diagn Mol Pathol 21(4):189–206

Hook PW, Timp W (2023) Beyond assembly: the increasing flexibility of single-molecule sequencing technology. Nat Rev Genet 24(9):627–641

Howell WM, Jobs M, Brookes AJ (2002) IFRET: an improved fluorescence system for DNA-melting analysis. Genome Res 12:1401–1407

Ilyas M (2017) Next-generation sequencing in diagnostic pathology. Pathobiology 84(6):292–305

Itonaga M, Matsuzaki I, Warigaya K, Tamura T, Shimizu Y, Fujimoto M, Kojima F, Ichinose M, Murata S (2016) Novel methodology for rapid detection of KRAS mutation using PNA-LNA mediated loop-mediated isothermal Amplification. PLoS ONE 11(3):e0151654

Jurinke C, Oeth P, van den Boom D (2004) MALDI-TOF mass spectrometry: a versatile tool for high-performance DNA analysis. Mol Biotechnol 26(2):147–164

Jurk M (2022) Isolierung und Reinigung von Nucleinsäuren. In: Kurrek J, Engels JW, Lottspeich F (Hrsg) Bioanalytik, 4. Springer, Auflage, S 749–768

Kallioniemi A, Kallioniemi OP, Sudar D, Rutovitz D, Gray JW, Waldman F, Pinkel D (1992) Comparative genomic hybridization for molecular cytogenetic analysis of solid tumors. Science 258(5083):818–821

Kandil D, Skacel M, Pettay JD, Tubbs RR (2005) Array-based comparative genomic hybridizaton as a tool for survey of genomic alterations in human neoplasm. In: Tubbs RR (Hrsg) Hacker GW. Techniques and Applications, CRC Press, Molecular Morphology in Human Tissues, S 123–132

Kocjan BJ, Hošnjak L, Poljak M (2015) Commercially available kits for manual and automatic extraction of nucleic acids from formalin-fixed, paraffin-embedded (FFPE) tissues. Acta Dermatovenerol Alp Pannonica Adriat 24(3):47–53

Krzywkowski T, Nilsson M (2018) Padlock probes to detect single nucleotide polymorphisms. Methods Mol Biol 1649:209–229

Kumar KR, Cowley MJ, Davis RL (2019) Next-generation sequencing and emerging technologies. Semin Thromb Hemost 45(7):661–673

Kuwata T et al (2020) Impact of DNA integrity on the success rate of tissue-based next-generation sequencing: Lessons from nationwide cancer genome screening project SCRUM-Japan GI-SCREEN. Pathol Int 70(12):932–942

Livak KJ, Flood SJ, Marmaro J, Giusti W, Deetz K (1995) Oligonucleotides with fluorescent dyes at opposite ends provide a quenched probe system useful for detecting PCR product and nucleic acid hybridization. PCR Methods Appl 4(6):357–362

Mansouri A, Hachem LD, Mansouri S, Nassiri F, Laperriere NJ, Xia D, Lindeman NI, Wen PY, Chakravarti A, Mehta MP, Hegi ME, Stupp R, Aldape KD, Zadeh G (2019) MGMT promoter methylation status testing to guide therapy for glioblastoma: refining the approach based on emerging evidence and current challenges. Neuro Oncol 21(2):167–178

Masago K, Fujita S, Oya Y, Takahashi Y, Matsushita H, Sasaki E, Kuroda H (2021) Comparison between fluorimetry (Qubit) and spectrophotometry (NanoDrop) in the quantification of DNA and RNA extracted from frozen and FFPE tissues from lung cancer patients: a real-world use of genomic tests. Medicina (Kaunas) 57(12):1375

Masuda N, Ohnishi T, Kawamoto S, Monden M, Okubo K (1999) Analysis of chemical modification of RNA from formalin-fixed samples and optimization of molecular biology applications for such samples. Nucleic Acids Res 27(22):4436–4443

Matsubara T, Soh J, Morita M, Uwabo T, Tomida S, Fujiwara T, Kanazawa S, Toyooka S, Hirasawa A (2020) DV200 index for assessing rna integrity in next-generation sequencing. Biomed Res Int 2020:9349132

Wink M (2004) Molekulare Biotechnologie, Konzepte und Methoden. Wiley-VCH Verlag

Miller MB, Tang YW (2009) Basic concepts of microarrays and potential applications in clinical microbiology. Clin Microbiol Rev 22(4):611–633

Moelans CB, Atanesyan L, Savola SP, van Diest PJ (2018) Methylation-specific multiplex ligation-dependent probe amplification (MS-MLPA). Methods Mol Biol 1708:537–549

Mosko MJ, Nakorchevsky AA, Flores E, Metzler H, Ehrich M, van den Boom DJ, Sherwood JL (2016Jan) Nygren AO (2016) ultrasensitive detection of multiplexed somatic mutations using MALDI-TOF mass spectrometry. J Mol Diagn 18(1):23–31

Mülhardt C (2006) Der Experimenator Molekularbiologie/Genomics, 5. Spektrum Akademischer Verlag, Auflage

Mullis K, Faloona F, Scharf S, Saiki R, Horn G, Erlich H (1986) Specific enzymatic amplification of DNA in vitro: the polymerase chain reaction. Cold Spring Harb Symp Quant Biol 51(Pt 1):263–273

Nagahashi M, Shimada Y, Ichikawa H, Nakagawa S, Sato N, Kaneko K, Homma K, Kawasaki T, Kodama K, Lyle S, Takabe K, Wakai T (2017) Formalin-fixed paraffin-embedded sample conditions for deep next generation sequencing. J Surg Res 220:125–132

Newton CR, Graham A, Heptinstall LE, Powell SJ, Summers C, Kalsheker N, Smith JC, Markham AF (1989) Analysis of any point mutation in DNA. The amplification refractory mutation system (ARMS). Nucleic Acids Res 17(7):2503–16

Niendorf S, Bock T (2022) Polymerasekettenreaktion. In: Kurrek J, Engels JW, Lottspeich F (Hrsg) Bioanalytik, 4 Aufl. Springer, S 831–862

Notomi T, Okayama H, Masubuchi H, Yonekawa T, Watanabe K, Amino N, Hase T (2000) Loop-mediated isothermal amplification of DNA. Nucleic Acids Res 28(12):E63

Nyrén P, Pettersson B, Uhlén M (1993) Solid phase DNA minisequencing by an enzymatic luminometric inorganic pyrophosphate detection assay. Anal Biochem 208(1):171–175

Parker JDK, Yap SQ, Starks E, Slind J, Swanson L, Docking TR, Fuller M, Zhou C, Walker B, Filipenko D, Xiong W, Karimuddin AA, Phang PT, Raval M, Brown CJ, Karsan A (2019) Fixation effects on variant calling in a clinical resequencing panel. J Mol Diagn 21(4):705–717

Pastinen T, Kurg A, Metspalu A, Peltonen L, Syvänen AC (1997) Minisequencing: a specific tool for DNA analysis and diagnostics on oligonucleotide arrays. Genome Res 7(6):606–614

Pöhlmann T, Jurk M (2022) Aufarbeitung und chemische Analytik von Nucleinsäuren. In: Kurrek J, Engels JW, Lottspeich F (Hrsg) Bioanalytik, 4 Aufl. Springer, S 769–813

Prentice LM, Miller RR, Knaggs J, Mazloomian A, Aguirre Hernandez R, Franchini P, Parsa K, Tessier-Cloutier B, Lapuk A, Huntsman D, Schaeffer DF, Sheffield BS (2018) Formalin fixation increases deamination mutation signature but should not lead to false positive mutations in clinical practice. PLoS ONE 13(4):e0196434

Sanger F, Nicklen S, Coulson AR. DNA sequencing with chain-terminating inhibitors (1977) Proc Natl Acad Sci U S A 74(12):5463–7

Schlenker F, Kipf E, Deuter M, Höffkes I, Lehnert M, Zengerle R, von Stetten F, Scherer F, Wehrle J, von Bubnoff N, Juelg P, Hutzenlaub T, Borst N (2021) Stringent base specific and optimization-free multiplex mediator probe ddPCR for the quantification of point mutations in circulating tumor DNA. Cancers (Basel) 13(22):5742

Shi SR, Cote RJ, Wu L, Liu C, Datar R, Shi Y, Liu D, Lim H, Taylor CR (2002) DNA extraction from archival formalin-fixed, paraffin-embedded tissue sections based on the antigen retrieval principle: heating under the influence of pH. J Histochem Cytochem 50(8):1005–1011

Shimer GH Jr, Backman KC (1995) Ligase chain reaction. Methods Mol Biol 46:269–278

Singh RR (2020) Next-Generation sequencing in high-sensitive detection of mutations in tumors: challenges, advances, and applications. J Mol Diagn 22(8):994–1007

Sokolov BP (1989) Primer extension technique for the detection of single nucleotide in genomic DNA. Nucleic Acids Res 18(12):3671

Srinivasan M, Sedmak D, Jewell S (2002) Effect of fixatives and tissue processing on the content and integrity of nucleic acids. Am J Pathol 161:1961–1971

Srivastava P, Prasad D (2023) Isothermal nucleic acid amplification and its uses in modern diagnostic technologies. 3 Biotech 13(6):200

Srividya A, Maiti B, Chakraborty A, Chakraborty G (2019) Loop mediated isothermal amplification: a promising tool for screening genetic mutations. Mol Diagn Ther 23(6):723–733

Sysmex Deutschland GmbH (2017) Broschüre - BEAMing – Digitale PCR-Technologie

Thelwell N, Millington S, Solinas A, Booth J, Brown T (2000) Mode of action and application of Scorpion primers to mutation detection. Nucleic Acids Res 28(19):3752–3761

Thermo Fisher Scientific Inc (2023) Whitepaper - The A to Z of microarrays— evolution of a revolutionary solution

Thirunavukarasu D, Cheng LY, Song P, Chen SX, Borad MJ, Kwong L, James P, Turner DJ, Zhang DY (2021) Oncogene Concatenated enriched amplicon nanopore sequencing for rapid, accurate, and affordable somatic mutation detection. Genome Biol 22(1):227

Varona M, Anderson JL (2021) Advances in mutation detection using loop-mediated isothermal amplification. ACS Omega 6(5):3463–3469

Vincent M, Xu Y, Kong H (2004) Helicase-dependent isothermal DNA amplification. EMBO Rep 5(8):795–800

Vogelstein B, Kinzler KW (1999) Digital PCR. Proc Natl Acad Sci U S A 96(16):9236–9241

von Ahlfen S, Missel A, Bendrat K, Schlumpberger M (2007) Determinants of RNA quality from FFPE samples. PLoS ONE 2(12):e1261

Walker GT, Fraiser MS, Schram JL, Little MC, Nadeau JG, Malinowski DP (1992) Strand displacement amplification–an isothermal, in vitro DNA amplification technique. Nucleic Acids Res 20(7):1691–1696

Wang T, Peng Q, Guo B, Zhang D, Zhao M, Que H, Wu H, Yan Y (2020) An integrated electrochemical biosensor based on target-triggered strand displacement amplification and „four-way" DNA junction towards ultrasensitive detection of PIK3CA gene mutation. Biosens Bioelectron 150:111954

Whale AS, Huggett JF, Tzonev S (2016) Fundamentals of multiplexing with digital PCR. Biomol Detect Quantif 10:15–23

Wild PJ, Denkert C, Jackisch C (2022) Prädiktive molekulare Diagnostik beim Mammakarzinom. Pathologie 43:388–398

Zhang BO, Xu CW, Shao Y, Wang HT, Wu YF, Song YY, Li XB, Zhang Z, Wang WJ, Li LQ, Cai CL (2015) Comparison of droplet digital PCR and conventional quantitative PCR for measuring EGFR gene mutation. Exp Ther Med 9(4):1383–1388

Zhang X, Chang N, Yang G, Zhang Y, Ye M, Cao J, Xiong J, Han Z, Wu S, Shang L, Zhang J (2017) A comparison of ARMS-Plus and droplet digital PCR for detecting EGFR activating mutations in plasma. Oncotarget 8(67):112014–112023

Mikrowellenhistotechnik

Inhaltsverzeichnis

14.1 Einleitung – 586

14.2 Mikrowellenphysik – 586

14.3 Mikrowellengeräte – 589
14.3.1 Leistungsregelung – 590
14.3.2 Mikrowellenprozessor – 591

14.4 Praktisches Arbeiten mit Mikrowellen – 591

14.5 Anwendungen – 593
14.5.1 Stabilisierung von unfixiertem Gewebe durch Mikrowellen – 594
14.5.2 Mikrowellenunterstützte Fixierung mit Fixativen – 594
14.5.3 Mikrowellenunterstützte Gewebeeinbettung mit Paraffin – 596
14.5.4 Mikrowellenunterstützte Entkalkung – 600
14.5.5 Mikrowellenunterstützte Färbung – 600

Literatur – 601

© Der/die Autor(en), exklusiv lizenziert an Springer-Verlag GmbH, DE, ein Teil von Springer Nature 2025
G. Lang, *Histotechnik*,
https://doi.org/10.1007/978-3-662-71093-7_14

14.1 Einleitung

Die Mikrowellentechnologie ist ein Ableger der Radarforschung für Kriegszwecke. Das Magnetron wurde durch Albert Wallace Hull schon 1921 als leistungsfähige Mikrowellensenderöhre entwickelt, aber erst 1940 wurde es der Öffentlichkeit vorgestellt.

Der Gebrauch von Mikrowellenherden in der Küche nahm ab den 1970er-Jahren ausgehend von den Vereinigten Staaten stark zu. Gleichzeitig wurden erste Versuche mit dem Einsatz von Mikrowellen (MW) in der histologischen Technik unternommen, vorerst im Bereich der Fixierung mit handelsüblichen Haushaltsgeräten (Mayers 1970). Die Ergebnisse wurden mit einer gewissen Skepsis verfolgt. Engagierte Pathologen und Histotechniker trieben aber die Idee weiter und entwickelten gemeinsam mit Biotechnikfirmen entsprechende Mikrowellengeräte, die den Namen „Laborgerät" verdienten (1980er-Jahre). Eine Antriebsfeder stellte der Wunsch nach Beschleunigung der langwierigen histologischen Verfahren dar.

Es liegen nun MW-Techniken u. a. für die Fixierung, Einbettung, Entkalkung, Färbung, Immunhistologie, In-situ-Hybridisierung und Molekularpathologie vor, die mehr oder weniger Eingang in die Routinehistologie gefunden haben und für die auch entsprechende Mikrowellenprozessoren angeboten werden.

Die Akzeptanz der Mikrowellentechnik ist sehr unterschiedlich. Nach einem gewissen Boom blieb die Mehrzahl der histologischen Labors doch bei den traditionellen Methoden, nicht zuletzt, weil das Arbeiten mit der Mikrowelle von vielen verschiedenen Umständen beeinflusst wird und andere arbeitserleichternde Instrumente in den Vordergrund traten (z. B. Immunhistovollautomaten, Spezialfärbeautomaten).

Den größten Einfluss der Mikrowellentechnik auf die gesamte histologische Diagnostik hatte wohl der Einsatz beim hitzeinduzierten Antigenretrieval (s. ▶ Abschn. 11.9.2). Shi et al. (1991) setzten hier für die Demaskierung als erstes Instrument die Mikrowelle ein und leiteten damit den Aufstieg der Immunhistochemie auf FFPE-Gewebe für die Diagnostik ein. In der Folge wurde die Mikrowelle auch bei der Hitzevorbehandlung für die In-situ-Hybridisierung oder bei der Nukleinsäureisolierung genutzt.

14.2 Mikrowellenphysik

Als Mikrowellen bezeichnet man elektromagnetische Wellen zwischen einer **Frequenz von 300 MHz und 300 GHz**. Die üblichen Mikrowellengeräte arbeiten mit einer Frequenz von **2,45 GHz**, das entspricht einer Wellenlänge von 12,2 cm in Luft oder Vakuum. Die Wellenlänge in Wasser liegt bei 1,36 cm (Kok und Boon 1990).

Es wird ein breites Band durch das bekannte Spektrum von elektromagnetischen Wellen abgedeckt. Dazu gehören die Radiowellen, Infrarotwellen, UV-Licht, sichtbares Licht und Gammastrahlen. Die Mikrowellen liegen hier zwischen den Radiowellen und den Infrarotwellen am langwelligeren Ende des Spektrums.

■ **Kennzeichen von elektromagnetischen Wellen**
- Das magnetische und das elektrische Feld stehen senkrecht aufeinander und beide stehen senkrecht zur Ausbreitungsrichtung (◘ Abb. 14.1). Die Welle kann nur dann existieren, wenn das elektrische und das magnetische Feld vorhanden sind.
- Sie breiten sich im Vakuum mit Lichtgeschwindigkeit aus.
- Sie breiten sich in unterschiedlichen Medien in Abhängigkeit von deren Permittivität bzw. Permeabilität unterschiedlich schnell aus.

14.2 · Mikrowellenphysik

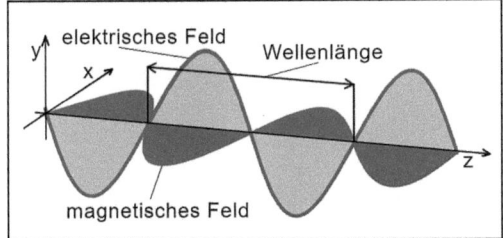

◘ Abb. 14.1 Elektromagnetische Welle im Vakuum

— Die Frequenz[1] wird beim Übergang in dichtere Medien nicht beeinflusst, aber die Wellenlänge wird verkürzt; $\lambda = v_p/f$ (λ = Wellenlänge, v_p = Phasengeschwindigkeit, f = Frequenz)
— Sie breiten sich geradlinig aus und liefern klare Schatten. Sie werden an Mediengrenzen reflektiert bzw. gebrochen, können absorbiert und gestreut werden.
— Die Strahlungsenergie ist umgekehrt proportional zur Wellenlänge und proportional zur Frequenz (z. B. hochfrequente, ionisierende Gammastrahlung).

Das Energieniveau der nichtionisierenden Mikrowellen ist um ein Vielfaches kleiner als bei ionisierender Strahlung, deshalb können sie keine Veränderung von chemischen Verbindungen verursachen bzw. ein Atom ionisieren. Mikrowellen besitzen lediglich genügend Energie, um Moleküle oder Molekülteile in Rotation zu bringen.

• **Faktoren der Energieaufnahme**

Wenn wir etwas im Mikrowellenherd bestrahlen, erwärmt es sich. Warum es sich erwärmt und warum sich der Kaffee in der Tasse schneller erwärmt als die Tasse selbst, hängt von bestimmten Eigenschaften des Materials ab. Dazu gehören der Dipolgehalt, die Dielektrizität, die Leitfähigkeit und die Resonanzfähigkeit.

Damit ein Stoff die Energie der Mikrowellen aufnehmen kann, muss er Moleküle mit **Dipolmoment** enthalten. Sog. permanente Dipole sind asymmetrische Moleküle wie Wasser oder Methanol, die eine uneinheitliche Elektronen- und Ladungsverteilung aufweisen, sodass ein stärker negativ und ein stärker positiv geladener Molekülbereich entstehen. Auch bei Proteinen findet man Seitenketten, die wie unabhängige Dipole zu betrachten sind. In einem elektrischen Feld versuchen sich die permanenten Dipole entsprechend der Ladung auszurichten. Die für eine chemische Verbindung typische Zeit bis zur Anpassung nennt man **Relaxationszeit** (response time).

Im Wechselspannungsfeld, wo die Polarität regelmäßig wechselt, muss sich das Dipolmolekül immer wieder neu ausrichten. Wenn Frequenz und Relaxationszeit aufeinander abgestimmt sind, fängt es an zu rotieren. Die ideale Frequenz für **Wassermoleküle** wäre 18 GHz. Bei einer Bestrahlung bei 18 GHz würde es jedoch zu einer sehr starken Energieaufnahme in den oberflächlichen Schichten kommen und wenig Energie tiefer vordringen (außen heiß, innen kalt). Durch die Verschiebung zu 2,45 GHz wird die Energieaufnahme heruntergeregelt und die Eindringtiefe auf mehrere Zentimeter vergrößert.

Große biologische Moleküle, wo das Dipolmoment über eine größere Weite reicht, haben eine lange Relaxationszeit. Deshalb reagieren sie bei 2,45 GHz nicht mit Rotation, werden aber auch in Bewegung versetzt. Kleinere biologische Moleküle reagieren ähnlich wie Wassermoleküle. In wässrigen Lösungen sind Proteine von einer Hydratationshülle umgeben, was für die Proteinstruktur und die Energieaufnahme eine Rolle spielt. Weiters gruppieren sich gelöste Ionen im Wasser entsprechend ihrer Ladung um die Dipolenden. Es kommt dadurch zu mehr Bewegung, mehr Kollisionen und einer schnelleren Erwärmung. Bei 2,45 GHz erreicht die Summe aus der Erhitzung durch die dipolare Absorption der Wassermole-

---

1 Frequenz. Anzahl an periodischen Ereignissen pro Zeiteinheit, Hertz (Hz) gibt die Anzahl pro Sekunde an.

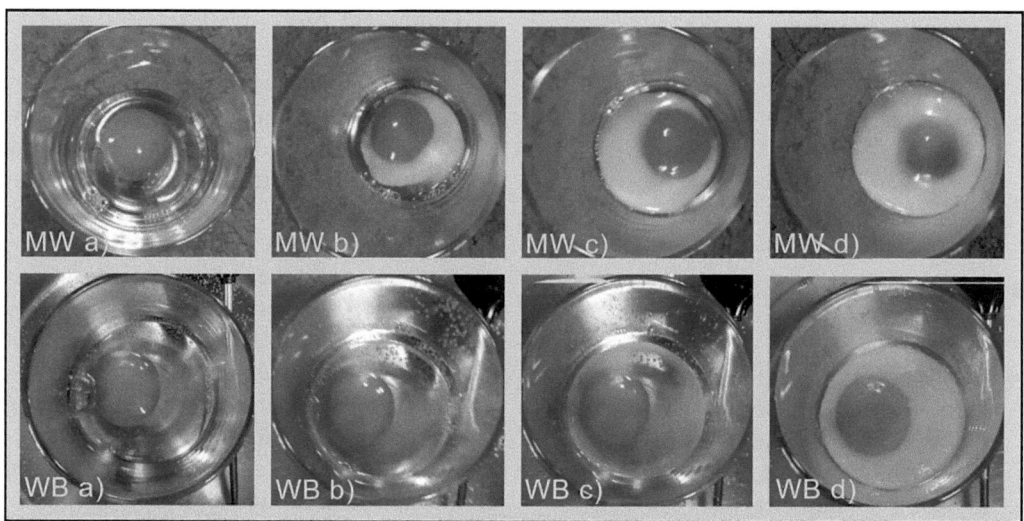

◘ Abb. 14.2 Ein einfacher Versuch, um den Unterschied zwischen innerer und äußerer Erwärmung (Konvektionserwärmung) zu demonstrieren. MW a–d) Mikrowellenbestrahlung bei 600 W. In knapp 1 min ist das Ei durchgekocht. Die Denaturierung beginnt zentral und ist sehr schnell gleichmäßig im ganzen Ei zu sehen. WB a–d) Das Ei braucht im Wasserbad bei 80 °C ca. 1 h, bis es durchgekocht ist. Die Denaturierung beginnt an den Randflächen. Das Zentrum ist sehr lange flüssig.

küle und der Erhitzung durch die elektrische Leitfähigkeit von Wasser ein Maximum. Das stellt die Grundlage für die Anwendung von Mikrowellenherden und auch für ihren Einsatz in der Histotechnik dar.

Die Rotationsbewegungen verursachen **Molekülzusammenstöße** und **thermische Bewegung**, was fast unmittelbar zur Erwärmung führt. Diese Erwärmung ist proportional zur Energieeinwirkung und endet mit Abbruch der Bestrahlung. Es kommt dabei zu einer schnellen, **internen Erwärmung**. Im Gegensatz dazu kommt es bei Wärmequellen wie Wasserbad oder Heizplatte zur externen Erwärmung, wo die Wärme relativ langsam ins Innere weitergeleitet wird (◘ Abb. 14.2). Diese überaus schnellen Heizraten sind oft nur mit Mikrowellenbestrahlung möglich und scheinen spezifische Effekte auszulösen. Dazu gehören eine lokalisierte Überhitzung über den Siedepunkt oder die selektive Beschleunigung von chemischen Reaktionen bei Unterdrückung von konkurrierenden Parallelreaktionen (Holtze 2004).

Die Energieaufnahmefähigkeit eines Stoffs aus elektromagnetischer Wellenstrahlung wird mit der **Dielektrizität** beschrieben. Die Dielektrizitätszahl (Permittivitätszahl) ist ein Maß für die **Durchlässigkeit** (Permittivität) eines Materials. Bei im Vergleich zu Mikrowellen niedrigeren Frequenzen ist die Durchlässigkeit von flüssigem Wasser sehr hoch. Steigt die Frequenz, nimmt die Durchlässigkeit ab und die Energieaufnahme nimmt zu. Im MW-Frequenzbereich ist die Durchlässigkeit sehr niedrig und dadurch die Energieaufnahme optimal. Es kommt zur sog. **dielektrischen Erwärmung**. Gleichzeitig verändern sich die dielektrischen Eigenschaften auch mit der Temperatur und werden von weiteren Parametern beeinflusst.

Im Zusammenhang mit der Dielektrizität steht die **Leitfähigkeit** eines Materials. Elektromagnetische Wellen können in ideale Leiter nicht und in gute elektrische Leiter nur oberflächlich eindringen. In idealen Nichtleitern bewegen sich elektromagnetische Wellen wie im Vakuum. In dielektrisches

Material (homogenes, nichtleitendes Material) dringen elektromagnetische Wellen in Abhängigkeit von verschiedenen Faktoren bis zu einer gewissen Tiefe ein. Man kann damit MW-transparentes (z. B. Kunststoff), MW-absorbierendes (z. B. Gewebe, Wasser) und MW-reflektierendes (z. B. Metalle) Material unterscheiden.

Die **Eindringtiefe** ist abhängig von der Absorptionsfähigkeit, der Dielektrizität und der Temperatur des Materials sowie der Frequenz. Sie liegt für Gewebe mit 37 °C je nach Art bei 1–8 cm. Im Gegensatz dazu liegt die Eindringtiefe bei Metallen als gute Leiter im Mikrometerbereich. Deshalb eignen sich Metalle zum Abschirmen der Mikrowellengeräte, wobei an ihrer Oberfläche große Ströme auftreten. Die Relation von Eindringtiefe und Temperatur sieht man beispielsweise beim Vergleich von kaltem und heißem Wasser. Die Eindringtiefe in Wasser mit 1 °C ist ca. 1 cm und mit 95 °C ca. 9 cm. Je stärker das Material die Energie absorbiert, umso geringer ist die Eindringtiefe. Daher können Mikrowellen in ionenreiches Wasser weniger tief eindringen. Zum Beispiel dringen die Mikrowellen in 0,1 M NaCl mit 25 °C nur 1,5 cm tief ein. Je tiefer die Wellenstrahlung eindringt, umso mehr nimmt das Strahlungsniveau ab und tiefer liegende Strukturen werden weniger erwärmt.

Zusätzlich zu diesen Eigenschaften beeinflusst die Größe (Durchmesser) des Materials die Menge der absorbierten Energie. Beträgt die Größe des Körpers die Hälfte der Wellenlänge, kommt es zu einem **Resonanzverhalten** und einer maximalen Energieaufnahme. Bei 2,45 GHz entspricht dies ungefähr einer Länge von 6 cm.

Die aufgenommene Energie wird in thermische Energie umgewandelt und rasch an benachbarte Moleküle weitergeleitet. Der **Temperaturanstieg** in homogenen Medien verläuft allerdings, wie man aus den oben genannten Faktoren ableiten kann, nicht gleichmäßig. Selbst wenn ein Objekt mit konstanter Intensität bestrahlt wird, wird sich die Intensität im Inneren verändern.

Weitere Einflussfaktoren für die Wärmeentwicklung und -verteilung sind die **thermischen und physikalischen Eigenschaften** des Materials (fest, flüssig, Siedepunkt bzw. Verdampfungsrate, Wärmeleitfähigkeit, Größe, Orientierung in Relation zur Feldausbreitung, Form, homogen oder heterogen aufgebaut, Kompartimente und Grenzschichten).

Befinden sich zwei unterschiedliche Materialien in der MW-Bestrahlung, verhalten sie sich entsprechend ihren dielektrischen Eigenschaften und ihrer **spezifischen Wärmekapazität**. Spezifische Wärmekapazität bedeutet hier, dass einem Material mehr Energie zugeführt werden muss als einem anderen, um dieselbe Temperatur zu erreichen. Somit erwärmen sie sich unterschiedlich schnell. Beispiele dafür wären Gewebe, das in Isopropanol eingelegt ist, parenchymatöses Gewebe, das von Fettgewebe umgeben ist.

14.3 Mikrowellengeräte

Mikrowellenherde sind Geräte, bei denen ein „Füllgut" mit Mikrowellen bestrahlt wird und es durch die Energieabsorbtion zur Erwärmung des Füllgutes kommt.

Die elektromagnetischen Mikrowellen werden durch ein sog. **Magnetron** erzeugt. Am einfachsten lässt sich die Funktion eines Magnetrons durch den Vergleich mit einer Pfeife erklären. Wenn in der Pfeife ein Luftstrom über eine scharfe Kante streicht, entsteht im Pfeifenkörper eine als Ton hörbare Schwingung. Analog dazu wird im Magnetron ausgehend von der Glühkathode ein Elektronenstrom erzeugt, der durch ein Magnetfeld in eine kreisförmige Bahn umgelenkt und beschleunigt wird. An den Vorsprüngen der Anodensegmente tritt Wechselspannung auf, die die Elektronen in Bewegung hält. Der positive Pol „springt"

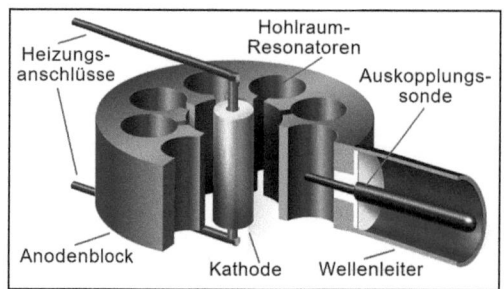

◘ Abb. 14.3 Schnitt durch Hohlraummagnetron. Oberhalb und unterhalb befinden sich die Magnetpole.

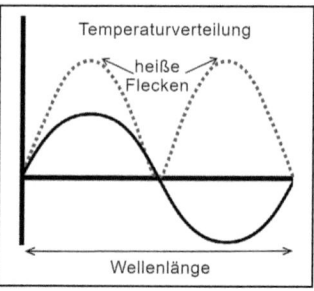

◘ Abb. 14.4 Abstand von heißen Flecken in Relation zur Wellenlänge. Die Energieaufnahme ist proportional zur Amplitude der Welle.

von einem Vorsprung zum nächsten. Dabei streichen die Elektronen entlang der Schlitze in der Anode und regen Schwingungen in den Resonatorkammern an (◘ Abb. 14.3). Die Hochfrequenzschwingungen werden abgeleitet und in den Hohlraum des Mikrowellengeräts eingebracht.

Das Magnetron erzeugt ein elektromagnetisches Feld mit 2,45 GHz (±100 MHz) und einer Wellenlänge von 12,2 cm. Die Größe und Form der Kammer bestimmen den Verlauf des Felds. Die Metallwände wirken dabei als perfekte Spiegel der elektromagnetischen Wellen. In einer rechtwinkeligen Kammer werden Länge, Breite und Höhe so gewählt, dass die an der Metallwand reflektierten Wellen in Resonanz kommen und eine stehende Welle erzeugen (Hohlraumresonanztechnik). Dabei kommt es zu Orten von geringer oder auch sehr hoher Energieintensität („heiße Flecken"). Bei optimaler Wahl der Kammerdimensionen werden zur gleichen Zeit viele Feldprofile mit leicht unterschiedlichen Frequenzen (Moden) erzeugt, deren Höhen und Nullstellen sich in ihrer Position unterscheiden. Je größer die Kammer ist, umso mehr Feldprofile entstehen. Dadurch können heiße und kalte Flecken ausgeglichen werden. Dies gelingt jedoch nicht vollständig. Daher setzt man zum weiteren Ausgleich „Feldrührer" ein. Das sind Metallgebläse, die auch zur Ventilation und Abschirmung dienen. Auch die drehbaren Teller im Gerät dienen zur Homogenisierung der Bedingungen. Hitzeflecken treten in einem Abstand von einer halben Wellenlänge (Luft: ca. 6 cm, Wasser: ca. 6 mm) auf (◘ Abb. 14.4). Die Position der Hitzeflecken kann durch die Wechselwirkung mit dem Füllgut beeinflusst werden

14.3.1 Leistungsregelung

Die meisten Haushaltsgeräte haben eine Ausgangsleistung zwischen 600 und 1000 W. Zur Regelung der Bestrahlung wird in der Regel nicht die Leistung verändert, sondern die Bestrahlungsdauer. Bei maximaler Leistung läuft das Gerät während einer gewissen voreingestellten Zykluszeit (10–30 s) im Dauerbetrieb. Wird geringere Leistung verlangt, läuft das Gerät während eines Teils der Zykluszeit bei voller Wattzahl und pausiert bis zum Ende des Zyklus (50 % Leistung bei 10-s-Zyklus = 5 s ein und 5 s aus). Das Resultat ist eine stufenförmige Erwärmungskurve des Füllguts. Trotz eingestellter Endtemperatur kann es passieren, dass die gewünschte Temperatur aufgrund einer zu langen Zykluszeit überschritten wird, weil ein Zyklus immer vollendet wird. Andererseits kann die einwirkende Energie bei unterschiedlicher Zeitwahl ähnlich sein aufgrund von Zykluszeit und Pause. Das ergibt dann dieselbe Temperatur trotz unterschiedlicher Dauer.

14.4 · Praktisches Arbeiten mit Mikrowellen

Bei der Einstellung von Prozentwerten der Maximalleistung sollte man bedenken, dass 50 % von 600 W nicht wirklich 300 W entsprechen. Der Grund liegt in der Aufbauphase des Felds, die einen Teil der Zykluszeit beansprucht (z. B. 1 s). Die Wahl einer Zykluszeit, die ähnlich lange wie die Aufbauphase ist, macht daher keinen Sinn.

Bei einer derartigen Leistungsregelung mit relativ langer Zykluszeit ist eine präzise und reproduzierbare Temperatureinstellung deshalb schwer möglich.

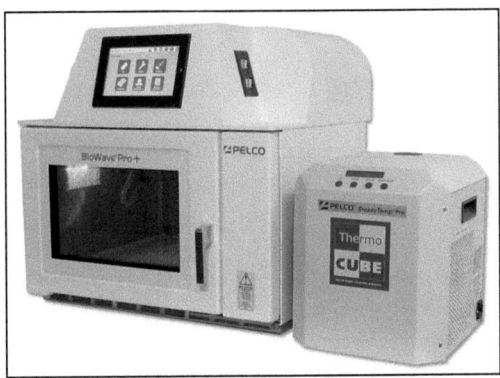

Abb. 14.5 Mikrowellenprozessor Pelco BioWave® Pro+ von Ted Pella Inc

14.3.2 Mikrowellenprozessor

Die ersten im Labor verwendeten Mikrowellenherde waren Haushaltsgeräte. Der Nachteil dieser Geräte liegt in der inhomogenen Temperaturverteilung und unpräzisen Temperatur- sowie Dauerregulierung. Dadurch wird es schwierig, eine optimale Heizkurve zu erzielen. Diese zeigt einen möglichst linearen, schnellen Anstieg bis zur gewünschten Temperatur und dann eine exakt gleich bleibende Temperatur in der gewünschten Dauer. Die Probe (Füllgut) sollte sich dabei möglichst gleichmäßig erwärmen. Die Entwicklung von modernen MW-Prozessoren stellte sich diesen Anforderungen für eine bessere Reproduzierbarkeit der Ergebnisse (Abb. 14.5).

Zu den Verbesserungen zählen eine Verkürzung der **wählbaren Zykluszeit** auf bis zu 1 s und eine an die **Temperaturkontrolle** gekoppelte Energiezufuhr (z. B. 0,5 °C Genauigkeit). Zur Kontrolle wird eine Messsonde innerhalb der Mikrowellenkammer (z. B. Glasfaserthermometer) benötigt. Weiters werden auch Geräte mit variabler Watteinstellung angeboten, die nicht über eine Zykluszeit, sondern über den **kontinuierlichen Leistungsoutput** reguliert werden. Bei sog. **Multimodegeräten** erfolgt durch Störung der vom Magnetron ausgesendeten Mikrowellen eine Ablenkung der Ausbreitungsrichtung. Dies führt zu einer größeren Anzahl an inkohärenten Mikrowellenfeldern und somit zu eine gleichmäßigeren Erhitzung. **Digitale Zeiteinstellungen** bis zu 1 s ermöglichen präzise Bestrahlungszeiten. Und die Sicherheitsvorkehrungen sind bei Laborgeräten noch verbessert.

MW-Prozessoren können auch über Druck- bzw. Vakuumeinheiten sowie Misch- und Absaugvorrichtungen verfügen. Und es gibt eine Reihe von Zusatzequipment für die jeweiligen Anwendungen (Kühleinheiten, Temperaturfühler, mikrowellentransparente Gefäße und Halterungen, Hotspotdetektor usw.). Durch die Kühlung des Füllguts und die kontinuierliche Bestrahlung bei niedriger Wattzahl kann die MW-Energie von der Temperatursteigerung praktisch entkoppelt werden („kalte" Mikrowellentechnik). Molekulare Anregungen sind dann auf die direkte MW-Wirkung zurückzuführen.

14.4 Praktisches Arbeiten mit Mikrowellen

Heutzutage sollte man möglichst alle histotechnischen Verfahren an einem labortauglichen MW-Prozessor durchführen und Haushaltsgeräte vermeiden.

Die Wirkung der MW-Bestrahlung hängt offensichtlich von vielen Faktoren ab. Diese lassen sich zwar durch physikalische Gesetze und mathematische Gleichungen darstellen, sind für den praktischen Umgang jedoch meist zu komplex. So werden MW-Protokolle oft auf empirischem Wege ermittelt und Heizkurven für bestimmte Lösungen und Materialien erstellt. Für verschiedene Anwendungen werden auch von den Herstellern von MW-Prozessoren entsprechende Protokolle angeboten.

- **Zu beachten**
- Mikrowellengeräte sollten **kalibriert** werden, indem die Heizkurve für das Füllgut bei bestimmter Leistung definiert wird. Heiße bzw. kalte Flecken sollen ermittelt werden, um die richtige Positionierung des Füllguts zu ermöglichen (Login et al. 1998).
- Die gewählte **Zykluszeit** sollte nicht zu lang sein. Die Heizkurve zeigt bei zu langer Zykluszeit ein „Sägezahnprofil" (Temperatur steigt, sinkt, steigt).
- Die **Position des Füllguts** in der Kammer hat so lange eine geringe Bedeutung, solange das Füllgut größer ist als die typische Größe eines heißen Flecks. Man orientiert sich dabei an einer Viertelwellenlänge. Die Abstände zwischen den heißen Flecken liegen bei der halben Wellenlänge. In der Praxis rechnet man mit einem ca. 1 cm großen, heißen Bereich in wässrigen Medien.
- Die **Größe des Füllguts** spielt eine Rolle für das Resonanzverhalten. Bei der halben Wellenlänge ist die Resonanz maximal.
- Ist der halbe **Durchmesser des Füllguts** kleiner als die Eindringtiefe, kommt es im Zentrum zu einer Verstärkung, weil es von allen Seiten aus erreicht werden kann und sich die Einstrahlung summiert. Die Eindringtiefe liegt für Gewebeproben bei ca. 2 cm (Suurmeijer et al. 1990).
- Je nach **Oberflächenform des Füllguts** kann es zur Brechung und Fokussierung der Mikrowellen im Zentrum kommen, was zu fokaler Überhitzung führt (Linseneffekt).
- Flüssigkeiten sollten für eine gleichmäßige Erwärmung **verrührt** werden. In Prozessoren kann dies durch Magnetrührer oder durch Einblasen von Luftbläschen passieren.
- Je höher das Volumen des Füllguts ist, umso länger ist die nötige Bestrahlungsdauer für die gleiche Endtemperatur. Für Leitungswasser gilt grob: Das doppelte Volumen bedeutet den halben Temperaturanstieg bei der gleichen Bestrahlung.
- Bei gleichen Volumina verhalten sich Zeit- und Temperaturanstieg zueinander proportional.
- Die **Behälter** für die Reagenzien sollten nach ihrer Mikrowellentransparenz, Größe und Form sowie thermischen Leitfähigkeit ausgewählt werden. Kunststoff ist Glas vorzuziehen.
- Für reproduzierbare Ergebnisse sollten immer Gefäße gleicher Art verwendet werden und auf dieselbe Position gestellt werden.
- Um eine Überhitzung des Füllguts zu vermeiden, kann man weitere, energieabsorbierende Objekte (z. B. wassergefüllte Behälter, „Blindfüllung") mit in das Gerät stellen.
- Flüchtige Substanzen sollen **abgedeckt** werden (loser, luftdurchlässiger Deckel); Gefäße nie dicht verschließen (Druckaufbau).
- Für eine höhere Positionierung eines kleinen Objekts kann man es auf einen mikrowellendurchlässigen Untergrund (z. B. Styropor) stellen.
- Gewebe sollte bei der Bestrahlung immer von Flüssigkeit bedeckt sein.

- **Vorsichtsmaßnahmen beim Umgang mit Mikrowellenherden**

Gewebe kann Mikrowellen sehr gut absorbieren, was zu einer Temperatursteigerung und ggf. zu Verbrennungen führt. Die gängigen Mikrowellengeräte haben eine zwei- oder sogar dreifache Sicherung, sodass keine Mikrowellenstrahlung austreten kann. Falls es durch einen technischen Fehler doch dazu kommt, besteht die Gefahr von Verbrennungen der Haut. Dabei sind typischerweise die oberflächliche Haut und die Muskulatur stärker betroffen als die dazwischenliegende Fettschicht. Die größte Gefahr geht von Bedienungsfehlern der Geräte aus. Deshalb sollte man sich immer an die genauen Vorschriften der Gerätehersteller halten. Die Arbeit in einem histologischen Labor umfasst das Hantieren mit organischen Lösungsmitteln und toxischen Substanzen, was eine besondere Sorgfalt im Umgang mit dem Mikrowellengerät und ein entsprechendes Wissen über die Chemikalieneigenschaften erfordert. Die Diskussion über die schädigende Wirkung von Mikrowellen wie bei ionisierender Strahlung ist immer noch im Gang. Es wurden Standards für die MW-Exposition von Menschen erstellt. Trotz guter Abschirmung tritt in der Umgebung der Sichtblende und der Türen eine geringe sog. Leckstrahlung auf. In den geltenden Sicherheitsnormen ist hierfür ein Emissionsgrenzwert von 5 mW/cm^2 (entspricht 50 W/m^2) in einem Abstand von 5 cm von der Gerätoberfläche festgelegt (Deutsches Bundesamt für Strahlenschutz 2012).

– Die Bedienungsanleitung soll in jedem Fall eingehalten werden.
– Wegen der verwendeten Chemikalien sollte der Aufstellungsplatz gut belüftet oder innerhalb eines Abzugs sein.
– Flüchtige oder brennbare Materialien sollten nur in Geräten mit Temperaturkontrolle erhitzt werden.
– Gesundheitsschädliche, flüchtige Reagenzien sollten nur in Geräten mit Abzug erhitzt werden.
– Um Verdampfung und Überdruck zu vermeiden, sollte das Füllgut immer abgedeckt sein, jedoch nur lose (keine dichten Deckel!).
– Metall im Mikrowellenherd verändert die Bedingungen enorm, weil es ein guter Leiter ist, und sollte deshalb vermieden werden (Lichtbogen; Achtung: Klammernähte in Gewebeproben, metallische Pinzetten).
– Stark absorbierende Gefäße können unter MW-Bestrahlung sehr heiß werden.
– Das Magnetron leidet unter der Inbetriebnahme ohne Füllgut. Eine Abhilfe ist hier meist der absorbierende Drehteller.
– Ein eventueller Mikrowellenaustritt muss durch eine regelmäßige Überprüfung erkannt werden (Leckstrahlungsdetektor).

14.5 Anwendungen

Anwendungen für die Mikrowelle in der Histotechnik findet man praktisch überall dort, wo etwas erwärmt werden soll, oder anders ausgedrückt, überall dort, wo man sich eine Verbesserung bzw. Beschleunigung der Vorgänge durch die dielektrische Erwärmung verspricht. Dazu gehören Fixierung, Entkalkung und Processing, wo auch anwenderfreundliche und routinetaugliche Geräte und Protokolle entwickelt wurden.

Die MW-Technik ist für die gleichzeitige Bearbeitung von großen Objektträgermengen wenig geeignet. Daher hat der Einzug von IHC- und Färbeautomaten in der täglichen Routine der Mikrowelle wenig Raum gelassen. Es wurde aber gezeigt, dass MW-unterstütztes Antigenretrieval und Antikörperinkubation bei der IHC, Hitzevorbehandlung und Hybridisierung für die ISH sowie Hitzevorbehandlung bei der Nukleinsäuregewinnung durchgeführt und konventionelle Protokolle verkürzt werden können.

14.5.1 Stabilisierung von unfixiertem Gewebe durch Mikrowellen

Der Reiz der MW-Stabilisierung besteht darin, auf gesundheitsschädliche Fixanzien gänzlich zu verzichten und eine Zeitersparnis zu gewinnen. Außerdem wird die Gefahr, niedrigmolekulare Substanzen auszuschwemmen und das Gewebe chemisch zu verändern, vermieden. Die denaturierende Wirkung von Mikrowellen, sei es aufgrund der internen Wärmeentwicklung durch die oszillierenden, polaren Moleküle oder anderer Ursachen, bewirkt eine Stabilisierung und Verfestigung des Gewebes. Diese Art der Fixierung wurde in den 1970er- bis 1980er-Jahren erforscht, wobei große Präparate und auch ganze Organe mit Mikrowellen behandelt wurden (Mayers 1970). Leong (2009) beschreibt die Vorgehensweise so, dass die Präparate zur Gänze in physiologischer Kochsalzlösung oder PBS-Puffer eingelegt werden und bei 50–70 °C (gemessen in der Flüssigkeit) für wenige Sekunden bis 30 min bestrahlt werden. Wichtig ist, dass es nicht zu einem „Kochen" des Gewebes kommt. Man verwendete dafür den Ausdruck „Pochieren" aus der Küche, um das Verfestigen durch Denaturierung zu beschreiben. Aufgrund der geringen Eindringtiefe von wenigen Zentimetern kommt es zu größeren Temperaturunterschieden zwischen Zentrum und Randschichten von großen Präparaten. Daher wird nach der primären Stabilisierung das Präparat zugeschnitten und in den Kassetten weiterbestrahlt. Alternativ werden die Kassetten in Formalin eingelegt und man lässt das Gewebe komplett mit Fixierlösung durchdringen. Danach wird es zur schnelleren Fixierung wieder bestrahlt.

Vorteile dieser Stabilisierung liegen in der kürzeren Dauer, bis verfestigtes Gewebe zugeschnitten werden kann. Weiters bleibt die natürliche Färbung des Gewebes zu einem gewissen Maß erhalten, wodurch z. B. die Lymphknotensuche im viszeralen Fett erleichtert wird. Achten muss man auf die ungleichmäßige Hitzeverteilung im Mikrowellengerät, die zu unregelmäßigen Ergebnissen führen kann. Deshalb muss die Flüssigkeit, in der das Präparat liegt, regelmäßig umgerührt und erneuert werden.

Wird natives Gewebe mit Mikrowellen stabilisiert und in der Folge ohne weitere Formaldehydfixierung in den Einbettungsprozess gebracht, kommt es zur Erythrolyse. Bei Gewebe, das entweder kurz vorher oder nach der Stabilisierung mit dem quervernetzenden Formaldehyd durchtränkt wird, tritt keine Erythrolyse auf. Bei nichtvernetzenden Fixanzien sieht man diesen Schutzeffekt nicht (Boon und Kok 1988).

Boon und Kok (1988) sahen bei reiner MW-Stabilisierung (55 °C) und nachfolgender konventioneller Einbettung im Vergleich zu formalinfixiertem Gewebe ein verändertes Chromatinmuster, das eher einer Ethanolfixierung entsprach (verdichtetes, grobkörniges Chromatin), und eine „schwammige" Morphologie. Besonders lymphoides Gewebe zeigte einen geringen Zusammenhalt, was sich beim Strecken der Schnitte im Wasserbad durch eine erhebliche Expansion bemerkbar machte. Die damals ausgetesteten Immunreaktionen (Prä-Antigenretrieval-Ära) wurden nicht beeinflusst. Ihre Erfahrungen mit ausschließlicher MW-Stabilisierung führten zu einem Abraten von dieser Methode. Hopwood et al. (1984) sahen bei ihren Experimenten bei einer Erwärmung auf 50–80 °C eine deutliche, temperaturabhängige Veränderung der zellulären Morphologie und ab 70 °C eine verminderte Aktivität von Enzymen.

14.5.2 Mikrowellenunterstützte Fixierung mit Fixativen

Die Fixierungsreaktion in quervernetzenden Reagenzien kann durch MW-Bestrahlung

14.5 · Anwendungen

beschleunigt werden. Ob es dabei zusätzlich zur Erwärmung noch zu einem weiteren denaturierenden Effekt auf die Biomoleküle kommt, ist noch nicht vollständig geklärt. Die durch Mikrowellen erzeugte Energie ist zu gering, um kovalente Bindungen zu verändern. Sie haben aber vielleicht Einfluss auf nichtkovalente, Short-Range-Kräfte wie die hydrophobe Wechselwirkung, Wasserstoffbrücken oder Van-der-Waals-Kräfte und können so Einfluss auf die dreidimensionale Struktur ausüben. Weiters nimmt man an, dass durch die MW-bedingte Umwandlung von Formaldehydoligomeren in Monomere eine Steigerung der Reaktivität und der Diffusion erfolgt. Die drei Phasen der Formalinfixierung werden beschleunigt. Das sind 1) die Diffusion von Methylenglykol ins Gewebe und die Umwandlung in Formaldehyd, 2) die Bindung von Formaldehyd an die Proteine und 3) die Quervernetzung.

Laut Boon und Kok (1988) profitiert die Eindringphase weniger von den MW. Sie empfehlen, Gewebeproben vor der Bestrahlung komplett von Formaldehyd (bzw. Methylenglykol) durchdringen zu lassen. Dies hilft dabei, die Vernetzungsreaktion gleichmäßig ablaufen zu lassen und die zelluläre Morphologie zu erhalten. Diese Ansicht unterstützen auch Horobin und Flemming (1990) und verweisen auf Artefakte aufgrund von unterschiedlicher Fixierung am Rand bzw. im Zentrum von Gewebeproben. Im Widerspruch dazu sieht Leong (2009) hier keinen Vorteil und empfiehlt, die Proben direkt nach dem Einlegen in Formaldehyd zu bestrahlen, um von der gesteigerten Diffusion zu profitieren.

Die zugeschnittenen Proben (max. 2–4 mm dick) bzw. kleine Biopsien sollten nach Boon und Kok (1988) für mindestens 4 h in 4 % NBF eingelegt werden, um eine komplette Durchdringung zu gewährleisten. Fettes und derbes Gewebe benötigt hier längere Zeiten. Die Vernetzungsreaktion wird anschließend durch die Bestrahlung von Stunden auf wenige Minuten (z. B. 2–20 min bei 55–70 °C) beschleunigt und so weit vervollständigt, dass eine weitere Fixierung in einem konventionellen Einbettungsautomaten nicht mehr notwendig sein soll. Da das Fassungsvermögen von Mikrowellenprozessoren nicht übermäßig groß ist, wird jeweils eine geringere Anzahl an Kassetten gemeinsam bestrahlt. 70–72 °C dürfen bei der Bestrahlung nicht überschritten werden. Temperaturen unter 50 °C sollen keinerlei Effekt bewirken. Boon und Kok (1988) bleiben auch hier bei maximal 55 °C.

Die Morphologie wird in derselben Weise wie bei konventionell fixiertem Gewebe bewahrt. Es wurde auch keine nachteilige Wirkung auf histochemische Färbungen und enzymhistochemische Reaktionen festgestellt. Es wird eine stärkere Eosinophilie des Cytoplasmas und prinzipiell eine etwas intensivere Färbung beschrieben. Die Intensität von HIER oder PIER für IHC oder ISH muss eventuell verringert werden (Leong 2009).

Bei kurz in Formaldehyd durchtränktem, MW-fixiertem und anschließend konventionell eingebettetem Gewebe wurde von einer besseren Ausbeute bei der Nukleinsäureisolierung berichtet. Hier liegt der Vorteil offenbar in der kürzeren Einwirkzeit von Formaldehyd. Formalinfreie MW-Fixierung mit koagulierenden Fixiermitteln zeigte in Bezug auf die Ausbeute die besten Ergebnisse im Vergleich zu konventionellem FFPE-Gewebe (Hsu et al. 1991).

Boon et al. (1992) entwickelten ein formalinfreies Fixiermittel, das sich besonders gut für die Mikrowellenfixierung eignet. Es besteht aus Ethanol und niedermolekularem Polyethylenglycol (PEG). PEG dringt schnell ins Gewebe ein, bewahrt vor Schrumpfung sowie ethanolbedingter Härtung und erzeugt zusammen mit Ethanol eine nichtvernetzende, koagulierende Fixierung. Dies resultiert in „gummiähnlichem" Gewebe, das sich leicht zuschneiden lässt (Boon und Kok 2008). Sakura Finetek vertrieb für eine schnelle, formalinfreie Fixierung UMfix®, bestehend aus einem Gemisch aus Aceton, Isopropanol, PEG, Essigsäure und Dimethylsulfoxid (Nachfolgeprodukt Tissue-Tek® Xpress® Molecular Fixative). Diese Komponenten findet man auch bei den Processingreagenzien ihres MW-Einbettungsautomaten Xpress® wieder. Diese Alternativen zum gesundheitsschädlichen Formaldehyd können in Vorbereitung auf die MW-unterstützte Einbettung die Entwässerung beschleunigen und auch Vorteile für molekularpathologische Analysen bringen (Hostein et al. 2011; Parker et al. 2019).

Die Problematik beim Weggang vom altbewährten Fixiermittel wurde im Kapitel „Fixierung" beschrieben (s. Abschn. 4.5.1.10). Diese Vorbehalte (geänderte Anfärbbarkeit, Einhaltung von diagnostischen Richtlinien usw.) bringt die Mehrheit der Anwender zum Verbleiben bei Formalin. Formalinfixierte Proben sind ebenso für das Mikrowellenprocessing in den modernen Einbettungsautomaten geeignet. Vor der Entwässerung muss dann ein Spülschritt in 70 % Ethanol oder Ethanol/PEG erfolgen bzw. für den Xpress®x120 müssen die Proben in einer käuflichen Vorbereitungslösung inkubiert werden. Diese Inkubationszeiten müssen auf die Gesamtprozessdauer aufgeschlagen werden, was den Zeitgewinn wieder relativiert.

Die ASCO-CAP[2]-Richtlinien für die IHC von Her2/neu, Östrogen- und Progesteronrezeptor (Brustkrebsdiagnostik) verlangen eine Mindestfixierdauer in NBF von 6 h und hebeln damit die auf wenige Minuten verkürzte MW-Fixierung aus. Sassi et al. (2015) berichteten jedoch von vergleichbaren IHC- und ISH-Ergebnissen bei diesen Biomarkern nach konventioneller bzw. MW-unterstützter Fixierung (1 mm dicke Proben, 25 min bei 50 °C) und stellten die aktuellen Richtlinien infrage.

14.5.3 Mikrowellenunterstützte Gewebeeinbettung mit Paraffin

Die Entwicklung der MW-Fixierung und der MW-Einbettung wurde von zwei Arbeitsgruppen in Australien und den Niederlanden (Leong und Price 2004; Boon und Kok 1988) seit den 1980er-Jahren mit Enthusiasmus vorangetrieben. Von ihnen wurden verschiedene Protokolle und Arbeitstechniken mit Mikrowelle erarbeitet. In der Folge entwickelten sich daraus kommerziell angebotene MW-Einbettungsprozessoren (Visinoni et al. 1998), die seit Kurzem auch als Vollautomaten erhältlich sind. 1995 führten Kok und Boon die MW-unterstützte Vakuuminfiltration ein. Kovács et al. (1996) stellten den ersten MW-Einbettungsprozessor mit Vakuuminfiltration vor (MFX-800 von Meditest). Dazu kam die Gruppe um Morales in den USA, die den ersten vollautomatischen MW-Einbettungsprozessor vorstellten (Morales et al. 2002, 2004).

Die erhältlichen MW-Prozessoren kann man in Gerätegruppen unterteilen, wo die Einbettung manuell mit benutzereigenem Protokoll und Zubehör, teilautomatisiert (mit vorgegebenen Protokollen, Reagenzien und Equipment, aber manueller Handhabung) oder vollautomatisiert durchgeführt wird (Buesa 2007). Die Arbeitsweise von zwei Vollautomaten (MAGNUS® von Milestone, Xpress®x120 von Sakura Finetek) wird im Kapitel „Einbettungsprozess" beschrieben (s. Abschn. 7.2.7.1). Sie zeichnen sich durch eine xylolfreie, verkürzte Einbettung und eine kontinuierliche Arbeitsweise aus, verwenden jedoch zum Teil unterschiedliche Reagenzien. Da die Mikrowellenwirkung (Energieabsorption) stark vom Gewebevolumen abhängt, muss für

---

2 ASCO-CAP. American Society of Clinical Oncology/College of American Pathologists

14.5 · Anwendungen

alle Geräte die Probendicke exakt beachtet werden.

Die konventionelle Einbettung benötigt 13–14 einzelne Schritte beginnend mit der Weiterfixierung, der Dehydratierung mit aufsteigender Alkoholreihe, dem Klären in einem Intermedium bis zur Infiltration mit Paraffin (s. Abschn. 7.2.1). Die händische Verarbeitung dauert ein bis zwei Tage. Mit Einbettungsautomaten beschleunigt sich der Vorgang, dauert aber im Standardprogramm immer noch um die 14 h und wird in der Regel über Nacht durchgeführt. Im Vergleich dazu verkürzt die Mikrowellentechnik die einzelnen Phasen (Entwässern, Klären, Paraffininfiltration) auf jeweils ein bis zwei Schritte. Das resultiert in Protokollen mit einer Dauer zwischen 1 und 6 h in Abhängigkeit von der Probengröße (1–5 mm Dicke). Diese kurzen Protokolle können mehrmals während eines Arbeitstags ablaufen und produzieren kontinuierlich paraffinierte Proben zur weiteren Verarbeitung. Wie bei der konventionellen Einbettung sind auch hier eine gute Fixierung vor der Entwässerung und eine komplette Entwässerung vor der Infiltration wichtig, um keine Artefakte zu erzeugen. Anmerken kann man, dass auch in der konventionellen Einbettung für 1–2 mm große Proben Schnellprogramme mit einer Dauer von 1–2 h verwendet werden.

Die Wirkung der Mikrowellen wird in erster Linie der schnellen, inneren Erwärmung aufgrund der gesteigerten Molekülbewegungen zugeschrieben. Ob es neben der Erwärmung auch eine direkte Strahlungswirkung auf das Gewebe bzw. die Biomoleküle gibt, wird immer noch diskutiert. Die Temperaturerhöhung führt jedenfalls zu einer **geringeren Viskosität und beschleunigten Diffusion** der im Processing eingesetzten Reagenzien und damit zu einer leichteren und schnelleren Durchdringung des Gewebes. Weiters nimmt man auch eine Steigerung der Gewebeporosität an. Die **innere Erwärmung** durch die Mikrowellenstrahlung erfolgt in Sekunden.

Im Gegensatz dazu benötigt die konventionelle Erwärmung von außen, wo die Temperatur nur sehr langsam ins Innere weitergeleitet wird, wesentlich mehr Zeit. Durch die augenblickliche und gleichmäßige Erwärmung treten die Effekte in Bezug auf Viskosität und Diffusion auch sofort im ganzen Gewebe ein. Daher benötigt diese Art der Einbettung keine aufsteigende Alkoholreihe, sondern erlaubt eine **Einschrittentwässerung**. Voraussetzung für einen ebenmäßigen Effekt in der Gewebeprobe ist die **Einschränkung der Dicke** auf wenige Millimeter (max. 5 mm). Im Mikrowellenprozessor wirkt in der Anfangsphase eine hohe Energiemenge auf das Gewebe ein, um die Zieltemperatur möglichst schnell zu erreichen. Anschließend wird die Energie so heruntergeregelt, dass die Temperatur gleichmäßig gehalten wird (Leong 2009; Boon und Kok 1988).

Beachten muss man die unterschiedliche Erwärmung der Reagenzien bei gleicher Bestrahlung aufgrund ihrer unterschiedlichen **dielektrischen Eigenschaften**. So fängt Ethanol bereits zu kochen an, während sich Xylol oder auch Paraffin erst erwärmen. Diese Besonderheit kann zu morphologischen Problemen führen, aber man kann sie auch zum Vorteil nutzen. Als Intermedium wird Isopropanol als universelles Lösungsmittel beim Klären verwendet. Es ist gleichermaßen mit Ethanol und Paraffin mischbar. Isopropanol ist im Vergleich zu Xylol viel mikrowellendichter und weniger gesundheitsschädlich. Während der Paraffininfiltration wird das Isopropanol praktisch aus dem Gewebe herausgekocht und verdampft (ca. 70–80 °C). Damit dies nicht zu drastisch erfolgt, wird eine zweistufige Vorgehensweise empfohlen. Im ersten Schritt beim Schmelzpunkt von Paraffin (ca. 60–65 °C) kommt es zum Flüssigkeitsaustausch, bevor man die Temperatur über den Siedepunkt von Isopropanol steigert und den Rest verdampfen lässt (Kok et al. 1988). Durch das komplette Abdampfen benötigt man nur ein einziges Paraffinbad zur vollständigen Infiltration (z. B. bei MAGNUS®).

Alternativ kann man für den Verdampfungseffekt bei niedrigerer Temperatur den atmosphärischen Druck senken. Die Flüssigkeiten haben im Vakuum niedrigere Siedepunkte und eine verringerte Viskosität. Diesen Vakuumschritt findet man bei den Einbettungsautomaten mit und ohne MW-Bestrahlung.

Als Intermedium wird nicht nur reines Isopropanol, sondern auch Mischungen mit Ethanol und aliphatischen Kohlenwasserstoffen verwendet. Durch die gemeinsame Aktion von polaren Alkoholen und unpolaren Kohlenwasserstoffen kommt es während der MW-Bestrahlung zur gleichzeitigen Entwässerung, Entfettung und Klärung in einem Schritt.

Reines Paraffin ist sehr mikrowellendurchlässig, Polymerzusätze erhöhen die Absorption. Bei der Paraffinerwärmung findet man einerseits eine Kombination aus Mikrowellen- und konventioneller Hitze, andererseits auch Vakuum-Paraffininfiltration ohne MW-Bestrahlung (z. B. Xpress®).

Die Auswirkungen des MW-Processings auf Morphologie, Anfärbbarkeit und weiterführende Analysen hängen in erster Linie vom verwendeten Fixiermittel ab. Bei formalinfreier Fixierung sieht man eine verstärkte Eosinophilie, aber ansonsten wenig Einfluss auf Spezialfärbungen. Die im Vergleich zur konventionellen Einbettung höheren Temperaturen sind in Bezug auf die Immunhistologie etwas befremdlich, wo immer darauf hingewiesen wird, nicht über 60–65 °C zu kommen. Trotzdem wird von erfolgreicher IHC bei den jeweiligen, ausgetesteten Antikörpern berichtet, wo teilweise auch geringere AK-Konzentrationen oder schwächeres Antigenretrieval verwendet werden.

Bei unzureichend prozessiertem Gewebe fand man **Artefakte**, wo das Gewebe gräulich-verwaschen erschien bzw. Farbstoffe nicht angenommen wurden. Dies sah man v. a. in zellreichen Arealen (Milz, Lymphknoten). Die betroffenen Kerne glichen dunklen Flecken ohne erkennbares Chromatinmuster oder erschienen gräulich (Hafajee und Leong 2004). Cytoplasmatische und nukleäre Details können in zu dicken Proben mangelhaft sein (Rao et al. 2020).

Auswirkungen auf die Schneidbarkeit hängen ähnlich wie bei der konventionellen Einbettung mit dem kompletten Flüssigkeitsaustausch bei den Prozessschritten zusammen. Zu dicke Proben können hier milchig-weiße, unzureichend entwässerte, unzureichend entfettete oder intermediumhaltige Bereiche aufweisen. Beim MW-Prozess soll es zu keiner übermäßigen Härtung und einer mit der konventionellen Methode vergleichbaren Schrumpfung kommen. Mit Isopropanol geklärte Proben werden weniger derb als bei Xylolklärung.

Die Hersteller und Entwickler der MW-Technik versprechen eine Verringerung des Reagenzienverbrauchs im Vergleich zur konventionellen Einbettung und betonen die Vorteile des kontinuierlichen Workflows und der verkürzten Umlaufzeiten (z. B. Morales et al. 2008). Es gibt eine Reihe von Publikationen, wo konventionelle und MW-Einbettung verglichen werden (z. B. Rohr et al. 2001; Emerson et al. 2006; Mathai et al. 2008). Die Autoren berichten meistens von nichtunterscheidbarer Morphologie, bewahrter Antigenizität für die IHC und Eignung für die ISH (je nach verwendetem Fixans mit Anpassungen). Die Schneidbarkeit wird als gut bis besser erachtet. Auch die Gleichwertigkeit der Nulleinsäureausbeute aus FFPE-Gewebe nach MW-Einbettung wurde bestätigt (Bödör et al. 2007; Dwivedi et al. 2018). Trotzdem hat es in den letzten 40 Jahren keine generelle Umstellung der Histotechnik auf die MW-Technik gegeben. Gründe dafür liegen eventuell im notwendigen, präzisen Probenzuschnitt und anderen organisatorischen Anpassungen.

14.5 · Anwendungen

Das MW-Processing ist sehr intolerant gegenüber einer Überschreitung der maximalen Probendicke. Dies erfordert einen sehr strikten Probenzuschnitt bzw. die Anpassung der Protokolldauer bei dickeren Proben. Die Hersteller der Einbettungsprozessoren bieten dazu Hilfsmittel für den Zuschnitt an, um auch bei relativ weichem Gewebe die geforderten dünnen Scheiben zu erreichen. Die erforderliche Unterteilung der Proben nach ihrer Größe, Zuschneidbarkeit, ihrem Fettgehalt oder auch ihrer Ankunftszeit im Labor führt unter Umständen dazu, dass ein Teil der Proben konventionell und der andere Teil mit Mikrowelle eingebettet wird. Dies erfordert von der Labororganisation die Aufzeichnung und Nachverfolgbarkeit der jeweiligen Behandlung und auch die Gewährleistung, dass dieser Unterschied sich nicht in den nachfolgenden Analysen auswirkt (z. B. unterschiedliche Anforderung an IHC- oder ISH-Protokolle). Organisatorisch einfacher erscheint dies in Histolabors, wo das Probengut nicht stark variiert (z. B. nur Biopsien) und auch kontinuierlich eintrifft. Zusätzlich zur Dauer des Einbettungsprozesses müssen alle übrigen Tätigkeiten (Probeneinlauf, Zuschnitt, Ausgießen, Schneiden, Färben, Fälleverteilung, Befunderstellung usw.), die Verfügbarkeit von genügend Personal zum jeweiligen Zeitpunkt und die Anzahl an täglich zu verarbeitenden Blöcken in eine Umlaufzeitkalkulation mit einbezogen werden (Buesa 2007). Daraus kann man dann für die individuelle Laborsituation ableiten, ob durch ein verkürztes, kontinuierliches Processing ein genereller Benefit zu erreichen ist.

Sakura Finetek hat auf diese Anforderungen mit einer weiteren Automatisierung reagiert und einerseits einen Ausgießautomaten (AutoTEC®) und andererseits einen Roboter (Tissue-Tek SmartConnect®) für das Be- und Entladen des Xpress® bzw. AutoTEC® entwickelt. Die Kombination dieser Geräte ermöglicht eine kontinuierliche Beschickung des MW-Prozessors und Weiterverarbeitung bis zur Entnahme der fertigen Paraffinblöcke ohne manuellen Eingriff.

Für das histodiagnostische Labor ist die Standardisierung der Präanalytik sehr wichtig. Es sollte durch die MW-Behandlung kein weiterer, schwer einschätzbarer Faktor eingebracht werden, der sich in der Folge auf Färbung, IHC, ISH und Molekularpathologie auswirkt.

▶ **Mikrowellenunterstützter Einbettungsprozess für Biopsien (Kok et al. 1988)**

Die Kassetten mit den fixierten Biopsien (1–2 mm dick) werden in einem Kunststoffträger gehalten, der einen Abstand von mindestens 1 cm zwischen ihnen gewährleistet. Formalinfixierte Proben werden mit Leitungswasser gespült und in 50 % Ethanol vorbereitet. Das Gesamtvolumen der Proben soll nicht mehr als 1/50 des Reagens betragen. Die Behälter sind aus Kunststoff. Alle Schritte erfolgen im Mikrowellenprozessor unter Temperaturkontrolle. Die Gesamtdauer ist 1 h.
1. 200 ml 100 % Ethanol (Siedepunkt 78 °C); Bestrahlung: 450 W bei 67 °C, 15 min
2. 200 ml 100 % Isopropanol (Siedepunkt 82 °C); Bestrahlung: 450 W bei 74 °C, 15 min
3. Paraffinbad bei 62 °C vorgewärmt; Bestrahlung: 450 W, 10 min bei 67 °C dann 20 min bei 82 °C ◀

Die Mikrowellentechnik eignet sich auch für die schnelle Fixierung mit Glutaraldehyd und Kunststoffeinbettung für die Elektronenmikroskopie. Offensichtlich ist hier die Probengröße kein limitierender Faktor und es werden keine nachteiligen Effekte auf die Ultrastruktur gesehen (Leong 2009). Webster (2014) beschreibt die MW-Techniken für die EM-Einbettung, wo ein besonderes Augenmerk auf den Schutz vor Überhitzung der geringen Volumina gelegt wird.

14.5.4 Mikrowellenunterstützte Entkalkung

Die Entkalkung ist ein sehr langwieriger Prozess, insbesondere wenn man Chelatbildner (EDTA) dazu verwendet. Daher ist eine Beschleunigung wünschenswert und wurde auch durch verschiedene Methoden angestrebt (s. Abschn. 5.2.5). Allein durch die Temperatursteigerung wird die Reaktion schon beschleunigt. Es soll aber durch die Mikrowellenstrahlung auch zu Mikroturbulenzen an der Kontaktphase zwischen Knochen (Hydroxyapatit) und Entkalker kommen (Leong 2009), was den Effekt noch steigert.

Nach der gründlichen Fixierung wird das Gewebe in Entkalkerflüssigkeit bei 37–45 °C bestrahlt. Diese Prozedur kann je nach Gewebe und Entkalker (Säure, EDTA) mehrere Stunden bis Tage dauern, bis das gewünschte Ergebnis erreicht ist. Dabei wird das Reagens regelmäßig gewechselt. Eine Durchmischung des Reagens ist von Vorteil. Kleine, spongiöse Knochengewebsstücke wie Knochenmarkbiopsien können weniger als 4 min Bestrahlungszeit in saurem Entkalker erfordern. Laut Boon und Kok (1988) schädigt eine Temperatur von über 45 °C jedoch das Gewebe schwer und man sollte für eine bessere Ergebniskontrolle bei mehrtägiger Entkalkung die Proben über Nacht in Formalin belassen.

Leong (2009) erzielte eine Verkürzung der Entkalkungsdauer von Knochenmarkbiopsien (10×1×1 mm) in EDTA bei 50 °C auf 10–20 min im Vergleich zu ein bis zwei Tagen bei Raumtemperatur ohne Mikrowelle.

Ekuni et al. (2006) untersuchten die RNA-Integrität nach MW-Entkalkung in EDTA und berichteten von vergleichbaren Ergebnissen mit und ohne MW.

14.5.5 Mikrowellenunterstützte Färbung

Die Mikrowelle kann zwei Faktoren der Färbung beeinflussen. Sie erhöht die Diffusionsgeschwindigkeit des Farbstoffs in die Zelle und bewirkt eine schnellere Anlagerung der Farbmoleküle an ihren Zielort. Es werden dabei Dipolmoleküle und Ionen in der Färbelösung angeregt. Man kann so gut wie alle Färbeprozeduren damit beschleunigen.

Durch Einwirkung der Mikrowellen erhöht sich die Temperatur im Gewebeschnitt bzw. in der Färbelösung und verkürzt dadurch die Färbezeiten enorm. Besonders gut reagieren hier Metallfärbungen. Nach einem Rezept im „Mikrowellen-Kochbuch der Pathologie" (Boon und Kok 1988) wird die Jones-Methenamin-Silberimprägnation von üblicherweise 2 h auf 10 min verkürzt. Dabei sollen auch Hintergrundfärbung und Präzipitate verringert werden.

■■ **Arbeitstechnik**

Man kann die Schnitte in einem geeigneten Behälter mit Färbelösung in die Mikrowelle stellen. Dabei kontrolliert man mit dem Temperaturfühler die Erwärmung und kann so ein Sieden vermeiden. Bei den modernen Mikrowellenprozessoren wird direkt die gewünschte Temperatur und Dauer eingestellt. Meist folgt auf die Bestrahlung noch eine Stand- oder Einwirkzeit. Adhäsivobjektträger zum besseren Haften der Schnitte sind von Vorteil.

Legt man die Objektträger waagrecht auf ein Gestell und bedeckt den Schnitt mit Färbelösung, hat man es mit gewissen Herausforderungen zu tun. Flache, dünne Objekte haben eine schlechte Antennenfunktion und absorbieren die Energie deshalb weniger stark. Gleichzeitig senkt die Verdunstungskühlung die Temperatur des

Objektträgers. Befindet sich der Farbtropfen jedoch exakt bei einem heißen Fleck, kommt es sofort zur Überhitzung. Daher ist besonders für kleine Volumina das vorherige Auffinden von heißen Flecken sehr wichtig. Die Inkubationszeiten liegen im Sekundenbereich, was eine Standardisierung zusätzlich erschwert.

Leong (2009) sieht einen wichtigen Faktor für den Erfolg in der richtigen Temperaturwahl für die jeweilige Färbung (z. B. Giemsa bei 55 °C, Alcianblau bei 60 °C, GMS bei 85 °C). Suurmeijer et al. (1990) geben für alle „nichtmetallischen" Färbungen optimale Temperaturen zwischen 55 und 60 °C und für „metallische" Färbungen Temperaturen zwischen 75 und 80 °C an. Im „Mikrowellen-Kochbuch der Pathologie" von Boon und Kok (1988) sind mehrere Färberezepte aufgelistet, z. B. PAS-Färbung, Berliner-Blau-Färbung, Elastika-van-Gieson-Färbung, Grocott-Methenamin-Silberimprägnation (GMS), Jones-Methenamin-Silberimprägnation. Für den praktischen Einsatz ist es wichtig, ausgehend von solchen Rezepten das eigene optimale Ergebnis im Versuch herauszufinden und die festgelegten Bedingungen exakt einzuhalten.

Horobin und Flemming (1990) warfen einen kritischen Blick auf die sehr enthusiastischen Berichte der Methodenentwickler. Sie sahen als problematisch an, dass die beschleunigten Vorgänge während der Fixierung und des Processings auch zu einer verstärkten Diffusion von gewebeeigenen Molekülen innerhalb des Gewebes (Verlust der wahren Lokalisation) oder sogar aus dem Gewebe heraus führen kann. Weiters können eine verstärkte thermische Denaturierung (Inaktivierung von Enzymen) und Hydrolyse von Biopolymeren bei Temperaturen über 60 °C auftreten. Der Einfluss der Strahlung auf die verwendeten Reagenzien kann diese ungewollt verändern. So ist es möglich, dass durch die Erwärmung flüchtige Bestandteile abdampfen und sich Lösungen weniger bzw. stärker konzentrieren. Präzipitation oder eine Modifikation der Reagenzien können auch auftreten. Zum Beispiel wandelt sich das thermolabile Schiff'sche Reagens durch die Hitze in basisches Fuchsin um. Horobin und Flemming wiesen auf die veränderte Affinität bzw. Selektivität von histochemischen Färbungen unter Mikrowellenbestrahlung hin. Sie sahen eine veränderte Anfärbbarkeit z. B. bei Alcianblau oder bei simultanen Trichromfärbungen. Man sollte bei einem veränderten Färbemuster auch damit rechnen, dass das Färbesubstrat durch die Bestrahlung verändert werden könnte.

Literatur

Bödör C, Schmidt O, Csernus B, Rajnai H, Szende B (2007) DNA and RNA isolated from tissues processed by microwave-accelerated apparatus MFX-800-3 are suitable for subsequent PCR and Q-RT-PCR amplification. Pathol Oncol Res 13(2):149–152

Boon ME, Kok LP (1988) Microwave cookbook of pathology the art of microscopic visualization. 2 Rev edn.

Boon ME, Kok LP (1989) Mikrowellen-Kochbuch der Pathologie, die Kunst der mikroskopischen Darstellung (Übersetzung Lüttges S.)

Boon ME, Kok LP (2008) Theory and practice of combining coagulant fixation and microwave histoprocessing. Biotech Histochem 83(6):261–277

Boon ME, Schmidt U, Cramer-Knijnenburg GI, van Krieken JH (1992) Using Kryofix as alternative for formalin results in more optimal and standardized immunostaining of paraffin sections. Pathol Res Pract 188(7):832–835

Buesa RJ (2007) Microwave-assisted tissue processing: real impact on the histology workflow. Ann Diagn Pathol 11(3):206–11

Deutsches Bundesamt für Strahlenschutz (2012) Infoblatt – Hochfrequente elektromagnetische Felder im Haushalt: Mikrowellengeräte

Dwivedi D, Kasetty S, Tijare MS, Kallianpur S, Prabhakar N, Ragavendra RT, Desai A (2018) Effect of Conventional and Microwave Tissue Processing Technique on DNA Integrity: A Comparative Molecular Analysis. Ethiop J Health Sci 28(5):615–624

Ekuni D, Firth JD, Putnins EE (2006) RNA integrity and in situ RT-PCR in dento-alveolar tissues after microwave accelerated demineralisation. Arch Oral Biol 51(2):164–169

Emerson LL, Tripp SR, Baird BC, Layfield LJ, Rohr LR (2006) A comparison of immunohistochemical stain quality in conventional and rapid microwave processed tissues. Am J Clin Pathol 125(2):176–183

Hafajee ZA, Leong AS (2004) Ultra-rapid microwave-stimulated tissue processing with a modified protocol incorporating microwave fixation. Pathology 36(4):325–329

Holtze CHW (2004) Neue Einflüsse und Anwendungen von Mikrowellenstrahlung auf Miniemulsionen und ihre Kompositpolymere. Dissertation, Universität Potsdam

Hopwood D, Coghill G, Ramsay J, Milne G, Kerr M (1984) Microwave fixation: its potential for routine techniques, histochemistry, immunocytochemistry and electron microscopy. Histochem J 16(11):1171–1191

Horobin RW, Flemming L (1990) „Trouble-shooting" microwave accelerated procedures in histology and histochemistry: understanding and dealing with artefacts, errors and hazards. Histochem J 22(6–7):371–376

Hostein I, Stock N, Soubeyran I, Marty M, De Mascarel I, Bui M, Geneste G, Petersen MC, Coindre JM, Macgrogan G (2011) Nucleic acid quality preservation by an alcohol-based fixative: comparison with frozen tumors in a routine pathology setting. Diagn Mol Pathol 20(1):52–62

Hsu HC, Peng SY, Shun CT (1991) High quality of DNA retrieved for Southern blot hybridization from microwave-fixed, paraffin-embedded liver tissues. J Virol Methods 31(2–3):251–261

Kok LP, Boon ME (1990) Physics of microwave technology in histochemistry. Histochem J 22(6–7):381–388

Kok LP, Boon ME (1995) Ultrarapid vacuum-microwave histoprocessing. Histochem J 27(5):411–419

Kok LP, Visser PE, Boon ME (1988) Histoprocessing with the microwave oven: an update. Histochem J 20(6–7):323–328

Kovács L, Szende B, Elek G, Lapis K, Horváth O, Hiszek I, Tamási A, Schmidt O (1996) Working experience with a new vacuum-accelerated microwave histoprocessor. J Pathol 180(1):106–110

Leong AS, Price D (2004) Incorporation of microwave tissue processing into a routine pathology laboratory: impact on turnaround times and laboratory work patterns. Pathology 36(4):321–324

Leong AS-Y (2009) Microwave Applications in Pathology. Nova Science Publishers Inc, New York

Login GR, Leonard JB, Dvorak AM (1998) Calibration and standardization of microwave ovens for fixation of brain and peripheral nerve tissue. Methods 15(2):107–117

Mathai AM, Naik R, Pai MR, Rai S, Baliga P (2008) Microwave histoprocessing versus conventional histoprocessing. Indian J Pathol Microbiol 51(1):12–16

Mayers CP (1970) Histological fixation by microwave heating. J Clin Pathol 23(3):273–275

Morales AR, Essenfeld H, Essenfeld E, Duboue MC, Vincek V, Nadji M (2002) Continuous-specimen-flow, high-throughput, 1-hour tissue processing. A system for rapid diagnostic tissue preparation. Arch Pathol Lab Med 126(5):583–90

Morales AR, Nadji M, Livingstone AS (2008) Rapid-response, molecular-friendly surgical pathology: a radical departure from the century-old routine practice. J Am Coll Surg 207(3):320–325

Morales AR, Nassiri M, Kanhoush R, Vincek V, Nadji M (2004) Experience with an automated microwave-assisted rapid tissue processing method: validation of histologic quality and impact on the timeliness of diagnostic surgical pathology. Am J Clin Pathol 121(4):528–536

Parker JDK et al (2019) Fixation effects on variant calling in a clinical resequencing panel. J Mol Diagn 21(4):705–717

Rao M, Pai SM, Khanagar SB, Siddeeqh S, Devang DD, Naik S (2020) Microwave-assisted tissue processing, fixation and staining in tissues of different thicknesses: A comparative study. J Oral Maxillofac Pathol 24(1):186

Rohr LR, Layfield LJ, Wallin D, Hardy D (2001) A comparison of routine and rapid microwave tissue processing in a surgical pathology laboratory. Quality of histologic sections and advantages of microwave processing. Am J Clin Pathol 115(5):703–8

Sassi I, Invernizzi F, Doglioni C (2015) Short formalin fixation and rapid microwave processing do not affect HER2 testing. Recent Results Cancer Res 199:55–64

Shi SR, Key ME, Kalra KL (1991) Antigen retrieval in formalin-fixed, paraffin-embedded tissues: an enhancement method for immunohistochemical staining based on microwave oven heating of tissue sections. J Histochem Cytochem 39(6):741–748

Suurmeijer AJ, Boon ME, Kok LP (1990) Notes on the application of microwaves in histopathology. Histochem J 22(6–7):341–346

Visinoni F, Milios J, Leong AS-Y, Boon ME, Kok LP, Malcangi F (1998) Ultra-rapid microwave/variable pressure-induced histoprocessing: description of a new tissue processor. J Histotechnol 21(3):219–224

Webster P (2014) Microwave-assisted processing and embedding for transmission electron microscopy. Methods Mol Biol 1117:21–37

Mikroskopie

Inhaltsverzeichnis

15.1 Einleitung – 605

15.2 Hellfeldmikroskop – 606

15.3 Dunkelfeldmikroskop – 608

15.4 Polarisationsmikroskop – 608

15.5 Phasenkontrastmikroskop – 608

15.6 Interferenzkontrastmikroskop – 609

15.7 Fluoreszenzmikroskop – 610

15.8 Konfokales Laserscanningmikroskop – 611

15.9 Konfokales Spinning-Disk-Mikroskop – 612

15.10 Multiphotonen-Fluoreszenzmikroskop – 613

15.11 Lichtblattmikroskop – 614

15.12 Dekonvolutionsmikroskopie – 615

15.13 Stereomikroskop – 616

15.14 Elektronenmikroskop – 616
15.14.1 Transmissionselektronenmikroskop – 617
15.14.2 Rasterelektronenmikroskop – 619
15.14.3 Rastertransmissionselektronenmikroskop – 620
15.14.4 *Environmental scanning electron microscope* – 620

© Der/die Autor(en), exklusiv lizenziert an Springer-Verlag GmbH, DE,
ein Teil von Springer Nature 2025
G. Lang, *Histotechnik*,
https://doi.org/10.1007/978-3-662-71093-7_15

15.15 Rastersondenmikroskop – 620
15.15.1 Rasterkraftmikroskop – 621
15.15.2 Optisches Rasternahfeldmikroskop – 621
15.15.3 Rastertunnelmikroskop – 621

Literatur – 622

15.1 Einleitung

All die histotechnischen Schritte der Probenverarbeitung, die in den vorigen Kapiteln beschrieben wurden, führen zu einem Präparat, das mikroskopisch untersucht und an dem ein histopathologischer Befund erstellt werden kann. Der allergrößte Teil der Präparate im histodiagnostischen Labor wird für die Lichtmikroskopie am Hellfeldmikroskop in Form von 1–5 µm dicken, gefärbten Gewebeschnitten hergestellt. Ein kleinerer Teil, zu dem beispielsweise Präparate der Immunfluoreszenz und der Fluoreszenz-in-situ-Hybridisierung gehören, muss im Fluoreszenzmikroskop betrachtet werden. Komplettiert wird die diagnostische Mikroskopie mit dem Elektronenmikroskop für wenige, ausgewählte Fragestellungen an ca. 70–100 nm dünnen Ultradünnschnitten. Im Forschungslabor findet man allerdings noch eine Reihe anderer Mikroskoptypen, die passend zum jeweiligen Experiment gewählt werden. Dazu gehören z. B. das konfokale Laserscanningmikroskop für Präparate um die 100–500 µm Dicke, das Lichtblattmikroskop für durchscheinende, millimeterdicke Proben oder Stereomikroskope für Zellkulturen (u. v. m.).

Die Mikroskopie ist eine eigene Wissenschaft und ein Histotechnikbuch kann diese Thematik nur streifen. In diesem Kapitel wird ein Überblick über gängige Mikroskoptypen gegeben. Weitere Details und Erklärungen zu den physikalischen Grundlagen können in der Literatur (z. B. Mullisch und Welsch 2010) bzw. auf den Schulungswebseiten der Mikroskophersteller nachgelesen werden. Geschichtliches zur Entwicklung der Mikroskopie findet man u. a. bei Quast und Kolanus (2022). Mikroskope sind optische Instrumente, die das Auflösungsvermögen steigern und Objekte größer abbilden. Unter „Auflösung" versteht man die räumlich getrennte Wahrnehmung zweier Punkte. Das **Auflösungsvermögen** des menschlichen Auges liegt bei einem Objektabstand von 250 mm bei ca. 100–250 µm. Es ist abhängig von der Wellenlänge des Mediums – also dem Licht im sichtbaren Wellenlängenbereich (400–700 nm) beim Sehen ohne Hilfsmittel und bei Lichtmikroskopen. Beim Mikroskop ist das Auflösungsvermögen weiters von der numerischen Apertur der Linsensysteme (Objektiv, Kondensor) abhängig. Die numerische Apertur ist ein Maß für das Lichtsammelvermögen der Linsen. Mit Lichtmikroskopen kann man Punkte bis ca. **0,2–0,3 µm** Abstand getrennt wahrnehmen. UV-Mikroskope erreichen eine Auflösung von 0,1 µm und Elektronenmikroskope sogar bis zu 0,2 nm (◘ Abb. 15.1).

Die Aussage über das Auflösungsvermögen der Lichtmikroskopie ist seit einigen Jahren so nicht mehr korrekt. Mit der Entwicklung der superauflösenden Mikroskopietechniken stößt sie in die Domäne der Elektronenmikroskopie vor und kann Objekte bis zu 10 nm Größe abbilden (z. B. Biomoleküle). Diese Techniken sollen hier nur namentlich erwähnt werden. Dazu gehören z. B. STED (*stimulated emission depletion microscopy*), PALM (*photoactivated localization microscopy*), STORM (*stochastic optical reconstruction microscopy*), SIM (*structured illumination microscopy*), TIRF (*total internal reflection microscopy*),

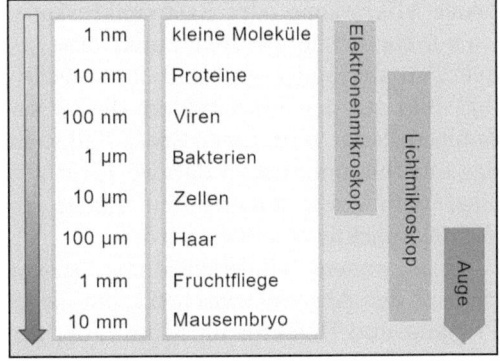

◘ Abb. 15.1 Größenskala biologischer Proben

FF-SRM (*fluorescence fluctuation-based super-resolution microscopy*) oder SNORM (optische Rasternahfeldmikroskopie). Die Prinzipien zu den Verfahren können u. a. bei Leung und Chou (2011) oder Valli et al. (2021) nachgelesen werden.

Mikroskope sind generell aus einer Beleuchtungsquelle, einem Linsensystem für die optimale Beleuchtung des Sichtfelds (Kondensor), einem Linsensystem für die vergrößerte Abbildung des Objekts (Objektiv, Okular) und einem Detektor für die Aufnahme des Lichts (analoge oder digitale Kamera, Auge) zusammengesetzt. Zusätzlich ist das Mikroskop durch optische Bauteile für verschiedene Kontrasteffekte erweiterbar.

Gemäß der Anordnung ihrer Bauteile kann man Lichtmikroskope in **aufrechte** und **inverse** Instrumente unterteilen. Bei aufrechten Mikroskopen befindet sich der Kondensor unter und das Objektiv über dem Präparat. Bei inversen Mikroskopen ist das umgedreht. **Auflicht-** und **Durchlichtmikroskope** unterscheiden sich dahingehend, dass sich beim Durchlichtmodus Beleuchtung und Detektion auf unterschiedlichen Seiten des Präparats befinden, während sich beim Auflichtmodus Beleuchtung und Detektion oberhalb der Probe befinden.

Lichtmikroskope lassen sich unterscheiden in **Weitfeldmikroskope**, wo das ganze Präparat im Sichtfeld (*field of view*, FOV) beleuchtet und abgebildet wird, und **konfokale Mikroskope** oder **Rastermikroskope**, wo nur ein definiertes Areal punktweise, sequenziell abgebildet wird und das vollständige Bild aus den Einzelbildern digital zusammengesetzt wird. Einen Spezialfall stellt das Lichtblattmikroskop dar, wo Licht aus einer definierten, fokussierten Ebene im Weitfeldobjektiv detektiert wird.

Eine weitere Unterscheidung bezieht sich auf den Abstand zwischen Lichtquelle, Präparat und Detektor im Mikroskop, der bei den konventionellen Mikroskopen im optischen „**Fernfeld**" liegt, d. h., der Abstand ist in Relation zur Wellenlänge des genutzten Lichts sehr groß und man kann Ereignisse wie Beugung, Streuung, Interferenz und Brechung wahrnehmen, die das Auflösungsvermögen beeinträchtigen. Im Gegensatz dazu wird bei **Nahfeldmikroskopen** der Abstand unterhalb der Wellenlänge des Mediums gehalten und dadurch können im beugungsfreien Raum sehr hohe Auflösungen erreicht werden. Der Aufbau von Nahfeldmikroskopen unterscheidet sich aber erheblich von den anderen optischen Mikroskopen.

Heutzutage sind alle Mikroskope mit digitaler Bildaufnahme kombinierbar. Bei manchen Mikroskopiemethoden werden sogar ausschließlich digitale Bilder erzeugt, die aus vielen einzelnen Bildpunkten (Pixel) zusammengesetzt sind. Den ortsaufgelösten Bildpunkten werden dabei numerische Werte zugeordnet, die der Helligkeit bzw. Farbe entsprechen. Diese Werte können mithilfe von Algorithmen zur Bildbearbeitung herangezogen werden.

15.2 Hellfeldmikroskop

Die meisten histologischen Präparate werden mithilfe der Durchlicht-Hellfeldmikroskopie befundet. Im Hellfeld erscheinen naturbelassene Präparate üblicherweise eher kontrastarm, da die durchgehenden Lichtstrahlen kaum absorbiert werden. Als Abhilfe setzt man biologische Färbungen ein, sodass sich die Strukturen unterschiedlich anfärben (s. ▶ Kap. 9). Farben entstehen durch die Absorption verschiedener Anteile des „weißen" Lichts[1] und werden im menschlichen Auge subjektiv wahrgenommen. Im Mikroskop sind der Farbton und die „Lichttemperatur" stark von der Art der eingesetzten Lichtquelle abhängig (bläulich, gelblich, „warm", „kalt").

---

[1] Weißes Licht. Es setzt sich zusammen aus allen Wellenlängen des sichtbaren Bereichs (400–700 nm).

15.2 · Hellfeldmikroskop

Das Mikroskop besteht im Wesentlichen aus Lichtquelle (Halogen, LED), Kollektorlinse, Leuchtfeldblende, Kondensor mit Aperturblende sowie Objektiv und Okular im Tubus. Die Bauteile sind eingebaut im Mikroskopstativ, das auch den Objekttisch hält und diesen mit Fein- und Grobtrieb bewegen kann. Durch Heben und Senken des Objekttischs wird die Bildebene eingestellt. Mehrere Objektive sind im Revolver für einen schnellen Wechsel zusammengefasst. Das Präparat befindet sich auf dem Objekttisch, der mittels Schrauben in die x- und y-Richtung verstellt werden kann.

Okular, Objektiv und Kondensor sind zusammengesetzte Linsensysteme aus hochwertigem Glas. Sie zeigen verschiedene Eigenschaften, die sie für bestimmte Anwendungen geeignet machen (z. B. Korrekturgrad, numerische Apertur, Schärfentiefe, Arbeitsabstand, Autofluoreszenz, Eignung für Kontrastmethoden, Immersion) und sind entsprechend gekennzeichnet.

— **Achromate** sind die einfachsten Objektive. Bei ihnen ist die chromatische Aberration[2] für zwei Farben korrigiert. Dies verhindert Farbsäume.
— **Fluoritobjektive.** Der Korrekturgrad liegt zwischen Achromaten und Apochromaten.
— **Apochromate** korrigieren die chromatische Aberration für das gesamte sichtbare Spektrum und die sphärische Aberration für zwei oder drei Farben (Hoppert 2003).
— Bei **Planachromaten** und **-apochromaten** ist zusätzlich die Bildfeldkrümmung korrigiert, wodurch über das gesamte Sichtfeld eine einheitlich fokussierte Abbildung entsteht und unscharfe Ränder verhindert werden.

Kondensoren sind für die ausreichende Beleuchtung des Präparats zuständig und weisen analog zu den Objektiven ebenso verschiedene Eigenschaften auf (numerische Apertur, Immersion u. a.). Für spezielle Kontrastverfahren können die Kondensoren mit zusätzlichen Komponenten in der hinteren Brennebene ausgestattet werden. Zum Beispiel lässt sich durch Einbringen einer Ringsegmentblende eine Schrägbeleuchtung für einen erhöhten Kontrast erzeugen.

Das Objektiv erzeugt ein **vergrößertes, reelles und seitenverkehrtes** Bild, das in geringem Abstand zur hinteren Brennebene des Okulars liegt. Dieses Bild wird durch das Okular weiter vergrößert zu einem **virtuellen** Bild, das in einer Sehweite von 25 cm deutlich wahrgenommen wird. Die Gesamtvergrößerung ergibt sich aus dem Produkt von Objektiv- und Okular-Vergrößerungsfaktoren (◘ Abb. 15.2).

Bei unendlich korrigierten Objektiven werden die durch das Objektiv laufenden

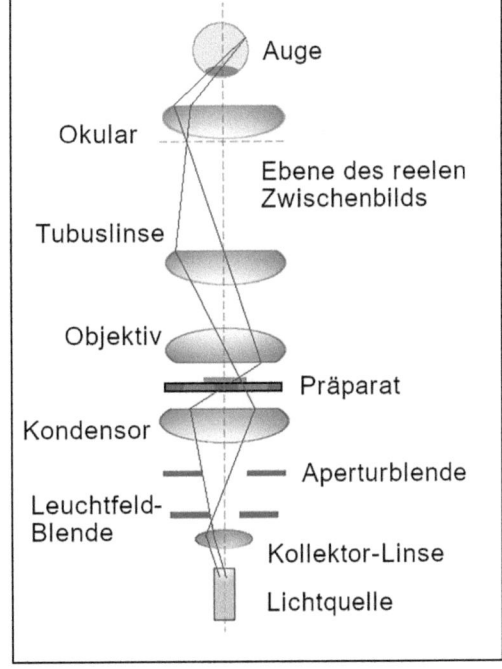

◘ Abb. 15.2 Hellfeldmikroskop

---

2 Chromatische Aberration. Der Fokus von Licht mit kurzer Wellenlänge liegt näher an der Linse als der Fokus von Licht mit längerer Wellenlänge.

Strahlen im Unendlichen fokussiert. Dies führt zu parallelen Lichtstrahlen im Tubus, die im Weiteren mithilfe einer Tubuslinse zu einem realen Zwischenbild fokussiert werden. Das Zwischenbild wird durch das Okular wieder vergrößert. Dies erlaubt den Einbau verschiedener optischer Bauteile (Filter, Strahlteiler usw.) im „parallelen" Bereich.

> **Köhler'sche Beleuchtung**
> Für eine optimale Ausleuchtung des Sichtfelds führt man die Einstellung nach Köhler durch. Man fokussiert zuerst mit dem 10×-Objektiv auf ein Präparat, schließt dann die Leuchtfeldblende, bis sie im Sichtfeld sichtbar wird, und verstellt die Höhe des Kondensors so, dass die Leuchtfeldblende scharf erscheint. Die Leuchtfeldblende wird dann bis zur Begrenzung des Gesichtsfelds wieder geöffnet. Ein optimaler Kontrast wird mit einer Einstellung der Kondensor-Aperturblende auf 80 % der numerischen Apertur des Objektivs erzielt.

15.3 Dunkelfeldmikroskop

Durch einen speziellen Kondensor werden die direkten Lichtstrahlen der Beleuchtung abgelenkt bzw. abgeblockt und treffen nicht mehr ins Objektiv. Das Sichtfeld erscheint ohne Objekt völlig dunkel. Bringt man Objekte in das Dunkelfeld, so werden die auftreffenden Strahlen abgelenkt (durch Lichtbrechung, Streuung, Reflexion und Beugung) und gelangen teilweise ins Objektiv. Damit leuchtet das Objekt besonders an den Konturen auf. Als Bild entsteht helle Konturen auf dunklem Hintergrund. Man kann im Dunkelfeldmikroskop kleinste Strukturen erkennbar machen, da sie von einem „Aufleuchten" angezeigt werden.

15.4 Polarisationsmikroskop

Sog. doppelbrechende oder anisotrope Strukturen haben die Fähigkeit, die Polarisationsebene von Lichtwellen zu drehen. Schickt man das Licht im Strahlengang zuerst durch einen Polarisationsfilter, schwingt der durchtretende Anteil nur mehr in einer Ebene. Ein dahintergeschalteter Analysatorfilter, der normal zum Polarisator steht, löscht das gesamte Licht aus. Die Lichtstärke verändert sich mit dem Winkel zwischen Polarisator- und Analysatorebene. Eine doppelbrechende Struktur zwischen den beiden Filtern dreht die Polarisationsebene in einem bestimmten Winkel. Stimmt dieser mit dem Winkel des Analysatorfilters überein, geht das Licht wieder voll durch.

Doppelbrechende Substanzen teilen einen Lichtstrahl in einen ordentlichen und einen außerordentlichen Lichtstrahl, die eine unterschiedliche Verlangsamung erfahren. Beim Durchtritt durch den Analysator kommt es zur Interferenz der Strahlen, die die Auslöschung bestimmter Wellenlängen hervorruft (destruktive Interferenz). Es werden also aus dem weißen Licht bestimmte Anteile herausgenommen und die restlichen Wellenlängen resultieren in farbigem Licht, was der Grund für die bunten Polarisationsbilder darstellt. Dabei korreliert die Farbe mit der Dicke der doppelbrechenden Substanz.

Ein Beispiel der Anwendung für den Nachweis polarisierender Substanzen findet man bei der Darstellung von Amyloid mittels Kongorotfärbung (s. ◘ Abb. 9.61) oder bei der Darstellung von Harnsäurekristallen bei Gicht.

15.5 Phasenkontrastmikroskop

Das Phasenkontrastmikroskop übersetzt winzige Phasenverschiebungen des Lichtstrahls in eine Amplitudenveränderung, was sich als erkennbarer Unterschied im Hell-Dunkel-Kontrast auswirkt. Die Phasenverschiebung entsteht durch das relative „Abbremsen" der Lichtstrahlen in einem Medium mit höherem Brechungsindex im Vergleich zur Umgebung und wird durch die Blendenanordnung noch verstärkt. Die Aperturblende wird dabei durch eine Ringblende in der hinteren Brennebene des Kondensors ersetzt. Im Bereich des primären Beugungsbilds (hintere Brennebene des Objektivs) befindet sich ein dunkler Phasenring, der das direkte Mikroskopierlicht abschwächt, bevor es mit dem vom Präparat gebrochenen Licht interferiert und so das Bild erzeugt. Üblicherweise erscheinen Substanzen mit einem zum umgebenden Medium höheren Brechungsindex dunkler auf einem grauen Hintergrund, während Substanzen mit einem niedrigeren Brechungsindex heller erscheinen (◘ Abb. 15.3).

Der große Vorteil dieser Technik liegt darin, dass man auch transparente, lebende Proben beobachten kann, ohne sie vorher zu fixieren und zu färben. Beispiele für die Anwendung sind z. B. cytologische Abstriche, Harnsedimente, Zellkulturen.

15.6 Interferenzkontrastmikroskop

Interferenzkontrast entsteht, wenn zwei getrennte, kohärente[3] Lichtstrahlen miteinander interferieren. Durch Interferenz können die Lichtstrahlen entweder in Wellen mit höherer oder mit niedrigerer Amplitude resultieren bzw. sich im Extremfall auslöschen. Ein Absinken der Amplitude wird als Schwächung der Helligkeit wahrgenommen.

---

3 Wellen werden als kohärent bezeichnet, wenn sie, 1) die gleiche Wellenlänge haben, 2) in der gleichen Ebene schwingen, 3) zum gleichen Zeitpunkt am selben Ort wirken. Dies ist die Voraussetzung zur Interferenz.

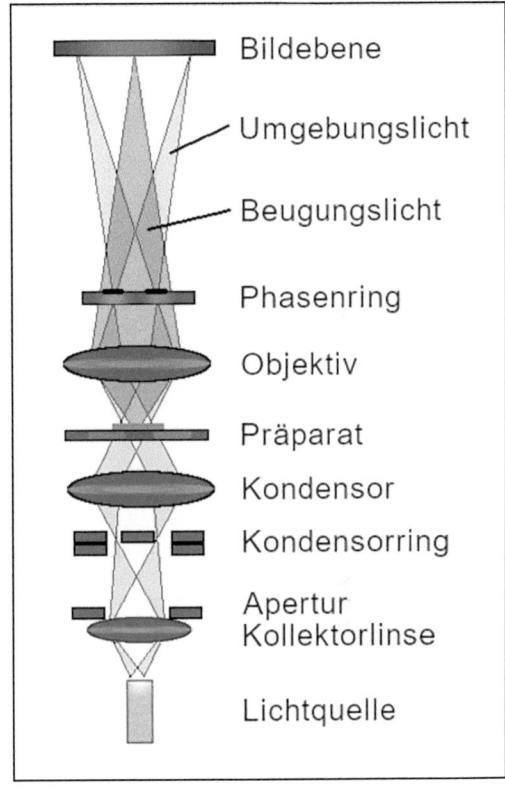

◘ Abb. 15.3 Phasenkontrastmikroskop

Im Strahlengang des differenziellen Interferenzkontrastmikroskops (DIC) trennt das optisch doppelbrechende Wollaston-Prisma in der hinteren Kondensorbrennebene einen polarisierten Lichtstrahl in zwei kohärente Komponenten mit gleicher Amplitude, aber senkrecht zueinander polarisierte Teilwellen auf. Diese Teilwellen weisen einen minimalen räumlichen Abstand zueinander auf. Die Wellen treten durch verschiedene Orte des Objekts und werden je nach Dicke oder Brechungseigenschaften des jeweiligen Orts in ihrer Phase verschoben. Anschließend werden sie durch das zweite modifizierte Wollaston-Prisma wieder vereint und können interferieren. Die Interferenz macht sich durch eine Rotation der Polarisationsebene bemerkbar. Diese

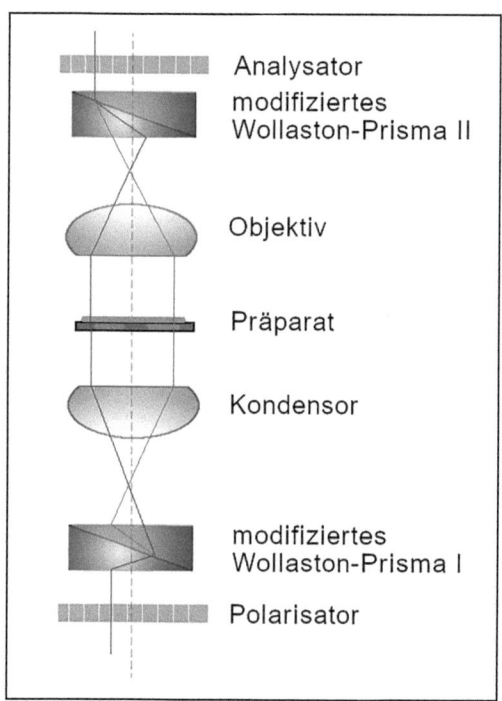

◘ Abb. 15.4 Interferenzkontrastmikroskop

Drehung der Schwingungsebene wird im Analysator erfasst und in einen Helligkeitsunterschied übersetzt. Der Analysator blendet dabei Licht, das keine Interferenz erfahren hat, aus und lässt Licht mit Phasenverzögerung mehr oder weniger durchtreten. Daraus ergeben sich helle und dunkle Bereiche an den Objektkonturen, die zu dem charakteristischen Reliefeffekt führen (◘ Abb. 15.4).

15.7 Fluoreszenzmikroskop

In der Regel arbeitet man mit einem Auflicht-Fluoreszenzmikroskop im Weitfeldmodus. Hier wird mittels einer Lichtquelle Anregungslicht ausgesendet, das durch einen Anregungsfilter auf einen bestimmten Wellenlängenbereich eingeschränkt wird. Dann wird es über einen dichroitischen Spiegel[4] und das Objektiv (agiert als Kondensor) auf das Präparat geleitet. Befinden sich im Objekt Substanzen (Fluorochrome), die durch diese Wellenlänge zur Fluoreszenz angeregt werden, kommt es zur Aussendung von Licht in einem langwelligeren Bereich. Anregungs- und Fluoreszenzlicht werden durch das Objektiv zurück zu Teilungsspiegel und Sperrfilter geleitet, wo die Anregungswellenlänge eliminiert wird. Nur das Fluoreszenzlicht dringt bis zum Auge bzw. zur Kamera durch und kann so sogar Strukturen sichtbar machen, die kleiner als das Auflösungsvermögen sind (z. B. fluoreszenzmarkierte Antikörper). Die Filter und der dichroitische Spiegel befinden sich üblicherweise zusammengefasst in einem austauschbaren Würfel (*filtercube*) (◘ Abb. 15.5).

Fluorochrome sind gekennzeichnet durch definierte Anregungs- und Emissionswellenlängenbereiche, die sich ähnlich einer Gauß'schen Glockenkurve verteilen, Maxima zeigen und an den Schultern auch überlappen können. Den Abstand zwischen der kurzwelligeren Anregung und der langwelligeren Emission nennt man **Stokes-Verschiebung**. Je größer diese Verschiebung und je geringer die Überlappung ist, umso besser sind Anregung und Emission voneinander abgrenzbar. Bei stärkerer Überlappung muss dieser Bereich herausgefiltert werden, was zu einem Verlust der Lichtintensität führt. Lichtquelle, Anregungsfilter, Fluorochrom und Sperrfilter müssen passend zueinander ausgewählt werden. Bei der Verwendung von mehreren Fluorochromen in einem Präparat muss die Anordnung entsprechend überdacht sein. Hier gibt es die Möglichkeit, monochrome Auf-

---

4   Dichroitischer Spiegel. Der Teilungsspiegel reflektiert Licht unter einer bestimmten Wellenlänge und lässt längere Wellen passieren.

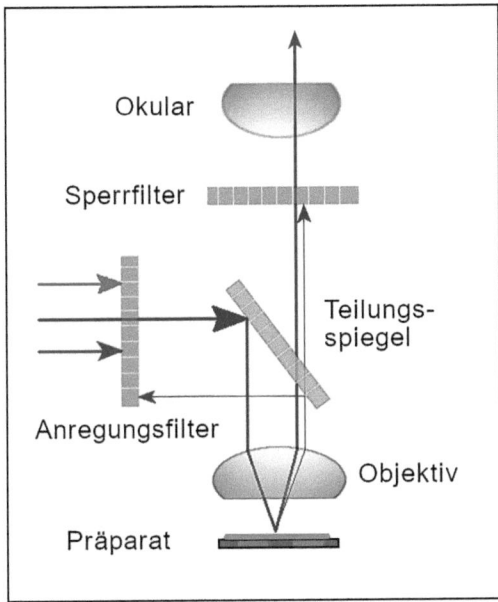

◘ Abb. 15.5 Fluoreszenzmikroskop

nahmen nacheinander zu gewinnen und die Einzelbilder in Falschfarben zu vereinen oder Kombinationsfilter für mehrfärbige Abbildungen zu verwenden. Beispiele für die Anwendung sind die Untersuchung von primär fluoreszierenden Substanzen und die Untersuchung von Präparaten mit künstlich eingebrachten Fluorochromen (z. B. Immunfluoreszenz, Fluoreszenz-in-situ-Hybridisierung, gentechnisch eingebrachte fluoreszierende Reportermoleküle).

15.8 Konfokales Laserscanningmikroskop

Bei der Weitfeld-Fluoreszenzmikroskopie wird die gesamte Probe ausgeleuchtet und die angeregte Fluoreszenz, die wiederum aus allen Präparatebenen stammt, detektiert. Das führt meist zu einem hohen Anteil an Hintergrundfluoreszenz und verringertem Kontrast. Die starke Streuung an biologischem Gewebe begrenzt die Auflösung und Qualität mit zunehmender Präparatdicke. Das Ziel der konfokalen Lichtmikroskopie ist es, nur die Fluoreszenz aus der fokussierten Ebene zur Bildformierung zu verwenden. Das Objekt wird dabei punktweise mit einem fokussierten Laserstrahl beleuchtet, indem der Laserstrahl in x- und y-Richtung abgelenkt wird. Die vom Objekt ausgehende Strahlung geht durch einen Strahlenteilerspiegel und wird auf die Lochblendenebene (*pinhole*) fokussiert. Der Punkt in der Mitte der Lochblende und der Beleuchtungspunkt im Präparat sind dabei konfokal zueinander, sind also gleichzeitig im Fokus. Die Lochblende liegt in Bezug zur Zwischenbildebene und zur Präparatebene auf einer konjugierten Ebene.[5] Ein Detektor (Photomultiplier) erfasst nur Licht, das die Lochblende passiert. Streulicht bzw. Strahlung von oberhalb und unterhalb der Fokusebene werden ausgeblendet. Diese Eigenschaft ist abhängig vom Durchmesser der Lochblende. Die laterale Auflösung liegt beim konfokalen Laserscanningmikroskop (CLSM) um die 200 nm und in z-Richtung bei ca. 500 nm in Abhängigkeit von den verwendeten Objektiven und der Fluoreszenzwellenlänge.

Beim Auftreffen der Photonen auf die Detektorkathode im Photomultiplier werden vorerst wenige, sekundäre Elektronen ausgesendet, die über eine Dynodenkette weitergeleitet werden. Dadurch erhöht sich die Anzahl an Elektronen kaskadenartig. Sie treffen schließlich auf eine Anode und lösen das Signal aus (Signalamplifikation). Photomultiplier erzeugen ein analoges, elektrisches Signal, abhängig von der auftreffenden Photonenanzahl zu einem be-

---

5 Konjugierte Ebene. Die Punkte einer Ebene vor einer Linse werden auf eine korrespondierende Ebene hinter der Linse fokussiert und vice versa. Damit ist eine Ebene die Abbildung der anderen.

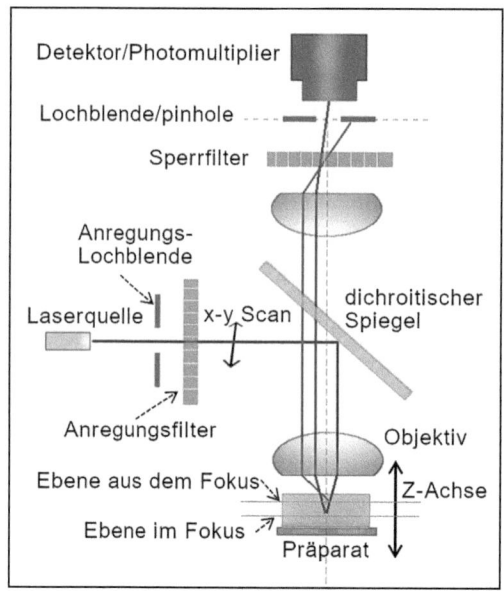

◘ Abb. 15.6 Konfokales Laserscanningmikroskop

stimmten Zeitpunkt. Synchronisiert man dies mit den Scankoordinaten, kann man jedem Punkt der Probe eine Lichtintensität zuweisen und ein digitales Bild erstellen (Analog-Digital-Konverter) (◘ Abb. 15.6).

Der Objekttisch kann motorisiert in z-Richtung bewegt werden, um eine weitere Ebene in den Fokus zu stellen und abzubilden. Diese bis zu ca. 500 nm dünnen „optischen Schnitte" durch die Probe können zur dreidimensionalen Darstellung als „z-Stapel" digital übereinandergelegt werden.

Das CLSM bietet die beste Bildqualität im Vergleich zu den anderen konfokalen Methoden und ist derzeit das am meisten genutzte Forschungsmikroskop. Das *point scanning* erfolgt jedoch relativ langsam und die Proben werden zwar nur punktuell, aber mit relativ hoher Lichtenergie belastet. Dies ist aufgrund der Phototoxizität besonders für lebende Proben problematisch. Weiters ist die Eindringtiefe aufgrund der Absorption der Anregungsenergie im Strahlengang und durch die Lichtstreuung innerhalb der Probe begrenzt. Eine Größenordnung von ca. 10–150 μm für die Probedicke ist ideal für das CLSM. Dünnere Schnitte profitieren weniger von der Technik.

15.9 Konfokales Spinning-Disk-Mikroskop

Das konfokale Spinning-Disk-Mikroskop (CSDM) ist ebenso wie das Laserscanningmikroskop (CLSM) dazu fähig, dünne, optische Schnitte darzustellen. Beim CLSM wird ein einzelner „Punkt" über die fokussierte Ebene im x-y-Muster gerastert, was höchst präzise aber relativ langsam erfolgt (*point scanning*). Eine schnellere Form des Abrasterns sieht man beim CSDM. Bei diesem Prinzip wird eine große Anzahl an Lichtpunkten gleichzeitig in einem Spiralmuster über die Probe geführt und das emittierte Licht in einem **Flächendetektor** (hochsensible CCD-Kamera) simultan aufgenommen.

Die vielen Lichtpunkte entstehen, indem das Laserlicht durch eine rotierende Scheibe mit vielen Mikrolinsen geleitet wird. Die eingeengten Lichtstrahlen werden durch eine zweite rotierende Scheibe mit vielen Löchern geleitet, wobei zu jeder Linse ein korrespondierendes Loch gehört. Beide Scheiben drehen sich synchron mit einer Geschwindigkeit von 1800–10.000 U/min. Die Lochscheibe liegt in einer konjugierten Bildebene. Die ca. 1000 gleichzeitig erzeugten Lichtstrahlen werden durch die Objektivlinse auf die Probe geleitet und das nach der Anregung emittierte Licht des Fluorochroms auf demselben Weg zurück durch die Lochscheibe geschickt. Diese blockiert nun das Licht, das nicht aus der fokussierten Ebene stammt. Ein dichroitischer Spiegel leitet nur die Emissionswellenlänge weiter zu einer Linse, die die Lichtstrahlen auf einen Detektor fokussiert. Auf diese Weise wird die ganze Probe parallel durch multiple Löcher (*pinholes*) beleuchtet. Durch die linsentragenden Scheibe wird die Intensität des einfallenden Lichts auf die Probe deutlich erhöht. Die ca. 20.000 Löcher der Lochscheibe haben einen Durchmesser von z. B. 50 µm und einen Abstand voneinander von 250 µm und sind spiralförmig angeordnet. Das Laserlicht fällt durch jeweils ca. 1000 Löcher gleichzeitig in einem bestimmten Scheibenabschnitt (*frame*). Die Rotationsgeschwindigkeit und die Aufnahmegeschwindigkeit der CCD-Kamera müssen aufeinander abgestimmt sein, sodass letztlich die ganze Aufnahmeebene durch „wandernde" Lichtpunkte innerhalb von weniger als 1 ms abgedeckt wird. Damit können CSDM 100- bis 1000-mal schneller sein als CLSM (◘ Abb. 15.7).

Durch die hohe Geschwindigkeit bei gleichzeitiger mäßiger Lichtbelastung der Probe können Hochgeschwindigkeitsexperimente mit lebenden Zellen durchgeführt werden. Eine Voraussetzung dafür ist der hochsensible Flächendetektor. Ein Nachteil gegenüber dem CLSM liegt in einem eventuellen Streulichthintergrund, der gemeinsam mit einer schwach fluoreszierenden Probe die Aufnahme v. a. bei dickeren Objekten erschweren kann (*pinhole crosstalk*).

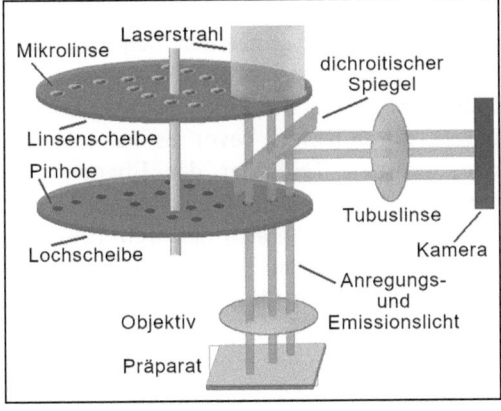

◘ Abb. 15.7 Konfokales Spinning-Disk-Mikroskop

15.10 Multiphotonen-Fluoreszenzmikroskop

Das Multiphotonenmikroskop ist eine Weiterentwicklung des Laserscanningmikroskops. Bei der herkömmlichen Fluoreszenzmikroskopie wird in einem fluoreszierenden Molekül *ein* Elektron durch die Absorption jeweils *eines* energiereichen Photons angeregt, also in einen höheren Energiezustand versetzt. Bei der Zweiphotonen-Fluoreszenzmikroskopie wird die Anregung des Elektrons durch die gleichzeitige Absorption *zweier energieärmerer* Photonen hervorgerufen, die in Summe die gleiche Anregungsenergie haben wie das einzelne energiereiche Photon. Die absorbierten Photonen haben weniger Energie als das einzelne, emittierte Photon (umgekehrte Stokes-Verschiebung). Dies ermöglicht es, für die Anregung langwelligeres Licht einzusetzen (z. B. infrarotes Anregungslicht für eine grüne Fluoreszenz). Dabei ist wichtig, dass die beiden Photonen so gut wie gleichzeitig absorbiert werden, um einen virtuellen, angeregten Zwischenzustand zu erreichen. Das Anregungslicht wird mittels eines gepulsten Lasers erzeugt, der eine sehr hohe Photonendichte erzielen kann. Ein Vorteil dieser Technik liegt darin, dass die Anregung nur im Fokuspunkt erfolgt, weil sich hier die höchste Wahrscheinlichkeit für ein gleichzeitiges Auftreffen der Photonen ergibt. Außerhalb des Fokuspunkts kommt es zu keinem Ausbleichen des Fluorochroms und keiner Anregung von Hintergrundfluoreszenz. Daher ist bei diesem System keine konfokale Lochblende notwendig. Als Folge liegt das Photomultiplier-Detektionssystem nahe am Objektiv und kann möglichst alle emittierten Photonen einfangen. Anregungs- und Emissionswellenlängen liegen weit auseinander, wodurch ein klares Bild mit geringem Hintergrundrauschen erreicht wird. Das langwelligere Anregungslicht wird in der Probe weniger gestreut als kurzwelligeres und erlaubt daher größere Eindringtiefen. Dies und die geringere Energie von langwelligerem Licht ermöglichen die Untersuchung von größeren Lebendpräparaten bzw. Versuchstieren. Das Auflösungsvermögen ist ähnlich wie beim CLSM.

15.11 Lichtblattmikroskop

Beim Lichtblattmikroskop (*light sheet fluorescence microscope*, LSFM) werden der Beleuchtungsweg und der Detektionsweg voneinander getrennt. Die Lichtrichtungen stehen hier orthogonal zueinander. Das durchscheinende Präparat befindet sich in einer Kammer und wird seitlich durch ein 2–10 µm dünnes und einige Millimeter breites Laserlichtblatt genau in der Fokusebene des detektierenden Objektivs durchstrahlt, wobei die Fluoreszenz angeregt wird. Die Ebenen ober- und unterhalb bekommen dadurch keinerlei Bestrahlung und emittieren auch keine Fluoreszenz. Das emittierte Licht stammt also nur aus der Fokusebene und wird über ein Weitfeldobjektiv mit hochsensibler Kamera detektiert. Wichtig dabei ist, dass die Probe eine geringe Lichtbrechung aufweisen soll, damit das Lichtblatt möglichst tief (mehrere Millimeter) und gleichmäßig eindringen kann, ohne gestreut zu werden. Die Methode wird auch als SPIM (*selective plane illumination microscopy*) bezeichnet (◘ Abb. 15.8).

Es werden unterschiedliche Bauarten von Lichtblattmikroskopen angeboten, die je nach Applikation und Anforderungen aufgrund der Probenart gestaltet sind. Die Probengröße kann von wenigen Zellen auf Objektträgern bis zu Embryos und ganzen Versuchstieren (z. B. Zebrafische) variieren. Die Probenhalterung bzw. Probenkammer ist dementsprechend angepasst. Es gibt Systeme, die die Mikroskopie von Lebendpräparaten unterstützen und physiologische Lebensbedingungen erlauben, bzw. solche, die für fixierte und geklärte Proben geeignet sind (s. ▶ Abschn. 11.16). Die geklärten Proben befinden sich während der Untersuchung befestigt in einer Küvette in Clearingmedium. Ungeklärte, aber durchscheinende Proben und lebende Proben werden in wässrigen Biopolymeren eingebettet (z. B. Agarose, Gelatine). Je nach Bautyp werden die Proben vertikal bewegt oder können auch in der Längsachse gedreht bzw. gekippt werden, um einerseits eine große Anzahl an optischen Schnitten (z-Stapel) und andererseits weitere „Perspektiven" zu gewinnen (*multiview*). Mehrere Perspektiven dienen u. a. dazu, Abbildungsartefakte in einzelnen Schnittbildern auszugleichen. Bei größeren Proben, wo das Lichtblatt jeweils nur einen Sektor des Präparats durchdringt, bevor es zu schwach wird, werden Teilbilder der Ebenen aufgenommen, die in der Folge digital vereint werden. Es ergeben sich dadurch Tausende Schnittbilder, deren digitale Aufarbeitung und Kombination für eine digitale 3D-Rekonstruktion entsprechende Rechnerkapazitäten benötigen.

Da das zeitaufwendigere Abrastern der Bildebene entfällt und das gesamte Sichtfeld in einem Schritt abgebildet wird, können

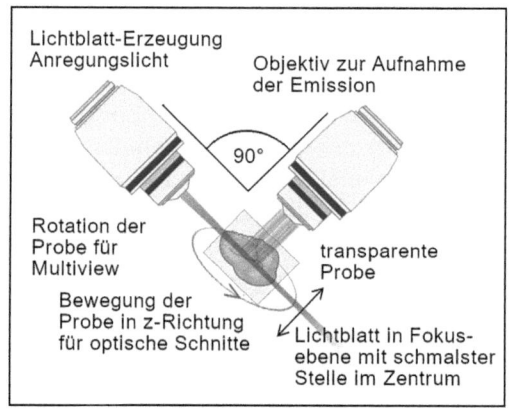

◘ Abb. 15.8 Lichtblattmikroskop

sehr hohe Geschwindigkeiten bei der Bildgewinnung erzielt werden. Dies erlaubt die Darstellung von schnellen, dynamischen Prozessen. Im Vergleich zu den konfokalen Systemen geht bei Anregung und Detektion viel weniger Licht verloren, was eine höhere Ausbeute an Photonen im Detektor bedeutet. Gleichzeitig ist die Lichtblattmikroskopie weniger phototoxisch und bleichend, weil nur die fokussierte Ebene beleuchtet wird. Dies erlaubt stunden- bis tagelang dauernde Experimente mit kurzen Zeitabständen zwischen den Aufnahmen. Die räumliche Auflösung ist ähnlich wie bei den konfokalen Methoden. Das analysierbare Volumen ist bei der LSFM mit mehreren Millimetern wesentlich höher als bei konfokalen Techniken, wo die maximale Eindringtiefe bei mehreren Hundert Mikrometern liegt. In diesem Aspekt wird LSFM nur von der Multiphotonenmikroskopie übertroffen. Die Lichtblattmikroskopie kann aber auch mit der Multiphotonentechnik kombiniert werden, wo langwelligeres Laserlicht (Infrarot) für das Lichtblatt verwendet wird. Das hat den Vorteil einer besseren Eindringtiefe in biologisches Material, führt aber zu einem verkleinerten, fokussierten Areal.

Es gibt unterschiedliche Arten von Lichtblättern, je nach Erzeugungsmodus und Strahltyp, die die Geschwindigkeit, die Phototoxizität bzw. das Bleichen, das Auflösungsvermögen und die Sichtfeldgröße beeinflussen. Beim **statischen Lichtblatt** konvergieren die Lichtstrahlen in der Mitte, bilden die dünne Taille für den Bereich der besten Auflösung und divergieren wieder auseinander. Die Länge des Taillenbereichs bestimmt die Größe des fokussierbaren Sichtfelds. Bei den **gescannten Lichtblättern** werden die Laserstrahlen vertikal und horizontal versetzt, um virtuell aus vielen Strahlen ein durchgehen-

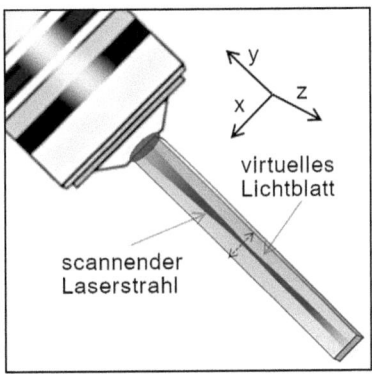

Abb. 15.9 Schema virtuelles Lichtblatt

des Lichtblatt zu erzeugen (DSLM, *digital scanned laser sheet microscopy*; Keller und Stelzer 2010). Das Detektionsobjektiv wird synchron mit dem gescannten Laserstrahl versetzt, um die Fokusebene zu bewahren (Abb. 15.9).

Bei der **Lattice-Lichtblattmikroskopie** werden Lichtblätter mit Gittermuster erzeugt. Die Gittermuster werden in einem optischen Verfahren zu langen, dünnen Lichtblättern geglättet, die deutlich dünner sind als die Standardlichtblätter und ein subzelluläres Auflösungsvermögen ermöglichen.

15.12 Dekonvolutionsmikroskopie

Dieser Begriff beschreibt eine rechnerunterstützte Mikroskopiemethode, die virtuelle Schnittbilder erzeugt. Durchgeführt wird sie an konventionellen Weitfeldmikroskopen mit digitaler Bildaufnahme. Mithilfe von speziellen Algorithmen werden Out-of-Fokus-Signale herausgerechnet und ein klares Bild produziert. Sie ist für relativ dünne Präparate geeignet, die von vornherein wenig Fluoreszenzhintergrund produzieren. Je dicker die Probe, umso länger dauert der Bearbeitungsprozess.

15.13 Stereomikroskop

Dieser Mikroskoptyp kopiert die Fähigkeit des räumlichen Sehens und erlaubt eine Vergrößerung von dreidimensionalen Objekten. Sie werden als Auflichtmikroskope z. B. beim Präparieren eingesetzt. Es gibt zwei Typen von Stereomikroskopen. Der ältere Typ ist nach dem Greenough-Prinzip aufgebaut. Die Optik besteht dabei eigentlich aus zwei getrennten, monookularen Lichtmikroskopen, die einen definierten Winkel (10–15°) einschließen. Es werden zwei Bilder des Objekts erzeugt, die durch zwei Okulare als räumliches Bild betrachtet werden. Zwischen Objektiv und Okular befindet sich ein spezielles Prismen- oder Spiegelumlenksystem. Damit wird das Bild so umgelenkt, dass es dieselbe Ausrichtung wie das Objekt aufweist, was für Beobachtungen und Manipulationen von Vorteil ist. Weiters wird die Umlenkung für einen ergonomischen Tubuswinkel und Augenabstand genutzt (◘ Abb. 15.10).

Der zweite Bautyp ist nach dem Fernrohrprinzip konstruiert (auch Galileo-Prinzip). Dabei verlaufen die getrennten Strahlengänge parallel und haben ein gemeinsames Hauptobjektiv. Die außeraxialen, divergierenden Strahlenpaare werden durch ein unendlich korrigiertes Objektiv in der Zwischenebene abgebildet und können dann von beiden Okularen einzeln betrachtet werden. Die Dreidimensionalität der Probe kommt bei diesem Typ nicht so stark zur Geltung. Er hat aber den Vorteil, dass zusätzliche optische Teile eingebaut werden können.

Verschiedene Varianten der Stereomikroskope erlauben z. B. Durchlichtmikroskopie mit diversen Kontrastverfahren oder Auflichtmikroskopie für Fluoreszenzpräparate.

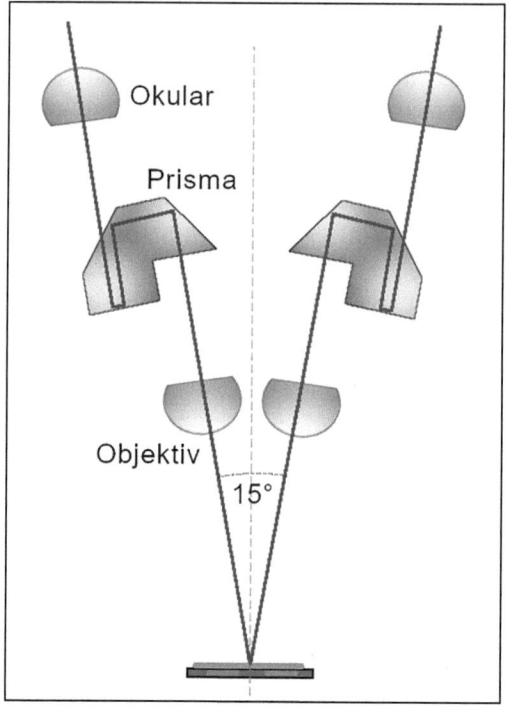

◘ **Abb. 15.10** Stereomikroskop nach dem Greenough-Prinzip

15.14 Elektronenmikroskop

Arbeitet die Lichtmikroskopie mit der unterschiedlichen optischen Aktivität der Präparatkomponenten, so entsteht im Elektronenmikroskop (EM) der Bildkontrast durch die unterschiedliche Elektronendichte im Präparat und seine physikalische Wechselwirkung mit den Elektronenstrahlen. Elektronen zeigen wie die Photonen Welleneigenschaften, sind aber im Gegensatz zu ihnen geladene und massebehaftete Teilchen. Sie lassen sich durch elektrische und magnetische Felder ablenken, die analog zu optischen Glaslinsen eingesetzt werden können. Man unterscheidet bei den EM-Techniken zwischen der Transmissionselektronenmikroskopie (TEM), der Rasterelektronenmikroskopie (*scanning electron microscopy* SEM), der Rastertransmissionselektronenmikroskopie (STEM) und verschiedenen Weiterentwicklungen. Es gibt auch die Methode der Reflexionselektronenmikroskopie (REM).

15.14.1 Transmissionselektronenmikroskop

Das TEM erzeugt das Durchstrahlungselektronenbild einer dünnen Schicht mit einer Vergrößerung bis 1.000.000× und einem Auflösungsvermögen von 0,2–0,3 nm. Das ganze System befindet sich im Hochvakuum (10^{-8} Pa). Die erzeugten Elektronen würden ansonsten durch die Gasmoleküle abgelenkt und absorbiert werden. Die Analyse im Vakuum erfordert eine besondere Probenaufbereitung für biologische Proben (Fixierung, Entwässerung, Kunststoffeinbettung, Ultramikrotomie), um ein möglichst artefaktfreies Abbild zu erhalten. Weiters stellen die Empfindlichkeit der biologischen Proben auf den Elektronenbeschuss und die mögliche Strukturzerstörung eine Herausforderung dar.

Der Elektronenstrahl wird durch Erhitzen einer Kathode (z. B. Wolframdraht) erzeugt und durch eine an eine Anode angelegte Hochspannung abgesaugt. Zwischen Kathode und Anode ist ein sog. Wehneltzylinder eingebaut. Er sorgt für die erste Bündelung der Elektronen und regelt die Bildhelligkeit sowie die Strahlenbelastung des Objekts. Alternativ zur thermischen Elektronenquelle wird in den modernen Geräten eine Elektronenkanone mit Feldemissionskathode für die Emission eines sehr feinen, gebündelten Elektronenstrahls mit hoher Elektronenstromdichte eingesetzt.

Die Beschleunigungsspannung beträgt 50–400 kV (bis 100 kV für biologische Proben). Je höher sie ist, desto kleiner ist die Wellenlänge der Elektronenstrahlung und umso höher ist das Auflösungsvermögen. Bei 100 kV beträgt die Wellenlänge 3,7 pm. Allerdings wird die Auflösung in der Elektronenmikroskopie weniger durch diesen Faktor als vielmehr durch die Qualität der Linsensysteme, den Korrekturgrad des Systems und bei biologischen Objekten v. a. durch die Herstellungstechnik des Präparats begrenzt.

Der beschleunigte Elektronenstrahl tritt durch eine Bohrung am Boden der Anode hindurch und erreicht die ersten **Linsensysteme**. Sie bestehen aus stromdurchflossenen Spulen, die um sich herum ein elektromagnetisches Feld erzeugen. Je nach Stromstärke lassen sich das magnetische Feld und damit die Fokussierung bzw. die Vergrößerung verändern. Das TEM enthält drei große Linsensysteme (die Kondensorlinsen, das Objektiv und das Projektiv) und weiters **Blenden** vor und nach der Probe. Neben den Linsen gibt es auch noch **Ablenkspulen**, die es ermöglichen, den Strahl abzulenken oder ihn in einem bestimmten Winkel zu kippen. Das Ganze ist eingebaut in eine Elektronensäule mit angeschlossenem Vakuumsystem (◘ Abb. 15.11).

Der Strahl wird als Erstes durch einen Kondensor, bestehend aus zwei bis drei Linsen, gebündelt. Er tritt dann durch das Objekt (auf einem EM-Grid) hindurch, an dem er partiell abgelenkt wird. Der Grad der Ablenkung hängt von der Elektronendichte des Präparats ab und diese von der Masse und der Dicke. Bei der Wechselwirkung zwischen Präparat und Elektronen kommt es einerseits zu **elastischer** und andererseits zu **inelastischer Streuung** der Elektronen. Die elastisch gestreuten Elektronen tragen positiv zur Bildgebung und Kontrastierung bei. Die inelastisch gestreuten Elektronen wirken sich eher nachteilig auf die Qualität aus.

Nach Durchtritt durch das Objekt werden stark gestreute Elektronen durch die Objektivblende ausgeblendet (Kontrastverstärkung) und die mäßig gestreuten Elektronen von einem Objektiv gesammelt. Es entsteht dadurch ein Zwischenbild (10–100×), das anschließend durch ein weite-

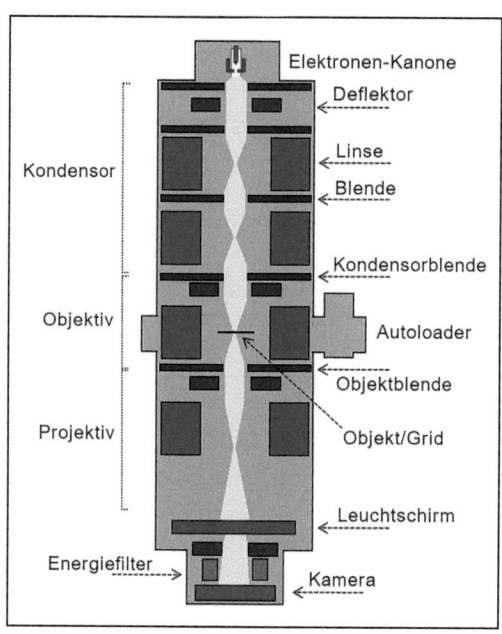

Abb. 15.11 Transmissionselektronenmikroskop

res Linsensystem (Projektiv) nachvergrößert wird. Das dabei entstehende Bild wird auf einem fluoreszierenden Schirm sichtbar und mittels CCD- bzw. CMOS-Kamera detektiert. Zur Verbesserung der Bildqualität und des Kontrasts können Energiefilter vorgeschaltet werden, mit denen der Anteil der inelastisch gestreuten Elektronen bei der Bildgenerierung reguliert werden kann (EFTEM, *energy filtered TEM*). Das TEM-Bild einer biologischen Probe ergibt sich aus Absorptions- und Streuungsereignissen, wobei ein dickeres Präparat bzw. eine höhere Ordnungszahl des interagierenden Elements zu mehr Streuung führt. Daher werden zur Steigerung der Elektronendichte in biologischen Proben Schwermetalle zur „Färbung" bestimmter Strukturen verwendet. Elektronenmikroskopische Bilder sind prinzipiell schwarz-weiß. Der Schwärzungsgrad spiegelt die Elektronendichte im durchstrahlten Präparat wider.

Mit der **EFTEM** kann man die durchtretenden, inelastisch-gestreuten Elektronen auf einen bestimmten Energiebereich eingrenzen, der z. B. typisch für die Wechselwirkung mit einem bestimmten Element ist. Dies erlaubt die ortsaufgelöste, chemische Analyse einer Probe (Energiediskriminierung durch ein Energieverlustspektrometer).

Beim TEM lässt sich der Kontrast durch eine **Phasenverschiebung** zwischen nichtgestreutem und gestreutem Elektronenstrahl verstärken. Dies funktioniert analog zum Phasenkontrastmikroskop der Lichtmikroskopie mithilfe einer Phasenplatte in der hinteren Brennebene des Objektivs.

Die Entwicklung des **Kryo-TEM** hat viel zur Forschung biologischer Proben beigetragen. Aufgrund der Stabilisierung durch Schockgefrieren wird keine chemische Fixierung benötigt und damit deren Einfluss auf die Nanostrukturen vermieden. Die Probe befindet sich dabei in vitrifiziertem Zustand (s. ▶ Abschn. 7.9) und wird bei −180 °C mikroskopiert. Diese tiefe Temperatur ist zusammen mit anderen Maßnahmen ein Schutz für die Probenintegrität unter Elektronenbeschuss und bewirkt eine relative Strahlungsresistenz. Besonders informativ ist die **tomografische Kryo-TEM**. Dabei wird die Probe in verschiedenen Winkeln und Positionen bestrahlt, sodass mehrere Perspektiven entstehen. Mithilfe von digitaler Bildbearbeitung lassen sich die Bilder zu einer 3D-Aufnahme vereinen und auch einzelne Komponenten in Falschfarben hervorheben.

Moderne Elektronenmikroskope haben einen hohen, benutzerfreundlichen Automatisierungsgrad für die Bedienung der einzelnen Elemente (Blenden, Deflektoren, Filter, Beschleunigungsspannung) und arbeiten rechnerunterstützt. Die Probeneinschleusung ins Vakuum erfolgt mittels Roboter (Autoloader). Auch die Lageveränderung der Probe mit dem sog. Goniometer (x-, y-, z-Richtung, Kippen bis zu 60°) wird nicht mehr manuell durchgeführt. Wie auch in anderen Bereichen der Mikroskopie hat die elektronische Bildbearbeitung nun einen wichtigen Anteil an der Probenanalyse und verschiedene Algorithmen können für die Signal-Rausch-Optimierung, Kontrastverstärkung, automatisiertes Bildalignment u. a. genutzt werden.

15.14.2 Rasterelektronenmikroskop

Das Rasterelektronenmikroskop wird hauptsächlich zur Abbildung der Oberflächenstrukturen von Präparaten eingesetzt. Daher müssen die Präparate für das SEM nicht so ultradünn sein wie für das TEM. Das erreichbare Auflösungsvermögen ist im Vergleich zum Lichtmikroskop um etwa den Faktor 100 besser und die Vergrößerung liegt in Abhängigkeit vom Auflösungsvermögen des Monitors bei 100.000–250.000×. Die Elektronenstrahlbildung funktioniert bei einer Beschleunigungsspannung bis zu 50 kV im Hochvakuum ($2,5 \times 10^{-5}$ Pa) ähnlich wie beim TEM. Im Weiteren wird der Strahl durch einen Kondensor gebündelt, mithilfe von Ablenkspulen rastermäßig über das Präparat gelenkt und durch Objektivlinsen auf das Präparat fokussiert. Dabei beträgt der Strahldurchmesser nur wenige Nanometern. Das Präparat befindet sich in einer Probenkammer.

Es kommt zu Wechselwirkungen zwischen Elektronen und Probe. Die auftreffenden Elektronen „schlagen" niederenergetische **Sekundärelektronen** aus der oberflächlichen Schicht. Durch den Neigungswinkel des Präparats in Relation zum Detektor gelangen von den zugewandten Stellen mehr Sekundärelektronen auf den Detektor als von den abgewandten, wodurch ein räumlicher Effekt entsteht. Je weniger Elektronen von einer Stelle stammen, umso dunkler erscheint sie. Weiters kommt es durch mehrfache, elastische Streuung in tieferen Schichten zur Bildung von hochenergetischen **Rückstreuelektronen**, die auf einem zugehörigen Detektor erfasst werden. Es werden umso mehr Rückstreuelektronen gebildet, je höher die Ordnungszahl des Elements unter Bestrahlung ist. Neben diesen Streuungsereignissen kann auch der Austritt von typischer Röntgenstrahlung für bestimmte Mikroanalysen in einem Spektrometer detektiert werden. Die sequenziell gesammelten Signale werden verstärkt und mit der räumlichen Information zu einem digitalen Gesamtbild zusammengefasst (◘ Abb. 15.12).

Präparate für die SEM müssen sauber, hochvakuumbeständig, elektronenstabil und leitfähig sein. Die Kritischer-Punkt-Trocknung oder Gefriertrocknung (s. ▶ Abschn. 4.6) sind die bevorzugten Präparationsmethoden für die SEM. Weiters werden die entwässerten, biologischen Proben mit einer nanometerdünnen, leitenden Metallschicht aus z. B. Gold/Palladium überzogen (Sputter Coating). Details zur Präparation findet man u. a. bei Mullisch und Welsch (2010) oder Hoppert (2003).

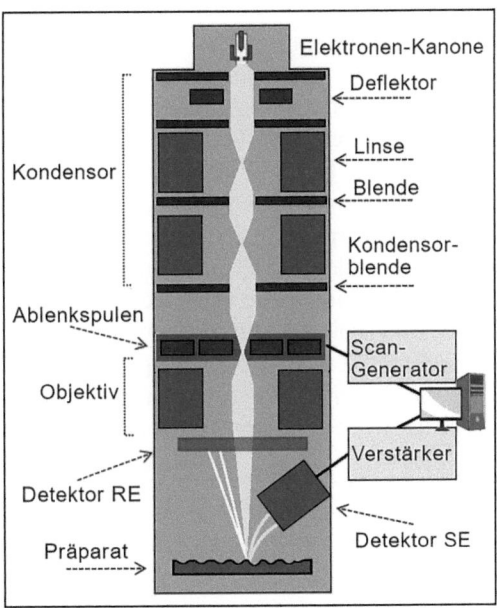

◘ Abb. 15.12 Rasterelektronenmikroskop. (SE = Sekundärelektronen, RE = Rückstreuelektronen)

15.14.3 Rastertransmissions-elektronenmikroskop

Das Präparat wird bei der Rastertransmissionselektronenmikroskopie (*scanning transmission electronmicroscopy*, STEM) genau wie im SEM zeilenweise abgerastert. Dazu wird ein TEM mit zusätzlichen Ablenkspulen ausgestattet und der Elektronenstrahl auf ein kleines Areal fokussiert. Man registriert aber statt der an der Oberfläche herausgelösten Sekundärelektronen die durch das Präparat hindurchgegangene Strahlung. Gegenüber dem TEM können so vergleichsweise dickere Präparate bei einer minimierten Objektschädigung mikroskopiert werden. Das Auflösungsvermögen kann 0,05 nm erreichen (ThermoScientific 2019). Alternativ können auch ausgerüstete SEM im STEM-Modus verwendet werden, wenn die Proben dünn genug für eine Transmission der Elektronen sind.

15.14.4 *Environmental scanning electron microscope*

Bei der konventionellen SEM befindet sich das Präparat im Hochvakuum bei 10^{-7} Torr,[6] was die Untersuchung auf trockene, staubfreie und leitfähige Proben beschränkt. Das ESEM-System (*environmental scanning electron microscope*) erlaubt Drücke bis 50 Torr im Probenbereich. Es wird über ein spezielles Vakuum- und Apertursystem ein stufenweise ansteigender Druck in der Säule bis hin zur Probenkammer ermöglicht. Bei ca. 5 Torr (Niedrigvakuum) ist auch die Untersuchung nichtleitender, staubiger, hydrierter Proben und sogar lebender Organismen in ihrem natürlichen Zustand möglich. ESEM eignet sich zur Darstellung von chemisch fixierten, feuchten, unbeschichteten biologischen Proben.

Es kommt zu einer partiellen Streuung der Primärelektronen durch Kollisionen mit den sich in der Probenkammer befindlichen Gasmolekülen. Das Ausmaß der Streuung bestimmt die Anzahl der restlichen, fokussierten Elektronen und ist abhängig vom bestehenden Gasdruck. Die Detektion der Sekundärelektronen muss im Niedrigvakuum anders erfolgen, als beim SEM. Dazu wird das Gas in der Kammer zur Signalweiterleitung und Signalverstärkung genutzt. Die niedrigenergetischen Sekundärelektronen werden zum positiv aufgeladenen Detektor abgesaugt und bewirken dabei durch Zusammenstöße eine Ionisierung der Gasmoleküle, die sich kaskadenartig bis zum Detektor hin verstärkt. Gleichzeitig entstehen positiv geladene Ionen, die zur Probe wandern und die Auflading der Probenoberfläche neutralisieren.

15.15 Rastersondenmikroskop

Rastersondenmikroskope tasten Oberflächen mit spitzen Sonden ab und erfassen dabei die Wechselwirkung zwischen Spitze und Probe im molekularen Bereich. Die analysierbaren Probeneigenschaften sind sehr vielfältig und werden von verschiedenen Mikroskoptypen bedient. Dazu gehören das Rasterkraftmikroskop (*atomic force microscope*, AFM), das Rasternahfeldmikroskop (*scanning near-field microscope*, SNOM), das Rastertunnelmikroskop (*scanning tunneling microscope*, STM), das Ionenstromrastermikroskop (*scanning ion conductance microscope*, SICM) oder das Magnetkraftmikroskop (*magnetic force microscope*, MFM).

---

[6] 1 Torr = 133,3 Pascal. Der atmosphärische Druck liegt bei 760 Torr (1 bar).

15.15.1 Rasterkraftmikroskop

Im Rasterkraftmikroskop rastert eine Sonde von idealerweise atomarer Größe die Probe ab und nimmt dabei die auftretenden Kräfte ab. Die Probe wird dabei über Piezomotoren in x-, y- und z-Richtung bewegt. Die Messspitze ist auf einer Messfeder (*cantilever*) befestigt. Wirkt eine Kraft zwischen Spitze und Oberfläche, schlägt die Messfeder aus und es kommt zu einer detektierbaren Bewegung. Die Detektion erfolgt z. B. über einen Laserstrahl, der auf die Messfeder gerichtet ist und je nach Neigungswinkel der Messfeder an anderer Stelle im Detektor auftrifft. Über einen Rückkopplungsmechanismus wird die Probe in z-Richtung so bewegt, dass der Laser wieder an seinem ursprünglichen Ziel auftrifft. Die Korrekturbewegung wird für die Berechnung der 3D-Struktur herangezogen. Es gibt verschiedene Arbeitsmodi der Geräte, um die jeweiligen Wechselwirkungen zu analysieren.

Das AFM liefert Informationen über Topografie (3D-Oberflächenstruktur), Oberflächenladung, Elastizität, Reibungswiderstand, Hydrophobie/-philie, Plastizität, chemische, magnetische und viele andere Eigenschaften. Es ermöglicht nicht nur die Untersuchung der Probe an der Luft, sondern auch in Flüssigkeiten. Man kann damit biologische Objekte unter weitgehend physiologischen Bedingungen untersuchen und dynamische Prozesse abbilden. Die Auflösung liegt dabei im atomaren Bereich unter 0,1 nm.

Es lassen sich z. B. die Adhäsionskräfte zwischen Zellen, Faltungsprozesse und Faltungsstabilität von Proteinen oder auch die Funktionsweise von zellulären Kanälen darstellen. Bei einer speziellen Anwendung der AFM werden z. B. Proteine oder Reaktionspartner auf der Messspitze immobilisiert und die Wechselwirkung bzw. Bindungskraft mit anderen Molekülen untersucht (z. B. Antigen-Antikörper, Rezeptor-Ligand).

15.15.2 Optisches Rasternahfeldmikroskop

Die Sondenspitze des SNOM (*scanning nearfield optical microscope*, optisches Rasternahfeldmikroskop) wird in einem Abstand von 1–10 nm über die Probe gerastert. Der Abstand zur Oberfläche entspricht dem optischen Nahfeld und wird über eine Feedbackkontrolle konstantgehalten. Über die Spitze wird Licht auf die Oberfläche geleitet und die Probe wird zur Lichtemission oder Reflexion angeregt. Man verwendet Spitzen mit und ohne Apertur. Spitzen mit Apertur sind metallummantelte, optische Fasern mit einer winzigen Lichtöffnung (20–100 nm), durch die das Licht auf die Probe geleitet wird. Spitzen ohne Apertur (Antennen) sind Metallspitzen, die mit Laser bestrahlt werden. Der dabei entstehende Plasmoneffekt kann eine Lichtemission in der Probe bewirken. Die Lichtdetektion der Emission erfolgt über eine konfokale Optik und wird mittels Photomultiplier oder CCD erfasst. Für jeden Rasterpunkt werden das Abstandssignal und das Lichtsignal aufgezeichnet.

Diese Technik zählt zu den Superresolutionsmethoden, da sie das Abbe-Auflösungslimit von ca. 200 nm für sichtbares Licht unterschreitet. Im beugungsfreien Nahfeldbereich hängt die optische Auflösung von der Feinheit der Spitze bzw. der Größe der Apertur ab, die unterhalb einer Wellenlänge liegen muss.

15.15.3 Rastertunnelmikroskop

Beim Rastertunnelmikroskop (*scanning tunnel microscope*, STM) wird ein quantenmechanischer Effekt, der sog. Tunnelstrom, genutzt. Er tritt zwischen einer feinen Nadelelektrode und der leitenden Oberfläche der Probe auf und ist abhängig von deren Abstand im Ångström-Bereich. Die Probe wird im atomaren Bereich abgerastert, der

Tunnelstrom abgenommen und damit eine Oberflächentopografie erstellt. STM war das erste der Rastersondenmikroskope. Es ist ein wichtiges Instrument für die Erforschung und Weiterentwicklung der Nanotechnologie.

Literatur

Bancroft JD (2018) Light Microscopy. In: Suvarna KS, Layton C, Bancroft JD (Hrsg) Bancroft's theory and practice of histological techniques (8th edn). Elsevier, S 25–39

Carl Zeiss Microscopy GmbH (2024) Produktinformation - Discovering the subcellular dynamics of life, ZEISS Lattice Lightsheet 7

Colliex C (1998) La microscopie electronique. Presses Universitaires de France. deutsche Edition: Colliex C (2008) Elektronenmikroskopie – Eine anwendungsbezogene Einführung (Übersetzung: Kohl H) Wissenschaftliche Verlagsgesellschaft mbH Stuttgart

Erdmann P, Klumpe S, Plitzko JM (2022) Elektronenmikroskopie. In: Kurrek J, Engels JW, Lottspeich F (Hrsg) Bioanalytik, 4. Springer, Auflage, S 553–600

Graham L, Orenstein JM (2007) Processing tissue and cells for transmission electron microscopy in diagnostic pathology and research. Nat Protoc 2(10):2439–2450

Hoppert M (2003) Microscopic techniques in biotechnology. WILEY-VCH Verlag, Weinheim

Keller PJ, Stelzer EH (2010) Digital scanned laser light sheet fluorescence microscopy. Cold Spring Harb Protoc. 2010(5):pdb.top78

Leung BO, Chou KC (2011) Review of super-resolution fluorescence microscopy for biology. Appl Spectrosc 65(9):967–980

Mulisch M, Welsch U (Hrsg) (2010) Romeis Mikroskopische Technik, 18. Spektrum Akademischer Verlag, Auflage

Quast T, Kolanus W (2022) Lichtmikroskopische Verfahren – Imaging. In: Kurrek J, Engels JW, Lottspeich F (Hrsg) Bioanalytik, 4. Springer, Auflage, S 193–224

Selchow O, Huisken J (2013) Lichtblattmikroskopie: Das Beleuchtungskonzept revolutioniert die 3D-Analyse lebender Proben. BioPhotonik 1:24–27

Strohmeyer N, Müller DJ (2022) Rasterkraftmikroskopie. In: Kurrek J, Engels JW, Lottspeich F (Hrsg) Bioanalytik, 4. Springer, Auflage, S 601–610

ThermoScientific (2019) e-book – Exploring uncharted realms with Electron Microscopy

Valli J, Garcia-Burgos A, Rooney LM, Vale de Melo E, Oliveira B, Duncan RR, Rickman C (2021) Seeing beyond the limit: A guide to choosing the right super-resolution microscopy technique. J Biol Chem 297(1):100791

Vobornik D, Vobornik S (2008) Scanning near-field optical microscopy. Bosn J Basic Med Sci 8(1):63–71

Wegerhoff R, Weidlich O, Kässens M (2006) Basics of light microscopy & imaging, Special Edition of Microscopy & Imaging, Olympus Live and Material Science Europe GmbH

Wilhelm S, Bernhard Gröbler B, Gluch M, Heinz H (2003) Broschüre – Die konfokale Laser Scanning Mikroskopie, Carl Zeiss Jena GmbH

Informative Webseiten

Bruker Corporation. ▶ https://www.bruker.com/de/services/training.html

Carl Zeiss AG. ▶ https://zeiss-campus.magnet.fsu.edu/index.html

Carl Zeiss Microscopy Deutschland GmbH. ▶ https://www.zeiss.com/microscopy/de/home.html

Imaging & Microscopy (Zeitschrift). ▶ https://analyticalscience.wiley.com/publication/imaging-and-microscopy

Leica Microsystems GmbH. ▶ https://www.leica-microsystems.com/science-lab/science-lab-home/

Molecular Expressions, Optical Microscopy Division of the National High Magnetic Field Laboratory. ▶ https://micro.magnet.fsu.edu/index.html

Nikon Instruments Inc. ▶ https://www.microscopyu.com/tutorials

Olympus Live and Material Science Europe GmbH. ▶ https://www.olympus-lifescience.com/en/microscope-resource/

Thermo Fisher Scientific. ▶ https://www.thermofisher.com/at/en/home/electron-microscopy/learning-center.html

Automatisierung und Digitalisierung im histologischen Labor

Inhaltsverzeichnis

16.1 Einleitung – 624

16.2 Histotechnischer Workflow – 626

16.3 Digitale Bildgebung – 631
16.3.1 Erstellung eines Digitalbilds – 632
16.3.2 Filter und Alignment – 636

16.4 Digitale Pathologie – 637
16.4.1 Whole-Slide-Scanner – 637
16.4.2 Befundungsarbeitsplatz – 640
16.4.3 Digitaler Workflow im Histolabor – 642
16.4.4 Validierung – 647
16.4.5 Fehler bei der Digitalisierung – 648
16.4.6 Akzeptanz der digitalen Pathologie – 649

16.5 Computational Pathology – 650
16.5.1 Digitale Morphometrie – 650
16.5.2 Werkzeuge für die rechnergestützte Diagnose (CAD) – 652
16.5.3 Künstliche Intelligenz in der CoPath – 654
16.5.4 Zukunftsaussichten – 664

Literatur – 666

© Der/die Autor(en), exklusiv lizenziert an Springer-Verlag GmbH, DE, ein Teil von Springer Nature 2025
G. Lang, *Histotechnik*,
https://doi.org/10.1007/978-3-662-71093-7_16

16.1 Einleitung

Wenn man die letzten Jahrzehnte seine Arbeitszeit in einem histodiagnostischen Labor verbracht hat, hat man ansteigende Probenzahlen, gesteigerte Anforderungen an die Probenaufarbeitung, gesteigerte Anforderungen in Bezug auf Qualitätssicherung bzw. Akkreditierung und damit eine Menge an technischen Neuerungen sowie den Einzug und die Weiterentwicklung der elektronischen Datenverarbeitung erlebt.

Die gesteigerten Probenzahlen sind u. a. den Verbesserungen in der Vorsorgemedizin und der generell guten medizinischen Versorgung geschuldet. Andererseits kommt es häufiger zu Zusammenlegungen von kleineren Instituten, was eine Anpassung von Workflows und Inventar an größere Probenmengen erfordert. Gleichzeitig wurden auf Basis von Forschungsergebnissen und der Entwicklung von routinetauglichen Methoden neue Standards in der Pathodiagnostik geschaffen, die einen enormen Anstieg der Immunhistochemie und der molekularen Analysen zur Folge hatten. So werden heute von einer onkologischen Gewebeprobe um ein Vielfaches mehr Präparate (Blöcke und Objektträger) hergestellt als früher. Meistens geht dieser Anstieg nicht unbedingt mit einer entsprechenden Mitarbeiteraufstockung einher.

Zu den heutigen Anforderungen an ein Histodiagnostiklabor gehört auch, dass die Umlaufzeit zwischen Probeneingang und fertigem Befund möglichst kurz sein soll. Die Histotechnik ist eines der wenigen medizinisch-technischen Arbeitsfelder, wo noch relativ viele Schritte händisch durchgeführt werden, also ein gewisser Arbeits- und Zeitaufwand damit verbunden ist. Dies steht leider im Widerspruch zu den steigenden klinischen Ansprüchen.

Die manuelle und individuelle Probenverarbeitung steht auch im Widerspruch zu Standardisierung und Nachverfolgbarkeit, die im Rahmen der Qualitätssicherung gefordert werden. Selbstgemachte Reagenzien, die zwar seit Jahrzehnten gut funktionieren, aber kein Zertifikat aufgeklebt haben, werden zur Problemzone. Die Dokumentationspflicht bringt eine Flut an Formularen, die (händisch) zeitraubend ausgefüllt werden müssen. Dazu kommen Anforderungen an eine verbesserte Sicherheit und ordnungsgemäßen Arbeitsschutz im Labor, um das Personal gesundheitsgefährdenden Stoffen nicht auszusetzen.

All diese Punkte sind treibende Kräfte für die Automatisierung und Digitalisierung im Histolabor. Über die letzten Jahrzehnte wurden immer mehr manuelle Verarbeitungsschritte durch Geräte erleichtert oder ersetzt. Begleitet und teilweise erst möglich gemacht wurde dies durch die Entwicklung von elektronischen Bauteilen und Workflows.

Der Begriff „digitale Pathologie" wird üblicherweise für die histopathologische Befundung an virtuellen Gewebeschnitten, also eingescannten Objektträgern (eSlides), am Bildschirm verwendet und schließt auch die Befundung mithilfe von KI-Algorithmen mit ein (s. ▶ Abschn. 16.4). Die digitale Pathologie hat in den letzten zehn Jahren Fahrt aufgenommen. „Digital" war die Histotechnik aber schon früher, da eigentlich jegliche Nutzung von IT im Labor darunterfällt. So war die Einführung einer Verwaltungssoftware, wo Patienten- bzw. Probendaten erfasst und Befundungstexte nach Diktat eingetippt werden konnten, die erste enorme Erleichterung in den späten 1980er-Jahren. Das Diktat war freilich auf Band. Erst später kam das elektronische Diktat als Audiodatei und nun ganz modern die Spracherkennungssoftware, die ein Abtippen hinfällig macht. Das **Laborinformationssystem** (LIS) kann aber für viel mehr Funktionen als nur als reines Textverarbeitungs- oder Datenbankprogramm genutzt werden (◘ Abb. 16.1). Es kann die Matrix darstellen, in der jedes Gerät über elektronische Schnittstellen vernetzt wird.

16.1 · Einleitung

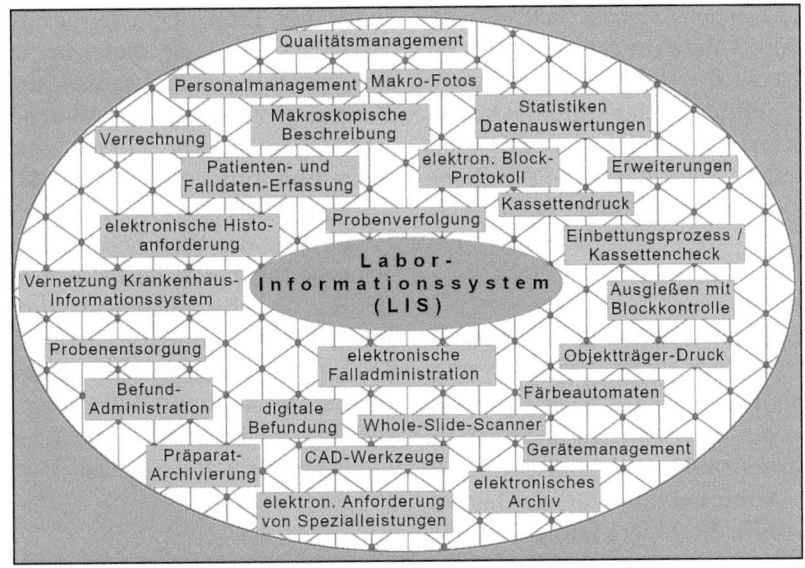

Abb. 16.1 Das Laborinformationssystem als Matrix für alle digital vernetzten Arbeitsschritte

Bei jedem Workflowschritt ist es sinnvoll einsetzbar, um Daten auszutauschen und eine Probenverfolgung zu verwirklichen. Die Erfassung und statistische Auswertung von diversen prozessrelevanten Zahlen sind für die Laboradministration immer von Nutzen, auch im Hinblick auf die Generierung von Kennzahlen für das Qualitätsmanagement. Eine Vernetzung mit dem Krankenhausinformationssystem (KIS) erlaubt den Zugriff auf klinische Daten und damit eine umfassendere Information als nur die wenigen Zeilen auf einem handschriftlichen Zuweisungsformular. Andererseits sehen auch die Kliniker, wie weit der Histobefund vorangeschritten ist. Die elektronische Anforderung von Histoleistungen durch die Kliniker eröffnet weitere Möglichkeiten wie eine papierlose Kommunikation und Informationsweitergabe über präanalytische Faktoren.

Es gibt also eine unendliche Fülle an möglichen Aufgaben (und Wünschen) für das LIS und die IT-Abteilung, die dem Labor den administrativen Aufwand und Dokumentationen zum Teil abnehmen oder zumindest erleichtern können.

Die Automatisierung bringt aber auch Nachteile mit sich. Die sieht man v. a. in einer schwindenden Kompetenz der Histotechnikerinnen und einer Entfremdung von der praktischen Tätigkeit. Das Fachwissen ist nur mehr theoretisch und liegt in einer Schublade, bis ein Gerät eine Fehlfunktion aufweist und man plötzlich mit Problemlösungen gefordert ist. Oft bleibt nur der Griff zum Telefon, um bei der Herstellerhotline einen Techniker zu ordern. Die Abhängigkeit von einem Gerät bringt bei einer Fehlfunktion den ganzen Workflow zum Stillstand. Diese Abhängigkeit macht sich auch bemerkbar, wenn es für ältere Geräte keine Ersatzteile, Verbrauchsmaterialien und keine Serviceunterstützung mehr gibt. Die Kosten sind hier natürlich auch ein zu bedenkender Faktor. Oft funktionieren Geräte nur mit den zugehörigen Verbrauchsmaterialien und Reagenzien, die im Vergleich meist teurer sind. Andererseits erhält das Labor IVD-zertifizierte Geräte bzw. Reagenzien und erspart sich aufwendige In-House-Validierungen. Dieser Kostenfaktor ist auch dahingehend zu bewerten, dass qualifizierte Fachkräfte leider immer öfter schwer zu rekrutieren sind. Ohne Automatisierung wäre das Arbeitsaufkommen im Labor heutzutage nicht mehr zu bewältigen.

16.2 Histotechnischer Workflow

Die Automatisierung und Digitalisierung ist bei allen Workflowschritten und auch im prälaboratorischen Bereich präsent. Eine wesentliche Voraussetzung für die Digitalisierung betrifft die Übersetzung der analogen Informationen in rechnerkonforme Daten sowie die Identifikation von Patienten, Proben und Präparaten in digital lesbarer Form. Mithilfe von KIS bzw. LIS werden für sie ID-Bezeichnungen generiert, unter denen ein hierarchischer Zusammenhang besteht und die jeweils Unikate für eine eindeutige Identifikation darstellen (◘ Tab. 16.1). Das Aufbringen eines Barcodes als Teil der Beschriftung, der simpel mittels Barcodelesers gescannt werden kann, ist ein wichtiges Hilfsmittel für eine vernetzungsfähige, digitale Pathologie. Sobald eine Probe bzw. ein Präparat einen Barcode trägt, kann dieser bei allen Workflowschritten genutzt werden, um z. B. eine Zeitmarke zu setzen, den Barcodeinhalt zu übertragen, in den Fall einzusteigen oder eine Funktion auszulösen (◘ Abb. 16.2, 16.3 und 16.4).

Entlang des Workflows sieht man dafür Anwendungen wie die elektronische Anforderung der Histoleistungen durch die Kliniker, die Eingangserfassung, das digitale Diktat mit Spracherkennungssoftware, die digitale Blockprotokollführung beim Zuschnitt, das Bedrucken von Kassetten und Objektträgern, die digitale Unterstützung

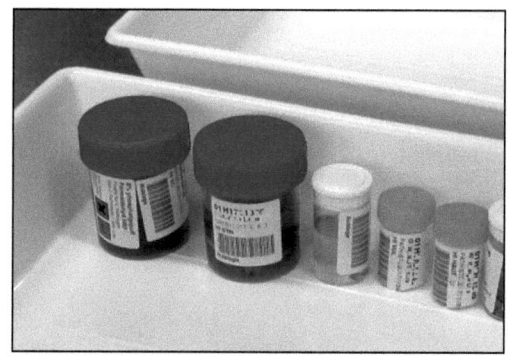

◘ Abb. 16.2 Probengefäße mit Barcodeetikett

◘ Tab. 16.1 Hierarchische Identifikationsnummern als Attribute des Probendatensatzes

ID-Typ	Beschreibung
Patienten-ID	Ist unabänderlich mit der Patientin verknüpft
Fall-ID	Aus dem KIS oder LIS; zu einer Patientin können mehrere Fälle beispielsweise aus verschiedenen Krankenhausbesuchen oder Einsendeterminen existieren
Anforderungs- bzw. Auftrags-ID	Zu einem Fall können mehrere Anforderungen existieren
Proben-ID	Zu einer Anforderung können mehrere Proben gehören
Block- bzw. Kassetten-ID	Alphanumerisch bei Zusatzbezeichnungen, zu einer Proben-ID wird mindestens ein Block produziert (Anzahl ist bedarfsabhängig)
Objektträger-ID	Alphanumerisch bei Zusatzbezeichnungen plus beispielsweise Färbungstyp, Level; zu einer Block-ID wird mindestens ein Objektträger produziert (Anzahl ist bedarfsabhängig)

16.2 · Histotechnischer Workflow

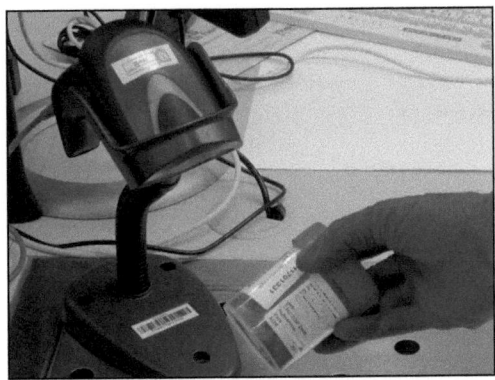

Abb. 16.3 Der Barcodescan sorgt für die schnelle Identifikation und Datenübertragung

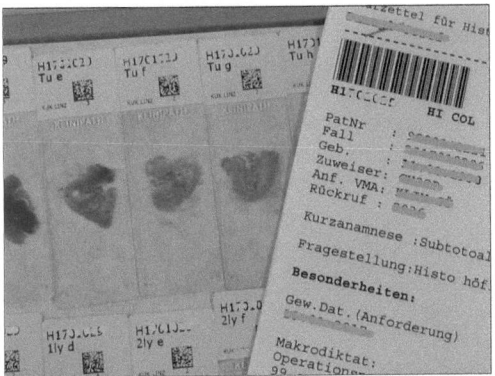

Abb. 16.4 Bedruckte Objektträger mit Barcode, Begleitschein mit Barcode zum einfachen Einsteigen in den Fall

bei der Falladministration und -verteilung bis hin zur Archivierung und Entsorgung der Präparate. Auch die eingesetzten Geräte sind zum Teil mit Barcodelesern ausgestattet, die eine Identifikation, Zählung und Dokumentation der jeweils behandelten Präparate ermöglichen.

Ein weiterer Aspekt der Dokumentation wird durch das Einbinden der digitalen Fotografie eröffnet. Bilddateien können leicht mit dem Befund verknüpft werden und so z. B. bei der Eingangserfassung, beim Zuschnitt oder beim Biopsienpicken den Probenstatus optisch nachweisen. Dies geht hin bis zur Erstellung von mikroskopischen eSlides, die bei der Befundung am Monitor genutzt werden.

- **Automatisierung**

Elektronisch gesteuerte Geräte bzw. Automaten sind im Histolabor bereits gut vertreten. So findet man Kassetten- bzw. Objektträgerdrucker, Digitalkameras, Entkalkungshilfen (Mikrowelle, Ultraschall, Wärme, s. ▶ Abschn. 5.2.5), Einbettungsprozessoren, Ausgießstationen, Färbe- und Eindeckautomaten, Immunhistofärber und einiges mehr. Meist hat sich das neue Equipment stückchenweise im Labor zusammengefügt, was zu Schwierigkeiten bei der Kompatibilität der Systeme führen kann. Der eine oder andere Anbieter hat sich dieses Problems angenommen und Komplettlösungen von A–Z inklusive Geräten und LIS entwickelt. Jeder Weg, ob eigenentwickelte Einzellösungen oder Komplettlösung, hat gewisse Vorteile bzw. Nachteile. Wichtig ist jedenfalls, eine Erweiterungs- und Aktualisierungsfähigkeit der Systeme zu bewahren.

Die **Einbettungsautomaten** sind die ältesten Vertreter der Automatisierung im Histolabor. Die Vorläufer der heutigen, elektronisch gesteuerten Geräte kamen in den 1950er-Jahren in Gebrauch (Technicon, Histokinette). Heutzutage sieht man überwiegend Geräte, wo sich die Kassetten in einer Kammer befinden und die Reagenzien elektronisch gesteuert in diese Kammer eingepumpt werden. Die Ausstattung mit Vakuum und die Möglichkeit, verschiedene Protokolle mit bestimmten Optionen zu programmieren, sind Standard. Dazu kommen noch Funktionen wie die Reagenzienverwaltung und -überprüfung, Kassettenanzahlverwaltung, Registrierung der Kassetten-IDs, diverse Sensoren, Rettungsfunktion bei Fehlern, Remotezugriff usw. Die geschlossenen Systeme bieten dabei eine erhöhte Arbeitssicherheit (s. ▶ Abschn. 7.2.5).

Als moderne Alternative zur konventionellen Einbettung sind auch Mikrowellen-Einbettungsprozessoren erhältlich (s. ▶ Abschn. 7.2.7.1 und 14.5.3). Sakura Finetek bietet zur Unterstützung des kontinuierlichen Workflows einen frei beweglichen Roboter an, der die Kassetten in den MW-Prozessor einstellt und sie nach der Paraffineinbettung in ein vollautomatisches Ausgießgerät weitergibt (s. ▶ Abschn. 7.2.8.1). Nach dem Erkalten kann der automatisch produzierte Block inklusive der speziellen, mitausgegossenen Paraformkörbchen am Mikrotom geschnitten werden.

Bei anderen Vorgehensweisen werden mithilfe des LIS oder anhand des Blockprotokolls Etiketten bzw. Objektträger vorgedruckt. Das bietet sich beispielsweise an, wenn für einen Block viele Objektträger (Serien, verschiedene Färbungen) vorbereitet werden. Wichtig ist dabei immer, das jeder einzelne Objektträger eine eindeutige Identifikation bekommt und als Unikat (elektronisch) erkennbar ist.

Möchte man kontrollieren, ob der Block ordnungsgemäß angeschnitten wurde bzw. ob sich noch Gewebe in der Tiefe befindet, kann man ein neulich vorgestelltes Gerät nutzen (BlocDoc von SPOT Imaging). Es erstellt Bilder von der Blockoberfläche im regulären und polarisierten Modus. Der Blockbarcode wird im Gerät gescannt und das Bild dem Fall zugeordnet. Dies ermöglicht dem Befunder, im Zweifelsfall auch einen Blick auf die angeschnittene Fläche zu werfen, und es können ggf. noch weitere Tiefen angefordert werden (L'Imperio et al. 2021).

Das Schneiden am **Mikrotom,** als Kernstück der Histotechnik, ist eine manuelle Tätigkeit. Und als Histotechnikerinnen sind wir stolz auf unsere Fähigkeit, mikrometerdünne Gewebeschnitte herstellen zu können. Es ist aber eine anstrengende, repetitive Tätigkeit, die viel Konzentration und Fingerspitzengefühl erfordert.

Für jeden Schnitt muss ein Objektträger mit der zugehörigen ID des Blocks beschriftet werden. Die Blöcke waren früher per Hand beschriftet und das Übertragen der Nummer erfolgte ebenfalls handschriftlich, was natürlich eine Quelle für Lese-, Schreib- und Verwechslungsfehler darstellte und auch entsprechend Zeit benötigte.

Heutzutage stehen **Kassetten-, Objektträger-** und **Etikettendrucker** für eine saubere, gut leserliche Beschriftung zur Verfügung. Sie erzeugen am Objektträger wiederum einen Barcode und können in die Beschriftung auch zusätzliche Infos integrieren. Drucker, die direkt am Mikrotom verwendbar sind, werden über den Kassettenbarcode bedient. Diese direkte Übertragung minimiert die Fehlerquellen und spart Zeit.

Natürlich haben sich auch die Mikrotome modernisiert. Aus den gusseisernen Schlittenmikrotomen mit geölten Stahlbahnen haben sich leichtere Geräte mit Rollenführung entwickelt. Es gibt verschiedene Modelle, die u. a. auch die Trimmstärke elektronisch regeln können. Am beliebtesten bleiben hier allerdings die „stromlosen" Geräte, wo alle Einstellungen manuell erfolgen und man stufenlos und unmittelbar auf die Bedürfnisse des Blocks reagieren kann (s. ▶ Abschn. 8.3.1).

Bei den Rotationsmikrotomen sieht das anders aus. Die Motorisierung und die elektronische Regelung von Geschwindigkeit, Schnittdicke, Modus und Schnittebene sind beliebte Features dieser Geräte. Zusätzliche Bauteile wie Kühladapter für den Blockhalter oder eine „Rutschbahn" für die

16.2 · Histotechnischer Workflow

Schnitte ins Wasserbad sollen das Schneiden erleichtern (s. ▶ Abschn. 8.3.2).

Trotzdem bleibt das Schneiden eine manuelle Tätigkeit. Jeder Block wird einzeln genommen, eingespannt und geschnitten. Der Schnitt wird auf den bedruckten Objektträger aufgezogen und getrocknet.

> Der Schneideautomat für Paraffinblöcke von Dainippon/Axlab kratzt an diesem Paradigma. Diese Maschine vereint einen ganzen Schneidearbeitsplatz vom Blockreservoir bis zur Ablage der fertigen Objektträger. Sie kopiert die menschlichen Fähigkeiten beim autonomen Schneiden und überprüft die Vorgänge mittels Sensoren. Aber sie stößt noch an ihre Grenzen bei kritischen, kleinen oder zu dünnen Blöcken (s. ▶ Abschn. 8.6.1.8).

Für die HE-Färbung sind heutzutage die einzelnen, früher manuell erledigten Schritte (Antrocknen, Entparaffinieren, Färben, Eindecken) in einer „**Färbestraße**" zusammengefasst. Die Automaten, die über die Jahre auch eine gewisse Entwicklung durchliefen, sind unterschiedlich konstruiert (s. ▶ Abschn. 9.20). Gemeinsam ist ihnen, dass man verschiedene Färbeprotokolle programmieren kann, die auch in sich verschachtelt ablaufen können. Sie verfügen natürlich über eine elektronische Steuerung, berechnen die schnellste Abarbeitung der Färbeaufträge, verwalten die Reagenzien und zählen bzw. registrieren die gefärbten Objektträger. Der Eindeckautomat ist mit dem Färber für eine kontinuierliche Weitergabe verbunden. So hat sich die Routinefärbung im modernen Histolabor auf ein Beschicken der Färbestraße und die Entnahme der fertig eingedeckten Objektträger reduziert.

> Roche und Agilent bieten HE-Vollautomaten an. Diese Geräte bearbeiten jeden barcodemarkierten Objektträger individuell. Durch die Objektträger-ID kann der Weg des Präparats leicht nachvollzogen werden und diese Information kann mit dem LIS geteilt werden. Jeder Objektträger wird mit einer eigenen Portion Färbereagens nach einem zugeordneten Protokoll gefärbt. Ein Eindeckautomat ist integriert (s. ▶ Abschn. 9.20.5).

Die üblichen Instrumente der Befundung, die **Hellfeldmikroskope,** sind für die klinische Nutzung meist wenig automatisiert, können aber u. a. mit motorisiertem Objekttisch oder Objektivrevolver und Digitalkamera ausgestattet sein. Ihr automatischer Gegenpart ist der **Slidescanner** für die digitale Bildgebung. Alternativ zur mikroskopischen Befundung können die Befunder im Rahmen der digitalen Pathologie auf die digitalisierte Version des Gewebeschnitts (eSlide) zugreifen. Als Unterstützung für die Befundung stehen **CAD-Systeme** am eSlide zur Verfügung *(computer assisted diagnosis)*. Die digitale Bildgebung sowie digitale und rechnergestützte Pathologie werden nachfolgend beschrieben (s. ▶ Abschn. 16.3).

Falls ein Fall nicht an der HE-Färbung alleine abgeschlossen werden kann, werden Zusatzanalysen wie Spezialfärbungen, Enzymhistochemie, Immunhistochemie, In-situ-Hybridisierung und molekularpathologische Analysen benötigt. Ihre Anforderung durch den Pathologen kann elektronisch via LIS oder über die vernetzte Gerätesoftware erfolgen.

Manche Spezialfärbungen und die enzymhistochemischen Färbungen werden auch heute noch manuell durchgeführt. Der Grund liegt meist darin, dass sich eine Automatisierung aufgrund der geringen Anzahl oder der komplexeren Reagenzienherstellung nicht rentiert oder die passenden Färbekits werden schlicht nicht angeboten.

Für die gängigen Spezialfärbungen nutzt das moderne Histolabor aber gerne **Spezialfärbeautomaten** (s. ▶ Abschn. 9.20) und die vom Hersteller zur Verfügung gestellten Reagenzien. Diese Automaten sind teilweise für die Einbindung ins LIS geeignet, arbeiten mit barcodemarkierten Objektträgern und dokumentieren im Laufbericht die zugehörigen Informationen.

Ähnlich verhält es sich auch mit **Immunhistoautomaten** (s. ▶ Abschn. 11.15). Die stetig wachsende Zahl an IHC-Analysen macht eine händische Verarbeitung kaum mehr durchführbar. Auf den Immunhistoautomaten lassen sich auch die gängigen ISH-Analysen bearbeiten. Es werden aber auch spezialisierte ISH-Automaten angeboten (s. ▶ Abschn. 12.5.11). Die Molekularpathologie hat wiederum einen ganz eigenen Fuhrpark an Analysegeräten für die Nukleinsäureisolierung und Mutationsanalyse.

Die **Archivierung** der histologischen Präparate ist ein mühseliges und zeitraubendes Geschäft. Alle Blöcke und Objektträger müssen gemäß ihrer ID-Nummer sortiert und in entsprechende Container gebracht werden. Fehler beim Sortieren sind schwer verzeihlich, weil man Präparate unter den Tausenden anderen nicht mehr wiederfindet. Daher wird meist ein mehrstufiges Sortiersystem angewandt, wo man die Präparate mehrmals in die Hand nehmen und wiederholt kontrollieren muss, bis sie ihren Platz im Archiv bekommen.

Abhilfe bieten hier **vollautomatische Archivsysteme**. Voraussetzung ist die eindeutige Identifikation mittels Barcodes auf jedem einzelnen Präparat (Unikate). Das System erfasst die ID und ordnet dem Präparat einen Platz im Archiv zu. Es besteht dabei keine aufsteigende Sortierung, sondern eine zeitliche Ordnung. Die Präparate werden mit Robotern an ihren Platz gebracht und auch von dort wieder hervorgeholt, wenn sie wieder benötigt werden. Der Vorteil der Zeitersparnis und der Sicherheit liegt auf der Hand. Gleichzeitig wird mitdokumentiert, was mit den Präparaten passiert. Bedenkt man die Unmengen an Präparaten, die im Archiv eines großen pathologischen Instituts aufbewahrt werden, kann man sich den Platzbedarf für ein solches Robotersystem vorstellen. Ein erstes Sortieren bleibt dem Laborpersonal trotzdem nicht erspart, da viele Präparate innerhalb von wenigen Tagen bzw. Stunden erneut zur Bearbeitung benötigt werden.

■ **Probentracking und Qualitätsmanagement**

Ein elektronisches Probentrackingsystem kann dem Labor den Aufwand der manuellen Nachverfolgung und Probensuche abnehmen. Bei allen Workflowschritten können digitale Marken in Bezug auf Zeitpunkt, tätige Person bzw. Probenstatus in einem **Laborlogbuch** gesetzt werden. Damit bietet ein Trackingsystem den Nachweis über die nachverfolgbare Probenverarbeitung mit all den zugehörigen Dokumentationspflichten. Dies ist im Speziellen für das Qualitätsmanagement sehr nützlich.

Ein praktisches Hilfsmittel dazu ist das elektronische, mit dem LIS vernetzte Blockprotokoll, das für die Falladministration und Dokumentation große Vorteile bietet. In einer elektronischen Liste oder Datenbank kann man Informationen hinterlegen, nach Fall, ID-Nummer oder Erfassungszeitpunkt sortieren, nach Nummern oder Namen suchen, den Status eines Falls angeben und damit den Weg des Präparats bzw. Falls zeitbezogen dokumentieren (u. v. m.).

Aus dem modernen Qualitätsmanagement ist die Digitalisierung nicht mehr wegzudenken. Ein gut funktionierendes **Dokumentenlenkungssystem** ist ein notwendiges Hilfsmittel, um die Bürokratie in den Griff zu bekommen (s. ▶ Abschn. 17.6). Dazu kommen Systeme, die dabei helfen, Eingangs- und Chargenkontrollen der Reagenzien zu organisieren. Und wie erwähnt können alle erfassten Daten und Zahlen für die möglichst einfache **Generierung von Kennzahlen** nützlich sein. Software zum Monitoring der Kennzahlen, zur Erfassung von Fehlern und Verbesserungsvorschlägen sowie zur Nachverfolgung von Korrekturmaßnahmen ist ein nützliches Tool für den kontinuierlichen Verbesserungsprozess, das Fehlermanagement und den Managementreview der Laborleitung.

■ **Resümee**

Das histologische Labor hat sich in den letzten Jahrzehnten von einem ausschließlich händischen Betrieb zu einem mehr und mehr automatisierten Betrieb mit digitaler Unterstützung und Vernetzung gewandelt. Die Entwicklung ist aber noch nicht abgeschlossen und bei Weitem nicht so fortgeschritten wie in einem medizinisch-chemischen Labor. Die Probenumlaufzeiten haben sich zwar verkürzt, sind aber immer noch von den klassischen Arbeitsabläufen und den Erfordernissen für eine qualitative Probenverarbeitung dominiert. Die zunehmende Anzahl an Zusatzanalysen ist ohne Automatisierung nicht mehr zu bewältigen und wirkt sich trotz Geräteunterstützung verlängernd auf die Umlaufzeiten aus. Je mehr Geräte in den Histotechnikworkflow eingebaut werden, umso mehr muss man sich mit ihrer Kompatibilität und Vernetzungsfähigkeit beschäftigen. Ein modernes Laborinformationssystem sollte die Schnittstellen für die Einbindung der jeweiligen Geräte bieten sowie erfasste und generierte Informationen aus allen Workflowschritten zugänglich machen. Ein vollständig automatisierter Ablauf im Sinne einer Analysestraße für die Histotechnik ist (noch) nicht realisierbar. Wichtige Teilschritte im Workflow werden manuell durchgeführt und benötigen qualifizierte Mitarbeiterinnen. Daher ist und bleibt in absehbarer Zeit die Produktivität eines Histolabors in erster Linie von der Anzahl und Qualifikation der Mitarbeiterinnen abhängig.

16.3 Digitale Bildgebung

Die Histopathologie als optische und morphologische Analysemethode ist eine logische Anwendung für die Fotografie bzw. Bildgebung jeglicher Art. Waren es früher analoge Fotoaufnahmen auf Film, ist heutzutage natürlich die digitale Fotografie das Mittel der Wahl, um Gewebebilder festzuhalten. In digitaler Form lassen sich die Bilder abspeichern, nachbearbeiten, verschicken u. v. m. Durch die Digitalisierung muss die Befundung von histologischen Präparaten nicht mehr zwingend am Mikroskop durchgeführt werden, sondern kann auch am Bildschirm erfolgen, und es eröffnen sich viele Möglichkeiten für die Nutzung von technischen Hilfsmitteln im Rahmen der sog. **digitalen und rechnergestützten Pathologie.**

Dazu kommen Anwendungen aus der Forschung wie die modernen mikroskopischen Methoden, die ohne digitale Bildgebung nicht funktionieren würden (Rastermikroskope, Lichtblattmikroskop, s. ▶ Abschn. 15.8 bis 15.11). Die Fluoreszenzmikroskopie mit all ihren Anwendungen (z. B. Multiplex-IF, -FISH, s. ▶ Abschn. 11.16.1 und 12.9) benötigt die digitale Fotografie für die Dokumentation der vergänglichen Ergebnisse und die Darstellung der teilweise komplexen Bilder mittels Imagingsoftware (Multikanalaufnahmen, Multispektralmikroskopie).

Um **dynamische Prozesse** zu dokumentieren, ist die digitale Fotografie auch unumgänglich. Die Hochgeschwindigkeitsexperimente in der Forschung sind abhängig von einer hochsensitiven, digitalen Bilderfassung im Millisekundenbereich. Aus diesen bis zu Tausenden Bildern lassen sich beeindruckende Filme kreieren. Diese kurze Aufzählung von Anwendungsbeispielen könnte sicherlich noch massiv verlängert werden.

16.3.1 Erstellung eines Digitalbilds

Im menschlichen Auge befinden sich in der Netzhaut photosensitive Zellen (Stäbchen und Zapfen), die das Auftreffen von Photonen in elektrische Signale umwandeln. Über Nerven werden die Signale ans Gehirn weitergeleitet, wo ein Bild aus den einzelnen Signalen zusammengesetzt wird und als analoges Gesamtbild wahrgenommen wird. Analoge Bilder enthalten Grautöne und Farben in einem umfangreichen, **kontinuierlichen Spektrum**.

Bei der digitalen Bildgebung wird dieser Vorgang in gewissem Maße kopiert. Es gibt Sensoren, die die Photonen detektieren und daraus analoge elektrische Signale generieren. Diese Signale werden durch einen Analog-Digital-Wandler (A/D-Wandler) rechnerkonform in **diskrete, numerische Werte** umgewandelt, also digitalisiert. Die einzelnen Signale bauen rasterförmig (x-y) das digitalisierte Bild in Form von quadratischen Teilarealen auf. Jedem Bildpunkt (Pixel, *picture element*) werden Koordinaten und ein Zahlenwert zugeordnet, der für Helligkeit bzw. Farbe steht. Das Digitalbild wird durch eine **Pixelmatrix** charakterisiert.

Die erreichbare **räumliche Auflösung** der Abbildung basiert dabei u. a. auf dem Auflösungsvermögen der Kamera, das hauptsächlich durch die Pixelgröße des Sensors gegeben ist, und dem optischen Auflösungsvermögen des Mikroskops oder Scanners. Um alle Bildinformationen optimal darstellen zu können, müssen die Imagingsoftware und die Bildschirmqualität (Pixeldichte, ppi[1]) passend zur Kameraauflösung gewählt werden. Mit zu bedenken ist, dass Bildinformationen, die bereits bei der Detektion im Kamerasensor verloren gehen, auch durch einen hochwertigen Monitor nicht wiedergebracht werden können.

Ob ein Objekt naturgetreu abgebildet werden kann, hängt davon ab, ob die Objekteigenschaften mit der **Pixelkonfiguration** der Kamera zusammenpassen (Anzahl bzw. Größe der Pixel im Verhältnis zur Bildfläche, Pixelabstand). Ein feinstrukturiertes Motiv zeigt viele unterschiedliche Intensitätswerte pro Fläche. Bildet ein Pixel mehrere dieser Intensitätswerte gemeinsam ab, repräsentiert der numerische Wert den Durchschnitt der Grautöne. Dies kann bei einer vergleichsweise zu großen Pixelfläche zum Verlust von Bildinformationen und zu einer groben Darstellung führen. Die Anzahl an Pixeln und ihr Abstand voneinander beeinflussen ebenfalls die Detektierbarkeit von Bildinformationen *(sampling interval)*. Verläuft beispielsweise auf einer einfarbigen Fläche eine dunklere Linie, wird sie nicht abgebildet, wenn die Pixel nur die Areale links und rechts davon aufnehmen. Das *undersampling* kann spezielle Artefakte verursachen, wo sogar neue, nicht vom Original stammende Bildinformationen kreiert werden.

Die **Vergrößerung** des Bilds wird durch die Pixelgröße des Monitors mitbestimmt. Das Größenverhältnis des Kamerapixels zum Bildschirmpixel, in das es abgebildet wird, gibt die Vergrößerung vor. Zum Beispiel 5 μm im Sensor und 200 μm im Monitor ergeben eine 40-fache Vergrößerung. Dieses Zusammenspiel von Objektiv, Sensor und Monitor kann sich je nach Imagingsystem unterscheiden und führt daher auch zu unterschiedlichen Ergebnissen bei Auflösungsvermögen und Vergrößerung der Abbildung (Sellaro et al. 2013).

Eine wichtige Eigenschaft eines Digitalbilds ist die **Bit-Tiefe,** aus der sich die Anzahl an darstellbaren Helligkeitsstufen ableitet. Je größer dieser Wert ist, umso mehr Helligkeitsstufen können dargestellt werden. Mit 2 Bit kann man $2^2 = 4$ Stufen, mit

---

1 Ppi. *Pixel per inch.*

16.3 · Digitale Bildgebung

8 Bit kann man $2^8 = 256$ Stufen darstellen. Die Skala reicht dann von null (schwarz) bis zur höchsten Zahl (weiß). Die Bit-Tiefe repräsentiert die Anzahl an Graustufen, die der A/D-Wandler aus dem Spektrum der analogen Signale generieren kann. Das menschliche Auge kann ca. 50 verschiedene Grautöne unterscheiden. Daher sollte bei der Bildformierung dieser Wert nicht unterschritten werden, um die Illusion einer kontinuierlichen Intensitätsänderung zu erreichen. Gängige Bit-Tiefen sind acht bis zehn, wobei die Anforderungen an die Kamera bzw. den Detektor vom abzubildenden Objekt (Motiv) abhängen. Je größer die Bit-Tiefe, umso länger wird die Berechnungszeit für das Digitalbild. Die numerischen Grau- bzw. Helligkeitswerte sind die Basis für die digitale Bildbearbeitung und werden z. B. für eine Verstärkung des Kontrasts oder der Schärfe herangezogen.

Die Eigenschaften von Digitalbildern können als **Histogramm** grafisch dargestellt werden. Bei einem 8-Bit-Bild werden auf der x-Achse die 255 Grautöne (bzw. Intensitäten) und auf der y-Achse die Anzahl an Pixel mit dem jeweiligen Grauton aufgetragen. Man kann daraus erkennen, wie viele und in welcher Verteilung die Grautöne tatsächlich im Bild vorhanden sind (Helligkeit, Kontrast). Der **Dynamikbereich,** der in einem Bild abgedeckt wird, ist begrenzt durch die schwächste und stärkste Intensität, die in einem Areal (Sichtfeld) detektiert werden kann.

Zur Erstellung eines digitalen Bilds benötigt man also eine lichtsensitive Einheit (Sensor), einen Umwandler des analogen Signals in das ortsaufgelöste, digitale Signal, eine Imagingsoftware zum Auslesen der Signale und einen Bildschirm zur Darstellung.

Bei den Lichtsensoren findet man **Flächendetektoren** (z. B. CCD- und CMOS-Sensoren), die den vom Objekt stammenden Lichteinfall mit vielen, flächig angeordneten Photodioden simultan und mit räumlichem Bezug erfassen. Bei der digitalen Fotografie und beim Einscannen von Objektträgern kommen diese Flächendetektoren zum Einsatz. Ebenfalls einen räumlichen Bezug bewahren **Liniensensoren** (z. B. CCD- und CMOS-Sensoren), die man häufig in der Werkstoffanalyse, aber auch beim Objektträgerscannen einsetzt. Weiters findet man Detektoren ohne räumlichen Bezug, die das zu einem bestimmten Zeitpunkt einstrahlende Licht aufnehmen und verstärken (z. B. Photomultiplier). Ihr Einsatzgebiet ist u. a. die punktweise Lichtdetektion bei Rastermikroskopen.

16.3.1.1 CCD-Sensoren

CCDs *(charge coupled devices)* haben zwei wichtige Aufgaben: Sie übersetzen Helligkeitswerte in ein elektrisches Signal und lesen ein konkretes Bildfeld als eine Folge von Pixeln aus. Ein CCD-Element besteht aus einem Halbleiterarray aus Photodioden, MOS[2]-Kondensatoren und weiteren Bestandteilen. Eine Photodiode entspricht normalerweise einem Pixel. In jeder der Siliciumphotodioden werden durch den inneren Photoeffekt Elektronen im Silicium durch das einfallende Licht ausgelöst und in einem Potenzialtopf gesammelt. Dabei ist die akkumulierte Ladungsmenge bzw. Spannung proportional zur Intensität des einfallenden Lichts und zur Belichtungszeit. Die Elektronenpakete jedes Pixels werden nacheinander zu einem Verstärker weiterverschoben und an den A/D-Wandler weitergegeben. Der Wandler gibt proportional zur Ladungsgröße einen Datensatz aus, der einem bestimmten Helligkeitsgrad entspricht. Üblicherweise verfügt ein CCD-Array über einen einzelnen A/D-Wandler. Für den Transportweg der Ladungen aus dem Pixelarray zum A/D-Wandler gibt es verschiedene Strategien und Bauarten der CCD-Sensoren.

---

2 MOS. *Metal oxide semiconductor.*

Weiterentwicklungen der CCD-Sensoren führten zu größerer Sensitivität bei höherer Auslesegeschwindigkeit. Beim EM-CCD-Sensor *(electron multiplying CCD)* wird eine zusätzliche Vermehrung der Elektronen in den einzelnen Paketen erreicht, bevor diese zum eigentlichen Ladungsverstärker kommen, ohne die Auslesegeschwindigkeit zu reduzieren.

- **Sensoreigenschaften**

Sensoren charakterisieren sich durch unterschiedliche Formate (z. B. 1360×1024 Pixel), Pixelgrößen (z. B. 4,65×4,65 µm^2) und Arrayflächen (z. B. 7,6×6,2 mm^2).

Die **Sensitivität** eines Sensors beschreibt die Fähigkeit, eine minimale Lichtmenge zu detektieren und das Signal gut erkennbar über dem Hintergrundrauschen *(noise)* der Kamera darzustellen. Andererseits kann man unter Sensitivität auch die Fähigkeit zur Unterscheidung minimal differierender Lichtintensitäten verstehen. Diese Fähigkeit wird durch das Signalrauschen beeinflusst. Die Ursachen von Rauschen sind vielfältig und beeinflussen das **Signal-Rausch-Verhältnis** der Aufnahme. Thermisches Rauschen wird beispielsweise bei CCD-Kameras für hochempfindliche Fluoreszenzaufnahmen durch Kühlung des Chips auf Minusgrade vermindert.

Eine weitere Eigenschaft eines Sensors beschreibt die **Effektivität**, aus den einfallenden Photonen Elektronen zu generieren. Dies ist u. a. abhängig von der Wellenlänge und Energie des auftreffenden Lichts, die die Absorption und Diffusion der Photonen im Silicium sowie den photoelektrischen Effekt beeinflussen **(spektrale Sensitivität)**. Eine gewünschte Eigenschaft bei der Umwandlung des Lichteinfalls in einen digitalen Wert ist die **Linearität**. Bei einer guten Linearität kommt es zu einer proportionalen Abbildung der Objekteigenschaften. Bei sehr geringer Lichtintensität oder bei Überbelichtungen kann es zu Abweichungen der Linearität und zu einer Verfälschung des Ergebnisses kommen, was für quantitative Messungen nachteilig ist. Die **Uniformität** bezieht sich auf die Gleichmäßigkeit der Signalgenerierung im ganzen Sensor.

- **Farbbild**

Zur **Farbbilderzeugung** gibt es verschiedene Ansätze. Bei der Verwendung eines **Mosaikfilters** wird über den CCD-Array ein Muster gelegt, das abwechselnd den einzelnen Pixeln eine der drei Grundfarben (Rot, Blau, Grün) zuordnet. Das einfallende, „weiße" Licht wird dafür mit einem Filter auf eine der Grundfarben eingeschränkt. Aus den Einzelsignalen in Rot, Blau oder Grün werden die Farben für die jeweils fehlenden Pixel interpoliert und die Bildinformationen ergänzt. Durch die Lichtaufteilung sind Farbkameras prinzipiell weniger sensitiv als monochromatische Kameras.

Bei **Drei-Chip-Farbkameras** wird das „weiße" Licht über ein Prisma in die drei Grundfarben aufgespalten und in jeweils einem eigenen CCD-Chip detektiert, der exakt justiert sein muss. Bei einer Bit-Tiefe von acht, können auf jedem Farbpixel 256 Helligkeitsstufen der jeweiligen Farbe registriert werden. Bei Farbkameras spricht man dann von $3 \times 8 = 24$ Bit, die gemeinsam ein Farbpixel codieren. Diese RGB-Kameras zeigen eine hohe Farbtreue und höhere Auflösung als die Ein-Chip-Farbkameras mit Mosaikfilter (◘ Abb. 16.5).

Trilinear-Farbkameras werden für den Linienscan (im Gegensatz zum Kachelscan) eingesetzt. Sie beinhalten drei lineare Sensoren, die jeweils das Licht einer Grundfarbe aufnehmen und mit dementsprechenden Filtern versehen sind. Drei nebeneinanderliegende Linien am Objekt werden von jeweils einer Farbsensorlinie simultan erfasst. Anders ausgedrückt: Eine definierte Linie am Objekt wird zeitlich versetzt in je einer Sensorlinie erfasst. Die drei Farbsig-

16.3 · Digitale Bildgebung

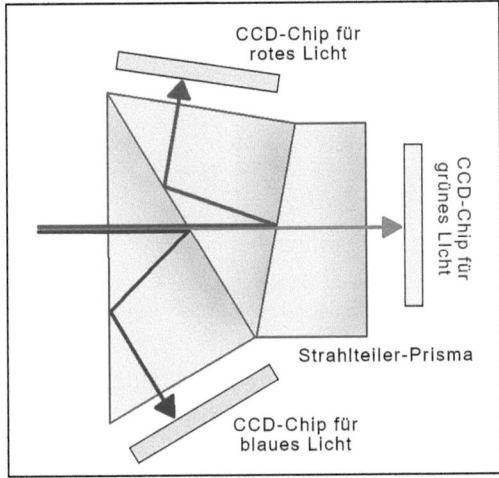

Abb. 16.5 Schema Drei-Chip-Farbkamera

nale werden rechnerisch zu einem Farbbild kombiniert. Diese Kameras verlangen eine hohe Präzision bei der Rasterbewegung des Objekts (Abb. 16.6).

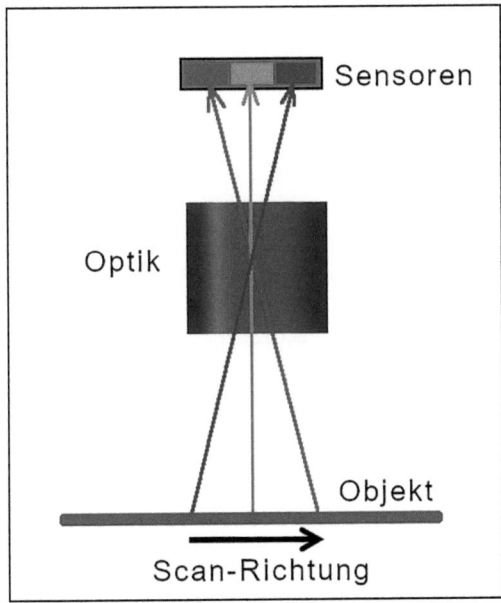

Abb. 16.6 Schema Trilinear-Farbkamera

16.3.1.2 CMOS-Sensoren

CMOS-Sensoren *(complementary metal-oxide-semiconductor)* beruhen auch auf dem photoelektrischen Effekt und werden zunehmend für wissenschaftliche Zwecke eingesetzt. Bei CMOS-Kameras findet man bei jeder einzelnen Photodiode einen zugehörigen Kondensator, Verstärker und Digitalprozessor vereint auf einem Chip. Eine Photodiode entspricht einem Pixel. Im Gegensatz zum CCD, wo analoge Spannungssignale ausgelesen werden, werden beim CMOS-Chip direkt digitale Bits in hochparalleler Weise ausgegeben. Jedes Pixel ist einzeln ansprechbar und modifizierbar. Farbaufnahmen werden analog zur CCD-Kamera generiert.

Diese Sensoren sind relativ günstig, kompakt und vielseitig einsetzbar. Zu ihren Vorteilen gehören die hohe Aufnahmegeschwindigkeit, der große Dynamikbereich und größere Chipflächen im Vergleich zu CCDs oder EMCCDs. Sie werden z. B. bei der Lichtblattmikroskopie aber auch in Whole-Slide-Scannern und Mobiltelefonen verwendet.

16.3.1.3 Photomultiplier

Photomultiplier sind sehr sensitiv und reagieren ultraschnell auf Veränderungen des Lichteinfalls. Sie können daher zur Detektion von sehr schnell wechselnden Ereignissen verwendet werden.

Beim Auftreffen der Photonen auf die Detektorkathode im Photomultiplier werden vorerst wenige, sekundäre Elektronen ausgesendet, die über eine Dynodenkette weitergeleitet werden. Dadurch erhöht sich die Anzahl an Elektronen kaskadenartig (Signalamplifikation). Sie treffen schließlich auf eine Anode und lösen das Signal aus. Photomultiplier erzeugen ein analoges, elektrisches Signal, abhängig von der auftreffenden Photonenanzahl zu einem bestimmten Zeitpunkt. Dieses analoge Signal wird durch den A/D-Wandler in einen digitalen Datensatz umgewandelt, der einem Intensitätsgrad entspricht.

16.3.2 Filter und Alignment

Das Spannende und Nützliche an digitalen Bildern ist ihre Manipulierbarkeit bzw. Auswertungsmöglichkeit. Nachdem nun den Pixeln konkrete Zahlen zugeordnet sind (Pixelmatrix), lassen sich diese durch bestimmte Algorithmen rechnerisch verändern. Diese Veränderungen werden durch die **digitalen Filter** gesetzt. Je nach Filterart betrifft dies einzelne Pixel oder Pixelverbände, wo sich die Nachbarn gegenseitig beeinflussen. Auf diese Weise lassen sich Digitalbilder verbessern und z. B. Details hervorheben, die Schärfe erhöhen (Dekonvolution), Bildrauschen ausblenden, ungleichmäßige Ausleuchtung oder Farbtöne korrigieren oder auch Falschfarben einbauen. Bei dieser Art der Manipulation wird die Größe oder grundlegende Struktur des Motivs nicht verändert. Weitere sog. geometrische Operationen werden eingesetzt, um z. B. eine Größenveränderung (Skalierung), Rotation oder Verzerrung von Strukturen herbeizuführen. Man kennt diese Bildbearbeitungen aus Programmen wie Photoshop® oder GIMP. Für wissenschaftliche Fotografien sollte man jedenfalls die Wirkung der smarten Filter kennen und keine Artefakte oder unechten Bildinformationen kreieren. Digitale Filter sind meist auch Teil von CAD-Systemen *(computer assisted diagnosis)*, die digitale Bilder von Gewebeschnitten für die elektronische Bildanalyse aufbereiten.

Digitale Bilder lassen sich auf verschiedene Weisen zusammenfügen. Unter **Bildregistrierung** *(registration,* Alignment) versteht man dabei, dass Bilder desselben Motivs (z. B. Sichtfeld, Gewebeausschnitt) in Übereinstimmung gebracht werden. Die Einzelbilder haben beispielsweise unter-

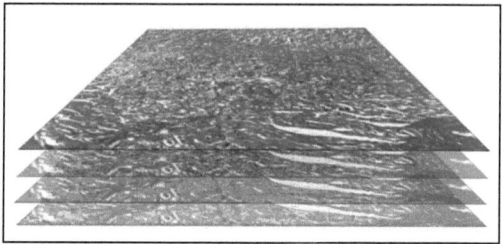

◘ **Abb. 16.7** Bildregistrierung. Die Einzelbilder desselben Motivs werden zu einem Bild fusioniert

schiedliche Aufnahmezeitpunkte, unterschiedliche Aufnahmemodalitäten oder unterschiedliche Perspektiven. Das Imagingprogramm orientiert sich an markanten Punkten im Bild. Es entsteht ein **fusioniertes Bild** (◘ Abb. 16.7). Die **3D-Bildregistrierung** ermöglicht die Fusion von Bildern aus unterschiedlichen Ebenen oder Perspektiven, indem die Einzelbilder in einem gemeinsamen räumlichen Koordinatensystem abgebildet werden. Aus den zweidimensionalen Pixeln werden dann dreidimensionale **Voxel** *(volume elements)*.

Beim **Bildanheften** (Stitching) werden Teilbilder eines Motivs (z. B. mehrere Sichtfelder, Gewebeausschnitte) zu einem Gesamtbild vereint. Das Imagingprogramm orientiert sich an wiedererkennbaren Strukturen in den Einzelbildern oder arbeitet mit sehr präzisen Bildkoordinaten. Beim Zusammenfügen werden Unterschiede (z. B. in der Beleuchtung) der Bilder ausgeglichen, um ein einheitliches Gesamtbild zu erstellen. Es entsteht ein **Bildmosaik**.

Streaming beschreibt die gleichzeitige Wiedergabe und Übertragung von Daten. Bei der digitalen Bildgebung findet man das z. B. bei großformatigen Whole-Slide-Scans (s. unten). Wenn ein Teilausschnitt des Bilds gerade angesehen wird, wird nur dieser Teil aus dem Speicher geladen. Sobald man in einen neuen Teilausschnitt scrollt, werden diese Daten nachgeladen. Das Streaming geht bei einer hochqualitativen Software und Datenübertragungsrate so schnell, dass kein „Ruckeln" oder eine Verzögerung entstehen.

16.4 Digitale Pathologie

Der Begriff „digitale Pathologie" umfasst eigentlich alle nützlichen Verarbeitungen, die mithilfe von digitalen Gewebebildern erzielt werden können. Dazu gehört die einfache Dokumentation und Archivierung von Fällen. Am Digitalbild können Markierungen und Abmessungen erfolgen. Digitalbilder können elektronisch versendet oder auch von mehreren Personen gleichzeitig betrachtet werden, um beispielsweise Zweitmeinungen einzuholen oder Befundern, die nicht vor Ort sind, den Fall vorzulegen (Telepathologie, virtuelle Konferenzen, digitale Ringversuche). Auf Digitalbildern kann man mit einer entsprechenden Software Positionen markieren und leicht wiederfinden. Dies wird bspw. bei der Analyse von TMAs (Tissue-Microarrays) ausgenutzt, wo viele millimetergroße Areale auf einem Objektträger organisiert ausgewertet werden sollen. Die Lehre bietet sich als Anwendung besonders an, um Falldatenbanken mit interaktiven Tutorials zu erstellen. Und das große Gebiet der Forschung ist natürlich ein Spielplatz für digitale Anwendungen (Multiplexanalysen, Multispektralanalysen, 3D-Mikroskopie, dynamische Prozesse, bildgebende Verfahren ohne Anfärbung wie MALDI-TOF, IR-Spektroskopie u. v. m.).

Im Speziellen wird aber heutzutage unter digitaler Pathologie die Befundung von histopathologischen Fällen am eSlide mit und ohne Nutzung von Analysesoftware verstanden. Mit einbezogen werden alle elektronischen Hilfsmittel, die für einen digitalen Workflow im pathologischen Institut benötigt werden (Fraggetta et al. 2021). Als eSlide oder Whole-Slide-Image bezeichnet man den Datensatz bzw. das digitales Bild, das durch das Einscannen eines Gewebeschnitts auf einem Glasobjektträger mithilfe eines sog. Whole-Slide-Scanners erstellt wurde (Whole-Slide-Imaging, WSI). Die Befundung erfolgt also nicht mehr konventionell am Mikroskop, sondern am Bildschirm. Ein synonymer, nun aus der Mode gekommener Begriff ist „virtuelle Mikroskopie".

In den letzten zehn Jahren hat mit den Weiterentwicklungen dieser Geräte in Bezug auf Scangeschwindigkeit, Durchsatzvermögen, Kapazität, Bildqualität und weiteren Features die digitale Pathologie im klinischen Bereich an Fahrt aufgenommen. Eine flächendeckende Implementierung und ein Abschluss der Entwicklung, insbesondere in Bezug auf die KI-gestützte Bildanalyse, ist aber noch lange nicht erreicht (Pantanowitz et al. 2018).

Eine technische Übersicht über eine größere Anzahl an erhältlichen Whole-Slide-Scannern findet man bei Patel et al. (2021). Die einzelnen WSI-Systeme unterscheiden sich in vielerlei Hinsicht, u. a. auch in ihren Anwendungsgebieten (z. B. Großflächen-, Fluoreszenz-, Multispektralscanner). Für die digitale Pathologie im klinischen Labor sind v. a. **Hellfeld-Hochdurchsatzscanner** von Interesse. Im Folgenden wird die Scannerfunktion im Prinzip erklärt und nicht auf einzelne Geräte eingegangen.

16.4.1 Whole-Slide-Scanner

Der Whole-Slide-Scanner (WSS) wandelt gemeinsam mit der zugehörigen Software (Workstation) den gesamten Schnitt in eine digitale Form um. Whole-Slide-Scanner für einen hohen Durchsatz verfügen über ein Bauteil für das Beladen des Geräts mit Objektträgern in unterschiedlichen Kapazitäten (360–1000 Objektträger). Je nach Bauweise erlauben diese **Autoloader** ein Abarbeiten der Objektträger in Batches oder können auch während des Scannens kontinuierlich nachbefüllt werden. Die Feinmechanik des Scanners holt sich einen Objektträger nach dem anderen auf den **Objekttisch,** der motorisiert in x-y-Richtung bewegt werden kann. Über diesem Objekttisch befindet sich die **Scanoptik,** die sich vertikal für die Fokussuche ausrichten kann. Weitere Bauteile sind eine Lichtquelle (LED), eine digitale **Aufnahmeeinheit** (CCD, CMOS) und eventuell ein weiterer Sensor für den Barcodescan oder die Fotografie des Beschriftungsfelds (◘ Abb. 16.8).

Im Betrieb erfolgt üblicherweise zuerst ein Übersichtsscan (Snapshot, Makrobild), der dem System auch eine zuverlässige, automatische **Schnitterkennung** in seiner ganzen Ausdehnung ermöglicht. Der Begriff „Whole Slide" ist etwas irreführend, weil nicht der gesamte Glasobjektträger, sondern nur die Fläche des Gewebeschnitts aufgenommen wird. In der Darstellung des eSlides werden die nichtgescannten Bereiche mit Hintergrundfarbe aufgefüllt und so die Illusion eines kompletten Objektträgers erzeugt. Für die klinische digitale Pathologie ist es äußerst wichtig, dass bei einem Scan das gesamte Gewebe am Objektträger erfasst wird und zur Befundung kommt. Ein Vergleich des Makrobilds mit dem fertigen eSlide zeigt dabei fehlende Areale auf (Fraggetta et al. 2018). Bei hoch zuverlässigen Geräten kann auf eine menschliche Kontrolle verzichtet und dadurch der Vorgang beschleunigt werden. Die Gewebeerkennung kann mittels Parametereinstellung mehr oder weniger sensitiv gestaltet werden. Bei manchen Geräten besteht die Möglichkeit, Areale, die kein Gewebe zeigen *(blank lines),* für einen schnelleren Scan zu überspringen. Diese Funktion sollte im klinischen Bereich nicht aktiviert werden, um das Risiko eines Verlusts (Drop-out) auszuschließen.

Beim Übersichtsscan werden automatisch und in regelmäßigen Abständen sog. **Fokuspunkte** gesetzt (Autofokus). Die Fokusebene ist dabei nicht wirklich eben, sondern eher eine flache Landschaft *(focus map),* die sich von Fokuspunkt zu Fokuspunkt erstreckt. In den Flächen zwischen den Fokuspunkten nähert sich der Scan der tatsächlichen Fokusebene an. Bei schwierigem Material können zusätzliche Fokuspunkte manuell gesetzt werden und es kann auf Unebenheiten im Schnitt reagiert werden. Je mehr Fokuspunkte, umso länger dauert der Scan, aber umso besser ist die Qualität. Die höchste Genauigkeit findet man bei Scannern, die im Kachelmodus (s. unten) arbeiten und dabei jede Bildkachel extra fokussieren. Kürzlich wurden auch verbesserte Scanner mit einem kontinuierlichen Autofokus während des Scans vorgestellt. Beeinträchtigt werden Gewebeerkennung und Autofokus durch Verschmutzungen, Schlieren, Staub, Eindeckmediumrückstände, unpassende Deckglasdicken, Filzstiftmarkierungen oder auch dicke Falten im Schnitt. Eine **automatisierte Qualitätskontrolle** des Scanners zeigt die voraussichtlich unbrauchbaren eSlides an und erspart dem Anwender zeitraubende Re-Scans.

Die Scanner verfügen oft über mehrere **Objektive** (4–40×) mit farbkorrigierten, apochromatischen Flachfeldobjektivlinsen. Bei den Scannern wird ein **Vergrößerungs-**

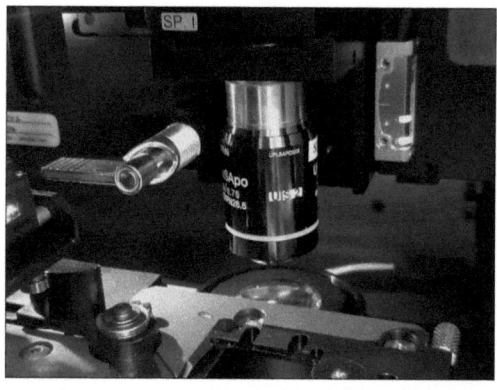

◘ **Abb. 16.8** Innenansicht Whole-Slide-Scanner. Aperio AT2 von Leica Microsystems

äquivalent in Analogie zu den Mikroskopobjektiven angegeben. 0,5 μm am Schnitt pro Pixel werden dabei einer 20×-Vergrößerung und 0,25 μm pro Pixel einer 40×-Vergrößerung gleichgesetzt (Herstellerunterschiede). Eigentlich beschreibt das Verhältnis von Motivfläche zu Pixelfläche die Auflösung des Systems, es wird hier aber als Angabe der Vergrößerung genutzt. Ausgesuchte Scanner erlauben auch stärkere Vergrößerungen und Ölimmersion. Die am Bildschirm dargestellte Vergrößerung ist weiters von der Imagingsoftware und von der Pixelgröße des Monitors abhängig. So sollte man nicht davon ausgehen, dass die Größe eines Sichtfelds im Mikroskop dem Monitorbild gleichzusetzen ist (Kim et al. 2020). Die Scandauer ist abhängig von der gewählten Vergrößerung.

Der Scan kann im **Kachelmodus** *(patch, tile)* oder **Linienmodus** je nach WSS-Gerätetyp erfolgen (◘ Abb. 16.9). Der Objektträger wird in x-y-Richtung motorisiert abgerastert und die Optik nimmt die Einzelbilder mithilfe von CCD- oder CMOS-Kameras auf. Im Sinne der Farbechtheit sollten Lichtquelle, Optik und Kamera bei der Aufnahme möglichst keine Farbabweichungen vom Originalschnitt einbringen.

Im **Z-Stapel-Modus** werden mehrere Abbildungen mit unterschiedlichen Fokusebenen aufgenommen, die der Dreidimensionalität des Gewebeschnitts Rechnung tragen. Dieser Modus erlaubt später ein „Spielen mit der Mikrometerschraube", um z. B. ISH-Signale, die im 2D-Bild außerhalb des Fokus wären, scharf zu sehen. Dieser Aufnahmemodus ist speziell für cytologische Präparate zu empfehlen, ist aber entsprechend zeit- und datenintensiv.

Die WSI-Systeme sind mit einer zugehörigen Software ausgestattet, über die ihre Bedienung erfolgt. Die Workstation kann als eigenständiger PC oder als integrierter Monitor zur Verfügung stehen. Mit der **Scannersoftware** kann man Einstellungen wie Vergrößerung, Scanareal, Z-Stapel-Modus, zusätzliche Fokuspunkte und einiges mehr wählen. Sie zeigt auch den Beladungszustand, Makrobilder, fertige Scans und Erfolg oder Misserfolg des Scans an.

Die aufgenommenen Bildkacheln bzw. Streifen werden durch die Imagingsoftware zu einem Gesamtbild im **Gigapixelbereich** verarbeitet (Stitching) und in einer Pyramidenstruktur abgespeichert. Je kleiner die Vergrößerung des betrachteten eSlides ist, umso weniger Bilddaten enthält die Abbildung (◘ Abb. 16.10). Dies ermöglicht später den schnellen Zoom in den eSlide und steht praktisch für das virtuelle Drehen am Objektivrevolver. Die **Geschwindigkeit des Scans** – eine für die Praxis wich-

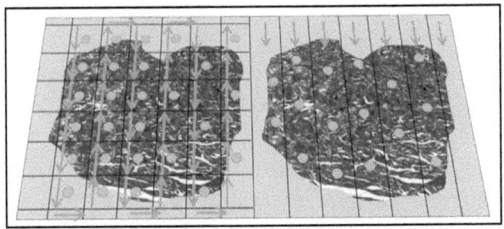

◘ **Abb. 16.9** Scan-Modi. Links Kachelmodus, rechts Linienmodus; die gelben Punkte repräsentieren die Fokuspunkte

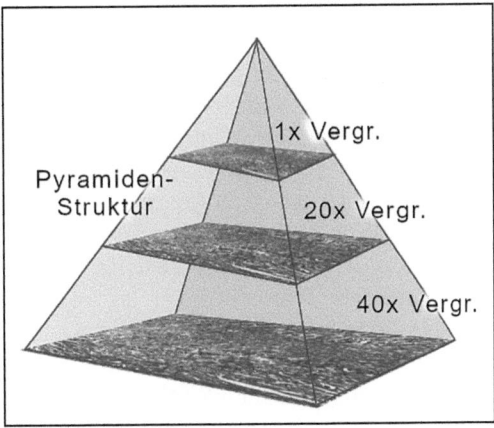

◘ **Abb. 16.10** Abspeicherung der Bilddaten in einer Pyramidenstruktur

tigste Eigenschaft eines Scanners – hängt nicht nur von der Aufnahmegeschwindigkeit, sondern maßgeblich von der Übertragungsrate sowie der Processing- und Speicherungsdauer des eSlides ab. Je höher die Aufnahmeauflösung und je größer die gescannte Fläche, umso höher ist die Datenmenge und umso länger benötigt das System. Die schnelle Verarbeitung der großen und komplexen Datenmengen erfordert eine sehr leistungsfähige Hardware in Form von schnellen Prozessoren und ausreichendem Speicherplatz. Die Scangeschwindigkeiten liegen bei den neuesten Hochdurchsatzscannern um die 30 s für ein 15×15 mm großes Areal. Der Durchsatz wird mit 80–100 Objektträgern pro Stunde angegeben. Ein eigener Praxistest ist aber für eine genauere Bewertung anzuraten.

Die sehr großen Datensätze werden komprimiert und meist in einem firmeneigenen Format abgespeichert. Erst durch die **Kompression** und Verarbeitung werden die Daten handhabbar und benötigen einen geringeren Speicherplatz. Die Kompression führt aber auch immer zu einem gewissen Informationsverlust. Die Speicherplatzfrage konnte in den letzten Jahren durch die Entwicklung von neuen, kapazitätsreicheren Speichermedien entschärft, aber noch nicht gänzlich gelöst werden. Für die Ablage der Tausenden Datensätze, die sich bei der digitalen Pathologie anhäufen (Gigabytes pro eSlide, Terabytes pro Tag) benötigt man ein leistungsfähiges, für alle Nutzer zugängliches, d. h. im Netzwerk befindliches Speichermedium. Ein Netzwerkserver soll die Daten bei Bedarf auch wieder unterbrechungslos an ein Ausgabegerät liefern. Praktisch ist, wenn der Server einen Internetzugriff zulässt, um so eine anwenderfreundliche Telepathologie zu realisieren (IT-Sicherheit, Einhaltung der Datenschutzgrundverordnung). Zusätzlich zu den Originaldaten müssen im klinischen Bereich Sicherheitsbackups vorhanden sein.

Als **Speichermedien** stehen Festplatten oder günstigere Tapesysteme zur Verfügung. Oft wird eine Vorgehensweise gewählt, wo die aktuellen Fälle auf der Festplatte mit schnellem Zugriff gespeichert werden, während die „alten" Fälle auf ein Bandsystem weiterverschoben werden und dort für ein bis zwei Jahre verbleiben, bevor sie gelöscht werden. Eine Langzeitspeicherung für zehn Jahre in Analogie zu den Glasobjektträgern im Archiv ist heutzutage aufgrund der Speichermenge noch nicht realistisch. Tatsächlich existiert noch keine verbindliche Regulierung für die **Archivierungsdauer** von eSlides, die für die primäre Diagnostik genutzt wurden. Die Archivierungspflicht für die Originalobjektträger bleibt jedenfalls bestehen. Die Zukunftssicherheit der Speichermedien ist beim Thema Archivierung auch relevant. Die beste Datenbank nutzt nichts, wenn sie sich mit einem neuen System nicht mehr abrufen lässt.

Eine **Image-Management-Software** (IMS) wird benötigt, um die eSlides in einer Datenbank zu verwalten und die Schnittstelle zum LIS herzustellen. Dazu wird für die Identifikation der Barcode auf der Beschriftungsfläche des Objektträgers gescannt und die zugehörigen Daten werden importiert. Die IMS zeigt dem Anwender die Übersichtsbilder als Icons und die zugehörigen Informationen in Tabellenformat. Sie kann je nach System auch die Zugangsberechtigungen verwalten, Konferenzschaltungen ermöglichen und durch Analysemodule erweitert werden (◘ Abb. 16.11).

16.4.2 Befundungsarbeitsplatz

Für die Begutachtung der eSlides am Bildschirm braucht es wiederum eine eigene Software (**eSlide-Viewer, Imaging-Viewer-Client**), die mit der IMS in Verbindung steht und meist über einen Webbrowser auf-

16.4 · Digitale Pathologie

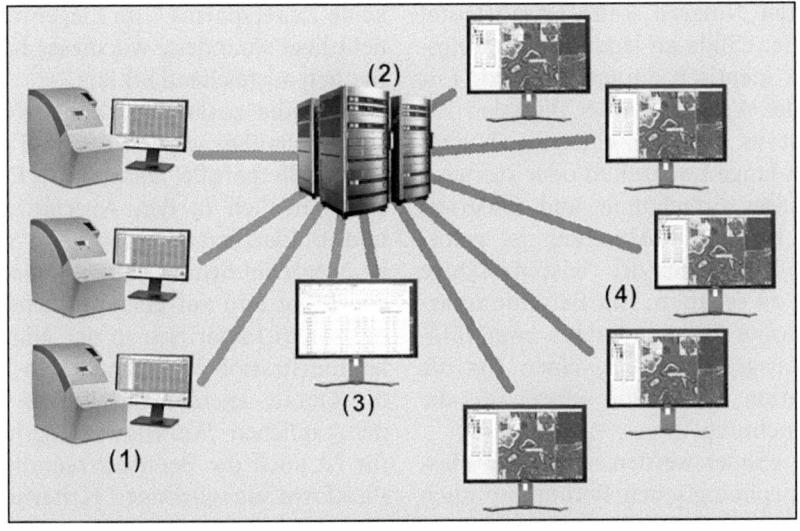

Abb. 16.11 WSI-Komponenten. 1) Digitalisierung der Objektträger am Scanner mit Workstation-Software. 2) Speichern am Server. 3) Datenverwaltung mit Image-Management-Software. 4) Abrufen der eSlides mit Viewer-Software

rufbar ist. Die Oberfläche ist meist so gestaltet, dass sie den von den Befundern gewohnten Zugang zu den Objektträgern widerspiegelt. Eine „Fallmappe" zeigt alle zum Fall gehörenden eSlides als Übersichtsbilder und mit entsprechender Beschriftung (ID-Nummer usw.) an. Beim Aufruf eines eSlides kann er in den verfügbaren Vergrößerungen durchgesichtet werden, indem man in den Schnitt kontinuierlich hineinzoomt. Der eSlide wird nie zur Gänze in den Viewer geladen. Ähnlich wie bei der Navigation in Google Earth werden neue Ansichten nachgeladen (gestreamt). Dies macht das System wesentlich schneller und bei einer guten Übertragungsrate ist das Nachladen für den Nutzer nicht wahrnehmbar. Der Viewer bietet verschiedene Anwendungen wie das Abmessen von Strecken und Arealen oder das Abspeichern von Bemerkungen zu bestimmten Schnittstrukturen. Zusätzlich können auch Makrofotografien des Präparats oder weitere im Workflow aufgenommene Bilder in der „Fallmappe" enthalten sein. Je nach Vernetzungsgrad des Systems kann der eFall über das LIS, z. B. direkt über einen Button in der Befundmaske, oder über die IMS aufgerufen werden. Grundsätzlich sollte auf eine einfache, möglichst ergonomische Bedienung und einfachen Zugang geachtet werden. Eine niedrige technische Schwelle zur Nutzung der digitalen Pathologie erleichtert die Akzeptanz.

Am **Bildschirm** sollte der eSlide möglichst farbecht dargestellt werden und die durch das WSI-System erzielte Auflösung nicht untergraben werden. Farbunterschiede können durch das WSI-System, die Viewer-Software und den Monitor selbst eingebracht werden. Daher sollte man qualitativ hochwertige, kalibrierbare Geräte verwenden, die auf das Imagingsystem abgestimmt sind (*medical grade*, mindestens 2 K bzw. 2560×1440 Pixel). Üblicherweise sind die Komponenten, wenn sie von einem Hersteller stammen (oder empfohlen werden), aufeinander abgestimmt. Monitore unterscheiden sich in ihrer Pixeldichte (96–120 ppi) und Pixelgröße (ca. 100–300 µm).

Bei mehreren Nutzern sollte gewährleistet sein, dass der eSlide an jedem Befundungsarbeitsplatz identisch dargestellt wird. Für ein sinnvolles Arbeiten in der digitalen Pathologie ist es wichtig, dass die Nutzer nicht durch lange Ladezeiten oder stotterndes Streaming aufgehalten und frustriert werden, d. h., die IT-Abteilung ist gefordert, die entsprechende, leistungsfähige Umgebung zu schaffen. Ein Befundungsarbeitsplatz sollte mit mindestens zwei Bildschirmen ausgestattet sein: einen für die Administration (LIS) und einen für die eSlide-Betrachtung.

An den eSlides werden neben der klassischen, morphologischen Befundung auch Morphometrie und fortgeschrittene Bildanalysen mithilfe von CAD-Tools (s. ▶ Abschn. 16.5.2) durchgeführt. Dies unterstützt die Pathologen bei der Erstellung eines standardisierten, strukturierten Befundberichts.

> **Anmerkung**: Aus Gründen der leichteren Lesbarkeit wird in diesem Buch entweder die männliche oder weibliche Personenbezeichnung verwendet. Dies schließt aber immer alle Geschlechter gleichermaßen mit ein.

16.4.3 Digitaler Workflow im Histolabor

Die Transformation zur komplett digitalen Pathologie erfordert einen zusätzlichen Schritt im Histotechnikworkflow und setzt ein gewisses Maß an bestehender Digitalisierung und IT-Ausstattung voraus. Anders als in der Radiologie, wo die Bildgebung vom Röntgenfilm direkt auf den Bildschirm umgestiegen ist, benötigt man in der Histologie zuerst einen gefärbten Gewebeschnitt auf einem Glasobjektträger, um daraus eine digitale Version zu machen. Es gibt also keine Zeitersparnis – im Gegenteil. Der Benefit liegt woanders, wie dieses Kapitel hoffentlich ausreichend erklärt.

Um die zusätzliche Zeit möglichst gering zu halten, werden oft zwei oder mehrere WSS parallel eingesetzt. Dies macht sich natürlich in den Anschaffungskosten und im Platzbedarf bemerkbar. Von Vorteil ist, wenn ein Scanner einen kleinen Fußabdruck hat und auf einem üblichen (vibrationsfreien) Labortisch in der Nähe der Falladministration Platz findet. So lassen sich die Geräte leichter mit kurzen Wegen in den täglichen Workflow integrieren.[3] Dafür ist auch die Benutzerfreundlichkeit der Plattform ein wichtiges Kriterium. In der Planungsphase sollten der zusätzliche Personaleinsatz und die optimale Integration in den bestehenden Histotechnikworkflow evaluiert werden.

Im täglichen (Dauer-)Gebrauch sollten die Scanner möglichst wartungsfrei arbeiten und über eine kurze Kalibrierung hinaus keine Ansprüche stellen. Damit dies gewährleistet ist, benötigen die Geräte einen regelmäßigen Service durch den technischen Support, wo z. B. auch die Farbkalibrierung, eine gleichmäßige Ausleuchtung und der Zustand der Feinmechanik überprüft werden. Bei der Verwendung von mehreren Scannern müssen diese in der Farbqualität übereinstimmen. Die Feinmechanik sollte unempfindlich sein und bestenfalls leicht klebrige Objektträger tolerieren, damit nicht noch eine zusätzliche Trockenphase notwendig ist und um Stillstände zu vermeiden.

---

3 Anm.: In manchen Publikationen findet man eine Empfehlung dafür, die Scanner direkt neben den Färbern zu platzieren. Aus Arbeitsschutzgründen halte ich es nicht für vorteilhaft, Geräte, die keine Gefahrstoffe enthalten, in die Nähe von „gefährdenden" Geräten zu stellen und so den Aufenthalt in diesen Räumen zu verlängern.

Während der Implementierung und im laufenden Betrieb ist der technische Support für das WSI-System ein wichtiger Faktor für das Gelingen des Projekts. Unter Umständen wird auch ein Remotezugang für den Fernzugriff benötigt, was mit der IT-Sicherheit abgeklärt werden muss. Der Anschluss des Scanners an eine unterbrechungsfreie Stromversorgung schützt vor bösen Überraschungen bei Über-Nacht-Scans.

Der Gesamtworkflow für die digitale Pathologie startet bei der elektronischen Erfassung der Proben- bzw. Patientendaten, hat seinen Höhepunkt bei der Befundung am Monitor und endet bei der elektronischen Entsorgung der eSlides. Der scannerbezogene Workflow im Histolabor beginnt mit der Objektträgerbeschriftung vor dem Schneiden. Es ist so gut wie unumgänglich, dass die Objektträger über einen 2D-Barcode verfügen, mit dem sie im Scanner identifiziert werden. Es ist darauf zu achten, dass der Barcode vollständig und ordentlich gedruckt ist. Manche organische Lösungsmittel können Drucktinten ablösen bzw. auch Etiketten aufweichen und klebrig machen, deshalb sollte man den (langen) Kontakt damit vermeiden.

Dünne, möglichst artefaktfreie Schnitte von guter Qualität, zentral am Objektträger platziert, geschnitten von nicht überfüllten Blöcken bilden die Basis für hochwertige eSlides. Reichen die Schnitte bis an den Objektträgerrand, sind diese Bereiche für den Scan unzugänglich. Sind mehrere Schnitte auf dem Objektträger großflächig verteilt, erhöhen sich Scanfläche und -dauer. Sie sollten deshalb in einem gedachten, möglichst kleinen Rechteck aufgezogen werden. Eine standardisierte Färbung und ein gut eingestellter Eindeckautomat sollen „saubere", schnelltrocknende Objektträger hervorbringen. Von Vorteil ist, die Objektträgerproduktion relativ kontinuierlich zu gestalten, d. h., auch wenn die Kassetten zum selben Zeitpunkt aus dem Einbettungsautomaten kommen, sollte man schneiden, sobald die ersten Blöcke fertig sind, färben, sobald die ersten Schnitte fertig sind, usw. Dies dient dazu, dass auch der Scanner kontinuierlich befüllt wird und der Scanbeginn sich nach vorne verschiebt. Am Ende des Workflows steht schließlich anstelle der Verteilung von Glasobjektträgern die Freigabe der eSlides an die Befunder.

Das „Fernziel" der digitalen Transformation ist die glasfreie Befundung. Während der Umstiegsphase muss man allerdings zwei Systeme in Einklang bringen. Und je nach Ambition des pathologischen Instituts kann diese Phase sehr lange dauern.

Der Zeitpunkt für das Einscannen der Objektträger kann **unmittelbar nach dem Färben und Trocknen** gewählt werden. Dies hat die Vorteile, dass bei Kompatibilität von Färber und Scanner die Objektträger nicht von einem Tragerl ins andere umsortiert werden müssen und dass die eSlides im Vergleich zur nachfolgenden Variante früher verfügbar sind. Sind Färber und Scanner nicht kompatibel, müssen die Objektträger für die Scannerbeladung in die entsprechenden Tragerl umsortiert werden. Mit oder ohne Umsortieren sollte man die Objektträger einem **Prä-Scan-Check** unterziehen. Die Deckgläschen dürfen nicht mehr verschieblich sein und nicht vorstehen. Die Objektträger sollen trocken, nicht klebrig, ohne Brüche, fettfrei, sauber und im Tragerl leicht beweglich sein (abhängig vom Slidescannertyp[4]). Die Barcodes sollten komplett und gut leserlich aussehen (Test mit Barcodeleser).

---

[4] Je nach Slidescanner werden die Objektträger in unterschiedlich gestalteten Tragerln in das Gerät geladen (z. B. fünf Objektträger flach nebeneinander, 30–40 Objektträger stehend oder liegend).

- **Mögliche Probleme**
  - Fehlende oder unvollständige Barcodes führen zu „namenlosen" eSlides, die in der IMS erst entdeckt und aufwendig korrigiert werden müssen.
  - Falsch beschriftete Objektträger werden fälschlicherweise einem anderen Fall zugeordnet.
  - Fehlerhaft eingedeckte Objektträger können dem Scanner Schwierigkeiten bereiten. Vorstehende Deckgläschen führen zum Verkeilen im Gerät oder Tragerl.
  - Luftblasen unter dem Deckglas behindern die Fokussierung bzw. Gewebeerkennung und werden prominent abgebildet.
  - Zu üppig oder zu nass eingedeckte Objektträger bringen klebriges Eindeckmedium in die sensible Mechanik oder können auch im Tragerl kleben bleiben.
  - Unsaubere Objektträger irritieren die Autofokus- und Gewebeerkennungsfunktion (z. B. Farbschlieren).
  - Zu große oder falsch platzierte Schnitte liegen zum Teil außerhalb des Scanareals.

Ein Teil dieser Fehlerquellen kann durch die Snapshotfunktion des Scanners erkannt werden, indem die Übersichtsbilder manuell an der Workstation überprüft werden **(Snapshot-Check).** Hier fallen auch eine fehlerhafte Gewebeerkennung, falsch eingestellte Scanareale oder mangelnde Fokuspunkte auf. Während des Scans ermöglichen manche WSI-Systeme einen simultanen, **automatisierten Qualitätscheck,** der auf mangelhafte eSlides und erforderliche Re-Scans hinweist.

16

Ein Nachteil dieser Variante liegt darin, dass keine fallbezogenen Fehler vor dem Scan aufgedeckt werden und auch keine Qualitätskontrolle der Schnitte erfolgt. So könnten mangelhafte bzw. falsch beschriftete Objektträger in den eWorkflow eingebracht werden. Tatsächlich muss vor der Befundung sichergestellt sein, dass der Fall komplett und fehlerfrei vorliegt. Man darf hier menschliche Fehlerquellen nicht unbeachtet lassen. Für den eWorkflow mitbedenken sollte man auch, dass die fertigen Fälle üblicherweise bestimmten Befundern zugeordnet werden. Dafür braucht es einen elektronischen Modus, der für die Befunder „Arbeitslisten" mit ihren Fällen erstellt.

Im Weiteren werden nach dem Einscannen die Objektträger in gewohnter Weise zu Fällen sortiert, kontrolliert und eventuelle Fehler korrigiert. Dies inkludiert auch erforderliche Re-Scans. Da das Einscannen einer Tagesration an Objektträgern zeitaufwendig ist, verschieben sich die Falladministration und der Tagesabschluss erheblich nach hinten oder sogar auf den nächsten Tag (in Abhängigkeit von der Scanauflösung, Scannerleistung und -anzahl).

Zusätzlich wird ein **Post-Scan-Check** empfohlen, bei dem die Qualität der eSlides laufend überprüft wird (Vollständigkeit, Ausleuchtung, Streifenartefakte, Stitchingfehler, Fokussierung, Farbqualität usw.). Auch hier können Re-Scans und eventuell eine Neukalibrierung erforderlich werden (◘ Abb. 16.12).

Die zweite Workflowvariante setzt das Einscannen **nach der Falladministration** an. Hier werden die fertig kontrollierten Fälle nicht an die Befundung, sondern an den Scanner weitergegeben. Die Vorteile liegen in der besseren Übersicht über die Fälle und in der gleichzeitigen Qualitätskontrolle der Objektträger. Fehlerhafte Barcodes können ausgebessert werden, Verwechslungen oder falsche Beschriftungen können korrigiert werden, bevor im eWorkflow Probleme auftreten. Die Vollständigkeit eines Falls wird sichergestellt und die Anzahl an zugehörigen Objektträgern kann erfasst werden. Sobald ein Fall fertig ist, wandert er in den Scanner und kann am eSlide befundet werden. Der Nachteil liegt darin, dass jeder Objektträger beim Ein- und -ausräumen in ein Tragerl zweimal in die

16.4 · Digitale Pathologie

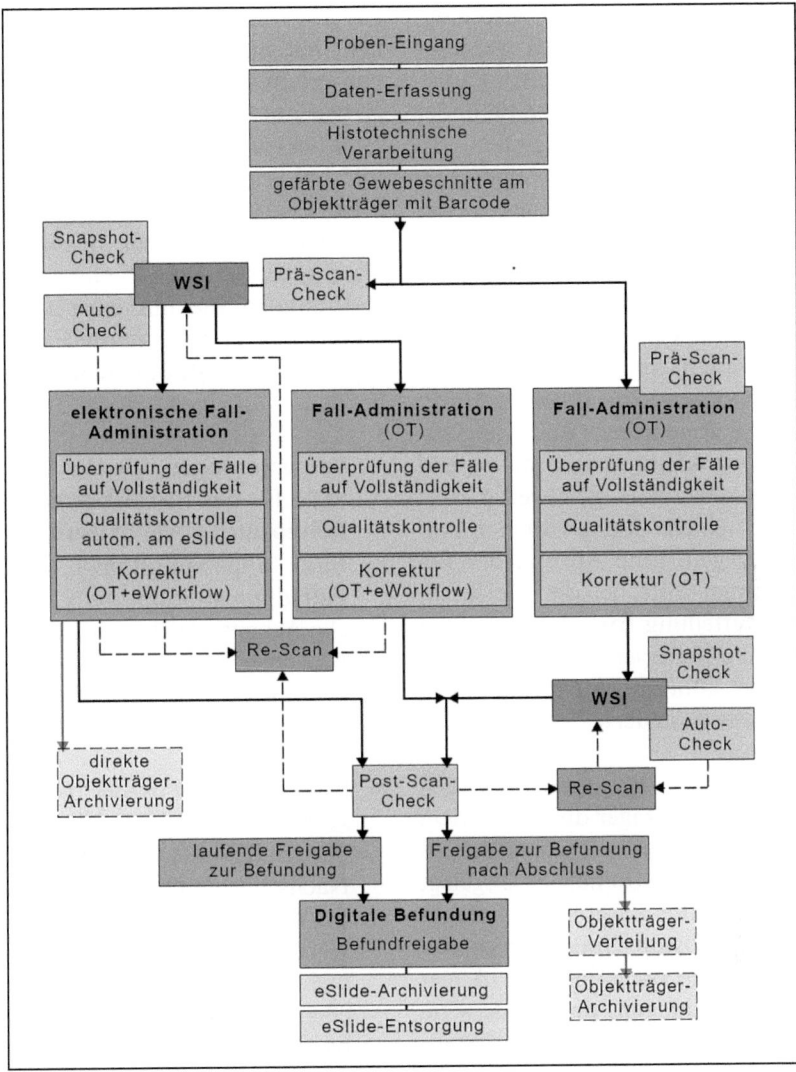

◘ **Abb. 16.12** Workflowvarianten. Links für die ausschließliche eBefundung mit elektronischer Falladministration. Mittig und rechts für die kombinierte Glas- und eBefundung mit konventioneller Falladministration (s. Beschreibung im Text)

Hand genommen werden muss, der zeitaufwendige Scan erst später beginnt und auch über Nacht dauern kann (auch hier wieder in Abhängigkeit von der Scanneranzahl). Beim unbeaufsichtigten Scan über Nacht ist niemand vor Ort, der Fehlfunktionen beheben könnte, was einen Workflowstopp bedeuten würde.

Bei beiden Varianten werden die Objektträger erst nach Scan und Administration zur Befundung gebracht. Die Erfahrung hat gezeigt, dass die Befunder gerade in der Implementierungsphase gerne die Wahl haben, mit welchem Medium sie arbeiten wollen. Daher startet die Fallbearbeitung erst mit dem Erhalt der Objektträger, also möglicherweise mit einer erheblichen Verzögerung im Vergleich zur nicht digitalen Pathologie. Aber prinzipiell kann jeder Befunder auf freigegebene eFälle sofort zugreifen.

Die Zukunftsversion wäre eine ausschließliche Befundung an eSlides, wobei eine manuelle Falladministration durch eine elektronische Kontrolle und Zuordnung ersetzt wird. Dies kann durch einen **virtuellen Administrationsarbeitsplatz** im IMS oder LIS erreicht werden, an dem die Fälle auf Vollständigkeit und Korrektheit geprüft, zur Befundung zugeordnet und freigegeben werden. Dies könnte auch zeitsparend durch mehrere Personen gleichzeitig bzw. stufenweise mit einem übergeordneten Administrator erfolgen. Eine Anzeige der Befunderarbeitslisten hilft bei der gleichmäßigen Arbeitsaufteilung bzw. der Zuteilung nach bestimmten Kriterien, wobei man sich auch hier eine künftige Automatisierung durch parametergesteuerte Algorithmen vorstellen kann.

Bei der glaslosen Befundung würden die gescannten Objektträger direkt aus dem Scanner ins Archiv wandern, wo sie mit einem smarten System automatisch abgelegt werden. Eine glaslose Pathologie verlangt auch zu einem gewissen Grad eine **papierlose Pathologie**. Um die klinischen Angaben und Fragestellungen des Einsenders einsehen zu können, auch wenn die Befundung nicht vor Ort stattfindet, sollten alle relevanten Informationen elektronisch zur Verfügung stehen. Für die Kommunikation zwischen Histolabor und (entfernten) Befundern in Bezug auf weitere Verarbeitungen der Fälle oder notwendige Re-Scans braucht es einen elektronischen Weg.

Zusätzlich zu den HE-Objektträgern möchte man vielleicht auch **IHC- oder Spezialfärbeobjektträger** einscannen. Die jeweiligen Färbeautomaten benötigen üblicherweise ihren eigenen Barcode, der mit firmeneigenem Etikett aufgebracht wird. Die Herausforderung besteht darin, diese Barcodes kompatibel zum Slidescanner und zur IMS zu gestalten. Ist das nicht möglich, hat man mit dem Umetikettieren einen erheblichen und auch fehleranfälligen Arbeitsaufwand. Weiters können mehrfach beklebte Objektträger der Feinmechanik im Scanner Schwierigkeiten bereiten. Hier liegen Komplettlösungen von Herstellern vorne, die Färber, Scanner und Software anbieten. Wünschenswert wäre, wenn IHC-eSlides, die mit einer solchen Komplettlösung erstellt wurden, sich leicht in die IMS der Routine-eSlides integrieren ließen.

- **Verbesserungen, die die digitale Pathologie für das Histolabor mit sich bringt, sollten auch erwähnt werden.**
- Eine anpassungsfähige, elektronische Falladministration stellt eine tatsächliche Arbeitserleichterung dar.
- Bei einer volldigitalisierten Pathologie würden die Arbeitsschritte der Objektträgerverteilung und -wiedereinsammlung wegfallen.
- eSlides können weder verblassen noch zerbrechen und die Qualität des frisch gefärbten Schnitts bleibt erhalten, wodurch Nachschneiden bzw. -färben entfallen.
- In den Arbeitsräumen der Befunder würden sich keine Objektträgermappen mehr stapeln. Und auch wenn ein spezieller Objektträger gerade nicht auffindbar ist, kann man leicht auf den eSlide zugreifen.
- Die eSlides können für eine erneute Begutachtung und Zweitbegutachtungen leicht aus dem elektronischen Archiv abgerufen werden und es gäbe keinen Bedarf mehr am Heraussuchen von alten Objektträgern aus dem Glasarchiv.
- Forschende können barrierefrei auf die eSlides zugreifen und müssen nicht erst das Glasarchiv durchforsten lassen.
- Auf eSlides kann für die Qualitätssicherung leicht zugegriffen werden und man kann für Schulungszwecke IHC-Schnitte oder Spezialfärbeschnitte digitalisieren.

Die European Society of Digital and Integrative Pathology (ESDIP) hat eine Liste an Empfehlungen für die Implementierung der digitalen Pathologie veröffentlicht (Fraggetta et al. 2021). Weitere Tipps findet man z. B. bei Dawson (2022) oder Hanna et al. (2022).

16.4.4 Validierung

Whole-Slide-Scanner und zugehörige Software sind Medizinprodukte und unterliegen damit den entsprechenden Regulierungen. Während in den USA die Food and Drug Administration (FDA) als zentrale Behörde für die Regulierung zuständig ist, gibt in Europa die Europäische Kommission die Regulative für die Zulassung als IVD-Produkt und die Überwachung der Rechtsvorschriften vor. Die EU-Regulative werden von den einzelnen Staaten in Gesetzen umgesetzt (Medizinproduktegesetz). Die Überwachung und Zertifizierung (CE-Zertifikat, *conformité européenne*) erfolgt über nichtstaatliche Benannte Stellen. In der IVD-Regulierung werden die Kriterien für die Einstufung und Leistungsüberprüfung von In-vitro-Diagnostika vorgegeben.

Die meisten in Europa erhältlichen Slidescanner sind gemäß der früheren EU-Direktive (IVDD) 98/79/EC CE-zertifiziert. Dies erlaubt die Verwendung der Scanner innerhalb der EU für alle signifikanten klinischen Anwendungen inklusive der Primärdiagnostik in der klinischen Pathologie. Die Konformität basiert auf einer Selbstdeklaration des Herstellers als IVD-Produkt. Die aktuelle **IVD-Verordnung EU 2017/746** hebt die alte Direktive auf, gilt nun für alle IVD-Produkte inklusive der Slidescanner und Software der digitalen Pathologie und muss EU-weit umgesetzt werden. Konventionelle Mikroskope werden in die Risikoklasse A eingestuft. WSI-Systeme, die üblicherweise für das Screenen, die Diagnose und das Staging von Krebserkrankungen eingesetzt werden, fallen in die **Klasse C** und benötigen eine entsprechende Validierung. Das CE-Zertifikat bedeutet, dass der Hersteller eine EU-Deklaration der Konformität für ein Medizinprodukt erlangt hat. Mit der neuen IVDR haben sich die Anforderungen an die Hersteller verändert und beinhalten u. a. den Nachweis der analytischen und klinischen Leistung (García-Rojo et al. 2019).

Laut Haroske et al. (2018) können WSI-Systeme, die für die digitale Diagnostik zertifiziert sind, innerhalb der im Zertifikat benannten Rahmenbedingungen ohne weitere Einschränkungen im klinischen Bereich eingesetzt werden. Für die restlichen Systeme gilt, dass sie einer Validierung unterzogen werden müssen. Um die digitale Pathologie tatsächlich als Befundungswerkzeug im klinischen Bereich einsetzen zu können, muss nachgewiesen werden, dass das Befundresultat unabhängig vom verwendeten Medium ist. Laut Empfehlung des College of American Pathologists (CAP, Evans et al. 2022) soll für die Validierung eine gewisse Anzahl an Fällen (mind. 60) einerseits digital und andererseits konventionell von ein und demselben Pathologen mit einem zeitlichen Abstand (mindestens zwei Wochen) befundet werden. Der Abstand soll ein Wiedererinnern an den Fall verhindern. Für verschiedene Probengruppen bzw. Anwendungsgebiete (Gastrointestinaltrakt, Nephrologie, Neurologie usw.) muss jeweils eine eigene Validierung erfolgen. Diese Unterteilung kann auch auf einzelne Präparationsmethoden heruntergebrochen werden (Spezialfärbungen, Gefrierschnitte, IHC, Erregernachweis usw.) und sollte die Probenverteilung im jeweiligen Institut abbilden. Neu eingeführte Anwendungen bedürfen einer eigenen Validierung. Die Validierung wird für das gesamte WSI-System (Scanner, Bildschirme, Software) gemeinsam durchgeführt. Optimalerweise untersuchen zwei Befunder die Fälle, um Inter- bzw. Intrabefunder-Diskrepanzen zu bewerten. Der Bundesverband Deutscher Pathologen hat eine Leitlinie erstellt, die sich u. a. mit der Validierung und den qualitätssichernden Anforderungen an das WSI-System beschäftigt (Hufnagl et al. 2018).

Vor Beginn der Validierung wird eine Trainingsphase für den Umgang mit der digitalen Befundung empfohlen und am Ende sollte eine Dokumentation der Konkordanz erfolgen. Eine ausreichende Übereinstimmung wird mit mindestens 95 % angegeben (Dawson 2022).

Wird bei der digitalen Pathologie Messsoftware eingesetzt, muss für die Konformität mit der Akkreditierungsnorm ISO 15189 (s. ▶ Abschn. 17.11) ihre Messgenauigkeit nachgewiesen werden. Dazu lassen sich Kalibrierungsobjektträger verwenden, die aufgrund der metrologischen Rückführbarkeit selbst kalibriert sein müssen. Die Validierungsdokumentation und der Nachweis der Befunderkompetenz im Umgang mit dem System sind ebenso erforderlich. Weitere Normanforderungen wie Risiko- und Fehlermanagement sollten auch auf die digitale Pathologie angewendet werden (Williams et al. 2019).

16.4.5 Fehler bei der Digitalisierung

In den letzten Jahren wurden einige Studien über die klinische Performance der digitalen Pathologie und dabei auftretende Fehler durchgeführt. Diese Erfahrungswerte kann man für den eigenen Betrieb und die Qualitätssicherung nutzen.

Mutter et al. (2022) evaluierten die **Gewebeerkennungsfunktion** für zwei Hochdurchsatzscanner an einem für ihr Umfeld repräsentativen Probenset. Sie erstellten dazu selbst Makrofotos der Objektträger und verglichen sie mit eSlide-Screenshots mittels Software. Sie fanden eine doch erhebliche Drop-out-Rate von ca. 30 % in Abhängigkeit von den Parametereinstellungen und den Scannertypen. Die häufigsten Verluste betrafen Gewebeteilchen, die im Vergleich zum restlichen Gewebe sehr klein waren, gefolgt von den Verlusten an den Bildrändern und bei durchscheinenden Bezirken. Sie untersuchten auch die Relevanz dieser Drop-outs in Bezug auf die Diagnosestellung, indem sie die Fälle ermittelten, wo für das verlorene Gewebe keine gleichwertigen Areale im eSlide enthalten waren. Dies ergab unter 1 % in Bezug auf alle eSlides ihrer Studie. Sie sahen für ihr Probenset einen geringen diagnostischen Einfluss durch diese Drop-outs. eSlides, wo an den Bildgrenzen markierte Resektionsränder abgeschnitten sind, sind für eine Randbeurteilung nicht verwertbar. Ansonsten erscheint der Randverlust bei größeren Gewebeschnitten eher nicht signifikant. Der Verlust von größeren durchscheinenden Bezirken (z. B. Fett) wurde als selten, aber beeinträchtigend eingestuft. Ihre Empfehlung geht dahin, Schnitte mit ausreichendem Abstand zu den Glaskanten zu platzieren (Anforderung an den Zuschnitt!) und die Parametereinstellungen für die Gewebeerkennung, wenn möglich, an den eigenen Bedarf anzupassen. Eine sensitivere Einstellung ist allerdings mit einem Anstieg der Dateigröße und der Scandauer verbunden.

Rizzo et al. (2022) erstellten eine Metastudie über 45 Validierungsstudien für die digitale Pathologie, um **häufige Fehlerquellen** zu identifizieren. Zu den technischen Schwierigkeiten gehörten Scanabbrüche und fehlerhafte Scans, schwache Fokussierung und mangelnde Farbtreue. Die Befunder bemängelten längere Befundungszeiten bzw. Umlaufzeiten, den fehlenden Zugriff auf eine höhere Auflösung und Polarisationsoptik sowie eine geringe Bedienerfreundlichkeit. Der Zeitfaktor wurde in 42 % der Studien am öftesten genannt. Es wurde auch über verschiedene diagnostische Schwierigkeiten berichtet, die aber am Glasobjektträger in ähnlicher Weise auftreten. Rizzo et al. erwarten, dass die technischen Mängel durch weitere Entwicklungen der WSI-Systeme und Workflowanpassungen vermindert werden.

Patel et al. (2022) evaluierten die **Häufigkeit und Ursachen für notwendige Re-Scans** im täglichen Betrieb ihrer umfangreichen digitalen Pathologie. Die häufigsten Fehlerursachen waren Schwierigkeiten bei der Detektion der Region des Interesses (*region of interest*, ROI) und der Gewebeerkennung sowie mechanische Defekte. Sie berichten auch über **Bildartefakte** aufgrund von Scanfehlern wie Streifenmuster aufgrund von unsauberen Objektiven, Bläschen *(champagne bubbling)* aufgrund von Fehlern beim Eindecken und auch von Image-Stitching-Fehlern. Weitere Qualitätseinbußen sieht man bei Objektträgern mit Schmutz, Staub, aufgelagertem Eindeckmedium, Filzstiftmarkierungen und Gewebe außerhalb des Deckgläschens. Sie empfehlen, Aufzeichnungen über Scanfehler für die Evaluierung des Workflows und der Geräte zu führen. Patel et al. ermittelten bei über 2 Mio. gescannten Objektträgern eine niedrige Re-Scan-Rate von 1,19 % und führten dies u. a. auf eine optimale Objektträgervorbereitung zurück.

Zu den **Bedienungsfehlern** von WSI-Systemen zählen die versehentliche Verringerung des Scanareals, sodass nicht der ganze Schnitt erfasst wird, oder das Beladen des Scanners mit mängelbehafteten Objektträgern, die zu einem Scanabbruch oder ungenügenden eSlides führen. Kaputte Objektträger mit fehlenden Ecken oder gebrochenen Deckgläschen sollten nicht in den Autoloader des Scanners geladen werden. Manche Geräte erlauben hier den Scan von einzelnen Objektträgern. Nicht identifizierbare Objektträger mit fehlendem oder zerstörtem Barcode können dem jeweiligen Fall nicht zugeordnet werden und führen zu Fehlern im eWorkflow. Daher sollten schlecht bedruckte Objektträger gleich aussortiert bzw. korrigiert werden.

16.4.6 Akzeptanz der digitalen Pathologie

In aktuellen Studien wird gezeigt, dass bis zu 99 % **Übereinstimmung** zwischen konventioneller Befundung am Mikroskop und digitaler Pathologie besteht (Moscalu et al. 2023). Es wird auch von einer beschleunigten Befundung am eSlide berichtet. Trotzdem ist die Zahl an komplett digitalen Instituten noch überschaubar. Der Schritt weg vom Mikroskop ist eventuell noch zu groß, um vertraute Wege zu verlassen.

Das Mikroskop hat auch verschiedene Vorteile. eSlides sind in der Regel zweidimensionale Abbildungen von dreidimensionalen Objekten. Die Tiefe eines Schnitts kann am Mikroskop durch Spielen an der Mikrometerschraube erfasst werden, wodurch sich z. B. einzelne Zellen leichter abgrenzen lassen. Areale, die nicht im Fokus sind, lassen sich leicht „nachschärfen". Optische Hilfsmittel wie ein Polarisationsfilter können beim eSlide nicht einfach dazugeklappt werden. Manchmal ist ein schneller Wechsel auf eine stärkere Vergrößerung (60–100×) gewünscht. Auch die ständige Bildschirmarbeit mit der Hand permanent auf der Computermaus kann aus ergonomischer Sicht problematisch sein. So ist jedem bewusst, dass durch die Digitalisierung die Bildinformationen auf vielerlei Weise genutzt werden können, die tägliche Arbeit damit jedoch nicht unbedingt zu den persönlichen Zielen gehört. Eine schweizerische Studie von Unternährer et al. (2020) berichtet allerdings, dass 66 % der Pathologen sich mit der Primärbefundung am eSlide anfreunden könnten.

Um den Pathologen nicht Unrecht zu tun, muss man anmerken, dass sich ein Institut auf die digitale Umstellung gut vorbereiten und langfristig planen muss. Die Einführung von elektronischem Workflow, Barcodes auf Kassetten und Objektträgern, die Adaptierung des LIS und die Aufstockung der IT-Umgebung bzw. der Speicherkapazitäten erfordern große Investitionen, Know-how bei den handelnden Personen und die Verpflichtung der Entscheidungsträger für die fortdauernde Entwicklung und Betreuung. Auch die Mehrarbeit bei der Validierung muss gestemmt werden. Trotzdem führt kein Weg um die Digitalisierung herum und wird Teil der künftigen Realität im Histolabor sein. Die Aufgabe der Histotechnikerinnen liegt darin, durch qualitätssichernde Maßnahmen zuverlässige elektronische Kopien der Gewebeschnitte zu garantieren, sodass diese ohne Vertrauensverlust zur Befundung genutzt werden können.

16.5 Computational Pathology

Es gibt verschiedene Definitionen für die **rechnergestützte Pathology** (*computational pathology,* CoPath). Laut der Digital Pathology Association ist CoPath ein Befundungsansatz, wo digitale Informationen über die Patientin aus unterschiedlichen Quellen (Patientendaten, Labordaten, Radiologie, Genomdatenbanken, klinischen Studien usw.; „Big Data") und zugehörige Metadaten zusammengefügt werden, um daraus Muster zu extrahieren und nützliche Rückschlüsse zu ziehen (Abels et al. 2019). Das daraus abgeleitete Wissen soll eine Entscheidungsgrundlage für die bestmögliche Behandlung darstellen. Die digitale Bildinformation aus histologischen Untersuchungen ist dabei eine der Quellen. Die CoPath stützt sich für die Mustererkennung und für die Analyse der Bildinformationen auf Werkzeuge der künstlichen Intelligenz (KI). Man sieht den Begriff „Pathologie" umfassend und beschränkt sich nicht nur auf die morphologische Begutachtung von Gewebe. Das gesammelte „globale" Wissen soll die medizinische Entwicklung für die individuelle Behandlung, aber auch für das öffentliche Gesundheitswesen voranbringen.

An dieser Vision einer modernen Pathologie wird bereits gearbeitet. Eine der Herausforderungen besteht in den unterschiedlichen „Sprachen", in denen die Quellinformationen verfasst sind, und der notwendigen digitalen Vernetzung bzw. Verständigung. Das betrifft auch die eSlides, die oft in herstellereigenen Formaten abgespeichert werden. Um dies zu umgehen, werden allgemein verwendbare, herstellerunabhängige Bildformate (z. B. DICOM[5]), Bildarchivsysteme und eSlide-Viewer gefordert. Leistungsfähige Speicher bzw. Cloudlösungen, schnelle Verbindungen, Lösungen für Cybersicherheitsfragen, Richtlinien für ethische Fragen, Richtlinien für IVD-Nutzung von KI-Software, die Entwicklung einer „Computerkultur" in pathologischen Instituten und die damit zusammenhängenden, zu erwerbenden Fachkenntnisse (Bioinformatik) stehen auch noch auf dem Aufgabenzettel.

Die rechnergestützte Pathologie ist in der morphologischen Diagnostik durch verschiedene Analysewerkzeuge vertreten, die ihre Anwendung in der Morphometrie bis hin zur fortgeschrittenen, KI-basierten Befundung am eSlide haben (◘ Tab. 16.2).

16.5.1 Digitale Morphometrie

Unter Morphometrie versteht man die Vermessung und quantitative Erfassung von morphologischen Strukturen. Man erhält damit konkrete Parameterwerte. Für die Histopathologie bedeutet dies das Ausmes-

---

5 DICOM. *Digital imaging and communications in medicine* ist ein Dateiformat zur Speicherung von medizinischen Bilddaten und wird z. B. in der Radiologie genutzt. Der DICOM-Standard umfasst nicht nur die Bildformate, sondern auch die zur Erstellung, Archivierung, Suche und Verteilung nötigen Nachrichtenformate.

16.5 · Computational Pathology

◘ Tab. 16.2 Arten der CoPath-Werkzeuge in der digitalen Pathologie. (Nach Bankhead 2022)

(1) Morphometrische Analysen für die Messung definierter Parameter (Anzahl, Abstand usw.)
(2) CAD-Analysen, die auf direkt messbaren Werten beruhen und vom Anwender überprüfbar sind (z. B. Tumorgrading oder Therapieansprechen aufgrund von Scores)
(3) KI-Anwendungen ohne explizite Messung von Parametern und ohne offensichtliche Überprüfbarkeit (latente Merkmale; z. B. Genstatus aufgrund der HE-Morphologie)

sen von Abständen (z. B. Tumor zum Resektionsrand, Ausbreitungstiefe eines Melanoms, Durchmesser von Cysten oder Zellverbänden), die Berechnung von Flächen (z. B. Tumorausbreitung, Zellgröße) oder die Zählung von Strukturen (z. B. IHC-positive Zellen, ISH-Signale, Mitosen). Digitale Bilder zusammen mit Bildanalysewerkzeugen ermöglichen heutzutage eine objektive und leicht durchführbare Erfassung solcher Werte. Die Interpretation der Werte liegt beim Befunder.

Die Weiterführung der Morphometrietools sind die modernen Systeme der *next-generation digital pathology*. Sie integrieren für die Ermittlung, Berechnung und Darstellung der Parameter lernende KI-Algorithmen[6] (s. ▶ Abschn. 16.5.3) und sind fähig zur Segmentierung und Objektklassifizierung. Eine Unterscheidung zu den nachfolgend beschriebenen CAD-Tools könnte man so festlegen, dass CAD-Tools die morphometrischen Daten für darauf aufbauende Entscheidungen nutzen können, die Interpretation also mit anbieten.

Unter **Segmentierung** versteht man den Prozess, wo das Bild nach Strukturen, die eine bestimmte gemeinsame Eigenschaft haben, räumlich unterteilt bzw. gruppiert wird. Bei der manuellen Segmentierung muss der Anwender diese Strukturen der Bildanalysesoftware kenntlich machen **(Annotierung)**. Oft funktioniert dies über eine grafische Benutzeroberfläche (*graphical user interface,* GUI), wo direkt am Bild die Struktur grafisch markiert wird. Dahinter liegen ausgeklügelte Algorithmen, die für den Normalanwender nicht mehr nachvollziehbar sind, aber im Prinzip eine Zuordnung der ausgewählten Pixel zu der Struktur durchführen. Die Software lernt dabei beispielsweise, DAB-gefärbte (braune) Kerne zu erkennen, als interessant einzustufen und vom Hintergrund abzugrenzen (innerhalb von Sekunden). Eine zweite interessante Gruppe wird beispielsweise von hämatoxylingefärbten (blauen) Kernen gebildet. Die braunen bzw. blauen Kerne bilden damit jeweils eine „Klasse" von Objekten. Das Analysetool kann die „Klassenmitglieder" zählen und zueinander in Relation setzen (z. B. Prozent der IHC-positiven Zellen an der Gesamtanzahl der Zellen). Die Segmentierungs- bzw. Klassifizierungsergebnisse werden in Falschfarben grafisch präsentiert und sind in vielerlei Weise modifizierbar (Farbwahl, Transparenz, Intensität, Oberflächenstruktur usw.). Beeindruckend sind die grafischen Softwarelösungen für die Aufbereitung von Multiplex-Immunfluoreszenzbildern im 2D- und 3D-Modus. Die Analysesoftware ist mit einer Benutzeroberfläche ausgestattet, wo u. a. Farbkanäle, Ansichten, Berechnungstools, Präsentationsweisen oder Animationen ausgewählt werden können.

---

6 Algorithmen sind vordefinierte, endliche Handlungsabfolgen bzw. -anweisungen, die zur Lösung eines Problems dienen. Sie wandeln anhand fester Schrittfolgen Eingabewerte in Ausgabewerte um.

Ein Anwendungsbeispiel für diese Next-Generation-Morphometrie findet man bei der Beurteilung der Immunzellenverteilung in der Tumormikroumgebung, wo Gewebeschnitte mit Multiplex-IF bzw. Multiplex-RNA-ISH analysiert werden (Mungenast et al. 2021).

16.5.2 Werkzeuge für die rechnergestützte Diagnose (CAD)

CAD-Systeme *(computer assisted diagnosis)* dienen, wie der Name schon sagt, der Unterstützung bei der histopathologischen Diagnosestellung und werden jeweils für **bestimmte Aufgaben** konstruiert. Diese spezielle Aufgabenbearbeitung können CAD-Systeme dann auf den diversen Fällen bzw. eSlides generalisiert anwenden. Ein typisches CAD-System besteht aus der konventionellen Bildverarbeitung und dem Analysewerkzeug, das wiederum u. a. das Pre-Processing, die Merkmalsextraktion, die Segmentierung und die Klassifizierung umfasst (He et al. 2012). CAD-Systeme unterscheiden sich in der Anzahl und Art der Eigenschaften (Merkmale, *features*), die sie aus dem Digitalbild herausarbeiten (extrahieren) und analysieren können, sowie den dazu genutzten Algorithmen. Diese repräsentieren die Evolution der Analysewerkzeuge in der KI und reichen von klassischen KI-Algorithmen wie Entscheidungsbäumen bis zu tiefen künstlichen neuronalen Netzen. Bei den sog. featurebasierten Methoden werden die Unterscheidungsmerkmale vom Entwickler vorgegeben und der Algorithmus wird dahingehend programmiert. Im Gegensatz dazu sind Modelle des Deep Learnings (DL) fähig, den sog. Merkmalsraum selbst zu definieren und auf den eSlide anzuwenden (s. ▶ Abschn. 16.5.3). Die Basisaufgaben der CAD-Systeme sind Segmentierung, Objekterkennung und Klassifizierung.

Die Daten oder **Eigenschaften,** die das Auswertetool aus den Bildkompartimenten gewinnen kann, sind vielfältig. Beispiele dafür sind die pixelweise Farbintensität, die Konturen bzw. Formen von Zellen und Strukturen, Texturen, die Gleichzeitigkeit von bestimmten Merkmalen oder die topologischen Beziehungen von Strukturen. Die hierarchisch organisierten Bildmerkmale können dabei der Pixelebene (Zahlenwert, Intensität), der Objekt- bzw. Instanzebene (z. B. Zellkern, Drüse, Gefäß) und der Semantikebene (z. B. Gewebetyp, Tumorareal) zugeordnet werden.

Diese niedrig- und höherrangigen Eigenschaften werden für die automatisierte Zuteilung des Gewebebilds oder der Bildkomponenten zu einer Klasse genutzt (**Klassifizierung**). Beispiele für Klassen sind Diagnosen (z. B. Karzinom vs. normal), der Genstatus (z. B. überamplifiziert vs. normal), Gradingstufen (z. B. Gleason-Score bei Prostatakarzinom), Gewebetypen (z. B. Stroma vs. Epithel) oder Zellcharakteristika (z. B. IHC-pos./-neg.).

Damit das CAD-System die Klassen richtig erkennt, muss es die korrekte Zuteilung anhand der programmierten Entscheidungsmerkmale zustande bringen (featurebasiert) oder anhand von Trainingsbeispielen im Vorfeld erlernen (überwachtes maschinelles Lernen, *supervised machine learning*, SL).

Unter **Segmentierung** versteht man den Prozess, wo das Bild nach Strukturen, die eine bestimmte gemeinsame Eigenschaft haben, **räumlich unterteilt** bzw. gruppiert wird. Die Segmentierung ist oft eine vorbereitende Maßnahme für nachfolgende Aufgaben der Bildanalyse und kann auf Instanzen- bzw. Semantikebene erfolgen (◘ Abb. 16.13). Die Unterteilung kann also einzelne Objekte oder ganze Areale betreffen. CAD-Systeme erkennen damit beispielsweise die Form, Fläche und Ausrichtung von Zellkernen, was für Gradingaufgaben eingesetzt wird. Andere Beispiele sind die Abgrenzung von IHC-positiven von IHC-negativen Zellen oder die Abgren-

16.5 · Computational Pathology

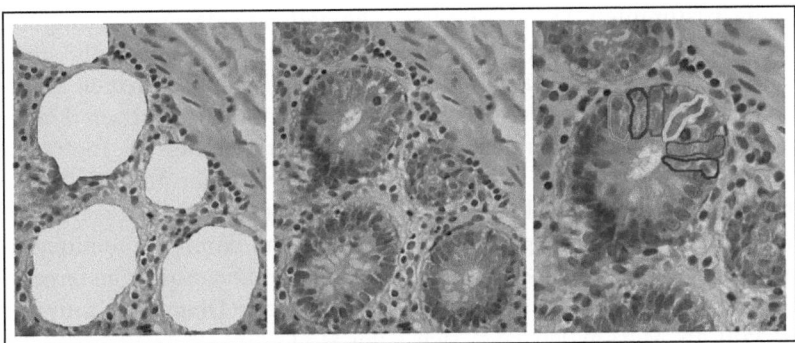

Abb. 16.13 Beispiel Segmentierung. Mitte: Original Dünndarmschleimhaut. Links: Semantische Segmentierung der Kryptenquerschnitte. Rechts: Objektsegmentierung der individuellen Paneth'schen Körnerzellen (Symbolbild)

zung von Tumor- und Normalgewebe. Die Segmentierung kann manuell oder automatisiert erfolgen. Die automatisierte Zuordnung beruht dabei auf dem Erkennen von vorher festgelegten Merkmalen (z. B. Farbe, Intensität) oder auf lernenden Verfahren (maschinelles Lernen, ML). Die lernenden KI-Tools müssen dazu vorher auf das Auffinden der korrekten Strukturen trainiert werden. Aufgrund des Erfolgs von ML-Anwendungen werden CAD-Tools heutzutage hauptsächlich auf SL-Basis und im Speziellen als Deep-Learning-(DL-)Modelle konstruiert.

Je nach Anwendung ist das Anzeichnen von **Regionen des Interesses** (*regions of interest*, ROIs) bzw. der Ausschluss von Arealen, die nicht einbezogen werden sollen (z. B. Normalgewebe, Nekrose), notwendig für eine korrekte Auswertung durch die CAD-Systeme. Auch diese Aufgabe kann von KI-Tools übernommen werden.

Die Klassifizierung und Lokalisierung von Strukturen im Bild dienen auch der **Objekterkennung,** wobei bei der Objekterkennung im Gegensatz zur Segmentierung die genauen Grenzen und die pixelgenaue Ausdehnung des Objekts nicht dargestellt werden. Die Objekterkennung ist wichtig für die Zählung und Berechnung der räumlichen Verteilung einer Struktur (z. B. Zellkern, Mitose).

Wurde die Bildanalyse für eine bestimmte Anwendung nach mehreren Evaluierungs- und Verbesserungsrunden einmal etabliert, kann sie auch auf weitere Fälle bzw. digitale Bilder angewendet werden **(Generalisierung)**. Für die Übertragbarkeit zwischen verschiedenen Präparaten ist u. a. wichtig, dass die Farberkennung übereinstimmt. Dazu muss man die Bilder einer **Farbnormalisierung** unterziehen. Die Vielfalt der Farbschattierungen wird dadurch reduziert und standardisiert. Erschwert wird das Wiedererkennen von Strukturen bei der Generalisierung auch durch übereinanderliegende Strukturen bei dickeren Schnitten, durch Schnittartefakte, Ungewöhnlichkeiten der Probe oder auch Imagingartefakte (Unschärfe, Farbuntreue, Kompression, präanalytische Variabeln). Manche Effekte können durch das Pre-Processing der CAD-Systeme, zu dem auch die Farbnormalisierung gehört, ausgeglichen werden.

Die **Auswertung von morphometrischen Parametern** durch CAD-Systeme wird u. a. genutzt bei der Scoreermittlung von prädiktiven und prognostischen IHC-Biomarkern, die nach einem bestimmten, standardisierten Schema kalkuliert werden (z. B. ER, PR, Her2/neu, PD-L1). Auch das Zählen von Mitosen bzw. von Zellen in der Wachstumsphase (KI67) kann den Befundern abgenommen werden.

Je mehr morphologische Merkmale mit einbezogen werden, umso fortgeschrittenere Analysewerkzeuge (**ML-Classifier, DL-Classifier**) werden benötigt. Mit einer größeren Anzahl an Merkmalen lässt sich beispielsweise normales von kanzerogenem Gewebe unterscheiden. Dies wird z. B. genutzt für die Klassifizierung von zervikalen, intraepithelialen Neoplasien, die auf der Höhe und Regelmäßigkeit der Epithelgewebeschichtung beruht. Mithilfe von DL-Modellen, die die Entscheidungskriterien eigenständig extrahieren, wird sogar erreicht, Prognosen für die Weiterentwicklung von Tumoren und das Therapieansprechen der Patienten zu erstellen. Zum Beispiel hängen bei Kolonkarzinomen das Therapieansprechen und die Prognose u. a. mit der Mikrosatelliteninstabilität (MSI) des Tumors zusammen. KI-Modelle können anhand von morphologischen Veränderungen im HE-eSlide die MSI und damit mögliche Therapieansprecher identifizieren (Wagner et al. 2023).

Viele der gängigen „manuellen" Auswertungsalgorithmen sind nun kommerziell als Analysesoftware erhältlich. Im klinischen Bereich, wo die Expertise ihren Schwerpunkt bei der Histopathologie und nicht bei der Informatik hat, ist es empfehlenswert, Produkte mit gutem technischen Support, regelmäßigen Updates, ausreichender Bedienerfreundlichkeit und mit angebotenen Schulungen zu wählen. Natürlich soll eine Kompatibilität mit den in Verwendung befindlichen Systemen bestehen und eine akzeptable Geschwindigkeit bei der Analyse erzielt werden. Aeffner et al. (2019) haben eine Liste an Kriterien für die Produktauswahl erstellt. Moscalu et al. (2023) geben ein paar Beispiele an käuflicher Auswertungssoftware.

Die individuelle Auswertung durch einen Menschen, der Intensitäts- und Mengenverteilung von angefärbten Zellen erkennen soll, stellt einen gewissen Ungenauigkeitsfaktor dar, der sich als Inter- und Intraobserver-Variabilität äußert. Diese soll durch die elektronische Auswertung eliminiert werden und damit die semiquantitative und subjektive Diagnostik in eine **quantitative und objektive Diagnostik** umwandeln (Aeffner et al. 2017). Die Performance der rechnergestützten Analyse ist allerdings auch nicht absolut, sollte aber durch die Evaluierung und Parameteranpassung möglichst zuverlässige Ergebnisse liefern.[7] Das heißt, hinter einem erfolgreichen Algorithmus stehen eine aufwendige „Einarbeitung" durch die Pathologen und die Kooperation mit den Softwareentwicklern. Weiters wird empfohlen, vor der Softwareauswertung die Qualität des Gewebeschnitts bzw. des Digitalbilds auf ihre Eignung zu prüfen. Wo Menschen mit Variationen innerhalb des Präparats oder zwischen Präparaten leicht zurechtkommen, bevorzugen Maschinen eine einheitliche Qualität. Und schließlich sollte ohne menschliche Kontrolle kein Befund freigegeben werden.

16.5.3 Künstliche Intelligenz in der CoPath

Die künstliche Intelligenz (KI) ist eine Fachrichtung der Informatik und beschäftigt sich mit komplexen Aufgaben bzw. Problemstellungen, die der Mensch im Moment (noch) besser bearbeiten kann als eine

---

[7] „We should continually resist the 'illusion of objectivity' by recognising potential errors and limitations, and incorporating this knowledge into how we design algorithms and interpret their outputs" (Bankhead 2022).

16.5 · Computational Pathology

Maschine bzw. ein Rechner (Ertel 2021). Ein Teilbereich der KI ist *computer vision*. Dieses Gebiet beschäftigt sich mit dem „Sehen und Beobachten" von Rechnern und den daraus abgeleiteten Fähigkeiten der Informationsverarbeitung (Erkennen, Verstehen, Bewerten). So soll die KI mithilfe von *computer vision* für die Befundungstätigkeit am eSlide genutzt werden, wobei ihr Einsatz über das reine Zählen oder Abmessen von Strukturen weit hinausgeht.

Die Befundung eines histologischen Gewebeschnitts ist eine komplexe Aufgabe, wo die Befunder unzählige, mehr oder weniger unbewusste Entscheidungen treffen, bis aufgrund des Fachwissens und der jahrelangen Erfahrung eine Diagnose gefunden wird. Der Mensch ist dabei äußerst flexibel und kann sich auf unterschiedliche Farbschattierungen oder Schnittdicken, Schnittartefakte bzw. Ungewöhnlichkeiten einstellen und für sich das Wesentliche herausfiltern **(Adaptivität)**. Der Mensch kann auch die Erfahrungen aus früheren Fallbearbeitungen nutzen und auf neue Fälle übertragen **(Generalisierung)**. Da keine zwei Pathologen über identische Erfahrungswerte und Fachkenntnisse verfügen, ist die Befundung naturgemäß subjektiv. Gleichzeitig sind die in einem gigapixelgroßen eSlide enthaltenen Informationen so enorm, dass der Mensch nicht jedes einzelne Pixel auf seine Bedeutung hin prüfen kann. Die KI mit ihren intelligenten, lernenden Agenten[8] hat allerdings das Potenzial für diese umfassende Analyse. Man möchte dem Computer die menschlichen Fähigkeiten beibringen. Die Vision ist eine automatisierte objektive Befundung am digitalen Schnitt.

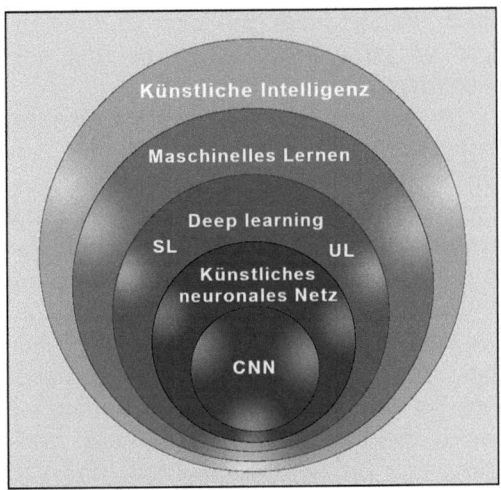

Abb. 16.14 Künstliche Intelligenz und ihre Unterbereiche. (SL = *supervised learning*, überwachtes Lernen; UL = *unsupervised learning*, unüberwachtes Lernen; CNN = Convolutional-neural-Network)

Maschinelles Lernen

Das maschinelle Lernen (*machine learning*,[9] ML) ist ein Teilbereich der künstlichen Intelligenz (Abb. 16.14), der sich mit der Entwicklung von lernenden Modellen beschäftigt. Das Ziel des ML ist, dass der Rechner selbständig aus einer Dateneingabe eine Datenausgabe kreiert. Der Agent soll ohne eine explizite Programmierung eine eigene Mustererkennung entwickeln und auf neue Daten anwenden. Die Informatik verwendet dazu verschiedene Werkzeuge (Algorithmen), um diese Aufgabe zu lösen. Jede einzelne dieser Berechnungen ist klar definiert. Die Komplexität eines Agen-

---

8 „Als Agent bezeichnen wir ganz allgemein ein System (z. B. Programm), welches Information verarbeitet und aus einer Eingabe eine Ausgabe produziert." „Für die KI von besonderem Interesse sind lernfähige Agenten, die anhand von Trainingsbeispielen erfolgreicher Aktionen oder durch positives oder negatives Feedback auf die Aktionen in der Lage sind, sich selbst so zu verändern, dass der mittlere Nutzen ihrer Aktionen im Laufe der Zeit wächst" (Ertel 2021).

9 Maschinelles Lernen. „Machine Learning is the study of computer algorithms that improve automatically through experience" (Ertel 2021).

ten ergibt sich dann aus dem Zusammenspiel von Hunderten oder Tausenden solcher Algorithmen.

Bei der Entwicklung eines sog. **featurebasierten ML-Classifiers** werden die entscheidenden Merkmale vom Entwickler vorgegeben und der Agent lernt, wie die Merkmale mit den Klassen zusammenhängen. Für eine klar umrissene Anwendung in der rechnergestützten Pathologie müssen alle bekannten Variationen in der Morphologie, Struktur und Farbgebung mitbedacht und definiert werden (A-priori-Kenntnisse der Pathologen). Der Algorithmus muss alle diese Variationen bewerten, ohne zu allgemein zu greifen, was falsch-positive Ergebnisse bringen würde, oder zu sehr einzuschränken, um keine falsch-negativen Ergebnisse zu erhalten. Da man nicht alle morphologischen Möglichkeiten von vornherein abdecken kann, folgen aufwendige Versuch-und-Irrtum-Zyklen, bis der Algorithmus angepasst ist *(hand-crafted features)*. Diese Modelle sind leichter nachzuvollziehen, aber nicht adaptiv, weil der Merkmalsraum vordefiniert ist. Für jede weitere Anwendung muss dieser Aufwand erneut betrieben werden. Daher wurden neue Wege für den Umgang mit den umfangreichen Merkmalsräumen gesucht und im Deep Learning (DL) gefunden (Janowczyk und Madabhushi 2016).

Deep Learning ist wiederum ein Teilbereich des ML. Die Anzahl an analysierbaren Bildmerkmalen (Features) ist um ein Vielfaches größer als bei den klassischen ML-Algorithmen. Das DL-Modell findet dabei selbstständig den zur Anwendung passenden Merkmalsraum durch zyklische, iterative Autokorrektur. Man unterscheidet überwachtes *(supervised)* und unüberwachtes *(unsupervised)* DL. Beim **überwachten Lernen** (*supervised learning*, SL) wird mit dem Programm ein Training durchgeführt, wobei die Trainingsdatensätze ein bekanntes Ergebnis (Ground Truth) als Datenausgabe vorgeben. Aufgrund der vorgegebenen Daten lernt es, Entscheidungen zu treffen. Je mehr Daten es zur Verfügung hat, umso besser wird es dabei. In jedem Evaluierungszyklus des Modells berechnet es einen Fehlerfaktor durch den Vergleich von erhaltenem (Vorhersage) und tatsächlichem Ergebnis. Im nächsten Zyklus wird das Modell adaptiert, um den Fehlerfaktor zu verringern. Die Features und Klassifizierungen werden dabei durch DL simultan optimiert.

Beim **unüberwachten Lernen** (*unsupervised learning,* UL) soll das Modell ohne Trainer selbst natürliche Muster in den Trainingsdatensätzen erkennen und diese auf neue Datensätze anwenden lernen. Hier gibt es noch kein festgelegtes Ergebnis bzw. vorbestimmte Datenausgabe. Die Entscheidung, ob die Interpretation bzw. Kategorisierung korrekt ist, trifft der Rechner.

Der Ergebnisfindungsweg der KI-Modelle ist für den Mensch dabei oft nicht mehr nachvollziehbar (Blackbox). Um diese irritierende Unsicherheit zu umgehen, wurde u. a. ein neuer Ansatz im interaktiven maschinellen Lernen *(interactive machine learning)* gefunden. Dabei interagiert der Trainer (Experte) während des Lernprozesses mit der KI und ist damit in der Lage, die Modellerstellung zu kontrollieren und zu leiten.

Der Bereich der erklärbaren künstlichen Intelligenz (***explainable artificial intelligence***, XAI) hat sich auch dieses Themas angenommen und möchte die Kluft zwischen Forschung und Klinik durch eine bessere Nachvollziehbarkeit schließen. Ein Beispiel für die verschiedenen Arbeitsweisen von XAI ist die kontrafaktische Methode, wo Inputelemente des KI-Modells abgeändert werden und die Anpassung des Outputs interpretiert wird (beispielsweise welche Bildveränderung bewirkt eine Abänderung der Diagnose?). Um dem Menschen zu zeigen, welche Bildelemente in welchem Ausmaß zur Entscheidungsfindung beitragen, kann die XAI dies als Heatmap darstellen. Spannend ist auch, dass man mit

16.5 · Computational Pathology

den Werkzeugen der XAI komplexe funktionelle Zusammenhänge analysieren und die wichtigsten Spieler darin erkennen kann. Dies kann man z. B. für die Suche nach therapierelevanten Biomarkern in komplexen, molekularen Expressionsmustern nutzen (Klauschen et al. 2024).

Die XAI wird auch eine wichtige Rolle beim Nachweis der Nachvollziehbarkeit für IVD-Produkte spielen, um die gesetzlichen Vorgaben (IVDR, KI-Act) zu erfüllen (Müller et al. 2022).

- **Künstliche neuronale Netze**

Die Werkzeuge des DL sind **künstliche neuronale Netze** (KNNs). KNNs werden mit dem menschlichen Gehirn verglichen, wo ein komplexes Netzwerk aus Neuronen an seinen jeweiligen Aufgaben arbeitet. Die Arbeitsweise im Gehirn läuft über viele Verschaltungen (Synapsen), ist komplex, dreidimensional, stark parallelisiert und immer noch nicht wirklich aufgeklärt. Ein bekanntes Phänomen bei der Signalübertragung via Neuronen und Dendriten ist, dass oft genutzte Wege verstärkt werden, also an Wichtigkeit zunehmen. Andere Verbindungen verlieren an Bedeutung und verkümmern, d. h., das Gehirn adaptiert sich im Laufe des Lebens aufgrund seiner Lernerfahrungen, um möglichst effizient zu Entscheidungen zu kommen. Wir lernen entweder, indem uns jemand etwas zeigt bzw. erklärt, oder, indem wir bestärkende oder abschreckende Erfahrungen machen.

Die Funktionsweise des Gehirns ist die Vorlage für die abstrakten Modelle der Informationsverarbeitung. Ein KNN besteht aus mehreren Ebenen (Schichten) von verbundenen, künstlichen Neuronen, die nach einem vorgegebenen Algorithmus Daten verarbeiten und zur nächsten, hierarchisch übergeordneten Ebene weiterbewegen. Der Output eines Neurons ist der Input des nächsten Neurons. Die erste Ebene ist die Eingabeschicht. Die letzte Ebene ist die Ausgabeschicht, deren Neuronenanzahl mit der Anzahl an auszugebenden Klassen korrespondiert und die für jede Klasse eine **Ergebniswahrscheinlichkeit** ausgibt. Dazwischen liegen die sog. verborgenen Schichten *(hidden layers)*. Die Komplexität der Verarbeitung nimmt mit der Ebenen- und Neuronenanzahl zu (Tiefe). Dabei kommt es zu mehreren, oft unabhängigen Schritten der Berechnung, Gewichtung und Überprüfung der Zwischenergebnisse. Durch die verschiedenen Lernverfahren der KI kommt es zu einer Adaption des Netzes. Der Nutzer des Netzes kann über „Regler" (Parametereingabe) die Gewichtung in den Neuronen beeinflussen (◘ Abb. 16.15).

- **CNNs** *(convolutional neural networks)*

Zu diesen Netzwerken gehören die CNNs *(convolutional neural networks*, „faltende neuronale Netze"). Ihre Erfindung und die des Grafikprozessors *(graphic processing unit*, GPU) hat die Entwicklung der KI für die Bildbearbeitung stark vorangetrieben.

Die Eingabeschicht für ein CNN besteht beispielsweise aus einer Pixelmatrix eines digitalen Farbbilds. Das CNN gruppiert die Eingabewerte aus den Tausenden bis Millionen von Bildpixeln in sog. rezeptiven Feldern *(receptive fields)* und bildet diese

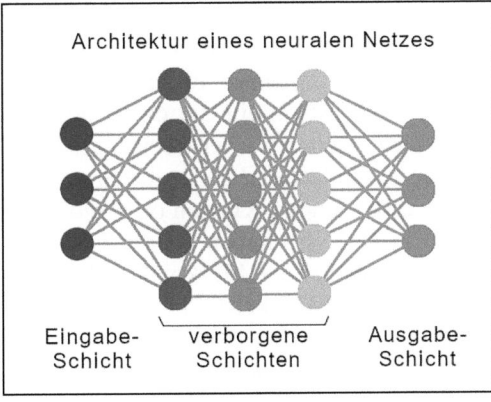

◘ **Abb. 16.15** Architektur eines neuronalen Netzes. Jeder Punkt entspricht einem vernetzten, künstlichen Neuron. Die Linien stehen für den Signalfluss im Netz

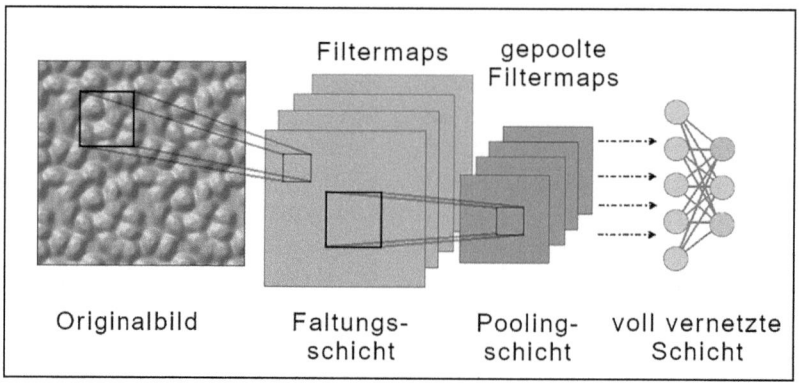

Abb. 16.16 Schema CNN. Die Pfeile deuten die weiteren Schichten an, die in eine voll vernetzte Schicht für die Klassifizierung abgebildet werden

mittels verschiedener lernfähiger Filter[10] (Merkmalsfinder) in die nächsten Schichten ab, die als Feature-Maps bezeichnet werden. Pro Filter entsteht eine Feature-Map, deren Daten für die nächste Schicht weiter komprimiert werden (◘ Abb. 16.16). Diese als Faltung (Convolution) und Pooling bezeichneten Algorithmen können sich mehrmals abwechseln. Ohne die dabei stattfindende Kompression der Daten würden der Bedarf an Rechnerkapazität und die Trainingsdauer übermäßig groß werden. CNNs können aus Hunderten verborgenen Schichten bestehen. Diese lernen Bildmerkmale (z. B. Kanten) zu erkennen, wobei jede Stufe komplexere Merkmale erlernt (z. B. Umrisse). In dieser Phase der Merkmalsextraktion *(feature extraction)* findet das CNN selbstständig die optimalen Filter. Nach weiteren Verarbeitungsschichten werden im letzten Schritt die Ergebnisse den zu erkennenden Klassen oder Objekten zugeordnet. CNNs haben bei der Objekterkennung und bei der Merkmalsfindung die menschlichen Fähigkeiten bereits übertroffen. Sie werden schon weitreichend für die Objekterkennung, Klassifizierung und Segmentierung eingesetzt. Ein typischer Output der Bildanalyse ist die Darstellung des eSlides in Falschfarben mit Legende, wo jede Farbe einer Klasse entspricht. Es gibt eine Reihe von Weiterentwicklungen und Varianten der CNNs (Alzubaidi et al. 2021). Beispiele für CNNs zur Bildanalyse sind AlexNet, GoogLeNet, InceptionNet, DenseNet, EfficientNet, VGGNet, ResNet *(residual network)*, FCNs *(fully convolutional networks;* besonders geeignet für die semantische Segmentierung).

Bei der Bildanalyse mit CNNs kommt es also zu einer Kompression der Daten, um sie handhabbar zu machen. Bei der Verarbeitung kann es auch zu einem Verlust von entscheidenden Bildinformationen kommen oder die Klassifizierung wird nur auf Basis eines (dominanten) Merkmals getroffen. Um dies zu umgehen, wurde u. a. das patchbasierte Training in Kombination mit CNNs entwickelt. Ein Patch ist ein Bildausschnitt (z. B. 500×500 Pixel im Vergleich zu 100.000×100.000 Pixel von ganzen, hochaufgelösten eSlides), der trotzdem immer noch, aber in geringerem Ausmaß, komprimiert werden muss. Eine hohe Anzahl an repräsentativen bzw. entscheidenden Patches wird automatisch aus dem Bild extrahiert und mit jedem einzelnen von ihnen eine Merkmalsextraktion und Klassifi-

---

10 Filter. auch Kernel, Gewichtungsfunktion.

zierung durchgeführt. Die Einzelergebnisse werden schließlich für die Bildklassifizierung zusammengeführt *(aggregation)*. Dies ist ein weit verbreiteter Zugang für den Einsatz von CNNs in der Histopathologie, wobei an der optimalen Patchextraktionsmethode noch stark geforscht wird (Dimitriou et al. 2019).

- **Graph Neural Networks**

Ein Nachteil der Patchmethode mit CNNs ist, dass der räumliche Bezug über den gesamten eSlide und damit Informationen über die histologische Makro- und Mikroarchitektur verloren gehen. GNNs *(graph neural networks)* sollen diese Informationen bewahren. Graphen sind mathematische Konstrukte, die die paarweise Beziehung zwischen Entitäten abbilden. Die Beziehung ist im Falle eines eSlides durch räumliche Abstände bzw. Korrelationen bedingt. Mithilfe der topologischen Datenanalyse wird der eSlide für das GNN zugänglich gemacht. Auch bei GNNs ist die Blackbox-Problematik gegeben. Die Beschreibung einer Anwendung findet man z. B. bei Levy et al. (2021).

- **Generative Adversarial Networks**

Eine weitere Klasse von DL-Netzen sind die **Generative Adversarial Networks** (GANs). GANs können nicht nur realistische Bilder de novo erzeugen, sondern können auch Bilder einer Art (z. B. Schwarz-Weiß-Foto) originalgetreu in Bilder einer anderen Art (z. B. Farbfoto) transformieren. In der Histologie kann man GANs einsetzen, um aus ungefärbten oder HE-gefärbten eSlides, mikroskopische Gewebebilder in einer Spezialfärbung zu erzeugen. Solche virtuellen Spezialfärbungen können ganze Arbeitsschritte einsparen, sind gewebesparend und haben den Vorteil, dass ein und derselbe Schnitt in verschiedenen Färbemodi begutachtet werden kann (Komura und Ishikawa 2021).

GANs können auch auf die Suche nach pathologischen (abnormalen) Merkmalen in Gewebebildern geschickt werden. Sie werden dazu auf Normalgewebe trainiert und finden die Abweichungen von „normal" in Test-eSlides. Weitere Anwendungen sind die Segmentierung oder das Pre-Processing von Bildern (Farbnormalisierung, Entrauschen).

Ein GAN besteht aus zwei konkurrierenden neuronalen Netzen, einem sog. Generator und einem sog. Diskriminator. Der Diskriminator überprüft das vom Generator erzeugte künstliche Bild auf „Echtheit". Durch ein Wechselspiel der Netze wird das Endergebnis optimiert und es werden damit **synthetische Daten** generiert (Morrison et al. 2021).

- **Visiontransformer/Transformer Neural Networks**

Visiontransformer gehören zu einer Art von neuronaler Netzwerkarchitektur, die ursprünglich für die Verarbeitung von natürlicher Sprache entwickelt wurde und z. B. auch in GPT zu finden ist *(generative pretrained transformer)*. Diese Systeme haben das Potenzial, künftig die CNNs abzulösen, weil sie effektiver bei weniger benötigter Rechenleistung lernen und mit unmarkierten oder schwach markierten Daten besser zurechtkommen. Visiontransformer scheinen im Vergleich weniger Trainingsdaten für dieselbe Lernleistung wie andere Systeme zu benötigen. Ein wichtiger Teil des Netzwerks ist der Attention-Mechanismus, wodurch dem System eine Priorisierung von „wichtigen" Bildinhalten gelingt und miteinander in Beziehung setzt. Visiontransformer arbeiten im Gegensatz zum CNN parallelisiert. Sie können auch Feature-Maps des CNN auswerten. Die Netzarchitektur erleichtert eine Erklärung bzw. Nachvollziehbarkeit der Entscheidungsfindung. Für die CoPath werden sie bereits genutzt bei Diagnose, Prognose, Klassifizierung, Segmentierung u. v. m. Nähere Beschreibungen findet man z. B. bei Pinto-Coelho (2023). Ein Beispiel für die Transformeranwendung als Vorhersagetool für Biomarker beim Kolonkarzinom geben Wagner et al. (2023).

Virtuelle histologische Färbung
Bai et al. (2023) und Latonen et al. (2024) berichten von zahlreichen Beispielen aus der Forschung, wo DL für die Erstellung von virtuellen Färbungen genutzt wird, um damit die jahrhundertelange Färbepraxis im Histolabor zu ersetzen. Sie sehen einen prinzipiellen Vorteil in der Gewebe-, Zeit-, Reagenzien- und Kostenersparnis. Die Vision, auf Knopfdruck eine Auswahl an Zusatzfärbungen vom selben – nicht von einem zusätzlichen – Schnitt zu erhalten, ist reizvoll. Als Ausgangspunkt für die Transformation bzw. Generierung wurden Scans von HE-Schnitten, aber auch Autofluoreszenz- oder Phasenkontrastscans von ungefärbten Schnitten *(label-free)* verwendet. Andere Methoden ohne „nasse" Färbung nutzen Multiphotonen-Fluoreszenzmikroskopie, Raman-Spektroskopie, Infrarotspektroskopie oder photoakustische bzw. hyperspektrale Bildgebung. Die quantitativen Methoden erzeugen dabei direkt pixelweise numerische Werte, die in Bilder „übersetzt" werden können. Als Voraussetzung für die *label*-freie, virtuelle Färbung müssten allerdings neuartige, routinetaugliche Hochdurchsatzscanner in die Histolabors einziehen. Eine Herausforderung für die KI-Modell-Erstellung ist auch in diesem Forschungsbereich die Verfügbarkeit von hochwertigen Trainingsdaten. In diesem Fall benötigt man eine große Menge an verschiedenen Spezialfärbungen, die mit korrespondierenden HE- bzw. ungefärbten Schnitten verknüpft werden. Die virtuell gefärbten eSlides müssen valide genug sein, um nicht nur für menschliche Befunder, sondern auch für CAD-Systeme zu genügen.

- **KI-Training**

Die Qualität des maschinellen Lernens ist abhängig von Umfang und Zusammensetzung des **Trainingssets** und von der Qualität der **Ground-Truth-Annotierung**. Darunter versteht man (grob gesagt), die manuelle Zuordnung einer definierten Eigenschaft zu einer Struktur, die dadurch klassifiziert wird (nach dem Motto: „Schau, das ist ein Plattenepithelkarzinom."). Die Kriterien, die zu dieser Eigenschaft gehören (z. B. Verteilung der Zellgrößen, Zellformen, Farbintensitäten, Architekturen, Nachbarschaftsbeziehungen), zieht sich der intelligente Agent selbst heraus. Je mehr Datensätze mit dieser Eigenschaft die KI kennenlernt, umso besser kann sie die Kriterien bzw. Muster als „wahr" identifizieren und im Testset wiedererkennen (Kategorisierung). Wenn sie dabei ausschließlich Datensätze kennenlernt, die diese Eigenschaft enthalten oder wo diese Eigenschaft immer mit einer anderen Eigenschaft zusammentrifft (z. B. Karzinom liegt immer rechts unten), zieht die KI falsche Schlüsse, d. h., Trainingssets müssen ausgeglichen und repräsentativ zusammengesetzt werden.

Um Zelltypen zu erkennen, muss fast immer eine Annotierung auf Zell- bzw. Pixelebene durchgeführt werden (◘ Tab. 16.3). Ein Weg, um sich diese aufwendige Arbeit zu ersparen, ist die Erstellung von „Masken" (Vorlagen). Zum Beispiel werden an Serienschnitten epitheliale Zellen mit IHC (Pancytokeratin) angefärbt und der resultierende eSlide mit dem zugehörigen HE-Schnitt registriert. Der Agent lernt von der Maske, welche Zellen im HE-eSlide als epitheliale Zellen einzustufen sind. Dies kann man z. B. für die Metastasensuche von Karzinomen in Lymphknoten nutzen.

Der Umfang von Trainingssets liegt bei Hunderten bis Tausenden eSlides (Who-

Tab. 16.3

Ebenen der Annotierung	Beschreibung
Patientenebene	Bekannte personenbezogene Daten (Alter, Geschlecht, Erkrankung, Therapieansprechen, Überlebensprognose)
eSlide-Ebene	Der gesamte eSlide erhält ein Label (z. B. Karzinom enthalten, Genstatus).
ROI-Ebene	Ausgewählte Regionen des Interesses erhalten ein jeweiliges Label (z. B. Tumorgewebe enthalten/nicht enthalten, Tumorscore).
Patchebene	Jeder extrahierte Patch (z. B. aus den jeweiligen ROIs) erhält sein jeweiliges Label (z. B. Tumorzellen enthalten/nicht enthalten usw.).
Zellebene	Pixelweise Kennzeichnung einer Struktur (z. B. Kern einer Tumorzelle, Zelltyp).

le-Slide-Images), unterteilt in ein Vielfaches davon an Patches bzw. Tiles (Bildkacheln). Der Agent lernt die Trainingsdaten in mehreren Durchläufen (Epochs) kennen. Nach einer bestimmten Anzahl an Daten (Batch) wird eine Parameteranpassung zur selbstständigen Verbesserung eingelegt. eSlide-, Patch- und Epoch-Anzahl sind einstellbare Größen (Hyperparameter), die die Performance des Agenten beeinflussen. Man möchte dabei eine Über- bzw. Unteranpassung an das Trainingsset vermeiden *(over-/underfitting)*. Überanpassung bewirkt, dass die Performance am Trainingsset sehr gut funktioniert, aber am Testset nicht reproduzierbar ist. Es hat sich gezeigt, dass die Performance mit der Zahl an eSlides ansteigt und bei einem Training auf 10.000–15.000 eSlides ein Plateau erreicht (Echle et al. 2021). Die Lernkurve ist dabei auch von der Art des KNN abhängig.

Um diese hohen Zahlen und eine größere Diversität zu erreichen, werden auch öffentlich zugängliche und institutsübergreifend Fälle akquiriert. Diese weisen meist unterschiedliche Farbvarianten aufgrund diverser HE-Protokolle oder auch IHC-Protokolle auf. Es können auch innerhalb eines Instituts Variationen eingebracht werden (z. B. durch Reagensalterung, Schnittdicken usw.). Damit daraus keine irreführenden Modelle abgeleitet werden, müssen die eSlides durch **Normalisierung** und **Standardisierung** möglichst vereinheitlicht werden. Grundsätzlich sind die Standardisierung bei der histotechnischen Herstellung der Präparate und die Qualitätssicherung bei der Digitalisierung erforderlich, um überhaupt die Basis für ein gutes Trainingsset zu schaffen.

Die menschliche Annotierung oder „Etikettierung" erfordert Fachwissen, ist zeitraubend und sollte von verschiedenen Personen durchgeführt werden, um kein personenbezogenes Bias einzubringen. Das Training einer KI ist keine triviale Aufgabe und es wird daher an verschiedenen Strategien zur Vereinfachung gearbeitet (z. B. *weakly supervised learning, active learning, transfer learning*). Nähere Erklärungen zur Datensammlung findet man bei Yang et al. (2023) oder Hosseini et al. (2024).

Im Unterschied zum SL trainiert sich ein Modell des UL auf nichtannotierten Trainingssets selbst und erkennt selbstständig sog. latente Merkmale. Der Vorteil liegt darin, dass es relativ einfach ist, eine sehr große Menge an nichtannotierten Daten zu sammeln. Dabei steigt auch die Wahrscheinlichkeit, komplett neue Erkenntnisse zu gewinnen. Der Nachteil liegt in der mangelhaften Nachvollziehbarkeit der Modellentscheidungen. Daher ist die Akzeptanz für diese Modelle geringer als beim überwachten maschinellen Lernen. Aufgrund der Arbeitsersparnis sind das Interesse daran und der Forschungsehrgeiz aber groß. Zurzeit ist die Performance der SL-Modelle jedoch noch erheblich besser (Steiner et al. 2021). Dazwischen liegt das teilüberwachte Lernen *(semi-supervised learning)* mit teilweise annotierten Daten. Aktuell sind *weakly supervised learning*-Systeme auf vortrainierten, weiterentwickelten CNNs (z. B. ResNet) eine häufige Wahl für die Agentenarchitektur (◘ Tab. 16.4).

Die am Trainingsset geschulten Agenten werden im Weiteren auf ein kleineres Validierungsset angewendet, validiert und angepasst. Danach kommt noch ein unabhängiges Testset für die abschließende Überprüfung. Dann erst könnten mithilfe dieser Modelle klinische Proben analysiert werden und die Ergebnisse in die menschliche Befundung der Digitalbilder einfließen (◘ Tab. 16.5). Eine wichtige Kennzahl ist die Fehlerquote eines Systems am Testset und damit die Vertrauenswürdigkeit bei der Anwendung. Zur Bewertung der Performance wird der AUC-Wert[11] zur Darstellung der Sensitivität und Spezifität der Klassifizierung ermittelt. Hindernisse für die Zuverlässigkeit eines KI-Modells können technische Schnittartefakte, zu kleine Gewebeareale, zu wenige aussagekräftige Zellen, Ungewöhnlichkeiten im Gewebe o. Ä. sein (präanalytische Variablen). Es werden häufig Qualitätseinbußen bei der Generalisierung, also der Anwendung des Modells auf „fremde" Testsets aus anderen Quellen oder mit anderer Zusammensetzung gesehen *(real world datasets)*. Aber auch an diesen Problemen wird mithilfe von rechnerischen und anderen Strategien gearbeitet, um das Training stabiler zu gestalten (Mayer et al. 2024).

Für detaillierte Erklärungen zum Thema KI in der Pathologie und ihre Anwendung in den einzelnen Fachgebieten verweise ich auf entsprechende Literatur. Das wachsende Interesse führt dazu, dass in den letzten Jahren Tausende Artikel, die sich mit ML beschäftigen, mit steigender Tendenz veröffentlicht wurden (Moscalu et al. 2023). Es wurden praktisch in jedem Untergebiet der Histopathologie schon KI-Anwendungen vorgestellt. **Beispiele aus der translationalen Forschung** sind Diagnose und Grading von Prostatakrebs bzw. Leberkrebs, Grading von Kolorektalkrebs, Zählung von Mitosen und Metastasensuche in Lymphknoten bei Brustkrebs, Unterscheidung von DCIS[12] und Normalgewebe im Brustdrüsengewebe, die Vorhersage von molekularen Biomarkern am HE-eSlide (*BRAF, KRAS, ALK, ROS1*, MSI, PDL1, Hormonrezeptoren), Bestimmung von Ausmaß und Muster der Immunzellinfiltration in den Tumor bzw. seine Mikroumgebung, Begutachtung von Transplantationsnierenbiopsien, Detektion von *Helicobacter pylori* in der Magenschleimhaut, Vorhersage von Prognose, Überlebenszeit und Therapieansprechen am HE-eSlide u. v. m.

Eine Anwendung in der Forschung ist das zelluläre oder **morphologische Profiling,** wo Zellen, angefärbt mit Multiplex-IF, auf ihre morphologischen Eigenschaften (Tausende pro Zelle) mittels ML oder DL analysiert werden. Veränderungen in diesem detaillierten Profil, die experimentell durch verschiedene Wirkstoffe oder gentechnische Manipulation ausgelöst werden, geben einen direkten Hinweis auf die Beeinflussung und können zelluläre Signalwege und

---

11 AUC. *Area under curve,* auch AUROC, Fläche unter der ROC-Kurve *(receiver operating characteristic);* dieser Wert kann zwischen 0 und 1 liegen, wobei aber 0,5 der schlechteste Wert und 1 der beste Wert ist.

12 DCIS. Ductales carcinoma in situ

16.5 · Computational Pathology

◘ Tab. 16.4 Trainings- bzw. Lernstrategien. (Nach Morales et al. 2021; Komura und Ishikawa 2018 und Saldanha et al. 2022)

Strategien des Deep Learnings	Beschreibung
Fully supervised learning	Das Trainingsset ist durchgehend mit den relevanten Markierungen versehen (z. B. alle Zellen eines Tumortyps auf Pixel- oder ROI-Ebene).
Weakly supervised learning	Die Markierungen im Trainingsset sind ungenauer in Bezug auf die eigentliche Aufgabe (z. B. Tumortyp ohne örtlichen Bezug im eSlide, Slideebene). *Multi instance learning* gehört in diese Kategorie. Es werden mehr Datensätze als beim *fully supervised learning* benötigt, der Aufwand ist aber geringer.
Active supervised learning	Das Lernprogramm sucht sich unter den unmarkierten Daten die vielversprechendsten heraus und präsentiert sie dem Trainer zur Markierung. Dies erhöht die Effizienz und Geschwindigkeit der Annotierung.
Semi-supervised learning	Nur ein Teil des Trainingssets ist markiert. Algorithmen des *unsupervised learning* werden auf den unmarkierten Teil angewandt und mit dem markierten Teil abgeglichen.
Unsupervised learning/ self supervised learning	Das Trainingsset ist gar nicht markiert. Einer der am häufigsten genutzten Lernalgorithmen ist Clustering, wo die KI ähnliche Eigenschaften in den Daten identifiziert und nach Gruppen sortiert. Ein Lernmodus des *self supervised learning* ist das kontrastive Lernen. Das Modell lernt nicht nur von markierten, sondern von allen enthaltenen Merkmalen.
Transfer learning	Ein Modell wurde für eine bestimmte Aufgabe oder Datengruppe trainiert und wird dann auf eine andere Aufgabe oder Datengruppe angewendet. Häufig wird ein vorgefertigter Teil für die Merkmalsextraktion *(pre-trained network)* verwendet und an einen neuen Klassifizierungsteil geknüpft. Das neue System benötigt nur ein kleines markiertes Trainingsset für seine neue Aufgabe.
Reinforcement learning	Beim bestärkenden Lernen erhält der lernende Softwareagent ein Feedback vom Anwender in Form einer „Belohnung". Der Agent lernt seine Strategie so zu adaptieren, dass er eine maximale Belohnung erhält.
Federated learning/swarm learning	Die heterogenen Trainingsdaten für ein Modell befinden sich auf mehreren, dezentralen Geräten oder Servern und werden nicht untereinander getauscht. Die Lernergebnisse werden zusammengefasst und wieder geteilt – im Gegensatz zur zentralen Ansammlung großer Datenmengen. *Swarm learning* arbeitet mit blockchainbasierter Koordination der Partner.

ihre Abhängigkeiten entschlüsseln. Diese Anwendung zeigt den direkten Zusammenhang zwischen Morphologie (Phänotyp) und Expression auf einer für das menschliche Auge nicht wahrnehmbaren Ebene.

Hochmultiplex-Imaging (IF, ISH, Massenspektroskopie; s. ▶ Abschn. 11.12 und 12.9) ist ebenso ein Einsatzgebiet von DL-Modellen in der Forschung. Aus der hohen Komplexität der visuellen Ergebnisse können KI-Systeme tiefere mechanistische Einblicke in die histologischen bzw. cytologischen Vorgänge gewinnen als bei „regulären" Histofärbungen. DL wird auch hier zur Segmentierung, Zelltypklassifizierung und biologischen Interpretation genutzt *(spatial proteomics, transcriptomics)*.

Tab. 16.5 KI-Modell-Entwicklung in der CoPath. (Nach Herrmann und Lennerz 2020)

1. Kohortenerstellung (Definition der Aufgabenstellung)
2. Präparateauswahl (Trainings-, Validierungs-, Testset)
3. Digitale Bilderfassung und Datenspeicherung
4. Datenannotierung im Trainingsset und Datenspeicherung
5. Algorithmusentwicklung
6. Modellerstellung (maschinelles Lernen)
7. Modelltestung (Testset)
8. Modellanwendung (klinische Proben)

Einige wenige KI-Anwendungen werden schon kommerziell vertrieben und haben FDA- oder CE-Zertifikate erhalten. Typisch für diese Produkte ist, dass sich die KI-Agenten während der klinischen Nutzung nicht mehr weiterentwickeln dürfen *(frozen AI)*. Im März 2024 wurde die KI-Verordnung der EU (AI-Act) veröffentlicht. Sie richtet sich an die Anbieter, aber auch die Betreiber (Nutzer) von KI-Produkten. Im klinischen Bereich kommt auf die Nutzer die gesetzes- und normkonforme Umsetzung der jeweiligen Forderungen aus AI-Act und IVDR bzw. ISO 15189 zu, was die Komplexität und den Aufwand bei der Entwicklung und Nutzung von IVD-KI-Produkten sicherlich erhöht.

16.5.4 Zukunftsaussichten

Der KI wird in der Histopathodiagnostik und insbesondere in der personalisierten Therapie ein künftiger, starker Einfluss vorhergesagt. Der KI-Einsatz soll einem erwartbaren **Mangel an Pathologen** und den daraus entstehenden Engpässen bei der histopathologischen Befundung entgegenwirken. Die Hoffnung liegt darin, besonders **zeitraubende Tätigkeiten** wie die Suche nach Metastasen in einer großen Anzahl an Lymphknoten oder auch **komplexere Befundungen** wie die gleichzeitige Beurteilung von mehreren Biomarkern in einem Schnitt (Multiplex-IHC) an die KI abgeben zu können. Eine immer komplexer werdende Aufgabe ist die Auswahl der besten Therapie- bzw. Prognoseempfehlung aus einer unübersichtlichen Ansammlung an einzelnen Biomarkerbefunden. Hier könnte sich ein intelligenter Agent als nützlich erweisen.

Für die Unterstützung bei der Diagnosefindung sieht man Potenzial in der KI-gesteuerten Suche nach ähnlichen Bildern (eSlides) in verschiedensten großen Bilddatenbanken, wo man zugehörige Diagnosen und ggf. molekulare Eigenschaften abrufen kann (*content based image retrieval*, CBIR), oder auch bei der Nutzung der KI als „Kollegin" für das **Abfragen einer Zweitmeinung.** Mögliche Anwendungen liegen beispielsweise im **Screenen von Proben,** um „normal" von „abnormal" zu unterscheiden, um die große Anzahl an Vorsorgeuntersuchungen leichter zu bewältigen. Die elektronische Kollegin könnte auch zur **Qualitätssicherung** auf Befunde noch einmal „drübersehen" oder auf seltene Diagnosen aufmerksam machen.

Dazu kommen noch Erwartungen an die KI, dass sie Fähigkeiten entwickelt, die über das menschliche Können hinausgehen. Ein Beispiel dafür ist die Auswertung von Tumorgewebe an HE-Schnitten, wo die KI aufgrund der inhärenten Eigenschaften des Gewebes ohne IHC- oder Molpath-Analysen eine genaue Klassifizierung des Tumors und die **Bestimmung von prädiktiven und prognostischen Faktoren** ableiten kann (inkl. genetischer und epigenetischer Anomalien, Bewertung der Tumorheterogenität). Dies würde ein relativ kostengünstiges Screening der Patientenproben auf mögliche Therapieansprecher erlauben. Und es könnte weitere, noch unbekannte Ansatzpunkte für neue Therapien hervorbringen.

Ein weiterer Aspekt ist die **multimodale Analyse,** wo die KI digitale Informationen aus verschiedenen Quellen wie aus der Radiologie oder aus Laborwerten in ihre Klassifizierungen und Prognosen mit einbezieht (Metadaten, *omics*-Daten). Multimodal ist auch die gemeinsame Analyse von unterschiedlich gefärbten Gewebeschnitten (HE, IHC, ISH, Spezialfärbungen), die ähnlich wie die menschlichen Befunder alle Informationen mit einbezieht und damit zu einem fundierteren Ergebnis kommt.

Die histopathologische Befundung soll jedoch auch in Zukunft kein ausschließlich „automatischer" Vorgang werden. Von einer zunehmenden Unterstützung der menschlichen Experten kann aber ausgegangen werden. Verschiedene Limitierungen müssen vor dem klinischen Einsatz der KI noch überwunden werden (◘ Tab. 16.6). Dazu gehören große klinische Studien für die Leistungsbeurteilung der jeweiligen

◘ Tab. 16.6 Herausforderungen für die klinische CoPath (Nach Tizhoosh und Pantanowitz 2018, Steiner et al. 2021, McKay et al. 2022 und Verghese et al. 2023)

Kein allgemeiner Standard bei den eSlide-Formaten
Fluch der Dimensionen; Gigapixelbilder als Input
Mangel an annotierten eSlides zur Erstellung von praktisch fehlerfreien KI-Modellen, Definition der Ground Truth
Mangel an repräsentativen Trainingssets für seltene Erkrankungen
Aufwendige Modellentwicklungen aufgrund der quasi unendlichen Vielfalt an Morphologien
Bedarf an jeweils einem spezialisierten Modell für jede Fragestellung (z. B. Tumorarten, Einsatz als Second Look oder als Pre-Screening) vs. Multitaskmodelle
Keine binäre Ja-Nein-Antwort auf viele histopathologische Fragen (z. B. benigne vs. maligne)
Modus der Evaluierung und Validierung einer überlegenen KI
Hoher Bedarf an Rechner- und Speicherkapazitäten
Mögliche Beeinflussbarkeit des KI-Modells durch eSlide-Artefakte und präanalytische Variablen
Blackbox-Problematik der mangelnden Nachvollziehbarkeit
Unbekannte Einflussfaktoren auf die KI-Performance (z. B. *adversarial attacks*)
Ausstehender Praxistest im klinischen Gebrauch (Workflow, Analysedauer pro Objektträger usw.)
Nachweis der klinischen Relevanz der KI-Diagnostik-Werkzeuge
Qualitätskontrolle im laufenden Betrieb (Modelldrift)
Klärung von ethischen Fragen (z. B. Nutzung der eSlides von Patienten ohne Einwilligung für KI-Training, Zugang zur CoPath für unterrepräsentierte Bevölkerungsgruppen, Autonomie der KI, Patente und Profit)
Identifikation der verantwortungtragenden Person bei KI-Fehldiagnosen
Bedarf an Schulungen für medizinisches und technisches Personal
Akzeptanz der KI als Diagnostikwerkzeug bei medizinischem Personal und Patienten
Entwicklung von sinnvollen KI-User-Interfaces (Präsentation der Ergebnisse)
Umsetzung der Regulative für den Umgang mit KI in der Diagnostik (Anwendung IVDR, AI-Act)
Cybersicherheit

Anwendung und auch eine klinische Bewertung bzw. Neubewertung von Ergebnissen, die nur eine KI liefern kann (z. B. exakte Prozentangaben anstelle von Schätzungen). Darunter fällt auch der Leistungsvergleich von Applikationen für dieselbe Fragestellung. Im Laufe der Anwendung eines KI-Modells lernt es weiter, was zu einem veränderten Output führen kann (Modelldrift). Diese Veränderungen müssten im klinischen Betrieb regelmäßig überprüft werden. Der routinemäßige Einsatz von Kontrollsoftware, die die technische Eignung der erstellten eSlides für die rechnergestützte Auswertung überprüft, wäre ein nützliches QM-Werkzeug. Und schließlich muss für diese Technik auch ein Preisetikett für die Verrechnung erstellt werden, in das die Kosten für die Datenbearbeitung, -speicherung, -beurteilung usw. einfließen.

Für den vertrauensvollen Einsatz in der Pathologie benötigt es Mitarbeiterinnen, die das entsprechende IT-Fachwissen mitbringen, denn letztendlich setzt ein Mensch seine Unterschrift unter den Befund und muss dafür geradestehen. Für die Histo-BMA kann diese Entwicklung eine Zusatzqualifikation in der Medizininformatik erforderlich machen, die in der Fachhochschulausbildung mitbedacht werden sollte. Einen krassen Einfluss auf unsere tägliche histotechnische Arbeit hätte die Entwicklung der virtuellen Färbung auf KI-Basis an ungefärbten Paraffinschnitten. Diese steckt derzeit noch in der Versuchsphase, wird aber stark beforscht (Latonen et al. 2024). Ein histologisches Labor ohne „echte" HE-Färbung ist heute noch nicht vorstellbar. Aber das Histolabor von morgen kennt vielleicht keine „nasse Färbung" mehr und bezieht Gewebeabbildungen aus Massenspektroskopie oder Infrarotspektroskopie mit ein (*chemical imaging*, s. ▶ Abschn. 11.16.5, *stainless staining*, Bhargava 2023). Die Aufgabe der BMAs wäre dann (vielleicht), anstatt die Färbungen zu machen, die entsprechenden Bilder und Bildanalysen elektronisch zu generieren und zu

einem Fall zusammenzustellen. Eine transformierte PAS-Färbung aus einem HE-eSlide wäre innerhalb von Minuten erledigt. Die Befunder würden sich dann durch die registrierten Schnitte klicken und die KI-Empfehlungen abrufen.

Doch bevor die rechnergestützte Pathologie in unsere Labors einziehen kann, muss als erster Schritt die digitale Pathologie Fuß fassen. Bei Verghese et al. (2023) findet man eine ausführliche Auflistung der Voraussetzungen und Problemstellungen, die die Einführung der CoPath mit sich bringt.

Literatur

Abels E et al (2019) Computational pathology definitions, best practices, and recommendations for regulatory guidance: a white paper from the Digital Pathology Association. J Pathol 249(3):286–294

Aeffner F et al (2019) Introduction to Digital image analysis in wholeslide imaging: a white paper from the digital pathology association. J Pathol Inform 10(1):9

Aeffner F, Wilson K, Martin NT, Black JC, Hendriks CLL, Bolon B, Rudmann DG, Gianani R, Koegler SR, Krueger J, Young GD (2017) The gold standard paradox in digital image analysis: manual versus automated scoring as ground truth. Arch Pathol Lab Med 141(9):1267–1275

Alzubaidi L, Zhang J, Humaidi AJ, Al-Dujaili A, Duan Y, Al-Shamma O, Santamaría J, Fadhel MA, Al-Amidie M, Farhan L (2021) Review of deep learning: concepts, CNN architectures, challenges, applications, future directions. J Big Data 8(1):53

Bai B, Yang X, Li Y, Zhang Y, Pillar N, Ozcan A (2023) Deep learning-enabled virtual histological staining of biological samples. Light Sci Appl 12(1):57

Bankhead P (2022) Developing image analysis methods for digital pathology. J Pathol 257(4):391–402

Bhargava R (2023) Digital Histopathology by Infrared Spectroscopic Imaging. Annu Rev Anal Chem (Palo Alto Calif) 16(1):205–230

Bury J, Griffin J (2018) Digital pathology. In: Suvarna KS, Layton C, Bancroft JD (Hrsg) Bancrofts theory and practice of histological techniques, 8th Aufl. Elsevier, S 476–492

Cui M, Zhang DY (2021) Artificial intelligence and computational pathology. Lab Invest 101(4):412–422

Literatur

Dawson H (2022) Digital pathology - Rising to the challenge. Front Med (Lausanne) 9:888896

Dimitriou N, Arandjelović O, Caie PD (2019) Deep learning for whole slide image analysis: an overview. Front Med (Lausanne) 6:264

Echle A, Rindtorff NT, Brinker TJ, Luedde T, Pearson AT, Kather JN (2021) Deep learning in cancer pathology: a new generation of clinical biomarkers. Br J Cancer 124(4):686–696

Ertel W (2021) Grundkurs Künstliche Intelligenz, Computational intelligence. Springer Fachmedien Wiesbaden GmbH

Evans AJ, Brown RW, Bui MM, Chlipala EA, Lacchetti C, Milner DA, Pantanowitz L, Parwani AV, Reid K, Riben MW, Reuter VE, Stephens L, Stewart RL, Thomas NE (2022) Validating whole slide imaging systems for diagnostic purposes in pathology. Arch Pathol Lab Med 146(4):440–450

Fraggetta F, L'Imperio V, Ameisen D, Carvalho R, Leh S, Kiehl TR, Serbanescu M, Racoceanu D, Della Mea V, Polonia A, Zerbe N, Eloy C (2021) Best practice recommendations for the implementation of a digital pathology workflow in the anatomic pathology laboratory by the european society of digital and integrative pathology (ESDIP). Diagnostics (Basel) 11(11):2167

Fraggetta F, Yagi Y, Garcia-Rojo M, Evans AJ, Tuthill JM, Baidoshvili A, Hartman DJ, Fukuoka J, Pantanowitz L (2018) The importance of eSlide macro images for primary diagnosis with whole slide imaging. J Pathol Inform 9:46

García-Rojo M, De Mena D, Muriel-Cueto P, Atienza-Cuevas L, Domínguez-Gómez M, Bueno G (2019) New European union regulations related to whole slide image scanners and image analysis software. J Pathol Inform 10:2

Hanna MG, Ardon O, Reuter VE, Sirintrapun SJ, England C, Klimstra DS, Hameed MR (2022) Integrating digital pathology into clinical practice. Mod Pathol 35(2):152–164

Haroske G, Zwönitzer R, Hufnagl P et al (2018) Leitfaden „Digitale Pathologie in der Diagnostik". Pathologe 39:216–221

He L, Long LR, Antani S, Thoma GR (2012) Histology image analysis for carcinoma detection and grading. Comput Methods Programs Biomed 107(3):538–556

Herrmann MD, Lennerz JK (2020) Technische, operative und regulatorische Aspekte für die Nutzung der digitalen und rechnergestützten Pathologie. Pathologe 41(Suppl 2):103–110

Hosseini MS et al (2024) Computational pathology: a survey review and the way forward. J Pathol Inform 15:100357

Hufnagl P, Zwönitzer R, Haroske G, Kommission Digitale Pathologie (2018) Leitfaden Digitale Pathologie in der Diagnostik – Befunderstellung an digitalen Bildern Version 1.0. Bundesverband Deutscher Pathologen e. V

Janowczyk A, Madabhushi A (2016) Deep learning for digital pathology image analysis: A comprehensive tutorial with selected use cases. J Pathol Inform 7:29

Kim D, Pantanowitz L, Schüffler P, Yarlagadda DVK, Ardon O, Reuter VE, Hameed M, Klimstra DS, Hanna MG (2020) (Re) Defining the high-power field for digital pathology. J Pathol Inform 11:33

Klauschen F, Dippel J, Keyl P, Jurmeister P, Bockmayr M, Mock A, Buchstab O, Alber M, Ruff L, Montavon G, Müller KR (2024) Toward explainable artificial intelligence for precision pathology. Annu Rev Pathol 19:541–570

Komura D, Ishikawa S (2018) Machine learning methods for histopathological image analysis. Comput Struct Biotechnol J 16:34–42

Komura D, Ishikawa S (2021) Advanced deep learning applications in diagnostic pathology. Translat Regulat Sci. 3(2):36–42

Latonen L, Koivukoski S, Khan U, Ruusuvuori P (2024) Virtual staining for histology by deep learning. Trends Biotechnol S0167-7799(24):00038-00046

Levy J, Haudenschild C, Barwick C, Christensen B, Vaickus L (2021) Topological feature extraction and visualization of whole slide images using graph neural networks. Pac Symp Biocomput 26:285–296

L'Imperio V, Gibilisco F, Fraggetta F (2021) What is essential. J Pathol Inform 12:32

Mayer RS, Kinzler MN, Stoll AK, Gretser S, Ziegler PK, Saborowski A, Reis H, Vogel A, Wild PJ, Flinner N (2024) Die Modelltransferierbarkeit von KI in der digitalen Pathologie: Potenzial und Realität. Pathologie (Heidelb) 45(2):124–132

McKay F, Williams BJ, Prestwich G, Bansal D, Hallowell N, Treanor D (2022) The ethical challenges of artificial intelligence-driven digital pathology. J Pathol Clin Res 8(3):209–216

Morales S, Engan K, Naranjo V (2021) Artificial intelligence in computational pathology – challenges and future directions. Digit Signal Process 119:103196

Morrison D, Harris-Birtill D, Caie PD (2021) Generative deep learning in digital pathology workflows. Am J Pathol 191(10):1717–1723

Moscalu M, Moscalu R, Dascălu CG, Țarcă V, Cojocaru E, Costin IM, Țarcă E, Șerban IL (2023) Histopathological images analysis and predictive modeling implemented in digital pathology-current affairs and perspectives. Diagnostics (Basel) 13(14):2379

Müller H, Holzinger A, Plass M, Brcic L, Stumptner C, Zatloukal K (2022) Explainability and causability for artificial intelligence-supported medical image analysis in the context of the European in vitro diagnostic regulation. N Biotechnol 70:67–72

Mungenast F, Fernando A, Nica R, Boghiu B, Lungu B, Batra J, Ecker RC (2021) Next-generation digital histopathology of the tumor microenvironment. Genes (Basel) 12(4):538

Mutter GL, Milstone DS, Hwang DH, Siegmund S, Bruce A (2022) Measuring digital pathology throughput and tissue dropouts. J Pathol Inform 13:8

Pantanowitz L, Sharma A, Carter AB, Kurc T, Sussman A, Saltz J (2018) Twenty years of digital pathology: an overview of the road travelled, what is on the horizon, and the emergence of vendor-neutral archives. J Pathol Inform 21(9):40

Patel A, Balis UGJ, Cheng J, Li Z, Lujan G, McClintock DS, Pantanowitz L, Parwani A (2021) Contemporary whole slide imaging devices and their applications within the modern pathology department: a selected hardware review. J Pathol Inform 9(12):50

Patel AU, Shaker N, Erck S, Kellough DA, Palermini E, Li Z, Lujan G, Satturwar S, Parwani AV (2022) Types and frequency of whole slide imaging scan failures in a clinical high throughput digital pathology scanning laboratory. J Pathol Inform 13:100112

Pinto-Coelho L (2023) How artificial intelligence is shaping medical imaging technology: a survey of innovations and applications. Bioengineering (Basel) 10(12):1435

Rizzo PC, Girolami I, Marletta S, Pantanowitz L, Antonini P, Brunelli M, Santonicco N, Vacca P, Tumino N, Moretta L, Parwani A, Satturwar S, Eccher A, Munari E (2022) Technical and diagnostic issues in whole slide imaging published validation studies. Front Oncol 12:918580

Saldanha OL et al. (2022) Swarm learning for decentralized artificial intelligence in cancer histopathology. Nat Med 28(6):1232–1239

Sellaro TL, Filkins R, Hoffman C, Fine JL, Ho J, Parwani AV, Pantanowitz L, Montalto M (2013) Relationship between magnification and resolution in digital pathology systems. J Pathol Inform 4:21

Steiner DF, Chen PC, Mermel CH (2021) Closing the translation gap: AI applications in digital pathology. Biochim Biophys Acta Rev Cancer 1875(1):188452

Tizhoosh HR, Pantanowitz L (2018) Artificial intelligence and digital pathology: challenges and opportunities. J Pathol Inform 9:38

Unternaehrer J, Grobholz R, Janowczyk A, Zlobec I (2020) Swiss Digital Pathology Consortium (SDiPath). Current opinion, status and future development of digital pathology in Switzerland. J Clin Pathol 73(6):341–346

Verghese G, Lennerz JK, Ruta D, Ng W, Thavaraj S, Siziopikou KP, Naidoo T, Rane S, Salgado R, Pinder SE, Grigoriadis A (2023) Computational pathology in cancer diagnosis, prognosis, and prediction – present day and prospects. J Pathol 260(5):551–563

Wagner SJ et al (2023) A large-scale multicentric study. Cancer Cell 41(9):1650-1661.e4

Williams BJ, Knowles C, Treanor D (2019) Maintaining quality diagnosis with digital pathology: a practical guide to ISO 15189 accreditation. J Clin Pathol 72(10):663–668

Yang Y, Sun K, Gao Y, Wang K, Yu G (2023) Preparing data for artificial intelligence in pathology with clinical-grade performance. Diagnostics (Basel) 13(19):3115

Informative Webseiten

3DHISTECH Ltd. – Tutorials (Her2-Analyse). ▶ https://www.3dhistech.com/support/knowledge-base/tutorials/

Clickworker GmbH – KI Glossar, Erklärungen rund um Künstliche Intelligenz. ▶ https://www.clickworker.de/ki-glossar/

FDA – Artificial Intelligence and Machine Learning (AI/ML)-Enabled Medical Devices. ▶ https://www.fda.gov/medical-devices/software-medical-device-samd/artificial-intelligence-and-machine-learning-aiml-enabled-medical-devices

Hamamatsu Learning Center – Introduction to Digital Imaging in Microscopy. ▶ https://hamamatsu.magnet.fsu.edu/articles/microscopyimaging.html

Johner-Institut - Machine Learning: Gesetzliche Anforderungen an Medizinprodukte. ▶ https://www.johner-institut.de/blog/regulatory-affairs/regulatorische-anforderungen-an-medizinprodukte-mit-machine-learning/

Leica Biosystems Knowledge Pathway. ▶ https://www.leicabiosystems.com/de-at/knowledge-pathway/

Olympus Lerncenter. ▶ https://www.olympus-lifescience.com/en/learn/

Sakura Finetek Europe – SMART Automation. ▶ https://sakura.eu/concepts/smart

Zhang A et al. (2023) Dive into Deep Learning (online-version). ▶ https://d2l.ai/index.html

Qualitätssicherung im Labor

Inhaltsverzeichnis

17.1 Einleitung – 670

17.2 Qualitätsmanagementsystem – 671

17.3 ISO-9000-Familie – 674

17.4 Zertifizierung und Audit – 677

17.5 Prozessmanagement – 679
17.5.1 Kennzahlen – 680
17.5.2 Prozessdarstellung – 681
17.5.3 Externe und interne Schnittstellen – 681

17.6 Dokumentation – 684
17.6.1 Arbeitsanweisungen – 686

17.7 Fehlermanagement – 686

17.8 Risikomanagement – 688

17.9 Prüfung der Produktqualität – 689

17.10 Faktor Mensch – 692
17.10.1 Kompetenz, Wissen, Bewusstsein und Kommunikation – 692
17.10.2 Arbeitsplatzgestaltung und Prozessumgebung – 695

17.11 Akkreditierung im histologischen Labor – 695

Literatur – 700

© Der/die Autor(en), exklusiv lizenziert an Springer-Verlag GmbH, DE, ein Teil von Springer Nature 2025
G. Lang, *Histotechnik*,
https://doi.org/10.1007/978-3-662-71093-7_17

17.1 Einleitung

Die Qualitätssicherung ist uns als Mitarbeiterinnen in einem medizinisch-diagnostischen Labor ein besonderes Anliegen und Teil unserer beruflichen Verantwortung gegenüber den Patientinnen. Bei der Ausübung unserer Pflichten sind wir uns bei jeder Tätigkeit im Histolabor der Bedeutung und der Auswirkungen bewusst. Wir kennen die Gefahren, die durch Schlampigkeit und Fehlervertuschung heraufbeschworen werden können.

Nun passieren aber auch bei den allerbesten Absichten Fehler. Das Vorkommen von Schreibfehlern, Verwechslungen oder falschen Testabläufen ist kaum zu vermeiden. Geräte können Fehlfunktionen aufweisen, Missverständnisse in der Kommunikation oder Fehler bei der Reagenzienbestellung können ganze Bereiche lahmlegen. Ein Qualitätsmanagement mit einem wirksamen Qualitätssicherungssystem soll hier eingreifen. Eingesetzte Kontroll- und Verbesserungswerkzeuge helfen dem System, Fehler aufzudecken und sie in Zukunft zu vermeiden. Risiken und Gefahren werden im Vorfeld erkannt und abgewendet. Die Qualitätssicherung bezieht sich aber keinesfalls nur auf die Fehlleistungen von Laborpersonal. Es wird der gesamte Prozess inklusive Managementaufgaben mit einbezogen. Auch die Führungskräfte müssen sich einer Beurteilung stellen und einen umfangreichen Aufgabenkatalog erfüllen. Gleichzeitig wird ein Qualitätsmanagementsystem (QMS) nicht nur von Führungskräften betrieben. Jede im Labor bzw. Institut tätige Person ist aktiver Teil davon.

Das Wort „Kontrolle" löst bei vielen Menschen böse Vorahnungen aus. Hier muss man anmerken, dass einerseits die Eigenverantwortung und Kompetenz des Einzelnen nicht untergraben werden darf, andererseits die Materie an sich ein gewisses Maß an Kontrolle verlangt, weil die Sicherheit von Patientinnen und Mitarbeiterinnen gewährleistet werden muss. Gegenüber den Nachteilen von detaillierten Vorschriften und geringen Freiräumen sollte man die Vorteile und Sicherheiten stellen, die das Labor gewinnt. Und eines ist ganz wichtig: Bei all diesen Systemen ist der Freiraum so groß, wie er durch die Träger des Systems (Mitarbeiterinnen) im Rahmen von gesetzlichen und normativen Vorgaben bestimmt wird.

Als Motivation für die Einführung eines QMS wird oft die Wettbewerbsfähigkeit genannt, die im medizinischen Non-Profit-Bereich eher zweitrangig erscheint. Im Kontext einer Gesundheitspolitik, die eine bessere Wirtschaftlichkeit, Rationalisierung und Straffung anstrebt und wo das Schlagwort Outsourcing immer öfter vorkommt, ist die Darstellung des eigenen Instituts als qualitativ hochwertiges und unverzichtbares „Aushängeschild" der Gesundheitseinrichtung auch als Arbeitsplatzsicherung zu betrachten. Abgesehen von den Vorteilen, die das Institut durch ein wirksames QMS gewinnt, kann auch jede Mitarbeiterin mit persönlichen Benefits im Arbeitsalltag rechnen.

- **Persönliche Vorteile durch ein QMS**
- Die Sicherheit, für eine Tätigkeit wirklich zuständig zu sein bzw. Tätigkeiten an den Zuständigen abgeben zu können
- Der Anspruch, für eine Tätigkeit ausreichend geschult zu werden bzw. beim Kompetenzerwerb unterstützt zu werden
- Der Anspruch, die für eine Tätigkeit notwendigen Materialien in ausreichender Qualität zur Verfügung gestellt zu bekommen
- Der Rückhalt in einem organisierten Nachschlagewerk für alle Laborvorschriften
- Die Teilhabe an einer konstruktiven und wertschätzenden Kommunikationskultur
- Der Anspruch, alle relevanten Informationen zu erhalten

— Ein Werkzeug, um Verbesserungsvorschläge oder Kritik an die richtige Stelle zu bringen
— Die Sicherheit, dass der Betrieb nach den entsprechenden Gesetzen agiert, z. B. Krankenanstaltengesetz, ArbeitnehmerInnenschutzgesetz, Chemikaliengesetz, Abfallverordnungen, Arbeitsstoffverordnungen
— Die Teilhabe an einem entwicklungsfreudigen, wettbewerbsfähigen, strukturierten Betrieb

Dieses Kapitel soll keinen Leitfaden für Qualitätsmanager oder Qualitätsbeauftragte (QB) darstellen, sondern den Mitarbeiterinnen im histologischen Labor das Qualitätsmanagement etwas näher bringen. Die große Theorie der QM-Modelle möchte ich eher außer Acht lassen. Es soll der Gesamteindruck vermittelt werden, ohne Anspruch auf Vollständigkeit.

Anmerkung: Aus Gründen der leichteren Lesbarkeit wird in diesem Buch entweder die männliche oder weibliche Personenbezeichnung verwendet. Dies schließt aber immer alle Geschlechter gleichermaßen mit ein.

17.2 Qualitätsmanagementsystem

Für eine bessere Verständlichkeit zuerst ein paar Begriffe: Eine **Norm** ist eine qualifizierte Empfehlung, die nach internationalen, anerkannten Normungsverfahren im Konsens erstellt und veröffentlicht wurde. Sie legt Regeln fest und man findet darin zu erfüllende Forderungen. Eine Norm ist keine gesetzliche Vorgabe, kann aber im Rahmen von Gesetzen oder anderen Dokumenten als verbindlich erklärt werden. Die für den medizinischen Bereich zuständige Normungsorganisation ist primär die Internationale Organisation für Normierung (ISO). Es gibt aber auch nationale und europäische Normungsinstitute bzw. -gremien.

Eine Norm, die verbindliche Vorgaben enthält, nennt man auch **Anforderungsmodell**. Darunter fallen **Zertifizierungs-** und **Akkreditierungsnormen**. Im Gegensatz dazu werden Normen, die Empfehlungen, aber keine Verbindlichkeiten enthalten, als **Leitlinien** bezeichnet. Diese sind wieder von **Richtlinien** zu unterscheiden. Richtlinien können entweder verbindlich oder empfehlend sein und vom Betrieb selbst oder auch von Gremien wie der EU-Kommission erstellt werden. Verbindliche **EU-Richtlinien** müssen durch die Mitgliedsstaaten erst in nationales Recht umgewandelt werden. Staatlich benannte und staatlich überwachte Prüfstellen beurteilen beispielsweise die Konformität von Produkten nach EU-Richtlinien. **EU-Verordnungen** wiederum sind von vornherein rechtlich bindend.

Es haben sich also Expertinnen zusammengefunden, die gemeinsam Regeln in Form einer Norm erstellt haben. Und sie „behaupten", wenn man sich daran hält, führt das zu einer laufenden Verbesserung des Betriebs, zu einer vollen Ausschöpfung des Potenzials, zu einer gesteigerten Kundenzufriedenheit und letztlich zu einer profitierenden Organisation. Um dies tatsächlich umzusetzen, braucht es das Qualitätsmanagement, das sich für eine bestimmte Art von QM-Modell bzw. Norm entscheidet und den Betrieb danach gezielt gestaltet.

Für die Umsetzung eines QMS greifen viele Labors auf die **Zertifizierung nach ISO-Normen** zurück. Bei diesen allgemein anwendbaren Normen ist das Ziel primär, die Kunden mit hochwertigen Produkten

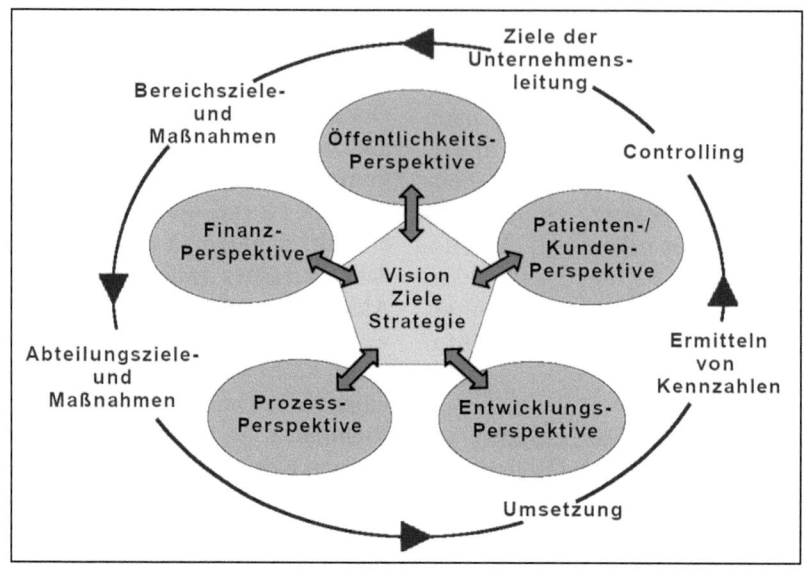

Abb. 17.1 Modell einer Balanced Scorecard mit fünf Perspektiven im Qualitätssicherungskreislauf. Für jede Perspektive werden Ziele, Maßnahmen und Kennzahlen für die Steuerung ermittelt

zufriedenzustellen. Das Produkt kann dabei ein „Werkstück" oder eine „Dienstleistung" oder, wie in der Pathologie, ein histologischer Befund sein. Ein weiteres Ziel ist die ständige Verbesserung des Produkts bzw. die Optimierung der Prozesse. Das QMS unterwirft sich einer bestimmten Norm, die die „Spielregeln" für den Umgang mit Prozessen und Dokumenten vorgibt.

Das Anstreben der Zertifizierung ist nur eine Möglichkeit neben anderen unterschiedlichen QM-Modellen. Ein anderes Modell wäre die **Balanced Scorecard** (Abb. 17.1). Hier wird für das Unternehmen eine Vision bzw. Strategie formuliert, wobei es aus verschiedenen Perspektiven betrachtet wird. Die zugehörigen Ziele werden unter Einbeziehung dieser Perspektiven ausgewählt und ausgewogen darauf verteilt. Für sie werden aussagekräftige Kennzahlen definiert, die die Zielerreichung abbilden sollen. Im Qualitätssicherungszyklus wird der erreichte Zustand wiederkehrend begutachtet und weitere Maßnahmen für eine kontinuierliche Verbesserung des Produkts bzw. der Prozesse werden eingeleitet (Controlling).

Als nach außen orientiertes Qualitätsprogramm kennt man das **Benchmarking**. Hier werden typische Kennzahlen der Institute erhoben und miteinander verglichen. Der Betrieb misst sich an den „Besten" und strebt danach, die beste Qualität zu erreichen (Best Practice). Weitere QM-Modelle sind beispielsweise das Total-Quality-Management (s. Box), Six Sigma, Kaizen, KTQ®[1] oder Business-Excellence-Systeme (EFQM[2]).

---

1   KTQ. Kooperation für Transparenz und Qualität im Gesundheitswesen.
2   EFQM. Die EFQM (European Foundation for Quality Management) ist ein Zusammenschluss mehrerer Unternehmen und Entwicklerin des EFQM-Modells.

17.2 · Qualitätsmanagementsystem

> **Total-Quality-Management.** Eine Führungsmethode einer Organisation, die die Qualität in den Mittelpunkt stellt, auf der Mitwirkung aller ihrer Mitglieder beruht und auf langfristigen Erfolg durch Zufriedenstellung der Abnehmer und durch Nutzen für die Mitglieder der Organisation und für die Gesellschaft zielt.

Das **Qualitätsmanagementsystem** ist ein Teilbereich des Organisationsmanagements und setzt sich mit dem Erreichen von Qualitätszielen auseinander. Die Einführung eines QMS ist eine strategische Entscheidung der Unternehmensleitung und sollte von ihr tatkräftig getragen werden. Die Aufgabe des QMS ist es, Wege zu erarbeiten und festzulegen, wie die aus der Norm abgeleiteten Forderungen und Aufgaben in der Realität erfüllt bzw. in die tägliche Arbeit integriert werden können. Das QMS sollte die gesamte Organisation mit all ihren Managementaufgaben durchdringen. Es agiert dabei nicht im leeren Raum, sondern wird von äußeren Interessen und Vorgaben beeinflusst (z. B. Eigentümerinteressen, Recht, Behörden, Infrastruktur, Kundenanforderungen). In der angewendeten Norm findet man Anforderungen an das QMS, aber es gibt **keine normierte Struktur eines QMS**. Das QMS wird somit vom Unternehmen von innen heraus aufgebaut und gestaltet. Durch Änderungen in der QMS-Umgebung, aber auch durch inhaltliche Änderungen in den jeweils gültigen Normausgaben ist das QMS zur ständigen Adaption und Überarbeitung gezwungen.

Für ein histologisches Labor bedeutet das, dass es für die QMS-Struktur einen Unterschied macht, ob man Teil einer Profit- oder Non-Profit-Organisation, Teil eines großen Krankenhauses oder eines Privatlabors ist bzw. im Forschungs- oder klinischen Bereich angesiedelt ist.

Vermittelt werden uns die Aufgaben des QMS durch die **Qualitätsmanagerin** bzw. **Qualitätsbeauftragte** (QB). Von Vorteil ist hier, wenn jemand aus den eigenen Reihen fachliche Kompetenz bezogen auf QM und Labor in sich vereint. Dies ist für eine verbesserte Akzeptanz äußerst hilfreich und kann den Umfang der Qualitätssicherungsaufgaben in einem angemessenen Rahmen halten.

Für die Bearbeitung der verschiedenen Themen ist es günstig, Teams zusammenzustellen, in denen alle Berufsgruppen repräsentiert sind und Gleichberechtigung herrscht. Das Arbeiten in Teams wird unterschiedliche Charaktere und Meinungen aufeinanderstoßen lassen. Und nachdem Krankenhauspersonal grundsätzlich gewissen hierarchischen Strukturen unterliegt, ist Gleichberechtigung im Team oft schwer umzusetzen. Der Umgang mit diesen Herausforderungen ist eine gute Schule für die Kommunikationskultur. Im Optimalfall wird die Teamarbeit professionell moderiert und mithilfe verschiedener Techniken zur Datenanalyse unterstützt.

Je nach Aufgaben und Arbeitsthemen zeigen die Teams zueinander eine gewisse Hierarchie. Das **QM-Team** wird sich mit den übergeordneten Themen wie Ziele des Instituts, Leitlinien (Qualitätspolitik), Strukturierung, Befugnisverteilungen, Beschaffungswesen, Finanzverwaltung und den damit verbundenen Prozessabläufen beschäftigen. Die **Arbeitsgruppe** befasst sich mit dem „Herstellungsprozess" des Produkts „Histobefund" und mit den dafür benötigten Verfahrensanleitungen und Arbeitsvorschriften.

Man darf nicht vergessen, dass besonders die Führung (Organisationsleitung) durch ein QMS in die Pflicht genommen wird. Es bestehen sehr viele Forderungen, die das Steuern und Lenken von Prozessen und die Bereitstellung der notwendigen Ressourcen betrifft. Die Führung muss

Tab. 17.1 Die sieben Grundsätze aus der ISO 9000

Grundsatz	Betrifft
Kundenorientierung	Erhebung der Zufriedenheit, Erkundigung nach Erwartungen
Führung	Definition von Qualitätszielen, Aufrechterhaltung des QMS
Einbeziehung von Personen	Nutzung der personellen Fähigkeiten, Pflege der internen Kommunikation
Prozessorientierter Ansatz	Denken und Handeln entlang von Arbeitsabläufen und Schnittstellen
Verbesserung	Optimierung von Abläufen bzw. Prozessen
Faktengestützte Entscheidungsfindung	Analyse und Bewertung von Daten und Informationen
Beziehungsmanagement	Schnittstellen zwischen Lieferanten und Kunden

sich regelmäßig mit dem QMS, mit dem Erreichen von Zielen und mit dem erwarteten Verbesserungseffekt auseinandersetzen (Managementreview, Statusüberprüfung). Außerdem ist sie darin gefordert, selbst die Wichtigkeit und Realisierung der QM-Vorgaben vorzuleben. Der **gesamte Betrieb** sollte vom Qualitätsgedanken eingenommen sein und an einem Strang ziehen.

Normbezeichnung. Die einzelnen Teile der Normbezeichnung beziehen sich auf den anerkannten Geltungsbereich (ÖNORM österreichweit, DIN deutschlandweit, SN schweizweit, EN europaweit, ISO international), die Normnummer (9001) und das Ausgabedatum (2015). Beispiel: ÖNORM EN ISO 9001:2015

17.3 ISO-9000-Familie

Die QM-Normen sind Mitte der 1980-Jahre von der ISO-Organisation weltweit veröffentlicht worden. Die Normenreihe der ISO-9000-Familie ist aus dieser Arbeit hervorgegangen. In der **ISO 9000** werden Grundsätze und Begriffsklärungen aus dem Qualitätsmanagement behandelt (Tab. 17.1). Die **ISO 19011** stellt einen Leitfaden für die Auditierung dar. Die **ISO 9004** bietet eine Anleitung für die „Führung mit anhaltendem Erfolg" durch Einbindung eines QMS. In der **ISO 9001** geht es um Anforderungen an das QMS und sie bildet die Basis für die Zertifizierung. Mit ihr haben wir es im Pathologieinstitut am häufigsten zu tun. Sie gibt uns praktisch den Rahmen für unsere täglichen Qualitätssicherungstätigkeiten vor.

Die **EN ISO 9001:2015 für das Gesundheitswesen** (ÖNORM EN 15224:2017) ist eine bereichsspezifische Norm, die die ISO 9001 mit einschließt und spezifische Auslegungen der allgemeinen Norm enthält. Sie ist für alle Anbieter von Gesundheitsdienstleistungen anwendbar, ist aber noch relativ neu und daher noch nicht allzu weit verbreitet.

In der ISO 9001 wird ein QM-bezogener Forderungskatalog an eine Organisation aufgestellt. Es gibt darin „Muss-Bestimmungen" und „Soll-Empfehlungen". Die Festlegungen und Regelungen sollen aus der Organisation einen zuverlässigen Partner für zufriedene Kunden machen. Wie diese Festlegungen und Regelungen im Detail aussehen, wird nicht genau erläutert. Die Norm ist seit der Revision im Jahr 2000 für alle Branchen, Organisationen und Unternehmensgrößen anwendbar. Ihre

17.3 · ISO 9000-Familie

Auslegungsmöglichkeiten sind sehr weit gefasst und entsprechend facettenreich gegliedert. Die ISO 9001:2015 enthält mehrere Hauptartikel, die die wesentlichen Forderungen enthalten (◘ Tab. 17.2). Aus diesen Texten müssen die QM-Verantwortlichen einer Organisation **reelle Wege zur Umsetzung** extrahieren und an die Mitarbeiterinnen weitergeben.

Für das Gesundheitswesen wurden mit der EN 15224 die Anforderungen genauer bzw. zutreffender definiert und auch relevante Ziele bzw. anzustrebende Qualitätsaspekte aufgenommen (z. B. angemessene und evidenzbasierte Versorgung, Verfügbarkeit, Patientensicherheit). Weiters stellt die Einhaltung relevanter gesetzlicher und behördlicher Auflagen eine Normforderung dar. Der

◘ **Tab. 17.2** Hauptkapitel mit Forderungen ISO 9001:2015

Kapitel (Nummer)	Unterpunkte
Kontext der Organisation (4)	– Verstehen der Organisation und ihres Kontexts – Verstehen der Erfordernisse und Erwartungen verschiedener Parteien – Festlegen des Anwendungsbereichs des Qualitätsmanagementsystems – Qualitätsmanagement und seine Prozesse
Führung (5)	– Kundenorientierung – Politik (Festlegung und Bekanntmachung der Qualitätspolitik, QS-Richtlinien, Qualitätsziele) – Rollen, Verantwortlichkeiten und Befugnisse in der Organisation
Planung (6)	– Maßnahmen zum Umgang mit Risiken und Chancen – Qualitätsziele und Planung zu deren Erreichung – Planung von Änderungen
Unterstützung (7)	– Ressourcen (Personen, Infrastruktur, Prozessumgebung, Ressourcen zur Überwachung und Messung inkl. messtechnischer Rückführbarkeit) – Wissen der Organisation – Kompetenz – Bewusstsein – Kommunikation – Dokumentierte Information (Erstellung und Aktualisierung, Lenkung dokumentierter Information)
Betrieb (8)	– Betriebliche Planung und Steuerung – Entwicklung von Produkten und Dienstleistungen – Steuerung von externen Prozessen, Produkten und Dienstleistungen – Steuerung der Produktion bzw. Dienstleistungserbringung – Freigabe von Produkten und Dienstleistungen – Steuerung nichtkonformer Ergebnisse
Bewertung der Leistung (9)	– Überwachung, Messung, Analyse und Bewertung (Kennzahlen, Kundenzufriedenheit) – Internes Audit – Managementbewertung (Status aktueller Maßnahmen)
Verbesserung (10)	– Nichtkonformität und Korrekturmaßnahmen – Fortlaufende Verbesserung

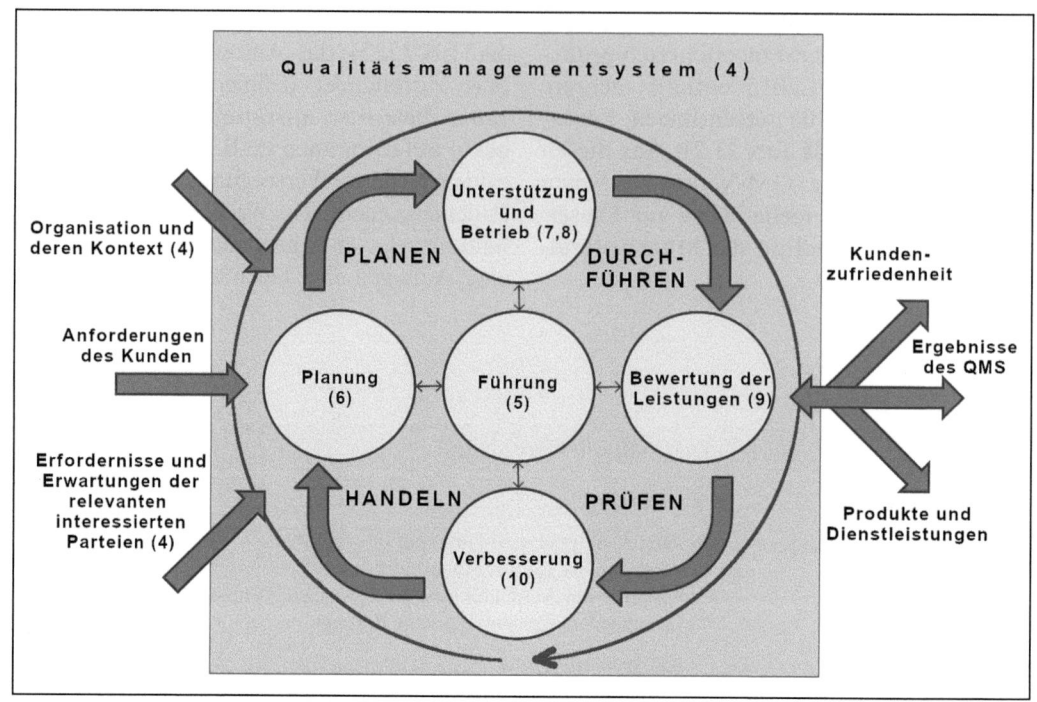

☐ **Abb. 17.2** Prozessmodell ISO 9001 mit PDCA-Zyklus. Die Zahlen in Klammern beziehen sich auf das jeweilige Hauptkapitel der Norm, die Forderungen dazu enthält. (Nach ÖNORM EN ISO 9001:2015)

Kunde, auf den sich alles bezieht, ist hier der gegenwärtige bzw. zukünftige Patient.

- **Besondere Beachtung finden bei der EN 15224 folgende Punkte**
- Die Verantwortung für ausgegliederte Prozesse (Dienstleister)
- Die Einfügung des Risikomanagements in das QM-System
- Wissensmanagement im Abschnitt zu den Ressourcen
- Interne Kommunikation, Dokumentenlenkung
- Vertraulichkeit (Schweigepflicht und Datenschutz)
- Erhaltung der Infrastruktur nach Betriebsstörungen

Einer der Schwerpunkte der ISO 9001 liegt beim **risikobasierten Denken**. Der Betrieb soll potenzielle Risiken und Chancen identifizieren, bewerten und in die Regelung seiner Prozesse integrieren (s. ▶ Abschn. 17.8). Bei der EN 15224 wird das **klinische Risikomanagement** mit einbezogen. Dies soll sicherstellen, dass die Qualitätsziele erreicht werden und die Kundenzufriedenheit steigt.

Die ISO 9001 fördert einen **prozessorientierten Ansatz**. Die Aktivitäten einer Organisation werden als Prozesse dargestellt, gesteuert, überwacht und miteinander in Wechselbeziehung gebracht (s. ▶ Abschn. 17.5). Dadurch sollen die gewünschten Ergebnisse erreicht werden und in Einklang mit der Qualitätspolitik gebracht werden. Als Werkzeug für die Steuerung dient z. B. der PDCA[3]-Zyklus (☐ Abb. 17.2). Für die

---

3 PDCA. *plan – do – check – act*, planen – durchführen – prüfen – handeln. Methode zur Prozesssteuerung.

EN 15224 gilt, dass alle notwendigen und/oder durchgeführten **klinischen Prozesse** im QMS enthalten sein müssen.

Eine detaillierte Erläuterung der Normen geht über den Umfang dieses Buchs hinaus. Für uns als Labormitarbeiterinnen ist wichtig zu erkennen, wo die Anweisungen der Qualitätsmanager bzw. QBs ihren Ursprung haben und dass die sehr allgemeine Formulierung von Normforderungen viel Platz für Auslegungen und Praxisvarianten lässt. Noch ein Zitat aus der EN 15224/ISO 9001: „Die Organisation muss die Personen bestimmen und bereitstellen, die für die wirksame Umsetzung ihres QMS und für das Betreiben und Steuern ihrer Prozesse notwendig sind." Dies sollte in der Praxis bedeuten, dass ausreichend Personalressourcen für QM-Aufgaben im Labor vorhanden sind.

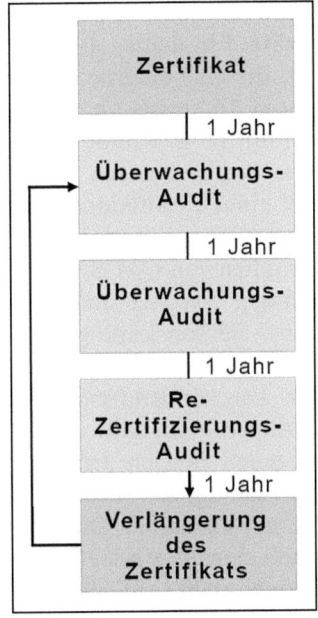

◘ Abb. 17.3 Überwachungszyklus

17.4 Zertifizierung und Audit

Bei der **Zertifizierung** prüft eine sog. Konformitätsbewertungsstelle, ob eine Organisation bestimmte Normen oder auch andere normative Vorgaben umsetzt bzw. einhält. Die Zertifizierungsstellen müssen ihrerseits ihre Kompetenz in Form einer Akkreditierung nachweisen. Es können nur Anforderungsmodelle zertifiziert werden. Für die Konformität müssen *alle* Normforderungen erfüllt sein.

Die wichtigste Anforderungsnorm für die Systemzertifizierung im Bereich „Qualität" ist die ISO 9001. Die Zertifizierung bzw. der Zertifizierungszyklus wird formal gemäß einer zugehörigen Norm durchgeführt. Er umfasst die Antragstellung, Audits zur Erstzertifizierung, jährliche Überwachungsaudits und die dreijährliche Re-Zertifizierung (◘ Abb. 17.3). Bei Normkonformität erhält man ein zeitlich beschränktes Zertifikat. Unabhängig von einer Zertifizierung kann jede Organisation ein QMS einführen und betreiben, ohne sich zu einer externen Bestätigung der Wirksamkeit zu verpflichten.

Zur Unterscheidung von der Zertifizierung bestätigt bei der **Akkreditierung** eine unabhängige Instanz, dass eine Organisation sowohl normkonform arbeitet als auch die entsprechenden fachlichen Kompetenzen dafür aufweist. Akkreditierungsnormen sind z. B. ISO 17020, ISO 17025 oder ISO 17189 (s. ▶ Abschn. 17.11).

Der Begriff „**Audit**" leitet sich vom lateinischen *audire* für „hören" ab und weist damit auf den unterstützenden und begleitenden Aspekt dieser Prüfung hin. Beim Audit wird das QMS mit seinen Prozessen von einer unabhängigen Person bzw. Stelle systematisch überprüft. Damit wird festgestellt, ob alle Normforderungen, interne bzw. externe Vorgaben und auch zutreffende gesetzliche Regelungen erfüllt sind. Dabei wird auch die Alltagstauglichkeit des Systems und seiner Dokumentation in Augenschein genommen. Es gibt **externe**

Audits durch die Zertifizierungsstelle und **interne Audits**. Ein dritter Typ bezieht sich auf Audits, die eine externe Person mit einem direkten Interesse an der Organisation durchführt (z. B. Kunde bei Lieferant). Die externe Prüfung durch einen Auditor zum Erhalt eines Zertifikats ist eine starke Antriebsfeder für die Einführung und das Aufrechterhalten von QM-Systemen.

Unabhängig von Art und Typ der Audits gilt, dass sie von kundigen, geschulten und neutralen Personen durchgeführt werden müssen. Das können fremde oder eigene Mitarbeiterinnen sein, die aber nicht im zu auditierenden Bereich arbeiten. Die kalendarische Planung von Audits wird im Auditprogramm festgehalten. Das einzelne Audit folgt dann einem festgelegten Auditplan.

Im **internen Audit** prüft die Organisation ihr eigenes System und die Übereinstimmung mit der Norm. Die Verfahrensanweisungen und ihre Durchführung im Hinblick auf erforderliche Nachweise werden betrachtet. Das interne Audit hat die größte Bedeutung für die Weiterentwicklung des Betriebs. Es liefert der Leitung Informationen über die Wirksamkeit und die Leistungsfähigkeit des Systems. Es zeigt auf, ob die festgelegten Ziele verfolgt werden und welche Änderungen angestrebt werden sollten (Korrekturmaßnahmen, Verbesserungspotenzial). Die ISO 9001 verlangt interne Audits in bestimmten Zeitabständen. Wenn die Möglichkeit besteht, sollte die Organisation dieses Werkzeug aber ausgiebig nutzen und damit die verschiedenen Themen im QMS abdecken.

Bei einem Audit wird nicht immer alles von A–Z unter die Lupe genommen. Man beschränkt sich auf vorher festgelegte Auditziele (z. B. Funktionalität des KVP,[4] Führungsmanagement). Je nach auditiertem „Gegenstand" kann man dabei System-, Prozess- oder Produktaudits unterscheiden. Der Auditor überprüft, ob bestimmte Kriterien für diese Teilbereiche erfüllt sind, und arbeitet dazu eine Checkliste ab. Dabei sieht er sich verschiedene Unterlagen (Dokumente, Nachweise) an, die die Kriterien abbilden. Das Audit kann dann so ablaufen, dass sich der Auditor beispielsweise einen Prozess von Eingabe bis Ausgabe zeigen und erklären lässt und dazu gezielt Fragen stellt. Es können auch Stichproben verlangt werden, die beispielsweise die Dokumentation betreffen. Daraus werden entsprechende Schlussfolgerungen für die Bewertung der Konformität und für eventuelle Nachbearbeitungen gezogen. Schließlich erhält die Organisation einen **Auditbericht**, der in objektiver Weise den Verlauf und Ausgang des Audits darlegt. Auf enthaltene Mängelhinweise und Verbesserungsvorschläge muss der Betrieb mit Korrekturen reagieren und die Umsetzung wird erneut kontrolliert (Nachaudit). Der Bericht dient somit als Grundlage für den kontinuierlichen Verbesserungsprozess (Messen → Verbessern). In bestimmten Zeitabständen werden wiederum Audits abgehalten. Entspricht das Ergebnis nicht den Vorgaben, wird das Zertifikat wieder entzogen.

Ist ein Betrieb zertifiziert, bedeutet dies nicht unbedingt, dass er ein hervorragendes Produkt liefert. Es bedeutet lediglich, dass er bei der Herstellung dieses Produkts alle Vorgaben der Qualitätssicherungsnorm erfüllt. Die Zertifizierung zeigt keine Vergleiche zu anderen Instituten auf. Sie ist eine **interne Überprüfungsmaschinerie**. Diese Maschinerie soll in Gang gehalten werden. Es heißt so schön, man muss das System „leben". Dokumente müssen auf dem neuesten Stand gehalten werden und Prozessabläufe, auf die man sich geeinigt hat, müssen auch so durchgezogen werden. Die Führung mit Unterstützung von Qualitätsmanagern bzw. QBs ist hier die treibende Kraft.

---

4 KVP. Kontinuierlicher Verbesserungsprozess.

17.5 Prozessmanagement

Ein Prozess[5] im QM beschreibt einen Ablauf, ausgehend von einer **Eingabe** (z. B. Gewebeprobe) über die verschiedenen notwendigen Ablaufschritte bis zum fertigen **Produkt** (z. B. Histobefund). Er kann **Prüfungen** enthalten und bestimmten **Rahmenvorgaben** unterliegen. Bei Prüfungen im Prozess wird abgefragt, ob ein bestimmter Zustand besteht oder nicht (z. B. Art der Probe, klinische Fragestellung). Je nachdem wird der Prozessweg dann weiterverlaufen bzw. abzweigen. Rahmenvorgaben des Prozesses beziehen sich z. B. auf Gesetze, Leitlinien oder Standards, die auf die Verarbeitung Einfluss nehmen.

Prinzipiell ist es sehr sinnvoll, die Prozesse im Betrieb (Institut, Labor) zu identifizieren und Schritt für Schritt zu analysieren. Vorteile, die man aus der gesamtheitlichen Betrachtung ziehen kann, sind u. a. das Erkennen von Schnittstellen und Abhängigkeiten, Potenziale zur Effizienzsteigerung, eine strukturierte Darstellung für Einschulungen sowie Ansatzpunkte für den KVP. Dies kann sich in einer kürzeren Umlaufzeit, effektiverem Ressourceneinsatz und verbessertem Produkt bemerkbar machen. Man muss allerdings nicht jeden Ablauf auch als Prozess behandeln, sondern kann ihn als „Verfahren" einordnen (in Abhängigkeit von Normforderungen).

Der ganze Betrieb wird als **Ablauforganisation** in einer sog. **Prozesslandkarte** bzw. einem Prozessmodell dargestellt. Daraus sind die einzelnen Prozesse und ihre Beziehungen zueinander ablesbar. Sie unterscheiden sich in sog. Managementprozesse, Kernprozesse und unterstützende Prozesse. Als Labormitarbeiterin hat man es in der Regel mit einem **Kernprozess** zu tun, wo z. B. vom Probeneingang bis zum fertigen Befund die jeweiligen Schritte und Wegverzweigungen abgebildet werden. Meist finden sich darin ein oder mehrere **Hauptprozesse** (z. B. Histo-, Cytoprozess), die in **Teilprozesse** (z. B. Paraffinschnitt-, Färbe-, IHC-Prozess) gegliedert werden können. Diese Teilprozesse stehen wiederum miteinander in Beziehung und verlaufen üblicherweise hintereinander (**Prozessverkettung**). Eine **Prozessschnittstelle** stellt den Kontaktpunkt zu einem anderen Prozess dar, wo beispielsweise ein Zwischenprodukt zur Weiterverarbeitung weitergegeben wird (z. B. der Histoschnitt aus dem histotechnischen Prozess geht in den Befundungsprozess; die IHC-Anforderung aus dem Befundungsprozess startet den IHC-Prozess). Dabei kann es auch zu einer **wechselseitigen Beeinflussung** der Prozesse aufeinander kommen (z. B. die Anzahl der Histoschnitte aus dem Histoprozess wirkt sich auf die Anzahl der Befunder im Befundungsprozess aus; die rechtzeitige Reagenzienlieferung aus dem Beschaffungsprozess beeinflusst die Umlaufdauer im IHC-Prozess).

Mit den **Managementprozessen** befasst sich die Laborleitung bzw. das QM (z. B. Steuerungsprozesse, Verbesserungsprozess). **Unterstützende Prozesse** umfassen Abläufe, die nicht unmittelbar an der Produktherstellung beteiligt sind, wie Personalmanagement, Beschaffung, Wissensmanagement, Dokumentenverwaltung.

Jeder Prozess sollte einer Person (**Prozesseigner**) zugeordnet sein, die mit verschiedenen Verantwortungen und Befugnissen ausgestattet wird, um ihre Aufgaben ausüben zu können (z. B. Prozessmodellierung, Identifikation von Kenngrößen, Steuerung des Prozesses, Bearbeiten von Schnittstellen usw.). Diese Aufgaben können auch

---

5 Prozess. „Satz zusammenhängender oder sich gegenseitig beeinflussender Tätigkeiten, der Eingaben zum Erzielen eines vorgesehenen Ergebnisses verwendet" (ISO 9000:2015).

delegiert oder in Teamarbeit ausgeübt werden. Der Umfang eines Prozesses bzw. seine Unterteilung in Teilprozesse wird von der Steuerbarkeit oder auch der sinnvollen Anzahl an Projekteignern abhängig gemacht (Institutsstruktur).

Der Prozess hat eine **modulierbare Architektur** und unterliegt der Steuerung bzw. der Regelung. Unter **Prozesssteuerung** versteht man dabei die Ausrichtung des Prozesses auf ein oder mehrere Ziele (z. B. Verkürzung der Umlaufzeit, geringe Kosten, Nachhaltigkeit). Die **Regelung** im Sinne dieser Ziele erfolgt durch Anwendung von Überprüfungswerkzeugen sowie den daraus abgeleiteten Korrekturmaßnahmen (PDCA-Zyklus, Fehlermanagement, Risikomanagement, Projektmanagement). So wird erkannt, ob die Prozessziele erreicht und Ressourcen (darunter fallen auch Mitarbeiterinnen) effektiv eingesetzt werden bzw. wurden. Die Überprüfung, ob man sich „auf Kurs" befindet, wird in regelmäßigen Abständen durchgeführt und beurteilt dabei quantitative und qualitative Zustände (z. B. Kennzahlen, Prozesswerte, organisatorische Mängel). All dieser Aufwand soll schließlich zu einer kontinuierlichen Verbesserung des Prozesses führen (PDCA-Zyklus).

Die Architektur eines Prozesses mit seinen Abläufen, Dokumentationen, Beschreibungen, Leistungsindikatoren, Risiken, einbezogener Infrastruktur, Ressourcen und Kommunikationswegen, Auditergebnissen usw. soll regelmäßig auf den Prüfstand gestellt und aktualisiert werden.

Zumeist sind den Prozessen **Verfahrensanweisungen** zugeordnet. Mit einem Verfahren wird festgelegt, wie ein bestimmter Ablauf oder Prozess im Detail auszuführen ist. In der nächsttieferen Dokumentenebene findet man z. B. Arbeitsanleitungen (SOPs) und Gebrauchsanweisungen, die bei den einzelnen Schritten des Prozesses hinterlegt sind.

17.5.1 Kennzahlen

Zur Charakterisierung eines Prozesses gehören die prozesseigenen Kennzahlen (Prozessleistungsindikatoren). Kennzahlen werden benötigt, um komplexe Vorgänge innerhalb eines Betriebs auf eine **relativ einfache und komprimierte Weise** darzustellen. Sie sollen repräsentativ für den betroffenen Bereich sein und auch Kundenerwartungen, die Institutsstrategie bzw. Managementvorgaben mit einbeziehen. Es wird empfohlen, pro Prozess bzw. pro strategischem Ziel **drei bis fünf aussagekräftige** und **objektiv bewertbare Leistungsindikatoren** auszuwählen. Diese sollen einerseits qualitative und andererseits quantitative Merkmale abdecken (Anmerkung: Die ISO 15189 verlangt ausschließlich quantitative Qualitätsindikatoren). Sog. **relative Kennzahlen**, die zwei Zustände miteinander in Beziehung setzen, sind prinzipiell aussagekräftiger (z. B. Prozentanteil von fehlerhaften Einsendungen an Gesamtzahl, Summe der Fortbildungszeit in Relation zur Mitarbeiteranzahl, vergleichende Ergebnisse in Bezug auf Datum bzw. Bereich).

Die **Steuerbarkeit** der Kennzahl durch den Prozesseigner ist ebenso ein Kriterium für die Auswahl (steuerbar – im Unterschied zu manipulierbar). Wenn man etwas nicht beeinflussen kann, ist es zur Prozesssteuerung ungeeignet. Kennzahlen sollten **nicht einseitig** sein. Decken sie beispielsweise nur Finanzthemen ab und lassen dabei das Ressourcenmanagement unbeachtet, kann das den langfristigen Erfolg des Prozesses gefährden (z. B. schneller Gewinn vs. Nachhaltigkeit, Personalbindung). Kennzahlen sollten für eine **langfristige Beurteilung** geeignet sein und werden in festgelegten Intervallen erfasst (jährlich, monatlich).

Jede Kennzahl benötigt zur Bewertung einen festgelegten Zielbereich. Bei Abweichungen davon wird darauf mit entsprechenden Maßnahmen reagiert. Kennzahlenziele

17.5 · Prozessmanagement

sollten erreichbar und **realistisch,** aber gleichzeitig nicht anspruchslos bzw. allzu leicht erreichbar sein. Das sog. **Prozessmonitoring** stellt die Kennzahlen strukturiert dar und erlaubt ihre Verfolgung über einen längeren Zeitraum (Trends). Praktisch ist hier eine entsprechende Software mit grafischer Darstellung der Kennzahlen bzw. Gegenüberstellung der Ist- und Soll-Werte. Sie dient eventuell auch zur Dokumentation von zugehörigen Maßnahmen und ihrer Wirksamkeit.[6] Mindestanforderung ist ein Tabellenkalkulationsprogramm zur Erfassung und zur Darstellung in Diagrammen.

Für die Kennzahlen bieten sich automatisch generierte Zahlen aus dem Laborinformationssystem an. Eine manuelle Kennzahlerfassung ist mit einem relativ großen Aufwand verbunden, der dem Nutzen angemessen sein sollte. Sog. **Prozesswerte** sind quantitative Merkmale des Prozesses, die als Kennzahlen herangezogen werden können, aber ansonsten eine beschreibende Funktion haben (z. B. Anzahl des Probeneinlaufs, Mitarbeiteranzahl; ◘ Tab. 17.3).

◘ Tab. 17.3 Beispiele für Kennzahlen im Histoprozess

Kundenzufriedenheit
Mitarbeiterzufriedenheit
Anzahl an bestimmten Leistungen
Mängel bei den Probeneinsendungen
Gravierende Mängel an den Histoschnitten
Inter- bzw. Intraobservervariabilität
Dauer der Schnellschnittuntersuchung
Dauer vom Eingang bis zur Befundübermittlung
Kosten
Anzahl an Fortbildungen

alle Probenwege abzudecken. Es ist empfehlenswert innerhalb des Prozessdiagramms die durch die Führung bestimmten **Zuständigkeiten** darzustellen, um Verantwortungskollisionen zu vermeiden bzw. aufzudecken. Anhand der Prozessdarstellung kann man im histologischen Labor u. a. Probenwege nachvollziehen.

17.5.2 Prozessdarstellung

Prozessdarstellungen sollen logisch aufgebaut sein und dabei nicht zu sehr ins Detail gehen. Insgesamt möchte man damit einen einfach erfassbaren Überblick des Prozesses und seiner Teilschritte bieten. Als grafische Darstellung dienen häufig **Flussdiagramme,** die mit Text erläutert werden. Es gibt aber auch andere Formen (Tabellen, Bildabfolgen).

◘ Abb. 17.4 zeigt ein vereinfachtes Beispiel eines Histoprozesses. In der Realität wird der Prozess viel komplexer sein, um

17.5.3 Externe und interne Schnittstellen

Nicht nur die Schnittstellen des Instituts nach außen (Kunden, Lieferanten), sondern auch interne Schnittstellen zwischen einzelnen Prozessen sind mit Aufmerksamkeit zu betrachten. Man kann den Gesamtprozess bzw. seine Teilprozesse in Form von Kunden-Lieferanten-Beziehungen darstellen und hier jeweils an der **„Lieferantenbeurteilung"** und **„Kundenzufriedenheit"** ansetzen, um eine Optimierung zu erreichen. Gerade solche Schnittstellen sind Schlüsselelemente für einen reibungslosen und erfolgreichen Ablauf (◘ Abb. 17.5).

Definiert man die laboreigenen Bedürfnisse in Bezug auf prozessrelevante Materialien oder Reagenzien und kommuniziert

---

6 Wirksamkeit. „Ausmaß, in dem geplante Tätigkeiten verwirklicht und geplante Ergebnisse erreicht werden" (ISO 9000:2015).

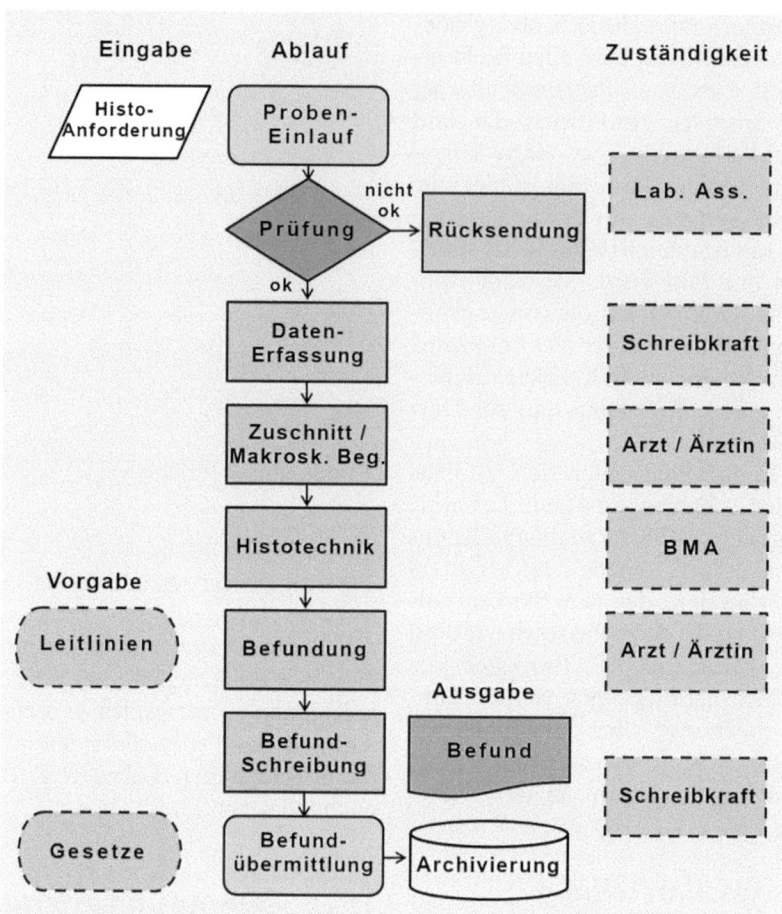

◘ Abb. 17.4 Sehr vereinfachte Darstellung eines Histoprozesses als Flussdiagramm

diese an die jeweiligen Lieferanten, hat man größere Erfolgschancen. Dies trifft auch auf die Probeneinsendung zu, wo das Labor mithilfe von Einsenderichtlinien und Informationen an die Kliniker die Voraussetzungen für einen erfolgreichen Histoprozess schaffen sollte. Im Speziellen sollten laborfremde Probentransporteure über die notwendigen Informationen und Anweisungen verfügen (z. B. verzögerungsfreie Lieferung von Schnellschnittproben). Die Akkreditierungsnorm ISO 15189 legt die Verantwortung für die Präanalytik in die Hände des Labors und dem ist beim Schnittstellenmanagement Rechnung zu tragen. Teilweise werden Leistungen an andere Laboratorien ausgelagert. Auch hier entwickelt sich eine Kunde-Anbieter-Beziehung, wo Erwartungen und Ergebnisse in Einklang gebracht werden sollten. Externe Anbieter sollten hier mindestens dieselben Qualitätsansprüche an ihre „Produkte" stellen, wie das eigene Institut. In großen Krankenanstalten sind externe Ansprechpartner häufig andere Abteilungen, die für die Beschaffung, das Personalwesen oder die IT-Versorgung zuständig sind. Für diese Abteilungen stellt das pathologische Institut einen Kunden mit gewissen Erwartungen dar.

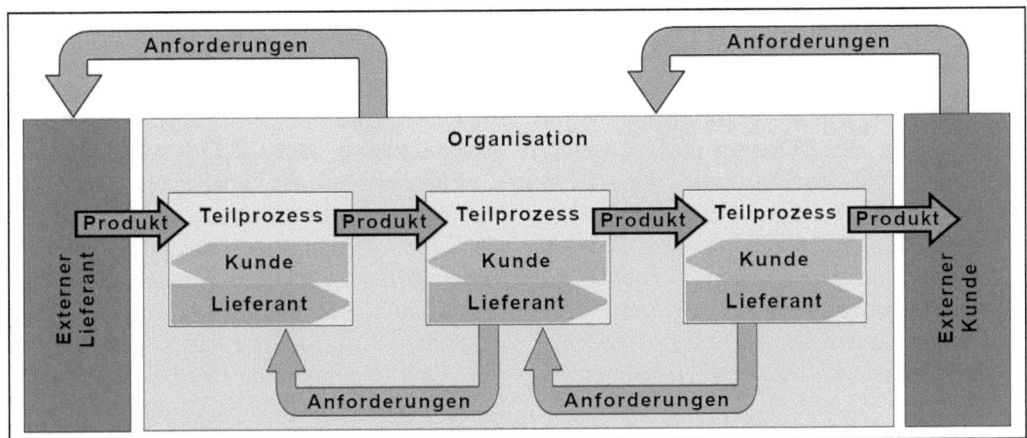

● Abb. 17.5 Die Teilprozesse in einer Organisation stellen für sich jeweils interne Kunden bzw. Lieferanten dar, die einerseits Produkte liefern und andererseits Anforderungen stellen. Die Organisation pflegt nach außen die Kunden-Lieferanten-Beziehung

Auf der anderen Seite sollte das pathologische Institut auf die Erwartungen seiner Kunden eingehen bzw. diese besprechen, um damit Missverständnisse oder Schwierigkeiten aus dem Weg zu räumen. Darunter fällt auch, das Mögliche vom Unmöglichen zu trennen und realistische Erwartungen wahrzunehmen. Zum Beispiel ist es unmöglich, ein Lungenkarzinom am Tag der Probeneinsendung bereits komplett zu befunden. Ein Zwischenergebnis kann aber eventuell bereits am nächsten Tag mitgeteilt werden. Auch hier können Informationen, in welchem Modus auch immer, das Verständnis zwischen den Parteien fördern. Günstig wirkt sich dabei eine gemeinsame Sprache bzw. Vokabular als Gesprächsbasis aus.

Das Prinzip von Kunden-Lieferanten-Beziehungen trifft auf interne Schnittstellen in derselben Weise zu. Im Rahmen des Prozessmanagements werden diese identifiziert. Nimmt man die Betrachtungsweise des **Lean-Managements** hinzu, sollte es an den Schnittstellen immer nur eindeutig definierte Prozesswege geben. Für noch nicht gelöste Fragestellungen sollte im Bedarfsfall keinerlei Aufwand betrieben werden müssen, um sein Produkt an den Kunden weiterzureichen. (Beispiel aus der Praxis: Es sollte geregelt sein, welcher Pathologe die Fälle eines kranken Kollegen übernimmt.) Der Prozessweg für jedes Produkt soll einfach und direkt verlaufen. Die Identifikation von „Flaschenhälsen" im Prozess hilft dabei, Bremsklötze zu entfernen. (Beispiel aus der Praxis: Eine zu geringe Anzahl an Ausgießstationen im Verhältnis zu den Schneideplätzen bremst den Ablauf.)

> Lean Management ist eine Philosophie, die als Ziel hat, Prozesse effizienter (schlanker) zu gestalten. Der Fokus wird weg von der Optimierung einzelner Technologien oder Organisationseinheiten hin zur Optimierung des Workflows (Produktwegs) gelenkt, der durch die gesamte Wertschöpfungskette bis zum Kunden reicht.

Die ISO 9001 verlangt zu diesem Thema eine regelmäßige Lieferantenbewertung. Weiters soll innerhalb eines festgelegten Verfahrens für den Beschaffungsprozess die Bereitstellung der Leistung (z. B. Reagenzien) zum richtigen Zeitpunkt, am richtigen Ort, in der erforderlichen Menge, Art und Qualität sichergestellt werden. Die Akkreditierungsnorm ISO 15189 sieht für die Schnittstellenpflege ein wirksames Beschwerdemanagement vor, um auf Mängel mit Verbesserungen reagieren zu können.

17.6 Dokumentation

Die ISO 9001:2015 spricht von „dokumentierter Information" und fasst damit alle Unterlagen, Vorgaben, Aufzeichnungen und Nachweise zusammen, die im Sinne des QMS erstellt werden („Daten mit Bedeutung und ihr zugehöriges Medium"). Die systematische Dokumentation hat u. a. die Aufgabe der Standardisierung von Abläufen und der Sicherstellung der Normkonformität.

Die Form der Dokumentation ist in der ISO 9001 nicht festgelegt, sollte aber „angemessen" sein. Es ist jedenfalls vorteilhaft, im Vorfeld eine einheitliche Form für Dokumenttypen festzulegen. Im täglichen Arbeitsablauf ist die Zeit, in der man sich mit dem Lesen der Dokumente beschäftigt, meist eingeschränkt. Deshalb sollten Inhalte möglichst leicht zu erfassen sein und von einer strukturierten Optik unterstützt werden. Für unerfahrene Autoren von Dokumenten ist es hilfreich, Richtlinien über Umfang und Form durch entsprechende Schulungen zu erhalten (Vorlagen). Für eine höhere Akzeptanz und Effizienz ist die Einbindung der betroffenen Personen in die Dokumenterstellung sehr empfehlenswert. Um einen Dokumentendschungel zu vermeiden, bedarf es einer Prüfung, ob jedes einzelne Dokument auch erforderlich ist.

Es geht nicht um das Dokument an sich, sondern um die dokumentierte Information. Die QB ist hier Ansprechpartnerin für die Übersetzung der Normforderungen und Maßnahmen in der QM-Dokumentation.

Eine wesentliche Forderung der ISO-Norm betrifft die **Lenkung der Dokumente** (◘ Tab. 17.4). Dazu bestehen auch gewisse Formalkriterien wie die Angabe der Versionsnummer, des Freigabedatums, der freigebenden Mitarbeitern usw. (Metadaten des Dokuments). Die traditionelle Lenkungsmethode ist die Verwaltung der Dokumente in Papierform. Der Nachteil sind die zeitverzögerte Verteilung und der Umlauf von veralteten Dokumenten. Die papierlose, elektronische Verwaltung bietet den Vorteil der zentralen Dokumentenlenkung und die zeitgleiche Verteilung der aktuellen Versionen. Weitere praktische Funktionen sind z. B. das automatische Vorlegen von Dokumenten zum „Review", das Einholen der Kenntnisnahmen von neuen Versionen und das Archivieren von aussortierten Dokumenten. Außerdem kann man mit „Hyperlinks" recht elegant im System „surfen". Ist es für den Arbeitsablauf sinnvoller, Arbeitsanleitungen auf Papier auszudrucken, muss jemand dafür sorgen, dass nur die gültige Version zugänglich ist.

◘ **Tab. 17.4** Aufgaben der Dokumentenlenkung

Bedarfsprüfung
Erstellung (Formalkriterien)
Prüfung und Freigabe durch die nächsten Ebenen
Aktualisierung und Kenntlichmachung von Änderungen
Zugänglichmachung für betroffene Personen
Kenntnisnahmen durch betroffene Personen
Datenschutz (Einhaltung der Verordnung)
Schutz vor Verlust (Aufbewahrung)

17.6 · Dokumentation

Nicht alle Anleitungen, die in Verwendung sind, müssen als Dokument ins System aufgenommen (abgetippt) werden. Im System muss jedoch auf den Auffindungsort verwiesen werden. Das bezieht sich z. B. auf Geräteanleitungen oder Beipackzettel.

Man kann Dokumente prinzipiell in sog. **Vorgabedokumente** und **Nachweisdokumente** unterteilen. Interne Vorgabedokumente enthalten die verbindlichen Richtlinien und Anleitungen, die im Rahmen des Qualitätsmanagements erstellt werden (Beispiele: QM-Handbuch, Prozessbeschreibungen, Verfahrensanweisungen, Arbeitsanweisungen, Prüf- und Wartungsanweisungen). Als externe Vorgabedokumente fasst man Richtlinien, Gesetze oder Normen zusammen, die auf die Durchführung der Prozesse einwirken (Beispiele: IVD-Verordnung, Verordnung über Sicherheitsdatenblätter [REACH], Chemikaliengesetz, ArbeitnehmerInnenschutzgesetz, Befundungsrichtlinien usw.). Alle Dokumente stellen relevante Grundlagen für die Durchführung der Prozesse und Tätigkeiten bzw. der Erfüllung von Normforderungen dar.

Nachweisdokumente sind Dokumente, die aufgehoben werden, um den normgerechten Ablauf der Prozesse zu „beweisen". Der Umfang und die Aufbewahrungsdauer werden durch die Führung oder auch gesetzliche Vorgaben bestimmt. Dazu gehören z. B. Testprotokolle, Besprechungsprotokolle, Prüfprotokolle, Fehlerlisten, Befunde, Präparate, Validierungsprotokolle sowie Nachweise über Korrektur- bzw. Vorbeugemaßnahmen und deren Wirksamkeit. Dies betrifft also auch Dokumente, die sensible Patientendaten enthalten und entsprechend der Datenschutzverordnung gehandhabt werden müssen. Der Idealzustand aus QM-Sicht wäre erreicht, wenn man für das fertige Präparat für jeden einzelnen Schritt Aufzeichnungen darüber führt, wer wo wann warum was womit mit der Probe gemacht hat.

QM-Dokumente stehen je nach Typ in einer hierarchischen Beziehung zueinander. In ◘ Tab. 17.5 findet man einige Beispiele.

◘ Tab. 17.5 Hierarchische Reihung von Dokumenttypen

Dokumenttyp (Beispiele)	Beschreibung	Ebene
QM-Handbuch	Ist aktuell keine Normforderung der ISO 9001 mehr, gibt einen Überblick über das QMS; ohne Formvorgabe	1. Ebene
Prozessbeschreibung	Stellt u. a. Prozessschritte, beteiligte Mitarbeiter, Beziehungen nach innen und außen, Risiken und Chancen, Wege der Leistungsüberprüfung und -verbesserung dar; definiert Input und Output	2. Ebene
Verfahrensanweisung	Fasst die Arbeitsschritte des Prozesses bzw. der Teilprozesse beschreibend zusammen; enthält u. a. Zweck, Zuständigkeiten, Anwendungsbereich, Verweis auf mit geltende Unterlagen	
Arbeitsanweisung	Enthält alle notwendigen Beschreibungen und Informationen für die Durchführung einer Tätigkeit; „Testvorschrift" in einfach erfassbarer Form, SOP *(standard operating procedure)*	3. Ebene
Checkliste	z. B. Auflistung von abzuarbeitenden Punkten, zu überprüfenden Eigenschaften	
Formular	z. B. alle „Zettel" zum Ausfüllen, Informationsblätter	
Protokoll	z. B. Besprechungsprotokoll, Validierungsprotokoll	
Vorlage	z. B. für die Erstellung von verschiedenen Dokumententypen	

17.6.1 Arbeitsanweisungen

Mit diesen Dokumenten hat man als Labormitarbeiterin am häufigsten zu tun und sie sind mit der klassischen „Testvorschrift" gleichzusetzen (*standard operating procedure*, SOP). Bei der Implementierungsphase eines QMS werden die vorhandenen Anleitungen gesichtet und auf den neuesten Stand gebracht. Veraltete Anleitungen werden aussortiert. Umfang, Genauigkeit und Form der Texte sollten vorab festgelegt werden. Dazu ist auch immer der Ausbildungsstand bzw. die Kompetenz des Adressaten einer Anleitung mit einzubeziehen. Für Fachkräfte müssen Selbstverständlichkeiten nicht unbedingt in allen Einzelheiten ausformuliert werden.

- **Folgende Inhalte sind empfehlenswert**
- Wer für die Tätigkeit zuständig ist (BMA, Laborassistenz, nach Dienstplan)
- Wann/unter welchen Vorbedingungen die Tätigkeit auszuführen ist (auf Bestellung, bei Bedarf, einmal wöchentlich …)
- Welche Hilfsmittel/Geräte/Reagenzien dafür nötig sind und wo sie zu finden sind; eventuell auch Bezugsquellen (Färbeautomat, Färbelösungen …)
- Welche Sicherheitsmaßnahmen relevant sind (Verweis auf Sicherheitsdatenblätter, Gefahrstoffe, Entsorgungsvorschriften …)
- Eigentliche Arbeitsanleitung (Färbeprotokoll, Tätigkeit …)
- Verweis auf mitgeltende Dokumente (Verfahrensanweisungen, Formulare, Bedienungsanleitungen …)
- Verweis auf zugrundeliegende Literatur (z. B. Fachliteratur, Publikationen)

Wenn diese Angaben in irgendeiner Weise schon in einem übergeordneten Dokument vorkommen, kann man auf Wiederholungen verzichten (z. B. fasst ein Dokument alle Entsorgungsvorschriften zusammen, bestimmt Verantwortlichkeiten usw.).

17.7 Fehlermanagement

Das Fehlermanagement ist die Basis des **kontinuierlichen Verbesserungsprozesses** (KVP), wo Fehler als Chance für eine Weiterentwicklung der Prozesse genutzt werden. Das Grundprinzip beim Fehlermanagement ist nicht die Suche nach einem Schuldigen, sondern die **systematische Suche nach der Fehlerursache, ihrer Vorbeugung und Behebung**. Dafür gibt es verschiedene Werkzeuge (Fehlersammelliste, Histogramme, Qualitätsregelkarte als Beispiele für die Fehlererfassung; Parietodiagramme, Korrelationsdiagramme, Brainstorming, Ursache-Wirkungs-Diagramme als Beispiele für die Fehleranalyse). Fehlerursachen sind häufig aus mehreren Faktoren zusammengesetzt, die verschiedene Ansatzpunkte bieten. Auch wenn man von „menschlichen" Fehlern spricht, liegen dahinter vielleicht Systemfehler (mangelnde Einschulung, missverständliche Anleitungen) oder Infrastrukturfehler (lauter Arbeitsplatz, mangelnde Gerätewartung). Man sollte jedenfalls immer nach dem „Warum" fragen und sich dabei nicht mit oberflächlichen Antworten zufriedengeben.

Beim Fehlermanagement werden priorisiert Fehler behandelt, die sich nach außen – auf die „Kunden" – auswirken. Die Kunden des pathologischen Instituts im engeren Sinne sind die zuweisenden Kliniker. Im histodiagnostischen Labor bezieht man aber die Auswirkung auf die Patientin immer mit ein, da sich gravierende Fehler unmittelbar auf den Krankheitsverlauf auswirken könnten. Andererseits haben alle Fehler, die vor der Befundfreigabe bereits korrigiert wurden, für die Kliniker keine oder nur geringe Bedeutung. Solche Fehler, die innerhalb des Ablaufs (z. B. durch Kontrollpunkte) entdeckt und korrigiert werden, müssen nicht zwangsweise im System erfasst werden. Für die Fehlerbehebung und die künftige Fehlervermeidung werden

17.7 · Fehlermanagement

Maßnahmen und Vorgehensweisen festgelegt. Die festgelegten Maßnahmen zur Fehlerbehebung sollten dabei standardisiert z. B. anhand von Checklisten durchgeführt werden.

Es bleibt der Leitung überlassen, inwieweit Fehleraufzeichnungen geführt werden und ob sie personenbezogen behandelt werden (Aufwand-vs.-Nutzen-Abschätzung). Die im Labor herrschende **Fehlerkultur** sollte keinesfalls dazu führen, dass Fehler aus Angst vor persönlichen Konsequenzen vertuscht werden. Vorgesetzte sind hier in ihren Führungsaufgaben gefordert.

Maßnahmen im Fehlermanagement können die **Fehlervermeidung** (Prozessverbesserung, Schulungen, Infrastruktur) und die systematische **Fehlerentdeckung** (Kontrollsystem, Stichproben) betreffen. Niemand von uns macht absichtlich Fehler, trotzdem passieren sie. Damit dies aber ein möglichst seltenes Ereignis wird, sollte man bei der Fehleranalyse auch clevere Maßnahmen zur Fehlervermeidung erforschen. Ein typisches Beispiel dafür in der Histotechnik sieht man bei der handschriftlichen Übertragung der Blockbeschriftung auf den Objektträger. Durch den Einsatz von Objektträgerdruckern, die die Blockinformation via Barcode übernehmen, kann ein Schreibfehler ausgeschlossen werden. Ein weiteres Beispiel ist das Beladen von Färbeautomaten, die die Tragerl nur in einer Ausrichtung akzeptieren. So wird von vornherein verhindert, dass die Objektträger auf der falschen Seite eingedeckt werden. Die Automatisierung im Labor greift hier auf vielerlei Weisen in die Fehlervermeidung ein. In einem idealen Prozess treten praktisch keine Mängel oder Fehler auf. Dies hat als Nebeneffekt, dass auch keine „tote" Arbeitszeit für die Fehlerbehebung aufgewendet werden muss, was sich wiederum positiv auf die Umlaufzeit und die Personalbelastung auswirkt.

Besonders für Fehler mit schwerwiegenden Auswirkungen wäre eine absolute Vermeidung ideal. Da man nicht alles durch technische Kniffe lösen kann, ist hier das Augenmerk auf eine ruhige und geordnete Arbeitsumgebung, wenig Zeitdruck, redundante Prüfungen (Vier-Augen-Prinzip) und eine standardisierte Bearbeitung zu legen. So sollten Flüchtigkeitsfehler aufgrund von Konzentrationsschwächen verhindert werden.

Für die **Fehlerentdeckung** ist wichtig, Kontrollpunkte nach Teilabschnitten des Prozesses einzulegen. Damit können Mängel am „Zwischenprodukt" erkannt werden, bevor sie in den nächsten Abschnitt weitergeschleppt werden. Die Eingangsprüfung bei der Probenannahme ist so ein wichtiger Kontrollpunkt, um fehlerhafte Einsendungen gar nicht erst in den Prozess aufzunehmen. Ein weiterer typischer Workflowschritt, wo Fehler auffallen und korrigiert werden, ist die Falladministration. Hier werden Schnittpräparate mit offensichtlichen Qualitätsmängeln oder auch Beschriftungsfehlern erkannt. Der letzte Kontrollpunkt vor der Befundfreigabe liegt bei der ärztlichen Befundung. Hier erfolgt eine Plausibilitätsprüfung in Bezug auf Fallinformationen und vorliegendes Präparat bzw. eine Endkontrolle der technischen Qualität. Der Pathologe trägt die Letztverantwortung, ob der vorliegende histologische Schnitt in der Qualität ausreichend ist, um damit eine Befundung durchzuführen.

Ein systematischer Ansatz zur Fehlervermeidung und -entdeckung liegt bei der ausreichenden Schulung der Mitarbeiterinnen. Qualifiziertes Personal ist befähigt, entlang des ganzen Histoprozesses Auffälligkeiten und Mängel, aber auch Risiken zu erkennen.

Es gibt im histologischen Labor eine Reihe von Strategien und Maßnahmen, um das Auftreten von Fehlern zu minimieren bzw. sie zu korrigieren, bevor der Befund freigegeben wird. Für den KVP werden diese Maßnahmen dokumentiert, ihre Wirksamkeit geprüft und der neue Zustand wiederum dokumentiert. Am Ende sollen der Lernerfolg des Teams und eine Verbesserung des Prozesses stehen.

17.8 Risikomanagement

Für die Organisation ist es vorteilhaft, mögliche Risiken für das Nichterreichen ihrer Ziele zu identifizieren und zu bewerten. Dadurch können Vorbeugemaßnahmen getroffen werden, die die Risiken minimieren bzw. das Eintreten eines Fehlers sehr unwahrscheinlich machen. Der Begriff „Risiko" wird dabei umfassend verstanden und enthält nicht nur konkrete Schadensereignisse (z. B. Personenschaden), sondern auch negative Entwicklungen (z. B. Kompetenzverlust, Personalüberlastung). In der ISO 9001:2015 ist das Risikomanagement ein zentrales Thema, wobei wieder kein konkretes Werkzeug oder keine konkrete Vorgehensweise gefordert wird.

In einem Betrieb kann man systembezogene, prozessbezogene und produktbezogene Chancen und Risiken identifizieren, die aufeinander einwirken (z. B. Befundungsleitlinien → Anzahl vorhandene IHC-Färber im IHC-Prozess → Befundinhalt, Befunddauer). Im Prinzip handelt es sich dabei um Zustände, die auf negative oder positive Weise auf das System, den Prozess und seine Zielerreichung bzw. das Produkt Einfluss nehmen. Aus den identifizierten Chancen und Risiken sollen wiederum Maßnahmen abgeleitet werden.

Die Beurteilung der Risiken wird systematisch durchgeführt (z. B. mithilfe einer Fehlermöglichkeits- und Einflussanalyse [FMEA]). Dabei werden die Risiken nach **Auswirkungsgrad** bzw. nach **Wahrscheinlichkeit** des Eintretens kategorisiert (◘ Tab. 17.6). Je nach Kategorie wird ein bestimmter Handlungsbedarf oder bestimmtes Gefahrenpotenzial erkannt. Daraus kann man eine Matrix erstellen, um die Risikoverteilung in der Organisation sichtbar zu machen. Sie dient dem Überblick über die Notwendigkeit von Maßnahmen. Liegen die meisten Risiken dabei im vertretbaren Bereich, ist man stabil aufgestellt und es besteht wenig Handlungsbedarf. Diese Matrix sollte man jährlich kontrollieren, weil die Rahmenbedingungen üblicherweise veränderlich sind.

Fehler-, Risiko- und Prozessmanagement hängen eng zusammen, weil man potenzielle Fehler bei jedem Prozessschritt als Risiken bzw. Chancen bewerten kann. Um diese potenziellen Fehler aufzuspüren, bietet sich das Brainstorming im Team an, wo man systematisch jeden Histotechnikschritt und seine Einflussfaktoren betrachtet.

◘ Tab. 17.6 Beispiele für Risikobeurteilungen im histologischen Labor (RPZ = Risikoprioritätszahl = Produkt aus Wahrscheinlichkeit und Auswirkungsgrad)

Bearbeitungsschritt	Beispiel 1	Beispiel 2
Ereignis-Identifikation	Defekt des Färbeautomaten	Wissensverlust durch Personalabgang
Wahrscheinlichkeit	Gering (1)	Hoch (3)
Auswirkungsgrad	Hoch (3)	Hoch (3)
Beurteilung	Mittelhohes Risiko (RPZ 1 × 3)	Hohes Risiko (RPZ 3 × 3)
Maßnahme	Manuelles Färben bei Bedarf	Sofortige Einschulungen

Die Aufzeichnungen über Fehler, wo aus dem theoretischen ein tatsächliches Ereignis entstanden ist, können als Arbeitsunterlage für die Risikobewertung herangezogen werden. Das Aufzeigen von „Beinahefehlern" im Meldungssystem bzw. bei Besprechungen bietet einen weiteren Input. Mithilfe verschiedener Werkzeuge zur Risikobeurteilung (z. B. FMEA) werden die Fehlermöglichkeiten bewertet und priorisiert. Es ist wichtig, hier die Personen mit einzubeziehen, die tatsächlich beim jeweiligen Prozessschritt beteiligt sind. Sie sind die kompetente Quelle für Verbesserungsmöglichkeiten, um Prozesse weniger anfällig, „schlanker" und direkter zu gestalten sowie fehlende Ressourcen zu erkennen. Zusätzlich fördert es die Identifikation mit dem und das Verantwortungsbewusstsein für den Prozess sowie die Kreativität bei Problemlösungen. Für ein bewusstes Arbeiten im histodiagnostischen Labor ist es wichtig, die Risiken im täglichen Arbeitsablauf zu kennen und zu verstehen.

Ein großer Benefit des Risikomanagements liegt darin, einen Maßnahmenkatalog für potenzielle Zwischenfälle zu erstellen, an dem sich die Mitarbeiterinnen orientieren können und im Falle des Falles nicht überfordert sind. Maßnahmen zur Risikobewältigung dienen dazu, entweder die Wahrscheinlichkeit oder die Auswirkung des Ereignisses zu verringern. Risiken, wo die Analyse zeigt, dass sie durch Maßnahmen vermeidbar sind, werden eliminiert. Dadurch wird die Widerstandsfähigkeit der Organisation gestärkt und der KVP vorangetrieben.

17.9 Prüfung der Produktqualität

Laut Norm wird die Qualität des Produkts bzw. der Dienstleistung über die Prozesskennzahlen, festgelegte zu erfüllende Parameter und die Kundenzufriedenheit nachgewiesen. Die Kunden sind hier die Kliniker, die die Diagnose für ihre weitere Vorgehensweise an der Patientin benötigen. Das Produkt, das vom pathologischen Institut erzeugt wird, ist der **histologische Befund**.

Ein histologischer Befund ist ein komplexes Komposit, gewonnen aus einer Vielzahl an qualitativen Einzelergebnissen. Seine Charakterisierung gestaltet sich mehrschichtig und herausfordernd. Prinzipiell sollten einem Produkt gewisse Leistungsindikatoren zugeordnet werden, die es als „gut gelungen" kennzeichnen. Häufig wird hier für die histologische Untersuchung die Umlaufdauer genannt. Aber beschränkt man sich nur darauf, wird man dem verantwortungsvollen Umgang mit der Probenverarbeitung und der Befundung nicht gerecht. Es gilt nicht uneingeschränkt „je schneller umso besser". Einflussfaktoren auf die Geschwindigkeit wie Prozessgestaltung, Infrastruktur oder Anzahl an kompetenten Mitarbeiterinnen sollten allerdings mit beurteilt werden.

Die fachliche Richtigkeit des Befunds ist ein grundlegendes Kriterium des Produkts, das von den Kunden üblicherweise nicht kontrolliert werden kann.[7] Um die Befundsicherheit zu überprüfen, bieten sich institutsübergreifende Qualitätsprojekte an (**Ringversuche**). Hier werden an mehrere Labors dieselben Fälle zur Beurteilung ausgesendet. Die „Trefferquoten" werden anonymisiert an die Teilnehmer weitergegeben. So kann man sich selbst in seiner Leistung einschätzen. Institutsinterne Kontrollen ergeben sich durch gemeinsames Bearbeiten und Diskutieren von Fällen und auch durch die stichprobenartige Wiederholung einzelner Befundungen (Feststellung der **Intra-** und **Interobservervariabilität**). Teilweise wird auch die Befundungsanzahl innerhalb gewisser Fachbereiche als Indikator für eine kompetente Befundung herangezogen (**Expertentum**). Daraus ergeben sich gewisse Kennzahlen, die für die

---

7   Im Gegensatz dazu haben andere Produkte leicht überprüfbare Eigenschaften, z. B. die Höhe eines gefertigten Tischs oder der Farbton eines Anstrichs.

Beurteilung der Prozessqualität und Kompetenz herangezogen werden können.

Die **Kundenzufriedenheit** ist ein wesentlicher Aspekt und setzt voraus, dass der Kliniker den Befund mit den gewünschten Informationen zur rechten Zeit erhält. Die Patientin, auf die sich die Qualität des Befunds auswirkt, ist hier als „interessierte Partei" beteiligt und erhält die Information aus „zweiter Hand". Weitere Ansätze für die Kundenzufriedenheit liegen beispielsweise in der Kommunikation (Vorabinformationen, Beratungen), einer leichten Zugänglichkeit (elektronische Befundübermittlung) und einer kundenbezogenen Verständlichkeit (Formulierungen, Befundstruktur). Für die Überprüfung der Kundenzufriedenheit werden in der Regel Umfragen durchgeführt, deren Ergebnisse wiederum bewertet und in die Prozessregelung einbezogen werden müssen. Das Beschwerdemanagement (ISO 15189) dient auch diesem Zweck.

Das Produkt des histologischen Labors im engeren Sinne ist der **histologische Schnitt in der jeweiligen Färbung** bzw. die Lieferung von korrekt administrierten Fällen in einer angemessenen Zeit. Der direkte Abnehmer ist der befundende Pathologe.

Bei diesem „Werkstück" sind Qualitätsmerkmale natürlich leichter festzumachen als bei der zu einem gewissen Maß subjektiven Befundungstätigkeit. Die Kundenzufriedenheit kann auch hier abgefragt werden. Stellt man an den Histoschnitt die einzige Anforderung der „Beurteilbarkeit" durch den Befunder, so wird die Qualitätseinschätzung üblicherweise sehr gut ausfallen, da die meisten Befundungen auch an Schnitten mit kleinen Mängeln erfolgreich sind. Nur bei technischen Problemen oder evtl. neu einzuarbeitenden Mitarbeiterinnen wird sich das auf die Beurteilung durch die Befunder auswirken.

17

Einen anderen Zugang stellt die stichprobenartige Begutachtung von archivierten Objektträgern dar, an denen objektiv erkennbare Mängel erfasst werden. Mithilfe von Beurteilungslisten und festgelegten Merkmalen (◘ Tab. 17.7) errechnet man einen Score pro Objektträger und erhält eine typische Kennzahl. Der Stichprobenumfang entspricht einem festgelegten Prozentsatz. So lassen sich Qualitätsmängel, die sich über eine längeren Zeitraum einschleichen, aufdecken. Die Überprüfung erfolgt laborintern durch eine kompetente Person.

Eine 100 %ige Qualitätsprüfung würde realisiert sein, wenn jeder Objektträger, der das Histolabor verlässt, vorher makroskopisch und mikroskopisch begutachtet werden würde. Dies würde einen sehr hohen Arbeitsaufwand verursachen und sollte zu dem Fehlerrisiko und dem Nutzen in Relation gesetzt werden. Ein Kompromiss stellt die **stichprobenartige mikroskopische Qualitätskontrolle** vor dem Liefern dar, deren Umfang man vom potenziellen Risiko abhängig macht (z. B. 5 % der Objektträger eines Tages). Die **makroskopische Beurteilung** wird mehr oder weniger automatisch bei der Falladministration erledigt. Der makroskopische Blick auf den Objektträger hat an sich eine große Aussagekraft, um Schnitt- und Färbequalität bzw. „Sauberkeit" zu bewerten. Der große Vorteil liegt hier bei einer unmittelbaren Reaktionsmöglichkeit auf auftretende Mängel. Auch daraus lässt sich wieder eine Kennzahl ableiten, die die Produktqualität widerspiegelt.

Die Qualität des Histotechnikprodukts hängt nicht nur allein von der Schnittqualität ab. Die **korrekte Administration der Fälle**, die komplett, fehlerfrei und in angemessener Zeit an die Befunder geliefert werden sollen, ist ein wichtiger Teil davon. Hier können Mängel die Kundenzufriedenheit stark beeinträchtigen. Entsprechende Rückmeldungen dienen dabei dem Schnittstellenmanagement und dem KVP.

Bei den Analysetechniken wie Immunhistochemie, In-situ-Hybridisierung oder

17.9 · Prüfung der Produktqualität

Tab. 17.7 Technische Qualitätsmerkmale bzw. potenzielle Beurteilungskriterien eines HE-Schnitts

Prozess-Schritt	Merkmal/Kriterium
Fixierung	Geeignet
	Ausreichend
	Pigmentniederschlag
Entkalkung	Zu kurz (erhebliche Schnittartefakte)
	Zu lang (fehlende Kernfärbung)
Processing	Unterprocessing (extreme Schnittausdehnung, matschige Areale)
	Überprocessing (Rippel, Löcher)
Zuschnitt, Kapselbefüllung	Überfüllter Block (überhängende Stellen), zu viele orientierungspflichtige Stücke, zu große Gewebestücke
Ausgießen	Orientierung (gemäß Schnittfläche beim Zuschnitt)
	Ausrichtung (gemäß Schneiderichtung am Mikrotom)
	Planarität (Stücke in einer Ebene)
Objektträgerbeschriftung	Lesbarkeit, komplette ID
	Etikettierung korrekt (lose, verschmierte Etiketten)
Schnittqualität	Ungleichmäßige Schnittdicke in einem Schnitt
	Zu dicke/zu dünne Schnitte
	Korrektes Anschneiden (komplette Schnittfläche)
	Messerscharten
	Rippel, Falten, Risse, Löcher
	Gewebeverlagerungen, teilweises Abschwimmen, zerstörte Schnitte
	Aufgeschwommene Partikel, Kontaminationen (Hautschuppen)
	Ungleichmäßig aufgezogene Schnitte
	Wasserbadblasen
	Weitere Artefakte
Hämatoxylinfärbung	Kontrast, Farbton
	Chromatindetails
	Intensität
	Differenzierung (bei regressiven Methoden)
	Hintergrundfärbung (Schleimfärbung)
Eosinfärbung	Intensität (Dauer bzw. Differenzierung)
	Selektivität (diff. Anfärbung verschiedener Strukturen)
	Gleichmäßigkeit (über den gesamten Objektträger)
Andere Artefakte	Abgeschwommener Schnitt
	Vertrocknet, zu heiß und/oder zu lange angetrocknet
	Mangelhaft entparaffiniert
	Andere Färbeartefakte (Streifen, Farbniederschläge)

(Fortsetzung)

Tab. 17.7 (Fortsetzung)

Prozess-Schritt	Merkmal/Kriterium
Nachbehandlung	Mangelhafte Entwässerung
	Luftblasen unter Deckglas
	Lufteinzug unter Deckglas
	Unordentliches Eindecken (zu viel Eindeckmedium, überstehendes Deckglas)
	Falsches Eindeckmedium

auch bei Spezialfärbungen benutzt man direkte Kontrollen, um gewünschte Qualitätsmerkmale festzustellen (Positiv- bzw. Negativkontrollen, s. ▶ Abschn. 11.14). Auch hier wird für eine statistische Auswertbarkeit eine Aufzeichnung der Ergebnisqualität empfohlen. Neben den essenziellen Merkmalen wie „echt-positiv", „echt-negativ", „falsch-positiv", „falsch-negativ" sollten auch die Schnittqualität und Färbeartefakte beurteilt werden.

Indirekte Indikatoren für eine gute Qualität bzw. gute Laborpraxis findet man in den Nachweisdokumenten, die sich entlang des Histoprozesses aus Einschulungen, Fortbildungen, Gerätewartungen, Validierungen, Reagenzienverwaltung, Besprechungsprotokollen, KVP-Einträgen usw. ergeben. Ganz allgemein gesprochen dient die Einhaltung der Normforderungen der Erreichung der Qualitätsziele des Produkts und damit der Kundenzufriedenheit.

17.10 Faktor Mensch

Die QM-Modelle beschäftigen sich in unterschiedlicher Weise mit dem Faktor Mensch. Für die ISO 9000 ist die Mitarbeiterin ein Teil der Ressourcen des Betriebs. Die **Mitarbeiterzufriedenheit** ist dabei keine relevante Größe. Andere Systeme wie die Balanced Scorecard oder EFQM setzen die Mitarbeiterzufriedenheit in direkte Beziehung zur Unternehmensqualität. Auf einen einfachen Nenner gebracht, bringt eine motivierte, geschulte und sozial gut aufgehobene Mitarbeiterin dem Unternehmen viel ein. Dazu gehören Themen wie Lernprozessorientierung, Informationsfluss im Unternehmen, Innovationsklima, Führungsverhalten, Motivation, Weiterbildung, Mitarbeiterbefragung, Leistungsanerkennung usw. Dazu muss man anmerken, dass in der ISO 9001:2015 für das Gesundheitswesen eine der sieben Grundprinzipien die „Einbeziehung von Personen" lautet. Hier wird auf die Wichtigkeit des Respekts, der Anerkennung und Förderung aller Personen hingewiesen.

Die Kennzahl der Mitarbeiterzufriedenheit gibt Aufschluss darüber, wie ein Wertesystem in der Praxis gelebt wird, und wird meist über Mitarbeiterbefragungen ermittelt.

17.10.1 Kompetenz, Wissen, Bewusstsein und Kommunikation

Die ISO 9001:2015 definiert Kompetenz als „Fähigkeit, Wissen und Fertigkeiten anzuwenden, um beabsichtigte Ergebnisse zu erzielen". Es geht dabei um selbstorientiertes, kreatives und situationsbezogenes Handeln. Kompetenz wird von Qualifikation

17.10 · Faktor Mensch

Tab. 17.8 Beispiel für ein Kompetenzprofil – BMA in der Histotechnik

Histotechnisches Grundwissen
Technisches Verständnis (Geräte, IT)
Wissen über die Organisation (Struktur, Politik, Ziele, QMS)
Wissen über Erfordernisse der Hygiene und des Arbeitsschutzes
Wissen über Rechtsvorschriften (z. B. Datenschutz, Patientenrechte, MTD-Gesetz)
Fähigkeiten in der Mikrotomie
Wille zur Weiterbildung, -entwicklung
Genauigkeit, Konzentrationsfähigkeit
Organisationsfähigkeit (selbstständiges Ausführen von Arbeitsaufträgen)
Verantwortungsbewusstsein
Körperliche Belastbarkeit, Stressresistenz
Teamfähigkeit, Hilfsbereitschaft
Kommunikationsfähigkeit und Umgangsformen
Fähigkeit zur Selbsteinschätzung
Offener Umgang mit Fehlern
Problembehebungskompetenz

(Ausbildung, Diplome) und Wissen unterschieden, auf denen die Kompetenz allerdings aufbaut. Wann hält man eine Kollegin für kompetent? Wenn sie weiß, was sie tut; wenn sie auf Probleme angemessen reagiert; wenn sie sich anderen mitteilen und sie in die Problemlösung mit einbeziehen kann. Kompetente Menschen sind meist aus sich selbst heraus motiviert und engagiert. Bezogen auf das QMS sollen für jede Arbeitsaufgabe in der Organisation die Anforderungen an die Kompetenz im Vorfeld definiert werden („Soll-Profil") und entsprechend kompetente Personen eingesetzt werden. Das Bewerten der festgelegten Kompetenzen („Ist-Profil") – eventuell im Rahmen eines Mitarbeitergesprächs – dient zur Auswahl von Schulungs- oder Entwicklungsmaßnahmen. Weiters soll der Nachweis der Kompetenz auch dokumentiert werden.

Der Begriff **„Bewusstsein"** (sich einer Sache bewusst sein) kommt auch in der ISO 9001:2015 vor. Dies betrifft einerseits die Unternehmenskultur, weil der Mitarbeiterin bewusst gemacht werden soll, welche Ziele der Betrieb verfolgt und nach welchen Grundsätzen er handelt (Qualitätspolitik). Andererseits soll auch ein Bewusstsein für die Konsequenzen eines nichtkonformen Handelns bestehen. Das (Verantwortungs-)Bewusstsein betrifft also den höchstpersönlichen Umgang mit Verfahrensanweisungen, Arbeitsanleitungen, Geräteanleitungen, Validierungsverfahren, Fehlermanagement usw. Dieses Bewusstsein wird in erster Linie durch Vorbildwirkung und Wertevermittlung geformt. Aber auch anhand konkreter Beispiele und „logischer Beweisführung" kann die Sinnhaftigkeit von Vorschriften und Verhaltensregeln vor Augen geführt werden (Schulungen,

Erfahrungsberichte, Kundenrückmeldungen). Eine Schulungsmaßnahme wäre zum Beispiel, dass ein Pathologe die Schwierigkeiten bei der Befundung, die sich aus zu dicken, löchrigen oder faltigen Schnitten ergeben, erklärt. Ein systematischer Zugang wäre die gemeinsame Durchführung einer FMEA-Analyse im Rahmen des Risikomanagements, um Fehlerkonsequenzen zu veranschaulichen.

Eine ausgestaltete **Kommunikations-** und **Informationskultur** in der Organisation ist ein wesentliches Bedürfnis von mündigen Mitarbeiterinnen. Einerseits möchte man Zugang zu den relevanten Informationen haben und auch seinen Diskussionsbeitrag dazu leisten. Andererseits werden zu viele Besprechungen, wo man nur als passiver Beobachter teilnimmt und Inhalte auch aus einer kurzen Zusammenfassung entnommen werden könnten, als belastend empfunden. Im Rahmen des QMS ist die Leitung dazu verpflichtet, Inhalte, Terminplanungen, Teilnehmende und Kommunikationswerkzeuge für einen effizienten Informationsweg festzulegen (Foren, Zirkel, Infomaterial). Dies soll dazu führen, dass man alle Informationen, die für die Durchführung der jeweiligen Prozesse notwendig sind, zur Verfügung hat. Fehler passieren häufig aufgrund von Missverständnissen oder Fehlinterpretationen. Die Organisation muss daran arbeiten, dass dies durch eine reife Kommunikationskultur verhindert wird. Eine professionelle Moderation von Besprechungen ist die Voraussetzung für Problemlösungen und Ideenentwicklungen als Brennstoffzellen des KVP (Beispiele: wöchentliche Teambesprechung, vierteljährlicher Bericht des Sicherheitsbeauftragten).

Unter dieses Thema fällt auch das **Wissensmanagement**, für das die ISO 9001:2015 einen systematischen Umgang fordert. Einer der größten praktischen Gewinne aus dem QMS ist der gelenkte Umgang mit Dokumenten. Dadurch wird das notwendige Wissen, das man zur Ausübung der täglichen Arbeit benötigt, in aktueller Form bereitgestellt und für alle verfügbar gemacht. Das Wissensmanagement umfasst aber noch mehr. Die Organisation muss bestimmen, welches Wissen benötigt wird. Sie muss Wissen erlangen und es bewahren. Wissensverlust ist ein großes Risiko für einen Betrieb (z. B. durch Abgang von erfahrenen Mitarbeiterinnen) und sollte durch Maßnahmen verhindert werden (Förderung der Wissensweitergabe). Auf der anderen Seite benötigt ein Betrieb den Wissenszuwachs, um auf neue Anforderungen reagieren zu können. Aber auch hier benötigt es eine Steuerung und Festlegung auf Schwerpunkte, um effektiv Wissen zu erwerben.

Es gibt den Begriff der „**lernenden Organisation**". Sie beschreibt die sich wiederholende Einverleibung und kollektive Speicherung von Wissen in Form von Routinen und Regeln. Dabei liegt der Startpunkt bei dem wissenden Individuum als Teil der Organisation. Die Förderung von individuellem Wissenserwerb soll die Organisation als Ganzes weiterentwickeln. Im Idealfall besteht ein innerer Antrieb und Wille, mehr Wissen z. B. über histotechnische Zusammenhänge zu erwerben. Dies unterstützt dabei, verbesserungsfähige Zustände zu erkennen und Problemlösungen dafür zu finden.

Eine praktische Ableitung aus den Normvorgaben liegt darin, Schulungsabläufe im Vorfeld festzulegen. Der Prozess besteht hier aus Einschulung, Überprüfung des Lernerfolgs, eventueller Nachschulung bei Nichterreichen und Freigabe zum selbstständigen Arbeiten. Die Vorgesetzte hat damit ein Instrument, die Eignung des Probanden festzustellen. Andererseits hat eine neue Mitarbeiterin die Garantie, dass die Einschulung systematisch abläuft und Umfang bzw. Ziel der Einschulung von vornherein definiert ist. Nebenbei wird ihr das QMS alle Informationen über Betriebsstruktur und Zuständigkeiten bieten.

Für erfahrene Mitarbeiterinnen ist es wichtig, dass sie ihre Fähigkeiten auf dem neuesten Stand halten und nach aktuellen Vorgaben arbeiten. Eingeschlichene Fehler oder Unsicherheiten sollen durch regelmäßige Nachschulungen ausgemerzt werden.

17.10.2 Arbeitsplatzgestaltung und Prozessumgebung

Eine Normforderung der ISO 9001:2015 betrifft die „Prozessumgebung", die man einfacher ausgedrückt in unserem Fall als Laborarbeitsplatz bezeichnen könnte. Unser Arbeitsplatz sollte vom Betrieb so gestaltet sein, dass wir unsere Prozessziele sicher und normkonform erreichen – also unseren Job gut erledigen können. Zu den Einflüssen, die sich hier auswirken können, gehören soziale bzw. psychologische Faktoren (z. B. Wertschätzung, Gleichbehandlung, Diskriminierung, Stress, Über- bzw. Unterforderung), aber auch physikalische Faktoren (z. B. passendes Raumklima, Ruhe, Beleuchtung, ausreichende Raumgröße, Ergonomie, Verletzungsrisiko). Auch die Infrastruktur (z. B. Geräte, Utensilien, Schutzausrüstung, Raumgestaltung, Sozialräume) wird mit einbezogen. Die Norm stellt dabei jedoch nicht den Menschen und seine Bedürfnisse in den Mittelpunkt, sondern die Zweckmäßigkeit. In einer wohlgestalteten Prozessumgebung werden Leistungen erbracht, die beständig zu einer hohen Kundenzufriedenheit führen sollen. Daher wird auch eine regelmäßige Überprüfung der Zustände gefordert.

Einen Arbeitsplatz generell und ein histologisches Labor im Besonderen sollten so gestaltet und gepflegt sein, dass die täglichen Tätigkeiten und Aufgaben ohne „Reibungsverlust" ablaufen. Darunter fällt beispielsweise, dass Wege im Workflow kurzgehalten werden oder Arbeitsutensilien bzw. Reagenzien ohne langes Suchen an ihrem definierten Platz bereitstehen. Geräte sollten so gepflegt und gereinigt sein, dass man sie jederzeit nutzen kann. Das bewusste Reinigen z. B. eines Mikrotoms oder einer Ausgießstation bringt auch Mängel zutage, die ansonsten nicht bemerkt würden. Und alle überflüssigen Gegenstände, die nur selten gebraucht werden oder schon lange ohne Nutzen herumliegen, sollten irgendwo verwahrt oder weggeworfen werden. Alle Mitarbeiterinnen, die sich Arbeitsplätze teilen, sollten an sich dieselben hohen Anforderungen an Ordnung und Sauberkeit stellen.

17.11 Akkreditierung im histologischen Labor

Um die Vorgaben der am 25. Mai 2017 in Kraft getretenen In-vitro-Diagnostika-Verordnung (In Vitro Diagnostic Medical Devices Regulation, IVDR EU 2017/746) der Europäischen Union zu erfüllen, sind medizinisch-diagnostische Laboratorien zu einer Qualitätssicherung **gemäß einer Akkreditierungsnorm** verpflichtet. Durch Anwendung der IVDR sollen hohe Standards für die Qualität und Sicherheit von In-vitro-Diagnostika (IVD) mit hohem Gesundheitsschutz im Hinblick auf die Patienten- und Anwendersicherheit gewährleistet sein. Weiters soll dadurch eine Harmonisierung der Voraussetzungen für Herstellung, Handel, Import und Einsatz von CE-IVD auf dem europäischen Binnenmarkt gelingen. Die Umsetzung der IVDR wird durch nationale Behörden kontrolliert. Sie richtet sich in erster Linie an die gewerblichen Hersteller von IVD-Produkten, ist aber auch auf „selbst hergestellte" Reagenzien bzw. Tests im Labor anzuwenden.

Es gibt auch einige Stimmen, die eine Überregulierung der IVD-Zulassung durch

Tab. 17.9 Kennzeichen von CE-IVDs und IH-IVDs. (Nach Kahles et al. 2022)

Reagenzien, Geräte, Software	Typ
Reagenzien, Geräte für den allgemeinen Laborgebrauch	Nicht IVDR-reguliert
CE-IVDs in Verwendung entsprechend der Zweckbestimmung und der Gebrauchsanweisung	CE-IVDs
CE-IVDs mit abweichender Zweckbestimmung	IH-IVDs (nach IVDR Artikel 5.5)
CE-IVDs mit Abweichung von der Gebrauchsanweisung	
Nicht-CE-IVDs (RUO) für den diagnostischen Gebrauch	
Kombination von Produkten oder Verfahren, die nicht zur Kombination vorgesehen sind	
Eigenentwickelte Produkte	

diese Verordnung sehen. Die Verschärfung der Anforderungen für die Zulassung von IVDs könnte dazu führen, dass einige vormals CE-zertifizierte Produkte nicht mehr im Handel verfügbar sein werden. Kahles et al. (2022, 2023) haben sich mit der Umsetzung der IVDR in der Pathologie beschäftigt.

Die Eigenherstellung bzw. Anpassung von Reagenzien oder Analysen innerhalb von Gesundheitseinrichtungen waren vom Vorläufer der IVDR, der IVD-Direktive, nicht geregelt (In-House-in-vitro-Diagnostika, **IH-IVDs**, s. ◘ Tab. 17.9). Seit Mai 2024 gelten bestimmte Voraussetzungen, um IVDs in Gesundheitseinrichtungen selbst herstellen und anwenden zu dürfen. Darunter fallen das Vorhandensein eines QMS in der Organisation und das Arbeiten gemäß einer entsprechenden Akkreditierungsnorm[8] (ISO 15189). Die tatsächliche Akkreditierung ist eigentlich nicht verpflichtend (abhängig von nationalen Gesetzen), bestätigt aber die Einhaltung der Verordnung.

Im Speziellen wird ein produktbezogenes Risikomanagement verlangt, wo der Zweck des IH-IVD definiert wird und es einer bestimmten **Risikoklasse** (A–D) zugeordnet wird. Die Zweckbestimmung eines IVD legt u. a. fest, welche **Leistungsmerkmale** nachgewiesen werden müssen. Die IVDR verlangt den **Leistungsnachweis** eines IH-IVD. Im histologischen Labor haben wir es hier in erster Linie mit der „Analyseleistung" des Produkts (Tests) zu tun, welche durch Validierung und Verifizierung nachgewiesen werden muss. Hier spielen Begriffe wie Spezifität, Sensitivität und Präzision eine große Rolle. Der Umfang des Nachweises hängt von der Art des IVD ab. Für die Entwicklung eines IH-IVD (z. B. immunhistochemische Analyse) dürfen auch RUO-Reagenzien verwendet werden (Kahles et al. 2022).

Zusätzlich sollen innerhalb einer „Gebrauchsanweisung" u. a. die Zweckbestimmung und korrekte Anwendung dem Anwender zur Kenntnis gebracht werden. Für das Labor bedeutet das, dass jedes IH-IVD identifizierbar sein muss und es müssen besondere Hinweise und relevante Informationen über Sicherheit und Leistung angegeben sein (auf dem Produkt selbst oder in einer Gebrauchsanweisung). Eine weitere Forderung der IVDR betrifft den Nachweis,

---

[8] „das Labor der Gesundheitseinrichtung entspricht der Norm EN ISO 15189 oder gegebenenfalls nationalen Vorschriften einschließlich nationaler Akkreditierungsvorschriften" (IVDR 2017/746 Art. 5.5.c).

dass kein gleichwertiges, auf dem Markt befindliches Produkt dieselbe Leistung auf demselben Niveau erbringt, wie das IH-IVD.[9]

> **In-vitro-Diagnostikum (IVD).** „Medizinprodukt, allein oder in Kombination verwendet, vom Hersteller ausschließlich oder hauptsächlich für die In-vitro-Untersuchung von Proben aus dem menschlichen Körper vorgesehen, um Informationen für diagnostische Überwachungs- oder Vergleichszwecke zu liefern. Dieses schließt Reagenzien, Kalibriermittel, Kontrollmaterialien, Probensammelbehälter, Software sowie zugehörige Instrumente oder Apparate oder sonstige Artikel ein" (ISO 15189:2022).

Die IVDR gibt nur das „Was" vor, aber nicht das „Wie". Daher bedarf es auch hier wieder sachkundiger Personen, die die Forderungen auf die eigene Laborumgebung übersetzen. Im Rahmen des Akkreditierungsverfahrens nach ISO 15189 wird die Einhaltung von gesetzlichen Forderungen überprüft, die sich mit den Normforderungen decken. IVDR und ISO 15189 sind also eng miteinander verknüpft. Die Prüfungen erfolgen durch **nationale, staatlich beauftragte Akkreditierungsstellen** (z. B. DAkkS, Akkreditierung Austria, SAS). Eine Akkreditierung setzt im Vergleich zu einer Zertifizierung eine tiefergehende Prüfung voraus. Es werden sowohl die Normkonformität als auch das Vorhandensein entsprechender Kompetenzen begutachtet.

Die EN ISO 15189:2022 legt Anforderungen an die Qualität und Kompetenz in medizinischen Laboratorien fest. In medizinischen Laboratorien werden Ergebnisse durch rückführbare und nachvollziehbare Verfahren an biologischen Proben erstellt. Diese allgemeine Formulierung trifft auch auf Pathologien bzw. histologische Labors zu, wo von Gewebeproben histopathologische Befunde erstellt werden. Die Ergebnisqualität soll durch eine hohe **technische und wissenschaftliche Kompetenz** sichergestellt werden. Die Befunde sollen zeitgerecht an die „Labornutzer" (Einsender) übermittelt werden und v. a. korrekt sein. Es sollen dabei ethische Maßstäbe eingehalten sowie die Sicherheit von Patientinnen und Mitarbeiterinnen garantiert werden. Die Norm ist speziell für medizinische Laboratorien ausgelegt und baut auf der ISO 17025[10] und der ISO 9001 auf. Die ISO 17025, die beispielsweise für Forschungslabors geeignet ist, geht nicht bei allen Themen so tief wie die ISO 15189.

In Deutschland sind viele Pathologien nach ISO 17020[11] akkreditiert. Die deutsche Akkreditierungsstelle DAkkS gibt auf ihrer Website dazu folgende Information: „In diesem Bereich werden Akkreditierungen in den Gebieten Pathologie, Neuropathologie und Dermatohistologie auf Basis der Norm DIN EN ISO/IEC 17020 erteilt. Alle Pathologieinstitute werden somit als Inspektionsstelle akkreditiert. Die Akkreditierung fokussiert auf die sachverständige Beurteilung des Arztes – also die Diagnose. Die Anforderungen der Norm ISO 15189 werden dabei ebenfalls berücksichtigt." Das heißt, Institute, die sich nach ISO 17020 akkreditie-

---

9 Die Übergangsfrist für Artikel 5(5)d wurde bis 31.12.2030 verlängert.

10 ISO 17025. Allgemeine Anforderungen an die Kompetenz von Prüf- und Kalibrierlaboratorien; legt allgemeine Anforderungen an die Kompetenz, an die Unparteilichkeit und für die einheitliche Arbeitsweise von Laboratorien fest.

11 Die EN ISO/IEC 17.020:2012 definiert die Anforderungen an den Betrieb von Stellen, die Inspektionen durchführen. Eine Inspektion ist eine Untersuchung von Gegenständen, (…), Prozessen, Arbeitsabläufen oder Dienstleistungen.

ren lassen, sollten auch die ISO 15189 in die Gestaltung ihres QMS mit einbeziehen, agieren aber auch IVDR-konform. Die erwähnten Normen weisen gewisse Überschneidungen, aber unterschiedliche Zielgruppen auf.

> **Akkreditierung.** (von lat. *accredere*, „Glauben schenken") „Bestätigung durch eine dritte Seite, die formal darlegt, dass eine Konformitätsbewertungsstelle die Kompetenz besitzt, bestimmte Konformitätsbewertungsaufgaben durchzuführen" (ISO 17011:2017).

In der ISO 15189 findet man neben allgemeinen Anforderungen solche, die die Laborstruktur, die Führung, die Ressourcen, die Prozesse und das Managementsystem betreffen. Dabei wird ein Fokus auf das Risikomanagement gelegt. Die Planung, Umsetzung und der Nachweis der Wirksamkeit von ergriffenen Maßnahmen sollen potenzielle Risiken verringern und mögliche Schäden an Patientinnen, Laborpersonal und Dritten minimieren (Bezug der Norm zur Arbeitssicherheit s. ▶ Abschn. 18.10).

In der Norm wird der gesamte Prozessverlauf von Probenentnahme bis zur Befundübermittlung inkl. Beratung in den normativen Prozessen berücksichtigt. Die Normforderungen sind hier relativ detailliert und konkret formuliert. Das hat u. a. zur Folge, dass eine **umfangreiche Dokumentation** zum Nachweis der Konformität notwendig wird (z. B. Probeneingang, Reagenzieneingang, Reagenzienbestand,[12] Reagenzienherstellung, Temperaturaufzeichnung, Gerätelisten, Wartungen, Kalibrierungen, tätige Personen, Ergebnisse von Verifizierungs- bzw. Validierungsverfahren, Aufzeichnungen über nichtkonforme Arbeit und Maßnahmen).

Für die Verleihung der Akkreditierung müssen alle Normforderungen erfüllt sein. Eine Qualitätsmanagerin, die die Normforderungen in die praktische Labortätigkeit übersetzt, muss über die notwendige Kompetenz zur ISO 15189 verfügen. Die Laborleitung ist dazu angehalten, auf Basis der Dokumentationen die Situation und Entwicklungen im Labor zu kontrollieren und zu analysieren, um daraus Maßnahmen zur Verbesserung abzuleiten. Dies dient der Gewährleistung der Fachkompetenz, der Arbeits- und Ergebnisqualität.

Die Akkreditierung bezieht sich auf ein **definiertes Untersuchungsverfahren** und bestätigt, dass für dieses Verfahren die Normforderungen eingehalten werden. In der Pathologie finden wir z. B. die Verfahren „Histologische Techniken zur Darstellung der Histomorphologie", „Immunhistochemische Analysen zum Nachweis von Gewebeproteinen und anderen Antigenen" oder „In-situ-Hybridisierungs-Analysen zum Nachweis von Nukleinsäuren im Gewebe". Durch die Akkreditierung wird bestätigt, dass das Labor diese Untersuchungen kompetent und richtig (valide) durchführt. In diesem Sinne können auch Teilbereiche eines Instituts akkreditiert werden bzw. bestimmte Analysen aus der Akkreditierung ausgenommen sein (muss kenntlich gemacht werden).

Größtenteils sind die Untersuchungen, die im Histolabor durchgeführt werden IH-IVDs und bedürfen einer nachgewiesenen Validierung. Wir setzen zwar CE-IVD-Reagenzien ein, verwenden sie aber meistens in laboreigenen bzw. abgewandelten Protokollen. Selbst wenn man eine vollautomatische Färbestraße einsetzt, können Varianten in der Präanalytik (z. B. Fixiermittel, Fixierdauer)

---

12 Das Medizinproduktegesetz § 53 verlangt ein Bestandsverzeichnis von Medizinprodukten in Gesundheitseinrichtungen. § 54 verlangt die Instandhaltung von Medizinprodukten durch Wartung usw.

oder des Probenmaterials (z. B. Gefrierschnitt statt Paraffinschnitt) eine Abweichung vom Herstellerprotokoll darstellen, sofern eines vorliegt. Die ISO 15189 fordert zu diesem Zweck die Festlegung von Standards für die **Validierung und Bewertung von Laboruntersuchungen**.

> **Verfahren.** „Festgelegte Art und Weise, eine Tätigkeit oder einen Prozess auszuführen" (ISO 9000:2015).
> **Validierung.** „Bestätigung der Plausibilität eines bestimmten Verwendungs- oder eines bestimmten Anwendungszwecks durch Bereitstellung eines objektiven Nachweises, dass festgelegte Anforderungen erfüllt wurden" (ISO 15189:2022).
> **Verifizierung.** „Bestätigung der Wahrheitsmäßigkeit durch Bereitstellung eines objektiven Nachweises, dass festgelegte Anforderungen erfüllt wurden" (ISO 15189:2022).

Die Fragen, die sich hier natürlich auftun, beziehen sich auf die Art und Weise bzw. den Umfang der Validierung. Für die passenden Antworten kann man auf Expertenwissen und Richtlinien von Fachgesellschaften zurückgreifen (DAkkS 2013, 2016a, b; Verbeke et al. 2024). Letztlich wird es für morphologische Analysen immer auf eine Begutachtung einer festgelegten Anzahl an Fällen durch eine fachlich kompetente Person und die Freigabe der Analyse durch diese Person hinauslaufen. Dadurch werden die Qualitätsmerkmale der Analyse ermittelt (Sensitivität, Spezifität usw.). Bei der laufenden Nutzung dieser freigegebenen Untersuchung muss durch eine **Verifizierung** die Richtigkeit des Ergebnisses gewährleistet und die Einhaltung der Qualitätsmerkmale bestätigt werden (z. B. durch Positivkontrollen). Werden bereits validierte Untersuchungen abgeändert, müssen sie erneut validiert werden. Zur „Sicherstellung der Gültigkeit der Untersuchungsergebnisse" gehört auch die Teilnahme an externen Qualitätskontrollen in Form von Ringversuchen. Im Kapitel Immunhistochemie wurden Ansatzpunkte für die Validierung und Verifizierung aufgezeigt (s. ▶ Abschn. 11.14). Arbeitet das Labor mit „digitaler Pathologie", muss auch diese in die Validierungsverfahren und anderen Normforderungen mit einbezogen werden (s. ▶ Abschn. 16.4.4).

- **Mitarbeiterkompetenz**

Die Aufzählung aller Normanforderungen geht über den Inhalt dieses Buchs hinaus. Ein kurzes Augenmerk soll aber auf die geforderte **Mitarbeiterkompetenz** gelegt werden. Die Norm verlangt hier u. a., dass ausreichend viele kompetente Personen dem Labor zur Verfügung stehen. Für jeden Arbeitsplatz bzw. jede Funktion soll die erforderliche Kompetenz, Ausbildung, Qualifikation, Schulung, Fähigkeit und Erfahrung bestimmt werden. Das Labor/Institut muss sicherstellen, dass die Personen für die jeweilige Tätigkeit über die entsprechenden Fähigkeiten verfügen. Dazu gehören regelmäßige **Kompetenzüberprüfungen** und ihre Dokumentation. Der konkrete Kompetenznachweis für eine spezielle Tätigkeit kann z. B. durch Fortbildung, Schulung, erfolgreiche Teilnahme an Eignungsprüfungen oder Durchführung der Tätigkeit unter Aufsicht von kompetenten Personen erfolgen. Mitarbeiterinnen, die an Management- und technischen Prozessen teilnehmen, muss ein Programm zur **ständigen Fortbildung** zur Verfügung gestellt werden. Auch die Wirksamkeit der Fortbildungen muss beurteilt werden. Die Schulungen sollen neben den Labortätigkeiten, das QMS, die Labor-IT, Arbeitssicherheit bzw. -schutz, ethische Grundsätze und Datenschutz beinhalten. Für das Management der Personalanforderungen müssen Aufzeichnungen geführt werden (Kompetenzbeschreibungen, Stellenbeschreibungen, Schulungen, Überwachung der Kompetenz usw.). In einer „Mitarbeitermappe" werden alle personenbezogenen

Nachweise gesammelt. Zusammengefasst bedeutet das, dass man sich Mitarbeiterin regelmäßigen Überprüfungen stellen und die eigene Tätigkeit bewerten lassen muss. Der Umfang, die Tiefe und die Häufigkeit der Bewertungen liegen aber im Ermessen der Leitung.

- **Resümee**

Die ISO 15189 ist keine pathologiespezifische Norm, was es bisweilen schwierig macht, die Forderungen ins „Histologische" zu übersetzen und anwendbar zu machen (Long-Mira et al. 2016). Bürokratie- und Zeitaufwand sind erheblich und es kommt definitiv zu einem erhöhten Personalbedarf und Mehrkosten. Eine Folge davon könnte eine Einschränkung von angebotenen Leistungen sein, wenn dieser Aufwand nicht getragen werden kann. Fragen der Kompetenzbewertung sind nicht eindeutig gelöst (Wer bewertet den Bewerter?). Die Erfahrungswerte für die Auditierung von Pathologien sind eventuell noch eingeschränkt, was Audits beiderseits noch relativ unvorhersehbar macht. Der Unterschied zwischen klinisch-chemischem Labor und Histologie sollte auch den Auditoren bewusst sein. Beispielsweise spielen Messungenauigkeiten bei quantitativen Blutanalysen eine größere Rolle als bei einer histologischen Färbung zur qualitativen Untersuchung, wo Inkubationszeiten nicht auf die Zehntelsekunde genau eingehalten werden müssen. Auch sind Präzisionskontrollen bei qualitativen Tests anders zu gestalten, weil ein und derselbe Schnitt nicht mehrmals gefärbt werden kann. Die Pathologie benötigt hier eine besondere Auslegung oder Anpassung der Akkreditierungsnorm.

Die Akkreditierung verwandelt die Histologie in ein „gläsernes Labor". Dadurch kann der Bearbeitungsweg jeder einzelnen Probe bzw. jedes einzelnes Präparats nachvollzogen werden und zu verwendeten Methoden, Reagenzien, Geräten und tätigen Personen rückverfolgt werden. Was man sich von der Umsetzung erwarten kann, ist ein größeres Vertrauen in die Qualität der Laborprozesse bzw. der Befunderstellung seitens der Einsender, der Patientinnen und der Öffentlichkeit. Das Labor profitiert von der Rechtssicherheit bei der Anwendung von IH-IVDs gemäß der IVDR.

Literatur

Austrian Standards International. ÖNORM EN ISO 15189:2022, Medizinische Laboratorien – Anforderungen an die Qualität und Kompetenz. Wien: Austrian Standards International, 2022. (Nutzung der ISO 15189 – Norminhalte mit freundlicher Genehmigung von Austrian Standards plus GmbH als Tochtergesellschaft des ISO-Mitglieds Austrian Standards International, Wien.)

DAkkS (2013) Anhang zum Leitfaden des Sektorkomitees Pathologie/Neuropathologie für die Validierung von Untersuchungsverfahren in der Immunhistologie, Kennung: 71SD4028A1 (zurückgezogen 2023)

DAkkS (2016a) Leitfaden des Sektorkomitees Pathologie/Neuropathologie für die Validierung von Untersuchungsverfahren in der Immunhistologie, Kennung: 71SD4028 (zurückgezogen 2023)

DakkS (2016b) Leitfaden des Sektorkomitees Pathologie/Neuropathologie für die Validierung von Untersuchungsverfahren in der Molekularpathologie, Kennung: 71SD4037 (zurückgezogen 2023)

DakkS (2018) Festlegungen für die Anwendung der DIN EN ISO/IEC 17020:2012 bei der Akkreditierung von Inspektionsstellen, Kennung: 71SD0012, ▶ 71 SD 0 012_Anwendung 17020–2012_20180320_v1.2.pdf (dakks.de)

Kahles A et al (2022) Struktur und Inhalt der EU-IVDR: Bestandsaufnahme und Implikationen für die Pathologie. Pathologie (Heidelb). 43(5):351–364

Kahles A et al (2023) Die Verordnung (EU) 2017/746 (IVDR) in der Praxis: Umsetzung von Anhang I in der Pathologie. Pathologie (Heidelb) 44(6):381–391

Long-Mira E, Washetine K, Hofman P (2016) Sense and nonsense in the process of accreditation of a pathology laboratory. Virchows Arch 468(1):43–49

Verbeke H, Van Hecke D, Bauraing C, Dierick AM, Colleye O, Dalle I, Dewachter K, Guiot Y, Lequeu R, Vanderheyden N, Zwaenepoel K, Croes R (2024) Belgian Recommendations for Analytical

Literatur

Verification and Validation of Immunohistochemical Tests in Laboratories of Anatomic Pathology. Appl Immunohistochem Mol Morphol 32(1):1–16

Zitierte bzw. erwähnte Normen

Bei Normen und Standards handelt es sich um urheberrechtlich geschützte Werke. Das Urheberrecht der angegebenen Normen liegt bei Austrian Standards International, Wien. ▶ https://www.austrian-standards.at/ (Nutzung der Norminhalte mit freundlicher Genehmigung von Austrian Standards plus GmbH als Tochtergesellschaft des ISO-Mitglieds Austrian Standards International, Wien.)

ÖNORM EN 15224:2015, Qualitätsmanagementsysteme – EN ISO 9001:2015 für die Gesundheitsversorgung

ÖNORM EN ISO 15189:2022, Medizinische Laboratorien – Anforderungen an die Qualität und Kompetenz

ÖNORM EN ISO 19011:2018, Leitfaden zur Auditierung von Managementsystemen

ÖNORM EN ISO 9000:2015, Qualitätsmanagementsysteme – Grundlagen und Begriffe

ÖNORM EN ISO 9001:2015, Qualitätsmanagementsysteme – Anforderungen

ÖNORM EN ISO 9004:2018, Qualitätsmanagement – Qualität einer Organisation – Anleitung zum Erreichen nachhaltigen Erfolgs

ÖVE/ÖNORM EN ISO/IEC 17011:2017, Konformitätsbewertung – Anforderungen an Akkreditierungsstellen, die Konformitätsbewertungsstellen akkreditieren

ÖVE/ÖNORM EN ISO/IEC 17020:2012, Konformitätsbewertung – Anforderungen an den Betrieb verschiedener Typen von Stellen, die Inspektionen durchführen

ÖVE/ÖNORM EN ISO/IEC 17025:2017, Allgemeine Anforderungen an die Kompetenz von Prüf- und Kalibrierlaboratorien

Informative Webseiten

Es wird keine Garantie für die Aktualität der Links und die Korrektheit der Webseiten übernommen

Arbeitsgemeinschaft der Wissenschaftlichen Medizinischen Fachgesellschaften e. V.: ▶ https://www.awmf.org/

Akkreditierung Austria: ▶ https://www.bmaw.gv.at/Services/Akkreditierung.html

Austrian Standards: ▶ https://www.austrian-standards.at/

DAkkS – Deutsche Akkreditierungsstelle: ▶ https://www.dakks.de

Deming – EFQM Management in Germany: ▶ http://www.deming.de

Deutsche Gesellschaft für Qualität e. V. – Wissensseite: ▶ https://www.dgq.de/wissen/

Deutsches Institut für Normung – DIN: ▶ https://www.din.de

International Laboratory Accreditation Cooperation – ILAC: ▶ https://ilac.org/language-pages/german/

International Organization for Standardization – ISO: ▶ https://www.iso.org

Quality Austria: ▶ https://www.qualityaustria.com/

QZ-online – Qualitätsmanagement und Qualitätssicherung: ▶ https://www.qz-online.de/

Schweizerische Akkreditierungsstelle – SAS: ▶ https://www.sas.admin.ch/sas/de/home.html

Schweizerische Normen-Vereinigung – SNV: ▶ https://www.snv.ch/de/

Johner Institut GmbH – Fachwissen zur Medizinprodukte-Regulierung: ▶ https://www.johner-institut.de/blog/

Lösungsfabrik Thode und Partner – ISO 9001 Zertifizierung: ▶ https://www.loesungsfabrik.de/iso-9001-zertifizierung

METRAS GmbH – Wissensplattform: ▶ https://metras.at/blog-podcast/

Quality-Services & Wissen GmbH – Fehlermöglichkeits– und –einflussanalyse: ▶ https://www.quality.de/fmea/

Quality-Services & Wissen GmbH – Kontinuierlicher Verbesserungsprozess: ▶ https://www.quality.de/kvp/

VOREST AG – Infoseite zum Thema Qualitätsmanagement: ▶ https://qualitaetsmanagement.me/

Arbeitssicherheit im histologischen Labor

Inhaltsverzeichnis

18.1 Einleitung – 704

18.2 Chemische Arbeitsstoffe – 705
18.2.1 Der Begriff „Gift" – 706
18.2.2 Aufnahme in den Körper, Metabolisierung und Ausscheidung – 708
18.2.3 Beurteilung der Gefährlichkeit durch den Hersteller – 708
18.2.4 Kennzeichnung gefährlicher Stoffe – 709
18.2.5 Sicherheitsdatenblatt – 710
18.2.6 Grenzwerte – 711
18.2.7 Entsorgung von Gefahrstoffen – 713

18.3 Biologische Arbeitsstoffe – 714

18.4 Gefahrenverhütung durch den Arbeitgeber – 716

18.5 Evaluierung – 718

18.6 Gesundheitsüberwachung – 719

18.7 Mutterschutz und Arbeitssicherheit – 720

18.8 Gefahrenverhütung in der Praxis – 721

18.9 Wohlfühlfaktor am Arbeitsplatz – 723

18.10 ISO 15189 und Arbeitssicherheit – 726

Literatur – 727

© Der/die Autor(en), exklusiv lizenziert an Springer-Verlag GmbH, DE, ein Teil von Springer Nature 2025
G. Lang, *Histotechnik*,
https://doi.org/10.1007/978-3-662-71093-7_18

18.1 Einleitung

Das neue Sicherheits- bzw. Gefahrenbewusstsein am Arbeitsplatz hat sich glücklicherweise auch im histologischen Labor bemerkbar gemacht. Ein modernes Histodiagnostiklabor ist vorzugsweise so eingerichtet und Reagenzien sind so ausgewählt, dass Risiken durch Chemikalien, biologische Infektionsquellen und auch andere Ursachen minimiert werden.

> **Risiken am Arbeitsplatz können u. a. sein**
> - Unfallgefahren
> - Belastungen durch chemische und biologische Arbeitsstoffe
> - Gefährdungen durch physikalische Einwirkungen: verschiedene Strahlungen, Lärm, Vibrationen
> - Belastungen durch Umgebungsfaktoren: Hitze, Kälte, Raumklima, Zugluft, Feuchtigkeit, Beleuchtung
> - Körperliche, nervliche und psychische Überbeanspruchung durch Schwerarbeit, Zwangshaltung, einseitige körperliche Belastung, Arbeitsorganisation, Arbeitszeit, Nachtarbeit, monotone Arbeitsabläufe, Unterbrechungen und Zwischenfälle, Termindruck, hohes Arbeitstempo
> - Mehrfachbelastungen

In diesem Buch wurde schon öfters darauf hingewiesen, dass sich die vielfältigen Verarbeitungsmöglichkeiten der früheren histologischen Labors nun auf wenige, allgemein verbreitete Techniken eingeschränkt haben. Ein Grund dafür waren auch die Gesundheitsrisiken, die von verschiedenen Chemikalien ausgehen. So wurde der Gebrauch von Chloroform, Benzol, Anilin, quecksilberhaltigen Fixanzien, Dioxan, explosiven Stoffen oder Schwermetallen möglichst eliminiert. Auch bei den Geräteherstellern ist der Sicherheitsfaktor mittlerweile ein wichtiger Punkt. Geschlossene Systeme mit Luftfiltern oder Systeme, die an Abluftanlagen angeschlossen werden können, sind heutzutage Standard. Als Nutzer sollte man bei der Auswahl neuer Geräte auf diese Sicherheitsaspekte achten. Darunter fällt ebenso, ob nur bestimmte gesundheitsschädliche Chemikalien verwendet werden können oder ob auch Alternativprodukte einsetzbar sind. Auswahlkriterien sollten sich auch auf die Ergonomie und Verletzungsrisiken beziehen.

Dort, wo gefährliche Substanzen nicht durch unbedenkliche Stoffe ersetzt werden können, müssen besondere Vorsichtsmaßnahmen und Schutzbestimmungen eingehalten werden. Die Verantwortung für den sicheren Umgang mit Chemikalien im Histolabor liegt einerseits bei den **Herstellern** (Kennzeichnung, Gefahreneinstufung, Registrierung, Sicherheitsdatenblattinformationen), bei den **Dienstgebern** (Informationspflicht, sichere Lagerung, Schutzmaßnahmen, Reagenzienauswahl) und andererseits auch bei den **Dienstnehmern** bzw. Nutzern (Eigenverantwortung, Einhaltung der Vorschriften, Nutzung der Schutzausrüstung).

Arbeitgeber müssen die Eigenschaften der Arbeitsstoffe ermitteln und die Gefahren beurteilen, die von den Arbeitsstoffen aufgrund ihrer Eigenschaften oder aufgrund der Art ihrer Verwendung ausgehen könnten. Für sie besteht die gesetzliche Verpflichtung zur Information der Mitarbeiterinnen über gefährliche Arbeitsstoffe. Als Informationsquellen dienen hier z. B. die Sicherheitsdatenblätter (SDBs, MSDS *[material safety data sheets]*). Die SDBs sind vom Hersteller zur Verfügung zu stellen. Grundsätzlich sollten für alle verwendeten Reagenzien die SDBs am Arbeitsplatz leicht zugänglich sein. Die Labormitarbeiterinnen selbst sind im Sinne der Eigenverantwortung aufgefordert, sich über Gefahrenquellen am Arbeitsplatz zu informieren.

In größeren Betrieben werden **Sicherheitsfachkräfte** eingesetzt, die das notwendige Fachwissen für den Arbeitsschutz nachweislich haben und vom Dienstgeber für die Umsetzung und Überprüfung der Vorschriften eingesetzt werden. Sicherheitsfachkräfte sind bei Anwendung ihrer Fachkunde weisungsfrei. Zur Unterstützung werden **Sicherheitsvertrauenspersonen** bestellt, die ebenso eine gewisse Ausbildung im Arbeitsschutz absolvieren müssen. Die Sicherheitsvertrauenspersonen sind die ersten, unmittelbaren Ansprechpersonen für die Mitarbeiter vor Ort. Eine weitere Rolle bei der Sicherheit am Arbeitsplatz spielen die **Arbeitsmediziner**, zu denen jeder Arbeitnehmer Zugang haben sollte. Die Aufgaben von Sicherheitsfachkräften, Sicherheitsvertrauenspersonen und Arbeitsmedizinern sind im ArbeitnehmerInnenschutzgesetz (AschG) aufgelistet. Zu den darin angeführten sog. **Präventivkräften** zählen u. a. Sicherheitsfachkräfte, Arbeitsmediziner, Arbeitspsychologen, Ergotherapeuten und weitere Fachkräfte.

Dienstgeber und -nehmer haben sich an die gesetzlichen Richtlinien zu halten. Ausschlaggebend sind hier das AschG, Mutterschutzgesetz, Chemikaliengesetz, Gifteverordnung, Grenzwerteverordnung (MAK[1]- und TRK[2]-Liste), Verordnung zur Gesundheitsüberwachung am Arbeitsplatz, Medizinproduktegesetz, Abfallverordnungen.

Anmerkung: Angaben in diesem Kapitel beziehen sich nur auf die österreichischen bzw. EU-Rechtsvorschriften (Stand Mai 2024). Für alle, die sich detaillierter informieren wollen, findet man österreichische Gesetze und Verordnungen online im Rechtsinformationssystem des Bundes (RIS). Deutsche bzw. schweizerische Gesetze und Verordnungen findet man online auf der Seite „Gesetze im Internet" bzw. auf der schweizerischen Fedlex-Seite. (Weblinks s. Literatur)

18.2 Chemische Arbeitsstoffe

Risiken durch chemische Arbeitsstoffe werden meist nur dann wahrgenommen, wenn sie **sinnlich wahrnehmbar** sind. Dies ist aber kein eindeutiges Warnsignal. Viele gefährliche Stoffe sind farb- und geruchlos. Umgekehrt wird geruchsintensiven Stoffen oftmals große Aufmerksamkeit geschenkt, obwohl sie abgesehen von der Belästigung harmlos sein können.

Auch werden Schädigungen sehr häufig nicht sofort bemerkt. Viele Stoffe werden im Körper über Jahre hindurch angereichert, bevor die ersten Symptome einer Erkrankung auftreten. Solche Langzeitwirkungen stellen in vielen Fällen ein großes Risiko dar. Über die Eigenschaften der im Labor verwendeten Stoffe kann man sich online auf der Gefahrstoffinformationssystem-(GESTIS-)Datenbank der deutschen gesetzlichen Unfallversicherung (DGUV) informieren (Weblink s. Literatur).

- **Beim Umgang mit Chemikalien sollte der Anwender unbedingt wissen**
- was unter einem „gefährlichen Arbeitsstoff" zu verstehen ist,
- wie gefährliche Stoffe/Produkte erkannt werden können,
- wie gefährliche Stoffe in den Körper gelangen können,
- welche Sicherheitsmaßnahmen zu beachten sind,
- was nach einem Unfall zu tun ist.

---

1 MAK. Maximale Arbeitsplatzkonzentration.
2 TRK. Technische Richtkonzentration.

> **ASchG Gefährliche Arbeitsstoffe § 40**
> (1) Gefährliche Arbeitsstoffe sind explosionsgefährliche, brandgefährliche und gesundheitsgefährdende Arbeitsstoffe sowie biologische Arbeitsstoffe, sofern nicht die Ermittlung und Beurteilung gemäß § 41 ergeben hat, daß es sich um einen biologischen Arbeitsstoff der Gruppe 1 ohne erkennbares Gesundheitsrisiko für die Arbeitnehmer handelt. (...)

18.2.1 Der Begriff „Gift"

Gifte sind eine Untergruppe der Gefahrstoffe mit gesundheitsschädlicher Einwirkung auf den Menschen. Gifte im Sinne des Chemikaliengesetzes sind Stoffe und Gemische, die folgendermaßen einzustufen und in entsprechender Form zu kennzeichnen sind (ChemG 1996 § 35)

1. „**Akute Toxizität**" der Kategorien 1 oder 2 mit dem Piktogramm GHS06 (Symbol „Totenkopf mit gekreuzten Knochen") und mindestens einem der folgenden Gefahrenhinweise: „Lebensgefahr bei Verschlucken" (H300), „Lebensgefahr bei Hautkontakt" (H310), „Lebensgefahr bei Einatmen" (H330) (◘ Abb. 18.1)

2. „**Akute Toxizität**" der Kategorie 3 mit dem Piktogramm GHS06 (Symbol „Totenkopf mit gekreuzten Knochen") und mindestens einem der folgenden Gefahrenhinweise: „Giftig bei Verschlucken" (H301), „Giftig bei Hautkontakt" (H311), „Giftig bei Einatmen" (H331) oder

3. „**Spezifische Zielorgan-Toxizität (einmalige Exposition)**" der Kategorie 1 mit dem Piktogramm GHS08 (Symbol „Gesundheitsgefahr") und dem Gefahrenhinweis: „Schädigt die Organe (...)" (H370).

Die Giftverordnung regelt den Umgang mit Giften beim Vertrieb, bei der Verwendung und Aufbewahrung. Werden in Betrieben Gifte verwendet, sind genaue Sicherheitsvorschriften einzuhalten, die die Verwendung, Lagerung und Entsorgung betreffen. Man findet in der Verordnung auch Angaben über die im Hinblick auf den sachgerechten und sicheren Umgang mit Giften erforderlichen Kenntnisse. Eine Ausbildung im medizinisch-technischen Laboratoriumsdienst entspricht den Anforderungen.

Unter „Giften" werden unbelebte Stoffe verstanden, die erfahrungsgemäß zu Gesundheitsschäden führen können, wenn sie dem Körper absichtlich oder unabsichtlich zugeführt werden. „**Giftig**" ist aber eine Eigenschaft, die einem Stoff nicht immer und unter allen Umständen anhaftet, sondern die erst unter bestimmten Voraussetzungen zum Tragen kommt. Nahezu jeder körperfremde Stoff kann als Gift wirken.

- **Die Giftwirkung hängt von verschiedenen Faktoren ab**
— Physikalische Form
— Aufgenommene Menge und Aufenthaltsdauer im Körper
— Reaktionsverhalten im Körper
— Art der Aufnahme in den Körper
— Dauer und Häufigkeit der Exposition
— Vorhandensein anderer Stoffe (Wechselwirkungen)

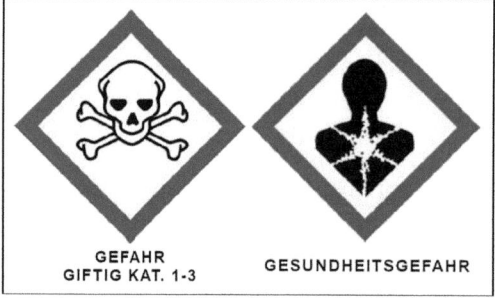

◘ Abb. 18.1 Gefahrpiktogramme, GHS06 und GHS08

- gesundheitsschädigende Verunreinigungen
- Individuelle Merkmale des Menschen (Alter, Gewicht, Schwangerschaft ...)

- **Giftwirkung**
- **Akute Wirkungen** treten sofort oder sehr rasch nach dem Kontakt mit der Chemikalie ein. So ist z. B. eine Verätzung durch eine Säure oder Lauge sofort erkennbar: Die Haut wird binnen kürzester Zeit zerstört oder die Schleimhäute werden sofort angegriffen. Akute Wirkungen sind meist Folgen eines Unfalls.
- **Chronische Wirkungen** treten erst nach einem **Langzeitkontakt** mit einem Stoff oder Produkt auf, wenn – teils über Jahre hinweg – der Stoff im Organismus angereichert wird. Viele Schwermetalle (z. B. Blutschäden durch Blei) und Lösungsmittel (Schädigung des Gehirns und des Nervensystems) zeigen diese Wirkung.
- **Lokale Wirkungen** entstehen dort, wo man mit der schädigenden Substanz in Berührung gekommen ist, z. B. bei einer Verätzung durch eine Säure oder eine Lauge.
- **Systemische Wirkungen** treten woanders auf als dort, wo der erste Kontakt erfolgte. So ist z. B. eine geschädigte Leber als Folge von übermäßigem Alkoholkonsum eine systemische Wirkung.

- **Spezielle Giftwirkungen**
- **Allergien** sind im Lauf des Lebens durch wiederholten Kontakt erworbene Überempfindlichkeiten gegenüber körperfremden Stoffen. Diesen Vorgang nennt man **Sensibilisierung**. Ist diese einmal erfolgt, kann die Allergie bei neuerlichem Kontakt mit dem entsprechenden Stoff sehr rasch – oftmals binnen Sekunden – ausbrechen.
- **Krebserzeugende Wirkung (Kanzerogenität):** Verschiedene Stoffe können das Entstehen bösartiger Geschwülste (Krebs) auslösen oder fördern. Wie andere chronische Erkrankungen ist auch Krebs wegen der langen Latenzzeit von bis zu 30 Jahren oft nur schwer mit der Ursache in Zusammenhang zu bringen. Für krebserzeugende Stoffe wie Benzol oder Chromate gibt es üblicherweise keine Dosis, bei der eine Schädigung mit Sicherheit ausgeschlossen werden kann.
- **Erbgutverändernde Wirkung (Mutagenität):** Als solche bezeichnet man irreparable genetische Veränderungen, die in allen Zellen vorkommen können.
- **Fruchtschädigende Wirkungen** reichen vom Auslösen von Missbildungen an Embryos (Teratogenität) bis zu Fortpflanzungsstörungen bei Mann und Frau (Infertilität).
- **Nervenschädigende Wirkung (Neurotoxizität):** Manche chemische Arbeitsstoffe, z. B. Lösungsmittel und Schwermetalle, können Gehirn und Nervensystem schädigen.

- **Wirkungsspektren**

Viele Stoffe haben nicht nur eine einzige gefährliche Eigenschaft, sondern können eine ganze **Palette von Wirkungen** hervorrufen. Der Wissensstand über die Wirkungsspektren von Stoffen ist sehr unterschiedlich. Er hängt z. B. davon ab, wie lange der entsprechende Stoff schon bekannt ist. Auch die einzelnen Wirkungsarten sind verschieden gut erforscht. Lokale oder akute Effekte machen sich rasch bemerkbar und sind daher schneller bekannt als Wirkungen, die oft erst nach vielen Jahren auftreten, z. B. die krebserzeugende oder erbgutverändernde Wirkung.

Außerdem werden bei toxikologischen Untersuchungen in der Regel nur **Reinstoffe** untersucht, die Erforschung von **Wechselwirkungen** mit anderen Stoffen ist im Allgemeinen nicht möglich.

18.2.2 Aufnahme in den Körper, Metabolisierung und Ausscheidung

Gefährliche Arbeitsstoffe können über drei Hauptwege in den Körper aufgenommen werden

- **Über die Atmung (inhalativ, respirativ)**
  Am Arbeitsplatz gelangen gesundheitsschädigende Stoffe am häufigsten durch Einatmen in den Körper. Die Schadstoffe vermischen sich mit dem eingeatmeten Luftsauerstoff. Über die Lunge werden sie vom Blut aufgenommen und im Organismus verteilt.
- **Über die Haut (dermal, perkutan)**
  Viele chemische Produkte und Stoffe können durch das Hautgewebe in den Körper eindringen. Beispiele dafür sind Lösungsmittel, die z. B. Nieren, Leber und Nervensystem beeinträchtigen.
- **Durch Verschlucken (oral, digestiv)**
  Chemische Arbeitsstoffe werden kaum einmal absichtlich geschluckt. Das Essen und Trinken im Labor ist sowieso untersagt! Dennoch stellt auch dieser Aufnahmeweg ein nicht zu unterschätzendes Risiko dar (Mundpipettieren; Behälter, die üblicherweise für Getränke verwendet werden; verunreinigte Hände).

Die Ausscheidung von Chemikalien erfolgt über die Atemwege, die Blase oder den Darm. Nicht alle Stoffe passieren den Körper ohne eine Veränderung. Viele werden auf ihrem Weg durch den Organismus umgewandelt. Diese Abbauprodukte können je nach Art des Ausgangsstoffs harmloser, aber auch gefährlicher als diese sein (z. B. mögliche Ursache für Urothelkarzinom durch Formaldehydexposition). In vielen Fällen werden chemische Stoffe nicht oder nicht vollständig aus dem Körper ausgeschieden. Sie lagern sich dann z. B. im Fettgewebe, Knochenmark oder Gehirn ab.

Ob ein Stoff im Körper Schäden verursacht, hängt neben seinen physikalischen und chemischen Eigenschaften v. a. von der **aufgenommenen Dosis** ab.

18.2.3 Beurteilung der Gefährlichkeit durch den Hersteller

Im Sinne einer Standardisierung im Umgang mit Arbeitsstoffen bzw. Chemikalien wurde die sog. **REACH-Verordnung** (EG) Nr. 1907/2006 veröffentlicht, die damit zahlreiche frühere gesetzliche Regelungen ablöste. Es handelt sich bei der REACH-VO um das neue europäische Chemikalienrecht, das von den Herstellern anzuwenden ist. Das Wort „REACH" ist das Akronym aus den englischen Begriffen für Registrierung (*registration*), Bewertung (*evaluation*) und Zulassung (*authorisation*) von Chemikalien (*chemicals*).

In dieser seit 1. Juni 2007 geltenden Verordnung ist u. a. die Beurteilung der Gefährlichkeit geregelt. Für gefährliche Stoffe werden im Rahmen einer Risikobewertung die Bedingungen für einen sicheren Umgang ermittelt und mit dem SDB den Verwendern mitgeteilt. Die Erzeuger von Stoffen und Gemischen sind verpflichtet, eine Gefahreneinstufung in **Gefahrenklassen** vorzunehmen, und unterliegen dabei der CLP-Verordnung (*classification, labelling and packaging of substances and mixtures*). Die Gefahrenklassen wurden in der CLP-VO im Vergleich zu früher erweitert und noch in Unterklassen und Kategorien unterteilt. Das führt zu einer detaillierteren Unterscheidung von physikalischen und chemischen Eigenschaften der Stoffe.

Im ASchG findet man unter ▶ Abschn. 4 „Arbeitsstoffe" die Auflistung der gefährlichen Arbeitsstoffe und die Zuordnung zur korrespondieren Gefahrenklasse der CLP-VO.

18.2 · Chemische Arbeitsstoffe

Unternehmen, die einen chemischen Stoff in Mengen von mehr als 1 t pro Jahr herstellen oder importieren, müssen diesen Stoff in einer zentralen, öffentlichen Datenbank der European Chemical Agency (ECHA) registrieren lassen (ECHA CHEM, Weblink s. Literatur).

Die potenzielle Schädigungsgefahr eines Stoffs oder eines Gemischs geht von seinen intrinsischen Eigenschaften aus. Es wird grundsätzlich zwischen physikalischen Gefahren, Gesundheitsgefahren und Umweltgefahren unterschieden. Erfüllen die Art und die Schwere einer festgestellten Gefahr die Einstufungskriterien, wird mit der Klassifizierung dem Stoff eine **standardisierte Beschreibung dieser Gefahr** zugeordnet.

Die Beurteilung der Gefährlichkeit von Produkten wird oft dadurch erschwert, dass sie Gemische aus verschiedenen Stoffen sind und zum Teil Verunreinigungen enthalten, die oft schädlicher sind als der Wirkstoff selbst.

Prinzipiell fallen alle Produkte, die ein Gefahrensymbol tragen, unter anerkannte gefährliche Arbeitsstoffe. Als Anwender muss man allerdings davon ausgehen, dass Chemikalien immer ein gewisses Gefährdungspotenzial aufweisen, auch wenn sie nicht kennzeichnungspflichtig sind.

18.2.4 Kennzeichnung gefährlicher Stoffe

Hersteller und Importeure müssen die von ihnen vertriebenen chemischen Produkte mit einer korrekten Kennzeichnung versehen. Die CLP-Verordnung der EU regelt die Einstufung, Kennzeichnung und Verpackung von Chemikalien. Das Aussehen der Kennzeichnung ist in der CLP-VO genau festgelegt. Sie stellt die EU-weite Umsetzung des UN-GHS (Globally Harmonized System der UN, Weblink s. Literatur) dar, das seit 2003 in Kraft ist und eine weltweit einheitliche Klassifizierung und Kennzeichnung von Chemikalien propagiert.

> Gefährliche Stoffe und Zubereitungen müssen auf der Verpackung in der Landessprache gekennzeichnet sein. Die Aufschrift muss deutlich sichtbar und lesbar sein, dauerhaft angebracht werden und allgemein verständlich sein.

Ist die Verpackung zu klein für alle Kennzeichnungselemente, können diese auch auf einem Beipackzettel vermerkt werden. In diesem Fall müssen auf den Gebinden lediglich der Name der gefährlichen Chemikalie, der Hersteller und die Gefahrenpiktogramme angeführt sein. Die Kennzeichnung der Verpackung muss auf diesen Beipackzettel hinweisen.

- **Ist ein Stoff oder ein Gemisch als gefährlich eingestuft, müssen folgende Angaben vermerkt sein**
- Name, Anschrift und Telefonnummer des Lieferanten
- Nennmenge des Stoffs oder Gemischs in der Verpackung
- Produktidentifikation (Name der Chemikalie, CAS-Nummer[3])
- Gefahrenpiktogramme (grafische Darstellung der Gefahr)
- Signalwörter (prägnante Kurzbezeichnung der Gefahr)
- Gefahrenhinweise (kurze Beschreibung mit Zahlencode)
- Sicherheitshinweise (kurze Beschreibung mit Zahlencode)
- ergänzende Informationen

---

3 CAS-Nummer. *Chemical abstract service;* eine eindeutige numerische Identifikation von Chemikalien.

Als Verwender eines Stoffs oder Gemischs hat man nach der CLP-VO wenige Pflichten, muss jedoch die Ratschläge zur sicheren Verwendung der Chemikalie, ersichtlich aus dem Kennzeichnungsetikett und dem SDB, befolgen bzw. sollte sich bei Fragen mit dem Lieferanten in Verbindung setzen.

- **Gefahrenhinweise und Sicherheitshinweise**

2009 trat die neue Kennzeichnungsverordnung CLP-VO EU-weit in Kraft. Die früher gebräuchlichen Stoff- und Zubereitungsrichtlinien wurden dadurch abgelöst. Die früheren Gefahrensymbole wurden durch Gefahrenpiktogramme, die Risikohinweise durch **H-Sätze** (Gefahrenhinweise, hazard statements) und die Sicherheitssätze durch **P-Sätze** (Sicherheitshinweise, precautionary statements) ersetzt. Die Inhalte sind nicht 1:1 übertragbar. Die Gefahrenhinweise entsprechen aber im Wesentlichen den Risikohinweisen der früheren Kennzeichnung. Jeder Gefahreneinstufung ist ein H-Satz zugeordnet. Die P-Sätze beschreiben Maßnahmen zur Vermeidung oder Minimierung der schädlichen Wirkung des Stoffs auf die Gesundheit des Menschen oder auf die Umwelt.

Gefahren- und Sicherheitshinweise sind nach einem alphanumerischen Code mit einem Buchstaben (H oder P) und drei Ziffern gestaltet. Die erste Ziffer definiert die Art der Gefahr (z. B. „2" für physikalische Gefahren), die beiden nachfolgenden Ziffern stehen für die Nummerierung.

Ein Gefahrenpiktogramm ist die grafische Darstellung einer bestimmten Gefahr. Dementsprechend bestimmen die Eigenschaften eines Stoffs oder Gemischs, welche Gefahrenpiktogramme zur Darstellung der physikalischen Gefahren, der Gesundheitsgefahren und der Umweltgefahren auf dem Kennzeichnungsetikett abgebildet werden.

Einen einfachen Onlinezugang zum REACH- und CLP-Verordnungstext mit Auflistungen der Gefahren- und Sicherheitshinweise sowie Erklärungen über die Piktogramme findet man z. B. auf der ReachOnline-Seite der Firma EcoMole (Weblink s. Literatur).

18.2.5 Sicherheitsdatenblatt

Wer ein gefährliches chemisches Produkt in Verkehr setzt, muss den gewerblichen Abnehmern bei der erstmaligen Lieferung (oder wenn eine Aktualisierung notwendig ist) unaufgefordert und kostenlos ein zugehöriges Sicherheitsdatenblatt (SDB) aushändigen. Die Übermittlung kann schriftlich oder elektronisch erfolgen. Das SDB stellt umfassende Informationen über das Produkt zur Verfügung und dient damit als Grundlage für die Entwicklung geeigneter Schutzmaßnahmen für den Umgang mit Gefahrstoffen am Arbeitsplatz. Die Pflichten der Hersteller und Vertreiber sowie die Inhalte und die Struktur eines SDB sind in der REACH-VO festgelegt.

SDBs sind allen Beschäftigten zugänglich zu machen. Eine Unterweisung der Anwender ist anzuraten. Eine gesetzliche Verpflichtung zur Erstellung eines SDB besteht grundsätzlich nur für **kennzeichnungspflichtige Produkte**, die an gewerbliche Verwender abgegeben werden.

> **Medizinproduktegesetz § 51.** Gebrauchsanweisungen und dem Medizinprodukt beigefügte sicherheitsbezogene Informationen für den Anwender sind bei Medizinprodukten (…) so aufzubewahren, dass sie den mit der Anwendung befassten Personen jederzeit zugänglich sind.

18.2 · Chemische Arbeitsstoffe

■ **Welche Informationen muss ein SDB enthalten?**

Das SDB hat gemäß REACH-VO in der gesamten Europäischen Union den gleichen Aufbau. Das Sicherheitsdatenblatt muss in der Landessprache verfasst und datiert sein. Weiters muss es folgende Rubriken in der vorgegebenen Reihenfolge enthalten.

Sicherheitsdatenblatt-Abschnitte
1. Bezeichnung des Stoffs bzw. des Gemischs und Firmenbezeichnung
2. Mögliche Gefahren
3. Zusammensetzung/Angaben zu Bestandteilen
4. Erste-Hilfe-Maßnahmen
5. Maßnahmen zur Brandbekämpfung
6. Maßnahmen bei unbeabsichtigter Freisetzung
7. Handhabung und Lagerung
8. Begrenzung und Überwachung der Exposition/persönliche Schutzausrüstung
9. Physikalische und chemische Eigenschaften
10. Stabilität und Reaktivität
11. Toxikologische Angaben
12. Umweltbezogene Angaben
13. Hinweise zur Entsorgung
14. Angaben zum Transport
15. Rechtsvorschriften
16. Sonstige Angaben

Diese Informationen werden für die sichere Handhabung, Lagerbedingungen, Auswahl von Schutzmaßnahmen und Entsorgung genutzt. Anforderungen an SDBs (REACH, Artikel 31) findet man z. B. auf der ReachOnline-Seite der Fa. EcoMole (Weblink s. Literatur).

18.2.6 Grenzwerte

Arbeitsplatzgrenzwerte sind in Österreich die **MAK-** (maximale Arbeitsplatzkonzentration) bzw. **TRK-Werte** (technische Richtkonzentration) und betreffen das Vorhandensein von gefährlichen Arbeitsstoffen in der **Atemluft**. In Österreich sind gemäß Grenzwerteverordnung (GKV) MAK- und TRK-Werte verbindlich festgelegt. Zur Aufstellung dieser Grenzwerte dienen toxikologische Studien und, soweit vorhanden, praktische Erfahrungen aus dem Umgang mit Arbeitsstoffen. Im SDB sind sie im ▶ Abschn. 8 zu finden. In Deutschland und der Schweiz gibt es auch den sog. BAT-Wert (Biologischer-Arbeitsstoff-Toleranzwert).

Die Angabe dieser Grenzwerte dient dem Arbeitnehmerinnenschutz. Man muss sich jedoch bewusst sein, dass die erfassten Chemikalien (ca. 1000 in der MAK-Werte-Liste) nur einen geringen Anteil der Gesamtmenge darstellen. Sind für einen Stoff keine Grenzwerte angegeben, bedeutet das nicht automatisch, dass dieser ungefährlich ist, sondern dass eventuell noch zu wenig über diesen Stoff bekannt ist. Das Einhalten der Grenzwerte gibt eine gewisse Sicherheit, schließt aber Gesundheitsbeeinträchtigungen im Einzelfall trotzdem nicht aus. Die EU-weite Registrierungspflicht der REACH-VO trägt in diesem Sinne Früchte (ECHA-Datenbank). Die Agentur gibt die Zahl der registrierten Einzelstoffe mit ca. 27.000 (Stand 2023) an.

Gemäß REACH-VO müssen die Hersteller für die Registrierung von Stoffen Beurteilungsmaßstäbe angeben, an denen sich die erforderlichen Schutzmaßnahmen orientieren. Abgeleitete Expositionshöhen, unterhalb derer ein Stoff die menschliche Gesundheit nicht beeinträchtigt, bezeichnet man als DNELs *(derived no-effect levels)*. Im GESTIS der DGUV gibt es eine DNEL-Datenbank mit derzeit ca. 7000 Stoffen (Weblink s. Literatur).

Die **Messung** der Luftbelastung erfolgt meist im Rahmen einer Kontrolle durch das Arbeitsinspektorat oder durch Beauftragung von geeigneten Firmen. Luft wird unter standardisierten Bedingungen gesammelt (Dauer, Menge) und getestet. Die untersuchten Parameter werden dabei vorher festgelegt (z. B. Formaldehyd, Xylol). Es werden auch Kurzzeitexpositionen bei kurz dauernder, starker Belastung untersucht (z. B. beim Entleeren von Kanistern). Man kann nur testen, was man kennt und wo entsprechende Methoden vorhanden sind. Bei Mischungen sind nur die Einzelparameter nachweisbar. Die interaktive Wirkung der Anteile ist nicht überprüfbar.

18.2.6.1 MAK-Wert

Der MAK-Wert (maximale Arbeitsplatzkonzentration) gibt an, wie viel von einem Stoff als Gas, Dampf oder Schwebstoff höchstens in der Luft eines Arbeitsplatzes vorhanden sein darf. Unter diesem Wert geht man von keiner Gesundheitsgefährdung aus. Der MAK-Wert ist ein Mittelwert über die Schadstoffkonzentration in einer 8-h-Schicht (40 Wochenstunden). Kurzfristige Grenzwertüberschreitungen sind gestattet. Der MAK-Wert wird in mg/m^3 oder in ml/m^3 (ppm) angegeben. Er orientiert sich am gesunden Menschen im erwerbsfähigen Alter.

Die GKV enthält auch einen Abschnitt bzgl. der **Informationspflicht** gegenüber den Arbeitnehmerinnen darüber, ob ein Stoff der MAK-Liste verwendet wird. Der Arbeitgeber hat dafür zu sorgen, dass der MAK-Wert nicht überschritten wird bzw. möglichst weit unterschritten wird (ASchG § 45) und dass ein Maßnahmenplan im Falle von Überschreitungen infolge von Zwischenfällen vorliegt.

> **Das ASchG definiert den Wert folgendermaßen**
> ASchG § 45. (1) Der MAK-Wert (Maximale Arbeitsplatz-Konzentration) ist der Mittelwert in einem bestimmten Beurteilungszeitraum, der die höchstzulässige Konzentration eines Arbeitsstoffes als Gas, Dampf oder Schwebstoff in der Luft am Arbeitsplatz angibt, die nach dem jeweiligen Stand der wissenschaftlichen Erkenntnisse auch bei wiederholter und langfristiger Exposition im allgemeinen die Gesundheit von Arbeitnehmern nicht beeinträchtigt und diese nicht unangemessen belästigt.

Eine detailliertere Erklärung dazu findet man beispielsweise in der MAK- und BAT-Werte-Liste 2023 der Deutschen Forschungsgemeinschaft (Weblink s. Literatur). Die GESTIS Internationale Richtwertetabelle enthält die MAK-Werte (8-h-Mittelwert und Kurzzeithöchstwert) verschiedener Länder (Weblink s. Literatur).

Die österreichische Stoffliste mit MAK- und TRK-Werten findet man im Anhang I/2021 zur GKV (Weblink s. Literatur). Die Stoffliste enthält die alphabetische Liste von Stoffen, denen ein MAK-Wert bzw. ein TRK-Wert zugeteilt wurde, mit Angaben über die Anzahl an tolerierten Überschreitungen der Grenzwerte innerhalb einer Arbeitsschicht und über besondere Gefahrenhinweise. Im Anhang III der GKV findet man die Listen der eindeutig krebserzeugenden und der verdächtig krebserzeugenden Arbeitsstoffe.

Die Einteilung der eindeutig oder wahrscheinlich krebserzeugenden Arbeitsstoffe erfolgt in drei Gruppen (GKV 2021):
- **Gruppe A:** eindeutig als krebserzeugend ausgewiesene Stoffe
  - **Gruppe A1:** Stoffe, die **beim Menschen erfahrungsgemäß** bösartige Geschwülste erzeugen können. Einige bekannte Beispiele sind Asbest, Benzol, Buchen- und Eichenholzstaub.
  - **Gruppe A2:** Stoffe, die sich im **Tierversuch** eindeutig als krebserzeugend herausgestellt haben. Einige bekannte Beispiele sind Cadmium und seine Verbindungen in Form von Staub/Aerosolen, Chromatstäube, PCP;

18.2 · Chemische Arbeitsstoffe

Formaldehyd ist von Gruppe B in Gruppe A2 umgestuft worden.
- **Gruppe B:** Stoffe mit begründetem Verdacht auf krebserzeugendes Potenzial. Dazu gehören u. a. bestimmte Kühlschmierstoffe, Holzstaub (außer Buchen- und Eichenholzstaub).

> Für Formaldehyd (CAS 50-00-0) findet man folgende Einträge (GKV Anhang I/2021): MAK-Tagesmittelwert = 0,3 ppm bzw. 0,37 mg/m^3, MAK-Kurzzeitwert = 0,6 ppm bzw. 0,74 mg/m^3, gemessen als Momentanwert; es besteht die Gefahr der Hautsensibilisierung; Einstufung in Kategorie III A2 der krebserregenden Stoffe; kein Eintrag bei der Fortpflanzungsgefährdung.

18.2.6.2 TRK-Wert

Der TRK-Wert (technische Richtkonzentration) ist jene minimale Konzentration eines Stoffs als Gas, Dampf oder Schwebstoff in der Luft, die nach dem Stand der Technik erreicht werden kann. TRK-Werte sind eine **Orientierungshilfe für krebserzeugende Arbeitsstoffe.** Bei diesen und bei erbgutverändernden Stoffen sind Schäden auch bei kleinsten Mengen nicht auszuschließen.

TRK-Werte werden für gefährliche Arbeitsstoffe angegeben, für die kein MAK-Wert, also kein Wert für unbedenklichen Kontakt, angegeben werden kann. Diese Werte sind als Anhaltspunkte für die zu treffenden Schutzmaßnahmen und die messtechnische Überwachung heranzuziehen. Sie berücksichtigen technische Entwicklungen (verfahrens- und lüftungstechnischer Stand, Analysemöglichkeit). Die Behörden verlangen, dass die TRK-Werte möglichst weit unterschritten werden und ein Maßnahmenplan im Falle von Überschreitungen in der Folge von Zwischenfällen vorliegt.

> **Das ArbeitnehmerInnenschutzgesetz definiert den Wert folgendermaßen**
> **ASchG § 45.** (2) Der TRK-Wert (Technische Richtkonzentration) ist der Mittelwert in einem bestimmten Beurteilungszeitraum, der jene Konzentration eines gefährlichen Arbeitsstoffes als Gas, Dampf oder Schwebstoff in der Luft am Arbeitsplatz angibt, die nach dem Stand der Technik erreicht werden kann und die als Anhalt für die zu treffenden Schutzmaßnahmen und die meßtechnische Überwachung am Arbeitsplatz heranzuziehen ist. TRK-Werte sind nur für solche gefährlichen Arbeitsstoffe festzusetzen, für die nach dem jeweiligen Stand der Wissenschaft keine toxikologisch-arbeitsmedizinisch begründeten MAK-Werte aufgestellt werden können.

18.2.7 Entsorgung von Gefahrstoffen

Die Entsorgung von Gefahrstoffen ist im Abfallwirtschaftsgesetz (AWG) und seinen Verordnungen geregelt (Weblink s. Literatur). Die Abfallverzeichnisverordnung dient der Zuordnung des Abfalls zu bestimmten **Abfallarten,** die vom Abfallbesitzer gemäß bestimmter Kriterien vorgenommen werden muss. Dieser Vorgang ist komplex und praktischerweise ist dies der Aufgabenbereich des Abfallbeauftragten der Gesundheitseinrichtung. Zur Unterstützung kann die ÖNORM S 2104 „Abfälle aus dem medizinischen Bereich" herangezogen werden. Diese ÖNORM legt den ordnungsgemäßen Umgang mit Abfall aus dem medizinischen Bereich fest, um eine Gefährdung von Personen durch Verletzung, Infektion oder Vergiftung sowie eine Umweltgefährdung zu vermeiden. Sie bezieht die wesentlichen

Rechtsvorschriften mit ein. Das BMK[4] hat auch ein Branchenkonzept für Abfälle aus dem medizinischen Bereich als Unterlage erstellt.

Abfall aus dem histologischen Labor umfasst u. a. Leergebinde, die Reste von Gefahrstoffen enthalten können, üblicherweise gefährliche Reagenzien, formalindurchtränkte und native Gewebeproben, aber auch gefährliche Utensilien (Schneid- und Stichverletzungen) und kontaminierte Utensilien. Als Mitarbeiterin im histologischen Labor muss man diese Stoffe entsprechend den gesetzlichen Vorgaben entsorgen und richtet sich dabei nach den Anweisungen des Abfallbeauftragten.

Konzentrate oder Reste von Laborchemikalien sowie Formaldehyd dürfen nicht in Abwässer gelangen. Zu entsorgende Reagenzien werden meist in größeren Gebinden gesammelt (bzw. Chemikalientank). Darin dürfen nur „verträgliche" Chemikalien vermischt werden. Eine sortenreine Sammlung wird für eine übersichtlichere bzw. kostengünstigere Entsorgung empfohlen. Körperteile und Organabfälle sind zu verbrennen oder zu bestatten (Leichenbestattungsgesetz). Formalindurchtränkte Gewebereste werden verbrannt. Um die Exposition durch Formaldehyd zu vermeiden, wird empfohlen, Formalingefäße mit Gewebresten ungeöffnet zu entsorgen (AUVA 2018).

Abfälle aus dem histologischen Labor können in infektiöse, aber ansonsten ungefährliche, und gefährliche Stoffe unterteilt werden. Die erste Gruppe wird getrennt gesammelt und gegebenenfalls mit gespanntem Wasserdampf sterilisiert. Der sterilisierte Abfall kann thermisch entsorgt werden. Die restlichen Stoffe müssen befugten Abfallentsorgungsunternehmen übergeben werden („schwarze Tonne"). Grundsätzlich sollte man die auch im AWG priorisierte Abfallvermeidung und Abfalltrennung anstreben, um die Menge an Sonderabfall zu verringern.

18.3 Biologische Arbeitsstoffe

Biologische Arbeitsstoffe sind Mikroorganismen, einschließlich genetisch veränderter Mikroorganismen, Zellkulturen und humanen Endoparasiten, die Infektionen, Allergien oder toxische Wirkungen hervorrufen können. Sie werden im ASchG verschiedenen Gruppen je nach Risiko zugeordnet. Die Verwendung biologischer Arbeitsstoffe ist in der Verordnung biologische Arbeitsstoffe (VbA) geregelt und schließt Prionen (Erreger von spongiöser Enzephalopathie) mit ein. Der Begriff „Verwendung" bezieht sich auch auf die diagnostische Untersuchung der Mikroorganismen im mikrobiologischen Labor. **Unbeabsichtigte Verwendung** im Sinne dieser Verordnung liegt vor, wenn es offenkundig ist, dass eine Tätigkeit oder ein Arbeitsverfahren zu einer Exposition gegenüber einem oder mehreren biologischen Arbeitsstoffen führen kann. Auch bei unbeabsichtigter Verwendung (wie im Histolabor) ist eine Risikoeinschätzung und Maßnahmenableitung vorzunehmen. Ist die Identität eines Erregers bekannt, muss er wenn möglich einer Risikogruppe zugeordnet werden (klinische Informationen, eventuell Markierungspflicht von Hochrisikoproben, HIV, Hepatitis B/C, Tbc).

Im histologischen Labor hat man es prinzipiell seltener mit der Identifikation von lebenden Mikroorganismen – wie im mikrobiologischen Labor – zu tun. Trotzdem muss man bei jeder Gewebeprobe davon ausgehen, dass sie Krankheitserreger enthalten kann und sie dementsprechend vorsichtig zu behandeln ist. Deshalb sind insbesondere **unfixierte Proben** (wie beim Zuschnitt oder bei der Schnellschnittuntersuchung) mit Vorsicht zu handhaben. Im Kryostat werden Krankheitserreger sehr

---

4 BMK. Bundesministerium für Klimaschutz, Umwelt, Energie, Mobilität, Innovation und Technologie.

18.3 · Biologische Arbeitsstoffe

gut konserviert und erhalten sich ihre Infektiosität für lange Zeit. Für fixierte Proben gilt, dass auf sie das Standardfixiermittel Formaldehyd desinfizierend einwirkt und die meisten Mikroorganismen abtötet.

Nach dem Paraffineinbettungsprozess geht man üblicherweise davon aus, dass keine lebensfähigen Erreger mehr im Gewebe vorhanden sind. Besonderes Augenmerk muss man hier auf Prionen lenken, die sehr resistent sind und sich eventuell in Autopsiematerial halten können. Eine spezielle Behandlung mit 96 % Ameisensäure nach der Formalinfixierung inaktiviert die Prionen (s. ▶ Abschn. 9.16).

Zur Minimierung der Gefahren durch Krankheitserreger dienen alle **Hygienemaßnahmen.** Dazu gehören Arbeitsflächen-, Geräte-, Arbeitsmittel- und Händedesinfektion, Tragen von Hand-, Augen- und Mundschutz, Tragen von Arbeits- und Schutzkleidung, Einsatz von Arbeitsplätzen mit Abzügen (Digestorien, Laminar-Flow-Arbeitsplätze), Impfungen und allgemeine Reinigungsbestimmungen. Die VbA verbietet dezidiert das Essen und Trinken in Räumen mit Kontaminationsgefahr. In Krankenanstalten ist die Hygieneabteilung für entsprechende Informationen und Richtlinien zuständig. Die Vorschriften müssen als Aushang im Labor ersichtlich sein. Die Gefahrenverhütung fällt in den Verantwortungsbereich des Dienstgebers, verlangt aber von den Dienstnehmern die Einhaltung der Anweisungen und die Nutzung der Schutzausrüstung. Grundsätzlich sieht die VbA prophylaktische Maßnahmen entsprechend den bestehenden Risiken vor.

Bei Stich- oder Schnittverletzungen mit einer möglichen Infektion bestehen besondere Vorschriften zur Kontrolle (Nadelstichverordnung, NastV). Der Verletzte muss sich sofort einer Blutuntersuchung unterziehen, die in regelmäßigen Abständen wiederholt wird. Dadurch wird einerseits der Gesundheitszustand überprüft und es kann eine prophylaktische Behandlung eingeleitet werden, andererseits kann eine eventuelle Infektion ursächlich auf die Verletzung zurückgeführt werden. Derartige Verletzungen werden als Arbeitsunfall gehandhabt. Infektionen aufgrund der Berufsausübung können als Berufskrankheit[5] gelten (ASVG).

Grundsätzlich ist an den gesunden Menschenverstand der Mitarbeiterinnen zu appellieren und an die mikrobiologische Ausbildung zu erinnern. Sorgloser Umgang gefährdet nicht nur die eigene Gesundheit, sondern bringt auch Kolleginnen in Gefahr. Mitarbeiterinnen, die sich aus Unwissenheit oder Unachtsamkeit in Gefahr bringen, sollten darauf hingewiesen werden.

■ Welche biologischen Arbeitsstoffe gelten als gefährlich?

Biologische Arbeitsstoffe werden aufgrund ihres unterschiedlichen Infektionspotenzials, der Krankheitsauswirkungen und möglichen Vorbeugemaßnahmen in vier Risikogruppen (RG 1–4) eingeteilt.

Stoffe der RG 2–4 gelten als gefährlich, Stoffe der RG 1 gelten primär nicht als gefährlich. Bei der Verwendung biologischer Arbeitsstoffe müssen Arbeitgeber die dem jeweiligen Gesundheitsrisiko entsprechenden Sicherheitsvorkehrungen treffen. Diese sind in Anhang 1 der VbA angeführt. Erforderlichenfalls sind den Arbeitnehmern wirksame Impfstoffe zur Verfügung zu stellen.

Eine Auflistung von biologischen Arbeitsstoffen der RG 2–4 findet sich in der Organismenliste in Anhang 2 der VbA (Bakterien, Viren, Prionen, Parasiten, Pilze). Die Aufnahme und Einstufung erfolgte auf Basis bekannter Daten. Erreger, die nicht auf der Liste stehen, können trotzdem gefährlich sein. Aus der Liste kann man u. a. ablesen, ob ein Erreger eine

---

5 Arbeitsunfälle und Berufskrankheiten sind im Allgemeinen Sozialversicherungsgesetz (ASVG) geregelt. Es enthält eine Auflistung von anerkannten Berufskrankheiten (Anlage 1).

allergene oder toxische Wirkung hat bzw. ob eine Impfung zur Verfügung steht.

18.4 Gefahrenverhütung durch den Arbeitgeber

Im § 3 ASchG steht: „(1) Arbeitgeber sind verpflichtet, für Sicherheit und Gesundheitsschutz der Arbeitnehmer in Bezug auf alle Aspekte, die die Arbeit betreffen, zu sorgen. (…)." Dazu gehört auch die verpflichtende und nachweisliche Unterweisung der Arbeitnehmer über Sicherheit und Gesundheitsschutz. Das ASchG regelt u. a. die Ermittlung und Beurteilung der Gefahren sowie Festlegung von Maßnahmen (Evaluierung des Arbeitsplatzes), Grundsätze der Gefahrenverhütung, Aufgaben und Beteiligung der Sicherheitsvertrauenspersonen und die Pflichten der Arbeitnehmer. Weiters beschäftigt sich ein Abschnitt mit gefährlichen Arbeitsstoffen, deren Ersatz und Verbot, der Gefahrenverhütung, den Grenzwerten und Messungen. Im Abschnitt zur Gesundheitsüberwachung wird u. a. die Durchführung von Eignungs- und Folgeuntersuchungen der exponierten Arbeitnehmer behandelt.

Die Grundsätze der Gefahrenverhütung aus dem ASchG umfassen alle wesentlichen Punkte, die vom Arbeitgeber bedacht werden müssen (**Fürsorgepflicht**). Als Arbeitnehmer sollte man sich dieser Verpflichtung bewusst sein und den eigenen Arbeitsplatz unter diesen Gesichtspunkten kritisch betrachten. Arbeitgeber sind dazu verpflichtet, Arbeitnehmer in Bezug auf die Sicherheit am Arbeitsplatz anzuhören.

> **ASchG § 7 Grundsätze der Gefahrenverhütung**
> Arbeitgeber haben bei der Gestaltung der Arbeitsstätten, Arbeitsplätze und Arbeitsvorgänge, bei der Auswahl und Verwendung von Arbeitsmitteln und Arbeitsstoffen, beim Einsatz der Arbeitnehmer sowie bei allen Maßnahmen zum Schutz der Arbeitnehmer folgende allgemeine Grundsätze der Gefahrenverhütung umzusetzen:
> 1. Vermeidung von Risiken
> 2. Abschätzung nicht vermeidbarer Risiken
> 3. Gefahrenbekämpfung an der Quelle
> 4. Berücksichtigung des Faktors „Mensch" bei der Arbeit, insbesondere bei der Gestaltung von Arbeitsplätzen sowie bei der Auswahl von Arbeitsmitteln und Arbeits- und Fertigungsverfahren, (…)
> 4a. Berücksichtigung der Gestaltung der Arbeitsaufgaben und Art der Tätigkeiten, der Arbeitsumgebung, der Arbeitsabläufe und Arbeitsorganisation
> 5. Berücksichtigung des Stands der Technik
> 6. Ausschaltung oder Verringerung von Gefahrenmomenten
> 7. Planung der Gefahrenverhütung mit dem Ziel einer kohärenten Verknüpfung von Technik, Tätigkeiten und Aufgaben, Arbeitsorganisation, Arbeitsabläufen, Arbeitsbedingungen, Arbeitsumgebung, sozialen Beziehungen und Einfluss der Umwelt auf den Arbeitsplatz
> 8. Vorrang des kollektiven Gefahrenschutzes vor individuellem Gefahrenschutz
> 9. Erteilung geeigneter Anweisungen an die Arbeitnehmer

Auch Arbeitnehmer haben laut ASchG Verpflichtungen. Dazu gehört das Anwenden der Schutzmaßnahmen gemäß den Unterweisungen, das Nutzen der Schutzausrüstung, das ordnungsgemäße Verhalten

18.4 · Gefahrenverhütung durch den Arbeitgeber

zur Vermeidung von Gefahren für sich und andere, die Meldungspflicht von (Beinahe-) Arbeitsunfällen und die Abwendung von erheblichen, unmittelbaren Gefahren.

- **Hierarchie der Schutzmaßnahmen**

Das AschG legt den Rahmen für Maßnahmen zur Verbesserung der Sicherheits- und Gesundheitssituation fest. Dies findet auch in der Rangfolge der Maßnahmen seinen Ausdruck, wo der kollektive Gefahrenschutz priorisiert wird.

1. **Ersatz besonders gefährlicher Stoffe/Produkte bzw. Verfahren:**
Gefährliche Stoffe (insbesondere krebserzeugende, erbgutverändernde und fortpflanzungsschädigende Stoffe) müssen nach den Bestimmungen des ArbeitnehmerInnenschutzgesetzes ersetzt werden, wenn es eine weniger gefährliche Alternative gibt.
2. **Organisatorische/technische Maßnahmen:** Wenn keine Möglichkeit zum Ersatz besteht, müssen organisatorische oder technische Maßnahmen gesetzt werden, z. B. lüftungstechnische Einrichtungen, Verringerung der Expositionszeit.
3. **Persönliche Schutzmaßnahmen:** Erst wenn alle bisher beschriebenen Maßnahmen ausgeschöpft wurden, ein ausreichender Schutz aber noch immer nicht gewährleistet ist, müssen personenbezogene Schutzmaßnahmen vorgesehen werden. Hinweise auf die Art des persönlichen Schutzes gibt das Sicherheitsdatenblatt. Generell gilt: Die Schutzausrüstungen müssen immer auf die Verarbeitungsart (Verfahren) und die verwendeten Chemikalien abgestimmt sein, für alle verfügbar sein und regelmäßig gewartet bzw. ausgetauscht werden.

Krebserzeugende und erbgutverändernde Arbeitsstoffe dürfen nicht verwendet werden, wenn es dafür einen nicht bzw. weniger gesundheitsschädlichen, gleichwertigen Ersatz gibt. Um so einen Stoff weiterhin verwenden zu dürfen, muss dem Arbeitsinspektorat eine Begründung dafür vorgelegt werden, warum der Ersatz nicht möglich ist (AschG). Werden im Labor krebserregende oder erbgutverändernde Substanzen verwendet, muss über die Anwender ein Verzeichnis angelegt werden, wo u. a. die Art des Arbeitsstoffs, die Dauer und Art der Exposition bzw. der Gefährdung, Messergebnisse und eventuelle Zwischenfälle vermerkt sind (AschG § 47).

Das AschG geht auf die Pflichten von Arbeitgeber und -nehmer im Umgang mit der persönlichen Schutzausrüstung ein. Darunter fallen im Histolabor z. B. Nitrilhandschuhe, Atemmasken, Schutzbrillen, Schürzen, Kälteschutzhandschuhe oder Schneideschutzhandschuhe.

AschG § 69 Persönliche Schutzausrüstung

1. Als persönliche Schutzausrüstung gilt jede Ausrüstung, die dazu bestimmt ist, von den Arbeitnehmern benutzt oder getragen zu werden, um sich gegen eine Gefahr für ihre Sicherheit oder Gesundheit bei der Arbeit zu schützen, sowie jede mit demselben Ziel verwendete Zusatzausrüstung.
2. Persönliche Schutzausrüstungen sind von den Arbeitgebern auf ihre Kosten zur Verfügung zu stellen, wenn Gefahren nicht durch kollektive technische Schutzmaßnahmen oder durch arbeitsorganisatorische Maßnahmen vermieden oder ausreichend begrenzt werden können.
3. Arbeitnehmer sind verpflichtet, die persönlichen Schutzausrüstungen zu benutzen. Arbeitgeber dürfen ein dem widersprechendes Verhalten der Arbeitnehmer nicht dulden.

4. Persönliche Schutzausrüstungen dürfen, außer in besonderen Ausnahmefällen, nur für jene Zwecke und unter jenen Bedingungen eingesetzt werden, für die sie nach den Angaben des Herstellers oder des Inverkehrbringers bestimmt sind.
5. Persönliche Schutzausrüstungen müssen für den persönlichen Gebrauch durch einen Arbeitnehmer bestimmt sein. Erfordern die Umstände eine Benutzung durch verschiedene Personen, so sind entsprechende Maßnahmen zu treffen, damit sich dadurch für die verschiedenen Benutzer keine Gesundheits- und Hygieneprobleme ergeben.
6. Arbeitgeber haben durch geeignete Lagerung und ausreichende Reinigungs-, Wartungs-, Reparatur- und Ersatzmaßnahmen ein gutes Funktionieren der persönlichen Schutzausrüstung und einwandfreie hygienische Bedingungen zu gewährleisten. Dabei sind insbesondere die Verwenderinformationen der Hersteller und Inverkehrbringer zu berücksichtigen.

18.5 Evaluierung

Evaluierung bedeutet grob die systematische Erfassung des Ist-Zustands in Bezug auf alle möglichen Gefahren für die Dienstnehmer im Institut. Daraus ergeben sich im Weiteren Maßnahmen im Sinne des Arbeitnehmerinnenschutzes. Der Evaluierungskreislauf besteht aus „Gefahren ermitteln", „Maßnahmen umsetzen", „Ergebnisse kontrollieren" und beginnt in gewissen Zeitintervallen wieder von vorne. Laut ASchG hat in Arbeitsstätten „die sicherheitstechnische und arbeitsmedizinische Betreuung in Form von Begehungen" durch eine Sicherheitsfachkraft und durch einen Arbeitsmediziner regelmäßig zu erfolgen. Haben die Präventivfachkräfte Mängel auf dem Gebiet der Sicherheit und des Gesundheitsschutzes oder sogar eine unmittelbare Gefahr festgestellt, müssen sie sie dem Arbeitgeber oder der sonst für die Einhaltung der Arbeitnehmerschutzvorschriften verantwortlichen Person sowie den Belegschaftsorganen mitteilen. Im Falle einer Gefahr müssen sie Maßnahmen zur Beseitigung der Gefahr vorschlagen. Neben der routinemäßig zu wiederholenden Evaluierung ist eine neuerliche Ermittlung und Beurteilung der Gefahren und eine Festlegung der darauf abgestimmten Maßnahmen erforderlich, wenn bauliche Veränderungen im Betrieb durchgeführt oder neue Arbeitsverfahren, -mittel oder -stoffe eingeführt wurden. Gründe für eine Evaluierung sind auch das Eintreten von Unfällen oder Beinaheunfällen bzw. von Erkrankungen, die möglicherweise auf die Arbeitsbedingungen im Betrieb zurückzuführen sind.

Wichtige Gründe für die Evaluierung sind der Einsatz von Chemikalien und die Nutzung von Gefahrstoffen am Arbeitsplatz. Der § 28 GKV besagt: „(1) Wenn an einem Arbeitsplatz die Exposition von Arbeitnehmer/innen gegenüber einem Arbeitsstoff, für den ein MAK-Wert oder ein TRK-Wert festgelegt ist, nicht sicher ausgeschlossen werden kann, sind Grenzwert-Vergleichsmessungen durchzuführen." Die GKV regelt die wiederkehrenden Kontrollen der Grenzwerte sowie die Überprüfung von Absaugeinrichtungen. Die Zeitabstände der Messungen orientieren sich am Ergebnis im Bezug zum Grenzwert. Wird der Grenzwert nur knapp nicht überschritten, wird das Intervall kürzer (z. B. halbjährlich). Kommt es zu einer Überschreitung, muss unverzüglich die Ursache festgestellt und abgestellt werden. Dann erfolgt eine neuerliche Messung.

- **Für die Ermittlung und Beurteilung der Risiken ist folgende Vorgehensweise sinnvoll**
1. Erfassen der Arbeitsstoffe (über Einkaufsliste, Inventarliste) und Erstellung

eines Arbeitsstoffverzeichnisses (Übersicht über Produkte, gefährliche Eigenschaften, Umgang, Einsatzmengen) auf Basis von Produktinformationen (SDB, technische Merkblätter)
2. Ermittlung und Beurteilung der Situation an den Arbeitsplätzen (Exposition) und der Chemikalienlagerung
3. Planung der Maßnahmen (gemeinsam mit Sicherheitsbeauftragten und Arbeitsmediziner)
4. Maßnahmen kommunizieren und umsetzen
5. Ergebnisse kontrollieren

ASchG § 4 Ermittlung und Beurteilung der Gefahren
Festlegung von Maßnahmen (Arbeitsplatzevaluierung)
(1) Arbeitgeber sind verpflichtet, die für die Sicherheit und Gesundheit der Arbeitnehmer bestehenden Gefahren zu ermitteln und zu beurteilen. Dabei sind die Grundsätze der Gefahrenverhütung gemäß § 7 anzuwenden. Insbesondere sind dabei zu berücksichtigen:
1. die Gestaltung und die Einrichtung der Arbeitsstätte,
2. die Gestaltung und der Einsatz von Arbeitsmitteln,
3. die Verwendung von Arbeitsstoffen,
4. die Gestaltung der Arbeitsplätze,
5. die Gestaltung der Arbeitsverfahren und Arbeitsvorgänge und deren Zusammenwirken,
6. die Gestaltung der Arbeitsaufgaben und die Art der Tätigkeiten, der Arbeitsumgebung, der Arbeitsabläufe sowie der Arbeitsorganisation und
7. der Stand der Ausbildung und Unterweisung der Arbeitnehmer.

18.6 Gesundheitsüberwachung

Im ASchG wird die Gesundheitsüberwachung für Arbeitsplätze mit Exposition durch gefährliche Arbeitsstoffe geregelt. Darin werden u. a. verpflichtende Eignungs- und Folgeuntersuchungen bei Tätigkeiten behandelt, die mit einer Gefahr für Berufskrankheiten verbunden sind. Weiters muss der Arbeitgeber die Möglichkeit schaffen, dass sich die Beschäftigten freiwillig einer sog. „sonstigen Untersuchung" als Eignungstest bzw. Folgeuntersuchung unterziehen können, wenn eine bestimmte Tätigkeit mit einer Gesundheitsgefährdung beispielsweise durch gefährliche Arbeitsstoffe (z. B. Xylol, Formaldehyd) verbunden ist. Der Befund geht an das Arbeitsinspektorat. Wird aufgrund einer solchen Untersuchung vom Arbeitsinspektorat erkannt, dass eine Erkrankung durch die Exposition ausgelöst werden könnte, kann es auch weitere Untersuchungen an weiteren Beschäftigten empfehlen. Befunde solcher Untersuchungen werden nicht an den Dienstgeber weitergegeben. Dieser erhält nur das Ergebnis „geeignet" oder „nicht geeignet". Der betroffene Arbeitnehmer darf nicht mehr weiter am jeweiligen Arbeitsplatz beschäftigt werden. Die Firma muss in diesem Fall einen Ersatzarbeitsplatz zur Verfügung stellen, falls einer vorhanden ist. Die Kosten von Eignungs- und Folgeuntersuchungen bzw. von „sonstigen Untersuchungen" sind vom Arbeitgeber bzw. von Versicherungsträgern zu tragen.

In der Verordnung über die Gesundheitsüberwachung am Arbeitsplatz (VGÜ) findet man die genaueren Voraussetzungen und Modalitäten für die Eignungsprüfung. Zu den Substanzen, die eine Überwachung begründen, gehören u. a. Chrom(VI)-Verbindungen, Benzol, Toluol, Dimethylformamid, aromatische Nitro- und Aminoverbindungen. Es gibt aber eine Reihe von Ausnahmen, die die Überwachungspflicht aufheben und im Wesentlichen auf einer nachgewiesenen Geringfügigkeit der Belastung beruhen.

Für das histologische Labor bedeutet diese Vorschrift die regelmäßige Untersuchung aufgrund der Xylolexposition, sofern die Bedingungen erfüllt sind. Die arbeitsmedizinische Untersuchung erfolgt jährlich für Eignungsprüfungen und Folgeüberwachungen. Die Harnprobe ist nach Ablauf einer Arbeitswoche/am Ende eines Arbeitstags/am Schichtende abzugeben. Gemessen werden das spezifische Gewicht und die Methylhippursäure als Xylolabbauprodukt. Für die Methylhippursäurebestimmung ist nur eine Harnprobe geeignet, deren spezifisches Gewicht $\geq$ 1010 mg/ml beträgt. Die Grenzwerte sind in der VGÜ zu finden und werden für Methylhippursäure im Harn mit 1,5 g/l angegeben. Bei erhöhten Harnwerten wird eine Blutuntersuchung durchgeführt (Grenzwert 1 mg/l).

18.7 Mutterschutz und Arbeitssicherheit

Der Arbeitnehmerinnenschutz beschäftigt sich insbesondere mit besonders gefährdeten Personen. Dazu gehören schwangere Mitarbeiterinnen, die gemäß dem Mutterschutzgesetz (MSchG) behandelt werden.

Der Dienstgeber hat über das ASchG hinaus die Gefahren für die Sicherheit und Gesundheit von werdenden und stillenden Müttern und ihre Auswirkungen auf die Schwangerschaft oder das Stillen zu ermitteln und zu beurteilen. Dabei sind insbesondere Art, Ausmaß und Dauer der Einwirkung sowie die Belastung durch die im Mutterschutzgesetz (MSchG) angeführten Faktoren zu berücksichtigen. Die Beurteilung sollte den aktuellen Begebenheiten angepasst werden und kann mithilfe von Sicherheitsfachkräften und Arbeitsmedizinern erfolgen. Das Ergebnis ist schriftlich festzuhalten und zugänglich zu machen.

- **Unter den besonderen Belastungsfaktoren findet man z. B.**
— das Bewegen schwerer Lasten von Hand, gefahrenträchtig insbesondere für den Rücken- und Lendenwirbelbereich
— Lärm
— ionisierende und nichtionisierende Strahlungen
— Bewegungen und Körperhaltungen, geistige und körperliche Ermüdung und sonstige mit der Tätigkeit der Dienstnehmerin verbundene körperliche Belastung
— biologische Arbeitsstoffe, soweit bekannt ist, dass diese Stoffe oder die im Falle einer durch sie hervorgerufenen Schädigung anzuwendenden therapeutischen Maßnahmen die Gesundheit der werdenden Mutter oder des werdenden Kindes gefährden
— gesundheitsgefährdende Arbeitsstoffe

Es darf zu keiner Gefährdung des werdenden Kindes und der Gesundheit der Schwangeren infolge der ausgeübten Tätigkeiten kommen. Im MSchG sind diese Tätigkeiten näher beschrieben (z. B. Höhe der Lasten, Gefahr von Berufserkrankungen, gesundheitsgefährdende Stoffe). Werdenden und stillenden Müttern ist es zu ermöglichen, sich unter geeigneten Bedingungen hinzulegen und auszuruhen.

Für das histologische Labor bedeutet das in der Regel, dass schwangere Kolleginnen von Tätigkeiten, die mit Xylol bzw. anderen organischen Lösungsmitteln, mit Formaldehyd oder mit nativen Gewebeproben verbunden sind, abgezogen werden. Unter Umständen, wenn kein passender Ersatzarbeitsplatz zur Verfügung steht, kann die Kollegin auch freigestellt werden. Für die Ruhepausen muss für schwangere Mitarbeiterinnen ein belastungsfreier Raum mit geeignetem Liegemöbel zur Verfügung gestellt werden.

18.8 Gefahrenverhütung in der Praxis

Die gesetzlichen Vorgaben bieten den verpflichtenden Rahmen für unsere tägliche Arbeit im Labor. Abgesehen davon sollte ein ruhiger, verantwortungsbewusster Umgang mit Gefahrenquellen das Risiko für Zwischenfälle minimieren.

Mitarbeiterschulung Kenntnisse über Gefahrstoffe bzw. über Gefahrenquellen sollten bei Mitarbeiterschulungen weitergegeben werden. Auch Erste-Hilfe-Maßnahmen, wichtige Telefonnummern und das richtige Verhalten im Ernstfall bzw. im Falle eines Brands gehören geschult. Gemäß dem Medizinproduktegesetz müssen Anwender von Medizinprodukten auch in Bezug auf die sicherheitsrelevanten Informationen und die sachgerechte Handhabung unterwiesen werden.

Tragen der Schutzausrüstung Im täglichen Umgang mit Chemikalien wird der Mitarbeiterin die Gefährlichkeit meist gar nicht bewusst, z. B. bei den harmlos wirkenden Farbstoffen vergisst man meist, dass viele davon kanzerogene Wirkung haben (z. B. Pararosanilin, Azofarbstoffe). Andere Substanzen, auch wenn sie nur kurz mit der Haut in Berührung kommen, können sich im Körper anreichern oder allergische Reaktionen auslösen. Also: Geeignete Handschuhe nicht vergessen!
Die persönliche Schutzausrüstung sollte immer leicht zugänglich und verwendungsbereit sein. In den jeweiligen SOPs bzw. in einem übergeordneten Dokument sollten die Anforderungen an die Sicherheit und die zu verwendende Schutzausrüstung bei den Labortätigkeiten in Bezug auf die Gefahrstoffe angeführt sein. Beispielsweise sind Latexhandschuhe nicht für den Kontakt mit Formaldehyd geeignet. Hier werden Nitrilhandschuhe von ausreichender Dicke (Durchbruchzeit) benötigt. Für den Umgang mit chemischen Dämpfen über der Expositionsgrenze müssen geeignete Atemschutzmasken mit Filtern zur Verfügung stehen. Um sich vor Spritzern von Formaldehyd oder biologischen Flüssigkeiten zu schützen, dienen Schutzbrillen und Kunststoffschürzen. Falls es doch zu einer Augenverletzung kommt, müssen Augenduschen in unmittelbarer Nähe des Arbeitsplatzes vorhanden sein.

Das Tragen der persönlichen Schutzausrüstung und persönliche Hygienemaßnahmen sind natürlich für den Umgang mit potenziell infektiösen Materialien unumgänglich. Utensilien, die mit „kontaminierten" Handschuhen angefasst werden, sollten gesondert gelagert werden, um Krankheitserreger nicht zu verschleppen (z. B. Schreibutensilien in der Makro, beim Schnellschnittplatz). Prinzipiell sollte man sich immer bewusst sein, in welchen Laborbereichen Gefahrenquellen durch biologische Arbeitsstoffe bestehen.

Arbeiten unter Abzug, Entlüftung Das Arbeiten unter Abzug verhindert die Anreicherung der Atemluft mit Gefahrstoffen. Je nach Anforderung stehen unterschiedliche Gerätetypen zur Verfügung (Tischabzug bis geschlossene Sicherheitswerkbank mit Armeingriffen). Beim Arbeiten mit Formaldehyd muss die Abluft nach außen abgeleitet werden. Grundsätzlich sollte mit Formaldehyd nur in gut belüfteten Räumen gearbeitet werden (s. ▶ Abschn. 4.5.1.9).

Kein Essen und Trinken im Labor Dies soll vor dem unbeabsichtigten Verschlucken von gefährlichen bzw. giftigen Substanzen bewahren. In diese Kategorie fallen auch die Verbote von Kosmetika, Rauchen und Schmuck im Labor bzw. das Gebot für Händehygiene. Das Pipettieren mit dem Mund sollte schon unter „historische Labortätigkeit" fallen.

Keine Hektik im Umgang mit Gefahrstoffen Ein besonnenes Arbeiten mit Chemikalien bewahrt vor Unfällen wie Verschütten, Umwerfen von Gefäßen oder falsches Mischen von Reagenzien. Generell soll durch das eigene Verhalten keine Gefährdung ausgelöst werden (Gefäße abdecken, Gebinde gut verschließen, Ordnung halten usw.).

Korrekte Beschriftung von Gefäßen Die korrekte Beschriftung von selbst hergestellten Reagenzien umfasst die Aufstellung aller Einzelbestandteile, ihre Gefahrenkennzeichnung, den Namen des Herstellers, das Herstellungsdatum und das Verfallsdatum. Unbeschriftete Gefäße sind unzulässig. (Hinweise für eine korrekte Gefahrenkennzeichnung findet man z. B. durch den Vergleich der hausgemachten mit käuflichen Reagenzien.) Werden Reagenzien aus größeren Gebinden in Gebrauchsgebinde überführt, sind auch diese entsprechend zu beschriften (Ausnahme kurzzeitige Nutzung z. B. in Färbeküvetten). Bei der Weiterverwendung von Gebinden für andere Reagenzien darf es zu keiner missverständlichen Beschriftung kommen.

Korrekte Lagerung von Chemikalien Die meisten Reagenzien können in den üblichen Laborschränken gelagert werden. Gefährliche Flüssigkeiten sollten am besten unter dem Tischniveau aufbewahrt werden, um ein Herabstürzen auf die Mitarbeiterin zu vermeiden. Kunststoffgebinde sind Glasflaschen vorzuziehen. Sog. Giftschränke dienen zur Lagerung von Gefahrstoffen und bieten Schutz bei entzündlichen, ätzenden und radioaktiven Stoffen. Sie sind mit einem eigenen Abzug ausgestattet und entsprechen bestimmten Sicherheitsklassen.

Welche Reagenzien nicht zusammen gelagert werden dürfen, findet man im SDB. Säuren sollten getrennt von Laugen gelagert werden. Die gelagerten Mengen im Labor sollten dem laufenden Verbrauch entsprechen und die „erheblichen Mengen" nicht überschreiten. Für den täglichen Umgang sind kleine Gebinde den großen vorzuziehen, um ein Verschütten und eine umständliche Handhabung zu vermeiden. Die Verantwortung für die Lagerung liegt beim Arbeitgeber (AschG § 44).

Korrekter Umgang mit verschütteten Chemikalien Gemäß der Gefährlichkeit der Situation kann der unmittelbar Betroffene den Schaden selbst beheben. Bei kleinen Mengen wird man die Flüssigkeit aufwischen und entsorgen (Information im SDB). Für größere Mengen oder besonders gefährliche Substanzen sollten ein speziell geschultes Team und ein Notfallplan bereitstehen, der auch über die jeweils notwendige Schutzausrüstung informiert. Als BMA trägt man Verantwortung gegenüber dem ungeschulten Hilfs- und Reinigungspersonal und darf es keiner Gefahr aussetzen.

Korrekte Entsorgung Das histologische Labor erzeugt eine nicht unerhebliche Menge an gefährlichen Abfallstoffen, die in der Umwelt großen Schaden anrichten würden. Deshalb werden sie gesammelt und Verbrennungsanlagen zugeführt (s. ▶ Abschn. 18.2.7). Eine ressourcenbewahrende Methode wäre das Recycling, das für verschiedene Stoffe möglich ist. Es gibt Wiederaufbereitungsanlagen für Alkohole, Formalin und Xylol. Der beste Weg wäre überhaupt die Abfallvermeidung.

Keine Fußfallen oder rutschige Böden Das Labor sollte so organisiert sein, dass Freiflächen nicht verstellt werden. Böden sollten so gestaltet sein und gepflegt werden, dass keine Rutschgefahr entsteht.

18.9 Wohlfühlfaktor am Arbeitsplatz

Gesundheit ist ein Zustand vollkommenen physischen, geistigen und sozialen Wohlbefindens und nicht bloß das Fehlen von Krankheit und Gebrechen (WHO 1946). Das körperliche und geistig-seelische Wohlbefinden stellt einen anzustrebenden Idealzustand dar. Der Mensch fühlt sich u. a. dann wohl, wenn er gesund ist, sich entfalten kann und ein hohes Maß an Arbeitszufriedenheit erreicht.

Die **Ergonomie** befasst sich mit den Risiken, denen man im Arbeitsleben ausgesetzt ist, und untersucht ihre Auswirkungen auf den Menschen in wissenschaftlicher Weise. Sie betrachtet dabei einerseits die „menschlichen" und andererseits die „technischen" Faktoren, die sich auf das Arbeiten auswirken und sich gegenseitig beeinflussen. Das Ziel der Ergonomie ist es, die Arbeitsumgebung und Arbeitsmittel der menschlichen Leistungsfähigkeit und Belastbarkeit im Sinne eines optimalen Gesundheitsschutzes anzupassen. Ergonomische Maßnahmen sollen zum Schutz vor Unfällen und anderen akuten Gesundheitsrisiken beitragen sowie einen **vorbeugenden Schutz** zum Erhalt von Gesundheit und Leistungsfähigkeit erreichen.

- **Belastungen ergeben sich aus**
- **Arbeitspositionen:** sitzende, stehende, gebückte oder andere Körperhaltung
- **Arbeitsarten:** Muskelarbeit (statische, dynamische Belastung), Arbeit unter Zeitdruck (Fließband, Akkord, Leistungsziele usw.); Konzentrationsarbeit
- **Umgebungseinflüssen:** Beleuchtung, Farbumgebung, Lärm, Vibration, Raumklima (Hitze, Kälte, Luftfeuchtigkeit), Gas, Staub, Rauch, Dämpfe, Gerüche usw.
- **Psychosozialer Belastung:** Menschenführung, zwischenmenschliche Beziehungen, Arbeitsinhalt, Sozialprestige, Arbeitszeitregelung, Arbeitsplatzsicherheit, private Belastungen u. v. m.

Umfassend ausgedrückt versteht man unter Belastung all jene negativen Einflüsse, die von außen auf den Menschen einwirken. Die dadurch ausgelöste **Beanspruchung** ist mehr oder weniger messbar. Die Belastung wird wahrgenommen über unsere **Sinne** (Sehen, Hören, Tasten, Geruchsinn und Bewegungssinn) – aber auch über **psychische Erfahrungen**.

Betrachtet man das histologische Labor nach ergonomischen Gesichtspunkten und sucht nach Verbesserungspotenzial, findet man verschiedene Ansatzpunkte. Dazu gehört das lange **Sitzen am Mikrotom**. Man befindet sich in einer gewissen Zwangshaltung, arbeitet schnell und konzentriert – man könnte fast sagen im Akkord. Der zu schneidende Block muss genau begutachtet werden, auch wenn die Gewebestückchen schwer zu erkennen sind. Beim Schneiden kommt es zu ständig wiederholten Bewegungen, Dauerbelastungen derselben Muskelpartien (Nacken, Schulter, Handgelenk) und einer erhöhten Gefährdung durch das scharfe Messer.

Verbessernde Maßnahmen sind hier ausreichende Beleuchtung, passende Arbeitshöhe und Sitzmöbel, passendes Raumklima (Temperatur, Luftfeuchtigkeit), vibrationsfreies Aufstellen des Mikrotoms, Verwendung von motorbetriebenen Geräten, häufige kurze Pausen und Bewegung zwischendurch. Die Umgebung sollte so gestaltet sein, dass ständige Lärmquellen und Unruhe ausgeschaltet werden (kein Durchgangszimmer, leise Geräte). Eine organisatorische Abhilfe ist das Aufteilen der anstrengenden Tätigkeit auf mehrere Personen. Gut lesbare Blockbeschriftungen und technische Unterstützung bei der Objektträgerbeschriftung können das Arbeiten erleichtern. Diese Maßnahmen sollen einem vorzeitigen Ermüden sowie einem Abfallen der Konzentration entgegenwirken. Außerdem ist es für die Arbeitssicherheit von Vorteil, wenn sich Schneideplätze nicht in Räumen mit Belastung durch gefährliche Arbeitsstoffe befinden (Trennung von Schneide- und Färbeplätzen). In belastungsfreien Räumen können sich auch gefährdete Mitarbeiterinnen (Schwangerschaft) aufhalten. Für gefahrstoffbelastete Räume müssen dementsprechende Vorsichtsmaßnahmen (Abluft) getroffen werden.

Das **Arbeiten am Kryostat** setzt die Mitarbeiterin zusätzlich den tiefen Temperaturen aus und erfordert eine vorgebeugte Haltung. Die Tätigkeit erfordert eine hohe Konzentration. Eine Verbesserung stellen höhenverstellbare Kryostaten dar, die auch ein ergonomisches Sitzen bzw. aufrechtes Stehen erlauben. Eine Ausstattung mit Motor befreit die BMA von der repetitiven Rotationsbewegung. Während einer Schnellschnittsituation kommt es zu einer erheblichen Stressbelastung aufgrund des Zeitdrucks, die durch standardisierte Abläufe und organisierte Arbeitsplätze gemindert werden kann.

Besondere Arbeitsplätze sind **Digestorien (Abzüge),** wo mit herabgelassener Scheibe und ausgestreckten Armen an eventuell gefährlichen Substanzen hantiert wird. Die Dauer von solchen Zwangshaltungen sollte möglichst beschränkt werden.

Für **administrative Tätigkeiten** ist zur Abwechslung ein stehendes Arbeiten oft angenehm. Hier ist eine erhöhte Arbeitsfläche wichtig. Das **Arbeiten am Computerbildschirm** nimmt auch immer mehr Raum in der Labortätigkeit ein. Dafür gelten bestimmte Empfehlungen, die z. B. den Blickwinkel (Kopfhaltung), Armhaltung und Beleuchtung betreffen. Die Zeichengröße am Bildschirm und die Farbgestaltung sollten ein anstrengungsfreies Arbeiten ermöglichen. Besonders ältere Kolleginnen, die bereits an Alterssichtigkeit leiden, plagen sich bei winzigen Buchstaben. Alle Sitzmöbel sollten individuell anzupassen sein. Für Steharbeitsplätze gibt es passende Hocker zur Unterstützung.

In Labors, wo viel mikroskopiert wird, wird die Mitarbeiterin wiederum in einer bestimmten Haltung bei konzentrierter Tätigkeit fixiert. Moderne **Mikroskope** bieten als Abhilfe ergonomische Einstellungsmöglichkeiten. Arbeitshöhen und Sitzmöbel sollten beachtet werden. Unangenehme Lichteinstrahlung, Lärm und Unruhe sollen vermieden werden.

Im Bereich der **Materialannahme** und beim **Zuschnitt** ist man mit biologischen Gefahrstoffen, kanzerogenen Fixiermitteln und scharfen Messern konfrontiert. Die Tätigkeit erfordert große Konzentration und Verantwortungsbewusstsein. Technische Schutzausrüstungen wie ein Abzug oder ausreichende Beleuchtung am Zuschneidetisch sind Grundvoraussetzungen. Der Zuschneidetisch und der BMA-Arbeitsplatz sollten so gestaltet sein, dass keine verdrehte Zwangshaltung notwendig ist. Gegenüberliegende Arbeitsplätze haben sich hier als praktisch gezeigt. Der moderne Makroarbeitsplatz ist mit PC und Bildschirm ausgestattet. Schwierig gestaltet sich hier oft die Integration von neuen Geräten in bestehende Arbeitsplätze, was zu teils unbefriedigenden Kompromisslösungen für die konzentrierte Bildschirmarbeit führt.

Der **Faktor Stress** ist im histologischen Labor nicht zu unterschätzen. Der Arbeitsablauf ist darauf ausgelegt, den täglichen Probeneinlauf zur Gänze abzuarbeiten und Lieferfristen einzuhalten (Minimierung der Umlaufzeiten). Dies führt u. a. zur akkordähnlichen Schneidearbeit und dem Arbeiten unter ständigem Zeitdruck. Eine ungenügende Personalsituation verstärkt diese Belastungen in entsprechender Weise. Weitere Stresspunkte sind das schnelle Reagieren beim Eintreffen von Schnellschnittuntersuchungen, die Bewältigung unvorhergesehener „Katastrophen" (wie ein nicht funktionierendes Gerät), das Eingehen auf spontane Wünsche der Vorgesetzten, diverse Störungen des Arbeitsablaufs und Personalausfälle. Außerdem arbeitet man im Bewusstsein, dass ein Verarbeitungsfehler die Probe unwiederbringlich zerstören könnte, was unter Umständen für die Patientin mit schwerwiegenden Folgen verbunden ist.

Zu diesem sog. Arbeitsstress kommen noch andere Ursachen, die auch mit der Art der Tätigkeit, dem sozialen Gefüge, dem persönlichen Gesundheitszustand oder privaten Belastungen zu tun haben können. Stress ist allerdings ein sehr individuell empfundener und bewältigbarer Zustand. Daher sind auch Stressursachen weit gefächert und die Stressschwelle ist individuell verschieden. Der eine erlebt eine Situation als nervig, überfordernd, beängstigend oder sehr bedrohlich. Andere empfinden die gleiche Situation vielleicht als herausfordernd und abwechslungsreich.

Dem Überforderungsstress kann man durch ausreichende Schulungen oder eine überlegte Dienstplanung, die auf Kompetenzen achtet, entgegenwirken. Unterforderung wirkt sich bisweilen genauso schlimm aus wie Überforderung. Wird die **Sinnhaftigkeit** der Arbeit bzw. der Anstrengung nicht mehr gesehen, hat man keine Freude mehr daran. Die Motivation und Selbstwirksamkeit gehen verloren. Im Team ist Stress auch häufig mit Veränderungen in der Teamstruktur verbunden, wo die einzelnen Mitglieder „ihren Platz" erst wieder finden müssen. Bei einer Reorganisation sollte die Leitung durch geeignete Kommunikation und mit Wertschätzung darauf eingehen.

Eine körperliche Ermüdung durch Überlastung kann zu einer **psychischen Ermüdung** führen, wodurch bei hohem Leistungsdruck die Qualität der Arbeit leidet und die Konzentration nicht mehr aufrechterhalten werden kann. Eine langanhaltende psychische Ermüdung kann bis zur vollständigen Erschöpfung führen (Burnout). Tatsache ist, dass psychischer Stress einen der Hauptfaktoren für das „Unwohlsein" am Arbeitsplatz bzw. für Krankenstände darstellt. Gleichzeitig wird das „Wohlfühlen im Team" oft als wichtigster Grund dafür angegeben, wenn man gerne an seinem Arbeitsplatz und leistungsbereit ist.

Kurzzeitiger Stress wird meist toleriert und seine Bewältigung als befriedigend betrachtet. Langzeitig anhaltende Belastungen führen zu chronischem Stress mit allen gesundheitlichen Folgen. Um hier als Teamleitung oder Vorgesetzte gegensteuern zu können, bedarf es mehr, als man in einem Histotechnikbuch ausführen kann. Wichtig ist sicherlich, **Stressoren** ausfindig zu machen, die Betroffenen zu erkennen und sich professionelle Unterstützung z. B. bei einer Arbeitspsychologin zu holen. Diese kann sich mit verschiedenen Werkzeugen wie moderierten Gesprächen, Vermittlungen, Supervision oder Teambuilding einschalten. Im Sinne eines modernen Arbeitsschutzes sollte eine Arbeitsumgebung geschaffen werden, die psychischen Belastungen vorbeugt. Dazu gehören Begriffe wie „Wertschätzung (der Person, der Leistung)", „(sichtbare) Anerkennung", „Sinnhaftigkeit", „Eigenverantwortung", „Rollen-/Funktionsdefinition", „das Einbringen der eigenen Fähigkeiten", „Entwicklungsmöglichkeit", „Betriebsklima" und „reife Kommunikation".

Im AschG werden Anforderungen an den Arbeitgeber in Bezug auf die Gestaltung von Arbeitsvorgängen und Arbeitsplätzen gestellt. Diese beziehen sich auf physische Eigenschaften und Beeinträchtigungen (z. B. Erschütterungen, Raumgröße) sowie körperliche Belastungen (Lärm, Lasten, Hitze, Kälte, Bildschirmarbeit, Steharbeitsplatz), aber auch auf psychische Belastungen.

ASchG 6. Abschn. Arbeitsvorgänge und Arbeitsplätze

Allgemeine Bestimmungen über Arbeitsvorgänge § 60

(1) Arbeitgeber haben dafür zu sorgen, dass Arbeitsvorgänge so vorbereitet, gestaltet und durchgeführt werden, dass ein wirksamer Schutz des Lebens und der Gesundheit der Arbeitnehmer erreicht wird.

(2) Arbeitsvorgänge sind so zu gestalten, dass Zwangshaltung möglichst vermieden wird und Belastungen durch monotone Arbeitsabläufe, einseitige Belastung, Belastungen durch taktgebundene Arbeiten und Zeitdruck sowie sonstige psychische Belastungen möglichst gering gehalten und ihre gesundheitsschädigenden Auswirkungen abgeschwächt werden. (…)

Arbeitsplätze § 61

(1) Arbeitsplätze müssen so eingerichtet und beschaffen sein und so erhalten werden, dass die Arbeitnehmer möglichst ohne Gefahr für ihre Sicherheit und Gesundheit ihre Arbeit verrichten können. (…)

Sonstige Einwirkungen und Belastungen § 66 (…)

(2) Arbeitgeber haben die Arbeitsvorgänge und Arbeitsplätze entsprechend zu gestalten und alle geeigneten Maßnahmen zu treffen, damit die Arbeitnehmer keinen erheblichen Beeinträchtigungen durch blendendes Licht, Wärmestrahlung, Zugluft, üblen Geruch, Hitze, Kälte, Nässe, Feuchtigkeit oder vergleichbare Einwirkungen ausgesetzt sind oder diese Einwirkungen möglichst gering gehalten werden. (…)

18.10 ISO 15189 und Arbeitssicherheit

Sucht man in der Akkreditierungsnorm ISO 15189 nach einem Bezug zur Arbeitssicherheit im Labor, findet man keine ausformulierten Forderungen. Es gibt indirekte Hinweise. So sollen Mitarbeiter über „Gesundheits- und Sicherheitsanforderungen und die Arbeitsschutzbestimmungen" informiert werden. Die Einrichtungen und Umgebungsbedingungen dürfen die Sicherheit von Personen im Labor nicht gefährden und sollen prinzipiell die Gültigkeit der Untersuchungsergebnisse und die Labortätigkeiten nicht beeinträchtigen. Für die Lagerung und Entsorgung von gefährlichen Materialien und biologischen Abfallstoffen bezieht sich die Norm auf die gesetzlichen und behördlichen Anforderungen. Auch in Bezug auf den Zustand der genutzten Laborausrüstung soll sie in erster Linie der korrekten Durchführung von Labortätigkeiten dienen und es gibt keinen Hinweis auf eine eventuelle Personengefährdung. Aber es wird gemäß der gesetzlichen Meldungspflicht gefordert, dass Zwischenfälle mit Ausrüstungen oder Reagenzien an die zuständigen Behörden und den Hersteller gemeldet werden. Es ist anzunehmen, dass im geforderten Risikomanagement Risiken in Bezug auf die Arbeitssicherheit und die damit verknüpften Risiken für die Durchführung und Aufrechterhaltung von Laboruntersuchungen mit einbezogen sind. Vorgabedokumente wie zutreffende Gesetze und Verordnungen unterliegen der Dokumentenlenkung. In diesem Sinne kann man auch Sicherheitsdatenblätter als relevante Dokumente ansehen, die in der aktuellen Fassung jederzeit zugänglich sein sollen (Medizinproduktegesetz § 51).

Laut dem Leitfaden zur ISO 15189:2012 der Akkreditierung Austria (BMDW 2018) spielen folgende Gesetze und Normen mit Bezug zur Arbeitssicherheit für die Erfüllung der Norm eine Rolle:

— ArbeitnehmerInnenschutzgesetz
— Nadelstichverordnung
— Verordnung biologische Arbeitsstoffe
— Medizinproduktegesetz
— Medizinproduktebetreiberverordnung

- ÖNORM H 6020 (Lüftungstechnische Anlagen für medizinisch genutzte Räume)
- ÖNORM S 2104 (Abfälle aus dem medizinischen Bereich)

Literatur

Arbeiterkammer-Oberösterreich, (Hrsg) (2002) Handbuch für Sicherheitsvertrauenspersonen. ÖGB-Verlag, Wien

Heider A, Streithofer P (AK Hrsg.) (2022) ArbeitnehmerInnenschutz I Überbetrieblicher ArbeitnehmerInnenschutz. ÖGB-Verlag, Wien

Heider A, Streithofer P (AK Hrsg.) (2022) ArbeitnehmerInnenschutz II Innerbetrieblicher ArbeitnehmerInnenschutz, ÖGB-Verlag, Wien

AUVA (2018) Broschüre – Krebserzeugende Arbeitsstoffe in Gesundheitseinrichtungen

Bundesministerium für Digitalisierung und Wirtschaft, Akkreditierung Austria (2018) Leitfaden L15_Anwendung der EN ISO 15189:2012_V02_20180604

Bundesministerium für Klimaschutz, Umwelt, Energie, Mobilität, Innovation und Technologie (2021) Branchenkonzept für Abfälle aus dem medizinischen Bereich, Wien

World Health Organization (1946) Constitution of the World Health Organization. Preamble. Retrieved August 25, 2025, from ▶ https://www.who.int/about/governance/constitution, Übers. d. Verf.

Gesetze und Verordnungen mit Bezug zur Laborsicherheit (Auswahl, Österreich)

Bundesgesetz betreffend Medizinprodukte 2021 (Medizinproduktegesetz 2021 – MPG 2021)

Bundesgesetz über den Schutz des Menschen und der Umwelt vor Chemikalien (Chemikaliengesetz 1996 – ChemG 1996)

Bundesgesetz über die Regelung der gehobenen medizinisch-technischen Dienste (MTD-Gesetz)

Bundesgesetz über eine nachhaltige Abfallwirtschaft (Abfallwirtschaftsgesetz 2002 – AWG 2002)

Bundesgesetz über Sicherheit und Gesundheitsschutz bei der Arbeit (ArbeitnehmerInnenschutzgesetz – ASchG)

Bundesgesetz vom 9. September 1955 über die Allgemeine Sozialversicherung (Allgemeines Sozialversicherungsgesetz – ASVG)

Mutterschutzgesetz 1979 – MSchG

Verordnung (EG) Nr. 1272/2008 des Europäischen Parlaments und des Rates vom 16. Dezember 2008 über die Einstufung, Kennzeichnung und Verpackung von Stoffen und Gemischen (GLP-VO)

Verordnung (EG) Nr. 1907/2006 des Europäischen Parlaments und des Rates vom 18. Dezember 2006 zur Registrierung, Bewertung, Zulassung und Beschränkung chemischer Stoffe (REACH), zur Schaffung einer Europäischen Agentur für chemische Stoffe

Verordnung der Bundesministerin für Arbeit, Familie und Jugend über die Gesundheitsüberwachung am Arbeitsplatz 2020 (VGÜ)

Verordnung der Bundesministerin für Arbeit, Gesundheit und Soziales, mit der Anforderungen an Arbeitsstätten und an Gebäuden auf Baustellen festgelegt und die Bauarbeiterschutzverordnung geändert wird (Arbeitsstättenverordnung – AStV)

Verordnung der Bundesministerin für Arbeit, Gesundheit und Soziales über den Schutz der Arbeitnehmer/innen gegen Gefährdung durch biologische Arbeitsstoffe (Verordnung biologische Arbeitsstoffe – VbA)

Verordnung der Bundesministerin für Gesundheit, Familie und Jugend über das Errichten, Betreiben, Anwenden und Instandhalten von Medizinprodukten in Einrichtungen des Gesundheitswesens (Medizinproduktebetreiberverordnung – MPBV)

Verordnung der Bundesministerin für Klimaschutz, Umwelt, Energie, Mobilität, Innovation und Technologie über ein Abfallverzeichnis (Abfallverzeichnisverordnung 2020)

Verordnung der Bundesregierung über die Sicherheitsvertrauenspersonen (B-SVP-VO)

Verordnung des Bundesministers für Arbeit über Grenzwerte für Arbeitsstoffe sowie über krebserzeugende und fortpflanzungsgefährdende (reproduktionstoxische) Arbeitsstoffe (Grenzwerteverordnung 2021 – GKV)

Verordnung des Bundesministers für Arbeit, Soziales und Konsumentenschutz zum Schutz der Arbeitnehmer/innen vor Verletzungen durch scharfe oder spitze medizinische Instrumente (Nadelstichverordnung - NastV)

Verordnung des Bundesministers für Land- und Forstwirtschaft, Umwelt und Wasserwirtschaft über die Berechtigung zum Erwerb von Giften, die Aufzeichnungspflicht und über besondere Schutzmaßnahmen beim Verkehr mit Giften (Giftverordnung 2000)

Verordnung des Bundesministers für Land- und Forstwirtschaft, Umwelt und Wasserwirtschaft über die Begrenzung von Abwasseremissionen aus Krankenanstalten, Pflegeanstalten, Kuranstalten und Heilbädern (AEV Medizinischer Bereich)

Informative Webseiten

Es wird keine Garantie für die Aktualität der Links und die Korrektheit der Webseiten übernommen.

Abfallwirtschaftsgesetz – Verordnungen. ▶ https://www.bmk.gv.at/themen/klima_umwelt/abfall/recht/vo.html

AUVA – Evaluierung. ▶ https://auva.at/praevention/sicher-arbeiten/evaluierung/

Bundeskanzleramt der Republik Österreich – RIS Informationsangebote. ▶ https://www.ris.bka.gv.at/default.aspx

Datenbank der European Chemical Agency. ▶ https://chem.echa.europa.eu

Deutsche Gesetze im Internet. ▶ https://www.gesetze-im-internet.de/index.html

DFG – MAK- und BAT-Werte-Liste 2023. ▶ https://series.publisso.de/sites/default/files/documents/series/mak/lmbv/Vol2023/Iss1/Doc001/mbwl_2023_deu.pdf

DGUV – DNEL-Datenbank – Gefahrstoffinformationssystem GESTIS. ▶ https://www.dguv.de/medien/ifa/de/gestis/dnel/dnel-stoffliste.xlsx

DGUV – GESTIS-Stoffdatenbank. ▶ https://gestis.dguv.de/

DGUV – ILV GESTIS (internationale Grenzwerteliste). ▶ https://ilv.ifa.dguv.de/substances

EcoMole – REACH Online. ▶ https://reachonline.eu/reach/de/index.html

Grenzwerteverordnung (GKV) – Stoffliste (MAK- und TRK-Werte) Anhang I/2020. ▶ https://www.ris.bka.gv.at/Dokumente/Bundesnormen/NOR40226249/II_382_2020_Anhang_I.pdf

National Library of Medicine – PubChem. ▶ https://pubchem.ncbi.nlm.nih.gov/

Schweizerisches Bundesrecht Fedlex. ▶ https://www.fedlex.admin.ch

UNECE – About the GHS. ▶ https://unece.org/about-ghs

Geschichte der histologischen Technik

Inhaltsverzeichnis

19.1	**Einleitung – 730**	
19.2	**Mikroskopische Technik im 18. und 19. Jahrhundert – 730**	
19.3	**Mikroskopische Technik in der Pathologie ab 1900 – 734**	
19.4	**Histologische Technik von 1950 bis heute – 740**	
19.5	**Zeittabelle – 743**	
19.5.1	17. und 18. Jahrhundert – 743	
19.5.2	**19. Jahrhundert (1800–1875) – 744**	
19.5.3	19. Jahrhundert (1876–1899) – 745	
19.5.4	20. Jahrhundert (1900–1930) – 747	
19.5.5	20. Jahrhundert (1931–1965) – 748	
19.5.6	20. Jahrhundert (1966–1999) – 750	
19.6	**Persönlichkeiten der historischen Histopathologie – 751**	
19.6.1	Namen A–F – 752	
19.6.2	Namen G-K – 753	
19.6.3	Namen L-O – 754	
19.6.4	Namen P–T – 755	
19.6.5	Namen U-Z – 756	
	Literatur – 756	

© Der/die Autor(en), exklusiv lizenziert an Springer-Verlag GmbH, DE, ein Teil von Springer Nature 2025
G. Lang, *Histotechnik*,
https://doi.org/10.1007/978-3-662-71093-7_19

19.1 Einleitung

Dieses Kapitel mit den angeschlossenen Datentabellen soll einen Überblick über die geschichtliche Entwicklung der histologischen bzw. mikroskopischen Technik liefern. Ich hoffe, die Auszüge aus den Quelltexten erzeugen ein anschauliches Bild jener Zeit und bieten einen Vergleich zur heutigen Histotechnik. Interessierten empfehle ich, die online zugänglichen Texte zur Gänze zu lesen und in die faszinierende Geschichte einzutauchen (Weblinks s. Literatur).

Das Mikroskop wurde um 1600 von den Gebrüdern Janssen bzw. von Cornelis Drebbel erfunden (je nach Quelle). Im 17. Jahrhundert wirkten Forscher wie Robert Hooke, auf den der Begriff „Zelle" zurückgeht, und Antoni van Leeuwenhoek, der schon Bakterien beobachtete und eine erste Färbemethode publizierte. Die sog. moderne Pathologie wurde 1761 vom italienischen Forscher Giovanni Battista Morgagni mit seinem Werk *„De sedibus et causis morborum per anatomen indagatis"* („Vom Sitz und den Ursachen der Krankheiten") eingeleitet. Im 18. Jahrhundert wurde die mikroskopische Technik aber kaum zu medizinischen Zwecken, sondern eher zur Unterhaltung in der gehobenen Gesellschaft betrieben und zielte auf schöne Präparate und Darstellungen botanischer Proben ab. In diesem Umfeld entstanden mikroskopische Gesellschaften, die Hilfsmittel zur Präparation wie Schneidewerkzeuge und Einschlussmedien (Harzmischungen) entwickelten. Darauf geht beispielsweise auch das Format der modernen Objektträger zurück („englisches Format" mit 1:3 in).

Zu Beginn des 19. Jahrhunderts betrieben Forscher wie Francois Xavier Bichat, der 21 verschiedene Gewebe ohne mikroskopische Hilfe identifizierte und als „Vater der Histologie" bezeichnet wird, oder wie Johannes Peter Müller, der als „Vater der Histopathologie" bekannt wurde, ihre Studien. Mitte des 19. Jahrhunderts veröffentlichte Rudolf Virchow, „Vater der Pathologie", seine wichtigen Arbeiten über die „Cellularpathologie". Es war das Jahrhundert der grundlegenden Entdeckungen und Entwicklungen der Zoologie (Biologie) und Histopathologie. Die Mikroskopie bzw. die zugehörigen Präparier- und Färbetechniken entwickelten sich von einer Freizeitbeschäftigung zu einem wichtigen Teil der medizinischen Forschung. Man findet Namen wie Carl Weigert, Paul Mayer, Ferdinand Blum, Paul Ehrlich, Paul Bouin u. v. m., die ihre jeweiligen Beiträge leisteten. Im 20. Jahrhundert ging der Weg weiter, erschloss neue Techniken (Enzymhistochemie, Immunhistochemie, In-situ-Hybridisierung) und machte die Histotechnik zu einem unabkömmlichen Partner für Klinik und Forschung. Im 21. Jahrhundert zieht die molekulare und digitale Ära in die Pathologie ein und eröffnet ein Spektrum an neuen diagnostischen und therapeutischen Möglichkeiten.

19.2 Mikroskopische Technik im 18. und 19. Jahrhundert

Anfang des 18. Jahrhunderts wurde die Mikroskopie so weit weiterentwickelt, dass auch Durchlichtpräparate betrachtet werden konnten. Dies erforderte die Herstellung von möglichst dünnen, durchscheinenden Objekten.

■ Härtung und Fixierung

Hauchdünne Schnittpräparate wurden von „gehärteten" Proben vorerst mittels Rasierklinge und ruhiger Hand gewonnen. Diese Härtungsmittel waren Vorläufer der heutigen Fixiermittel. In den 1840er- und 1850er-Jahren war die Verwendung von Chromsäure und Kaliumdichromat für die **Härtung** weit verbreitet. Die nächsten Jahrzehnte brachten dann die Pikrinsäure und die Sublimatlösung (Quecksilberchlorid) als Fixiermittel hervor. Der Begriff „Fixierung" kam mit den 1880er-Jahren auf. Die letzten beiden Jahrzehnte des 19. Jahrhunderts brachten auch die gebräuchlichsten Rezepte hervor.

Die folgende Anekdote ist wahrscheinlich typisch für die Pionierphase der Histologie: Die Herstellerfirma von Formol beauftragte den Chemiker und Mediziner **Ferdinand Blum** mit der Austestung ihres Produkts als Antispeptikum. Bei der Verwendung der Formaldehydlösung im Labor fiel ihm auf, dass bei Kontakt die Haut seiner Finger unangenehm hart wurde. Er kam so auf die Idee, **Formalin** zum Härten von Gewebe zu verwenden. Er veröffentlichte seine Erkenntnisse (Blum 1893) und teilte sie u.a. auch mit Carl Weigert (Direktor des Instituts für anatomische Pathologie der Senckenbergischen Stiftung in Frankfurt), womit der Siegeszug von Formalin als histologisches Fixiermittel begann. Ende der 1910er-Jahre war laut Benno Romeis Formalin das günstigste und am meisten gebräuchliche Fixiermittel und wurde auch in vielen Mischungen eingesetzt. (Romeis 1919)

- **Einbettung**

Im 19. Jahrhundert wurden grundlegende Erkenntnisse über die Verarbeitung von Gewebe gewonnen, die meist auf praktischen Experimenten und daraus erzielten Erfahrungswerten der einzelnen Forscher beruhten. Dabei war ihnen kaum bewusst, welche Auswirkungen die benutzten Reagenzien und Methoden auf die Morphologie hatten. Auch die Entwicklung des jetzt so üblichen **Paraffineinbettungsprozesses** war eine Gemeinschaftsarbeit mehrerer Forscher. Mitte des 19. Jahrhunderts wurden zuerst Klärungsmittel wie Terpentin nach Alkoholfixierung eingeführt, um die Präparate mit Harzen (Kanadabalsam) und Deckglas „einschließen" zu können und für die Mikroskopie durchscheinend zu machen (Lockhart Clarke 1851). Das Einschließen in anderer Anwendung diente dazu, dass sich eine aushärtende Substanz an den Außenflächen eng an das Präparat anlegte und es dadurch für die Schnittgewinnung widerstandsfähiger machte. Auch Paraffin wurde als solches Einschlussmittel verwendet (1850er-Jahre). Der Verwendung von Intermedien (Terpentin, Bergamottöl) als Lösungsmittel von Paraffin näherte man sich schrittweise an und erkannte dabei den Nutzen der vollständigen Durchtränkung des Gewebes. **Edwin Klebs** veröffentlichte (1869) die Paraffineinschmelzungsmethode. Und letztlich wurden Härtung (Fixierung), aufsteigende Alkoholreihe, Klärung und Paraffininfiltration kombiniert und von **Stricker** und **Born** (1871) publiziert. Etwas später führten Giesbrecht (1881) und Bütschli (1881) das besser funktionierende Chloroform als Intermedium ein. Man erkannte auch die Wichtigkeit davon, dass das Intermedium bei Temperaturen über dem Schmelzpunkt von Paraffin wieder vollständig aus dem Gewebe entfernt werden muss, um schneidbare Präparate zu erhalten. Die Forscher der zoologischen Station in Neapel (z. B. Mayer, Giesbrecht) verfeinerten die Methode und entwickelten geeignete Utensilien (Thermostat, Wärmeschrank). Von dort aus verbreitete sie sich international. Mayer empfiehlt 1910 Benzol als Intermedium. Über viele Jahrzehnte waren übrigens Paraffin- und Celloidineinbettung gleichwertige Methoden im pathologischen Labor. Apathy (1896) erklärt in seiner „Mikrotechnik der thierischen Mikroskopie", dass diese beiden Methoden die wichtigsten Einbettungsmethoden seiner Gegenwart seien. Die Celloidineinbettung wurde dabei für „große" Präparate (über 2 cm Seitenkante) bevorzugt (◘ Abb. 19.1).

- **Färbung**

Als Geburt der histologischen Färbung kann man die Verwendung von Karmin („carminsaures Ammoniak") zur Kernfärbung durch

> (...) die Einbettung. Da nun weder das Wasser und andere flüssige Bestandtheile des frischen Objectes, noch die verschiedenen flüssigen Medien, durch welche das Wasser in Folge der Fixirung und der eventuellen Härtung meist ersetzt wurde, die uns heute zu Gebote stehenden besten Einbettungsstoffe zu lösen und sich mit ihnen beliebig zu mischen im Stande sind, so müssen jene zuerst von einer Flüssigkeit, welche es kann, vollkommen verdrängt werden. Solcher Flüssigkeiten, Vermittlungsmedien, kennen wir viele. Den Process, bei welchem man das Object mit einer Flüssigkeit, welche ihrerseits wieder von der Einbettungsmasse, namentlich von dem warmen, flüssigen Paraffin, vollkommen verdrängt werden kann, durchtränkt, damit keine andere Flüssigkeit in dem Object zurückbleibe, nennt man in der Mikrotechnik häufig ebenfalls Aufhellen[1], obwohl dabei ein Aufhellen, Durchsichtigwerden des Objectes, nicht nothwendigerweise eintritt.

Abb. 19.1 Textausschnitt aus Stefan Apathys Werk „Mikrotechnik der thierischen Mikroskopie" von (1896)

Joseph von Gerlach (1858) (Erlangen) ansehen. Schon vorher hatten verschiedene Forscher Karmin in Verwendung, von Gerlach machte es aber publik. Dazu gehört z. B. Theodor Hartig, der bereits (1854) die „Tinction" systematisch untersuchte. Von Gerlach verdankte seine Entdeckung wiederum einem kleinen Un- bzw. Zufall, weil er eine Probe unbeabsichtigter Weise in verdünnter Karminlösung lange genug liegen ließ. So konnte der Farbstoff in das Gewebe diffundieren und die Zellkerne spezifisch anfärben. Dadurch erkannte man das Grundprinzip der histologischen Färbung, also dass bestimmte Gewebestrukturen eine Affinität zu bestimmten Farbstoffen aufweisen. In der Folge begann das große Experimentieren. Zuvor wurden v. a. Einspritzmethoden angewendet, wobei Farbpigmente in einer gelartigen Trägersubstanz (z. B. Glycerin, Gelatine) die Blutgefäße im Präparat erkennbar machten. Andere Farbstoffe dienten zur mehr oder weniger undifferenzierten Anfärbung der Präparate (Jod, Pikrinsäure).

Die Verwendung von Hämatoxylin geht auf **Franz Böhmer** (1865) zurück. Im Laufe der Zeit erstellten viele Forscher Rezepturen für das Kernfärbemittel. Paul Mayer (Neapel) veröffentlichte (1891) das **„Mayers Hämalaun"** und Carl Weigert (Frankfurt) (1904) das „Weigerts Eisenhämatoxylin". Einen Meilenstein der biologischen Färbung lieferte in dieser Zeit die Einführung der „künstlichen" **Anilinfarben** als Ergänzung zu den Naturfarbstoffen (ab 1856). Eine unglaubliche Zahl an Forschern stellte eine große Menge an Färbetechniken vor, aus denen die heute gebräuchlichen sozusagen extrahiert wurden. Paul Ehrlich legte mit seiner Arbeit (1878) zur Systematik der Anilinfarben den Grundstein für eine wissenschaftliche Färbetheorie (1876) wurde die **Hämatoxylin-Eosin-Doppelfärbung** beschrieben, die bei Romeis (1919) in unterschiedlichen Varianten schon als die gebräuchlichste Doppelfärbung galt. Für Apathy war (1896) das Hämatoxylin schon das vorherrschende Kernfärbemittel. Das Ausspülen in Leitungswasser nach Hämalaunfärbung (Bläuen) kam am Ende der 1880er-Jahre auf, um das Ausbleichen der Präparate in sauren Einschlussmitteln zu verhindern.

19.2 · Mikroskopische Technik im 18. und 19. Jahrhundert

Um die Jahrhundertwende war der Zenit der experimentellen Histofärberei erreicht. Das Zentrum der Innovationen war der deutschsprachige Raum. Nach den ersten Grundlagenforschungen fanden ständig Verbesserungen und Modifikationen der Techniken statt. Oft suchten die Histologen nach Färberezepten, die in ihrem speziellen Fachgebiet zum Erfolg führten. Daraus resultierte eine große Menge an uneinheitlichen Verarbeitungs- und Färbeanleitungen (s. Datentabellen).

- **Mikrotomie**

In diese Pionierzeit fiel auch die Entwicklung der **Mikrotome,** um geeignete Präparate herstellen zu können, und der Mikroskope, um die Präparate auch begutachten zu können. Bis in die 1860er-Jahre wurden hauptsächlich Quetsch- und Zupfpräparate hergestellt und bis ins späte 19. Jahrhundert gab man dem Mikrotom eher geringe Chancen, sich als nützliches Instrument durchzusetzen. Die Freihandgewinnung von feinen Schnitten mit der Rasierklinge galt als hohe Schule der frühen Forscher. Diese v. a. bei den Botanikern verbreitete Meinung, wurde in den entstehenden pathologischen Instituten bald widerlegt.

Die ersten englischen *cutting engines* werden den Botanikern Cummings um 1770 bzw. Adams um 1798 zugeschrieben (◘ Abb. 19.2a). Die englische Botanikerschule jener Zeit beschäftigte sich intensiv mit der Präparationstechnik. Erst mit Mitte des 19. Jahrhunderts kam dieser Trend auch in den deutschsprachigen Raum. Hier nahmen ihn Zoologen auf, die ihrerseits Beiträge zur mikroskopischen Technik einbrachten. Die ersten Mikrotome sahen ganz anders aus als die heutigen Geräte. Zum Beispiel war das Mikrotom von Welcker (1856) im Prinzip eine Metallscheibe auf einem Stativ mit einem zentralen Loch, durch das man das Präparat in Mikroschritten nach oben schob. Befestigt wurde es in Kork oder Holunderstäben, die in einer Röhre aufgenommen wurden. Die Röhre wurde über Gewinde und Schraube nach oben bewegt. Das überstehende Präparat wurde mit einem Messer freihändig abgeschnitten. Bei einfacheren Modellen fehlte das Stativ und sie wurden mit der Hand gehalten (◘ Abb. 19.2b). Man findet das Prinzip heute noch bei botanischen Handmikrotomen.

Eine erste hölzerne Form des Schlittenmikrotoms, die Rivet (1868) in Paris vorstellte, nutzte eine schiefe Bahn für den Präparatvorschub und eine ebene Bahn für die Messerführung (◘ Abb. 19.3). Aufgrund des aufkommenden Interesses kam es im Weiteren zu einer sprunghaften Verbesserung der Geräte durch spezialisierte Ingenieure wie Reichert und Jung (◘ Abb. 19.4). 1886 wurden die ersten Rotationsmikrotome vorgestellt (Pfeifer 1886, Minot 1886, USA), die als

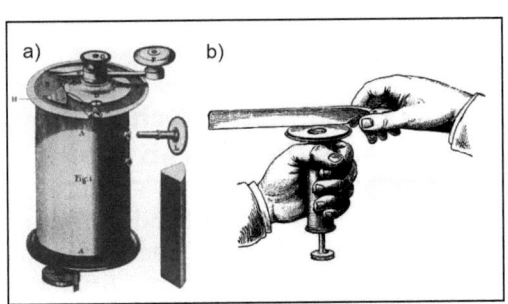

◘ **Abb. 19.2 a)** Cummings Mikrotom 1770 (Smith 1915). **b)** Handmikrotom (Kaiser 1906)

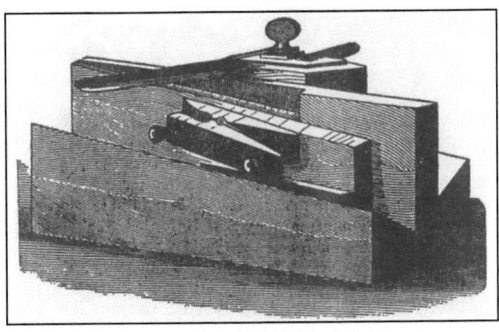

◘ **Abb. 19.3** Vorläufer des Schlittenmikrotoms aus Holz von Rivet (ca. 1878)

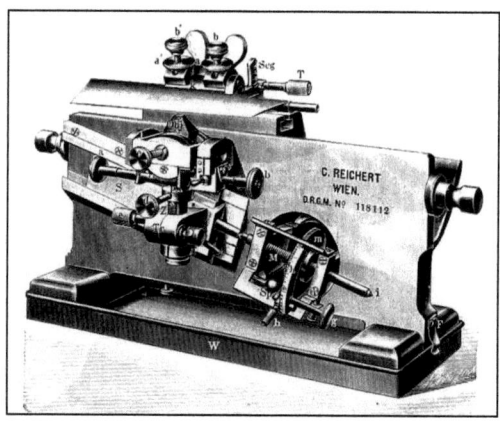

Abb. 19.4 Schlittenmikrotom von Reichert aus Metall mit automatischem Objektvorschub auf der schiefen Ebene (Kaiser 1906)

"automatische Mikrotome" bezeichnet wurden (Abb. 19.5 und Abb. 8.1). Darwin (1885) wurde in Cambridge das Rockingmikrotom von Horace Darwin eingeführt. Es war bis in die 1920er-Jahre sehr verbreitet und zählte auch zu den automatischen Mikrotomen.

Schlittenmikrotome konnten je nach Typ mit (sehr) schräg- oder quergestelltem Messer verwendet werden. Eine sehr schräge Messerhaltung erleichterte v. a. das Schneiden von harten, botanischen Präparaten. Das Messer der automatischen Mikrotome war prinzipiell quergestellt. Mit quergestelltem Messer konnte man mit allen Typen Schnittbänder für Serienschnitte erzeugen. Die Blöckchen waren meist wenige Millimeter groß.

Apathy (1896) bezeichnete jedenfalls die Zeit ab den 1880er-Jahren als „die der Herrschaft des Mikrotoms". In Wilhelm Kaisers „Die Technik des modernen Mikroskops" von (1906) werden die in Österreich und Deutschland gebräuchlichsten Mikrotomtypen jener Zeit abgebildet und erklärt. Wesentlichen Anteil am Fortschritt der Mikrotomie am paraffineingebetteten Gewebe hatten die Forscher der zoologischen Station in Neapel. Die wichtigsten Entwickler im deutschsprachigen Raum waren Rudolf Jung, Richard Thoma, Ernst Leitz, Carl Reichert und Carl Zeiss. Ihre Namen sind teilweise auch in den modernen Produkten immer noch vertreten.

Die mikroskopische Forschung beschäftigte sich mit zunehmend feineren zellulären Details. Dies erforderte immer dünnere Schnitte, die nur nach einer vollständigen Durchtränkung der Probe mit einem Einbettungsmedium erreicht werden konnten, und weiters möglichst strukturspezifische Färbungen. In diese Zeit fiel auch der Wandel von der sog. Stückfärbung des Präparats zur **Schnittfärbung** der auf Glasobjektträgern aufgeklebten Schnitte. Zum Aufkleben diente z. B. Mayers Eiweißglycerin (1883).

19.3 Mikroskopische Technik in der Pathologie ab 1900

Von der Mitte des 19. Jahrhunderts bis ins erste Drittel des 20. Jahrhunderts war die Hochzeit der histotechnischen Erfindungen und Entdeckungen, die v. a. die „be-

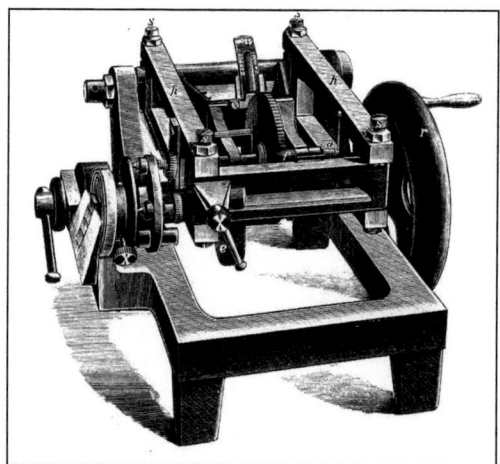

Abb. 19.5 Automatisches Mikrotom der Gebrüder Fromme für Serienschnitte (Kaiser 1906)

19.3 · Mikroskopische Technik in der Pathologie ab 1900

schreibende Pathologie" unterstützten. Aus dieser Zeit stammen die Grundlagen und Prinzipien der noch heute verwendeten Techniken zur Fixierung, Einbettung, Mikrotomie und Färbung. In Stefan Apathys Buch von (1896) sind bereits alle wesentlichen Schritte der histologischen Technik beschrieben und es wird auf die doch recht unzulänglichen „Recepte und Proceduren" der 1860er-Jahre hingewiesen. Interessierte finden darin auch einen Abschnitt über die Geschichte der Mikrotechnik.

Bis 1876 wurden im deutschen Sprachraum 26 Lehrstühle für Pathologie mit Universitätsinstituten gegründet, an denen die wissenschaftliche Pathologie betrieben wurde. Dazu kamen noch ca. 70 weitere Krankenhausprosekturen. Das Probengut stammte in erster Linie von Obduktionen. Die Forschung bzw. Lehre anhand dieser Obduktionen wurde als Hauptaufgabe der Pathologie angesehen. Die Proben von chirurgischen Eingriffen waren mit wenigen Hundert im Jahr überschaubar und repräsentierten den zaghaften Beginn der klinischen Pathologie. Mikroskopische Begutachtungen und Beratungen wurden von den Klinikern „höflichst erbeten". Im 20. Jahrhundert kam es zuerst zu einem mäßigen, aber stetigen Anstieg der Einsendezahlen für die **„bioptische Pathologie"**. 1939 gab es im Wiener Universitätsinstitut als einem der Spitzenreiter mehr als 10.000 Einsendungen. Die anderen pathologischen Labors hatten entschieden weniger zu bearbeiten. In der zweiten Hälfte des 20. Jahrhunderts geht es dann rasant bergauf mit den Probenzahlen und der klinische Wert von Biopsien aus allen Körperregionen wird offenkundig. Die klinische Pathologie etabliert sich als wichtiges Fach für Diagnostik und Therapie. (Dhom 2001)

In Georg Schmorls Werk „Die pathologisch-histologischen Untersuchungsmethoden" (Erstauflage 1897, Bozen) findet man schon den Begriff **„histologische Technik"**.

Schmorl stellt (1907) fest, dass das Gefrierverfahren (Gefrierschnitte an formalinfixierten Proben) für pathologisch-histologische Untersuchungen die „ausgedehnteste Anwendung" verdiene, weil Gewebe hier weder geschrumpft oder verzerrt noch Substanzen herausgelöst würden. Weiters ließen sich sehr dünne Schnitte (10 µm) herstellen und man könne sich die zeitraubende Paraffineinbettung sparen. Er bezeichnet Paraffinschnitte im Vergleich zu Gefrierschnitten als „Karikatur". Gearbeitet wurde dabei an kohlensäureschneegekühlten Gefriermikrotomen. Die Paraffineinbettung geschah natürlich per Hand, in kleinen Gefäßen, mit individuell auf die Probe abgestimmten Zeiten und benötigte verschiedene Ausstattungen. Es wird auch schon das Aufziehen von Paraffinschnitten aus warmem Wasser als eine der Techniken für das Montieren auf dem Glasobjektträger beschrieben. Die Schnitte wurden allerdings aufgepresst und noch 3–6 h im Wärmeschrank getrocknet. Für das Färben empfiehlt Schmorl bereits Färbetröge, wo man die Schnitte senkrecht einstellen kann, und er erwähnt die ausgedehnteste Verwendung von Eosin in Kombination mit Hämatoxylin. Das gebräuchlichste Eindeckmedium war in Xylol gelöster Kanadabalsam. Die Gewebeproben stammten in dieser Zeit hauptsächlich von Obduktionen. Schmorl empfiehlt, von einer Probe mehrere, sehr kleine Teile (1–5 mm) zu entnehmen und in unterschiedlichen Fixiermitteln zu fixieren (Alkohol, Formalin, Sublimat usw.), weil man den Verlauf der Untersuchung am Anfang noch nicht überblicken könne. Eine Bemerkung von Schmorl bezieht sich darauf, dass man Ergebnisse der histologischen Technik nur zwischen Präparaten vergleichen dürfe, die in derselben Weise verarbeitet bzw. gefärbt wurden. Dies ist wohl einer der vielen Gründe, warum sich über die Zeit die Vielzahl der Methoden auf einige wenige ausgedünnt hat. So haben sich Ansichten und Vorgehensweisen in der Zwischenzeit doch erheblich verändert.

Der von Schmorl so gelobte Gefrierschnitt wurde in der Zeit, in der noch keine Einbettungsmethoden zur Verfügung standen, bereits zur Verfestigung von tierischem Gewebe genutzt. Aus heutiger Sicht erstaunlich, war Gefrieren die älteste Methode zur „Härtung", lange vor der Erfindung von Kühl- und Gefrierschränken. Erreicht wurde die Kühlung mit Ethersprays oder flüssigem Kohlendioxid. Bei Mülberger (1912) ist die Ethermethode schon gänzlich von der „Kohlensäuregefrierung" abgelöst. Von den fixierten Präparaten wurden zuerst Gefrierschnitte hergestellt und danach wurden sie in Paraffin oder Celloidin eingebettet. Der Gefrierschnitt wurde speziell an der Mayo Clinic in Rochester/USA als **intraoperativer Schnellschnitt** sehr ausführlich genutzt (am unfixierten Gewebe mit Methylenblaufärbung, Wilson 1905). Dies wird als Startpunkt für die Schnellschnittdiagnostik gesehen. Eine andere weit verbreitete Schnellmethode kochte die Gewebeprobe kurz in Formalin und stellte dann Gefrierschnitte her. Erst mit der Erfindung des Kryostaten und der Messertiefkühlung wurde die Vorfixierung überflüssig (Schultz-Brauns 1931, Linderstrøm-Lang und Mogensen 1938) (◘ Abb. 19.6).

In der ersten Ausgabe des „Taschenbuchs der mikroskopischen Technik", die von Benno Romeis (1919) herausgegeben wurde, nutzt man noch mit Spiegeln umgelenktes Tageslicht zum Mikroskopieren. Es werden aber bereits elektrische Lampen, deren Licht durch eine „Schusterkugel" (wassergefüllte Glaskugel) konzentriert werden konnte, empfohlen. Füllte man die Schusterkugel mit einer Kupfersulfatlösung, agierte sie gleichzeitig als Farbfilter. Die Auswahl an Fixiermitteln war groß. In dieser Zeit werden 3–5 mm³ große Objekte für 12–24 h in 4 % Formaldehyd fixiert. Diesem sollten zur Neutralisation einige Tropfen Natriumcarbonat (Soda) zugege-

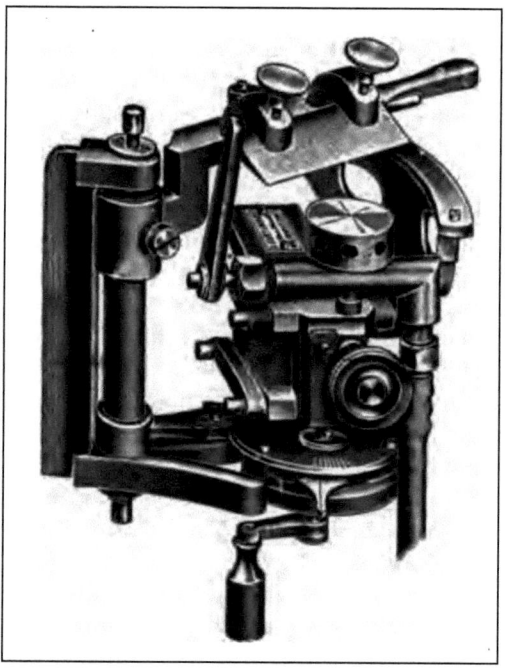

◘ **Abb. 19.6** Gefriermikrotom mit Kohlensäurekühlung (Mülberger 1912)

ben werden. Celloidin- und Paraffineinbettung sind am gebräuchlichsten (Mülberger sieht 1912, dass die Celloidineinbettung immer mehr an Boden verliert). Romeis hält die Einbettung mit Paraffin für unentbehrlich, wenn man 1–5 µm dünne Schnitte erreichen will. Die Härte des Paraffins wird durch Mischen von hartem und weichem Paraffin selbst eingestellt. Die Härte passt man den Labortemperaturen an. In einem elektrisch beheizten Thermostat (Wärmeschrank) wird es flüssiggehalten. Dieser hat doppelte Wände, die mit Wasser oder Glycerin gefüllt sind. Über die Aufenthaltsdauer des Gewebes in geschmolzenem Paraffin sagt Romeis, dass gut entwässertes und alkoholfreies Gewebe auch gerne Tage oder Wochen darin verbleiben könne, ohne Schaden zu nehmen. Zum Ausgießen werden verschiebliche Metallrähmchen auf eine sauber geputzte Glasplatte gelegt. Das Paraffin wird mit einem Bunsenbrenner auf 70 °C erhitzt und eingegossen.

19.3 · Mikroskopische Technik in der Pathologie ab 1900

Das Gewebestück wird in der fester werdenden Schicht orientiert, gewartet, bis sich oben ein Häutchen bildet, und anschließend das Ganze in kühles Wasser gebracht und waagrecht untergetaucht. Nach 15 min ist der Block fertig. Er wird zurechtgeschnitten und auf dem Querschnitt eines runden Holzstabs fixiert bzw. aufgeschmolzen. Der Holzstab hat einen Durchmesser von 1,5 cm, also dürfen die Präparate bzw. Blöckchen auch nicht größer sein. Den Stab kann man anschließend in den Präparathalter des Mikrotoms einspannen. Romeis gibt auch eine praktische Anleitung für das Schneiden (◘ Abb. 19.7). Beschriftet werden die Objektträger mit einer Mischung aus Tusche und Glycerin, wobei die Schrift durch Erhitzen des Glases mittels Bunsenbrenner stabilisiert werden muss.

Für die passende Färbung wurde die dafür notwendige Fixierungsart mitbedacht. Inkubationszeiten der Färberei in sehr verdünnten Lösungen dauerten des Öfteren über Nacht. Romeis gibt in seinem „speziellen Teil" eine große Anzahl an Färbungen und Vorgehensweisen für die jeweiligen Zell- und Gewebestandteile bzw. Organe an. Aus heutiger Sicht ist der betriebene Aufwand erstaunlich und für eine moderne Histologie nicht mehr vorstellbar. Die spätere Einschränkung auf Formalin als generelles Fixiermittel hat wohl auch dazu beigetragen, dass sich das Repertoire an Färbungen verkleinerte.

Die pathologischen Institute in Amerika waren nach den europäischen Vorbildern eingerichtet, schwenkten im Weiteren aber auf eine Überholspur ein. Frank

> Beim Schneiden zieht die rechte Hand den Messerschlitten gleichmäßig an dem seitlich angebrachten Handgriff die Schlittenbahn entlang. Niemals darf von oben her auf den Schlitten gedrückt werden, da sonst die zwischen Schlitten und Schlittenbahn befindliche Ölschicht verdrängt wird und Schneiden und Schnitt unregelmäßig werden. Die linke Hand führt einen Pinsel, um den Schnitt während des Schneidens am Aufrollen zu verhindern.
>
> Die Pinselhaare feuchtet man zweckmässig etwas an, aber nicht mit Speichel, wie man häufig sieht, sondern mit Wasser oder schwachem Alkohol. Man nimmt am besten einen flachen Marderhaarpinsel.
>
> Nun wird das Objekt durch Drehen der Mikrometerschraube um einen bestimmten Betrag gehoben. Anfänger beginnen wohl am besten mit 15 μ dicken Schnitten, allmählich lerne man dann auch 10 μ und dünner schneiden. Sodann zieht man langsam den Messerschlitten durch die Bahn. Sobald das Messer in den Block einschneidet, hält man die sich gewöhnlich nach aufwärts biegende Ecke des Schnittes mit der Pinselspitze frei in der Luft fest, ehe er sich aufzurollen beginnt. Der Schnitt darf nicht an das Messer angedrückt werden, da er sonst festklebt und beschädigt wird. Ebensowenig dürfen die Pinselhaare unter das Messer kommen, da dadurch die Schneide beschädigt wird. Durch Übung wird man der anfänglichen Schwierigkeiten leicht Herr.

◘ Abb. 19.7 Textausschnitt aus Romeis (1919), Anleitung zum Schneiden am Schlittenmikrotom

Burr Mallory (Boston, USA) beschreibt in „Pathological Technique" von (1938) die Notwendigkeit von drei verschiedenen Mikrotomtypen im pathologischen Labor – Schlitten-, Rotations- und Gefriermikrotom – und das richtige Schleifen der Stahlmesser. Er empfiehlt Zenkers Fixiermittel (Sublimat und Kaliumdichromat) zur generellen Verwendung. Wichtige Proben sollten allerdings auf Zenker und Formalin aufgeteilt werden. Paraffin- und Celloidineinbettung waren immer noch gleichermaßen in Verwendung, wobei die Nitrocelluloseeinbettung 1933 als Celloidinersatz von Davenport und Swank eingeführt wurde. Mallory bettete über Benzol, Xylol oder Chloroform ein. Ausgegossen wurde in selbstgefaltete Papierschächtelchen. Die Paraffinschnitte wurden bereits schwimmend aus warmem Wasser aufgezogen und wieder für einige Stunden angetrocknet. Die Schnitte wurden in Xylol entparaffiniert. Hämalaun hatte Karmin als Kernfärbung schon lange den Rang abgelaufen. Als generelle Färbung für die routinemäßige, pathologische Untersuchung galt die HE-Färbung. Aber auch die Gegenfärbung mit Pikrofuchsin wurde gutgeheißen. Beides funktionierte zufriedenstellend nach den verschiedenen Fixiermitteln, die immer noch für unterschiedliche Zwecke im Einsatz waren. Nach dem Färben wurde u. a. mit Anilin-Xylol geklärt. Kanadabalsam war immer noch Favorit beim Eindecken. Mallory beschreibt auf 200 Seiten die bevorzugten Behandlungen für die jeweiligen Gewebestrukturen und Organe, was zeigt, dass wir noch lange nicht bei der heutigen uniformen Histotechnik angekommen waren.

1922 wurde in USA die Kommission für die Standardisierung biologischer Färbungen gegründet und seit 1925 Conns „Biological Stains" herausgebracht, das Informationen über die chemisch-physikalischen Eigenschaften von Farbstoffen und deren Verwendung bietet. Dies sollte u. a. eine geordnete Nomenklatur in das Wirrwarr der vielen Farbstoff- und Färbungsbezeichnungen bringen. Durch den Ersten Weltkrieg kam es zum Niedergang der deutschen Farbstoffindustrie, die einen hohen Qualitätsanspruch erfüllt hatte. Farbstoffe aus den USA mussten sich erst etablieren. Die Beurteilung und Zertifizierung der verschiedenen käuflichen Farbstoffe durch die Kommission regte die Herstellung qualitativ hochwertiger Produkte ohne Beimengungen an. Zu den Mitgliedern der „Biological Stain Commission" zählen Koryphäen der färberischen Histochemie, die sich immer wieder um Aufklärung von Wirkungsmechanismen und Qualitätsstandards bemühen (z. B. Hans O. Lyon, Richard W. Horobin, Richard W. Dapson, John A. Kiernan).

- **Entwicklung der Histochemie**

Die Histochemie nahm mit den 1830er-Jahren ihren Anfang. Beispiele aus der Literatur findet man im *„Essai de chimie microscopique appliquée à la physiologie"* von François-Vincent Raspail (1830) oder im „Lehrbuch der physiologischen Chemie" von Karl Gotthilf Lehmann (1842). Laut Sandritter (1964) konnten die mikroskopischen Strukturen schon um die Jahrhundertwende größtenteils chemisch interpretiert werden.

Nachweisreaktionen für **Proteine** wie die Biuretmethode oder die Millon'sche Reaktion wurden schon in der Mitte des 19. Jahrhunderts an Gewebeschnitten angewendet. Die Forscher entwickelten verschiedene Techniken zum Nachweis von bestimmten funktionellen Gruppen bzw. Aminosäuren (z. B. Azoreaktion). Ehrlich erstellte eine Kategorisierung der Farbstoffe nach ihrem sauren oder basischen Verhalten und stellte dies in Bezug zum azidophilen bzw. basophilen Verhalten der Gewebebestandteile (1878). Pischinger (1926) erkannte den Einfluss von saurem bzw. basischem Milieu auf die Anfärbbarkeit (isoelektrischer Punkt) und die Relativität von „Basophilie" und „Azidophilie".

Die **Nukleinsäure** wurde von Miescher (1869) entdeckt („Nuclein") und ihre chemische Zusammensetzung noch im 19. Jahrhundert identifiziert. Die dreidimensionale Struktur wurde erst (1953) von Watson und Crick entschlüsselt. Die Anfärbbarkeit des „sauren" Chromatins durch basische Farbstoffe wurde früh betrieben. Die chemischen Erklärungsversuche dazu stammen aus der ersten Hälfte des 20. Jahrhunderts. Feulgen und Rossenbeck gelang (1924) die quantitative Darstellung der Desoxyribose und sie lieferten damit ein wichtiges Werkzeug für die DNA-Analyse am Gewebeschnitt. Die morphologische Unterscheidung zwischen DNA und RNA gelang mit der Methylgrün-Pyronin-Methode (Pappenheim 1899).

Die Histochemie der **Kohlenhydrate** startete ggf. mit der Entdeckung des Glykogens, das durch die Jodreaktion von Bernard (1854) im Gewebe dargestellt werden konnte. Eine verbesserte Darstellung gelang mit der Karminfärbung nach Best (1906) und später mit der PAS-Reaktion (Hotchkiss 1948, McMannus 1946). Der Vorläufer der PAS-Reaktion war die Chromsäure-Leukofuchsin-Reaktion durch Bauer (1933). Beide erfassen neben dem Glykogen viele andere Glykoproteine. Später konnten sie durch bestimmte Vorbehandlungen (Verseifung, Acetylierung) in Kombination mit der PAS-Reaktion weiter klassifiziert werden. Das Repertoire wurde (1946) von Hale mit dem kolloidalen Eisen und (1950) von Steedman durch die Alcianblaufärbung ergänzt. Die Schleimstoffe wurden lange Zeit entsprechend ihrer Anfärbbarkeit inkl. des metachromatischen Effekts und ihrer Verdaubarkeit durch bestimmte Enzyme unterteilt.

Der **Lipidnachweis** wurde zuerst mithilfe der (1864) von Schultze eingeführten Osmiumtetroxidschwärzung durchgeführt. (1896) stellte Daddi die Sudan-III-Fettfärbung vor (tropfenförmiges Fett). Vor allem die Differenzierung der „Myeline" trieb die damaligen Forscher an. Wichtige Entdeckungen der Fetthistochemie waren die Plasmalreaktion (Feulgen und Voit 1924) und die Cholesterinreaktion (Schultz 1924). (1936) wurde Sudan Black B von Lison eingeführt, das neben Neutralfett auch Phospholipide und einige Cerebroside anfärbt.

Untersuchungen der **Pigmente** wurden schon von Virchow (1847) angestellt, wobei es ihm um Hämoglobin und seine Abbauprodukte, Lipofuszin und Melanin, ging. Das eisenhaltige Pigment aus dem Blutfarbstoff wurde von Perls (1867) mit der Berliner-Blau-Reaktion nachgewiesen. Neumann prägte (1888) dann den Begriff „Hämosiderin". (1901) stellte von Kossa den Calciumnachweis vor. Die auch heute noch gebräuchliche Unterteilung der Pigmente geht auf Hueck (1912, 1921) zurück.

Die Darstellung von enzymatischen Reaktionen (**Fermente**) spielte ab der zweiten Hälfte des 19. Jahrhunderts eine Rolle, wobei v. a. die Peroxidasen der Leukozyten (Eiterkörperchen) und im Weiteren Cytochromoxidasen untersucht wurden (Nadi-Reaktion, Ehrlich 1885). Die wesentlichen enzymhistochemischen Methoden wurden in der ersten Hälfte des 20. Jahrhunderts entwickelt (Dopareaktion, Tetrazoliumsalze, Diazokupplung, Indolylmethoden usw.). Ein Beispiel dafür ist der Nachweis von alkalischer Phosphatase durch Gömöri (1939). Lison veröffentlichte (1936) das erste Standardwerk der modernen **Histochemie** („Histochimie animale"), wo er auf die Wichtigkeit der biochemischen Untersuchung von Gewebe ohne dessen Zerstörung hinwies. Gömöri (1952) zählt die Jahrzehnte ab den 1930er-Jahren zu den fruchtbarsten auf dem Gebiet der Histochemie und sieht ihren weiteren Aufstieg voraus. Dies erfüllt sich v. a. in der Enzymhistochemie. Er schränkt den Begriff

„Histochemie" auf im Mikroskop betrachtbare chemische Analysen ein.

Die ersten Anwender histologischer Färbungen kamen auf empirischem Wege zu ihren Färberezepten. Für sie zählte nur das morphologische Ergebnis, der biochemische Hintergrund war zweitrangig. Die wissenschaftliche Histochemie sah es als essenziell an, diesen zu erforschen und die gewebebasierten chemischen Reaktionen zu definieren. Die Forschungen wurden in der zweiten Hälfte des 20. Jahrhunderts weiterverfolgt (z. B. Pearse, Lillie, Baker, Brancroft, Kiernan). Die Erkenntnisse konnten klinisch für Diagnosen und Differenzialdiagnosen eingesetzt werden (z. B. Eisennachweis bei Hämochromatose, PAS und Alcianblaufärbung bei dermatologischen Erkrankungen). Baker (1958) setzte sich u. a. mit den chemischen Vorgängen bei der Gewebefixierung auseinander.

Um histochemische Studien an löslichen Substanzen durchführen zu können, wurde die Entwicklung von Geräten für Gefrierschnitte forciert. Vorläufer der heutigen Kryostaten waren Mikrotome jeder Bauart, die in handelsübliche Gefrierschränke eingebaut und über Armeingriffe bedient wurden.

19.4 Histologische Technik von 1950 bis heute

In der Nachkriegszeit sah man einen Wechsel des Pathologieschwerpunkts von Europa nach Amerika, wo die sog. *surgical pathology* ihren Aufschwung nahm. In Amerika wurden schon Jahrzehnte vorher die Voraussetzungen dafür geschaffen, dass Probenmaterial systematisch gesammelt und erforscht werden konnte. Dies brachte die klinische bzw. chirurgische Pathologie stark voran und setzte in allen Teilbereichen Standards. Die histologischen Labors waren oftmals an die klinisch-chemischen Labors gekoppelt und wurden von klinischen Pathologen geführt, die auch einen Lehrauftrag innehatten.

Die weitere Entwicklung wurde durch die Zunahme an Untersuchungsmaterial geprägt. Es entstanden Firmen, die sich mit histotechnischem Equipment befassten und durch Innovationen die standardisierte Verarbeitung erleichterten. Der erste große Schritt der Automatisierung in der Histotechnik ergab sich durch die Einführung von **Einbettungsautomaten** in den 1950er-Jahren (Technicon, Histokinette). Zu den Erfindungen dieser Zeit zählen auch Ausgießstationen, Ausgießschälchen, Einbettringe, beheizte Pinzetten, Blockhalterungen und vorgefertigte Paraffinmischungen. Über den Zwischenschritt von gelochten Metallkapseln wurden die beschriftbaren Kunststoffkassetten in Standardgröße entwickelt (◘ Abb. 19.8). Diese **Standardkassetten** wurden beim Ausgießen zum integrierten Stabilisator für die Paraffinblöcke, der in den passenden Blockhalter eingespannt werden konnte (McCormick bzw. Fa. Miles 1968). Diese Innovationen waren wesentliche Beiträge zur Effizienzsteigerung und stellten einen Meilenstein der Entwicklung zum modernen Histolabor dar.

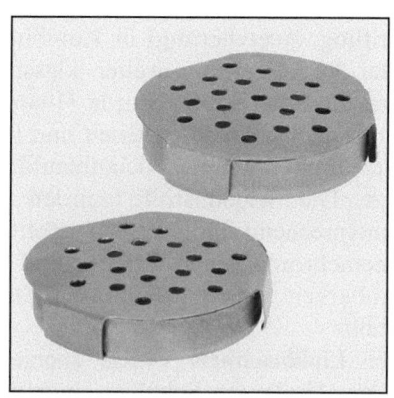

◘ Abb. 19.8 Metallkapseln für das Gewebeprocessing

19.4 · Histologische Technik von 1950 bis heute

Um den steigenden Probenmengen gerecht zu werden, wurden **Färbeautomaten** entwickelt, die die Schnitte nach den „jahrhundertealten" Rezepten färbten (1960er-Jahre, Fa. Shandon). Zu erwähnen ist auch die Erfindung von **Einmalmikrotomklingen** (1978, Fa. Feather), die eine absolute Erleichterung bei der Schnittherstellung bedeuteten und die Mitarbeiterinnen von der Messerschleiferei befreiten. Ein neuer Typ von geschlossenem Einbettungsprozessor (*vacuum infiltration processor,* Fa. Sakura Finetek) fand in den 1980er-Jahren viele Abnehmer und unterstützte die Labors durch verlässliche Probenverarbeitung. In dieser Zeit wurden auch die ersten **Eindeckautomaten** konstruiert, die sich in den 1990er-Jahren weit verbreiteten und später mit den Färbeautomaten zu **Färbestraßen** zusammengefasst wurden. Der nächste Innovationsschritt bei der Einbettung gelang durch den Einsatz von Mikrowellen (2004, Fa. Sakura Finetek). Das Grundprinzip der Paraffineinbettung wurde allerdings auch bei den modernsten Geräten beibehalten. Alternative Einbettungsmedien setzten sich in der Routine nicht durch. Mit der Jahrtausendwende sah man den beginnenden Einsatz von „**Robotern**" in der Histotechnik, wie einen vollautomatischen Ausgießer, ein vollautomatisches Mikrotom (2010er-Jahre, Fa. Dainippon/Axlab) oder Transfersysteme (2020, SmartConnect®, Fa. Sakura Finetek).

Bei den Färbeinnovationen wurde es in der zweiten Hälfte des 20. Jahrhunderts ruhiger. Mit dem Aufstieg moderner Analysetechniken ging die große Ära der histologischen Färbung ihrem Ende zu. Die Kohlenhydratforschung brachte allerdings die PAS- (McManus 1946), die Hale- (Hale 1946) und die Alcianblaufärbung (Steedman 1950) hervor. Weiters stellte George Gömöri seine Färbung für elastische Fasern (1950a) und die einzeitige Trichromfärbung für Bindegewebe vor (1950b). 1953 wurde die Myelinscheidenfärbung von Klüver und Barrera entwickelt.

Man suchte nach besseren Einbettungsmethoden für möglichst dünne Schnitte, z. B. mit Kunststoffen (Technovit®, Fa. Kulzer 1950er-Jahre) und Polyesterwachs (Steedman 1960). Mit der aufkommenden Elektronenmikroskopie (1940er-Jahre) wurden neue Anwendungen für die Kunststoffeinbettung entwickelt. Erste Versuche mit Epoxidharzen und Methacrylaten stammen aus den 1950er- und 1960er-Jahren. Das erste einer Reihe von Ultramikrotomen datiert von (1953) (Porter-Blum). Die Elektronenmikroskopie mit all ihren Varianten wird heute hauptsächlich in der Forschung betrieben.

Kunststoffe fanden auch als Eindeckmedien ihren Weg ins Histolabor. In Gurrs „*A practical manual of pathological and medical stainings*" von (1956) wird bereits auf die Vorzüge von synthetischen Eindeckmedien mit definierter Zusammensetzung und Brechungsindex anstelle des natürlichen Kanadabalsams hingewiesen. Dazu gehörte z. B. DPX, das von Lendrum und Kirkpatrick (1939) vorgestellt wurde. Es gab auch schon speziell für die Fluoreszenzmikroskopie entwickelte Eindeckmedien.

- **Analysemethoden**

George Gömöris Methode zur Darstellung der alkalischen Phosphatase 1939 wird als Beginn der **Enzymhistochemie** angesehen. Takamatsu führte den Nachweis im selben Jahr durch. Der Höhepunkt dieser überwiegend auf Gefrierschnitten angewendeten Methode war in den 1960er- bis in die 1970er-Jahre erreicht und die meisten Nachweismethoden stammen aus dieser Zeit. Die Enzymhistochemie wurde später weitgehend durch die Immunhistochemie abgelöst. Einige wenige Indikationen haben sich bis heute gehalten.

Mit der Erfindung der **Immunfluoreszenz** durch Albert Coons (1941) wurde eine neue Ära in der Histotechnik eingeleitet und eine wesentliche Anwendung für das in den 1910er-Jahren entwickelte Fluoreszenzmikroskop gefunden. Die 1950er- und 1960er-Jahre wurden durch diese Methode v. a. in der Forschung geprägt. Die Erkenntnisse der Forschung im Bereich der Immunologie konnten lange nicht auf den histologischen Routinebetrieb übertragen werden, da die Immunfluoreszenz entweder auf Gefrierschnitte beschränkt war oder nur für wenige Nachweise auf fixiertem Material erfolgreich war. Erst als es gelang, die Immunhistologie mithilfe des Antigenretrievals auf formalinfixiertem, paraffineingebettetem Gewebe erfolgreich durchzuführen (Shi et al. 1991), begann Anfang der 1990er-Jahre ein neues Zeitalter in der diagnostischen Histotechnik. Durch die IHC gelang der spezifische Nachweis von Proteinen auf molekularer Ebene mit einer gleichzeitigen Beurteilung der Morphologie. Innerhalb weniger Jahre eroberte diese Technik alle Histolabors. Parallel mit dem Anstieg an Immunfärbungen wurden auch IHC-Automaten entwickelt und sind nun Teil der täglichen Histotechnik. Eine detailliertere Beschreibung zur Entwicklung der Immunhistochemie findet man in Abschn. 11.19.

Nach der Immunologie betrat die **Molekularbiologie** die Bühne der Histolabors. Die mikroskopische Darstellung von Nukleinsäuren mit **In-situ-Hybridisierung** kombinierte Morphologie und Molekularbiologie. Schon 1969 entwickelt, fand sie erst in den 1990er-Jahren gemeinsam mit der Hitzevorbehandlung ihren Weg in die Routine. Die **Molekularpathologie** an aus Gewebeschnitten isolierten Nukleinsäuren ist heutzutage ein integrierter Bestandteil der pathologischen Diagnostik. Ihr Einzug hat mit dem Beginn des 21. Jahrhunderts begonnen und ist jetzt beim Next-Generation-Sequencing angekommen. Die auf „uralte" Weise produzierten Gewebeschnitte sind hier die Basis für die neuesten molekularen Analysen.

Erkenntnisse der Zellbiologie über zelluläre Signalwege und die Möglichkeiten der Blockade von hyperaktiven Signalwegen in Krebszellen durch Inhibitoren führten zu der sog. *targeted therapy* oder **zielgerichteten Therapie,** die eine weitere große Antriebsfeder für histotechnische Entwicklungen darstellt. Dazu gehören z. B. (Hoch-)**Multiplexfärbungen** von Immunhistochemie und In-situ-Hybridisierung.

Andere Forschungswege weichen vom Altbewährten ab. So werden Gewebebestandteile im Schnitt ohne chemische Färbung mithilfe von Massen-, Infrarot- oder Raman-Spektroskopie dargestellt (*stainless staining, label-free biomedical optical imaging*). Die Grundlage stellt aber auch hier meist noch der Schnitt von FFPE-Gewebe dar.

Als sog. dritte Revolution in der Pathologie nach der Immunhistologie und Molekularpathologie wird die **digitale Pathologie** bezeichnet, die in den 2010er-Jahren ihre ersten Fühler in die Histologie ausstreckte. Sie kommt mit dem Versprechen einer zukünftigen KI-unterstützten Diagnostik. In diesem spannenden Feld wurden schon Methoden für die virtuelle Färbung bzw. Genstatusanalyse entwickelt, die die Histotechnik drastisch verändern könnten.

Mit dem Aufstieg der klinischen Pathologie und der Akzeptanz ihrer Bedeutung für die Befundung und Therapie kam es zu einem immer noch anhaltenden Anstieg der Probenmengen. Auch die Einführung und ausführliche Nutzung der Immunhistochemie stellten das diagnostische Histolabor vor Herausforderungen, die durch manuelle Techniken nicht mehr bewältigbar waren. Die Nachfrage nach automatisierten Lösungen wurde von verschiedenen, neu gegründeten Medizintechnikfirmen gestillt. Aus historischer Perspektive kam es dadurch zu einem Wechsel der Innovationstreiber von einzelnen, engagierten Histologen, Zoologen oder Botanikern zu einer vom Markt geleiteten Industrie. Dies führte auch zu einer „Globalisierung" der Histotechnik und einer weiteren Vereinheitlichung der Methoden. Langwierige, komplizierte, gefährdende Methoden oder solche ohne diagnostischen Mehrwert wurden in der Routine aussortiert.

Trotzdem gab und gibt es immer noch Verarbeitungsunterschiede (Reagenzien, Protokolle) zwischen einzelnen Instituten, und das nicht nur bei Labors, die auf unterschiedlichen Kontinenten liegen. Sogar in Histolabors derselben Stadt sieht man Varianten derselben Methoden.

Mit den technischen Herausforderungen der Immunhistologie wurde man sich der Wichtigkeit von **Standardisierung** und Qualitätssicherung immer bewusster. Organisationen zur externen Qualitätssicherung wurden gegründet (z. B. UK NEQAS ICC im Jahr 1985, NordiQC im Jahr 2003). Die Präanalytik rückt immer mehr in den Fokus. Auf politischer Ebene sieht man die Entwicklung von Richtlinien und Verordnungen, die eine Ausrichtung der histologischen Laboratorien nach **Qualitätsmanagementnormen** verlangen. Weiters verhelfen uns **ArbeitnehmerInnenschutzgesetze** und Verordnungen zu einem sicheren Arbeiten im Histolabor. Heutzutage möchte niemand mehr blutige Gewebeproben ohne Schutzhandschuhe anfassen oder neben dampfenden Xylol- bzw. Formalintöpfen sein Arbeitsleben verbringen. Solche Szenarien sind nur wenige Jahrzehnte früher noch real gewesen.

In der Geschichte der Histotechnik bzw. der klinischen Pathologie sieht man immer wieder, dass durch die offene Grundhaltung in dieser Disziplin technische Neuerungen und Fortschritte sehr schnell zum Nutzen der Patientinnen in die Praxis umgesetzt wurden. Und es kommt auch weiterhin ständig zu Verbesserungen von etablierten Methoden und Geräten. Gleichzeitig haben sich Methoden, die teilweise 150 Jahre alt sind, im histologischen Labor als bewährte und kostengünstige Basis gehalten. Erstaunlich ist, wie sich die antike und die hochmoderne Technik ergänzen. Gerade diese Symbiose von alt und neu macht die Histotechnik auch heute noch zu einer sehr attraktiven Sparte der biomedizinischen Technik und die Archive voller Paraffinblöcke zu einem wertvollen Schatz für die Forschung.

19.5 Zeittabelle

Die nachfolgende Tabelle erhebt keinen Anspruch auf Vollständigkeit, ist aber im Vergleich zur ersten Auflage etwas umfangreicher. Da in manchen Quellen die Jahreszahlen geringfügig unterschiedlich angegeben sind, möchte ich auf möglicherweise unsichere Angaben hinweisen.

19.5.1 17. und 18. Jahrhundert

ca. 1600	Brüder Hans und Zacharias Janssen: Erfindung des zusammengesetzten Mikroskops in Middelburg, Holland (manche Quellen schreiben die Erfindung Cornelis Drebbel 1621 zu)
1660	Gründung der Royal Society of London for Improving Natural Knowledge in London
1665	Robert Hooke beschreibt erstes Mikroskop heutigen Typs
1667	Robert Hooke: Begriff „Zelle"
1676	Antoni van Leeuwenhoek beobachtet Bakterien im Mikroskop
1680	Antoni van Leeuwenhoek teilt erste Färbung mit
1681	Denis Papin kocht Gelatine aus Knochen
1696	Antoni van Leeuwenhoek: erste Färbung von Muskelfasern mit Safrantinktur
1758	Reichel färbt Gefäße in Bohnensamen mit abgekochtem Fernambukholz
1770	Georg Adams, Alexander Cummings: erste manuelle Schneidegeräte, sog. Mikrotome bzw. *cutting engines* (Botanik)

19.5.2 19. Jahrhundert (1800–1875)

1816	Joseph von Fraunhofer: achromatische Linsen
1819	Carl Mayer prägt den Begriff „Histologie"
1825	François-Vincent Raspail verwendet eine Gefriermethode für tierisches Gewebe
1830	Jean Lugol: Lugol'sche Lösung (Paris)
ab 1830	Johannes Evangelista Purkinje (1787–1869): erste Mikrotome mit Feingewindespindel
1832	Ludwig Levin Jacobson (1783–1843) verwendet verdünnte Chromsäure zur Härtung
1835	Pritchard veröffentlicht die Verwendung von Kanadabalsam als Einschlussmittel
1838	Christian Gottfried Ehrenberg färbt „Infusionstierchen" mit dem Naturfarbstoff Karmin
1838	Matthias Jakob Schleiden: pflanzliche Gewebe bestehen aus Zellen; färbt die Cellulose in pflanzlichen Zellwänden mit Jod nach Behandlung mit Schwefelsäure
1839	Theodor Schwann: tierische Gewebe bestehen aus Zellen
1839	Charles Chevalier: Begriff „Mikrotom" in einem der mikroskopischen Technik gewidmeten Buch
1840	Charles Baker: manuelles Schneidegerät
1840	Adolph Hannover (1814–1894, Dänemark) führt die Chromsäure zur Härtung ein
1842	Benedikt Stilling: Mikrotom, Gefriermethode
1843	Adolf Friedrich Oschatz (1812–1857): Mikrotomentwicklung
1846	Fa. Zeiss wird in Jena gegründet (optische Werkstätte)
1846	Emile Blanchard verwendet Quecksilberchlorid als Fixativ
1848	Franz Unger: erste Vitalfärbung pflanzlicher Zellen
1848	John Quecket entkalkt Gewebe
1849	Optische Werkstätte in Wetzlar (später Leitz) wird gegründet
1849	John Hughes Bennet beschreibt intraoperativen Gefrierschnitt
1851	J.A. Lockhart Clarke: Fixiermischung
1851	J.A. Lockhart Clarke beschreibt Probenverarbeitung mit Alkoholentwässerung, „Clearing" von Gewebe mit Terpentin und Eindecken mit Kanadabalsam
1855	A. Ross: Handmikrotom
1856	Hermann Welcker: Mikrotom
1856	William Henry Perkin findet ersten Anilinfarbstoff (Mauvein)
1857	Müller'sche Flüssigkeit zur Fixierung und Mazeration
1858	E. Verguin entdeckt Fuchsin
1858	Joseph von Gerlach färbt mit Karmin
1860	Johannes P. Müller verwendet Kaliumdichromat zur Fixierung
1860	Daniel v. Recklinghausen führt Versilberung ein
1862	Girard und de Laire entwickeln Anilinblau
1862	Friedrich Wilhelm Beneke verwendet ersten Anilinfarbstoff zur Gewebefärbung (Lila-Anilin-Farbe, Mauvein)
1863	Fa. Höchst wird gegründet (Farbstoffindustrie)
1863	Heinrich Wilhelm Waldeyer führt Färbung mit Hämatoxylin ein
1863	William Roberts färbt mit Pikrinsäure, Anilinblau und basischem Fuchsin
1864	Max Schultze führt Osmiumtetroxidfixierung ein
1865	Franz Böhmer beschreibt Hämalaun, führt weitere Anilinfarben ein
1865	Gregor Mendel: Vererbungstheorie, Mendel'sche Gesetze
1866	Hugo Schiff: fuchsinschweflige Säure
1866	Wilhelm His: Verbesserungen am Mikrotom

19.5 · Zeittabelle

1867	Edwin Klebs führt Paraffin in die Histotechnik ein
1867	Max Perls: Eisennachweis (Berliner-Blau-Reaktion)
1867	E. Schwarz beschreibt erste Doppelfärbung (Kombination zweier Farbstoffe, Pikrinsäure und Karmin)
1868	Wilhelm His senior beschreibt Einbettungsprozess
1868	G. Rivet: hölzernes Schlittenmikrotom
1868	Louis-Antoine Ranvier führt das Tönen mit Goldchlorid nach Silberimprägnation ein
1869	Edwin Klebs beschreibt Einschmelzungsmethode mit Paraffin
1869	A. Bötscher beschreibt die Färbetechnik des Differenzierens
ab 1870	Ernst Abbe entwickelt apochromatische Linsen
1871	Johannes Friedrich Miescher entdeckt Nukleinsäuren, Begriff „Nuclein"
1871	Gustav Born und Salomon Stricker: Durchtränkung von entwässerten und in etherischen Ölen geklärten Proben mit Mischung aus Wachs und Öl (Einbettung)
1871	W. Rutherford friert Gewebe durch Salz-Eis-Gemisch; erstes Gefriermikrotom
1872	Rudolf Jung und Wilhelm Loew entwickeln Mikrotome weiter; Fa. Jung wird gegründet
1873	Camillo Golgi nutzt die Kaliumdichromat-Silber-Methode
1875	Emil Fischer färbt mit Eosin
1875	André Victor Cornil: Erstbeschreibung des metachromatischen Effekts von Methylviolett zum Amyloidnachweis
1875	R. Jürgens: Amyloidnachweis mit Kristallviolett (Jodviolett, Metachromasie)
1875	Louis-Antoine Ranvier fixiert mit Pikrinsäure

19.5.3 19. Jahrhundert (1876–1899)

1876	HE-Färbung verwendet von A. Wissowzky, Reynaud, Busch
1876	Otto Nikolaus Witt: Farbstofftheorie
1876	R. Hughes führt die Etherkühlung für das Gefriermikrotom ein
1876	Paul Ehrlich: Systematik der Anilinfarben, Einteilung in „saure, basische und neutrale" Farbstoffe
1876	Karl Hoyer verwendet ammoniakalische Silbernitratlösung
1876	Methylenblau wird entdeckt
1876	Optische Werkstätte von Reichert wird in Wien gegründet
1877	Busch führt HE-Färbung am Knochen ein
1877	Merkel führt Xylol in die Histotechnik ein
1878	Arnold Lang führt die Sublimatlösung zur Fixierung ein bzw. macht sie publik
1878	Carl Weigert: Bismarckbraun als Färbemittel
1878	Paul Ehrlich veröffentlicht „Beiträge zur Theorie und Praxis der histologischen Färbung"; Begriff „Mastzelle", Begriff „Metachromasie"
1879	M. Duval: Celloidineinbettung
1879	Walther Flemming: Begriff „Mitose", „Chromatin", Chromtrioxidfixierung
1879	Paul Ehrlich führt Methylenblau, Nigrosin, Orange G, Säurefuchsin und weitere Anilinfarben ein
1880	Fa. Dr. Grübler in Leipzig stellt Farben für die mikroskopische Technik her
1881	W. Giesbrecht, O. Bütschli: Paraffineinbettung mit Chloroform als Intermedium
1881	Richard Thoma und Rudolf Jung: Weiterentwicklung des Schlittenmikrotoms

1881	Horace Darwin gründet das Unternehmen Cambridge Instruments
1882	Caldwell entdeckt die Fabrikation von Schnittbändern am Paraffinblock
1883	Paul Mayer stellt Eiweißmethode für das Aufkleben der Schnitte vor
1883	Gustav Born: erste Plattenrekonstruktion
1883	Friedrich Ziehl und Friedrich Neelsen: ZN-Färbung
1883	Andres, Giesbrecht und Mayer verwenden Messingwinkel als Paraffineinbettförmchen (eingeführt von Leuckart 1881)
1883	Charles Walter Cathcart: ethergekühltes Gefriermikrotom
1884	F. W. Hoffmann: Vakuuminfiltration für Paraffineinbettung
1884	Hans-Christian Joachim Gram führt die „Gramfärbung" ein
1884	Friedrich Loeffler: Methylenblau
1885	Pflanzenphysiologe Oscar Loew untersucht Formaldehyd
1886	A. Pfeifer: John-Hopkins-Rotationsmikrotom
1885	Horace Darwin: Cambridge *rocking microtome* („Cambridge-Rocker")
1885	Delafield: Hämatoxylinrezeptur
1885	Paul Ehrlich beschreibt Nadi-Reaktion (Enzymhistochemie)
1886	Griesbach verwendet Lichtgrün, Kongorot
1886	Carl Zeiss und Ernst Abbe: erstes apochromatisches Mikroskopobjektiv
1886	Paul Ehrlich: Hämatoxylinrezeptur
1887	N. K. Kultschizky: Doppeleinbettung Celloidin-Paraffin
1887	Jean-Babtiste Carnoy: Fixiermischung
1887	S. Schönland beschreibt Einbettungsprozess über aufsteigende Methanolreihe, Terpentine und Paraffin
1886	Charles Sedgwick Minot: Rotationsmikrotom (Leipzig, Harvard)
1888	Heinrich Wilhelm Waldeyer: Begriff „Chromosom"
1889	Ira van Gieson (New York): Trichromfärbung, Säurefuchsin-Pikrinsäure-Färbung mit Hämatoxylin
1889	Richard Altmann: Begriff „Nucleinsäure", Methode zur Gefriertrocknung
1890	Paul von Unna (Hamburg): Orceinfärbung für elastische Fasern
1890	Walter H. Gaskell führt Wasserbad (*flotation bath*) ein und beschreibt das Aufkleben der Paraffinschnitte mit Eiweißglycerin
1891	William Henry Welch: erste Schnellschnittuntersuchung mit Gefrierschnitttechnik für Brustkrebsdiagnose
1891	H. L. Gulland beschreibt eine einfache Methode zum Aufziehen der Paraffinschnitte von einer warmen Wasseroberfläche auf Glasobjektträger; Antrocknen und Entparaffinieren in Xylol
1891	Paul Mayer: saures Hämalaun
1891	Paul Ehrlich verwendet den Begriff „Antikörper"
1892	Dimitri Romanowsky (St. Petersburg): Malariaplasmodienfärbung
1892	Martin Heidenhain: Eisenhämatoxylinrezeptur
1893	August Köhler: optimale Beleuchtung im Mikroskop
1893	Ferdinand Blum: Einführung der Formalinfixierung
1894	Zenker: Fixiergemisch
1894	Cajal: Chromsilberimprägnation
1894	Franz Nissl: Färbung der Nissl-Granula
1895	Thomas S. Cullen: Gefrierschnitt an formalinfixiertem Gewebe, Einführung der Gefrierschnitttechnik und Formalinfixierung in USA
1896	Paul Ehrlich: Mucikarmin

19.5 · Zeittabelle

1896	Johannes Orth: Fixiergemisch aus Müller'scher Lösung und Formol
1896	L. Daddi: Sudan-III-Färbung
1896	Carl Weigert: Markscheidenfärbung
1897	Paul Bouin: Fixiergemisch
1897	Frank B. Mallory (Boston): PTAH-Färbung
1897	Küvette „Coplin jar" wurde von W. M. Coplin eingeführt
1897	A. Johne kühlt mit flüssiger Kohlensäure die Präparathalterung am Mikrotom (Gefrierschnitt)
1898	J. Tirmann: Turnbull-Blau-Reaktion (Eisennachweis)
1898	Carl Weigert: Resorcin-Fuchsin-Färbung von elastischen Fasern
1898	Camillo Golgi färbt den Golgi-Apparat mit einer Silberimprägnation
1899	Arthur Pappenheim: Methylgrün-Pyronin-Färbung

19.5.4 20. Jahrhundert (1900–1930)

1900	Frank B. Mallory (Boston): Trichromfärbung
1900	H. F. Harris: Hämatoxylinrezeptur
1900	R. Kolster stellt Dialysator zur Gewebeentwässerung vor (Vorläufer zum Entwässerungsautomaten)
1901	Julius von Kossa: Kalknachweis mit Silberfärbung
1901	William Boog Leishman (England): Blutzellenfärbung auf Malaria und andere Parasiten
1901	Artur Pappenheim: Grundriss der Farbchemie, panoptische Triacidfärbung
1901	Georg Schmorl: Darstellung chromaffiner Zellen
1901	Leonor Michaelis: physikalisches Prinzip der Fettfärbung, Einführung von Scharlachrot
1902	Paul Gerson Unna: Unna-Pappenheim-Färbung (Methylgrün-Pyronin)
1902	Josef Schaffer (Wien): Vergleichsstudien von Entkalkerflüssigkeiten
1902	G. Mann veröffentlicht Fixiertheorien
1902	Modernes binokulares Mikroskop
1902	Alfred Kohn führt den Begriff „chromaffin" ein
1902	Richard May und Ludwig Grünwald führen die Eosin-Methylenblau-Färbung ein
1904	Carl Weigert: Eisenhämatoxylin
1904	Paul Mayer (Neapel): Hämalaunvariante
1904	Gustav Giemsa (Hamburg): Blutzellenfärbung
1904	Max Bielschowsky: Silberfärbung für Axone und Neurofibrillen
1904	Oskar und Rudolf Adler beschreiben Peroxidasenachweis mit Benzidin (Vorläufer von DAB-Methode)
1904	August Köhler entdeckt Fluoreszenz beim Bau eines UV-Mikroskops
1905	Martin Heidenhain: Azanfärbung
1905	Rudolf Maresch färbt mit der Silberimprägnation nach Bielschowsky die Gitterfasern in der Leber
1905	Louis B. Wilson (Mayo-Klinik, USA): Gefrierschnittmethode für natives Gewebe mit Methylenblaufärbung
1906	F. Best: Glykogenfärbung mit Karmin
1908	August Köhler (Mitarbeiter der Fa. Zeiss) baut das erste Fluoreszenzmikroskop; Beginn der Fluoreszenzmikroskopie
1908	Frederick Verhoeff (USA): Darstellung elastischer Fasern
1908	José Verocay gibt eine Methode zur Beseitigung von Formalinpigment an
1908	Rudolf Krause stellt ein Gefriermikrotom mit Kohlensäureschneekühlung vor

1909	G. Arendt: erste Entwässerungsapparatur in Deutschland; „Apparat zur selbsttätigen Fixierung und Einbettung mikroskopischer Präparate"
1910	Gustav Giemsa: Färbung von Paraffinschnitten mittels Azur-Eosin
1910	Franz Nissl: Begriff „Äquivalentbild"
1911	Fa. Reichert stellt Fluoreszenzmikroskope her; Entwickler war Oskar Heimstädt
1911	Alexis Carrel beginnt mit der Gewebezüchtung
1912	Artur Pappenheim: kombinierte May-Grünwald-Giemsa-Färbung
1912/13	John Foster Gaskell: Kombination der Gelatineeinbettung mit der Gefrierschnitttechnik
1913	Stanislaus von Prowazek nutzt die Fluoreszenzmikroskopie mit Eosin- und Neutralrotfärbung
1914	Pierre Masson: Silberfärbung für argentaffine Substanzen
1916	Martin Heidenhain: SUSA-Fixiergemisch
1917	André Fouchet: Darstellung von Gallenfarbstoffen
1919	J. H. Wright, Karl Walz: Gefrierschnitte an in Formalin gekochtem Gewebe („Walz'sche Kochmethode zur pathologisch-histologischen Momentdiagnose")
1919	Georg Lepehne: Hämoglobinnachweis
1920	Aldred Scott Warthin und Allen Chronister Starry: Versilberung zum Spirochätennachweis
1922	Hermann Bennhold: Amyloidnachweis mit Kongorot
1924	Robert Feulgen und Kurt Voit: Plasmalreaktion
1924	Robert Feulgen und H. Rossenbeck: Nuklealreaktion
1924	A. Schultz: Cholesterinnachweis am Gewebeschnitt
1925	B. Kardasewitsch beseitigt sog. Formalinpigment
1925	A. Fontana modifiziert Massons Silberfärbung
1926	Rufus Cole und Ann G. Kuttner weisen Viren als Ursache für Zytomegalie nach
1927	Alfred Pischinger: Theorie der Endpunktfärbung und elektrostatische Färbetheorie (isoelektrischer Punkt des Gewebes), Relativität der Basophilie/Azidophilie
1927	H. W. Southgate: Variante von Mayers Mucikarmin
1928	Emil Heitz prägt die Begriffe Heterochromatin und Euchromatin
1929	Pierre Masson (Montreal): Trichromfärbung für Bindegewebe
1929	A. Dietrich empfiehlt Isopropylalkohol
1930	K. Zeiger: Einfluss von Fixiermittel auf die Färbung
1930	L. Reiner: erster farbstoffmarkierter Antikörper

19.5.5 20. Jahrhundert (1931–1965)

1931	M. Knoll, Ernst Ruska, v. Borries: erstes Elektronenmikroskop (TEM)
1931	Graupner und Weißgerber führen Dioxan für die Entwässerung ein
1931	Otto Schultz-Brauns: Einführung der Messertiefkühlung mit flüssiger Kohlensäure beim Gefriermikrotom
1933	H. Bauer: Chromsäure-Leukofuchsin-Reaktion (Vorläufer der PAS-Reaktion)
1933	Max Haitinger und Herwig Hamperl: Untersuchungen am von Reichert verbesserten Fluoreszenzmikroskop (Wien), Einführung des Begriffs „Fluorochrom"
1934	A. A. Glagolev: erste quantitative Histometrie
1934	E. Heitz beschreibt eu- und heterochromatische Abschnitte in den Chromosomen von *Drosophila*

19.5 · Zeittabelle

1936	Friedrich Feyrter: Einschlussfärbung für Lipide und Lipoproteine (Gefrierschnitt wird in Färbelösung eingeschlossen und eingedeckt)
1936	Fa. Zeiss: erster Prototyp des Phasenkontrastmikroskops nach Frits Zernike
1936	Lucien Lison (Belgien) veröffentlichte das Standardwerk der Histochemie: „Histochimie animale: méthodes et problèmes"
1937	George Gömöri, David Bodian: Silberimprägnation von Retikulinfasern
1938	Werner Herrmann: Färbung der Tbc-Bakterien mit Auramin
1938	Jaques Goldner: Masson-Goldner-Trichromfärbung
1938	Linderstrøm-Lang und Mogensen: erster Typ von Kryostat
1938	Manfred von Ardenne: erstes Rasterelektronenmikroskop
1939	Darstellung von alkalischer Phosphatase durch George Gömöri und H. Takamatsu (Enzymhistochemie)
1939	Erstes serienmäßiges Elektronenmikroskop von Siemens, „Übermikroskop"
1941	Albert H. Coons, Hugh J. Creech, R. Norman Jones: erste Immunfluoreszenz
1942	G. N. Papanicolaou: cytologische Färbung
1944	Maud L. Menten, Josephine Junge, Mary H. Green: Azofarbstoffmethode für Enzyme
1945	Fa. Technicon: erster automatischer Paraffineinbettungsprozessor
1946	Joseph F. A. McManus: PAS-Reaktion
1946	C. W. Hale: kolloidale Eisenfärbung zur Darstellung von Mucinen
1946	George Gömöri: Methenamin-Silberimprägnation zur Darstellung von Kohlenhydraten
1947	H. F. Steedman: Esterwachseinbettung
1948	Rollin D. Hotchkiss: PAS-Reaktion
1948	Beginn der biochemischen Aminosäureanalyse
1949	S. B. Newman, E. Borysko, M. Swerdlow benutzen Methacrylateinbettung für die Elektronenmikroskopie
1950	Peer Edman: Proteinsequenzanalyse in der Biochemie
1950	Palade empfiehlt gepuffertes Osmiumtetroxid zur Fixierung
1950	Albert H. Coons und Melvin H. Kaplan: Verbesserung der Immunfluoreszenztechnik
1950	H. Blank und P. L. McCarthy führen Polyethylenglycol zur Einbettung ein
1950	H. F. Steedman (Glasgow): Alcianblaufärbung
1950	George Gömöri (Chicago): Aldehydfuchsin für elastische Fasern und einzeitige Trichromfärbung
1951	Fa. Shandon beginnt mit Produktion von Einbettungsautomaten
1953	James Watson und Francis Crick: DNA-Aufbau, Doppelhelix
1953	Erstes Ultramikrotom von K. R. Porter und J. Blum
1953	Heinrich Klüver und Elisabeth. Barrera: Myelinscheidenfärbung
1955	Robert G. Grocott: Modifikation der Gömöri-Versilberung zur Pilzdarstellung
1955	Georges Normarski: differenzieller Interferenzkontrast
1955	Henry Z. Movat: Pentachromfärbung
1957	David B. Jones: Methenamin-Silberimprägnation
1957	Marvin Minsky: Prinzip der konfokalen Mikroskopie
1958	Fa. Slee (Zusammenarbeit mit A.G.E. Pearse): erste Kryostatproduktion
1958	James McCormick (Lab-Tek-Plastics) führt Einbettringe ein, in Kombination mit Metallkassetten und -ausgießschälchen

1958	G. Menghini führt Punktionsnadel ein	
1959	T. H. Schiebler, S. Schiessler: metachromatische Insulinfärbung	
1960	M. J. Hall: Bilirubinfärbung	
1960	P. C. Nowell, D. A. Hungerford: Entdeckung des Philadelphia-Chromosoms	
1960er	Erste Färbeautomaten	
1960er	Zusatzstoffe zu Paraffinwachsen	
1960er	Synthetische Eindeckmedien werden verbreitet	
1961	H. Z. Movat: Versilberung am Ultradünnschnitt	
1961	Fa. Zeiss: erstes EM mit automatischer elektronischer Belichtungssteuerung	
1962	H.-C. Burck: Nachweis der Isotonie lebender und der Hypertonie toter und geschädigter Zellen	
1963	D. D. Sebatini, K. G. Busch und R. J. Barrnett fixieren mit Glutaraldehyd	
1964	Fa. Sakura Finetek (Miles): Ausgießsystem	
1965	Erster Färbeautomat von Fa. Shandon	
1965	M. J. Karnovsky führt Formaldehyd-Glutaraldehyd-Fixativ für Elektronenmikroskopie ein	

19.5.6 20. Jahrhundert (1966–1999)

1966	Nakane und Pierce: erste nichtfluoreszierende Antikörpermarkierung mit Meerrettichperoxidase
1966	DAB wird das erste Mal als Substrat für Peroxidase eingesetzt
1968	James McCormick führt Kunststoffkassetten ein
1968	David Egger und Mojmir Petran: erstes konfokales Laserscanningmikroskop
1968	Lars Grimelius: Versilberung für Pankreasinselzellen
1969	J. G. Gall et al. und H. A. John et al.: Einführung der In-situ-Hybridisierung an intakten Zellen
1970	Ludwig Sternberger et al. entwickeln die PAP-Methode in der Immunhistochemie
1971	Fa. Dako: erster konjugierter Antikörper im Verkauf
1972	Fa. Jung: erstes Hochpräzisionsrotationsmikrotom
1972	Paul Berg entwickelt Methoden zur Nuckeinsäureisolierung
1973	Gary Gill: halboxidiertes Hämalaun
1974	Fa. Dako vertreibt PAP-Kit
1974	J. Burns und C. R. Taylor: immunhistochemische Methode für routinemäßig fixiertes und paraffineingebettetes Gewebe mit PAP-Kit
1975	G. Köhler und C. Milstein: monoklonale Antikörper
1975	W. Huang: erstes enzymatisches Antigenretrieval
1976	Shandon Varistain wird vertrieben
1977	Frederick Sanger: erste Methode zur DNA-Sequenzierung
1977	Allan Maxam und Walter Gilbert: „*sequencing by chemical degradation*"
1978	Fa. Feather führt Einwegklingen ein
1979	J. L. Guedson, T. Termynk, S. Avrameas: Avidin-Biotin-Technik in der Immunhistochemie
1979	Fa. Sakura (Miles): neue Generation von Einbettungsprozessoren (VIP)
1980	G. L. Green et al.: monoklonaler Antikörper gegen Östrogenrezeptor
1980er	Erste Eindeckautomaten
1980er	GMA-Einbettung wird populär

1980er	Einführung der Immunhistologie im Histodiagnostiklabor (Gefrierschnitt, enzymatisches Antigenretrieval)
1980er	Entwicklung und Verbesserung der Mikrotomtypen inkl. Gefriermikrotome
1981	S. M. Hsu, L. Raine, H. Fanger: ABC-Methode in der Immunhistochemie
1982	Fa. Zeiss: Laserscanningmikroskop
1983	Fa. Dako vertreibt ersten monoklonalen Mausantiköper
1983	Kary B. Mullis: Polymerasekettenreaktion
1985	Fa. Zeiss: Vorstellung des ersten volldigitalisierten Rasterelektronenmikroskops
1985	Fa. Hacker Instruments produziert den ersten Eindeckautomaten
1987	Fa. Applied Biosystems: erste automatisierte Kapillarelektrophorese
1987	Einführung MALDI- und ESI-Massenspektroskopie in der Biochemie
1990	Kryoelektronenmikroskopie
1990er	Spezialfärbeautomaten werden eingeführt (Artisan von Cytologix)
1990er	Fa. Dako: Polymertechnik für Immunhistologie
1990er	Entwicklung der In-situ-Hybridisierung am Paraffinschnitt
1990er	Entwicklung von Herceptin gegen Brustkrebs und Hercep-Test (Fa. Dako) als Companion Diagnostics (Zulassung in EU 2000)
1990er	Entwicklung der Microarrays
1991	Shi et al.: Einführung des hitzeinduzierten Antigenretrievals
1991	Fa. Ventana: erster Immunhistofärbeautomat
1994	Fa. Dako: Techmate Immunhistofärber
1994	Fa. Bacus Laboratories: erster kommerzieller Slidescanner BLISS
1995	K. Knight: monoklonale Rabbitantikörper
1996	P. Nyren, M. Ronaghi: Pyrosequenzierung
1997	R. M. Caprioli, T. B. Farmer, J. Gile: molekulare Bildgebung von biologischen Proben mittels MALDI-TOF-Massenspektroskopie
1998	Fa. Dako: erstes Polymerdetektionssystem für die IHC

19.6 Persönlichkeiten der historischen Histopathologie

Interessiert man sich für histologische Techniken, stößt man unweigerlich auf die Namen, die damit verbunden sind. Auf den ersten Blick sind es nur Bezeichnungen, teilweise aus dem täglichen beruflichen Umgang. Im historischen Zusammenhang werden sie mit Menschen erfüllt, die oft „Multitalente" waren. Nicht selten sind beispielsweise unsere Spezialfärbungen kleine Nebenprodukte im Gesamtwirken dieser Mediziner und Zoologen.

Anmerkung: Diese Tabelle hat keinen Anspruch auf Vollständigkeit. Auch die angeführten Leistungen sind nur einzelne Highlights mit Histotechnikbezug aus dem jeweiligen Schaffen. Ich habe diese Daten gesammelt, wo auch immer ich ihrer habhaft werden konnte, ohne sie noch weiter zu überprüfen. Für eine weitere Nutzung empfehle ich daher eine eigene Überprüfung.

19.6.1 Namen A–F

Abbe, Ernst	Physiker, Entwicklung der rechnerischen Mikroskopoptik, numerische Apertur (1872), apochromatische Linsen (1886)	1840–1905
Apáthy, Stephan von	Zoologe, Klausenburg/Neapel, Beitrag zur Paraffineinbettung	1863–1922
Baker, John Randel	Untersuchung der Mechanismen von Fixierung und Färbung, „Principles of Biological Microtechnique" (1958)	1900–1984
Bennhold, Hermann	Amyloidfärbung mit Kongorot (1922)	1893–1976
Bichat, Francois Xavier	„Vater der Histologie", Beschreibung von 21 verschiedenen Gewebetypen ohne Mikroskop	1771–1802
Bielschowsky, Max	Neuropathologe, Versilberung (1904)	1869–1940
Blum, Ferdinand	Einführung des Formaldehyds zur Fixierung (1893)	1865–1959
Bodian, David	Nervenfaserfärbung	1910–1992
Bouin, Paul	Fixiergemisch (1897)	1870–1962
Cajal, Santiago Ramón y	Neurologische Färbungen, Fixierlösung, Nobelpreis (1906)	1852–1934
Chevalier, Charles	Einführung des Begriffs „Mikrotom"	1804–1859
Chamot, Emile Monnin	„Elementary Chemical Microscopy" (1915)	1868–1950
Coons, Albert Hewett	Erste Immunfluoreszenz (1941)	1912–1978
Conn, Harold J	Mitbegründer der Biological Stain Commission, erster Herausgeber von „Biological Stains" (1925)	1886–1975
Cornil, André Victor	Erstbeschreibung des metachromatischen Effekts von Methylviolett (1875)	1837–1908
Crick, Francis	Mitentdecker der DNA-Doppelhelix (1953)	1916–2004
Cullen, Thomas Stephen	Einführung der Gefrierschnitttechnik für die intraoperative Untersuchung in USA (1895)	1868–1953
Cumming, Alexander	Uhrmacher (England), *cutting machine* (1770 veröffentlicht durch Hill)	?1731–1814
Delafield, Francis	Hämatoxylinrezept, Begründer des ersten pathologisch-anatomischen Labors in Amerika	1841–1915
Drebbel, Cornelis	Erfinder der Mikrokops	1572–1633
Ehrlich, Paul	Beiträge zur Theorie und Praxis der histologischen Färbung (1878), Begriff „Metachromasie", Nobelpreis (1906), Immunitätsforschung, Antibiotika, Chemotherapie	1854–1915
Feulgen, Robert	Plasmalreaktion (1924), Nuklealreaktion (1924)	1884–1955
Flemming, Walther	Begriff „Mitose" (1879), Nachweis des Mechanismus der Zellteilung (1882)	1843–1905
Frey, Heinrich	„Das Mikroskop und die mikroskopische Technik", Standardwerk in der zweiten Hälfte des 19. Jahrhunderts (Leipzig 1863)	1822–1921

19.6.2 Namen G-K

Gerlach, Joseph	„Vater der histologischen Färbung", ammoniakalisches Karminrot für Zellkernfärbung (1858)	1820–1896
Giemsa, Gustav	Verbesserte die Romanowsky-Färbung (1910)	1868–1948
Gieson, Ira Thompson van	Säurefuchsin-Pikrinsäure-Färbung mit Hämatoxylin (1889), älteste Trichromfärbung	1865–1913
Glick, David	Mitbegründer der histochemischen Gesellschaft (USA 1950), quantitative Histochemie	1908–2000
Gömöri, George(György)	„Microscopic Histochemistry" (1952), simultane Trichromfärbung (1950), Retikulinfasern (1937), saure Phosphatase (1939) u. v. m.	1904–1957
Golgi, Camillo	Golgi-Apparat (1898), Kaliumdichromat-Silber-Methode (1873), Silberimprägnation (1886)	1843–1926
Gram, Hans-Christian Joachim	Bakterienfärbung (1884)	1853–1938
Graves, Robert	Schilddrüsendiagnostik, Mitbegründer der Pathological Society of Dublin (1838)	?1796–1853
Heidenhain, Martin	Eisenhämatoxylin (1892), SUSA-Fixiermittel (1916), Azanfärbung (1905)	1864–1949
Hill, John	Botaniker und Mediziner (England), Veröffentlichung von Cummings *cutting engine* (1770)	?1707–1775
Hooke, Robert	„Micrographia", „Zellen des Korks" 1665	1632–1703
Hotchkiss, Rolling D.	PAS-Reaktion (1948)	1911–2004
Jones, David B.	Methenamin-Silberimprägnation für Nierenglomeruli (1957)	1921–2007
Jung, Rudolf	Gründer der Fa. Jung, Mikrotombau, produzierte u. a. den Cambridge-Rocker in Lizenz (1909)	1845–1900
Jürgens, Rudolf	Amyloidfärbung mit Jodviolett (1875), im selben Jahr wie Victor Cornil und Richard Heschl	1843–1903
Klebs, Edwin	Paraffineinschmelzmethode (1869), Nachweis der Peroxidasen	1834–1913
Klüver, Heinrich	Nervenfärbung (1953)	1897–1979
Knoll, Max	Miterfinder des ersten Elektronenmikroskops (1931)	1897–1968
Koch, Robert	Entdeckung der Tuberkelbakterien (1882)	1843–1910
Köhler, August	Köhler'sche Beleuchtung am Mikroskop (1894), Erfindung der Fluoreszenzmikroskopie (1904)	1866–1948
Köhler, Georges	Herstellung monoklonaler Antikörper (1984), mit Cesar Milstein	1946–1995
Kölliker, Albert von	Zürich/Würzburg, Begriff „Cytoplasma" (1873)	1817–1905

19.6.3 Namen L-O

Leeuwenhoek, Antoni van	Entwicklung der Lichtmikroskopie (ab den 1670er-Jahren)	1632–1723
Leishman, William Boog	Variante der Romanowsky-Färbung (1900), Leishmaniose	1865–1926
Lillie, Ralph D.	„Histopathologic Technic and Practical Histochemistry" (1947), Histochemiekoryphäe	1896–1979
Lison, Lucien A. J.	„Vater der Histochemie", „Histochimie animale" (1936)	1908–1984
Lyon, Hans O.	Wirkungsmechanismen und Qualitätssicherung von histochemischen Färbungen, Mitglied der Biological Stain Commission	1932–2018
Mallory, Frank Burr	Bindegewebefärbung, Trichromfärbung (Boston 1900), Mallory-Körper, Mitbegründer der Biological Stain Commission	1862–1941
Malpighi, Marcello	Begründer der mikroskopischen Anatomie (Bologna)	1628–1694
Masson, Pierre	Trichromfärbung (1929)	1880–1959
Mayer, Paul	Zoologische Station in Neapel, Hämalaun (1891), Mucikarmin (1897)	1848–1923
Mayer, Carl	Bonner Anatom, Begriff „Histologie" (1819)	1787–1865
Mayo, William James	Förderer der Schnellschnittdiagnostik USA (ab 1905)	1861–1919
McManus, Joseph Forde Anthony	PAS-Reaktion (1946)	1911–1980
Mendel, Gregor	Mendel'sche Gesetze zur Vererbung (1865)	1822–1884
Michaelis, Leonor	Mitarbeiter von Paul Ehrlich, Enzymkinetik	1875–1950
Miescher, Friedrich	Entdeckung von Nukleinsäuren, Begriff „Nuclein" (1869)	1844–1895
Minot, Charles Sedgwick	Entwicklung Rotationsmikrotom (Harvard, USA 1885), ab 1888 serienmäßige Produktion	1852–1914
Movat, Henry Zoltan	Geboren in Rumänien, Studium in Innsbruck, ausgewandert nach Kanada, Pentachromfärbung (1950er-Jahre)	1923–1995
Müller, Johannes Peter	„Vater der Histopathologie"	1801–1858
Nissl, Franz	Äquivalentbild (1910), neurologische Färbung der Nissl-Granula (1894)	1860–1919
Oschatz, Adolph Friedrich	„Herstellung und Aufbewahrung mikroskopischer Präparate" (1841), Mikrotomentwicklung	1815–1865

19.6.4 Namen P–T

Papanicolou, George Nicholas	PAP-Färbung (1942), Einführung cytopathologischer Untersuchungen	1883–1962
Pappenheim, Artur	Methylgrün-Pyronin-Färbung (1899), Blutzellenfärbung (1901)	1870–1916
Pearse, Anthony Guy Everson	Bedeutender Histochemiker des 20. Jahrhunderts, „Histochemistry theoretical and applied" (1953)	1916–2003
Perls, Max	Berliner-Blau-Färbung (1867)	1843–1881
Pischinger, Alfred	Isoelektrischer Punkt des Gewebes (1926), Forschung zur extrazellulären Matrix und der Grundregulation	1899–1982
Puchtler, Holde	Expertin in Histochemie, nutzte molekulare Modelle für Färbemechanismenklärung	1920–2006
Purkinje, Johannes Evangelista	Böhmisch-österreichischer Mediziner, erste Mikrotome gemeinsam mit Adolph Friedrich Oschatz	1787–1869
Raspail, Francois-Vincent	„Begründer der Histochemie", Gefrierschnitt (1826), Jod-Stärke-Reaktion (1825), Alkohol zur Härtung, Mikroveraschung	1794–1878
Recklinghausen, Daniel von	Einführung der Versilberung (1860)	1833–1910
Remak, Robert	Zellen aus Zellen (1854)	1815–1865
Rokitansky, Carl Freiherr von	Extraordinarius für pathologische Anatomie Wien, systematische Beschreibung und Lehre der Krankheiten auf Basis von über 30.000 Obduktionen (1846)	1804–1878
Romanowsky, Dmitri Leonidovich	Blutzellenfärbung (St. Petersburg, Russland 1891)	1861–1921
Romeis, Benno	Münchner Anatom, Herausgeber von „Mikroskopische Technik" (ab 1919), vorher von Alexander Böhm und Albert Oppel (ab 1863)	1888–1971
Ruska, Ernst A. F.	Miterfinder des ersten Elektronenmikroskops (1931)	1906–1988
Rutherford, W.	Friert Gewebe durch Salz-Eis-Gemisch; erstes Gefriermikrotom (1872)	1810–1879
Sanger, Frederick	Kettenabbruchsequenzierung der DNA, Nobelpreis (1980)	1918–2013
Schleiden, Matthias Jakob	Entdeckung des Aufbaus aller lebenden Gewebe aus Zellen (Jena 1838)	1804–1881
Schiff, Hugo	Studien über Aldehyde und Amine, Schiff'sches Reagens (1866)	1834–1915
Schmorl, Christian Georg	Neurologische Färbungen, Lehrbuch „Die pathologisch-histologischen Untersuchungsmethoden" (1897–1924)	1861–1932
Schwann, Theodor	Gewebe aus Zellen (Berlin 1839), Schwannsche Zelle	1810–1882
Stilling, Benedict	Deutscher Chirurg und Anatom; Mikrotom; nutzt die Gefriermethode für Serienschnitte des Rückenmarks (1842)	1810–1879
Stokes, William	Mitbegründer der Pathological Society of Dublin (1838)	1804–1878
Thoma, Richard	Pathologe, mit R. Jung in Heidelberg konstruierte er neue Mikrotommodelle. „Über ein Mikrotom" (1881)	1847–1923

19.6.5 Namen U-Z

Unna, Paul Gerson	Begründer der modernen Dermatologie, Modifikation der Methylgrün-Pyronin-Färbung nach Pappenheim (1902), „färberische Mikrochemie des Gewebes"	1850–1929
Verhoeff, Frederick Herman	Färbung der elastischen Fasern (1908)	1874–1968
Virchow, Rudolf	Deutscher Pathologe (Berlin/Würzburg), „Vater der Pathologie", Begriff „Amyloid" (1852), „*Omnis cellula e cellula*" (1855), „Cellularpathologie" (1858)	1821–1902
Waldeyer, Heinrich Wilhelm	Erste Färbeversuche mit Blauholzschnitzeln, Hämatoxylin (1863)	1836–1921
Warthin, Aldred Scott	Spirochätenversilberung (1920)	1866–1931
Watson, James	Mitentdecker der DNA-Doppelhelix (1953)	1926–
Weigert, Carl	Deutscher Pathologe, Eisenhämatoxylin (1884), Celloidinschnitttechnik (1885), neurologische Färbetechniken (1891/97), Resorcinfuchsin (1898), Modifikation der Pikrofuchsinmethode nach van Gieson (1904)	1845–1904
Welcker, Hermann	Konstruierte mit R. Jung in Heidelberg neue Mikrotommodelle	1822–1897
Wittekind, Dietrich	Studien über Romanowsky-Giemsa-Färbung	1921–2006
Wright, James Homer	Variante der Romanowsky-Färbung (1902)	1870–1928
Zeiss, Carl	Gründer der Fa. Zeiss (1846), Mikroskopbau	1816–1888
Zenker, Konrad	Fixiergemisch (1894)	1865–1894
Zernike, Frits	Erfindung der Phasenkontrastmikroskopie (1930), Nobelpreis (1953)	1888–1966

Literatur

Bracegirdle B (1989) The development of biological preparative techniques for light microscopy, 1839–1989. J Microsc 155(3):307–318

Dhom G (2001) Geschichte der Histopathologie. Springer-Verlag, Berlin-Heidelberg

Gal A (2001) In Search of the Origins of Modern Surgical Pathology. Adv Anat Pathol 8(1):1–13

Gerlach D (1998) Die Anfänge der histologischen Färbung und Mikrophotographie. Verlag Harri Deutsch, Thun und Frankfurt a. M., Josef von Gerlach als Wegbereiter

Heather JM, Chain B (2016) The sequence of sequencers: The history of sequencing DNA. Genomics 107(1):1–8

Heitz U, Gelehrte Gesellschaft Zürich (2006) Pathologie von A bis Z, eine Reise durch zweieinhalb Jahrtausende von Agrigent nach Zürich. Neujahrsblatt; Stück 169, Beer

Titford M (2009) Progress in the Development of Microscopical Techniques for Diagnostic Pathology. J Histotechnol 32(1):9–19

Pearse AGE (1951) A Review of Modern Methods in Histochemistry. J Clin Pathol 4(1):1–36

Sandritter W (Hrsg) (1964) 100 Jahre Histochemie in Deutschland. Schattauer-Verlag, Stuttgart, F.K

Historische Literatur

Apathy Stefan (1896) Die Mikrotechnik der thierischen Morphologie. Verlag Harald Bruhn (online: ▶ https://archive.org/details/diemikrotechnik02apgoog/page/n22/mode/2up)

Baker JR (1958) Principles of biological microtechnique. A study of fixation and dyeing. Richard Clay and Company Ltd., Bungay, Suffolk

Böhm A, Oppel A (1863–1915) Taschenbuch der mikroskopischen Technik. Verlag Oldenbourg

Gömöri George (1952) Microscopic Histochemistry. The University of Chicago Press

Literatur

Gray Peter (1954) The Microtomist's Formulary and Guide. Blakiston Company

Harting Pieter (1859) Das Mikroskop, Theorie, Gebrauch, Geschichte und gegenwärtiger Zustand desselben; aus dem Holländischen übertragen von F.W. Theile, Verlag Friedrich Vieweg und Sohn, Braunschweig (online: ▶ https://archive.org/details/dasmikroskoptheo00hart)

Kaiser Wilhelm (1906) Die Technik des modernen Mikroskops. Verlag von Moritz Perles, k.u.k. Hofbuchhandlung Wien (online: ▶ https://www.zum.de/stueber/kaiser/index.html)

Lee AB, Mayer P (1898) Grundzüge der histologischen Technik für Zoologen und Anatomen. R. Friedländer und Sohn (online: ▶ https://archive.org/details/grundzgedermikr00mayegoog)

Mallory Frank Burr (1938) Pathological Techniques. W.B. Saunders (online: ▶ https://archive.org/details/b29809587/page/24/mode/2up)

Mülberger Arthur (1912) Grundzüge der patologisch-histologischen Technik. Verlag Julius Springer, Berlin (online: ▶ https://archive.org/details/grundzgederpath00mlgoog/page/n57/mode/2up)

Romeis Benno (1919) Taschenbuch der mikroskopischen Technik. Verlag Oldenbourg (online: ▶ https://archive.org/details/taschenbuchdermi1919bh/page/n3/mode/2up)

Schmorl Georg (1907) Die pathologisch-histologischen Untersuchungsmethoden. F.C.W. Vogel (online: ▶ https://archive.org/details/b21536375/page/n9/mode/2up)

Smith GM (1915) The Development of Botanical Microtechnique. Transactions of the American Microscopical Society 34(2):71–129 (online: ▶ https://www.jstor.org/stable/3221940)

Originalreferenzen der im Text angeführten Entwicklungen

Bauer H (1933) Mikroskopisch-chemischer Nachweis von Glykogen und einigen anderen Polysacchariden. Ztsch. für mikro.-anatom. Forschung33:143–160

Bernard C (1854) Note sur la réaction de l'iode avec le glycogène du foie. Comptes Rendus Hebdomadaires des Séances de l'Académie des Sciences 39:453–456

Best F (1906) Über Karminfärbung des Glykogens und der Kerne. Ztschr. f. wissensch. Mikr. 23:319–322

Blum F (1893) Der Formaldehyd als Härtungsmittel. Vorläufige Mittheilung. Z. Wiss. Mikrosk. 10: 314

Böhmer F (1865) Ueber die Anwendung des Hämatoxylins und Aluminiumsalzes zur Färbung mikroskopischer Präparate. Virchows Arch Pathol Anat Physiol Klin Med 34:111–115

Bütschli O (1881) Modification der Paraffineinbettung für mikroskopische Schnitte. Biol Centralbl 1:591–592

Coons AH (1941) Immunological properties of an antibody containing a fluorescent group. Proc. Soc. Exp. Biol. Med. 47:200–202

Daddi L (1896), Nouvelle methode pour colorer la graisse dans les tissues. Archives Italiennes de Biologie 26:143

Darwin H (1885) Cambridge rocking microtome. J R Microsc Soc 5 (2nd series): 549–552

Davenport HA, Swank RL (1933) Embedding with low-viscosity nitrocellulose. Stain Technol 8(4):137–139

Ehrlich P (1878) Beiträge zur Theorie und Praxis der histologischen Färbung. Dissertation, Medizinische Fakultätder Universität Leipzig, pp 65

Ehrlich P (1885) Das Sauerstoffbedürfnis des Organismus: Eine farbenanalytische Studie. Habilitationsschrift, Universität Berlin

Feulgen JR, Rossenbeck H (1924) Mikroskopisch-chemischer Nachweis einer Nucleinsäure vom Typus der Thymonucleinsäure und die darauf beruhende elektive Färbung von Zellkernen in mikroskopischen Präparaten. Hoppe-Seyler's Z Physiol Chem 135(5–6):203–248

Feulgen JR, Voit H (1924) Die Plasmalreaktion: Ein Verfahren zum histochemischen Nachweis von Aldehyden im Zellplasma. Zeitschrift fürwissenschaftliche Mikroskopie und mikroskopische Technik 31:129–136

Gerlach J (1858) Mikroskopische Studien aus dem Gebiet der menschlichen Morphologie. Ferdinand Enke, Erlangen

Giesbrecht W (1881) Zur Schneidetechnik. Zool Anz 4:483–484

Gömöri G (1939) Microtechnical demonstration of phosphatase in tissue sections. Am J Med Technol 5:197–200

Gömöri G (1950a) Aldehyde-Fuchsin, a new stain for elastic tissue. Am. J. Clin. Path. 20(7):665–666

Gömöri G (1950b) A rapid one-step trichrome stain. Am J Clin Pathol 20(7):661–664

Hale C (1946) Histochemical demonstration of acid mucopolysaccharides in animal tissues. Nature 157:802

Hartig T (1854) Ein Beitrag zur Tinctionsmethode bei mikroskopischen Untersuchungen. Bot Ztg 12:785–787

Hotchkiss RD (1948) A Microchemical Reaction Resulting in the Staining of Polysaccharide Structures in Fixed Tissue Preparations. Archives of Biochemistry. 16: 131

Hueck W (1912) Pigmentstudien. Beiträge zur patologischen Anatomie 54:68–232

Hueck W (1921) Die pathologische Pigmentierung. In: Krehl F, Marchand F (Hrsg) Handbuch der allgemeinen Pathologie, Bd 3/2:298–481. Leipzig: Gustav Fischer

Klebs E (1869). Die Einschmelzungs-Methode, ein Beitrag zur mikroskopischen Technik. Archiv für mikroskopische Anatomie, 5, 164–166

Klüver H, Barrera A (1953) A Method for the Combined Staining of Cells and Fibers in the Nervous System. Journal of Neuropathology & Experimental Neurology 12:400–403

Lee AB, Mayer P (1910) Grundzüge der histologischen Technik für Zoologen und Anatomen. R. Friedländer und Sohn, Berlin

Lendrum AC, Kirkpatrick JK (1939) A mounting medium for microscopical preparations giving good preservation of colour. J Pathol Bacteriol 49(3):592–594

Lison L (1936) Histochimie animale: méthodes et problèmes. Paris: Gauthier-Villars

Lockhart Clarke JA (1851) Researches into the Structure of the Spinal Cord, showing the arrangement of the fibres in the spinal marrow together with some remarks on the changes produced by partial division of the cord. Philos Trans R Soc Lond 141:47–116

Mayer P (1883) Einfache Methode zum Aufkleben mikroskopischer Schnitte. Mittheilungen aus der Zoologischen Station zu Neapel 4:521–522

Mayer P (1891) Über das Färben mit Hämatoxylin. Mitt Zool Stat Neapel 10(3):170–186

McManus JF (1946) Histological demonstration of mucin after periodic acid. Nature 158:202

Miescher JF (1869) Über das Nucleïn. Dissertation, Universität Tübingen

Minot CS (1886) Note on the automatic rotary microtome. Johns Hopkins University Circulars, Biological Laboratory, No. 12: 15–17

Neumann E (1888) Beiträge zur Kenntnis der pathologischen Pigmente. Virchows Arch 111:394–399

Pappenheim A (1899) Vergleichende Untersuchungen uber die elementare Zusammensetzung des rothen Knockenmarkes einiger Saugenthiere. Virchows Archiv für Pathologische Anatomie und Physiologie 157:19

Perls M (1867), Nachweis von Eisenoxyd in gewissen Pigmenten, Virchows Arch. Path. Anat. 39, 42–48

Pfeifer A (1886) Automatic microtome. Annual Report of the Biological Laboratory, Johns Hopkins University, Baltimore 1886: 22–24

Pischinger A (1926) Die Lage des isoelektrischen Punktes histologischer Elemente als Ursache ihrer verschiedenen Färbbarkeit. Zeitschrift für wissenschaftliche Mikroskopie und mikroskopische Technik 43:161–174

Porter KR, Blum J (1953) A study in microtomy for electron microscopy. The Anatomical Record 117(4):685–709

Rivet G (1868) Sur un nouveau microtome. Bull Soc Bot France 15:31–33

Schultz A (1924) Eine Methode des mikrochemischen Cholesterinnachweises am Gewebsschnitt. Zentralblatt für allgemeine Pathologische Anatomie 35:314–316

Schultz-Brauns O (1931) Eine neue Methode des Gefrierschneidens für histologische Schnelluntersuchungen. Klin Wochenschr 10:113–116

Schultze W (1864) Über die Schwärzung organischer Substanzen durch Osmiumtetroxyd. Archiv für mikroskopische Anatomie 1:209–219

Shi SR, Key ME, Kalra KL (1991) Antigen retrieval in formalin-fixed, paraffin-embedded tissues: an enhancement method for immunohistochemical staining based on microwave oven heating of tissue sections. J Histochem Cytochem 39(6):741–8

Steedman HF (1950) Alcian Blue 8GS: a new Stain for Mucin, Journal of Cell Science s3–91:477–479

Steedman HF (1960) Ester wax 1960: a histological embedding medium. J Cell Sci s3–101(56):459–462

Stricker S, Born G (1871) Beiträge zur Histologie. In: Stricker, S. (Hrsg.), Handbuch der Lehre von den Geweben des Menschen und der Thiere, Bd. 1. Leipzig: Engelmann

Virchow R (1847) Die pathologischen Pigmente. Archiv für pathologische Anatomie und Physiologie und für klinische Medicin 1:407–486

von Kossa J (1901) Ueber die im Organismus künstlich erzeugbaren Verkalkungen. Beiträge Zur Pathologischen Anatomie Und Zur Allgemeinen Pathologie 29(11):163–202

Watson JD, Crick FH (1953) Molecular structure of nucleic acids: a structure for deoxyribose nucleic acid. Nature 171(4356):737–738

Weigert C (1904) Ueber die Eisenhämatoxylin-Färbung. Virchows Arch Pathol Anat Physiol Klin Med 34: 111–115

Welcker H (1856) Über die Anfertigung mikroskopischer Präparate. Gießen: Justus Fischer

Wilson LB (1905) The frozen-section method: a rapid intraoperative diagnostic procedure. JAMA J Am Med Assoc 45:2046–2048

Wissowzky A (1876) Ueber das Eosin als Reagenz auf Hämoglobin und die Bildung von Blutgefässen und Blutkörperchen bei Säugetier und Hühnerembryonen. Archiv für mikroskopische Anatomie. 13:479–96

Informative Webseiten

Internet Archive – Digital Library of Free & Borrowable Books, Movies, Music & Wayback Machine ▶ https://archive.org/

Mikroskop Museum ▶ https://www.mikroskop-museum.de/geschichte-des-mikroskops/

Davidson Michael W.– Museum of Microscopy ▶ https://micro.magnet.fsu.edu/primer/museum/index.html

Stüber Kurt – Online Library of Biological Books ▶ http://www.biolib.de/

Zoologisch-Botanische Datenbank Biologiezentrum Linz OÖ ▶ https://www.zobodat.at/

Serviceteil

Anhang – 760

Stichwortverzeichnis – 763

Anhang

Bildnachweis

Abbildung	Freundlicherweise zur Verfügung gestellt von
Abb. 11.36	Agilent Technologies
Abb. 11.8	Biocare Medical, LLC
Abb. 8.4	Bright Instruments Co Limited, Huntingdon, United Kingdom
Abb. 5.10	Buhl M (2001) Dissertation. Histologische Studie zum zeitlichen Heilungsablauf der subtrochantären Mehrfragmentfraktur des Schaffemurs mit Hilfe der polychromen Sequenzmarkierung. Universität Marburg *mit Erlaubnis von Dr. Michael Buhl*
Abb. 5.9	Chavassieux P, Chapurlat R (2022) Interest of Bone Histomorphometry in Bone Pathophysiology Investigation: Foundation, Present, and Future. Front Endocrinol (Lausanne) 13:907.914 *Copyright © 2022 Chavassieux and Chapurlat. This is an open-access article distributed under the terms of the Creative Commons Attribution License* (CC BY)
Abb. 8.19	Diatome Ltd
Abb. 8.3 Abb. 8.6 Abb. 9.29	Epredia
Abb. 5.8	EXAKT Advanced Technologies GmbH
Abb. 2.2 Abb. 2.9 Abb. 2.10	Karp G (2005) Molekulare Zellbiologie. Springer Verlag Abb. 4.4 (S. 160), Abb. 7.5 (S. 313), Abb. 7.9 (Seite 316)
Abb. 7.2 Abb. 8.5 Abb. 8.10 Abb. 9.28 Abb. 9.30 Abb. 11.35	Leica Biosystems, *ein Geschäftsbereich von Leica Microsystems Inc. Alle Rechte vorbehalten. LEICA und das Leica Logo sind eingetragene Marken der Leica Microsystems IR GmbH; die Produktnamen von Leica Biosystems sind eingetragene Marken der Leica Biosystems Unternehmensgruppe in den USA und gegebenenfalls in anderen Ländern*
Abb. 4.10 Abb. 7.14 Abb. 8.7 Abb. 9.33	Leica Microsystems GmbH
Abb. 2.16	Löffler G (2005) Basiswissen Biochemie, 6. Auflage, Springer Verlag
Abb. 5.2	Medite Medical GmbH
Abb. 8.11	REHA-tech engineering BV
Abb. 7.3 Abb. 7.4 Abb. 7.6 Abb. 9.27	Sakura Finetek
Abb. 14.5	Ted Pella Inc

Anhang

Abbildung	Freundlicherweise zur Verfügung gestellt von
◘ Abb. 8.8	Urheber nicht ermittelbar
◘ Abb. 9.2	Wikipedia. ► https://commons.wikimedia.org/wiki/File:Jablonski_Diagram_of_Fluorescence_Only-de.png; *This file is made available under the Creative Commons CC0 1.0 Universal Public Domain Dedication*
◘ Abb. 13.6	Wikipedia. ► https://commons.wikimedia.org/wiki/File:DNA_sequence.svg; public domain
◘ Abb. 12.12	Zytomed Systems GmbH

Stichwortverzeichnis

A

Abwasserverordnung 73, 714
Aceton
– Entwässerung 148, 162, 166, 177
– Fixierung 57, 80, 351, 387, 388, 596
– Lösungsmittel 221
Acetylcholinesterase 353
Acetylierung 498
Achromat 607
Acridinfarbstoff 235
Adapter 566
Adenin 490, 536
Adhäsiv 220
– Aminopropyltriethoxysilan 221
– Celloidin 223
– Chromgelatine 221
– Eiweißglycerin 221
– Gelatine 221
– Glyceringelatine 221
– Polylysin 222
Adhäsivobjektträger 159, 161, 212, 222, 384, 496
Affinität
– Antikörper 375
– Färbung 259, 275
– Reifung 371
Agar-Einbettung 156, 178
Aggregation 245, 274
Akkreditierung 677, 695
Alcianblau 21, 23, 31, 242, 292
– PAS-Reaktion 293
Aldehydnachweis 282
Algorithmus 651
Alizarinrot-S-Färbung 303
alkalische Phosphatase 350
– endogene 421
– Enzymhistochemie 350
– Immunhistochemie 377, 400
– In-situ-Hybridisierung 504
Alkalische-Phosphatase-anti-alkalische-Phosphatase-Komplex 399
Alkoholreihe
– absteigende 257, 385, 541
– aufsteigende 138, 315
Ameisensäure 60, 715
– Entkalkung 96, 102, 104, 106
Aminoethylcarbazol 361, 377, 400
Aminooxidase 362
Aminopropyltriethoxysilan 221

Aminosäure 18
– isoelektrischer Punkt 248
Ammoniumoxalattest für die Entkalkung 99
amphiphil 244
amphoter 248
Amplicon 551
Amplifikation
– chinonmethidbasierte 417
– DNA-basierte nach Oligomarkierung 418
– Enzympolymer 417
– Gen 488, 494
– IHC/IF-Signal 405, 416
– ISH-Signal 513
– isotherme 419, 462, 519, 553
– klonale 558, 567
– tyramidbasierte 417
Amylacetat 177
Amyloid 33
– Färbung 297
Anbacken s. Antrocknen
Anilinblau 240, 274
Annealing 490, 550
Annotierung 651, 660
Anthrachinonfarbstoff 235, 303
Antigen 368, 371, 395
– Maskierung 389
Antigen-Antikörper-Bindung 368, 375
Antigendemaskierung s. Antigenretrieval s. auch Epitopretrieval
Antigenretrieval 68, 389, 422, 435, 473
– enzymatisches 389
– Gefrierschnitt 387
– hitzeinduziertes 390
– Immuncytochemie 388
– Immuncytochemie EM 470
– Technik 391
Antikörper 371
– Affinität 375
– Aufbau 371
– Avidität 375
– Brückenantikörper 399, 407
– Chargenkontrolle 437
– Haltbarkeit 398
– ISH-Detektion 504
– Lagerung 397
– monoklonaler 371, 373
– polyklonaler 371, 373
– Primärantikörper 373, 396

– Produktion 371
– rekombinanter 372
– Sekundärantikörper 373, 399
– Spezifität 374
– Stripping 457
– Titer 398
Antrocknen 203, 219
– Färbung 257
– Immunhistochemie 384
– In-situ-Hybridisierung 497
APAAP-Komplex 407
APAAP-Methode 407
Apochromat 607
Äquivalentbild 55, 242
Araldit 169
Arbeitssicherheit 704
– Arbeitgeberpflichten 716
– Arbeitnehmerpflichten 717
– Evaluierung 718
– Formaldehyd 72
– Grenzwert 711
– ISO 15189 726
– Mikrowelle 593
– Mutterschutz 720
– Praxis 721
– Schutzmaßnahmen 717
– Zuschnitt und Biopsienpicken 129
Arbeitsstoff 705
– Kennzeichnung 709
Archivierung histologischer Präparate 630
argentaffin 282, 301
Argyrophilie 282, 284, 285, 306, 307, 310
ARMS 557
Artefakt 55
– Fixierungsartefakt 55, 572
– Gefrierartefakt 212
– Mikrowelleneinbettung 598
– Qualitätsmerkmale im Histoschnitt 691
– Schneideartefakt 201, 205, 211, 217, 496
Astrozyten 312
Atmungskette 357
Audit 677
Auflösung 605, 632
Aufziehen 202, 205, 384
Ausblockautomat 151, 599
Ausgießen 129, 150, 162
– Ausgießstation 150

– Fehlermöglichkeiten 153
– Grundregeln und Anleitung 151
Autofluoreszenz 68, 386, 423, 511
– Quenching 423
Autolyse 52, 300
Automatisierung 627
Autoradiografie 112
auxochrom 233
Avidin 378
Avidin-Biotin-Komplex 399
Avidin-Biotin-Komplex-Methode 408
Avidität 375
Axon 310
Azidophilie 67, 238, 242, 250, 273
Azofarbstoff 235
Azokupplung 345, 354
Azur-A-Färbung 294
Azur B 295

B

Bakterien 304
Barcode 521, 626
Basalmembran 31
– PAS-Reaktion 289
– Silberimprägnation 282, 285
Base calling 572
Basophilie 28, 238, 250
BAT-Wert 73, 712
Bedampfung 173, 176
Beize 246, 251, 263, 276
Benzol 139, 231
Benzoylperoxid 167
Berliner-Blau-Reaktion 106, 299
Bests Karminfärbung 292
Biebrich Scarlet 274
Bielschowsky-Silberimprägnation 310
Bildregistrierung 636
Bilirubin 302
Bindegewebe 29
– Basalmembran 31
– elastische Fasern 30
– Fibrin 32
– Knochen 31
– Knorpel 31
– Kollagen 29
– Retikulinfasern 30
Biologischer Arbeitsstoff 714
Biopsie 38
– Gewinnungsart 39
– Picken 125
Biotin 378, 408, 409, 417, 504
– endogenes 422
Bisulfitmethylierungsassay 581
Bit-Tiefe 632

Bläuen 264
Bleisalz 321
Blockierung
– endogene alkalische Phosphatase 421
– endogene Peroxidase 420
– endogenes Biotin 422
– unspezifischer Hintergrund 420
Blockprotokoll 129, 628
Blutzelle 295
Bouins Fixiergemisch 70, 176, 278, 312
Branched-DNA-ISH 514, 522
Brechungsindex 315, 470
Brilliant Crystal Scarlett 280
Bromchlorindoxylphosphat BCIP 400, 504
Butylmethacrylat 165

C

Cacodylatpuffer 69, 77
Calcium 302, 303
Cannizzaroreaktion 60
Carboxylesterhydrolase 352
Carnoys Fixiergemisch 81, 176
CAS-Reaktion 306
Celloidin
– Einbettung 157, 183
– Häutchen 58, 223, 292
Centriol 13
chaotrop 69, 497, 543
Charge coupled device (CCD) 633
Chelat 263, 267, 303
– -bildner 98
– Farbstoff 251
Chinonimin-Azin-Farbstoff 235
Chinonimin-Oxazin-Farbstoff 235
Chinonimin-Thiazin-Farbstoff 236
Chinonmethid 461
– Signalamplifikation 417
Chlorkohlenwasserstoff 177
Chloroform 81, 159
Cholinesterase 354
Chromatin 28
– Anfärbung mit Hämalaun 267
– Euchromatin 238
– Färbung 249, 296
– Fixierung 58, 63, 70, 536
– Heterochromatin 237
Chromgelatine 221
Chromogen 232
– alkalische Phosphatase 400
– Immunhistochemie 377
– ISH-Detektion 504
– kovalent gebundenes 401, 460

– Meerrettichperoxidase 399
– Pufferlösung 403
Chromogene Multiplex-IHC 458
Chromogen-in-situ-Hybridisierung (CISH) 492
Chromophor 232
Chromosom 59, 488
Chromotrop 247
Chromotrop-Anilinblau-Färbung 280
Chromsäure 58, 290, 306
Chromtrioxid 79
CI-Nummer 256
Citratpuffer 69, 392, 414, 497, 504
Citratzyklus 356
ClampFISH 517
Clarks Entkalkungsgemisch 98
Clearing s. Gewebeklärung
ClickerFISH 517
CLP-Verordnung 708
Coenzym 340
Cofaktor 340
Comparative genomic hybridization (CGH) 578
Complementary metal-oxide semiconductor (CMOS) 635
Computational Pathology 650
– computer assisted diagnosis (CAD) 652
– künstliche Intelligenz 654
– Morphometrie 113, 650
Computer assisted diagnosis (CAD) 652
Concatemer 462, 517, 569
Conjugated bond number 232, 245
Convolutional neural network (CNN) 657
Coverage 572
CpG-Insel 580
Cytochromoxidase 357, 361
Cytoplasmafarbstoff 238, 272
Cytosin 490, 536
Cytoskelett 12

D

Dampfgarer 394
Deep Learning 656
Degradierung
– Nukleinsäuren 496, 537
Dehydrogenase, coenzymabhängig 358
Dekalzifizierung s. Entkalkung
Deklination, Schneidewinkel 185, 198
Dekonvolution 615
Deletion 488, 494, 508

Delokalisation 231
Denaturierung 20
– Antigen 382
– In-situ-Hybridisierung 490, 500
– PCR 550
– Protein 57, 84
Desaminierung 536
Desoxyribonukleinsäure s. DNA s. auch Nukleinsäuren
Detergens 394, 402, 502
Dextransulfat 501
Diamantbandsäge 106
Diamantmesser 196, 215
Diaminobenzidin 354, 360, 362, 377, 400, 504
Diaminophenylindol 377
Diaphorase 356, 359
Diarylmethanfarbstoff 235
Diazofarbstoff 235
Diazoniumsalz 344, 351, 353, 354
Diazoreaktion 344
Dichromat 84
Didesoxynukleotid 563
Dielektrizität 588
Diethylenglycoldiestearat 178
Diethylpyrocarbonat (DEPC) 499
Differenzierung 246, 256
Diffusibilität 243
Diffusionsgradtheorie 276
digitale Bildgebung 631
digitale Morphometrie 650
digitale Pathologie 637
– Befundungsarbeitsplatz 640
– Computational Pathology s. Computational Pathology
– Fehlerquellen, Objektträger 643
– Fehlerquellen, Scan 648
– künstliche Intelligenz 654
– Nutzen im Labor 646
– Validierung 647
– virtuelle Färbung 659
– Whole-Slide-Scanner 637
– Workflow 642
Digoxigenin (DIG) 379, 491
Dihydroxymethan s. Formaldehyd
Dimethoxypropan 177
Dinitrophenol (DNP) 379, 491
Dioxan 178
Dipol 254, 587
Direkte IHC/IF-Methode 403
DNA s. auch Nukleinsäuren 13, 27, 28, 68
– Bibliothek 566
– -Chip 578
– -in situ-Hybridisierung 487
– -Microarray 577
– -Nanoball 418, 517, 525, 569

– zellfreie (cfDNA) 540
– zirkulierende Tumor-DNA (ctDNA) 540
Dokumentenlenkung 684
DOPA-Oxidase 362
Doppelbrechung 34, 297
Doppeleinbettung 135
– Agar-Paraffin 157
– Celloidin-Paraffin 159
– Gelatine-Paraffin 156
Doppelfärbung
– Immunhistochemie 412
– In-situ-Hybridisierung 512
Doppellipidschicht 11
Dreischritt-IHC/IF-Methode 406
Druckkochtopf 393
Dunkelfeldmikroskop 608
Durcupan 171

E

EDTA 501
– Entkalkung 98, 103, 105, 312, 385, 539, 600
Einbettungsmedium 135, 178
– Agar 156
– Anforderungen 135
– Celloidin 157
– Einfluss auf Färbung 242
– Gelatine 155
– Kunststoff 161
– Paraffinwachs 137
– Polyesterwachs 160
– Polyethylenglycol 159
– Schnittdicke 183
Einbettungsprozess 129, 135
– Diffusionsrate 141, 597
– Einfluss auf Immunhistochemie 383
– Einfluss auf Molpath 538
– optische Gewebeklärung 474
– Polarität der Reagenzien 143
– Prozessor/Automat 146, 627
– Reagenzienübersicht 176
– Temperatur 142
Eindecken
– Automat 317
– Eindeckmedium 289, 315
Einfrieren von Gewebe 209
Einmalklinge 194
Einschlussmittel s. Eindeckmedium
Einsenderichtlinie 41
Eisenfärbung 299
Eisenhämatoxylin 267, 278–280, 287

– Heidenhain 268
– Verhoeff 268
– Weigert 268
Eiweißglycerin 221
elastische Fasern 30
– Färbung 286, 287
elektromagnetische Wellen 586
Elektronenmikroskopie 76
– environmental scanning electron microscope (ESEM) 620
– Epoxid 168
– Färbung 321
– In-situ-Hybridisierung 513
– Kryo-TEM 618
– Kryo-Ultradünnschnitt 176
– Präparation 172
– Rasterelektronenmikroskop (SEM) 619
– Rastertransmissionselektronenmikroskop (STEM) 620
– Schneidetechnik 214
– Transmissionselektronenmikroskop (TEM) 617
Elektrophorese 548
– Gelelektrophorese 548
– Kapillarelektrophorese 546, 549, 563
– Mikrokapillarelektrophorese 546
Elektroresektat 40, 125
Elektroschlingenbiopsie 40
endoplasmatisches Reticulum 13, 340, 362
Entharzen s. Entplasten
Entkalkung 96
– Beschleunigung 100
– Chelatbildner 98
– Einfluss auf Färbung 103, 301, 312
– Einfluss auf Immunhistochemie 103, 385
– Einfluss auf In-situ-Hybridisierung 496
– Einfluss auf Molekularpathologie 104, 539
– Mikrowelle 100, 600
– Oberflächenentkalkung 102
– Prüfung 99
– Säure 96
Entparaffinieren
– vor Färbung 257
– vor Immunhistochemie 385
– vor In-situ-Hybridisierung 497
– vor Molekularpathologie 541
Entplasten 162, 168, 323
Entsorgung 713
Entwässerung 88, 138, 166

Enzym 339
- Antigenretrieval 389
- Apoenzym 340
- Chromogen, Substrat 416
- Coenzym 340
- DNA-Ligase 548
- DNA-Polymerase 547
- endogene Aktivität 420
- Endonuklease 547
- Entkalkung 96, 98
- Fixierung 62, 84
- Holoenzym 340
- ISH-Vorbehandlung 498
- Marker in der Immunhistochemie 377
- Nuklease 548
- Nukleinsäurenextraktion 541
- Restriktionsenzym 547
- reverse Transkriptase 548
Enzymhistochemie 67, 339
- Diazoreaktion 344
- Fixierung 343
- Holoenzym 355
- Indoxylreaktion 348
- Metallpräzipitationsreaktion 347
- Praxis 349
- Prinzip und Einflussfaktoren 344
- prosthetische Gruppe 355
- Tetrazoliumreaktion 345
- Thiocholinreaktion 348
Enzympolymer 410
- Signalamplifikation 417
Eosin 239, 269, 295
Eosinophilie 64, 242
Epitop 57, 368, 375, 395
- Maskierung 390
Epitopretrieval 390
- hitzeinduziertes (HIER) 390
- proteolytisch induziertes (PIER) 389
Epon 170
Epoxid 168, 172
Ergonomie 704, 723
Essigsäure 57, 80, 84, 97
Esterase
- unspezifische 353
Esterwachs-Einbettung 178
Ethanol
- Entwässerung 138, 162, 177
- Fixierung 57, 80, 84, 496
- Lösungsmittel 244
- -präzipitation 542
Ether-Alkohol 159
Ethylendiamintetraessigsäure s. EDTA

Euchromatin 237
Eukaryotenzelle 11
Evaluierung 718
Extension 576, 580
extrazelluläre Matrix 15, 22
Exzisionsbiopsie 40

F

Fab-Fragment 372
Farbbilderzeugung 634
Farbe 231
Färbeautomat
- Färbung 318
- Immunhistochemie 449
- In-situ-Hybridisierung 511
Färbeprotokoll 254
Färbetheorie 240
Farbstoff 231
- amphoterer 237, 276
- anionischer/saurer 233, 237, 248
- auxochrome Gruppe 233
- Bezeichnung 233
- Chromogen 233
- chromophore Gruppe 233
- Cytoplasmafarbstoff 238
- elektrische Ladung 237
- Fluorochrom s. Fluorochrom
- kationischer/basischer 233, 237, 248
- Kernfarbstoff 237
- Klassen 234
- Löslichkeit 243, 245, 278
- Lösungsmittel 244
- neutraler 237
- numerischer Deskriptor 234
- Struktur 231
Färbung 230
- adjektive 256
- Bindungstyp 248
- Einfluss der Fixierung 242
- Elektronenmikroskopie 321
- Metachromasie 246
- Mikrowelle 600
- pH-Wert 240
- physikalische Faktoren 243
- Praxis 258
- progressive 240, 256, 265
- Protokoll 257
- Qualitätssicherung 254
- regressive 240, 256, 265, 269
- Selektivität 251
- simultane 252, 256, 274
- substantive 256
- Substantivität 251
- succedane 252, 256, 274

- virtuelle 659
Fast Green 278
Fc-Fragment 372
Feature, CAD-System 652
Fehlerbehebung
- IHC-Analyse 446
- In-situ-Hybridisierung 509
Fehlermanagement 686
Feinnadelbiopsie 39
Feintrieb 199
Ferritin 299, 469
Festphasenhybridisierung 580
Festphasenisolierung 542
Fettfärbung 245
feuchte Kammer 411
Feulgen-Reaktion 28, 76, 79, 313
Fibrin 32, 273, 280, 312
FICTION 526
Fixiergemisch 172
Fixiermittel 59
- Aceton 80
- Bouins Fixiergemisch 70
- Carnoys Fixiergemisch 81
- Chromtrioxid 79
- Essigsäure 80
- Ethanol 80
- Flemmings Fixiergemisch 81
- Formaldehyd 60
- Glutaraldehyd 76
- Heidenhains SUSA-Fixiergemisch 71
- Hellys Fixiergemisch 81
- Isopropanol 80
- Kaliumdichromat 79
- Karnovskys Fixiergemisch 69
- Methanol 80
- Osmiumtetroxid 77
- Quecksilberchlorid 79
- saline Formalinlösung 71
- Schaffer'sches Fixiergemisch 71
- Zenkers Fixiergemisch 81
Fixierung 52
- Anforderung an das Fixiermittel 54
- Artefakt 55
- Einfluss auf Färbung 242, 302, 303, 312, 314
- Einflussfaktoren 53
- Einsendegefäß 42
- für die Enzymhistochemie 342
- für die Immunhistochemie 382
- für die In-situ-Hybridisierung 496
- Gefrieren 84
- Immersionsfixierung 54
- Koagulation 57
- Kohlenhydrat 58

Stichwortverzeichnis

- Lipid 58
- Mikrowelle 594
- Nukleinsäuren 58
- Perfusionsfixierung 54
- Phasentrennung 88
- Protein 56
- Quervernetzung 57
- Silberimprägnation 283
- Trocknen 84
Flemmings Fixiergemisch 81
Fluoresceinisothiocyanat (FITC) 377, 504
Fluoreszenz-in-situ-Hybridisierung (FISH) 492
Fluoreszenzmikroskop 507, 610
Fluorimeter 545
Fluorochrom 232, 455, 503, 610
- Auflistung 378
- Marker in der Immunhistochemie 377
- Prinzip 232
Fontana-Masson-Silberimprägnation 301
Formaldehyd 60, 594
- Einfluss auf Enzymhistochemie 67, 343
- Einfluss auf Färbung 67, 242
- Einfluss auf Immunhistochemie 68, 382, 389
- Einfluss auf In-situ-Hybridisierung 496
- Einfluss auf Molekularpathologie 68, 536
- Entsorgung 73
- Ersatz 74, 539, 596
- Fixierungsdauer 63
- Gefahren 72, 129
- Gemische 69
- Konzentrationsangabe 65
- Praxis 42, 66
- Reduktionsmittel bei Versilberung 284, 310
- Rezept 66
- Sicherheitsmaßnahmen 72
- Wirkungsweise 57, 61
Formalin s. auch Formaldehyd
Formalinpigment 62, 258, 298
Formamid 501, 502
Formazan 346
Formol-Calcium 58, 343, 351, 353
Fotodokumentation 119, 121, 507, 627
Fragmentlänge 537
fuchsinschwefelige Säure s. Schiff'sches Reagens

G

Gallenfarbstoff 302
Gangliosid 26
Gefahrenhinweis 710
Gefahrenpiktogramm 710
Gefrier
- -ätzung 175
- -medium 85, 208
- -mikrotom 189
- -schnitt 109, 208, 349, 386, 513
- -schutzmittel 87, 156
- -sublimation 175
- -substitution 87, 175
- -temperatur 211
- -tisch 209
- -trocknung 87
Gegenfärbung 256, 346, 401, 505
Gehirn 308
Gelatine
- Adhäsiv 221
- Einbettung 155, 178
Generatives neuronales Netz 659
Genexpression 488, 520
Gentianaviolett 304
Geschichte 730
- Färbung 230, 731
- Fixierung 730
- Gefrierschnitt 736
- Histochemie 738
- Immunhistochemie 475, 741
- Mikrotom 184, 733
- Paraffineinbettung 731
- Trichromfärbung 272
Gewebe 15
Gewebebaustein 15
- Kohlenhydrat 20
- Nukleinsäure 27
- Protein 17
- Salze 16
- Wasser 15
Gewebeklärung 137, 139, 177
- optical clearing 470
Gewebe-Transfer-Prozessor 146
Giemsa-Färbung 106, 111, 295, 304, 313
- modifizierte 307
Gift 706
Gitterfaserfärbung 284
Glasmesser 195
Glucose-6-phosphatase 352
Glutaraldehyd 57, 69, 76, 84, 161, 169, 172, 290, 470
Glyceringelatine 221
Glycolmethacrylat 105, 107, 165

Glykogen 21, 62, 81
- Färbung 289, 292
Glykokonjugat 21
Glykolstellung 282
Glykoprotein 23, 30, 31, 33, 62, 282
- Färbung 289
- Silberimprägnation 284, 285, 306
Glykosaminoglykan 22, 31, 247
Glyoxal 74
Goldchlorid
- Tönen 283
Gold
- kolloidales 380, 469, 503
Golgi-Apparat 14, 341, 362
Gömöri-Silberimprägnation 284
Goodings und Stewarts Entkalkungsgemisch 98
Gramfärbung 246, 304
Grobtrieb 199
Grocott-Gömöri-Silberimprägnation 305
Guanin 490

H

Hale-Färbung s. Müller-Mowry-Färbung
Hall-Färbung 302
Hämalaun 238, 263, 505, 732
- Farbstoffbindung 266
- Gill 265
- Harris 264
- Mayer 264
- Molekülstruktur und Ladung 265
Hämatein 262
Hämatoxylin 262, 732
Hämatoxylin-Eosin-Färbung 105, 111, 262
- Färbeergebnis 270
- Geschichte 732
- Protokoll 270
- Qualitätsmerkmale 271
Hämosiderin 299
Hapten 379, 407, 417, 491, 504
Harnsäurekristall 80, 305
Hartschlifftechnik 107
Hartschnitttechnik 107
Härtung 138, 143, 730
Härtungsmittel 65, 730
Heidenhains SUSA-Fixiergemisch 71, 176

Heizblock 512
Helicase dependent amplification (HDA) 556
Helicobacter pylori 307
Hellfeldmikroskop 606
Hellys Fixiergemisch 81, 143, 176
Heparin 297
Heterochromatin 237
Hintergrundfärbung 419, 511
– spezifische 422
Histochemie 257, 289, 300, 301, 738
Histomorphometrie
– digitale Pathologie 650
– Knochenpathologie 112
Hochdruckfixierung 174
Hochgeschwindigkeitsstanzbiopsie 39
Hochleistungsmikrotom 186
Hornsubstanz
– Erweichen 101
Horseradish peroxidase (HRP) s. Meerrettichperoxidase
Hotspot
– Mikrowelle 590
– Mutationsanalyse s. Mutationsanalyse 560, 564, 573, 576
HRP-Polymer 418
Hyalin 273
Hyaluronsäure 293
Hybridisierung 490, 501, 567, 571, 578
Hybridisierungskettenreaktion (HCR) 419, 516, 522, 527
Hydratisierung 19
Hydrochinon 307, 504
Hydrolase 340
Hydrolyse 313, 537
hydrophobe Wechselwirkung 56, 247, 252, 277, 286, 375, 419
Hydroxyapatit 31, 95
Hydroxypropylmethacrylat 165

I

IHC-Analyse
– Fehlerbehebung 446
– Kalibrierung 435
– Klassifizierung 426
– Korrektheit 428
– Präzision 428
– Revalidierung 437
– Robustheit 428
– semiquantitative 427

– Sensitivität 427
– Spezifität 428
– Validierung 428, 436
– Verifizierung 428, 438
Imaging
– Infrarotspektroskopie 466
– Massencytometrie 466
– Massenspektrometrie 463, 526
– Raman-Spektroskopie 466
Imidazol 416
Immersionsfixierung 54, 66, 76
Immersionsgefrierfixierung 174
Immuncytochemie 388
Immuncytochemie EM 469
Immunfluoreszenz 68, 84, 377, 404, 423
Immunglobulin 372
Immunhistochemie 368
– Ausstriche 388
– Blockierung 420
– Doppelfärbung 412
– Entkalkung 103
– Entwicklung 475
– Färbeautomat 449
– Fixierung 68, 76, 382
– Hintergrundfärbung 419
– Inkubationstemperatur, -dauer 376
– ISH-Co-Detektion 526
– Kontrolle 438
– Methoden 403
– Mikrotomie 383
– Multiplexing 453
– optische Gewebeklärung 472
– Präanalytik 381
– Präparatelagerung 386, 387
– Prinzip 368
– Protokollbeispiel 410
– Qualitätssicherung 424
– Testkomponente 395
ImmunoFISH 526
Immuno-SABER 462
Imprägnation
– Einbettung 135
– Versilberung 281
Indirekte IHC/IF-Methode 405
Indoxyl-Azo-Reaktion 348
Indoxylreaktion 348
Indoxyl-Tetrazolium-Reaktion 348
induzierter Fluoreszenz-Resonanzenergietransfer (iFRET) 562
Infiltration 135, 140
Infrarotspektroskopie 466
Inhibitor 341, 350, 352

In-House-IVD 255, 431, 696, 697
Initiator 164
Inklination 197
In-situ-Hybridisierung 487
– Andauung 498
– Antrocknen 497
– Auswertung 508
– CISH 491
– Denaturierung 500
– Doppel-ISH 491, 512
– Entkalkung 496
– Entparaffinieren 497
– Fehlerbehebung 509
– FISH 491
– Fixierung 69, 496
– Hybridisierung 501
– IHC-Co-Detektion 526
– Interphasen-ISH 487, 495
– Kontrolle 506
– Massenspektrometrie 525
– Metaphasen-ISH 487
– Mikrotomie 496
– Multiplexing 520
– Permeabilisierung 497
– Prinzip und Methoden 490
– Probenhaltbarkeit 499
– RNA-ISH 490
– Signalamplifikation 513
– SISH 491
– Sonde s. Sonde
– Stringenz 502
– Vorbehandlung 498
In-situ-LAMP 519
In-situ-PCR 518
Interassaypräzision 436
Interferenzkontrastmikroskop 609
Interkalation 28, 313
Intermediärfilament 12
Intermedium 139, 166
Interphasen-in-situ-Hybridisierung 495
Interzellularsubstanz 15
– geformte 15
– ungeformte 15
Intraassaypräzision 436
intravital 46
Ionenätzung 176
Ionenbindung 248, 269, 293
Ion Torrent-NGS 569
Ischämie 41, 52, 68, 382, 496, 537
ISO 15189 41, 130, 255, 425, 429, 432, 438, 444, 445, 696, 726
ISO 9001 674
Isoelektrischer Punkt 249
Isomerase 340

Isopentan 85, 109, 309, 349, 513
Isopropanol
– Entwässerung 177
– Fixierung 57, 80, 596
– Intermedium 148, 597
– Lösungsmittel 296
IVD-Verordnung 425, 647, 695

K

Kaliumdichromat 79, 81
Kaliumferricyanid 283, 301
Kaliumferrocyanid 299, 301, 360
Kaliumhexacyanidoferrat 293, 300, 301
Kaliumpermanganat 290, 312
Kalk 302
Kanadabalsam 316
Karbolfuchsin 305
Karminfärbung 292
Karnovskys Fixiergemisch 69
Kassettendrucker 128
Katalase 360
Kennzahl 680
Kernechtrot 238, 505
Kernfarbstoff 237, 252, 262
Klären s. Gewebeklärung, Clearing 315
Klassifizierung, digitale Pathologie 651, 652
Knipsbiopsie 125
Knochen 31, 71, 95
– Gefrierschnitt 109
Knochenmarkbiopsie 104, 125, 600
Knorpel 31
– Erweichen 101
Koagulation 52, 57, 84
Kohlendioxid 88
Kohlenhydrat 20
– Einfachzucker 20
– Färbung 289
– Fixierung 58, 62, 80, 84
– Glykogen 21
– Glykokonjugat 21
– Glykoprotein 23
– Mehrfachzucker 20
– Mucin 24
– Proteoglykan 22
Kohlensäureschnee 85
Köhler'sche Beleuchtung 608
Kollagen
– Aufbau 29
– Färbung 272, 278–280
– Silberimprägnation 282

Kolliquation 52
Kompetenz 692, 699
Komplexbindung 251
Konfokales Laserscanningmikroskop 611
Konfokales Spinning-Disk-Mikroskop 612
Kongorotfärbung 34, 297
Konservierung 54
Kontaktradiografie 112, 492
Kontrastierung 321
Kontrolle
– Analytkontrolle 435
– Enzymhistochemie 350
– Färbung 255
– Immunhistochemie 438
– immunohistochemistry critical assay performance controls 434, 442
– interne Kontrolle 441, 506
– Negativkontrolle 442, 507
– Positivkontrolle 255, 439, 506
Kresylechtviolettfärbung 310
Kreuzreaktion 374, 423
Kritischer-Punkt-Trocknung 88, 173
Kryofixierung 86, 173, 309, 349
Kryogel 85
Kryokonservierung 87
Kryopräparation 87, 173, 211
Kryostat 187
– Schnittherstellung 208
Kryo-Ultramikrotom 188
Kühlplatte 198
künstliche Intelligenz 654
– Herausforderungen in der Diagnostik 666
– künstliches neuronales Netz 657
– Training 660
Kunststoff
– Einbettung 105, 161
– Einbettungsprozess 161
– Einfluss auf Färbung 243
– Entplasten 162, 168, 323
– Epoxid 168
– Färbung 111
– hydrophiler 165–167, 171, 470, 513
– Immunocytochemie EM 469
– In-situ-Hybridisierung 513
– kalte Polymerisation 164, 166, 167
– Methacrylat 163
– Schnelleinbettung 171
– Semidünnschnitt 183
– Ultradünnschnitt 183, 215

– Umbettung aus Paraffin 173
Kupferfärbung 303
Kürettage 40, 125

L

Labelled-Streptavidin-Biotin-Methode 409
Label s. Marker
Laborinformationssystem 624
Lack 238
– Hämateinlack 263
Lanthanoid 380
Laser
– -ablation 191, 466
– -mikrodissektion 224
– -mikrotom 191
Leidenfrost-Effekt 84
Lektin 294
Levamisol 351, 421
Library s. DNA-Bibliothek
Lichtblattmikroskop 614
Lichtgrün 285, 306
Ligase 340, 517
Ligasekettenreaktion (LCR) 561
Ligationsassay 560
Linearfärber 319
Lipase 353
Lipid 25
– Färbung 287
– Fixierung 58, 62, 78
– Kryofixierung 84
– Lipoide 26
– Triglyceride 25
Lipofuszin 290, 301
Lipoid 26
– Ganglioside 26
– Phosphoglycerid 26
– Sphingolipide 26
Liquid biopsy 469, 540, 555, 558, 570, 576
London Resin White 167
Loop mediated isothermal amplification (LAMP/RT-LAMP) 553, 559
Lösungsmittel
– universelles 177
Lowicryl 167
Lugol'sche Lösung 287, 304, 312, 351
Luxol-Fast-Blue-Färbung 311
Lyase 340
Lyophilisat 397
Lysochrom 243, 254, 288
Lysosom 14, 340, 353, 354

M

Machine learning classifier 654
Magnetron 589
Makroskopische Begutachtung 118
MAK-Wert 73
MALDI
– -HiPlex-IHC 465
– -MSI 464
– -TOF 463, 576
Marker
– Immunhistochemie 377
– In-situ-Hybridisierung 491
– Massenspektrometrie 380, 465
Martiusgelb 280
Maschinelles Lernen 655
Massenspektrometrie 380, 463, 576
Massenwirkungsgesetz 240
Masson-Goldner-Trichromfärbung 110
Masson-Trichromfärbung 278
Mastzelle 238, 297, 354
Maximale Arbeitsplatzkonzentration (MAK) 712
Mayers Albumin 220
Mazeration 106
Mb. Hirschsprung 349, 353, 357
Meerrettichperoxidase 377, 400, 504
Melanin 301, 362, 424
MERFISH 522
Messer
– -bock 192, 199
– -facette 192
– -geometrie 192
– -profil 192
– -schleifen 193
– -trog 195, 216
Metachromasie 246, 294
Metallkomplexfarbstoff 238, 251, 263
Metallpräzipitationsreaktion 347, 352
Methacrylat 163
– Polymerisationsprozess 164
Methanol 60, 158
– Entwässerung 177
– Enzymblockierung 421
– Fixierung 57, 80, 387
Methenamin-Silber-Lösung 285, 306
Methylbenzoat 177
Methylenblau 238, 247, 295, 305
Methylenbrücke 61
Methylenglykol s. Formaldehyd 60

Methylgrün-Pyronin-Y-Färbung 81, 314
Methylierungsassay 565, 580
Methylierungsspezifische MLPA 581
Methylmethacrylat 107, 164
MIBI-TOF 466
Mikrocomputertomografie 113
Mikroskopie 605
Mikrotom 183, 628
– Gefriermikrotom 189
– Hochleistungsmikrotom 186
– Kryostat 187
– Kryo-Ultramikrotom 188
– Lasermikrotom 191
– Rotationsmikrotom 186
– Sägemikrotom 189
– Schaukelmikrotom 189
– Schlittenmikrotom 185
– Schneideautomat 223
– Ultramikrotom 188
– Vibratom 190
Mikrotomie 183
– entkalktes Gewebe 101
– für Immunhistochemie 383
– für In-situ-Hybridisierung 496
– Gefrierschnitt 208
– Paraffinschnitt 198, 203
– Sägepräparat 217
– Schneidetechnik 197
– Ultramikrotomie 214
Mikrotommesser 192
– Diamantmesser 196
– Einmalklinge 194
– Glasmesser 195
– Saphirmesser 196
– Stahlmesser 192
– Wolframcarbidmesser 195
Mikrotubuli 12
Mikrovilli 15
Mikrowelle
– Antigenretrieval 393
– dielektrische Erwärmung 589
– Eindringtiefe 589
– Energieaufnahme 587
– Entkalkung 100, 600
– Färbung 600
– Fixierung 594
– Gewebestabilisierung 594
– Paraffinwachs-Einbettung 147, 596
– Praxis 591
Mikrowellenherd 589
Mikrowellenhistotechnik 586
Mikrowellenprozessor 591
Mineralöl 148, 177
Mitochondrium 14, 340

Molecular inversion probe assay (MIP) 560
Molekularpathologie 535
– Entkalkung 104, 539
– enzymatischer Aufschluss 541
– enzymatische Werkzeuge 547
– Fixierung 68, 536
– Isolierung 542
– isotherme Amplifkation 553
– Makrodissektion 540
– Methylierungsassay 580
– Mikrodissektion 224, 540
– Mutationsanalyse 556
– Next-Generation-Sequencing s. Next-Generation-Sequencing
– Reportanforderung 574
– Sensitivität 540
– Sequenzierung s. Sequenzierung
– Third-Generation-Sequencing 574
MSB-Färbung 280
Mucin 24
– Färbung 289, 292, 294
Mucopolysaccharid s. Glykosaminoglykan
Müller-Mowry-Färbung 293
Multigewebeblock 153, 433
multimodal 527
Multiphotonen-Fluoreszenzmikroskop 613
Multiplexing
– chromogene Multiplex-IHC 458
– Immunfluoreszenz 455
– Infrarotspektroskopie 466
– In-situ-Hybridisierung 520
– lösliche Chromogene 461, 512
– Massenspektrometrie 463, 465, 576
– Mutationsanalyse 559, 561, 565, 574, 576
– oligonucleotidmarkierte Antikörper 461
– Raman-Spektroskopie 466
– zyklische FISH 521
– zyklische IF 455
Multiplex ligation-dependent probe amplification (MLPA) 561
Muskelgewebe
– Aufbau 33
– Biopsie 309, 349
– Enzymhistochemie 342
– Färbung 272, 278–280, 312
Mutationsanalyse 556
– digitale PCR 558
– DNA-Microarray-Assay 577
– Festphasenhybridisierung 580

- isotherme Amplifikation (LAMP) 559
- Ligasekettenreaktion (LCR) 561
- Massenspektrometrie 576
- molecular inversion probe assay (MIP) 560
- multiplex ligation-dependent probe amplification (MLPA) 561
- Next-Generation-Sequencing 565
- oligonucleotide ligation assay (OLA) 560
- Pyrosequenzierung 564
- Real-Time-PCR 556
- Sanger-Sequenzierung 563
- Schmelzkurvenanalyse 562

Mutterschutz 720
Myelinscheide 287, 310, 311
Mykobakterien 305
Myoglobin 33

N

Nadelbiopsie 125
Nanoball-NGS 570
Nanogold 380, 469
Naphthol-AS-D-Chloracetatesterase 106, 354
Naphthol-AS-MX-phosphat 400
Naphthylacetat 352
Naphthylphosphat 350, 351
Nativpräparat 46
Natriumazid 358, 421
Natriumdodecylsulfat (SDS) 391, 394, 402, 414, 472, 541
Natriumthiocyanat 497
Natriumthiosulfat 79, 283
Nekrose 52
Nervenfasern 309
Neuropathologie
- Färbung 308

Neutralfett s. Triglyceride 32
Next-Generation-Sequencing 565
- Auswertung 571
- Brücken-PCR 567
- capture library 567
- digital sequencing 572
- DNA-Bibliothek 566
- Emulsions-PCR 568
- Entkalkung 103
- Fixierung 538
- Ion Torrent-NGS 569
- Nanoballamplifikation 569
- Nanoball-NGS 570

- Pyrosequenzierung 569
- Sensitivität 571
- sequencing by binding (SBB) 570
- Solexa-NGS 569
- SOLiD-NGS 570
- targeted NGS 567, 573

Nissl-Substanz 310
Nitroblautetrazoliumchlorid 346
Nitrocellulose 158, 178
Nitrofarbstoff 235
Norm 671
Normalgewebebank 433, 440
Normalserum 420
Nucleic acid sequence based amplification (NASBA) 555
Nuklease 28, 499, 537, 548
Nukleinsäuren 27
- Degradierung 69, 499, 537
- Denaturierung 490
- Desaminierung 68, 536
- Entkalkung 96, 98, 104
- Extraktion 536
- Färbung 28, 248, 250, 266, 313, 314
- Fixierung 58, 63, 68, 79, 80, 84, 496, 536
- Gewinnung (FFPET) 539
- Hybridisierung 501
- Isolierung 542
- Konzentrationsmessung 545
- Metachromasie 247
- -Protein-Co-Detektion 526
- Qualitätsprüfung 545
- Sequenzierung 563–565, 574

Nukleolus 13

O

Objekterkennung 653
Objektträgerdrucker 198, 628
Octanol-Wasser-Partitionskoeffizient 237, 245
Olation 265
Oligonucleotide ligation assay (OLA) 560
Oligonukleotid 380
- Marker in der Immunhistochemie 380, 461
- Sonde 493

Ölrot O 288
One step nucleic acid amplification (OSNA) 554
Onkogen 488
Optisches Klären 470

- Expansion 472
- Knochenimaging 114

Optisches Rasternahfeldmikroskop (SNOM) 621
Orange G 239, 274
Osmiumdioxid 77, 258
Osmiumtetroxid 58, 63, 77, 84, 88, 161, 167, 169, 172, 176, 242, 360
Osmose 16
Osmotischer Druck 55
Oxalsäure 312
Oxford Nanopore Technologies-TGS 574
Oxidoreduktase 340, 355
Oxihämatein 263

P

PAP-Komplex 399, 407
PAP-Methode 407
Paraffinschnitt
- Rotationsmikrotom 203
- Schlittenmikrotom 198

Paraffinwachs 137, 140
Paraffinwachs-Einbettung 136
- Ausgießen 150
- Automatisierung 145
- Färbung 243
- Mikrowelle 147, 596
- Reprocessing 145
- Überprocessing 143
- Ultraschall 149
- Unterprocessing 144

Paraformaldehyd 60, 167
Paramagnetpartikel 543
Pararosanilin 291
- hexazotiertes 344, 353

Paratop 57, 372, 375, 395
PAS-Reaktion 21, 23, 76, 79, 106, 289
- Diastase, Amylase 290

PCR 550
- Brücken-PCR 567, 569
- digitale PCR 552, 558, 568
- Emulsions-PCR 568–570
- Prinzip 550
- quantitative PCR 551
- Real-Time-PCR 551, 556
- Reverse-Transkriptase-PCR 552

Pepsin 389
Peptidase 355
Peptidbindung 18
Perfusionsfixierung 54
Perjodsäure 285, 290

Perjodsäure-Schiff-Reaktion (PAS) 21
Perjodsäure-Schiff-Reaktion s. PAS-Reaktion
Perjodsäure-Silbermethenamin-Imprägnation nach Jones 285
Permeabilisierung 497, 509
Permittivität 588
Peroxidase 359, 399
– endogene 420
Peroxisom 14, 341
personalisierte Therapie 370
Petroleum 177
Phasenkontrastmikroskop 608
Phenazinmethosulfat 358
Phenolextraktion 542
Phosphatase 350
Phosphoglycerid 26
Phospholipid
– Färbung 311
Phosphormolybdänsäure 274, 279
Phosphorwolframsäure 274, 279
Phosphorwolframsäure-Hämatoxylin 268
– -Färbung 312
Photomultiplier 611, 635
Phthalocyaninfarbstoff 236, 292
pH-Wert 240
– Färbemilieu 273
Pigmente 298
– Einteilung 298
– Färbung 298
Pikrinsäure
– Entkalkung 96
– Färbung 235, 240, 279
– Fixierung 57, 70, 84, 176, 258
Pikrofuchsin 279, 287, 301
Pilze 289, 306
Pixel 632
Planapochromat 607
Plaques-Silperimprägnation 310
Plunge freezing 174
Pneumocystis 305
Polarisationsmikrokop 608
Polarität 143, 244
Polychromasie 296
Polyesterwachs-Einbettung 160, 178
Polyethylenglycol 74, 148, 178, 595
– Einbettung 159
Polylysin 222
Polymer 410
– Marker in der Immunhistochemie 379
Polymerasekettenreaktion s. PCR

Polymerisation 164
Polyploidie 508
Polyvinylalkohol 178
Post-Embedding 469, 513
postvital 46
Präanalytik 40, 41, 381, 424, 495, 536
Prädikativer Biomarker 370
Präparationstusche 121
Präparatvorschub 185
Pre-Embedding 470, 513
Primed in situ labeling (PRINS) 518
Primer 550
Prionen 304
Proben
– -beschreibung 119
– -eingang 118
– -gewinnung 38
– -identifikation 627
– native 45
– -tracking 630
– -transport 44
Processing s. Einbettungsprozess
Produkt 679, 689
prognostischer Biomarker 370
Propidiumjodid 313, 316, 377, 401, 505, 562
Propylenoxid 162, 169, 172, 173, 177
Protease 389
Protein 17
– Aminosäure 18
– basisches 33, 272, 311
– Denaturierung 20
– Färbung 248
– Fixierung 56, 61, 84
– Hydratisierung 19
– Struktur 18, 253, 272
Proteinase 389, 541
– Enzymhistochemie 355
Proteoglykan 22, 248
– Färbung 292
– Glykosaminoglykan 22
Prozessmanagement 679
Puffer 241
– Chromogenlösung 403
– Citratpuffer 69, 392, 497, 504
– Immunhistochemie 402
– PBS 402
– SSC 503
– TBS 402
– TRIS 347
– Tris-EDTA 392, 497
Pyrophosphat 554, 564
Pyrosequenzierung 564, 569

Q

Qualitätsmanagementsystem 671
Qualitätssicherung 670
– Akkreditierung 695
– Dokumentation 684
– Färbung 254
– Immunhistochemie 424
– Produktqualität 689
– Zertifizierung 677
Qualitätssicherungsprogramm
– externes 436, 444
Quantum Dots 380
Quecksilberchlorid 71, 79, 81, 84, 176, 258, 496
Quenching 163, 557
Quervernetzung 57

R

Radioisotop als Marker 379, 491, 492
Ralph-Profil 195
Raman-Spektroskopie 466
Rasterelektronenmikroskop (SEM) 619
– Präparation 173, 619
Rasterkraftmikroskop (AFM) 621
Rastertunnelmikroskop 621
REACH-Verordnung 708
Reagens-Transfer-Prozessor 146
Rechnergestützte Pathologie s. Computational Pathology
Rehydratisierung 257, 385, 497
Relaxationszeit 587
Replika 173, 176
Reprocessing 145
– nach Lefebvre 145
– nach Taggart 145
Resorcin-Fuchsin-Färbung nach Weigert 286
Retikulinfasern 30
– Silberimprägnation 106, 282, 284
Rhodaninfärbung 303
Ribonukleinsäure s. Nukleinsäuren
Ribosom 13
Rindenbildung 55, 80
Risikomanagement 688
RNA s. auch Nukleinsäuren 13, 27, 68
– DV200-Wert 546
– Extraktion 544
– Färbung 310, 314
– -in situ-Hybridisierung 487, 520
– integrity number (RIN) 546

– -Sonde 494
Robotfärber 320
Rockingmikrotom s. Schaukelmikrotom
Rolling-Circle-Amplifikation (RCA) 418, 514, 569
Romanowsky-Giemsa-Färbung 295
Rotationsmikrotom 186
– Schnittherstellung 203
Rückführen s. Reprocessing

S

SABER 419, 515
Saccharid 20
Sägemikrotom 189
– Präparatherstellung 217
saline Formalinlösung 71
Salpetersäure 96
Salze 241
– Färbelösung 241, 242
– osmotischer Druck 16
Salzsäure 96
Sanderson Entkalkungsgemisch 98
Sandersons Rapid-Bone-Stain 110
Sanger-Sequenzierung 563
Saphirmesser 196
Saugbiopsie 39
säurefeste Stäbchen 305
Säurefuchsin 239, 274
Säurekonstante/Säurestärke 241
saure Phosphatase 106, 351
Schaffer'sches Fixiergemisch 71
Schaukelmikrotom 189
Schiff'sches Reagens 289
– Aktivitätstest 292
Schliffpräparat
– Färbung 110
Schlittenmikrotom 185
– Schnittherstellung 198
Schmelzkurvenanalyse 562
Schmelztemperatur 500
Schmorl-Reaktion 301
Schneideautomat 223
Schneidetechnik 197
– Artefakt 205, 211, 217
– Begriffe 197
– Qualitätsmerkmal 691
– Tipps 205, 211, 217
Schneidewinkel
– Deklination 198
– Inklination 197
Schnellschnittuntersuchung 46, 86, 109, 209

Schnittstellenmanagement 681
Schockgefrieren 84, 173
Schrumpfungsartefakt 15, 55, 63, 79–81, 97, 138, 142, 143, 160
Segmentierung 651, 652
Sekundärfixierung 64, 138, 144, 242
Selektivität
– Färbung 251, 253
– Trichromfärbung 275
Semidünnschnitt 161, 168
– Färbung 322
Sensibilisierung 282
Sensitivität
– IHC-Analyse 427
– Immunhistochemie 392
– In-situ-Hybridisierung 504
– Molekularpathologie 540
– Next-Generation-Sequencing 571
seqFISH 524
Sequencing-by-Binding 570
Sequencing-by-Ligation 570
Sequencing-by-Synthesis 564, 569, 570
Sequenziertiefe 571
Sequenzierung
– Minisequenzierung 580
– Next-Generation-Sequencing 565
– Pyrosequenzierung 564
– Sanger-Sequenzierung 563
SFOG-Färbung 280
Sicherheitsdatenblatt 710
Sicherheitshinweis 710
Signal-Rausch-Verhältnis 435
Silanisierung 222
Silberchlorid 283
Silberimprägnation 281
– Glasreinigung 283
– Praxis 283
Silber-in-situ-Hybridisierung 492
Silbernitratlösung 282, 302
– ammoniakalische 285, 301
– Haltbarkeit 284
Silberpräzipitation nach Goldmarkierung 418, 504
Silikamembran 543
Single molecule-FISH 514, 521
Single-molecule real-time sequencing (SMRT) 575
Solexa-NGS 569
SOLiD-NGS 570
Sonde 491, 492
– Amplifiersonde 516
– Centromersonde 494
– Clamp-Sonde 559

– Fusionssonde 494
– Hybridisierungssonde 562
– LNA-Sonde 494
– locusspezifische 494
– Loop-RNA-Sonde 518
– Mediatorsonde 557
– molecular beacon 562
– Padlocksonde 516, 525, 560
– PNA-Sonde 494
– Readoutsonde 522
– Reportersonde 516, 522, 525
– Split-/Break-apart-Sonde 494
– Tandemsonde 514, 522
Spatial profiling 462, 528
Spezialfärbeanleitung, Inhalt 254
Spezialfärbung 256
Spezifität
– Antikörper 374
– Enzym 341
– IHC-Analyse 428
Sphingolipid 26
Spirochäten 307
Spurr low viscosity resin 171
Sputter Coating 173
Stahlmesser 192
Standardisierung 424, 496, 539, 743
Stanzbiopsie 39
STARmap 525
Stereomikroskop 616
Steroide 27
Stickstoff
– flüssiger 85, 211, 309, 349
Stitching 636
Strand displacement amplification (SDA) 555
Strecken von Schnitten 202, 204
Streptavidin 378, 399, 409, 504, 567
Stringenz 502, 510
Sublimat s. Quecksilberchlorid 79
Substantivität 251
Substanzflucht 55
Substratfärbung 256
Succinatdehydrogenase 357
Sudan Black B 288
Sudan-III-Färbung 288
supravital 46

T

Tag s. Marker
Tapetransfer 102
Targeted therapy 370
Technische Richtkonzentration (TRK) 713

Technovit 165
Tellerfärber 320
Terpen 177
Tetrahydrofuran 158, 178
Tetramethylrhodaminisothiocyanat (TRITC) 377
Tetranitroblautetrazoliumchlorid 346, 358, 504
Tetrazolium 236, 345, 357
Thiocholinreaktion 348
Thioflavin 34
Third-Generation-Sequencing 574
Thymin 490, 536
Tissue-Microarray 153, 433
Tissue tools 434
Tissue-Transfer-Technik 388
Toluidinblau 58, 247, 294, 323
Toluol 177
Tönen bei der Silberimprägnation 283
Trägernetzchen 215
Transferase 340
Transkriptom 520
Translokase 340
Translokation 488, 508
Transmissionselektronenmikroskop (TEM) 617
– Präparation 172
Trapping-Reagens 246
Triarylmethanfarbstoff 235
Trichloressigsäure 57, 84, 96, 176, 302
Trichlorethan 177
Trichromfärbung 243, 271
– Färbetheorie 274
– Praxis 277
Triglyceride 25
– Färbung 288
Trimmen 199, 201, 214
Triton 402
Trypsin 389, 464
Tumorsuppressorgen 488
Tween 353, 402, 420
Tyramid-Signalamplifikation 417
– TSA-Multiplex-IF 455
– TSA-Multiplex-IHC 460
– TSA-Multiplex-ISH 521
Tyrosinase 362

U

Überprocessing 143
Übersichtsfärbung 256, 262
Ultradünnschnitt 161, 168, 172, 188, 215
Ultramikrotom 172, 188, 196

– Schnittherstellung 214
Ultraschall
– Entkalkung 100
– Entparaffinierung bei Nukleinsäuregewinnung 541
– Fixierung 65
– Paraffinwachs-Einbettung 149
– Test der Diffusionsrate 141
Umfixierung 242, 278, 280
Unkonjugierte-Antikörper-Methode 408
Unterfixierung 383, 392, 496, 509, 540
Unterprocessing 144
Uracil 490, 537
Uracil-N-Glykosylase 537
Uranylacetat 78, 321, 470
UV-Bestrahlung 164, 167

V

Vakuumbiopsie 39
Vakuuminfiltration 140
Validierung 254, 436, 698
– digitale Pathologie 647
– Färbung 254
– IHC-Analyse 428
– Positivkontrolle 442
– Testgewebe, tissue tools 432, 434
Van-der-Waals-Kraft 56, 247, 253, 375
Van-Gieson-Färbung 279
Variant allele frequency (VAF) 540
Verhoeff-Färbung 287
Verifizierung 255, 699
– Färbung 255
– IHC-Analyse 428
Verkalkung 302
Versilberung s. Silberimprägnation
Vibratom 47, 190, 196
Viskosität 142, 597
Vitalfärbung 47
Vitrifikation 84, 173
Von-Kossa-Silberimprägnation 111, 302

W

Warthin-Starry-Silberimprägnation 307
Waschpuffer 402
Wasser
– als Gewebebaustein 15
– als Lösungsmittel 244
– Dipolmolekül 587

– Gehalt der Gewebetypen 15
Wasserbad 198, 394
Wasserstoffbrückenbindung 56, 252, 253, 277, 375
Wasserstoffperoxid 110, 301, 354, 360, 421, 504
Watson-Crick-Basenpaarung 490
Weigerts Eisenhämatoxylin 268, 274
Whole-Slide-Scanner 637, 647
Wissensmanagement 694
Wolframcarbidmesser 109, 195
Workflow
– digitaler 642
– histotechnischer 3
– kontinuierlicher 148, 452, 598, 627, 643

X

Xanthen-Fluoren-Farbstoff 236
Xanthen-Fluoron-Farbstoff 236
Xylol
– Entparaffinierung 385, 497
– Exposition 720
– Intermedium 139, 166, 177
– Klären 315
Xylolersatzmittel 139, 385, 497

Z

Zahn 106, 109
Zangenbiopsie 39
Zell
– -block 47, 157, 388
– -kern 13
– -membran 11
– -suspension 47
– -tod s. Nekrose
Zenkers Fixiergemisch 81, 176
Zertifizierung 677
Ziehl-Neelsen-Färbung 305
Zielgerichtete Therapie 370
Zitadellfärber 319
Zuschneidetisch 127
Zuschnitt 118
– Gewebeorientierung 122
– Hautprobe 122
– histotechnische Hinweise 121
– Immunhistochemie 383
– Regeln 120
Zweischritt-IHC-Polymermethode 410
zyklische Multiplex-FISH 521
zyklische Multiplex-IF 457

If you have any concerns about our products,
you can contact us on
ProductSafety@springernature.com

In case Publisher is established outside the EU,
the EU authorized representative is:
**Springer Nature Customer Service Center GmbH
Europaplatz 3, 69115 Heidelberg, Germany**

Printed by Libri Plureos GmbH
in Hamburg, Germany